Duale Reihe

Pharmakologie und Toxikologie

Karl Heinz Graefe
Werner Lutz
Heinz Bönisch

unter Mitarbeit von Johannes-Martin Hahn

405 Abbildungen, 201 Tabellen

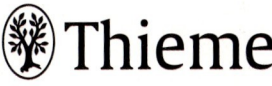

Bibliografische Information der Deutschen Nationalbibliothek
Die Deutsche Nationalbibliothek verzeichnet diese Publikation in der Deutschen Nationalbibliografie;
detaillierte bibliografische Daten sind im Internet über http://dnb.d-nb.de abrufbar.

Ihre Meinung ist uns wichtig! Bitte schreiben Sie uns unter
www.thieme.de/service/feedback.html

Anschrift der Autoren:

Prof. Dr. med. Karl Heinz Graefe
Am Hasensprung 3
97076 Würzburg

Prof. Dr. sc. techn. Werner Lutz
Julius-Maximilians-Universität
Würzburg
Institut für Pharmakologie und
Toxikologie
Versbacher Straße 9
97078 Würzburg

Prof. Dr. rer. nat. Heinz Bönisch
Rheinische Friedrich-Wilhelms-
Universität Bonn
Universitätsklinikum
Institut für Pharmakologie und Toxikologie
Biomedizinisches Zentrum
Sigmund-Freud-Straße 25
53127 Bonn

Dr. med. Johannes-Martin Hahn
Tropenklinik Paul-Lechler-Krankenhaus
Paul-Lechler-Straße 24
72076 Tübingen

Begründer der Dualen Reihe und Gründungsherausgeber:
Dr. med. Alexander Bob und
Dr. med. Konstantin Bob

Grafiker: Dr. Wilhelm Kuhn, Tübingen
Layout: Arne Holzwarth, Stuttgart
Umschlaggestaltung: Thieme Verlagsgruppe
Umschlagfoto: © emmi – Fotolia.com

Wichtiger Hinweis:

Wie jede Wissenschaft ist die Medizin ständigen Entwicklungen unterworfen. Forschung und klinische Erfahrung erweitern unsere Erkenntnisse, insbesondere was Behandlung und medikamentöse Therapie anbelangt. Soweit in diesem Werk eine Dosierung oder eine Applikation erwähnt wird, darf der Leser zwar darauf vertrauen, dass Autoren, Herausgeber und Verlag große Sorgfalt darauf verwandt haben, dass diese Angabe *dem Wissensstand bei Fertigstellung des Werkes* entspricht.
Für Angaben über Dosierungsanweisungen und Applikationsformen kann vom Verlag jedoch keine Gewähr übernommen werden. *Jeder Benutzer ist angehalten*, durch sorgfältige Prüfung der Beipackzettel der verwendeten Präparate und gegebenenfalls nach Konsultation eines Spezialisten festzustellen, ob die dort gegebene Empfehlung für Dosierungen oder die Beachtung von Kontraindikationen gegenüber der Angabe in diesem Buch abweicht. Eine solche Prüfung ist besonders wichtig bei selten verwendeten Präparaten oder solchen, die neu auf den Markt gebracht worden sind. *Jede Dosierung oder Applikation erfolgt auf eigene Gefahr des Benutzers.* Autoren und Verlag appellieren an jeden Benutzer, ihm etwa auffallende Ungenauigkeiten dem Verlag mitzuteilen.
Geschützte Warennamen (Warenzeichen) werden **nicht** besonders kenntlich gemacht. Aus dem Fehlen eines solchen Hinweises kann also nicht geschlossen werden, dass es sich um einen freien Warennamen handelt.

Das Werk, einschließlich aller seiner Teile, ist urheberrechtlich geschützt. Jede Verwertung außerhalb der engen Grenzen des Urheberrechtsgesetzes ist ohne Zustimmung des Verlages unzulässig und strafbar. Das gilt insbesondere für Vervielfältigungen, Übersetzungen, Mikroverfilmungen und die Einspeicherung und Verarbeitung in elektronischen Systemen.

© 2011 Georg Thieme Verlag KG
Rüdigerstraße 14, D-70469 Stuttgart
Unsere Homepage: www.thieme.de

Printed in Germany

Satz: Druckhaus Götz GmbH, 71636 Ludwigsburg,
  gesetzt in 3B2, Version 9.1, Unicode
Druck: Stürtz GmbH, Würzburg

ISBN 978-3-13-142861-5   1 2 3 4 5
Auch erhältlich als E-Book:
eISBN (PDF) 978-3-13-169291-7

Vorwort

Die Pharmakologie und die Toxikologie sind wichtige interdisziplinäre Grundlagenfächer der Medizin. Da in nahezu jedem Fachgebiet der Medizin Arznei- und damit auch potenzielle Giftstoffe angewendet werden, sind solide Kenntnisse über die Wirkungsweise solcher Stoffe und über pharmakologische und toxikologische Zusammenhänge für jeden Arzt unerlässlich. Dieses Lehrbuch der Pharmakologie und Toxikologie ist in erster Linie für Studierende der Medizin konzipiert, richtet sich aber auch an Studierende der Pharmazie, Biomedizin und Biologie. Darüber hinaus ist es als Informationsquelle für Ärzte und Apotheker geeignet, die sich für eine rationale Arzneimitteltherapie interessieren. Im Vordergrund unserer Ausführungen steht neben der Prüfungsrelevanz die klinisch-praktische Bedeutung der besprochenen Arzneistoffe und toxischen Substanzen, wobei den pharmakotherapeutischen Aspekten häufiger Erkrankungen eine besonders große Bedeutung beigemessen wird.

Im Teil Pharmakologie haben wir Wert auf eine klare Gliederung gelegt. Nach Vermittlung der Grundlagen der allgemeinen Pharmakologie (Teil A) wird zunächst die klinische Pharmakologie übergreifender Systeme (Teil B) vorgestellt, also von Systemen, die im ganzen Organismus gleichermaßen vorkommen, wie z.B. das Gefäß-, Immun- oder schmerzverarbeitende System. Danach wird die klinische Pharmakologie einzelner Organsysteme und spezieller Indikationsgebiete behandelt (Teil C). Bei den Arzneistoffgruppen werden die für die Anwendung relevanten pathophysiologischen Grundlagen, Wirkmechanismen, erwünschten und unerwünschten Wirkungen sowie die Indikationen der Arzneistoffe besprochen. Außerdem sind die für die Klinik und Praxis wichtigen Dosierungen und pharmakokinetischen Daten (meist in Tabellenform) sowie die Wechselwirkungen zwischen den einzelnen Pharmaka beschrieben. Der Bezug zur Klinik und Praxis wird durch entsprechende Abbildungen und Fallbeispiele hergestellt. Unsere kritischen Empfehlungen zur Pharmakotherapie häufiger Erkrankungen beruhen auf Leitlinien der zuständigen medizinischen Fachgesellschaften und der fachspezifischen angloamerikanischen Literatur. Das vorliegende Lehrbuch ist daher auch ein kritischer und auf „Evidence-based Medicine" beruhender Leitfaden für medizinisches Fachpersonal.

Auch im Teil Toxikologie wurden neue Wege beschritten. Das Ziel war, nicht nur examensrelevante Inhalte abzudecken, sondern auch Kenntnisse zu vermitteln, die im Alltag von Klinik und toxikologischer Beratung nützlich sind. Einleitend werden allgemeine Fragen zur Risikobewertung, Festlegung und Interpretation von Grenzwerten sowie zur Abklärung individueller Belastungen durch Gefahrstoffe beantwortet. Eine Übersicht über die Möglichkeiten der Interaktion eines Gefahrstoffs mit seinem biologischen Ziel führt in die Mechanismen toxischer Wirkungen ein. Ein zentrales Kapitel zur Vorbereitung auf Examina behandelt die Grundlagen der Vergiftungsbehandlung unter besonderer Berücksichtigung von Symptomkomplexen. Abgerundet wird dieser Abschnitt durch aktuelle Übersichtstabellen über „Antidote und ihre Anwendung". Abschließend werden Stoffe und Belastungen, die bezüglich Häufigkeit von Vergiftungen und/oder Schweregrad des Verlaufs besonders problematisch sind, vertieft charakterisiert.

Das Verfassen eines Lehrbuchs ist ohne Hilfe anderer nicht möglich. Ein besonderer Dank gebührt unseren Gattinnen Ingrid, Ursula und Angelika, die nicht nur durch Verzicht auf gemeinsame Zeit, sondern auch durch kritisches Lesen maßgeblich zum Verständnis der Texte beigetragen haben. Ein herzliches Dankeschön geht auch an Dr. med. Hugo Kupferschmidt, der als Direktor und Chefarzt des Schweizerischen Toxikologischen Informationszentrums in Zürich wichtige persönliche Informationen und Quellenverweise gegeben hat. Auch Herrn Dr. med. Johannes-Martin Hahn, der uns die Arzneimittelliste im Anhang zur Verfügung gestellt hat, sei herzlich gedankt. Eine ganz besondere Anerkennung verdienen die Mitarbeiter des Thieme Verlags, insbesondere die Fachredakteure Herr Dr. med. Benjamin Roll, Frau Dr. med. Marie Trendelenburg, Frau Claudia Seitz, Frau Dr. med. Kathrin Feyl und der Programmplaner Herr Dr. med. Jochen Neuberger, die uns engagiert betreut und unsere Manuskripte mit konstruktiven Vorschlägen zur gelungenen Ausgestaltung geführt haben. In diesem Zusammenhang möchten wir die Arbeit des projektverantwortlichen Redakteurs Dr. Benjamin Roll insbesondere wegen seines klaren Konzeptes zur Strukturierung des umfangreichen Stoffes besonders hervorheben. Auch der Herstellerin Frau Elsbeth Elwing, Frau Anja Jahn von der Grafikabteilung sowie dem Grafiker Herrn Dr. Wilhelm Kuhn danken wir ganz herzlich.

Nun hoffen wir, dass unser Konzept eines modernen, klinisch orientierten und gleichzeitig bewältigbaren Lehrbuchs für Pharmakologie und Toxikologie unseren Lesern das Lernen der beiden Fächer erleichtern und dem Buch zum Erfolg verhelfen wird. Da uns sehr an der Zufriedenheit unserer Leser gelegen ist, möchten wir Sie herzlich ermuntern, uns Ihre konstruktive Kritik und Ihre Verbesserungsvorschläge unter „www.thieme.de/service/feedback.html" mitzuteilen.

Im August 2011

Karl Heinz Graefe
Werner Lutz
Heinz Bönisch

Inhalt

Teil A Allgemeine Pharmakologie 1
K. H. Graefe

1 Grundbegriffe und Gebiete der Pharmakologie 3
1.1 Grundbegriffe 3
1.2 Gebiete der Pharmakologie 3

2 Pharmakodynamik 4
2.1 Mechanismen der Pharmakonwirkung 4
2.1.1 Rezeptorvermittelte Wirkungen 4
  Membranständige Rezeptoren 5
  Intrazelluläre Rezeptoren 9
2.1.2 Durch rezeptorähnliche Proteine vermittelte Wirkungen 9
2.1.3 Anders vermittelte Wirkungen 9
2.2 Quantitative Aspekte der Pharmakonwirkung 9
2.2.1 Kinetik der Pharmakon-Rezeptor-Interaktion 9
  Affinität 10
  Intrinsische Aktivität 11
2.2.2 Quantitative Konzentrations- bzw. Dosis-Wirkungs-Kurven 13
  Agonisten 13
  Antagonisten 15
2.3 Qualitative Dosis-Wirkungs-Kurven 18
2.4 Pharmakodynamische Ursachen der Variabilität von Pharmakonwirkungen 20
2.4.1 Pharmakodynamische Toleranz 20
  Rezeptorvermittelte Toleranz 20
  Erschöpfung von Mediatoren 21
  Physiologische Adaptation 21
2.4.2 Pharmakodynamische Sensibilisierung und Potenzierung 21
2.4.3 Pharmakodynamische Wechselwirkungen 22
  Krankheitsbedingte Wechselwirkungen 22
  Wechselwirkungen zwischen Pharmaka 22

3 Pharmakokinetik 23
3.1 Überblick 23
3.2 Von der Applikation des Arzneimittels bis zum Eintritt des Pharmakons in den systemischen Kreislauf 24
3.2.1 Applikation des Arzneimittels und Freisetzung des Pharmakons 24
3.2.2 Resorptionsmechanismen 25
3.2.3 Zusammenspiel von Applikationsart und Resorption 26
  Orale Verabreichung 26
  Sublinguale oder bukkale Verabreichung 27
  Rektale Verabreichung 28
  Nasale Verabreichung 28
  Verabreichung von Augentropfen 28
  Transdermale Verabreichung 29
  Inhalative Verabreichung 29
  Intravasale, intramuskuläre und subkutane Verabreichung 29
3.3 Verteilung 30
3.3.1 Verteilungsräume und Verteilungsmechanismen 30
3.3.2 Einflüsse auf das Verteilungsmuster von Pharmaka 30
  Permeabilität des Kapillarendothels und anderer Barrieren 31
  Proteinbindung von Pharmaka 32
  pH-Verteilung (Ionenfalle) 33
  Fettgehalt des Gewebes 34
  Affinität zum Knochengewebe 34
3.4 Elimination 35
3.4.1 Elimination durch Metabolisierung (Biotransformation) 35
  Phase-I-Reaktionen 36
  Phase-II-Reaktionen 38
3.4.2 Elimination durch Ausscheidung (Exkretion) 38
  Renale Ausscheidung 39
  Biliäre Ausscheidung 42
  Intestinale Ausscheidung 42
3.5 Klinische Pharmakokinetik 42
3.5.1 Bioverfügbarkeit 43
3.5.2 Plasma-Halbwertszeit 44
3.5.3 Clearance 45
3.5.4 Verteilungsvolumen 47
3.5.5 Lineare und nicht lineare Kinetik 48
3.5.6 Pharmakokinetische Berechnungen 49
  Bedeutung der Halbwertszeit 49
  Initialdosis und Erhaltungsdosis 49
3.6 Beziehung zwischen Pharmakokinetik und Pharmakodynamik 50
3.6.1 Zeitverlauf der Pharmakonwirkung 50
3.6.2 Determinanten der Wirkdauer von Pharmaka 51
3.7 Pharmakokinetische Ursachen der Variabilität von Pharmakonwirkungen 52
3.7.1 Pharmakokinetische Toleranz 52
3.7.2 Pharmakogenetik 53
3.7.3 Pharmakokinetische Wechselwirkungen 54
  Wechselwirkungen zwischen Pharmaka und Erkrankungen 54
  Wechselwirkungen zwischen Pharmaka 54

4	**Besonderheiten der Pharmakotherapie in bestimmten Lebensabschnitten**	**56**
4.1	Pharmakotherapie in Schwangerschaft und Stillperiode	56
4.2	Pharmakotherapie im Kindesalter	57
4.3	Pharmakotherapie beim alten Menschen	59
4.3.1	Hohe Anzahl verordneter Pharmaka	59
4.3.2	Altersbedingte Veränderungen der Pharmakodynamik	59
4.3.3	Altersbedingte Veränderungen der Pharmakokinetik	60

5	**Entwicklung und Anwendung von Arzneimitteln**	**61**
5.1	Arzneimittelentwicklung	61
5.1.1	Präklinischer Abschnitt der Entwicklung	61
5.1.2	Klinischer Abschnitt der Entwicklung	61
	Phasen der klinischen Prüfung	62
	Methoden der klinischen Prüfung	63
	Ergebnisse klinischer Studien	64
5.2	Zulassung, Anwendung und Überwachung von Arzneimitteln	64
5.3	Rezeptieren von Arzneimitteln	65
5.3.1	Privatrezept	65
5.3.2	Kassenrezept und Betäubungsmittelrezept	66

6	**Besondere (alternative) Therapierichtungen**	**68**
6.1	Phytotherapie	68
6.2	Antiempirische Therapiesysteme	68
6.2.1	Homöopathische Arzneitherapie	68
6.2.2	Anthroposophische Arzneitherapie	69

Teil B Klinische Pharmakologie übergreifender Systeme 71
K. H. Graefe

1	**Autonomes Nervensystem**	**73**
1.1	Sympathisches Nervensystem	73
1.1.1	Klinische Bedeutung	73
1.1.2	Anatomische und physiologische Grundlagen Vorkommen noradrenerger und adrenerger Neurone	73
	Transmittersynthese	74
	Transmitterfreisetzung	75
	Transmitterinaktivierung	76
	Adrenozeptoren und vermittelte Wirkungen	78
1.1.3	Sympathomimetika	80
	Direkt wirkende Sympathomimetika	80
	Indirekt wirkende Sympathomimetika	83
1.1.4	α-Rezeptor-Antagonisten	85
1.1.5	β-Rezeptor-Antagonisten	87
1.1.6	Antisympathotonika	91
	Grundlagen	91
	Therapeutische Anwendung	92
1.2	Parasympathisches Nervensystem	93
1.2.1	Klinische Bedeutung	93
1.2.2	Anatomische und physiologische Grundlagen	93
	Vorkommen cholinerger Neurone	93
	Transmittersynthese	94
	Transmitterfreisetzung	94
	Mechanismen der Transmitterinaktivierung	95
	Acetylcholinrezeptoren und vermittelte Wirkungen	95
1.2.3	Parasympathomimetika	98
	Direkt wirkende Parasympathomimetika	98
	Cholinesterase-Hemmstoffe	100
1.2.4	Muskarinrezeptor-Antagonisten	103
1.2.5	Periphere Muskelrelaxanzien	106
	Nicht depolarisierende Muskelrelaxanzien	106
	Depolarisierende Muskelrelaxanzien	108
	Dantrolen	109
	Botulinustoxin	110

2	**Gewebshormone**	**112**
2.1	Histamin	112
2.1.1	Klinische Bedeutung	112
2.1.2	Physiologische Grundlagen	113
	Vorkommen	113
	Synthese, Speicherung und Abbau	113
	Mechanismen der Histaminfreisetzung	114
	Histaminrezeptoren und vermittelte Wirkungen	115
2.1.3	Hemmstoffe der IgE-vermittelten Mastzellaktivierung	115
2.1.4	Histaminrezeptor-Antagonisten	117
	H_1-Rezeptor-Antagonisten	117
	H_2-Rezeptor-Antagonisten	121
2.2	Serotonin	122
2.2.1	Klinische Bedeutung	122
2.2.2	Physiologische Grundlagen	122
	Vorkommen	122
	Synthese, Speicherung und Freisetzung	123
	Mechanismen der Serotonininaktivierung	123
	Serotoninrezeptoren und vermittelte Wirkungen	123
2.2.3	5-HT-Rezeptor-Agonisten	126
2.2.4	5-HT-Rezeptor-Antagonisten	128
	Nichtselektive 5-HT-Rezeptor-Antagonisten	128
	Selektive 5-HT_3-Rezeptor-Antagonisten („Setrone")	128
2.3	Arachidonsäure-Metabolite	130
2.3.1	Klinische Bedeutung	130
2.3.2	Physiologische Grundlagen	130
	Prostanoide	130
	Leukotriene	132
2.3.3	Prostaglandine und Prostaglandin-Analoga	134

2.3.4	COX-Hemmstoffe	136
2.3.5	Leukotrienrezeptor-Antagonisten	136

3 Ionenkanäle ... 138

3.1	**Klinische Bedeutung**	**138**
3.2	**Physiologische Grundlagen**	**138**
3.3	**Na$^+$-Kanalblocker**	**139**
3.3.1	Lokalanästhetika	139
3.3.2	Antikonvulsiva und Klasse I Antiarrhythmika	143
3.4	**Ca^{2+}-Kanalblocker**	**143**
3.4.1	Spannungsabhängige Ca^{2+}-Kanäle und ihre physiologische Bedeutung	143
3.4.2	L-Kanalblocker	144
3.4.3	Antikonvulsiva (Antiepileptika)	148
3.5	**Pharmaka mit Wirkung auf K$^+$-Kanäle**	**148**
3.5.1	K$^+$-Kanäle und ihre physiologische Bedeutung	148
	Spannungsabhängige K$^+$-Kanäle (K$_V$-Kanäle)	148
	Einwärtsgleichrichtende K$^+$-Kanäle (K$_{ir}$-Kanäle)	148
	Zwei-Poren (Tandemporen) K$^+$-Kanäle (2P-K$^+$-Kanäle)	149
3.5.2	K$_V$-Kanalblocker	149
3.5.3	K$_{ATP}$-Kanalöffner	150
3.5.4	K$_{ATP}$-Kanalblocker	152

4 Gefäßsystem ... 153

4.1	**Anatomische und physiologische Grundlagen**	**153**
4.1.1	Regulation des Gefäßtonus	154
	Neuronale Mechanismen	154
	Humorale Mechanismen	154
	Parakrine Mechanismen	158
4.2	**Pharmaka mit Wirkung auf das Gefäßsystem**	**160**
4.2.1	Hemmstoffe des Angiotensin-Konversionsenzyms (ACE)	162
4.2.2	AT$_1$-Rezeptor-Antagonisten	166
4.2.3	Aliskiren	168
4.2.4	Nitrovasodilatatoren	169
4.2.5	Hemmstoffe der Typ-5-Phosphodiesterase (PDE5)	172
4.2.6	Endothelinrezeptor-Antagonisten	175
4.2.7	Dihydralazin	176
4.3	**Pharmakotherapie ausgewählter Erkrankungen des Gefäßsystems**	**177**
4.3.1	Arterielle Hypertonie, koronare Herzkrankheit, Herzinsuffizienz	177
4.3.2	Pulmonal-arterielle Hypertonie	177

5 Immunsystem ... 179

5.1	**Physiologische und pathophysiologische Grundlagen**	**179**
5.1.1	Komponenten des Immunsystems	179
	Unspezifische (angeborene) Immunabwehr	179
	Spezifische (erworbene) Immunabwehr	180
5.1.2	Immunallergische Überempfindlichkeitsreaktionen	181
5.2	**Immunsuppressiva**	**182**
5.2.1	Zytotoxische Immunsuppressiva	183
	Cyclophosphamid	184
	Azathioprin	185
	Methotrexat	187
5.2.2	Immunsuppressiva mit hemmender Wirkung auf die antigeninduzierte T-Zell-Aktivierung	188
	Ciclosporin	189
	Tacrolimus	191
	Glukokortikoide (Prednisolon, 6α Methylprednisolon)	192
	Abatacept	194
5.2.3	Immunsuppressiva mit hemmender Wirkung auf den IL-2-Rezeptor und seine Signaltransduktion	195
	Basiliximab und Daclizumab	195
	Sirolimus (Rapamycin) und Everolimus	196
	Mycophenolatmofetil/Natrium-Mycophenolat	198
	Leflunomid	198
5.2.4	Immunsuppressiva mit unklarem Wirkungsmechanismus	199
	Sulfasalazin (Salazosulfapyridin)	199
	Chloroquin und Hydroxychloroquin	200
5.2.5	Immunologisch wirkende Immunsuppressiva	201
	Anti-RhD-Immunglobulin	201
	Anti-Lymphozyten-Globuline	201
	Muromonab-CD3	202
	Rituximab	202
5.3	**Immunstimulanzien**	**203**
5.3.1	Antigenspezifische Immunstimulation	203
5.3.2	Unspezifische Immunstimulation	203
	Imiquimod	203
5.4	**Mediatoren des Immunsystems**	**203**
5.4.1	Immunglobuline (Antikörper)	203
5.4.2	Interferone (IFN)	204
5.4.3	Aldesleukin	206
5.5	**Antagonisten von Mediatoren oder Rezeptoren des Immunsystems**	**206**
5.5.1	TNF-α-Antagonisten	206
5.5.2	Omalizumab	209
5.5.3	Anakinra	209
5.5.4	Tocilizumab	209
5.6	**Pharmakotherapie ausgewählter (Auto)-Immunerkrankungen**	**210**
5.6.1	Rheumatoide Arthritis	210
5.6.2	Systemischer Lupus erythematodes (SLE)	212
5.6.3	IgE-vermittelte Erkrankungen	213
	Anaphylaktischer Schock	213
	Allergische Rhinokonjunktivitis (Heuschnupfen)	213
5.6.4	Akutes rheumatisches Fieber	214

6 Nozizeptives System ... 215

6.1 Physiologische Grundlagen ... 215
6.1.1 Mechanismen der Schmerzentstehung und -verarbeitung ... 215
Aufsteigendes nozizeptives Neuronensystem ... 215
Absteigendes antinozizeptives Neuronensystem ... 216
6.1.2 Schmerzformen ... 218
6.1.3 Möglichkeiten der Pharmakotherapie von Schmerzen ... 219

6.2 Opioid-Analgetika und andere Opioidrezeptor-Agonisten ... 220
6.2.1 Nomenklatur und Einteilung ... 220
6.2.2 Struktur und Wirkungsmechanismus ... 220
6.2.3 Wirkungen ... 221
Zentrale Wirkungen ... 221
Periphere Wirkungen ... 225
6.2.4 Pharmakokinetik ... 225
6.2.5 Indikationen ... 226
6.2.6 Unerwünschte Wirkungen ... 229
6.2.7 Kontraindikationen ... 231
6.2.8 Wechselwirkungen ... 231

6.3 Opioidrezeptor-Antagonisten ... 231

6.4 Antitussiva ... 233

6.5 Nichtopioid-Analgetika: Antipyretische Analgetika ... 234
6.5.1 Wirkprofil der gesamten Wirkstoffgruppe ... 235
Wirkungsmechanismus und Wirkungen ... 235
Pharmakokinetik ... 235
6.5.2 Allgemeine Aspekte der therapeutischen Anwendung ... 235
Indikationen ... 235
Unerwünschte Wirkungen (organbezogen) ... 235
Kontraindikationen ... 238
Wechselwirkungen ... 238
6.5.3 Antipyretische Analgetika ohne antiphlogistische Wirkung ... 238
Paracetamol ... 239
Metamizol ... 240
6.5.4 Antipyretische Analgetika mit antiphlogistischer Wirkung ... 241
Nichtselektive COX-Hemmstoffe mit antiphlogistischer Wirkung ... 241
Selektive COX-2-Inhibitoren ... 246

6.6 Nichtopioid-Analgetika: Andere Substanzen ... 248
6.6.1 Flupirtin ... 248
6.6.2 Ketamin ... 249
6.6.3 Capsaicin ... 249
6.6.4 Zicotinid ... 250

6.7 Adjuvante Schmerztherapeutika ... 250
6.7.1 Antidepressiva ... 250
6.7.2 Antikonvulsiva ... 251
6.7.3 Glukokortikoide ... 251
6.7.4 Bisphosphonate ... 251

6.8 Pharmakotherapie ausgewählter Schmerzsyndrome ... 251
6.8.1 Grundlagen ... 251
Objektivierung der Schmerzintensität („Schmerzmessung") ... 251
WHO-Stufenschema ... 251
6.8.2 Kopfschmerzen ... 253
Primäre Kopfschmerzen ... 253
Sekundäre Kopfschmerzen ... 255
6.8.3 Andere akute Schmerzsyndrome ... 255
Postoperative Schmerzen ... 255
Kolikschmerzen ... 256
6.8.4 Andere chronische Schmerzsyndrome ... 256
Tumorschmerzen ... 256
Osteoporoseschmerzen ... 257
Neuropathische Schmerzsyndrome ... 257

Teil C Klinische Pharmakologie einzelner Organsysteme und wichtiger Indikationsgebiete ... 259

K. H. Graefe: C1 – C14,
H. Bönisch: C15

1 Zentrales Nervensystem ... 261

1.1 Physiologische Grundlagen ... 261
1.1.1 Dopaminerges System ... 261
1.1.2 Glutamaterges System ... 263
1.1.3 GABAerges System ... 265
1.1.4 Glycinerges System ... 267

1.2 Narkose ... 267
1.2.1 Allgemeine Grundlagen ... 267
1.2.2 Narkotika ... 269
Inhalationsnarkotika ... 269
Injektionsnarkotika ... 272
1.2.3 Andere injizierbare Wirkstoffe in der Anästhesie ... 276
Midazolam ... 276
Fentanyl-Analoga ... 276

1.3 Angststörungen und Spannungszustände ... 277
1.3.1 Anxiolytika ... 277
Benzodiazepine ... 277
Benzodiazepin-Antagonist: Flumazenil ... 283

1.4 Schlafstörungen ... 283
1.4.1 Hypnotika ... 284
Benzodiazepine ... 284
Benzodiazepinartig wirkende Hypnotika ... 284
Chloralhydrat ... 286
Clomethiazol ... 286
Melatonin ... 286

1.5 Epilepsie ... 287
1.5.1 Antikonvulsiva ... 289
Grundlagen und Wirkprofil der gesamten Wirkstoffgruppe ... 289
Wirkstoffe ... 293
Therapeutische Anwendung von Antikonvulsiva ... 298

1.6	**Parkinson-Syndrom**	**302**			Hypothyreose	368
1.6.1	Grundlagen	302		**2.3**	**Nebennierenrinde**	**369**
1.6.2	Antiparkinsonmittel	304		2.3.1	Grundlagen	369
	Levodopa (L-DOPA)	304		2.3.2	Wirkstoffe	369
	Dopaminrezeptor-Agonisten	306			Glukokortikoide	369
	COMT-Hemmstoffe	307			Mineralokortikoide	376
	MAO-B-Hemmstoffe	308			Aldosteronrezeptor-Antagonisten (Mineralokortikoidrezeptor-Antagonisten)	377
	NMDA-Rezeptor-Antagonisten	309		**2.4**	**Keimdrüsen**	**379**
	Muskarinrezeptor-Antagonisten	310		2.4.1	Grundlagen	379
1.6.3	Therapie des Parkinson-Syndroms	311		2.4.2	Wirkstoffe	380
1.7	**Demenzen**	**313**			Androgene	380
1.7.1	Grundlagen	313			Pharmaka mit antiandrogener Wirkung	382
1.7.2	Pharmakotherapie von Demenzen	314			Gestagene	383
1.8	**Schizophrenie**	**315**			Pharmaka mit antigestagener Wirkung	387
1.8.1	Grundlagen	315			Östrogene	387
1.8.2	Neuroleptika (Antipsychotika)	317			Pharmaka mit antiöstrogener Wirkung	391
1.8.3	Pharmakotherapie der Schizophrenie	326		2.4.3	Wichtige Anwendungsgebiete für Sexualhormone	393
1.9	**Affektive Störungen**	**328**			Hormonersatztherapie nach der Menopause	393
1.9.1	Depression	329			Hormonelle Kontrazeption	394
	Klinische und pathophysiologische Grundlagen	329				
	Antidepressiva (Thymoleptika)	329		**3**	**Stoffwechsel**	**399**
	Pharmakotherapie unipolarer Depressionen	340		**3.1**	**Diabetes mellitus**	**399**
1.9.2	Manie und bipolare Störung	342		3.1.1	Pathophysiologische Grundlagen	399
	Antimanisch wirkende und stimmungsstabilisierende Stoffe	342			Insulin	399
					Typ-1-Diabetes	402
	Pharmakotherapie von Manien und bipolaren Störungen	344			Typ-2-Diabetes	403
					Gestationsdiabetes	404
1.10	**Abhängigkeit (Sucht)**	**344**		3.1.2	Wirkstoffe zur Behandlung des Diabetes mellitus	404
1.10.1	Klinische und pathophysiologische Grundlagen	344			Humaninsulin und seine Analoga	404
1.10.2	Suchterzeugende Stoffe	346			Orale Antidiabetika und Inkretin-Analoga	406
1.10.3	Pharmakotherapie des Abhängigkeitssyndroms	349		3.1.3	Pharmakotherapie des Diabetes mellitus	411
	Therapeutische Prinzipien	349			Therapie des Typ-1-Diabetes	411
	Anticraving-Substanzen	350			Therapie des Typ-2-Diabetes	414
					Therapie des Gestationsdiabetes	415
2	**Hormonelle Systeme**	**352**		**3.2**	**Fettstoffwechselstörungen**	**415**
2.1	**Hypothalamus und Hypophyse**	**352**		3.2.1	Pathophysiologische Grundlagen	415
2.1.1	Physiologische Grundlagen	352		3.2.2	Hemmstoffe der Cholesterolsynthese (Statine)	418
2.1.2	Hormone des Hypothalamus und ihre klinische Anwendung	352		3.2.3	Hemmstoffe der intestinalen Cholesterolresorption	421
	Freisetzungshormone (Releasing-Hormone)	352		3.2.4	Colestyramin	421
	Hemmhormone (Release-Inhibiting-Hormone)	354		3.2.5	Fibrate	422
				3.2.6	Nikotinsäure und ihre Analoga	423
2.1.3	Hormone der Hypophyse und ihre klinische Anwendung	355		3.2.7	Pharmakotherapie der Adipositas	425
	Hormone des Hypophysenvorderlappens	355			Grundlagen	425
	Hormone des Hypophysenhinterlappens	358			Wirkstoffe	425
2.2	**Schilddrüse**	**359**		**3.3**	**Gicht (Hyperurikämie)**	**426**
2.2.1	Grundlagen	359		3.3.1	Pathophysiologische Grundlagen	426
2.2.2	Wirkstoffe	362		3.3.2	Pharmaka mit Wirkung gegen Gicht	426
	Substitutionstherapeutika	362			Mittel gegen akute Gichtanfälle	426
	Thyreostatika	366			Urikostatika	427
2.2.3	Pharmakotherapie ausgewählter Schilddrüsenerkrankungen	367			Urikosurika	429
				3.3.3	Rasburicase	430
	Euthyreote Jodmangelstruma	367		**3.4**	**Knochenstoffwechselstörungen**	**430**
	Hyperthyreose	367		3.4.1	Physiologische Grundlagen	430
					Knochenstoffwechsel	430

	Einflussfaktoren auf den Knochenstoffwechsel	431
3.4.2	Hemmstoffe der Knochenresorption (antiresorptive Stoffe)	432
	Bisphosphonate	432
	Kalzitonin	434
	Estradiol und Raloxifen	435
3.4.3	Die Knochenneubildung fördernde, anabole Stoffe	436
	Parathormon und Teriparatid	436
	Fluorid	436
3.4.4	Pharmakotherapie ausgewählter Erkrankungen des Knochens	436
	Osteoporose	436
	Rachitis und Osteomalazie	438

4 Blutbildendes System 439

4.1	**Erythropoese**	**439**
4.1.1	Pathophysiologische und klinische Grundlagen	439
	Anämie	439
4.1.2	Eisen und Eisenmangelanämie	440
	Pharmakotherapie mit Eisen	442
4.1.3	Vitamin B_{12} und Vitamin-B_{12}-Mangel-Anämie	443
	Pharmakotherapie mit Cobalamin	445
4.1.4	Folsäure und Folsäuremangelanämie	445
	Pharmakotherapie mit Folsäure-Präparaten	447
4.1.5	Erythropoetin (EPO) und renale Anämie	447
	Pharmakotherapie mit Erythropoetin(derivaten)	447
4.2	**Leukopoese**	**448**
4.2.1	Granulozyten-koloniestimulierender Faktor (G-CSF)	449
4.3	**Plasmaersatzstoffe**	**450**
4.3.1	Gelatine	450

5 Gerinnungssystem 451

5.1	**Physiologische Grundlagen**	**451**
5.1.1	Thrombozyten-Aktivierung	451
5.1.2	Blutgerinnung	451
5.2	**Hemmstoffe der Thrombozytenaggregation**	**453**
5.2.1	Acetylsalicylsäure (ASS)	453
5.2.2	ADP-Rezeptor-Antagonisten	454
5.2.3	Glykoprotein (GP)-IIb/IIIa-Antagonisten	456
5.3	**Antikoagulanzien**	**457**
5.3.1	Direkt wirkende Antikoagulanzien	457
	Heparine	457
	Heparinoide und Rivaroxaban	459
	Hirudin-Analoga	460
5.3.2	Indirekt wirkende Antikoagulanzien (Cumarin-Derivate)	460
5.4	**Fibrinolytika (Thrombolytika)**	**463**
5.4.1	Direkte Fibrinolytika	463
5.4.2	Indirekte Fibrinolytika	464
5.5	**Antifibrinolytika**	**465**

6 Niere 466

6.1	**Grundlagen**	**466**
6.2	**Diuretika**	**467**
6.2.1	Carboanhydrase-Hemmstoffe	468
6.2.2	Schleifendiuretika	470
6.2.3	Thiazid-Diuretika (Thiazide)	473
6.2.4	Kaliumsparende Diuretika	475
6.2.5	Andere Diuretika	477
	Osmotische Diuretika (Osmodiuretika)	477

7 Kardiovaskuläres System 478

7.1	**Arterielle Hypertonie**	**478**
7.1.1	Grundlagen	478
7.1.2	Allgemeine Therapieoptionen	479
7.1.3	Klinisch-therapeutisches Vorgehen	481
	Einschätzung des individuellen Risikos	481
	Definition des Behandlungsziels	482
	Auswahl des Antihypertensivums	482
	Behandlungsstrategie	485
	Dosierungsintervall	487
7.1.4	Antihypertensive Therapie bei besonderen Patientengruppen	487
	Hypertensiver Notfall	487
	Schwangerschaft	487
7.2	**Koronare Herzkrankheit (KHK)**	**488**
7.2.1	Klinische und pathophysiologische Grundlagen	488
7.2.2	Pharmakotherapie der koronaren Herzkrankheit	491
	Stabile Angina pectoris	491
	Akutes Koronarsyndrom	493
	Myokardinfarkt mit ST-Elevation	493
7.2.3	Primär- und Sekundärprävention der KHK	495
7.3	**Herzrhythmusstörungen**	**496**
7.3.1	Tachykarde Rhythmusstörungen	496
	Pathophysiologische Grundlagen	496
	Wirkstoffe und Einteilung	498
	Pharmakotherapie ausgewählter Tachyarrhythmien	505
7.4	**Herzinsuffizienz**	**508**
7.4.1	Klinische und pathophysiologische Grundlagen	508
7.4.2	Wirkstoffe	511
	Pharmaka mit positiv inotroper Wirkung	511
	Pharmaka ohne positiv inotrope Wirkung	516
7.4.3	Pharmakotherapie der chronischen Herzinsuffizienz	518

8 Respiratorisches System 523

8.1	**Obstruktive Atemwegserkrankungen**	**523**
8.1.1	Pathophysiologische und klinische Grundlagen	523
	Asthma bronchiale	523
	Chronisch-obstruktive Lungenerkrankung (COPD)	525

8.1.2	Therapieprinzipien	527
	Grundlagen der inhalativen Pharmakotherapie	527
8.1.3	Wirkstoffgruppen	528
	Bronchodilatatoren	528
	Antiphlogistisch wirkende Pharmaka	533
8.1.4	Therapie des Asthma bronchiale	536
	Prinzipien und stadienadaptierte Langzeittherapie	536
	Therapie des akuten Anfalls	538
8.1.5	Therapie der COPD	539
	Prinzipien und stadienadaptierte Langzeittherapie	539
	Therapie der akuten COPD-Exazerbation	540

9 Gastrointestinales System 541

9.1	**Magensäureassoziierte Erkrankungen**	**541**
9.1.1	Physiologische Grundlagen der Magensaftsekretion	541
9.1.2	Wirkstoffe	543
	Protonenpumpen-Hemmstoffe	543
	H_2-Rezeptor-Antagonisten	545
	M_1-Rezeptor-Antagonisten	545
	Misoprostol	546
	Antazida	546
9.1.3	Pharmakotherapie der Ulkuskrankheit	547
	Helicobacter-pylori-assoziiertes Ulkus	547
	NSAP-assoziiertes Ulkus	549
9.1.4	Pharmakotherapie der Refluxösophagitis	549
9.2	**Gastrointestinale Motilitätsstörungen**	**550**
9.3	**Obstipation**	**550**
9.3.1	Pathophysiologische Grundlagen	550
9.3.2	Laxanzien	551
	Darmstimulierende Laxanzien	551
	Osmotisch wirkende Laxanzien	552
	Füll- und Quellmittel	552
	Prucaloprid	552
9.3.3	Behandlung der Obstipation	552
9.4	**Diarrhö**	**553**
9.4.1	Pathophysiologische Grundlagen	553
9.4.2	Antidiarrhoika	554
	Loperamid	554
9.4.3	Behandlung der Diarrhö	555
9.5	**Übelkeit und Erbrechen**	**555**
9.5.1	Pathophysiologische Grundlagen	555
9.5.2	Wirkstoffe	556
	Emetika	556
	Antiemetika	556
9.5.3	Pharmakotherapie ausgewählter Syndrome mit Übelkeit und Erbrechen	558
	Zytostatika-induziertes Erbrechen	559
9.6	**Chronisch-entzündliche Darmerkrankungen**	**560**
9.6.1	Pathophysiologische und klinische Grundlagen	560
9.6.2	Wirkstoffe	561
	Aminosalizylate	562
9.6.3	Therapie der chronisch-entzündlichen Darmerkrankungen	563
	Morbus Crohn	563
	Colitis ulcerosa	564

10 Bakterielle Infektionen 566

10.1	**Grundlagen**	**566**
10.2	**Antibakterielle Wirkstoffe**	**570**
10.2.1	Antibiotika	570
	β-Laktam-Antibiotika	570
	Andere Antibiotika	578
10.2.2	Antibakteriell wirkende Chemotherapeutika	586
	Cotrimoxazol	586
	Fluorchinolone	587
	Metronidazol	591
	Linezolid	592
10.2.3	Antimykobakterielle Stoffe	593
	Isoniazid (INH)	593
	Rifampicin	595
	Ethambutol	596
	Pyrazinamid	596
	Streptomycin	596
	Protionamid	597
10.3	**Pharmakotherapie ausgewählter bakterieller Infektionen**	**597**
10.3.1	Pneumonien	597
10.3.2	Harnwegsinfektionen	598
10.3.3	Tuberkulose	599

11 Pilzinfektionen 602

11.1	**Grundlagen**	**602**
11.2	**Antimykotika**	**602**
11.2.1	Polyen-Makrolide	603
	Amphotericin B	603
	Nystatin und Natamycin	604
11.2.2	Azole	604
	Imidazole	605
	Triazole	606
11.2.3	Echinocandine	607
11.2.4	Flucytosin	608
11.2.5	Terbinafin	608
11.2.6	Weitere topische Antimykotika	609
11.3	**Pharmakotherapie ausgewählter Pilzinfektionen**	**609**
11.3.1	Dermatomykosen	609
11.3.2	Pilzinfektionen der Schleimhäute	610
11.3.3	Systemische Mykosen	611

12 Virusinfektionen 613

12.1	**Grundlagen**	**613**
12.2	**Virustatika**	**614**
12.2.1	Wirkstoffe gegen Herpesviren	614
	Grundlagen	614
	Aciclovir und Valaciclovir	614
	Famciclovir (Penciclovir)	617
	Ganciclovir und Valganciclovir	617
	Brivudin	617
	Cidofovir	618

	Foscarnet	618
	Topische Herpesmittel	618
12.2.2	Wirkstoffe gegen Influenzaviren	618
	Grundlagen	618
	Amantadin	619
	Neuraminidase-Hemmstoffe	620
12.2.3	Wirkstoffe gegen hepatotrope Viren	621
	Grundlagen	621
	Lamivudin	621
	Ribavirin	622
	Adefovir und Tenofovir	622
	Entecavir	623
	Telbivudin	623
	Interferon-α (IFN-α)	623
12.2.4	Antiretrovirale Wirkstoffe	624
	Grundlagen	624
	Nukleosidische Hemmstoffe der reversen Transkriptase	625
	Nicht nukleosidische Hemmstoffe der reversen Transkriptase	626
	Protease-Hemmstoffe	626
	Eintrittsinhibitoren	628
	Integrase-Hemmstoffe	630
12.3	Pharmakotherapie ausgewählter Virusinfektionen	630
12.3.1	Chronische Hepatitis B	630
12.3.2	Chronische Hepatitis C	631
12.3.3	HIV-Infektion	632

13 Protozoeninfektionen 634

13.1	Malaria	634
13.1.1	Grundlagen	634
13.1.2	Antimalariamittel	634
	Chinin	635
	Chloroquin (Hydroxychloroquin)	637
	Mefloquin	638
	Primaquin	639
	Atovaquon/Proguanil	639
	Artemether/Lumefantrin	639
	Doxycyclin	639
13.1.3	Pharmakotherapie/-prophylaxe der Malaria	640
13.2	Toxoplasmose	641
13.2.1	Grundlagen	641
13.2.2	Wirkstoffe gegen Toxoplasmen	641
	Pyrimethamin	641
	Sulfadiazin	642
	Spiramycin	643
13.2.3	Pharmakotherapie der Toxoplasmose	643
13.3	Amöbiasis	643
13.3.1	Grundlagen	643
13.3.2	Wirkstoffe	644
	Metronidazol	644
	Paromomycin	644
13.3.3	Pharmakotherapie der Amöbiasis	644
13.4	Flagellateninfektionen	644
13.4.1	Wirkstoffe und Pharmakotherapie	644

14 Wurmerkrankungen 646

14.1	Grundlagen	646
14.2	Wirkstoffe gegen Würmer (Anthelminthika)	647
14.2.1	Praziquantel	647
14.2.2	Mebendazol und Albendazol	647
14.2.3	Niclosamid	649
14.2.4	Pyrviniumhemiembonat	649
14.2.5	Pyrantelembonat	649
14.3	Pharmakotherapie ausgewählter Wurmerkrankungen	649
14.3.1	Askariasis	649
14.3.2	Echinokokkose	650
14.3.3	Schistosomiasis (Bilharziose)	651

15 Maligne Tumoren 652

15.1	Grundlagen	653
15.2	Unselektiv zytotoxische Chemotherapeutika (Zytostatika)	656
15.2.1	Antimetabolite	659
	Folsäure-Analoga	660
	Purin-Analoga	661
	Pyrimidin-Analoga	662
15.2.2	Alkylierende Zytostatika	663
	Stickstoff-Lost-Derivate	664
	Ethylenimine und Alkylsulfonate	665
	Nitrosoharnstoffe	666
	Platin-Verbindungen	666
	Andere alkylierende Substanzen	667
15.2.3	Topoisomerase-Hemmer	668
	Hemmstoffe der Topoisomerase I	668
	Hemmstoffe der Topoisomerase II	669
15.2.4	Mitosehemmer	669
	Vinca-Alkaloide	670
	Taxane	671
15.2.5	Zytostatisch wirkende Antibiotika	671
	Daunorubicin, Doxorubicin	671
	Bleomycin	672
15.2.6	Sonstige Zytostatika	673
	Asparaginase	673
	Hydroxyharnstoff	673
15.3	Zielgerichtete Tumortherapeutika	673
15.3.1	Monoklonale Antikörper	674
	Bevacizumab	675
	Cetuximab, Trastuzumab	675
	Alemtuzumab, Rituximab	675
	Weitere monoklonale Antikörper	676
15.3.2	Tyrosinkinase-Hemmer	676
	Imatinib	676
	Erlotinib, Lapatinib	677
	Sunitinib, Sorafenib	678
15.3.3	Hormone und Hormon-Antagonisten	678
	Substanzen mit antiöstrogener Wirkung (Mammakarzinom)	678
	Substanzen mit antiandrogener Wirkung (Prostatakarzinom)	679

15.4	Sonstige Tumortherapeutika	679
15.5	Pharmakotherapie ausgewählter Tumorerkrankungen	680

Teil D Toxikologie 683
W. Lutz

1 Allgemeine Toxikologie 685

1.1	Übersicht	685
1.2	Grundlegende Begriffe	685
1.3	Erkennen von Gefahrstoffen	686
1.3.1	Epidemiologische Studien	686
1.3.2	Fallberichte	686
1.3.3	Toxizitätsprüfung am Tier	687
1.4	Toxikologische Risikocharakterisierung	688
1.4.1	Abgrenzung der Begriffe „Gefahr" und „Risiko"	688
1.4.2	Abschätzung einer toxischen Wirkstärke	688
	Dosismaß	688
	Letalität bei einmaliger Belastung: LD_{50}	688
	Toxische Wirkstärke bei wiederholter Belastung: LOAEL und NOAEL	689
	Kanzerogene Wirkstärke: TD_{50}	689
1.4.3	Probleme bei Persistenz von Gefahrstoffen	689
	Akkumulation im Körper	689
	Verbleib von Gefahrstoffen in der Umwelt	690
1.4.4	Dosis-Wirkungs-Beziehungen	690
	ED_{50}, UD_{50} und LD_{50}	690
	Komplexe Dosis-Häufigkeits-Beziehungen	691
1.4.5	Individuelle Empfindlichkeit	692
1.4.6	Zeitfenster der Empfindlichkeit	692
1.4.7	Toxizität von Gemischen	693
1.5	Begrenzung von Gefahrstoffbelastungen	694
1.5.1	Bereiche der Grenzwertsetzung	694
1.5.2	Grenzwerte für den Arbeitsplatz	694
	Grenzwerte für die Luft (AGW)	694
	Biologische Grenzwerte (BGW)	695
1.5.3	Referenzdosen für Lebensmittel	695
	ADI-Werte für Pflanzenschutzmittel	695
	Kontaminanten in Lebensmitteln	696
1.5.4	Gefahrstoffe in Bedarfsgegenständen	696
1.5.5	Grenzwerte für die Luft (exkl. Arbeitsplatz)	697
1.5.6	Analysen	697
1.5.7	Probleme der Grenzwertsetzung	698
	Risikowahrnehmung und Akzeptanz von Grenzwerten	698
	Empfindliche Subpopulationen	698
	Krebserzeugende Stoffe	698
1.6	Biomarker	699
1.6.1	Biomarker der Exposition	699
	Geeignetes Probenmaterial für das Biomonitoring	699
	Grenzwerte beim Biomonitoring	700
	Referenzwerte bei ubiquitären Umweltstoffen	700
	Analysen und Interpretation	701
	Nocebo-Effekte	701
1.6.2	Biomarker für Effekte	701
	Strukturelle Veränderung an Protein und DNA	701
	Funktionelle Biomarker	702
1.6.3	Biomarker der Empfindlichkeit	702
	Genetische Typisierung	702
	Phänotypisierung	703

2 Mechanismen toxischer Wirkung 704

2.1	Interaktionen zwischen Gefahrstoff und Zielstruktur	704
2.1.1	Nicht kovalente Bindung	704
2.1.2	Kovalente (chemische) Bindung	705
2.1.3	Photoaktivierung	705
2.1.4	Radikalbildung	705
2.2	Toxikokinetik	705
2.2.1	Aufnahme von Gefahrstoffen	706
2.2.2	Metabolische Aktivierung/Inaktivierung	706
	Elektrophile Metaboliten	707
	Oxidativer Stress	708
2.3	Mechanismen akuter Toxizität	709
2.3.1	Organotropie toxischer Wirkungen	709
	Akkumulation	710
	Biotransformation	710
	Zelldifferenzierung	710
2.3.2	Akute Neurotoxizität	710
	Wirkungen an Synapsen	710
	Effekte auf die Reizleitung	711
2.3.3	Zytotoxizität	712
	Schädigung der Zellmembran	712
	Interaktion mit Protein	712
	Störungen des Zellstoffwechsels	713
	Sauerstoffbindung, -transport und -verwertung	713
2.3.4	Enzyme als Toxine	714
2.3.5	Immunreaktionen	714
	Allergische Reaktion	714
	Lebensmittelallergie und -unverträglichkeit	715
	Immunsuppression	715
2.3.6	Reaktionen der Haut	715
	Irritation und Allergie	716
	Phototoxizität	717
	Chlorakne	717
2.4	Mechanismen irreversibler Wirkungen	718
2.4.1	Neurotoxizität	718
2.4.2	Entwicklungsstörungen	718
	Schwangerschaft	718
	Beeinträchtigungen der hormonellen Regulation („endocrine disruption")	719
2.4.3	Mutagenese und Kanzerogenese	720
	Maligne Zelltransformation	720
	Gentoxische Kanzerogenese	721
	Tumorpromovierende Prozesse	723
	Kanzerogene Metalle	723
	Spontaner Prozess der Kanzerogenese	723

3 Grundlagen der Vergiftungsbehandlung ... 724

3.1 Einleitung ... 724
- 3.1.1 Vergiftungsepidemiologie ... 724
- 3.1.2 Erste Schritte bei Vergiftungen ... 725
  - Informationsbeschaffung ... 725
  - Erste Hilfe vor Ort ... 726
  - Probenahme (Asservierung) ... 726

3.2 Diagnostik und symptomatische Behandlung ... 727
- 3.2.1 Anamnese und Umfeld ... 727
- 3.2.2 Status und Symptomatik ... 727
- 3.2.3 Labor- und apparative Untersuchungen ... 727
- 3.2.4 Aufrechterhaltung der Vitalfunktionen ... 728

3.3 Vom Symptom zum Gefahrstoff ... 729
- 3.3.1 Cholinerges Syndrom ... 729
- 3.3.2 Anticholinerges Syndrom ... 729
- 3.3.3 Syndrom der Opiat-, Sedativa- oder Alkohol-Intoxikation ... 730
- 3.3.4 Sympathomimetisches Syndrom ... 731
- 3.3.5 Weitere Toxidrome ... 731
  - Serotoninsyndrom ... 731
  - Neuroleptikasyndrom ... 731
- 3.3.6 Prädiktivität von Toxidromen ... 732

3.4 Prinzipien der Vergiftungsbehandlung ... 732
- 3.4.1 Primäre Dekontamination bei oraler Aufnahme ... 732
  - Aktivkohle als unspezifisches Adsorbens ... 733
  - Emesis durch Ipecac-Sirup ... 733
  - Laxanzien ... 733
  - Magenspülung ... 734
  - Orthograde Darmspülung ... 734
- 3.4.2 Sekundäre Dekontamination und Dekorporationsantidote ... 734
  - Bindung von Ionen ... 734
  - Komplexierung von organischen Gefahrstoffen ... 735
  - Aktivkohle repetitiv ... 735
  - Beschleunigung der renalen Ausscheidung von sauren Stoffen ... 735
  - Extrakorporelle Elimination ... 736
- 3.4.3 Funktionelle Antidote ... 736
  - Antagonistische Wirkung an Rezeptoren ... 736
  - Agonistische Wirkung an blockierten Rezeptoren oder Enzymen ... 737
- 3.4.4 Spezifische Therapieansätze ... 737
  - Hemmung der Aufnahme des Gefahrstoffs in die Zielzelle ... 737
  - Verlangsamung der „Giftung" ... 737
  - Beschleunigung der Entgiftung ... 738
  - Restituierung eines Enzyms/Proteins ... 738
  - Schaumbrechende Behandlung ... 738
  - Korrektur einer Defizienz ... 738

3.5 Übersicht konkreter Therapiemaßnahmen bei Vergiftungen ... 738
- 3.5.1 Übersicht: Gefahrstoffe und Therapieoptionen ... 740
- 3.5.2 Übersicht: Antidote und ihre Anwendung ... 740

4 Akute Vergiftungen ... 745

4.1 Medikamente ... 745
- 4.1.1 Antidepressiva ... 746
  - Tri- und tetrazyklische Antidepressiva, Venlafaxin ... 746
  - Selektive Serotonin-Wiederaufnahmehemmer (SSRI) ... 746
- 4.1.2 Hypnotika ... 747
  - Benzodiazepine und Zolpidem bzw. Zopiclon ... 747
  - Barbiturate ... 747
  - Chloralhydrat ... 747
- 4.1.3 Neuroleptika ... 748
  - Organische Verbindungen ... 748
  - Lithium ... 748
- 4.1.4 Analgetika ... 749
  - Paracetamol ... 749
  - Acetylsalicylsäure ... 749
  - Opiate und Opioide ... 750
- 4.1.5 Antikonvulsiva ... 751
  - Phenobarbital ... 751
  - Carbamazepin ... 751
  - Phenytoin ... 751
  - Valproinsäure ... 751
- 4.1.6 Kardiovaskuläres System ... 752
  - Digitalisglykoside ... 752
  - Ca^{2+}-Kanalblocker ... 752
  - β-Rezeptor-Antagonisten ... 753
- 4.1.7 H_1-Antihistaminika ... 753
- 4.1.8 Weitere Wirkstoffe ... 754
  - Theophyllin ... 754
  - Antiarrhythmika ... 754

4.2 Drogen ... 755
- 4.2.1 Grundlagen ... 755
- 4.2.2 Wirkstoffe und Gruppen ... 755
  - Äthanol ... 755
  - Opiate, Opioide ... 756
  - Cannabinoide ... 756
  - Kokain ... 756
  - Amphetamin und Derivate ... 757
  - Phencyclidin, Ketamin ... 758
  - Halluzinogene ... 758
  - GABA-verwandte Stoffe ... 758
  - Lösungsmittel und Gase ... 759
  - Alkylnitrite ... 759

4.3 Produkte und Stoffe in Haushalt und Gewerbe ... 759
- 4.3.1 Grundlagen ... 759
- 4.3.2 Produkte ... 760
  - Wasch- und Reinigungsmittel ... 760
  - Lampenöl und Grillanzünder ... 760
- 4.3.3 Stoffgruppen ... 760
  - Aliphatische Kohlenwasserstoffe ... 760
  - Aromatische Kohlenwasserstoffe ... 761
  - Chlorierte Kohlenwasserstoffe ... 761
  - Alkohole ... 761
  - Säuren und Laugen ... 763
  - Methämoglobinbildner ... 764
  - Metalle ... 764

4.4	**Vergiftungen durch Gase und Rauch**	**765**
4.4.1	Stickgase	765
	Kohlenmonoxid (CO)	765
	Kohlendioxid (CO_2)	766
	Blausäure (HCN)	766
4.4.2	Reizgase	766
4.4.3	Gasgemische bei Brand und im Silo	767
4.5	**Landwirtschaft und Gartenbau**	**767**
4.5.1	Insektizide	767
	Chlorierte Insektizide	767
	Hemmer der Cholinesterase	768
	Pyrethroide	768
4.5.2	Herbizide	768
4.5.3	Fungizide	769
4.5.4	Rodentizide	769
	Zinkphosphid	769
	Cumarinderivate	769
	Fluoracetat	770
4.6	**Pflanzliche Gift- und Inhaltsstoffe**	**770**
4.6.1	Nikotin in Tabak	771
4.6.2	Koffein, Theobromin, Theophyllin in Getränken	772
4.7	**Giftpilze, Pilzgifte**	**772**
4.8	**(Gift-)Tiere**	**773**
4.8.1	Giftschlangen	774
4.8.2	Nesseltiere und Stachelhäuter	774
	Quallen	774
	Seeigel	775
4.9	**Nahrungsmittel (akute Ereignisse)**	**775**
4.9.1	Mikrobielle Kontamination	775
4.9.2	Toxine in Muscheln und Fischen	776
	Algentoxine	776
	Bakterielle Toxine	777
4.9.3	Glykoside	777
4.9.4	Fermentationsprodukte, Glutamat	778

5	**Chronische Belastungen**	**779**
5.1	**Krebs und kanzerogene Stoffe**	**779**
5.1.1	Krebsepidemiologie	779
	Organverteilung und Altersverlauf	779
	Verlauf der Neuerkrankungen über die letzten Jahrzehnte	780
	Die IARC-Listen kanzerogener Stoffe	780
	Vergleich von Ursachen für Krebserkrankungen	781
5.1.2	Tabakrauchen	782
5.1.3	Alkoholische Getränke	782
5.1.4	Ernährung	783
	Günstige Ernährungsfaktoren	783
	Kalorische Überernährung	784
	Hitzeprodukte	785
	Kontaminanten	785
	Kanzerogene Naturstoffe in Lebensmitteln	786
	Entwarnung	786
5.1.5	Belastungen am Arbeitsplatz	786
5.1.6	Luftverschmutzung	788
5.1.7	Geophysik/Strahlung	788
	Sonnenlicht	788
	Ionisierende Strahlung und Radioisotopen in der Umwelt	788
	Elektromagnetische Felder und Mobilfunk	789
5.1.8	Unerwünschte Therapieeffekte	790
5.1.9	Chronische Infekte	790
	Viren	790
	Bakterien	791
5.1.10	Sexualverhalten und Fortpflanzung	791
5.1.11	Genetische Krebsrisikofaktoren	791
5.1.12	Krebsrisiko und Vermeidbarkeit	793
5.2	**Neurotoxische Belastungen**	**794**
5.3	**Metallverbindungen**	**794**
5.3.1	Arsen	795
5.3.2	Blei	795
5.3.3	Cadmium	795
5.3.4	Quecksilber	796
5.3.5	Behandlungsoptionen bei Metallvergiftungen	797
5.4	**„Umweltkrankheiten"**	**797**

Teil E Anhang ... 799

Handelsnamen und Wirkstoffe häufig verwendeter Arzneimittel . 800

J.-M. Hahn

Sachverzeichnis ... 828

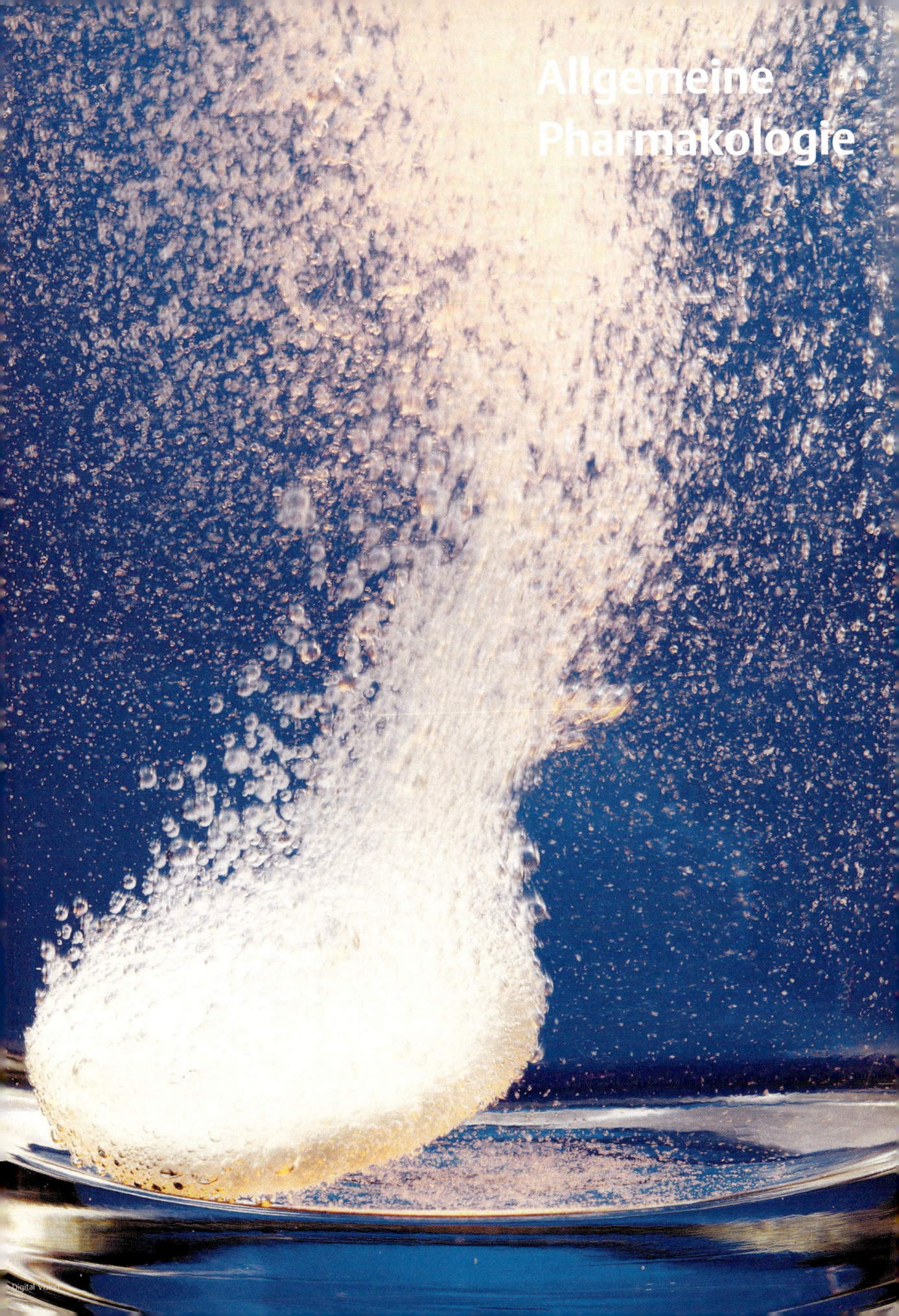

Allgemeine Pharmakologie

1 **Grundbegriffe und Gebiete der Pharmakologie** 3

2 **Pharmakodynamik** 4

3 **Pharmakokinetik** 23

4 **Besonderheiten der Pharmakotherapie in bestimmten Lebensabschnitten** 56

5 **Entwicklung und Anwendung von Arzneimitteln** 61

6 **Besondere (alternative) Therapierichtungen** 68

1 Grundbegriffe und Gebiete der Pharmakologie

1.1 Grundbegriffe 3
1.2 Gebiete der Pharmakologie 3

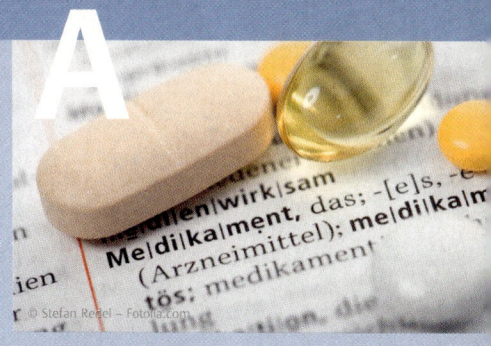

1.1 Grundbegriffe

Die **Pharmakologie** beschreibt die Wechselwirkungen zwischen Arzneimitteln und Mensch oder Tier. Genauer gesagt geht es dabei um den im Arzneimittel enthaltenen Wirkstoff, das Pharmakon. Ein **Pharmakon (Arzneistoff)** ist ein Wirkstoff, der dazu dient, Krankheiten zu verhüten, zu lindern bzw. zu heilen oder sie zu erkennen. Pharmaka werden entweder durch chemische Verfahren hergestellt oder aus der Natur gewonnen.

Zur Anwendung bei Mensch oder Tier werden Pharmaka vom Pharmazeuten in geeignete **Zubereitungsformen (Formulierungen)** überführt, wie z.B. Tabletten oder Zäpfchen, die als **Arzneimittel** bezeichnet werden. Arzneimittel enthalten neben dem Arzneistoff eine unterschiedliche Anzahl von Hilfsstoffen.

Vom Hersteller erhalten Arzneimittel geschützte Fantasienamen **(Markennamen)**, die in aller Regel mit dem von der Weltgesundheitsorganisation (WHO) festgelegten **Freinamen** (generic name) der Pharmaka nichts zu tun haben. In diesem Lehrbuch werden nur die Freinamen der Pharmaka verwendet. Die Markennamen für die wichtigsten Pharmaka sind aber im Anhang des Lehrbuchs tabellarisch zusammengefasst (s. S. 799). Erst nach Ablauf des Patentschutzes für ein neu zugelassenes Arzneimittel kommen Zubereitungsformen des Pharmakons in den Handel, die den Freinamen tragen. Solche Arzneimittel sind meist billiger als die erstzugelassenen Varianten und werden als **Generika** bezeichnet.

1.2 Gebiete der Pharmakologie

Die pharmakologische Forschung zu den einzelnen Pharmaka **(Spezielle Pharmakologie)** hat zur Formulierung von Gesetzmäßigkeiten geführt, die für alle Pharmaka gelten **(Allgemeine Pharmakologie)**. In der frühen Phase der Entwicklung von Arzneimitteln spielt die **Experimentelle Pharmakologie** eine wichtige Rolle. Sie schließt Tierversuche und Untersuchungen an isolierten Zellen oder Zellbestandteilen und Geweben oder Organen ein. Die **Klinische Pharmakologie** dagegen beschäftigt sich mit der Anwendung von Arzneimitteln beim Menschen.

1.1 Grundbegriffe

Die **Pharmakologie** beschäftigt sich mit der Wirkung eines Arzneistoffs auf Mensch oder Tier. Ein **Pharmakon (Arzneistoff)** dient der Verhinderung, Heilung oder Linderung von Krankheiten.

Arzneimittel enthalten den Arzneistoff in einer geeigneten **Zubereitungsform (Formulierung)**. Meist enthalten sie auch verschiedene Hilfsmittel.

Die Hersteller vermarkten Arzneimittel unter geschützten **Markennamen**. Von der WHO werden für alle Pharmaka **Freinamen** (generic name) festgelegt. **Generika** sind Arzneimittel, die günstig unter dem Freinamen vermarktet werden. Dies ist erst nach Ablauf des Patentschutzes möglich.

1.2 Gebiete der Pharmakologie

Die **Allgemeine Pharmakologie** beschreibt Gesetzmäßigkeiten, die für alle Pharmaka gleichermaßen gelten. Die **Spezielle Pharmakologie** beschäftigt sich mit Aspekten der einzelnen Pharmaka. Die **Experimentelle Pharmakologie** beinhaltet Versuche an Tieren oder isolierten Zellen. Die **Klinische Pharmakologie** untersucht die Wirkung am Menschen.

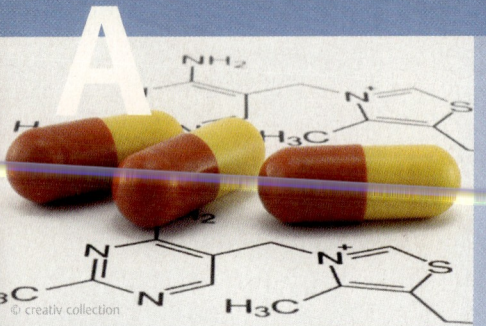

2 Pharmakodynamik

2.1 Mechanismen der Pharmakonwirkung 4
2.2 Quantitative Aspekte der Pharmakonwirkung 9
2.3 Qualitative Dosis-Wirkungs-Kurven 18
2.4 Pharmakodynamische Ursachen der Variabilität von Pharmakonwirkungen 20

▶ **Definition.** Die **Pharmakodynamik** beschreibt den Aspekt der Wechselwirkungen zwischen Arzneimitteln bzw. Pharmaka und Mensch oder Tier, der sich mit den Pharmakonwirkungen beschäftigt. Sie untersucht Art und Ort der Pharmakonwirkungen und widmet sich den Wirkungsmechanismen.

2.1 Mechanismen der Pharmakonwirkung

Die meisten Pharmakonwirkungen werden durch **Bindung** des Pharmakons **an zelluläre Proteine** vermittelt. Diese lassen sich in Rezeptoren und rezeptorähnliche Proteine (z. B. Enzyme, Transporter) unterteilen. Nur wenige Pharmaka wirken ohne Mithilfe eines körpereigenen Proteins.

2.1.1 Rezeptorvermittelte Wirkungen

Rezeptoren gehören zu einer Familie zellulärer Proteine, deren Aufgabe es ist, Wirkungen körpereigener Signalstoffe (z. B. Transmitter, Hormone, Wachstumsfaktoren) zu vermitteln. Sie haben **zwei Funktionen:**
- Sie binden den Signalstoff.
- Sie initiieren über rezeptorspezifische Transduktionswege ein Signal, das zelluläre Funktionen anregt oder hemmt.

Über viele solche Rezeptoren wirken auch Pharmaka. Man unterscheidet dabei **Agonisten**, die Rezeptoren aktivieren, von **Antagonisten**, die Rezeptoren nicht aktivieren und/oder in ihrer Funktion unterdrücken. Die verschiedenen Gruppen von Rezeptoren sind schematisch in Abb. **A-2.1** dargestellt. Man kennt **membranständige** und **intrazelluläre Rezeptoren**.

A-2.1 Schematische Darstellung der verschiedenen Rezeptorarten

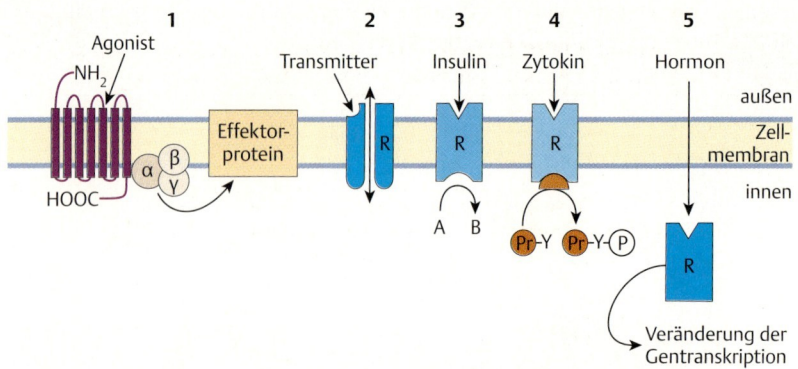

1: G-Protein-gekoppelte Rezeptoren, **2:** Ionenkanal-Rezeptoren, **3:** Enzymrezeptoren (am Beispiel des Insulinrezeptors), **4:** Rezeptoren mit assoziierter Tyrosinkinase-Aktivität, **5:** intrazelluläre Rezeptoren.
R: Rezeptor; α, β und γ: Untereinheiten des heterotrimeren G-Proteins; Pr: Protein; -Y: Tyrosinrest; -Y-P: phosphorylierter Tyrosinrest.

Membranständige Rezeptoren

Man unterscheidet G-Protein-gekoppelte Rezeptoren, Ionenkanal-Rezeptoren, Enzymrezeptoren und Rezeptoren mit assoziierter Tyrosinkinase (Nr. 1–4 in Abb. **A-2.1**).

G-Protein-gekoppelte Rezeptoren

▶ **Synonym.** Metabotrope Rezeptoren.

Diese Rezeptoren sind Membranproteine mit sieben transmembranären α-Helices sowie extrazellulärem N- und intrazellulärem C-Terminus (Nr. 1 in Abb. **A-2.1**). Sie werden auch als **heptahelikale Rezeptoren** bezeichnet. Sie vermitteln Wirkungen von vielen Transmittern und Hormonen. Der **Signaltransduktionsweg** dieser Rezeptoren verläuft in **vier Phasen**:

- Der **Agonist** (z. B. Transmitter) **bindet** an seine extrazelluläre Bindungsstelle am Rezeptor und ruft eine Konformationsänderung des Rezeptorproteins hervor (Abb. **A-2.2**).
- Die Konformationsänderung des Rezeptors triggert die **Aktivierung** des mit dem Rezeptor intrazellulär assoziierten **heterotrimeren G-Proteins**, indem das an dieses Protein gebundene GDP durch GTP ersetzt wird (G-Protein = Guaninnukleotid-bindendes Protein).
- Das aktivierte G-Protein zerfällt in seine GTP-bindende **α-Untereinheit** und den **βγ-Komplex**, die beide jeweils unabhängig voneinander verschiedene membranständige **Effektorproteine** (Enzyme oder Ionenkanäle) aktivieren oder hemmen können (Abb. **A-2.2**). Die Folge ist ein Konzentrationsanstieg oder -abfall **intrazellulärer Botenstoffe (Second Messenger)**.
- Das durch Bindung des Agonisten an den Rezeptor initiierte Signal wird nach **Hydrolyse von GTP** zu GDP beendet (die α-Untereinheit hat GTPase-Aktivität). Dadurch kehrt das **G-Protein** in seinen **inaktiven Zustand** (trimerer Proteinkomplex mit gebundenem GDP) zurück.

▶ **Merke.** Die Komplexität des Transduktionsmechanismus von G-Protein-gekoppelten Rezeptoren erklärt, warum es sich um relativ „langsame" Rezeptoren handelt. Trotzdem kommen die durch solche Rezeptoren vermittelten Wirkungen innerhalb von Sekunden zustande.

Es gibt eine Vielzahl von G-Protein-gekoppelten Rezeptoren. Hier sollen exemplarisch einige erwähnt werden, und zwar geordnet nach der Art der assoziierten G-Protein-Familie (Tab. **A-2.1**).

G_s-**Protein-assoziierte Rezeptoren:** Die Bindung eines Agonisten an den Rezeptor (Beispiele s. Tab. **A-2.1**) **stimuliert** über die α-Untereinheit des G_s-Proteins **die Adenylatcyclase**, wodurch die Synthese von **zyklischem Adenosin-3´,5´-monophosphat**

Membranständige Rezeptoren

Verschiedene Typen sind in Abb. **A-2.1** (Nr. 1–4) dargestellt.

G-Protein-gekoppelte Rezeptoren

▶ **Synonym.**

Diese Rezeptoren (Nr. 1 in Abb. **A-2.1**) werden aufgrund ihrer Struktur auch als **heptahelikale Rezeptoren** bezeichnet. Der **Signaltransduktionsweg** verläuft in **vier Phasen**:

- Der **Agonist** löst durch **Bindung** an den Rezeptor eine Konformationsänderung aus (Abb. **A-2.2**).
- Dies **aktiviert** das intrazellulär assoziierte **G-Protein**.
- Dieses zerfällt in zwei **Proteinuntereinheiten** ($G_{βγ}$ und $G_α$ in Abb. **A-2.2**), welche die Konzentration **intrazellulärer Botenstoffe** steigern oder senken können.
- Das Signal endet durch **Hydrolyse von GTP**, das **G-Protein** wird wieder **inaktiv**.

▶ **Merke.**

Wichtige G-Protein-gekoppelte Rezeptoren s. Tab. **A-2.1**.

G_s-**Protein-assoziierte Rezeptoren:** Der Rezeptoragonist (s. Tab. **A-2.1**) **stimuliert** über das G_s-Protein **die Adenylatcyclase**. Die ge-

---

⊙ **A-2.2** Schema der G-Protein-vermittelten Signaltransduktion (nach Behrends et al., Duale Reihe Physiologie, Thieme, 2009)

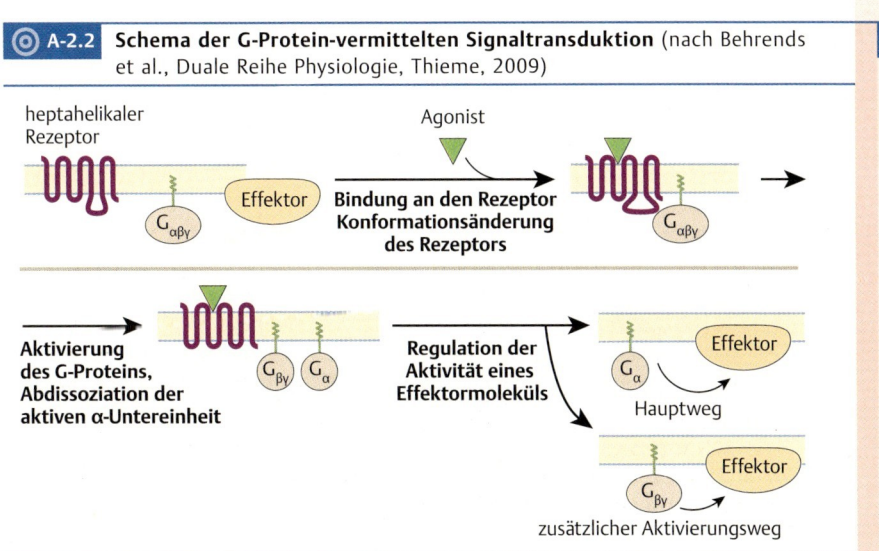

A-2.1 Familien von G-Proteinen und die von ihnen angesteuerten Effektorproteine

G-Protein	Aktivierung z. B. durch Bindung von	aktivierte G-Protein-Untereinheit	Auswirkung auf Effektorproteine und Second Messenger
G_s	• Noradrenalin an **β-Rezeptoren** • Histamin an **H_2-Rezeptoren**	α	Aktivierung der Adenylatcyclase (cAMP↑)
$G_{i/o}$	• Noradrenalin an **$α_2$-Rezeptoren** • Acetylcholin an **M_2-Muskarinrezeptoren** • Morphin an **μ-Opioidrezeptoren**	α βγ	Hemmung der Adenylatcyclase (cAMP↓) Öffnung von einwärtsgleichrichtenden K^+-Kanälen Blockade spannungsabhängiger neuronaler Ca^{2+}-Kanäle Aktivierung der Isoenzyme $β_2$ und $β_3$ der Phospholipase Cβ (IP_3↑ und DAG↑)
$G_{q/11}$	• Noradrenalin an **$α_1$-Rezeptoren** • Acetylcholin an **M_1-Muskarinrezeptoren** • Serotonin (5-HT) an **5-HT_2-Rezeptoren**	α	Aktivierung der Isoenzyme $β_1$ und $β_4$ der Phospholipase Cβ (IP_3↑ und DAG↑)

steigerte **cAMP**-Konzentration aktiviert die **Proteinkinase A (PKA)**. Deren **Substrate** sind:
- Ca^{2+}-Kanäle in Herzmuskelzellen → positiv inotrope Wirkung
- Enzyme des Fett- und Glykogenstoffwechsels → Glukosebereitstellung
- Myosinkinase in glatten Gefäßmuskelzellen → Erschlaffung

(cAMP) zunimmt. Der Anstieg der intrazellulären cAMP-Konzentration führt zur Aktivierung der cAMP-abhängigen **Proteinkinase A (PKA)**, die Serin- und Threoninreste verschiedener Proteine phosphoryliert. PKA-Substrate sind beispielsweise:
- **L-Typ-Ca^{2+}-Kanäle in Herzmuskelzellen**, deren Phosphorylierung die Öffnungswahrscheinlichkeit der spannungsabhängigen Kanäle erhöht und zum Einstrom von Ca^{2+} führt, der letztlich für eine positiv inotrope Wirkung sorgt;
- **Enzyme des Fett- und Glykogenstoffwechsels** in Leber- und Muskelzellen, deren Phophorylierung zur vermehrten Bereitstellung von Glukose führt;
- eine spezielle **Myosinkinase** in glatten Gefäßmuskelzellen, deren Phosphorylierung zur Erschlaffung glatter Muskelzellen führt.

▶ **Klinischer Bezug.**

▶ **Klinischer Bezug.** **Choleratoxin**, das Toxin des gramnegativen Bakteriums Vibrio cholerae, blockiert in Enterozyten die GTPase der α-Untereinheit von G_s. Dies führt zu einer persistierenden Aktivierung dieses G-Proteins und damit auch der Adenylatcyclase und der PKA. Als Folge scheiden die Enterozyten große Mengen von Chlorid, gefolgt von Wasser, ins Darmlumen aus. So kommt es zu massiven wässrigen Durchfällen, die unbehandelt zum hypovolämischen Schock mit Nierenversagen und dadurch zum Tode führen. Deshalb ist die frühzeitige Therapie durch orale und intravenöse Zufuhr der sog. **WHO-Lösung** sehr wichtig. Sie setzt sich zusammen aus 20 g Glukose, 3,5 g NaCl, 3 g Natriumcitrat und 1,5 g KCl in 1 l Wasser.

$G_{i/o}$-Protein-assoziierte Rezeptoren: Der stimulierte Rezeptor (s. Tab. **A-2.1**) **hemmt die Adenylatcyclase** (cAMP↓). Die **Blockade neuronaler Ca^{2+}-Kanäle** hemmt die Transmitterfreisetzung, die **Öffnung einwärtsgleichrichtender K^+-Kanäle** beeinträchtigt die zelluläre Erregbarkeit. $G_{i/o}$-Proteine erhöhen die katalytische Aktivität der **Phospholipase Cβ** (PIP_2 → IP_3 + DAG). IP_3 setzt Ca^{2+} aus intrazellulären Speichern frei, **DAG** aktiviert die **Proteinkinase C (PKC)**, die Zellwachstum und Zelldifferenzierung fördert.

$G_{i/o}$-Protein-assoziierte Rezeptoren: Nach Bindung eines Agonisten an den Rezeptor (Beispiele s. Tab. **A-2.1**) **hemmt die α-Untereinheit** der $G_{i/o}$-Proteine **die Adenylatcyclase**, wodurch die Synthese von cAMP abnimmt. Der **βγ-Komplex** von $G_{i/o}$ kann mehrere Effektoren ansteuern und blockieren oder aktivieren (Tab. **A-2.1**). Die **Blockade neuronaler Ca^{2+}-Kanäle** führt zur Hemmung der Transmitterfreisetzung, die **Öffnung einwärtsgleichrichtender K^+-Kanäle** (z. B. in Herzmuskelzellen oder Neuronen) beeinträchtigt die zelluläre Erregbarkeit. Der βγ-Komplex aktivierter $G_{i/o}$-Proteine erhöht aber auch die katalytische Aktivität einiger membranständiger Enzyme. Das gilt insbesondere für die **Phospholipase Cβ (PLCβ)**. Dieses Enzym katalysiert die Hydrolyse von Phosphatidylinositol-4,5-bisphosphat (PIP_2) zu **Inositol-1,4,5-trisphosphat (IP_3)** und **Diacylglycerol (DAG)**. Letztere fungieren als Second Messenger: IP_3 setzt Ca^{2+} aus intrazellulären Speichern frei, DAG aktiviert verschiedene Isoenzyme der **Proteinkinase C (PKC)**. Die PKC phosphoryliert Serin- und Threoninreste von Proteinen, die für das Zellwachstum und die Zelldifferenzierung von Bedeutung sind.

▶ **Klinischer Bezug.**

▶ **Klinischer Bezug.** **Pertussistoxin,** das Toxin des gramnegativen Bakteriums Bordetella pertussis, des Keuchhustenerregers, blockiert irreversibel die rezeptorvermittelte Aktivierung der Familie der $G_{i/o}$-Proteine. Die funktionellen Konsequenzen sind vielfältig. So setzen z. B. die B-Zellen der Langerhans-Inseln vermehrt Insulin frei (Folge: Neigung zu Hypoglykämien) und die Lymphozytenmigration wird gehemmt (Folge: Lymphozytose, ein typischer Befund bei Keuchhusten). Der Husten ist Folge der bakteriellen Entzündung der mit Flimmerepithelien ausgestatteten Schleimhaut der Atemwege.

A 2.1 Mechanismen der Pharmakonwirkung

G$_{q/11}$-Protein-assoziierte Rezeptoren: Nach Bindung eines Agonisten an den Rezeptor (Beispiele s. Tab. A-2.1) stimuliert die α-Untereinheit der G$_{q/11}$-Proteine die **Phospholipase Cβ**. Die Folge ist eine vermehrte Bildung von IP$_3$ und DAG mit den oben beschriebenen Konsequenzen.

Ionenkanal-Rezeptoren

▶ **Synonym.** Ionotrope Rezeptoren.

Ionenkanal und Rezeptor sind Teil ein und desselben Proteinkomplexes (Nr. 2 in Abb. A-2.1). Dieser besteht meist aus 5 Untereinheiten, die so in der Membran angeordnet sind, dass ihre α-helikalen Strukturen selbst oder zusätzlich ausgebildete kanalbildende Domänen eine zentrale Pore umschließen. Die Bindungsstellen für den endogenen Agonisten (z. B. Transmitter) finden sich extrazellulär an einer der Kanaluntereinheiten.

Typische Beispiele sind:
- **Nikotinischer Acetylcholinrezeptor**: Er erhöht die transmembranäre Leitfähigkeit für Na$^+$ und K$^+$ (Beispiel: der nikotinische Rezeptor der motorischen Endplatte, Abb. A-2.3). Die Aktivierung des Rezeptors führt zur Depolarisation und zur zellulären Erregung.
- **GABA$_A$-Rezeptor**: Dieser Rezeptor für γ-Aminobuttersäure (GABA) erhöht die transmembranäre Leitfähigkeit für Cl$^-$-Ionen. Die Aktivierung des Rezeptors führt zur Hyperpolarisation und zur Abnahme der zellulären Erregbarkeit.
- **Serotoninrezeptor vom Typ 5-HT$_3$ (5-HT$_3$-Rezeptor)**: Er erhöht die transmembranäre Leitfähigkeit für Na$^+$ und K$^+$ und ruft eine zelluläre Erregung hervor.

▶ **Merke.** Ionotrope Rezeptoren sind „sehr schnelle" Rezeptoren. Wenn sie durch Bindung eines Agonisten erregt werden, treten die vermittelten Wirkungen innerhalb von Millisekunden auf.

G$_{q/11}$-Protein-assoziierte Rezeptoren: Nach Aktivierung des Rezeptors (Tab. A-2.1) stimuliert die α-Untereinheit die **Phospholipase Cβ** (mit o. g. Folgen).

Ionenkanal-Rezeptoren

▶ **Synonym.**

Ionenkanal und Rezeptor liegen in einem Proteinkomplex (Nr. 2 in Abb. A-2.1). Die Bindungsstellen für Liganden befinden sich extrazellulär.

Beispiele:
- **Nikotinischer Acetylcholinrezeptor** (Abb. A-2.3): Löst über Na$^+$ und K$^+$ eine Depolarisation und zelluläre Erregung aus.
- **GABA$_A$-Rezeptor**: Verursacht über Cl$^-$-Ionen eine Hyperpolarisation und Abnahme der zellulären Erregbarkeit.
- **5-HT$_3$-Rezeptor**: Führt über den Einstrom von Na$^+$ und Ausstrom von K$^+$ zu zellulärer Erregung.

▶ **Merke.**

⊚ A-2.3 Der nikotinische Acetylcholinrezeptor der motorischen Endplatte

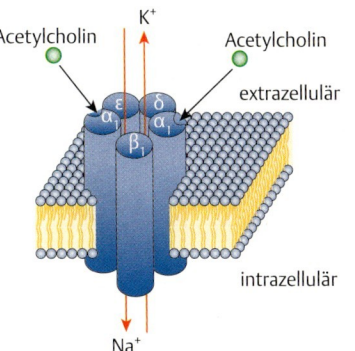

Der Rezeptor besteht aus **5 Untereinheiten** (2-mal α$_1$ und jeweils 1-mal β$_1$, δ und ε), die alle die Membran viermal durchdringen und zusammen einen Kanal bilden. Die Bindung von Acetylcholin (Ach) an die beiden α$_1$-Untereinheiten erhöht die Öffnungswahrscheinlichkeit des Kanals und bewirkt so einen **Einstrom von Na$^+$** und einen **Ausstrom von K$^+$**.

⊚ A-2.3

Enzymrezeptoren

Rezeptoren mit **inhärenter Enzymaktivität** (Nr. 3 in Abb. A-2.1) nennt man Enzymrezeptoren. Typische Beispiele sind der Insulinrezeptor, Rezeptoren für Wachstumsfaktoren und Zytokine sowie Rezeptoren für natriuretische Peptide. Die extrazelluläre Domäne dieser Rezeptoren bindet den Agonisten, und wenn nicht schon durch die Agonistenbindung zwei Rezeptoren als Proteinkomplex vorliegen (wie z. B. beim Insulinrezeptor, Abb. A-2.4a), dimerisiert der Rezeptor nach Bindung des Agonisten. Die Bindung des Agonisten oder die Dimerisierung bewirkt eine markante Zunahme der Enzymaktivität im intrazellulären Teil des Rezeptorproteins. Beim Insulinrezeptor und bei den Rezeptoren vieler Wachstumsfaktoren handelt es sich bei der Enzymaktivität um **Tyrosinkinase**, bei einigen Zytokinrezeptoren (z. B. dem Rezeptor für den Transforming Growth Factor β) um **Serin-/Threoninkinasen** und bei den Rezeptoren für natriuretische Peptide um **Guanylatcyclase**.

Enzymrezeptoren

Enzymrezeptoren, wie z. B. der Insulinrezeptor (Abb. A-2.4a), besitzen eine **inhärente Enzymaktivität** (Nr. 3 in Abb. A-2.1). Die Bindung des Agonisten oder die Dimerisierung des Rezeptors bewirkt eine Zunahme der Enzymaktivität, bei der es sich um **Tyrosinkinase, Serin-/Threoninkinasen** oder **Guanylatcyclase** handelt.

Insulinrezeptor: Seine Aktivierung bewirkt die **Autophosphorylierung** der β-Untereinheiten (Abb. **A-2.4a**). Dadurch entstehen Bindungsstellen für **IRS (Insulinrezeptor-Substrate)**, die ebenfalls **tyrosinphosphoryliert** werden. Die phosphorylierten IRS binden an Effektormoleküle und aktivieren über das kleine G-Protein **Ras** die **Proteinkinasen B und C**, welche für insulinbedingte Änderungen im Kohlenhydrat-, Lipid- und Eiweißstoffwechsel verantwortlich sind (s. S. 399).

Rezeptoren für natriuretische Peptide: Sie besitzen intrazellulär eine **Guanylatcyclase-Aktivität** (Abb. **A-2.4b**), verantwortlich für die Bildung des Second Messenger **cGMP**. cGMP-abhängige **Proteinkinasen (PKG)** führen zur Erschlaffung glatter Gefäßmuskulatur über die Phosphorylierung **verschiedener Proteinsubstrate: IP$_3$-Rezeptoren** und ein assoziiertes Protein, die **Myosin-Leichtketten-Phosphatase** und **Ca^{2+}-aktivierte K$^+$-Kanäle**.

Insulinrezeptor: Er besteht aus 2 α- und 2 β-Untereinheiten (Abb. **A-2.4a**). Insulin bindet an die 2 extrazellulären α-Untereinheiten und bewirkt eine Konformationsänderung der beiden transmembranären β-Untereinheiten. Dadurch wird die **Tyrosinkinase** (Y-Kinase) in den β-Untereinheiten aktiviert und phosphoryliert Tyrosinreste der β-Untereinheiten. Diese **Autophosphorylierung** generiert an den β-Untereinheiten Bindungsstellen für die Adapterproteine **IRS (Insulinrezeptor-Substrate)**, die ebenfalls **tyrosinphosphoryliert** werden. Die phosphorylierten IRS binden an Effektormoleküle (z. B. die Phosphatidylinositol-3-Kinase [PI3-Kinase]) sowie weitere Adapterproteine, die das kleine (monomere) G-Protein **Ras** aktivieren (Ras steht für **Ra**tten**s**arkomvirus). Die aktivierte PI3-Kinase aktiviert die **Proteinkinase B (PKB)** und C (PKC), die für insulinbedingte Änderungen im Kohlenhydrat-, Lipid- und Eiweißstoffwechsel verantwortlich sind (s. S. 399). So sorgt die PKB z. B. für die vermehrte Translokation des Glukosetransporters GLUT 4 in die Plasmamembran von Skelettmuskelzellen und damit für die insulininduzierte Glukoseaufnahme in den Skelettmuskel. Die Ras-Kaskade induziert über die Expression zahlreicher Gene das Wachstum und die Differenzierung von Zellen.

Rezeptoren für natriuretische Peptide: Die intrazelluläre Domäne dieser Rezeptoren (z. B. für ANP, atriales natriuretisches Peptid) besitzt **Guanylatcyclase-Aktivität** (Abb. **A-2.4b**). Die membrangebundene Guanylatcyclase (GC) wird auch partikuläre GC (GCp) genannt, zur Unterscheidung von der löslichen GC (GCs), die durch Stickstoffmonoxid (NO) aktiviert wird. Die Stimulation der GC führt zur Bildung des Second Messenger **cGMP**. cGMP-abhängige **Proteinkinasen (PKG)** phosphorylieren in glatten Gefäßmuskelzellen ganz verschiedene Proteinsubstrate und bewirken so eine Erschlaffung der glatten Gefäßmuskulatur. Typische Proteinsubstrate sind:

- **IP$_3$-Rezeptor und ein IP$_3$-Rezeptor-assoziiertes Protein:** Dadurch wird die IP$_3$-induzierte Freisetzung von Ca^{2+} aus dem endoplasmatischen Retikulum der Muskelzellen reduziert.
- **Myosin-Leichtketten-Phosphatase:** Dadurch wird das Enzym aktiviert und die leichte Kette des Myosins vermehrt dephosphoryliert.
- **Ca^{2+}-aktivierte K$^+$-Kanäle:** Dadurch werden diese Kanäle aktiviert, die Muskelzellen durch den vermehrten Ausstrom von K$^+$ hyperpolarisiert und spannungsabhängige Ca^{2+}-Kanäle geschlossen.

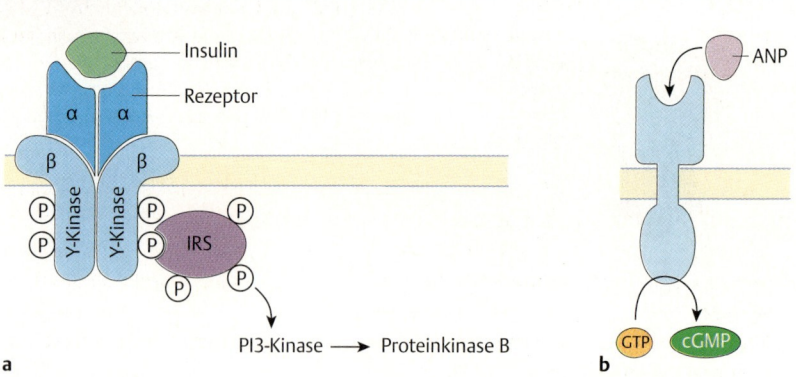

A-2.4 Beispiele für Enzymrezeptoren

a Insulinrezeptor. Y-Kinase: Tyrosinkinase; IRS: Insulinrezeptor-Substrat; PI3-Kinase: Phosphatidylinositol-3-Kinase (nach Behrends et al., Duale Reihe Physiologie, Thieme, 2009).
b ANP-Rezeptor. ANP: atriales natriuretisches Peptid (nach Rassow et al., Duale Reihe Biochemie, Thieme, 2008).

Rezeptoren mit assoziierter Tyrosinkinase

Rezeptoren für Interleukin 6, Erythropoetin, Interferon β und viele andere Zytokine haben keine inhärente Tyrosinkinase-Aktivität (Nr. 4 in Abb. **A-2.1**).

Rezeptoren mit assoziierter Tyrosinkinase

Rezeptoren für Interleukin 6, Erythropoetin, Interferon β und viele andere Zytokine haben keine inhärente Tyrosinkinase-Aktivität. Sie binden ihre Agonisten und aktivieren dann eine mit dem Rezeptorprotein assoziierte Tyrosinkinase, die den Rezeptor selbst und weitere intrazelluläre Substrate phosphoryliert (Nr. 4 in Abb. **A-2.1**). Als Folge wird die Transkription von Genen stimuliert, die unter der Kontrolle des jeweiligen Zytokins stehen.

Intrazelluläre Rezeptoren

Steroidhormone, Schilddrüsenhormone, Vitamin D und Retinoide sind so lipophil, dass sie Zellmembranen leicht durchdringen können. Sie binden an intrazelluläre Rezeptoren (Nr. 5 in Abb. **A-2.1**), die im Zytosol an inaktivierende Proteine gebunden vorliegen. Die Bindung des Agonisten (z. B. Steroidhormon) an den Rezeptor führt zunächst zur Ablösung der inaktivierenden Proteine. Der **Agonist-Rezeptor-Komplex** bindet dann an einen anderen Agonist-Rezeptor-Komplex und gelangt als Dimer in den Zellkern. Dort bindet der dimere Komplex an für den Agonisten spezifische DNA-Sequenzen und fördert oder hemmt die **Transkription bestimmter Zielgene**. Intrazelluläre Hormonrezeptoren steuern auf diesem Wege die Expression zahlreicher Gene.

▶ **Merke.** Wirkungen, die durch Aktivierung solcher intrazellulärer Rezeptoren vermittelt werden, zeigen typischerweise einen um mehrere Minuten **verzögerten Beginn** und eine auffällige **Persistenz** der Wirkung. Die Wirkung hält auch dann noch an, wenn das die Wirkung auslösende Pharmakon längst aus dem Körper verschwunden ist.

2.1.2 Durch rezeptorähnliche Proteine vermittelte Wirkungen

Der Begriff „rezeptorähnliche Proteine" umfasst zelluläre Proteine, die nicht die Wirkungen von Transmittern, Hormonen oder Zytokinen vermitteln, sondern andere Aufgaben in der Zelle haben. Die Funktion dieser Proteine kann durch Bindung von Pharmaka verändert werden. Zu ihnen gehören:
- **Enzyme**, wie z. B. die Na$^+$-K$^+$-ATPase, die durch Digitalisglykoside gehemmt wird, oder die lösliche zytoplasmatische Guanylatcyclase (s. Abb. **B-4.4**, S. 159), die durch Nitrovasodilatatoren aktiviert wird.
- **Ionenkanäle**, wie z. B. spannungsabhängige Na$^+$-Kanäle, die durch Lokalanästhetika blockiert werden (S. 139), oder ATP-empfindliche einwärtsgleichrichtende K$^+$-Kanäle (s. Abb. **B-3.7**, S. 149), die durch K$_{ATP}$-Kanalöffner aktiviert werden.
- **Transporter**, wie z. B. die neuronalen Noradrenalin- oder Serotonintransporter, die durch bestimmte Antidepressiva blockiert werden, und Elektrolyttransporter in den Tubuluszellen der Niere, die durch Diuretika blockiert werden.
- **Zelluläre Strukturproteine**, wie z. B. Mikrotubuli, deren vielfältige Funktionen durch Vinca-Alkaloide (z. B. Vinblastin) oder Taxane (z. B. Paclitaxel) blockiert werden.

2.1.3 Anders vermittelte Wirkungen

Es gibt nur einige wenige Pharmakonwirkungen, die nicht durch Wechselwirkungen mit zellulären Proteinen zustande kommen. Dazu gehören z. B.:
- **Antazida:** Sie wirken durch Neutralisation der Magensäure.
- **osmotisch wirkende Diuretika und Laxanzien:** Sie wirken durch Bindung von Wasser.
- **Aktivkohle** und **Colestyramin:** Beide wirken durch Bindung von Pharmaka oder Gallensäuren im Magen-Darm-Kanal.
- **Schwermetallantidote** (wie z. B. EDTA): Sie wirken durch Chelatbildung.

2.2 Quantitative Aspekte der Pharmakonwirkung

2.2.1 Kinetik der Pharmakon-Rezeptor-Interaktion

Für die Interaktion zwischen Pharmakon und Rezeptor (oder rezeptorähnlichen Proteinen) gibt es **zwei hypothetische Modellvorstellungen** (Abb. **A-2.5**):
- Das **bimolekulare Modell** (Abb. **A-2.5a**) beschreibt die Interaktion zwischen Pharmakon und Rezeptor als reversible Bindung des Pharmakons an den Rezeptor. Es geht von der Hypothese aus, dass die Bildung des Pharmakon-Rezeptor-Komple-

A-2.5 Kinetische Modelle der Pharmakon-Rezeptor-Interaktion

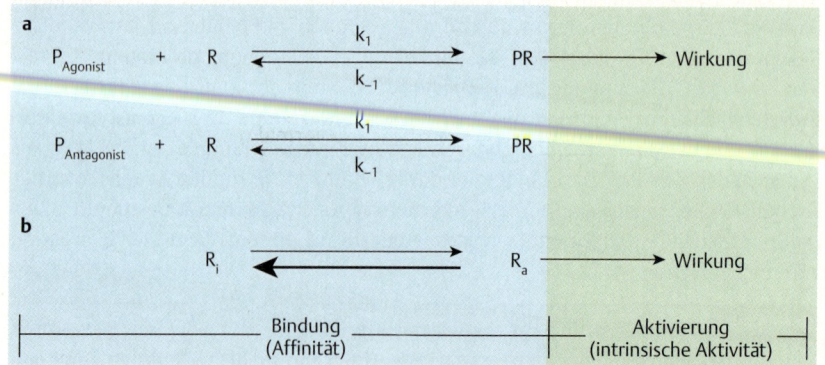

a Bimolekulares Modell. P: Pharmakon; $P_{Agonist}$: Agonist; $P_{Antagonist}$: Antagonist; R: Rezeptor; PR: Pharmakon-Rezeptor-Komplex; k_1: Geschwindigkeitskonstante für die Assoziation des Pharmakons an den Rezeptor; k_{-1}: Geschwindigkeitskonstante für die Dissoziation des Pharmakons vom Rezeptor.
b Modell der zwei Konformationszustände des Rezeptors. R_i: inaktiver Konformationszustand des Rezeptors; R_a: aktiver Konformationszustand des Rezeptors.

rung des Rezeptors (s. a. Kap. A-2.1 ab S. 4).
- **Modell der zwei Konformationszustände des Rezeptors** (Abb. **A-2.5b**): Ein inaktiver (R_i) und ein aktiver (R_a) Zustand des Rezeptors stehen in einem Gleichgewicht. Eine Pharmakonbindung ist an beide Zustände möglich und verändert das Gleichgewicht.

xes zur Aktivierung des Rezeptors führt und über eine Änderung der Funktion nachgeschalteter Effektorproteine die Pharmakonwirkung hervorruft. **Bindung** an den Rezeptor und **Aktivierung des Rezeptors** sind zwei aufeinander folgende Schritte beim Zustandekommen rezeptorvermittelter Wirkungen. Die molekularen Mechanismen der Rezeptoraktivierung schließen die in Kap. A-2.1 ab S. 4 besprochenen Effektorsysteme ein.
- Beim **Modell der zwei Konformationszustände des Rezeptors** (Abb. **A-2.5b**) stehen ein inaktiver (R_i) und ein aktiver (R_a) Konformationszustand des Rezeptors auch in Abwesenheit von Pharmaka in einem Gleichgewicht, das abhängig von der Art des Gewebes oder Organs R_i in unterschiedlichem Ausmaß bevorzugt. Pharmaka können über eine reversible Bindung an die beiden Rezeptorzustände dieses Gleichgewicht verändern. Das Ausmaß der Aktivierung des Rezeptors wird in diesem Modell von der relativen Affinität des Pharmakons für R_i und R_a bestimmt.

▶ **Merke.** Die Bindung des Pharmakons an den Rezeptor wird von der **Affinität** bestimmt. Für die Intensität der Rezeptoraktivierung ist die **intrinsische Aktivität** ausschlaggebend.

Affinität

▶ **Definition.** Als **Affinität** bezeichnet man die Stärke, mit der das Pharmakon an das Rezeptorprotein bindet.

In Rezeptor-Bindungs-Experimenten kann die Stärke der Pharmakonbindung an den Rezeptor direkt gemessen werden (Abb. **A-2.6**). Die maximal gebundene Pharmakonmenge sagt etwas über die Rezeptordichte auf den untersuchten Membranen aus.

Die Affinität ist eine **Eigenschaft des untersuchten Pharmakons und des Rezeptors**. In Rezeptor-Bindungs-Experimenten kann die Stärke der Pharmakonbindung an den Rezeptor direkt gemessen werden. Membranfragmente mit hoher Rezeptordichte werden mit steigenden Pharmakonkonzentrationen inkubiert und die gebundene Pharmakonmenge wird gegen die Konzentration aufgetragen (Abb. **A-2.6**). Es ergeben sich die aus der Enzymkinetik bekannten Sättigungskurven, aus denen die Konzentration ermittelt werden kann, bei der die Hälfte der verfügbaren Rezeptoren das Pharmakon gebunden hat. Diese Konzentration entspricht der **Dissoziationskonstanten** ($K_D = k_{-1}/k_1$). Die maximal gebundene Pharmakonmenge sagt etwas über die Rezeptordichte auf den untersuchten Membranen aus.

▶ **Merke.** Die Dissoziationskonstante K_D – die Pharmakonkonzentration, bei der 50% der verfügbaren Rezeptoren mit dem Pharmakon besetzt sind – ist ein **Maß für die Affinität**, mit der das Pharmakon an den Rezeptor bindet: je niedriger K_D, umso höher die Affinität (Affinität ~$1/K_D$).

Eselsbrücke: Ein niedriger K_D-Wert geht mit einer niedrigen Dissoziationsgeschwindigkeit des Rezeptor-Pharmakon-Komplexes einher, d. h. das Pharmakon „klebt am Rezeptor" (bindet mit hoher Affinität).

A-2.6 Sättigungskinetik der Bindung eines Pharmakons an einen Rezeptor

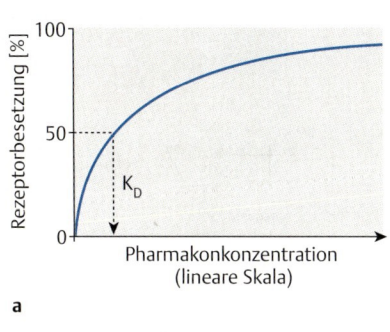
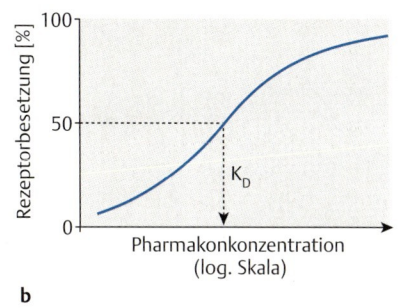

a
b

Das Ausmaß der prozentualen Rezeptorbesetzung ist als Funktion der Pharmakonkonzentration dargestellt. Die Dissoziationskonstante K_D ist die Pharmakonkonzentration, bei der die Hälfte (50 %) der verfügbaren Rezeptoren mit dem Pharmakon besetzt ist.
a Lineare Skala der Abszisse.
b Logarithmische Skala der Abszisse.

Intrinsische Aktivität

▶ **Synonym.** Intrinsic activity, relative efficacy.

▶ **Definition.** Die **intrinsische Aktivität** eines Pharmakons ist eine relative Größe, in der das Maximum der Wirkungsintensität des Pharmakons in Bezug gesetzt wird zu der im untersuchten Gewebe (an den dort vorhandenen Rezeptoren) maximal möglichen Wirkungsintensität. Mit anderen Worten, die intrinsische Aktivität eines Pharmakons ergibt einen Wert kleiner oder gleich 1,0:

$$\text{intrinsische Aktivität} = \frac{\text{maximale Wirkungsintensität des untersuchten Pharmakons}}{\text{maximal mögliche Wirkungsintensität im Gewebe}} \leq 1{,}0$$

Das Ausmaß der Wirkung eines Pharmakons nimmt mit steigender Pharmakonkonzentration bis zum Erreichen des Wirkungsmaximums zu. Diese Beziehung wird **Konzentrations-Wirkungs-Kurve** (Abb. **A-2.7**) genannt. Dabei hängt die Intensität der Wirkung, die die Rezeptoren im untersuchten Gewebe vermitteln, nicht nur von der Art und der Konzentration des Pharmakons ab, sondern wird auch von der Rezeptordichte im untersuchten Gewebe mitbestimmt. Die intrinsische Aktivität ist also eine Eigenschaft des Pharmakons und des untersuchten Gewebes oder Organs.
Nach der Höhe der intrinsischen Aktivität unterscheidet man **vier Gruppen von Pharmaka**, die schematisch mit ihren Konzentrations-Wirkungs-Kurven in Abb. **A-2.8a** gezeigt sind:
- **Volle Agonisten** rufen die maximal mögliche Wirkungsintensität hervor (siehe z. B. der α-Rezeptor-Agonist Phenylephrin in Abb. **A-2.8b**). Sie haben also die höchstmögliche intrinsische Aktivität, die per definitionem 1,0 beträgt (Abb. **A-2.8a**). Sie sind meist auch besonders effizient, was die Koppelung zwischen Rezeptorbesetzung und Aktivierung der zellulären Effektorsysteme angeht. Das ist in Abb. **A-2.8c** dargestellt, wo gezeigt ist, dass der volle Agonist Phenylephrin nur 7 % der vorhandenen Rezeptoren besetzen muss, um eine halbmaximale Wirkung zu erzielen. Im Modell der zwei Konformationszustände des Rezeptors (Abb. **A-2.5b**) sind volle Agonisten durch eine sehr hohe Affinität zu R_a relativ zu R_i charakterisiert und verschieben das Gleichgewicht zwischen R_a und R_i ganz auf die Seite von R_a.

Intrinsische Aktivität

▶ **Synonym.**

▶ **Definition.**

Die **Konzentrations-Wirkungs-Kurve** (Abb. **A-2.7**) beschreibt die steigende Wirkung eines Pharmakons bei steigender Konzentration bis zum Erreichen des Wirkungsmaximums. Die intrinsische Aktivität hängt vom Pharmakon sowie von der Rezeptordichte des Organs ab.

Je nach intrinsischer Aktivität unterscheidet man **vier Wirkstoffgruppen** (Abb. **A-2.8a**):

- **Volle Agonisten:** Sie rufen die maximal mögliche Wirkungsintensität hervor (s. Abb. **A-2.8b**) und haben eine intrinsische Aktivität von 1,0 (Abb. **A-2.8a**). Abb. **A-2.8c** zeigt mit Phenylephrin ein Beispiel für eine sehr effiziente Rezeptorbesetzung. Im Modell der zwei Rezeptor-Konformationszustände (Abb. **A-2.5b**) sind volle Agonisten durch eine sehr hohe Affinität zu R_a relativ zu R_i charakterisiert.

A-2.7 Konzentrations-Wirkungs-Beziehung

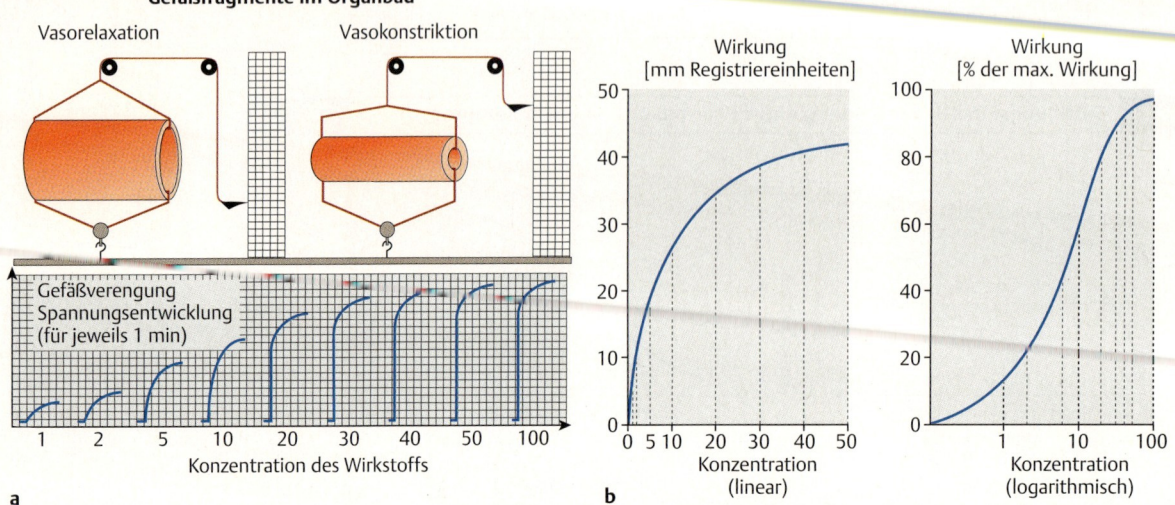

a Messung. Gemessen wird das Ausmaß der Gefäßverengung eines Gefäßfragments nach Zusatz unterschiedlicher Konzentrationen eines vasokonstriktorischen Wirkstoffs (für jeweils 1 Minute). Das Gefäß ist so mit einem Schreiber verbunden, dass der Verengungsgrad als Ausschlag auf Millimeterpapier aufgezeichnet und so quantifiziert werden kann. Das Ausmaß der Gefäßverengung nimmt mit steigender Pharmakonkonzentrationen zu.
b Darstellung. Konzentrations-Wirkungs-Kurven, einmal mit linearer und einmal mit logarithmischer Skalierung der x-Achse (nach Lüllmann, Mohr, Hein; Taschenatlas Pharmakologie, Thieme, 2008).

- **Partielle Agonisten:** Sie liegen unter der maximal möglichen Wirkungsintensität (s. Abb. **A-2.8b**), ihre intrinsische Aktivität liegt zwischen 0 und 1 (Abb. **A-2.8a**). Auch bei Besetzung aller verfügbaren Rezeptoren sind sie ineffizienter als die vollen Agonisten (s. Abb. **A-2.8c**), auch ist ihre Affinität zu R_a relativ zu R_i geringer. Sie wirken immer auch als kompetitive Antagonisten (s. S. 16).

- **Partielle Agonisten** rufen eine geringere als die maximal mögliche Wirkungsintensität hervor (siehe die α-Rezeptor-Agonisten Oxymetazolin und Naphazolin in Abb. **A-2.8b**), haben also eine intrinsische Aktivität, die zwischen 0 und 1 liegt (Abb. **A-2.8a**). Auch bei Besetzung aller verfügbaren Rezeptoren ist bei partiellen Agonisten die Rezeptor-Effektor-Kopplung wesentlich ineffizienter als bei vollen Agonisten (siehe Oxymetazolin und Naphazolin in Abb. **A-2.8c**). Das ist auch der Grund, warum die intrinsische Aktivität partieller Agonisten mit zunehmender Rezeptordichte zunimmt und von Organ zu Organ variiert. Ihre Affinität zu R_a relativ zu R_i ist geringer als die der vollen Agonisten. Die Folge ist, dass partielle Agonisten immer auch kompetitive Antagonisten sind (Näheres s. S. 16). Sie reduzieren (antagonisieren) nämlich rezeptorvermittelte Wirkungen, wenn diese über die partiell-agonistische Eigenwirkung dieser Stoffe hinausgehen. Das gilt auch für Wirkungen, die als Folge einer Rezeptoraktivierung durch hohe Konzentrationen eines endogenen Agonisten zustande kommen. So vermindert z. B. der partielle β-Rezeptor-Agonist Pindolol die erhöhte Herzfrequenz bei körperlicher Belastung, nicht aber die Ruheherzfrequenz.

▶ **Merke.**

▶ **Merke.** Partielle Agonisten sind immer auch kompetitive Antagonisten.

- **Antagonisten:** Sie binden an den Rezeptor, ohne ihn zu aktivieren. Ihre intrinsische Aktivität beträgt Null (Abb. **A-2.8a**) und sie haben die gleiche Affinität zu R_i wie zu R_a (s. Abb. **A-2.5b**). Antagonisten verhindern durch ihre Bindung an den Rezeptor eine mögliche Wirkung durch Agonisten.

- **Antagonisten** binden an den Rezeptor, ohne ihn zu aktivieren. Ihre intrinsische Aktivität ist Null (Abb. **A-2.8a**). Antagonisten haben die gleiche Affinität zu R_i wie zu R_a, sodass das für jedes Gewebe charakteristische Gleichgewicht zwischen R_i und R_a (das in Abwesenheit von Agonisten normalerweise R_i bevorzugt; s. Abb. **A-2.5b**) nicht verändert wird. Durch Bindung an den Rezeptor verhindern Antagonisten eine Rezeptoraktivierung durch volle oder partielle Agonisten und eine Rezeptordeaktivierung durch inverse Agonisten.

- **Inverse Agonisten:** Bei **Rezeptoren** mit **konstitutiver (spontaner) Aktivität** unterdrücken sie die Rezeptoraktivierung. Sie besitzen eine negative intrinsische Aktivität (Abb. **A-2.8a**) und ihre Affinität zu R_a relativ zu R_i ist sehr niedrig. Sie reduzieren als kompetetive Antagonisten (s. S. 16) die Wirkung voller und partieller Agonisten (Abb. **A-2.8a**).

- **Inverse Agonisten** gibt es nur in Systemen mit **konstitutiver (spontaner) Rezeptoraktivität**, d. h. Rezeptoraktivität trotz Abwesenheit agonistischer Liganden. Rezeptoren mit konstitutiver Aktivität sind z. B. Histaminrezeptoren, Cannabinoidrezeptoren im ZNS, manchmal auch kardiale β-Rezeptoren und somatisch mutierte TSH-Rezeptoren in der Schilddrüse. Inverse Agonisten unterdrücken die spontane Rezeptoraktivierung. Sie haben eine negative intrinsische Aktivität (Abb. **A-2.8a**), und ihre Affinität zu R_a relativ zu R_i ist sehr niedrig, d. h. sie binden bevorzugt an R_i. Deshalb arretieren sie Rezeptoren im inaktiven Konformations-

A-2.8 Pharmaka mit Unterschieden bezüglich ihrer intrinsischen Aktivität

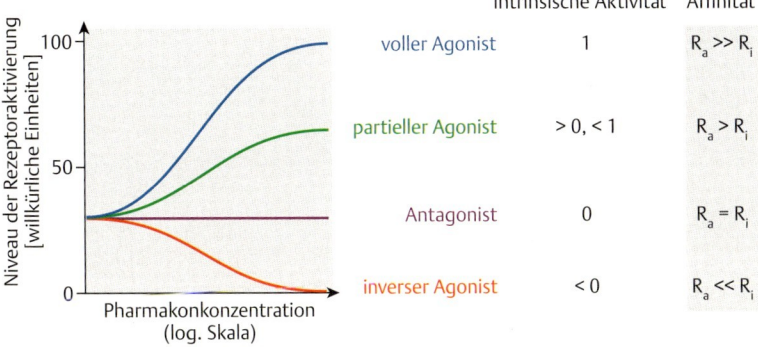

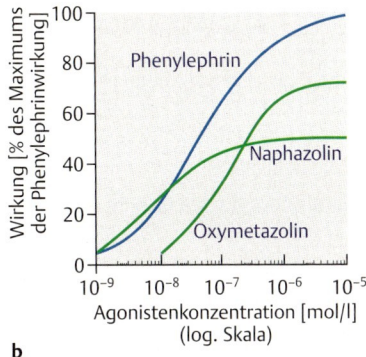
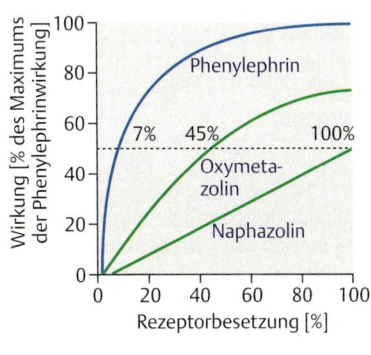

a Intensität der Rezeptoraktivierung als Funktion der Pharmakonkonzentration (log. Skala): Die intrinsische Aktivität des vollen Agonisten ist 1,0. Die intrinsischen Aktivitäten der übrigen Pharmaka sind relativ zu der des vollen Agonisten angegeben. Außerdem sind die relativen Affinitäten der verschiedenen Pharmaka zur aktiven (R_a) bzw. inaktiven (R_i) Rezeptorkonformation gezeigt (s. a. Abb. **A-2.5b**). Die horizontale lilafarbene Linie für einen Antagonisten gibt auch das Niveau der konstitutiven (spontanen) Rezeptoraktivität wieder.
b Vasokonstriktorische Wirkung verschiedener α-Rezeptor-Agonisten in Abhängigkeit von der Wirkstoffkonzentration: Gemessen wurde die vasokonstriktorische Wirkung von Phenylephrin, Naphazolin und Oxymetazolin an der Aorta der Ratte.
c Vasokonstriktorische Wirkung verschiedener α-Rezeptor-Agonisten in Abhängigkeit von der Rezeptorbesetzung: Die Prozentzahlen an der waagrechten gestrichelten Linie entsprechen der prozentualen Rezeptorbesetzung durch die drei Agonisten, bei der die halbmaximale Wirkung von Phenylephrin beobachtet wird.

zustand und antagonisieren als kompetitive Antagonisten (Näheres s. S. 16) die Wirkung voller und partieller Agonisten. Wie Abb. **A-2.8a** zeigt, reduzieren sie die Rezeptoraktivierung über das Niveau der spontanen Rezeptoraktivität (die horizontale Linie) hinaus auf Null. Typische Beispiele für inverse Agonisten sind Antagonisten von H_1- und H_2-Histaminrezeptoren.

2.2.2 Quantitative Konzentrations- bzw. Dosis-Wirkungs-Kurven

Agonisten

Die Bindung von Pharmaka an Rezeptorproteine kann direkt gemessen werden. Trotzdem ist es in der Regel die Art der Wirkung am isolierten Gewebe im Organbad (in vitro) oder im Gesamtorganismus (in vivo), an der Ärzte interessiert sind. Zur exakten Beschreibung einer Pharmakonwirkung dient die **Konzentrations- bzw. Dosis-Wirkungs-Kurve**. Auch wenn das Ausmaß agonistischer Wirkungen quantifizierbar ist, wird es meist in % der maximalen Wirkung des Pharmakons ausgedrückt und gegen den Logarithmus der Konzentration oder Dosis aufgetragen (Abb. **A-2.9a**). Es ergeben sich typischerweise S-förmige Kurven. Bei einer linearen

A-2.9 Konzentrations-Wirkungs-Kurven

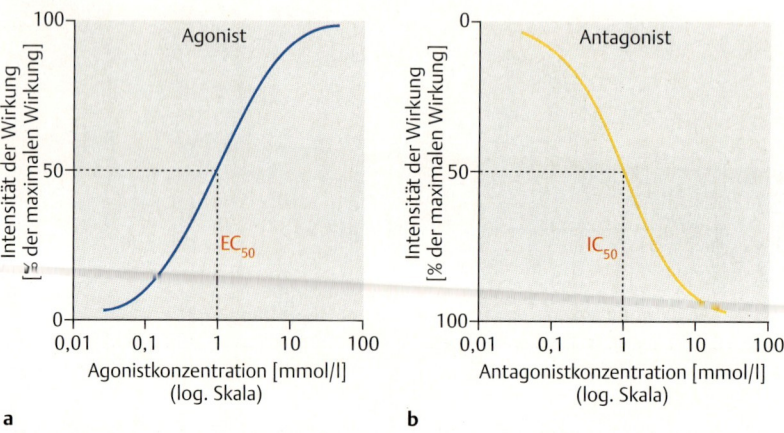

a Agonist: Die EC$_{50}$ ist die effektive Konzentration, die eine halbmaximale Wirkung hervorruft.
b Antagonist: Die IC$_{50}$ ist die inhibitorische Konzentration, die eine halbmaximale Wirkung hervorruft.

Mithilfe von Konzentrations- bzw. Dosis-Wirkungs-Beziehungen lassen sich **Wirksamkeit** und **Potenz** agonistischer Pharmaka beschreiben und vergleichen.

Skala auf der Abszisse haben diese Kurven (wie die Bindungskurve in Abb. **A-2.6**) die Form hyperbolischer Sättigungskurven.
Konzentrations- bzw. Dosis-Wirkungs-Beziehungen sind die wichtigste Grundlage für die Beschreibung der Wirkung eines Agonisten und für den Vergleich agonistischer Pharmaka in Bezug auf zwei pharmakodynamische Eigenschaften: **Wirksamkeit** und **Potenz**. Die Wirksamkeit ist auf der Ordinate der Konzentrations- bzw. Dosis-Wirkungs-Beziehung ablesbar, die Potenz auf der Abszisse.

Wirksamkeit

▶ **Synonym.**

▶ **Synonym.** Effektivität.

▶ **Definition.**

▶ **Definition.** Die **Wirksamkeit** eines agonistischen Pharmakons bemisst sich am Maximum der absoluten Wirkung, die dieses Pharmakon hervorruft. Das Pharmakon hat eine hohe Wirksamkeit, wenn das Maximum seiner absoluten Wirkung weit entfernt ist vom Ordinatenursprung der Konzentrations- bzw. Dosis-Wirkungs-Kurve.

In vitro bestimmt v. a. die intrinsische Aktivität die maximale Pharmakonwirkung. In vivo entsteht die Wirkung meist aus vielen verschiedenen Effekten.

Bei In-vitro-Versuchen hängt das Maximum der Wirkung hauptsächlich von der intrinsischen Aktivität des Pharmakons, also auch von der Rezeptordichte im untersuchten Gewebe ab. Unter den weitaus komplexeren In-vivo-Bedingungen ist die beobachtete Wirksamkeit häufig das Integral vieler, zum Teil gegenläufiger Effekte.

▶ **Merke.**

▶ **Merke.** Pharmaka, die sich im Maximum ihrer Wirkung nicht unterscheiden, sind **äquieffektiv**. Man spricht beim Vergleich verschiedener Pharmaka auch von **äquieffektiven Dosierungen**, wenn das Ausmaß der Wirkung dieser Dosierungen identisch ist.

Potenz

▶ **Synonym.**

▶ **Synonym.** Potency.

▶ **Definition.**

▶ **Definition.** Die **Potenz** eines agonistischen Pharmakons bezeichnet den Konzentrations- oder Dosisbereich, in dem das Pharmakon wirkt. Je niedriger die Pharmakonkonzentration oder -dosis, die 50 % der maximalen Wirkung hervorruft (**EC$_{50}$** oder **ED$_{50}$**; EC: effective concentration, ED: effective dose), umso höher ist die Potenz des Pharmakons.

A-2.10 Dosis-Wirkungs-Kurven zweier Agonisten mit unterschiedlicher Potenz

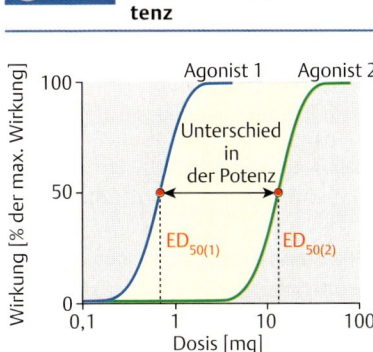

Die ED_{50} ist die Pharmakondosis, die eine halbmaximale Wirkung hervorruft.

Die EC_{50} (Abb. **A-2.9a**) oder ED_{50} (Abb. **A-2.10**) ist deshalb ein Maß für die Potenz eines agonistischen Pharmakons. Die Potenz entspricht dem reziproken Wert der EC_{50} bzw. ED_{50}:

$$\text{Potenz} = \frac{1}{EC_{50}} \text{ bzw. } \frac{1}{ED_{50}}$$

▶ **Merke.** Pharmaka, deren EC_{50}- bzw. ED_{50}-Werte identisch sind, werden als **äquipotent** bezeichnet. Ist der ED_{50}-Wert eines Agonisten 1 geringer als der eines Agonisten 2, ist Agonist 1 potenter als Agonist 2 (Abb. **A-2.10**).

Ein in der Pharmakologie gebräuchlicher Wert zur Quantifizierung der Potenz agonistischer Pharmaka ist der **pD$_2$-Wert**. Dieser Wert entspricht dem negativen dekadischen Logarithmus der ED_{50} bzw. EC_{50}. Er ist hoch bei hoher Potenz und niedrig bei niedriger Potenz. Für eine EC_{50} von 10^{-10} mol/l ergibt sich ein pD$_2$-Wert von 10 und für eine EC_{50} von 10^{-5} mol/l ein pD$_2$-Wert von 5.

▶ **Merke.** Für den Vergleich der Potenzen zweier agonistischer Pharmaka zieht man äquieffektive Konzentrationen/Dosierungen der beiden Pharmaka heran (z. B. die EC_{50}-/ED_{50}-Werte der beiden Pharmaka).

Die Potenz eines Agonisten hängt von seiner Affinität zum Rezeptor und von einigen anderen Faktoren ab, unter anderem auch von der Rezeptordichte im untersuchten Gewebe. Die **EC_{50} bzw. ED_{50}** ist also auch **gewebe- bzw. organabhängig**. In aller Regel besteht zwischen dem Ausmaß der Rezeptorbesetzung und der Intensität der Wirkung keine direkte Proportionalität. Der EC_{50}-Wert (die Konzentration, bei der die Wirkung halbmaximal ist) entspricht also in der Regel nicht dem K_D-Wert (die Konzentration, bei der 50% der Rezeptoren besetzt sind). Für volle Agonisten gilt meist: $EC_{50} < K_D$. Die Mechanismen, die Rezeptorbesetzung und Wirkung miteinander koppeln, können nämlich bei vollen Agonisten so effizient sein, dass beim Maximum der Wirkung nur ein Bruchteil der verfügbaren Rezeptoren besetzt ist (siehe Phenylephrin in Abb. **A-2.8c**). Dieses Phänomen wird als **Rezeptorreserve** bezeichnet. Partielle Agonisten haben im Gegensatz zu vollen Agonisten keine Rezeptorreserve (siehe Oxymetazolin und Naphazolin in Abb. **A-2.8c**).

Unter In-vivo-Bedingungen können neben der Rezeptordichte im untersuchten Gewebe noch viele andere Faktoren für Unterschiede zwischen EC_{50} und K_D verantwortlich sein. So entsprechen z. B. die Pharmakonkonzentrationen im Blutplasma praktisch nie den Konzentrationen am Wirkort (Rezeptor).

Antagonisten

Die Konzentrations- bzw. Dosis-Wirkungs-Kurve für eine antagonistische Wirkung wird auf ähnliche Weise erstellt, wie das für Agonisten in Abb. **A-2.7** illustriert ist. Um beim Beispiel eines Gefäßpräparats im Organbad zu bleiben: Ein durch einen α-Rezeptor-Agonisten kontrahiertes Gefäßfragment wird durch steigende Konzentrationen eines α-Rezeptor-Antagonisten zunehmend relaxiert. Es ergibt sich eine

Konzentrations-Wirkungs-Beziehung, wie sie in Abb. **A-2.9b** dargestellt ist. Auch bei Antagonisten unterscheidet man zwischen **Wirksamkeit** und **Potenz**.

▶ **Definition.**

- Als **Wirksamkeit (Effektivität)** eines antagonistischen Pharmakons bezeichnet man das Ausmaß, in dem dieses Pharmakon die Aktivierung der Rezeptoren eines Gewebes reduzieren kann. Hemmt ein Antagonist 1 die Rezeptoraktivierung durch einen Agonisten in einem größeren Ausmaß als ein Antagonist 2, so hat Antagonist 1 eine höhere Wirksamkeit als Antagonist 2.
- Die **Potenz (potency)** eines antagonistischen Pharmakons bezeichnet den Konzentrations- oder Dosisbereich, in dem dieses Pharmakon seine antagonistische Wirkung entfaltet. Je niedriger die Pharmakonkonzentration/-dosis, die 50% der maximalen inhibitorischen Wirkung hervorruft (**IC$_{50}$/ID$_{50}$**; IC: inhibitory concentration, ID: inhibitory dose), umso höher ist die Potenz des Pharmakons.

▶ **Definition.**

Die IC$_{50}$ (Abb. **A-2.9b**) oder ID$_{50}$ beschreibt die Potenz eines Antagonisten. Es gilt:

$$\text{Potenz} = \frac{1}{IC_{50}} \text{ bzw. } \frac{1}{ID_{50}}$$

Die IC$_{50}$ (Abb. **A-2.9b**) oder ID$_{50}$ ist deshalb ein Maß für die Potenz eines antagonistisch wirkenden Pharmakons. Die Potenz entspricht dem reziproken Wert der IC$_{50}$/ID$_{50}$:

$$\text{Potenz} = \frac{1}{IC_{50}} \text{ bzw. } \frac{1}{ID_{50}}$$

Ist die IC$_{50}$/ID$_{50}$ eines Antagonisten 1 niedriger als die eines Antagonisten 2, so hat Antagonist 1 eine höhere Potenz als Antagonist 2.
Neben Wirksamkeit und Potenz interessieren bei Antagonisten weitere pharmakologische Eigenschaften. Man unterscheidet nämlich zwischen kompetitiven und nichtkompetitiven Rezeptor-Antagonisten sowie funktionellen Antagonisten.

Antagonisten werden unterteilt in kompetitive, nichtkompetitive und funktionelle Antagonisten.

Kompetitive Rezeptor-Antagonisten:
- **Reversible kompetitive Antagonisten** konkurrieren mit Agonisten um die gleichen Rezeptor-Bindungsstellen. Die antagonistische Wirkung kann durch eine höhere Agonistenkonzentration wieder aufgehoben werden, es erfolgt eine Verschiebung der Konzentrations/Dosis-Wirkungs-Kurven für Agonisten parallel nach rechts, ohne Verminderung der maximalen Wirkung des Agonisten (Abb. **A-2.11a**). Beispiele für reversible kompetitive Antagonisten sind Prazosin, Propranolol, Atropin und Spironolacton.

Kompetitive Rezeptor-Antagonisten: Sie binden meist selektiv an einen bestimmten Typ von Rezeptor und verhindern die Bindung von Agonisten und die Aktivierung des Rezeptors. Man unterscheidet reversible und irreversible kompetitive Antagonisten:
- **Reversible kompetitive Antagonisten** konkurrieren mit Agonisten um die gleiche Bindungsstelle am Rezeptor. Die Rezeptorbesetzung durch Agonisten und ihre Wirkung werden reduziert. Diese antagonistischen Wirkungen können aber durch Erhöhung der Agonistkonzentration wieder aufgehoben werden. Fixe Antagonistkonzentrationen verschieben die Konzentrations- bzw. Dosis-Wirkungs-Kurven für Agonisten parallel nach rechts, ohne die maximale Wirkung des Agonisten zu vermindern (Abb. **A-2.11a**). Das Ausmaß der Rechtsverschiebung hängt von der Affinität des Antagonisten zum Rezeptor ab und nimmt linear mit der

A-2.11 Einfluss von Antagonisten auf die Konzentrations-Wirkungs-Kurven eines Agonisten

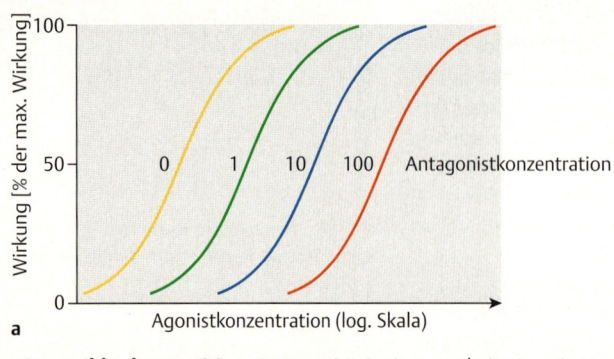
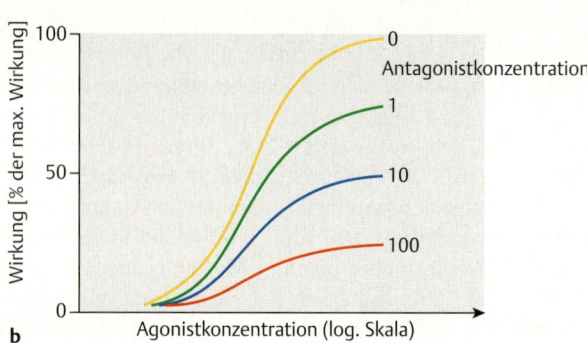

a Reversibler kompetitiver Antagonist: In Anwesenheit eines Antagonisten verschieben sich die Konzentrations-Wirkungs-Kurven für einen Agonisten parallel nach rechts, d. h. es ist eine höhere Konzentration des Agonisten erforderlich, um die gleiche Wirkungsintensität zu erzielen. Das Maximum der Wirkung bleibt aber gleich. Das Ausmaß der Rechtsverschiebung ist von der Rezeptoraffinität des Antagonisten abhängig und nimmt linear mit dessen Konzentration zu.
b Nicht-kompetitiver Antagonist: Je höher die Konzentration eines nicht-kompetitiven Antagonisten, desto geringer sind die Steigung der Konzentrations-Wirkungs-Kurve und das Maximum der Wirkung eines Agonisten. Durch Dosissteigerung des Agonisten kann die Wirkung des nicht-kompetitiven Antagonisten nicht wieder aufgehoben werden.

A-2.12 Kompetitiv-antagonistische Wirkung eines partiellen Agonisten

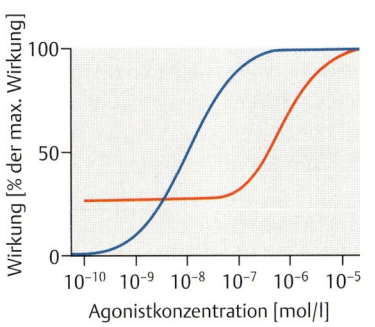

Dargestellt sind die Konzentrations-Wirkungs-Kurve für einen vollen Agonisten **(blau)** und die Konzentrations-Wirkungs-Kurve für den gleichen Agonisten in Gegenwart einer fixen Konzentration eines partiellen Agonisten **(rot)**. Der partielle Agonist hat in der untersuchten Konzentration eine agonistische Wirkung von etwa 25 % der maximalen Wirkung des vollen Agonisten. Seine antagonistische Wirkung tritt erst bei relativ hohen Konzentrationen des vollen Agonisten ein und zeigt sich in Form einer parallelen Rechtsverschiebung der Kurve.

Antagonistkonzentration zu. Aus dieser linearen Beziehung kann der K_D-Wert (bei Antagonisten auch **K_i-Wert** genannt) berechnet werden. Der K_i-Wert ist nicht gewebe- bzw. organabhängig. In der Literatur wird häufig der **pA$_2$-Wert** angegeben; er entspricht dem negativen dekadischen Logarithmus der Antagonistkonzentration, die die Konzentrations-Wirkungs-Kurve für Agonisten um den Faktor 2 nach rechts verschiebt (entspricht dem negativen dekadischen Logarithmus von K_i). Beispiele für reversible kompetitive Antagonisten sind der α_1-Rezeptor-Antagonist Prazosin, der β-Rezeptor-Antagonist Propranolol, der Muskarinrezeptor-Antagonist Atropin und der Aldosteronrezeptor-Antagonist Spironolacton.

Wie auf S. 12 erwähnt, sind **partielle Agonisten** immer auch kompetitive Antagonisten. Die Konzentrations-Wirkungs-Kurve eines vollen Agonisten wird in Gegenwart einer fixen Konzentration eines partiellen Agonisten parallel nach rechts verschoben (Abb. **A-2.12**). Wie die Abbildung zeigt, gilt das nur für Wirkungen des vollen Agonisten, die über die Eigenwirkungen des partiellen Agonisten hinausgehen.

- **Irreversible kompetitive Antagonisten** besitzen reaktive Gruppen und binden kovalent an das Rezeptorprotein. **Kovalent modifizierte Rezeptoren** sind **funktionell inaktiv**. Dieser Typ von Antagonist kann sich bei niedrigen Konzentrationen wie ein kompetitiver Antagonist (Abb. **A-2.11a**) und bei hohen Konzentrationen wie ein nichtkompetitiver Antagonist (Abb. **A-2.11b**) verhalten. Die scheinbar kompetitive antagonistische Wirkung von niedrigen Konzentrationen solcher Stoffe wird bei einer großen Rezeptorreserve beobachtet. Unter diesen Bedingungen kann ein hoher Prozentsatz von Rezeptoren durch kovalente Modifikation inaktiviert sein, ohne dass das Maximum der Agonistwirkung reduziert wird. Typisches Beispiel ist der α-Rezeptor-Antagonist Phenoxybenzamin.

Partielle Agonisten (Abb. **A-2.12**) sind immer auch kompetitive Antagonisten (s. S. 12).

- **Irreversible kompetitive Antagonisten** binden **kovalent** an den **Rezeptor**, worauf dieser **funktionell inaktiv** wird. Bei niedrigen Konzentrationen verhält sich der gleiche Antagonist kompetitiv (Abb. **A-2.11a**) und bei hohen Konzentrationen nichtkompetitiv (Abb. **A-2.11b**). Beispiel ist Phenoxybenzamin.

▶ **Klinischer Bezug.** Es gibt zwei Indikationen für die Anwendung des irreversiblen α_1- und α_2-Rezeptor-Antagonisten **Phenoxybenzamin**: Zum einen wird er zur **vorübergehenden Behandlung neurogener Störungen der Harnblasenentleerung** angewendet (10–30 mg/d p. o.), um den α-Rezeptor-vermittelten Spasmus des Blasensphinkters zu durchbrechen. Zum anderen wird er bei inoperablem **Phäochromozytom** (einem Tumor, der Katecholamine produziert und sezerniert) angewendet (2 × 20–40 mg/d p. o.), um den Blutdruck zu senken. Die Wirkungen von Phenoxybenzamin halten 2–3 Tage an, weil es der Neusynthese von α-Rezeptoren bedarf, um die Wirkung zu beenden. Ein Nachteil von Phenoxybenzamin ist, dass die Blutdrucksenkung mit einer starken Tachykardie einhergeht. Diese Tachykardie ist einerseits eine Barorezeptor-vermittelte Reflextachykardie und andererseits Folge der Unterbrechung des α_2-Rezeptor-vermittelten Regelkreises der Noradrenalinfreisetzung (das stark vermehrt freigesetzte Noradrenalin trifft nämlich im Herzen auf β-Rezeptoren und ruft eine starke Tachykardie hervor).

▶ **Klinischer Bezug.**

Nicht-kompetitive Rezeptor-Antagonisten:
- Sie binden an einer Stelle des Rezeptors, die nicht identisch ist mit dem Bindungsort für Agonisten und beeinträchtigen die Rezeptorfunktion auf allosterischem Wege.

Nicht-kompetitive Rezeptor-Antagonisten:
- beinträchtigen die Rezeptorfunktion auf allosterischem Wege oder

- wirken über Hemmung der Signaltransduktion.

Ihre Wirkung kann nicht durch Erhöhung der Agonistkonzentration aufgehoben werden (Abb. **A-2.11b**). Beispiele sind Memantin und Ketamin (s. S. 315), Ca^{2+}-Kanalblocker oder Irbesartan und Telmisartan (s. S. 166).

Funktionelle Antagonisten: Sie beeinträchtigen über verschiedene Mechanismen die Wirkungen anderer Stoffe. Beispiele sind: Omeprazol (s. S. 543) antagonisiert die HCl-Sekretionssteigerung von Histamin; Histamin antagonisiert die Bronchodilatation von β$_2$-Rezeptor-Agonisten (s. S. 528); Ca^{2+}-Kanalblocker antagonisieren die durch K$^+$-Ionen ausgelöste Vasokontraktion.

2.3 Qualitative Dosis-Wirkungs-Kurven

Da sich die Patienten bezüglich der Schwere der Erkrankung und der Empfindlichkeit gegenüber einer Arznei unterscheiden, ist die klinische Aussagekraft der quantitativen Dosis-Wirkungs-Kurven begrenzt. Für die Klinik besser geeignet ist die qualitative Dosis-Wirkungs-Kurve bzw. **Dosis-Häufigkeits-Beziehung**, die sich aus der benötigten Dosis für eine vorher festgelegte Wirkung ergibt.

Qualitative und quantitative Dosis-Wirkungs-Kurven sehen gleich aus, Erstere gibt jedoch Informationen zur **Variabilität der Arzneimittelwirkung** und Letztere lässt Aussagen über die Wirksamkeit von Arzneimitteln zu.

▶ Definition.

Ein **Problem der Bestimmung der therapeutischen Breite** (Abb. **A-2.13**) ist, dass die Dosis-Wirkungs-Kurven für erwünschte und (v. a. für schwere) unerwünschte Wirkungen

- Oder sie hemmen die Signaltransduktion oder noch weiter vom Rezeptor entfernte Schritte, die für die Agonistwirkung mitverantwortlich sind.

Diese Art von antagonistischen Wirkungen kann durch Erhöhung der Agonistkonzentration nicht wieder aufgehoben werden. Erstellt man nämlich Konzentrations-Wirkungs-Kurven für einen Agonisten in Gegenwart steigender Konzentrationen eines nichtkompetitiven Antagonisten, so nehmen die Steigung der Kurve und das Maximum der Wirkung mit steigender Antagonistenkonzentration immer mehr ab (Abb. **A-2.11b**). Typische Beispiele sind Memantin und Ketamin, die den Ionenkanal des ionotropen NMDA-Rezeptors für Glutamat (s. S. 315) blockieren, Ca^{2+}-Kanalblocker, die die blutdruckerhöhende Wirkung von Noradrenalin und Angiotensin II reduzieren sowie einige nicht-kompetitive AT$_1$-Rezeptor-Antagonisten (z. B. Irbesartan, Telmisartan; s. S. 166).

Funktionelle Antagonisten: Diese Stoffe rufen über verschiedene Mechanismen oder Rezeptoren Wirkungen hervor, die die anderer Wirkstoffe konterkarieren. So ist z. B. der Protonenpumpen-Inhibitor Omeprazol, der die HCl-Sekretion der Magenschleimhaut hemmt (s. S. 543), ein funktioneller Antagonist von Histamin, das die HCl-Sekretion steigert. Der Bronchokonstriktor Histamin ist ein funktioneller Antagonist der β$_2$-Rezeptor-Agonisten, die eine Bronchodilatation hervorrufen (s. S. 528). Die vasodilatierend wirkenden Ca^{2+}-Kanalblocker sind in glatten Gefäßmuskelzellen funktionelle Antagonisten von K$^+$-Ionen, die Gefäßmuskelzellen kontrahieren, weil sie diese Zellen depolarisieren und durch Öffnung spannungsabhängiger Ca^{2+}-Kanäle einen Einstrom von Ca^{2+} hervorrufen.

2.3 Qualitative Dosis-Wirkungs-Kurven

Die klinische Relevanz quantitativer Dosis-Wirkungs-Kurven für den einzelnen Patienten ist häufig begrenzt. Das liegt vor allem an der meist großen Variabilität unter den Patienten in Bezug auf die Schwere der zu behandelnden Erkrankung und die Empfindlichkeit für erwünschte Arzneimittelwirkungen. Dieser Problematik kann Rechnung getragen werden, indem man die Dosis eines Arzneimittels zu finden versucht, die für eine vorher definierte Wirkung benötigt wird. Dabei handelt es sich um qualitative „Ja-oder-nein"-Effekte, wie z. B. die Verhinderung eines Ereignisses (Schlaganfall, Myokardinfarkt), die Verminderung der Schmerzintensität um 50 % oder die Unterdrückung der Abwehrreaktion auf einen standardisierten Schmerzreiz. Trägt man in der untersuchten Patientenpopulation die kumulative prozentuale Häufigkeit für das Auftreten von „Ja"-Antworten gegen den Logarithmus der Dosis auf, erhält man eine qualitative Dosis-Wirkungs-Kurve, die auch als **Dosis-Häufigkeits-Beziehung** bezeichnet werden kann. Je einheitlicher die untersuchte Patientenpopulation ist, desto steiler ist die qualitative Dosis-Wirkungs-Kurve.

Qualitative und quantitative Dosis-Wirkungs-Kurven sehen identisch aus. Man muss sich aber darüber im Klaren sein, dass die Ordinate der qualitativen Dosis-Wirkungs-Kurve die kumulative Häufigkeit für das Auftreten einer Wirkung zeigt und dass die ED$_{50}$ eine völlig andere Bedeutung hat. Sie entspricht nämlich der Dosis, bei der 50 % der untersuchten Patienten eine „Ja"-Antwort gegeben haben. Damit liegt der wichtigste Unterschied zwischen der quantitativen und der qualitativen Dosis-Wirkungs-Kurve in der Art der Information, die diese Kurven erbringen. Erstere gibt Informationen über die Wirksamkeit von Arzneimitteln, während Letztere Aussagen zur **Variabilität der Arzneimittelwirkung** zulässt. Qualitative Dosis-Wirkungs-Kurven eignen sich für das Ausloten des Spielraums für die Sicherheit von Arzneimitteln.

▶ Definition. Der Abstand der qualitativen Dosis-Wirkungs-Kurven für eine erwünschte und eine unerwünschte Arzneimittelwirkung auf der Abszisse stellt die **therapeutische Breite** dar. Sie entspricht dem Quotienten der ED$_{50}$-Werte für die unerwünschte und die erwünschte Wirkung.

Diese Information ist z. B. in den Dosis-Wirkungs-Kurven der Abb. **A-2.13** enthalten, mit deren Hilfe die schmerzstillende und die atemdepressive Wirkung von Morphin in zwei Gruppen von Patienten untersucht wurde. Die Häufigkeit des Auftretens von bestimmten unerwünschten Wirkungen ist eine für die Klinik sehr wichtige Information. Ein **Problem der Bestimmung der therapeutischen Breite** ist, dass die Dosis-Wirkungs-Kurven für erwünschte und unerwünschte Wirkungen häufig nicht parallel verlaufen. Das gilt ganz besonders für schwere unerwünschte Wirkungen, für die Dosis-Wirkungs-Kurven häufig sehr viel flacher sind als für erwünschte Wirkungen. Das bedeutet, dass der Dosisquotient für die unerwünschte und die erwünschte Wirkung im unteren Dosisbereich der Dosis-Wirkungs-Kurven viel kleiner ist als im oberen Dosisbereich. Diese Problematik bringt es mit sich, dass die therapeutische Breite eines Pharmakons nur selten präzise bekannt ist. Meist hilft die **klinische Erfahrung** dabei, die therapeutische Breite von Pharmaka abzuschätzen. Sie lehrt uns, dass Pharmaka, bei denen schwere unerwünschte Wirkungen auf denselben Wirkungsmechanismus zurückgehen wie die erwünschte Wirkung, eine geringe therapeutische Breite haben. Das gilt z. B. für Herzglykoside, Morphin, Theophyllin, Lidocain, Phenytoin und Phenprocoumon. Andere Wirkstoffe haben eine geringe therapeutische Breite, weil sie einfach toxisch sind: Li^+, Aminoglykoside, Ciclosporin und viele Zytostatika. Zur toxikologischen Einordnung dieser Zusammenhänge s. a. Kap. D-1 ab S. 690.

häufig nicht parallel verlaufen. Deshalb ist die therapeutische Breite eines Pharmakons nur selten präzise bekannt. Bei der Einschätzung der therapeutischen Breite hilft die **klinische Erfahrung** mit dem jeweiligen Wirkstoff.

▶ **Merke.** Verlaufen die Dosis-Wirkungs-Kurven für erwünschte und unerwünschte Wirkungen nicht parallel, lässt sich die therapeutische Breite nicht exakt bestimmen.

▶ **Merke.**

▶ **Klinischer Bezug.** Morphin hat für die analgetische Behandlung von Traumapatienten große Bedeutung, weil es das wirksamste Schmerzmittel ist, das dem Arzt zur Verfügung steht. Das Problem ist, dass Morphin neben der analgetischen Wirkung auch eine atemdepressive Wirkung hat, die auf eine Hemmung des Atemantriebs durch CO_2 zurückgeht. Die atemdepressive Wirkung wird wie die analgetische Wirkung von μ-Opioidrezeptoren vermittelt. Zum lebensbedrohenden Risiko wird sie aber in der Regel erst bei einer Morphindosierung, die deutlich höher ist als die für die Schmerzstillung erforderliche Dosierung (Abb. **A-2.13a**). Bestimmte Patientengruppen reagieren jedoch besonders empfindlich auf die atemdepressive Morphinwirkung (s. S. 220). Dazu gehören Patienten mit chronisch-obstruktiver Lungenerkrankung, weil Morphin den durch CO_2 bedingten Antrieb des Atemzentrums hemmt, auf den diese Patienten wegen ihrer hohen pCO_2-Werte in besonderem Maße angewiesen sind. Deshalb haben Patienten mit chronisch-obstruktiver Lungenerkrankung eine geringere therapeutische Breite für Morphin als lungengesunde Patienten (Abb. **A-2.13b**).

▶ **Klinischer Bezug.**

⊚ **A-2.13** Therapeutische Breite am Beispiel von Morphin

⊚ **A-2.13**

Dargestellt sind theoretische Dosis-Wirkungs-Kurven für einen jungen, ansonsten gesunden Traumapatienten **(a)** und für einen älteren Traumapatienten mit chronisch-obstruktiver Lungenerkrankung **(b)**. Die **blaue Kurve** zeigt die erwünschte analgetische Wirkung von Morphin, die **rote Kurve** die unerwünschte atemdepressive Wirkung. Bei Patienten mit chronisch-obstruktiver Lungenerkrankung ist die therapeutische Breite von Morphin, messbar am Abstand der beiden Kurven zueinander, geringer als bei Patienten mit normaler Lungenfunktion. Konkret bedeutet dies, dass bereits bei geringeren Morphindosierungen unerwünschte (atemdepressive) Wirkungen auftreten.

2.4 Pharmakodynamische Ursachen der Variabilität von Pharmakonwirkungen

2.4.1 Pharmakodynamische Toleranz

Die Intensität der Wirkung eines Pharmakons kann sich im Verlauf einer Behandlung ändern. Meist nimmt sie ab, auch wenn das Pharmakon in gleicher Dosis weiter verabreicht wird.

▶ **Definition.** Als **Toleranz** bezeichnet man das Phänomen, dass die Wirkungsintensität eines Pharmakons trotz regelmäßiger Einnahme einer konstanten Dosis abnimmt. Die anfängliche Wirkungsintensität kann durch Dosiserhöhung wiedererlangt werden. Lässt die Wirkung schnell nach (d. h. schon nach der zweiten Dosis), wird auch der Begriff **Tachyphylaxie** verwendet.

Je nachdem, ob die Entwicklung von Toleranz pharmakodynamische oder pharmakokinetische Ursachen hat, spricht man von **pharmakodynamischer** oder **pharmakokinetischer Toleranz**. Über die Ursachen einer pharmakokinetischen Toleranz wird an anderer Stelle berichtet (s. S. 52). Die Mechanismen, die einer **pharmakodynamischen Toleranz** oder Tachyphylaxie zugrunde liegen können, sind vielfältig und nur wenige sind wirklich erforscht. Die Wichtigsten sollen hier besprochen werden.

Rezeptorvermittelte Toleranz

Diese Art von Toleranz kann zwei Ursachen haben: Desensibilisierung durch Rezeptor-Phosphorylierung und/oder Verlust von Rezeptoren an der Zelloberfläche.

Desensibilisierung durch Rezeptor-Phosphorylierung: Innerhalb von Sekunden bis Minuten nach Aktivierung von Rezeptoren kann es durch Phosphorylierung intrazellulärer Teile des Rezeptorproteins zur Rezeptor-Desensibilisierung kommen. Das gilt z. B. für ionotrope Rezeptoren wie die nikotinischen Acetylcholinrezeptoren oder die Serotoninrezeptoren vom Typ 5-HT$_3$. Bei den heptahelikalen G-Protein-gekoppelten Rezeptoren sind es **verschiedene Proteinkinasen**, die für die Phosphorylierung der Rezeptorproteine sorgen:

- Die durch cAMP aktivierte **Proteinkinase A (PKA)** phosphoryliert Serinmoleküle nahe am zytoplasmatischen C-Terminus von β-Rezeptoren, wodurch auf allosterischem Wege die Interaktion des Rezeptors mit dem G$_s$-Protein gestört wird.
- Die **Proteinkinase C (PKC)** phosphoryliert G$_{q/11}$-gekoppelte Rezeptoren und macht sie unempfindlich für die Aktivierung durch Agonisten.
- Die **GR-Kinase (GRK)** phosphoryliert ganz selektiv und spezifisch G-Protein-gekoppelte Rezeptoren am C-terminalen Ende (s. Abb. **A-2.1** auf S. 4) und erhöht dadurch die Affinität des Rezeptors für regulatorische Proteine (Arrestine). An den Rezeptor gebundene Arrestine entkoppeln den Rezeptor vom G-Protein und unterbinden so die Fähigkeit des Rezeptors, Effektorproteine zu aktivieren.

Rezeptorverlust: Rezeptoren, die ständig aktiviert werden, haben die Tendenz, herunterreguliert zu werden. Sie verschwinden innerhalb von Stunden bis Tagen als phosphorylierte Proteine von der Zelloberfläche, weil sie durch Endozytose internalisiert und intrazellulär sequestriert werden. Sie können intrazellulär abgebaut werden oder aber nach einer gewissen Zeit in dephosphorylierter Form an die Zelloberfläche zurückkehren. Bei einigen G-Protein-gekoppelten Rezeptoren spielen Arrestine eine wichtige Rolle bei der Internalisierung der Rezeptoren, weil sie die Rezeptor-Endozytose fördern. Die **Herunterregulierung** („Down-Regulation") von Rezeptoren wird z. B. beobachtet für:

- **β$_2$-Rezeptoren in den Bronchien** als Folge der Behandlung eines Asthma bronchiale mit β$_2$-Rezeptor-Agonisten.
- **β$_1$-Rezeptoren im Myokard** des linken Ventrikels (als Folge starker sympathischer Aktivierung des Herzmuskels wegen Linksherzinsuffizienz) oder im ZNS (als Folge einer Behandlung mit trizyklischen Antidepressiva).
- **α$_2$-Rezeptoren auf den peripheren sympathischen Nervenendigungen** als Folge einer Behandlung mit den α$_2$-Rezeptor-Agonisten Clonidin oder Moxonidin.

2.4.1 Pharmakodynamische Toleranz

Die Wirksamkeit eines Pharmakons kann im Verlauf einer Behandlung abnehmen.

▶ Definition.

Man unterscheidet je nach Ursache eine **pharmakodynamische** oder **pharmakokinetische Toleranz** (s. S. 52). Die wichtigsten Mechanismen der **pharmakodynamischen Toleranz** oder Tachyphylaxie werden nachfolgend besprochen.

Rezeptorvermittelte Toleranz

Desensibilisierung durch Rezeptor-Phosphorylierung: Sie erfolgt innerhalb von Sekunden oder Minuten und tritt z. B. bei nikotinischen Acetylcholinrezeptoren oder 5-HT$_3$-Serotoninrezeptoren auf. Bei den heptahelikalen G-Protein-gekoppelten Rezeptoren sind **verschiedene Proteinkinasen** für die Phosphorylierung verantwortlich:
- PKA → stört die Interaktion von β-Rezeptoren mit G$_s$-Protein
- PKC → blockiert die Aktivierung von G$_{q/11}$-gekoppelte Rezeptoren
- GRK → erhöht die Affinität zu Arrestinen→ verminderte Aktivierung von Effektorproteinen

Rezeptorverlust: Durch ständige Rezeptoraktivierung erfolgt eine **Herabregulierung** der Rezeptoren innerhalb von Stunden bis Tagen. Beispiele hierfür sind **β$_2$-Rezeptoren** der Bronchien, **β$_1$-Rezeptoren** im linken Ventrikel oder im ZNS und **α$_2$-Rezeptoren** auf den peripheren sympathischen Nervenendigungen. Bei verminderter Rezeptorzahl werden Potenz (volle Agonisten) und/oder Wirksamkeit (partielle Agonisten) reduziert.

Nimmt die Anzahl der Rezeptoren an der Zelloberfläche ab, werden Potenz (volle Agonisten) und/oder Wirksamkeit (partielle Agonisten) reduziert.

Erschöpfung von Mediatoren

In einigen Fällen von **Tachyphylaxie** ist das Nachlassen der Wirkung assoziiert mit dem Verlust von Mediatoren, die für die Pharmakonwirkung verantwortlich sind. **Amphetamin** z. B. wirkt durch transportervermittelte Freisetzung neuronal gespeicherten Noradrenalins, Dopamins und Serotonins (s. S. 347). Wenn die neuronalen **Aminspeicher** durch wiederholte Amphetamin-Dosierungen entleert sind, verliert Amphetamin seine Wirksamkeit.

Physiologische Adaptation

Viele Arzneimittel verlieren ihre Wirkung, weil **homöostatische Mechanismen** die Pharmakonwirkung kompensieren. So ist z. B. die blutdrucksenkende Wirkung von Diuretika oder Vasodilatatoren limitiert, weil es reflektorisch zu einer Zunahme des Sympathikotonus und auf dem Wege der **Gegenregulation** zur Aktivierung des Renin-Angiotensin-Systems kommt. Gegenregulatorische Mechanismen führen meist zu einer sich langsam entwickelnden Toleranz. Eine physiologische Adaptation mag auch verantwortlich sein für die häufig gemachte Beobachtung, dass gewisse unerwünschte Wirkungen (wie z. B. Übelkeit und Müdigkeit) die Tendenz zeigen, trotz fortgesetzter Pharmakotherapie zu verschwinden. Das Phänomen der **erlernten Toleranz** beim Alkoholiker ist ebenfalls die Folge einer physiologischen Anpassung. Der Alkoholiker lernt es, die durch den Alkoholgenuss hervorgerufenen Gleichgewichts- und Gangstörungen zu kompensieren. Polizeibeamte sind häufig erstaunt über das Ausmaß der möglichen Kompensation.

2.4.2 Pharmakodynamische Sensibilisierung und Potenzierung

Im Gegensatz zur Toleranzentwicklung kann es im Zuge der Anwendung eines Pharmakons auch zur Entwicklung einer Sensibilisierung oder Potenzierung kommen.

▶ **Definition.** Als **Sensibilisierung** bezeichnet man die Zunahme der Wirkung eines Stoffes, auch wenn seine Dosis unverändert bleibt. Dieses im Vergleich zur Toleranz seltene Phänomen wird auch als „**reverse tolerance**" bezeichnet.

Ein Beispiel ist die Entwicklung einer Sensibilisierung nach Einnahme von Psychostimulanzien wie Amphetamin und Kokain (s. S. 348). Die zugrunde liegenden Mechanismen sind nicht bekannt.

▶ **Definition.** Als **Potenzierung** bezeichnet man die mit der Hochregulierung von Rezeptoren verbundene Zunahme der Wirkung von Agonisten, die durch eine Behandlung mit Rezeptor-Antagonisten induziert wird.

So wie eine permanente Aktivierung von Rezeptoren die Rezeptorexpression herunterreguliert, führt das anhaltende Ausbleiben einer Rezeptoraktivierung zur **Hochregulierung** („Up-Regulation") der Rezeptorexpression. Typische **Beispiele** sind:
- Zunahme der Expression von **β-Rezeptoren** als Folge einer Behandlung mit β-Rezeptor-Antagonisten.
- Zunahme der Expression von **D_2-Dopaminrezeptoren** im ZNS als Folge einer Behandlung mit antipsychotisch wirkenden Dopaminrezeptor-Antagonisten.
- Zunahme der Expression von **H_2-Histaminrezeptoren** in der Magenschleimhaut als Folge einer Behandlung mit H_2-Rezeptor-Antagonisten.

Die Hochregulierung von Rezeptoren erhöht die Potenz endogener Agonisten dieser Rezeptoren und führt nach Beendigung der Behandlung mit dem Rezeptor-Antagonisten zu „Entzugssymptomen", die auch als **Rebound-Phänomen** bezeichnet werden.

▶ **Klinischer Bezug.** Die bei Herzkranken (koronare Herzkrankheit, Linksherzinsuffizienz) häufig notwendige Behandlung mit **β-Rezeptor-Antagonisten** (z. B. Metoprolol) geht mit einer Hochregulierung kardialer β-Rezeptoren einher. Das hat zur Folge, dass die Potenz der endogenen Liganden dieser Rezeptoren (Noradrenalin, Adrenalin) ansteigt. Metoprolol unterdrückt die hämodynamischen Konsequenzen dieser Potenzierung: Tachykardie, tachykarde Rhythmusstörungen, myokardiale Ischämie mit Angina-pectoris-Anfällen und hämodynamische Instabilität. Wenn allerdings die Behandlung mit Metoprolol abrupt beendet wird, ist das mit Risiken für den Patienten verbunden, denn die genannten **Rebound-Symptome** kommen dann voll zur Geltung. Deshalb muss eine Behandlung mit β-Rezeptor-Antagonisten stets **langsam ausschleichend beendet** werden.

2.4.3 Pharmakodynamische Wechselwirkungen

Krankheitsbedingte Wechselwirkungen

Wirkungen von Pharmaka können krankheitsbedingt zu- oder abnehmen. Einige **Beispiele** sollen hier erwähnt werden. Zur **Hyperthyreose** gehört, dass in den Herzmuskelzellen vermehrt β-Rezeptoren exprimiert werden. Eine Zunahme der Potenz von endogenen und exogenen β-Rezeptor-Agonisten und ein hohes Risiko für Vorhofflimmern sind die Folge. Beim **Diabetes mellitus vom Typ 2** besteht neben anderen Störungen immer auch eine Insulinresistenz. Dadurch ist die Insulinwirkung beeinträchtigt und der Insulinbedarf erhöht. Eine Zunahme des Insulinbedarfs wird auch bei Adipositas und bei fieberhaften Infekten beobachtet. Auf weitere Beispiele für krankheitsbedingte Veränderungen von Pharmakonwirkungen wird bei der Besprechung der einzelnen Pharmaka eingegangen.

Wechselwirkungen zwischen Pharmaka

Die Vielzahl der pharmakodynamischen Wechselwirkungen zwischen Arzneimitteln bringt es mit sich, dass sie im Rahmen dieses Lehrbuchs immer wieder besprochen werden. Hier sollen lediglich ganz wenige **Beispiele** genannt werden, um das Prinzip zu erläutern. Solche Wechselwirkungen können sich auf Rezeptorebene abspielen und einen oder verschiedene Rezeptoren involvieren. Ein Beispiel für **Wechselwirkungen an einem Rezeptor** tritt bei Patienten mit Bluthochdruck auf, die mit β-Rezeptor-Antagonisten behandelt werden: Wenn ein solcher Patient einen anaphylaktischen Schock erleidet, ist der behandelnde Arzt mit dem Problem konfrontiert, dass das notfalltherapeutisch verabreichte Adrenalin seine Wirkungen (Anstieg von Blutdruck und Herzfrequenz, Hemmung der Histaminfreisetzung aus Mastzellen) wegen der Behandlung mit β-Rezeptor-Antagonisten nicht entfalten kann. Ein Beispiel für **Wechselwirkungen**, die **verschiedene Rezeptoren** involvieren, ist die Verstärkung der sedierenden Wirkung von Benzodiazepinen durch Opioid-Analgetika. Pharmakodynamische Wechselwirkungen können aber auch **völlig unterschiedliche Wirkungsmechanismen** betreffen und zur **Verstärkung oder Abschwächung von Arzneistoffwirkungen** führen. So verstärken Pharmaka, die eine Hypokaliämie hervorrufen (Diuretika, Laxanzien), die Wirkung von Herzglykosiden, und nichtsteroidale Antiphlogistika schwächen die Wirkung von Diuretika und von anderen Antihypertensiva ab.

2.4.3 Pharmakodynamische Wechselwirkungen

Krankheitsbedingte Wechselwirkungen

Einige **Beispiele:**
- **Hyperthyreose:** Die Zunahme an kardialen β-Rezeptoren führt zu gesteigerter Potenz von β-Rezeptor-Agonisten.
- **Typ-2-Diabetes:** Die gesteigerte Insulinresistenz erhöht den Insulinbedarf.
- **Adipositas oder fieberhafte Infekte:** Gesteigerter Insulinbedarf.

Wechselwirkungen zwischen Pharmaka

Beispiele für pharmakodynamische Wechselwirkungen:
- **An einem Rezeptor:** Die Gabe von Adrenalin bleibt bei einem Patienten, der mit β-Rezeptor-Antagonisten (z. B. gegen Hypertonie) vorbehandelt wurde, wirkungslos.
- **An verschiedenen Rezeptoren:** Verstärkung der Sedierung von Benzodiazepinen durch Opioid-Analgetika.
- **Mit unterschiedlichen Wirkungsmechanismen:** Pharmaka, die eine Hypokaliämie verursachen, verstärken die Herzglykosidwirkung. NSAR schwächen die Wirkung von Diuretika.

3 Pharmakokinetik

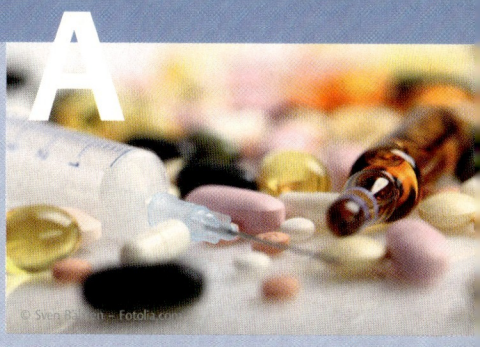

- 3.1 Überblick 23
- 3.2 Von der Applikation des Arzneimittels bis zum Eintritt des Pharmakons in den systemischen Kreislauf 24
- 3.3 Verteilung 30
- 3.4 Elimination 35
- 3.5 Klinische Pharmakokinetik 42
- 3.6 Beziehung zwischen Pharmakokinetik und Pharmakodynamik 50
- 3.7 Pharmakokinetische Ursachen der Variabilität von Pharmakonwirkungen 52

▶ **Definition.** Die **Pharmakokinetik** beschreibt den Aspekt der Wechselwirkungen zwischen Arzneimitteln/Pharmaka und Mensch oder Tier, der sich mit der Einflussnahme des Lebewesens auf das Pharmakon beschäftigt und sich den zugrunde liegenden Mechanismen widmet.

▶ **Definition.**

3.1 Überblick

Der Kontakt zwischen dem Arzneimittel und dem menschlichen Körper beginnt mit der Verabreichung (**Applikation des Arzneimittels**). Im Anschluss an die Applikation löst sich die Darreichungsform (Formulierung) des Arzneimittels (z. B. Tablette, Kapsel) in ihre Bestandteile – Pharmakon (Wirkstoff) und Hilfsstoffe – auf, d. h. das **Pharmakon wird freigesetzt**. Bei intravasaler Applikation (intravenös, intraarteriell) gelangt das Pharmakon direkt ins Blutplasma, bei den anderen Applikationsarten erst nach seiner **Resorption**. Mit dem Blutplasma wird es im Körper **verteilt** und erreicht so seinen Wirkort. Während der Verteilung beginnt bereits die **Elimination** des Pharmakons **mittels Metabolisierung und/oder Ausscheidung** (Abb. **A-3.1**). Die **Metabolisierung (Biotransformation)**, die die Wirksamkeit eines Pharmakons meist erheblich reduziert, findet hauptsächlich in der Leber, in geringerem Maße auch im Darmepithel und bei einigen wenigen Pharmaka auch im Kapillarendothel des kleinen Kreislaufs statt. Deshalb beginnt die Metabolisierung oral applizierter Pharmaka direkt nach der Resorption und setzt sich nach dem Transport durch die Pfortader in der Leber fort, also noch bevor das Pharmakon in den systemischen Kreislauf gelangt ist (Abb. **A-3.2**).

3.1 Überblick

Der **Applikation des Arzneimittels** folgt die **Freisetzung des Pharmakons**. Für die **Verteilung** im Körper sorgt das Blutplasma, dorthin gelangt das Pharmakon entweder über **Resorption** oder direkt über intravasale Applikation. Bereits während der Verteilung beginnt die **Elimination** des Pharmakons **mittels Metabolisierung und/oder Ausscheidung** (Abb. **A-3.1**). Die **Metabolisierung (Biotransformation)** beginnt bei oraler Gabe bereits direkt nach der Resorption (Abb. **A-3.2**).

▶ **Definition.** Die Metabolisierung oral oder (in geringerem Ausmaß) rektal applizierter Pharmaka in der Darmschleimhaut, in der Leber und im Endothel der Lungenstrombahn bezeichnet man als **präsystemische Elimination** oder **First-Pass-Effekt**.

▶ **Definition.**

Welcher Anteil der verabreichten Menge eines Pharmakons am Wirkort ankommt, hängt also u. a. davon ab, wie das Arzneimittel appliziert bzw. wo das Pharmakon resorbiert wurde, wo es also in den venösen Schenkel des systemischen Kreislaufs gelangte.

Die Applikationsart beeinflusst den Anteil des Pharmakons, der am Wirkort ankommt.

An der **Ausscheidung (Exkretion)** von Pharmaka sind vier Organe beteiligt: Leber, Darm, Niere und Lunge (Letztere nur im Falle der Inhalationsnarkotika). In der Leber werden lipophile Pharmaka durch die Metabolisierung in eine wasserlöslichere Form gebracht. Anschließend werden sie entweder in die Gallenflüssigkeit sezerniert und über den Darm mit den Fäzes ausgeschieden oder mit dem Blut in die Niere transportiert und – wie hydrophile Pharmaka – mit dem Urin ausgeschieden.

Vier Organe sind für die **Ausscheidung (Exkretion)** von Pharmaka verantwortlich: Leber, Darm, Niere und Lunge.

▶ **Merke.** Resorption, Verteilung und Elimination eines Pharmakons entscheiden über seine Wirkungsintensität und Wirkdauer.

▶ **Merke.**

A 3 Pharmakokinetik

A-3.1 Von der Applikation des Arzneimittels zur Wirkung des Pharmakons

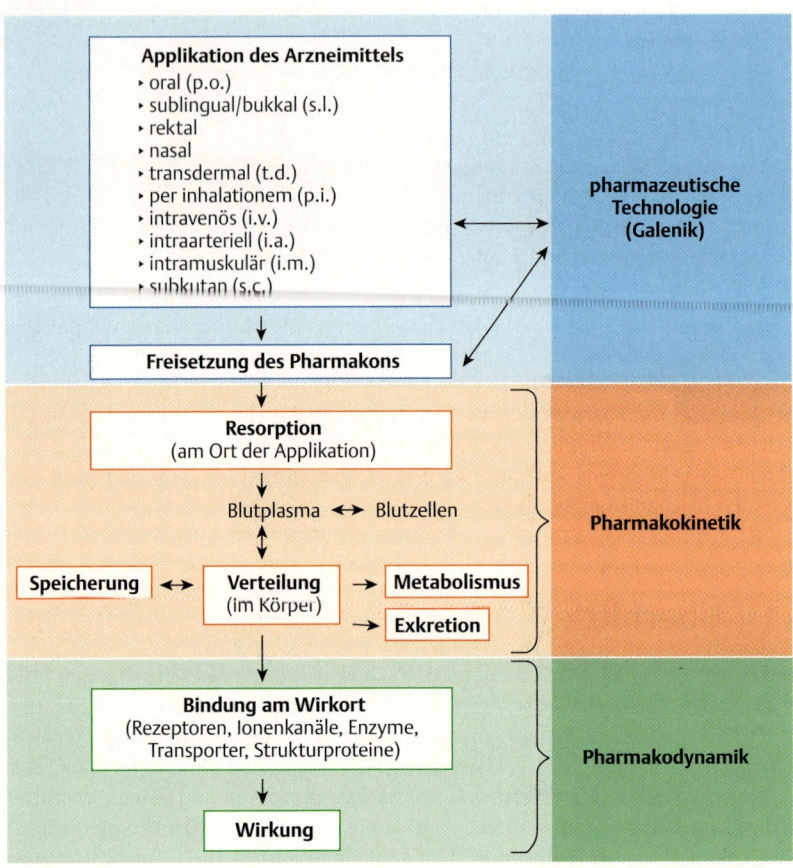

Die Abbildung zeigt die Zusammenhänge zwischen der Galenik, Pharmakokinetik und Pharmakodynamik. Die **Galenik** beschäftigt sich mit der Zubereitung und Herstellung von Arzneimitteln, die **Pharmakokinetik** mit der Resorption, Verteilung und Elimination (= Ausscheidung + Metabolisierung) von Pharmaka im bzw. aus dem Körper. Die **Pharmakodynamik** gibt Auskunft über die Wirkungsmechanismen von Pharmaka und deren Wirkort.

3.2 Von der Applikation des Arzneimittels bis zum Eintritt des Pharmakons in den systemischen Kreislauf

3.2.1 Applikation des Arzneimittels und Freisetzung des Pharmakons

Die verschiedenen Möglichkeiten, Arzneimittel zu **applizieren**, zeigen Abb. **A-3.1** und Abb. **A-3.2**. Wie schnell das Pharmakon aus dem Arzneimittel **freigesetzt** wird, hängt von der Zubereitung des Arzneimittels ab, also von der Art der Hilfsstoffe und der Art der „Verpackung" des Pharmakons. So ermöglichen verschiedene Methoden der pharmazeutischen Technologie eine verlangsamte Freisetzung **(Retardierung in Retardpräparaten)**. Diese führt zum einen zu einer über längere Zeit relativ konstanten Plasmakonzentration des freigesetzten Pharmakons, zum anderen zu einer Verlängerung seiner Wirkdauer. Zu diesen galenischen Methoden gehören z. B. die Umhüllung des Pharmakons mit schwerlöslichen Überzügen, die Einbettung des Pharmakons in Fette oder Wachse und die Verwendung osmotischer Systeme. Im klinischen Sprachgebrauch werden Arzneimittel mit verlangsamter Freisetzung unterteilt in

- **Retardpräparate** (Applikation p. o.) und
- **Depotpräparate** (Applikation s. c. oder i. m.).

3.2 Von der Applikation des Arzneimittels bis zum Eintritt des Pharmakons in den systemischen Kreislauf

3.2.1 Applikation des Arzneimittels und Freisetzung des Pharmakons

Verschiedene **Applikationsformen** zeigen Abb. **A-3.1** und Abb. **A-3.2**. Die Zubereitung eines Arzneimittels bestimmt, wie schnell das Pharmakon **freigesetzt** wird. **Retardpräparate** (p. o.) oder **Depotpräparate** (s. c. oder i. m.) ermöglichen bei insgesamt verlängerter Wirkdauer eine relativ konstante Plasmakonzentration über längere Zeit.

A 3.2 Applikationsarten, Arzneistofffreisetzung und Resorption

A-3.2 Von der Applikation des Arzneimittels zur Verteilung des Pharmakons

Abhängig von der Applikationsart verteilen sich Arzneimittel bzw. die aus ihnen freigesetzten Pharmaka unterschiedlich im Körper. Zu den **parenteralen Applikationsarten** gehören all jene, bei denen der Magen-Darm-Trakt ausgelassen wird, also alle außer der oralen und rektalen Applikation. Bei ihnen entfällt nach der Resorption vom Applikationsort die Pfortader- bzw. Leberpassage. Deshalb ist die parenterale Applikation besonders bei solchen Pharmaka sinnvoll, die einem hohen **First-Pass-Effekt** in der Leber unterliegen, da so wesentlich höhere systemische Konzentrationen dieser Pharmaka erzielt werden können (nach Lüllmann, Mohr, Hein; Taschenatlas Pharmakologie, Thieme, 2008).

3.2.2 Resorptionsmechanismen

▶ **Definition.** Unter **Resorption** versteht man den Transfer von Pharmaka vom Ort ihrer Freisetzung aus dem Arzneimittel in das Blutplasma des systemischen Kreislaufs. Bei intravasaler Verabreichung wird dieser Schritt umgangen.

Resorption bedeutet, dass zelluläre Barrieren (Epithelzellen und/oder vaskuläre Endothelzellen) und damit Zellmembranen (Lipiddoppelschichten) überwunden werden müssen. Dabei sind (nach abnehmender Wichtigkeit angeordnet) folgende Mechanismen beteiligt: Diffusion durch Lipide von Zellmembranen, Carrier-vermittelter Transport, Diffusion durch wassergefüllte Poren und Pinozytose.

Diffusion durch Membranlipide: Dies ist der quantitativ bedeutendste Mechanismus bei der enteralen Resorption, d. h. bei oraler Applikation, der häufigsten Art der Arzneimittelapplikation. Die Geschwindigkeit der Diffusion durch Zellmembranen wird bestimmt vom transmembranären Konzentrationsgradienten, der Molekülgröße und der Löslichkeit des Pharmakons in Membranlipiden. Mit steigendem Molekulargewicht nimmt die Geschwindigkeit der Diffusion ab, mit steigender Lipidlöslichkeit zu.

▶ **Merke.** Die **Lipidlöslichkeit (Lipophilie)** ist die für die Resorption bei Weitem wichtigste physikochemische Eigenschaft von Pharmaka.

3.2.2 Resorptionsmechanismen

▶ **Definition.**

Bei der Resorption müssen zelluläre Barrieren, d. h. Zellmembranen überwunden werden.

Diffusion durch Membranlipide: Die Diffusionsgeschwindigkeit sinkt mit zunehmendem Molekulargewicht und steigt mit höherer Lipidlöslichkeit. Einfluss hat auch der transmembranäre Konzentrationsgradient.

▶ **Merke.**

Sie lässt sich mithilfe des **Octanol-Wasser-Verteilungskoeffizienten** abschätzen. Im Verteilungsgleichgewicht, d. h. wenn sich die Pharmakonkonzentrationen in beiden Phasen nicht mehr ändern und konstant bleiben, entspricht der Quotient aus der Pharmakonkonzentration in der Octanolphase und der Pharmakonkonzentration in der Wasserphase dem Octanol-Wasser-Verteilungskoeffizienten.

Viele Pharmaka sind zudem schwache organische Basen oder Säuren. Deshalb muss auch der **Ionisationsgrad** der Stoffe berücksichtigt werden, denn:

▶ **Merke.** Pharmaka sind nur im nicht ionisierten Zustand ausreichend lipidlöslich.

Der Ionisationsgrad basischer und saurer Pharmaka kann mithilfe der **Gleichung von Henderson und Hasselbalch** berechnet werden:
- basische Pharmaka:

$$pH - pK_a = \log \frac{[B]}{[BH^+]}$$

(B = freie Base; BH$^+$ = protonierte Base)
- saure Pharmaka:

$$pH - pK_a = \log \frac{[S^-]}{[SH]}$$

(S$^-$ = freie Säure; SH = protonierte Säure)

Carrier-vermittelter Transport: Membranproteine, die einen Transport durch Zellmembranen vermitteln, können an der Resorption beteiligt sein. Einige Transporter „erleichtern" lediglich einen Konzentrationsausgleich zwischen beiden Seiten der Zellmembran und kommen ohne Energie aus **(erleichterte Diffusion)**. Andere katalysieren einen **aktiven Transport** auch gegen einen Konzentrationsgradienten und benötigen ATP. Für die enterale Resorption ist ein Carrier-vermittelter Transport nur für Fe^{2+} und Ca^{2+} sowie wenige Pharmaka bedeutsam, z. B. für Methotrexat, 6-Mercaptopurin, Amoxicillin und L-Dopa.

Diffusion durch wassergefüllte Poren: Die Diffusion durch Membranporen oder durch parazelluläre Poren spielt bei der Resorption von Pharmaka keine wichtige Rolle. Der Durchmesser der Membranporen ist einfach zu klein (etwa 0,4 nm), um Pharmaka, deren Moleküldurchmesser gewöhnlich 1 nm übersteigt, passieren zu lassen. Parazelluläre Poren haben zwar in den Kapillaren der Haut und der Skelettmuskulatur einen geschätzten Durchmesser von 1–4 nm, aber ihr effektiver Durchmesser wird häufig durch Zell-Zell-Kontakte (Tight Junctions) vermindert. Hinzu kommt, dass die Porenfläche nur einen Bruchteil der Gesamtfläche ausmacht. Deshalb ist auch die Diffusion durch parazelluläre Poren ohne wesentliche Bedeutung für die Resorption von Pharmaka.

Pinozytose: Dieser Mechanismus beinhaltet einen vesikulären Transport in Zellen hinein (Endozytose) und aus Zellen heraus (Exozytose). Solch komplexe Vorgänge mögen bei einigen Makromolekülen (Insulin, monoklonale Antikörper gegen TNFα) eine gewisse Rolle spielen.

3.2.3 Zusammenspiel von Applikationsart und Resorption

Orale Verabreichung

Die orale Verabreichung (per os = p. o.) ist nicht invasiv und führt bei den meisten Pharmaka zur Anflutung ausreichend hoher Konzentrationen im Blutplasma. Deshalb ist sie bei Weitem der **häufigste** und damit **wichtigste Weg**, auf dem Arzneimitteltherapie stattfindet.

▶ **Merke.** Nach oraler Verabreichung ist für die meisten Pharmaka der **Dünndarm** der Hauptresorptionsort; die Resorption von Pharmaka oberhalb des Dünndarms ist von Ausnahmen abgesehen minimal.

Der Grund hierfür ist die für die Resorption zur Verfügung stehende Fläche, die im Dünndarm mit 100–200 m² gigantisch ist. Im Vergleich dazu bieten Magen und Dickdarm (0,2 bzw. 0,4 % der Dünndarmfläche) vernachlässigbare Resorptionsflächen. Die **wichtigsten Faktoren für die Geschwindigkeit und das Ausmaß der enteralen Resorption** von Pharmaka sind die gastrointestinale Motilität, die Art der Formulierung und einige physikochemische Faktoren.

Gastrointestinale Motilität: Je **rascher der Magen entleert** wird, **umso schneller** gelangt das Pharmakon in den Dünndarm und kann **resorbiert** werden.

Der Dünndarm bietet mit 100–200 m² die größte Resorptionsfläche im Magen-Darm-Trakt. **Geschwindigkeit und Ausmaß der enteralen Resorption** werden v. a. durch die gastrointestinale Motilität, die Art der Formulierung und physikochemische Faktoren bestimmt.

Gastrointestinale Motilität: Je **rascher der Magen entleert** wird, **umso schneller** erfolgt im Dünndarm die **Resorption**.

▶ **Merke.** Die Resorptionsgeschwindigkeit bestimmt das Maximum der Plasmaspiegel und damit die Intensität der Wirkung: Je schneller ein Pharmakon resorbiert wird, umso höher ist die Intensität seiner Wirkung.

▶ **Merke.**

Nahrungsaufnahme verzögert die Magenentleerung und hat deshalb oft einen hemmenden Einfluss auf die Resorptionsgeschwindigkeit. Typisches Beispiel: Nach einer Mahlzeit ist Alkohol weniger gut wirksam als im Nüchternzustand. Von dieser Faustregel gibt es jedoch zahlreiche Ausnahmen. So werden lipophile Pharmaka häufig nach einer fettreichen Mahlzeit vollständiger und manchmal auch schneller resorbiert. Diese Ausnahmen bringen es mit sich, dass der Einfluss der Nahrungsaufnahme auf das Ausmaß der Resorption und die Resorptionsgeschwindigkeit von Pharmaka als schwer vorhersehbar gilt.

Der Einfluss der **Nahrungsaufnahme** auf die Resorption von Pharmaka ist schwer vorhersehbar. Es kann sowohl zu einer Verminderung als auch zu einer Beschleunigung der Resoption kommen.

▶ **Klinischer Bezug.** Einige Erkrankungen (Migräne, diabetische Polyneuropathie) verzögern die Magenentleerung und verlangsamen so die Resorption. Bestimmte Pharmaka können die Magenentleerung beschleunigen (Metoclopramid) oder verlangsamen (Atropin, trizyklische Antidepressiva) und auf diesem Wege die Resorption anderer Pharmaka beschleunigen oder verlangsamen.

▶ **Klinischer Bezug.**

Art der Formulierung: Die Darreichungsform (Formulierung des Pharmakons als Tablette, Kapsel oder Dragee) hat einen starken Einfluss auf die Resorptionsgeschwindigkeit. So wird z. B. ein Pharmakon aus einer Gelatinekapsel, die den Wirkstoff in gelöster Form flüssig enthält, sehr schnell resorbiert. Tabletten- oder Kapselformulierungen, die das Pharmakon als Pulver oder in mikronisierter Form enthalten, setzen den Wirkstoff umso schneller frei, je kleiner die Partikel sind. Die Geschwindigkeit, mit der Pharmaka aus der Formulierung freigesetzt werden, bestimmt auch die Resorptionsgeschwindigkeit. So hat die pharmazeutische Technologie eine Vielzahl von Möglichkeiten, auf die Resorptionsgeschwindigkeit von Pharmaka Einfluss zu nehmen.

Art der Formulierung: Die Darreichungsform beeinflusst die Resorptionsgeschwindigkeit. Eine schnelle Resorption erfolgt z. B. bei flüssigem Wirkstoff mit Gelantinekapsel. Die Wirkstofffreisetzung aus Tabletten oder Kapseln ist umso schneller, je kleiner die Partikel sind.

Physikochemische Faktoren: Polare, gut wasserlösliche Stoffe werden nach oraler Gabe meist schlecht oder unvollständig resorbiert. Die Resorption von Tetrazyklinen kann in Gegenwart von Ca²⁺ (z. B. bei gleichzeitiger Gabe von Milchprodukten oder Ca²⁺-haltigen Vitamintabletten) durch Bildung schwerlöslicher Chelate erheblich beeinträchtigt werden.

Physikochemische Faktoren: Polare wasserlösliche Stoffe werden p. o. meist schlecht resorbiert. Ca^{2+} (z. B. Milch) beeinträchtigt die Resorption von Tetrazyklinen.

Sublinguale oder bukkale Verabreichung

Die **sublinguale/bukkale Applikation** ist für lipophile Pharmaka mit ausgeprägter präsystemischer Elimination insbesondere **in Notfallsituationen** sinnvoll. Arzneimittelformulierungen wie Zerbeißkapseln und Sublingualtabletten führen zur **Resorption** des freigesetzten Pharmakons **in der Mundhöhle** und dadurch auf kürzestem Wege zum Eintritt in den venösen Schenkel des systemischen Kreislaufs (Abb. **A-3.2**). Darüber hinaus ist die bukkale Applikation indiziert, wenn eine lokale Wirkung in der Mundhöhle oder im Rachen erwünscht ist (z. B. Lutschtabletten bei Halsschmerzen).

Sublinguale oder bukkale Verabreichung

Die **sublinguale/bukkale Applikation** eignet sich gut in **Notfallsituationen**, da die **Resorption** bereits **in der Mundhöhle** erfolgt (Abb. A-3.2). Sie dient aber auch der lokalen Behandlung von Mundhöhle und Rachen.

▶ **Merke.** Die sublinguale/bukkale Applikation dient also in der Regel der **Vermeidung einer präsystemischen Elimination**. Das Pharmakon kommt nicht nur in höherer Konzentration, sondern auch schneller am Wirkort an als bei oraler Applikation, muss aber ausreichend lipophil sein.

▶ **Merke.**

Pharmaka, die sublingual/bukkal appliziert werden sollen, müssen lipophil sein und in niedrigen Dosen wirken, da die zur Verfügung stehende Resorptionsfläche (etwa 0,02 m²) klein ist. Typische Beispiele sind Glyceroltrinitrat, Buprenorphin und Fentanyl.

▶ **Klinischer Bezug.** **Glyceroltrinitrat** wird sublingual verabreicht zur Behandlung des hypertensiven Notfalls (s. S. 487), des **Angina-pectoris-Anfalls** und des kardialen Lungenödems, weil es das linke Herz durch Reduktion der Vorlast sehr schnell entlastet (Näheres s. S. 169). **Buprenorphin** und **Fentanyl** sind in Form von Sublingualtabletten wegen der schnell einsetzenden Schmerzstillung therapeutische Optionen bei starken Schmerzen, wie z. B. beim Herzinfarkt oder nach einem Trauma (Näheres s. S. 222).

Rektale Verabreichung

Rektal werden Pharmaka verabreicht, wenn **lokale Wirkungen im unteren Dickdarm erwünscht** sind, wie bei der Behandlung der Colitis ulcerosa mit antiphlogistisch wirkenden Stoffen, **oder** wenn die **orale Applikation schwierig** (z. B. bei Säuglingen und Kleinkindern) **oder unmöglich** (z. B. bei Übelkeit und Erbrechen) ist. Nach rektaler Applikation ist das Ausmaß der Resorption häufig unvorhersehbar und erheblich geringer als nach oraler Verabreichung, weil die Resorptionsfläche (etwa 0,06 m²) klein ist und andere Einflussfaktoren (Füllungszustand, Defäkation) schwer kontrollierbar sind. Trotzdem ist es unter den oben genannten Bedingungen sinnvoll, Rektalzäpfchen zu verabreichen.

▶ **Merke.** Nach rektaler Applikation ist die präsystemische Elimination relativ gering, da das venöse Blut aus dem unteren Abschnitt des Rektums über die Vv. iliacae in die V. cava inferior und somit unter Umgehung der Leber direkt in den systemischen Kreislauf gelangt (Abb. **A-3.2**).

Nasale Verabreichung

Die nasale Applikation wird für eine **lokale Therapie** genutzt (z. B. schleimhautabschwellende Nasentropfen bei Erkältung), aber auch zur **systemischen Therapie mit Peptidhormonen**. Bei oraler Applikation würden Peptidhormone im Magen-Darm-Trakt enzymatisch abgebaut und dadurch unwirksam. Nach Applikation in Form von Nasensprays und Resorption über die Nasenschleimhaut gelangen sie dagegen auf direktem Weg in den systemischen Kreislauf.

▶ **Merke.** Bei nasaler Applikation findet keine präsystemische Elimination statt.

▶ **Klinischer Bezug.** Als **Nasenspray** verabreicht man z. B.
- das natürliche Hypothalamushormon **Gonadorelin** (GnRH) zur Behandlung des Hodenhochstandes bei Jungen zwischen dem 12. und 24. Lebensmonat,
- das synthetische ADH (Vasopressin)-Analogon **Desmopressin** bei zentralem Diabetes insipidus (ADH-Mangel infolge einer hypothalamischen oder hypophysären Läsion nach Operation oder Schädel-Hirn-Trauma),
- das natürliche Schilddrüsenhormon **Kalzitonin** bei der postmenopausalen Osteoporose zur Verminderung der Osteoporose-Schmerzen und des Risikos von vertebralen Frakturen.

Verabreichung von Augentropfen

Augentropfen, die in den **Konjunktivalsack** des Auges appliziert werden, dienen üblicherweise der lokalen Therapie von Augenkrankheiten. Aus Augentropfen werden Pharmaka aber nicht nur über die Konjunktiva resorbiert, sondern nach Passage des Tränenkanals auch über die Nasenschleimhaut. Augentropfen, die lipophile Pharmaka wie Clonidin und Timolol enthalten, haben deshalb auch systemische Wirkungen.

Transdermale Verabreichung

Die transdermale (t.d.) Applikation von Pharmaka in Form von Salben, Cremes oder Gelen dient meist der **lokalen Therapie**. Nur sehr lipophile Pharmaka werden resorbiert und gelangen ohne präsystemische Elimination direkt in den systemischen Kreislauf. Dies hat zur Entwicklung **transdermaler therapeutischer Systeme (TTS)** geführt, die lipophile Wirkstoffe mit konstanter Geschwindigkeit freisetzen und zur transdermalen Resorption bringen.

▶ **Klinischer Bezug.** Solche Pflaster-Formulierungen haben sich z. B. durchgesetzt in der Raucherentwöhnung mit Nikotin, der Therapie chronischer Schmerzen mit den Opioidanalgetika Fentanyl und Buprenorphin, der Therapie klimakterischer Beschwerden mit Östrogenen und der Therapie koronarer Durchblutungsstörungen mit Glyceroltrinitrat.

Inhalative Verabreichung

Diese Applikationsform, die oft auch mit dem Begriff „per inhalationem (p. i.)" bezeichnet wird, ist typisch für **Inhalationsanästhetika**. Dabei handelt es sich um volatile Substanzen oder Gase. Über die Kinetik ihrer Aufnahme in den systemischen Kreislauf wird an anderer Stelle ausführlich berichtet (s. S. 269). **Andere Pharmaka** werden in fein verteilter Form **als Aerosol** inhaliert, wenn **lokale Wirkungen auf die Atemwege erwünscht** sind, z. B. in der Asthmatherapie mit Glukokortikoiden, β_2-Rezeptor-Agonisten und/oder Muskarinrezeptor-Antagonisten (s. S. 531). Die Größe der Teilchen im Aerosol entscheidet darüber, in welchem Abschnitt der Lunge die Wirkstoffe deponiert werden und wirken: Bei einem Durchmesser von > 10 µm werden nur die oberen Atemwege erreicht, bei einem Durchmesser von 2 – 10 µm die Bronchien und Bronchiolen und bei einem Durchmesser von < 2 µm die Alveolen. Werden die Alveolen erreicht, ist die für eine Resorption zur Verfügung stehende Fläche (80 – 100 m^2) sehr groß. Dann muss man mit systemischen Wirkungen rechnen, die so rasch einsetzen wie nach intravenöser Verabreichung.

Intravasale, intramuskuläre und subkutane Verabreichung

▶ **Definition.** Die intravasale, intramuskuläre und subkutane Injektion werden im klinischen Sprachgebrauch als **parenterale Applikationsarten** bezeichnet (parenteral = unter Umgehung des Magen-Darm-Trakts). Streng genommen sind aber auch einige andere Applikationsformen, die den Magen-Darm-Trakt umgehen (nasal, konjunktival, transdermal, inhalativ) als parenteral zu bezeichnen.

Intravasale Verabreichung: Bei dieser Applikationsart unterscheidet man die **intravenöse** (i. v.) und die **intraarterielle** (i. a.) **Injektion**. Bei beiden entfällt die Resorption, denn das Pharmakon gelangt direkt in den systemischen Kreislauf. Der wichtigste Unterschied zwischen i. v.- und i. a.-Applikation ist, dass es nach **i. v.-Injektion** zu einer **raschen Verdünnung des injizierten Wirkstoffs** kommt, während bei **i. a.-Injektion** die **injizierten Stoffe in Höchstkonzentrationen** bis in die Endstrombahn gelangen.

▶ **Merke.** Die i. v.-Gabe ist der schnellste Weg, systemische Wirkungen von Arzneimitteln zu erzielen. Die dabei erreichten Spitzenkonzentrationen im Blutplasma hängen entscheidend von der Geschwindigkeit der Injektion ab. Mit einer i. v.-Infusion kann die Wirkstoffkonzentration im Blutplasma beliebig variiert werden.

Intramuskuläre und subkutane Verabreichung: Die **intramuskuläre (i. m.)** und die **subkutane (s. c.) Injektion** sind häufig genutzte Wege der Arzneimittelapplikation. Bei ihnen erfolgt die Resorption schneller als bei oraler Gabe.

Die wichtigsten Faktoren, die die **Geschwindigkeit der Resorption** vom Injektionsort limitieren, sind
- die **Löslichkeit des Pharmakons** und
- die **lokale Durchblutung**.

Die Resorption erfolgt am raschesten aus wässrigen Lösungen und bei guter lokaler Durchblutung. Die Resorption kann erheblich verlangsamt werden, wenn das Phar-

---

Transdermale Verabreichung
Die transdermale Applikation (t.d.) dient v. a. der **lokalen Therapie**. Nur stark lipophile Pharmaka können als **transdermale therapeutische Systeme (TTS)** eingesetzt werden.

▶ **Klinischer Bezug.**

Inhalative Verabreichung
Näheres zu **Inhalationsanästhetika** findet sich auf S. 269. **Andere Pharmaka** werden zur **lokalen Wirkung auf die Atemwege** als **Aerosol** inhaliert (s. S. 531). Bei größeren Aerosol-Teilchen werden nur die oberen Atemwege erreicht, bei abnehmendem Durchmesser auch die Bronchiolen und Alveolen. Bei Letzteren sind rasch eintretende systemische Wirkungen möglich.

Intravasale, intramuskuläre und subkutane Verabreichung

▶ **Definition.**

Intravasale Verabreichung: Dabei gelangt das Pharmakon direkt in den systemischen Kreislauf. Bei **i. v.-Injektion** kommte es zu einer **raschen Verdünnung**, bei **i. a.-Injektion** gelangt die **Höchstkonzentration** bis in die Endstrombahn.

▶ **Merke.**

Intramuskuläre und subkutane Verabreichung: Bei **intramuskulärer (i. m.)** und **subkutaner (s. c.) Injektion** erfolgt die Resorption schneller als bei oraler Verabreichung.

Die **Resorptionsgeschwindigkeit** vom Injektionsort steigt mit der **Löslichkeit des Pharmakons** und mit der **lokalen Durchblutung**.

3.3 Verteilung

3.3.1 Verteilungsräume und Verteilungsmechanismen

Verteilungsräume

Man unterscheidet drei anatomisch definierte **Verteilungsräume** mit jeweils definiertem Wassergehalt. In ihnen können sich Pharmaka – auch schlecht wasserlösliche – zeitlich in der genannten Reihenfolge verteilen und so an den Wirkort gelangen:

- **Intravasaler Raum:** Er enthält 3–3,5 l Wasser und entspricht ca. 4% des Körpergewichts.
- **Interstitieller Raum:** Er enthält 11–13 l Wasser und entspricht ca. 15% des Körpergewichts.
- **Intrazellulärer Raum:** Er enthält 30–35 l Wasser und entspricht ca. 40% des Körpergewichts.

Das Wasser im Extrazellularraum macht demnach 19%, das Gesamtkörperwasser 59% des Körpergewichts aus.

▶ **Merke.** Nach der intravasalen Injektion bzw. der Resorption verteilen sich Pharmaka **zunächst im intravasalen Raum**. Dabei werden die am besten durchbluteten Organe (Gehirn, Herz, Nieren, Leber) zu Beginn bevorzugt. Es folgt eine **Umverteilung** in Gewebe mit geringerer Durchblutung, also die relativ gut durchblutete Muskulatur und das schlecht durchblutete Fettgewebe.

▶ **Klinischer Bezug.** Bei sehr lipophilen Pharmaka wie den **Injektionsnarkotika** (z. B. Thiopental) sorgt einerseits sowohl die zunächst ausgeprägte Anflutung im Gehirn als auch die schnelle Permeation durch Membranen für eine **rasche Passage der Blut-Hirn-Schranke** und damit für einen schnellen Wirkungseintritt. Andererseits ist die Umverteilung in die Muskulatur und das Fettgewebe für ein rasches Wirkungsende verantwortlich (Näheres s. S. 269).

Verteilungsmechanismen

Der Verteilung von Pharmaka liegen die gleichen Mechanismen zugrunde wie der Resorption (s. S. 25). Die Permeation von Membranen erfolgt mittels Diffusion durch Membranlipide, Diffusion durch wassergefüllte Poren (d. h. Membranporen oder parazelluläre Poren), Carrier-vermittelten Transport oder mittels Pinozytose.

3.3.2 Einflüsse auf das Verteilungsmuster von Pharmaka

Im Verteilungsgleichgewicht, d. h. wenn sich die Pharmakonkonzentration in den verschiedenen Verteilungsräumen nicht mehr ändert und konstant bleibt, bestimmen **mehrere Faktoren** darüber, wie sich ein Pharmakon auf diese Räume verteilt:
- die Permeabilität des Kapillarendothels und anderer Barrieren,
- die Proteinebindung von Pharmaka,

- die pH-Verteilung,
- der Fettgehalt des Gewebes und
- Affinität zum Knochengewebe.

Permeabilität des Kapillarendothels und anderer Barrieren

Verteilungsbarrieren: Der Verteilung von Stoffen zwischen den drei Verteilungsräumen stehen folgende Barrieren entgegen:
- **Zwischen intravasalem und interstitiellem Raum** befindet sich das **Kapillarendothel**. Je nach anatomischer Lokalisation des Kapillarsystems besitzen die Endothelzellen undurchlässige Zell-Zell-Kontakte oder Membranporen (Abb. **A-3.3a**), sind also unterschiedlich durchlässig:
  - Die Zellmembranen des Kapillarendothels im **Gehirn** sind durch **Tight Junctions** so flächig miteinander verbunden, dass ein parazellulärer Transport über diese sog. **Blut-Hirn-Schranke** (Abb. **A-3.3b**) unmöglich ist.
  - Das Kapillarendothel der **Leber** weist **große parazelluläre Poren** (Abb. **A-3.3c**; Durchmesser 100 nm) auf, und es fehlt eine Basalmembran.
- **Zwischen interstitiellem und intrazellulärem Raum** befindet sich die **Zellmembran**.
- **Spezialfall:** Zwischen **fetalem und mütterlichem Intravasalraum** befindet sich die **Plazentarschranke**. Sie besteht aus dem fetalen Kapillarendothel, der es umgebenden Basalmembran, Zottenbindegewebe sowie dem Synzytiotrophoblasten und dem Trophoblasten und weist **relativ große parazelluläre Poren** auf.

Permeabilität für lipophile Substanzen: Lipophile Stoffe, d. h. Stoffe mit hohem Octanol-Wasser-Verteilungskoeffizienten, durchdringen Membranen mittels Diffusion. Deshalb sind alle Barrieren für sie leicht zu überwinden (hohe Permeabilität).

Permeabilität für hydrophile Substanzen: In den Kapillaren der **Leber** sind die parazellulären Poren so groß, dass auch große hydrophile Moleküle wie Albumin (Molekülmasse 68 kDa) durchtreten können. Leberzellen exprimieren Transporter für organische Anionen und Kationen, die einige Pharmaka (z. B. Statine) benötigen, um ihren intrazellulären Wirkort zu erreichen (s. S. 39).
Die **Blut-Hirn-Schranke** ist für hydrophile Pharmaka **praktisch impermeabel**. Deshalb wirken Pharmaka mit quartärem Stickstoff (→ hydrophil), wie die Muskarinrezeptor-Antagonisten N-Butylscopolamin und Ipratropiumbromid, nur in der Peripherie, während Pharmaka mit tertiärem Stickstoff (→ lipophil), z. B. die Muskarinrezeptor-Antagonisten Atropin und Scopolamin, auch im ZNS wirken (s. a. S. 103).

Permeabilität des Kapillarendothels und anderer Barrieren

Verteilungsbarrieren:
- **Kapillarendothel** (Abb. **A-3.3a**): Zwischen intravasalem und interstitiellem Raum. Es ist unterschiedlich durchlässig:
  - Im **Gehirn** verhindern **Tight Junctions** einen parazellulären Transport→ **Blut-Hirn-Schranke** (Abb. **A-3.3b**).
  - In der **Leber** existieren **große parazelluläre Poren** (Abb. **A-3.3c**) bei fehlender Basalmembran.
- **Zellmembran:** Zwischen interstitiellem und intrazellulärem Raum.
- **Spezialfall Plazentarschranke:** Zwischen fetalem und mütterlichem Intravasalraum. Sie verfügt über **relativ große parazelluläre Poren**.

Permeabilität für lipophile Substanzen: Sie haben eine hohe Permeabilität.

Permeabilität für hydrophile Substanzen: Durch die parazellulären Poren der **Leber** können auch hydrophile Moleküle gelangen. Organische Anionen und Kationen brauchen Transporter (s. S. 39).
Die **Blut-Hirn-Schranke** ist für hydrophile Stoffe **praktisch impermeabel**. Hydrophile Pharmaka wirken nur peripher, lipophile Pharmaka auch zentral (s. a. S. 103).

A-3.3 Verteilungsbarriere Kapillarendothel

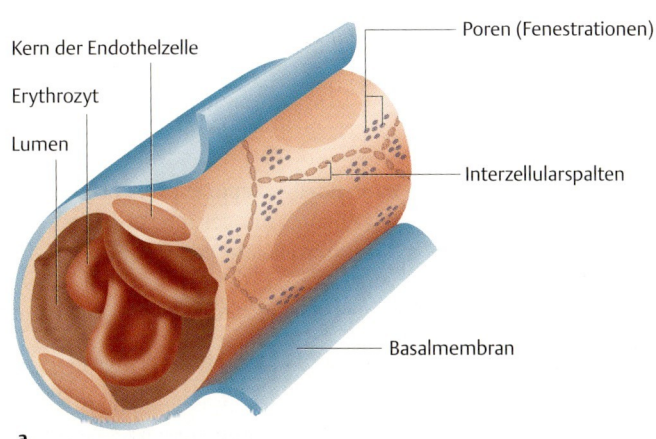
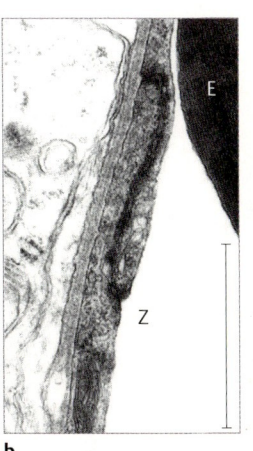
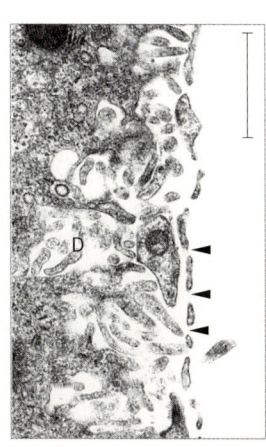

a Aufbau der Kapillarwand.
b Blut-Hirn-Schranke: Die Kapillarendothelzellen sind durch Tight Junctions (Zonula occludens, Z) miteinander „vernietet". E: Erythrozyt.
c Kapillarendothel der Leber mit parazellulären Poren (Pfeile; D: Disse-Raum).
(**a:** aus Aumüller et al., Duale Reihe Anatomie, Thieme, 2010. **b + c:** aus Lüllmann, Mohr, Hein; Taschenatlas Pharmakologie, Thieme, 2008)

▶ **Merke.**

▶ **Merke.** **Ausnahmen** sind die **zirkumventrikulären Organe**, z. B. die chemorezeptive Triggerzone im Bereich der Area postrema. Hier ist das Kapillarendothel für hydrophile Substanzen frei permeabel (weil die Endothelzellen zwar durch Tight Junctions verbunden sind, aber Fenestrationen aufweisen). **Ansonsten** sind hydrophile Pharmaka (z. B. L-DOPA) auf spezifische **Transporter** angewiesen, um ins ZNS zu gelangen.

Die Blut-Hirn-Schranke wird durch den **MDR1-Transporter**, auch **P-Glykoprotein (P-Gp)** genannt, verstärkt. (s. S. 39)

Die Schrankenfunktion der Blut-Hirn-Schranke wird durch Expression eines ATP-verbrauchenden Efflux-Transporters (s. S. 39) weiter verstärkt. Es handelt sich um den **M**ulti-**D**rug-**R**esistance-Transporter **MDR1**, der auch als **P-Glykoprotein (P-Gp)** bekannt ist.

▶ **Klinischer Bezug.**

▶ **Klinischer Bezug.** P-Gp wird in der luminalen Membran der Kapillarendothelzellen der Blut-Hirn-Schranke exprimiert und sorgt für einen aktiven **Efflux von Pharmaka zurück ins Blut**, nachdem sie bereits von den Endothelzellen aufgenommen wurden. P-Gp kann auf diesem Wege Wirkungen von Pharmaka im ZNS verhindern. Das kann erwünscht (z. B. fehlende analgetische Wirkung von Loperamid) oder unerwünscht sein (z. B. Resistenz gegenüber den Wirkungen von Antikonvulsiva). Die Arzneistoffe, die als Substrate oder Hemmstoffe von P-Gp fungieren oder seine Expression induzieren, sind in Tab. **A-3.2** (s. S. 40) aufgelistet.

Die **Plazentarschranke** ist auch für kleinere hydrophile Stoffe passierbar.

Die parazellulären Poren der **Plazentarschranke** sind relativ groß, sodass auch hydrophile Stoffe bis zu einer Molmasse von 1000 Da (wenn auch langsam) passieren können.

Proteinbindung von Pharmaka

Pharmaka liegen frei und gebunden vor. Eine reversible Bindung an **gelöste Proteine** verbessert ihre Löslichkeit, im **intravasalen und interstitiellen Raum** erfolgt dies v. a. an **Albumin** und **saure α₁-Glykoproteine**.

Proteinbindung von Pharmaka

In den oben genannten Verteilungsräumen liegen Pharmaka gewöhnlich in freier und gebundener Form vor. Pharmaka binden reversibel mit unterschiedlicher Affinität an eine Vielzahl von gelösten und membranständigen Proteinen. Durch die Bindung an **gelöste Proteine** des Blutplasmas (**Plasmaeiweißbindung = PEB**) und der interstitiellen und intrazellulären Flüssigkeit verbessert sich die Löslichkeit von Pharmaka erheblich. Im **intravasalen und im interstitiellen Raum** sind v. a. **Albumin** und das **saure α₁-Glykoprotein** an der Bindung von Pharmaka beteiligt.

▶ **Merke.**

▶ **Merke.** **Saure Pharmaka** (z. B. Penicilline, Phenprocoumon und Salicylsäure) binden v. a. an **Albumin**, das aber auch andere lipophile Substanzen (z. B. Digitoxin) hochaffin bindet. **Basische Stoffe** (z. B. Propranolol und Imipramin) binden dagegen hauptsächlich an das **saure α₁-Glykoprotein**.

▶ **Exkurs.**

▶ **Exkurs.** **Bindungskapazität von Albumin**
Jedes Albuminmolekül hat zwei Domänen, an die Pharmaka binden können. Da die Albuminkonzentration im Plasma 0,6 mmol/l beträgt, hat das Plasma-Albumin eine Bindungskapazität von 1,2 mmol/l. Für die meisten Pharmaka liegt die Plasmakonzentration für erwünschte Wirkungen weit unterhalb von 1,2 mmol/l. Deshalb ist die Bindung an Albumin normalerweise von einer Sättigung weit entfernt.

Etwa 50 % des gesamten **Albumins** befindet sich im **interstitiellen Raum**. Pharmakabindende **Membranproteine** und **intrazelluläre Proteine** sind bislang wenig erforscht.

Albumin spielt als Bindungsort auch im **interstitiellen Raum** eine wichtige Rolle, da sich etwa 50 % des insgesamt vorhandenen Albumins in der interstitiellen Flüssigkeit befinden. Über **Membranproteine** und **intrazelluläre Proteine**, die Pharmaka binden, ist wenig bekannt. Man weiß jedoch, dass besonders lipophile, schwach basische Pharmaka mit hoher Affinität von zellulären Proteinen gebunden werden.

▶ **Merke.**

▶ **Merke.** Auch wenn die Bindung reversibel ist, kann sich nur das ungebundene Pharmakon im Körper verteilen und wirken. Eine hochaffine Bindung in einem Kompartiment, z. B. die Bindung von Digitoxin, Phenprocoumon und Salicylsäure an Plasmaproteine, kann deshalb die Verteilung dieser Stoffe in ein anderes Kompartiment behindern.

Näheres zur **hochaffinen Plasmaproteinbindung** siehe Abb. **A-3.4**.

Eine **hochaffine Plasmaproteinbindung** beeinträchtigt nicht nur die Verteilung (z. B. zum Wirkort), sondern verlangsamt auch die Elimination des Pharmakons (Abb. **A-3.4**).

A-3.4 Wirkung und Elimination von Pharmaka in Abhängigkeit von ihrer Plasmaproteinbindung

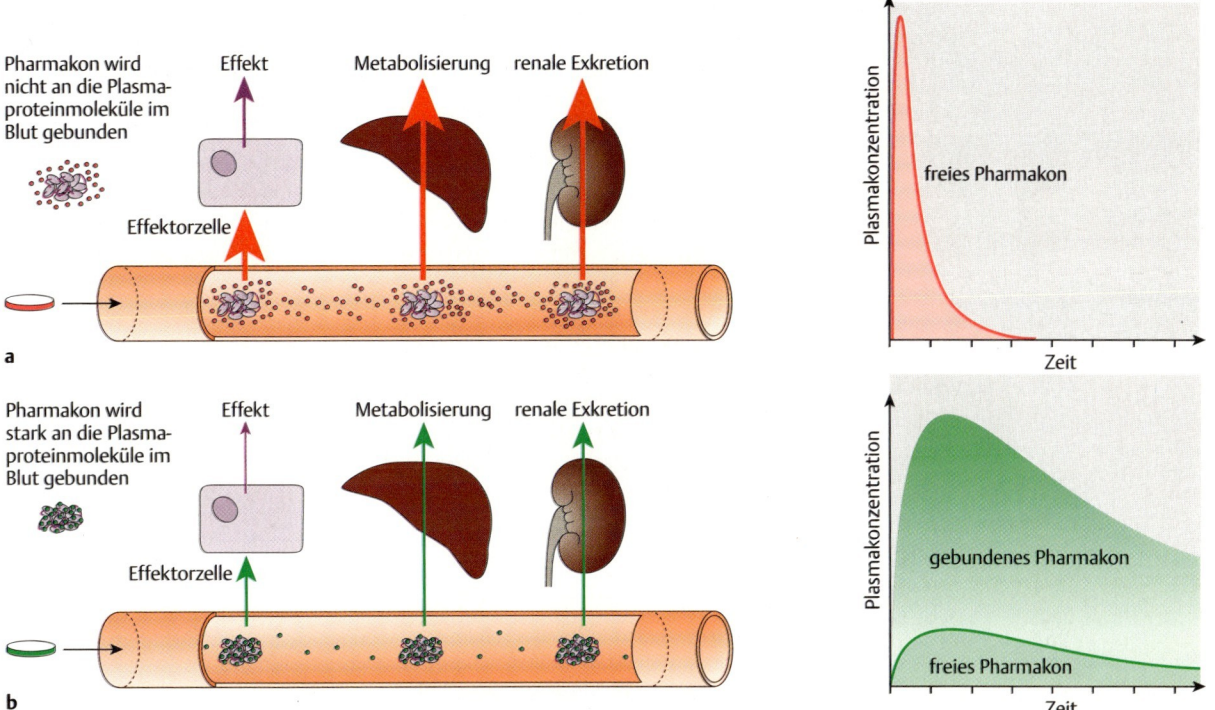

a Keine oder geringe Plasmaeiweißbindung: Solche Pharmaka erreichen sehr schnell eine hohe Plasmakonzentration und dadurch eine starke Wirkung im Zielgewebe (Effektorzelle). Sie werden aber auch sehr schnell eliminiert, da sie rasch in andere Kompartimente verteilt und dabei metabolisiert oder direkt renal ausgeschieden werden.
b Hohe Plasmaeiweißbindung: Solche Pharmaka erzielen eine schwächere Wirkung in den Effektorzellen, da nur der freie (ungebundene) Anteil ins Zielgewebe gelangen kann. Aus diesem Grund werden sie auch nur langsam elimiert. Das hat zur Folge, dass die Wirkung länger anhält, da länger wirksame Plasmakonzentrationen vorhanden sind. Der Anteil des freien Pharmakons, der in der Leber metabolisiert oder renal ausgeschieden wird, wird aus der gebundenen Fraktion des Pharmakons nachgeliefert, da freies und gebundenes Pharmakon in einem dynamischen Gleichgewicht stehen.

pH-Verteilung (Ionenfalle)

Bei schwachen Basen und Säuren besteht ein Gleichgewicht zwischen den ionisierten und nicht ionisierten Molekülformen. Die Position dieses Gleichgewichts hängt vom pH ab (Henderson-Hasselbalch-Gleichung, s. S. 26). Da nur das ungeladene Molekül Diffusionsbarrieren rasch überwinden kann, ergeben sich zwischen Flüssigkeitsräumen mit unterschiedlichem pH erhebliche Unterschiede bezüglich der Konzentration der ionisierten Moleküle. Abb. **A-3.5** zeigt exemplarisch die theoretischen Konzentrationen für Imipramin und Salicylsäure in drei Flüssigkeitsräumen.

pH-Verteilung (Ionenfalle)

Bei schwachen Basen und Säuren existiert ein pH-abhängiges Gleichgewicht zwischen der ionisierten und nicht ionisierten Form (Henderson-Hasselbalch-Gleichung, s. S. 26). Nur ungeladene Moleküle können Diffusionsbarrieren rasch überwinden (s. a. Abb. **A-3.5**).

▶ **Klinischer Bezug.** Schwache Säuren reichern sich bei relativ hohem pH (wie im Zytosol der Epithelzellen der Magenschleimhaut; pH 7,4) und schwache Basen bei niedrigem pH (wie im Magensaft; pH 2) erheblich an (Abb. **A-3.5**). Bei Vergiftungen mit **trizyklischen Antidepressiva** (z. B. Imipramin) lohnt es sich daher, den Magen wiederholt zu spülen. Die Anreicherung der **Salicylsäure** in den Epithelzellen der Magenschleimhaut trägt zur Schädigung des Schleimhautepithels durch solche Säuren und dem hohen Risiko von Schleimhautblutungen aus Erosionen oder Ulzera (s. Abb. **B-6.12** auf S. 236) bei. Darüber hinaus kann man sich in der klinischen Praxis das Prinzip der Ionenfalle zur Verbesserung der renalen Ausscheidung von Arzneistoffen zunutze machen. So kann z. B. die renale Ausscheidung von Salicylsäure durch Gabe von Bikarbonat und/oder Acetazolamid beschleunigt werden, weil durch die Alkalisierung des Urins die tubuläre Rückresorption von Salicylsäure verringert wird.

▶ **Klinischer Bezug.**

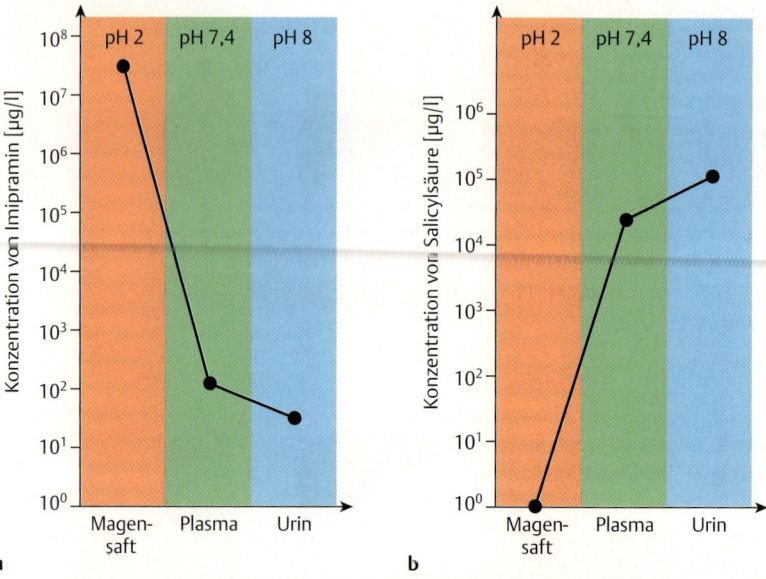

A-3.5 Theoretische Verteilung einer schwachen Base (a) und einer schwachen Säure (b) in drei verschiedenen Flüssigkeitsräumen mit unterschiedlichem pH

Für die nicht ionisierten Formen von Imipramin (a) und Salicylsäure (b) wurde die Annahme gemacht, dass im Verteilungsgleichgewicht in allen drei Wasserräumen eine Konzentration von 1 µg/l vorliegt. Die gezeigten Konzentrationen für die ionisierten Formen von Imipramin (pK_a 9,5) und Salicylsäure (pK_a 3,0) wurden unter Berücksichtigung der angegebenen pH-Werte mithilfe der Henderson-Hasselbalch-Gleichung (s. S. 26) berechnet.

Fettgehalt des Gewebes

Das **nicht polare Kompartiment** des Körperfettes ist bei der Berechnung von Verteilungsräumen (s. S. 30) meist unwichtig. Die **schlechte Durchblutung** begrenzt die Verteilung ins **Fettgewebe**, eine Ausnahme stellen bestimmte Narkotika dar (s. S. 272).

Fettgehalt des Gewebes

Körperfett repräsentiert ein **nicht polares Kompartiment**. In der Praxis ist es als Teil von berechneten Verteilungsräumen (s. S. 30) meist ohne große Bedeutung, denn die meisten lipophilen Pharmaka haben zu niedrige effektive Fett-Wasser-Verteilungskoeffizienten. Hinzu kommt, dass die **schlechte Durchblutung des Fettgewebes** eine Verteilung ins Körperfett erheblich verzögert und letztlich auch begrenzt. Unter den Narkotika gibt es allerdings Stoffe, die sich im Körperfett anreichern können, z. B. das Inhalationsnarkotikum Halothan und das Injektionsnarkotikum Thiopental. Bei Letzterem trägt die Anreicherung im Fettgewebe infolge der Umverteilung auch zum Wirkungsende bei (s. S. 272).

Affinität zum Knochengewebe

Pharmaka mit **hoher Affinität zum Knochengewebe** sind z. B.:
- Tetrazykline
- Strontium
- Bisphosphonate

Affinität zum Knochengewebe

Einige wenige Pharmaka haben aufgrund ihrer physikochemischen Eigenschaften eine **hohe Affinität zum Knochengewebe**. Beispiele:
- **Tetrazykline:** Sie bilden mit Ca^{2+} Chelate und lagern sich dann in der Epiphysenfuge und im Zahnschmelz ab. Dadurch führen sie zu Wachstumsstörungen und zur fleckigen Gelbfärbung der Zähne. Deshalb sind sie in der Schwangerschaft und bei Kindern unter 8 Jahren kontraindiziert.
- **Strontium (Sr^{2+}):** Es wird wie Ca^{2+} ins Knochengewebe eingebaut. Strontiumranelat, das Strontiumsalz der Ranelinsäure, wird zur Therapie der Osteoporose verwendet.
- **Bisphosphonate:** Wegen ihrer hohen Affinität zum Hydroxylapatit bleiben sie langfristig im Knochen und werden hier von Osteoklasten aufgenommen, deren Funktion sie hemmen. Sie werden zur Behandlung der Osteoporose und von Knochenmetastasen angewendet.

3.4 Elimination

Pharmaka werden mittels **Metabolisierung (Biotransformation)** und/oder **Ausscheidung (Exkretion)** eliminiert.

3.4.1 Elimination durch Metabolisierung (Biotransformation)

Hydrophile Pharmaka werden durch Ausscheidung über die Nieren eliminiert. **Lipophile Stoffe** können den Körper auf diesem Wege nicht verlassen, da sie im Zuge der Harnkonzentrierung im Tubulussystem der Nieren durch Rückresorption aus dem Primärharn entfernt werden. Sie werden deshalb durch **Metabolisierung** – in der Regel v. a. in der **Leber**, in geringerem Maße in der **Dünndarmschleimhaut** – eliminiert. Bei einigen wenigen Pharmaka findet die Metabolisierung in der Niere oder im Blutplasma statt.

> ▶ **Klinischer Bezug.** Das depolarisierende Muskelrelaxans **Suxamethonium** und das nicht depolarisierende Muskelrelaxans **Mivacurium** werden von der unspezifischen Cholinesterase (Pseudocholinesterase) abgebaut, einem im Blutplasma gelösten Enzym, das in der Leber gebildet und ins Plasma sezerniert wird. Bei Leberfunktionsstörungen oder einem Defekt des Enzyms (Gendefekt) kann die Wirkdauer von normalerweise 7 bzw. 15 min stark verlängert sein, sodass der Betroffene postoperativ stundenlang beatmet werden muss.

> ▶ **Merke.** Die Metabolisierung in der Leber bzw. in der Dünndarmschleimhaut ist entscheidend für die schnelle Elimination lipophiler Pharmaka.

Ihre lipophilen Eigenschaften erleichtern es vielen Stoffen, die intrazellulär lokalisierten metabolisierenden Enzyme zu erreichen. Bei einigen Pharmaka (z. B. Statine wie Simvastatin) helfen Transporter bei der Überwindung der Zellmembran. Als Folge der Metabolisierung geht die Wirksamkeit von Pharmaka meist verloren oder wird deutlich reduziert. Von dieser Regel gibt es zwei wichtige Ausnahmen:

> ▶ **Merke.** Einerseits kann die Metabolisierung zur Bildung **wirksamer Metaboliten** führen, die zur Wirksamkeit eines Pharmakons beitragen. Andererseits kann die Metabolisierung die entscheidende Voraussetzung für das Wirksamwerden eines Pharmakons sein. Die unwirksame Ausgangssubstanz wird dann als **Pharmakonvorstufe** oder **Prodrug** bezeichnet.

Ein **Beispiel** für die Bildung **wirksamer Metabolite** ist die Metabolisierung des Anxiolytikums **Diazepam**: Dieses wird zum ebenfalls wirksamen N-Desmethyldiazepam (Nordiazepam) umgesetzt, das wiederum in das gleichfalls wirksame Oxazepam umgewandelt wird (Näheres s. S. 277). Nordiazepam wird sehr viel langsamer eliminiert als Diazepam und verlängert deshalb die Wirkdauer von Diazepam. Oxazepam ist ein kurz wirkendes Anxiolytikum und wird auch selbst als Arzneistoff angewendet.

Einige wenige Beispiele für **Prodrugs** sind:
- **Enalapril**, das in der Leber durch Hydrolyse in die als ACE-Hemmer wirkende Enalaprilsäure (Enalaprilat) umgewandelt wird.
- **Omeprazol**, das pH-abhängig in die als Protonenpumpenhemmer wirkende Substanz Omeprazol-Sulfenamid umgewandelt wird.
- Das weitgehend unwirksame **Codein**, das zum wirksamen Morphin O-demethyliert wird.
- Das Antiöstrogen **Tamoxifen**, das CYP2D6- und CYP3A4-vermittelt zu dem für die Wirkung verantwortlichen Metaboliten 4-Hydroxy-N-Desmethyltamoxifen (Endoxifen) abgebaut wird.
- **Sulfasalazin**, das bei Colitis ulcerosa verwendet wird. Es wird von Bakterien im Kolon in das Antiphlogistikum 5-Aminosalicylsäure (Mesalazin) und Sulfapyridin gespalten (s. S. 199). Sulfapyridin ist für viele unerwünschte Wirkungen von Sul-

fasalazin verantwortlich und sorgt bei anderen Indikationen (rheumatoide Arthritis, Spondylitis ankylosans) vermutlich auch für erwünschte Wirkungen.
Bei der Metabolisierung von Pharmaka unterscheidet man zwei aufeinander folgende Phasen enzymatisch katalysierter Reaktionen: Phase-I- und Phase-II-Reaktionen.

Phase-I-Reaktionen

Phase-I-Reaktionen

In dieser katabolen Phase-I-Reaktion werden lipophile Substanzen, durch Einführung oder Freilegung funktioneller Gruppen, in hydrophilere Substanzen umgewandelt (Abb. **A-3.6**).

Phase-I-Reaktionen überführen lipophile Substanzen durch Einführung oder Freilegung funktioneller, meist polarer Gruppen (z. B. -OH, -NH$_2$, -COOH) in hydrophilere Substanzen, die entweder direkt oder erst im Anschluss an eine Phase-II-Reaktion renal oder biliär ausgeschieden werden (Abb. **A-3.6**). Phase-I-Reaktionen sind katabole Reaktionen, die durch Cytochrom-P$_{450}$-Enzyme oder durch andere Oxidationsenzyme katalysiert werden.

▶ Merke.

▶ Merke. **Cytochrom-P$_{450}$-Enzyme (CYP-Enzyme)** sind membrangebundene Proteine, die v. a. im glatten endoplasmatischen Retikulum der Leberzellen vorkommen, aber auch (besonders CYP3A4) in den Epithelzellen der Dünndarmschleimhaut (Tab. **A-3.1**). Sie katalysieren durch Übertragung von atomarem Sauerstoff die Oxidation, Hydroxylierung, Desalkylierung, Desaminierung oder Dehalogenierung von Pharmaka.

Häufig wird ein Pharmakon von mehreren CYP-Enzymen abgebaut (Tab. **A-3.1**).

Es sind aber auch noch **andere Oxidationsenzyme** an der Phase-I-Reaktion beteiligt.

CYP-Enzyme haben eine sehr breite Substratspezifität. Häufig wird ein Pharmakon von mehreren CYP-Enzymen abgebaut (Tab. **A-3.1**).
Neben den CYP-Enzymen gibt es **andere Oxidationsenzyme**, die Phase-I-Reaktionen katalysieren. Dazu gehören die Xanthinoxidase, Alkohol- und Aldehyddehydrogenasen, flavinabhängige Monooxygenasen, Aminoxidasen, Reduktasen und Hydrolasen.

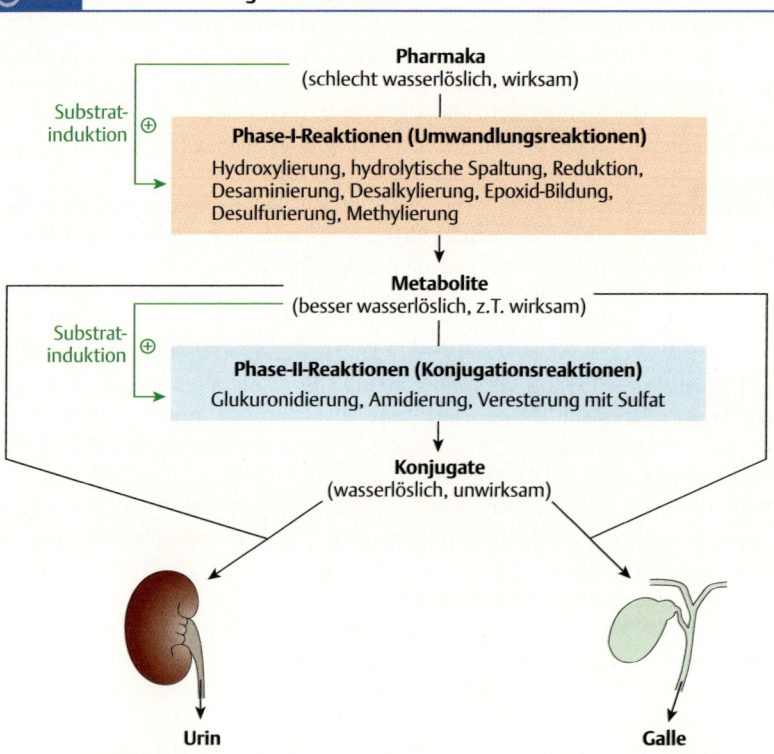

A-3.6 **Metabolisierung von Pharmaka**

Durch **Phase-I-Reaktionen** werden Pharmaka in besser wasserlösliche, z. T. noch wirksame Metabolite umgewandelt. Diese werden dann durch **Phase-II-Reaktionen** in unwirksame Konjugate überführt, die renal oder biliär ausgeschieden werden können. Auf beiden Reaktionsstufen kann eine **Substratinduktion** stattfinden, d. h. die Pharmaka bzw. Metabolite können die Expression der Enzyme, über die sie selbst verstoffwechselt werden, induzieren.

Letztere bauen z. B. Acetylsalicylsäure zu Acetat und Salicylsäure ab. Auch diese Enzymsysteme werden in Leberzellen exprimiert, kommen aber nicht nur in Leberzellen vor.

≡ A-3.1 Die wichtigsten Cytochrom-P$_{450}$-Isoenzyme (CYP-Isoenzyme) und einige typische Substrate, Inhibitoren und Induktoren

CYP-Isoenzym	Vorkommen	Substrate	Inhibitoren	Induktoren
CYP1A2	Leberzellen	<ul><li>Amitriptylin, Imipramin</li><li>Clozapin, Olanzapin</li><li>Koffein</li><li>Östradiol</li><li>Fluvoxamin</li><li>Haloperidol</li><li>Naproxen</li><li>Paracetamol</li><li>Theophyllin</li><li>Verapamil</li></ul>	<ul><li>Fluvoxamin</li><li>Ciprofloxacin</li><li>Cimetidin</li><li>Amiodaron</li><li>Fluorchinolone</li><li>Grapefruitsaft</li><li>Hyperforin/Hypericin[1]</li></ul>	<ul><li>Brokkoli</li><li>Rosenkohl</li><li>Insulin</li><li>Tabakrauch</li><li>Omeprazol</li></ul>
CYP2B6	Leberzellen	<ul><li>Cyclophosphamid</li><li>Efavirenz</li><li>Bupropion</li><li>Methadon</li></ul>	<ul><li>Thiotepa</li><li>Ticlopidin</li></ul>	<ul><li>Phenobarbital</li><li>Rifampicin</li><li>Phenytoin</li></ul>
CYP2C8/9	Leberzellen	<ul><li>Losartan, Irbesartan</li><li>nichtsteroidale Antiphlogistika</li><li>Sulfonylharnstoffe</li><li>Repaglinid, Nateglinid</li><li>Amitriptylin</li><li>Fluoxetin</li><li>Fluvastatin</li><li>Paclitaxel</li><li>Phenprocoumon, Warfarin</li><li>Tamoxifen</li></ul>	<ul><li>Gemfibrozil</li><li>Fluconazol</li><li>Trimethoprim</li><li>Amiodaron</li><li>Fenofibrat</li><li>Fluvastatin</li><li>Fluvoxamin</li><li>Sertralin</li><li>Probenecid</li><li>Sulfamethoxazol</li></ul>	<ul><li>Rifampicin</li><li>Phenobarbital</li><li>Bosentan</li></ul>
CYP2C19	Leberzellen	<ul><li>Amitriptylin, Imipramin</li><li>Clopidogrel</li><li>Diazepam</li><li>Citalopram</li><li>Fluoxetin, Sertralin</li><li>Moclobemid</li><li>Progesteron</li><li>Propranolol</li><li>Protonenpumpen-Hemmer</li><li>Phenobarbital, Phenytoin</li></ul>	<ul><li>Cimetidin</li><li>Omeprazol</li><li>Fluconazol</li><li>Fluoxetin, Paroxetin</li><li>Fluvoxamin</li><li>Topiramat</li><li>Voriconazol</li></ul>	<ul><li>Carbamazepin</li><li>Prednisolon</li><li>Rifampicin</li><li>Hyperforin[1]</li></ul>
CYP2D6	Leberzellen	<ul><li>Tamoxifen</li><li>β-Rezeptor-Antagonisten</li><li>Antidepressiva (z. B. Amitriptylin, Imipramin)</li><li>viele Neuroleptika</li><li>Codein, Tramadol, Oxycodon</li><li>Metoclopramid</li><li>Amphetamin, Methylphenidat</li><li>Klasse-I-Antiarrhythmika</li></ul>	<ul><li>Bupropion</li><li>Fluoxetin, Paroxetin</li><li>Chinidin</li><li>Sertralin, Citalopram</li><li>Duloxetin</li><li>Terbinafin</li><li>Amiodaron</li><li>Cimetidin</li></ul>	<ul><li>Rifampicin</li><li>Dexamethason</li></ul>
CYP2E1	<ul><li>Leberzellen</li><li>Magen-Darm-Trakt</li></ul>	<ul><li>volatile Inhalationsnarkotika</li><li>Alkohol</li><li>Paracetamol</li><li>Theophyllin</li></ul>	Disulfiram	<ul><li>Alkohol</li><li>Isoniazid</li></ul>

Fortsetzung ▶

≡ A-3.1 Fortsetzung

CYP-Isoenzym	Vorkommen	Substrate	Inhibitoren	Induktoren
CYP3A4	• Leberzellen • Enterozyten (Dünndarm)	**60% aller Pharmaka**, wichtige Beispiele: • Ciclosporin, Tacrolimus und Sirolimus • HIV-Protease-Hemmer • Makrolide • Benzodiazepine • Ca^{2+}-Kanalblocker • Statine • Ethinylestradiol, Progesteron • Hydrocortison • Prednisolon • Dexamethason • Aripripazol, Pimozid, Haloperidol, Risperidon • Sildenafil • Fentanyl	• HIV-Protease-Hemmer • Clarithromycin • Telithromycin • Itraconazol • Voriconazol • Aprepitant • Erythromycin • Fluconazol • Verapamil • Diltiazem • Grapefruitsaft	• Hyperforin/Hypericin[1] • Carbamazepin • Oxcarbazepin • Glukokortikoide • Phenytoin • Phenobarbital • Pioglitazon • Rifampicin • Nevirapin • Efavirenz • HIV-Protease-Hemmer

[1] wichtige Inhaltsstoffe in Johanniskrautextrakten.

Phase-II-Reaktionen

In dieser synthetischen Phase werden die funktionellen Gruppen **mit körpereigenen Molekülen konjugiert**. Die resultierende bessere Wasserlöslichkeit **erleichtert die renale und biliäre Ausscheidung** (Abb. **A-3.6**).

Phase-II-Reaktionen

Phase-II-Reaktionen sind synthetische Reaktionen und beinhalten die **Konjugation** von im Phase-I-Metabolismus eingeführten funktionellen Gruppen **mit körpereigenen Molekülen**. Manche Stoffe sind bereits primär (d. h. ohne vorausgegangene Phase-I-Reaktion) Substrate für Konjugationsreaktionen. Phase-II-Reaktionen **erleichtern die renale und biliäre Ausscheidung**, weil ihre Produkte in aller Regel wesentlich besser wasserlöslich sind als die Ausgangssubstanzen (Abb. **A-3.6**).

▶ **Merke.**

▶ **Merke.** Wichtige Phase-II-Reaktionen sind die Glukuronidierung, Sulfatierung, Methylierung, Acetylierung und die Konjugation mit Aminosäuren oder Glutathion.

Die beteiligten Enzyme sind **Transferasen**. Sie kommen in der Leber und in zahlreichen anderen Geweben vor.

Die verantwortlichen Enzyme werden **Transferasen** genannt. Dazu gehören die Uridindiphosphat-Glukuronosyltransferasen (UGT, von denen es 17 Isoformen gibt), Sulfotransferasen (SULT, von denen es 13 Isoformen gibt), Methyltransferasen (die N-, O- oder S-Methylierungsreaktionen katalysieren), Typ-I- und Typ-II-N-Acetyltransferasen und Glutathion-S-Transferasen (GST, die stark reaktive Verbindungen durch Konjugation mit dem endogenen Tripeptid Glutathion entgiften). Sie kommen in der Leber und meist auch in vielen anderen Organen und Geweben vor.

▶ **Klinischer Bezug.**

▶ **Klinischer Bezug.** Ein geringer Anteil des Analgetikums **Paracetamol** wird in einer Phase-I-Reaktion zu einem stark reaktiven Metaboliten oxidiert, der normalerweise durch Konjugation mit dem SH-Gruppen-Donator Glutathion entgiftet wird. Bei Tagesdosierungen von mehr als 7,5 g – bei Leberschäden oder bei Enzyminduktion durch andere Pharmaka (s. S. 239) auch bei niedrigeren Tagesdosierungen – kann es zur **Erschöpfung der hepatischen Glutathionreserven** und infolgedessen zu Leberzellnekrosen kommen. Diese können solche Ausmaße annehmen, dass sie zu **Leberversagen** führen. Deshalb ist nach Überdosierung von Paracetamol die frühzeitige Verabreichung des SH-Gruppen-Donators **N-Acetylcystein** wichtig.

3.4.2 Elimination durch Ausscheidung (Exkretion)

Pharmaka werden von der Niere, der Leber, dem Darm und der Lunge ausgeschieden; in der Lunge durch Diffusion, sonst v. a. transportervermittelt.

3.4.2 Elimination durch Ausscheidung (Exkretion)

An der Ausscheidung von Pharmaka sind **vier Organe** beteiligt: Niere, Leber, Darm und Lunge. Die Lunge fungiert nur bei Inhalationsnarkotika als Ausscheidungsorgan. Und nur in diesem Falle werden Pharmaka durch reine Diffusion ausgeschieden. In allen übrigen Ausscheidungsorganen erfolgt die Ausscheidung (abgesehen von der glomerulären Filtration) transportervermittelt.

> **Merke.** Die für die Ausscheidung von Pharmaka wichtigen Transporter sind **aktive, ATP-verbrauchende Transporter**.

Aktive Transporter verbrauchen Energie – gewonnen aus der Hydrolyse von ATP – und katalysieren Transporte durch Zellmembranen gegen einen Konzentrationsgradienten („Bergauftransport"). Man unterscheidet zwischen primär- und sekundäraktivem Transport:

- **Primär-aktive Transporter** sind immer auch ATPasen, d. h. sie selbst hydrolysieren ATP. Typische Beispiele sind die Na$^+$/K$^+$-ATPase, die K$^+$/H$^+$-ATPase und **ABC-Transporter** (ABC steht für **A**TP-**b**inding **C**assette). Letztere transportieren körpereigene Substanzen (Testosteron, Progesteron, Aldosteron) oder Pharmaka (s. u.) immer aus der Zelle in den Extrazellularraum; es sind also stets **Efflux-Transporter** (Auswärtstransporter).
- **Sekundär-aktive Transporter** sind keine ATPasen. Sie beziehen ihre Energie aus dem elektrochemischen Gradienten von Ionen (meist Na$^+$), der durch einen primär-aktiven Transport unter ATP-Hydrolyse aufgebaut wurde. Der Energietransfer gelingt dadurch, dass der Transporter den Bergabtransport von Na$^+$ **(erstes Substrat)** mit dem Bergauftransport von z. B. Glukose oder Serotonin **(zweites Substrat)** koppelt. Wenn der Transporter beide Substrate in dieselbe Richtung transportiert, spricht man von einem Kotransporter oder Symporter, bei entgegengesetzten Transportrichtungen beider Substrate von einem Counter-Transporter oder Antiporter. Viele Symporter transportieren aus dem Extrazellularraum in die Zelle, sind also **Influx-Transporter** (Einwärtstransporter), wie z. B. der **SGLT 1** (der Na$^+$ und Glukose aus dem Dünndarmlumen in Enterozyten transportiert) oder der **SERT** (der Na$^+$ und Serotonin aus dem Plasma in Thrombozyten oder aus dem synaptischen Spalt in serotoninerge Neurone transportiert).

Die für die Ausscheidung von Pharmaka wichtigsten Transporter sind zusammen mit einigen ihrer Substrate und Inhibitoren in Tab. A-3.2 zusammengestellt. Der **MDR1**-Transporter, im klinischen Sprachgebrauch **P-Glykoprotein (P-Gp)** genannt, und die **MRP**-Transporter (MRP steht für **M**ultidrug **R**esistance-associated **P**rotein) sind **ABC-Transporter**, die einen Auswärtstransport von ungeladenen Stoffen oder organischen Kationen (P-Gp) bzw. organischen Anionen (MRP-Transporter) katalysieren. Sie wurden ursprünglich in Tumorzellen beschrieben und verursachen dort eine Resistenz gegen eine Vielzahl von Zytostatika. **OA- und OC-Transporter** dagegen sind zwei Gruppen von **sekundär-aktiven Transportern** für organische Anionen (OA) oder Kationen (OC).

Renale Ausscheidung

Die renale Elimination von Pharmaka erfolgt durch **Ausscheidung im Urin**. Von ganz wenigen Ausnahmen abgesehen (z. B. Insulin, Imipenem) ist die Niere kein Organ, in dem Arzneimittel metabolisch eliminiert werden.

> **Merke.** Man spricht nur dann von renaler Elimination eines Pharmakons, wenn es unverändert mit dem Urin ausgeschieden wird. Wenn Metaboliten dieses Pharmakons im Urin erscheinen, bedeutet das nicht, dass das Pharmakon, sondern dass seine Metaboliten renal eliminiert werden. Die häufig getroffene Feststellung, ein Pharmakon werde in Form von Metaboliten renal eliminiert, ist somit falsch und hochgradig verwirrend.

Die Niere hat zwei Möglichkeiten, Pharmaka auszuscheiden, nämlich durch glomeruläre Filtration und durch tubuläre Sekretion.

Glomeruläre Filtration

Etwa **20 % des renalen Plasmaflusses** werden glomerulär filtriert. Die Filtration ist ein isoosmotischer Transfer von Plasmawasser und allen gelösten und nicht an Plasmaproteine gebundenen Stoffen bis zu einer Molmasse von 20 kDa. Von einigen Makromolekülen wie z. B. Heparin (Molmasse 750–1000 kDa) abgesehen, werden alle Pharmaka glomerulär filtriert. Die Pharmakonkonzentration im Filtrat (Primärharn) entspricht der Konzentration des freien (nicht gebundenen) Pharmakons im Plasma.

A-3.2 Transporter, die an der renalen, biliären und intestinalen Ausscheidung von Pharmaka beteiligt sind

Transporter	Vorkommen	Substrate	Inhibitoren	Induktoren
MDR1[1]	- Dünndarm-Enterozyten - Nierentubuluszellen - Leberzellen - Endothelzellen der Blut-Hirn-Schranke	- Antikonvulsiva (z. B. Carbamazepin, Phenytoin, Gabapentin, Lamotrigin, Topiramat) - Anthrazykline - Vinca-Alkaloide - Taxane - Ciclosporin, Tacrolimus - Steroide (z. B. Prednisolon, Dexamethason, Testosteron, Progesteron) - Digoxin, Digitoxin - Chinidin - Erythromycin, Clarithromycin - Levofloxacin - Fexofenadin, Cimetidin - HIV-Protease-Hemmer - Loperamid - Simvastatin, Lovastatin - Verapamil, Diltiazem	- Chinidin - Ciclosporin - Erythromycin, Clarithromycin - Ritonavir - Spironolacton - Verapamil	- Hyperforin/Hypericin[2] - Rifampicin
MRP[3]	- Nierentubuluszellen - Dünndarm-Enterozyten - Leberzellen	- Antikonvulsiva (z. B. Carbamazepin, Phenytoin, Valproinsäure) - Glukuronsäurekonjugate - Schwefelsäurekonjugate - Folsäure - Methotrexat - Saquinavir, Ritonavir, Indinavir - ACE-Hemmer		Rifampicin
OA-Transporter[4]	- Nierentubuluszellen - Leberzellen	organische Anionen, z. B.: - ACE-Hemmer - Methotrexat - nichtsteroidale Antiphlogistika - Penicilline - Atorvastatin, Rosuvastatin - Fibrate - Thiazid-Diuretika - Glukuronsäurekonjugate - Schwefelsäurekonjugate	Probenecid	
OC-Transporter[5]	- Nierentubuluszellen - Leberzellen	organische Kationen, z. B.: - Chinidin - Cimetidin, Ranitidin - Amphetamin, Dopamin - Ethambutol - Metformin - Triamteren, Amilorid - Vecuronium	- Cimetidin - N-Acetylprocainamid	

[1] **M**ulti **D**rug **R**esistance 1 (identisch mit P-Glykoprotein); [2] sind wichtige Inhaltsstoffe in Johanniskrautextrakten; [3] **M**ultidrug **R**esistance-associated **P**rotein; [4] **O**rganische **A**nionentransporter; [5] **O**rganische **C**ationentransporter.

▶ Merke.

▶ Merke. Die Konzentrierung des Primärharns im renalen Tubulussystem (nur 1% des Filtratvolumens erscheint im Urin) führt zur passiven Rückresorption aller lipophilen Stoffe. Bei organischen Säuren und Basen werden nur die nicht ionisierten Moleküle tubulär rückresorbiert.

Der ionisierte Anteil sowie polare Stoffe erscheinen ca. **100-fach konzentriert im Urin**. Die Ausscheidung ist pH-abhängig: Basen werden im sauren und Säuren im basischen Urin am schnellsten ausgeschieden.

Der ionisierte Anteil und andere polare Stoffe (z. B. Digoxin) erscheinen etwa **100-fach konzentriert im Urin**. Das Ausmaß der Ionisierung und damit das Ausmaß der renalen Ausscheidung von sauren und basischen Pharmaka hängt nach der Henderson-Hasselbalch-Gleichung entscheidend vom Urin-pH ab: Basen werden am schnellsten im sauren und Säuren am schnellsten im basischen Urin ausgeschieden.

Tubuläre Sekretion

Der Anteil der Pharmaka, der nicht filtriert wird (mindestens 80 % der den Nieren angebotenen Pharmakonmenge), gelangt in die peritubulären Kapillaren des proximalen Tubulus. Aus dem Kapillarblut werden die Pharmaka in die Epithelzellen des proximalen Tubulus und von dort ins Tubuluslumen transferiert – jeweils mithilfe von Transportern: Tubulusepithelzellen exprimieren u. a. zwei voneinander unabhängige Gruppen von Transportern mit breitem Substratspektrum, die Moleküle – z. B. Pharmaka – mit einer Molmasse ≤ 400 Da transportieren. Es handelt sich um Transporter für organische Anionen **(OA-Transporter)**, solche für organische Kationen **(OC-Transporter)** und einige andere Transporter (Abb. **A-3.7**).

▶ **Merke.** Die tubuläre Sekretion organischer Anionen und Kationen wird vermittelt durch das Zusammenspiel von Influx-Transportern (Einwärtstransporter) auf der Blutseite der Tubuluszellen und Efflux-Transportern (Auswärtstransporter) auf der Urinseite der Tubuluszellen.

Die **Influx-Transporter** (Abb. **A-3.7**) sind:
- **OA-Transporter**, die den Anionen-Influx mit dem Efflux von α-Ketoglutarat koppeln. α-Ketoglutarat gelangt über einen auf der Blutseite der Tubuluszellen operierenden Kotransporter zusammen mit Na^+ aus dem Extrazellularraum in die Tubuluszellen und wird dort entsprechend dem Na^+-Gradienten angereichert.
- **OC-Transporter**, die das Membranpotenzial als treibende Kraft für den Kationen-Influx nutzen.

Die **Efflux-Transporter** (Abb. **A-3.7**) sind:
- **OA-Transporter** mit noch unbekanntem Transportmodus.
- **OC-Transporter**, die den Kationen-Efflux mit einem H^+-Influx koppeln.
- Außerdem sind **P-Gp (MDR1)** (für organische Kationen) und **MRP-Transporter** (für organische Anionen) als Efflux-Transporter beteiligt.

Diese Transportsysteme transferieren ionisierte organische Basen und Säuren gegen hohe elektrochemische Gradienten ins Tubuluslumen. Sie sind so effizient, dass die Plasmakonzentration der sezernierten Stoffe im venösen Nierenblut auf nahezu Null abfallen kann.

▶ **Merke.** Im Gegensatz zur glomerulären Filtration wird nicht nur der freie, sondern auch der im Plasma gebundene Anteil der Pharmaka (nach Dissoziation von den Plasmaproteinen) tubulär sezerniert.

Tubuläre Sekretion

Der nicht filtrierte Anteil der Pharmaka gelangt im proximalen Tubulus mit Hilfe von Transportern ins Lumen. Es gibt u. a. **OA-Transporter** und **OC-Transporter** (Abb. **A-3.7**).

▶ **Merke.**

Influx-Transporter (Abb. **A-3.7**):
- OA-Transporter: Koppeln den Influx von OA mit dem Efflux von α-Ketoglutarat.
- OC-Transporter: Nutzen das Membranpotenzial.

Efflux-Transporter (Abb. **A-3.7**):
- OA-Transporter.
- OC-Transporter: Koppeln den OC-Efflux an den H^+-Influx.
- P-Gp (MDR1) und MRP-Transporter

Der Transport erfolgt gegen hohe elektrochemische Gradienten.

▶ **Merke.**

A-3.7 Influx- und Efflux-Transporter im Tubulussystem der Nieren

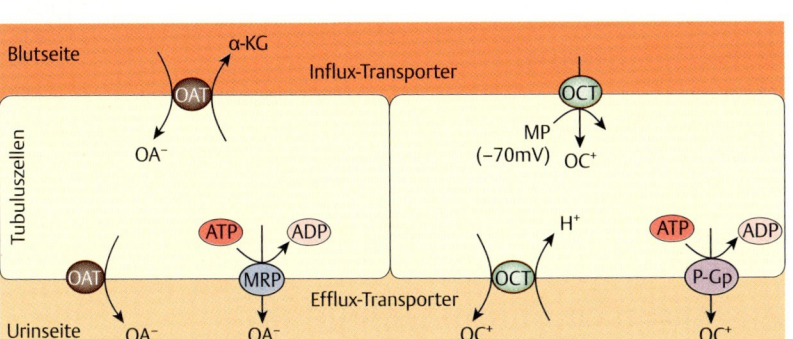

Die an der tubulären Sekretion von Pharmaka beteiligten Transporter sind schematisch dargestellt. OA⁻: organisches Anion; OAT: organischer Anionentransporter; α-KG: α-Ketoglutarsäure; MRP: Multidrug Resistance-associated Protein; OC⁺: organisches Kation; OCT: organischer Kationentransporter; MP: Membranpotenzial; P-Gp: P-Glykoprotein.

Biliäre Ausscheidung

Influx-Transporter sorgen auf der Blutseite für die Aufnahme der Substanzen in die Leberzelle, auf der Gallenseite sind **Efflux-Transporter** für die Ausscheidung in die Galle verantwortlich.

▶ **Klinischer Bezug.**

Biliäre Ausscheidung

Leberzellen transferieren verschiedene polare Pharmaka und endogene Substanzen (z. B. Gallensäuren) vom Blutplasma ins Lumen intrahepatischer Gallengänge. Auch hier sorgen **Influx-Transporter** auf der Blutseite der Leberzelle (OC-Transporter für organische Kationen; OA-Transporter für organische Anionen) für die Aufnahme in die Leberzelle und **Efflux-Transporter** auf der Gallenseite der Leberzelle (P-Gp [MDR1] für organische Kationen; MRP-Transporter für organische Anionen) für die Ausscheidung in die Galle.

▶ **Klinischer Bezug.** Mithilfe eines **OA-Transporters** (OATP1B1) werden z. B. die **Statine** (beispielsweise Simvastatin) aus dem Blut in die Leberzelle geschleust. Dort hemmen sie die Cholesterinsynthese (s. S. 418). Eine seltene, dosisabhängige unerwünschte Wirkung der Statine ist die Myopathie: Skelettmuskelzellnekrosen führen in leichteren Fällen zu Muskelschmerzen und Muskelschwäche, im schwersten Fall zur Myolyse und Myoglobinurie mit akutem Nierenversagen (infolge Präzipitation von Myoglobin im Tubuluslumen). Wie die Skelettmuskelzellnekrosen zustande kommen, ist unbekannt. Klar ist jedoch, dass eine bestimmte Punktmutation im Gen des OATP1B1-Transporters das Myopathierisiko des Mutationsträgers erhöht: Die Mutation reduziert nämlich die Transporterfunktion auf nahezu Null, sodass die Statine nicht in die Leberzelle, sondern in den systemischen Kreislauf gelangen und die Plasma-Statinkonzentration und mit ihr das Myopathierisiko steigt. Heterozygote Mutationsträger (ca. 30% der Bevölkerung) haben ein 4-fach erhöhtes, homozygote (ca. 1–2% der Bevölkerung) ein 16-fach erhöhtes relatives Myopathierisiko.
Unabhängig vom Genotyp des Betroffenen ist das Myopathierisiko stets erhöht, wenn der Patient gleichzeitig einen Inhibitor des Statin-metabolisierenden Enzyms CYP3A4 einnimmt bzw. zu sich nimmt (z. B. Itraconazol, HIV-Protease-Inhibitoren oder Grapefruitsaft [s. Tab. **A-3.1**, S. 37]) und dadurch die systemische Verfügbarkeit der Statine drastisch ansteigt.

In den Leberzellen werden die Substanzen in polare Metaboliten umgewandelt und dann biliär sezerniert. Bevorzugt werden Stoffe > 400 Da sezerniert. Pharmaka, die als Glukuronsäurekonjugate mit der Galle in den Darm gelangen, können einem **enterohepatischen Kreislauf** unterliegen, mit deutlich verlängerter Wirkdauer.

Wie bei den Tubuluszellen der Nieren gelangen viele Stoffe durch Diffusion in die Leberzelle. Anders als in den Tubuluszellen werden die Stoffe in den Leberzellen aber metabolisiert und dann als polare Metaboliten (z. B. die große Gruppe von sauren Konjugationsprodukten) biliär ausgeschieden. Ein anderer Unterschied zur Niere ist das bevorzugte Molekulargewicht, das für die biliäre Ausscheidung bei > 400 Da liegt. Biliär ausgeschiedene Glukuronsäurekonjugate von Pharmaka gelangen in den Darm und können dort durch bakterielle Enzyme (β-Glukuronidasen) gespalten werden. Das frei werdende Pharmakon kann dann erneut resorbiert und in der Leber wieder glukuronidiert werden. Ein solcher **enterohepatischer Kreislauf** kann ein Reservoir rezirkulierender Pharmaka darstellen und die Wirkdauer dieser Stoffe deutlich verlängern. Dies gilt z. B. für Morphin, Ethinylestradiol und Digitoxin.

Intestinale Ausscheidung

Die Dünndarmschleimhaut kann über den luminalen Transporter **P-Gp** (MDR1) bereits aufgenommene Pharmaka wieder zurück ins Lumen abgeben (s. S. 43, s. Tab. **A-3.2**).

Intestinale Ausscheidung

Die Epithelzellen der Dünndarmschleimhaut exprimieren auf ihrer luminalen Seite **P-Glykoprotein** (P-Gp = MDR1). Dieser ABC-Transporter vermittelt einen aktiven Efflux von bereits in Enterozyten aufgenommenen Pharmaka zurück ins Darmlumen und reduziert auf diese Weise die Resorption und Bioverfügbarkeit (s. S. 43) dieser Stoffe (z. B. Digoxin, Verapamil, Ciclosporin; s. a. Tab. **A-3.2** auf S. 40).

3.5 Klinische Pharmakokinetik

Wichtige Kenngrößen in der klinischen Pharmakokinetik sind zum einen die **Bioverfügbarkeit**, die **Clearance** und das **Verteilungsvolumen** von Pharmaka, die zur Berechnung der therapeutisch wirksamen Dosis notwendig sind (s. S. 49). Zum anderen informiert sie über die **Plasma-Halbwertszeit**, die zur Bestimmung des Dosisintervalls und zur Vermeidung einer Kumulation erforderlich ist (s. S. 44).

3.5 Klinische Pharmakokinetik

Die klinische Pharmakokinetik liefert die für die Klinik wichtigen pharmakokinetischen Kenngrößen für Pharmaka, nämlich Bioverfügbarkeit, Plasma-Halbwertszeit, Clearance und Verteilungsvolumen. **Bioverfügbarkeit** und **Verteilungsvolumen** bzw. Bioverfügbarkeit und **Clearance** sind so wichtig für die Praxis, weil sich mit ihrer Hilfe die therapeutisch effektive Dosis eines Pharmakons zu Beginn der Behandlung bzw. in ihrem Verlauf errechnen lässt (Näheres s. S. 49). Die **Plasma-Halbwertszeit** ist bei kontinuierlicher Gabe von Pharmaka von entscheidender Bedeutung für die Verweildauer des Pharmakons im Körper und damit auch für eine etwaige Kumulation des Pharmakons im Körper. Bei wiederholter Applikation des Pharmakons bildet sie die Grundlage für die Bestimmung des Dosisintervalls (Näheres s. S. 44).

3.5.1 Bioverfügbarkeit

▶ **Definition.** Die **Bioverfügbarkeit (BV)** ist der Anteil einer extravasal (z. B. p. o., s. c., i. m.) verabreichten Dosis eines Pharmakons, der den systemischen (großen) Kreislauf erreicht und damit am Wirkort verfügbar ist. Für die Wirkung verfügbar (wenn auch nicht unmittelbar, sondern mit Verzögerung) ist auch der Teil des Pharmakons, der reversibel an Plasmaproteine gebunden vorliegt. Das Formelzeichen der Bioverfügbarkeit ist F.

Gemäß dieser Definition sind intravasal (d. h. i. v. und i. a.) verabreichte Pharmaka zu 100 % bioverfügbar. Die in den systemischen Kreislauf aufgenommene Pharmakonmenge kann nicht direkt gemessen werden. Man weiß aber, dass die Fläche unter der Kurve, die die Pharmakonkonzentration im venösen Blutplasma als Funktion der Zeit beschreibt (Konzentrations-Zeit-Kurve), direkt proportional zu der in den systemischen Kreislauf gelangten Pharmakonmenge ist. Diese Fläche wird **AUC** (**A**rea **u**nder the **C**urve) genannt (Abb. **A-3.8**).

⊚ **A-3.8** Konzentrations-Zeit-Kurve nach p. o.-Gabe eines Pharmakons

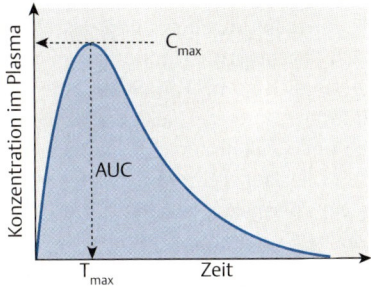

Die Pharmakonkonzentration im venösen Blutplasma ist gegen die Zeit nach p. o.-Gabe aufgetragen. AUC: Area Under the Curve; C_{max}: Spitzenkonzentration; T_{max}: Zeit bis zum Erreichen von C_{max}.

Absolute Bioverfügbarkeit: Die absolute Bioverfügbarkeit (F_{abs}) ergibt sich aus dem Verhältnis der AUC-Werte nach extravasaler Gabe (AUC) und nach i. v.-Gabe ($AUC_{i.v.}$). Da die verabreichten Dosierungen für die extravasale Gabe (D) und die i. v.-Applikation ($D_{i.v.}$) meist nicht identisch sind, müssen die AUC-Werte mit der Dosis normiert werden:

$$F_{abs} = \frac{AUC \times D_{i.v.}}{AUC_{i.v.} \times D}$$

Die Bioverfügbarkeit wird also in Bruchteilen von 1 (1 entspricht 100 %) angegeben. Ihr Wert bezieht sich immer auf eine bestimmte Zubereitungsform **(Formulierung)** eines Pharmakons. In den Tabellen des Lehrbuchs wird F_{abs} mit BV abgekürzt.
Bei **Pharmaka**, die **renal eliminiert** werden (d. h. unverändert im Urin erscheinen), kann F_{abs} auch **aus Urindaten** ermittelt werden: Man dividiert die mit dem Urin ausgeschiedene Pharmakonmenge (ausgedrückt in % der verabreichten Dosis) nach extravasaler Gabe durch den entsprechenden Wert nach i. v.-Gabe.
Ist die **absolute Bioverfügbarkeit nach p. o.-Gabe < 100 %,** kann das zwei Gründe haben:
- Die **Resorption** des Pharmakons ist **unvollständig** und/oder
- das Pharmakon wird auf dem Weg zum systemischen Kreislauf eliminiert, d. h. in der Dünndarmschleimhaut (CYP3A4), in der Leber (CYP3A4 und andere CYP-Isoenzyme, s. Tab. **A-3.1** auf S. 37) oder im kleinen Kreislauf. Man spricht dann von **präsystemischer Elimination** oder **First-Pass-Effekt**. Eine präzise Angabe zum Ausmaß des First-Pass-Effekts kann nur dann gemacht werden, wenn die meist unbekannte Resorptionsquote ermittelt wurde.

▶ Klinischer Bezug. Die Bedeutung der absoluten Bioverfügbarkeit (F_{abs}) für die ärztliche Tätigkeit ergibt sich zwangsläufig, wenn man sich vor Augen hält, dass eine ausreichend hohe F_{abs} für die Wirkung von Arzneistoffen essenziell ist. Die in der Selbstmedikation angewendeten **Johanniskrautextrakte** rufen z. B. eine Enzyminduktion (s. S. 52) hervor, die die präsystemische Elimination des Immunsuppressivums **Ciclosporin** so massiv steigern kann, dass dieser Arzneistoff wegen zu niedriger F_{abs}-Werte seine Wirkung verliert (Folge: Organabstoßung nach Transplantation). Andererseits können Pharmaka die präsystemische Elimination so stark hemmen (z. B. Itraconazol, Clarithromycin, s. Tab. **A-3.1**, S. 37), dass es wegen zu hoher F_{abs}-Werte zur Intoxikation mit gleichzeitig angewendeten anderen Stoffen kommt (z. B. Ciclosporin, Simvastatin). Es lohnt sich also, die Bioverfügbarkeit der Arzneistoffe zu kennen, die man anwendet und mit den Möglichkeiten vertraut zu sein, die zu Änderungen der F_{abs}-Werte führen.

Relative Bioverfügbarkeit (F_{rel}): Hier werden gleiche Dosierungen zweier oraler Formulierungen verglichen, einer bekannten oralen Formulierung (F_{Stand}) und einer Testformulierung (F_{Test}). F_{rel} kann auch > 1,0 sein.

$$F_{rel} = \frac{F_{Test}}{F_{Stand}}$$

Relative Bioverfügbarkeit: Will man die orale Formulierung eines Pharmakons (Standardformulierung der Pharmafirma A, F_{Stand}) durch eine andere (Testformulierung der Pharmafirma B, F_{Test}) ersetzen, muss man die relative Bioverfügbarkeit (F_{rel}) der Testformulierung bestimmen:

$$F_{rel} = \frac{F_{Test}}{F_{Stand}}$$

Dabei werden identische Dosierungen von beiden oralen Formulierungen verglichen. Die Werte für F_{rel} können durchaus 1,0 überschreiten.

Bioäquivalenz: Zwei gleiche Substanzen von z. B. verschiedenen Firmen gelten als bioäquivalent, wenn sie sich im **Ausmaß ihrer Bioverfügbarkeit** und in der **Geschwindigkeit ihrer Bioverfügbarkeit** um ≤ 25 % unterscheiden. Letztere ergibt sich aus den Werten für T_{max} und C_{max} (Abb. **A-3.8**). Besonders schnell verfügbar sind Pharmaka in gelöster Form.

Bioäquivalenz: Werden zwei dosisgleiche orale Formulierungen ein und desselben Pharmakons (hergestellt von zwei verschiedenen Pharmafirmen) miteinander verglichen, gelten beide als bioäquivalent, wenn sie sich sowohl in Bezug auf das **Ausmaß ihrer Bioverfügbarkeit** (d. h. bezüglich ihrer AUC-Werte) als auch in Bezug auf die **Geschwindigkeit ihrer Bioverfügbarkeit** um ≤ 25 % unterscheiden. Die Geschwindigkeit der Verfügbarkeit im systemischen Kreislauf ergibt sich aus den Werten für T_{max} und C_{max} (Abb. **A-3.8**). Je schneller ein Pharmakon resorbiert wird und im systemischen Kreislauf anflutet, umso kürzer ist T_{max} und umso höher ist C_{max}. Die nach oraler Gabe geringsten T_{max}- und höchsten C_{max}-Werte werden dann beobachtet, wenn das Pharmakon in gelöster Form (z. B. Tropfen) verabreicht wird. Hohe C_{max}-Werte gehen immer auch mit hoher Wirkungsintensität einher. Hohe C_{max}-Werte sind nicht immer erwünscht. Wenn sie aber erwünscht sind (z. B. bei der Therapie von Kopfschmerzen), sollten Arzneistoffe in gelöster Form oral angewendet werden. Das In-Lösung-Bringen von Pharmaka ist für Pharmazeuten nicht immer einfach.

▶ Kritisch betrachtet.

▶ Kritisch betrachtet. **Wirksamkeit von Generika im Vergleich mit Originalpräparaten** Neue Pharmaka (Wirkstoffe in neu entwickelten Arzneimitteln) sind ab dem Datum der Patentanmeldung für die Dauer von 20 Jahren patentgeschützt. Nach Ablauf des Patentschutzes können diese Pharmaka auch von anderen Pharmafirmen als sog. **Generika** vermarktet werden. Die Zulassung der Generika durch das Bundesinstitut für Arzneimittel und Medizinprodukte (BfArM) ist an den **Nachweis der Bioäquivalenz** mit dem patentgeschützten Arzneimittel geknüpft. Patentgeschützte Arzneimittel sind meist wesentlich teurer als die Generika mit gleichem Wirkstoff. Trotzdem verschreiben viele Ärzte bevorzugt patentgeschützte Arzneimittel und nicht Generika, obwohl Generika keinesfalls minderwertige Arzneimittel sind.

3.5.2 Plasma-Halbwertszeit

3.5.2 Plasma-Halbwertszeit

▶ Definition.

▶ Definition. Die Plasma-**Halbwertszeit (HWZ)** ist die Zeit, in der während der Eliminationsphase der Konzentrations-Zeit-Kurve (Abb. **A-3.9**) die Pharmakonkonzentration im Blutplasma halbiert wird; sie wird auch als Eliminationshalbwertszeit bezeichnet.

Abb. **A-3.9** zeigt den Verlauf der Pharmakonkonzentration. Der schnellere initiale Abfall (**α-Phase**) entsteht durch **Verteilung** des

Eine präzise Darstellung der Eliminationsphase der Konzentrations-Zeit-Kurve ist nur nach i. v.-Gabe (und nicht nach p. o.-Gabe) mit großer Sicherheit möglich. Abb. **A-3.9** zeigt den typischen, biphasisch-exponentiellen Abfall der Konzentration

A-3.9 Konzentrations-Zeit-Kurve nach i. v.-Gabe eines Pharmakons

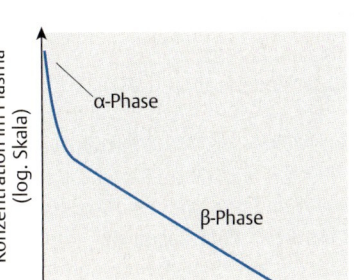

Die Pharmakonkonzentration im venösen Blutplasma ist gegen die Zeit nach i. v.-Gabe aufgetragen. Die α-Phase spiegelt die **Verteilungsphase** und die β-Phase die **Eliminationsphase** wider.

im Plasma in Abhängigkeit von der Zeit nach i. v.-Gabe eines Pharmakons. Der relativ schnelle initiale Abfall der Konzentration **(α-Phase)** geht auf die **Verteilung** des Pharmakons im Gewebe zurück. Der relativ langsame spätere Abfall der Konzentration **(β-Phase)** spiegelt die **Elimination** des Pharmakons wider. Die Steigung der β-Phase (k) erlaubt die Berechnung der Plasma-Halbwertszeit ($t_{½}$):

$$t_{½} = \frac{\log 2}{k}$$

Bei einigen Arzneistoffen erfolgt die Elimination in zwei Phasen (z. B. Amphotericin B, viele Zytostatika, Ergotamin, Fentanyl, Methotrexat) und kann deshalb nur mit zwei Halbwertszeiten beschrieben werden.

Terminale Halbwertszeit: Nach oraler Gabe von Pharmaka kann für die Spätphase der Konzentrations-Zeit-Kurve häufig nur eine terminale Halbwertszeit ermittelt werden. Diese Halbwertszeit ist nur dann mit der Eliminationshalbwertszeit identisch, wenn die Resorption rasch beendet ist und nicht bis in die Eliminationsphase hinein andauert. Bei langsamer Resorptionskinetik (wie z. B. im Fall von Retard-Formulierungen) kann die Resorption geschwindigkeitslimitierend für die terminale Halbwertszeit werden und diese beträchtlich verlängern. Die terminale Halbwertszeit nach oraler Applikation ist deshalb häufig länger als die Eliminationshalbwertszeit und nur im günstigsten Fall mit dieser identisch.

▶ **Klinischer Bezug.** Die **Plasma-Halbwertszeit** ist ein pharmakokinetischer Parameter, der beim Umgang mit Pharmaka eine besonders große Bedeutung hat. Sie bestimmt nämlich die Verweildauer des Pharmakons im Körper und damit auch seine **Wirkdauer** (s. S. 51). Bei der fortlaufenden Anwendung eines Pharmakons hat der Arzt die wichtige Aufgabe zu entscheiden, mit welchem **Dosierungsintervall** (DI, Formelzeichen τ) der Patient behandelt wird. Wenn bei dieser Entscheidung die Halbwertszeit unberücksichtigt bleibt, besteht bei zu kurzem Dosisintervall das Risiko einer Anreicherung des Arzneistoffes im Organismus **(Kumulation)** und die Gefahr einer Überdosierung oder Intoxikation. Andererseits kann bei zu langem Dosisintervall das wünschenswerte Kontinuum der Pharmakonwirkung verloren gehen.

3.5.3 Clearance

▶ **Definition.** Die **Clearance** eines Pharmakons (gemessen in Einheiten von ml/min) ist das Plasmavolumen, das pro Zeiteinheit von dem Pharmakon befreit wird. Sie entspricht dem Proportionalitätsfaktor, mit dem man die Konzentration im Plasma multiplizieren muss, um die pro Zeiteinheit eliminierte Pharmakonmenge (Eliminationsgeschwindigkeit) zum Zeitpunkt der Konzentrationsmessung zu erhalten.

Plasmaclearance (Cl_{tot}, Gesamtkörperclearance): Die Plasmaclearance ist die **Summe der Clearance-Werte aller an der Elimination beteiligten Organe** (z. B. Leber, Niere).

Sie wird folgendermaßen ermittelt:

$$Cl_{tot} = \frac{D \times F_{abs}}{AUC}$$

Für i. v.-Gabe gilt $F_{abs} = 1$. Cl_{tot} kann maximal so hoch werden wie das Herzzeitvolumen von Plasma. Die Plasmaclearance hängt von der Kapazität der metabolisierenden Enzyme bzw. von der Nierendurchblutung ab.

(D: Dosis; F_{abs}: absolute Bioverfügbarkeit; $D \times F_{abs}$ = bioverfügbare Dosis; AUC: Area Under the Curve)

Nach i. v.-Gabe eines Pharmakons kann Cl_{tot} ohne Wissen von F_{abs} ermittelt werden, weil F_{abs} für i. v. applizierte Arzneistoffe 1 ist. Für das Verständnis von Cl_{tot} ist es wichtig zu wissen, dass Cl_{tot} maximal so hoch werden kann wie das Herzzeitvolumen von Plasma. In diesem theoretischen Fall wird das Pharmakon bei einer einzigen Passage durch den großen Kreislauf vollständig aus dem Plasma entfernt. Es gibt nur einige wenige Wirkstoffe, die annähernd so hohe Clearance-Werte haben: z. B. Glyceroltrinitrat, Dopamin und Noradrenalin.

▶ Merke.

▶ Merke. Die Plasmaclearance ist ein Maß für die Geschwindigkeit, mit der ein Pharmakon aus dem Blutplasma verschwindet. Bei vorwiegend metabolisch eliminierten Stoffen hängt die Höhe von Cl_{tot} von der Kapazität der metabolisierenden Enzyme, bei vorwiegend renal eliminierten Stoffen v. a. von der Nierendurchblutung ab.

Renale Clearance (Cl_{ren}): Dies ist der renal eliminierte Anteil von Cl_{tot}. Die Bestimmung kann entweder aus dem Urin (PM_{Urin}) oder mithilfe der renalen Ausscheidungsgeschwindigkeit (AG_{ren}) und der Plasmakonzentration (K_P) erfolgen:

$$Cl_{ren} = \frac{PM_{Urin}}{AUC} = \frac{AG_{ren}}{K_P}$$

Die renale Clearance ist maximal so hoch wie der renale Plasmafluss. Für Pharmaka, die ausschließlich glomerulär filtriert werden, gilt $Cl_{ren} = GFR \times f_u$; bei zusätzlicher tubulärer Sekretion gilt $Cl_{ren} > GFR \times f_u$.

Renale Clearance (Cl_{ren}): Die renale Clearance ist der Teil von Cl_{tot}, der durch renale Elimination des Pharmakons zustande kommt. Für ihre Bestimmung benötigt man entweder die während einer Urin-Sammelperiode im Urin ausgeschiedene Pharmakonmenge (PM_{urin}) und die AUC für die Dauer der Sammelperiode (AUC) oder die renale Ausscheidungsgeschwindigkeit (AG_{ren}) und die Konzentration im Plasma zur Mitte der Urin-Sammelperiode (K_P):

$$Cl_{ren} = \frac{PM_{Urin}}{AUC} = \frac{AG_{ren}}{K_P}$$

Die renale Clearance kann maximal so hoch werden wie der renale Plasmafluss. Er entspricht der Plasmaclearance von p-Aminohippursäure (600 – 700 ml/min), einer Modellsubstanz, die nicht an Plasmaproteine gebunden wird und durch glomeruläre Filtration und tubuläre Sekretion eliminiert wird. Pharmaka, die glomerulär filtriert und nicht tubulär rückresorbiert oder sezerniert werden, haben eine $Cl_{ren} = GFR \times f_u$ (GFR = glomeruläre Filtrationsrate; f_u = ungebundene Fraktion des Pharmakons im Plasma). Für Pharmaka, die tubulär sezerniert werden, gilt $Cl_{ren} > GFR \times f_u$.

Nicht renale Clearance (Cl_{nren}): Cl_{nren} entspricht der Differenz zwischen Cl_{tot} und Cl_{ren}.

Nicht renale Clearance (Cl_{nren}): Diese Clearance ist der Teil von Cl_{tot}, der durch nicht renale Elimination (in Leber, Darm, Lunge, Schweißdrüsen und allen weiteren an der Elimination beteiligten Organen) zustande kommt. Sie entspricht der Differenz zwischen Cl_{tot} und Cl_{ren}.

▶ Klinischer Bezug.

▶ Klinischer Bezug. Die **Gesamtkörperclearance (Cl_{tot})** ist der pharmakokinetische Parameter, mit dem die Geschwindigkeit der Elimination eines Pharmakons unabhängig von der Art der Elimination, also Ausscheidung und/oder Metabolisierung, quantifiziert wird. Der Wert von Cl_{tot} ist abhängig von der Funktion der an der Elimination beteiligten Organe, in erster Linie Nieren und Leber. Deshalb schlagen sich Einschränkungen der Leber- und Nierenfunktion in einer Reduktion von Cl_{tot} nieder. Da die Nierenfunktion direkt quantifiziert werden kann (z. B. durch Messung der Kreatinin-Clearance) und mit dem Alter abnimmt, ist das Wissen über den Beitrag der Cl_{ren} an Cl_{tot} für den behandelnden Arzt von Bedeutung. Neben der Dosierung sind Cl_{tot} und/oder Cl_{ren} die entscheidenden Determinanten für die **Höhe des Pharmakonspiegels im Plasma**. Deshalb führt eine **Erniedrigung der Clearance** ganz unmittelbar zu einer Erhöhung des Plasmaspiegels, die nur mit einer **Dosisreduktion** korrigiert werden kann. Außerdem sollte man sich klarmachen, dass die Plasma-Halbwertszeit ganz wesentlich von der Höhe von Cl_{tot} abhängt: Eine niedrige Cl_{tot} geht mit einer langen und eine hohe Cl_{tot} mit einer kurzen Halbwertszeit einher.

3.5.4 Verteilungsvolumen

▶ **Definition.** Das **Verteilungsvolumen** (V_d) ist jenes hypothetische Volumen, das notwendig wäre, um die im Körper befindliche Pharmakonmenge ($PM_{Körper}$) in der Konzentration aufzunehmen, die im Blutplasma vorliegt (K_P):

$$V_d = \frac{PM_{Körper}}{K_P}$$

Aus dieser Formel lässt sich Folgendes ableiten:
- V_d entspricht einem **Proportionalitätsfaktor**, mit dem die Konzentration im Plasma multipliziert werden muss, um die Pharmakonmenge im Körper zum Zeitpunkt der Konzentrationsmessung zu erhalten.
- Es ist hypothetisch anzunehmen, dass die Pharmakonkonzentration im ganzen Körper identisch ist mit der im Plasma. V_d wird deshalb auch als **„scheinbares (apparentes)" Verteilungsvolumen** bezeichnet.

Der Quotient $PM_{Körper}/K_P$ kann nicht zur Bestimmung von V_d herangezogen werden, weil $PM_{Körper}$ nicht beliebig messbar ist. Wie wird V_d dann ermittelt? Abb. **A-3.10** illustriert schematisch, dass V_d dem **Verteilungsvolumen für die β-Phase** der Konzentrations-Zeit-Kurve entspricht. Abb. **A-3.10a** zeigt die Zeitverläufe für die Pharmakonmenge im Körper und die Konzentration im Plasma. Abb. **A-3.10b** zeigt den Zeitverlauf für das Verteilungsvolumen, wenn es wie oben definiert berechnet wird. Es wird deutlich, dass das Verteilungsvolumen erst dann einen konstanten Wert erreicht, wenn sich der Quotient $PM_{Körper}/K_P$ nicht mehr ändert, nämlich in der β-Phase. Für das **Verteilungsvolumen (V_d)** in der β-Phase gilt:

$$V_d = Cl_{tot} \times \frac{t_{½}}{\ln 2}$$

▶ **Merke.** Diese Gleichung ist für die klinische Pharmakokinetik und damit für die Praxis aus zwei Gründen sehr wichtig: Sie dient einerseits der Bestimmung des Verteilungsvolumens und zeigt andererseits, dass die Plasma-Halbwertszeit proportional mit dem Verteilungsvolumen zunimmt und umgekehrt proportional mit der Plasmaclearance abnimmt.

Bei einigen Pharmaka (z. B. Digitoxin, Phenprocoumon, Salicylsäure) ist das scheinbare Verteilungsvolumen relativ klein, weil diese Stoffe mit hoher Affinität an Albumin binden, wodurch ihre Verteilung auf extrazelluläre Räume beschränkt wird. Dieses Phänomen führt zu dem paradoxen Befund, dass das lipophile Digitoxin

---

▶ **Definition.**

Das bedeutet:
- V_d entspricht einem **Proportionalitätsfaktor**.
- V_d wird auch als **„scheinbares (apparentes)" Verteilungsvolumen** bezeichnet, da die Pharmakonkonzentration nicht überall gleich ist.

$PM_{Körper}$ ist nicht beliebig messbar. Abb. **A-3.10** zeigt, dass V_d dem **Verteilungsvolumen für die β-Phase** der Konzentrations-Zeit-Kurve entspricht. Erst in der β-Phase, wenn sich der Quotient $PM_{Körper}/K_P$ nicht mehr ändert, erreicht das **Verteilungsvolumen** einen konstanten Wert. Dann gilt:

$$V_d = Cl_{tot} \times \frac{t_{½}}{\ln 2}$$

▶ **Merke.**

Einige Pharmaka, die mit hoher Affinität an z. B. Albumin binden, bleiben bei relativ kleinem scheinbarem Verteilungsvolumen auf extrazelluläre Räume beschränkt. Eine hohe

---

⊚ **A-3.10** Ermittlung des Verteilungsvolumens (V_d)

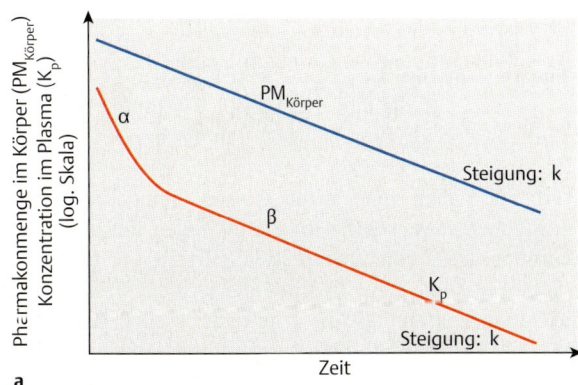 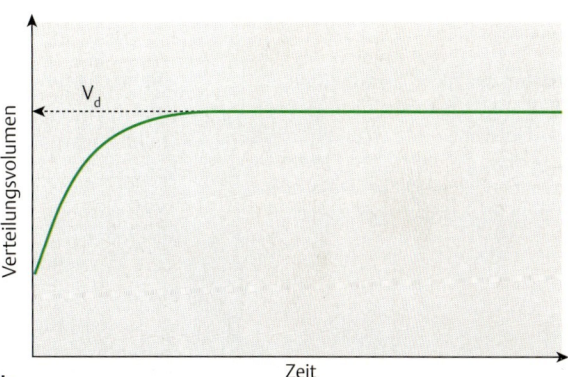

a Pharmakonmenge im Körper ($PM_{Körper}$) und Konzentration im Plasma (K_P) als Funktion der Zeit nach i. v.-Gabe eines Pharmakons. In der β-Phase der Konzentrations-Zeit-Kurve ist die Steigung k der beiden Kurven identisch. In dieser Phase ist der Quotient aus $PM_{Körper}$ und K_P, der definitionsgemäß V_d entspricht, also konstant. In der β-Phase gilt also: $V_d = \frac{PM_{Körper}}{K_P}$.

b Verteilungsvolumen ($PM_{Körper}/K_P$) als Funktion der Zeit. Die Kurve verdeutlicht, dass das Verteilungsvolumen erst dann einen konstanten Wert erreicht, wenn sich der Quotient $PM_{Körper}/K_P$ nicht mehr ändert, also in der β-Phase.

Plasmaeiweißbindung führt aber nicht grundsätzlich zu einem kleinen Verteilungsvolumen.

(Plasmaeiweißbindung ≥ 95 %) ein kleineres Verteilungsvolumen hat als das hydrophile Digoxin (Plasmaeiweißbindung ≤ 30 %). Es muss allerdings betont werden, dass eine hohe Plasmaeiweißbindung nicht grundsätzlich mit einem kleinen Verteilungsvolumen vergesellschaftet ist. Gerade lipophile basische Pharmaka haben häufig eine hohe Plasmaeiweißbindung und ein großes Verteilungsvolumen.

3.5.5 Lineare und nicht lineare Kinetik

▶ **Definition.** Der **linearen Kinetik** liegt eine **Kinetik 1. Ordnung** zugrunde. Das bedeutet, dass die Resorptionsgeschwindigkeit linear mit der Konzentration des Pharmakons am Ort der Resorption zunimmt und dass die Verteilungs- und Eliminationsrate linear mit der Pharmakonkonzentration im Plasma zunimmt.
Bei der **nicht linearen Kinetik (Kinetik 0. Ordnung)** nehmen die Resorptions-, Verteilungs- und Eliminationsrate mit zunehmender Pharmakonkonzentration nach Art einer Sättigungskinetik zu und sind bei therapeutisch relevanter Pharmakonkonzentration häufig von dieser unabhängig und konstant.

Eigenschaften der linearen Kinetik: Die Konzentrations-Zeit-Kurven verlaufen exponentiell (Abb. **A-3.11**). F_{abs}, $t_{1/2}$, Cl_{tot}, Cl_{ren} und V_d sind **von der Dosis unabhängig** und **konstant**. Diese Kinetik gilt für die meisten Pharmaka.

Eigenschaften der linearen Kinetik: Für eine lineare Kinetik ist charakteristisch, dass sich die Konzentrations-Zeit-Kurven mit Exponentialfunktionen beschreiben lassen (Abb. **A-3.11**). Dazu gehört, dass F_{abs}, $t_{1/2}$, Cl_{tot}, Cl_{ren} und V_d von der Dosis **unabhängig** und **konstant** sind. Im Unterschied dazu nehmen die Konzentrationen im Plasma und die AUC-Werte linear mit der Dosis zu. Die meisten Pharmaka haben eine lineare Kinetik für Resorption, Verteilung und Elimination.

⊙ A-3.11

⊙ **A-3.11** Elimination nach einer linearen Kinetik (Kinetik 1. Ordnung)

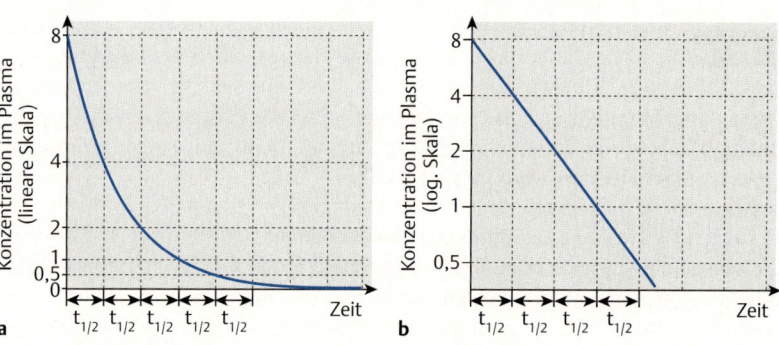

Die Konzentration eines Wirkstoffs im venösen Blutplasma ist gegen die Zeit nach i. v.-Gabe aufgetragen, links mit linear skalierter **(a)** und rechts mit logarithmisch skalierter Ordinate **(b)**. Die Konzentrationsangaben sind dabei willkürlich.

Eigenschaften der nicht linearen Kinetik: Abb. **A-3.12** zeigt schematisch ein Beispiel. Obwohl es hier keine echte HWZ gibt, wurde beobachtet, dass die ermittelten Pseudo-Halbwertszeiten mit steigender Dosis oder Konzentration im Plasma länger werden.

Eigenschaften der nicht linearen Kinetik: Es gibt nur einige wenige Beispiele für eine nicht lineare Kinetik. So zeigt z. B. die Bioverfügbarkeit von Propranolol eine nicht lineare Kinetik, denn die Beziehung zwischen AUC und der oralen Propranololdosis ist nicht linear (Sättigung des First-Pass-Effekts von Propranolol). Phenytoin, Salicylsäure und Ethanol haben eine nicht lineare Eliminationskinetik (Abb. **A-3.12**). Die Konzentrationen dieser Stoffe im Plasma fallen linear mit der Zeit ab, wenn die Konzentrationsachse eine lineare Skala aufweist. Für eine nicht lineare Eliminationskinetik gibt es keine echte Plasma-Halbwertszeit. Trotzdem ist in diesen Fällen die Beobachtung typisch, dass die ermittelten Pseudo-Halbwertszeiten mit steigender Dosis oder Konzentration im Plasma immer länger werden.

A-3.12 Elimination nach einer nicht linearen Kinetik (Kinetik 0. Ordnung)

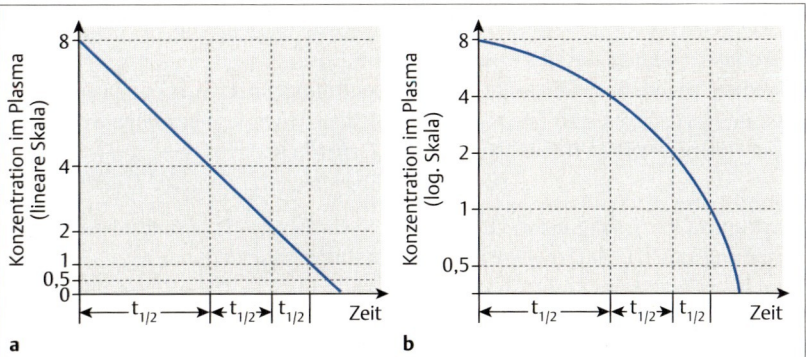

Die Konzentration eines Wirkstoffs (z. B. Ethanol oder Phenytoin) im venösen Blutplasma ist gegen die Zeit nach i. v.-Gabe aufgetragen, links mit linear skalierter (a) und rechts mit logarithmisch skalierter Ordinate (b). Die Konzentrationsangaben sind dabei willkürlich.

3.5.6 Pharmakokinetische Berechnungen

Bedeutung der Halbwertszeit

Die **Halbwertszeit (HWZ, $t_{1/2}$)** hat bei kontinuierlicher Gabe von Pharmaka, d. h. bei i. v.-Infusion oder anhaltender p. o.-Gabe mit gleichbleibender Dosis und konstantem Dosisintervall, eine entscheidende Bedeutung für die Zeit bis zum Erreichen des Verteilungsgleichgewichts, die Verweildauer des Pharmakons im Körper und die Kumulation des Pharmakons im Körper.

Verteilungsgleichgewicht: Die im Verteilungsgleichgewicht konstant bleibende Konzentration im Plasma wird umso schneller erreicht, je kürzer die Halbwertszeit ist.

▶ **Merke.** In jedem Falle sind **nach 5 Halbwertszeiten** 96,9 % der Gleichgewichtskonzentration erreicht. Das gilt auch für die Einstellung eines neuen Verteilungsgleichgewichts, wenn die Dosis erhöht oder erniedrigt wird.

Verweildauer im Körper: Nach einem Behandlungsstopp sind innerhalb von 5 Halbwertszeiten 96,9 % der aufgenommenen Pharmakonmenge aus dem Körper eliminiert.

Kumulation im Körper: Kontinuierlich verabreichte Pharmaka können sich im Körper anreichern. Dieses Phänomen wird als Kumulation bezeichnet. Zur Quantifizierung der Kumulation wurde der Kumulationsfaktor (F_{Kum}) als Quotient aus der im Verteilungsgleichgewicht (steady state, ss) im Körper befindlichen Pharmakonmenge (PM_{SS}) und der bioverfügbaren Dosis ($F_{abs} \times D$) definiert. Die Höhe dieses Faktors wird entscheidend vom Quotienten „Halbwertszeit ($t_{1/2}$)/Dosisintervall (τ)" bestimmt:

$$F_{Kum} = \frac{PM_{SS}}{F_{abs} \times D} = \frac{t_{1/2}}{\ln 2 \times \tau}$$

▶ **Merke.** Das Ausmaß der Kumulation eines Pharmakons hängt ausschließlich vom Verhältnis der Halbwertszeit zum Dosisintervall ab.

Immer dann, wenn τ kurz ist relativ zu $t_{1/2}$, wird F_{Kum} größer als 1,44 (1/ln 2). Mit anderen Worten: Ist τ identisch mit $t_{1/2}$ ($\tau = t_{1/2}$), ist $F_{Kum} = 1{,}44$. Wenn aber τ (um den Faktor 2 kürzer ist als $t_{1/2}$ ($2\tau = t_{1/2}$), dann steigt F_{Kum} auf einen Wert von 2,89.

Initialdosis und Erhaltungsdosis

Bei der therapeutischen Erstanwendung von Pharmaka stellt sich häufig die Frage, mit welcher Dosis die Behandlung begonnen **(Initialdosis)** und mit welcher Dosis sie fortgesetzt **(Erhaltungsdosis)** werden soll. Die Beantwortung dieser Frage setzt vo-

einige pharmakokinetische Parameter bekannt sein.

Initialdosis (loading dose): Die bioverfügbare Dosis ($D_{initial} \times F_{abs}$) ist vom Verteilungsvolumen (V_d) abhängig:

$$D_{initial} \times F_{abs} = V_d \times K_{Pss}$$

Erhaltungsdosis (maintenance dose): Diese Dosierungsrate ($D \times F_{abs}/\tau$) ist von der Plasmaclearance (Cl_{tot}) abhängig:

$$D \times \frac{F_{abs}}{\tau} = Cl_{tot} \times K_{Pss}$$

▶ **Fallbeispiel.**

raus, dass die für ein optimales Behandlungsergebnis erforderliche Konzentration des Pharmakons im Plasma und die Werte für die wichtigen pharmakokinetischen Parameter dieses Pharmakons (F_{abs}, Cl_{tot} und V_d) bekannt sind.

Initialdosis (loading dose): Die bioverfügbare Dosis ($D_{initial} \times F_{abs}$), mit der die Behandlung begonnen wird, sollte eine Konzentration im Plasma erzeugen, die im Verteilungsgleichgewicht (steady state, ss) als Zielwert angestrebt wird (K_{Pss}). Diese Dosis ist vom Verteilungsvolumen (V_d) abhängig:

$$D_{initial} \times F_{abs} = V_d \times K_{Pss}$$

Erhaltungsdosis (maintenance dose): Die bioverfügbare Erhaltungsdosis ist eine Dosierungsrate ($D \times F_{abs}/\tau$), mit der das durch Elimination verloren gegangene Pharmakon ersetzt werden muss, um K_{Pss} konstant zu halten. Diese Dosierungsrate ist von der Plasmaclearance (Cl_{tot}) abhängig:

$$D \times \frac{F_{abs}}{\tau} = Cl_{tot} \times K_{Pss}$$

▶ **Fallbeispiel.** **Dosisfindung bei Digoxin**
Einem 75 kg schweren Patienten mit chronischer Herzinsuffizienz soll das Digitalisglykosid **Digoxin** verabreicht werden. Relevante pharmakokinetische Parameter für diesen Arzneistoff: $F_{abs} = 0,7$ (70%), $V_d = 563$ l (7,5 l/kg) und $Cl_{tot} = 100$ ml/min. Der optimale Digoxin-Plasmaspiegel (K_{Pss}) sollte zwischen 0,5 und 0,8 µg/l liegen, deshalb wird in der folgenden Berechnung ein Zielwert für K_{Pss} von 0,65 µg/l verwendet.
Laut der Gleichung „$D_{initial} \times F_{abs} = V_d \times K_{Pss}$" entspricht die bioverfügbare Dosis ($D_{initial} \times F_{abs}$), mit der die Behandlung begonnen werden soll, dem Produkt aus V_d und K_{Pss}. Sie beträgt also 366 µg = 0,366 mg. Die **Initialdosis** $D_{initial}$ ergibt sich dann aus 0,366 mg/F_{abs} und beträgt 0,523 mg. Weil Digoxin eine lange Halbwertszeit hat (39 h), wird diese $D_{initial}$ üblicherweise auf zwei Einzeldosierungen verteilt, die im Abstand von 24 h eingenommen werden.
Die **Erhaltungsdosis**, eine Dosierungsrate ($D \times F_{abs}/\tau$), wird aus dem Produkt von Cl_{tot} und K_{Pss} berechnet: Multipliziert man dieses Produkt (0,065 µg/min) mit dem Dosierungsintervall τ (1 Tag = 1440 min), ergibt sich ein Wert von 0,094 mg pro Tag, der nach Berücksichtigung der Bioverfügbarkeit einer Dosierungsrate D/τ von 0,134 mg pro Tag entspricht. Diese Erhaltungsdosis nimmt der Patient ab dem 3. Tag der Behandlung ein.

3.6 Beziehung zwischen Pharmakokinetik und Pharmakodynamik

Beziehungen zwischen Wirkung und Zeit nach Verabreichung eines Pharmakons werden von vielen Faktoren beeinflusst. Dennoch gibt es zwei grundsätzliche Aspekte.

Untersuchungen, die das Studium der Beziehungen zwischen Wirkung und Plasmakonzentration eines Pharmakons oder Wirkung und Zeit nach Verabreichung zum Inhalt haben, stoßen häufig an Grenzen. Einerseits können Metaboliten in variablem Ausmaß an der Wirkung beteiligt sein und andererseits kann das Verteilungsgleichgewicht im Plasma wesentlich schneller erreicht sein als in dem für die Wirkung verantwortlichen Kompartiment (mit der Folge, dass die Wirkung mit erheblicher zeitlicher Verzögerung einsetzt). Trotzdem sollen hier zwei grundsätzliche Aspekte der Beziehung zwischen Wirkung und Zeit angesprochen werden.

3.6.1 Zeitverlauf der Pharmakonwirkung

Die Plasmakonzentration eines Pharmakons ändert sich meist, im Gegensatz zur Wirkung, entsprechend der Kinetik 1. Ordnung (Abb. **A-3.13**). Abb. **A-3.13a** zeigt die β-Phase einer **Konzentrations-Zeit-Kurve** und Abb. **A-3.13b** zeigt die Beziehung zwischen Wirkung und Zeit. **Wichtig:** Für Wirkungs-Zeit-Kurven existieren keine Halbwertszeiten.

Die Plasmakonzentration eines Pharmakons ändert sich mit der Zeit nach Applikation meistens entsprechend der Kinetik 1. Ordnung, während die Wirkung eines Pharmakons in Abhängigkeit von der Zeit nach Applikation in aller Regel nicht einer solchen Kinetik gehorcht. Abb. **A-3.13** illustriert diesen Sachverhalt. Abb. **A-3.13a** zeigt die β-Phase einer **Konzentrations-Zeit-Kurve** und Abb. **A-3.13b** die Beziehung zwischen Wirkung und Zeit nach Applikation für die höchste der in Abb. **A-3.13a** erfassten Konzentrationen. Danach nimmt die Wirkung nicht gemäß einer Kinetik 1. Ordnung, sondern nach einer komplexen Funktion mit der Zeit nach Applikation

A-3.13 Zeitverlauf der Pharmakonwirkung

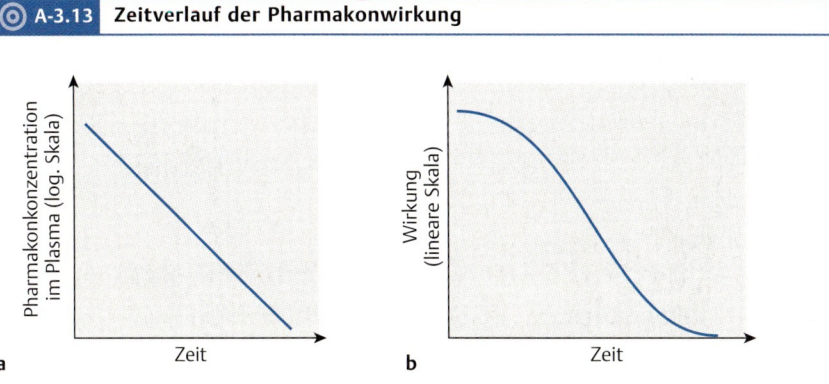

Die Beziehungen zwischen **Konzentration und Zeit nach Applikation (a)** sowie **Wirkung und Zeit nach Applikation (b)** sind schematisch dargestellt. Der Kurvenverlauf in a entspricht der β-Phase einer Konzentrations-Zeit-Kurve, b zeigt die komplex verlaufende Wirkungs-Zeit-Kurve für die höchste der in a erfassten Konzentrationen.

ab. **Eine wichtige Schlussfolgerung:** Die Halbwertszeiten, die Konzentrations-Zeit-Kurven charakterisieren, gibt es für Wirkungs-Zeit-Kurven grundsätzlich nicht. Die Steigung des linearen Abschnitts der Wirkungs-Zeit-Kurve in Abb. **A-3.13b** wird von der Plasma-Halbwertszeit und der Steigung der Konzentrations-Wirkungs-Kurve bestimmt.

▶ **Merke.** Da Wirkungs-Zeit-Kurven (Abb. **A-3.13b**) nicht der Kinetik 1. Ordnung folgen, gibt es für das Nachlassen der Wirkung nach Applikation auch keine Halbwertszeit.

3.6.2 Determinanten der Wirkdauer von Pharmaka

Die Wirkdauer eines Pharmakons ist der Zeitraum, in dem die Konzentration des Pharmakons am Ort der Wirkung oberhalb eines kritischen Wertes, der **minimalen effektiven Konzentration**, liegt. Diese Konzentration wird initial als Folge von Resorption und Verteilung überschritten und am Ende der Wirkdauer als Folge der Elimination unterschritten. Grundsätzlich verlängert sich die Wirkdauer mit zunehmender Halbwertszeit und Dosis. Um die Komplexität der Gesetzmäßigkeiten überschaubar zu halten, ist die folgende Diskussion zur Wirkdauer von Pharmaka auf Stoffe beschränkt, deren Verteilung zum Ort der Wirkung relativ zur Elimination so schnell erfolgt, dass jederzeit ein konstantes Verhältnis zwischen den Konzentrationen im Plasma und am Wirkort besteht. Außerdem sollen die im Rahmen der Elimination gebildeten Metaboliten unwirksam sein. Unter diesen Bedingungen verlängert sich die **Wirkdauer** eines Pharmakons **mit jeder Verdoppelung der**

Die Wirkdauer beschreibt den Zeitraum, in dem die Pharmakonkonzentration oberhalb der **minimalen effektiven Konzentration** liegt. Grundsätzlich verlängert sich die **Wirkdauer** eines Pharmakons **mit jeder Verdoppelung der Dosis um eine Halbwertszeit** (Abb. **A-3.14**).

A-3.14 Bedeutung der Dosis für die Wirkdauer eines Pharmakons

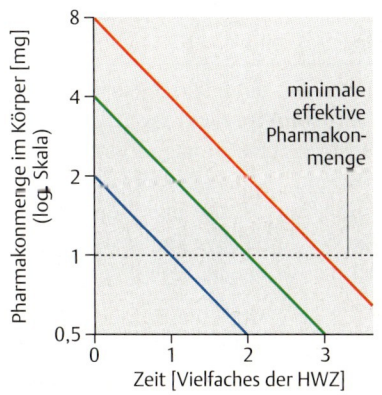

Die Pharmakonmenge im Körper ist als Funktion der Zeit dargestellt. Die Ordinate zeigt die Pharmakonmenge im Körper auf einer logarithmischen Skala; zum Zeitpunkt 0 entspricht die Pharmakonmenge im Körper der verabreichten Dosis. Die Zeit ist auf der Abszisse als 0-, 1-, 2- und 3-fache Halbwertszeit (HWZ) angegeben. Die minimale effektive Pharmakonmenge ist 1 mg. Bei einer Dosis von 2 mg wird die minimale effektive Pharmakonmenge nach 1 HWZ unterschritten, d. h. diese Dosis hat eine Wirkdauer von 1 HWZ. Eine Verdopplung der Dosis auf 4 mg verlängert die Wirkdauer auf 2 HWZ.

Dosis um eine Halbwertszeit. Mit anderen Worten, die Wirkdauer nimmt mit dem Logarithmus der Dosis linear zu. Diese Gesetzmäßigkeit ist in Abb. **A-3.14** illustriert.

▶ **Merke.** Die Wirkdauer eines Pharmakons ist anders als die Halbwertszeit keine dosisunabhängige Konstante, sondern ändert sich mit der Dosis: Eine Verdopplung der Dosis verlängert die Wirkdauer um eine Halbwertszeit.

3.7 Pharmakokinetische Ursachen der Variabilität von Pharmakonwirkungen

3.7.1 Pharmakokinetische Toleranz

▶ **Definition.** Nimmt die Wirkungsintensität eines Pharmakons trotz unveränderter Dosierung im Laufe der Behandlung aus pharmakokinetischen Gründen ab, spricht man von **pharmakokinetischer Toleranz**.

Über die Ursachen einer pharmakodynamischen Toleranz wird an anderer Stelle des Buches berichtet (s. S. 20). Der der pharmakokinetischen Toleranz zugrunde liegende Mechanismus ist die Enzyminduktion.

▶ **Definition.** Unter **Enzyminduktion** versteht man die vermehrte Bereitstellung von Pharmaka abbauenden Enzymen durch Aktivierung der Transkription der entsprechenden Zielgene oder durch Stabilisierung dieser Enzyme infolge Hemmung des Proteinabbaus.

Die meisten Induktoren **aktivieren Transkriptionsfaktoren und erhöhen dadurch die Expressionsraten für Enzyme**. Das einzige wichtige Beispiel für einen anderen Mechanismus ist die Enzymstabilisierung infolge Hemmung des Proteinabbaus durch die alkoholvermittelte Induktion von CYP2E1. Die Bindung von Alkohol an dieses Enzym hemmt nämlich dessen Phosphorylierung, die normalerweise den Proteinabbau einleitet. Dadurch kann der CYP2E1-Gehalt der Leberzellen bis um den Faktor 5 ansteigen. Da die Bildung des hepatotoxischen Metaboliten von Paracetamol auch auf die Aktivität dieses Enzyms zurückgeht (s. S. 239), kommt es als Folge der Induktion von CYP2E1 bei Alkoholikern nicht nur zur verbesserten Alkoholtoleranz, sondern auch zur Zunahme des Risikos einer Paracetamol-Intoxikation mit schweren Leberschäden.

Die Enzyminduktion ist nicht nur für die pharmakokinetische Toleranz, sondern auch für zahlreiche pharmakokinetische **Arzneimittelinteraktionen** verantwortlich. Viele Induktoren erhöhen die Transkriptionsraten einer ganzen Batterie von Zielgenen und beschleunigen durch vermehrte Enzymexpression den Abbau mehrerer Pharmaka (s. Tab. **A-3.1** auf S. 37). **Tabakrauch** z. B. induziert die Expression von CYP1A2 und mehreren Glutathion-S-Transferasen. **Rifampicin** ist ein sehr effektiver Induktor: Es induziert die Transkription der Gene für mehrere CYP-Enzyme (s. Tab. **A-3.1** auf S. 37), Glukuronosyltransferasen und ABC-Transporter (s. Tab. **A-3.2** auf S. 40). Die Enzyminduktion erreicht üblicherweise innerhalb von einigen Tagen ein Maximum und bildet sich nach Absetzen des Induktors innerhalb von Tagen bis Wochen zurück.

▶ **Klinischer Bezug.** **Johanniskrautextrakte** haben mit ihren verschiedenen Zubereitungsformen in der Selbstmedikation von Schlafstörungen und psychogenen Depressionen eine große Bedeutung. Dass damit auch Schaden angerichtet werden kann, ist in der Bevölkerung weniger gut bekannt. Die **Inhaltsstoffe Hyperforin und Hypericin induzieren** nämlich die Expression von **CYP3A4 und P-Gp** und **beschleunigen** so die **Elimination der Wirkstoffe der Anti-Baby-Pille** sowie die von **Ciclosporin** und **Digoxin**. Bei den genannten Pharmaka kann der Verlust an Wirkung dramatische Folgen haben: ungewollte Schwangerschaft, Abstoßung einer transplantierten Niere, lebensbedrohliche Verschlimmerung einer Herzschwäche.

3.7.2 Pharmakogenetik

Wie schnell Pharmaka metabolisch eliminiert werden, lässt sich nicht vorhersagen, weil die hepatozelluläre und die intestinale Enzymausstattung einer ausgeprägten interindividuellen Variabilität unterliegt. Für diese Variabilität sind z. T. **genetische Polymorphismen** für Pharmaka abbauende Enzyme verantwortlich. Die vier wichtigsten dieser Polymorphismen sollen hier besprochen werden.

CYP2D6-Polymorphismus: CYP2D 6 ist für den Abbau sehr vieler Pharmaka bedeutsam (s. Tab. **A-3.1** auf S. 37). Bei einigen dieser Pharmaka sorgt CYP2D6 für die Bildung von Metaboliten, die einen Großteil der Wirkung hervorrufen (z. B. O-Demethylierung von Codein zu Morphin). In Bezug auf die hepatozelluläre CYP2D6-Enzymaktivität gibt es in der europäischen Bevölkerung drei Klassen von Individuen. Etwa 90 % der Europäer haben eine normale Enzymausstattung und werden als „**schnelle Metabolisierer**" typisiert. Bei 7–10 % wird CYP2D6 in geringem Maße oder überhaupt nicht exprimiert, woraus der Phänotyp des „**langsamen Metabolisierers**" resultiert. 2 % der Europäer erweisen sich aufgrund einer Amplifikation des CYP2D6-Gens als „**ultraschnelle Metabolisierer**".

▶ Fallbeispiel. Patientin mit CYP2D6-Polymorphismus

Eine 49-Jährige wird um 0 Uhr mit dem Rettungswagen in die Notfallaufnahme eingeliefert. Sie ist nicht ansprechbar und reagiert nicht auf Schmerzreize. Atemfrequenz 7/min, arrhythmischer Puls 120/min, systolischer Blutdruck 80 mmHg, Pupillen isokor weit. Im Rettungswagen hat die Patientin einen tonisch-klonischen Anfall gehabt. Der Ehemann berichtet, er sei aufgewacht, weil seine Frau neben ihm ungewöhnlich tief geatmet und sich heiß angefühlt habe. Sie habe am Abend erstmalig 100 mg **Trimipramin** – und damit eine „normale" Dosis eines trizyklischen Antidepressivums (s. S. 331) – eingenommen, das ihr der Psychiater wegen einer mittelschweren depressiven Episode verschrieben habe. Der Notarzt stellte eine hohe Körpertemperatur, eine trockene Mundschleimhaut, eine tachykarde Herzrhythmusstörung und das völlige Fehlen von Darmgeräuschen fest. Die Patientin wurde noch in der Wohnung intubiert, im Rettungswagen schockgelagert und es wurden ihr über zwei großvolumige peripher-venöse Zugänge 1000 ml Ringerlaktat infundiert und 1 mg Physostigmin langsam i. v. verabreicht. In der Folge erholte sich die Patientin vollständig.

Da die Patientin keine Überdosis eingenommen hatte, stellt der behandelnde Arzt die Verdachtsdiagnose „**langsame Metabolisiererin mit Vergiftungssymptomen als Folge der atropinartigen Wirkungen von Trimipramin**". Diese Diagnose wird durch eine Analyse des CYP2D6-Genotyps bestätigt. Trimipramin wird durch das trizyklische Antidepressivum Amitriptylin ersetzt (in niedriger Dosierung: 25 mg abends), das im Vergleich zu Trimipramin ein schlechteres Substrat von CYP2D6 ist.

CYP2C19-Polymorphismus: Bei 2–5 % der Europäer (und 15–23 % der Asiaten) wird ein funktionell defizientes CYP2C19-Enzym exprimiert. Typische CYP2C19-Substrate (s. Tab. **A-3.1** auf S. 37) werden dann langsamer metabolisiert als normal. Die Störung wird autosomal-rezessiv vererbt.

▶ Klinischer Bezug.

Klinisch bedeutsam ist der CYP2C19-Defekt für folgende Wirkstoffe:
- **Omeprazol:** Dieser Protonenpumpen-Hemmer (s. S. 543) wirkt wegen des Enzymmangels dann bereits bei sehr niedriger Dosis.
- **Clopidogrel:** Dieser Thrombozytenaggregations-Hemmstoff ist eine Pharmakonvorstufe (Prodrug) und wird erst durch CYP2C19 in einen wirksamen Thiolmetaboliten umgewandelt (s. S. 454). Ist die Funktion von CYP2C19 aufgrund eines Gendefekts reduziert oder aufgehoben, nützt dem Betroffenen die Einnahme von Clopidogrel (z. B. zur Sekundärprävention eines Myokardinfarktes) nichts.
Unabhängig von Genotyp des Betroffenen unterbleibt die Umwandlung von Clopidogrel in den wirksamen Metaboliten auch dann, wenn der Betroffene gleichzeitig einen Inhibitor von CYP2C19 einnimmt (z. B. Omeprazol, s. Tab. **A-3.1**, S. 37).

N-Acetyltransferase-II-Polymorphismus: Die N-Acetyltransferase Typ II ist z. B. für die Acetylierung und Inaktivierung von Dihydralazin, Hydralazin, Isoniazid, Clon-

---

3.7.2 Pharmakogenetik

Die metabolische Elimination verläuft in jedem Organismus unterschiedlich schnell, z. T. bedingt durch **genetische Polymorphismen** der abbauenden Enzyme.

CYP2D6-Polymorphismus: Die Enzymaktivität von CYP2D6 (s. Tab. **A-3.1** auf S. 37) ist bei Europäern unterschiedlich. Etwa 90 % haben eine normale Enzymausstattung und sind „**schnelle Metabolisierer**". 7–10 % sind „**langsame Metabolisierer**" und 2 % sind „**ultraschnelle Metabolisierer**".

▶ Fallbeispiel.

CYP2C19-Polymorphismus: Bei 2–5 % der Europäer und 15–23 % der Asiaten wird ein defektes CYP2C 19-Enzym exprimiert (s. Tab. **A-3.1** auf S. 37).

▶ Klinischer Bezug.

N-Acetyltransferase-II-Polymorphismus: Etwa **50 % der Europäer** sowie 20 % der Asiaten sind bei defizienter Enzymbildung „langsame Acetylierer". Hier können einige Arzneimittel schwere Nebenwirkungen verursachen.

Thiopurin-Methyltransferase-Polymorphismus: Ist dieses Enzym defekt (s. S. 186), wird das zytotoxische Immunsuppressivum **6-Mercaptopurin (Azathioprin)** nicht inaktiviert und das Risiko für Knochenmarksschädigungen steigt.

3.7.3 Pharmakokinetische Wechselwirkungen

Wechselwirkungen zwischen Pharmaka und Erkrankungen

Leberinsuffizienz: Die metabolische Clearance (Cl_{nren}) von Pharmaka kann vermindert sein. Da es keinen Funktionstest für Cl_{nren} gibt, ist **keine Berechnung der Dosisanpassung möglich**. Wichtig sind eine **strenge Indikationsstellung** und eine **klinische Überwachung**.

Niereninsuffizienz: An der **Kreatinin-Clearance** (Cl_{Krea}) lässt sich das Ausmaß der Niereninsuffizienz ablesen. Für die **Dosisanpassung** von renal eliminierten Pharmaka gilt:

$$D_{NI} = D \times F \text{ und } \tau_{NI} = \frac{\tau}{F}$$

Der Faktor F wird folgendermaßen ermittelt:

$$F = EF_{ren} \times \frac{Cl_{Krea(NI)}}{Cl_{Krea}} + EF_{nren}$$

Die Werte für EF_{ren} sind in diesem Buch jeweils bei den einzelnen Wirkstoffgruppen aufgeführt. Einige Pharmaka sind bei schwerer Niereninsuffizienz auch gänzlich kontraindiziert.

Wechselwirkungen zwischen Pharmaka

Das Risiko für Wechselwirkungen steigt mit der Anzahl der gleichzeitig angewendeten Pharmaka.

azepam, Metamizol, Sulfonamide und Koffein verantwortlich. **Etwa 50 % der Europäer** und 20 % der Japaner und Chinesen exprimieren ein defizientes Enzym, das die genannten Substrate nur langsam umsetzen kann **(„langsame Acetylierer")**. Die Folgen sind eine Zunahme der Hepatotoxizität (Isoniazid), ein gehäuftes Auftreten von Lupus erythematodes (Dihydralazin, Hydralazin) und ein hohes Risiko für schwere allergische Reaktionen nach Gabe von Sulfonamiden oder Sulfasalazin.

Thiopurin-Methyltransferase-Polymorphismus: Die Thiopurin-Methyltransferase inaktiviert das zytotoxische Immunsuppressivum **6-Mercaptopurin** (und damit indirekt auch seine Vorstufe **Azathioprin**). Das Enzym kann in defekter Form exprimiert werden. Etwa 0,3 % der Europäer sind bezüglich dieses Gendefekts homozygot und etwa 10 % heterozygot (s. Kasuistik auf S. 186). Der Mangel an Enzymaktivität kann in Erythrozyten nachgewiesen werden. Trotz der Seltenheit des Enzymdefekts ist ein solcher Nachweis sinnvoll, da dem erhöhten Risiko einer Knochenmarkschädigung mit einer Dosisanpassung begegnet werden kann.

3.7.3 Pharmakokinetische Wechselwirkungen

Wechselwirkungen zwischen Pharmaka und Erkrankungen

Leberinsuffizienz: Lebererkrankungen können die metabolische Clearance (Cl_{nren}) von Pharmaka reduzieren. Das gilt hauptsächlich für Wirkstoffe mit hohem First-Pass-Effekt (z. B. Ca^{2+}-Kanalblocker, Lidocain, Fentanyl, Glyceroltrinitrat, Metoprolol, Propranolol). Eine **vorhersagbare Dosisanpassung ist aber nicht möglich**, weil es keinen Funktionstest gibt, der für alle Pharmaka Rückschlüsse auf das Ausmaß der Beeinträchtigung von Cl_{nren} zulässt. Deshalb sind eine **strenge Indikationsstellung** und eine sorgfältige **klinische Überwachung** bezüglich unerwünschter Wirkungen die einzig gangbaren Strategien.

Niereninsuffizienz: Die renale Elimination von Pharmaka ist bei Patienten mit Niereninsuffizienz in vorhersagbarer Weise reduziert. Das Ausmaß der Niereninsuffizienz wird mithilfe der **Kreatinin-Clearance** (Cl_{Krea}) gemessen. Bei renal eliminierten Pharmaka mit geringer therapeutischer Breite (z. B. Digoxin, Aminoglykoside, Methotrexat) kann ein Faktor (F) berechnet werden, mit dem die **Dosis** (D) oder das **Dosisintervall** (DI, Formelzeichen τ) an die Bedingungen einer Niereninsuffizienz (NI) **angepasst** werden kann:

$$D_{NI} = D \times F \text{ und } \tau_{NI} = \frac{\tau}{F}$$

Der Faktor F wird folgendermaßen ermittelt:

$$F = EF_{ren} \times \frac{Cl_{Krea(NI)}}{Cl_{Krea}} + EF_{nren}$$

EF_{ren}: renale Eliminationsfraktion; EF_{nren}: nicht renale Eliminationsfraktion ($EF_{nren} = 1 - EF_{ren}$); Cl_{Krea}: normale Kreatinin-Clearance (für die Berechnung von F wird ein Normwert von 100 ml/min verwendet); $Cl_{Krea(NI)}$: Kreatinin-Clearance bei Niereninsuffizienz; D_{NI}: Dosis bei Niereninsuffizienz; τ_{NI}: τ bei Niereninsuffizienz. Die Werte für EF_{ren} sind in diesem Lehrbuch für die wichtigsten Pharmaka in den Tabellen gelistet, die pharmakokinetische Daten für die einzelnen Wirkstoffgruppen zusammenfassen (z. B. EF_{ren} für Digoxin 0,7; für Aminoglykoside 0,98 und für Methotrexat 0,81). Es gibt allerdings auch Pharmaka, die bei schwerer Niereninsuffizienz ($Cl_{Krea} < 10$ ml/min) nicht verordnet werden dürfen (z. B. Ergotamin, Thiazide, Amilorid, Triamteren, Spironolacton, Metformin, Allopurinol, Bisphosphonate, Cisplatin).

Wechselwirkungen zwischen Pharmaka

Wechselwirkungen zwischen Pharmaka, die pharmakokinetische Ursachen haben, spielen in der Pharmakotherapie eine zunehmend wichtige Rolle. Das Risiko solcher Interaktionen ist umso höher, je mehr Pharmaka gleichzeitig angewendet werden.

A 3.7 Pharmakokinetische Ursachen der Variabilität von Pharmakonwirkungen

▶ **Merke.** Wichtige pharmakokinetische Interaktionen betreffen Pharmaka mit einer geringen therapeutischen Breite (orale Antikoagulanzien, Sulfonylharnstoffe, Herzglykoside, Theophyllin, Ciclosporin, Zytostatika).

Pharmakokinetische Wechselwirkungen können sich in allen Bereichen der Pharmakokinetik abspielen, d. h. die Resorption, Verteilung und Elimination betreffen. Sie können häufig (aber nicht immer) vorhergesagt und vermieden werden, wenn die pharmakokinetischen Eigenschaften der betroffenen Pharmaka bekannt sind und beachtet werden.

Wechselwirkungen im Rahmen der Resorption: Die enterale Resorption einiger Pharmaka kann durch andere Pharmaka behindert oder beschleunigt werden. **Antazida** können z. B. die Resorption von Tetrazyklinen, Fluorchinolonen, Bisphosphonaten und Fe^{2+}-Salzen durch Bildung schwer löslicher Chelate oder Komplexe erheblich beeinträchtigen. Sie verschlechtern auch die Resorption vieler anderer Pharmaka (z. B. Cephalosporine, Theophyllin, H_2-Rezeptor-Antagonisten, Captopril, Levothyroxin), verbessern aber die Resorption schwacher Säuren (z. B. Glibenclamid, Levodopa). **Metoclopramid** kann durch Beschleunigung der Magenentleerung die enterale Resorption einiger Analgetika (z. B. Paracetamol, Ibuprofen, Acetylsalicylsäure) verbessern und durch Beschleunigung der Darmpassage die Resorption von Digoxin infolge der Verkürzung der Kontaktzeit beeinträchtigen.

Wechselwirkungen im Rahmen der Verteilung: Wechselwirkungen, die mit Änderungen der Verteilung von Pharmaka einhergehen, sind klinisch ohne große Bedeutung. So ist z. B. die Bindung von Pharmaka an Plasmaproteine in ihrer Bedeutung für pharmakokinetische Wechselwirkungen lange überschätzt worden. Es hat sich nämlich gezeigt, dass die Verdrängung aus der Bindung die Elimination des verdrängten Pharmakons beschleunigt, sodass es lediglich zu einer vorübergehenden Erhöhung der Konzentration des ungebundenen Pharmakons kommt. Welchen Einfluss Hemmstoffe des Efflux-Transporters P-Gp (s. Tab. A-3.2 auf S. 40) auf die Aufnahme von Pharmaka (z. B. Antikonvulsiva) in das ZNS haben, ist nicht gut untersucht.

Wechselwirkungen im Rahmen der Elimination: Wechselwirkungen dieser Art werden am häufigsten beobachtet. Bei der **Elimination durch Metabolisierung** sind die Enzyminduktion und die Hemmung des Abbaus von Pharmaka von großer klinischer Bedeutung. Die **Enzyminduktion** (häufig kombiniert mit einer Induktion des ABC-Transporters P-Gp) ist verantwortlich für den Wirkverlust hormoneller Kontrazeptiva und von Ciclosporin oder Digoxin nach Gabe von Rifampicin oder Selbstmedikation mit Johanniskrautextrakten (s. Tab. A-3.1 auf S. 37 und Tab. A-3.2 auf S. 40). Die **Hemmung des Abbaus** von Pharmaka geht auf Substanzen zurück, die in Tab. A-3.1 auf S. 37 als Inhibitoren der CYP-Enzyme gelistet sind. Die meisten sind alternative Substrate, die mit hoher Affinität an das Enzym binden und umgesetzt werden. Ausnahmen von dieser Regel sind Chinidin (kompetitiver Inhibitor, aber kein Substrat von CYP2D6) sowie die Inhaltsstoffe des Grapefruitsafts Bergamottin und Dihydroxybergamottin (irreversible Inhibitoren von CYP3A4). Die Hemmung der metabolischen Elimination von Pharmaka ist häufig assoziiert mit einer Zunahme ihrer Bioverfügbarkeit (Cerivastatin, Ciclosporin, Ergotamin). Die Intensität der Wirkung und das Risiko für unerwünschte Wirkungen können dadurch erheblich ansteigen. Bei der **Elimination durch Ausscheidung** gibt es ebenfalls bedeutsame Wechselwirkungen. So kann Clarithromycin bei Patienten mit Herzinsuffizienz eine Digoxin-Intoxikation hervorrufen (weil Clarithromycin die P-Gp-vermittelte enterale Ausscheidung von Digoxin hemmt) oder Acetylsalicylsäure oder Ibuprofen eine Methotrexat-Intoxikation verursachen (weil diese Säuren die renale Elimination von Methotrexat hemmen).

▶ **Merke.**

Wechselwirkungen können in den Bereichen Resorption, Verteilung und Elimination auftreten.

Wechselwirkungen im Rahmen der Resorption: Antazida können z. B. die enterale Resorption anderer Pharmaka erheblich vermindern oder steigern. **Metoclopramid** kann über eine beschleunigte Magenentleerung die enterale Resorption bestimmter Analgetika verbessern und durch eine beschleunigte Darmpassage die Resorption von Digoxin herabsetzen.

Wechselwirkungen im Rahmen der Verteilung: Solche Wechselwirkungen sind klinisch ohne große Bedeutung. Noch weitgehend unbekannt ist, welchen Einfluss Hemmstoffe des Efflux-Transporters P-Gp (s. Tab. A-3.2 auf S. 40) auf die Aufnahme von Pharmaka ins ZNS haben.

Wechselwirkungen im Rahmen der Elimination: Diese Art kommt am häufigsten vor. Wechselwirkungen sind z. B. Folge der **Enzyminduktion** (s. Tab. A-3.1 auf S. 37 und Tab. A-3.2 auf S. 40) oder der **Hemmung des Abbaus** von Pharmaka (s. Tab. A-3.1 auf S. 37). Letzere ist häufig assoziiert mit einer Zunahme der Bioverfügbarkeit mit Steigerung von Wirkung und unerwünschten Wirkungen. Auch die **Elimination durch Ausscheidung** kann bedeutsame Wechselwirkungen hervorrufen, wie z. B. eine Digoxin-Intoxikation durch Clarithromycin oder eine Methotrexat-Intoxikation durch Acetylsalicylsäure oder Ibuprofen.

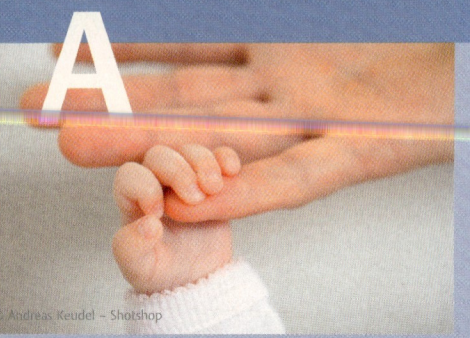

4 Besonderheiten der Pharmakotherapie in bestimmten Lebensabschnitten

4.1 Pharmakotherapie in Schwangerschaft und Stillperiode 56
4.2 Pharmakotherapie im Kindesalter 57
4.3 Pharmakotherapie beim alten Menschen 59

4.1 Pharmakotherapie in Schwangerschaft und Stillperiode

4.1.1 Schwangerschaft

Die Anwendung von Pharmaka in der Schwangerschaft ist reich an Risiken, weil die klinisch-pharmakologische und -toxikologische Forschung für den intrauterinen Lebensabschnitt noch in den Kinderschuhen steckt.

> ▶ **Merke.** Für die meisten Pharmaka stellt die Plazentarschranke keine echte Barriere dar (Ausnahme: hoch- und niedermolekulares Heparin). Deshalb sollten Pharmaka in der Schwangerschaft grundsätzlich gemieden werden – das gilt ganz besonders für das erste Trimenon.

Bei bestimmten mütterlichen Erkrankungen (z. B. Diabetes mellitus, Hypertonie, Epilepsie) ist eine solche Strategie allerdings nicht akzeptabel. Deshalb ist es sinnvoll, die Pharmaka zu kennen, die vor dem Hintergrund epidemiologischer Studien und einer langjährigen klinischen Erfahrung in der Schwangerschaft als unbedenklich gelten (Tab. **A-4.1**).

Eine Schwangerschaft ist mit typischen **physiologischen Veränderungen** assoziiert, die einen Einfluss auf die Pharmakokinetik von Pharmaka haben können. Dazu gehören der Anstieg des Plasmavolumens, des Ganzkörperwassers und der glomerulären Filtrationsrate sowie die Abnahme der Plasma-Albuminkonzentration. Trotzdem ist es nach dem heutigen Stand des Wissens unmöglich, allgemein gültige Vorhersagen zu schwangerschaftsbedingten Änderungen der Pharmakokinetik zu machen.

4.1.2 Stillperiode

Auch in der Stillperiode sollte man mit der Gabe von Pharmaka zurückhaltend sein, da die meisten in die Muttermilch übergehen können. Die Bestimmung der Pharmakonkonzentration in der Muttermilch kann im Einzelfall die Entscheidung für eine Pharmakotherapie während der Stillperiode erleichtern. Berechnungen der mit der Muttermilch aufgenommenen Pharmakonmengen haben gezeigt, dass nur selten wirksame Dosierungen beim Kind erreicht werden. Deshalb ist eine wirklich notwendige Pharmakotherapie in aller Regel kein Grund, das Stillen zu beenden oder vom Stillen abzuraten.

> ▶ **Merke.** Einige Pharmaka sind allerdings **in der Stillperiode kontraindiziert**. Hierzu zählen z. B. Morphin, Cotrimoxazol, Fluorchinolone, Ergotamin und Dihydroergotamin, Makrolid-Antibiotika, Immunsuppressiva und Zytostatika. Dopaminrezeptor-Agonisten und Diuretika sollten in der Stillperiode nicht verordnet werden, da sie die Milchproduktion vermindern.

A-4.1 Pharmaka, die in der Schwangerschaft als unbedenklich gelten

Indikation	Pharmaka
Schmerzen, Fieber	Paracetamol
	Acetylsalicylsäure[1]
bakterielle Infektionen	Penicilline
	Cephalosporine
	Erythromycin
Tuberkulose	Ethambutol
	Isoniazid[2]
	Rifampicin[3]
Autoimmunerkrankungen (z. B. systemischer Lupus erythematodes)	Prednisolon
Gestationsdiabetes	Insulin
	Glibenclamid (im 2. und 3. Trimenon)
Hypothyreose, euthyreote Struma	Levothyroxin
Hyperthyreose	Atenolol
Asthma bronchiale	inhalative Glukokortikoide
	inhalative β_2-Mimetika
Hypertonie	α-Methyldopa
	Dihydralazin
	Metoprolol
Hyperemesis gravidarum	Diphenhydramin
Thrombose	Heparin[4]
Herzinsuffizienz, Vorhofflimmern	Digoxin
	Digitoxin
koronare Herzkrankheit	Glyceroltrinitrat
	Isosorbiddinitrat
	Isosorbid-5-Mononitrat
Sodbrennen	Antazida
Obstipation	Bisacodyl

[1] im 3. Trimenon kontraindiziert; [2] muss in der Schwangerschaft mit Pyridoxin p. o. (50 mg/d) kombiniert werden; [3] Neugeborene von mit Rifampicin behandelten Müttern sollen in den ersten beiden Lebenswochen (zusätzlich zu den bei den Vorsorgeuntersuchungen üblichen Vitamin-K_1-Dosierungen) 3-mal pro Woche 1 mg Vitamin K_1 p. o. erhalten; [4] gilt für unfraktioniertes und fraktioniertes (niedermolekulares) Heparin.

4.2 Pharmakotherapie im Kindesalter

Das Kindesalter ist v. a. durch pharmakokinetische Besonderheiten charakterisiert, die die Resorption, Verteilung und Elimination von Pharmaka betreffen. Die klinisch relevanten Besonderheiten sollen hier angesprochen werden.

Resorption:
- Die **Magenentleerung** ist **bis zum 6. Lebensmonat häufig verlangsamt**, was die enterale Resorption bei einigen Stoffen verzögert.
- Die **Resorption über die Haut kann** während der **ersten Lebensmonate** wegen der guten Hautdurchblutung und wegen des Fehlens der Hornhaut **erheblich gesteigert sein**, was bei topisch angewendeten Pharmaka und bei der Anwendung von Desinfektionsmitteln auf der Haut (z. B. Borsäure) von Bedeutung sein kann.

4.2 Pharmakotherapie im Kindesalter

Im Kindesalter existieren Besonderheiten bezüglich Resorption, Verteilung und Elimination

Resorption:
- < 6. LM: Verlangsamte Magenentleerung → verzögerte enterale Resorption.
- Erste Lebensmonate: Gesteigerte Resorption über die Haut.

▶ **Klinischer Bezug.** Die verzögerte Magenentleerung bei Säuglingen hat keinen negativen Einfluss auf die enterale Resorption von Penicillinen, beeinträchtigt aber die von antipyretischen Analgetika wie **Paracetamol**. Deshalb ist, nicht nur aus Gründen der Praktikabilität, die Applikation von Paracetamol-Zäpfchen im Säuglingsalter durchaus sinnvoll.

Bei der lokalen Anwendung von Arzneistoffen (z. B. Glukokortikoide) auf der Haut von Säuglingen und Kleinkindern muss wegen der Möglichkeit einer sehr guten perkutanen Resorption auf eine **möglichst kleine Anwendungsfläche** (< 10 % der Körperoberfläche) geachtet werden.

Verteilung:
- **1. Lebensmonat:** hoher Wassergehalt im Extrazellularraum → größeres Verteilungsvolumen für hydrophile Pharmaka und verlängerte Halbwertszeit.
- **1. und 2. Lebenswoche:** Plasmaalbumin wird benötigt, um das unkonjugierte Bilirubin zu binden.

Verteilung:
- Im **ersten Lebensmonat** ist der Wassergehalt des **Extrazellularraums** mit 40 – 45 % des Körpergewichts im Vergleich zum Erwachsenen (20 % des Körpergewichts) deutlich **vergrößert**. Das kann für **hydrophile Pharmaka** ein vergrößertes Verteilungsvolumen (ausgedrückt in l/kg) und eine **verlängerte Halbwertszeit** bedeuten.
- Außerdem sind Neugeborene in den **ersten zwei Lebenswochen** darauf angewiesen, dass **Plasmaalbumin** das in dieser Phase des Lebens reichlich vorhandene **unkonjugierte Bilirubin** mit hoher Affinität **bindet**.

▶ **Klinischer Bezug.**

▶ **Klinischer Bezug.** Werden in den ersten zwei Lebenswochen Pharmaka verabreicht, die wie unkonjugiertes Bilirubin an Plasmaalbumin binden (z. B. Ceftriaxon, Cotrimoxazol) und so dessen Bindungskapazität limitieren, besteht die Gefahr eines **Kernikterus** (Bilirubinenzephalopathie). **Unkonjugiertes Bilirubin** ist lipidlöslich und kann deshalb, wenn es nicht an Albumin gebunden ist, die Blut-Hirn-Schranke passieren. Es ist auch zytotoxisch und kann sich beim Neugeborenen im Gehirn, v. a. in den Basalganglien (daher „Kernikterus"), ablagern und **irreversible neurologische Störungen** (z. B. schrilles Schreien, Hyperreflexie, Krampfneigung, Intelligenzminderung, Taubheit) hervorrufen. Zur Prophylaxe des Kernikterus wird eine Fototherapie mit blauem Licht durchgeführt (beim reifen Neugeborenen ab einer Gesamtbilirubinkonzentration von ca. 20 mg/dl, bei Frühgeborenen schon bei 10 mg/dl). Die Fototherapie überführt unkonjugiertes Bilirubin in eine wasserlösliche Form, die die Blut-Hirn-Schranke nicht mehr passieren kann. In schweren Fällen ist eine Austauschtransfusion nötig.

Elimination: In den **ersten 2 Lebensmonaten** sind die **Stoffwechselleistung der Leber** und die **Nierenfunktion deutlich reduziert**. Erst nach dem **6. Lebensmonat** sind sie für die Pharmakon-Elimination **ausgereift**. Vom 6. Lebensmonat bis zum 8. Lebensjahr ist die Clearance einiger Pharmaka im Vergleich zum Erwachsenen sogar erhöht.

Elimination: In den **ersten zwei Lebensmonaten** sind die **metabolische Kapazität der Leber** und die **Nierenfunktion** im Vergleich zum Erwachsenen **deutlich reduziert**. Das kann erhebliche Konsequenzen für die metabolische und die renale Elimination von Pharmaka haben. So ist z. B. die Plasma-Halbwertszeit von Digoxin in der ersten Lebenswoche im Vergleich zu der beim Erwachsenen um den Faktor 2 – 5 verlängert. Erst am **Ende des sechsten Lebensmonats** können Leber- und Nierenfunktion in Bezug auf die Pharmakon-Elimination als **ausgereift** betrachtet werden. Die enzymatische Aktivität der CYP-Enzyme und die glomeruläre Filtrationsrate erreichen am frühesten Normalwerte. Die Fähigkeit zur Glukuronidierung und zur Glycinkonjugation sowie die tubuläre Sekretionsleistung sind am spätesten ausgereift. In der Zeit vom sechsten Lebensmonat bis zum achten Lebensjahr ist die Clearance einiger Pharmaka im Vergleich zum Erwachsenen sogar erhöht. Das wurde z. B. für die nicht renale Clearance von Theophyllin und Sulfamethoxazol und für die renale Clearance von Trimethoprim nachgewiesen.

▶ **Klinischer Bezug.**

▶ **Klinischer Bezug.** Die komplexe Entwicklung der für die Pharmakon-Elimination verantwortlichen Mechanismen im ersten Lebensjahr macht es sehr schwierig, allgemein gültige Empfehlungen zur Dosierung von Pharmaka bei Kindern zu geben. Ein praktisch wichtiges Beispiel für eine der Entwicklung der metabolischen Elimination angepasste altersabhängige Dosierung ist die Dosierung von Theophyllin (ein Arzneistoff mit geringer therapeutischer Breite): Die Tagesdosis beträgt 3 mg/kg beim Neugeborenen, 25 mg/kg beim Kleinkind und 15 mg/kg bei größeren Kindern und Erwachsenen. Im Unterschied zum Erwachsenen werden Pharmaka im Kindesalter häufig auf das Körpergewicht bezogen dosiert. So beträgt die orale Dosierung von Paracetamol im Kleinkindalter 10 mg/kg 3- bis 4-mal pro Tag und beim Erwachsenen 500 – 1000 mg 3- bis 4-mal pro Tag.

4.3 Pharmakotherapie beim alten Menschen

Altersbedingte Veränderungen haben Auswirkungen auf die Anwendung von Pharmaka. Man spricht in diesem Zusammenhang **ab einem Alter von 65 Jahren** vom „alten" Menschen. Die Pharmakotherapie ist in diesem Lebensabschnitt durch **drei Besonderheiten** charakterisiert:
- Die wegen Multimorbidität häufig hohe Zahl gleichzeitig verabreichter Pharmaka erhöht das Risiko von Wechselwirkungen;
- altersbedingte Veränderungen der Pharmakodynamik und
- altersbedingte Veränderungen der Pharmakokinetik.

Ab einem Alter von 65 Jahren spricht man vom „alten" Menschen. **Besonderheiten:**
- Vermehrte Wechselwirkungen durch häufig hohe Zahl an Pharmaka.
- veränderte Pharmakodynamik
- veränderte Pharmakokinetik

4.3.1 Hohe Anzahl verordneter Pharmaka

Die hypothetische Anzahl von Interaktionsmöglichkeiten (N) nimmt mit der Zahl der angewendeten Pharmaka (n) zu (Tab. **A-4.2**) und kann mithilfe der folgenden Gleichung berechnet werden:

$$N = \frac{n!}{2 \times (n-2)!} \quad (!\text{ bedeutet „Fakultät"})$$

N ist eine mathematisch ermittelte Zahl, die nichts mit der Häufigkeit von möglichen Wechselwirkungen zwischen den Pharmaka zu tun hat.

Die Anzahl von Interaktionsmöglichkeiten (Tab. **A-4.2**) wird folgendermaßen berechnet:

$$N = \frac{n!}{2 \times (n-2)!} \quad (! = \text{Fakultät})$$

A-4.2 Bedeutung der Zahl der eingenommenen Pharmaka (n) für die hypothetische (mathematisch ermittelte) Anzahl von Interaktionsmöglichkeiten (N)

n = Zahl der eingenommenen Pharmaka	N = Anzahl der Interaktionsmöglichkeiten
2	1
3	3
4	6
5	10
6	15
7	21
8	28

4.3.2 Altersbedingte Veränderungen der Pharmakodynamik

Die **Empfindlichkeit für Pharmakonwirkungen kann** im Alter **zu- oder abnehmen**. So kommt es typischerweise beim alten Menschen zu einem Nachlassen der Wirksamkeit von β-Rezeptor-Agonisten und -Antagonisten. Eine Zunahme der Wirksamkeit von Pharmaka hat häufig pharmakokinetische Ursachen. Hinzu kommt, dass alte Menschen zu paradoxen Wirkungen neigen, wie z. B. nach Gabe von Benzodiazepinen (paradoxe Erregungszustände) oder Koffein (paradoxe Zunahme des Schlafbedürfnisses). Außerdem sind **homöostatische Regulationsmechanismen** im Alter **meist weniger effektiv**. So wurde z. B. eine altersabhängige Abnahme der Empfindlichkeit des Barorezeptorreflexes beobachtet. Dieser Befund erklärt, weshalb Antihypertensiva beim alten Menschen häufiger als beim jungen eine orthostatische Hypotension verursachen.

Die **Empfindlichkeit für Pharmakonwirkungen kann** im Alter **zu- oder abnehmen**. Alte Menschen neigen zudem zu **paradoxen Wirkungen**. Des Weiteren sind die **homöostatischen Regulationsmechanismen meist weniger effektiv**.

4.3.3 Altersbedingte Veränderungen der Pharmakokinetik

Pharmakokinetische Besonderheiten stehen auch beim alten Menschen ganz im Vordergrund.

Resorption: Größere Veränderungen der enteralen Resorption sind trotz verminderter Motilität und Durchblutung des Magen-Darm-Kanals nicht zu erwarten. Für Pharmaka, die **s. c.** (z. B. Insulin) oder auch **i. m. appliziert** werden, ist ein **verzögerter Wirkungsbeginn möglich**, weil die Gewebedurchblutung im Alter häufig vermindert ist.

Verteilung: Mit steigendem Alter nimmt der Fettanteil des Körpers zu, das Körperwasser sowie die fettfreie Körpermasse (v. a. Muskelmasse) nehmen ab. Außerdem nimmt im Plasma die Albuminkonzentration ab, die Konzentration des sauren α_1-Glykoproteins zu. Diese Veränderungen können einen Einfluss auf die Verteilung von Pharmaka haben. Klinisch relevant sind:

- **Zunahme des Körperfetts:** Sie verursacht eine Vergrößerung des Verteilungsvolumens und damit eine Verlängerung der Halbwertszeit für einige lipophile Wirkstoffe wie z. B. Diazepam.
- **Abnahme der fettfreien Körpermasse:** Sie ruft eine Verkleinerung des Verteilungsvolumens von Digoxin hervor.

▶ **Klinischer Bezug.** Die beim alten Patienten beobachteten Veränderungen der Pharmakokinetik von **Diazepam** (Verteilungsvolumen↑, Halbwertszeit↑) sind neben den bei diesen Patienten befürchteten paradoxen Reaktionen gewichtige Gründe, bei der Dosierung von Diazepam Vorsicht walten zu lassen und relativ niedrig zu dosieren.
Die altersbedingte Verkleinerung des Verteilungsvolumens von **Digoxin** äußert sich nicht in einer Verkürzung der Halbwertszeit dieses Arzneistoffs, weil die mit dem Alter nachlassende Nierenfunktion die renale Digoxin-Elimination zunehmend verlangsamt (Halbwertszeit↑). Das ist auch der wesentliche Grund, warum beim alten Menschen auch Digoxin eher niedrig dosiert werden soll.

Elimination: Auch wenn eine altersabhängige Abnahme der Lebergröße und der Leberdurchblutung die Reduktion der **metabolischen Clearance** (die wichtigste Determinante der nicht renalen Clearance: Cl_{nren}) einiger Pharmaka bei alten Menschen erklären kann, ist die Bedeutung der altersbedingten Verminderung von Cl_{nren} für die meisten Pharmaka eher gering. Hinzu kommt, dass das Ausmaß solcher Veränderungen nicht vorhersagbar ist. Völlig anders verhält es sich mit der **renalen Clearance** (Cl_{ren}) von Pharmaka. Die Anzahl der Nephrone **nimmt altersabhängig ab**, und die glomeruläre Filtrationsrate (GFR) fällt ab dem 30. Lebensjahr etwa um 1 ml/min pro Jahr. Entsprechend verringert sich die Cl_{ren} von Pharmaka altersabhängig **in vorhersagbarer Weise**. Als **gutes Maß für die GFR** gilt die **Kreatinin-Clearance** (Cl_{Krea} in ml/min), für die ein Schätzwert ermittelt werden kann, wenn die Serum-Kreatinin-Konzentration (in mg/dl) bekannt ist:

$$Cl_{Krea} = \frac{140 - Alter}{f \times Serum\text{-}Kreatinin \times Gewicht}$$

Das Alter wird in Jahren, das Gewicht in kg angegeben. f ist 72 bei Männern und 84,7 bei Frauen. Schätzwerte < 50 ml/min sind relativ genau, bei Schätzwerten > 50 ml/min ist die Schätzung ungenau.
Das Ergebnis einer solchen Schätzung zeigt, welches Ausmaß die Beeinträchtigung der Nierenfunktion erreicht hat (Normalwert für $Cl_{Krea} \geq 100$ ml/min). Bei renal eliminierten Pharmaka mit geringer therapeutischer Breite (z. B. Digoxin, Aminoglykoside, Methotrexat) kann dann die Dosis oder das Dosisintervall wie in Kap. A-3 auf S. 46 beschrieben angepasst werden.

▶ **Klinischer Bezug.** Hilfe bei der Auswahl von Arzneistoffen, die für alte Menschen geeignet sind, bietet z. B. die deutsche **PRISCUS-Liste** (www.priscus.net). Sie enthält potenziell ungeeignete Arzneistoffe (inkl. den Grund für die mangelnde Eignung) sowie Alternativen bzw. Maßnahmen für den Fall, dass es keine Alternative zum potenziell ungeeigneten Arzneistoff gibt.

5 Entwicklung und Anwendung von Arzneimitteln

5.1 Arzneimittelentwicklung 61
5.2 Zulassung, Anwendung und Überwachung von Arzneimitteln 64
5.3 Rezeptieren von Arzneimitteln 65

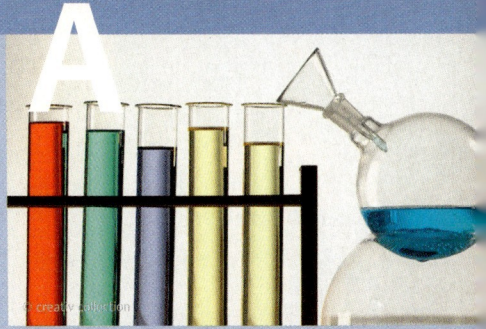

5.1 Arzneimittelentwicklung

5.1.1 Präklinischer Abschnitt der Entwicklung

Die Arzneimittelentwicklung beginnt mit der Suche nach neuen Wirkstoffen. Dabei kommen ausgeklügelte Testsysteme zum Einsatz, mit denen die Interaktion einer Vielzahl von Stoffen mit krankheitsrelevanten Zielproteinen untersucht wird. Bei diesen **Screening-Verfahren** bedient man sich pharmakologischer, biochemischer und molekularbiologischer Methoden. Ausgewählte Substanzen werden dann im Reagenzglas sowie in isolierten Zellen, Geweben und Organen in Bezug auf ihre pharmakologischen Eigenschaften weiter untersucht (Abb. **A-5.1**). Auch wenn viele Fragen mit **In-vitro-Versuchen** beantwortet werden können, sind **Tierversuche** für eine weiterführende präklinische Entwicklung vielversprechender Wirkstoffe unverzichtbar. Wichtige Fragen in Bezug auf die pharmakokinetischen und toxikologischen Eigenschaften ausgewählter Substanzen und bezüglich des pharmakologischen Wirkprofils auf die verschiedenen Organsysteme eines intakten Lebewesens können nur mit Tierversuchen beantwortet werden. Die Gesamtheit der in dieser Phase der Entwicklung eines Arzneimittels durchgeführten Untersuchungen wird oft auch als **präklinische Studien** bezeichnet.

5.1.2 Klinischer Abschnitt der Entwicklung

▶ **Definition.** Der **klinische Abschnitt der Arzneimittelentwicklung** dient dem Nachweis der therapeutischen Wirksamkeit und der Unbedenklichkeit des Arzneistoffs für einen ganz bestimmten Anwendungsbereich (Indikation).

Die klinische Prüfung von Arzneimitteln beim Menschen ist an Bedingungen geknüpft, die im **A**rznei**m**ittel**g**esetz **(AMG)**, in der Deklaration des Weltärztebunds von Helsinki und in den Richtlinien für eine „**G**ood **C**linical **P**ractice for Trials on Medical Products" **(GCP-Richtlinien)** festgeschrieben sind. Vor **Anwendung neuer Arzneimittel beim Menschen** müssen folgende Voraussetzungen erfüllt sein:
- Der Arzneistoff muss in **präklinischen Studien** (einschließlich Tierversuchen) ausreichend pharmakologisch und toxikologisch untersucht sein.
- Die Risiken für teilnehmende Patienten oder Probanden (gesunde Freiwillige) müssen in einem ärztlich **vertretbaren Verhältnis** zum voraussichtlichen therapeutischen Nutzen des geprüften Arzneistoffs stehen.
- Eine **unabhängige Ethik-Kommission** muss die geplante klinische Studie auf der Basis der präklinischen Ergebnisse, eines **Studienprotokolls** und einer an die betroffenen Probanden/Patienten gerichteten **schriftlichen Information und Einverständniserklärung** zustimmend bewerten (positives Votum). Die schriftliche Information und Einverständniserklärung muss die Freiwilligkeit der Studienteilnahme betonen und klar zum Ausdruck bringen, dass eine einmal gegebene Einwilligung zur Studienteilnahme jederzeit ohne Angabe von Gründen und ohne Nachteile für den Betroffenen widerrufen werden kann.
- Für die betroffenen Patienten/Probanden muss eine **Versicherung** abgeschlossen werden.
- Die klinischen Studien müssen den zuständigen Bundesbehörden, dem **B**undesinstitut **f**ür **Ar**zneimittel und **M**edizinprodukte **(BfArM)** oder dem **P**aul-**E**hrlich-

---

5.1 Arzneimittelentwicklung

5.1.1 Präklinischer Abschnitt der Entwicklung

Zu Beginn wird ein **Screening-Verfahren** eingesetzt. Ausgewählte Substanzen werden in **In-vitro-Versuchen** (Abb. **A-5.1**) genauer untersucht. Meist sind anschließend aber auch **Tierversuche** notwendig. Die Untersuchungen dieser Phase werden auch als **präklinische Studien** bezeichnet.

5.1.2 Klinischer Abschnitt der Entwicklung

▶ **Definition.**

Die Rahmenbedingungen der klinischen Prüfung von Arzneimitteln am Menschen sind durch mehrere Gesetze und Richtlinien geregelt. Folgende **Voraussetzungen** müssen erfüllt sein:
- Abgeschlossene **präklinische Studien**.
- Medizinisch **vertretbares Verhältnis** von voraussichtlichem therapeutischen Nutzen und den Risiken für den Probanden/Patienten.
- Genehmigung durch eine **unabhängige Ethik-Kommission** anhand der präklinischen Studienergebnisse, des **Studienprotokolls** und der **schriftlichen Information und Einverständniserklärung** für den Probanden/Patienten.
- Abgeschlossene **Versicherung** für die Probanden/Patienten.
- Genehmigung der klinischen Studie durch die zuständigen Bundesbehörden **BfArM** oder **PEI** und Anmeldung bei den örtlichen Gesundheitsbehörden.

Institut (**PEI**), angezeigt und von ihnen genehmigt werden. Das BfArM ist dabei für Arzneimittel und Medizinprodukte, das PEI für Sera und Impfstoffe zuständig. Klinische Studien müssen vor ihrem Beginn auch bei den örtlichen Gesundheitsbehörden angemeldet werden.

Phasen der klinischen Prüfung

Die klinische Prüfung eines Arzneimittels erfolgt in **vier Phasen** (Abb. **A-5.1**).

Phase I: In dieser Phase geht es um die **Erstanwendung am Menschen** und damit um den Nachweis der Sicherheit für die Anwendung beim Menschen. Studienteilnehmer sind in der Regel Probanden (20–50), nur bei potenziell toxischen Wirkstoffen (z. B. Zytostatika) Patienten. Es werden die Verträglichkeit, pharmakokinetische Eigenschaften und falls möglich auch pharmakodynamische Eigenschaften untersucht.

Phase II: In dieser Phase wird der Arzneistoff **erstmals am Patienten** angewendet, denn es geht um den Nachweis der Wirksamkeit im angestrebten Indikationsgebiet. Im Vordergrund stehen Bemühungen, bei einer begrenzten Anzahl von Patienten (wenige hundert) den Dosisbereich zu eruieren, in dem der Arzneistoff wirkt.

Phase III: Diese Phase dient dem biometrisch abgesicherten Nachweis der Wirksamkeit und Unbedenklichkeit an einer **großen Zahl von Patienten** (1000–3000). Phase-III-Studien sind praktisch immer multizentrisch durchgeführte, prospektive und kontrollierte Interventionsstudien (Näheres s. S. 63). Nach Beendigung der Phase III wird die Zulassung des Arzneimittels bei den Gesundheitsbehörden beantragt.

Phase IV: Studien in der Phase **nach Zulassung des Arzneimittels** dienen v. a. dem Ziel zu zeigen, wie sicher ein neues Arzneimittel ist. Zum Zeitpunkt der Zulassung ist nämlich lediglich eine vorläufige Schätzung der mit dem neuen Arzneimittel verbundenen Risiken möglich. Die Anzahl der in Phase II und III behandelten Patienten ist einfach zu gering, um selten auftretende unerwünschte Wirkungen erfassen zu können. Wenn z. B. eine schwere unerwünschte Wirkung mit einer Häufigkeit von 1:10 000 auftritt, müsste man wenigstens 40 000 behandelte Patienten beobachten, um diese unerwünschte Wirkung mit einer Irrtumswahrscheinlichkeit von < 5 % erfassen zu können. Da nach der Zulassung des Arzneimittels die **Zahl der behandelten Patienten weitaus größer ist als in Phase III**, ermöglichen Phase-IV-Studien genauere Aussagen über die Häufigkeit seltener, schwerer unerwünschter Wirkungen. Gleichzeitig kann man die Intensität erwünschter Wirkungen an einer großen Patientenzahl beobachten, woraus sich evtl. Konsequenzen (z. B. eine Dosisanpassung) ergeben.

Phasen der klinischen Prüfung

Die **vier Phasen** der klinischen Prüfung zeigt Abb. **A-5.1**.

Phase I: Dies ist die **Erstanwendung am Menschen**. Sie dient dem Nachweis der Sicherheit. An Probanden werden Verträglichkeit und pharmakokinetische Eigenschaften untersucht.

Phase II: Die Wirksamkeit im angestrebten Indikationsgebiet wird **erstmals am Patienten** untersucht. Ermittelt wird v. a. der wirksame Dosisbereich.

Phase III: An einer **großen Zahl von Patienten** wird biometrisch abgesichert die Wirksamkeit und Unbedenklichkeit untersucht. Im Anschluss wird die Zulassung bei den Gesundheitsbehörden beantragt.

Phase IV: Sie umfasst Studien **nach Zulassung des Arzneimittels**. Durch die **deutlich größere Patientenanzahl** können genauere Erkenntnisse über seltene unerwünschte Nebenwirkungen sowie über die Intensität erwünschter Wirkungen gewonnen werden. Dadurch können z. B. die Dosierungsempfehlungen angepasst werden.

A-5.1 Die Phasen der Arzneimittelentwicklung

präklinische Entwicklung/Prüfung	Tierversuche und In-vitro-Versuche mit dem Wirkstoff			
	Phase I	**Phase II**	**Phase III**	**Phase IV**
klinische Entwicklung/Prüfung	• Erstanwendung beim Menschen • wenige (20–50), meist gesunde Versuchspersonen • Untersuchungen zur Verträglichkeit, Dosisfindung, Pharmakokinetik und evtl. Pharmakodynamik	• Erstanwendung am Patienten • wenige hundert kranke Versuchspersonen • Untersuchungen zur Wirksamkeit im angestrebten Indikationsgebiet und zur Dosisfindung	• Wirksamkeits- und Unbedenklichkeitsnachweis bei vielen Patienten (1000–3000) • Vergleich mit bisheriger Standardtherapie (sog. Goldstandard) oder Plazebo • bei positiven Ergebnissen anschließend Beantragung der Zulassung	• Untersuchungen nach Zulassung • große Patientenzahl • Untersuchungen zu Langzeitrisiken/-unverträglichkeit und seltenen unerwünschten Wirkungen

Die **präklinische Entwicklung** umfasst den Nachweis von Wirkungen des Arzneistoffs im Reagenzglas (In-vitro-Versuche) und beim Tier (Tierversuche). Die **klinische Entwicklung** beschäftigt sich mit der Erfassung von Arzneistoffwirkungen beim Menschen.

Methoden der klinischen Prüfung

Zur klinischen Prüfung von Arzneistoffen werden **klinische Studien** durchgeführt, von denen es verschiedene Arten gibt.

Kontrollierte und nicht kontrollierte Studien: Das Wesen der **kontrollierten klinischen Studie** besteht in dem Mitführen einer **Kontrollgruppe** (Behandlung mit einem bereits etablierten Therapieverfahren und/oder Plazebo). Gemäß einer detaillierten Versuchsplanung, die in einem **Studienprotokoll** niedergelegt wird, erfolgt eine randomisierte Zuteilung der Patienten zu einer Behandlungsgruppe oder einer Kontrollgruppe. Beide Gruppen unterscheiden sich nur hinsichtlich der Behandlung und werden zeitgleich beobachtet. Phase-II- und Phase-III-Studien sind typischerweise kontrollierte Studien. Studien, bei denen alle Patienten die gleiche Behandlung erhalten, sind **nicht kontrollierte** oder offene Studien.

Prospektive und retrospektive Studien: Bei prospektiven Studien werden Ergebnisse nach einem vorher festgelegten Versuchsplan und nach einer vorher festgelegten Art der Datenerhebung und -auswertung erhoben, nachdem die Studie begonnen hat (typisches Beispiel: **kontrollierte klinische Studie**). In retrospektiven Studien analysiert der Forscher Datenmaterial, das bei Beginn der Studie bereits vorliegt (typisches Beispiel: **Metaanalyse**). Wirklich aussagekräftige klinische Studien sind prospektive Studien.

Interventionsstudien: Von einer Interventionsstudie spricht man, wenn der **Effekt einer Behandlungsintervention** in einer prospektiven, kontrollierten klinischen Studie untersucht wird. Vor Studienbeginn wird in einem **Studienprotokoll** festgelegt, welche Patienten an der Studie teilnehmen (Ein- und Ausschlusskriterien), wie viele Patienten untersucht werden (Fallzahlplanung), welche Behandlungs- und Kontrollgruppen gebildet werden, welches Design für den Vergleich der Gruppen gewählt wird (interindividueller Vergleich: Parallelgruppen-Design; intraindividueller Vergleich: Cross-over-Design) und ob die Patienten in die Behandlungsplanung eingeweiht werden (unverblindet) oder nicht (verblindet). Um eine bestimmte Erwartungshaltung oder eine Voreingenommenheit beim Patienten oder beim Untersucher (Rosenthal-Effekt) auszuschließen, sollten nach Möglichkeit **Doppelblindstudien** durchgeführt werden. Dabei weiß weder der Patient noch der Arzt, ob der Patient zur Behandlungs- oder zur Kontrollgruppe gehört. Interventionsstudien bilden das Rückgrat der vier Phasen der klinischen Entwicklung.

Epidemiologische Studien (Beobachtungsstudien): Epidemiologische Studien dienen der Erhebung, Speicherung und Verarbeitung personenbezogener Daten, ohne dass bei den betroffenen Personen therapeutisch interveniert wird. Die beiden wichtigsten Studientypen der analytischen Epidemiologie sind Kohorten- und Fall-Kontroll-Studien.

- **Kohorten-Studien** sind **prospektive** Beobachtungsstudien. Personen werden bezüglich einer Exposition (z. B. Arzneimittel) ausgewählt (Kohorte) und über die Zeit mit nicht exponierten Personen (Kontrollgruppe) in Bezug auf die Inzidenz von Ereignissen (Erkrankungen oder Tod) verglichen.
- **Fall-Kontroll-Studien** sind **retrospektive** Beobachtungsstudien. Dabei werden neu erkrankte Personen (inzidente Fälle) mit nicht erkrankten Personen (Kontrollen) in Bezug auf bestimmte Risikofaktoren (z. B. Exposition mit einem Arzneimittel) verglichen. Die Auswahl der Kontrollen ist bei dieser Studienart besonders kritisch. Kohortenstudien und Fall-Kontroll-Studien sind in der Phase IV der klinischen Entwicklung von großer Bedeutung.

▶ **Kritisch betrachtet.** Anwendungsbeobachtungen

Anwendungsbeobachtungen sind **Beobachtungsstudien der Phase IV**. Sie sind dazu bestimmt, Erkenntnisse bei der Anwendung neu zugelassener Arzneimittel (z. B. Art und Häufigkeit von unerwünschten Wirkungen) zu sammeln. Die Behandlung und die Überwachung der Patienten folgen dabei *nicht* einem vorab festgelegten Prüfplan und werden ohne Kontroll- bzw. Vergleichsgruppe durchgeführt. Es handelt sich also um **nicht kontrollierte Studien**, die nur in sehr begrenztem Maße zum wissenschaftlichen Erkenntnisgewinn beitragen. Außerdem werden Anwendungsbeobachtungen häufig als Marketinginstrument genutzt und dienen damit vornehmlich der Verkaufsförderung.

Methoden der klinischen Prüfung

Es gibt verschiedene Arten **klinischer Studien**.

Kontrollierte und nicht kontrollierte Studien: Bei einer **kontrollierten** klinischen **Studie** existiert neben der Behandlungsgruppe auch eine **Kontrollgruppe**, die Zuteilung erfolgt randomisiert nach einem vorher festgelegten **Studienprotokoll**. Bei **nicht kontrollierten** oder offenen Studien erhalten alle Patienten die gleiche Therapie.

Prospektive und retrospektive Studien: Bei prospektiven Studien erfolgt die Datenerhebung nach einem vorher festgelegten Plan (Bsp.: **kontrollierte klinische Studie**). In retrospektiven Studien werden bereits vorliegende Daten analysiert (Bsp.: **Metaanalyse**).

Interventionsstudien: Sie bilden das Rückgrat der klinischen Entwicklung: untersucht wird der **Effekt einer Behandlungsintervention**. Vor Studienbeginn wird über Ein- und Ausschlusskriterien, Fallzahlen, Behandlungs- und Kontrollgruppen, Studiendesign und eine mögliche Verblindung entschieden.

Epidemiologische Studien (Beobachtungsstudien): Sie dienen der Erhebung personenbezogener Daten. Die untersuchten Personen werden dabei nicht medizinisch behandelt. Wichtige Studientypen sind:

- **Kohorten-Studien: Prospektiv** werden exponierte mit nicht exponierten Personen hinsichtlich der Inzidenz von Ereignissen verglichen.
- **Fall-Kontroll-Studien: Retrospektiv** werden neu erkrankte mit nicht erkrankten Personen hinsichtlich bestimmter Risikofaktoren verglichen.

▶ **Kritisch betrachtet.**

Ergebnisse klinischer Studien

Der Auftraggeber oder Sponsor einer klinischen Studie ist verpflichtet, die Ergebnisse der Studie unabhängig von ihrem Ausgang zu veröffentlichen (**Veröffentlichungspflicht**). Als Ergebnis von klinischen Studien wird häufig angegeben, in welchem Ausmaß eine Intervention (z. B. Pharmakotherapie) die prozentuale Ereignisrate relativ zur Kontrolle verändert. Wenn z. B. ein negatives Ereignis (Myokardinfarkt) in der Interventionsgruppe bei 5 % der Patienten und in der Kontrollgruppe bei 10 % der Patienten auftritt, beträgt die **relative Risikoreduktion** 50 %. Die Zahlen für die relative Risikominderung sind häufig sehr beeindruckend. Für den Arzt wichtiger ist aber die **absolute Risikoreduktion**, also die absolute Differenz zwischen den Ereignisraten in der Interventions- und der Kontrollgruppe (im obigen Beispiel 10 % – 5 % = 5 %). Mithilfe der absoluten Risikodifferenz kann nämlich berechnet werden, wie viele Patienten behandelt werden müssen, um bei einem Patienten das negative Ereignis zu verhindern. Diese Zahl wird **„number needed to treat" (NNT)** genannt. Sie ergibt sich aus NNT = 100/absolute Risikoreduktion. In unserem Beispiel ist NNT = 100/5, d. h. es müssen 20 Patienten behandelt werden, um einen Myokardinfarkt zu verhindern. Eine nach dem gleichen Prinzip berechnete Zahl gibt es auch für unerwünschte Wirkungen: **„number needed to harm" (NNH)**.

5.2 Zulassung, Anwendung und Überwachung von Arzneimitteln

5.2.1 Zulassung

Nach Beendigung der Phase III der klinischen Entwicklung werden die Ergebnisse der präklinischen und der klinischen Prüfung zusammengefasst und eine Zulassung beantragt. Der Antrag auf Zulassung muss alle verfügbaren Daten zur pharmazeutischen Qualität, therapeutischen Wirksamkeit und Unbedenklichkeit enthalten. Für die Zulassung zuständig sind entweder die **Europäische Arzneimittelagentur in London** (**EMEA** = European Medicines Evaluation Agency) oder die **nationalen Behörden BfArM** (Arzneimittel und Medizinprodukte) und **PEI** (Sera und Impfstoffe). Man spricht von einem **zentralen Verfahren**, wenn die Zulassung über die EMEA erfolgt, und von einem **dezentralen Verfahren**, wenn die Zulassung zunächst über die nationale Behörde erfolgt und nachträglich weitere Mitgliedstaaten der EU durch gegenseitige Anerkennung hinzukommen. Das zentrale Verfahren der Zulassung wird sich in Zukunft durchsetzen. Bei der Zulassung durch die Behörden wird vor allem geprüft, ob die unerwünschten Wirkungen in einem angemessenen Verhältnis zur Wirksamkeit des Arzneimittels (**Nutzen-Risiko-Verhältnis**) stehen. Die Zulassung für das In-Verkehr-Bringen eines Arzneimittels gilt immer nur für die beantragten Indikationsgebiete und zunächst für einen Zeitraum von 5 Jahren.

5.2.2 Anwendung und Überwachung

In den **ersten 5 Jahren nach Zulassung** eines Arzneimittels gilt automatisch **Verschreibungspflicht**. Neu zugelassene Arzneimittel müssen also vom Arzt unter Beachtung der zugelassenen Indikationen verschrieben werden und dürfen nicht zur Selbstmedikation vom Apotheker verkauft werden. Die zur **Selbstmedikation ohne Rezept** verkauften Arzneimittel werden **OTC-Arzneimittel** genannt (OTC = **o**ver **t**he **c**ounter).

Im Rahmen der dem Arzt zugestandenen **Therapiefreiheit** dürfen Arzneimittel auch außerhalb der zugelassenen Indikationen und damit **zulassungsüberschreitend** verordnet werden, wenn die Einwilligung des Patienten vorliegt (**Off-Label-Use**). Das Haftungsrisiko trägt dann allerdings nicht der Hersteller, sondern der Arzt. Beispiele für einen solchen Off-Label-Use sind z. B. die Anwendung von Doxycyclin in der Malariatherapie (s. S. 634), die Behandlung des Clusterkopfschmerzes mit dem Ca^{2+}-Kanalblocker Verapamil (s. S. 145) und die intraokuläre Anwendung von Bevacizumab bei der altersabhängigen feuchten (neovaskulären) Makuladegeneration (AMD).

▶ **Kritisch betrachtet.** **Bevacizumab – günstige Alternative zur Behandlung der AMD?**
Bevacizumab ist ein humanisierter monoklonaler IgG-Antikörper (Näheres s. S. 675) gegen den vaskulären endothelialen Wachstumsfaktor (VEGF). In Deutschland ist er zusammen mit Fluorouracil und Folinsäure nur zur i. v.-Behandlung metastasierender kolorektaler Karzinome zugelassen. Die Anwendung von Bevacizumab bei Patienten mit altersabhängiger feuchter Makuladegeneration (AMD) wurde lebhaft diskutiert, weil der komplette Antiköper Bevacizumab wesentlich billiger ist als seine Fab-Fragmente, die als Ranibizumab erhältlich und ausschließlich zur lokalen Therapie der AMD zugelassen sind. Für beide Antikörper-Präparate ist eine gleichwertige Wirkung bei AMD-Patienten nachgewiesen.

▶ **Kritisch betrachtet.**
Werden nicht zugelassene Wirkstoffe aus Mitgefühl und auf eigene Verantwortung des Arztes verabreicht, wird das **Compassionate Use** genannt.

Unter ganz besonderen Bedingungen ist in der alleinigen Verantwortung des Arztes auch die Anwendung nicht zugelassener Wirkstoffe aus Mitgefühl möglich **(Compassionate Use)**. Das gilt z. B. für die Anwendung von noch nicht zugelassenen Wirkstoffen.

▶ **Merke.** **Neu zugelassene Arzneimittel** sind mit einem besonders **hohen Risiko** behaftet.

▶ **Merke.**

Das hat **folgende Gründe:**
- Bei der begrenzten Anzahl von Patienten, die vor der Zulassung behandelt wurden, ist die Wahrscheinlichkeit gering, schwere, aber relativ selten auftretende unerwünschte Arzneimittelwirkungen (UAW) zu erfassen.
- Bei den klinischen Phase-II/III-Studien werden sehr homogene Patientengruppen relativ kurz behandelt, während nach der Zulassung eine wesentlich heterogenere Patientenpopulation meist länger behandelt wird. Die Heterogenität betrifft Alter, Begleiterkrankungen und Begleitmedikation der Patienten.
- Beim Off-Label-Use neu zugelassener Arzneistoffe werden Patienten exponiert, deren individuelles Risiko für UAW völlig unbekannt ist.

Deshalb ist eine effektive Überwachung neu zugelassener Arzneimittel **(Pharmakovigilanz)** von großer Bedeutung. Zur Pharmakovigilanz gehören alle Aktivitäten, die die **Analyse und Abwehr von Arzneimittelrisiken** zum Ziel haben. Hierzu zählen insbesondere:
- **Publikation klinischer Studien der Phase IV** der Arzneimittelentwicklung.
- **Publikation von Kasuistiken** zu neu zugelassenen Arzneimitteln.
- Spontanerfassung unerwünschter Arzneimittelwirkungen durch **ärztliche Berichte**. Entsprechende Formblätter sind im Deutschen Ärzteblatt enthalten und sollen gemäß Berufsordnung der Ärzte ausgefüllt und an die Arzneimittelkommission der deutschen Ärzteschaft (AkdÄ) geschickt werden. Die AkdÄ sorgt für die Publikation der Berichte und die Meldung an das BfArM/PEI (s. o.).
- Spontane Einzelfallmeldungen und regelmäßige **Berichte des Herstellers** zur Sicherheit des Arzneimittels an die europäische Gesundheitsbehörde EMEA oder die nationalen Behörden BfArM oder PEI. Die regelmäßigen Berichte erfolgen halbjährlich in den ersten 2 Jahren und jährlich in den folgenden 3 Jahren nach Zulassung. Unerwünschte Wirkungen neuer Arzneimittel müssen in der Ärzteschaft publik gemacht werden und dürfen nicht wie ein Industriegeheimnis gehütet werden.

Unter **Pharmakovigilanz** versteht man die Überwachung neu zugelassener Arzneimittel. Sie obliegt den zuständigen Behörden und hat das Ziel, Arzneimittelrisiken zu analysieren und abzuwehren. Die entsprechenden Informationen stammen aus der Publikation von Phase-IV-Studien und von Kasuistiken, aus ärztlichen Berichten und Berichten des Herstellers. Anhand der Ergebnisse kann es zur Korrektur von Fachinformationen und Packungsbeilagen, ggf. aber auch zum Widerruf einer Zulassung kommen.

Die Ergebnisse der Pharmakovigilanz können zur Änderung der vom Hersteller abgefassten Fachinformation über das Arzneimittel, zur Änderung der Packungsbeilage, zum Fortschreiben der Zulassung für weitere 5 Jahre oder zum Ruhen oder Widerruf der Zulassung führen.

5.3 Rezeptieren von Arzneimitteln

5.3.1 Privatrezept

Das Privatrezept erfordert kein besonderes Formblatt, es kann prinzipiell auf jedem Stück Papier niedergeschrieben werden (Abb. **A-5.2**). **Folgende Informationen müssen enthalten sein:**
- Name, Berufsbezeichnung und Adresse des Arztes
- Datum
- Anrede an den Apotheker: „Rp." steht für „recipe" (= nimm)

5.3 Rezeptieren von Arzneimitteln

5.3.1 Privatrezept

Ein Privatrezept kann auf jedem Stück Papier ausgestellt werden (Abb. **A-5.2**) und **muss folgende Informationen enthalten**: Berufsbezeichnung und Adresse des Arztes, Datum, Name und Anschrift des Patienten, Anrede an den Apotheker, Verordnung, Gebrauchsanweisung (Signatur) und Arztunterschrift.

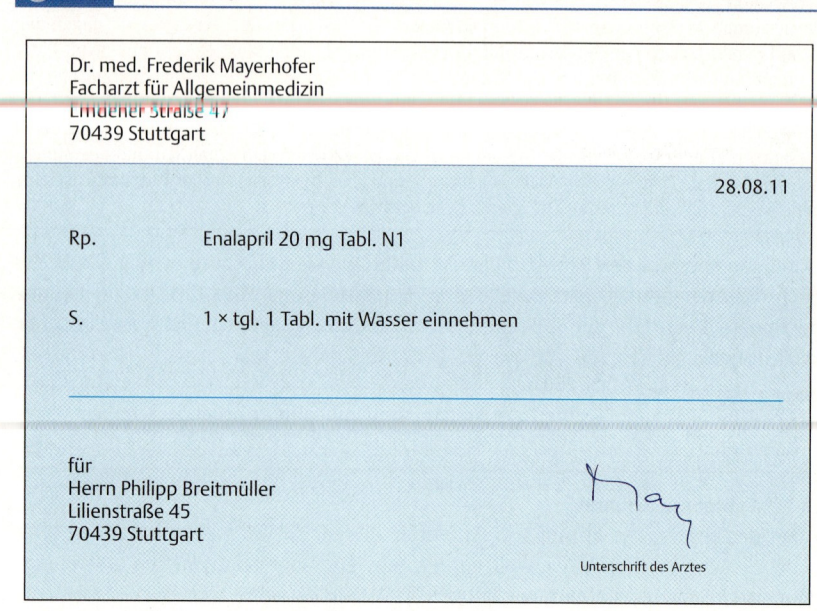

A-5.2 Privatrezept

- Verordnung: Name des Arzneimittels, Einzeldosis, Darreichungsform, Abgabemenge
- Gebrauchsanweisung für den Patienten (Signatur): „S." steht für „signatura"
- Name und Anschrift des Patienten
- Unterschrift des Arztes

Ein Arzneimittelrezept ist ein **Dokument**. Außerdem können Anweisungen für den Apotheker vermerkt werden, wie **„aut idem"** oder **„aut simile"**.

Es handelt sich um ein **Dokument**. Deshalb sind das Datum und die Unterschrift des Arztes essenzielle Bestandteile des Rezepts. Der Arzt kann auf dem Rezept auch Anweisungen für den Apotheker unterbringen (meist nach der Signatur). Das geschieht dann in lateinischer Sprache, wie z. B. **„aut idem"** (oder Gleiches) oder **„aut simile"** (oder Ähnliches), wenn das verschriebene Arzneimittel durch eines mit demselben Wirkstoff, aber von einem anderen Hersteller, oder durch ein ähnliches Arzneimittel ersetzt werden kann.

5.3.2 Kassenrezept und Betäubungsmittelrezept

Kassenrezepte sind vorgefertigte Rezeptformulare. Sie enthalten auch verwaltungstechnische Angaben. Sie werden mittels EDV ausgefüllt und müssen handschriftlich vom Arzt unterzeichnet werden (Abb. **A-5.3**).

Ein **Betäubungsmittelrezept** wird für Stoffe mit hohem Abhängigkeitspotenzial benötigt (**Betäubungsmittel, BtM**). Die dreiteiligen amtlichen Rezeptformulare der Bundesopiumstelle sind fortlaufend nummeriert („Kodierzeile" in Abb. **A-5.4**). Alle Besonderheiten der BtM-Verschreibung sind in der **Betäubungsmittelverschreibungsverordnung (BtMVV)** festgelegt.

5.3.2 Kassenrezept und Betäubungsmittelrezept

Kassenrezepte sind vorgefertigte, in Bälde wohl auch von Praxis-Verwaltungsprogrammen generierte Rezeptformulare, die mittels EDV ausgefüllt werden. Der einzige handgeschriebene Teil des Rezepts ist die Unterschrift des Arztes (Abb. **A-5.3**). Zusätzlich zu den beim Privatrezept erwähnten Inhalten kommen verwaltungstechnisch relevante Angaben hinzu, wie z. B. Kostenträger, Kassennummer, Versichertennummer, Vertragsarztnummer und einige mehr.

Das **Betäubungsmittelrezept** dient der Verschreibung von Stoffen, die im Sinne des Betäubungsmittelgesetzes ein hohes Abhängigkeitspotenzial aufweisen (**Betäubungsmittel, BtM**). Auch hierfür wird ein vorgefertigtes Rezeptformular (ein dreiteiliges amtliches Formblatt) verwendet, das maschinell ausgefüllt wird (Abb. **A-5.4**). Die Formulare werden bei der Bundesopiumstelle des BfArM angefordert. Der Arzt erhält dann eine BtM-Nummer und fortlaufend nummerierte Rezeptformulare („Kodierzeile" in Abb. **A-5.4**). Die Bestimmungen zur BtM-Verschreibung sind in der **Betäubungsmittelverschreibungsverordnung (BtMVV)** niedergelegt, die in der „Roten Liste" veröffentlicht und über das Internet für jeden Arzt verfügbar ist. Dort findet sich auch eine Liste (Tabelle A) über die Höchstmenge der einzelnen BtM, die innerhalb von 30 Tagen für einen Patienten auf einem oder mehreren BtM-Rezepten verschrieben werden darf. Außerdem ist dort festgelegt, welches BtM in welcher Höchstmenge zur Substitutionstherapie bei heroinsüchtigen Patienten für bis zu 7 (normal) oder 30 Tage (bei Auslandsreisen) verordnet werden darf. Auch alle weiteren Formalien und gesetzlichen Bestimmungen, die die Verschreibung von BtM betreffen, sind in der BtMVV ausführlich beschrieben.

A-5.3 Kassenrezept

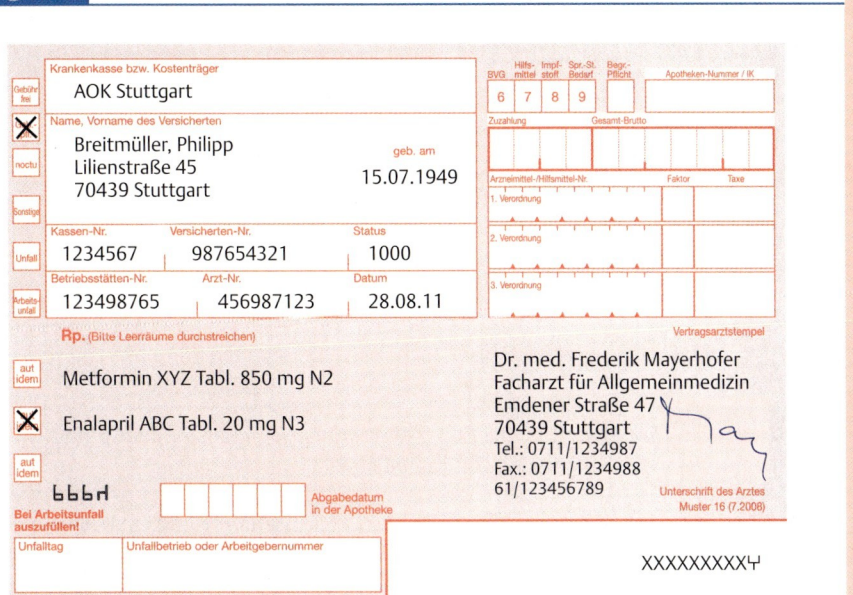

Das exemplarisch ausgefüllte Rezept enthält zwei Verordnungen. „XYZ" bzw. „ABC" stehen dabei jeweils für eine bestimmte Herstellerfirma. Das Kreuz im „aut idem"-Feld am linken Rand der zweiten Verordnung bedeutet nicht „trifft zu", sondern „gestrichen". Dem Patienten muss also genau dieses Medikament ausgehändigt werden und der Apotheker darf es nicht – wie bei der oberen Verordnung – gegen ein vergleichbares Präparat eines anderen Herstellers mit dem gleichen Wirkstoff austauschen.

A-5.4 Betäubungsmittelrezept

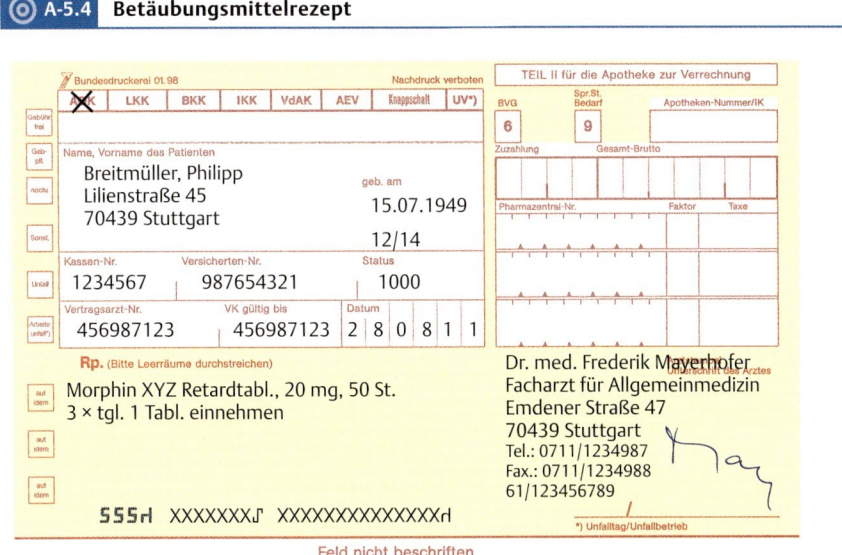

Das BTM-Rezept ist ein dreiteiliges amtliches Formblatt. Dargestellt ist ein exemplarisch ausgefülltes 1. Blatt, das vom Patienten zusammen mit dem 3. Blatt in der Apotheke vorgelegt werden muss. Das 2. Blatt bleibt beim verschreibenden Arzt. Auf einem BTM-Rezept dürfen maximal zwei Betäubungsmittel gleichzeitig verordnet werden. Es ist nur acht Tage lang gültig. Das unkenntlich gemachte Feld in der untersten Zeile des Rezepts ist die **Kodierzeile**, die sich von links nach rechts wie folgt zusammensetzt: 7-stellige BTM-Nummer, technisches Datum, 9-stellige Rezeptnummer. Das „XYZ" steht für eine bestimmte Herstellerfirma.

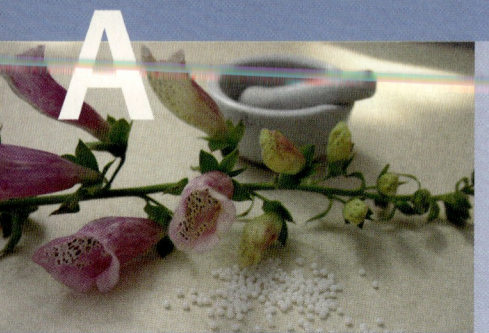

6 Besondere (alternative) Therapierichtungen

6.1 Phytotherapie 68
6.2 Antiempirische Therapiesysteme 68

6.1 Phytotherapie

▶ **Definition.** Die **Phytotherapie** ist die Anwendung von Pflanzen oder pflanzlichen Zubereitungen zur Behandlung von Krankheiten.

Isolierte, **chemisch definierte Wirkstoffe pflanzlicher Herkunft** sind ein bedeutendes Standbein der Pharmakotherapie. Viele Pharmaka gehören dazu: Atropin aus der Tollkirsche, Koffein aus der Kaffeebohne, Morphin aus der Schlafmohnkapsel, Digoxin aus dem Fingerhut, Penicillin aus dem Schimmelpilz, Paclitaxel aus der Eibe und viele mehr.

Phytopharmaka im engeren Sinne sind Vielstoffgemische einer variablen stofflichen Zusammensetzung, die wegen ihrer „natürlichen" Stoffkomposition auch als **Naturheilmittel** bezeichnet werden. Es handelt sich um Zubereitungen (z. B. Extrakte) aus den verschiedensten sog. Heilpflanzen, die bezüglich ihrer Wirkungen häufig mit einem Etikett versehen werden, das nur selten ausreichend wissenschaftlich begründet ist. Zubereitungen aus Pflanzen mit ähnlichem Etikett werden auch kombiniert, ohne dass der Nachweis erbracht wird, dass Stoffgemische aus mehreren Pflanzen für den Patienten von größerem Nutzen sind als Stoffgemische aus einer Pflanze. Naturheilmittel erfreuen sich in Deutschland großer Beliebtheit, sie sind eine tragende Säule der Selbstmedikation. In der Werbung wird häufig versprochen, dass die therapeutische Wirkung ohne unerwünschte Wirkungen zu erreichen sei. Die Pharmakologie lehrt uns aber, dass alle Stoffe, die wirken, auch unerwünschte Wirkungen haben. Immer wieder veröffentlichte Berichte über z. T. schwere unerwünschte Wirkungen von Naturheilmitteln sind deshalb nicht verwunderlich, z. B. schwere allergische Reaktionen (Extrakte aus Echinacea purpurea und Johanniskraut), Leberschädigungen (Naturheilmittel aus Schöllkraut, Kava-Kava, Fenchelholz, Huflattich und Borretsch) und Nierenschädigungen (chinesische Naturheilmittel reich an Aristolochiasäure).

Einige möglicherweise wirksame Naturheilmittel pflanzlicher Herkunft werden in den entsprechenden Kapiteln des Buches besprochen.

6.2 Antiempirische Therapiesysteme

Einigen Arzneitherapien fehlt eine feste empirische Basis. Sie haben deshalb mit naturwissenschaftlich begründeter Heilkunde nichts gemein. Dazu gehören die homöopathische und die anthroposophische Arzneitherapie.

6.2.1 Homöopathische Arzneitherapie

Von **Samuel Hahnemann** (1755–1843) begründet, stützen sich homöopathische Heilverfahren auf **zwei Dogmen:**
- **Simileprinzip:** Demnach dürfen nur solche Arzneistoffe in niedrigen Dosierungen verwendet werden, die in höheren Dosierungen beim Gesunden ein dem zu behandelnden Krankheitsbild ähnliches Symptombild („Arzneimittelbild") hervorrufen.
- **Dynamisierung und Potenzierung:** Das Prinzip des Dynamisierens und Potenzierens der Heilkraft durch Verdünnung basiert auf der Annahme, dass die Lebens-

tätigkeit durch schwache Reize gefördert und durch starke Reize gehemmt wird. Demnach ist das **Verdünnen von flüssigen oder festen Stoffen** (durch Zugabe und Verschüttelung von Alkohol-Wasser-Gemischen oder Verreibung von Milchzucker) ein wichtiger Akt der homöopathischen Arzneistoffzubereitung. Durch die mechanische Bearbeitung beim Verdünnen (Schütteln und Reiben) sollen die erwünschten Wirkungen von Arzneistoffen verstärkt und zugleich ihre unerwünschten Wirkungen auf ein Minimum reduziert werden.

Homöopathische Arzneimittel werden beim Bundesinstitut für Arzneimittel und Medizinprodukte (BfArM) registriert und nicht zugelassen. Bei der Registrierung müssen Unbedenklichkeit und pharmazeutische Qualität nachgewiesen werden, nicht aber therapeutische Wirksamkeit. Homöopathische Arzneimittel dürfen deshalb auch kein Indikationsgebiet beanspruchen.

6.2.2 Anthroposophische Arzneitherapie

Sie geht auf die Lehren von **Rudolf Steiner** (1861 – 1925) zurück und versteht sich als geisteswissenschaftliche Erweiterung der naturwissenschaftlichen Medizin. Nach den Vorstellungen der Anthroposophen gehen Krankheiten auf ein Ungleichgewicht zwischen den vier prägenden Wesensgliedern des Menschen zurück: dem physischen Leib (mineralische Grundlage), dem Ätherleib (Grundlage des Lebendigen), dem Astralleib (Grundlage der Empfindungen) und dem Ich (Grundlage des individuellen Geistes). Anthroposophische Arzneimittel sollen das gestörte Gleichgewicht wiederherstellen. Sie werden nach speziellen Verfahren hergestellt und sind mineralischen, pflanzlichen oder tierischen Ursprungs. Die bekannteste Heilpflanze der anthroposophischen Medizin ist die Mistel. Durch ihre unnatürliche Lebensweise (sie wurzelt nicht in der Erde und blüht im Winter) soll sie in der Lage sein, das unkontrollierte Wachstum von Krebszellen zu unterdrücken.

---

benstätigkeit durch schwache Reize gefördert und durch starke Reize gehemmt wird.

Homöopathische Arzneimittel werden beim BfArM registriert, erhalten aber keine Zulassung. Deshalb sind für sie auch keine Indikationen genannt. Für die Registrierung ist ein Unbedenklichkeits- und Qualitätsnachweis erforderlich, jedoch kein Wirksamkeitsnachweis.

6.2.2 Anthroposophische Arzneitherapie

Sie geht auf **Rudolf Steiner** (1861 – 1925) zurück und versteht sich als geisteswissenschaftliche Erweiterung der naturwissenschaftlichen Medizin. Die Arzneimittel sind mineralischen, pflanzlichen oder tierischen Ursprungs und sollen das gestörte Gleichgewicht der Wesensglieder des Menschen wiederherstellen. Am bekanntesten ist die Krebstherapie mit der Mistelpflanze.

Klinische Pharmakologie übergreifender Systeme

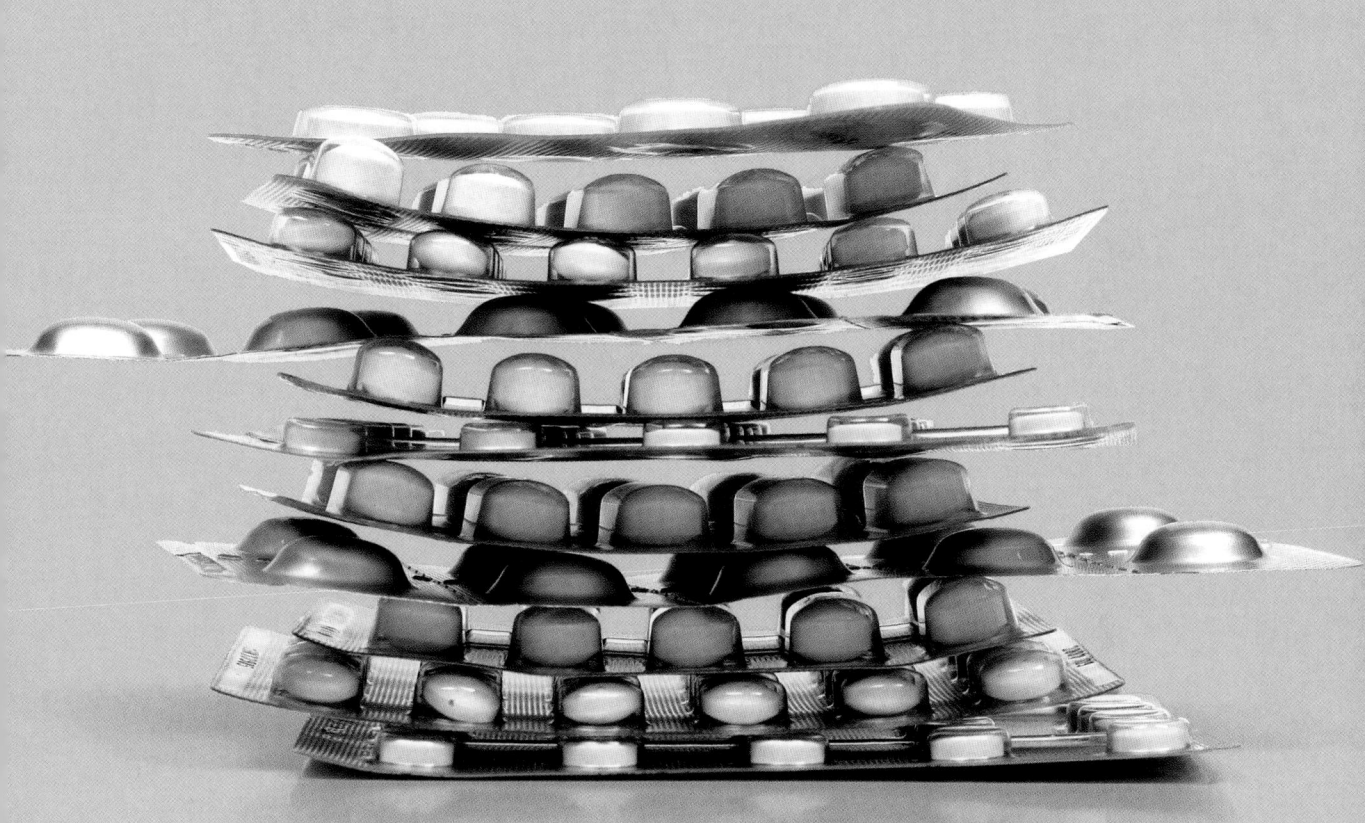

1 **Autonomes Nervensystem** 73

2 **Gewebshormone** 112

3 **Ionenkanäle** 138

4 **Gefäßsystem** 153

5 **Immunsystem** 179

6 **Noziceptives System** 215

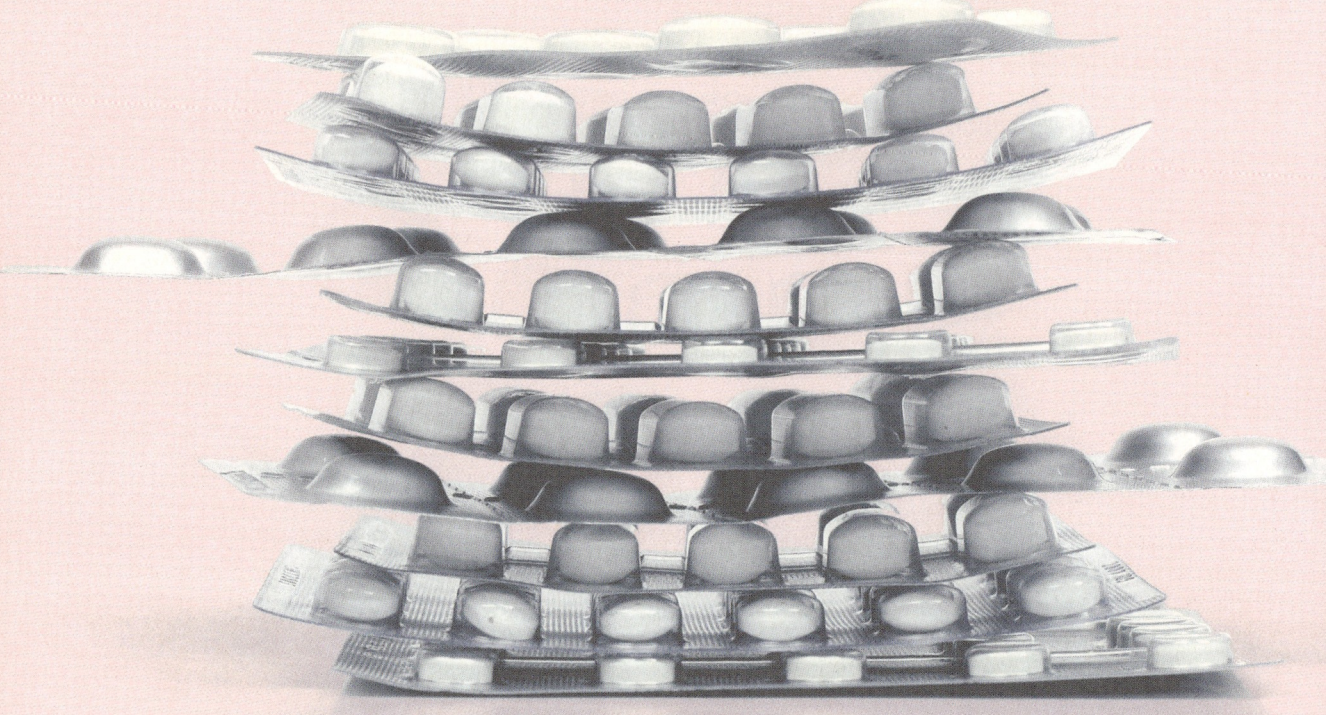

1 Autonomes Nervensystem

1.1 Sympathisches Nervensystem 73
1.2 Parasympathisches Nervensystem 93

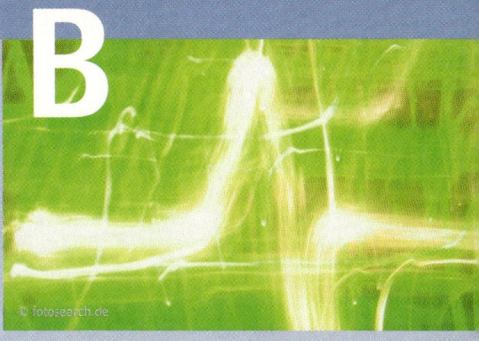

▶ **Synonym.** Vegetatives Nervensystem.

Das autonome Nervensystem ist zusammen mit dem endokrinen System verantwortlich für das harmonische Zusammenspiel der Organe, kontrolliert das innere Milieu und ermöglicht so eine Anpassung der Körper- und Organfunktionen an veränderte Umweltbedingungen. Die vegetativen Lebensfunktionen (wie Kreislauf, Atmung, Verdauung, Stoffwechsel etc.) und viele homöostatische Regelmechanismen wären ohne autonomes Nervensystem nicht möglich. Das autonome Nervensystem entzieht sich weitgehend der bewussten Steuerung, arbeitet also, daher der Name, autonom. Es lässt sich unterteilen in das **sympathische** und das **parasympathische Nervensystem**, die als funktionelle Gegenspieler angesehen werden können. Die meisten Organe weisen eine Doppelinnervation auf – sind also sowohl sympathisch als auch parasympathisch innerviert.

▶ **Synonym.**

Das autonome Nervensystem reguliert die vegetativen Lebensfunktionen und entzieht sich dabei weitgehend der bewussten Steuerung. Es setzt sich aus den funktionellen Gegenspielern **Sympathikus** und **Parasympathikus** zusammen. Die meisten Organe werden sowohl sympathisch als auch parasympathisch innerviert.

▶ **Merke.** Einige Organe werden **nur** vom Sympathikus versorgt: Blutgefäße, Herzkammern, Haarbalgmuskeln und Schweißdrüsen. Die Bronchialmuskulatur wird hingegen hauptsächlich parasympathisch innerviert.

▶ **Merke.**

1.1 Sympathisches Nervensystem

1.1.1 Klinische Bedeutung

Das sympathische Nervensystem ist nicht nur für physiologische, sondern auch für pathophysiologische Vorgänge von großer Bedeutung. So sind z. B. der mit zunehmendem Alter beobachtete Anstieg des Blutdrucks und die Entwicklung der **primären Hypertonie** von einer Aktivitätszunahme des sympathischen Nervensystems begleitet. Auch die **chronische Herzinsuffizienz** geht mit einer Funktionsstörung des kardialen Sympathikus einher (s. S. 508). Die Lebenserwartung von Patienten mit chronischer Herzinsuffizienz ist umso kürzer, je höher der Sympathikotonus ist und je mehr Noradrenalin (der Transmitter des sympathischen Nervenensystems) in den Blutkreislauf abgegeben wird.

1.1 Sympathisches Nervensystem

1.1.1 Klinische Bedeutung

Bestimmte Erkrankungen, wie z. B. die **primäre Hypertonie** oder die **chronische Herzinsuffizienz**, gehen mit einer Funktionsstörung des sympathischen Nervensystems einher.

1.1.2 Anatomische und physiologische Grundlagen

Einen Überblick über den anatomischen und funktionellen Aufbau des sympathischen Nervensystems gibt Abb. **B-1.1**.

Vorkommen noradrenerger und adrenerger Neurone

▶ **Definition.** Neurone, die Noradrenalin bzw. Adrenalin als Transmitter synthetisieren und freisetzen, werden **noradrenerge** bzw. **adrenerge Neurone** genannt.

Noradrenerge Neurone: Sie kommen im **sympathischen Nervensystem**, im **ZNS** und als chromaffine Zellen im **Nebennierenmark** vor. Häufig sezernieren sie ATP und Neuropeptid Y als Kotransmitter. Im sympathischen Nervensystem stellen sie fast ausschließlich die **postganglionären Neurone** (Abb. **B-1.1**). Deren periphere Nervenendigungen weisen perlschnurartig wiederkehrende Verdickungen auf, sog. Varikositäten, die durch die Ansammlung von Speichervesikeln zustande kommen. Aus

1.1.2 Anatomische und physiologische Grundlagen

Zum Aufbau s. Abb. **B-1.1**.

Vorkommen noradrenerger und adrenerger Neurone

▶ **Definition.**

Noradrenerge Neurone: Sie kommen im **sympathischen Nervensystem** als **postganglionäre Neurone** (Abb. **B-1.1**) vor, darüber hinaus im **ZNS** und als chromaffine Zellen im **Nebennierenmark**.

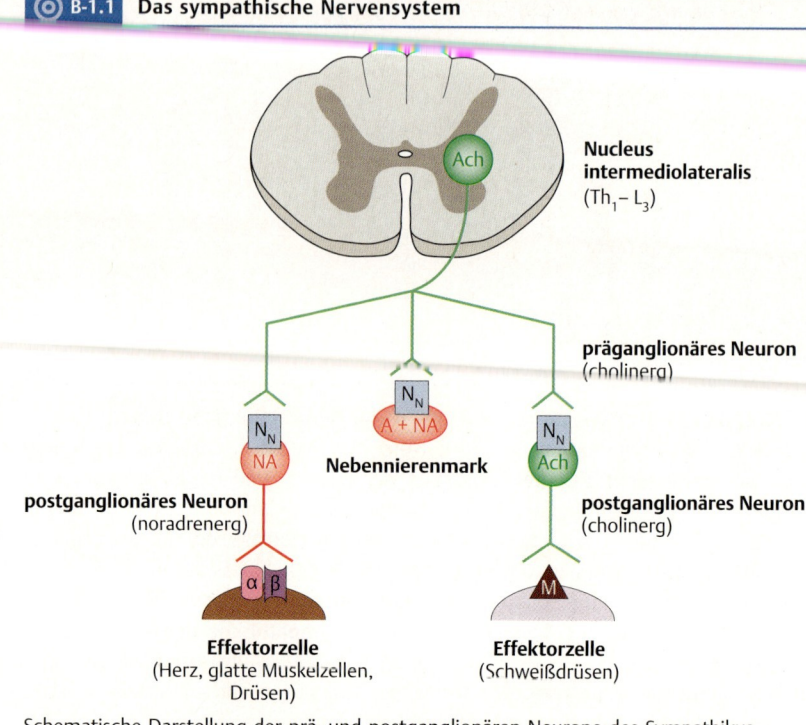

B-1.1 Das sympathische Nervensystem

Schematische Darstellung der prä- und postganglionären Neurone des Sympathikus. Cholinerge Neurone grün. Noradrenarge Neurone rot.
Ach: Acetylcholin; NA: Noradrenalin; A: Adrenalin; N_N: neuronaler Typ des Nikotinrezeptors; α/β: α- und β-Rezeptoren; M: Muskarinrezeptoren.

ihnen kann Transmitter auch direkt ins Interstitium des innervierten Gewebes freigesetzt werden. Sympathische noradrenerge Neurone geben ihren Transmitter also nicht nur in den synaptischen Spalt ab.

▶ **Merke.**

▶ **Merke.** Nur die **Schweißdrüsen** werden nicht von noradrenergen postganglionären Neuronen sympathisch innerviert. Ihre postganglionäre Innervation erfolgt durch **cholinerge Neurone**, die Acetylcholin als Transmitter sezernieren (Abb. **B-1.1**).

Die **präganglionären Neurone** des Sympathikus sind immer cholinerg. Im **Locus coeruleus** (Rautengrube) befinden sich die Somata der meisten noradrenergen Neurone des ZNS.

Adrenerge Neurone: Sie finden sich im **Nebennierenmark**, wo sie den Großteil der Neurone stellen, und im **ZNS** in der Medulla oblongata.

Die **präganglionären Neurone** des Sympathikus sind alle cholinerg. Die Somata der meisten noradrenergen Neurone des ZNS finden sich in der Tiefe der Rautengrube im **Locus coeruleus**. Von hier aus innervieren sie mit auf- und absteigenden Bahnen weite Teile des ZNS.

Adrenerge Neurone: Sie finden sich im **Nebennierenmark** und im **ZNS**. Im Nebennierenmark sind $4/5$ der Nervenzellen adrenerg und $1/5$ noradrenerg. Die adrenergen Neurone des ZNS liegen in der Medulla oblongata. Einige von ihnen innervieren die präganglionären sympathischen Neurone im Seitenhorn des Rückenmarks.

Transmittersynthese

Eine Übersicht bietet Abb. **B-1.2**.

Transmittersynthese

Der Syntheseweg von Noradrenalin und Adrenalin im sympathischen Nervensystem sowie die Mechanismen der Transmitterfreisetzung sind schematisch in Abb. **B-1.2** dargestellt.

Noradrenalin: Die Enzyme Tyrosinhydroxylase und Dopa-Decarboxylase im Axoplasma wandeln aufgenommenes Tyrosin in Dopamin um. Dieses gelangt durch den **vesikulären Monoamintransporter** VMAT-2 in die Speichervesikel (s. S. 77), wo die Verstoffwechslung zu Noradrenalin erfolgt. Die Synthese

Noradrenalin: Die neuronale Noradrenalinsynthese beginnt mit der Aufnahme von Tyrosin ins Neuron. Die Enzyme Tyrosinhydroxylase und Dopa-Decarboxylase sind im Axoplasma zu finden. Das gebildete Dopamin wird über den **vesikulären Monoamintransporter** Typ 2 (VMAT-2) im Austausch mit H^+ in die Speichervesikel aufgenommen (s. S. 77). Der letzte Syntheseschritt, die Noradrenalinbildung durch β-Hydroxylierung von Dopamin, findet im Speichervesikel statt, wo das entstehende Noradrenalin dann gespeichert wird. Die Noradrenalinkonzentration im Axoplasma

B-1.2 Die noradrenerge Synapse

TH: Tyrosinhydroxylase; DD: aromatische L-Aminosäure-Decarboxylase (auch Dopa-Decarboxylase genannt); DBH: Dopamin-β-Hydroxylase (es wird das dem Ring benachbarte β-C-Atom in der Seitenkette hydroxyliert); PNMT: Phenylethanolamin-N-Methyltransferase; Dopa: 3,4-Dihydroxyphenylalanin; VMAT-2: vesikulärer Monoamintransporter.
a Syntheseweg für die Katecholamine Dopamin (DA), Noradrenalin (NA) und Adrenalin (A).
b Schematische Darstellung einer Varikosität eines postganglionären sympathischen Neurons und der noradrenergen Synapse. Die Aktivierung präsynaptischer α_2-Rezeptoren drosselt, die Aktivierung präsynaptischer β_2-Rezeptoren steigert die exozytotische Noradrenalinfreisetzung.

---

steuert nach Art einer **Rückkopplungsschleife** die Aktivität der Tyrosinhydroxylase, die den geschwindigkeitsbestimmenden Schritt der Synthese katalysiert.

Adrenalin: In adrenergen Neuronen (vor allem Zellen des Nebennierenmarks, daneben einige Neurone des ZNS) wird Noradrenalin im Zytoplasma zu Adrenalin N-methyliert, welches dann über VMAT-2 (Abb. **B-1.2**) vesikulär gespeichert wird.

wird über eine **Rückkopplungsschleife** an der Tyrosinhydroxylase reguliert.

Adrenalin: Im Zytoplasma wird Noradrenalin zu Adrenalin umgewandelt und über VMAT-2 (s. S. 77) vesikulär gespeichert.

▶ **Exkurs.** Dopamin

Das als Zwischenprodukt bei der Noradrenalin- und Adrenalinsynthese entstehende **Dopamin** (Abb. **B-1.2a**) spielt als Transmitter im ZNS eine bedeutende Rolle. Es wird aber auch in der Peripherie gebildet (z. B. in der Niere). Zusammen bilden Adrenalin, Noradrenalin und Dopamin die Gruppe der **Katecholamine**. Dopamin entfaltet seine zentralen und peripheren Wirkungen über **Dopaminrezeptoren (D-Rezeptoren)**, die sich in die D_1- und die D_2-Familie unterteilen lassen. In höherer Dosierung ($> 3 \mu g \times kg^{-1} \times min^{-1}$) aktiviert Dopamin neben den D-Rezeptoren auch α- und β-Rezeptoren (s. Tab. **B-1.2** auf S. 82). Deshalb wird es auch als Sympathomimetikum angewendet, z. B. als nachrangige therapeutische Option beim kardiogenen Schock (s. S. 81). Näheres zum Dopamin, seinen Wirkungen, seiner therapeutischen Anwendung sowie zu den Dopaminrezeptoren finden Sie ab S. 516.

▶ **Exkurs.**

Transmitterfreisetzung

Aktionspotenziale führen zum Ca^{2+}-Einstrom und setzen Noradrenalin oder Adrenalin durch **Exozytose** frei. Die pro-Impuls-Freisetzung steht unter dem regulierenden Einfluss **präsynaptischer Rezeptoren**. Dabei werden zwei Arten unterschieden:
- **Präsynaptische Autorezeptoren**, die vom Transmitter des Neurons selbst stimuliert werden.
  – Die Aktivierung von α_2-Rezeptoren *drosselt* die Transmitterfreisetzung (Abb. **B-1.2b**) und hat bei der Steuerung der Exozytose daher große Bedeutung als Stellglied eines Regelkreises mit negativer Rückkopplung.

Transmitterfreisetzung

Aktionspotenziale führen zum Ca^{2+}-Einstrom und zur **Exozytose** von Noradrenalin oder Adrenalin. Die Regulation der Freisetzung erfolgt über:
- **Präsynaptische Autorezeptoren** (Selbststimulation): Die Aktivierung von α_2-**Rezeptoren** bewirkt eine Hemmung (negative Rückkopplung), die Aktivierung von β_2-**Rezeptoren** bewirkt eine Förderung (Abb. **B-1.2b**).

- **Präsynaptische Heterorezeptoren** (Fremdstimulation): Die Aktivierung von Muskarin-, Dopamin- und Adenosinrezeptoren wirkt hemmend, die Aktivierung von AT$_1$-Rezeptoren wirkt fördernd auf die Exostose.

- Die Aktivierung von **β$_2$-Rezeptoren** (Abb. **B-1.2b**) hingegen *fördert* die Exozytose.
- **Präsynaptische Heterorezeptoren**, die von neuronfremden Liganden stimuliert werden.
  - Wichtige Heterorezeptoren, deren Aktivierung die Exozytose *hemmen*, sind **Muskarinrezeptoren** (Typ M$_2$ oder M$_4$), **Dopaminrezeptoren** (Typ D$_2$) und **Adenosinrezeptoren** (Typ A$_1$).
  - Ein Heterorezeptor, dessen Aktivierung die Exozytose *fördert*, ist der **Angiotensin-II-Rezeptor** vom Typ AT$_1$.

Transmitterinaktivierung

Hierzu tragen die Eliminierung aus dem synaptischen Spalt und der Abbau des Transmitters bei.

Transmitterinaktivierung

Zwei Mechanismen tragen zur Inaktivierung der Transmitter Noradrenalin und Adrenalin bei, nämlich die Eliminierung aus dem synaptischen Spalt und der Abbau der Transmitter.

Eliminierung aus dem synaptischen Spalt

Zur differenzierten Aktivitätssteuerung des sympathischen Nervensystems ist eine schnelle Entfernung des Transmitters aus dem synaptischen Spalt erforderlich.

Noradrenalin: Es wird durch **Diffusion** (8 %) in die Blutzirkulation, v. a. aber durch **Transport** (92 %) aus dem synaptischen Spalt eliminiert. Daran sind drei Transporter beteiligt:

Eliminierung aus dem synaptischen Spalt

Damit die postsynaptischen Rezeptoren nicht kontinuierlich stimuliert werden und eine differenzierte Aktivitätssteuerung des sympathischen Nervensystems möglich wird, ist eine Beendigung des postsynaptischen Signals durch schnelle Entfernung des freigesetzten Transmitters aus dem synaptischen Spalt notwendig.

Noradrenalin: Die Noradrenalinelimination erfolgt auf zwei Wegen (Abb. **B-1.3a**): Etwa **8 %** des freigesetzten Noradrenalins gelangen durch **Diffusion** in die Zirkulation und bestimmen den Noradrenalingehalt des Blutes. Die verbleibenden **92 %** werden durch **Transport** aus dem synaptischen Spalt entfernt. Drei Transporter sind daran beteiligt:

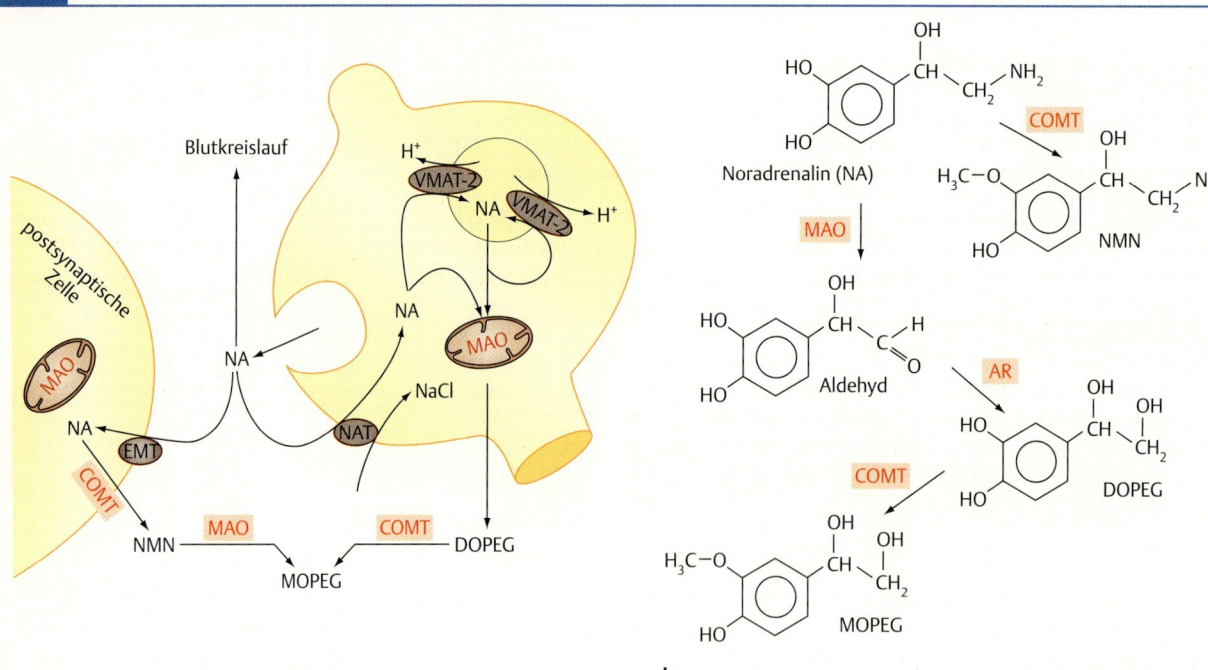

B-1.3 Mechanismen zur Inaktivierung von Noradrenalin

NA: Noradrenalin; VMAT-2: vesikulärer Monoamintransporter; AR: Aldehydreduktase; NMN: Normetanephrin; DOPEG: 3,4-Dihydroxyphenylglykol; MOPEG: 3-Methoxy-4-Hydroxyphenylglykol. Die primären Metaboliten DOPEG (präsynaptisch) und NMN (postsynaptisch) entstehen jeweils intrazellulär. Der weitere Abbau von DOPEG und NMN zu MOPEG erfolgt nicht (wie im Bild angedeutet) extrazellulär, sondern innerhalb postsynaptischer oder anderer nicht neuronaler Zellen.

a Schematische Darstellung der Vorgänge zur Eliminierung von Noradrenalin aus dem synaptischen Spalt: Durch Exozytose freigesetztes Noradrenalin (NA) wird durch Rückaufnahme ins Neuron (NAT: neuronaler Noradrenalintransporter), durch Aufnahme in postsynaptische Zellen (EMT: extraneuronaler Monoamintransporter) oder durch Diffusion in den Blutkreislauf aus dem synaptischen Spalt entfernt. Die Enzyme MAO (Monoaminoxidase, ein mitochondriales Enzym) und COMT (Catechol-O-Methyltransferase, ein zytosolisches Enzym) sind den Transportern stets nachgeschaltet.
b Reaktionskette des enzymatischen Noradrenalinabbaus.

- Der **Noradrenalintransporter (NAT)** im Axolemm des noradrenergen Neurons sorgt für die Rückaufnahme von Noradrenalin ins freisetzende Neuron. Durch den Kotransport von NaCl wird die im elektrochemischen Na⁺-Gradienten vorhandene Energie für den aktiven Einwärtstransport von Noradrenalin genutzt. NAT beseitigt etwa **87%** des freigesetzten Noradrenalins und transportiert Noradrenalin besser als Adrenalin.
- Der **extraneuronale Monoamintransporter (EMT)** in der Plasmamembran postsynaptischer und vieler anderer Zellen ist für die Elimination von etwa **5%** des freigesetzten Noradrenalins verantwortlich. Die treibende Kraft für die zelluläre Aufnahme der organischen Kationen Noradrenalin und Adrenalin ist das Membranpotenzial.
- Der **vesikuläre Monoamintransporter (VMAT-2)** in der Membran der intraneuronalen Speichervesikel bewirkt, dass etwa 80% des rückaufgenommenen Noradrenalins wieder gespeichert werden. Eine Protonen-translozierende ATPase in der Membran der Speichervesikel sorgt für hohe intravesikuläre H⁺-Spiegel. Die in diesem H⁺-Gradient enthaltene Energie wird durch Koppelung des Monoamin-Einstrom (Influx) mit dem H⁺-Ausstrom (Efflux) für die vesikuläre Aufnahme von Aminen genutzt (pro aufgenommenes Aminmolekül werden 2 H⁺ ausgeschleust). Die Katecholamine Dopamin, Noradrenalin, Adrenalin und viele andere Amine (Serotonin, Histamin, Tyramin und Amphetamin) sind gute Substrate von VMAT-2.

- **Noradrenalintransporter (NAT):** Er vermittelt die Rückaufnahme ins freisetzende Neuron und eliminiert ca. 87% des freigesetzten Noradrenalins. Transportiert wird auch Adrenalin, aber weniger effektiv.
- **Extraneuronaler Monoamintransporter (EMT):** Er eliminiert ca. 5% des freigesetzten Noradrenalins und findet sich in der postsynaptischen Plasmamembran sowie in vielen anderen Zellen.
- **Vesikulärer Monoamintransporter (VMAT-2):** Er ist in der Membran der intraneuronalen Speichervesikel lokalisiert. Die Speicherung des rückaufgenommenen Noradrenalins erfolgt im Austausch mit H⁺. Substrate von VMAT-2 sind Dopamin, Noradrenalin, Adrenalin und andere Amine (Serotonin, Histamin, Tyramin und Amphetamin).

▶ **Klinischer Bezug.**

- NAT ist als Zielprotein für Antidepressiva von großer pharmakotherapeutischer Bedeutung. So ist z.B. das Antidepressivum **Nortriptylin** ein selektiver Inhibitor von NAT (Näheres s. S. 330).
- **Reserpin** ist ein selektiver Hemmstoff von VMAT-2 und bewirkt als solcher eine Entleerung vesikulärer Noradrenalin- und Adrenalinspeicher im ZNS und in der Peripherie. Es hat als blutdrucksenkende Substanz nur eine begrenzte pharmakotherapeutische Bedeutung (s. S. 91).

▶ **Klinischer Bezug.**

▶ **Exkurs.** Transporter für organische Kationen

EMT gehört zu einer Gruppe von nicht neuronalen Transportern, die eine Vielzahl von organischen Kationen als Substrate akzeptieren und daher als **OCT** (von engl.: **o**rganic **c**ation **t**ransporter) bezeichnet werden. Innerhalb dieser Gruppe von Transportern werden drei Untergruppen unterschieden: OCT1, OCT2 und OCT3. Letzterer entspricht dem **EMT**. Alle drei Transporter sind im Organismus weit verbreitet und sorgen u.a. dafür, dass Katecholamine aus der extrazellulären Flüssigkeit entfernt werden. Der relativ geringen Bedeutung des EMT für die Elimination von Noradrenalin aus der Synapse steht eine relativ große Bedeutung dieses Transporters für die **Clearance zirkulierender Katecholamine** aus dem Blut gegenüber.

▶ **Exkurs.**

Adrenalin: Auch für freigesetztes Adrenalin ist der wichtigste Inaktivierungsweg die **Rückaufnahme ins Neuron**. Adrenerge Neurone haben einen dem NAT ähnlichen Transporter für Adrenalin, der dieses effizienter transportiert als Noradrenalin. Ein kleinerer Teil wird ebenfalls vom EMT transportiert, wobei Adrenalin hier sogar ein besseres Substrat als Noradrenalin darstellt. Die vesikuläre Wiederaufnahme und Speicherung erfolgt durch VMAT-2.

Adrenalin: Die Elimination wird v.a. erreicht durch die **Rückaufnahme ins Neuron** über einen NAT-ähnlichen Transporter sowie über EMT. Die vesikuläre Speicherung erfolgt dann mittels VMAT-2.

Abbau des Transmitters

Noradrenalin: Für den Noradrenalinabbau (Abb. **B-1.3**) sind **intrazelluläre Enzyme** verantwortlich. Sie sind den das Substrat liefernden Transportern stets nachgeschaltet und bilden mit diesen somit eine enge funktionelle Einheit.
- Die mitochondriale **Monoaminoxidase (MAO)** ist dem NAT und dem EMT nachgeschaltet. Zwei Subtypen dieses Enzyms werden unterschieden: MAO-A und MAO-B. Präsynaptisch kommt hauptsächlich MAO-A, postsynaptisch MAO-A und MAO-B vor (Näheres s. S. 262).
- Die zytoplasmatische **Catechol-O-Methyltransferase (COMT)** kommt nur postsynaptisch vor und ist dem EMT nachgeschaltet.

Auf der **präsynaptischen Seite** folgt der neuronalen Rückaufnahme die **vesikuläre Wiederspeicherung** (etwa 80%) oder die **oxidative Desaminierung durch MAO-A** (etwa 20%). Der wichtigste primäre Metabolit auf der präsynaptischen Seite ist

Abbau des Transmitters

Noradrenalin: Den o.g. Transportern sind **intrazelluläre Enzyme** nachgeschaltet, die den Noradrenalinabbau katalysieren (Abb. **B-1.3**).
- Die mitochondriale **Monoaminoxidase (MAO)** mit den beiden Subtypen MAO-A und MAO-B findet sich prä- und postsynaptisch (Näheres s. S. 262).
- Die zytoplasmatische **Catechol-O-Methyltransferase (COMT)** existiert nur postsynaptisch.

Präsynaptisch wird Noradrenalin nach Wiederaufnahme ins Neuron entweder erneut **vesikulär gespeichert (ca. 80%)** oder **durch**

MAO-A abgebaut (ca. 20 %). Wichtigster primärer Metabolit ist DOPEG.

Postsynaptisch erfolgt der **Abbau** stets **durch COMT oder COMT plus MAO**. Wichtigster primärer Metabolit ist hier Normetanephrin (NMN).

Adrenalin: Der Abbau erfolgt nahezu gleich wie bei Noradrenalin, der primäre Metabolit ist aber **Metanephrin**.

▶ Klinischer Bezug.

3,4-Dihydroxyphenylglykol (DOPEG). Dieser Metabolit wird dann innerhalb postsynaptischer Zellen durch die COMT weiter abgebaut zu 3-Methoxy-4-Hydroxyphenylglykol (MOPEG).

Auf der **postsynaptischen Seite** operieren COMT sowie MAO-A und MAO-B. Der Aufnahme in postsynaptische Zellen oder andere Zellen folgt stets der **Abbau durch COMT oder COMT plus MAO**. Der wichtigste primäre Metabolit auf der postsynaptischen Seite ist Normetanephrin (NMN). Dieses wird dann, wie auch das präsynaptisch entstandene DOPEG, innerhalb postsynaptischer Zellen weiter zu MOPEG abgebaut. Im Blutplasma findet man vor allem DOPEG und MOPEG. Im Urin erscheinen hauptsächlich MOPEG und Vanillinmandelsäure (ein Oxidationsprodukt von MOPEG extrasynaptischen Ursprungs).

Adrenalin: Die Metabolisierungswege für **Adrenalin** sind denen für Noradrenalin sehr ähnlich. Der einzige Unterschied besteht darin, dass Adrenalin zu **Metanephrin** und nicht zu NMN O-methyliert wird.

▶ **Klinischer Bezug.** Die Menge der im Urin ausgeschiedenen Katecholamine oder Katecholamin-Metaboliten lässt Rückschlüsse auf die Aktivität des sympathischen Nervensystems zu. Untersuchungen dieser Art werden z. B. in der Diagnostik des **Phäochromozytoms** durchgeführt. Dabei handelt es sich um einen Katecholaminproduzierenden Tumor des Nebennierenmarks oder des sympathischen Grenzstrangs. Infolge des Katecholaminexzesses fallen betroffene Patienten klinisch häufig durch Bluthochdruck oder sogar hypertensive Krisen, Herzklopfen, Kopfschmerzen, Schweißausbrüche und Gesichtsblässe auf. Im Rahmen eines Screening-Tests werden die Katecholamine und die Katecholamin-Metaboliten NMN, Metanephrin und Vanillinmandelsäure im angesäuerten 24-h-Sammelurin bestimmt.

Adrenozeptoren und vermittelte Wirkungen

▶ Definition.

Eine Übersicht bietet Tab. B-1.1.

α-Rezeptoren

Es gibt **α₁- und α₂-Rezeptoren**. Die genaue Pharmakologie der Subtypen ist noch unklar. Bekannt sind u. a. folgende vermittelte Wirkungen: Vasokonstriktion durch die Subtypen α_{1A} und α_{2B} und positiv inotrope Wirkung am Herzen durch den α_{1B}-Rezeptor. Der präsynaptische α₂-Rezeptor (Abb. B-1.2) ist vom Subtyp α_{2A}.

Adrenozeptoren und vermittelte Wirkungen

▶ **Definition.** **Adrenozeptoren** sind die Rezeptoren, die die Wirkungen von Noradrenalin bzw. Adrenalin auf der prä- und postsynaptischen Seite vermitteln.

Die Typen von Adrenozeptoren, die Mechanismen der Signaltransduktion und die vermittelten Wirkungen sind in Tab. B-1.1 zusammengefasst.

α-Rezeptoren

Zunächst wird zwischen **α₁- und α₂-Rezeptoren** unterschieden. Von beiden Typen gibt es jeweils drei Subtypen: α_{1A}, α_{1B} und α_{1D} sowie α_{2A}, α_{2B} und α_{2C}. Sie sind mangels selektiver Antagonisten noch ungenau pharmakologisch charakterisiert. Man weiß, dass der α_{1A}-Subtyp Vasokonstriktion vermittelt und der α_{1B}-Subtyp die α₁-vermittelten positiv inotropen Herzwirkungen hervorruft. Der präsynaptische α₂-Rezeptor (Abb. B-1.2) ist vom α_{2A}-Subtyp. Die α₂-vermittelte Vasokonstriktion kommt über α_{2B}-Rezeptoren zustande und die Erregung von α_{2C}-Rezeptoren führt zur Hemmung der Adrenalin-Freisetzung aus dem Nebennierenmark.

≡ B-1.1 Adrenozeptoren, ihre Signaltransduktionsmechanismen und die von ihnen vermittelten Wirkungen

Rezeptor	Signaltransduktion	vermittelte Wirkungen
α₁-Rezeptor	$G_{q/11}$ ↳ PLC_β (IP_3↑, DAG↑)	**glatte Muskulatur:** • Vasokonstriktion • M. dilatator pupillae (Kontraktion) • Haarbalgmuskeln (Kontraktion) • Sphinkteren im Gastrointestinaltrakt (Kontraktion) • Bronchokonstriktion • Urogenitaltrakt (Kontraktion z. B. der Blasenhalsmuskulatur und des Uterus) **Herzmuskel:** positiv inotrope Wirkung **Speicheldrüsen:** Sekretion von serösem Speichel ↑ **ZNS:** Aktionspotenzialfrequenz im Sympathikus ↑

Fortsetzung ▶

B-1.1	Fortsetzung		
Rezeptor	Signaltransduktion	vermittelte Wirkungen	
α₂-Rezeptor	$G_{i/o}$ ↳ AC (cAMP↓) ↳ GIRK-Kanäle[1] ↳ Ca²⁺-Kanäle[2]	**Gefäße:** Vasokonstriktion **Gastrointestinaltrakt:** • glatte Muskulatur (Relaxation) • Drüsen (Sekretion↓) **Pankreas:** Insulinfreisetzung↓ **Blut:** Thrombozytenaggregation↑ **Fettgewebe:** Lipolyse↓ **präsynaptische Regulation der Transmitterfreisetzung:** • Autorezeptor: Noradrenalinfreisetzung↓ • Heterorezeptor: Acetylcholinfreisetzung↓ **Nebennierenmark:** Adrenalinfreisetzung↓ **ZNS:** • Aktionspotenzialfrequenz im Sympathikus↓ • Aktionspotenzialfrequenz im kardialen Vagus↑ • Sedierung • Analgesie	
β₁-Rezeptor	G_S ↳ AC (cAMP↑)	**Gastrointestinaltrakt:** glatte Muskulatur (Relaxation) **Herzmuskel:** • positiv inotrop (Verkürzungsgeschwindigkeit↑) • positiv lusitrop (Erschlaffungsgeschwindigkeit↑) • positiv chronotrop (Herzfrequenz↑) • positiv dromotrop (Leitungsgeschwindigkeit↑) **Drüsen:** • Speicheldrüsen: Sekretion amylasehaltigen Speichels↑ • Bronchialdrüsen: Sekretion↑ **Niere:** Reninsekretion↑ **Fettgewebe:** Lipolyse↑ **Corpus pineale:** Melatoninsynthese↑	
β₂-Rezeptor	G_S ↳ AC (cAMP↑)	**glatte Muskulatur:** • Vasodilatation • Bronchodilatation • Gastrointestinaltrakt (Relaxation) • Urogenitaltrakt (Relaxation) • Uterus (Tokolyse) • Auge (Weitstellung des Schlemm-Kanals) **Bronchialdrüsen:** Sekretion↑ **Blut:** • Thrombozytenaggregation↓ • Mediatorfreisetzung aus Mastzellen↓ **Skelettmuskulatur:** • Glykogenolyse↑ • Aktivität der Na⁺-K⁺-ATPase↑ (Hypokaliämie!) • Ruhetremor **präsynaptische Regulation der Transmitterfreisetzung:** Noradrenalinfreisetzung↑ **Pankreas:** • Insulinfreisetzung↑ • Glukagonfreisetzung↑ **Fettgewebe:** Lipolyse↑ **Leberzelle:** • Glykogenolyse↑ • Glukoneogenese↑ • Glykogensynthese↓	
β₃-Rezeptor	G_S ↳ AC (cAMP↑)	**Fettgewebe:** Lipolyse↑	

[1] G_i-Protein-gesteuerte einwärtsgleichrichtende K⁺-Kanäle, werden durch die βγ-Untereinheit von G_i direkt aktiviert; [2] neuronale, spannungsabhängige Ca²⁺-Kanäle, werden durch die βγ-Untereinheit von G_o direkt inaktiviert.

β-Rezeptoren

Bei den β-Rezeptoren differenziert man zwischen dem **β₁-**, dem **β₂-** und dem **β₃-Subtyp**. Letzterer kommt im Fettgewebe vor und aktiviert die Lipolyse; ansonsten ist über seine Pharmakologie noch wenig bekannt. Tab. **B-1.1** suggeriert, dass der β₁-Rezeptor für sämtliche β-Rezeptor-vermittelten Herzwirkungen verantwortlich

β-Rezeptoren

Unterschieden werden die **Subtypen β₁, β₂** und **β₃**. Im menschlichen Herzen sind etwa 75 % der Rezeptoren vom β₁-Subtyp und nur 25 % vom β₂-Subtyp, demnach werden die

Herzwirkungen **vorwiegend** von β$_1$-Rezeptoren vermittelt (Tab. **B-1.1**).

ist. Tatsächlich kommen die Herzwirkungen aber **vorwiegend** über β$_1$-Rezeptoren zustande, denn im Herzen des Menschen sind etwa 75 % der β-Rezeptoren vom β$_1$-Subtyp und 25 % vom β$_2$-Subtyp.

▶ **Merke.**

▶ **Merke.** Die Aktivierung von β-Rezeptoren erhöht die intrazellulären cAMP-Spiegel.

Auswirkungen einer gesteigerten cAMP-Bildung:
- **Aktivierung des Herzmuskels** durch Phosphorylierung von spannungsabhängigen L-Typ Ca^{2+}-Kanälen. Die erhöhten intrazellulären Ca^{2+}-Spiegel führen zur Kontraktion der Herzmuskelzellen. Außerdem werden **HCN-Kanäle** in den Schrittmacherzellen aktiviert (Abb. **B-1.8**), wodurch die Herzfrequenz zunimmt.
- **Erschlaffung der glatten Muskulatur** durch Phosphorylierung der Myosin-Leichtkettenkinase oder Aktivierung der Ca^{2+}-ATPase des sarkoplasmatischen Retikulums.

Eine gesteigerte cAMP-Bildung **aktiviert den Herzmuskel** und **erschlafft den glatten Muskel**. Dieser gegensätzliche Effekt lässt sich durch **zwei Mechanismen** erklären:
- **Proteinkinase (PKA):** Dieses cAMP-abhängige Enzym hat in den beiden Geweben unterschiedliche Substrate. In Herzmuskelzellen wird der spannungsabhängige L-Typ Ca^{2+}-Kanal phosphoryliert, wodurch die Öffnungswahrscheinlichkeit des Kanals zunimmt und mehr Ca^{2+} in die Kardiomyozyten strömt. Dies führt zur Aktivierung des Herzmuskels mit den in Tab. **B-1.1** genannten Herzwirkungen. Dagegen wird in glatten Muskelzellen durch PKA-vermittelte Phosphorylierung entweder die Myosin-Leichtkettenkinase deaktiviert oder die Ca^{2+}-ATPase des sarkoplasmatischen Retikulums aktiviert, wodurch die Muskelzellen erschlaffen.
- **HCN-Kanal:** Dieser durch **H**yperpolarisation aktivierte und durch **C**yclische **N**ucleotide gesteuerte Kanal mit hoher Leitfähigkeit für Na$^+$ wird in den Schrittmacherzellen des Herzens durch cAMP direkt aktiviert und dadurch die Herzfrequenz gesteigert (Abb. **B-1.8**).

1.1.3 Sympathomimetika

▶ **Definition.**

▶ **Definition.** Sympathomimetika sind Stoffe, deren Wirkung durch Aktivierung von Adrenozeptoren zustande kommt. Man unterscheidet:
- **Direkt wirkende Sympathomimetika:** Sie wirken direkt durch Aktivierung von Adrenozeptoren.
- **Indirekt wirkende Sympathomimetika:** Sie wirken auf dem Umweg über die Freisetzung von Noradrenalin aus noradrenergen Neuronen.

Direkt wirkende Sympathomimetika

Direkt wirkende Sympathomimetika

▶ **Synonym.**

▶ **Synonym.** Adrenozeptor-Agonisten.

Eine Zusammenfassung wichtiger Eigenschaften direkt wirkender Sympathomimetika zeigt Tab. **B-1.2**.

Grundlagen: Es gibt eine ganze Reihe von direkt wirkenden Sympathomimetika, die zu unterschiedlichen therapeutischen Zwecken verabreicht werden. Wichtige pharmakologische und pharmakokinetische Eigenschaften der in der systemischen Therapie verwendeten Substanzen sind in Tab. **B-1.2** zusammengefasst.

▶ **Exkurs.**

▶ **Exkurs.** „Adrenalin-Umkehr"
Die Tatsache, dass Adrenalin als typischer Vertreter der direkt wirkenden Sympathomimetika α- und β-Rezeptoren erregt, hat letztendlich zur Entdeckung der Dualität der Adrenozeptoren (nämlich α- und β-Adrenozeptoren) geführt. Die Forscher, die sich mit der Pharmakologie von Adrenalin beschäftigten, haben nämlich beobachtet, dass Adrenalin nach Gabe von Mutterkornalkaloiden (erst später als Antagonisten von α-Rezeptoren identifiziert) nicht mehr blutdrucksteigernd, sondern blutdrucksenkend wirkt. Dieses Phänomen ist als „Adrenalin-Umkehr" in die Literatur eingegangen und galt als Beleg dafür, dass Adrenalin seine Wirkung über mehr als einen Rezeptor entfaltet.

Indikationen: Therapeutisch können direkt wirkende Sympathomimetika entweder topisch (lokal) oder systemisch angewandt werden.

Indikationen (topisch/lokal):
- **Zusatz zu Lokalanästhetika:** Adrenalin steigert deren Wirkung.
- **Abschwellung der Nasenschleimhäute:** Nasentropfen/-spray bei Schnupfen.

Topische Anwendung:
- **Zusatz zu Lokalanästhetika:** Meist wird Adrenalin verwendet. Die lokale Vasokonstriktion verzögert die Resorption der Lokalanästhetika vom Ort der Applikation, wodurch ihre Wirkdauer verlängert und ihre systemische Toxizität reduziert wird.
- **Abschwellung der Schleimhäute bei Schnupfen:** Angewendet werden Phenylephrin (ein α$_1$-Rezeptoragonist) oder die Imidazolin-Derivate und α-Rezeptoragonisten Naphazolin, Oxymetazolin, Xylometazolin in Form von Nasentropfen oder Nasensprays.

- **Behandlung des Asthma bronchiale** (Näheres hierzu s. S. 523): Verabreicht werden **β₂-Rezeptoragonisten** (Tab. **B-1.2**) per inhalationem („Asthmaspray").

Die topische Anwendung verursacht therapeutisch erwünschte hohe lokale Wirkstoffkonzentrationen. Die Resorption vom Applikationsort kann allerdings zu unerwünschten systemischen Wirkungen führen: Blutdruckanstieg, Tachyarrhythmien und pektanginöse Beschwerden (Adrenalin, α-Rezeptoragonisten); feinschlägiger Tremor, Tachykardien, Angst und Unruhe (β₂-Rezeptoragonisten).

Systemische Anwendung:
- **Kardiogener Schock:** Das Mittel der **ersten Wahl** ist **Dobutamin** (Infusion von $2{,}5 – 10\,\mu g \times kg^{-1} \times min^{-1}$). Es hat ein asymmetrisch substituiertes C-Atom und liegt als Razemat vor, wobei das (+)-Enantiomer ein β-Rezeptoragonist und das (−)-Enantiomer ein α₁-Rezeptoragonist ist. Diese Eigenschaften erklären, warum Dobutamin den peripheren Widerstand kaum reduziert und keine reflektorische Tachykardie hervorruft, da die β₂-vermittelte Vasodilatation durch die α₁-vermittelte Vasokonstriktion (nahezu) aufgehoben wird. Außerdem lässt sich daraus ableiten, warum Dobutamin ohne einen deutlichen Anstieg der Herzfrequenz positiv inotrop wirkt: die β₁- und α₁-Rezeptor-vermittelten positiv inotropen Wirkungen addieren sich und die reflektorische Tachykardie, die nach Gabe reiner β-Rezeptoragonisten zum β₁-Rezeptor-vermittelten Anstieg der Herzfrequenz hinzukommt, bleibt aus. Das ist der Grund, warum β-Rezeptoragonisten wie **Orciprenalin** bei dieser Indikation **ungeeignet** sind.

  Dopamin (Infusion von $1 – 10\,\mu g \times kg^{-1} \times min^{-1}$) wird beim kardiogenen Schock – jedoch nicht in erster Linie – und wegen seiner vasokonstriktorischen Wirkungen auch beim septischen Schock angewendet. Bei Gesunden hat es nachgewiesene nephroprotektive Wirkungen, weil es durch Aktivierung von Dopaminrezeptoren die Nierendurchblutung (D₁-Rezeptoren) und die Natriurese (D₁- und D₂-Rezeptoren) steigert. Bei intensivmedizinisch betreuten, kritisch kranken Patienten kann es die Verschlechterung der Nierenfunktion jedoch nicht verhindern. Außerdem ruft Dopamin (anders als Dobutamin) ventrikuläre Tachyarrhythmien hervor, verursacht Übelkeit und Erbrechen und hemmt die Freisetzung von Prolaktin und Wachstumshormon (s. S. 355).
- **Anaphylaktischer Schock:** **Adrenalin** (500 μg i. m. oder 200 – 400 μg langsam i. v.) kann lebensrettend sein. Die für den therapeutischen Nutzen verantwortlichen Adrenalinwirkungen sind die α-Rezeptor-vermittelte Vasokonstriktion, die β₁-Rezeptor-vermittelte positiv inotrope und chronotrope Wirkung sowie die β₂-Rezeptor-vermittelte Bronchodilatation und Hemmung der Mediatorfreisetzung aus Mastzellen und basophilen Leukozyten.
- **Kardiopulmonale Reanimation:** Zu den erweiterten therapeutischen Maßnahmen gehört **Adrenalin** (1 mg i. v.; kann nach 3 – 5 min wiederholt werden), und zwar bei Asystolie oder pulsloser elektrischer Aktivität sofort und bei Kammerflimmern oder pulsloser ventrikulärer Tachykardie erst nach dem zweiten erfolglosen Defibrillationsschock.
- **AV-Block** oder **bradykarde Rhythmusstörungen:** Orciprenalin (0,25 – 0,5 mg i. v.) kann vor Einleitung einer Schrittmachertherapie indiziert sein (Risiko: arrhythmogene Wirkungen). Anders als Dobutamin (ein Substrat der COMT) wird Orciprenalin weder von der COMT noch von der MAO abgebaut. Deshalb hat es eine deutlich längere Halbwertszeit (Tab. **B-1.2**).
- **Orthostatische Hypotonie mit Ohnmachtsanfällen (vasovagale Synkopen):** Eine Therapie mit **Etilefrin** oder **Midodrin** (Tab. **B-1.2**) kann versucht werden. Erfahrungsgemäß ist der Nutzen einer solchen Therapie allerdings begrenzt.
- **Hemmung einer vorzeitigen Wehentätigkeit:** Zur Verhinderung einer drohenden Frühgeburt wird vorübergehend **Fenoterol i. v.** verabreicht (Infusion von $1 – 4\,\mu g/min$). Seine tokolytische Wirkung lässt mit der Zeit nach (**pharmakodynamische Toleranz**). Eine anschließende orale Therapie ist deshalb meist nutzlos. Typische unerwünschte Wirkungen sind Tachykardie, Tachyarrhythmien, Tremor und Hypokaliämie.
- **Weitere Indikationen:** α₂-Rezeptor-Agonisten (Tab. **B-1.2**) senken den Blutdruck bei **essenzieller Hypertonie** und reduzieren den stark erhöhten Sympathikotonus beim **Delirium tremens** und beim **Heroinentzug**. Sie gehören zu den Antisympathotonika (s. S. 91).

B-1.2 Pharmakokinetische Daten und Dosierungen direkt wirkender Sympathomimetika

Wirkstoff	an Wirkung beteiligte Rezeptoren	Applikation	Einzeldosis	DI [h]	BV [%]	HWZ	PEB [%]	FE [%]
Adrenozeptor-Agonisten mit Wirkung über α- und/oder β-Rezeptoren								
Adrenalin	α, β	i. v.	200–500 µg		100	3 min	30	0
		i. m.	200–500 µg					
Dopamin	α, β, D[1]	i. v.	1–10 µg/kg/min		100	7 min	15	0
Dobutamin	$α_1$, β	i. v.	2,5–10 µg/kg/min		100	2,5 min	n.b.	0
Orciprenalin	β	i. v., i. m., s. c.	0,25–0,5 mg		100	6 h	n.b.	0
Etilefrin	α, β	p. o.	5–10 mg	8	50	2,5 h	25	10
Midodrin[2]	α	p. o.	5 mg	6–8	(87)	0,5 (3) h	n.b.	5 (95)
$α_2$-Adrenozeptor-Agonisten								
Clonidin	$α_2 > α_1$	p. o.	150 µg	12–24	95	10 h	20	60
		i. v., i. m., s. c.	50–75 µg	12–24	100			
Moxonidin	$α_2 > α_1$	p. o.	200 µg	12–24	88	2,5 h	7	65
α-Methyldopa	$α_2 > α_1$	p. o.	250 mg	8–12	40	2 h	10	50
$β_2$-Adrenozeptor-Agonisten								
Terbutalin	$β_2 > β_1$	p. o.	7,5 mg (ret.)	12	12	3,5 h	25	10
		s. c.	0,25–0,5 mg	einmalig	100			
		Inhalation	0,5 mg	6–8	30			
Fenoterol	$β_2 > β_1$	p. o.	5–10 mg	6	2	3 h	45	15
		i. v.	20 µg	einmalig	100			
		Inhalation	100–200 µg	6	19			
Salbutamol	$β_2 > β_1$	p. o.	2–4 mg	8	45	4 h	10	30
		Inhalation	100–200 µg	4	n.b.			
Clenbuterol	$β_2 > β_1$	p. o.	0,2–0,4 mg	12	100	34 h	50	60
Reproterol	$β_2 > β_1$	i. v.	1 mg/kg	einmalig	100	1,5 h	70	65
Formoterol	$β_2 \gg β_1$	Inhalation	12–24 µg	12	40–60	8 h	63	11
Salmeterol	$β_2 \gg β_1$	Inhalation	25–50 µg	12	n.b.	4 h	93	0

[1] Dopaminrezeptoren; [2] Pharmakonvorstufe; Daten in Klammern betreffen wirksamen Metaboliten Desglymidodrin.

Unerwünschte Wirkungen: Alle Substanzen: Rhythmusstörungen, Blutdruck↑, AP-Beschwerden, Kopfschmerzen, Schwitzen, Schwindel. **$α_2$-Adrenozeptor- und $β_2$-Adrenozeptor-Agonisten** s. S. 78 bzw. S. 79.

Kontraindikationen: Alle Substanzen: Behinderung von Kammerfüllung bzw. -ausstrom, Hypertonie, KHK, Engwinkelglaukom, Therapie mit MAO-Hemmern, Hypovolämie, ventrikuläre Arrythmien, Hyperthyreose, Blasenentleerungsstörungen, Schwangerschaft/Stillzeit. **$α_2$-Adrenozeptor- und $β_2$-Adrenozeptor-Agonisten** s. S. 78 bzw. S. 79.

Unerwünschte Wirkungen:
- **Alle α- und β-Rezeptoren-Agonisten:** tachykarde Rhythmusstörungen, Blutdrucksteigerung, pektanginöse Beschwerden, Herzklopfen, Kopfschmerzen, Schlaflosigkeit, starkes Schwitzen und Schwindelgefühl.
- **Selektive $α_2$-Adrenozeptor-Agonisten und $β_2$-Adrenozeptor-Agonisten:** s. S. 78 bzw. S. 79.

Kontraindikationen:
- **Alle α- und β-Rezeptoren-Agonisten:** mechanische Behinderung der ventrikulären Füllung oder des ventrikulären Ausstroms; Hypertonie; koronare Herzkrankheit; Engwinkelglaukom; Behandlung mit MAO-Hemmstoffen; Hypovolämie; schwere ventrikuläre Arrythmen; Hyperthyreose; Entleerungsstörungen der Harnblase; Schwangerschaft und Stillzeit.
- **Selektive $α_2$-Adrenozeptor-Agonisten und $β_2$-Adrenozeptor-Agonisten:** s. S. 79 bzw. S. 78.

Wechselwirkungen:
- **Alle α- und β-Rezeptoren-Agonisten:** Wirkungsverstärkung durch trizyklische Antidepressiva, Schilddrüsenhormone, Antihistaminika, MAO-Hemmstoffe und Atropin. Wirkungsabschwächung durch α-Rezeptor-Antagonisten. Verminderung der blutzuckersenkenden Wirkung aller Antidiabetika.
- **Selektive α₂-Adrenozeptor-Agonisten** und **β₂-Adrenozeptor-Agonisten:** s. S. 78 bzw. S. 79.

Indirekt wirkende Sympathomimetika

Substanzen und Struktur (Abb. B-1.4): Die beiden bedeutendsten Vertreter der indirekt wirkenden Sympathomimetika sind **Amphetamin** und **Methylphenidat**, daneben sind Tyramin, Ephedrin und Norephedrin zu nennen. Wie bei vielen direkt wirkenden Sympathomimetika handelt es sich auch bei diesen Substanzen chemisch gesehen um **Abkömmlinge des β-Phenylethylamins**. Der wesentliche Unterschied zwischen beiden Stoffgruppen liegt in der Anzahl der OH-Gruppen im Molekül. Während es bei den direkt wirkenden Sympathomimetika 2 bis 3 sind (Abb. B-1.2), haben die indirekt wirkenden 0 bis 1 OH-Gruppe. Der **Mangel an OH-Gruppen** erklärt die fehlende Affinität zu den Adrenozeptoren. Auch einige direkt wirkende Sympathomimetika haben zusätzlich eine indirekt sympathomimetische Wirkung (z. B. Dopamin).

Wirkungsmechanismus: Indirekte Sympathomimetika **setzen Noradrenalin aus noradrenergen Neuronen frei**. Eine essenzielle Voraussetzung für ihre Wirksamkeit ist, dass sie alternative Substrate für NAT und VMAT-2 sind. Der komplexe Wirkungsmodus kann in **vier Schritte** zerlegt werden, die am Beispiel des prototypischen Tyramins dargelegt werden:
- **1. Schritt:** Tyramin wird sehr effizient NAT-vermittelt ins noradrenerge Neuron aufgenommen.
- **2. Schritt:** Tyramin wird über den VMAT-2 in die Speichervesikel transportiert und blockiert dabei VMAT-2. Das dynamische Gleichgewicht zwischen dem passiven vesikulären Ausstrom und der VMAT-2-vermittelten vesikulären Noradre-

B-1.4 Indirekt wirkende Sympathomimetika

β-Phenylethylamin

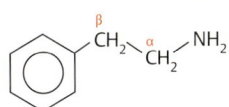

Amphetamin Methamphetamin Methylphenidat

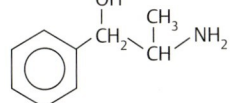 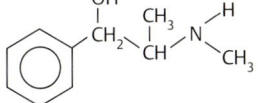

Tyramin Norephedrin (Phenylpropanolamin) Ephedrin

β-Phenylethylamin ist die **Ausgangssubstanz**, von der sich viele direkt und indirekt wirkende Sympathometika herleiten. Bei den indirekt wirkenden Sympathomimetika gibt es solche ohne OH-Gruppe im Molekül (Amphetamin und seine Abkömmlinge Methamphetamin und Methylphenidat) und solche mit einer OH-Gruppe (Tyramin, Norephedrin und Ephedrin). Von diesen Stoffen sind einige **Naturstoffe** (Tyramin → Käse; Norephedrin → Blätter des Kathstrauchs; Ephedrin → Kraut aus getrockneten Zweigen von Ephedra sinica) und andere **synthetische Produkte** (Amphetamin und seine Analoga).

nalin-Rückaufnahme wird durch die Blockade von VMAT-2 empfindlich gestört, wodurch der Noradrenalin-Spiegel im Axoplasma ansteigt. Außerdem sind alle indirekten Sympathomimetika Substrate (Tyramin) oder Hemmstoffe (alle anderen) der neuronalen MAO und hemmen den Abbau des aus den vesikulären Speichern mobilisierten Noradrenalins.

- **3. Schritt:** Als Folge des massiven Einwärtstransports von Tyramin stehen hohe axoplasmatische Noradrenalin-Konzentrationen einer großen Zahl von NaCl-beladenen NAT-Molekülen auf der Innenseite des Axolemms gegenüber. Dadurch wird ein massiver NAT-vermittelter Noradrenalin-Efflux induziert. Diese Art der Noradrenalinfreisetzung ist die Konsequenz einer NAT-katalysierten Kopplung zwischen Tyramin-Influx und Noradrenalin-Efflux (erleichterte Austauschdiffusion). Es handelt sich also nicht um eine exozytotische Freisetzung.
- **4. Schritt:** Die NAT-vermittelte Rückaufnahme des freigesetzten Noradrenalins wird durch hohe synaptische Tyramin-Konzentrationen gehemmt.

Wirkungen:

- **Periphere Wirkungen:** Sie sind sympathomimetischer Art. Alle in Abb. **B-1.4** gezeigten Substanzen haben solche Wirkungen. Sie können in allen sympathisch innervierten Organen auftreten, wobei die Dichte der sympathischen Innervation das Ausmaß der Wirkungen bestimmt. Im Vordergrund steht ein **Anstieg des Blutdrucks**, häufig kombiniert mit einer reflektorischen Bradykardie. Die Noradrenalinfreisetzung im Myokard kann zu **ventrikulären Arrhythmien** führen.
- **ZNS-Wirkungen:** Sie treten nur dann auf, wenn eine Penetration der Blut-Hirn-Schranke erfolgt. Das wiederum hängt vom Grad der Lipophilie der Substanz ab. Amphetamin und seine Derivate, die alle keine OH-Gruppe im Molekül enthalten (Abb. **B-1.4**), sind stark lipophil und zeigen daher ZNS-Wirkungen. Ephedrin und Norephedrin sind hingegen nur schwach lipophil, weshalb die ZNS-Wirkungen wesentlich schwächer ausgeprägt sind. Diese lassen sich am besten mit **erregend und psychostimulierend** umschreiben. Sie kommen zustande durch Transporter-vermittelte **Freisetzung von Noradrenalin, Dopamin und Serotonin** aus ihren neuronalen Speichern im ZNS. Die Komplexität der psychostimulierenden Wirkungen geht zurück auf die Wirkungsvielfalt der drei Transmitter Noradrenalin (Antriebssteigerung, Förderung von Wachheit und Aufmerksamkeit, Verminderung des Schlafbedürfnisses und des Appetits), Dopamin (Euphorie, gesteigertes Selbstwertgefühl, Empfindungen wie Lust und Freude) und Serotonin (Verminderung des Appetits, stimmungsaufhellende Wirkung, psychotomimetische Denk- und Sinnesstörungen). Die Intensität der ZNS-Wirkungen ist stark nach Gabe von Amphetamin und seinen Derivaten und erheblich schwächer nach Gabe von Ephedrin und Norephedrin.

Eine charakteristische Eigenschaft der indirekten Wirkungen ist eine sich rasch entwickelnde Toleranz **(Tachyphylaxie)**. Die wiederholte Gabe dieser Stoffe führt zu einer schnellen Erschöpfung der freisetzbaren Transmittervorräte. Die Toleranz ist stark ausgeprägt für die peripheren Wirkungen und nur schwach ausgeprägt für einige ZNS-Wirkungen (z. B. für die psychotomimetischen Wirkungen).

Pharmakokinetik: Die pharmakokinetischen Eigenschaften der beiden bedeutendsten Vertreter **Amphetamin** und **Methylphenidat** gehen aus Tab. **B-1.3** hervor. Die Plasma-Halbwertszeit (HWZ) und die renale Eliminationsfraktion (EF_{ren}) von Amphetamin sind stark vom pH des Urins abhängig: je saurer der Urin, umso kürzer HWZ und umso höher EF_{ren}. Keiner der Stoffe in Abb. **B-1.4** wird von der COMT abgebaut. Eine Substitution am ringfernen C-Atom der Seitenkette erschwert auch den Abbau durch die MAO.

Wirkungen:

- **Periphere Wirkungen:** V. a. **Blutdruckanstieg** (häufig mit reflektorischer Bradykardie), aber auch **ventrikuläre Arrhythmien**. Die Dichte der sympathischen Innervation des Organs bestimmt die Wirkungsstärke der Substanz (Abb. **B-1.4**).
- **ZNS-Wirkungen:** Sie sind abhängig von der Lipophilie der Substanz. Amphetamin und seine Derivate (Abb. **B-1.4**) sind stark lipophil und zeigen intensive ZNS-Wirkungen. Ihr **erregender und psychostimulierender** Wirkungscharakter geht auf die **Freisetzung von Noradrenalin, Dopamin und Serotonin** zurück. Die schwach lipophilen Stoffe Ephedrin und Norephedrin haben kaum ZNS-Wirkungen.

Die wiederholte Gabe indirekt wirkender Stoffe führt rasch zu einer Toleranzentwicklung **(Tachyphylaxie)**, die v. a. die peripheren Wirkungen betrifft.

Pharmakokinetik: Daten für **Amphetamin** und **Methylphenidat** enthält Tab. **B-1.3**. Für Amphetamin gilt: Je saurer der Urin, umso kürzer HWZ und umso höher EF_{ren}. Keiner der Stoffe in Abb. **B-1.4** wird von der COMT abgebaut.

B-1.3 Pharmakokinetische Daten und Dosierungen indirekt wirkender Sympathomimetika

Wirkstoff	orale Einzeldosis [mg]	DI [h]	BV [%]	HWZ [h]	PEB [%]	EF_{ren} [%]
Amphetamin	5–20	8–12[1]	~60	6–18	25	15–55
Methylphenidat[2]	5–20	8[1] (ret. 24)	22	6	15	1

[1] 2–3 Dosierungen pro Tag; zur Vermeidung von Einschlafstörungen abendliche Dosis reduzieren oder weglassen; [2] pharmakokinetische Daten gelten für das wirksamere (+)-Enantiomer.

Indikationen:

- **Narkolepsie:** Dieses seltene Krankheitsbild ist charakterisiert durch exzessive Tagesschläfrigkeit, häufig verbunden mit Kataplexien (plötzlicher, meist bilateraler Verlust des Haltemuskeltonus). Die Tagesschläfrigkeit kann erfolgreich mit **Amphetamin** oder **Methylphenidat** behandelt werden. Das Pharmakon mit der sichersten antikataplektischen Wirkung ist Clomipramin (s. S. 250). 30–40 % der Narkolepsie-Patienten entwickeln eine Toleranz für die die Wachheit fördernden Effekte von Amphetamin. Die Gefahr einer Amphetamin-Abhängigkeit (s. S. 347) besteht nicht.

- **Aufmerksamkeits-Defizit-Hyperaktivitäts-Störung (ADHS):** Dabei handelt es sich um ein familiär gehäuft auftretendes Psychosyndrom des Kindesalters. Die typische Symptomatik aus Unaufmerksamkeit, Hyperaktivität und Impulsivität kann ins Erwachsenenalter hinein fortdauern. Pathophysiologisch bedeutsam scheint eine Überexpression des neuronalen Dopamintransporters (DAT) (s. S. 262) in den Basalganglien zu sein. Dieser Befund erklärt die Wirksamkeit von **Methylphenidat** und **Amphetamin**, die beide nicht nur Substrate, sondern auch Hemmstoffe dieses Transporters sind. Toleranz und Abhängigkeit spielen in der ADHS-Therapie mit diesen beiden Substanzen keine Rolle. Die Sicherheit und Unbedenklichkeit einer Langzeitbehandlung kann allerdings noch nicht beurteilt werden. Verhaltenstherapeutische Interventionen können diese Pharmakotherapie nicht ersetzen, bringen aber häufig einen zusätzlichen Nutzen für den Patienten. Der NAT-Hemmstoff **Atomoxetin** ist bei ADHS ebenfalls wirksam, hat aber hepatotoxische Eigenschaften.

- **Tyramin, Ephedrin** und **Norephedrin** sind als Pharmaka ohne Bedeutung. Die zu erwartenden Effekte sind vor allem peripherer Natur und wegen der Toleranzentwicklung nur von kurzer Dauer. Ephedrin und Norephedrin spielen in der **Selbstmedikation** eine gewisse Rolle. So wird Ephedrin in Kombination mit vielen anderen Wirkstoffen zur Behandlung **grippaler Infekte** angeboten und Norephedrin als „Appetitzügler".

▶ **Kritisch betrachtet.** Sympathomimetika als Appetitzügler
Die Verwendung indirekter Sympathomimetika als Appetitzügler ist nicht zu empfehlen. Mehrere solcher Stoffe sind vom Markt verschwunden, weil sie zur Entwicklung einer **pulmonalen Hypertonie** führen. Außerdem erhöht sich bei Frauen, die Norephedrin zur Unterdrückung des Appetits einnehmen, schon in den ersten Tagen der Selbstmedikation das **Risiko für hämorrhagische Schlaganfälle**.

Unerwünschte Wirkungen und Kontraindikationen: Als Nebenwirkungen von Amphetamin und Methylphenidat können Reizbarkeit, Kopfschmerzen, Appetitmangel, Schlaflosigkeit, tachykarde Herzrhythmusstörungen, Blutdruck- und Herzfrequenzanstiege sowie ein erhöhtes Risiko für Schlaganfall oder einen plötzlichen Herztod auftreten.
Bei Psychosen, Drogenabhängigkeit, schweren Angstzuständen und Behandlung mit MAO-Hemmstoffen dürfen beide Substanzen nicht angewendet werden. Weitere Kontraindikationen sind Tic-Störungen bei Kindern, schwere Hypertonie, Hyperthyreose, Engwinkelglaukom, tachykarde Rhythmusstörungen, schwere koronare Herzkrankheit, Depressionen und Angsterkrankungen, Zustand nach Schlaganfall sowie Schwangerschaft und Stillzeit.

Wechselwirkungen: Antazida hemmen die enterale Resorption von Methylphenidat. Die Wirkungen der direkt wirkenden Sympathomimetika, der Antikoagulanzien vom Cumarintyp, einiger Antikonvulsiva (Phenobarbital, Phenytoin) und der trizyklischen Antidepressiva werden verstärkt. Amphetamin steigert die analgetische Wirkung der Opioid-Analgetika.

1.1.4 α-Rezeptor-Antagonisten

Die Antagonisierung von α_1-Rezeptoren senkt den peripheren Widerstand und den Blutdruck. Die Antagonisierung präsynaptischer α_2-Rezeptoren unterbricht den wichtigen Regelkreis für die exozytotische Noradrenalinfreisetzung (s. S. 75) und steigert den Blutdruck und die Herzfrequenz. Auch in der Medulla oblongata hat die Antagonisierung von α_1- und α_2-Rezeptoren völlig entgegengesetzte Wirkun-

Blutdruck durch Verminderung des peripheren Widerstands; die Antagonisierung von α_1-Rezeptoren in der Medulla oblongata durch Reduktion des Sympathikotonus (vgl. Abb. C-7.1 auf S. 481).

gen: Antagonisierung von α_1-Rezeptoren reduziert und Antagonisierung von α_2-Rezeptoren steigert die Frequenz der Aktionspotenziale im Sympathikus und damit den Sympathikotonus (vgl. Abb. C-7.1 auf S. 481). Diese verwirrende Vielfalt sich aufhebender Wirkungen erklärt, warum sich in der Pharmakotherapie selektive α_1-Rezeptor-Antagonisten durchgesetzt haben und nichtselektive α-Rezeptor-Antagonisten praktisch bedeutungslos geworden sind.

▶ Merke.

▶ **Merke.** Die einzige Substanz, die in therapeutischen Dosierungen α_1- und α_2-Rezeptoren antagonisiert, ist **Phenoxybenzamin**.

Phenoxybenzamin (Tab. **B-1.4**) ist auch der einzige Stoff, der α-Rezeptoren irreversibel antagonisiert, da er die Rezeptormoleküle durch Alkylierung kovalent modifiziert. Außerdem blockiert es die beiden Transporter NAT und EMT.

▶ Klinischer Bezug.

▶ **Klinischer Bezug.** Therapeutisch wird Phenoxybenzamin beim **Phäochromozytom** (s. S. 17) angewendet. Hier kann prä- und intraoperativ die Gabe von α-Rezeptor-Antagonisten erforderlich sein, um Blutdruckkrisen vorzubeugen, die durch exzessive Katecholaminausschüttung infolge intraoperativer Manipulation am Tumor entstehen können. Die Wirkung von Phenoxybenzamin hält 2 – 3 Tage an, weil die α-Rezeptoren neu synthetisiert werden müssen. Eine weitere Indikation für eine Therapie mit Phenoxybenzamin ist die **neurogene Blasenentleerungsstörung**. Sie ist Folge einer krampfhaften Tonussteigerung der Blasenhalsmuskulatur, wie sie z. B. bei einer Querschnittslähmung auftritt.

α_1-Rezeptor-Antagonisten

Substanzen, Wirkungen und Pharmakokinetik: Eine Übersicht über die wichtigsten Vertreter bietet Tab. **B-1.4**. **Urapidil** reduziert den Sympathikotonus nicht nur als selektiver α_1-Rezeptor-Antagonist, sondern auch als Agonist an 5-HT$_{1A}$-Rezeptoren in den Raphekernen (s. S. 126). α_1-Rezeptor-Antagonisten wirken als **Blutdrucksenker**. Je höher der Sympathikotonus, desto stärker ihre blutdrucksenkende Wirkung. Der Anteil der **zentralen Wirkungskomponente** hieran ist gering, beim Urapidil etwas größer.

α_1-Rezeptor-Antagonisten

Substanzen, Wirkungen und Pharmakokinetik: Die wichtigsten Substanzen sind **Urapidil, Prazosin, Doxazosin, Alfuzosin, Terazosin** und **Tamsulosin** Tab. **B-1.4**. Urapidil hat zusätzlich zu den antagonistischen Wirkungen an α_1-Rezeptoren agonistische Wirkungen an Serotonin (5-HT$_{1A}$)-Rezeptoren in den Raphekernen des Rautenhirns, eine Wirkung, die den Sympathikotonus ebenfalls reduziert (Näheres s. S. 126). Rezeptor-Antagonisten können nur dann wirken, wenn der entsprechende Rezeptor tonisch aktiviert ist, was für die α_1-Rezeptoren der Widerstandsgefäße zutrifft. Deshalb wirken sie als **Blutdrucksenker**. Diese Wirkung ist stark bei hohem Sympathikotonus (z. B. beim stehenden Patienten) und schwach bei niedrigem Sympathikotonus (z. B. beim liegenden Patienten). Die relative Bedeutung der **zentralen Wirkkomponente** ist für die blutdrucksenkende Wirkung der α_1-selektiven Antagonisten gering; beim Urapidil ist sie wegen der zusätzlich agonistischen Wirkung an zentralen 5-HT$_{1A}$-Rezeptoren etwas größer. Außer Phenoxybenzamin sind alle α-Rezeptor-Antagonisten kompetitive Antagonisten.

Indikationen:
- **Arterielle Hypertonie:** α_1-Rezeptor-Antagonisten sind nur Reserveantihypertensiva.

Indikationen:
- **Arterielle Hypertonie**: α_1-Rezeptor-Antagonisten gehören nicht zu den Erstlinien-Antihypertensiva, weil sie – anders als andere Antihypertensiva – die Entwicklung kardiovaskulärer Folgeerkrankungen der Hypertonie (z. B. Herzinsuffizienz)

≡ B-1.4 Pharmakokinetische Daten und Dosierungen von α-Adrenozeptor-Antagonisten

Wirkstoff	orale Einzeldosis [mg]	DI [h]	BV [%]	HWZ [h]	PEB [%]	EF$_{ren}$ [%]
nichtselektive α-Rezeptor-Antagonisten						
Phenoxybenzamin	10 – 30	12 – 24	25	4	n.b.	n.b.
selektive α_1-Rezeptor-Antagonisten						
Alfuzosin	2,5	8 – 12	64	5	90	10
Doxazosin	4	24	60	13	98	5
Prazosin	1 – 2	8 – 12	65	3	95	0
Terazosin	1 – 2	24	80	12	90	10
Tamsulosin	0,4	24	100	7	99	13
Urapidil	30 – 60 (auch i. v. möglich)	12	75	3	80	17

eher fördern als verhindern. Als Reserveantihypertensiva eingesetzt werden Doxazosin, Prazosin und Terazosin. Wenn sie angewendet werden, müssen sie mit Diuretika kombiniert werden. Urapidil eignet sich zur vorübergehenden Anwendung beim hypertensiven Notfall (Näheres s. S. 487).
- **Raynaud-Syndrom:** Mit α_1-Rezeptor-Antagonisten (in der Regel Prazosin) können die schmerzhaften Gefäßspasmen in den Akren unterdrückt werden.
- **Benigne Prostatahyperplasie:** Der Muskeltonus im Blasenhals kann mit α_1-Rezeptor-Antagonisten (Prazosin, Alfuzosin und Tamsulosin) gesenkt, die Harnflussrate erhöht und die Restharnmenge vermindert werden. Durch eine Langzeittherapie kann die Progression der Erkrankung verlangsamt werden.

Unerwünschte Wirkungen:
- Eine **orthostatische Hypotonie** mit synkopalen Ohnmachtsanfällen kann zu Beginn der Behandlung auftreten (Phänomen der ersten Dosis, s. S. 165). Initial muss deshalb einschleichend dosiert werden.
- Als Folge der peripheren Vasodilatation kommt es zu einer **reflektorischen Steigerung des Sympathikotonus** mit Tachykardien, vermehrter Freisetzung von Renin und **Aktivierung des Renin-Angiotensin-Aldosteron-Systems**. Diese gegenregulatorischen Mechanismen beeinträchtigen langfristig die blutdrucksenkende Wirkung und erklären das erhöhte Risiko für die Entwicklung einer Herzinsuffizienz.
- **Schwindel, Kopfschmerzen und eine verstopfte Nase** (durch Schwellung der Nasenschleimhaut) sind ebenfalls Folgen der peripheren Vasodilatation.

Kontraindikationen und Wechselwirkungen: Kontraindiziert sind α_1-Rezeptor-Antagonisten in der Schwangerschaft und Stillzeit, bei Herzinsuffizienz und Kindern unter 12 Jahren. Sie verstärken die Wirkung von Nitrovasodilatatoren, Sildenafil und anderer Antihypertensiva.

1.1.5 β-Rezeptor-Antagonisten

▶ **Synonym.** „β-Rezeptor-Blocker", „β-Blocker".

Die beiden letztgenannten Bezeichnungen sind im Grunde nicht ganz korrekt, da nur Kanäle oder Transporter blockiert werden können, nicht aber Rezeptoren. Deshalb wird im Folgenden der Begriff „β-Rezeptor-Antagonisten" verwendet.

Substanzen und Wirkungen: Alle β-Rezeptor-Antagonisten sind **kompetitive Antagonisten**. Mit Ausnahme von Sotalol und Timolol sind alle Vertreter auf eine gemeinsame chemische Grundstruktur zurückzuführen (Abb. **B-1.5**). Ihre Wirksamkeit verringert sich mit zunehmendem Alter (v. a. bei Patienten über 65 Jahren), weil die Effizienz der Signaltransduktion von β-Rezeptoren altersabhängig abnimmt. Drei Aspekte der β-Rezeptor-Antagonisten sind pharmakologisch von besonderer Bedeutung:
- **β_1-Selektivität**: In der Pharmakotherapie spielen β_1-selektive Antagonisten eine wesentlich wichtigere Rolle als nichtselektive Antagonisten, weil die wirklich bedeutsamen unerwünschten Wirkungen Folge der Antagonisierung des β_2-Rezeptors sind (s. S. 90). Gebräuchliche β_1-selektiven Antagonisten sind **Metoprolol**, **Bisoprolol** und **Nebivolol**. Ihre β_1-Selektivität ist aber relativ gering (Tab. **B-1.5**). So ist der **Selektivitätsfaktor**, der sich aus dem Abstand der Konzentrationen ergibt, die für die Hemmung von β_1- und β_2-Wirkungen benötigt werden, von Metoprolol 75, von Bisoprolol 120 und von Nebivolol 290. Zum Vergleich: α_1-Rezeptor-Antagonisten hemmen α_2-vermittelte Wirkungen mit >1000-mal höheren Konzentrationen als α_1-vermittelte Wirkungen. Die β_1-Selektivität der gebräuchlichen β_1-selektiven Antagonisten ist also nicht absolut. Das entspricht auch der klinischen Erfahrung, denn therapeutische Dosierungen von β_1-selektiven Antagonisten schwächen in aller Regel auch β_2-Wirkungen ab.
- **Partiell agonistische Wirkungen** (s. S. 12): Einige β-Rezeptor-Antagonisten sind partiell agonistisch wirksam und haben „**intrinsische sympathomimetische Aktivität" (ISA)**. Dazu gehören **Pindolol** (ein partieller Agonist an β_1- und β_2-Rezeptoren) und **Celiprolol** (ein partieller Agonist an β_2-Rezeptoren).

B-1.5 Grundstruktur der β-Rezeptor-Antagonisten und typische Vertreter

Grundstruktur: R_2–O–CH_2–C*(H)(OH)–CH_2–NH–C(H)(CH_3)–R_1

Grundstruktur (R_1 = H oder CH_3)

Propranolol: Naphthyl–O–CH_2–C*(H)(OH)–CH_2–NH–C(H)(CH_3)–CH_3

Bisoprolol: (CH_3)$_2$CH–O–CH_2–Phenyl–O–CH_2–C*(H)(OH)–CH_2–NH–C(H)(CH_3)–H

Metoprolol: H_3C–O–CH_2–CH_2–Phenyl–O–CH_2–C*(H)(OH)–CH_2–NH–C(H)(CH_3)–H

Atenolol: H_2N–CO–CH_2–Phenyl–O–CH_2–C*(H)(OH)–CH_2–NH–C(H)(CH_3)–H

Fast alle β-Rezeptor-Antagonisten weisen eine gemeinsame **Grundstruktur** auf. Die Substituenten R_1 und R_2 sind für die unterschiedlichen pharmakokinetischen Eigenschaften verantwortlich. **Propanolol** war die erste Substanz dieser Wirkstoffgruppe, spielt heute therapeutisch aber kaum noch eine Rolle. Die heute wichtigsten Substanzen sind **Metoprolol** und **Bisoprolol**. **Atenolol** ist der typische Vertreter der hydrophilen β-Rezeptor-Antagonisten.

B-1.5 Pharmakokinetische Daten und Dosierungen von β-Adrenozeptor-Antagonisten

Wirkstoff	Applikation	Einzeldosis [mg]	DI [h]	BV [%]	HWZ [h]	PEB [%]	EF_{ren} [%]
nichtselektive β-Rezeptor-Antagonisten							
Carvedilol	p. o.	12,5 – 25	12 – 24	25	8	95	0
Nadolol	p. o.	30 – 60	24	30	18	25	75
Pindolol	p. o.	5 – 10	8	90	4	50	45
Propranolol[1]	p. o.	40 – 80	8 – 12	30	4	87	0
	i. v.	1 – 2	einmalig	100			
Sotalol	p. o.	80	12	95	12	0	85
	i. v.	20 – 40	einmalig	100			
Timolol	topisch (Auge)	0,05 – 0,125	12	n.b.	3,5	60	15
selektive $β_1$-Rezeptor-Antagonisten							
Atenolol	p. o.	50 – 100	24	55	7	4	94
Betaxolol	p. o.	10 – 20	24	85	18	55	15
	topisch (Auge)	0,25	12	n.b.			
Bisoprolol	p. o.	5 – 10	24	88	11	30	50
Celiprolol	p. o.	200	24	30 – 74[2]	6	25	50
Metoprolol	p. o.	50 – 100	12 (ret. 24)[3]	40	3,5	10	5
	i. v.	5 – 10	einmalig	100			
Nebivolol[1]	p. o.	5	24	12	10	98	0

[1] hat wirksame Metabolite; [2] BV nimmt mit steigender Dosis zu: 30 % (Dosis 100 mg), 56 % (200 mg) und 74 % (400 mg); [3] die klinisch wirklich wichtige Retard-Formulierung enthält 47,5, 95 oder 190 mg Metoprololsuccinat und wird alle 24 h verabreicht.

> **Merke.** Partiell agonistische β₁-Wirkungen sind **ohne Nutzen für den Patienten** und in der klinischen Praxis (z. B. bei der Behandlung des Bluthochdrucks) sogar eher von Nachteil. Die partiell agonistische β₂-Wirkung von Celiprolol ist klinisch ebenfalls ohne Bedeutung.

- **Vasodilatierende Effekte**: Da β-Rezeptor-Antagonisten die β₂-vermittelte Vasodilatation hemmen, erhöhen sie alle zumindest anfangs direkt oder indirekt (d. h. reflektorisch infolge der Verminderung des Herzzeitvolumens) den peripheren Gefäßwiderstand. Deshalb wurden β-Rezeptor-Antagonisten mit vasodilatierenden Eigenschaften entwickelt: Carvedilol und Nebivolol. Beim **Carvedilol** antagonisiert das S(−)-Enantiomer β₁-, β₂- und α₁-Rezeptoren und das R(+)-Enantiomer nur α₁-Rezeptoren. Zwei Carvedilol-Metabolite haben zusätzlich antioxidative Eigenschaften, die für die vorteilhafte Wirkung von Carvedilol bei Patienten mit Herzinsuffizienz (s. S. 518) mitverantwortlich sein sollen. **Nebivolol** wirkt vasodilatierend, weil es die endotheliale NO-Synthese aus Arginin steigert (s. S. 154). Ob die vasodilatierenden Eigenschaften von Nebivolol klinisch bedeutsam sind, ist noch ungewiss.

Pharmakokinetik: Die hydrophilen Substanzen (Nadolol, Sotalol, Atenolol) werden überwiegend renal, die lipophilen (Carvedilol, Propranolol, Timolol, Betaxolol, Metoprolol, Nebivolol) in erster Linie metabolisch und die restlichen Stoffe (Pindolol, Bisoprolol) metabolisch und renal eliminiert (Tab. **B-1.5**). Alle metabolisch eliminierten Stoffe sind Substrate von **CYP2D6**. Das hydrophile **Celiprolol** bildet eine Ausnahme: Es wird ausschließlich durch Ausscheidung eliminiert, und zwar etwa 50 % renal und 50 % biliär. Außerdem ist Celiprolol ein gutes Substrat des Effluxtransporters P-Gp (s. S. 41); die dosisabhängige Zunahme der oralen Bioverfügbarkeit (Tab. **B-1.5**) geht auf eine Sättigung des intestinalen P-Gp zurück. Außergewöhnlich ist auch, dass Orangensaft die Pharmakokinetik von Celiprolol massiv verändert: Die orale Bioverfügbarkeit wird um 83 % reduziert und die Halbwertszeit verdoppelt. Metoprolol steht als **Metoprololsuccinat** in Form einer Retard-Formulierung zur Verfügung, aus der es intestinal mit konstanter Geschwindigkeit freigesetzt und resorbiert wird **(ZOK = zero-order kinetics)**. Im Gegensatz zu vielen anderen Retard-Formulierungen, die alle Metoprololtartrat enthalten, können mit Metoprololsuccinat über 24 h anhaltend wirksame Metoprolol-Plasmaspiegel erreicht werden. Das mag erklären, warum Metoprololsuccinat die Mortalität von Patienten mit chronischer Herzinsuffizienz senkt, nicht aber Metoprololtartrat.

> **Klinischer Bezug.** Aufgrund eines **genetischen Polymorphismus** von **CYP2D 6** sind etwa 7 % der europäischen Bevölkerung **langsame Metabolisierer** von Substraten dieses Enzyms. Bei gängiger Dosierung solcher Pharmaka, z. B. Metoprolol, sind die resultierenden Plasmaspiegel bei diesen Personen 3- bis 5-mal höher als bei Personen, die Metoprolol schnell metabolisieren. Daher besteht bei langsamen Metabolisierern ein hohes Risiko für eine **Überdosierung** mit der Folge des Auftretens **toxischer Wirkungen**. Bei ihnen muss deshalb die Dosierung des entsprechenden Arzneistoffs reduziert und durch Plasmaspiegelbestimmungen kontrolliert werden. Bei Verdacht auf einen solchen genetischen Polymorphismus kann zur Abklärung eine **pharmakogenetische Untersuchung** durchgeführt werden.

Indikationen:
- **Arterielle Hypertonie:** β₁-Rezeptor-Antagonisten gehören zu den **Erstlinien-Antihypertensiva** (s. S. 480). Die blutdrucksenkende Wirkung setzt langsam innerhalb von 2–3 Wochen ein und geht mit einer allmählichen Senkung des in den ersten Tagen und Wochen erhöhten peripheren Widerstands einher. Sie beruht auf **mehreren Faktoren**:
  - Das **Herzzeitvolumen** wird wegen negativ chronotroper und inotroper Wirkungen **gesenkt**.
  - Die β₁-Rezeptor-vermittelte **Reninsekretion** aus den juxtaglomerulären Zellen der Nieren wird **vermindert** und deshalb weniger Angiotensin II gebildet.
  - Die Barorezeptor-Empfindlichkeit, die beim Hypertoniker typischerweise vermindert ist, wird erhöht (sog. **Rückstellung der Barorezeptor-Empfindlichkeit**).

> **Merke.**

- **Vasodilatierende Effekte**: Durch Antagonisierung von β₂-Rezeptoren wird die Vasodilatation gehemmt und somit der periphere Gefäßwiderstand erhöht (unerwünscht!). Deshalb wurden β-Rezeptor-Antagonisten mit vasodilatierenden Eigenschaften entwickelt wie **Carvedilol** und **Nebivolol**. Antioxidative Eigenschaften von Carvedilol sollen vorteilhaft bei Herzinsuffizienz sein (s. S. 518).

Pharmakokinetik: Die Elimination erfolgt je nach Hydrophilie/Lipophilie renal oder metabolisch (Tab. **B-1.5**). Alle metabolisch eliminierten Stoffe sind Substrate von **CYP2D6**. Das hydrophile **Celiprolol** wird als Ausnahme nur durch renale und biliäre Ausscheidung eliminiert. Durch Orangensaft wird seine Pharmakokinetik massiv verändert. Mit **Metoprololsuccinat** existiert eine Retard-Formulierung von Metoprolol, die intestinal über 24 h mit konstanter Geschwindigkeit freigesetzt und resorbiert wird **(ZOK = zero-order kinetics)** und dadurch die Mortalität bei chronischer Herzinsuffizienz senkt.

> **Klinischer Bezug.**

Indikationen:
- **Arterielle Hypertonie:** β₁-Rezeptor-Antagonisten sind **Erstlinien-Antihypertensiva** (s. S. 480). Ihre blutdrucksenkende Wirkung setzt erst nach 2–3 Wochen ein und beruht auf folgenden Faktoren: Herzzeitvolumen↓, Reninsekretion↓, Angiotensin II-Bildung↓, Rückstellung der Barorezeptor-Empfindlichkeit, Noradrenalinfreisetzung↓.

- **Koronare Herzkrankheit (KHK):** β$_1$-Rezeptor-Antagonisten sind indiziert, u. a. bei der Angina pectoris, beim Myokardinfarkt und dessen Sekundärprophylaxe (s. S. 495). Sie senken den myokardialen Sauerstoffbedarf.

▶ **Merke.**

- **Stabile Form der chronischen Linksherzinsuffizienz:** Metoprolol, Carvedidol oder Bisoprolol können langfristig die Morbidität und Mortalität senken (s. S. 508).
- **Tachykarde Rhythmusstörungen:** β-Rezeptor-Antagonisten wirken antiarrhythmisch (s. S. 498), v. a. bei supraventrikulären Rhythmusstörungen. Hierzu gehören auch die Herzrhythmusstörungen im Rahmen einer **Hyperthyreose**.
- **Chronisches Offenwinkelglaukom:** Die topische Gabe von z. B. Timolol oder Betaxolol senkt den Augeninnendruck (s. S. 98). Durch ihre Lipophilie können aber auch systemische Wirkungen auftreten.
- **Migräneprophylaxe:** Metoprolol oder Propranolol (s. S. 254).
- **Perioperative Therapie:** Die perioperative Gabe von β$_1$-selektiven Antagonisten reduziert die kardiale Morbidität und Mortalität bei Hochrisiko-Patienten.

Unerwünschte Wirkungen:
- **Bronchospasmus**, v. a. bei Patienten mit bronchialer Hyperreaktivität (z. B. Asthma bronchiale).
- **Periphere Durchblutungsstörungen**, auch der inneren Organe.
- **Insulinintoleranz:** Bei insulininduzierter Hypoglykämie steigert Adrenalin reflektorisch die hepatische Glukoseproduktion. Sind die hepatischen β$_2$-Rezeptoren jedoch durch β-Rezeptor-Antagonisten besetzt, verzögert sich die Blutzucker-Normalisierung und es können Hypogykämien auftreten. Zudem werden Warnsignale der Hypoglykämie verspätet oder gar nicht wahrgenommen.
- **Diabetogene Wirkung:** Mit β-Rezeptor-Antagonisten behandelte Hypertoniker entwickeln vermehrt eine Insulinresistenz bzw. einen Diabetes mellitus Typ 2.
- **Bradykardie/AV-Überleitungsstörungen** durch Antagonisierung kardialer β$_1$-Rezeptoren.
- **Müdigkeit** und **Schlafstörungen** durch Hemmung der Melatoninsynthese im Corpus pineale.
- **Zentralnervöse Störungen** wie Depressionen, sexuelle Funktionsstörungen und

– Die exozytotische **Noradrenalinfreisetzung** aus den peripheren sympathischen Nervenendigungen wird durch Antagonisierung präsynaptischer β$_2$-Rezeptoren vermindert.
- **Koronare Herzkrankheit (KHK):** β$_1$-Rezeptor-Antagonisten sind bei vielen KHK-Manifestationen indiziert, u. a. bei der Angina pectoris, beim Myokardinfarkt und bei dessen Sekundärprophylaxe (Näheres s. S. 495). Ihrer Wirksamkeit liegt eine Senkung des myokardialen Sauerstoffbedarfs durch Blockade des noradrenergen Antriebs der Herzmuskelzellen zugrunde.

▶ **Merke.** Bei der seltenen **vasospastischen Prinzmetal-Angina**, einer rein funktionellen Form der koronaren Durchblutungsstörung, sind **β$_1$-Rezeptor-Antagonisten kontraindiziert**.

- **Stabile Form der chronischen Linksherzinsuffizienz:** Mit einer Verzögerung von 8 – 12 Wochen wird bei dieser Erkrankung mit langsam steigender Dosierung von Metoprolol, Carvedidol oder Bisoprolol die Morbidität und Mortalität gesenkt (Näheres s. S. 508). Auch hier spielt die Blockade des anhaltend gesteigerten noradrenergen Antriebs des Myokards eine wichtige Rolle.
- **Tachykarde Herzrhythmusstörungen:** β-Rezeptor-Antagonisten gehören zu den Antiarrhythmika (Näheres s. S. 498). Sie sind besonders gut wirksam bei tachykarden Rhythmusstörungen supraventrikulären Ursprungs. Auch bei der Pharmakotherapie der **Hyperthyreose**, bei der sehr häufig tachykarde supraventrikuläre Rhythmusstörungen (z. B. Vorhofflimmern) auftreten, wird diese Wirkung ausgenutzt.
- **Chronisches Offenwinkelglaukom:** β-Rezeptor-Antagonisten (z. B. Timolol, Betaxolol) senken bei topischer Applikation in den Bindehautsack des Auges den Augeninnendruck, wahrscheinlich weil sie die Kammerwasserproduktion drosseln (Näheres s. S. 98). Trotz topischer Applikation muss wegen der Lipophilie der verwendeten Stoffe mit systemischen Wirkungen gerechnet werden.
- **Migräneprophylaxe:** Mit einer Latenz von etwa 2 – 3 Wochen vermindern Metoprolol oder Propranolol die Inzidenz von Migräneattacken (Näheres s. Kap. B-6.8 ab S. 254).
- **Perioperative Therapie:** Eine perioperative Behandlung mit β$_1$-selektiven Antagonisten reduziert die kardiale Morbidität und Mortalität bei Hochrisiko-Patienten im Anschluss an große, nicht herzchirurgische Eingriffe.

Unerwünschte Wirkungen:
- **Bronchospasmus** als Folge der Antagonisierung bronchialer β$_2$-Rezeptoren. Besonders gefährdet sind entsprechend prädisponierte Patienten mit hyperreaktiver Bronchialmuskulatur (v. a. Patienten mit Asthma bronchiale).
- **Periphere Durchblutungsstörungen** als Folge der Antagonisierung vaskulärer β$_2$-Rezeptoren. Patienten klagen deshalb über kalte Hände und Füße. Auch die Durchblutung innerer Organe (z. B. Leber, Niere) nimmt ab.
- **Insulinintoleranz** als Folge der Antagonisierung hepatischer β$_2$-Rezeptoren. Die insulininduzierte Hypoglykämie führt über zentrale Mechanismen zur Adrenalinfreisetzung aus dem Nebennierenmark. Adrenalin steigert β$_2$-vermittelt die hepatische Glukoseproduktion und begrenzt dadurch das Ausmaß und die Dauer der Hypoglykämie. Sind die hepatischen β$_2$-Rezeptoren jedoch durch β-Rezeptor-Antagonisten besetzt, verzögert sich die Blutzucker-Normalisierung und der Patient neigt zu insulinbedingten Hypogykämien. Außerdem werden bestimmte Symptome der Hypoglykämie (Tachykardie, Blutdruckanstieg, kalter Schweiß auf blasser Haut, Mydriasis) verschleiert, wodurch Warnsignale des Körpers verspätet oder gar nicht wahrgenommen werden.
- **Diabetogene Wirkung:** Mit β-Rezeptor-Antagonisten behandelte Hypertoniker entwickeln überzufällig häufig eine Insulinresistenz. In der Folge erhöht sich ihr Risiko für die Entwicklung eines Diabetes mellitus vom Typ 2 um 20 – 30 %.
- **Bradykardie/AV-Überleitungsstörungen** als Folge der Antagonisierung kardialer β$_1$-Rezeptoren.
- **Müdigkeit** und **Schlafstörungen** als Folge der Antagonisierung von β$_1$-Rezeptoren im Corpus pineale und der dadurch bedingten Hemmung der Melatoninsynthese.
- **Zentralnervöse Störungen** wie Depressionen, sexuelle Funktionsstörungen und Übelkeit treten besonders bei lipophilen β-Rezeptor-Antagonisten auf.

- **Veränderungen der Plasmalipidspiegel** (HDL-Cholesterol ↓, Triglyzeride ↑) haben klinisch nur geringe Bedeutung. Das Ausmaß dieser Veränderungen ist bei $β_1$-selektiven Stoffen geringer als bei nichtselektiven Antagonisten.
- **Hämodynamische Instabilität** und **myokardiale Ischämie** können nach Ende einer Therapie mit β-Rezeptor-Antagonisten auftreten. Die Behandlung führt nämlich zur Heraufregulierung der Rezeptordichte. Die Folge ist eine vorübergehende Zunahme der Potenz von Noradrenalin für β-Rezeptor-vermittelte Wirkungen **(Rebound-Phänomen)**.

▶ **Merke.** Zur Vermeidung von Komplikationen aufgrund der Zunahme der β-Rezeptorendichte muss eine Therapie mit β-Rezeptor-Antagonisten stets langsam **ausschleichend** beendet werden.

Kontraindikationen: Dekompensierte Herzinsuffizienz und kardiogener Schock; AV-Block II. oder III. Grades und sinuatrialer Block II. oder III. Grades; Syndrom des kranken Sinusknotens (Sick-Sinus-Syndrom); Bradykardie (< 50 Schläge/min); Hypotonie (systolischer Blutdruck < 85 mmHg); Spätstadien peripherer arterieller Durchblutungsstörungen; metabolische Azidose; Asthma bronchiale; gleichzeitige i. v.-Applikation von Verapamil oder Diltiazem.

Wechselwirkungen: Ihre antihypertensive Wirkung addiert sich zu der anderer Antihypertensiva. Kardiodepressive Effekte von Verapamil, Diltiazem und Herzglykosiden werden verstärkt; die blutzuckersenkenden Effekte von Insulin und Sulfonylharnstoffen nehmen zu und dauern länger an. Cimetidin erhöht die Plasmaspiegel lipophiler β-Rezeptor-Antagonisten wie Metoprolol und Propranolol.

1.1.6 Antisympathotonika

▶ **Definition.** **Antisympathotonika** sind Substanzen, die die Noradrenalinkonzentration in den peripheren noradrenergen Synapsen des Sympathikus reduzieren.

Ihre sympatholytische Wirkung erklärt sich entweder über eine Entleerung der Noradrenalinspeicher in den noradrenergen Neuronen **(Reserpin)** oder über eine Senkung der Aktionspotenzialfrequenz in den prä- und postganglionären Neuronen des Sympathikus und eine Verminderung der Noradrenalinfreisetzung pro Aktionspotenzial aus den noradrenergen Neuronen **($α_2$-Rezeptor-Agonisten)**.

Grundlagen
Reserpin

Reserpin ist ein sehr lipophiler Naturstoff (Rauwolfia-Alkaloid), der mit extrem hoher Affinität (quasi irreversibel) selektiv an **VMAT-2** (s. S. 76) bindet und dessen Transportfunktion **blockiert**. Die Protonen-translozierende ATPase in der Membran der Speichervesikel bleibt unbeeinflusst. Auch die Vesikel als solche bleiben erhalten, sie verlieren lediglich ihr Noradrenalin. Die verbleibenden vesikulären Inhaltsstoffe (Proteine einschließlich Dopamin-β-Hydroxylase) werden also auch weiterhin exozytotisch freigesetzt. Die Wirkung von Reserpin ist darauf zurückzuführen, dass die vesikuläre Rückaufnahme über VMAT-2 blockiert ist. Das aus den Speichervesikeln herausdiffundierende zytoplasmatische Noradrenalin wird dann durch MAO abgebaut. Die Wirkung ist lang anhaltend und kann nur durch Neusynthese der Speichervesikel beendet werden. Reserpin wirkt nicht nur in der Peripherie, sondern auch im ZNS. Dort werden die neuronalen Speicher von Noradrenalin, Adrenalin, Dopamin und Serotonin entleert, für deren vesikuläre Speicherung der Reserpin-empfindliche Transporter VMAT-2 verantwortlich ist. Zu den Wirkungen von Reserpin gehören deshalb neben der **antisympathikotonen Wirkung** (Senkung des Blutdrucks, Bradykardie, verstopfte Nase und Durchfall) auch **ZNS-Wirkungen**, die auf die Entleerung der Noradrenalin- und Serotoninspeicher **(Müdigkeit, Sedation, depressive Verstimmung)** sowie auf die Entleerung der Dopaminspeicher **(antipsychotische Wirkung, medikamentöser Parkinsonismus)** zurückgehen. Aufgrund dieser ausgeprägten Nebenwirkungen hat Reserpin therapeutische stark an Bedeutung verloren.

Übelkeit (v. a. bei lipophilen β-Rezeptor-Antagonisten).
- **Veränderungen der Plasmalipidspiegel** sind klinisch nur von geringer Bedeutung.
- **Hämodynamische Instabilität** und **myokardiale Ischämie** können nach Absetzen von β-Rezeptor-Antagonisten auftreten **(Rebound-Phänomen)**.

▶ **Merke.**

Kontraindikationen: Herzinsuffizienz, kardiogener Schock; AV-Block bzw. SA-Block II./III. Grades; Sick-Sinus-Syndrom; Bradykardie; Hypotonie; pAVK; metabolische Azidose; Asthma bronchiale; i. v.-Gabe von Verapamil oder Diltiazem.

Wechselwirkungen: Wirkung anderer Antihypertensiva ↑; kardiodepressive Effekte von Verapamil, Diltiazem, Herzglykoside ↑; Blutzuckersenkung durch Insulin/Sulfonylharnstoffe ↑; Plasmaspiegel von Metoprolol/Propranolol ↑ durch Cimetidin.

1.1.6 Antisympathotonika

▶ **Definition.**

Sie bewirken eine Entleerung der Noradrenalinspeicher **(Reserpin)** oder senken die Noradrenalinfreisetzung **($α_2$-Rezeptor-Agonisten)**.

Grundlagen
Reserpin

Reserpin **blockiert** die Transportfunktion von **VMAT-2** (s. S. 76), wodurch die Noradrenalinkonzentration in den neuronalen Speichervesikeln absinkt. Die Blockade hält lange an und endet erst, wenn neue Vesikel gebildet sind. Reserpin hat eine **antisympathikotone Wirkung**, die sowohl zentral als auch peripher zustande kommt. Da im ZNS auch die Speicher anderer Amin-Transmitter entleert werden, weist Reserpin zusätzliche **ZNS-Wirkungen** auf. Dazu gehören Müdigkeit, Sedation und depressive Verstimmung, die auf die Entleerung der Noradrenalin- und Serotoninspeicher zurückgehen. Außerdem hat es infolge der Entleerung der Dopaminspeicher antipsychotische Effekte und kann einen medikamentösen Parkinsonismus verursachen. Wegen dieser Nebenwirkungen spielt Reserpin heute therapeutisch nur noch eine geringe Rolle.

α₂-Rezeptor-Agonisten

Substanzen und Grundlagen: Wichtige α₂-Rezeptor-Agonisten sind **Clonidin**, **Moxonidin** und **α-Methyldopa** sind (Tab. B-1.2). α-Methyldopa ist eine Pharmakon-Vorstufe und wird wie Dopa verstoffwechselt (Abb. B-1.2). Dabei entsteht der für die Wirkung verantwortliche „falsche" Transmitter α-Methyl-Noradrenalin. α-Methyldopa unterdrückt auch die Synthese von Dopamin, Noradrenalin und Adrenalin.

Wirkungsmechanismus: Ausschlaggebend für die Blutdrucksenkung der α₂-selektiven Agonisten ist ihre zentrale Wirkkomponente. Sie aktivieren **postsynaptische α₂-Rezeptoren** in der **Medulla oblongata**, wodurch sie den Sympathikotonus vermindern und die parasympathische (vagale) Innervation des Herzens aktivieren.

Wirkungen: Blutdrucksenkung und Bradykardie setzen bei Clonidin und Moxonidin prompt und bei α-Methyldopa mit Verzögerung ein. Weitere zentrale Wirkungen aller Vertreter sind **Sedierung** und **Analgesie** (s. S. 216). α-Methyldopa kann zudem **Depressionen** und einen **medikamentösen Parkinsonismus** auslösen, Moxonidin erhöht die Mortalität bei Herzinsuffizienz.

Therapeutische Anwendung

Indikationen:
- **Alkohol- oder Opioidentzug:** Wichtigste Indikation für **Clonidin**. Es dämpft den erhöhten Sympathikotonus und mildert die Entzugssymptomatik.
- **Arterielle Hypertonie:** Antisympathotonika sind nur 2. oder 3. Wahl (s. S. 478). Reserpin hat dabei das ungünstigste Nebenwirkungsprofil (s. S. 91). Clonidin wird beim **hypertensiven Notfall** i. v. und α-Methyldopa zur Behandlung der **Schwangerschaftshypertonie** p. o. eingesetzt (s. S. 487).
- **Chronisches Offenwinkelglaukom:** **Clonidin** (topisch) senkt den Augeninnendruck (s. S. 98). Systemische Nebenwirkungen sind möglich.

Unerwünschte Wirkungen:
- **Mundtrockenheit und Obstipation:** α₂-selektive Agonisten hemmen über parasympathische präsynaptische α₂-Rezeptoren die Acetylcholinfreisetzung, wodurch die Speicheldrüsen- und Darmtätigkeit gedrosselt wird. Antisympathikotonika wie Reserpin führen durch Enthemmung des Parasympathikus eher zu Durchfall.
- **Libido- und Potenzstörungen.**
- **Krisenhafter Blutdruckanstieg und Tachykardien:** Vorübergehend möglich nach Absetzen von Clonidin oder Moxonidin, da

---

α₂-Rezeptor-Agonisten

Substanzen und Grundlagen: Zu den α₂-Rezeptor-Agonisten gehören die Imidazoline **Clonidin** und **Moxonidin** sowie das Dopa-Analogon **α-Methyldopa**. Pharmakokinetische Daten zu diesen Substanzen zeigt Tab. B-1.2. α-Methyldopa ist eine Pharmakon-Vorstufe. Es wird in der Peripherie und im ZNS wie Dopa verstoffwechselt (s. Abb. B-1.2). Dabei entsteht der „falsche" Transmitter α-Methyl-Noradrenalin, der im Gegensatz zu Noradrenalin als α₂-selektiver Agonist wirkt. Anders als die Imidazoline wirkt α-Methyldopa auch als Hemmstoff der Dopa-Decarboxylase und unterdrückt so die Synthese von Dopamin, Noradrenalin und Adrenalin.

Wirkungsmechanismus: Clonidin, Moxonidin und α-Methyl-Noradrenalin aktivieren **postsynaptische α₂-Rezeptoren** in der rostralen ventrolateralen **Medulla oblongata**, wodurch die Frequenz der Aktionspotenziale im Sympathikus ab- und in den parasympathischen (vagalen) Neuronen zum Herzen zunimmt. Die Annahme, dass die Wirkung von Clonidin und Moxonidin von Imidazolinrezeptoren in der Medulla oblongata vermittelt wird, ist wissenschaftlich nicht belegt. In der Peripherie stimulieren diese Stoffe präsynaptische α₂-Rezeptoren, was zu einer Abnahme der Noradrenalinfreisetzung pro Aktionspotenzial führt. Ausschlaggebend für die blutdrucksenkende Wirkung der α₂-selektiven Agonisten ist aber die zentrale Wirkkomponente.

Wirkungen: Die Folgen der Therapie mit einem α₂-Rezeptor-Agonisten sind **Blutdrucksenkung** und **Bradykardie**. Diese Wirkungen setzen bei den Imidazolinen prompt ein und treten beim α-Methyldopa mit Verzögerung auf. Weitere zentrale Wirkungen sind **sedativ-hypnotische** (Aktivierung zentraler α₂-Rezeptoren) und **analgetische Effekte** (Aktivierung von α₂-Rezeptoren im absteigenden antinozizeptiven Neuronensystem; s. S. 216). Wegen der Hemmung der Synthese von Noradrenalin und Dopamin kommen beim α-Methyldopa **Depressionen** und ein **medikamentöser Parkinsonismus** als unerwünschte Wirkung hinzu. Moxonidin erhöht die Mortalität von Patienten mit Herzinsuffizienz.

Therapeutische Anwendung

Indikationen:
- **Alkohol- oder Opioidentzug:** Dies ist heute die wichtigste Indikation für Clonidin. Zur Symptomatik des Entzugs gehört eine massive Steigerung der Aktionspotenzialfrequenz im Sympathikus. Der erhöhte Sympathikotonus wird durch **Clonidin** gedämpft und die Schwere der Entzugssymptomatik gemildert.
- **Arterielle Hypertonie:** Wegen der vielen „Neben"-Wirkungen (s. S. 478) sind Antisympathotonika bei der Behandlung der Hypertonie zweite oder dritte Wahl. Ein wichtiger Grund sind die sedativ-hypnotischen Wirkungen, die schlecht toleriert werden. Bei Reserpin kommt die Gefahr der Kumulation des Wirkstoffs und seiner Wirkung hinzu, weshalb es nur noch dann verwendet wird, wenn andere Substanzen nicht in Frage kommen. Dann wird es niedrig dosiert (0,1 – 0,25 mg/d) und stets mit Thiaziden (s. S. 473) kombiniert. Clonidin i. v. eignet sich zur vorübergehenden Anwendung beim **hypertensiven Notfall** und α-Methyldopa p. o. zur passageren Behandlung der **Hypertonie in der Schwangerschaft** (s. S. 487).
- **Chronisches Offenwinkelglaukom:** **Clonidin** senkt bei topischer Applikation den Augeninnendruck, wahrscheinlich durch Drosselung der Kammerwasserproduktion (Näheres s. S. 98, Exkurs). Mit systemischen Wirkungen (Blutdruckabfall, Müdigkeit, Mundtrockenheit) muss jedoch gerechnet werden.

Unerwünschte Wirkungen: Zusätzlich zu den vielen oben genannten „Neben"-Wirkungen sind noch einige unerwünschte Wirkungen zu nennen:
- **Mundtrockenheit und Obstipation** (α₂-selektive Agonisten) sind Folge der Aktivierung präsynaptischer α₂-Rezeptoren an den parasympathischen Nervenendigungen in den Speicheldrüsen und im Darm. Über α₂-Rezeptoren kommt es zur Hemmung der Acetylcholinfreisetzung, wodurch die Drüsen- und Darmtätigkeit gedrosselt werden. Die antisympathikotone Wirkung allein (z. B. Reserpin) führt wegen der Enthemmung des Parasympathikus eher zu Durchfall.
- **Libido- und Potenzstörungen.**
- **Krisenhafter Blutdruckanstieg und Tachykardien** können nach Beendigung der Therapie mit Clonidin oder Moxonidin auftreten. Die Behandlung führt nämlich

zur Herunterregulierung der Dichte von α_2-Rezeptoren. Dadurch kommt es zu einer vorübergehenden Abnahme der Potenz von Noradrenalin für α_2-Rezeptor-vermittelte Wirkungen. Die Folge des Behandlungsendes ist deshalb ein abrupter Anstieg des Sympathikotonus, weil die Aktionspotenzialfrequenz im Sympathikus und die Noradrenalinfreisetzung pro Aktionspotenzial aus den peripheren sympathischen Nervenendigungen vorübergehend zunehmen.

▶ **Merke.** Um derartige **Rebound-Phänomene** zu vermeiden, müssen Clonidin und Moxonidin **ausschleichend** abgesetzt werden. Bei mit Moxonidin behandelten Patienten können solche Phänomene aufgrund der kurzen Halbwertszeit von Moxonidin bereits dann auftreten, wenn die Tabletteneinnahme einmalig versehentlich vergessen wurde. Das ist eine mögliche Erklärung dafür, dass Moxonidin die Mortalität von Personen mit Herzinsuffizienz erhöht.

▶ **Merke.** unter Therapie die Rezeptordichte heruntergeregelt wird.

Kontraindikationen und Wechselwirkungen: Herzinsuffizienz (nur Moxonidin), Syndrom des kranken Sinusknotens (Sick-Sinus-Syndrom), Bradykardie, endogene Depression, Schwangerschaft und Stillzeit sind Kontraindikationen. Clonidin verstärkt die bradykardisierende und AV-blockierende Wirkung der β-Rezeptor-Antagonisten und der Herzglykoside. Die sedierenden Wirkungen von zentral dämpfenden Arzneistoffen und Alkohol werden verstärkt; Hemmstoffe des Noradrenalintransporters (NAT; s. S. 77), wie z. B. trizyklische Antidepressiva, vermindern über einen unklaren Mechanismus die blutdrucksenkende Wirkung von Clonidin.

Kontraindikationen: Herzinsuffizienz (nur Moxonidin), Sick-Sinus-Syndrom, Bradykardie, Depression, Schwangerschaft, Stillzeit.
Wechselwirkungen: Wirkung von sedierenden Medikamenten/Alkohol ↑. Clonidin: Negativ chronotrope Wirkung von β-Rezeptor-Antagonisten und Herzglykosiden ↑; Blutdrucksenkung ↓ durch NAT-Hemmstoffe (s. S. 77).

1.2 Parasympathisches Nervensystem

1.2.1 Klinische Bedeutung

Das parasympathische Nervensystem ist als Gegenspieler des sympathischen Nervensystems mitverantwortlich für die Funktion des autonomen Nervensystems. Aus der wichtigen physiologischen Rolle cholinerger Neurone ergibt sich auch eine pathophysiologische Bedeutung. Einige **Beispiele** sollen das unterstreichen:
- Bei der erworbenen Autoimmunerkrankung **Myasthenia gravis** zerstören Autoantikörper den nikotinischen Acetylcholinrezeptor (Nikotinrezeptor) auf der motorischen Endplatte. Dadurch kommt es zu Störungen der neuromuskulären Signalübertragung und in der Folge zu einer belastungsabhängigen Muskelschwäche.
- Die Bronchokonstriktion, ein Leitsymptom der **chronisch-obstruktiven Lungenerkrankung**, ist zurückzuführen auf eine chronische Entzündung der Atemwege, die oft von einer dauerhaften Aktivierung der cholinergen Neurone in den Bronchien begleitet ist.
- Der **Morbus Alzheimer** ist eine neurodegenerative Erkrankung, bei der große Teile der Großhirnrinde atrophieren. In den Anfangsstadien der Erkrankung finden sich auffallend häufig eine Atrophie und Degeneration subkortikaler cholinerger Neurone, die vom Nucleus basalis Meynert kommend die ganze Großhirnrinde innervieren (Näheres s. S. 313).

1.2 Parasympathisches Nervensystem

1.2.1 Klinische Bedeutung

Beispiele für die wichtige Rolle cholinerger Neurone:
- Bei der **Myasthenia gravis** zerstören Autoantikörper den nikotinischen Acetylcholin-Rezeptor auf der motorischen Endplatte. Daraus resultiert eine belastungsabhängige Muskelschwäche.
- Die bei der **chronisch-obstruktiven Lungenerkrankung** auftretende Bronchokonstriktion ist oft von einer dauerhaften Aktivierung bronchialer cholinerger Neurone begleitet.
- Im Anfangsstadium des **Morbus Alzheimer** findet sich gehäuft eine Degeneration von cholinergen Neuronen, die die Großhirnrinde innervieren (s. S. 313).

1.2.2 Anatomische und physiologische Grundlagen

Vorkommen cholinerger Neurone

▶ **Definition.** Als **cholinerge Neurone** werden Nervenzellen bezeichnet, die Acetylcholin als Transmitter synthetisieren und freisetzen.

Cholinerge Neurone kommen im autonomen Nervensystem, im somatischen Nervensystem und im ZNS vor.
- Im **autonomen Nervensystem** stellen sie alle präganglionären Neurone (Abb. **B-1.1**), die postganglionären parasympathischen Neurone (Abb. **B-1.6**) und die postganglionären sympathischen Neurone zu den Schweißdrüsen (Abb. **B-1.1**). Cholinerg sind auch zahlreiche Neurone des autonomen Darmnervensystems. Die parasympathischen Ganglien liegen im Gegensatz zu den sympathischen Ganglien meist nahe oder innerhalb der innervierten Organe.

1.2.2 Anatomische und physiologische Grundlagen

Vorkommen cholinerger Neurone

▶ **Definition.**

- **Autonomes Nervensystem:** Cholinerg sind alle präganglionären Neurone (Abb. **B-1.1**), die postganglionären parasympathischen Neurone (Abb. **B-1.6**), die postganglionären sympathischen Neurone zu den Schweißdrüsen (Abb. **B-1.1**) und zahlreiche Neurone des autonomen Darmnervensystems.

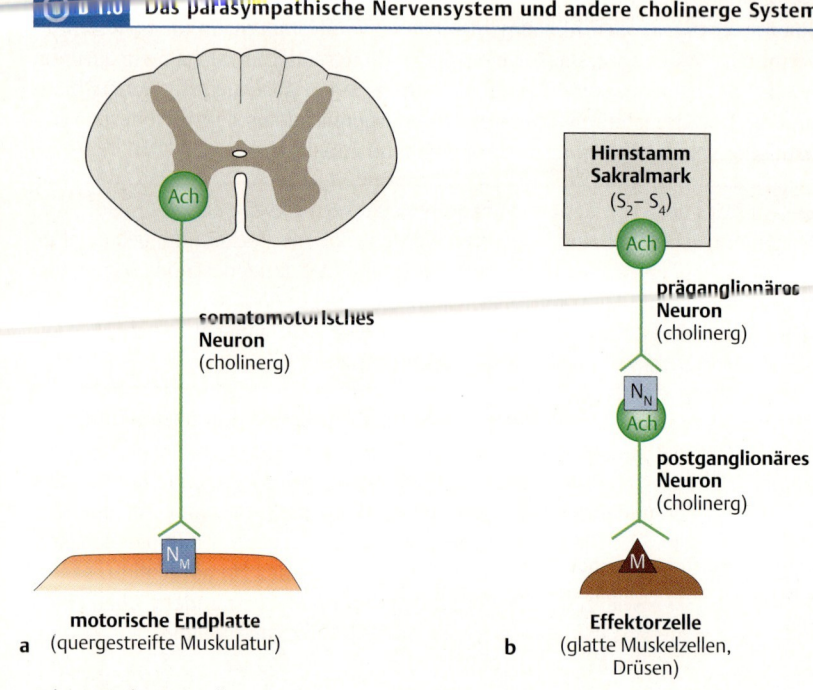

B-1.6 Das parasympathische Nervensystem und andere cholinerge Systeme

Schematische Darstellung eines Motoneurons zur quergestreiften Muskulatur **(a)** sowie der prä- und postganglionären Neurone des Parasympathikus **(b)**. Cholinerge Neurone sind grün.
Ach: Acetylcholin; N_M: muskulärer Typ des Nikotinrezeptors; N_N: neuronaler Typ des Nikotinrezeptors; M: Muskarinrezeptoren.

- **Somatisches Nervensystem:** Die somatomotorischen Neurone sind cholinerg (Abb. **B-1.6**).
- **ZNS:** Cholinerge Interneurone finden sich Corpus striatum; cholinerge Bahnen innervieren die Großhirnrinde und den Hippocampus.

Viele cholinerge Neurone setzen zudem auch **Kotransmitter** frei.

- Im **somatischen Nervensystem** sind die somatomotorischen Neurone cholinerg (Abb. **B-1.6**).
- Im **ZNS** finden sich cholinerge Interneurone im Corpus striatum. Darüber hinaus gibt es lange cholinerge Bahnen, die vom Nucleus basalis Meynert kommend die Großhirnrinde und vom Septum pellucidum kommend den Hippocampus innervieren.

Viele cholinerge Neurone setzen neben Acetylcholin auch **Kotransmitter** frei, wie z. B. Vasoaktives Intestinales Polypeptid (VIP; Speicheldrüsen), Substanz P (Darm), Galanin (ZNS) oder Enkephalin (Darm). Die parasympathischen Neurone zu den Schwellkörpern (Penis, Klitoris) produzieren Stickstoffmonoxid (NO).

Transmittersynthese

Der **neuronale Cholintransporter** sorgt für die Aufnahme von Cholin ins Neuron (Abb. **B-1.7**). Die **Cholinacetyltransferase** synthetisiert Acetylcholin, welches über einen **vesikulären Transporter** im Austausch mit H^+ gespeichert wird (Abb. **B-1.7b**).

Transmittersynthese

Die neuronale **Acetylcholinsynthese** beginnt mit der Aufnahme von Cholin ins Neuron. Der dafür verantwortliche **neuronale Cholintransporter** katalysiert einen Kotransport von Cholin und Na^+ (Abb. **B-1.7**). Die **Cholinacetyltransferase**, ein axoplasmatisches Enzym, ist für die Synthese von Acetylcholin verantwortlich. Dieses wird dann über einen **vesikulären Transporter** im Austausch mit H^+ in Speichervesikel im cholinergen Neuron (Abb. **B-1.7b**) aufgenommen.

Transmitterfreisetzung

Regulation der **Exozytose** von Acetylcholin:
- **Autorezeptoren** (Abb. **B-1.7b**): Über präsynaptische M_2- oder M_4-Muskarinrezeptoren wird die Exozytose von Acetylcholin gedrosselt (negative Rückkopplung), über Nikotinrezeptoren (N_N) gefördert.
- **Heterorezeptoren:** Über präsynaptische α_2-Rezeptoren und µ- oder κ-Opioidrezeptoren wird die Acetylcholinfreisetzung gehemmt.

Transmitterfreisetzung

Aktionspotenziale führen zum Ca^{2+}-Einstrom und setzen Acetylcholin durch **Exozytose** frei. Die Freisetzung pro Aktionspotenzial steht unter dem regulierenden Einfluss **präsynaptischer Rezeptoren**. Dabei werden zwei Arten unterschieden:
- **Autorezeptoren** (Abb. **B-1.7b**): Die Aktivierung von Muskarinrezeptoren vom Typ M_2 oder M_4 drosselt die Exozytose von Acetylcholin. Die Aktivierung von Nikotinrezeptoren vom Typ N_N fördert hingegen die Exozytose von Acetylcholin. Die präsynaptischen Muskarinrezeptoren haben große Bedeutung als Stellglied eines Regelkreises mit negativer Rückkopplung zur Steuerung der exozytotischen Freisetzung von Acetylcholin.
- **Heterorezeptoren:** Die Aktivierung von α_2-Rezeptoren und Opioidrezeptoren vom Typ µ oder κ hemmt die Exozytose von Acetylcholin.

B-1.7 Die cholinerge Synapse

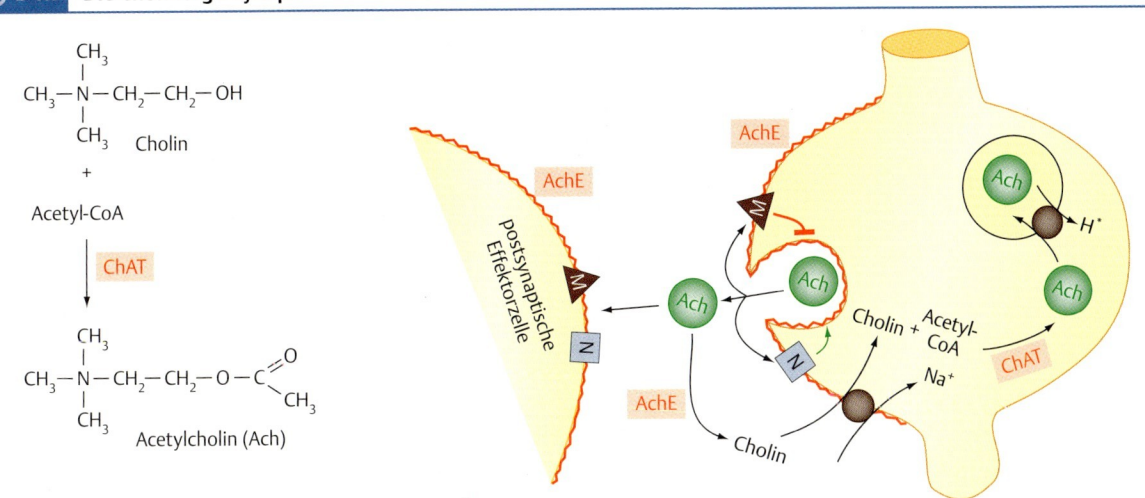

a Syntheseweg für Acetylcholin (Ach).
b **Schematische Darstellung einer Varikosität eines cholinergen Neurons.** Aktivierung präsynaptischer Muskarinrezeptoren (M) drosselt und die Aktivierung präsynaptischer Nikotinrezeptoren (N) fördert die exozytotische Acetylcholinfreisetzung. Freigesetztes Acetylcholin wird durch Acetylcholinesterase (AchE) zu Acetat und Cholin abgebaut. AchE ist ein membrangebundenes Enzym, das an die prä- und postsynaptische Membran gebunden vorkommt (als roter Belag dargestellt) und seine enzymatische Aktivität extrazellulär im synaptischen Spalt entfaltet. ChAT: Cholin-Acetyltransferase.

Mechanismen der Transmitterinaktivierung

Nach Erregung prä- und postsynaptischer Rezeptoren muss Acetylcholin schnell aus dem synaptischen Spalt entfernt werden. Das geschieht durch enzymatische Inaktivierung durch die **Acetylcholinesterase**. Sie liegt gebunden an die prä- und postsynaptische Membran vor und entfaltet ihre hydrolytische Tätigkeit extrazellulär im synaptischen Spalt (Abb. **B-1.7b**). Die Produkte des Acetylcholinabbaus sind Acetat und Cholin. Letzteres wird über den neuronalen Cholintransporter ins Neuron aufgenommen und dort zur erneuten Synthese von Acetylcholin wiederverwendet. Die enzymatische Tätigkeit der Acetylcholinesterase ist so effizient, dass nur wenige Acetylcholinmoleküle die Chance haben, den synaptischen Spalt durch Diffusion zu verlassen. Diese Moleküle werden dann von einer **unspezifischen Cholinesterase** abgebaut. Dieses Enzym wird häufig auch Buturylcholinesterase genannt, weil Buturylcholin als besonders gutes Substrat gilt. Die unspezifische Cholinesterase wird in der Leber gebildet, von Leberzellen sezerniert und kommt ubiquitär in der extrazellulären Flüssigkeit gelöst vor. Das erklärt, warum Acetylcholin im Gegensatz zu Noradrenalin nicht im zirkulierenden Blut erscheint.

Mechanismen der Transmitterinaktivierung

Die **Acetylcholinesterase** entfernt Acetylcholin durch enzymatische Inaktivierung schnell aus dem synaptischen Spalt (Abb. **B-1.7b**), Abbauprodukte sind Acetat und Cholin. Letzteres wird zur erneuten Synthese von Acetylcholin wieder ins Neuron aufgenommen (neuronaler Cholintransporter). Einige Acetylcholinmoleküle verlassen den synaptischen Spalt durch Diffusion und werden dann von der **unspezifischen Cholinesterase** abgebaut. Da diese ubiquitär in der extrazellulären Flüssigkeit vorkommt, findet sich Acetylcholin im Gegensatz zu Noradrenalin nicht im zirkulierenden Blut.

▶ **Merke.** Acetylcholinesterase und unspezifische Cholinesterase werden auch unter dem Begriff **Cholinesterasen** zusammengefasst.

▶ **Merke.**

Acetylcholinrezeptoren und vermittelte Wirkungen

▶ **Synonym.** Cholinozeptoren.

▶ **Definition.** Acetylcholinrezeptoren sind Rezeptoren, die die Wirkung von Acetylcholin vermitteln. Zwei Typen werden unterschieden:
- **Muskarinrezeptoren** (Acetylcholinrezeptoren vom muskarinischen Typ) und
- **Nikotinrezeptoren** (Acetylcholinrezeptoren vom nikotinischen Typ).

Muskarinrezeptoren

Es handelt sich um G-Protein-gekoppelte Rezeptoren **(metabotrope Rezeptoren)**.
Fünf Subtypen werden unterschieden (Tab. **B-1.6**):
- **M$_1$-Rezeptoren:** Sie haben eine ausschließlich neuronale Lokalisation.

Acetylcholinrezeptoren und vermittelte Wirkungen

▶ **Synonym.**

▶ **Definition.**

Muskarinrezeptoren

Es gibt fünf Subtypen dieses **metabotropen Rezeptors** (Tab. **B-1.6**):
- **M$_1$-Rezeptoren:** Sie kommen nur auf Neuronen vor.

B-1.6 Muskarinrezeptoren, ihre Signaltransduktionsmechanismen und die von ihnen vermittelten Wirkungen

Rezeptor	Signaltransduktion	vermittelte Wirkungen
M_1-Rezeptor	$G_{q/11}$ ↳ PLC_β (IP_3↑, DAG↑)	**autonome Ganglienzellen:** • ganglionäre Transmission ↑ • Magensaftsekretion ↑ (s. S. 542) **ZNS:** • kognitive Leistungen ↑ • Dopaminfreisetzung im Neostriatum ↓
M_2-Rezeptor	$G_{i/o}$ ↳ AC (cAMP↓) ↳ GIRK-Kanäle[1] ↳ nCa^{2+}-Kanäle[2]	**Auge:** • M. sphincter pupillae (Kontraktion) • M. ciliaris (Kontraktion) **Herz:** (s. a. Abb. B-1.8) • negativ chronotrope Wirkung an supraventrikulären Schrittmacherzellen • Aktionspotenzialdauer im Vorhofmyokard ↓ • negativ inotrope Wirkung am Vorhofmyokard • atrioventrikuläre Überleitungsgeschwindigkeit ↓ (negativ dromotrope Wirkung) **Bronchialsystem:** Bronchokonstriktion **Gastrointestinaltrakt:** • Motilität ↑ • Sphinkteren (Relaxation) • Drüsen (Sekretion ↑) **Tränen-, Speichel- und Schweißdrüsen:** Sekretion ↑ **präsynaptische Regulation der Transmitterfreisetzung:** • als Autorezeptor: Acetylcholinfreisetzung ↓ • als Heterorezeptor: Noradrenalinfreisetzung ↓
M_3-Rezeptor	$G_{q/11}$ ↳ PLC_β (IP_3↑, DAG↑)	**Auge:** • M. sphincter pupillae (Kontraktion) • M. ciliaris (Kontraktion) **Arterielle Gefäße:** endothelabhängige Vasodilatation (endotheliale NO-Synthese ↑) **Bronchialsystem:** • Bronchokonstriktion • Drüsen (Sekretion ↑) **Gastrointestinaltrakt:** • Motilität ↑ • Sphinkteren (Relaxation) • Drüsen (Sekretion ↑) • Gallenblase und M. sphincter Oddi (Kontraktion) **ableitende Harnwege:** • Ureteren (Motilität ↑) • M. detrusor vesicae (Kontraktion) • Blasenhalsmuskulatur (Relaxation) **Tränen-, Speichel- und Schweißdrüsen:** Sekretion ↑
M_4-Rezeptor	$G_{i/o}$ ↳ AC (cAMP↓) ↳ GIRK-Kanäle[1] ↳ nCa^{2+}-Kanäle[2]	**präsynaptische Regulation der Transmitterfreisetzung:** • als Autorezeptor: Acetylcholinfreisetzung ↓ • als Heterorezeptor: Noradrenalinfreisetzung ↓
M_5-Rezeptor	$G_{q/11}$ ↳ PLC_β (IP_3↑, DAG↑)	bisher noch unbekannt

[1] G_i-Protein-gesteuerte einwärtsgleichrichtende K^+-Kanäle, die vom βγ-Dimer von G_i direkt aktiviert (d. h. geöffnet) werden; [2] neuronale spannungsabhängige Ca^{2+}-Kanäle, die vom βγ-Dimer von G_o direkt inaktiviert (d. h. geschlossen) werden.

- **M_2-Rezeptoren**: V. a. auf Herzmuskelzellen (Abb. **B-1.8**) und glatten Muskelzellen.
- **M_3-Rezeptoren:** Auf glatten Muskelzellen, exokrinen Drüsenzellen und arteriellen Gefäßendothelzellen. Letzteren fehlt eine parasympathische Innervation (Ausnahme: Corpora cavernosa). Sie werden deshalb nur bei einer Vergiftung mit Cholinesterase-Hemmstoffen (s. S. 100) aktiviert, da Acetylcholin dann in die Zirkulation gelangt und eine Vasodilatation mit Blutdruckabfall hervorruft.

- **M_2-Rezeptoren:** Sie kommen hauptsächlich auf Herzmuskelzellen und auf glatten Muskelzellen vor. Die komplexen M_2-vermittelten Wirkungen an supraventrikulären Schrittmacherzellen sind in Abb. **B-1.8** erläutert.
- **M_3-Rezeptoren:** Sie sind vor allem auf glatten Muskelzellen, exokrinen Drüsenzellen und arteriellen Gefäßendothelzellen zu finden. Ihr Vorkommen auf dem Gefäßendothel ist insofern eine Besonderheit, als Gefäßen eine parasympathische Innervation fehlt (Ausnahme: Corpora cavernosa). Sie werden deshalb nur dann aktiviert, wenn Acetylcholin als Folge einer Vergiftung mit Cholinesterase-Hemmstoffen (s. S. 100) ins zirkulierende Blut gelangt. Acetylcholin aktiviert dann M_3-vermittelt die endotheliale NO-Synthese und das gebildete NO ruft eine Vasodilatation hervor. Der Acetylcholin-induzierte Blutdruckabfall hat daneben noch eine neuronale Komponente, da die Erregung **präsynaptischer M_2-** oder

B-1.8 Schematische Darstellung der Acetylcholinwirkungen (Ach) an Schrittmacherzellen des rechten Herzvorhofs

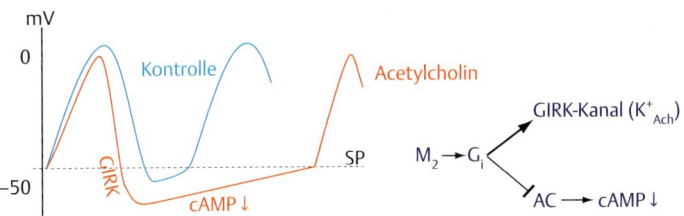

Aktionspotenziale einer Vorhof-Schrittmacherzelle kommen durch Aktivierung spannungsabhängiger Ca^{2+}-Kanäle zustande. Die Aktivierung von G_i-Protein-gesteuerten einwärtsgleichrichtenden K^+-Kanälen (GIRK-Kanäle = K^+_{Ach}-Kanäle) durch Ach verkürzt zum einen die Aktionspotenzialdauer und sorgt so für die **negativ inotrope Wirkung**, weil weniger Ca^{2+} in die Zelle einströmt. Zum anderen hyperpolarisiert sie die Zelle, wodurch die Negativität des maximalen diastolischen Potenzials zunimmt. Außerdem deaktiviert die reduzierte cAMP-Bildung HCN-Kanäle (s. S. 139), wodurch die Steilheit des Schrittmacherpotenzials (langsame diastolische Depolarisation) abnimmt. Die Hyperpolarisation und die Abnahme der Steilheit des Schrittmacherpotenzials sind für die **negativ chronotrope Wirkung** verantwortlich, weil das Schwellenpotenzial (SP) für die Öffnung der Ca^{2+}-Kanäle später erreicht und so das Intervall zwischen zwei Aktionspotenzialen verlängert wird.
Blau: Kontrollbedingung; rot: in Gegenwart von Ach; M₂: M₂-Muskarinrezeptor; G_i: G-Protein der $G_{i/o}$-Familie, deren α-Untereinheit die Adenylatcyclase (AC) hemmt und deren βγ-Dimer GIRK-Kanäle direkt aktiviert.

M_4-**Rezeptoren** an noradrenergen Nervenenden die Freisetzung von Noradrenalin reduziert.
- M_4- **und** M_5-**Rezeptoren:** Über sie ist bisher nur bekannt, dass sie hauptsächlich im ZNS exprimiert werden. Ihre physiologische Bedeutung ist noch unerforscht.

Nikotinrezeptoren

Es handelt sich um Ionenkanal-Rezeptoren **(ionotrope Rezeptoren)**. Das Kanalprotein ist ein pentamerer Proteinkomplex. Insgesamt kennt man 15 verschiedene Untereinheiten (acht α-, vier β-, und jeweils eine γ-, δ- und ε-Untereinheit), von denen stets fünf den Rezeptorkanal bilden.
Zwei Subtypen des Nikotinrezeptors sind bekannt (Tab. **B-1.7**):
- N_M-**Rezeptoren:** Der Index M steht für „**M**uskulärer Typ". Sie bestehen aus zwei α1-Untereinheiten und jeweils einer β1-, δ- und ε-Untereinheit [Zusammensetzung: $(α1)_2β1δε$].
- N_N-**Rezeptoren:** Der Index N steht für „**N**euronaler Typ". Von ihnen gibt es viele Varianten: In der Peripherie (autonome Ganglien, präsynaptisch) kommen z. B. $(α3)_2(β4)_3$ und $(α7)_5$ vor, im ZNS $(α4)_2(β2)_3$, $(α4)_2(β3)_3$ und $(α7)_5$.

Bindungsstellen für Acetylcholin finden sich bei beiden Subtypen auf den α-Untereinheiten. Die Aktivierung (Öffnung) des Rezeptorkanals führt zum Einstrom von Na^+ und zur Depolarisation der Zelle. In der motorischen Endplatte verläuft diese Depolarisation relativ langsam und mit geringer Amplitude (Endplattenpotenzial). Sie führt nur dann zu einem Aktionspotenzial der Muskelfaser, wenn das Schwellenpotenzial für die schnellen, spannungsabhängigen Na^+-Kanäle der Muskelzelle (ca. – 50 mV) überschritten wird.

- M_4- und M_5-**Rezeptoren:** V. a. im ZNS, Funktion noch unbekannt.

Nikotinrezeptoren

Nikotinrezeptoren sind **ionotrope Rezeptoren**. Das Kanalprotein ist stets aus fünf Untereinheiten in unterschiedlichster Zusammensetzung aufgebaut. **Zwei Subtypen** sind beschrieben (Tab. **B-1.7**), die sich in Aufbau und Lokalisation unterscheiden:
- N_M-**Rezeptoren:** „**M**uskulärer Typ".
- N_N-**Rezeptoren:** „**N**euronaler Typ".

Acetylcholin aktiviert (öffnet) den Rezeptorkanal und depolarisiert die Zelle. Beim N_M-Rezeptor, also in der motorischen Endplatte, verläuft die Depolarisation langsam (Endplattenpotenzial). Ein Aktionspotenzial der Muskelfaser entsteht nur beim Überschreiten des Schwellenpotenzials für die schnellen, spannungsabhängigen Na^+-Kanäle (ca. – 50 mV).

B 1.7 Nikotinrezeptoren, ihre Signaltransduktionsmechanismen und die von ihnen vermittelten Wirkungen

Rezeptor	Signaltransduktion	vermittelte Wirkungen
N_M-Rezeptor (muskulärer Typ)	Ionenkanal mit hoher Leitfähigkeit für Na^+ und K^+	**neuromuskuläre Synapse:** Erregungsübertragung (→ Endplattenpotenzial)
N_N-Rezeptor (neuronaler Typ)	Ionenkanal mit hoher Leitfähigkeit für Na^+ und K^+	**autonome Ganglien:** Erregungsübertragung **Nebennierenmark:** (Nor-)Adrenalinfreisetzung ↑ **ZNS:**<ul><li>Aktivierung der mesolimbischen dopaminergen Belohnungsbahn</li><li>wichtige Rolle bei Denk- und Lernprozessen</li></ul>

1.2.3 Parasympathomimetika

▶ **Definition.** Parasympathomimetika sind Stoffe, deren Wirkungen durch Aktivierung von Muskarinrezeptoren zustande kommen. Es werden zwei Substanzklassen unterschieden:
- **Direkt wirkende Parasympathomimetika** binden an Muskarinrezeptoren und aktivieren diese direkt.
- **Indirekt wirkende Parasympathomimetika** entfalten ihre Wirkung durch Erhöhung der synaptischen Acetylcholinkonzentration, indem sie den Acetylcholinabbau durch Cholinesterasen hemmen. Sie sollten deshalb besser **Cholinesterase-Hemmstoffe** genannt werden.

Direkt wirkende Parasympathomimetika

Die wichtigen Vertreter **Carbachol**, **Bethanechol** und **Pilocarpin** werden anders als Acetylcholin, das im Körper schnell abgebaut wird und daher therapeutisch unbrauchbar ist, von den Cholinesterasen nicht abgebaut. Carbachol und Bethanechol sind schlecht, Pilocarpin ist gut ZNS-gängig. Bethanechol wird oral bei **postoperativer Darm- oder Harnblasenatonie** eingesetzt. Carbachol und Pilocarpin dienen der topischen **Glaukom-Behandlung** (s. S. 98).

Von klinischer Relevanz sind **Carbachol, Bethanechol** und **Pilocarpin**. Carbachol und Bethanechol sind Carbaminsäureester des Cholins. Sie sind wie Acetylcholin quartäre Ammoniumverbindungen, die Membranen nur sehr schwer überwinden können. Im Gegensatz zu Acetylcholin, das im Körper sehr schnell abgebaut wird und therapeutisch daher unbrauchbar ist, werden beide Substanzen von den Cholinesterasen nicht abgebaut. Pilocarpin, ein Alkaloid aus südamerikanischen Pflanzen, wird von Cholinesterasen ebenfalls nicht abgebaut und ist als tertiäres Amin sehr gut membrangängig. Bethanechol wird in Tablettenform zur vorübergehenden Therapie der **postoperativen Darm- oder Harnblasenatonie** verabreicht. Carbachol (zur besseren Membrangängigkeit mit dem Detergens Benzalkoniumchlorid vermischt) dient der topischen Behandlung des **Glaukoms**. Ebenfalls in Form von Augentropfen zur Senkung des Augeninnendrucks wird Pilocarpin angewendet (Näheres zur Glaukomtherapie s. S. 98, Klinischer Bezug).

Unerwünschte Wirkungen: Sehstörungen; Tränen-, Speichel-, Schweißsekretion↑; Spasmen von M. ciliaris, Magen-Darm-Trakt, Bronchien; Diarrhöen; Bradykardie. **Kontraindikationen:** Akute Iritis, Asthma bronchiale, Thyreotoxikose, Ileus, Spasmen im Magen-Darm-Trakt oder in den Gallen- und Harnwegen, Parkinsonismus. **Wechselwirkungen:** Wirkung auf Magen-Darm-Trakt↑ durch Opioidanalgetika. Hemmwirkung auf Herzfrequenz und AV-Überleitung↑ durch β-Rezeptor-Antagonisten.

Als unerwünschte Wirkungen können Sehstörungen (Miosis mit akkomodativer Myopie), vermehrte Tränen-, Speichel- und Schweißsekretion, Spasmen des M. ciliaris und im Magen-Darm-Trakt, Diarrhöen, Bradykardie, Bronchospasmen auftreten. **Kontraindiziert** sind direkt wirkende Parasympathomimetika bei akuter Iritis, Asthma bronchiale, Thyreotoxikose, Ileus, Spasmen im Magen-Darm-Trakt oder im Bereich der Gallen- oder Harnwege und bei Parkinsonismus. Ihre Wirkung auf den Magen-Darm-Trakt wird durch Opioidanalgetika verstärkt. β-Rezeptor-Antagonisten steigern die hemmende Wirkung auf die Herzfrequenz und die AV-Überleitung.

▶ **Klinischer Bezug.**

▶ **Klinischer Bezug.** Pharmakotherapie des Glaukoms

Einteilung und Ätiopathogenese:
Unter dem Begriff Glaukom fasst man eine pathophysiologisch heterogene Gruppe von Augenerkrankungen zusammen, die unbehandelt mit dem Verlust retinaler Ganglienzellen einhergehen und in eine Optikusathropie münden. Für die Progression der Erkrankung ist ein (auch leicht) erhöhter Augeninnendruck der einzige erwiesene und behandelbare Risikofaktor. Die wichtigsten Formen sind das akute Winkelblockglaukom und das chronische Offenwinkelglaukom. Das **akute Winkelblockglaukom** verursacht den akuten Glaukomanfall und geht mit drastischen Erhöhungen des Augeninnendrucks einher (Abb. B-1.9). Es ist Folge einer Behinderung des Kammerwasserabflusses bei zu engem Winkel der vorderen Augenkammer. Das **chronische Offenwinkelglaukom** ist bedingt durch Funktionsstörungen der Abflusssysteme und/oder Steigerung der Kammerwasserproduktion und kann auch ohne deutliche Erhöhung des intraokulären Drucks auftreten.

Klinik und Therapie des akuten Winkelblockglaukoms:
Es ist meist einseitig und wird zunächst topisch mit **Pilocarpin** (2 %-ige Lösung) sowie systemisch mit **Acetazolamid** (500 mg i. v., danach alle 6 h 250 mg p. o.) und **Mannitol** (250 ml 20 %ige Lösung in 30 min i. v.) und später dann operativ behandelt. Pilocarpin öffnet durch Kontraktion des M. sphincter pupillae den Kammerwinkel und steigert den Abfluss des Kammerwassers. Der Carboanhydrase-Hemmstoff Acetazolamid (s. S. 468) drosselt die Kammerwasserproduktion, während die hypertone Mannitol-Lösung dem Auge Wasser entzieht.

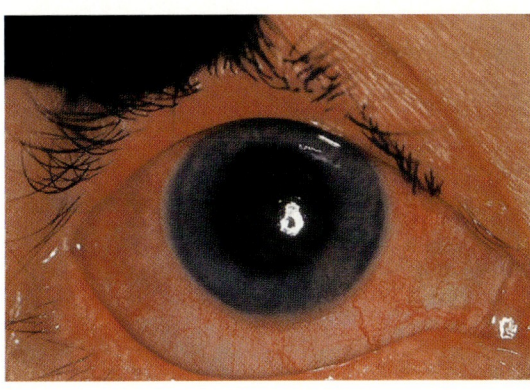

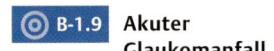 **Akuter Glaukomanfall**
Aufgrund der Erhöhung des intraokulären Drucks sind die konjunktivalen und episkleralen Venen gestaut (sog. Gefäßinjektion). Die Pupille ist weit, leicht entrundet und lichtstarr (aus Sachsenweger, Duale Reihe, Augenheilkunde, Thieme, 2003).

Klinik und Therapie des chronischen Offenwinkelglaukoms:
Es ist meist doppelseitig. Unabhängig vom Ausgangswert wird immer eine Senkung des intraokulären Drucks angestrebt, um einer Progression der Erkrankung vorzubeugen. Die Pharmakotherapie ist stets topisch. Häufig werden mehrere Pharmaka kombiniert in Form von Augentropfen in den Bindehautsack appliziert. Je nach Wirkungsmechanismus unterscheidet man zwei Wirkstoffgruppen:

- **Stoffe, die die Produktion von Kammerwasser drosseln:**
  - β-Rezeptor-Antagonisten wie **Timolol** (0,1 – 0,5 %ige Lösung) oder **Betaxolol** (0,5 %) werden 2-mal pro Tag appliziert (jeweils 1 Tropfen pro Auge) und senken den Augeninnendruck um 20 – 25 %. Sie drosseln die Kammerwasserproduktion, indem sie die β-Rezeptor-vermittelte Stimulation der Na^+/K^+-ATPase im Ciliarkörper hemmen. Wegen der Reduktion der Tränenproduktion kann es zur Keratokonjunktivitis sicca (Syndrom des trockenen Auges) kommen. Mit systemischen Wirkungen (z. B. Bradykardie, asthmatoide Beschwerden) ist zu rechnen. Kontraindikationen sind Asthma bronchiale, Bradykardie (< 50 Schläge/min), chronisch obstruktive Lungenerkrankung und AV-Block vom Grad II oder III.
  - $α_2$-Rezeptor-Agonisten wie **Clonidin** (0,0625 – 0,25 %) oder **Brimonidin** (0,2 %) werden 2 – 3-mal pro Tag getropft. Sie drosseln die Kammerwasserproduktion, weil die Stimulation von $α_2$-Rezeptoren zur Hemmung der Na^+-K^+-ATPase im Ciliarkörper führt. Als unerwünschte Wirkungen treten lokale Reizerscheinungen und systemische Effekte wie Sedierung und Blutdruckabfall auf. Kontraindiziert sind sie bei Kindern bis zum 8. Lebensjahr, in der Schwangerschaft und Stillzeit sowie bei einer Therapie mit MAO-Hemmstoffen oder trizyklischen Antidepressiva.
  - Carboanhydrase-Hemmstoffe wie die Sulfonamide **Dorzolamid** (2 %) und **Brinzolamid** (1 %) werden 2 – 3-mal pro Tag getropft und senken den Augeninnendruck um 20 – 25 %. Unerwünschte Wirkungen sind lokale Missempfindungen, Geschmacksstörungen und allergische Reaktionen. Sulfonamid-Allergien und schwere Nierenfunktionsstörungen sind Kontraindikationen.
- **Stoffe, die den Abfluss des Kammerwassers fördern:**
  - Muskarinrezeptor-Agonisten wie **Pilocarpin** (1 – 2 %) oder **Carbachol** (1,5 – 3 %) werden 3 – 4-mal pro Tag appliziert und senken den Augeninnendruck um 20 %. Für die Wirkung (Öffnung des Trabekelmaschenwerks und Reduktion des trabekulären Widerstands) ist die Kontraktion des M. ciliaris entscheidend. Unerwünschte Wirkungen sind Sehstörungen (Miosis mit akkomodativer Myopie), vermehrte Tränensekretion und Spasmen des M. ciliaris. Akute Iritis ist eine Kontraindikation.
  - Die $α_2$-Rezeptor-Agonisten **Clonidin** und **Brimonidin** hemmen nicht nur die Produktion des Kammerwassers, sondern fördern auch den uveoskleralen Abfluss des Kammerwassers. Brimonidin bewirkt eine Senkung des Augendrucks um bis zu 27 %. Allerdings kommt es bei 25 % der Patienten zu einer lokalen Allergisierung.
  - Prostaglandin-Analoga wie **Latanoprost** (0,005 %), **Travoprost** (0,004 %), **Tafluprost** (0,0015 %) und **Bimatoprost** (0,03 %) werden einmal pro Tag am Abend getropft und senken den Augeninnendruck um bis zu 33 %. Sie wirken hauptsächlich durch Verbesserung des uveoskleralen und trabekulären Kammerwasserabflusses. Unerwünschte Wirkungen sind eine Hyperpigmentierung der Iris, Hyperämie der Bindehaut mit Fremdkörpergefühl, vermehrtes Wachstum der Wimpern und ein Makulaödem. Kontraindikationen sind Schwangerschaft und Stillzeit.

Die **topische Behandlung** mit Prostaglandin-Analoga, β-Rezeptor-Antagonisten, α$_2$-Rezeptor-Agonisten und/oder Carboanhydrase-Hemmstoffen wird heute von Experten als Therapie mit den besten Erfolgsaussichten empfohlen. Wenn trotz der kombinierten topischen Behandlung die Optikusatrophie fortschreitet, muss auf operativem Wege für einen Abfluss des Kammerwassers gesorgt werden.

Cholinesterase-Hemmstoffe

▶ **Synonym.** Indirekt wirkende Parasympathomimetika.

Sie hemmen den Acetylcholinabbau durch reversible oder irreversible Blockade der Cholinesterasen und **erhöhen** dadurch die **Acetylcholinkonzentration** im synaptischen Spalt, der extrazellulären Flüssigkeit und im strömenden Blut.

Grundlagen

Funktionell gehören die Cholinesterasen zur Gruppe der Serinhydrolasen. Ihr katalytisches Zentrum ist zweigeteilt: Man unterscheidet ein **anionisches Zentrum**, das den Ammoniumstickstoff des Acetylcholins (Abb. **B-1.7**) ionisch bindet, von einem **esteratischen Zentrum**, in dem die OH-Gruppe eines Serinmoleküls durch kovalente Bindung des Acetylrests von Acetylcholin vorübergehend acetyliert wird. Das Enzym wird also beim Abbau von Acetylcholin verestert und danach innerhalb von Mikrosekunden durch hydrolytische Abspaltung des Acetylrests regeneriert.

Es gibt zwei Gruppen von Cholinesterase-Hemmstoffen: Zum einen solche, die an das Enzym binden, aber dort nicht als Substrate fungieren und deshalb die OH-Gruppe des Serins auch nicht verestern **(nicht veresternde Inhibitoren)**. Zum anderen solche, die als Substrate an das Enzym binden und das Enzym verestern **(veresternde Inhibitoren)**. Diese Unterscheidung ist von praktischer Relevanz, da sich hieraus klinisch wichtige Wirkunterschiede ergeben.

Nicht veresternde Inhibitoren: Zu dieser Gruppe gehören die tertiären Amine **Donepezil** und **Galantamin**. Sie binden reversibel an das anionische Zentrum und unterdrücken die Funktion des esteratischen Zentrums durch kompetitive Hemmung. Beide Stoffe sind selektiv für die Acetylcholinesterase, ZNS-gängig und werden metabolisch durch CYP3A4 und CYP2D6 eliminiert. Unklar ist, ob Galantamin im ZNS zusätzlich präsynaptische N$_N$-Rezeptoren erregt und so die Acetylcholinfreisetzung steigert.

Veresternde Inhibitoren: Sie wirken als Substrate der Acetylcholinesterase und der unspezifischen Cholinesterase und werden von diesen Enzymen auch verstoffwechselt. Man unterscheidet **zwei Stoffgruppen**:

- **Carbaminsäureester:** Sie binden an beide Zentren der Cholinesterasen und verestern die Enzyme vorübergehend mit Carbaminsäure. Die carbamylierten Enzyme werden relativ langsam (innerhalb von Minuten) durch hydrolytische Abspaltung des Carbamylrests regeneriert; das erklärt die Hemmung der Enzymaktivität. Bei den Carbaminsäureestern gibt es ZNS-gängige tertiäre Amine **(Physostigmin, Rivastigmin)** und quartäre Amine **(Neostigmin, Pyridostigmin)**, die nur in der Peripherie wirken.
- **Phosphorsäureester (Alkylphosphate):** Sie binden als „Hemisubstrate" nur an das esteratische Zentrum und phosphorylieren die Enzyme. Die phosphorylierten Enzyme werden extrem langsam (innerhalb von Tagen) durch Hydrolyse regeneriert, was einer irreversiblen Enzymblockade gleichkommt. Die Phosphorsäureester sind sehr gut ZNS-gängig. Sie dienen nicht als Pharmaka, sondern wurden als **Insektizide** (z. B. Parathion = E605) oder **Kampfstoffe** (z. B. Tabun, Sarin) verwendet (s. S. 768).

▶ **Merke.** Carbaminsäureester führen zu einer reversiblen, Phosphorsäureester (Alkylphosphate) hingegen zu einer irreversiblen Hemmung der Cholinesterasen.

Tab. **B-1.8** zeigt die **pharmakokinetischen Daten** für die klinisch relevanten Vertreter beider Stoffgruppen. Cholinesterase-Hemmstoffe wirken überall dort, wo Acetylcholin freigesetzt wird. Ihre Wirkung ist umso stärker, je mehr Acetylcholin sich anhäuft. Das gilt auch für Acetylcholin, das bei hohen Dosierungen oder bei Intoxi-

---

Cholinesterase-Hemmstoffe

▶ **Synonym.**

Die Blockade der Cholinesterasen führt zur **Erhöhung der Acetylcholinkonzentration** im synaptischen Spalt und im Blut.

Grundlagen

Das katalytische Zentrum der Cholinesterasen besteht aus einem **anionischen** (Abb. **B-1.7**) und einem **esteratischen Zentrum**. Beim Acetylcholinabbau wird das Enzym im esteratischen Zentrum vorübergehend acetyliert, also verestert, und direkt danach durch Abspaltung regeneriert.

Zwei Gruppen von Cholinesterase-Hemmstoffen, die unterschiedliche klinische Wirkungen haben, werden unterschieden: **Nicht veresternde Inhibitoren** binden zwar an das Enzym, fungieren aber nicht als Substrat (keine Veresterung). **Veresternde Inhibitoren** binden als Substrat an das Enzym und verestern es.

Nicht veresternde Inhibitoren: Die beiden Vertreter **Donepezil** und **Galantamin** hemmen selektiv und reversibel die Acetylcholinesterase. Sie sind ZNS-gängig und werden metabolisch durch CYP3A4 und CYP2D6 eliminiert.

Veresternde Inhibitoren:
- **Carbaminsäureester:** Sie binden an beide Zentren der Cholinesterasen und verestern die Enzyme vorübergehend. Die Hemmung der Enzymaktivität erklärt sich aus der relativ langsamen (Minuten) Regeneration. Die Substanzen **Physostigmin** und **Rivastigmin** sind ZNS-gängig, **Neostigmin** und **Pyridostigmin** wirken nur peripher.
- **Phosphorsäureester (Alkylphosphate):** Sie binden als „Hemisubstrate" nur an das esteratische Zentrum und phosphorylieren es, was aufgrund der langen Regenerationszeit einer irreversiblen Enzymblockade gleichkommt. Sie dienen nicht als Pharmaka, sondern als **Insektizide** oder **Kampfstoffe** (s. S. 768).

▶ **Merke.**

Pharmakokinetische Daten s. Tab. **B-1.8**. Bei Intoxikationen mit Cholinesterase-Hemmstoffen erscheint Acetylcholin auch im Blut. Dann werden auch „nicht innervierte" Muskarinrezeptoren aktiviert, die normalerweise nicht

B-1.8 Pharmakokinetische Daten und orale Dosierungen von Cholinesterase-Hemmstoffen

Wirkstoff	Applikation	Einzeldosis [mg]	DI	BV [%]	HWZ [h]	PEB [%]	EF$_{ren}$ [%]
nicht veresternde Inhibitoren							
Donepezil[1]	p. o.	5 – 10[2]	24 h	n. b.	70	96	17
Galantamin	p. o.	8 – 24[2]	24 h	89	9	18	20
veresternde Inhibitoren							
Neostigmin	i. v., s. c., i. m.	0,5 – 1,0	6 h	100	1,5	n. b.	67
Physostigmin	i. v., i. m.	2	2 – 4 × alle 20 min	100	1	n. b.	n. b.
Pyridostigmin	p. o. (ret.)	180 – 360	6 – 8 h	10	1,6	n. b.	80
	i. v., s. c., i. m.	1 – 2	3 – 4 h	100			
Rivastigmin	p. o.	1,5 – 6[2]	12 h	36 – 72[3]	2	40	0
	transdermal	4,6 – 9,5	24 h	n. b.			

[1] hat mit 6-O-Desmethyl-Donepezil einen wirksamen Metaboliten; [2] eine allmähliche Dosissteigerung soll das Risiko unerwünschter Wirkungen vermindern; [3] eine Dosiserhöhung von 3 auf 6 mg erhöht BV von 36 auf 72 %.

kationen mit diesen Stoffen im strömenden Blut erscheint. Dort aktiviert es dann „nicht innervierte" Muskarinrezeptoren, die normalerweise nicht mit Acetylcholin in Berührung kommen. Das gilt z. B. für die M_3-Rezeptoren auf den Endothelzellen der arteriellen Widerstandsgefäße (Tab. **B-1.6**), über die Cholinesterase-Hemmstoffe dann eine endothelabhängige Vasodilatation hervorrufen.

mit Acetylcholin in Kontakt kommen, z. B. in arteriellen Widerstandsgefäßen (Tab. **B-1.6**). Daraus resultiert dann eine Vasodilatation.

Therapeutische Anwendung

Indikationen:
- **Myasthenia gravis:** Bei dieser Autoimmunerkrankung kommt es zur Bildung von Autoantikörpern gegen N_M-Rezeptoren. Die Folge ist eine belastungsabhängige Muskelschwäche. Therapeutisch werden eine Thymektomie durchgeführt sowie **Immunsuppressiva** (Prednisolon in Kombination mit Azathioprin) und Cholinesterase-Hemmstoffe angewendet, die nicht ZNS-gängig sind (in erster Linie **Pyridostigmin**). Um unerwünschte Wirkungen zu unterdrücken, die durch die Aktivierung von Muskarinrezeptoren zustande kommen können (Schwitzen, Speichelfluss, Nausea, Bauchkrämpfe, Bronchokonstriktion, Bradykardie, Durchfall), müssen – meist vorübergehend – zusätzlich M-Rezeptor-Antagonisten (z. B. Atropin 0,5 – 1,0 mg p. o. alle 8 h) verabreicht werden. Häufig entwickelt sich aber eine Toleranz für die muskarinischen Nebenwirkungen der Cholinersterase-Hemmstoffe, sodass die Gabe von Atropin später nicht mehr erforderlich ist.
- **Überdosierung von curareartigen Muskelrelaxanzien (kompetitive N_M-Rezeptor-Antagonisten, s. S. 106) oder Beendigung von deren Wirkung:** Der durch diese Stoffe verursachte Block der neuromuskulären Transmission muss z. B. am Ende einer Allgemeinnarkose aufgehoben werden. Dies geschieht durch Gabe von **Neostigmin** (1 – 2 mg i. v.) oder **Pyridostigmin** (5 mg i. v.) nach Vorbehandlung mit 0,5 mg Atropin i. v. zur Unterdrückung M-Rezeptor-vermittelter Wirkungen.
- **Postoperative Darm- oder Harnblasenatonie:** Eine vorübergehende Therapie mit **Pyridostigmin** (60 mg p. o. alle 4 h) kann angezeigt sein, um die Motilität der glatten Muskulatur des Intestinal- und Urogenitaltrakts wieder in Gang zu bringen.
- **Vergiftungen mit Muskarinrezeptor-Antagonisten:** Die Symptome einer Vergiftung mit M-Rezeptor-Antagonisten (s. S. 103) sind peripherer und zentraler Natur. Sie treten auch bei Vergiftungen mit Pharmaka auf, die neben ihrer Hauptwirkung unspezifisch M-Rezeptoren antagonisieren (z. B. Histamin-H_1-Rezeptor-Antagonisten, trizyklische Antidepressiva, Phenothiazine, Clozapin und Olanzapin). Das ZNS-gängige **Physostigmin** (im Abstand von 20 min 2 – 4mal 2 mg langsam i. m. oder i. v.) ist dann das Antidot der Wahl.

Therapeutische Anwendung

Indikationen:
- **Myasthenia gravis:** Die belastungsabhängige Muskelschwäche wird durch die Zerstörung von N_M-Rezeptoren durch Autoantikörpern verursacht. Neben Thymektomie und der Gabe von **Immunsuppressiva** werden hier Cholinesterase-Hemmstoffe angewendet (v. a. **Pyridostigmin**). Bei unerwünschten Wirkungen durch die Aktivierung von Muskarinrezeptoren müssen – meist vorübergehend – zusätzlich M-Rezeptor-Antagonisten (z. B. Atropin) verabreicht werden.
- **Überdosierung von curareartigen Muskelrelaxanzien (kompetitive N_M-Rezeptor-Antagonisten, s. S. 106) oder Beendigung deren Wirkung:** Am Ende einer Allgemeinnarkose wird z. B. **Neostigmin** oder **Pyridostigmin** gegeben.
- **Postoperative Darm- oder Harnblasenatonie:** Durch die p. o.-Gabe von **Pyridostigmin** kann die Motilität des Intestinal- und Urogenitaltrakts wieder in Gang gebracht werden.
- **Vergiftungen mit Muskarinrezeptor-Antagonisten:** Sie treten auch bei Vergiftungen mit Pharmaka auf, die nur als Nebenwirkung unspezifisch M-Rezeptoren antagonisieren. Antidot ist das ZNS-gängige **Physostigmin**.

B-1.10 Morbus Alzheimer

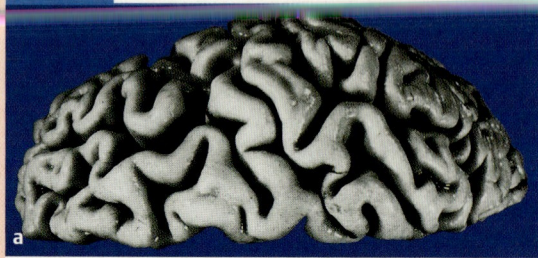
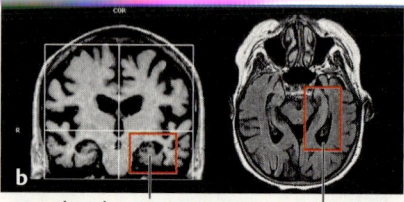

Atrophie des Hippocampus
vergrößerter Seitenventrikel

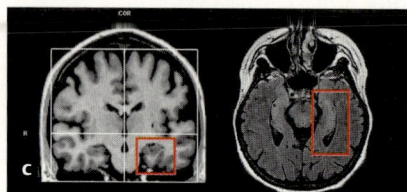

a Kortikale Atrophie im gesamten Großhirnbereich mit verschmälerten Gyri und verbreiterten Sulci (sog. Walnussgehirn) (aus Riede, Werner, Schaefer, Allgemeine und spezielle Pathologie, Thieme, 2004.
b MRT-Aufnahme des Schädels eines Alzheimer-Patienten mit Erweiterung der inneren und äußeren Liquorräume (Hydrocephalus e vacuo) infolge der kortikalen Atrophie (aus Braus, Ein Blick ins Gehirn, Thieme, 2004).
c MRT-Aufnahme des Schädels eines Gesunden zum Vergleich (aus Braus, Ein Blick ins Gehirn, Thieme, 2004).

- **Morbus Alzheimer** (Abb. **B-1.10**): Die ZNS-gängigen Stoffe **Donepezil, Galantamin** oder **Rivastigmin** werden in der Hoffnung verabreicht, das in frühen Erkrankungsstadien vorhandene Acetylcholindefizite im Frontalhirn durch Aktivierung der cholinergen Transmission auszugleichen.

▶ **Kritisch betrachtet.**

- **Morbus Alzheimer:** Bei dieser neurodegenerativen Erkrankung hat in frühen Stadien pathologisch-anatomisch die Degeneration cholinerger Neurone im Hippocampus und Neokortex große Bedeutung (Abb. **B-1.10**). Darauf basiert die Hoffnung, dass eine medikamentöse Aktivierung der cholinergen Transmission mit ZNS-gängigen Cholinesterase-Hemmstoffen **(Donepezil, Galantamin, Rivastigmin)** bei Patienten mit beginnender Erkrankung von Nutzen sein könnte.

▶ **Kritisch betrachtet.** Pharmakotherapie des Morbus Alzheimer
Industrieabhängige Studien mit allen drei zur Therapie des Morbus Alzheimer gebräuchlichen Wirkstoffen (Donepezil, Galantamin, Rivastigmin) ergaben vorübergehende marginale Verbesserungen bei kognitiven Leistungen und in der globalen Alltagskompetenz. In industrieunabhängigen Studien wurde bei Patienten mit milden kognitiven Störungen die Geschwindigkeit der Progression zur Alzheimer-Erkrankung während einer 3-Jahres-Behandlung mit Donepezil nicht vermindert und zudem gezeigt, dass Patienten, die bereits an einer leicht- bis mittelgradigen Alzheimer-Demenz litten, nur wenig von einer Donepezil-Behandlung profitierten. Zudem ist in vielen anderen Studien ein erkennbarer Nutzen für den Patienten nur von relativ kurzer Dauer.

Unerwünschte Wirkungen und Kontraindikationen:

- **M-Rezeptor-vermittelte Wirkungen:** Übelkeit/Erbrechen, Hypersalivation, Schwitzen, Diarrhö, Harninkontinenz, Bronchokonstriktion/bronchiale Hypersekretion, Bradykardie, Anorexie.
- **Möglicherweise unter Beteiligung von N-Rezeptoren vermittelte Wirkungen:** Muskelkrämpfe, Kopfschmerzen, Schlaflosigkeit, Aggressivität, Krampfanfälle.

In der Schwangerschaft und Stillzeit, bei Leberinsuffizienz, Verdauungs- oder Harnwegsobstruktion, Asthma bronchiale und Hyperthyreose sind Cholinesterase-Hemmer **kontraindiziert**.

Unerwünschte Wirkungen und Kontraindikationen: Die Nebenwirkungen sind Folge der ungebremsten Aktivierung von Muskarin (M)- und Nikotin (N)-Rezeptoren durch Acetylcholin:

- **M-Rezeptor-vermittelte Wirkungen:** Übelkeit und Erbrechen, Hypersalivation, Schwitzen, Diarrhö, Harndrang und Harninkontinenz, Bronchokonstriktion und bronchiale Hypersekretion, Bradykardie, Appetitlosigkeit und Gewichtsverlust. Diese Störungen treten bei Rivastigmin häufiger auf als bei Donepezil und Galantamin. Die Häufigkeit und Schwere der unerwünschten Wirkungen nimmt mit der Geschwindigkeit der Dosissteigerung zu.
- **Möglicherweise unter Beteiligung von N-Rezeptoren vermittelte Wirkungen:** Muskelkrämpfe, Kopfschmerzen, Müdigkeit, Schlaflosigkeit und Alpträume, Erregungszustände, aggressives Verhalten, Krampfanfälle.

In der Schwangerschaft und Stillzeit, bei schwerer Leberinsuffizienz, mechanischen Verschlüssen der Verdauungs- oder Harnwege, Asthma bronchiale und Hyperthyreose dürfen Cholinesterase-Hemmstoffe **nicht verabreicht** werden. Die Aktivierung von M_2-Rezeptoren erhöht das bei Hyperthyreose ohnehin hohe Risiko für tachykarde supraventrikuläre Rhythmusstörungen noch weiter.

Wechselwirkungen: Bradykardisierende Wirkung von β-Rezeptor-Antagonisten ↑, Wirkungsdauer curareartiger Muskelrelaxanzien ↓, Plasmaspiegel von Donepezil/Galantamin ↑ durch CYP2D6- und CYP3A4-Hemmstoffe bzw. ↓ durch Enzyminduktoren (s. S. 37).

Wechselwirkungen: Verstärkung der bradykardisierenden Wirkung der β-Rezeptor-Antagonisten; die Wirkung curareartiger Muskelrelaxanzien wird verkürzt; Hemmstoffe von CYP2D6 und CYP3A4 erhöhen und Enzyminduktoren (s. Tab. **A-3.1** auf S. 37) erniedrigen die Plasmaspiegel von Donepezil und Galantamin.

1.2.4 Muskarinrezeptor-Antagonisten

▶ **Synonym.** Parasympatholytika.

Stoffe und Einteilung: Bei den Muskarinrezeptor-Antagonisten kann man unterscheiden zwischen Naturstoffen und synthetischen Substanzen. Die Naturstoffe **Atropin** und **Scopolamin** kommen als Alkaloide in Nachtschattengewächsen wie Tollkirsche, Bilsenkraut und Stechapfel vor (Abb. **B-1.11**). Von den vielen synthetisch hergestellten Substanzen sind einige in Tab. **B-1.9** aufgeführt.
Klinisch bedeutsam ist die Unterteilung nach bestimmten physikochemischen Eigenschaften. Demnach gibt es:
- **Stoffe mit quartärem Stickstoff**, der dafür sorgt, dass die Wirkung auf die Peripherie beschränkt bleibt. Wichtige Vertreter sind: N-Butylscopolamin, Trospiumchlorid, Ipratropiumbromid und Tiotropiumbromid.
- **Stoffe mit tertiärem Stickstoff**, die in der Peripherie und im ZNS wirken (Tab. **B-1.9**). Wichtige Vertreter dieser Gruppe sind z. B. Atropin, Scopolamin, Biperiden und Oxybutinin.

Pirenzepin ist eine trizyklische Verbindung mit mehreren tertiären Aminogruppen. Sie ist die einzige Substanz, die *relativ* selektiv M_1-Rezeptoren antagonisiert. Eine solche Selektivität für einen bestimmten M-Rezeptor-Subtyp zeigt keiner der anderen M-Rezeptor-Antagonisten. Allerdings hat Pirenzepin auch zu M_4-Rezeptoren eine vergleichbar hohe Affinität wie zu M_1-Rezeptoren.

B-1.11 Nachtschattengewächse

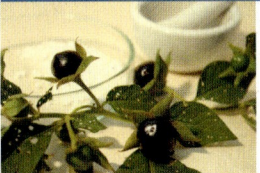
a Tollkirsche (Atropa belladonna).

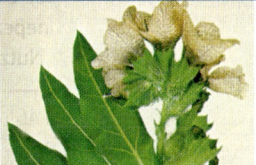
b Bilsenkraut (Hyoscyamus niger; aus Reichl, Taschenatlas Toxikologie, Thieme 2009).

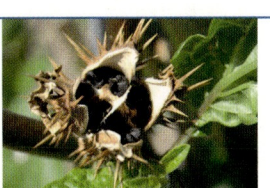
c Stechapfel (Datura stramonium).

Wirkungen: M-Rezeptoren sind in aller Regel **tonisch aktiviert** (Ausnahme: M_3-Rezeptor des Gefäßendothels). Nur deshalb haben M-Rezeptor-Antagonisten Wirkungen beim gesunden Menschen. Alle M-Rezeptor-Antagonisten sind kompetitive Antagonisten. Ihre Wirkungen lassen sich aus den Informationen von Tab. **B-1.6** (s. S. 96) leicht ableiten.
- **Auge:** Es kommt zur Mydriasis und zum Verlust der Akkomodationsfähigkeit.

▶ **Merke.** Im Gegensatz dazu ist die durch Sympathomimetika (Adrenalin, Phenylephrin) hervorgerufene Mydriasis, die auf eine Stimulation des M. dilatator pupillae zurückgeht, **nicht** von einer Akkomodationsparese begleitet, weil der für die Akkomodation verantwortliche M. sphincter pupillae noch funktionsfähig ist.

- **Herz:** Die **Tachykardie** steht im Vordergrund. In niedrigen Dosen vermindert Atropin die Herzfrequenz, weil es offensichtlich an präsynaptischen M-Rezeptoren, deren Antagonisierung die Acetylcholinfreisetzung steigert, potenter ist als an postsynaptischen M-Rezeptoren.
- **Gastrointestinaltrakt und ableitende Harnwege:** Im Magen-Darm-Trakt wird die Drüsentätigkeit gedrosselt. Das gilt auch für die Speicheldrüsen und erklärt das Symptom der trockenen Mundschleimhaut. Dazu wird im Gastrointestinaltrakt und in den ableitenden Harnwegen die glattmuskuläre Aktivität reduziert. Dieser Effekt wird häufig als **spasmolytische Wirkung** bezeichnet und erklärt im Falle einer Vergiftung mit Atropin das völlige Sistieren der Magen-Darm-Tätigkeit und das Fehlen von Darmgeräuschen bei der Auskultation.

- **Haut:** V. a. bei einer Atropin-Vergiftung kommt es zur **Hemmung der Schweißsekretion** mit trockener, geröteter Haut und Zunahme der Körpertemperatur.

- **ZNS:** Atropin wirkt in therapeutischer Dosierung **zentral erregend** (psychotische Erregung, Krampfanfälle). Scopolamin hingegen **zentral dämpfend** (sedativ-hypnotisch).

Pharmakokinetik (Tab. B-1.9): Die meisten Stoffe werden renal und metabolisch eliminiert.

- **Haut:** Die **Hemmung der Schweißsekretion** ist vor allem bei der Atropin-Vergiftung (z. B. Vergiftungen mit Tollkirschen) relevant und erklärt die trockene und gerötete Haut sowie die Zunahme der Körpertemperatur. Die fehlende Schweißbildung führt nämlich über zentrale Mechanismen (Regulationszentren für die Körpertemperatur) zur Hyperämie der Haut, wodurch mehr Wärme über die Haut abgegeben werden kann. Das reicht meist aber nicht aus, um einen Wärmestau zu verhindern, weil die Schweißsekretion wegen der Antagonisierung der M-Rezeptoren in den Schweißdrüsen sistiert. Deshalb steigt die Körpertemperatur.

- **ZNS:** Paradox erscheint, dass Atropin **zentral erregend** (psychotische Erregung, Delirium, Halluzinationen, Krampfanfälle) und Scopolamin **zentral dämpfend** (sedativ-hypnotische, amnestische und antiemetische Effekte) wirkt. Eine mögliche Erklärung ist, dass Atropin (pK$_a$ 9,3) unter physiologischen Bedingungen vorwiegend als Kation vorliegt und dadurch relativ schlecht ZNS-gängig ist. Folglich hat es in niedrigen Dosierungen (≤ 0,5 mg p. o.) keine zentralen Wirkungen und wirkt in hohen Dosierungen (≥ 5 mg p. o.) zentral erregend. Demgegenüber liegen große Teile von Scopolamin (pK$_a$ 7,6) als ungeladene freie Base vor. Deshalb ist es sehr gut ZNS-gängig und hat in niedrigen Dosierungen eine zentral dämpfende und in hohen Dosierungen wie Atropin eine zentral erregende Wirkung.

Pharmakokinetik (Tab. B-1.9): Einige Substanzen werden hauptsächlich renal, andere v. a. metabolisch und die meisten auf beiden Wegen eliminiert. An der metabo-

B-1.9 Pharmakokinetische Daten und orale Dosierungen von Muskarinrezeptor-Antagonisten

Wirkstoff	Applikation	Einzeldosis [mg]	DI	BV [%]	HWZ	PEB [%]	EF$_{ren}$ [%]
Muskarinrezeptor-Antagonisten mit quartärem Stickstoff							
N-Butylscopolamin	p. o.	10 – 20	8 h	1 – 8	5 h	7	50
	rektal	10 – 20	5 – 6 h	3			
	i. v., i. m.	20 – 40	einmalig	100			
Trospiumchlorid	p. o.	15	8 h	10	12 h	70	80
	i. v.	1,2	einmalig	100			
Ipratropiumbromid	p. o.	5 – 15	6 – 8 h	3	2 h	20	50
	i. v.	0,5	einmalig	100			
	Inhalation	0,02 – 0,04	8 – 12 h	n.b.			
Tiotropiumbromid	Inhalation	0,018	24 h	19	5,5 d	72	74
Muskarinrezeptor-Antagonisten mit tertiärem Stickstoff							
Atropin	p. o.	0,5 – 1,0	8 h	50	3,5/25 h[1]	18	60
	i. v., i. m.	0,5 – 1,5	4 – 6 h	100			
Scopolamin	topisch (Auge)	0,15	12 h	n.b.	4,5 h	n.b.	10
Biperiden	p. o.	2 – 4	8 h	33	2/24 h[1]	94	0
	i. v., i. m.	2,5 – 5,0	0,5 h (2 Inj.)	100			
Trihexyphenidyl	p. o.	2 – 3	8 h	100	8 h	n.b.	0
Pirenzepin	p. o.	50	12 h	25[2]	11 h	12	50
Solifenacin[3]	p. o.	5 – 10	24	90	56 h	98	11
Darifenacin[3]	p. o.	7,5 – 15	24 h	17	16 h	98	3
Oxybutynin[3]	p. o.	2,5 – 5	8 – 12 h	11	2,5 h	90	0
	transdermal	3,9 (pro Tag)	3 – 4 Tage	n.b.			
Tolterodin[3]	p. o.	2	12 h	17 [65][4]	2,5[10] h[4]	96	0

[1] zwei Halbwertszeiten aufgrund biphasischer Elimination; [2] bei Applikation mit einer Mahlzeit; bei nüchternen Personen ist BV 14 %; [3] hat wirksame Metaboliten; [4] Daten in eckigen Klammern gelten für langsame Metabolisierer (CYP2D 6-Polymorphismus, s. S. 53).

lischen Elimination sind CYP3A4 (Solifenacin, Darifenacin, Oxybutynin, Tiotropiumbromid) und/oder CYP2D6 (Darifenacin, Tiotropiumbromid, Tolterodin) beteiligt.

Indikationen:
- **Pupillenerweiterung:** Um den Augenhintergrund besser untersuchen zu können, werden Stoffe wie **Tropicamid** oder **Cyclopentolat** topisch angewendet. Diese Stoffe sind wesentlich kürzer wirksam als Atropin, das wegen hochaffiner Bindung an das Pigment der Iris Tage bis Wochen wirkt. Bei Entzündungen (Iritis, Iridozyklitis) wird **Atropin** oder **Scopolamin** verwendet, um Verklebungen der Iris mit der Linse zu verhindern. Unter diesen Bedingungen ist die Wirkdauer des Atropins wesentlich kürzer.
- **Bradykarde Herzrhythmusstörungen** (auch mit AV-Block) werden – z. B. in der Frühphase eines Myokardinfarkts – mit **Atropin** (0,5 – 1 mg i. v.; bei Kindern 0,01 mg/kg i. v.) oder **Ipratropiumbromid** (0,5 mg i. v.) behandelt.
- **Vergiftungen mit Alkylphosphaten:** Sie verursachen lebensbedrohliche M-Rezeptor-vermittelte Wirkungen (drastischer Blutdruckabfall, massive Bronchosekretion, Bronchokonstriktion, massiver Speichelfluss, Bradykardie). **Atropin** i. v. kann lebensrettend sein und wird nach Wirkung dosiert (2 – 5 mg alle 10 – 15 min, z. B. bis zum Sistieren der Hypersalivation/Bradykardie).
- **Parkinson-Syndrom:** Zur Behandlung der Symptomatik des Morbus Parkinson werden **Biperiden** und **Trihexyphenidyl** angewendet (Näheres s. S. 310).
- **Reizblase (Detrusorhyperaktivität):** Diese Störung tritt vor allem bei älteren Personen auf. Sie ist charakterisiert durch häufigen Harndrang und erhöhte Miktionsfrequenz und geht häufig mit einer Dranginkontinenz einher. Therapeutisch werden **Trospiumchlorid, Oxybutynin, Tolterodin, Darifenacin** oder **Solifenacin** angewendet.

▶ **Kritisch betrachtet.** Pharmakotherapie der Dranginkontinenz
Es ist umstritten, ob bei der Behandlung der Dranginkontinenz eine Pharmakotherapie mit den oben genannten Wirkstoffen sinnvoll ist, da nicht medikamentöse Maßnahmen (Verhaltensänderungen, Blasen- und Beckenbodentraining) gut wirksam sind. Es ist deshalb bedauerlich, dass die genannten Muskarinrezeptor-Antagonisten in klinischen Studien zwar mit Plazebo, nicht aber mit nicht medikamentösen Verfahren verglichen wurden. Der erwünschten Wirkung der genannten Pharmaka stehen mitunter gravierende parasympatholytisch bedingte Nebenwirkungen wie trockene Haut (Hemmung der Schweißsekretion), trockene Schleimhäute (Hemmung der Drüsensekretion), Verstopfung, Bauchschmerzen, Tachykardie, Akkomodationsstörungen (verschwommenes Sehen) und Miktionsstörungen mit Harnverhalt gegenüber.

- **Nieren- oder Gallenkolik:** Bei viszeralen Schmerzen im Rahmen von Nieren- und Gallenkoliken ist **N-Butylscopolamin** (20 – 40 mg i. v.) wegen seiner spasmolytischen Wirkung in Kombination mit Analgetika (s. S. 226) indiziert.
- **Chronisch-obstruktive Lungenerkrankung:** Zur Verminderung der Bronchokonstriktion wird u. a. **Ipratropiumbromid** (kurze Wirkdauer) oder **Tiotropiumbromid** (lange Wirkdauer) per inhalationem verabreicht (Näheres s. S. 531). Die inhalative Anwendung minimiert systemische Wirkungen.
- **Ulcus ventriculi und duodeni:** Sie sind grundsätzlich mit **Pirenzepin** behandelbar, das die Magensaftsekretion über M_1-Rezeptoren auf den intramuralen parasympathischen Ganglienzellen hemmt. In der zeitgemäßen Pharmakotherapie ist Pirenzepin aber völlig ohne Bedeutung (s. S. 103).

Unerwünschte Wirkungen: Sie gehen alle auf die Antagonisierung von Muskarinrezeptoren zurück: u. a. Trockenheit von Haut und Schleimhäuten, Verstopfung, Tachykardie, Mydriasis und Akkomodationsstörungen, Miktionsstörungen mit Harnverhalt durch Hemmung der Funktion des M. detrusor vesicae. Bei älteren Patienten muss als Folge der Antagonisierung von M-Rezeptoren im ZNS mit Verwirrtheitszuständen und einer Beeinträchtigung kognitiver Funktionen gerechnet werden.

Kontraindikationen: Engwinkelglaukom (Gefahr eines akuten Glaukomanfalls); Prostatahyperplasie oder andere obstruktive Harnwegserkrankungen (Gefahr eines Harnverhalts); Tachyarrhythmien oder Tachykardien bei Hyperthyreose; paralytischer Ileus oder Megakolon; Myasthenia gravis. Einige Stoffe (Darifenacin, Solifenacin, Tolterodin, Trihexyphenidyl) sind auch in der Schwangerschaft und Stillzeit kontraindiziert.

An der metabolischen Elimination sind CYP3A4 und CYP2D6 beteiligt.

Indikationen:
- **Pupillenerweiterung:** Zur Untersuchung topisches kurzwirksames **Tropicamid** oder **Cyclopentolat**. Bei Iritis/Iridozyklitis länger wirksames **Atropin** oder **Scopolamin**, um Verklebungen zu verhindern.
- **Bradykarde Herzrhythmusstörungen: Atropin** oder **Ipratropiumbromid**.
- **Vergiftungen mit Alkylphosphaten**: Bei drastischer Symptomatik (Blutdruckabfall, Bronchosekretion und -konstriktion, Speichelfluss, Bradykardie) kann **Atropin** i. v. lebensrettend sein.
- **Parkinson-Syndrom: Biperiden** und **Trihexyphenidyl** (s. S. 310).
- **Reizblase:** Bei häufigem Harndrang und erhöhter Miktionsfrequenz können **Trospiumchlorid, Oxybutynin, Tolterodin, Darifenacin** oder **Solifenacin** helfen.

▶ **Kritisch betrachtet.**

- **Nieren- oder Gallenkolik**: Bei viszeralen Schmerzen ist spasmolytisches **N-Butylscopolamin** in Kombination mit Analgetika indiziert (s. S. 226).
- **Chronisch-obstruktive Lungenerkrankung:** u. a. **Ipratropiumbromid** (kurze Wirkdauer) oder **Tiotropiumbromid** (lange Wirkdauer) per inhalationem (s. S. 531).
- **Ulcus ventriculi/ duodeni: Pirenzepin** ist möglich, aber nicht mehr zeitgemäß (s. S. 103).

Unerwünschte Wirkungen: Trockenheit von Haut/Schleimhaut, Verstopfung, Tachykardie, Sehstörungen, Harnverhalt; bei älteren Patienten Verwirrtheit/kognitive Beeinträchtigung.

Kontraindikationen: Engwinkelglaukom; obstruktive Harnwegserkrankungen, Tachyarrhythmien/-kardien bei Hyperthyreose; paralytischer Ileus, Megakolon; Myasthenia gravis; für einige Stoffe Schwangerschaft/Stillzeit.

Wechselwirkungen: Plasmaspiegeländerungen bei Substraten von CYP3A4 und/oder CYP2D6. Wirkung ↑ durch trizyklische Antidepressiva, H$_1$-Rezeptor-Antagonisten, Phenothiazine, Clozapin und Olanzapin. Motilitätssteigerung im GIT durch Metoclopramid ↓.

1.2.5 Periphere Muskelrelaxanzien

▶ **Definition.**

Periphere Muskelrelaxanzien werden hauptsächlich bei Narkosen angewendet und wirken an der motorischen Endplatte oder an den Ca^{2+}-Speichern der Skelettmuskelzellen. **Zentrale Muskelrelaxanzien** werden u. a. zur Behandlung von Muskelspasmen eingesetzt.

Einteilung peripherer Muskelrelaxanzien:
- **Neuromuskulär blockierende Stoffe:** Sie wirken an N$_M$-Rezeptoren der motorischen Endplatte. Es gibt sog. **nicht depolarisierende** Muskelrelaxanzien (Antagonisten) und **depolarisierende** Muskelrelaxanzien (Agonisten).
- **Muskulär blockierende Stoffe:** Der einzige Vertreter **Dantrolen** blockiert die elektromechanische Kopplung in der Skelettmuskelzelle (sog. myotrope Muskelrelaxanzien).

Nicht depolarisierende Muskelrelaxanzien

▶ **Definition.**

Substanzen und Wirkmechanismus: Atracurium, Mivacurium, Pancuronium und Vecuronium (Tab. B-1.10) werden **curareartige Muskelrelaxanzien** genannt, weil sie sich vom südamerikanischen Pfeilgift **Curare** herleiten. Sie antagonisieren kompetitiv die N$_M$-**Rezeptoren** der motorischen Endplatte und verhindern dadurch eine Aktivierung der spannungsabhängigen „schnellen" Na$^+$-Kanäle der Muskelfaser. Die Folge ist eine Muskellähmung (auch der Atemmuskulatur!), die mit Cholinesterase-Hemmstoffen (s. S. 100) wieder aufgehoben werden kann. Zentrale Wirkungen haben sie nicht. Die prototypische Substanz **(+)-Tubocurarin** wird wegen ihrer unerwünschten Wirkungen nicht mehr angewendet.

Wechselwirkungen: Die Plasmaspiegel von Substanzen, die Substrate von CYP3A4 und/oder CYP2D6 sind, werden durch Hemmstoffe dieser beiden Enzyme erhöht und durch Enzyminduktoren (s. Tab. **A-3.1** auf S. 37) erniedrigt. Die Wirkungen der M-Rezeptor-Antagonisten werden durch trizyklische Antidepressiva, viele H$_1$-Rezeptor-Antagonisten, Phenothiazine und Clozapin/Olanzapin verstärkt. Die motilitätssteigernde Wirkung von Metoclopramid im Gastrointestinaltrakt wird durch M-Rezeptor-Antagonisten abgeschwächt.

1.2.5 Periphere Muskelrelaxanzien

▶ **Definition.** Muskelrelaxanzien sind Pharmaka, die eine vorübergehende Lähmung oder Entspannung der Skelettmuskulatur bewirken.

Periphere Muskelrelaxanzien entfalten ihre Wirkung an der motorischen Endplatte oder an den intrazellulären Ca^{2+}-Speichern der Skelettmuskelzellen. Sie werden hauptsächlich zur Muskelrelaxation im Rahmen von Narkosen angewendet. Ihnen werden die **zentralen Muskelrelaxanzien** (Wirkung im ZNS) wie z. B. Baclofen (s. S. 267) gegenübergestellt, die zur Behandlung von spinal ausgelösten Spastiken und lokalen Muskelspasmen verwendet werden.

Einteilung: Bei den peripheren Muskelrelaxanzien werden zwei Gruppen von Pharmaka unterschieden:
- **Neuromuskulär blockierende Stoffe**, nämlich **Agonisten und Antagonisten der N$_M$-Rezeptoren** auf der motorischen Endplatte. Diese lassen sich weiter unterteilen in sog.
  - **nicht depolarisierende** Muskelrelaxanzien (Antagonisten des N$_M$-Rezeptors) und
  - **depolarisierende** Muskelrelaxanzien (Agonisten des N$_M$-Rezeptors).
- **Muskulär blockierende Stoffe**, die durch Hemmung der Freisetzung von Ca^{2+} innerhalb der Skelettmuskelzelle die elektromechanische Kopplung blockieren und als myotrope Muskelrelaxanzien bezeichnet werden. Der einzige relevante Vertreter ist **Dantrolen**.

Nicht depolarisierende Muskelrelaxanzien

▶ **Definition.** Nicht depolarisierende Muskelrelaxanzien sind Antagonisten des Nikotinrezeptors vom Typ N$_M$ auf der motorischen Endplatte. Als kompetitive Hemmstoffe konkurrieren sie mit Acetycholin um die Bindungsstelle am Rezeptor. Ihre Bindung führt nicht zur Erregung des N$_M$-Rezeptors und damit auch nicht zu einer Depolarisation der motorischen Endplatte.

Substanzen und Wirkmechanismus: Die heute verwendeten N$_M$-Rezeptor-Antagonisten werden **curareartige Muskelrelaxanzien** genannt, weil sie sich vom südamerikanische Pfeilgift **Curare** (bzw. dessen Inhaltsstoff (+)-Tubocurarin) herleiten. Wichtige Vertreter sind **Atracurium, Mivacurium, Pancuronium und Vecuronium** (Tab. **B-1.10**). Alle Stoffe sind polare Verbindungen und enthalten mindestens einen quartären Stickstoff. Deshalb können sie die Blut-Hirn-Schranke nicht passieren und sind ohne zentrale Wirkungen. Die kompetitive Antagonisierung der N$_M$-**Rezeptoren** der motorischen Endplatte bewirkt eine Verkleinerung der Amplitude des Endplattenpotenzials, sodass das Schwellenpotenzial für die Aktivierung der spannungsabhängigen „schnellen" Na$^+$-Kanäle der Muskelfaser nicht erreicht wird. Die Folge ist eine Muskellähmung, die mit Cholinesterase-Hemmstoffen (s. S. 100) wieder aufgehoben werden kann. Da die Lähmung auch die Atemmuskulatur betrifft, muss der Patient beatmet werden.

Die prototypische Substanz **(+)-Tubocurarin** wird wegen einer ausgeprägten histaminfreisetzenden Wirkung und einer hemmenden Wirkung auf die Transmission in sympatischen und parasympathischen Ganglien nicht mehr angewendet.

B-1.10 Pharmakokinetische Daten und Dosierungen von peripheren Muskelrelaxanzien

Wirkstoff	HWZ	PEB [%]	EF_{ren} [%]	i. v.-Dosis [mg/kg]	Zeit bis zur vollen Wirkung[1] [min]	Wirkdauer[2] [min]
N_M-Rezeptor-Antagonisten						
(+)-Tubocurarin	4 h	60	60	0,6[3]	5	100
Atracurium	25 min	82	10	0,5[3]	3	35
Cisatracurium	25 min	n.b.	25	0,15[3]	2	30
Mivacurium	2 min	n.b.	6	0,2[3]	2,5	20
Pancuronium	2,2 h	10	60	0,1[3]	5	150
Rocuronium	1,2 h	30	30	0,6[3]	1,5	45
Vecuronium	1,5 h	30	30	0,1[3]	3	75
N_M-Rezeptor-Agonisten						
Suxamethonium	3 min	30	0	1[3]	2	7,5
myotrope Muskelrelaxanzien						
Dantrolen	8 h	90	2,5	2,5[4]	n.b.	n.b.

[1] dosisabhängig, nimmt mit der applizierten Dosis ab, Zeitangaben gelten deshalb nur für die angegebene i. v.-Dosis; [2] dosisabhängig, nimmt mit der applizierten Dosis zu, Zeitangaben gelten nur für die angegebene i. v.-Dosis; [3] zur Intubation erforderliche i. v.-Dosis; [4] Initialdosis, die bei maligner Hyperthermie rasch i. v. infundiert wird.

Pharmakokinetik: N_M-Rezeptor-Antagonisten werden als Verbindungen mit quartärem Stickstoff (Ammoniumverbindungen) nach p. o.-Gabe nicht resorbiert. Sie müssen deshalb **i. v.** verabreicht werden. Die renale und die biliäre Ausscheidung spielen bei vielen eine wichtige Rolle. Einige werden auch durch unspezifische Plasmaesterasen (Atracurium, Cisatracurium, Pancuronium, Vecuronium), die unspezifische Cholinesterase (Mivacurium) oder durch spontanen Zerfall ohne die Hilfe von Enzymen (Atracurium, Cisatracurium) eliminiert. Wichtige Daten, auch bezüglich des Wirkungseintritts und der Wirkdauer gebräuchlicher Dosierungen, sind in Tab. **B-1.10** zusammengefasst.

Indikationen und Kontraindikation: Nicht depolarisierende Muskelrelaxanzien werden zur Muskelrelaxation bei großen Operationen, zur Erleichterung der Intubation, zur Elektrokrampftherapie (EKT) in der Psychiatrie und zur Behandlung des Wundstarrkrampfs angewendet. Relevante Kontraindikationen gibt es nicht.

Unerwünschte Wirkungen:

▶ **Merke.** N_M-Rezeptor-Antagonisten sind sichere Pharmaka. Sie sind ohne Kontraindikationen und unerwünschte Wirkungen treten nur selten auf.

- **Histaminfreisetzung** wird bei Anwendung von Alcuronium, Atracurium, Pancuronium, Mivacurium und Rocuronium wesentlich seltener beobachtet und ist deutlich schwächer ausgeprägt als nach (+)-Tubocurarin. Vecuronium hat diese Nebenwirkung nicht.

▶ **Merke.** Die Histaminfreisetzung kommt durch eine direkte Wirkung dieser Stoffe auf die Gewebsmastzellen zustande und ist **nicht IgE-vermittelt**.

- **Hemmung der ganglionären Transmission** durch schwache N_N-Rezeptor-antagonistische Wirkung mit konsekutivem Blutdruckabfall (nur bei Alcuronium und Pancuronium).
- Eine schwache **Muskarinrezeptor-antagonistische Wirkung** ist nach Gabe von Pancuronium und Alcuronium möglich und führt vor allem zur Tachykardie.
- Sehr selten kann es zu **Überempfindlichkeitsreaktionen** (alle Stoffe) oder **Krampfanfällen** (Atracurium, Cisatracurium) kommen. Die Krampfanfälle werden dem

Pharmakokinetik: N_M-Rezeptor-Antagonisten wirken nur bei **i. v.-Gabe**. Die Elimination erfolgt renal oder biliär, bei einigen auch durch unspezifische Plasmaesterasen, die unspezifische Cholinesterase oder durch spontanen Zerfall. Weitere Daten sind in Tab. **B-1.10** zusammengefasst.

Indikationen: Muskelrelaxation bei Operationen, Erleichterung der Intubation, EKT, Behandlung des Wundstarrkrampfs. **Kontraindikation:** keine relevanten.

Unerwünschte Wirkungen:

▶ **Merke.**

- Eine **Histaminfreisetzung** tritt bei den üblichen Präparaten nur selten auf, bei Vecuronium gar nicht.

▶ **Merke.**

- **Hemmung der ganglionären Transmission** mit konsekutivem Blutdruckabfall (bei Alcuronium und Pancuronium).
- Die **Muskarinrezeptor-antagonistische Wirkung** von Pancuronium und Alcuronium kann eine Tachykardie auslösen.
- Sehr selten sind **Überempfindlichkeitsreaktionen** (alle Stoffe) oder **Krampfanfälle** (Atracurium, Cisatracurium).

Wechselwirkungen: Wirkung ↑ durch Inhalationsnarkotika (z. B. Isofluran), Benzodiazepine, einige Antibiotika (Aminoglykoside, Tetrazykline, Clindamycin), Ca^{2+}-Kanalblocker.

Depolarisierende Muskelrelaxanzien

▶ **Definition.**

Struktur und Wirkungsmechanismus: Suxamethonium (Succinylcholin) wird nicht durch die Acetylcholinesterase abgebaut und führt als Agonist an N$_M$-Rezeptoren zur andauernden Depolarisation der motorischen Endplatte. Da Acetylcholin so nicht mehr wirken kann, nennt man diesen Zustand **Depolarisationsblock** oder **Phase-I-Block** der neuromuskulären Übertragung. Die resultierende schlaffe Muskellähmung kann von Cholinesterase-Hemmstoffen nicht aufgehoben werden. Ein lang anhaltender Phase-I-Block kann durch Rezeptordesensibilisierung in einen **Phase-II-Block** übergehen, der partiell aufhebbar ist.

▶ **Merke.**

Pharmakokinetik (Tab. B-1.10): Suxamethonium wird von der unspezifischen Cholinesterase abgebaut. Patienten mit Enzymdefekten (Leberschaden, genetische Störung) müssen oft lange beatmet werden. Hier hilft gereinigte Serumcholinesterase.

Indikationen: Suxamethonium wird wegen seines raschen Wirkungseintritts und seiner kurzen Wirkdauer (Tab. B-1.10) v. a. zur **Erleichterung der Intubation** verwendet.
Kontraindikationen: Bekannte maligne Hyperthermie (s. S. 109) oder entsprechende genetische Prädisposition. **Wechselwirkungen:** Wirkung ↓ durch curareartige Muskelrelaxanzien, Wirkung ↑ durch Aminoglykoside, Amphotericin B, Chinidin, Thiopental.
Unerwünschte Wirkungen
- **Muskelkaterartige Schmerzen:** Prämedikation mit curareartigen Muskelrelaxanzien in niedrigen Dosierungen kann sie verhindern („Präcurarisierung").
- **Hyperkaliämie** durch den K$^+$-Ausstrom aus den Muskelzellen wegen der langanhalten-

ZNS-gängigen Zerfallsprodukt Laudanosin zugeschrieben, das beim nicht enzymatischen Abbau von Atracurium und Cisatracurium entsteht.

Wechselwirkungen: Wirkungsverstärkung durch volatile **Inhalationsnarkotika** (z. B. Isofluran), **Benzodiazepine**, einige **Antibiotika** (Aminoglykoside, Tetrazykline, Clindamycin) und **Ca^{2+}-Kanalblocker**. Die genannten Antibiotika und die Ca^{2+}-Kanalblocker können den neuronalen Ca^{2+}-Einstrom blockieren und so die Freisetzung von Acetylcholin beeinträchtigen.

Depolarisierende Muskelrelaxanzien

▶ **Definition.** Depolarisierende Muskelrelaxanzien sind Agonisten des N$_M$-Nikotinrezeptors auf der motorischen Endplatte. Ihre Interaktion mit dem Rezeptor löst eine lang anhaltende Depolarisation der motorischen Endplatte aus, die eine Erregung durch Acetylcholin unmöglich macht.

Struktur und Wirkungsmechanismus: Wenn zwei Acetylcholin-Moleküle (Abb. B-1.7) an ihren Acetylresten verknüpft werden, erhält man **Suxamethonium** (Succinylcholin). Dieser Stoff wirkt als Agonist an N$_M$-Rezeptoren und führt daher zu einer Depolarisation der motorischen Endplatte. Anders als Acetylcholin wird er aber nicht von der Acetylcholinesterase abgebaut, weshalb er den N$_M$-Rezeptorkanal lang anhaltend öffnet und die motorische Endplatte lang anhaltend depolarisiert. Acetylcholin kann unter diesen Bedingungen nicht mehr wirken, weil der Rezeptorkanal bereits geöffnet ist. Diesen Zustand der Unerregbarkeit nennt man **Depolarisationsblock** oder **Phase-I-Block** der neuromuskulären Übertragung. Die Folge ist eine schlaffe Muskellähmung, die von Cholinesterase-Hemmstoffen nicht aufgehoben werden kann. Bei lang anhaltendem Phase-I-Block (wiederholte Gabe oder hohe Dosen von Suxamethonium) kann sich ein **Phase-II-Block** anschließen. Dieser Zustand ist durch Cholinesterase-Hemmstoffe partiell aufhebbar und soll auf eine Desensibilisierung der N$_M$-Rezeptoren (durch Rezeptor-Phosphorylierung) zurückgehen.

▶ **Merke.** Obwohl Suxamethonium eine Depolarisation der motorischen Endplatte (Endplattenpotenzial) hervorruft, verursacht es **keine Muskelkontraktionen**. Der Grund ist, dass die einzelnen Muskelfasern eines Muskels unter Einwirkung von Suxamethonium nur vorübergehend und unkoordiniert kontrahieren und sog. **Faszikulationen** der Muskulatur hervorrufen. Eine Ausnahme bilden die äußeren Augenmuskeln, die mit einer anhaltenden Kontraktur reagieren können.

Pharmakokinetik (Tab. B-1.10): Suxamethonium wird von der unspezifischen Cholinesterase abgebaut. Dieses Enzym wird in der Leber gebildet und ins Plasma abgegeben. Bei schweren Leberfunktionsstörungen oder bei genetischen Störungen (0,05 % der europäischen Bevölkerung), die mit der Bildung defekter Enzymvarianten einhergehen, müssen Patienten oft stundenlang beatmet werden. Für solche Patienten steht gereinigte Serumcholinesterase in injizierbarer Form zur Verfügung.

Indikationen, Kontraindikationen und Wechselwirkungen: Charakteristisch für Suxamethonium sind ein rascher Wirkungseintritt und eine kurze Wirkdauer (Tab. B-1.10). Deshalb wird es hauptsächlich zur **Erleichterung der Intubation** verwendet. Bei maligner Hyperthermie in der Anamnese oder genetisch bedingter Prädisposition für diese Erkrankung darf es nicht angewendet werden (Näheres s. S. 109, Exkurs). Curareartige Muskelrelaxanzien schwächen die Wirkung von Suxamethonium ab, Aminoglykoside, Amphotericin B, Chinidin oder Thiopental verstärken sie.

Unerwünschte Wirkungen: Sie treten nach Gabe von Suxamethonium häufiger auf als nach Gabe von curareartigen Muskelrelaxanzien:
- **Muskelkaterartige Schmerzen** als Folge der Kontraktionen einzelner Muskelfasern (Faszikulationen). Diese Schmerzsymptomatik kann durch Prämedikation mit niedrigen Dosierungen curareartiger Muskelrelaxanzien verhindert werden („Präcurarisierung", z. B. mit 0,03 mg/kg Alcuronium).
- **Hyperkaliämie** durch den K$^+$-Ausstrom aus den Muskelzellen aufgrund der langanhaltenden Depolarisation der motorischen Endplatten. **Bradyarrhythmien** und

Asystolie können die Folge sein. Solche kardialen Störungen sind besonders bei Kindern unter 8 Jahren gefürchtet.
- **Histaminfreisetzung** wird umso häufiger beobachtet, je schneller es injiziert wird. Die Folgen sind Blutdruckabfall und Bronchokonstriktion.
- **Vorübergehende Erhöhung des Augeninnendrucks**, vermutlich bedingt durch eine Kontraktur der äußeren Augenmuskeln in der Augenhöhle.
- **Maligne Hyperthermie:** Bei Patienten mit genetisch bedingter Prädisposition kann diese seltene Störung durch Trigger-Substanzen wie Suxamethonium ausgelöst werden. Für die autosomal-dominant vererbte Prädisposition sind Mutationen im Gen, das für den Ryanodinrezeptor kodiert, verantwortlich (Näheres s. Exkurs). Es kommt über den Ryanodinrezeptor zu einer ungebremsten Freisetzung von Ca^{2+} ins Sarkoplasma. Die Folge sind Rigidität und Kontrakturen der Muskulatur, massive Wärmeproduktion, lebensbedrohliche Hyperthermie, Tachykardie, metabolische Azidose, Hypoxie, Hyperkapnie, Rhabdomyolyse mit Myoglobinurie und nachfolgendem Nierenversagen.

▶ **Exkurs.** **Der Ryanodinrezeptor**

Unter dem Begriff Ryanodinrezeptoren wird eine Familie intrazellulär lokalisierter, **membranständiger Ca^{2+}-Kanäle** zusammengefasst, die alle nach Aktivierung durch Ca^{2+} und Calmodulin einen Ausstrom von Ca^{2+} aus den Ca^{2+}-Speichern des sarkoplasmatischen Retikulums ins Zytosol der Muskelzellen vermitteln. Drei Isoformen von Ryanodin-Rezeptoren werden unterschieden: RyR1, RyR2 und RyR3. Im Zusammenhang mit der **malignen Hyperthermie** ist der RyR1-Rezeptor von Bedeutung, da dieser Subtyp im sarkoplasmatischen Retikulum des Skelettmuskels exprimiert wird. Daher kommt ihm eine Schlüsselrolle bei der **elektromechanischen Kopplung** in Skelettmuskelzellen zu.
Der Name geht zurück auf das Alkaloid Ryanodin, das ursprünglich aus der südamerikanischen Pflanze *Ryania speciosa* gewonnen wurde und als Insektizid diente. Ryanodin bindet mit hoher Affinität selektiv an den Ryanodinrezeptor, öffnet den Rezeptorkanal in niedrigen Konzentrationen (< 1 µM) und blockiert ihn in hohen Konzentrationen (> 1 µM).

Dantrolen

Wirkungsmechanismus und Pharmakokinetik: Dantrolen ist ein myotropes Muskelrelaxans (s. S. 106), dessen exakter Wirkmechanismus noch ungeklärt ist. Es bindet an das RyR1-Protein und unterdrückt die Fähigkeit von Ca^{2+} und Calmodulin, den Ryanodin-Rezeptorkanal (s. Exkurs) zu aktivieren. Dadurch hemmt es die Freisetzung von Ca^{2+} aus dem endoplasmatischen Retikulum. Die Folge ist eine Blockade der elektromechanischen Kopplung und eine Hemmung der Kontraktion der Skelettmuskelzelle. Dantrolen hat einen wirksamen Metaboliten (5-Hydroxydantrolen). Für weitere pharmakokinetische Daten s. Tab. **B-1.10**.

Indikationen:
- **Maligne Hyperthermie** hervorgerufen durch Auslöser wie Suxamethonium und/oder Inhalationsnarkotika (z. B. Isofluran, Sevofluran) bei entsprechend prädisponierten Patienten. Therapie mit Dantrolen i. v. (initial 2,5 mg/kg und danach symptomorientiert bis zu einer Gesamtdosis von 10 mg/kg pro 24 h). Außerdem wird mit artifizieller Kühlung, Hyperventilation mit reinem Sauerstoff und Infusionen von Natriumbikarbonat behandelt.
- **Spastische Syndrome** mit krankhaft gesteigerter Muskelspannung können u. a. mit Dantrolen p. o. (2 – 4 × 25 – 50 mg/d) behandelt werden.

Unerwünschte Wirkungen und Kontraindikationen: Nebenwirkungen treten bei der vorübergehenden **i. v.-Anwendung** zur Behandlung der malignen Hyperthermie kaum auf. Eine paravenöse Injektion der stark alkalischen Lösung muss allerdings wegen der Gefahr von Gewebsnekrosen unbedingt vermieden werden. Bei **oraler Anwendung** (besonders bei Dosierungen > 200 mg/d) muss mit Schüttelfrost und Fieber, gastrointestinalen Störungen (Übelkeit, Erbrechen, Appetitlosigkeit, kolikartigen Bauchschmerzen), Muskelschwäche, Hautausschlägen, Kopfschmerzen, Verwirrtheitszuständen, Halluzinationen, Krampfanfällen, hepatotoxischen Effekten (meist in Form einer ikterischen Hepatitis) und Herzinsuffizienz gerechnet werden. Die Gabe von Dantrolen zur Behandlung der malignen Hyperthermie ist ohne **Kontraindikation**. Für die orale Anwendung von Dantrolen gelten Herzinsuffizienz, schwere Leber- oder Lungenfunktionsstörungen, Schwangerschaft und Stillzeit als Kontraindikationen.

---

den Depolarisation. Dadurch Gefahr von **Bradyarrhythmien** und **Asystolie** (v. a. bei Kindern < 8 Jahren).
- **Histaminfreisetzung** mit Blutdruckabfall und Bronchokonstriktion, gehäuft bei schneller Injektion.
- **Vorübergehende Augeninnendruckerhöhung.**
- **Maligne Hyperthermie:** Auslöser sind Suxamethonium und andere Trigger-Substanzen bei genetischer Prädisposition. Symptome: Muskelrigidität/-kontrakturen, lebensbedrohliche Hyperthermie, Tachykardie, metabolische Azidose, Hypoxie, Hyperkapnie, Rhabdomyolyse.

▶ **Exkurs.**

Dantrolen

Wirkungsmechanismus und Pharmakokinetik (Tab. B-1.10): Das myotrope Muskelrelaxans Dantrolen verhindert die Aktivierung des Ryanodin-Rezeptors, wodurch weniger Ca^{2+} aus dem endoplasmatischen Retikulum freigesetzt wird. Diese Blockade der elektromechanischen Kopplung hemmt die Kontraktion der Skelettmuskelzelle.

Indikationen:
- **Maligne Hyperthermie:** Therapie mit Dantrolen i. v. sowie Kühlung, Hyperventilation mit O_2 und Natriumbikarbonat-Infusionen.
- **Spastische Syndrome:** Sie können u. a. mit Dantrolen p. o. behandelt werden.

Unerwünschte Wirkungen und Kontraindikationen: Nebenwirkungen sind bei **i. v.-Anwendung** selten. Bei paravenöser Injektion können Gewebsnekrosen entstehen. Bei **oraler Anwendung** beobachtet man Schüttelfrost, Fieber, gastrointestinale Störungen, Muskelschwäche, Hautausschläge, Kopfschmerzen, Verwirrtheitszustände, Krampfanfälle, hepatotoxische Effekte und Herzinsuffizienz. Bei maligner Hyperthermie gibt es keine **Kontraindikation** für Dantrolen. Bei oraler Anwendung sind Herzinsuffizienz, Leber- oder Lungenfunktionsstörungen, Schwangerschaft/Stillzeit zu nennen.

Wechselwirkungen: ZNS-Wirkungen ↑ bei Kombination mit zentral dämpfenden Pharmaka oder Alkohol. Hepatotoxizität ↑ bei Kombination mit anderen leberschädigenden Pharmaka. Enterale Resorption ↑ durch Metoclopramid. Herzinsuffizienz bei Kombination mit Verapamil oder Diltiazem.

Wechselwirkungen: Zentral dämpfende Pharmaka (Benzodiazepine, Antihistaminika) oder Alkohol verstärken die zentralnervösen Störwirkungen. Andere potenziell hepatotoxische Pharmaka (z. B. Amiodaron, Rifampicin, Tetrazykline, hormonelle Kontrazeptiva) erhöhen das Risiko einer Leberzellschädigung. Metoclopramid erhöht wegen der beschleunigten Magenentleerung die Geschwindigkeit der enteralen Resorption von Dantrolen und kann deshalb die Wirkungen von Dantrolen verstärken. Bei Kombination mit Verapamil oder Diltiazem muss infolge einer Beeinträchtigung der myokardialen Kontraktilität mit dem Auftreten einer Herzinsuffizienz gerechnet werden.

Botulinustoxin

Botulinustoxin

▶ **Synonym.**

▶ **Synonym.** Botulinusneurotoxin, Botulinumtoxin, Botulismustoxin, Botulin.

Struktur, Wirkungsmechanismus und Wirkung: **Botulinusneurotoxin A**, gebildet vom Bakterium Clostridium botulinum, wird in verdünnter Form als Medikament angewendet. Ein Molekülteil des Botulinusneurotoxins A, die **Zink-Endopeptidase**, wird durch Endozytose in Nervenzellen aufgenommen. Dort **blockiert** sie die **Exozytose von Acetylcholin**. Die Nervenendigungen der Neurone degenerieren daraufhin und müssen neu gebildet werden. Zu therapeutischen Zwecken wird das Toxin immer lokal injiziert.

Struktur, Wirkungsmechanismus und Wirkung: Das Bakterium Clostridium botulinum produziert 7 verschiedene hitzelabile Neurotoxine (Botulinustoxin A–G), die eine Lebensmittelvergiftung verursachen können. Eines der Toxine, **Botulinusneurotoxin A**, wird in verdünnter Form als Medikament angewendet. Die leichte Kette des Botulinusneurotoxins A ist eine **Zink-Endopeptidase**. Dieses Enzym wird durch Endozytose in Nervenzellen aufgenommen und sorgt in cholinergen Neuronen für die enzymatische Zerstörung des am Axolemm verankerten Exozytoseproteins SNAP-25. Auf diesem Wege **blockiert** Botulinusneurotoxin A die **exozytotische Freisetzung von Acetylcholin**. Die Nervenendigungen der Neurone degenerieren nach Einwirkung des Toxins und müssen durch Neubildung ersetzt werden. Die Wirkung des Toxins wird therapeutisch genutzt. Es wird stets lokal appliziert.

Indikationen:
- **Muskuläre Spasmen:** Nach Injektion, z. B. beim Blepharospasmus, Spasmus hemifacialis oder Torticollis spasticus, hält die Muskelerschlaffung 3 – 4 Monate an.
- **Hyperhidrosis:** Die Blockade der Schweißsekretion durch lokale intradermale Injektion des Toxins hält z. T. über ein Jahr an.
- **Beseitigung von Hautfalten** in der **kosmetischen Chirurgie** durch Injektionen in die betroffenen mimischen Gesichtsmuskeln (Abb. **B-1.12**).
- **Benigne Prostatahyperplasie:** Injektionen in die Prostata führen zu deren Schrumpfung.

Indikationen:
- **Muskuläre Spasmen** im Rahmen von fokalen Dystonien wie z. B. beim Blepharospasmus, beim Spasmus hemifacialis, beim Torticollis spasticus oder bei fokaler Spastizität infolge einer infantilen Zerebralparese. Die lokale Injektion des Toxins in die betroffenen Muskeln führt innerhalb von Tagen zur Muskelerschlaffung, die 3 – 4 Monate anhält.
- **Hyperhidrosis axillaris/manum/pedis** sind Störungen, die durch lokale intradermale Injektion des Toxins erfolgreich behandelt werden können, wenn andere Verfahren versagen. Die Blockade der Schweißsekretion kann mehr als ein Jahr anhalten.
- **Beseitigung von Hautfalten:** Ein immer größeres Anwendungsgebiet findet Botulinusneurotoxin A in der **kosmetischen Chirurgie** („Schönheitschirurgie"). Zur Faltenbehandlung wird es in die betroffenen mimischen Gesichtsmuskeln injiziert (Abb. **B-1.12**).
- **Benigne Prostatahyperplasie:** Botulinusneurotoxin A wird in die Prostata injiziert und führt zur Schrumpfung der vergrößerten Drüse.

B-1.12 Behandlung von Hautfalten mit Botulinusneurotoxin A

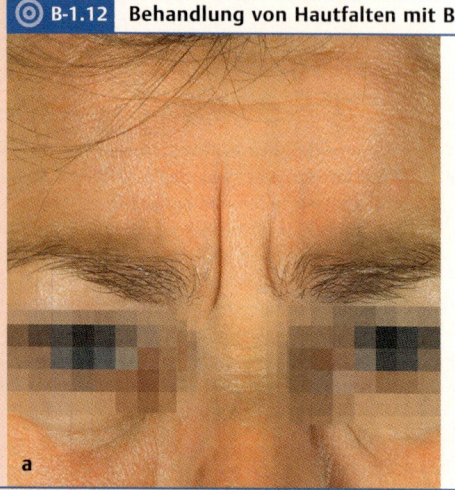
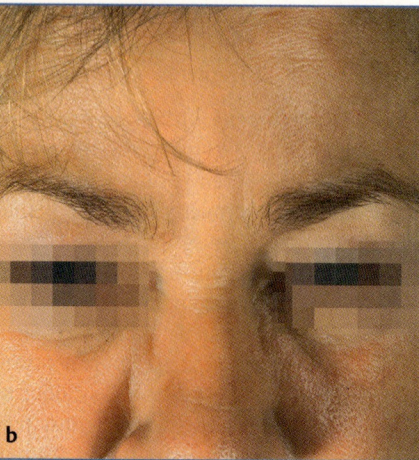

Patientin vor **(a)** und 2 Wochen nach **(b)** Injektion von Botulinusneurotoxin A in die Glabellaregion (aus Moll, Duale Reihe Dermatologie, Thieme, 2010).

a b

Unerwünschte Wirkungen und Kontraindikationen: Mögliche Nebenwirkungen von Botulinusneurotoxin A sind eine Schwäche der Muskulatur oder andere Störungen in der Umgebung der Injektionsorte (z. B. Oberlidptosis, Keratitis punctata, trockenes Auge, Gesichtsödem, Myalgien), Schmerzen und Blutungen an den Einstichstellen. Kontraindiziert ist es in der Schwangerschaft und Stillzeit.

Unerwünschte Wirkungen: Muskelschwäche, Oberlidptosis, Keratitis punctata, trockenes Auge, Gesichtsödem, Myalgien. **Kontraindikationen:** Schwangerschaft/Stillzeit.

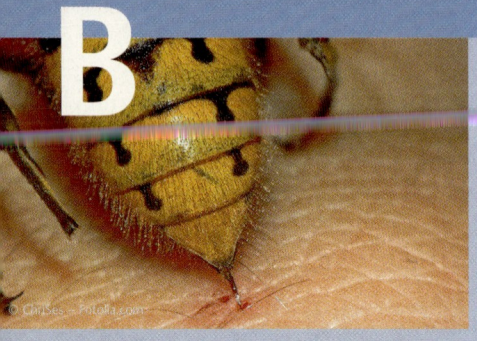

B 2 Gewebshormone

2.1 Histamin 112
2.2 Serotonin 122
2.3 Arachidonsäure-Metabolite 130

▶ Synonym.

▶ Synonym. Mediatoren, Autakoide.

▶ Definition.

▶ Definition. **Gewebshormone** stellen eine Untergruppe der Hormone dar. Im Gegensatz zu den „klassischen" Hormonen, die endokrin auf dem Blutweg ihre Wirkung entfalten, werden sie parakrin freigesetzt und wirken vorwiegend lokal.

Es gibt folgende **Substanzgruppen**:
- Biogene Amine (z. B. Histamin, Serotonin)
- Arachidonsäure-Metabolite
- Peptidhormone
- NO

Zu den Gewebshormonen gehören folgende **Substanzgruppen**:
- **Biogene Amine** wie z. B. **Histamin** und **Serotonin**.
- **Arachidonsäure-Metabolite** (Eikosanoide).
- **Peptidhormone** (z. B. Angiotensin, Bradykinin).
- NO.

Die ersten zwei Gruppen werden ausführlich in diesem Kapitel dargestellt, Näheres zu den Peptidhormonen und zum NO findet sich im Kap. B-4 ab S. 155.

2.1 Histamin

2.1.1 Klinische Bedeutung

Histamin ist ein **Neurotransmitter im ZNS**, ein Mediator bei **allergischen Sofortreaktionen und Entzündungen** und ein Regulator der Salzsäuresekretion im Magen. Als solcher ist es an der Entstehung von **Magen- und Duodenalgeschwüren** beteiligt. Diagnostisch wird es zudem bei Scratch-, Prick- oder Intrakutantests angewendet (Abb. **B-2.1**).

Histamin ist ein **Neurotransmitter im ZNS** und ein Gewebshormon, das v. a. in Mastzellen vorkommt. Neben seiner physiologischen Bedeutung im ZNS ist Histamin ein wichtiger Mediator bei **allergischen Sofortreaktionen** (z. B. beim anaphylaktischen Schock) und **allergischen Entzündungsreaktionen**. Auch als Regulator der Salzsäuresekretion im Magen spielt es eine wichtige Rolle. Als pathophysiologische Konsequenzen einer Histaminfreisetzung sind verschiedene allergische Erkrankungen sowie **Geschwüre der Magen- und Duodenalschleimhaut** zu nennen.

B-2.1 Allergologische Diagnostik (Scratchtest)

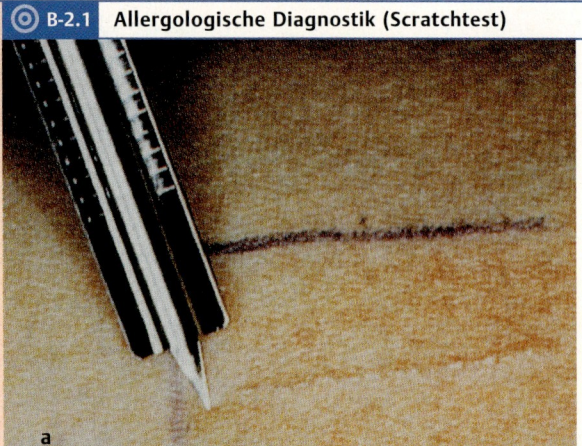
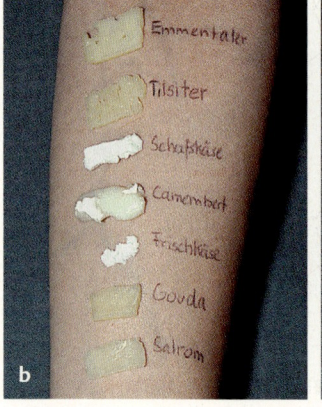
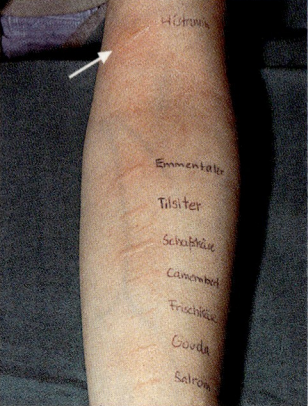

Mithilfe allergologischer Hauttestungen können Sensibilisierungen durch bestimmte Allergene nachgewiesen werden. Zum **Nachweis von Typ-I-Reaktionen** werden kleine Mengen von in der Regel industriell hergestellten Extraktlösungen potenzieller Allergene in die Haut eingebracht. Dabei wird entweder ein kleiner Epithelschaden durch Stechen (Pricktest) oder Kratzen (Scratchtest) mit einer Lanzette **(a)** gesetzt oder die Lösung streng intradermal injiziert (Intrakutantest). Da falsch positive und falsch negative Ergebnisse möglich sind, müssen immer Positivkontrollen (Histaminlösung) und Negativkontrollen (Lösungsmittel des Allergens) mitgetestet werden. Das Ergebnis eines Scratchtests am Unterarm zeigt **(b)**, die **Positivkontrolle mit Histamin** ist ganz oben im Bild dargestellt (Zeigepfeil) (aus Moll, Duale Reihe Dermatologie, Thieme, 2010).

Therapeutisch spielt Histamin keine Rolle. In der Diagnostik allergischer Erkrankungen wird es bei Hauttestungen (z. B. in Form des sog. Scratch-, Prick- oder Intrakutantests) als Positivkontrolle lokal appliziert (Abb. **B-2.1**).

2.1.2 Physiologische Grundlagen

Vorkommen

Histamin kommt v. a. in **Mastzellen** und **basophilen Granulozyten** vor, daneben aber auch in **Thrombozyten**. Die Mastzelldichte bestimmt den Histamingehalt der Gewebe, d. h. Gewebe mit besonders hohem Histamingehalt (Bronchialschleimhaut, Darmschleimhaut und Haut) enthalten Mastzellen in besonders großer Zahl. In einigen Geweben findet sich Histamin auch in anderen Zellen:
- Im **ZNS** gibt es Neurone, die Histamin als Transmitter sezernieren **(histaminerge Neurone)**. Ihre Zellkörper liegen im Nucleus tuberomamillaris des hinteren Hypothalamus und ihre Axone innervieren große Teile des Gehirns.
- Die **Magenschleimhaut** enthält neben Mastzellen auch **enterochromaffin-ähnliche Zellen (ECL-Zellen)**, die Histamin freisetzen und so parakrin die HCl-Sekretion der Belegzellen steigern.

Synthese, Speicherung und Abbau

Histamin wird in den oben genannten Zellen aus L-Histidin synthetisiert und in vesikulär gespeicherter Form bereitgehalten (Abb. **B-2.2**). Das für die **Synthese** verantwortliche zytoplasmatische Enzym, die **L-Histidin-Decarboxylase**, ist ein indu-

2.1.2 Physiologische Grundlagen

Vorkommen

Histamin findet sich in **Mastzellen**, **basophilen Granulozyten** und **Thrombozyten**, darüber hinaus in **histaminergen Neuronen des ZNS** und in **enterochromaffin-ähnlichen Zellen** der Magenschleimhaut.

Synthese, Speicherung und Abbau

Histamin wird durch die **L-Histidin-Decarboxylase** aus L-Histidin **synthetisiert** und vesikulär gespeichert (Abb. **B-2.2**). Der **wichtigs-**

B-2.2 | Histaminsynthese, Histaminspeicherung, Histaminabbau und Histaminfreisetzung aus Mastzellen

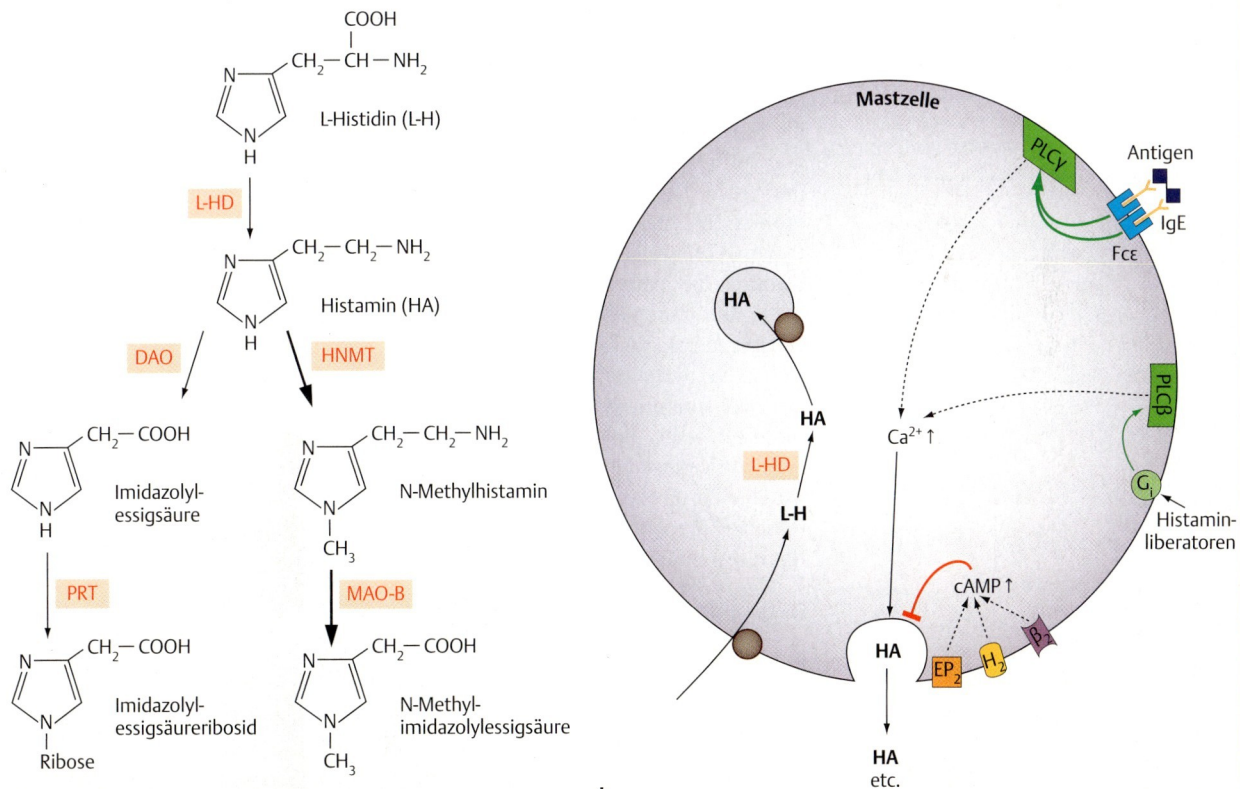

a Synthese- und Abbauwege des Histamins (HA): L-HD: L-Histidin-Decarboxylase; DAO: Diaminoxidase; HNMT: Histamin-N-Methyltransferase; PRT: Phosphoribosyltransferase; MAO-B: Monoaminoxidase Typ B.
b Schematische Darstellung der vesikulären Speicherung und der Freisetzung des Histamins (HA) am Beispiel der Mastzelle: Die beiden wichtigsten Mechanismen der Histaminfreisetzung sind die **IgE-vermittelte Freisetzung** (allergische oder anaphylaktische Sofortreaktion) und die **Freisetzung durch Histaminliberatoren** (pseudoallergische oder anaphylaktoide Reaktion). Die Stimulation von β$_2$-Adrenozeptoren (β$_2$), H$_2$-Rezeptoren (H$_2$) oder Prostaglandin-E$_2$-Rezeptoren (EP$_2$) schwächt die Histaminfreisetzung ab. Bei allen dreien handelt es sich um G$_s$-gekoppelte Rezeptoren, deren Aktivierung die cAMP-Bildung steigert. Hohe cAMP-Spiegel reduzieren die exozytotische Transmitterfreisetzung. PLCγ: Phospholipase Cγ; Fcε: Rezeptor für das Fc-Fragment von Immunglobulin E (IgE); PLCβ: Phospholipase Cβ (durch das βγ-Dimer von Gi aktiviert).

te **Abbauweg** läuft über **MAO-B** (Abb. **B-2.2 a**). Der entstehende Metabolit N-Methylimidazolylessigsäure erlaubt Rückschlüsse über den Gesamtkörperumsatz von Histamin.

▶ **Klinischer Bezug.**

Mechanismen der Histaminfreisetzung

Die Freisetzung erfolgt **exozytisch**, entweder IgE-vermittelt oder durch Histaminliberatoren (Abb. **B-2.2 b**).

IgE-vermittelte Histaminfreisetzung

▶ **Synonym.**

IgE-Antikörper sensibilisieren **Mastzellen** durch Bindung an deren **Fcε-Rezeptoren** (Abb. **B-2.2 b**). Die Bindung eines Antigens an IgE führt zur Quervernetzung mehrerer IgE-Moleküle auf der Mastzelle. Dadurch wird die **PLC aktiviert**, Ca^{2+} mobilisiert und Histamin exozytotisch freigesetzt. Über verschiedene G_s-gekoppelte Rezeptoren (Abb. **B-2.2 b**) wird die Freisetzung gehemmt.

Neben **primären Mediatoren** werden IgE-vermittelt auch **sekundäre Entzündungsmediatoren** aus Mastzellen freigesetzt.

Histaminfreisetzung durch Histaminliberatoren

▶ **Synonym.**

Histaminliberatoren setzen ohne IgE-Beteiligung über die direkte **Aktivierung von G_i-Proteinen**, die dann wiederum die **PLC** aktivieren, exozytotisch Histamin frei (Abb. **B-2.2 b**):
- **Organische Basen:** z. B. curareartige Muskelrelaxanzien, Morphin/Pethidin, Aminoglykoside.
- **Basische Polypeptide:** Bradykinin, Komplementspaltprodukte, Bienen-/Wespengift.
- **Prostaglandin-Synthesehemmer:** z. B. Acetylsalicylsäure.

B 2 Gewebshormone

zierbares Enzym, d. h. die Expression des Enzyms (Enzymsynthese) unterliegt Regulationsmechanismen, die durch Gentranskription bestimmt werden. In den Mastzellen wird Histamin zusammen mit Heparin und einem basischen Protein als Komplex vesikulär gespeichert. Der Inhalt der Speichervesikel ist sauer. Nicht gespeichertes oder freigesetztes Histamin wird rasch metabolisiert und damit inaktiviert. Der **wichtigste Abbauweg** beinhaltet die N-Methylierung am Ring und die anschließende oxidative Desaminierung durch **MAO-B** (Abb. **B-2.2 a**). Dabei entsteht N-Methylimidazolylessigsäure, die mit dem Urin ausgeschieden wird. Die ausgeschiedene Menge dieses Metaboliten richtet sich nach dem Gesamtkörperumsatz von Histamin. Der Histaminumsatz in histaminergen Neuronen und ECL-Zellen ist hoch und in Mastzellen und basophilen Granulozyten niedrig.

▶ **Klinischer Bezug.** Der Gesamtkörperumsatz von Histamin und somit die Menge von N-Methylimidazolylessigsäure im Urin ist z. B. bei allergischen Erkrankungen pathologischer Mastzellvermehrung (Urticaria pigmentosa) oder bei der systemischen Mastozytose erhöht. Dies macht man sich in der Diagnostik dieser Erkrankungen zunutze.

Mechanismen der Histaminfreisetzung

Die Freisetzung von Histamin erfolgt durch **Exozytose**. Die beiden wichtigsten, für die Histaminfreisetzung aus Mastzellen und basophilen Granulozyten verantwortlichen Mechanismen sind die IgE-vermittelte und die durch Histaminliberatoren induzierte Freisetzung (Abb. **B-2.2 b**).

IgE-vermittelte Histaminfreisetzung

▶ **Synonym.** Allergische Sofortreaktion, anaphylaktische Sofortreaktion.

Für diese Art der Freisetzung muss die **Mastzelle** zuvor durch **Bindung von IgE-Antikörpern** sensibilisiert werden. Dabei bindet das Fc-Fragment von IgE an **Fcε-Rezeptoren** auf der Mastzelloberfläche (Abb. **B-2.2 b**). Durch Antigenbindung an die Fab-Fragmente von IgE werden dann mehrere IgE-Moleküle auf der Mastzelle quervernetzt. Dadurch wird die Signaltransduktionskaskade über den Fcε-Rezeptor initiiert, d. h. es kommt zur Aktivierung von Tyrosinkinasen, die eine Vielzahl von Proteinsubstraten phosphorylieren und letztlich zur **Aktivierung der Phospholipase Cγ** (PLCγ) führen. Dies hat eine Mobilisierung von intrazellulärem Ca^{2+} zur Folge, wodurch die Exozytose in Gang kommt. Die Stimulation verschiedener G_s-gekoppelter Rezeptoren ($β_2$-, H_2-, EP_2-Rezeptoren; Abb. **B-2.2 b**) hemmt die exozytotische Freisetzung.

Die IgE-vermittelte Aktivierung von Mastzellen bewirkt nicht nur eine **Freisetzung primärer (präformierter) Mediatoren** wie Histamin, Heparin, chemotaktische Faktoren für neutrophile und eosinophile Granulozyten und diversen Proteasen, sondern auch die **Bildung und Abgabe sekundärer Entzündungsmediatoren**: Prostaglandin D_2; Leukotriene B_4, C_4, D_4 und E_4; Plättchen-aktivierender Faktor (PAF); verschiedene Zytokine [Interleukin (IL)-1, IL-4, IL-5 und IL-6; Interferon γ; Tumor-Nekrose-Faktor α].

Histaminfreisetzung durch Histaminliberatoren

▶ **Synonym.** Pseudoallergische Reaktion, anaphylaktoide Reaktion.

Einige Stoffe können von sich aus und **ohne Beteiligung von IgE** eine exozytotische Histaminfreisetzung aus Mastzellen hervorrufen. Diese Stoffe nennt man Histaminliberatoren. Ihr exakter Wirkungsmechanismus ist noch nicht bekannt. Man weiß lediglich, dass viele dieser Stoffe G_i-**Proteine** in der Zellmembran der Mastzelle direkt aktivieren. Der βγ-Komplex von G_i verursacht dann durch **Aktivierung der Phospholipase Cβ** (PLCβ) die Exozytose (Abb. **B-2.2 b**).

Histaminliberatoren sind
- **organische Basen** (curareartige Muskelrelaxanzien, Chloroquin, Suxamethonium, Morphin und Pethidin, Aminoglykoside, Vancomycin),
- **basische Polypeptide** (Kallidin, Bradyinin, Substanz P, Komplementspaltprodukte wie C3a und C5a, Inhaltsstoffe des Bienen- und Wespengifts: Mastoparan und Mastzellen-degranulierendes Peptid),

- **Prostaglandin-Synthesehemmer** (z. B. Acetylsalicylsäure, Diclofenac) und
- **andere Stoffe** wie Röntgenkontrastmittel, Plasmaersatzmittel und Thiopental.

▶ **Merke.** Histaminliberatoren können Histamin lediglich aus Mastzellen und basophilen Granulozyten, **nicht** jedoch aus ECL-Zellen oder histaminergen Neuronen freisetzen.

Histaminrezeptoren und vermittelte Wirkungen

Einteilung: An den Wirkungen von Histamin sind vier verschiedene G-Protein-gekoppelte Rezeptoren beteiligt: H_1-, H_2-, H_3- und H_4-Rezeptoren (Tab. B-2.1). Alle vier sind mehr oder weniger stark konstitutiv (d. h. agonistunabhängig) aktiv. Besonders ausgeprägt ist diese spontane Rezeptoraktivität beim H_2-Rezeptor der Belegzellen.

Wirkungen: Die Ausschüttung von Histamin aus Mastzellen hat – abhängig vom Ausmaß der Freisetzung und des Übertritts von Histamin in die Zirkulation – folgende Konsequenzen:
- **Blutdruckabfall** verbunden mit Tachykardie, Hautrötung und Kopfschmerzen (Histamin-Kopfschmerz). Diese Symptome sind Folge der von H_1- und H_2-Rezeptoren vermittelten Vasodilatation.
- **Allergische Bronchokonstriktion**, die weniger durch Histamin als durch andere Mediatoren (Leukotrien C_4, D_4 und E_4; Prostaglandin D_2; PAF) verursacht ist.
- **Kolikartige Bauchschmerzen**, die v. a. auf eine H_1-Rezeptor-vermittelte Kontraktion der glatten Muskulatur des Darms zurückzuführen sind.
- Die lokal begrenzte Histaminfreisetzung führt auch zu Symptomen, die nicht nur H_1-Rezeptor-vermittelt sind, wie z. B. Urtikaria, allergische Konjunktivitis, allergische Rhinitis (Heuschnupfen). So geht z. B. die Schwellung der Nasenschleimhaut beim **Heuschnupfen** auch auf die Aktivierung präsynaptischer H_3-Rezeptoren auf den noradrenergen Neuronen der arteriellen Schleimhautgefäße zurück. Die Folge ist eine Hemmung der Noradrenalinfreisetzung (Tab. B-2.1), wodurch der Tonus dieser Gefäße drastisch reduziert wird. Die resultierende Vasodilatation führt zur Schleimhautschwellung.

▶ **Klinischer Bezug.** Beim **anaphylaktischen Schock** kommt es zu einer massiven Histaminausschüttung und über die Aktivierung von H_1- und H_2-Rezeptoren zu einer starken Vasodilatation. Der konsekutive Blutdruckabfall und die damit einhergehenden Symptome müssen deshalb durch **Antagonisierung von H_1- und H_2-Rezeptoren** behandelt werden. Dies ist mit sog. **Antihistaminika** (s. S. 117) möglich. Je nach Schweregrad werden diese Medikamente oral oder auch i. v. verabreicht.
Bei einem schweren, lebensbedrohlichen anaphylaktischen Schock reicht die Gabe von Antihistaminika allein jedoch nicht mehr aus. In diesem Fall müssen auch Glukokortikoide und Adrenalin i. v. appliziert werden.

2.1.3 Hemmstoffe der IgE-vermittelten Mastzellaktivierung

▶ **Synonym.** Mastzellstabilisatoren.

Substanzen, Wirkungsmechanismus und Pharmakokinetik: In diese Substanzklasse gehören die Dinatriumsalze von **Cromoglicat** und **Nedocromil**. Sie hemmen die IgE-vermittelte Mastzellaktivierung. Ihre Wirkung tritt nicht akut, sondern mit erheblicher Verzögerung ein. Der Wirkungsmechanismus ist unbekannt. Zusätzlich **hemmen** diese Stoffe die **Freisetzung proinflammatorischer Zytokine** aus Makrophagen und T-Zellen sowie die Erregung primär afferenter Neurone (z. B. Typ-C-Nervenfasern der Haut oder afferente vagale Neurone in den Bronchien). Cromoglicat und Nedocromil sind sehr polare Substanzen. Sie sind nach oraler Gabe nicht wirksam (orale Bioverfügbarkeit etwa 1 %). Sie werden deshalb **topisch angewendet** und ihre Wirkung beschränkt sich auf den Ort der Anwendung. Der Anteil der Stoffe, der in den systemischen Kreislauf gelangt, wird nicht metabolisiert und unverändert im Urin und mit der Galle ausgeschieden.

▶ **Merke.**

▶ **Merke.** Cromoglicat und Nedocromil sind zur Behandlung allergischer Erkrankungen, die bereits in vollem Gange sind, ungeeignet. Sie müssen **prophylaktisch angewendet** werden. Mit der vollen Wirkung ist erst nach 1–2 Wochen zu rechnen.

Indikationen:
- **Allergische Rhinitis (Heuschnupfen) und Konjunktivitis:** Anwendung als Nasenspray oder Augentropfen.

Indikationen:
- **Allergische Rhinitis (Heuschnupfen) und Konjunktivitis:** Bei diesen in der Regel saisonalen Erkrankungen werden Cromoglicat oder Nedocromil topisch in Form von Nasensprays oder Augentropfen prophylaktisch angewendet. Ihre Wirksam-

B-2.1 Histaminrezeptoren, ihre Signaltransduktionsmechanismen und die von ihnen vermittelten Wirkungen

Rezeptor	Signaltransduktion	vermittelte Wirkungen
H_1-Rezeptor	$G_{q/11}$ ↳ PLCβ (IP_3 ↑, DAG ↑)	**glatte Muskulatur:** • Bronchokonstriktion • Darmkontraktion • Vasokonstriktion (große arterielle Gefäße und Venen) **kleine arterielle Gefäße:** endothelabhängige Vasodilatation (intrazelluläres Ca^{2+} ↑ → Aktivierung der endothelialen NO-Synthese) **Herz:** AV-Überleitungszeit ↓ **postkapilläre Venolen:** Permeabilität ↑ (Endothelzellen-Kontraktion) **Nebennierenmark:** Adrenalinfreisetzung ↑ **Blut- und Gewebszellen:** • Histaminfreisetzung aus Mastzellen ↑ • Freisetzung proinflammatorischer Zytokine aus Makrophagen ↑ • Aktivierung der Antigen-Präsentation • Expression zellulärer Adhäsionsmoleküle ↑ • chemotaktische Migration eosinophiler/neutrophiler Granulozyten ↑ • Aktivierung der zellulären Immunantwort [Th1-Antwort] • Hemmung der humoralen Immunantwort [Th2-Antwort] **ZNS:** • Wachheit und Aufmerksamkeit (Vigilanz) ↑ • psychomotorische Aktivität ↑ • kognitive Leistungsfähigkeit ↑ • wichtige Rolle bei Denk- und Lernprozessen • emetische Wirkung[1] **PNS:** Erregung primär afferenter Neurone (Pruritus, Schmerz)
H_2-Rezeptor	G_S ↳ AC (cAMP ↑)	**glatte Muskulatur:** • Vasodilatation • Bronchodilatation **Bronchien:** Schleimproduktion ↑ **Herz:** • positiv chronotrope Wirkung • positiv inotrope Wirkung **Magenschleimhaut:** HCl-Sekretion der Belegzellen ↑ **Blut- und Gewebszellen:** • IgE-vermittelte Histamin-Freisetzung aus den Mastzellen ↓ • Chemotaxis eosinophiler und neutrophiler Leukozyten ↓ • Hemmung der zellulären Immunantwort [Th1-Antwort] • Aktivierung der humoralen Immunantwort [Th2-Antwort]
H_3-Rezeptor	$G_{i/o}$ ↳ AC (cAMP ↓) ↳ GIRK-Kanäle[2] ↳ nCa^{2+}-Kanäle[3]	**präsynaptische Rezeptoren (Regulation der Transmitterfreisetzung):** • Autorezeptor (ZNS): Histaminfreisetzung ↓ • Heterorezeptor (ZNS): Transmitterfreisetzung ↓ (z. B. von Noradrenalin, Dopamin, Serotonin, Acetylcholin und Glutamat) **ZNS:** Aktivität histaminerger Neurone ↓ (somatodendritische H_3-Rez.) **Magenschleimhaut:** Somatostatin-Freisetzung aus D-Zellen ↓
H_4-Rezeptor	$G_{i/o}$ ↳ AC (cAMP ↓) ↳ PLCβ (IP_3 ↑, DAG ↑)	**Blut- und Gewebszellen:** • Rekrutierung eosinophiler und neutrophiler Granulozyten ↑ • Hämatopoese ↑ • Histamin-induzierte Chemotaxis von Mastzellen, eosinophilen Granulozyten und dentritischen Zellen ↑ • Leukotrien-B_4-Produktion ↑

[1] die verantwortlichen H_1-Rezeptoren finden sich in den Nuclei vestibulares und im Nucleus tractus solitarii; [2] G_i-Protein-gesteuerte, einwärtsgleichrichtende K^+-Kanäle, die vom βγ-Dimer von G_i direkt aktiviert werden; [3] spannungsabhängige neuronale Ca^{2+}-Kanäle, die vom βγ-Dimer von G_i direkt inaktiviert werden.

keit ist mit der lokal applizierter H$_1$-Antihistaminika vergleichbar. Topisch angewendete Glukokortikoide sind wirksamer, haben aber auch wesentlich häufiger unerwünschte systemische Wirkungen.
- **Allergisches Asthma bronchiale:** Beim Asthma bronchiale ist die allergische Komponente (möglicherweise an einer saisonalen Zunahme der Symptomatik erkennbar) meist wenig bedeutsam. Deshalb spielt die inhalative Anwendung von Cromoglicat oder Nedocromil (beide müssen 4-mal tgl. appliziert werden) bei der Prophylaxe und Behandlung des Asthma bronchiale nur eine untergeordnete Rolle (Näheres s. S. 523). Ihre prophylaktische Anwendung kann jedoch ein **belastungsinduziertes Asthma** verhindern.

Unerwünschte Wirkungen und Kontraindikationen: Es können lokale Reizerscheinungen und Überempfindlichkeitsreaktionen auftreten, bei inhalativer oder intranasaler Anwendung auch Geschmacksirritationen. Bei eosinophilen Lungeninfiltraten und bei Kindern unter 2 Jahren dürfen Cromoglicat oder Nedocromil nicht angewendet werden.

- **Allergisches Asthma bronchiale:** Beim Asthma bronchiale spielt die allergische Komponente, und somit auch die Inhalation von Cromoglicat oder Nedocromil (s. S. 523), meist eine untergeordnete Rolle. Eine prophylaktische Gabe kann aber ein **belastungsinduziertes Asthma** verhindern.

Unerwünschte Wirkungen: Überempfindlichkeitsreaktionen, Geschmacksirritationen.
Kontraindikationen: Eosinophile Lungeninfiltrate, Kinder < 2 Jahre.

2.1.4 Histaminrezeptor-Antagonisten

▶ **Synonym.** Antihistaminika.

▶ **Definition.** Histaminrezeptor-Antagonisten sind Pharmaka, die die Wirkungen von Histamin durch reversible Bindung an Histaminrezeptoren abschwächen oder aufheben.

Von klinischer Bedeutung sind **H$_1$- und H$_2$-Rezeptor-Antagonisten**. Wirkstoffe die H$_3$- und/oder H$_4$-Rezeptoren antagonisieren (z. B. Tioperamid) gibt es bisher nur in der experimentellen Forschung.

2.1.4 Histaminrezeptor-Antagonisten

▶ **Synonym.**

▶ **Definition.**

Klinisch bedeutend sind bisher nur **H$_1$- und H$_2$-Rezeptor-Antagonisten**.

H$_1$-Rezeptor-Antagonisten

▶ **Synonym.** H$_1$-Antihistaminika.

Struktur und Einteilung: H$_1$-Rezeptor-Antagonisten sind kompetitive Antagonisten, die alle als inverse Agonisten wirken. Das bedeutet, dass bei ihnen das Ausmaß der Hemmung rezeptorvermittelter Wirkungen über die reine Hemmung von durch Histamin hervorgerufenen Wirkungen hinausgeht, indem sie auch die spontane, agonistunabhängige Aktivität des H$_1$-Rezeptors unterdrücken). Man unterscheidet **zwei Gruppen** (Tab. **B-2.2**):
- **Sedierende H$_1$-Antihistaminika:** Sie können die Blut-Hirn-Schranke zu überwinden. Ihre sedativ-hypnotische und antiemetische Wirkung ist Folge der Antagonisierung von H$_1$-Rezeptoren im ZNS (Tab. **B-2.1**). Zusätzlich antagonisieren diese Stoffe auch Muskarinrezeptoren, α-Rezeptoren und einige auch Serotoninrezeptoren. Wichtige Vertreter sind: **Diphenhydramin, Doxylamin** und **Promethazin**.
- **Wenig bis nicht sedierende H$_1$-Antihistaminika:** Sie passieren die Blut-Hirn-Schranke nur in begrenztem Umfang **(Cetirizin, Levocetirizin, Azelastin, Mizolastin, Ebastin, Terfenadin)** oder gar nicht **(Loratadin, Desloratadin, Fexofenadin)**. Die Ursache ist/sind das Fehlen lipophiler Eigenschaften und/oder eine hohe Affinität zum P-Glykoprotein (P-Gp) in der Blut-Hirn-Schranke (s. S. 31). Dieser Efflux-Transporter pumpt bestimmte Substanzen nach Aufnahme in vaskuläre Endothelzellen des ZNS wieder zurück in die Blutbahn. Diese Wirkstoffgruppe antagonisiert H$_1$-Rezeptoren wesentlich selektiver als die sedierenden H$_1$-Antihistaminika; ihre Vertreter haben nämlich weder Affinität zu Muskarinrezeptoren noch zu Adrenozeptoren oder Serotoninrezeptoren.

H$_1$-Rezeptor-Antagonisten

▶ **Synonym.**

Struktur und Einteilung: Es gibt **zwei Gruppen** von H$_1$-Rezeptor-Antagonisten (Tab. **B-2.2**):
- **Sedierende H$_1$-Antihistaminika** (Diphenhydramin, Doxylamin, Promethazin): Sie wirken sedativ und antiemetisch über zentrale H$_1$-Rezeptoren (Tab. **B-2.1**). Zusätzlich antagonisieren sie Muskarinrezeptoren, α-Rezeptoren und z. T. auch Serotoninrezeptoren.
- **Wenig** (Cetirizin, Levocetirizin, Azelastin, Mizolastin, Ebastin, Terfenadin) **bis nicht sedierende H$_1$-Antihistaminika** (Loratadin, Desloratadin, Fexofenadin): Sie wirken hauptsächlich peripher (s. S. 31) und sind selektiver für H$_1$-Rezeptoren.

Wirkungen: Alle von H$_1$-Rezeptoren vermittelten Wirkungen (Tab. **B-2.1**) werden antagonisiert; das Wirkungsspektrum der H$_1$-Antihistaminika beinhaltet also **antiallergische** und **antiphlogistische Effekte**. Sie gehen u. a. zurück auf die Hemmung der Antigenpräsentation, der Expression zellulärer Adhäsionsmoleküle, der chemotaktischen Migration von Entzündungszellen, der Kapillarpermeabilität sowie der Produktion proinflammatorischer Zytokine und Mediatoren (z. B. Prostaglandine, Leukotriene). Außerdem reduzieren viele dieser Pharmaka die Freisetzung präformier-

Wirkungen: H$_1$-Antihistaminika haben u. a. **antiallergische** und **antiphlogistische Effekte** (Tab. **B-2.1**). Zudem reduzieren viele dieser Pharmaka über eine **Blockade** spannungsabhängiger **Ca^{2+}-Kanäle** die Freisetzung primärer Mediatoren aus Mastzellen.

B-2.2 Pharmakokinetische Daten und Dosierungen von H_1-Rezeptor-Antagonisten

Wirkstoff	orale Einzeldosis [mg]	DI [h]	BV [%]	HWZ [h]	PEB [%]	EF_{ren} [%]
sedierende H_1-Rezeptor-Antagonisten						
Dexchlorpheniramin	1–2	8	55	24	72	15
Diphenhydramin[1]	25–50	8–12[2]	65	9	80	2
Doxylamin	25–50	8–12[2]	≥ 50	10	n.b.	n.b.
Promethazin	10–25[3]	8–12[2]	25	12	85	5
Ketotifen	1	12	50	20	75	0
wenig bis nicht sedierende H_1-Rezeptor-Antagonisten						
Azelastin[4]	2[5]	12	82	20 (50)	80	n.b.
Cetirizin	10	24	70	7	95	70
Levocetirizin	5	24	70	9	95	85
Ebastin[4]	10	24	n.b.	11 (17)	95 (95)	0 (85)
Loratadin[4]	10	24	n.b.	8 (27)	98 (85)	0 (50)
Desloratadin	5	24	n.b.	27	85	50
Mizolastin	10	24	65	13	98	1
Terfenadin[4]	60	12–24	1	12 (13)	70 (65)	40
Fexofenadin	180	24	n.b.	14	65	12

[1] auch in Form von Dimenhydrinat im Handel; [2] als Schlafmittel abends einmalig 25–50 mg p. o.; [3] kann auch parenteral verabreicht werden; [4] Angaben in Klammern betreffen wichtigsten wirksamen Metaboliten; [5] wird auch topisch angewendet.

ter Mediatoren aus Mastzellen, indem sie dort den Ca^{2+}-Einstrom über spannungsabhängige **Ca^{2+}-Kanäle blockieren**. Diese Kanäle werden als Folge der Entleerung intrazellulärer Ca^{2+}-Speicher aktiviert.

▶ **Merke.** Die therapeutischen Wirkungen der H_1-Antihistaminika bei allergischen Erkrankungen (s. S. 213) zeigen keine nennenswerte Toleranzentwicklung. Beim **Asthma bronchiale** (auch beim allergischen Asthma) sind die therapeutischen Wirkungen nur sehr begrenzt.

Pharmakokinetik: Zur Elimination s. Tab. B-2.2. Eine **Sonderstellung** nimmt **Fexofenadin** ein, das biliär ausgeschieden wird. Beim Abbau vieler nicht sedierender H_1-Antihistaminika entstehen wirksame Metabolite (z. B. entsteht aus Loratidin Desloratidin).

Pharmakokinetik (Tab. B-2.2): Die sedierenden H_1-Antihistaminika sowie einige der nicht sedierenden Stoffe werden vorwiegend metabolisch eliminiert. Andere Vertreter der letztgenannten Gruppe haben eine relativ hohe renale Eliminationsquote. Eine **Sonderstellung** nimmt **Fexofenadin** ein: es wird nur wenig renal eliminiert und auch nicht metabolisiert, sondern wird biliär ausgeschieden und erscheint im Stuhl. Azelastin, Ebastin, Loratadin und Terfenadin sind Substrate von CYP3A4. Azelastin und Terfenadin wirken auch als Hemmstoffe von P-Gp. Beim Abbau vieler der nicht sedierenden H_1-Antihistaminika entstehen wirksame Metabolite. Desloratadin ist der wichtigste wirksame Metabolit von Loratadin, Fexofenadin der wichtigste wirksame Metabolit von Terfenadin. Levocetirizin ist das aktive R(−)-Enantiomer von Cetirizin; im Vergleich zu Cetirizin kann die Dosis von Levocetirizin daher halbiert werden.

Indikationen:
- **Allergische Rhinitis (Heuschnupfen) und Konjunktivitis:** Orale (Tab. B-2.2) oder topische Anwendung.
- **Urtikaria** (Abb. B-2.3) **und allergische Dermatosen:** Orale oder topische (Chlorphenoxamin, Azelastin, Bamipin) Applikation. **Pruritus** bei **Neurodermitis** wird ebenfalls gelindert.
- **Anaphylaktischer oder anaphylaktoider Schock:** Ergänzend zu Adrenalin begrenzen

Indikationen:
- **Allergische Rhinitis (Heuschnupfen) und Konjunktivitis:** Die orale und/oder topische Anwendung von H_1-Antihistaminika lindert die typische Symptomatik: Juckreiz, Niesreiz, verstopfte Nase und wässriger Schnupfen sowie konjunktivale Rötung und Schwellung. Zusätzlich zu den in Tab. B-2.2 genannten Stoffen gibt es einige, die als Nasenspray (Levocabastin) oder Augentropfen (Levocabastin, Epinastin, Olopatadin und Emedastin) nur topisch angewendet werden, um die systemischen Wirkungen zu reduzieren.
- **Urtikaria** (Abb. B-2.3) **und allergische Dermatosen:** Auch bei diesen Erkrankungen lindern die orale oder die topische Anwendung von H_1-Antihistaminika Sympto-

B-2.3 Urtikaria

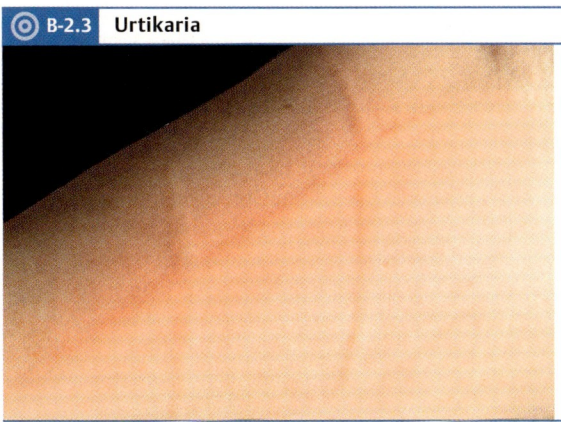

Die streifige Schwellung und Rötung kann durch mechanische Reizung der Haut (z. B. mithilfe eines Holzspatels) ausgelöst werden **(sog. Urticaria factitia)** (aus Moll, Duale Reihe Dermatologie, Thieme, 2010).

me wie Juckreiz, Quaddelbildung und Erythem. Topisch appliziert werden Chlorphenoxamin, Azelastin und Bamipin. Der **Pruritus** bei der **Neurodermitis** wird ebenfalls gelindert und Glukokortikoide werden eingespart.

- **Anaphylaktischer oder anaphylaktoider Schock:** Neben dem wichtigen Adrenalin (200–500 µg i. v. oder i. m.; kann in 20-min-Intervallen wiederholt werden) werden H_1-Antihistaminika (z. B. Diphenhydramin 20 mg i. v.) und H_2-Antihistaminika (Ranitidin 50 mg i. v.) als unterstützende Pharmaka angewendet, um den Blutdruckabfall zu begrenzen.
- **Schlafstörungen:** Die sedativ-hypnotische Wirkung der sedierenden H_1-Antihistaminika wird therapeutisch ausgenutzt. **Diphenhydramin**, **Doxylamin** und **Promethazin** eignen sich zur Behandlung von Durchschlafstörungen. Weil ihre Wirkung mit einer Verzögerung von ca. 2 h einsetzt, sind sie bei Einschlafstörungen eher ungeeignet. Störend sind auch die Muskarinrezeptor-antagonistischen Effekte (s. S. 105) und die weit in den Tag hinein anhaltenden sedativen Wirkungen.
- **Kinetosen und Hyperemesis gravidarum:** Zur antiemetischen Wirkung der H_1-Antihistaminika trägt die Antagonisierung von Muskarinrezeptoren bei. Bei Kinetosen (z. B. Seekrankheit) sind **Diphenhydramin**, **Dimenhydrinat** oder **Promethazin** wirksam. Zur Behandlung der Hyperemesis gravidarum ist Diphenhydramin das Pharmakon der ersten Wahl.

H_1- und H_2-Antihistaminika den Blutdruckabfall.
- **Durchschlafstörung:** Sedativ-hypnotisch wirkende Stoffe wie Diphenhydramin, Doxylamin, Promethazin.
- **Kinetosen:** Diphenhydramin, Dimenhydrinat oder Promethazin.
- **Hyperemesis gravidarum:** Diphenhydramin.

▶ **Kritisch betrachtet.** Vergleich von Diphenhydramin und Dimenhydrinat

Das Antihistaminikum Dimenhydrinat ist das 8-Chlortheophyllinsalz des Diphenhydramins. Es wird sehr häufig als Antiemetikum angewendet. Aus der Verbindung wird nach der Resorption im Blut das Diphenhydramin als eigentliche Wirksubstanz freigesetzt. Dieses dämpft die Aktivität des Brechzentrums im Hirnstamm und unterdrückt bzw. lindert dadurch Übelkeit und Schwindel. 8-Chlortheophyllin ist – ähnlich wie Koffein – ein zentral stimulierender Wirkstoff und sollte im Dimenhydrinat den sedierenden Effekt von Diphenhydramin abschwächen. Tatsächlich haben sich diese theoretischen Überlegungen aber nicht bewahrheitet.

▶ **Kritisch betrachtet.**

Unerwünschte Wirkungen:
- **Muskarinrezeptor-antagonistische Wirkungen** sind für viele unerwünschte Wirkungen der sedierenden H_1-Antihistaminika verantwortlich: Tachykardie, Akkomodationsstörungen, Erhöhung des Augeninnendrucks (Glaukomanfall), Miktionsstörungen, Mundtrockenheit, Obstipation, psychotische Erregungszustände sowie erhöhte Krampfbereitschaft. Bei Intoxikationen stehen die atropinartigen, zentral erregenden Wirkungen mit Hyperthermie, Verwirrtheit, Halluzinationen und zentralen Konvulsionen ganz im Vordergrund. Auch die hohe Toxizität bei Kindern lässt sich darauf zurückführen.
- **Sedativ-hypnotische Wirkungen** sind auch bei topischer Anwendung von sedierenden H_1-Antihistaminika ein Problem. Die psychomotorischen Leistungen, die kognitiven Fähigkeiten und das Reaktionsvermögen können beeinträchtigt sein. Diese Effekte werden durch den gleichzeitigen Genuss von Alkohol erheblich verstärkt.
- **α-Adrenozeptor-antagonistische Wirkungen** der sedierenden H_1-Antihistaminika können orthostatische Blutdruckregulationsstörungen mit Tachykardien und Schwindel hervorrufen.

Unerwünschte Wirkungen:
- **Muskarinrezeptor-antagonistisch:** Tachykardie, Akkomodationsstörungen, Glaukomanfall, Miktionsstörungen, Mundtrockenheit, Obstipation, psychotische Erregungszustände, erhöhte Krampfbereitschaft. Bei Intoxikation: Hyperthermie, Verwirrtheit, Halluzinationen, zentrale Konvulsionen.
- **Sedativ-hypnotisch:** Beeinträchtigung psychomotorischer Leistungen, kognitiver Fähigkeiten und des Reaktionsvermögens; Verstärkung durch Alkohol.
- **α-Adrenozeptor-antagonistisch:** Orthostatische Blutdruckregulationsstörungen mit Tachykardien und Schwindel.

- **Herzrhythmusstörungen:** Die Blockade eines K⁺-Kanals der Herzmuskelzelle verlängert das QTc-Intervall im EKG und verursacht **Torsade-de-pointes-Tachykardien**, aus denen ein Kammerflimmern entstehen kann (s. S. 507). Hypokaliämien erhöhen das Risiko.

- **Allergische Reaktionen und Überempfindlichkeitsreaktionen** (häufig bei topischer Applikation). Außerdem fototoxische Reaktionen der Haut.

- **Herzrhythmusstörungen** (in Form sog. polymorpher ventrikulärer Tachyarrhythmien) können als Folge der Blockade eines spannungsabhängigen K⁺-Kanals der Herzmuskelzelle, des sog. verzögerten Gleichrichters, auftreten. Dieser K⁺-Kanal sorgt für die Repolarisation nach einem Aktionspotenzial. Seine Blockade verlängert das QTc-Intervall im EKG und verursacht **Torsade-de-pointes-Tachykardien**, aus denen ein Kammerflimmern entstehen kann (Näheres s. S. 507). V. a. nicht sedierende H₁-Antihistaminika rufen solche Rhythmusstörungen hervor. **Terfenadin** nimmt dabei eine Sonderstellung ein, da es diesen K⁺-Kanal bereits in nanomolaren Konzentrationen blockiert, während von Loratadin, Cetirizin und Fexofenadin mikromolare Konzentrationen benötigt werden. Hypokaliämien erhöhen das Risiko für solche Rhythmusstörungen.

- **Allergische Reaktionen und Überempfindlichkeitsreaktionen** unterschiedlicher Form und Ausprägung können bei der Behandlung mit allen H₁-Antihistaminika auftreten, besonders häufig bei topischer Applikation. Auch fototoxische Reaktionen der Haut sind möglich. Darunter versteht man entzündliche Hautreaktionen, bei denen vor der Lichtexposition fotosensibilisierende Substanzen (in diesem Falle ein H₁-Antihistaminikum) von außen oder auf dem Blutweg in die Haut gelangen und deren Empfindlichkeit gegenüber UV-Strahlen erhöhen. Die Haut reagiert dann schon auf UV-Dosismengen, die sie normalerweise problemlos verträgt.

▶ **Merke.**

▶ **Merke.** Die wenig bis nicht sedierenden H₁-Antihistaminika haben seltener unerwünschte Wirkungen als sedierende H₁-Antihistaminika. Sie sind deshalb als Pharmaka sicherer.

Kontraindikationen:
- **Sedierende H₁-Antihistaminika:** Asthma bronchiale; Phäochromozytom; Engwinkelglaukom; Prostatahyperplasie; Epilepsie; Behandlung mit MAO-Hemmern; verlängertes QT-Intervall.
- **Nicht sedierende H₁-Antihistaminika:** Stillzeit; Schwangerschaft; verlängertes QT-Intervall; Kinder < 2 Jahre.
- **Terfenadin:** Eingeschränkte Leberfunktion; Pharmaka die den Abbau von Terfenadin (durch CYP3A4) hemmen; verlängertes QT-Intervall.

Kontraindikationen:
- **Sedierende H₁-Antihistaminika:** Akutes Asthma bronchiale; Phäochromozytom; Engwinkelglaukom; Prostatahyperplasie mit Restharnbildung; Epilepsie; Behandlung mit MAO-Hemmern; **Verlängerung des QT-Intervalls im EKG (angeborenes langes QT-Intervall; Bradykardie; Hypokaliämie; Hypomagnesiämie;** Behandlung mit Pharmaka, die das QT-Intervall verlängern, z. B. Chinidin, Amiodaron, Azol-Antimykotika, Makrolide).
- **Nicht sedierende H₁-Antihistaminika:** Stillzeit (Azelastin, Cetirizin, Ebastin, Fexofenadin, Loratadin, Mizolastin); Schwangerschaft (Cetirizin, Mizolastin); Verlängerung des QT-Intervalls (Mizolastin); Kinder jünger als 2 Jahre (Cetirizin, Ebastin).
- **Terfenadin:** Deutlich eingeschränkte Leberfunktion; Behandlung mit Stoffen, die den Abbau von Terfenadin (durch CYP3A4) hemmen; Verlängerung des QT-Intervalls im EKG (angeborenes langes QT-Intervall; Bradykardie; Hypokaliämie; Hypomagnesiämie; Behandlung mit Pharmaka, die das QT-Intervall verlängern [Bsp. s. o.]).

Wechselwirkungen: Zentral-dämpfende Pharmaka verstärken sedativ-hypnotische Wirkungen. **Trizyklische Antidepressiva und Muskarinrezeptor-Antagonisten** verstärken die Muskarinrezeptor-Rezeptor-antagonistischen Wirkungen. **Itraconazol, Makrolide, HIV-Protease-Inhibitoren und Grapefruitsaft** hemmen die Elimination von Azelastin, Ebastin, Loratadin und Terfenadin. Terfenadin interagiert mit CYP3A4-Inhibitoren, Diuretika und Laxanzien: Risiko von Torsade-de-pointes-Tachykardien.

Wechselwirkungen: Zentral-dämpfende Pharmaka wie z. B. **Psychopharmaka**, **Schlafmittel** und **Analgetika** verstärken die sedativ-hypnotischen Wirkungen von H₁-Antihistaminika. **Trizyklische Antidepressiva und Muskarinrezeptor-Antagonisten** verstärken die Muskarinrezeptor-Rezeptor-antagonistischen Wirkungen der sedierenden H₁-Antihistaminika. **Itraconazol, Makrolide, HIV-Protease-Inhibitoren und Grapefruitsaft** hemmen die metabolische Elimination von Azelastin, Ebastin, Loratadin und Terfenadin. **CYP3A4-Inhibitoren** (Tab. A-3.1 auf S. 37) und Pharmaka, die das QTc-Intervall im EKG verlängern (s. S. 507) oder Hypokaliämien hervorrufen **(Diuretika, Laxanzien)**, erhöhen das Risiko für Terfenadin-induzierte Torsade-de-pointes-Tachykardien.

B-2.3 Pharmakokinetische Daten und Dosierungen von H₂-Rezeptor-Antagonisten

Wirkstoff	Applikation	orale Einzeldosis [mg]	DI [h]	BV [%]	HWZ [h]	PEB [%]	EF$_{ren}$ [%]
Cimetidin	p. o., i. v.	400	12	70	2	20	60
Famotidin	p. o.	20	12	45	3	15	85
Ranitidin	p. o., i. v.	150	12	50	2,5	15	70

H$_2$-Rezeptor-Antagonisten

▶ **Synonym.** H$_2$-Antihistaminika.

Substanzen und Wirkungen: Die H$_2$-Antihistaminika sind (wie Histamin) substituierte fünfgliedrige heterozyklische Verbindungen: **Cimetidin** ist ein Imidazol-, **Famotidin** ein Thiazol- und **Ranitidin** ein Furan-Derivat. Sie sind alle kompetitive Antagonisten mit invers-agonistischer Wirkung (s. S. 12) und hemmen nicht nur die Histamin-, sondern auch die Muskarin- und Gastrin-induzierte HCl-Sekretion aus den Belegzellen der Magenschleimhaut. Dieser Befund unterstreicht die zentrale Rolle der ECL-Zellen bei der parakrinen Kontrolle der HCl-Sekretion (Näheres s. S. 542).

Pharmakokinetik: H$_2$-Antihistaminika haben als gut wasserlösliche organische Kationen eine relativ kurze Halbwertszeit. Sie werden hauptsächlich renal eliminiert (Tab. **B-2.3**). Ihre renale Clearance übersteigt die glomeruläre Filtrationsrate, d. h. sie werden zusätzlich auch tubulär sezerniert. Da dies über den OC-Transporter (s. S. 40) geschieht, kommt es zu Interferenzen mit der tubulären Sekretion endogener Kationen (z. B. Kreatinin, das sowohl glomerulär filtriert als auch tubulär sezerniert wird).

▶ **Merke.** Da **H$_2$-Antihistaminika** wie Kreatinin in der Niere über den OC-Transporter tubulär sezerniert werden, können sie das **Serum-Kreatinin erhöhen**.

Indikationen:
- **Ulcus ventriculi und duodeni:** H$_2$-Antihistaminika lindern Ulkusschmerzen und fördern die Heilung des Magen- und Zwölffingerdarm-Geschwürs (Heilungsrate nach 4-wöchiger Therapie beim Ulcus ventriculi 60 %, beim Ulcus duodeni 80 %). Die übliche Tagesdosis von Cimetidin (800 mg), Famotidin (40 mg) oder Ranitidin (300 mg) wird abends vor dem Schlafengehen verabreicht (Tab. **B-2.3**). Sie sind aber für diese Indikation heute nicht mehr erste Wahl, da mit den Protonenpumpen-Inhibitoren wirksamere Medikamente zur Verfügung stehen (Näheres s. S. 543). H$_2$-Antihistaminika haben nämlich zwei **nachteilige Eigenschaften**:
  - Sie hemmen zwar sehr effektiv die nächtliche HCl-Nüchternsekretion, sind aber in Bezug auf die Hemmung der Mahlzeit-induzierten HCl-Sekretion wesentlich weniger wirksam als Protonenpumpen-Inhibitoren.
  - Im Verlauf der Behandlung (z. T. schon nach 1–2 Wochen) zeigt sich eine Toleranzentwicklung für die Wirkung dieser Stoffe, weil die Expression des spontan aktiven H$_2$-Rezeptors massiv hochreguliert wird.
- **Refluxösophagitis:** Zur Symptomlinderung (v. a. Sodbrennen) werden höhere Dosierungen benötigt als bei der Ulkustherapie. Die hierzu notwendigen Tagesdosierungen (Tab. **B-2.3**) müssen verdoppelt und jeweils die Hälfte der Dosis morgens und abends eingenommen werden. Die unvollständige Hemmung der HCl-Sekretion und die Toleranzentwicklung sind auch hier von Nachteil, weshalb ebenfalls Protonenpumpen-Inhibitoren bevorzugt angewendet werden (s. S. 543).
- **Prophylaxe des Stressulkus:** Stressulzera treten vorwiegend unter intensivmedizinischer Behandlung auf. Zur Vorbeugung können H$_2$-Antihistaminika i. v. verabreicht werden (z. B. Ranitidin 200–300 mg/d), wobei auch hier mittlerweile die Protonenpumpen-Inhibitoren von größerer Bedeutung sind.

▶ **Merke.** Im Gegensatz zu den H$_2$-Rezeptor-Antagonisten kann mit **Protonenpumpen-Inhibitoren** dosisabhängig eine **vollständige** Blockade der HCl-Sekretion durch irreversible Hemmung der H$^+$-K$^+$-ATPase erzielt werden (s. S. 543).
Unter diesen Bedingungen erhöht sich allerdings das Risiko für **nosokomiale Pneumonien**, da die Barrierefunktion des Magens gestört und der Aufstieg gramnegativer Darmkeime begünstigt wird.

Unerwünschte Wirkungen: H$_2$-Antihistaminika sind gut verträgliche Pharmaka. Die Inzidenz unerwünschter Wirkungen ist gering. Für alle H$_2$-Antihistaminika gilt, dass sie selten **gastrointestinale Störungen** (Übelkeit, Erbrechen, Durchfall), **zentralnervöse Störungen** (Kopfschmerzen, Müdigkeit, Verwirrtheit, Halluzinationen) und **Herzrhythmusstörungen** (Bradykardie, AV-Block) verursachen.

hemmt den Abbau endogener Östrogene und erhöht die Plasmaspiegel vieler weiterer Pharmaka.

Das ungünstigste Nebenwirkungsprofil hat **Cimetidin** mit unerwünschten Wirkungen, die bei den anderen Substanzen keine Rolle spielen:
- Es besitzt Affinität zu Androgenrezeptoren und hat deshalb **antiandrogene Wirkungen** (Potenzstörungen, Gynäkomastie).
- Es **hemmt mehrere CYP-Enzyme** (CYP1A2/2C19/2D6/3A4) und interferiert deshalb mit dem Abbau endogener Östrogene (Galaktorrhö, Gynäkomastie) und einer Vielzahl von Pharmaka (z. B. Ethinylestradiol, β-Rezeptor-Antagonisten, Antiepileptika, trizyklische Antidepressiva, Theophyllin, Warfarin), deren Plasmaspiegel dadurch erhöht werden.

Kontraindikationen und Wechselwirkungen: Kontraindiziert bei akuter Porphyrie. Antazida vermindern BV von H_2-Antihistaminika. Cimetidin zeigt viele Interaktionen.

Kontraindikationen und Wechselwirkungen: Bei akuter Porphyrie (auch in der Anamnese) dürfen H_2-Antihistaminika nicht angewendet werden. Antazida verringern ihre orale Bioverfügbarkeit. Wegen der Hemmung der metabolischen Elimination vieler Pharmaka (s. o.) ergeben sich für Cimetidin eine Vielzahl von potenziellen Arzneimittelinteraktionen.

2.2 Serotonin

2.2 Serotonin

▶ **Synonym.**

▶ **Synonym.** 5-Hydroxytryptamin (5-HT).

2.2.1 Klinische Bedeutung

2.2.1 Klinische Bedeutung

Serotonin reguliert als **Neurotransmitter im ZNS** u. a. Wachheit, Schmerzwahrnehmung und Emotionalität und spielt bei **affektiven Psychosen** eine Rolle. **Karzinoide** (Abb. B-2.4) verursachen durch Serotoninfreisetzung zahlreiche Symptome, die die wichtige Rolle von Serotonin in der Pathogenese **funktioneller Darmerkrankungen** unterstreichen.

Serotonin ist ein **Neurotransmitter im ZNS** und ein biogenes Amin, das in gespeicherter Form in großen Mengen in der Darmschleimhaut vorkommt. Im ZNS ist es beteiligt an der Regulation der Wachheit, der Körpertemperatur, der motorischen Aktivität, des Appetits, der Schmerzwahrnehmung und der Emotionalität. Die Bedeutung von Serotonin bei der Entstehung von **affektiven Psychosen** ist unbestritten. Die Vielzahl der Symptome, die **Karzinoide** (gastrointestinale Tumoren, aus denen neben anderen Stoffen Serotonin freigesetzt wird) hervorrufen können (Abb. **B-2.4**), hat dazu beigetragen, die wichtige Rolle von Serotonin in der Pathogenese **funktioneller Darmerkrankungen** zu erkennen.

2.2.2 Physiologische Grundlagen

2.2.2 Physiologische Grundlagen

Vorkommen

Vorkommen

Serotonin findet sich in mehreren Organen/Organsystemen und Zelltypen:
- **Gastrointestinaltrakt: Enterochromaffine Zellen (EC-Zellen)** geben gespeichertes Serotonin ins Darmlumen und Blut ab.
- **Blut:** Serotonin findet sich kaum im Blutplasma, da **Thrombozyten** es über einen Transporter (SERT) aufnehmen und speichern.
- **ZNS:** Als **Neurotransmitter** und als Substrat zur lichtabhängigen Synthese des Hormons Melatonin.
- **PNS:** Im **autonomen Darmnervensystem**.

- **Gastrointestinaltrakt:** Der Großteil des Gesamtkörperbestands an Serotonin, etwa 90 %, kommt in vesikulär gespeicherter Form in den **enterochromaffinen Zellen (EC-Zellen)** der gastrointestinalen Mukosa vor. Aus diesen Zellen wird es ins Darmlumen und ins Blut abgegeben.
- **Blut:** Im Blutplasma ist Serotonin nur in Spuren nachweisbar. Dies liegt unter anderem daran, dass die **Thrombozyten** Serotonin wie „Staubsauger" über einen sehr effizienten Serotonintransporter (SERT) aufnehmen und vesikulär speichern. Sie sind jedoch nicht in der Lage, selbst Serotonin zu bilden.
- **ZNS:** Serotonin kommt als **Neurotransmitter in tryptaminergen (serotoninergen) Neuronen** vor. Die Zellkörper dieser Neurone bilden die **Raphekerne** im Mittelhirn, der Brücke und der Medulla oblongata. Von hier aus innervieren sie mit auf- und absteigenden Bahnen große Teile des Groß- und Kleinhirns, das Rückenmark (Vorder- und Seitenhorn) und wahrscheinlich auch Blutgefäße der Hirnhaut. Die Parenchymzellen des **Corpus pineale** (Zirbeldrüse) enthalten ebenfalls Serotonin. Sie benötigen es als Ausgangssubstanz für die Synthese des Hormons Melatonin und speichern es nicht. Melatonin wird lichtabhängig synthetisiert, von der Zirbeldrüse hauptsächlich nachts abgegeben und ist an der Steuerung der zirkadianen Rhythmik beteiligt.
- **PNS:** Tryptaminerge Neurone finden sich auch im **autonomen Darmnervensystem**.

B-2.4 Karzinoidtumor des Jejunums

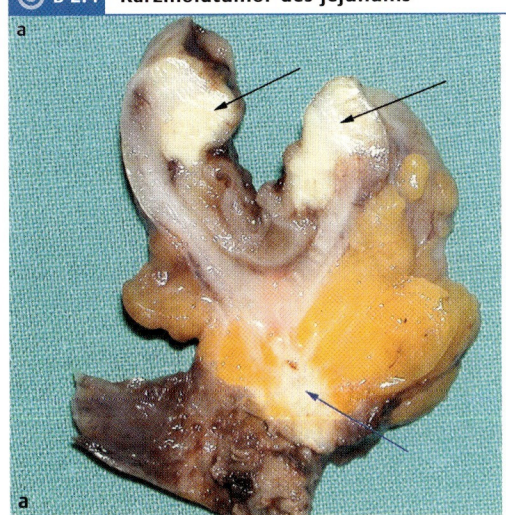
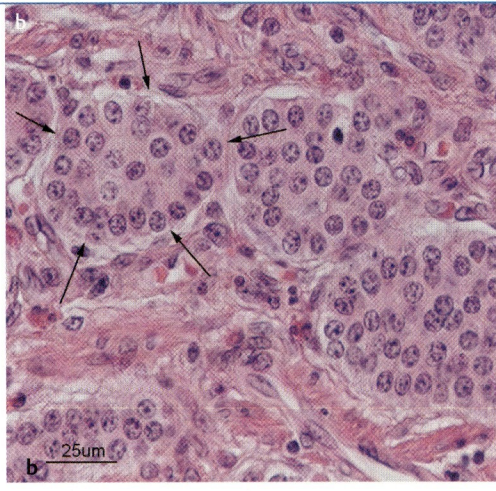

a Makroskopisch erkennt man einen soliden Tumor, der alle Darmwandschichten durchsetzt (schwarze Pfeile) und auch das umgebende Fettgewebe des Mesenteriums infiltriert (blauer Pfeil).
b Mikroskopisch imponieren gruppiert angeordnete Tumorzellformationen (HE-Färbung).
(aus Krams et al., Kurzlehrbuch Pathologie, Thieme, 2010)

Synthese, Speicherung und Freisetzung

Serotonin wird aus Tryptophan gebildet (Abb. **B-2.5 a**). Die für die Synthese verantwortlichen Enzyme sind

- die **Tryptophanhydroxylase** und
- die aromatische L-Aminosäuren-Decarboxylase.

Abb. **B-2.5 b** zeigt exemplarisch für die übrigen serotoninspeichernden Zellen ein tryptaminerges Nervenende. Das gebildete Serotonin wird über den **vesikulären Monoamintransporter** (VMAT-2) im Austausch mit H^+ in Vesikel aufgenommen und dort in gespeicherter Form vorgehalten. Der vesikuläre Transporter ist identisch mit dem in noradrenergen Neuronen (s. S. 74) und deshalb auch reserpinempfindlich. Ausgelöst durch den Einstrom von Ca^{2+} über spannungsabhängige Ca^{2+}-Kanäle wird Serotonin durch **Exozytose** freigesetzt. Die pro-Impuls-Freisetzung steht unter dem regulierenden Einfluss präsynaptischer **5-HT$_{1B}$-Rezeptoren**.

Synthese, Speicherung und Freisetzung

Serotonin wird von den Enzymen **Tryptophanhydroxylase** und aromatische L-Aminosäuren-Decarboxylase aus Tryptophan synthetisiert (Abb. **B-2.5**). Die Speicherung erfolgt über den **vesikulären Monoamintransporter** (VMAT-2). Präsynaptische **5-HT$_{1B}$-Rezeptoren** regulieren die **Exozytose**.

▶ **Merke.** Abgesehen von den Thrombozyten können alle oben genannten Zellen Serotonin synthetisieren. Überdies besitzen sie mit Ausnahme der Parenchymzellen der Zirbeldrüse alle die Fähigkeit, Serotonin vesikulär zu speichern.

▶ **Merke.**

Mechanismen der Serotonininaktivierung

Freigesetztes Serotonin wird entweder metabolisch inaktiviert oder wieder vesikulär gespeichert (Abb. **B-2.5 b**). Für den Serotoninabbau sorgt die **MAO-A**. Der dabei entstehende Hauptmetabolit (5-Hydroxyindolessigsäure) wird renal eliminiert. Bei den tryptaminergen Neuronen ist primär der axolemmale **Serotonintransporter (SERT)** für die Entfernung des synaptischen Serotonins verantwortlich. Er präsentiert das Serotonin der intraneuronalen MAO-A oder dem VMAT-2 zur Wiederspeicherung. Aus den EC-Zellen des Magen-Darm-Kanals in die Zirkulation gelangtes Serotonin kann kaum systemische Wirkungen entfalten. Seine effektive präsystemische Elimination aus dem Blutplasma ist darauf zurückzuführen, dass das Transportprotein SERT auch in den Zellmembranen von **Thrombozyten** und in der luminalen Membran der **Endothelzellen der Lungenkapillaren** exprimiert wird. Das auf diesem Wege in die Zellen aufgenommene Serotonin wird dann in den Thrombozyten über VMAT-2 vesikulär gespeichert und in den pulmonalen Endothelzellen durch MAO-A abgebaut.

Mechanismen der Serotonininaktivierung

Der **Serotonintransporter (SERT)** präsentiert das synaptische Serotonin der intraneuronalen **MAO-A** zum Abbau oder dem VMAT-2 zur Wiederspeicherung (Abb. **B-2.5 b**). Aus den EC-Zellen des Magen-Darm-Kanals in die Zirkulation gelangtes Serotonin wird über SERT in **Thrombozyten** gespeichert (VMAT-2) oder in **pulmonalen Endothelzellen** abgebaut (MAO-A) und kann so nahezu keine systemische Wirkung entfalten.

Serotoninrezeptoren und vermittelte Wirkungen

Für die Wirkungen von Serotonin sind mindestens 14 **verschiedene Rezeptoren** verantwortlich. Sie werden in vier Familien eingeteilt:

- $G_{i/o}$-gekoppelte **5-HT$_1$-** (5 Isoformen) und **5-HT$_5$-Rezeptoren** (2 Isoformen)
- $G_{q/11}$-gekoppelte **5-HT$_2$-Rezeptoren** (3 Isoformen)
- der ionotrope **5-HT$_3$-Rezeptor**
- G_s-gekoppelte **5-HT$_4$-, 5-HT$_6$-** und **5-HT$_7$-Rezeptoren**.

Serotoninrezeptoren und vermittelte Wirkungen

Für die Wirkungen von Serotonin sind **verschiedene 5-HT-Rezeptoren** verantwortlich: die **Subtypen 5-HT$_1$– 5-HT$_7$** werden unterschieden, die wiederum in vier Familien unterteilt werden (Tab. **B-2.4**). So ergeben sich **vielfältige, z. T. gegensätzliche Wirkungen**.

B-2.5 Serotoninsynthese, Serotoninspeicherung, Serotoninabbau und Serotoninfreisetzung aus einem tryptaminergen Neuron

AD: Aldehyddehydrogenase; ALAD: aromatische L-Aminosäure-Decarboxylase; AR: Aldehydreduktase; MAO-A: Monoaminoxidase Typ A; SERT: neuronaler Serotonintransporter (vermittelt einen Kotransport von 5-HT, Na$^+$ und Cl$^-$); TH: Tryptophanhydroxylase; VMAT-2: vesikulärer Monoamintransporter Typ 2 (vermittelt einen Gegentransport von 5-HT und H$^+$).
a Synthese- und Abbauwege des Serotonins.
b Schematische Darstellung der Serotoninspeicherung, -freisetzung und des Serotoninabbaus am Beispiel eines tryptaminergen Neurons. Die Aktivierung präsynaptischer 5-HT$_{1B}$-Autorezeptoren drosselt die exozytotische Freisetzung von 5-HT.

Durch effektive Elimination aus dem Kreislauf wirkt Serotonin nur am Ort der Freisetzung. Die Art der Rezeptoren am Freisetzungsort bestimmt die Art der Wirkung.

Einige der über 5-HT$_1$-Rezeptoren vermittelten **ZNS-Wirkungen** (Tab. **B-2.4**) gehen auf eine Senkung der Entladungsfrequenz serotoninerger Neurone in den Raphekernen zurück, was zu einer **Abnahme des Sympathikotonus** führt.

Die pharmakologisch erforschten Rezeptoren sind zusammen mit den von ihnen vermittelten Wirkungen in Tab. **B-2.4** zusammengefasst. Alle übrigen Rezeptoren sind bezüglich ihrer physiologischen Bedeutung noch weitgehend unbekannt. Die Vielzahl der Rezeptoren erklärt die **verwirrende Vielfalt z. T. entgegengesetzter Wirkungen**, die Serotonin überall im Körper hervorrufen kann, wenn es in den Kreislauf gelangt. Um sicherzustellen, dass es nur an den Orten der Freisetzung wirkt, wird Serotonin durch effektive Eliminationsmechanismen aus dem großen und kleinen Kreislauf entfernt (s. S. 123). Die Art der Wirkung hängt von der Art der Rezeptoren ab, die am Ort der Freisetzung exprimiert werden.

Einige der über 5-HT$_1$-Rezeptoren vermittelten **ZNS-Wirkungen** (Tab. **B-2.4**) gehen auf eine Senkung der Entladungsfrequenz spontan aktiver tryptaminerger Neurone in den Raphekernen zurück. Diese Neurone in der Brücke und der Medulla oblongata besitzen somatodentritische Autorezeptoren vom Typ 5-HT$_{1A}$, deren Aktivierung eine Autoinhibition zur Folge hat. Von diesen tryptaminergen Neuronen werden unter anderem die präganglionären sympathischen (cholinergen) Neurone im Seitenhorn des Rückenmarks innerviert und tonisch aktiviert. So erklärt sich, warum bei sinkender Entladungsfrequenz der tryptaminergen Neurone der **Sympathikotonus abnimmt**.

Aus der experimentellen Pharmakologie ist zudem bekannt, dass Serotonin in unwirksamen Konzentrationen über 5-HT$_{2A}$-Rezeptoren die vasokonstriktorische Wirkung von Noradrenalin und Angiotensin II verstärkt, weil die Potenz dieser beiden körpereigenen Stoffe als Vasokonstriktoren zunimmt.

B-2.4 Serotonin (5-HT)-Rezeptoren, ihre Signaltransduktionsmechanismen und die von ihnen vermittelten Wirkungen

Rezeptor	Signaltransduktion	vermittelte Wirkungen
5-HT$_{1A}$-Rezeptor	G$_{i/o}$ ↳ AC (cAMP ↓) ↳ GIRK-Kanäle[1] ↳ nCa^{2+}-Kanäle[2]	**ZNS** (Spontanaktivität somatodendritischer Autorezeptoren auf tryptaminergen Neuronen in den Raphekernen ↓): • anxiolytische Wirkungen • Sympathikotonus (Blutdruck) ↓
5-HT$_{1B}$-Rezeptor	G$_{i/o}$ ↳ AC (cAMP ↓) ↳ GIRK-Kanäle[1] ↳ nCa^{2+}-Kanäle[2]	**ZNS** (präsynaptischer Autorezeptor auf tryptaminergen Nervenendigungen): Serotoninfreisetzung ↓ (negative Rückkopplung; Abb. **B-2.5 b**) **Koronararterien, Duragefäße:** Vasokonstriktion
5-HT$_{1D}$-Rezeptor	G$_{i/o}$ ↳ AC (cAMP ↓) ↳ GIRK-Kanäle[1] ↳ nCa^{2+}-Kanäle[2]	**ZNS/PNS** (präsynaptischer Heterorezeptor): • Noradrenalinfreisetzung ↓ (aus noradrenergen Neuronen) • Acetylcholinfreisetzung ↓ (aus cholinergen Neuronen) • Freisetzung von Neuropeptiden[3] ↓ (aus Trigeminus-Afferenzen in Duragefäßen)
5-HT$_{2A}$-Rezeptor	G$_{q/11}$ ↳ PLCβ (IP$_3$ ↑, DAG ↑)	**Gefäße:** • Vasokonstriktion • Zunahme der Potenz von Noradrenalin und Angiotensin II bzgl. ihrer vasokonstriktorischen Wirkung **Thrombozyten:** Aggregation **Gastrointestinaltrakt:** Kontraktion der glatten Muskulatur **ZNS:** • psychotomimetische (halluzinogene) Wirkungen • anorektische Wirkung (Appetit ↓) • anxiogene Wirkung • schlafhemmende Wirkung
5-HT$_{2B}$-Rezeptor	G$_{q/11}$ ↳ PLCβ (IP$_3$ ↑, DAG ↑)	**Blutgefäße in Gehirn und Hirnhäuten:** endothelabhängige Vasodilatation (NO-Synthese im Endothel ↑) **Fibroblasten:** mitogene Wirkungen mit Fibrosen im Retroperitonealraum, der Pleura und der Herzklappen
5-HT$_{2C}$-Rezeptor	G$_{q/11}$ ↳ PLCβ (IP$_3$ ↑, DAG ↑)	**ZNS:** • psychotomimetische (halluzinogene) Wirkungen • Sekretion der Zerebrospinalflüssigkeit aus dem Plexus choroideus ↑ • anorektische Wirkung (Appetit ↓) • anxiogene Wirkung • schlafhemmende Wirkung
5-HT$_3$-Rezeptor	Kationenkanal mit hoher Leitfähigkeit für Na$^+$ und K$^+$	**Gastrointestinaltrakt:** • enterale Sekretion von Flüssigkeit und Elektrolyten ↑ • Serotoninfreisetzung aus enterochromaffinen Zellen ↑ **Darmnervensystem:** • Neurotransmitterfreisetzung ↑ (z. B. Acetylcholin) • gastrointestinale Motilität einschließlich Geschwindigkeit der Dickdarmpassage ↑ **ZNS:** Aktivität absteigender antinozizeptiver Nervenbahnen ↑ **emetische Wirkung:** • Stimulation vagaler Afferenzen in der Darmwand • 5-HT$_3$-Rezeptoren in der CTZ[4] und im Nucleus tractus solitarii
5-HT$_4$-Rezeptor	G$_S$ ↳ AC (cAMP ↑)	**Darmnervensystem** (präsynaptische Heterorezeptoren): • Acetylcholinfreisetzung ↑ (prokinetische Wirkung) • Freisetzung anderer Neurotransmitter ↑ (z. B. SP, VIP, CGRP) **prokinetische Wirkung:** • Ösophagusperistaltik ↑ • Geschwindigkeit der Magenentleerung ↑ • Geschwindigkeit der Dünndarmpassage ↑ **Gastointestinaltrakt:** • Drüsensekretion ↑ • Serotoninfreisetzung aus EC-Zellen ↓ **Herzvorhöfe:** • positiv chronotrope Wirkung • positiv inotrope Wirkung

[1] G$_i$-Protein-gesteuerte einwärtsgleichrichtende K$^+$-Kanäle; [2] spannungsabhängige neuronale Ca^{2+}-Kanäle; [3] Substanz P (SP) und calcitonin gene-related peptide (CGRP), die als proinflammatorische Neuropeptide bei der Genese des Migräne-Kopfschmerzes eine wichtige Rolle spielen; [4] chemorezeptive Triggerzone in der Area postrema.

2.2.3 5-HT-Rezeptor-Agonisten

Wirkstoffe und deren therapeutische Anwendung

Eine Übersicht zu den wichtigsten therapeutisch angewendeten Substanzen gibt Tab. B-2.5.

B-2.5 Pharmakokinetische Daten und Dosierungen von Agonisten von 5-HT-Rezeptoren

Wirkstoff	Applikation	Einzeldosis [mg]	max. Tagesdosis [mg]	DI [h]	BV [%]	HWZ [h]	PEB [%]	EF$_{ren}$ [%]
nichtselektiver 5-HT-Rezeptor-Agonist								
Ergotamintartrat[1]	p.o.	2	4[2]	4–6	2–5	2 (27)	90	4
5-HT$_{1A}$-Rezeptor-Agonist								
Buspiron[1]	p.o.	5	60	8	4[3]	2,5 (6)	95	0
5-HT$_{1B/1D}$-Rezeptor-Agonisten (Triptane)								
Almotriptan	p.o.	12,5	25	2–4	70	3,5	n.b.	55
Eletriptan	p.o.	40	80	2–4	50	4	85	10
Frovatriptan	p.o.	2,5	5	2–4	26	25	15	44
Naratriptan	p.o.	2,5	5	2–4	69	6	29	50
Rizatriptan	p.o.	10[4]	20	2–4	45	2,5	14	30
Sumatriptan	p.o.	50–100	300		14			
	nasal	20	40		16			
	rektal	25	50	2–4	19	2	18	22
	s.c.	6	12		96			
Zolmitriptan[1]	p.o.	2,5–5	10	2–4	40	3 (3)	25 (25)	25
	nasal	2,5–5	10		40			

[1] Daten in Klammern betreffen den wichtigsten wirksamen Metaboliten; [2] pro Tag oder Migräneanfall; [3] gleichzeitige Nahrungsaufnahme erhöht BV auf 7–8%; [4] max. 5 mg bei Behandlung mit Propranolol.

Buspiron

Buspiron stimuliert die somatodentritischen 5-HT$_{1A}$-Autorezeptoren auf den tryptaminergen Neuronen der rostralen Raphekerne (Tab. B-2.4) und vermindert damit deren Spontanaktivität. Dadurch wird die bei Angststörungen gesteigerte serotoninerge Transmission gedämpft. Die Folge ist eine **anxiolytische (angstlösende) Wirkung**. Buspiron ist nur bei **moderaten Formen generalisierter Angststörungen** ausreichend wirksam. Die volle Wirkung ist erst nach 2–3 Wochen zu erwarten. Als unerwünschte Wirkungen können Benommenheit, Übelkeit, Schwindel, Kopfschmerzen, Nervosität, Schwitzen auftreten. Bei Engwinkelglaukom, Myasthenia gravis, Patienten jünger als 18 Jahre, schwerer Leber- und Nierenfunktionsstörung sowie in der Schwangerschaft und Stillzeit ist Buspiron kontraindiziert. Die orale Bioverfügbarkeit ist schlecht (Tab. B-2.5). Im First-Pass-Metabolismus (CYP3A4) entsteht allerdings ein wirksamer Metabolit. CYP3A4-Hemmstoffe (s. Tab. A-3.1 auf S. 37) verstärken die Wirkung von Buspiron. Umgekehrt kann es bei Einnahme von CYP3A4-Induktoren zu einer Wirkungsabschwächung kommen. Bei mit SERT- oder MAO-Hemmstoffen behandelten Patienten erhöht Buspiron das Risiko eines **Serotoninsyndroms** (s. S. 337).

Urapidil

Es stimuliert die somatodentritischen 5-HT$_{1A}$-Autorezeptoren auf den tryptaminergen Neuronen der kaudalen Raphekerne (Tab. B-2.4) und reduziert damit deren Spontanaktivität. Da diese Neurone die präganglionären cholinergen Neurone des Sympathikus innervieren, vermindert Urapidil den Sympathikotonus und **senkt den Blutdruck**. Urapidil ist auch ein α$_1$-Rezeptor-Antagonist (Näheres s. S. 86 und S. 480).

Metoclopramid

Metoclopramid stimuliert 5-HT$_4$-Rezeptoren im Magen-Darm-Kanal. Das erklärt seine **prokinetische Wirkung** im oberen Teil des Magen-Darm-Kanals: die Ösophagusperistaltik wird gesteigert, die Magenentleerung und die obere Dünndarmpassage werden beschleunigt (Tab. **B-2.4**). Diese Effekte tragen zur **antiemetischen Wirkung** von Metoclopramid bei (s. S. 557).

Ergotamintartrat

Dabei handelt es sich um ein Mutterkornalkaloid mit komplexen partiell-agonistischen Wirkungen (s. S. 12) an **zahlreichen Rezeptoren**: 5-HT$_{1B/1D}$- und 5-HT$_{2B}$-Rezeptoren, α$_1$-Adrenozeptoren und Dopamin (D$_2$)-Rezeptoren. Es ist zur Behandlung schwerer Attacken von **Migräne-Kopfschmerzen** zugelassen und muss so früh wie möglich nach Anfallsbeginn eingenommen werden. Es ist länger, aber nicht so sicher schmerzlindernd wirksam wie die Triptane (s. u.). Pro Woche dürfen maximal 6 mg eingenommen werden. Seine Bioverfügbarkeit ist gering und unsicher (Tab. **B-2.5**). Mögliche **unerwünschte Wirkungen** sind Übelkeit und Erbrechen (D$_2$-Rezeptor-vermittelt), generalisierte arterielle Gefäßspasmen (α$_1$-Rezeptor- und 5-HT$_2$-Rezeptor-vermittelt), Angina pectoris und lang anhaltende arterielle Vasokonstriktion mit Durchblutungsstörungen (Ergotismus gangraenosus). Bei zu häufiger Anwendung kann es zum medikamenteninduzierten Dauerkopfschmerz kommen. Die **Kontraindikationen** ergeben sich zum Teil aus den Nebenwirkungen: koronare Herzkrankheit, periphere arterielle Verschlusskrankheit, Hypertonie, schwere Leber- oder Nierenfunktionsstörung, Schwangerschaft und Stillzeit. Bei gleichzeitiger Gabe von β-Rezeptor-Antagonisten, Makroliden oder Tetrazyklinen erhöht sich das Risiko für generalisierte Vasospasmen.

Triptane

▶ **Definition.** Triptane sind eine Gruppe von Serotoninanaloga, die als selektive Agonisten von 5-HT$_{1B}$- und 5-HT$_{1D}$-Rezeptoren wirken und Migräne-Kopfschmerzen lindern.

Substanzen und Pharmakokinetik (Tab. B-2.5): Almotriptan, Rizatriptan, Sumatriptan, Zolmitriptan sowie **N-Desmethylzolmitriptan** (ein wirksamer Metabolit von Zolmitriptan) sind wie Serotonin Substrate der MAO-A und werden durch oxidative Desaminierung abgebaut. Auch CYP3A4 **(Almotriptan, Eletriptan)** und CYP1A2 **(Frovatriptan, Zolmitriptan)** sorgen für die metabolische Elimination einiger Triptane. Die Zeit bis zum Erreichen der Spitzenkonzentrationen im Plasma beträgt nach oraler Gabe 1,5 h (Eletriptan), 2 h (Almotriptan, Naratriptan, Rizatriptan, Sumatriptan) bzw. 2,5 h (Frovatriptan, Zolmitriptan).

Indikationen und Wirkungen:
- **Schwere Migräne-Kopfschmerzattacke:** Die Migräne ist ein neurovaskulärer Kopfschmerz, der mit einer Dilatation der Hirnhautgefäße und arteriovenöser Anastomosen im Stromgebiet der A. carotis externa einhergeht. Dabei spielt die Aktivierung afferenter nozizeptiver Trigeminusfasern in den Duragefäßen mit massiver Freisetzung von Peptid-Neurotransmittern (Substanz P, calcitonin gene-related peptide; Tab. **B-2.4**) gefolgt von einer neurogenen perivaskulären Entzündung eine wichtige pathogenetische Rolle. Die Wirksamkeit der Triptane geht zurück auf die **Vasokonstriktion der Hirnhautgefäße und der arteriovenösen Anastomosen** (5-HT$_{1B}$-Rezeptor) und die **Hemmung der Neuropeptidfreisetzung** (5-HT$_{1D}$-Rezeptor). Ausmaß der Schmerzlinderung im Vergleich mit 100 mg Sumatriptan, gemessen 2 h nach oraler Gabe: 50 mg Sumatriptan und 5 mg Zolmitriptan sind gleich gut wirksam; 2,5 mg Naratriptan oder Frovatriptan sind weniger gut wirksam und 10 mg Rizatriptan, 12,5 mg Almotriptan oder 80 mg Eletriptan sind besser wirksam. Bessere Wirksamkeit bedeutet aber auch schlechtere Verträglichkeit, d. h. häufigeres Auftreten unerwünschter Wirkungen.

▶ **Merke.** Im Unterschied zu Ergotamintartrat sind Triptane auch wirksam, wenn die Migräneattacke bereits in vollem Gange ist.

Metoclopramid

Seine **prokinetische Wirkung** (Tab. **B-2.4**) im oberen GI-Trakt und damit **antiemetische Wirkung** (s. S. 557) geht auf die Stimulation von 5-HT$_4$-Rezeptoren im Magen-Darm-Kanal zurück.

Ergotamintartrat

Das Mutterkornalkaloid wirkt über **zahlreiche Rezeptoren**. Es ist zur Behandlung schwerer **Migräne-Kopfschmerzen** zugelassen. Es ist länger wirksam als Triptane (s. u. und Tab. **B-2.5**). **Unerwünschte Wirkungen** sind u. a. Erbrechen, arterielle Durchblutungsstörungen (Ergotismus gangraenosus) und medikamenteninduzierter Dauerkopfschmerz. **Kontraindikationen** sind u. a. koronare Herzkrankheit, periphere arterielle Verschlusskrankheit, Hypertonie, Leber- oder Nierenfunktionsstörung, Schwangerschaft/Stillzeit.

Triptane

▶ **Definition.**

Substanzen und Pharmakokinetik (Tab. B-2.5): Almotriptan, Rizatriptan, Sumatriptan, Zolmitriptan sowie **N-Desmethylzolmitriptan** sind wie Serotonin Substrate der MAO-A. Die Elimination erfolgt auch über CYP3A4 **(Almotriptan, Eletriptan)** und über CYP1A2 **(Frovatriptan, Zolmitriptan)**.

Indikationen und Wirkungen:
- **Schwere Migräne-Kopfschmerzattacke:** Die Wirkung der Triptane beruht auf der **Vasokonstriktion von Hirnhautgefäßen und arteriovenösen Anastomosen** (5-HT$_{1B}$-Rezeptor) und der **Hemmung der Neuropeptidfreisetzung** (5-HT$_{1D}$-Rezeptor; s. Tab. **B-2.4**).

▶ **Merke.**

- **Cluster-Kopfschmerz:** Die Attacken können durch Triptane unterbrochen werden.

Zur Behandlung primärer Kopfschmerzen s. Kap. B-6.8.2 ab S. 253.

- **Cluster-Kopfschmerz:** Auch bei dieser Art von schweren, einseitigen, in Gruppen auftretenden Kopfschmerzattacken werden Triptane mit dem Ziel einer Unterbrechung der Anfälle angewendet.

Die Behandlung primärer Kopfschmerzen wird im Kap. B-6.8.2 ab S. 253 ausführlicher besprochen.

Unerwünschte Wirkungen: Geschmacksstörungen; Parästhesien; Hitzewallungen; Schwindel; RR-Schwankungen; AP-Beschwerden; Herzrhythmusstörungen; Schweregefühl in Brust/Hals; Schwächegefühl/Müdigkeit; Myalgien; Schlaganfallrisiko ↑; Übelkeit, Erbrechen.

Unerwünschte Wirkungen: Geschmacksstörungen; Parästhesien mit Kribbeln und Schmerzen; Hitzewallungen; Schwindel; Blutdruckschwankungen; koronare Gefäßspasmen mit pektanginösen Beschwerden und/oder Herzrhythmusstörungen; Schweregefühl im Brust- und Halsbereich; Schwächegefühl und Müdigkeit; Myalgien; Zunahme des Schlaganfallrisikos; Übelkeit und Erbrechen.

Kontraindikationen: Alle: KHK, pAVK, Morbus Raynaud, Schlaganfall oder Z. n. TIA, Leber- oder Nierenschaden, Hypertonie, Kinder oder Personen ≥ 65 Jahre. **Einige:** Behandlung mit Ergotamintartrat oder MAO-Hemmstoffen. **Rizatriptan:** Einzeldosis von > 5 mg bei gleichzeitiger Propranolol-Gabe.

Kontraindikationen: Koronare Herzkrankheit, periphere arterielle Verschlusskrankheit, Morbus Raynaud, Schlaganfall oder transiente ischämische Attacken in der Anamnese, schwere Leber- oder Nierenfunktionsstörung, Hypertonie, Kinder oder Personen älter als 65 Jahre, gleichzeitige Behandlung mit Ergotamintartrat oder MAO-Hemmstoffen (betrifft Triptane, die von der MAO abgebaut werden). Bei mit Propranolol behandelten Patienten ist eine Einzeldosis > 5 mg Rizatriptan kontraindiziert.

Wechselwirkungen: Verstärkte Wirkung bei gleichzeitiger Behandlung mit SSRI (s. S. 336); erhöhtes Risiko für Serotoninsyndrom (s. S. 337) bei Kombination mit SSRI. Propanolol verstärkt die Wirkungen von Rizatriptan.

Wechselwirkungen: Verstärkte Wirkung bei gleichzeitiger Behandlung mit selektiven SERT-Hemmstoffen (eine Gruppe von Antidepressiva, s. S. 336); bei mit SERT-Hemmstoffen behandelten Patienten erhöhen Triptane das Risiko für das Auftreten eines Serotoninsyndroms (Näheres s. S. 337). Propanolol erhöht die Plasmaspiegel und verstärkt die Wirkungen von Rizatriptan.

2.2.4 5-HT-Rezeptor-Antagonisten

Je nach Selektivität der antagonistischen Wirkung müssen zunächst die nichtselektiven von den selektiven 5-HT-Rezeptor-Antagonisten unterschieden werden.

Nichtselektive 5-HT-Rezeptor-Antagonisten

Einige **Neuroleptika** (s. S. 317) sind kompetitive **Antagonisten von Dopamin- und Serotoninrezeptoren**. Letzteren Antagonismus macht man sich in der Therapie des Serotoninsyndroms (s. S. 337) zunutze.

Es gibt einige Wirkstoffe, die neben anderen Rezeptoren auch 5-HT-Rezeptoren kompetitiv antagonisieren. Eine wichtige Gruppe sind die **Neuroleptika** Risperidon, Ziprasidon, Clozapin, Olanzapin, Chlorpromazin und Pipamperon (Näheres s. S. 317). Sie sind **Antagonisten von Dopamin- und 5-HT$_{2A/2C}$-Rezeptoren**. Ihre antagonistische Wirkung an 5-HT$_{2A/2C}$-Rezeptoren wird z. B. auch bei der Behandlung des Serotoninsyndroms benötigt (s. S. 337).

Selektive 5-HT$_3$-Rezeptor-Antagonisten („Setrone")

Substanzen, Wirkungsmechanismus und Wirkungen: Wichtige Vertreter sind **Dolasetron, Granisetron** und **Ondansetron** (Tab. B-2.6). Selektive Antagonisten der anderen 5-HT-Rezeptor-Subtypen sind pharmakotherapeutisch unbedeutend.
5-HT$_3$-Rezeptor-Antagonisten (Tab. B-2.4) wirken **antiemetisch**, v. a. bei durch Zytostatika und/oder Strahlentherapie ausgelöstem Er-

Substanzen, Wirkungsmechanismus und Wirkungen: Unter den selektiven 5-HT-Rezeptor-Antagonisten sind nur die kompetitiv wirkenden **5-HT$_3$-Rezeptor-Antagonisten** von pharmakotherapeutischer Bedeutung. Die wichtigen Substanzen **Dolasetron, Granisetron** und **Ondansetron** sind mit ihren pharmakokinetischen Eigenschaften und Dosierungen in Tab. B-2.6 zusammengefasst.
5-HT$_3$-Rezeptor-Antagonisten werden als Mittel gegen Erbrechen (**Antiemetika**) angewendet, da die emetische Wirkung von Serotonin über 5-HT$_3$-Rezeptoren vermittelt wird (Tab. B-2.4). Wie die klinische Erfahrung zeigt, spielen 5-HT$_3$-Rezepto-

B-2.6 Pharmakokinetische Daten und Dosierungen von Antagonisten des 5-HT$_3$-Rezeptors

Wirkstoff	Applikation	Einzeldosis [mg]	DI	BV [%]	HWZ [h]	PEB [%]	EF$_{ren}$ [%]
Dolasetron[1]	p. o.	50 – 200	24 h	(75)	(8)	(73)	(30)
Granisetron	p. o.	2	24 h	60	9	65	12
	i. v.	3	10 – 20 min (max. 3 ×)	100			
Ondansetron	p. o.	8	12 h	62	3,5	73	5
	i. v.	8	2 – 4 h (max. 3 ×)	100			
Palonosetron	i. v.	0,25 mg	24 h	100	40/100[2]	62	31

[1] Daten in Klammern betreffen den für die Wirkung verantwortlichen Metaboliten; [2] normale/langsame Metabolisierer als Folge des CYP2D6-Polymorphismus (Näheres s. S. 53).

ren eine entscheidende Rolle in der Pathogenese von Übelkeit und Erbrechen, wie sie im Rahmen einer zytostatischen Chemotherapie oder einer Strahlentherapie auftreten. Das Antiemetikum **Metoclopramid** muss in diesem Zusammenhang auch erwähnt werden. Es wirkt ebenfalls als Antagonist von 5-HT$_3$-Rezeptoren, ist aber auch ein Agonist an 5-HT$_4$-Rezeptoren. Seine antiemetische Wirkung geht aber hauptsächlich auf den Antagonismus von Dopaminrezeptoren zurück (Näheres s. S. 557).

5-HT$_3$-Rezeptor-Antagonisten werden **vornehmlich hepatisch eliminiert** (Tab. **B-2.6**). Ondansetron ist ein Substrat von CYP1A2, CYP2D6 und CYP3A4 und Granisetron ein Substrat von CYP3A4. Der Abbau des wirksamen Metaboliten von Dolasetron erfolgt durch CYP2D6 und CYP3A4. An der metabolischen Eimination von Palonosetron sind ebenfalls mehrere CYP-Enzyme beteiligt: CYP2D6 > CYP3A4 = CYP1A2.

Indikationen:
- **Zytostatika-induziertes Erbrechen:** Die zytostatische Therapie insbesondere mit Cisplatin, Dacarbazin, Carmustin sowie hohen Dosen von Cyclophosphamid und die abdominelle Strahlentherapie haben ein hohes emetogenes Potenzial. Diese Therapien schädigen das EC-Zellsystem im Gastrointestinaltrakt (s. S. 542) und verursachen dadurch eine **massive Serotoninfreisetzung** ins Darmlumen und ins Blut (erkennbar an einer starken Zunahme der renalen Ausscheidung des 5-HT-Metaboliten 5-Hydroxyindolessigsäure). Die Folge ist die Erregung von 5-HT$_3$-Rezeptoren auf vagalen Afferenzen in der Darmschleimhaut und die Auslösung des Brechreflexes. 5-HT$_3$-Rezeptor-Antagonisten sind deshalb eine wichtige Säule in der Prophylaxe und Therapie des Zytostatika-induzierten Erbrechens. Ein Teil ihrer antiemetischen Wirkung geht aber auch auf zentrale Wirkorte zurück, nämlich auf 5-HT$_3$-Rezeptoren in der chemorezeptiven Triggerzone der Area postrema und im Nucleus tractus solitarii (s. S. 224).
- **Postoperatives Erbrechen:** Auch bei der Prophylaxe und Therapie von Übelkeit und Erbrechen nach Allgemeinnarkosen sind 5-HT$_3$-Rezeptor-Antagonisten wirksam. Meist genügt eine einzige Dosis (z. B. 16 mg Ondansetron p. o.) 1 h vor Einleitung der Narkose.

Unerwünschte Wirkungen:
- **Obstipation:** Die Antagonisierung von 5-HT$_3$-Rezeptoren verringert die gastrointestinale Motilität (Tab. **B-2.4**) und führt sehr häufig zur Verstopfung.
- **Kopfschmerzen:** Die Antagonisierung von 5-HT$_3$-Rezeptoren vermindert die Aktivität des absteigenden antinozizeptiven Neuronensystems im ZNS (s. Tab. **B-2.4** und S. 253). Deshalb treten gehäuft Kopfschmerzen auf.
- **Reversible EKG-Veränderungen:** Dolasetron kann Bradyarrhythmien, Tachyarrhythmien sowie eine Verlängerung des QTc-Intervalls bewirken. Das Ausmaß und die Häufigkeit dieser EKG-Veränderungen hängen von den Plasmaspiegeln des wirksamen Dolasetron-Metaboliten ab. Palonosetron kann ebenfalls das QTc-Intervall verlängern.
- **Überempfindlichkeitsreaktionen**.
- **Extrapyramidalmotorische Störungen** (selten).

Kontraindikationen: Stillzeit (alle Wirkstoffe); Schwangerschaft (Palonosetron); Kinder jünger als 2 Jahre (Granisetron, Ondansetron). AV-Block II. und III. Grades, Patienten mit verlängertem QTc-Intervall oder Behandlung mit QTc-verlängernden Antiarrhythmika (Dolasetron).

Wechselwirkungen: Dexamethason verstärkt die antiemetische Wirkung aller 5-HT$_3$-Rezeptor-Antagonisten. Phenytoin, Carbamazepin und Rifampicin (Induktoren von CYP3A4) verringern die Plasmaspiegel von Ondansetron. Ondansetron vermindert die analgetische Wirkung von Tramadol.

2.3 Arachidonsäure-Metabolite

▶ Synonym. Eikosanoide.

Die **Arachidonsäure** (lat. arachis = Erdnuss) ist eine vierfach ungesättigte Fettsäure mit 20 Kohlenstoffatomen (Abb. **B-2.6**). Auf die Anzahl der Kohlenstoffatome ist auch ihr systematischer Name Eikosatetraensäure zurückzuführen (griech. eikosi = zwanzig). Aus der Arachidonsäure entstehen (katalysiert von körpereigenen Enzymen) mehrere sowohl physiologisch als auch pathophysiologisch bedeutsame Gewebshormone, die sich in **drei verschiedene Substanzgruppen** unterteilen lassen:
- Prostaglandine (PG) und Prostazyklin (PGI$_2$),
- Thromboxane (TX),
- Leukotriene (LT).

Die zwei erstgenannten Stoffgruppen werden auch unter dem Begriff **Prostanoide** zusammengefasst, da sie sich formal von der Prostansäure herleiten. Der Name der Leukotriene rührt daher, dass sie erstmals aus Leukozyten isoliert wurden und ihr Molekül drei konjugierte Doppelbindungen enthält.

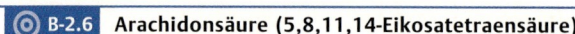

B-2.6 Arachidonsäure (5,8,11,14-Eikosatetraensäure)

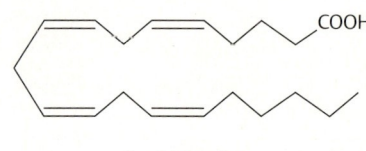

Arachidonsäure

2.3.1 Klinische Bedeutung

Physiologische Bedeutung haben Prostaglandine z. B. für die normale **Nierenfunktion**, die Regulation des **Tonus der arteriellen Widerstandsgefäße** und den **Schutz der Magenschleimhaut** vor den zellschädigenden Einflüssen des Magensafts. Prostazyklin verursacht eine Vasodilatation und hemmt die Thrombozytenaggregation. Thromboxan A$_2$ ist wichtig für die **Blutgerinnung**, da es u. a. eine Konstriktion der Blutgefäße bewirkt, die Interaktion der Thrombozyten mit der Gefäßwand fördert und eine Thrombozytenaggregation hervorruft.

▶ **Merke.** **Prostazyklin** und **Thromboxan** sind hinsichtlich ihrer Wirkung auf Gefäße und Thrombozyten **funktionelle Gegenspieler.**

Allen Arachidonsäure-Metaboliten ist ihre pathophysiologische Rolle als **Mediator von Fieber, Schmerz und Entzündung** gemeinsam. Die Leukotriene sind pathophysiologisch v. a. beim **Asthma bronchiale** bedeutsam.

Aus den genannten Gründen wird ersichtlich, warum Stoffe, die die Synthese der Arachidonsäure-Metabolite hemmen (s. S. 234), häufig verwendete Arzneimittel sind.

2.3.2 Physiologische Grundlagen

Anders als Histamin und Serotonin werden die Arachidonsäure-Metabolite in den Ursprungszellen nicht gespeichert, sondern bei Bedarf gebildet und in den extrazellulären Raum abgegeben. Ihre Biosynthese hängt von der Verfügbarkeit der Arachidonsäure ab, die enzymatisch aus Membran-Phospholipiden freigesetzt wird (Abb. **B-2.7**). Das dafür verantwortliche Enzym ist die zytosolische **Phospholipase A$_2$ (PLA$_2$)**, deren Aktivität von der zytoplasmatischen Ca^{2+}-Konzentration abhängt. Sie wird immer dann aktiviert, wenn rezeptorvermittelt oder durch noxische Reize die zytosolische Ca^{2+}-Konzentration ansteigt.

Prostanoide

Synthese und Abgabe aus Zellen

Schlüsselenzyme der Prostanoidsynthese sind die mikrosomalen Cyclooxygenasen **COX-1 und COX-2** (Abb. **B-2.7**). Diese sind bifunktionell – neben der Cyclooxygenase-

besitzen sie auch eine Peroxidase-Aktivität. Sie katalysieren die Bildung der instabilen Endoperoxide Prostaglandin G_2 (PGG_2) und PGH_2 aus Arachidonsäure. Die weitere Verstoffwechselung von PGH_2 hängt von der Enzymausstattung der Zellen ab (Abb. **B-2.7**). Die meisten Zellen bilden PGE_2, PGD_2 und/oder $PGF_{2\alpha}$; Gefäßendothelzellen jedoch bilden hauptsächlich Prostazyklin (PGI_2) und Thrombozyten v. a. Thromboxan A_2 (TXA_2).

Neben ihrer chemischen Struktur unterscheiden sich die beiden gut charakterisierten **Isoformen** der COX auch hinsichtlich ihres Expressionsmusters:

- **COX-1** wird **konstitutiv exprimiert**. Sie vermittelt z. B. die TXA_2-Synthese in den Thrombozyten und die PGE_2-Synthese in der Magenschleimhaut zum Schutz der Mukosa vor dem zellschädigenden Magensaft.
- **COX-2** wird ebenfalls in einigen Geweben primär (d. h. konstitutiv) exprimiert (ZNS, Niere, Knochen, Gefäße), ist aber im Gegensatz zur COX-1 auch ein **induzierbares Enzym**. Entzündung, Trauma, Ischämie und die mechanische Beanspruchung von Zellen (z. B. die Scherkräfte des fließenden Blutes an vaskulären Endothelzellen) verursachen einen massiven und raschen Anstieg der COX-2-Expression. COX-2 ist also verantwortlich für die durch proinflammatorische Zytokine induzierte PG-Synthese im Rahmen von Entzündungsprozessen, für die PGI_2-Synthese in den Endothelzellen der Gefäße und für die PGE_2- und TXA_2-Synthese in aktivierten Makrophagen.

chidonsäure bilden sie Prostaglandin G_2 (PGG_2) und PGH_2. Je nach Enzymausstattung (Abb. **B-2.7**) bilden die Zellen dann PGE_2, PGD_2, $PGF_{2\alpha}$, PGI_2 oder TXA_2.
- **COX-1** wird **konstitutiv exprimiert**. Sie vermittelt z. B. die Synthese von TXA_2 in Thrombozyten und von PGE_2 in der Magenschleimhaut.
- **COX-2** ist vorwiegend ein **induzierbares Enzym** (durch Entzündung, Trauma, Ischämie). Sie ist verantwortlich für die Synthese von PG bei Entzündungen, von PGI_2 in Gefäßendothelzellen und von PGE_2 und TXA_2 in Makrophagen.

▶ **Exkurs.** Vor Kurzem wurde eine weitere COX-Isoform, nämlich **COX-3**, beschrieben. Es handelt sich dabei um eine Splicevariante von COX-1, die von demselben Gen kodiert wird wie die COX-1. Es ist noch nicht geklärt, welche biologische Bedeutung COX-3 hat und ob es sich dabei um ein funktionsfähiges humanes Enzym handelt.

▶ **Exkurs.**

Prostaglandine werden über PG-Transporter, Prostazyklin und Thromboxan A_2 über andere Transporter aus den Zellen in den extrazellulären Raum ausgeschleust, wo sie in Abhängigkeit von ihrer „De-novo"-Syntheserate autokrin und parakrin im unmittelbaren Umfeld ihrer Produktion ihre Wirkung entfalten.

Prostaglandine, Prostazyklin und Thromboxan A_2 gelangen über Transporter aus der Zelle. Dort wirken sie autokrin oder parakrin.

▶ **Klinischer Bezug.** Einige Pharmaka hemmen die Bildung von Prostanoiden (Abb. **B-2.7**): **Nichtsteroidale Antiphlogistika** sind COX-Hemmstoffe mit entzündungshemmender (antiphlogistischer), fiebersenkender (antipyretischer) und schmerzlindernder (analgetischer) Wirkung. Acetylsalicylsäure unterdrückt als einziger Vertreter dieser Medikamentengruppe wegen einer irreversiblen Hemmung der COX-1 zusätzlich noch die Thrombozytenaggregation (Näheres s. S. 453).
Glukokortikoide hemmen die Induktion der COX-2-Expression (Abb. **B-2.7**) – nicht aber das Enzym selbst – und vermindern über die Induktion der Synthese von Annexinen (eine Gruppe calciumbindender Proteine) die Aktivität der PLA_2, wodurch weniger Arachidonsäure aus der Zellmembran freigesetzt wird. Diese beiden, den Metabolismus der Arachidonsäure betreffenden Effekte erklären u. a. die antiphlogistische Wirkung der Glukokortikoide.

▶ **Klinischer Bezug.**

Mechanismen der Inaktivierung

PGE_2, PGD_2 und $PGF_{2\alpha}$: Diese Prostaglandine werden am Ort ihrer Wirkung sehr effizient enzymatisch abgebaut. Dadurch wird ihre Wirkung zeitlich begrenzt. Primär sind **PG-spezifische Dehydrogenasen** für den Abbau verantwortlich. In einem zweiten Schritt sorgen PG-unspezifische Enzyme für die weitere Metabolisierung. Bereits der erste Schritt führt zum Verlust der biologischen Aktivität. PG-Dehydrogenasen sind weit verbreitete, intrazellulär lokalisierte Enzyme. Prostaglandine müssen also zunächst über **PG-Transporter** in die Zellen aufgenommen werden, um abgebaut werden zu können.

PG-Transporter und PG-Dehydrogenasen haben im Lungenkreislauf eine besonders hohe Aktivität. Ins Blutplasma gelangte Prostaglandine werden deshalb bei einer Lungenpassage sehr effektiv (mindestens 95 %) **präsystemisch eliminiert**. Prostaglandine verschwinden innerhalb weniger Minuten aus dem zirkulierenden Blutplasma.

Prostazyklin (PGI_2) und Thromboxan (TXA_2): PGI_2 ist weder ein Substrat des PG-Transporters noch ein Substrat der PG-Dehydrogenase im Lungenkreislauf. Es wird deshalb in der Lunge nicht eliminiert. Vielmehr wird es wie TXA_2 am Ort der Wirkung sehr rasch mit Halbwertszeiten von 30 s (TXA_2) bzw. 3 min (PGI_2) **nichten-**

Mechanismen der Inaktivierung

PGE_2, PGD_2 und $PGF_{2\alpha}$: Prostaglandine werden über **PG-Transporter** in Zellen aufgenommen und primär durch **Dehydrogenasen** abgebaut. Dieser Vorgang läuft im Lungenkreislauf besonders effektiv ab. Ins Blutplasma gelangte Prostaglandine werden daher schnell und fast vollständig **präsystemisch eliminiert**.

Prostazyklin (PGI_2) und Thromboxan (TXA_2): Sie werden am Ort der Wirkung sehr rasch **nichtenzymatisch hydrolysiert** und die Abbauprodukte über den Urin ausgeschieden.

Rezeptoren und vermittelte Wirkungen

Die Prostanoidwirkungen hängen ab von der Art der **Prostanoidrezeptoren**, die am Bildungsort vorherrschen. Prostaglandine sind nicht nur **Entzündungsmediatoren**, sondern haben auch **zahlreiche andere Wirkungen** (Tab. **B-2.7**). PGE_2 wirkt z. B. **gastroprotektiv** durch Verminderung der HCl-Sekretion, Steigerung der Schleim- und Bikarbonat-Sekretion und Steigerung der Schleimhautdurchblutung. Außerdem **fördert PGE_2 die Schmerzwahrnehmung**, indem es die glycinerge Transmission hemmt, die Fortleitung nozizeptiver Information im Rückenmark erleichtert und die Aktivität nozizeptiver Nervenendigungen steigert.

Leukotriene

Synthese, Abgabe aus Zellen und Inaktivierung

Das **Schlüsselenzym 5-Lipoxygenase (5-LOX)** wird von Leukozyten, Monozyten, Mastzellen und Makrophagen exprimiert und ist nur zusammen mit dem Transferprotein **FLAP** aktiv (Abb. **B-2.7**). Aus Arachidonsäure wird Leukotrien A_4 (LTA_4) und daraus LTB_4 oder LTC_4 synthetisiert. Extrazellulär wird LTC_4 zu LTD_4 und LTE_4 umgewandelt. Die **rasche enzymatische Inaktivierung** verhindert weitgehend eine systemische Wirkung.

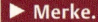 Merke.

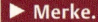 Klinischer Bezug.

zymatisch hydrolysiert. Die unwirksamen Hydrolyseprodukte 6-Keto-$PGF_{1\alpha}$ (PGI_2) und TXB_2 (TXA_2) werden in leicht veränderter Form mit dem Urin ausgeschieden.

Rezeptoren und vermittelte Wirkungen

Prostanoidrezeptoren: Die Wirkungen der Prostaglandine werden bestimmt von der Art des Rezeptors, der am Ort ihrer Bildung exprimiert wird. Es gibt neun Prostanoidrezeptoren, die alle G-Protein-gekoppelt sind (Tab. **B-2.7**). EP_3- und EP_4-Rezeptoren finden sich meist in hoher Dichte. EP_1- und EP_2-Rezeptoren werden in deutlich geringerer Dichte exprimiert. Entzündungen führen allerdings zur Zunahme der Expression von EP_2-Rezeptoren. Zahlreiche Wirkungen gehen über die Rolle der **Prostaglandine als Entzündungsmediatoren** hinaus (Tab. **B-2.7**).

Die **gastroprotektive Wirkung** von PGE_2 geht auf mehrere Wirkkomponenten zurück (Tab. **B-2.7**):

- Über G_i-assoziierte EP_3-Rezeptoren vermindert es die HCl-Sekretion der Belegzellen.
- Über EP_4-Rezeptoren steigert es die Schleim- und Bikarbonat-Sekretion der Nebenzellen und des Oberflächenepithels, wodurch die Schleimhaut vor der Selbstverdauung durch HCl und Pepsine geschützt wird.
- über EP_4- und IP-Rezeptoren steigert es die Durchblutung und damit die Fähigkeit der Schleimhaut, zellschädigende Einflüsse zu tolerieren.

Zwei Effekte von PGE_2 erklären die **Steigerung der Schmerzwahrnehmung** (Tab. **B-2.7**):

- Über EP_2-Rezeptoren hemmt es durch Proteinkinase-A-vermittelte Phosphorylierung von Glycinrezeptoren (Glycin: ein inhibitorischer Neurotransmitter im Rückenmark, s. S. 267) die glycinerge Transmission, wodurch die Fortleitung nozizeptiver Information im Rückenmark erleichtert wird.
- Über EP_4-Rezeptoren erhöht es durch Proteinkinase-A-vermittelte Phosphorylierung die Öffnungswahrscheinlichkeit Tetrodotoxin-resistenter Na^+-Kanäle in nozizeptiven Nervenendigungen (s. S. 215), wodurch die elektrische Aktivität dieser Neurone zunimmt.

Viele andere PG-Wirkungen sind in Tab. **B-2.7** zusammengefasst.

Leukotriene

Synthese, Abgabe aus Zellen und Inaktivierung

Das **Schlüsselenzym** der Leukotriensynthese ist die **5-Lipoxygenase (5-LOX)**. Es wird in polymorphkernigen Leukozyten, Monozyten, Mastzellen und aktivierten Makrophagen exprimiert und kann nur im Zusammenspiel mit dem Membranprotein **FLAP** aktiv werden (Abb. **B-2.7**). FLAP agiert als Substrat-Transferprotein und präsentiert die Arachidonsäure dem katalytischen Zentrum der 5-LOX. Über eine Zwischenstufe kommt es zur Bildung von Leukotrien A_4 (LTA_4). Dieses Leukotrien wird dann zu LTB_4 hydrolysiert oder durch Konjugation mit reduziertem Glutathion zu LTC_4 synthetisiert (Abb. **B-2.7**). Mittels spezifischer Transporter werden LTB_4 und LTC_4 von den Zellen abgegeben. LTC_4 wird extrazellulär weiter zu LTD_4 und LTE_4 umgewandelt. Leukotriene werden sehr **rasch enzymatisch inaktiviert**. Die verantwortlichen Mechanismen sind so effizient, dass mit systemischen Wirkungen dieser Stoffe nicht zu rechnen ist.

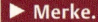 **Merke.** Die drei Leukotriene LTC_4, LTD_4 und LTE_4 nennt man **Cysteinyl-Leukotriene**. Zusammen bilden sie die Gruppe der sog. SRS-Verbindungen (SRS-A, slow-reacting substances of anaphylaxis), die u. a. am pathophysiologischen Geschehen des anaphylaktischen Schocks sowie des Asthma bronchiale beteiligt sind.

  Klinischer Bezug. **Mesalazin** vermindert die Bildung von Leukotrienen durch Hemmung der Lipoxygenase (Abb. **B-2.7**). Mesalazin sowie seine inaktiven Vorstufen **Sulfasalazin** und **Olsalazin** werden zur Therapie der Colitis ulcerosa verabreicht (s. S. 560). Darüber hinaus wird Sulfasalazin als Basistherapeutikum bei der rheumatoiden Arthritis (s. S. 199) angewendet.

B-2.7 Prostanoidrezeptoren, ihre Signaltransduktionsmechanismen und die von ihnen vermittelten Wirkungen

Rezeptor	Agonist	Signaltransduktion	vermittelte Wirkungen
DP_1-Rezeptor	PGD_2	G_s ↳ AC (cAMP↑)	- Vasodilatation - Thrombozytenaggregation↓
DP_2-Rezeptor	PGD_2	G_i ↳ AC (cAMP↓) ↳ PLCβ (IP_3↑, DAG↑)	- Bronchokonstriktion
EP_1-Rezeptor	PGE_2, PGE_1	G_q ↳ PLCβ (IP_3↑, DAG↑)	- Vasokonstriktion - Kontraktion der Muskulatur im Gastrointestinaltrakt
EP_2-Rezeptor	PGE_2, PGE_1	G_s ↳ AC (cAMP↑)	- Vasodilatation - Hyperämie in entzündetem Geweben↑ - Histaminfreisetzung aus Mastzellen↓ - Erleichterung von Ovulation und Nidation - Erleichterung der Fortleitung afferenter nozizeptiver Impulse im Rückenmark[1]
EP_3-Rezeptor	PGE_2, PGE_1	G_i ↳ AC (cAMP↓) G_q ↳ PLCβ (IP_3↑, DAG↑)	- Vasokonstriktion - Thrombozytenaggregation↑ - HCl-Sekretion der Magenschleimhaut↓ - Auslösung von Fieber (zentrale EP_3-Rezeptoren) - Kontraktion der gastrointestinalen Längsmuskulatur - gastrointestinale Motilität↑ - Kontraktion der schwangeren Uterusmuskulatur
EP_4-Rezeptor	PGE_2, PGE_1	G_s ↳ AC (cAMP↑)	- Vasodilatation - Offenhalten des Ductus arteriosus Botalli - gastrointestinale Sekretion von Wasser/Elektrolyten↑ - Schleim- und Na_2HCO_3-Sekretion der Magenschleimhaut↑ - Relaxation der gastrointestinalen Ringmuskulatur - renaler Blutfluss↑ - Diurese↑ - Reninsekretion↑ - PGE_2-induzierte Bildung von Osteoklasten (Knochenumsatz↑) - Sensibilisierung von Nozizeptoren[2]
FP-Rezeptor	$PGF_{2α}$	G_q ↳ PLCβ (IP_3↑, DAG↑)	- Vasokonstriktion im Lungenkreislauf - Bronchokonstriktion - gastrointestinale Motilität↑ - Kontraktion der schwangeren Uterusmuskulatur - Wehentätigkeit↑ - Kontraktion des M. sphincter pupillae - uveoskleraler/trabekulärer Kammerwasserabfluss im Auge↑
IP-Rezeptor	PGI_2 PGE_2	G_s ↳ AC (cAMP↑)	- Vasodilatation - Hypoxie-induzierter pulmonalarterieller Gefäßtonus↓ - Offenhalten des Ductus arteriosus Botalli - Thrombozytenaggregation↓ - Bronchodilatation - renaler Blutfluss↑ - Natriurese und Diurese↑ - Reninsekretion↑
TP-Rezeptor	TXA_2 PGH_2	G_q ↳ PLCβ (IP_3↑, DAG↑)	- Vasokonstriktion - Proliferation glatter Gefäßmuskelzellen↑ - Thrombozytenaggregation↑ - Blutungszeit↓ - Bronchokonstriktion

[1] Proteinkinase-A-vermittelte Phosphorylierung von Glycinrezeptoren beeinträchtigt die glycinerge Transmission und erleichtert so die Weiterleitung nozizeptiver Information im Rückenmark; [2] u. a. durch cAMP-vermittelte Aktivierung (d. h. Proteinkinase-A-katalysierte Phosphorylierung) von Tetrodotoxin-resistenten Na^+-Kanälen.

Rezeptoren und vermittelte Wirkungen

Leukotriene sind v. a. **Entzündungsmediatoren**. Für ihre Wirkungen (Tab. **B-2.8**) sind vier verschiedene G-Protein-gekoppelte Rezeptoren verantwortlich. Der BLT_1-Rezeptor bindet LTB_4 mit hoher, der BLT_2-Rezeptor mit niedriger Affinität. Die beiden Rezeptoren $CystLT_1$ und $CystLT_2$ binden die Cysteinyl-Leukotriene LTC_4, LTD_4 und

Rezeptoren und vermittelte Wirkungen

Leukotriene wirken v. a. als **Entzündungsmediatoren** (Tab. **B-2.8**). Beim **Asthma bronchiale** spielen sie eine wichtige Rolle.

B-2.7 Synthese von Prostaglandinen (PG), Prostazyklin (PGI₂), Thromboxan A₂ (TXA₂) und Leukotrienen (LT) und der Hemmeffekt einiger Pharmaka

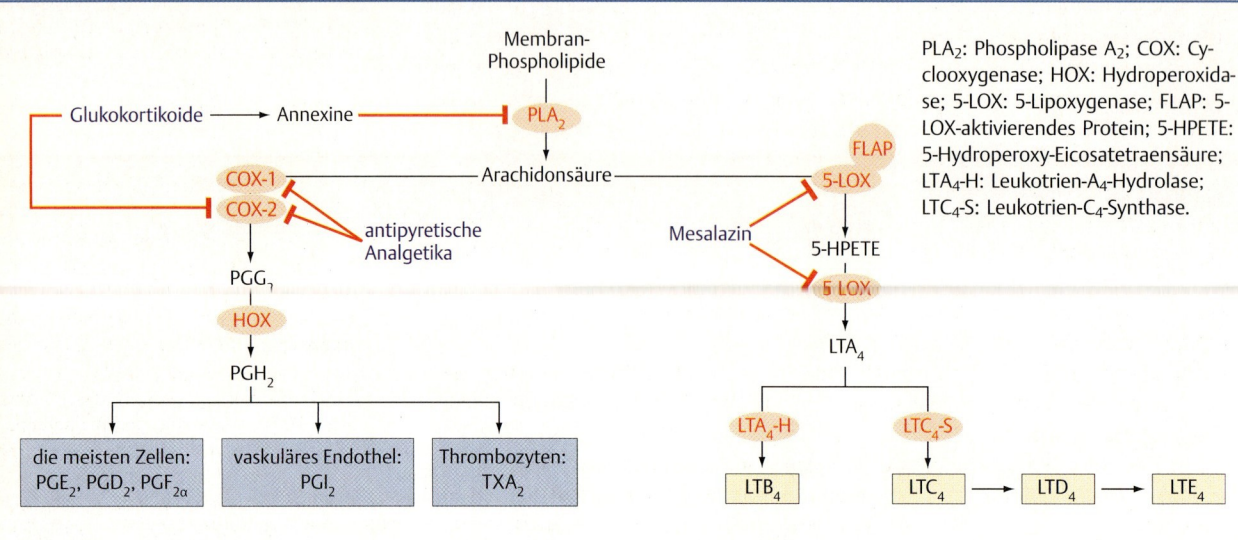

PLA$_2$: Phospholipase A$_2$; COX: Cyclooxygenase; HOX: Hydroperoxidase; 5-LOX: 5-Lipoxygenase; FLAP: 5-LOX-aktivierendes Protein; 5-HPETE: 5-Hydroperoxy-Eicosatetraensäure; LTA$_4$-H: Leukotrien-A$_4$-Hydrolase; LTC$_4$-S: Leukotrien-C$_4$-Synthase.

B-2.8 Leukotrien (LT)-Rezeptoren, ihre Signaltransduktionsmechanismen und die von ihnen vermittelten Wirkungen

Rezeptor	Agonist	Signaltransduktion	vermittelte Wirkungen
BLT$_1$-Rezeptor	LTB$_4$	G$_i$ ↳ AC (cAMP ↓) ↳ PLCβ (IP$_3$ ↑, DAG ↑)	**Leukozyten:** • Chemotaxis von polymorphkernigen Leukozyten und Makrophagen ↑ • Rekrutierung von Leukozyten in entzündetem Gewebe ↑ • Adhäsion an vaskuläre Endothelzellen ↑
BLT$_2$-Rezeptor	LTB$_4$	G$_q$ ↳ PLCβ (IP$_3$ ↑, DAG ↑)	
CysLT$_1$-Rezeptor	LTC$_4$, LTD$_4$, LTE$_4$	G$_q$ ↳ PLCβ (IP$_3$ ↑, DAG ↑)	**Bronchien:** • Bronchokonstriktion • bronchiale Schleimsekretion ↑ **arterioläre Vasokonstriktion:** • im Koronarkreislauf • im Mesenterialkreislauf • im Lungenkreislauf **postkapilläre Venolen:** Plasma-Exsudation durch Endothelzellkontraktion ↑ **Synthese proinflammatorischer Zytokine ↑** **eosinophile Granulozyten:** Migration ↑ **glatte Muskelzellen:** Proliferation ↑
CysLT$_2$-Rezeptor	LTC$_4$, LTD$_4$, LTE$_4$	G$_q$ ↳ PLCβ (IP$_3$ ↑, DAG ↑)	

LTE$_4$. Die pathophysiologische Rolle von Leukotrienen beim **Asthma bronchiale** (Bronchokonstriktion plus chronische Entzündung) ist bemerkenswert. Cysteinyl-Leukotriene sind als Bronchokonstriktoren 1 000-mal potenter als Histamin.

2.3.3 Prostaglandine und Prostaglandin-Analoga

Grundlagen: Therapeutisch ist nur eine **parenterale** oder **topische Anwendung** von Prostaglandinen sinnvoll (s. S. 135), da sie sehr effizient präsystemisch und systemisch inaktiviert werden. Synthetische Prostaglandin-Analoga sind stabiler als natürliche Prostaglandine. Bei ihnen genügen deshalb niedrigere Dosierungen. Zu den **vielen unerwünschten Wirkungen** s. S. 136. Zur Pharmakokinetik s. Tab. **B-2.9**.

2.3.3 Prostaglandine und Prostaglandin-Analoga

Grundlagen: Therapeutisch werden verschiedene **natürliche und synthetische Prostanoide** eingesetzt. Für natürliche Prostaglandine (z. B. Dinoproston, Alprostadil, s. S. 135) gibt es einige Spezialindikationen. Das Problem ist, dass diese Stoffe sehr effizient präsystemisch und systemisch inaktiviert werden. Deshalb werden sie meist **parenteral** oder **topisch** angewendet. Für manche Indikationen werden auch synthetische Prostaglandin-Analoga verabreicht. Da sie etwas stabiler sind als die natürlichen Vertreter, genügen meist geringere Dosierungen.

Neben den erwünschten Wirkungen ergeben sich für beide Gruppen aus dem breiten Wirkungsspektrum ganz zwangsläufig auch **viele unerwünschte Wirkungen** (s. S. 136). Die pharmakokinetischen Daten für einige Prostaglandine und PG-Analoga sind in Tab. **B-2.9** zu finden.

Indikationen:
- **Angiologie:** Das PGI$_2$-Analogon (Tab. **B-2.9**) **Iloprost** (ein Agonist an IP-, EP$_1$- und EP$_2$-Rezetoren) wird als Vasodilatator zur Behandlung einer **Thrombangiitis obliterans** (Morbus Winiwater-Buerger) i. v. infundiert (Infusion von 0,5 – 2,0 ng/min pro kg Körpergewicht über 5 – 6 h/d). **Alprostadil** (PGE$_1$) ist ein PGE$_2$-Analogon, das nur eine Doppelbindung in den beiden Seitenketten enthält. Es wird intraarteriell (Infusion von $1 \times 20 - 40$ μg/d über 60 – 120 min) bei der chronischen arteriellen Verschlusskrankheit und i. v. (3 – 6 μg/kg/h) bei Neugeborenen zur vorübergehenden Aufrechterhaltung der Durchgängigkeit des Ductus arteriosus Botalli angewendet. Zur Behandlung der erektilen Dysfunktion wird Alprostadil intrakavernös injiziert (Selbstinjektion von 5 – 20 μg) oder in Form von Stäbchen (enthalten 250 – 500 μg) in die Harnröhre hinein appliziert. Das Problem beider Behandlungsarten ist das Auftreten von Penisschmerzen (Folge der Förderung der Schmerzperzeption; Tab. **B-2.7**).
- **Pneumologie:** Zur Behandlung der pulmonal-arteriellen Hypertonie wird **Iloprost** (s. o.) nach Verneblung per inhalationem verabreicht (6 – 9 × 2,5 – 5 μg/d). Durch Vasodilatation der pulmonalen Widerstandsgefäße kommt es zur Absenkung des pulmonal-arteriellen Druckes. Mit der gleichen Indikation wird das Prostazyklin-Analogon **Treprostinil** mit einer Geschwindigkeit von 1,25 ng/kg/min s. c. infundiert.
- **Gynäkologie: Dinoproston** (PGE$_2$) wird als Vaginalgel (1 – 3 mg) oder in Form von Vaginaltabletten (3 – 6 mg) zur Geburtseinleitung verwendet. **Gemeprost** (ein PGE$_1$-Derivat) dient in Form von Vaginalzäpfchen (1 mg-Zäpfchen alle 3 h; insgesamt bis zu 5 Zäpfchen) der Zervixerweichung, wenn eine vorzeitige Beendigung der Schwangerschaft indiziert ist. **Sulproston** (ein PGE$_2$-Derivat mit agonistischen Wirkungen an EP$_1$- und EP$_3$-Rezeptoren) wird zur Abort- oder Geburtseinleitung und zur Behandlung atonischer postpartaler Blutungen i. v. (100 – 500 μg/h, maximal 1 500 μg/d) verabreicht.
- **Gastroenterologie:** Das PGE$_1$-Derivat **Misoprostol** (ein Agonist an EP$_3$ und EP$_4$-Rezeptoren; Tab. **B-2.9**) hemmt die Säureproduktion des Magens und fördert gleichzeitig die Sekretion des schützenden bikarbonathaltigen Schleims (Tab. **B-2.7**). Es wird deshalb zur Prävention von Magen- oder Duodenalulzera angewendet, die als Folge einer Behandlung mit nichtsteroidalen Antiphlogistika auftreten (s. S. 546). Seine prophylaktische Wirkung bei der Entstehung Diclofenac-assoziierter Ulzera ist belegt. Misoprostol stellt allerdings nur eine unbedeutende

Indikationen:
- **Angiologie: Thrombangiitis obliterans** (Morbus Winiwater-Buerger): PGI$_2$-Analogon (Tab. **B-2.9**) **Iloprost**. Chronische arterielle Verschlusskrankheit, beim Neugeborenen gegen den Verschluß des Ductus arteriosus Botalli: **Alprostadil** (PGE$_1$). Erektile Dysfunktion: Alprostadil intrakavernös injiziert oder in die Harnröhre appliziert (Nebenwirkung: Penisschmerzen; s. Tab. **B-2.7**).
- **Pneumologie:** Bei pulmonal-arterieller Hypertonie: **Iloprost** per inhalationem und **Treprostinil** s. c.
- **Gynäkologie:** Zur Geburtseinleitung: **Dinoproston** (PGE$_2$). Zervixerweichung zur vorzeitigen Beendigung der Schwangerschaft: **Gemeprost** (PGE$_1$-Derivat). Abort- oder Geburtseinleitung und Behandlung atonischer postpartaler Blutungen: **Sulproston** (PGE$_2$-Derivat).
- **Gastroenterologie:** Prävention von Magen- und Darmulzera bei gleichzeitiger Gabe von nichtsteroidalen Antiphlogistika (s. S. 546): PGE$_1$-Derivat **Misoprostol** (Tab. **B-2.9**) hemmt die Säureproduktion und fördert die Sekretion des schützenden bikarbonathaltigen Schleims (Tab. **B-2.7**) im Magen. In Deutschland nur in Kombination mit Diclofenac erhältlich.

B-2.9 Pharmakokinetische Daten und Dosierungen von Prostaglandinen, Prostaglandin-Analoga und LT-Rezeptor-Antagonisten

Wirkstoff	Applikation	Einzeldosis oder Infusionsrate	DI	BV [%]	HWZ	PEB [%]	EF$_{ren}$ [%]
Prostaglandine und Prostaglandin-Analoga							
Alprostadil	intrakavernös	5 – 20 μg	2 – 3 Tage	n.b.	1 – 5 min	81	0
Dinoproston	intravaginal	3 – 6 mg (als Tablette) 1 – 3 mg (als Gel)	24 h	n.b.	0,5 – 1 min	73	0
Misoprostol[1]	p. o.	0,2 mg	12 h	(80)	(30 min)	(90)	0
Iloprost	i. v.	0,5 – 2,0 ng/kg/min für 5 – 6 h/d	24 h	100	30 min	60	0
	Inhalation	2,5 – 5,0 μg	3 – 4 h	20			
Sulproston	i. v.	100 – 500 μg/h[2]	24 h	100	1 – 2 h	25	0
Treprostinil	s. c.	1,25 ng/kg/min	Dauerinfusion	100	3 h	n.b.	n.b.
CysLT$_1$-Rezeptor-Antagonist							
Montelukast	p. o.	10 mg[3]	24 h	64	5 h	99	0

[1] nur in fixer Kombination mit Diclofenac; Daten in Klammern betreffen den wirksamen Metaboliten Misoprostolsäure; [2] maximale Tagesdosis 1 500 μg; [3] Applikation am Abend; abendliche Dosierung bei Kindern: 4 mg als Granulat (6 Monate – 2 Jahre), 4 mg als Kautablette (2 – 5 Jahre) bzw. 5 mg als Kautablette (6 – 14 Jahre).

pharmakotherapeutische Variante dar, da es in Deutschland nicht als Einzelsubstanz, sondern lediglich in einer fixen Kombination mit Diclofenac erhältlich ist (Kombination enthält 0,2 mg Misoprostol und 50 oder 75 mg Diclofenac). Die eigentliche Wirksubstanz, der wirksame Metabolit Misoprostolsäure, entsteht durch Biotransformation in der Leber.

▶ **Merke.** Aufgrund seiner **wehenauslösenden Wirkung** ist Misoprostol in der Schwangerschaft kontraindiziert.

- **Augenheilkunde:** Die PGF$_{2\alpha}$-Analoga **Bimatoprost, Latanoprost** und **Travoprost** fördern den Abfluss des Kammerwassers (Tab. B-2.7) und senken so den Augeninnendruck. Sie werden topisch zur Behandlung des chronischen Offenwinkelglaukoms angewendet (s. S. 98).

Unerwünschte Wirkungen: Im Vordergrund stehen bei systemischer Verabreichung gastrointestinale Beschwerden (Übelkeit, Erbrechen, Durchfall, kolikartige Bauchschmerzen), Gesichtsrötung, Kopfschmerzen, Blutdrucksenkung mit Tachykardie oder Rhythmusstörungen, erhöhte Körpertemperatur, Reizerscheinungen und Entzündungsreaktionen (einschließlich Schmerzen) am Ort der Applikation.

Kontraindikationen: Alle Substanzen: Herzinsuffizienz, schwere koronare Herzkrankheit, Herzrhythmusstörungen; Schlaganfall; gastrointestinale Ulzera, Perforationen oder Blutungen; Schwangerschaft und Stillzeit. **Alprostadil:** Penisdeformationen, Penisprothese oder Neigung zum Priapismus; chronisch obstruktive Lungenerkrankung; spontan offenbleibender Ductus Botalli. **Dinoproston:** Uterusoperationen in der Anamnese, Mehrlingsschwangerschaften, regelwidrige Kindslage, anormale Uterusblutungen in der aktuellen Schwangerschaft, vorzeitige Plazentalösung. **Misoprostol:** Zerebrovaskuläre Blutungen (auch in der Anamnese), schwere Leber- oder Nierenfunktionsstörung. **Iloprost und Treprostinil:** Verdacht auf Lungenstauung, zerebrovaskuläre Blutungen (auch in der Anamnese), schwere Leberinsuffizienz. **Sulproston:** Schwere Hypertonie, zerebrales Krampfleiden, schwere Leber- und Nierenfunktionsstörung, Glaukom, Thyreotoxikose, rheumatoide Arthritis.

Wechselwirkungen: Alle Substanzen: Verstärkung der Wirkung von Antihypertensiva, Vasodilatatoren, Antikoagulanzien und Hemmstoffen der Thrombozytenaggregation. **Dinoproston:** Additive Wirkung mit Oxytozin. **Iloprost:** Glukokortikoide schwächen die vasodilatatorischen Wirkungen ab. **Sulproston:** Verstärkung der Wirkung von Oxytozin; nichtsteroidale Antiphlogistika verringern die Wirkungen von Sulproston.

2.3.4 COX-Hemmstoffe

Inhibitoren der Cyclooxygenase (Näheres s. S. 234) unterdrücken die Metabolisierung von Arachidonsäure zu Prostaglandinen und Prostazyklin (s. S. 130). Sie werden in der **Schmerztherapie**, zur Behandlung bestimmter **entzündlicher Erkrankungen** und als **Hemmstoffe der Thrombozytenaggregation** (gilt nur für Acetylsalicylsäure und hat große Bedeutung bei der Primär- und Sekundärprophylaxe der koronaren Herzkrankheit und des Schlaganfalls) angewendet.

2.3.5 Leukotrienrezeptor-Antagonisten

Substanzen, Wirkungsmechanismus und Pharmakokinetik: Cysteinyl-Leukotriene (s. S. 132) sind pathophysiologisch bedeutsame Mediatoren beim Asthma bronchiale. Bei dieser obstruktiven Atemwegserkrankung tragen sie zur Bronchokonstriktion und zur chronischen Entzündung der Atemwege mit bronchialer Hypersekretion bei. Da ihre Wirkungen im Bonchialbaum hauptsächlich durch CysLT$_1$-Rezeptoren (Tab. B-2.8) vermittelt werden, spielen Antagonisten dieses Rezeptors in der Behandlung des chronischen Asthma bronchiale eine Rolle (Näheres s. S. 523). Montelukast ist die einzige in Deutschland zugelassene Substanz aus dieser Wirkstoffgruppe. Es ist ein **kompetitiver Antagonist des CysLT$_1$-Rezeptors**. Seine bronchodilatatorische Wirkung ist geringer als die der β$_2$-Rezeptor-Agonisten und seine antiphlogistische Wirkung schwächer als die der Glukokortikoide.

Montelukast wird ausschließlich oral verabreicht und ausschließlich metabolisch eliminiert. Es ist ein Substrat von CYP3A4 und CYP2C 9 (Tab. **B-2.9**).

Indikationen:

- **Chronisches Asthma bronchiale:** Montelukast wird zur **Zusatzbehandlung** bei Patienten ab einem Alter von 6 Monaten mit milden bis mittelschweren Formen des chronischen Asthma bronchiale (Näheres s. S. 523) verabreicht, wenn inhalative Glukokortikoide und Bedarfsgaben von inhalativen β$_2$-Sympathomometika nicht ausreichen. Sein therapeutischer Nutzen ist relativ gering und inkonsistent, d. h. in Bezug auf die Verbesserung der Lungenfunktion und die Reduktion von Asthmaanfällen zeigt Montelukast eine hohe Variabilität zwischen den Patienten. Durch die Gabe von Montelukast können jedoch Glukokortikoide und β$_2$-Sympathomometika eingespart werden.

▶ **Merke.** Beim akuten Asthmaanfall ist Montelukast **nicht** wirksam.

- **Belastungsinduzierte Bronchokonstriktion („Anstrengungsasthma"):** Darunter versteht man das Auftreten von Asthmaanfällen unter körperlicher Belastung. Diese Störung tritt häufig, aber nicht nur, bei Asthma-Patienten auf. Montelukast vermindert die Häufigkeit und die Schwere solcher Anfälle, weil es das Ausmaß der belastungsinduzierten Bronchokonstriktion vermindert.
- **Analgetika-induziertes Asthma:** 20 % der Asthma-Patienten reagieren auf Acetylsalicylsäure (ASS, s. S. 453) mit einem Asthmaanfall. Diese Intoleranz beschränkt sich nicht auf ASS, sondern tritt auch bei anderen antipyretischen Analgetika auf. Sie ist vermutlich bedingt durch eine gesteigerte Leukotriensynthese, da als Folge der COX-Hemmung mehr Substrat (Arachidonsäure) für die Synthese von Leukotrienen zur Verfügung steht (Abb. **B-2.7**; wird häufig als „Leukotrien-Shift" bezeichnet). Montelukast unterdrückt ASS-induziertes Asthma.

Unerwünschte Wirkungen, Kontraindikation und Wechselwirkungen: Unspezifische unerwünschte Wirkungen sind Kopf- und Bauchschmerzen, Durchfall, Übelkeit und Erbrechen, Schwindel und Schwächegefühl, Schläfrigkeit und Schlaflosigkeit. Selten beobachtet man auch **spezifische unerwünschte Wirkungen** von Leukotrienrezeptor-Antagonisten:

- **Überempfindlichkeitsreaktionen:** Anaphylaxie, Angioödem, Urtikaria oder Exantheme. Bei bekannter Überempfindlichkeit dürfen Leukotrienrezeptor-Antagonisten daher nicht verabreicht werden.
- **Symptome des Churg-Strauss-Syndroms:** Sehr selten kann es zu granulomatösen Lungeninfiltraten oder Vaskulitiden mit eosinophilen Gewebeinfiltraten kommen.

Hemmstoffe von CYP3A4 (s. Tab. **A-3.1** auf S. 37) erhöhen und Enzyminduktoren von CYP3A4 vermindern die Plasmaspiegel von Montelukast.

Indikationen:

- **Chronisches Asthma bronchiale:** Montelukast dient der **Zusatzbehandlung** (s. S. 523), wenn inhalative Glukokortikoide und β$_2$-Sympathomometika nicht ausreichen.

▶ **Merke.**

- **Belastungsinduzierte Bronchokonstriktion („Anstrengungsasthma")** kann auch bei Patienten ohne Asthma auftreten. Montelukast vermindert Häufigkeit und Schwere.
- **Analgetika-induziertes Asthma:** 20 % der Asthma-Patienten reagieren auf Acetylsalicylsäure (s. S. 453) mit einem Asthmaanfall. Dies beruht vermutlich auf einer gesteigerten Leukotriensynthese (Abb. **B-2.7**; sog. Leukotrien-Shift).

Unerwünschte Wirkungen, Kontraindikation und Wechselwirkungen: Neben unspezifischen unerwünschten Wirkungen beobachtet man selten spezifische unerwünschte Wirkungen: Überempfindlichkeitsreaktionen, Symptome des Churg-Strauss-Syndroms. Wechselwirkungen betreffen Hemmstoffe und Induktoren von CYP3A4.

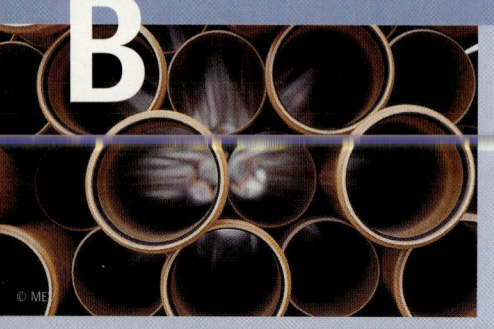

3 Ionenkanäle

3.1 Klinische Bedeutung 138
3.2 Physiologische Grundlagen 138
3.3 Na$^+$-Kanalblocker 139
3.4 Ca^{2+}-Kanalblocker 143
3.5 Pharmaka mit Wirkung auf K$^+$-Kanäle 148

3.1 Klinische Bedeutung

Ionenkanäle sind in Zellmembranen eingebettet und treten als wichtige Regulatoren von Zellfunktionen in Erscheinung.

Zahlreiche **Erkrankungen** gehen auf die meist mutationsbedingte Fehlfunktion von Ionenkanälen zurück.

Viele **Arzneimittel** können die Funktion von Ionenkanälen beeinflussen und haben deshalb vielfältige Wirkungen und Anwendungsbereiche.

Ionenkanäle sind als integraler Bestandteil von Zellmembranen für die normale Funktion nahezu aller Zellen von entscheidender Bedeutung. Die Aktivität vieler Zellen wäre ohne die regelhafte Funktion von Ionenkanälen nicht möglich. Die wichtige Rolle von Ionenkanälen als Regulatoren der Zellfunktion spiegelt sich in ihrer großen Zahl pro Zelle wider, die auf 10^2 bis 10^4 geschätzt wird.

Erkrankungen durch meist mutationsbedingte Fehlfunktion von Ionenkanälen sind z. B. Herzrhythmusstörungen, epileptische Syndrome, neuropathische Schmerzsyndrome, bestimmte Formen von Migräne-Kopfschmerzen, Mukoviszidose, hereditäre Formen des Hyperinsulinismus, Myotonien, maligne Hyperthermie.

Eine Vielzahl von **Arzneimitteln** wirkt durch Interaktion mit Ionenkanälen, z. B. Lokalanästhetika, Ca^{2+}-Kanalblocker, Antikonvulsiva, K$^+$-Kanalöffner, K$^+$-Kanalblocker.

Wegen der großen Bedeutung von Ionenkanälen für die Funktion vieler Zellen hat ein und derselbe Stoff mit Affinität zu Ionenkanälen häufig unterschiedliche Wirkungen und mehrere Indikationen.

3.2 Physiologische Grundlagen

Funktionell unterscheidet man **vier Gruppen von Ionenkanälen**:
- spannungsabhängige Ionenkanäle
- rezeptorgesteuerte Ionenkanäle
- G-Protein-gesteuerte Ionenkanäle
- Second-Messenger-gesteuerte Ionenkanäle

Spannungsabhängige Ionenkanäle: Sie öffnen und schließen abhängig vom Membranpotenzial. Derartige **Na$^+$-Kanäle** sind für Aktionspotenziale, **K$^+$-Kanäle** für das negative Ruhemembranpotenzial und **Ca^{2+}-Kanäle** für Aktionspotenziale oder für die Bereitstellung von Ca^{2+} innerhalb der Zelle verantwortlich.

Rezeptorgesteuerte Kanäle: Sie sind sog. **ionotrope Rezeptoren**, wie z. B. der Na$^+$-Kanal des nikotinischen Acetylcholinrezeptors (s. S. 7), der Na$^+$-, K$^+$- und Ca^{2+}-Kanal des Glutamatrezeptors vom NMDA-Typ (s. S. 264) und der Cl$^-$-Kanal des GABA$_A$-Rezeptors (s. S. 265).

G-Protein-gesteuerte Kanäle: Dazu zählen K$^+$-Kanäle und spannungsabhängige Ca^{2+}-Kanäle.

Je nach Art der Steuerung ihrer Funktion unterscheidet man **vier Gruppen von Ionenkanälen**:
- spannungsabhängige Ionenkanäle
- rezeptorgesteuerte Ionenkanäle
- G-Protein-gesteuerte Ionenkanäle
- Second-Messenger-gesteuerte Ionenkanäle

Spannungsabhängige Ionenkanäle öffnen und schließen in Abhängigkeit von der Höhe des Membranpotenzials. Spannungsabhängige **Na$^+$-Kanäle** erzeugen Einwärtsströme und sind in erregbaren Zellen für die Bildung und Fortleitung von Aktionspotenzialen verantwortlich. Spannungsabhängige **K$^+$-Kanäle** generieren Auswärtsströme und sorgen für die Repolarisation der Zellmembran nach einem Aktionspotenzial sowie für ein ausreichend negatives Ruhemembranpotenzial. Spannungsabhängige **Ca^{2+}-Kanäle** produzieren Einwärtsströme, die in manchen Zellen Aktionspotenziale zur Folge haben und in anderen Zellen für die Bereitstellung von Ca^{2+} innerhalb der Zellen sorgen.

Rezeptorgesteuerte Kanäle wirken als Effektorsysteme für bestimmte Rezeptoren (sog. **ionotrope Rezeptoren**). Rezeptor und Kanal sind Teile ein und desselben Membranproteins. Typische Beispiele sind der Na$^+$-Kanal des nikotinischen Acetylcholinrezeptors (s. S. 7), der für Na$^+$-, K$^+$- und Ca^{2+}-Ionen permeable Kanal des Glutamatrezeptors vom NMDA-Typ (s. S. 264) und der Cl$^-$-Kanal des GABA$_A$-Rezeptors (s. S. 265).

G-Protein-gesteuerte Kanäle stellen Effektorsysteme für die βγ-Untereinheiten von G$_{i/o}$-Proteinen dar. Dazu gehören K$^+$-Kanäle (die durch die Aktivierung von G$_{i/o}$-Protein-gekoppelten Rezeptoren geöffnet werden) und spannungsabhängige Ca^{2+}-Kanäle (die durch Aktivierung von G$_{i/o}$-Protein-gekoppelten Rezeptoren geschlossen werden).

Second-Messenger-gesteuerte Kanäle sind Kanäle, deren Funktion durch intrazelluläre Botenstoffe wie cAMP, cGMP, Ca^{2+} und ATP gesteuert wird. Dazu gehören spannungsabhängige Ca^{2+}-Kanäle in Herzmuskelzellen, deren Öffnungswahrscheinlichkeit durch cAMP-abhängige Phosphorylierung gesteigert wird sowie die durch **H**yperpolarisation aktivierten und durch **c**yclische **N**ucleotide gesteuerten **HCN**-Kanäle (für Na$^+$ und K$^+$ permeabel), die dazu beitragen, dass bestimmte Herzmuskelzellen Schrittmacherpotenziale erzeugen können. Andere Beispiele sind die durch hohe intrazelluläre Ca^{2+}-Konzentrationen geöffneten (d. h. Ca^{2+}-aktivierten) oder intrazelluläres ATP geschlossenen (d. h. ATP-empfindlichen) K$^+$-Kanäle, die in vielen Zellen des Körpers Gleichrichterfunktionen haben.

Second-Messenger-gesteuerte Kanäle: Sie werden durch cAMP, cGMP, Ca^{2+} oder ATP gesteuert. Dazu gehören spannungsabhängige Ca^{2+}-Kanäle in Herzmuskelzellen sowie die durch **H**yperpolarisation aktivierten und durch **c**yclische **N**ucleotide gesteuerten **HCN**-Kanäle. Andere Beispiele sind die Ca^{2+}-aktivierten und die ATP-empfindlichen K$^+$-Kanäle mit Gleichrichterfunktion.

3.3 Na$^+$-Kanalblocker

Na$^+$-Kanalblocker haben unterschiedliche klinische Anwendungen. Im Vordergrund steht der Einsatz als **Lokalanästhetika**; aber das Lokalanästhetikum Lidocain beispielsweise ist auch ein wirksames **Antiarrhythmikum**, das zur Therapie von ventrikulären Tachyarrhythmien intravasal appliziert wird. Darüber hinaus werden Na$^+$-Kanalblocker als **Antikonvulsiva** angewendet.

3.3 Na$^+$-Kanalblocker

Na$^+$-Kanalblocker werden v. a. als **Lokalanästhetika** eingesetzt (Lidocain auch als **Antiarrhythmikum**), außerdem aber auch als **Antikonvulsiva**.

3.3.1 Lokalanästhetika

▶ **Definition.** Lokalanästhetika sind Substanzen, die durch **Blockade spannungsabhängiger Na$^+$-Kanäle** die Initiierung und Fortleitung von Aktionspotenzialen in Nervenfasern reversibel blockieren, ohne das Nervengewebe zu schädigen.

Struktur: Lokalanästhetika sind Stoffe mit einem lipophilen aromatischen Rest und einer Aminogruppe als hydrophilem Rest, die über eine Zwischenkette miteinander verknüpft sind (Abb. **B-3.1**). Die Zwischenkette enthält entweder eine Ester-Bindung oder eine Säureamid-Bindung. Dementsprechend unterscheidet man
- Lokalanästhetika vom **Ester-Typ** (z. B. Procain, Benzocain) und
- Lokalanästhetika vom **Säureamid-Typ** (z. B. Lidocain, Mepivacain, Prilocain, Bupivacain, Ropivacain, Articain).

3.3.1 Lokalanästhetika

▶ **Definition.**

Struktur: Lokalanästhetika haben einen lipophilen und einen hydrophilen Rest, die über eine Ester-Bindung **(Ester-Typ)** oder über eine Säureamid-Bindung **(Säureamid-Typ)** miteinander verknüpft sind (Abb. **B-3.1**)

⊚ **B-3.1** Chemische Struktur von Lokalanästhetika

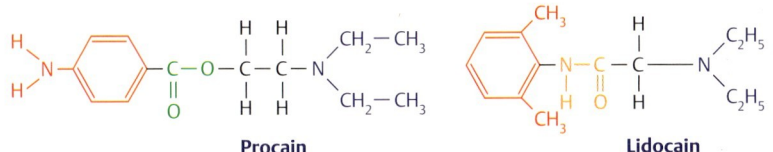

Procain — Lidocain

Beim Procain ist der lipophile (rot) mit dem hydrophilen (blau) Rest über eine Zwischenkette verbunden, die eine Ester-Bindung (grün) enthält **(Ester-Typ)**. Beim Lidocain enthält die Zwischenkette eine Säureamid-Bindung (gelb, **Säureamid-Typ**).

▶ **Exkurs. Kokain als Lokalanästhetikum?**
Das erste Lokalanästhetikum, dessen chemische Grundstruktur als Basis für die Entwicklung weiterer Substanzen diente, war das **Kokain**. Es ist den Lokalanästhetika vom Ester-Typ zuzuordnen. Bereits im Jahre 1884 wurde es erstmals von dem Augenarzt Carl Koller als Oberflächenanästhetikum bei einer Augenoperation angewendet, nachdem er im Selbstversuch dessen betäubende Wirkung erkannt hatte. Kokain ist allerdings als Lokalanästhetikum schon lange obsolet, da es psychostimulierende und euphorisierende Wirkungen und ein hohes Suchtpotenzial hat. Das älteste synthetische Lokalanästhetikum ist das Procain.

▶ **Exkurs.**

Eigenschaften: Als Amine sind Lokalanästhetika Basen. Sie bilden mit Säuren (z. B. HCl) gut wasserlösliche Salze. Ihre pK$_a$-Werte liegen zwischen 8 und 9. Je nach ihrem pK$_a$ und dem pH der Gewebeflüssigkeit, in die sie injiziert werden, liegen

Eigenschaften: Als Basen bilden Lokalanästhetika mit Säuren gut lösliche Salze. Abhängig von ihrem pK$_a$-Wert und dem pH am Injektionsort liegen sie unterschiedlich stark in **ungeladener (B)** und **geladener (BH⁺)** Form vor. Im sauren Milieu des entzündeten Gewebes überwiegt die schlecht penetrierende und deshalb unwirksame BH⁺-Form (Abb. **B-3.2**).

sie in unterschiedlichem Ausmaß in **ungeladener (freie Base, B)** und **geladener (protonierte Base, BH⁺)** Form vor. Im sauren Milieu (z. B. in entzündetem Gewebe) sind Lokalanästhetika nur unzureichend wirksam, weil unter diesen Bedingungen die geladene BH⁺-Form so stark überwiegt, dass die Diffusion und Penetration zum Wirkort erheblich erschwert wird (Abb. **B-3.2**).

▶ **Exkurs.**

▶ **Exkurs.** Lokalanästhetika-Wirkung und pH-Wert
Die **Henderson-Hasselbalch-Gleichung** $pH - pK_a = \log([B] \div [BH^+])$ zeigt, dass bei einem pH von 7,4 für ein Lokalanästhetikum mit einem pK_a von 8,4 der Quotient $[B] \div [BH^+] = 0,1$ (1/10) beträgt. Demnach liegen 9,1 % des Moleküls in ungeladener B-Form und 90,9 % in geladener BH⁺-Form vor. Für das gleiche Lokalanästhetikum, das in entzündetes Gewebe mit einem pH von 6,4 appliziert wird, beträgt der Quotient $[B] \div [BH^+] = 0,01$ (1/100). Unter diesen Bedingungen liegt nur 1 % des Moleküls in der ungeladenen B-Form vor.

▶ **Merke.**

▶ **Merke.** Um überhaupt zum Wirkort zu gelangen, muss das Lokalanästhetikum als freie Base (B) – also ungeladen – vorliegen **(Penetrations-Form)**. Die eigentlich lokalanästhetische **Wirkform** im Neuron ist aber das protonierte – also geladene – Molekül (BH⁺; Abb. **B-3.2**).

⊙ **B-3.2**

⊙ **B-3.2** Penetrations- und Wirkform eines Lokalanästhetikums (LA)

$$R_2-\underset{R_1}{\overset{R_3}{N}}| \quad \underset{-H^+}{\overset{+H^+}{\rightleftharpoons}} \quad R_2-\underset{R_1}{\overset{R_3}{N^+}}-H$$

Penetrationsform (B-Form)   Wirkform (BH⁺-Form)

In der ungeladenen **Penetrationsform** kann das LA aufgrund hoher Lipophilie gut an den Wirkort auf der Innenseite der axonalen Membran gelangen. Hierzu muss die axonale Membran, das Perineurium und ggf. auch die Myelinscheide als lipophile Barriere überwunden werden. Die pharmakologisch aktive Form am Na⁺-Kanal ist allerdings die geladene (protonierte) **Wirkform**. Chemisch betrachtet handelt es sich dabei um eine quartäre Ammoniumverbindung. R_1, R_2 und R_3: verschiedene Substituenten am N-Atom.

Die Lipidlöslichkeit der einzelnen Lokalanästhetika variiert stark. Mit steigender Lipidlöslichkeit nimmt die Potenz der Lokalanästhetika zu und die für die Wirkung erforderliche Dosis ab.

Die Lipidlöslichkeit der freien Base verschiedener Lokalanästhetika streut erheblich. Sie ist direkt proportional der Potenz dieser Stoffe. Mit steigender Lipidlöslichkeit nimmt die Potenz der Lokalanästhetika zu und der Dosis- oder Konzentrationsbereich, in dem diese Substanzen wirken, ab. Demnach liegt der Wirkung der Lokalanästhetika eine hydrophobe Wechselwirkung zwischen diesen Stoffen und dem Na⁺-Kanal zugrunde.

Wirkort: Lokalanästhetika binden von **innen an das Kanalprotein**, müssen also zunächst in die Zelle eindringen. Das Kanalprotein liegt vor, während und nach einem Aktionspotenzial in **drei verschiedenen Konformationszuständen** vor (Abb. **B-3.3**):
- Eine Depolarisation öffnet ab einem Schwellenpotenzial die Kanäle: „**aktivierter Zustand**".
- Eine weitere Depolarisation durch Na⁺-Einstrom führt zum „**inaktivierten Zustand**".
- Die Repolarisation ermöglicht die erneute Aktivierbarkeit: „**Ruhezustand**".

Wirkort: Der Ort der Wirkung ist die **innere Öffnung des Na⁺-Kanals**. Lokalanästhetika müssen in die axonale Membran eindringen oder diese penetrieren, um auf die Innenseite der intrazellulären Öffnung der Kanalpore zu gelangen. Hier binden sie mit ihrem lipophilen aromatischen Rest an das Kanalprotein, während der hydrophile kationische Rest in die Kanalpore hineinragt. Spannungsabhängige Na⁺-Kanäle sind Proteinkomplexe, die aus vier porenbildenden α-Untereinheiten und zwei akzessorischen β-Untereinheiten ($β_1$ und $β_2$) bestehen. Das Kanalprotein durchläuft vor, während und nach einem Aktionspotenzial zeit- und potenzialabhängig **drei Konformationszustände** (Abb. **B-3.3**):
- Eine Depolarisation der axonalen Membran öffnet die Kanäle („**aktivierter Zustand**"), wenn ein Schwellenpotenzial überschritten wird.
- Der Einstrom von Na⁺ bewirkt eine rasch zunehmende, weitere Depolarisation, die zur Inaktivierung der Kanäle führt („**inaktivierter Zustand**").
- Die Repolarisation der Zellmembran ist dann Voraussetzung für die Reaktivierung (Erholung) der Kanäle zu aktivierbaren Kanälen („**Ruhezustand**").

B-3.3 Konformationszustände des spannungsabhängigen Na⁺-Kanals

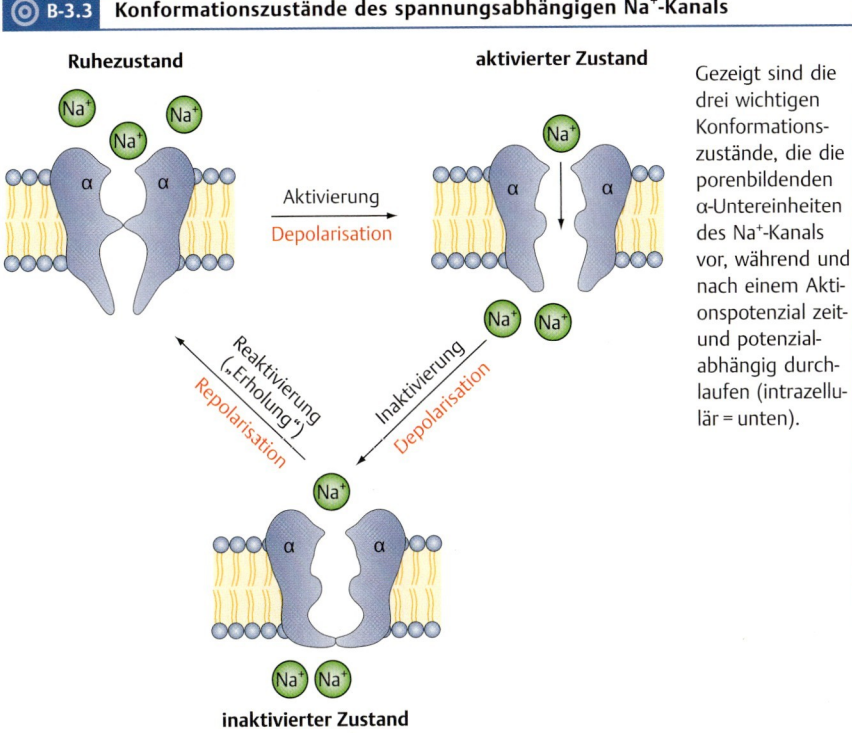

Gezeigt sind die drei wichtigen Konformationszustände, die die porenbildenden α-Untereinheiten des Na⁺-Kanals vor, während und nach einem Aktionspotenzial zeit- und potenzialabhängig durchlaufen (intrazellulär = unten).

Aktivierung und Inaktivierung sind sehr schnelle Vorgänge, die innerhalb von wenigen 100 μs (Aktivierung) bzw. ms (Inaktivierung) ablaufen. Die Reaktivierung der Kanäle ist ein deutlich langsamerer Vorgang.

Wirkmechanismus: Lokalanästhetika haben kaum Affinität zu Kanälen im Ruhezustand, binden aber an den aktivierten und mit noch höherer Affinität an den inaktivierten Zustand des Kanalproteins. Die Blockade der Kanalfunktion kommt nicht nur dadurch zustande, dass das Lokalanästhetikum den Kanal verstopft (etwa durch Vermehrung positiver Festladungen in der Kanalpore), sondern hauptsächlich dadurch, dass die Kinetik der Reaktivierung der Kanäle verlangsamt wird. Die Zeitkonstante für die Kanalerholung nimmt mit steigender Konzentration der Lokalanästhetika erheblich zu. Dieser Wirkungsmechanismus hat **zwei wichtige Konsequenzen für die Wirkung der Lokalanästhetika:**
- **Potenzialabhängigkeit:** Je positiver das Membranpotenzial, umso höher die Wahrscheinlichkeit, dass Kanäle im inaktivierten Zustand vorliegen und Lokalanästhetika diesen Zustand stabilisieren;
- **Frequenzabhängigkeit:** Je kürzer das Zeitintervall zwischen zwei Aktionspotenzialen (je höher die Frequenz einer Reizfolge), umso höher ist die Wahrscheinlichkeit, dass die Zeit für die Kanalerholung zu kurz und der Anteil der Kanäle im aktivierbaren Ruhezustand zu gering ist, um die Fortleitung von Aktionspotenzialen zu gewährleisten. Reizfolgen mit hohen Frequenzen erhöhen die Wahrscheinlichkeit der Blockade. Dies ist die Grundlage einer Eigenschaft, die auch als **Benutzungsabhängigkeit ("Use Dependence")** der Wirkung bezeichnet wird: je häufiger die Kanäle pro Zeiteinheit „benutzt" werden, umso wahrscheinlicher ist die Blockade der Impulsfortleitung durch Lokalanästhetika.

„Differenzialeffekt" der Lokalanästhetika: Grundsätzlich können Lokalanästhetika die Erregungsfortleitung in allen Nervenfasern blockieren. Es gibt allerdings deutliche Unterschiede in der Empfindlichkeit gegenüber der blockierenden Wirkung von Lokalanästhetika. Dünne, **langsam leitende Nervenfasern** sind wesentlich **empfindlicher** als dicke, schnell leitende Nervenfasern. Schmerzleitende Nervenfasern (Aδ- und C-Fasern) und prä- sowie postganglionäre Fasern des Sympathikus sind relativ dünn und langsam leitend. Deshalb werden die Schmerzempfindung und die sympathische Transmission leichter blockiert als die Erregungsfortleitung in motori-

Wirkmechanismus: Lokalanästhetika binden v. a. an Kanäle im aktivierten und inaktivierten Zustand und verlangsamen konzentrationsabhängig die Kanalerholung. **Folgen:**
- **Potenzialabhängigkeit:** Je positiver das Membranpotenzial, desto mehr Kanäle sind im inaktivierten Zustand.
- **Frequenzabhängigkeit:** Je kürzer der Abstand zwischen zwei Aktionspotenzialen, umso geringer ist die Zeit für die Kanalerholung und der Anteil der Kanäle im Ruhezustand. Die Frequenzabhängigkeit wird häufig auch als **Benutzungsabhängigkeit ("Use Dependence")** bezeichnet, da eine häufige „Benutzung" der Kanäle die Blockade der Impulsfortleitung erhöht.

„Differenzialeffekt" der Lokalanästhetika: Dünne und **langsam leitende Nervenfasern**, z. B. schmerzleitende Nervenfasern, sind wesentlich **empfindlicher** als dicke und schnell leitende Nervenfasern wie z. B. motorische Nervenfasern.

schen Fasern. Für diesen sog. Differenzialeffekt bezüglich der hohen Empfindlichkeit der nozizeptiven Transmission gibt es drei Gründe:
- Dünne Nervenfasern haben eine relativ große Oberfläche. Das verbessert die Bedingungen für das Erreichen des Wirkorts.
- Bei langsam leitenden Nervenfasern ist die kritische Strecke, die für die Unterbrechung der Erregungsfortleitung blockiert werden muss, relativ kurz.
- Die Erregungsfortleitung in schmerzleitenden Nervenfasern ist durch relativ hochfrequente Reizfolgen gekennzeichnet. Je höher die Frequenz, mit der Aktionspotenziale Nervenfasern durchlaufen, umso niedriger sind die für eine blockierende Wirkung erforderlichen Konzentrationen.

Pharmakokinetik: Die Elimination der Lokalanästhetika erfolgt metabolisch. **Ester** werden am Ort der Applikation und auch im Blut durch Esterasen abgebaut. **Säureamide** werden erst nach Resorption ins strömende Blut in der Leber metabolisiert und sind deshalb länger wirksam als Ester.

Pharmakokinetik: Lokalanästhetika werden metabolisch eliminiert. Der Abbau der **Ester** erfolgt durch unspezifische Esterasen am Ort der Injektion und im Plasma (z. B. durch die Plasma-Cholinesterase). Die Plasma-Halbwertszeit ist kurz (≤ 1 h). **Säureamide** werden erst nach Resorption in den systemischen Kreislauf in der Leber abgebaut. Häufig entstehen dabei wirksame Metaboliten. Da Säureamide am Ort der Injektion nicht abgebaut werden, sind sie länger wirksam als Ester. Aus dem Plasma verschwinden Säureamide mit Halbwertszeiten von 2–4 h.

Wirkdauer: Sie ist abhängig von der Dosis und auch von der Resorptionsgeschwindigkeit. Deshalb spielt die **Durchblutung am Applikationsort** eine entscheidende Rolle.

Wirkdauer: Sie hängt weniger von der Halbwertszeit ab, mit der Lokalanästhetika aus dem strömenden Blut eliminiert werden, sondern vielmehr von der Geschwindigkeit, mit der diese Stoffe vom Ort der Applikation resorbiert werden. Deshalb ist die **Durchblutung am Applikationsort** von entscheidender Bedeutung. Die Wirkdauer nimmt auch mit der verabreichten Dosis zu und beträgt üblicherweise 1–4 h. Bupivacain und Ropivacain können auch bis zu 5–6 h wirken.

▶ **Klinischer Bezug.**

▶ **Klinischer Bezug.** Die Dauer der Wirkung von Lokalanästhetika kann verlängert werden, indem der Injektionslösung **vasokonstriktorische Zusätze** zugesetzt werden (meist **Adrenalin**, selten auch das Vasopressin-Analogon Felypressin). Hintergrund ist v. a., dass Lokalanästhetika vasodilatierend wirken (durch Blockade der Impulsausbreitung in sympathischen Neuronen). Deshalb ist der Zusatz eines Vasokonstriktors sinnvoll – er vermindert die lokale Durchblutung und verzögert die Resorption vom Applikationsort. Damit wird nicht nur die Wirkdauer verlängert, sondern auch das Risiko systemischer Wirkungen vermindert.
Beachte: Wegen der Gefahr von akralen Nekrosen dürfen vasokonstriktorische Zusätze bei Leitungsanästhesien an Fingern oder Zehen nicht verwendet werden.

Indikationen:
- **Oberflächenanästhesie:** Topische Anwendung auf der Haut oder auf Schleimhäuten zur Unterdrückung von Schmerzen oder Juckreiz.
- **Infiltrationsanästhesie:** Vorübergehende Ausschaltung der sensiblen Nervenendigungen durch Injektion in die Subkutis bei oberflächlichen chirurgischen Eingriffen.
- **Leitungsanästhesie:** Blockade eines peripheren Nerven oder eines ganzen Nervenplexus durch Injektion direkt an einen Nervenstamm, v. a. bei chirurgischen Eingriffen an den Extremitäten oder bei Zahnbehandlungen. Sonderformen sind die rückenmarksnahen Verfahren **Periduralanästhesie** und **Spinalanästhesie**.
- **Intravenöse regionale Anästhesie:** Das Lokalanästhetikum wird in eine Vene einer blutleeren Extremität injiziert.

Indikationen: Je nach Applikationsart wird zwischen vier verschiedenen Anwendungsgebieten für Lokalanästhetika unterschieden:
- **Oberflächenanästhesie:** Hierzu werden Lokalanästhetika als Cremes, Salben, Puder, Pflaster, Sprays, Zäpfchen oder Augentropfen topisch auf der Haut oder auf Schleimhäuten angewendet, um das Auftreten von Schmerzen zu verhindern oder bereits vorhandene Schmerzen (oder Juckreiz) zu unterdrücken. Von Lidocain, Prilocain, Tetracain und Benzocain stehen entsprechende Darreichungsformen zur Verfügung.
- **Infiltrationsanästhesie:** Bei diesem Verfahren werden die sensiblen Nervenendigungen in einem umschriebenen Areal durch Injektion des Lokalanästhetikums in die Subkutis vorübergehend ausgeschaltet. Sinnvoll ist diese Form der Betäubung bei oberflächlichen chirurgischen Eingriffen und in der Zahnheilkunde. Gebräuchliche Substanzen sind Lidocain, Bupivacain, Mepivacain, Prilocain und Articain in 0,5–2%iger Lösung.
- **Leitungsanästhesie:** Bei dieser Methode wird das Lokalanästhetikum direkt an einen Nervenstamm injiziert, sodass die (afferente) Erregungsleitung im weiteren Verlauf unterbunden wird. Die Leitungsblockade kann entweder einen peripheren Nerven oder einen ganzen Nervenplexus betreffen. Sinnvoll ist dieses Verfahren bei chirurgischen Eingriffen im Bereich der Extremitäten oder bei Zahnbehandlungen. Gebräuchliche Substanzen sind Lidocain, Prilocain, Bupivacain und Ropivacain in 0,5–2%iger Lösung. Vor bestimmten chirurgischen, urologischen und gynäkologischen Eingriffen werden Lidocain, Mepivacain, Bupivacain oder Ropivacain auch in 0,5–2%iger Lösung in den Periduralraum (**Periduralanästhesie**) oder in 0,5%–5%iger Lösung in den lumbalen Subarachnoidalraum (**Spinalanästhesie**) appliziert, um die Schmerzempfindung zu blockieren. Diese rücken-

marksnahen Verfahren stellen eine (zentrale) Sonderform der Leitungsanästhesie dar.
- **Intravenöse regionale Anästhesie:** Bei dieser Art der Anwendung wird ein Lokalanästhetikum in eine Vene einer durch Anlegen einer Manschette vorher blutleer gemachten Extremität injiziert. An dieser Extremität können dann Operationen von bis zu einer Stunde Dauer durchgeführt werden (z. B. beim Karpaltunnelsyndrom).

Unerwünschte Wirkungen und Kontraindikationen: Die **lokale Verträglichkeit** der Lokalanästhetika ist gut. Problematisch ist dagegen ihre **systemische Toxizität**. Unerwünschte Wirkungen betreffen v. a. jene Organe, in denen die Ausbreitung von Aktionspotenzialen eine wichtige Rolle spielt:
- **ZNS:** Übelkeit und Erbrechen, Angst, Unruhe, Erregungszustände, Muskelzuckungen, klonische Krämpfe. Diese erregenden Wirkungen auf das ZNS gehen v. a. auf die Blockade der Impulsausbreitung in inhibitorischen Neuronen zurück.
- **Herz und Kreislauf:** Kardiodepressive Effekte können zum Herzstillstand und aus kardialen Gründen zum Blutdruckabfall führen. Bradykardie und Blutdruckabfall bei der Spinal- oder Periduralanästhesie sind Folge der Blockade prä- und postganglionärer Neurone des Sympathikus.
- **Immunsystem:** Allergische Reaktionen (Hautausschläge, anaphylaktischer Schock) treten hauptsächlich bei Lokalanästhetika vom Ester-Typ auf. Sie werden deshalb kaum noch verwendet.

Bei AV-Block II. oder III. Grades sowie bei Herzinsuffizienz dürfen Lokalanästhetika nicht angewendet werden.

Unerwünschte Wirkungen: Wenn Lokalanästhetika in den systemischen Kreislauf gelangen, kann es zu hemmenden Wirkungen auf das Herz und zu erregenden Wirkungen auf das ZNS kommen. Daneben können besonders bei Estern (z. B. Benzocain) allergische Reaktionen auftreten. **Kontraindikationen:** AV-Block II. oder III. Grades, Herzinsuffizienz.

3.3.2 Antikonvulsiva und Klasse-I-Antiarrhythmika

Einige Antikonvulsiva (z. B. Carbamazepin, Lamotrigin; Näheres s. S. 289) und die Klasse-I-Antiarrhythmika (Näheres s. S. 498) sind **Na$^+$-Kanalblocker**. Auch diese Wirkstoffe zeigen eine potenzial- und frequenzabhängige Wirkung und binden v. a. an inaktivierte Na$^+$-Kanäle. Sie sind deshalb besonders effektiv unter Bedingungen, die mit pathologisch lang anhaltenden Depolarisationen einhergehen – wie bei fokalen Epilepsien und tachykarden Rhythmusstörungen. Unter diesen Bedingungen blockieren sie Reizfolgen mit hochfrequenten, repetitiven Entladungen. Die Fortleitung normalfrequenter Aktionspotenziale in Zellen mit normalem Ruhemembranpotenzial bleibt dagegen unbeeinflusst. Abgesehen von Unterschieden in der Pharmakokinetik unterscheiden sich Lokalanästhetika und Na$^+$-Kanal-blockierende Antikonvulsiva und Antiarrhythmika auch dadurch, dass die kinetischen Parameter, die die Bindung an die α-Untereinheit des Na$^+$-Kanals beschreiben, voneinander abweichen.

3.3.2 Antikonvulsiva und Klasse-I-Antiarrhythmika

Einige Antikonvulsiva und die Klasse-I-Antiarrhythmika sind **Na$^+$-Kanalblocker**. Bei fokalen Epilepsien und tachykarden Rhythmusstörungen sind sie besonders gut wirksam, da sie die repetitiven Entladungen unterdrücken. Die Fortleitung normaler Aktionspotenziale blockieren sie hingegen nicht. Von den Lokalanästhetika unterscheiden sie sich durch ihre Pharmakokinetik und ihre Bindungskinetik an den Na$^+$-Kanal.

3.4 Ca^{2+}-Kanalblocker

Ca^{2+}-Kanalblocker werden v. a. zur **Therapie kardiovaskulärer Erkrankungen** verwendet – sie spielen eine zentrale Rolle bei der Therapie der arteriellen Hypertonie und der koronaren Herzkrankheit. Abhängig von ihrem Angriffspunkt können sie aber auch bei **„exotischeren" Indikationen** zur Anwendung kommen wie z. B. beim Raynaud-Syndrom und bei Epilepsien.

3.4 Ca^{2+}-Kanalblocker

Ca^{2+}-Kanalblocker dienen v. a. der **Therapie kardiovaskulärer Erkrankungen**. Weitere, **„exotischere" Indikationen** sind z. B. das Raynaud-Syndrom und Epilepsien.

3.4.1 Spannungsabhängige Ca^{2+}-Kanäle und ihre physiologische Bedeutung

Einteilung und Funktion: Spannungsabhängige Ca^{2+}-Kanäle kommen **ubiquitär** vor. Man unterscheidet zwischen „**h**igh **v**oltage-**a**ctivated" (HVA) und „**l**ow **v**oltage **a**ctivated" (LVA) Kanälen:

3.4.1 Spannungsabhängige Ca^{2+}-Kanäle und ihre physiologische Bedeutung

Einteilung und Funktion: Die **ubiquitär** vorkommenden Kanäle gibt es als sog. „**h**igh **v**oltage-**a**ctivated" (HVA) und „**l**ow **v**oltage **a**ctivated" (LVA) Kanäle:

- **HVA-Kanäle** haben ein hohes Schwellenpotenzial und sorgen für einen **Ca^{2+}-Einstrom** in vielen Zellen.
- **LVA-Kanäle** haben ein niedrigeres Schwellenpotenzial und **bilden Aktionspotenziale** in Schrittmacherzellen des Herzens und im ZNS.

In einer früher geläufigen Klassifikation/Nomenklatur der Ca^{2+}-Kanäle wurde zwischen T-, L-, N, P/Q- und R-Kanälen unterschieden: L-, N, P/Q- und R-Kanäle gehören zu den HVA-Kanälen und T-Kanäle zu den LVA-Kanälen.

- **HVA-Kanäle** benötigen ein hohes Schwellenpotenzial (positiver als –50 mV) für ihre Aktivierung. HVA-Kanäle sorgen v. a. für den **Ca^{2+}-Einstrom**, der in vielen Zellen die Zellfunktion sicherstellt: z. B. den inotropen Zustand der Herzmuskelzelle, den Tonus der Gefäßmuskelzelle oder die Transmitterfreisetzung aus Neuronen.
- **LVA-Kanäle** dagegen öffnen bei deutlich niedrigerem Membranpotenzial (Schwellenpotenzial negativer als –50 mV) und **generieren Aktionspotenziale** in Schrittmacherzellen des Herzens und in Neuronen des ZNS.

Eine früher häufiger verwendete Nomenklatur unterscheidet zwischen fünf Kanal-Typen: T-, L-, N-, P/Q- und R-Kanäle. L-, N-, P/Q- und R-Kanäle gehören zu den HVA-Kanälen, T-Kanäle zu den LVA-Kanälen. T steht für „transient", weil diese Kanäle einen transienten, schnell inaktivierenden Einwärtsstrom generieren. L steht für „long-lasting", da diese Kanäle für einen lang anhaltenden, kaum inaktivierenden Einwärtsstrom sorgen. N steht für „neither T nor L", weil die Stromkurven dieser Kanäle Eigenschaften von T- und L-Kanälen zeigen. Später wurde dann einfach alphabetisch weitergezählt: P/Q- und R-Kanäle ähneln den N-Kanälen in ihren Eigenschaften. Die präsynaptischen Ca^{2+}-Kanäle, die den für die exozytotische Transmitterfreisetzung erforderlichen Ca^{2+}-Einstrom liefern, sind meist N-Kanäle.

Aufbau: Spannungsabhängige Ca^{2+}-Kanäle sind Protein-Komplexe aus verschiedenen Untereinheiten (Abb. **B-3.4**). Die HVA-Kanaltypen unterscheiden sich v. a. in der α$_1$-Untereinheit. Wie beim Na$^+$-Kanal (s. S. 140), existieren auch hier: Ruhezustand, aktivierter (offener) und inaktivierter Zustand.

Aufbau: Alle spannungsabhängigen Ca^{2+}-Kanäle sind Protein-Komplexe, die aus drei bis vier verschiedenen Untereinheiten bestehen (Abb. **B-3.4**). Vier α$_1$-Untereinheiten bilden die Ca^{2+}-selektive Pore und es ist hauptsächlich die Primärstruktur der α$_1$-Untereinheit, in der sich die diversen HVA-Kanaltypen unterscheiden. Wie für die α-Untereinheiten des Na$^+$-Kanals beschrieben (s. S. 140), existieren auch die α$_1$-Untereinheiten des Ca^{2+}-Kanals potenzialabhängig in drei verschiedenen Funktionszuständen: Ruhezustand, aktivierter (offener) Zustand und inaktivierter Zustand.

B-3.4

B-3.4 Spannungsabhängiger Ca^{2+}-Kanal

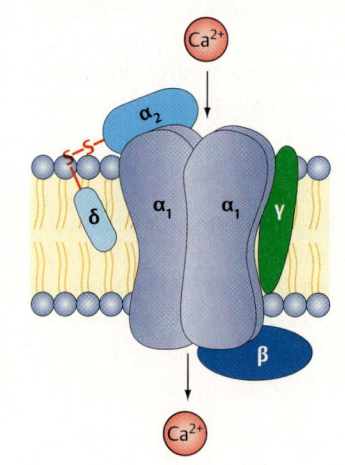

Vier α$_1$-Untereinheiten bilden die Pore; die α$_2$δ-, β- und γ-Untereinheit sind akzessorische Untereinheiten, die wie die α$_1$-Untereinheit z. T. in verschiedenen Isoformen vorkommen. Die γ-Untereinheit fehlt bei den L-Kanälen der Herzmuskelzelle. Über die Funktion der akzessorischen Untereinheiten ist wenig bekannt. Die β-Untereinheit soll die Kinetik der Kanalinaktivierung modulieren.

3.4.2 L-Kanalblocker

▶ **Merke.**

▶ **Merke.** Selektive L-Kanalblocker sind die für die Pharmakotherapie kardiovaskulärer Erkrankungen bedeutsamen Ca^{2+}-Kanalblocker.

Einteilung, chemische Struktur: Es gibt **drei Gruppen** (Abb. **B-3.5**; vgl. Tab. **B-3.1**): **Dihydropyridine**, **Phenylalkylamine** und **Benzothiazepine**. Ihre Affinität zum aktivierten und inaktivierten Kanalzustand ist sehr hoch, zum Ruhezustand sehr niedrig.

Einteilung, chemische Struktur: Die **drei Substanzgruppen** sind zusammen mit der Struktur des jeweils prototypischen Wirkstoffs in Abb. **B-3.5** dargestellt (vgl. Tab. **B-3.1**):
- **Dihydropyridine** (z. B. Nifedipin),
- **Phenylalkylamine** (z. B. Verapamil) und
- **Benzothiazepine** (z. B. Diltiazem).

Sie binden mit überlappenden Bindungsdomänen an die α$_1$-Untereinheit des L-Kanals und hemmen den Ca^{2+}-Einstrom durch den Kanal. Zum aktivierten und inaktivierten Kanalzustand ist ihre Affinität sehr hoch, zum Ruhezustand sehr nied-

B-3.5 Die prototypischen Substanzen der drei Gruppen von L-Kanalblockern

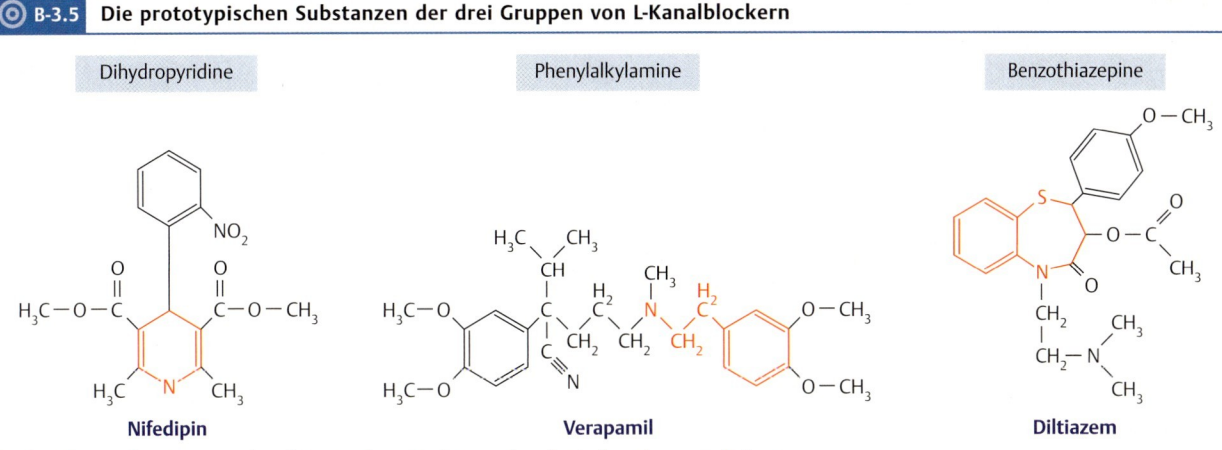

Die für die jeweilige Gruppe charakteristischen Strukturmerkmale sind rot hervorgehoben.

rig. Einige Dihydropyridine (z. B. Nitrendipin, Nisoldipin) und Verapamil haben ein chirales Zentrum (asymmetrisches Kohlenstoffatom). Für diese Stoffe gilt, dass die S-Isomere den L-Kanal mit deutlich höherer Potenz blockieren als die R-Isomere.

Wirkungen: L-Kanalblocker haben drei für die Pharmakotherapie wichtige Effekte: **Vasodilatation**, **Kardiodepression** und **Diurese**.

Die **vasodilatierende Wirkung** betrifft jene Gefäßgebiete, in denen der Tonus der glatten Gefäßmuskulatur (d. h. der Einstrom von Ca^{2+} über L-Kanäle) hoch ist, nämlich die arteriellen Widerstandsgefäße. In den venösen Gefäßen ist kaum eine Wirkung nachweisbar. Auch in anderen Organen (z. B. im Gastrointestinaltrakt) wird die glatte Muskulatur relaxiert, wenn der Tonus hoch ist.

Die **kardiodepressive Wirkung** äußert sich in negativ chronotropen, dromotropen und inotropen Effekten.

Bezüglich dieser kardiodepressiven Wirkungen und der vasodilatierenden Wirkung gibt es klinisch bedeutsame Unterschiede zwischen den drei Gruppen von L-Kanalblockern:

- **Verapamil** wirkt im gleichen Konzentrationsbereich kardiodepressiv und vasodilatierend (Abb. **B-3.6**).
- Von **Nifedipin** und **anderen Dihydropyridinen** benötigt man für die kardiodepressive Wirkung 50–100-mal höhere Konzentrationen als für die vasodilatierende Wirkung (Abb. **B-3.6**). Dies gilt übrigens für alle Aspekte der kardiodepressiven Wirkung, also für die negativ inotrope, chronotrope und dromotrope Wirkung.
- **Diltiazem** steht etwa in der Mitte zwischen diesen beiden Positionen.

Wirkungen: L-Kanalblocker wirken **vasodilatierend**, **kardiodepressiv** und **diuretisch**, wobei es für die ersten beiden Effekte klinisch bedeutsame Wirkungsunterschiede gibt:

- **Verapamil** wirkt im gleichen Dosierungsbereich kardiodepressiv und vasodilatierend (Abb. **B-3.6**).
- **Dihydropyridine (z. B. Nifedipin)** wirken im therapeutischen Konzentrationsbereich vasodilatierend und kaum kardiodepressiv (Abb. **B-3.6**).
- **Diltiazem** steht etwa in der Mitte zwischen diesen beiden Positionen.

B-3.6 Schematische Konzentrations-Wirkungs-Kurven für die negativ inotrope und die vasodilatierende Wirkung von Verapamil und Nifedipin am Herzen

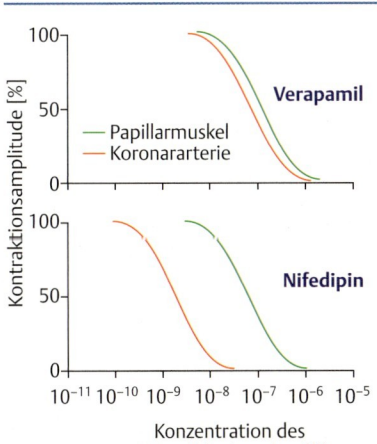

Die kardiodepressive Wirkung wurde am elektrisch gereizten Papillarmuskel und die vasodilatierende Wirkung an einem durch hohe K^+-Konzentrationen tonisierten Koronargefäß gemessen. **Verapamil** wirkt im gleichen Konzentrationsbereich negativ inotrop und vasodilatierend, während für die negativ inotrope Wirkung von **Nifedipin** 50–100-mal höhere Konzentrationen als für die vasodilatierende Wirkung benötigt werden.

▶ **Merke.** Verapamil wirkt im therapeutischen Dosisbereich vasodilatierend und kardiodepressiv. Dihydropyridine haben hingegen im therapeutischen Konzentrationsbereich keine kardiodepressive Wirkung, weil der für die vasodilatierende (therapeutische) Wirkung erforderliche Dosisbereich hierfür zu niedrig ist.

Wie kommen nun die in Abb. B-3.6 gezeigten Befunde zustande? Ein Grund ist, dass Verapamil aktivierte (offene) Kanäle benötigt, um zu binden. Offene Kanäle kommen in Herzmuskelzellen in Abhängigkeit von der Herzfrequenz häufig vor, in den glatten Gefäßmuskelzellen dagegen eher selten. In letzteren überwiegen wegen des relativ positiven Membranpotenzials (– 60 bis – 50 mV) inaktivierte Kanäle, an die Dihydropyridine mit besonders hoher Affinität binden. Ein weiterer Grund ist, dass sich die L-Kanäle von Herz- und Gefäßmuskelzellen in ihrer Zusammensetzung bezüglich der Isoformen der diversen Untereinheiten unterscheiden. Nifedipin kann offensichtlich zwischen diesen beiden L-Kanälen unterscheiden, Verapamil nicht (Abb. **B-3.6**).

Die **diuretische Wirkung** der L-Kanalblocker besteht in einem milden natriuretischen Effekt. Die Ursachen dieser Wirkung sind noch unklar. Eine Zunahme der renalen Durchblutung ist dafür nicht verantwortlich.

Pharmakokinetik: L-Kanalblocker werden alle nach oraler Gabe gut resorbiert und in hohem Maße präsystemisch und systemisch metabolisiert. Die Bioverfügbarkeit dieser Stoffe ist deshalb unvollständig, und ihre renale Elimination vernachlässigbar gering (Tab. **B-3.1**). Für die metabolische Elimination der L-Kanalblocker ist hauptsächlich CYP3A4 verantwortlich. Verapamil ist auch ein Substrat von CYP1A2 und des ABC-Transporters P-Gp. Verapamil und Diltiazem wirken als Inhibitoren von CYP3A4 und Verapamil auch als Inhibitor von P-Gp.

Vorbemerkung: L-Kanalblocker – v. a. Dihydropyridine – haben eine starke vasodilatierende Wirkung und können den Blutdruck drastisch senken. Als Konsequenz steuert der Organismus durch **reflektorische Zunahme des Sympathikotonus** dagegen. Diese Zunahme des Sympathikotonus ist jedoch bei vielen klinischen Indikationen nicht erwünscht, da ein erhöhter Sympathikotonus den Sauerstoffbedarf des Herzmuskels erhöht. Es ist nachgewiesen, dass der therapeutische Nutzen von Dihydropyridinen, die rasch im systemischen Kreislauf anfluten und schnell eliminiert

B-3.1 Pharmakokinetische Daten und Dosierung von L-Kanalblockern

Wirkstoff	Applikation	orale Einzeldosis [mg]	DI [h]	BV [%]	HWZ [h]	PEB [%]	EF_{renal} [%]
Dihydropyridine							
Nifedipin	p. o., i. v.	20 (ret.)	12	50	2.5	96	0
Nitrendipin	p. o.	20	24	20	10	98	0
Nisoldipin	p. o.	10 – 20	24	6	10	99	0
Nimodipin	p. o., i. v.	60[1]	4	10	1	99	0
Felodipin	p. o.	5 – 10	24	15	15	99	0
Nicardipin	p. o.	20	8	18	2	99	0
Amlodipin	p. o.	5	24	70	40	95	10
Lercanidipin	p. o.	10	24	10[2]	9	98	0
Isradipin	p. o.	5 – 10 (ret.)	24	20	8	95	0
Phenylalkylamine							
Verapamil	p. o., i. v.	120 – 240 (ret.)	12	22	5	90	0
Gallopamil	p. o.	100 (ret.)	12	20	6	92	0
Benzothiazepine							
Diltiazem	p. o., i. v.	90 (ret.)	12	40	4,5	80	0

[1] bei Subarachnoidal-Blutungen wird Nimodipin initial für 10 – 14 Tage als Infusion verabreicht (1 – 2 mg/h) und danach für 7 Tage oral;
[2] nimmt mit steigender Dosis zu.

werden, begrenzt ist und dabei die kardiovaskuläre Morbidität und Mortalität dosisabhängig ansteigt. Deshalb werden bei der oralen Therapie mit Dihydropyridinen Formulierungen verwendet, die den Wirkstoff sehr langsam freisetzen und eine lang anhaltende Wirkung hervorrufen. Das ist bei Substanzen mit kurzer Halbwertszeit (Tab. B-3.1) nur mit **Retard-Formulierungen** zu erreichen.

Indikationen:
- **Arterielle Hypertonie** (Näheres s. S. 478): L-Kanalblocker wirken nicht nur vasodilatatorisch, sondern auch natriuretisch und hemmen die Angiotensin-II-induzierte Freisetzung von Aldosteron. Sie erhöhen zwar die Plasma-Reninaktivität (bedingt durch reflektorische Zunahme des Sympathikotonus und durch direkte Wirkung auf die reninfreisetzenden Zellen der Niere), verursachen aber kaum einen Anstieg des Plasma-Aldosteron. Die blutdrucksenkende Wirkung von L-Kanal-Blockern wird deshalb nicht durch eine pharmakodynamische Toleranz infolge Kochsalz- und Wasserretention zunichte gemacht (wie z. B. bei Minoxidil und Dihydralazin).
- **Koronare Herzkrankheit** (KHK; Näheres s. S. 488): stabile Angina pectoris und vasospastische Angina pectoris (Prinzmetal-Angina).
- **Tachykarde Rhythmusstörungen supraventrikulären Ursprungs:** Nur kardiodepressiv wirkende L-Kanalblocker sind wirksam, d. h. Verapamil und in begrenztem Umfang auch Diltiazem (s. S. 504, Klasse IV-Antiarrhythmika).
- **Prophylaxe und Therapie von Gefäßspasmen** nach Subarachnoidalblutungen (nur Nimodipin ist für diese Indikation zugelassen)
- **Raynaud-Syndrom**
- **Ösophagus-Achalasie** und Spasmen des unteren Ösophagussphinkters

Unerwünschte Wirkungen:
- **Gesichtsrötung** mit Wärmegefühl („Flush"-Symptomatik), **Kopfschmerzen, Herzklopfen** als Folgen einer starken Vasodilatation. Diese Symptomatik weist auf eine zu hohe Dosierung oder ein zu schnelles Anfluten des Wirkstoffs im systemischen Kreislauf hin.
- **Gastroösophagealer Reflux**: Folge einer Tonusminderung des unteren Ösophagussphinkters.
- **Prätibiale Ödeme** oder **Knöchelödeme**: Folge der Dilatation der Widerstandsgefäße in den Beinen und rein hydrostatisch bedingt. Diuretika können diese Ödeme nicht verhindern.
- **Paradoxe Angina pectoris** mit Verschlimmerung der KHK-Symptomatik und Zunahme des Risikos für Myokardinfarkt und Herzinsuffizienz. Ursachen dafür sind eine Beeinträchtigung der koronaren Perfusion durch Blutdruckabfall oder eine selektive Dilatation der koronaren Widerstandgefäße in nicht ischämischen Regionen des linken Ventrikels (koronares „Steal"-Phänomen; s. S. 488) und eine reflektorische Zunahme des Sympathikotonus.
- **AV-Block** (Verapamil): die PQ-Zeit wird durch Verapamil dosisabhängig verlängert.
- **Obstipation** (Verapamil).

Kontraindikationen:
- **Kardial:** Syndrom des kranken Sinusknotens und AV-Block II. oder III. Grades (gilt für Verapamil, Diltiazem), instabile Angina pectoris, akuter Myokardinfarkt, akute und chronische Herzinsuffizienz (gilt für alle L-Kanalblocker).
- **Schwangerschaft und Stillzeit** (Nifedipin zeigte embryotoxische/teratogene Wirkungen in Tierversuchen).

Wechselwirkungen:
- Zunahme der blutdrucksenkenden Wirkung anderer Antihypertensiva. β-Rezeptorenblocker dürfen aus nahe liegenden Gründen bei der Behandlung der Hypertonie nicht mit kardiodepressiven L-Kanalblockern kombiniert werden.
- Wirkungsverstärkung durch Hemmstoffe von CYP3A4: sie erhöhen die orale Bioverfügbarkeit von L-Kanalblockern und verlangsamen deren Elimination. Induktoren von CYP3A4 schwächen ihre Wirkung ab (s. Tab. A-3.1 auf S. 37).
- Darüber hinaus hemmt Verapamil als Inhibitor von CYP3A4 und P-Gp die Elimination von Digoxin, Ciclosporin, Tacrolimus, Midazolam und einiger Statine (Atorvastatin, Lovastatin und Simvastatin) und steigert deren Toxizität.

lichkeit zunimmt, werden orale **Retard-Formulierungen** angewendet, die den Wirkstoff nur langsam freisetzen (Tab. B-3.1).

Indikationen:
- **Arterielle Hypertonie** (s. S. 478): L-Kanalblocker wirken vasodilatatorisch, natriuretisch und hemmen die Aldosteronfreisetzung.
- **Koronare Herzkrankheit** (s. S. 488): stabile Angina pectoris, vasospastische Angina pectoris (Prinzmetal-Angina).
- **Supraventrikuläre tachykarde Rhythmusstörungen:** Wirksam sind nur kardiodepressiv wirkende L-Kanalblocker, also Verapamil und mit Abstrichen auch Diltiazem (s. S. 504).
- **Prophylaxe/Therapie von Gefäßspasmen** nach Subarachnoidalblutungen (Nimodipin)
- **Raynaud-Syndrom**
- **Ösophagus-Achalasie**

Unerwünschte Wirkungen:
- **Gesichtsrötung, Kopfschmerzen, Herzklopfen**
- **gastroösophagealer Reflux**: Durch Tonusminderung des unteren Ösophagussphinkters
- **prätibiale Ödeme** oder **Knöchelödeme**
- **paradoxe Angina pectoris** (koronares „Steal"-Phänomen; s. S. 488)
- **AV-Block** (Verapamil, dosisabhängig)
- **Obstipation** (Verapamil)

Kontraindikationen: Kardial: Sick-Sinus-Syndrom, AV-Block II. oder III. Grades (Verapamil, Diltiazem); akuter Myokardinfarkt, Herzinsuffizienz (alle L-Kanalblocker). **Schwangerschaft und Stillzeit:** Nifedipin.

Wechselwirkungen: Wirkung anderer Antihypertensiva ↑. Wirkung ↑ durch Hemmstoffe von CYP3A4, Wirkung ↓ durch Induktoren von CYP3A4 (s. S. 37). Elimination zahlreicher Pharmaka ↓ durch Verapamil.

3.4.3 Antikonvulsiva (Antiepileptika)

Einige Antikonvulsiva sind Ca^{2+}-**Kanalblocker** (Näheres s. S. 143). **Ethosuximid** z. B. blockiert LVA-Kanäle (Ca^{2+}-Kanäle vom T-Typ). Die Aktivierung solcher Kanäle triggert die Initiierung hochfrequenter Impulsserien in thalamokortikalen Bahnen und ist für primär generalisierte Epilepsien vom Typ der Absencen pathophysiologisch bedeutsam. Andere Antiepileptika blockieren HVA-Kanäle: **Gabapentin** und **Pregabalin** z. B. binden mit hoher Affinität an die $α_2δ$-Untereinheit von HVA-Kanälen vom N-Typ (s. Abb. **B-3.4**). Auf diesem Wege hemmen beide Stoffe den Einstrom von Ca^{2+} in Neurone des ZNS und damit auch die exozytotische Transmitterfreisetzung.

3.5 Pharmaka mit Wirkung auf K^+-Kanäle

Die Vielzahl unterschiedlich regulierter K^+-Kanäle ist erstaunlich. Es ist deshalb nicht verwunderlich, dass Arzneistoffe nur ganz isoliert bestimmte K^+-Kanäle in ihrer Funktion beeinflussen: **Klasse-III-Antiarrhythmika** blockieren bestimmte K_v-Kanäle in Herzmuskelzellen, **K^+-Kanalöffner** aktivieren ATP-empfindliche K^+-Kanäle in glatten Gefäßmuskelzellen und **Sulfonylharnstoffe** blockieren ATP-empfindliche K^+-Kanäle in den B-Zellen der Langerhans-Inseln des Pankreas.

3.5.1 K^+-Kanäle und ihre physiologische Bedeutung

K^+-Kanäle vermitteln Auswärtsströme von K^+ und erhöhen die Negativität des Membranpotenzials. Die Vielfalt von K^+-selektiven Ionenkanälen übertrifft die anderer Gruppen von Ionenkanälen bei Weitem. Um diese verwirrende Vielfalt zu ordnen, ist es sinnvoll, K^+-Kanäle **in drei Klassen** einzuteilen:
- spannungabhängige K^+-Kanäle (K_v-Kanäle)
- einwärtsgleichrichtende K^+-Kanäle (K_{ir}-Kanäle)
- Zwei-Poren (Tandemporen) K^+-Kanäle (2P-K^+-Kanäle)

Spannungsabhängige K^+-Kanäle (K_v-Kanäle)

Aufbau und Funktion: K_v-Kanäle sind Proteinkomplexe aus vier α-Untereinheiten und vier akzessorischen β-Untereinheiten. Die α-Untereinheiten bilden die Pore, und jede einzelne dieser α-Untereinheiten hat eine porenbildende Domäne. Gewöhnlich öffnen K_v-Kanäle bei Membranpotenzialen positiver als –60 mV. Sie sind verantwortlich für auswärtsgleichrichtende Auswärtsströme, die für die **Repolarisation nach einem Aktionspotenzial** sorgen.

Beispiele für K_v-Kanäle:
- In Herzmuskelzellen vermitteln K_v-Kanäle den **transienten Auswärtsstrom** (der das Overshoot-Phänomen im Aktionspotenzial verursacht) und sind verantwortlich für den **„verzögerten Gleichrichter"**, der den repolarisierenden K^+-Strom verursacht und die Aktionspotenzialdauer bestimmt.
- **Ca^{2+}-aktivierte K_v-Kanäle** sind in vielen Zellen für die **Nachhyperpolarisation** im Anschluss an ein Aktionspotenzial verantwortlich und limitieren den Ca^{2+}-Einstrom über spannungsabhängige Ca^{2+}-Kanäle.

Einwärtsgleichrichtende K^+-Kanäle (K_{ir}-Kanäle)

Aufbau und Funktion: Der porenbildende Proteinkomplex der K_{ir}-Kanäle besteht aus vier α-Untereinheiten mit jeweils einer porenbildenden Domäne. Dazu kommen in manchen K_{ir}-Kanälen vier regulatorische β-Untereinheiten. K_{ir}-Kanäle haben die ungewöhnliche Eigenschaft, K^+-Ströme in Einwärtsrichtung leichter passieren zu lassen als in Auswärtsrichtung (daher die Namensgebung: „ir" = „inward rectifying"). Sie sind in vielen Zellen an der Stabilisierung des Ruhemembranpotenzials beteiligt.

B 3.5 Pharmaka mit Wirkung auf K$^+$-Kanäle

Beispiele für K$_{ir}$-Kanäle:
- Der ATP-empfindliche K$^+$-Kanal (**K$_{ATP}$-Kanal**) ist besonders wichtig, weil er als Wirkort einiger Arzneimittel fungiert.
- „**Einwärtsgleichrichter**" in Herzmuskelzellen; er ist konstitutiv aktiv, bestimmt die Negativität des Ruhemembranpotenzials und wird während des Aktionspotenzials abgeschaltet.
- G$_{i/o}$-Protein-gesteuerte K$^+$-Kanäle

Beispiele für K$_{ir}$-Kanäle:
- ATP-empfindlicher K$^+$-Kanal (**K$_{ATP}$-Kanal**)
- „**Einwärtsgleichrichter**" in Herzmuskelzellen
- G$_{i/o}$-Protein-gesteuerte K$^+$-Kanäle

▶ **Exkurs.** K$_{ATP}$-Kanäle

K$_{ATP}$-Kanäle werden durch hohe intrazelluläre ATP-Konzentrationen geschlossen und hohe intrazelluläre ADP-Konzentrationen geöffnet. Bei diesen Kanälen sind die vier porenbildenden Untereinheiten mit je einer regulatorischen β-Untereinheit assoziiert, die als Sulfonylharnstoff-Rezeptor (SHR) bezeichnet wird (Abb. **B-3.7**). Intrazelluläre Aspekte der SHR-Untereinheiten binden nämlich **Sulfonylharnstoffe** mit hoher Affinität und vermitteln die insulinfreisetzende Wirkung dieser Substanzen an den **B-Zellen der Langerhans-Inseln** im Pankreas. ATP verschließt diese Kanäle durch Bindung an das Kanalprotein und ADP öffnet sie durch Bindung an das SHR-Protein. K$_{ATP}$-Kanäle spielen bei der **Insulinsekretion** eine wichtige Rolle.

K$_{ATP}$-Kanäle kommen mit unterschiedlichen Isoformen bzw. Splice-Varianten von SHR in vielen Geweben vor: SHR1 (Pankreas, ZNS), SHR2A (Herz- und Skelettmuskel), SHR2B (glatter Muskel, ZNS). Im Herzmuskel sollen K$_{ATP}$-Kanäle die Herzmuskelzellen vor Ischämie schützen: ein ischämiebedingter Abfall der intrazellulären ATP-Konzentration öffnet diese Kanäle und verhindert so eine Depolarisation der Zellmembran und einen Ca^{2+}-Einstrom.

▶ **Exkurs.**

B-3.7 Der ATP-empfindliche K$^+$-Kanal (K$_{ATP}$-Kanal)

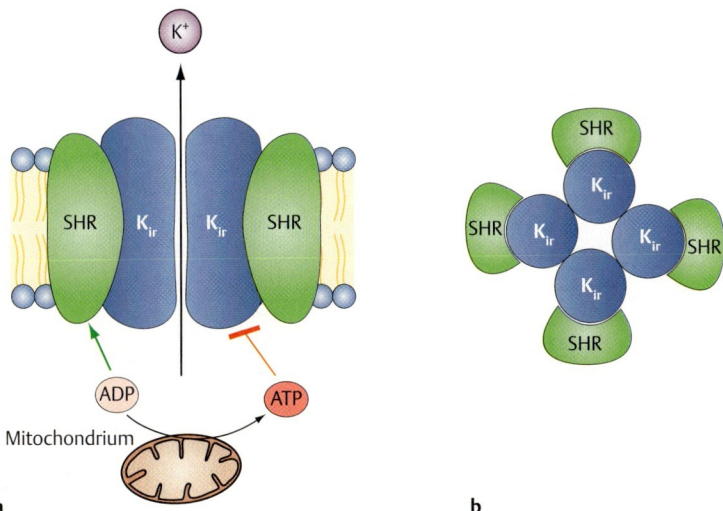

a Seitenansicht (unten = intrazellulär).
b Aufsicht. K$_{ir}$: Untereinheiten des tetrameren Kanalproteins; die Bezeichnung K$_{ir}$ steht für „inward rectifying" K$^+$-Kanal; SHR: Sulfonylharnstoff-Rezeptorprotein.

Zwei-Poren (Tandemporen) K$^+$-Kanäle (2P-K$^+$-Kanäle)

Aufbau und Funktion: 2P-K$^+$-Kanäle bestehen aus einem dimeren Proteinkomplex, bei dem jede der beiden Untereinheiten jeweils zwei benachbarte porenbildende Domänen hat. Diese Kanäle sind v. a. im ZNS weit verbreitet und spielen bei der **Stabilisierung des Ruhemembranpotenzials in vielen Neuronen** eine wichtige Rolle. Manche volatile Anästhetika (z. B. Halothan) wirken durch Aktivierung von 2P-K$^+$-Kanälen.

Zwei-Poren (Tandemporen) K$^+$-Kanäle (2P-K$^+$-Kanäle)

Aufbau und Funktion: 2P-K$^+$-Kanäle bestehen aus zwei Untereinheiten mit jeweils zwei porenbildenden Domänen. Sie kommen v. a. im ZNS vor und sind für die **Stabilisierung des Ruhemembranpotenzials in vielen Neuronen** verantwortlich.

3.5.2 K$_V$-Kanalblocker

Der oben erwähnte „verzögerte Gleichrichter" wird von **Klasse-III-Antiarrhythmika** (Amiodaron, Sotalol) blockiert. Dadurch verbreitern diese Stoffe das Aktionspotenzial von Herzmuskelzellen und verlängern die Refraktärperiode. Das ist die Basis für die antiarrhythmische Wirkung der Klasse-III-Antiarrhythmika. Näheres s. S. 501.

3.5.2 K$_V$-Kanalblocker

Der oben erwähnte „verzögerte Gleichrichter" wird von **Klasse-III-Antiarrhythmika** (Amiodaron, Sotalol) blockiert. Näheres s. S. 501.

3.5.3 K_{ATP}-Kanalöffner

Substanzen, Wirkungsmechanismus und Wirkungen: Die in Deutschland zugelassenen K_{ATP}-Kanalöffner sind **Diazoxid** und **Minoxidil** (Abb. **B-3.8**). Beide Substanzen (bzw. im Falle von Minoxidil der Metabolit Minoxidilsulfat) binden intrazellulär an die SHR-Untereinheit von K_{ATP}-Kanälen und öffnen diese Kanäle. Diazoxid ist chemisch verwandt mit den Thiazid-Diuretika, hat aber keine diuretische Wirkung. Minoxidil muss erst zu Minoxidilsulfat metabolisiert werden, um zu wirken. Die metabolische Aktivierung findet in vielen Geweben statt, nicht nur in der Leber. Auf die Aktivierung von K_{ATP}-Kanälen gehen folgende **Wirkungen** zurück:

- **Vasodilatation:** sie betrifft hauptsächlich arterielle Widerstandsgefäße und verursacht einen Blutdruckabfall. Die Öffnung von K_{ATP}-Kanälen ändert das Membranpotenzial glatter Gefäßmuskelzellen in Richtung des K^+-Gleichgewichtspotenzials dieser Zellen und erhöht so seine Negativität. Eine solche Hyperpolarisation geht mit einer Verminderung des Tonus der Gefäßmuskelzellen einher, weil die Öffnungswahrscheinlichkeit von L-Typ-Ca^{2+}-Kanälen abnimmt.
- **Stimulation der Reninfreisetzung:** vermittelt durch den hyperpolarisierenden Effekt auf reninfreisetzende juxtaglomeruläre Zellen der Nieren nimmt die Reninfreisetzung zu.
- **Hemmung der Insulinfreisetzung** (Diazoxid) durch Hyperpolarisation der insulinfreisetzenden B-Zellen des Pankreas. Dies gilt nicht für Minoxidilsulfat, weil diese Substanz offensichtlich keine Affinität zu der SHR-Isoform hat, die mit den K_{ATP}-Kanälen von B-Zellen assoziiert ist (SHR1).
- **Hypertrichose:** Die Förderung des Wachstums der natürlichen Körperbehaarung kommt ohne Veränderungen im Hormonhaushalt zustande und ist vermutlich auch Folge der Öffnung von K_{ATP}-Kanälen in den Haarwurzeln.

B-3.8 Die beiden K_{ATP}-Kanalöffner Diazoxid und Minoxidil-Sulfat

SULT = Sulfotransferase.

Pharmakokinetik (Tab. B-3.2): Diazoxid und Minoxidil haben eine hohe orale Bioverfügbarkeit und werden unterschiedlich schnell und in unterschiedlichem Ausmaß renal und extrarenal eliminiert. Minoxidil wird bei topischer Applikation auf der Kopfhaut auch dort zu Minoxidilsulfat abgebaut. Die Resorption von Minoxidil über die Kopfhaut ist gering.

B-3.2	Pharmakokinetische Daten und Dosierung von K_{ATP}-Kanalöffnern							
Wirkstoff	Applikation	Einzeldosis	DI [h]	BV [%]	HWZ [h]	PEB [%]	EF_{ren} [%]
Diazoxid	p. o.	2,5 – 10 mg/kg	12	95	30	90	50
Minoxidil[1]	p. o.	2,5 – 10 mg	12	90	4	0	10 – 20
	topisch (Kopfhaut)	20 – 50 mg	12	2			

[1] Minoxidil hat mit Minoxidilsulfat einen wirksamen Metaboliten, dessen pharmakokinetische Daten unbekannt sind.

Indikationen:
- **Arterielle Hypertonie:** Minoxidil ist ein stark wirkendes Antihypertensivum. Im Gegensatz zu den L-Kanalblockern gehört es aber nicht zu den sog. Erstlinien-Antihypertensiva (s. S. 478). Minoxidil verursacht nämlich eine ausgeprägte reflektorische Steigerung des Sympathikotonus sowie eine markante Erhöhung der Plasma-Reninaktivität (hauptsächlich bedingt durch direkte Stimulation der Reninfreisetzung). Letztere führt zur Kochsalz- und Wasserretention. Deshalb verliert Minoxidil relativ schnell seine blutdrucksenkende Wirkung (Toleranz) und eignet sich nicht zur Monotherapie der arteriellen Hypertonie; es muss vielmehr zwingend mit β-Rezeptor-Antagonisten und Diuretika kombiniert werden. Andere Besonderheiten sind, dass die blutdrucksenkende Wirkung von Minoxidil durch Sulfonylharnstoffe oder Glinide antagonisiert wird und dass die langfristige Gabe von Minoxidil unausweichlich zur Hypertrichose führt.
- **Androgenetische Alopezie (Abb. B-3.9):** Bei dieser Erkrankung wird Minoxidil topisch angewendet. Bei Männern wird eine 5%ige und bei Frauen eine 2%ige Lösung je 2-mal pro Tag auf die betroffenen Stellen der Kopfhaut aufgetragen. Nur selten kommt es zu einem kosmetisch befriedigenden Ergebnis, das nach Absetzen der Behandlung verlorengeht.

Indikationen:
- **Arterielle Hypertonie:** Minoxidil ist ein stark wirkendes Antihypertensivum. Aufgrund von Nebenwirkungen (Hypertrichose) sowie einer relativ schnellen Abnahme der blutdrucksenkenden Wirkung zählt es aber nicht zu den sog. Erstlinien-Antihypertensiva (s. S. 478) und ist nicht zur Monotherapie geeignet.
- **Androgenetische Alopezie (Abb. B-3.9):** Hier wird Minoxidil topisch angewendet.

▶ **Merke.** Auch bei topischer Anwendung von Minoxidil muss trotz geringer transdermaler Resorption mit einer blutdrucksenkenden Wirkung gerechnet werden.

▶ **Merke.**

B-3.9 Androgenetische Alopezie

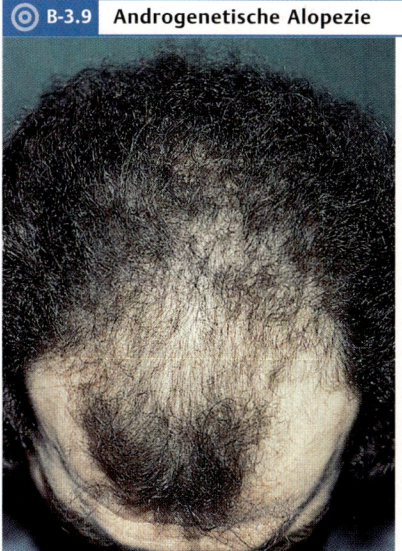
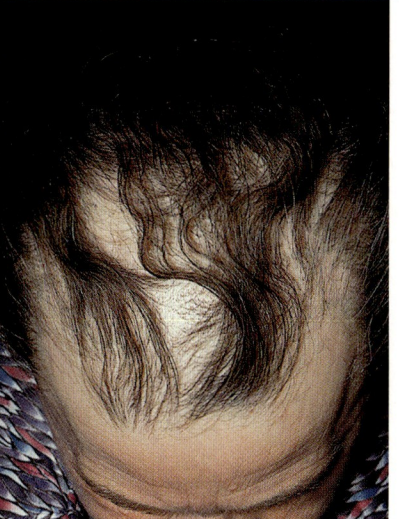

a Beim Mann. **b** Bei der Frau.
(aus Moll, Duale Reihe Dermatologie, Thieme, 2010)

- **Hypoglykämien bei B-Zell-Tumoren oder kongenitalem Hyperinsulinismus:** Diazoxid ist die einzige Möglichkeit, die unangemessen und z. T. exzessiv hohe Insulinsekretion bei den betroffenen Patienten medikamentös zu zügeln.

Unerwünschte Wirkungen: Sie ergeben sich aus dem oben Besprochenen:
- Zunahme des Sympathikotonus mit allen kardiovaskulären Konsequenzen
- Kochsalz- und Wasserretention sowie Kaliumverluste
- Hypertrichose (bei langfristiger Behandlung mit Minoxidil oder Diazoxid auftretend)
- Glukoseintoleranz und Hyperglykämie (nur bei Behandlung mit Diazoxid)
- immunallergische Hautreaktionen und (bei topischer Minoxidil-Anwendung) Kontaktdermatitis

Kontraindikationen: Angina pectoris, Myokardinfarkt, Herzinsuffizienz, Thiazidüberempfindlichkeit (Diazoxid), Neugeborene mit erhöhtem Bilirubinspiegel (Diazoxid), Schwangerschaft (Diazoxid) und Stillzeit.

- **Hypoglykämien bei B-Zell-Tumoren oder kongenitalem Hyperinsulinismus:** Diazoxid senkt die hier z. T. exzessiv hohe Insulinsekretion.

Unerwünschte Wirkungen: Sympathikotonus ↑, Kochsalz- und Wasserretention, K⁺-Verluste, Hypertrichose, Glukoseintoleranz und Hyperglykämie (Diazoxid), Hautreaktionen.

Kontraindikationen: AP, Myokardinfarkt, Herzinsuffizienz, Thiazidüberempfindlichkeit (Diazoxid), Neugeborenenikterus (Diazoxid), Schwangerschaft (Diazoxid) und Stillzeit.

Wechselwirkungen: Wirkung von Antihypertensiva ↑, Wirkung von Sulfonylharnstoffen und Gliniden ↓ (Diazoxid), blutdrucksenkende Wirkung von Minoxidil ↓ durch Sulfonylharnstoffe und Glinide.

3.5.4 K_{ATP}-Kanalblocker

Sulfonylharnstoffe und **Glinide** sind **orale Antidiabetika** (s. S. 406). Sie binden an K_{ATP}-Kanäle und schließen diese. So kommt es auch ohne Glukose zu einer Insulinfreisetzung. K_{ATP}-Kanalblocker wirken nur an offenen Kanälen, wie sie normalerweise in B-Zellen der Langerhans-Inseln vorkommen. Unter bestimmten Bedingungen können allerdings auch Herzmuskel- und Gefäßmuskelzellen geöffnete Kanäle enthalten. Dann wirken K_{ATP}-Kanalblocker auch hier und können Neben- und Wechselwirkungen verursachen.

Wechselwirkungen:
- Wirkungsverstärkung anderer Antihypertensiva
- Wirkungsabschwächung von Sulfonylharnstoffen und Gliniden (Diazoxid)
- Hemmung der antihypertensiven Wirkung von Minoxidil durch Sulfonylharnstoffe oder Glinide

3.5.4 K_{ATP}-Kanalblocker

Sulfonylharnstoffe und **Glinide** binden intrazellulär an die SHR-Untereinheit von K_{ATP}-Kanälen und schließen diese Kanäle – sie gehören zur Gruppe der **oralen Antidiabetika** (s. S. 406). Durch Depolarisation der B-Zellen (bedingt durch Blockade von K_{ATP}-Kanälen) kommt es auch in Abwesenheit von Glukose zu einer Freisetzung von Insulin. Sulfonylharnstoffe und Glinide wirken nur in solchen Zellen, in denen K_{ATP}-Kanäle normalerweise offen sind. Das trifft für B-Zellen der Langerhans-Inseln, nicht jedoch für Herzmuskel- und Gefäßmuskelzellen zu. Deshalb haben Sulfonylharnstoffe und Glinide unter normalen Bedingungen keine Wirkung an Herzmuskel- und Gefäßmuskelzellen. Wenn die K_{ATP}-Kanäle allerdings offen sind (Herzmuskelzelle: ischämiebedingter ATP-Mangel; Gefäßmuskelzelle: Behandlung mit Minoxidil), wirken K_{ATP}-Kanalblocker auch an diesen Zellen. Deshalb hemmen K_{ATP}-Kanalblocker die antihypertensive Wirkung von Minoxidil und erhöhen die Mortalität von Typ 2-Diabetikern mit akutem Koronarsyndrom.

4 Gefäßsystem

4.1 Anatomische und physiologische Grundlagen 153
4.2 Pharmaka mit Wirkung auf das Gefäßsystem 160
4.3 Pharmakotherapie ausgewählter Erkrankungen des Gefäßsystems 177

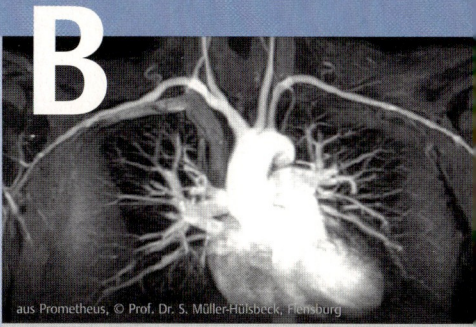

4.1 Anatomische und physiologische Grundlagen

Die Blutgefäße bilden ein röhrenförmiges Netzwerk, das den ganzen Körper durchzieht und die Versorgung der einzelnen Gewebe des Körpers mit Sauerstoff und Nährstoffen sowie den Abtransport von Kohlendioxid und Stoffwechselendprodukten gewährleistet. Neben der Einteilung in **Körperkreislauf (großer Kreislauf)** und **Lungenkreislauf (kleinen Kreislauf)** lässt sich das Gefäßsystem funktionell in zwei Abschnitte mit unterschiedlich hohem Blutdruck unterteilen (Abb. **B-4.1**):

- Das **Hochdrucksystem** (Blutdruck zwischen 80 und 120 mmHg), zu dem der linke Ventrikel in der Systole und alle arteriellen Gefäße einschließlich der Arteriolen gehören. Letztere werden auch **Widerstandsgefäße** genannt, da in ihnen der stärkste Abfall des Blutdrucks stattfindet und somit eine Regulation der Durchblutung des nachgeschalteten Kapillargebiets möglich ist. Das Hochdrucksystem enthält nur 15 % des gesamten Blutvolumens und stellt als Druckspeicher die Blutversorgung der Organe sicher.
- Das **Niederdrucksystem** (Blutdruck unter 20 mmHg), zu dem die Kapillaren, sämtliche Venen **(Kapazitätsgefäße)**, das rechte Herz, der Lungenkreislauf, der linke Vorhof sowie der linke Ventrikel während der Diastole gehören. Es enthält 85 % des Blutvolumens und dient als Blutreservoir und Volumenspeicher.

Der Stoffaustausch findet in den Kapillaren statt, die zusammen mit den vorgeschalteten Arteriolen und den nachgeschalteten Venolen die **Endstrombahn** (terminale Strombahn, auch Mikrozirkulation genannt) bilden. Der Blutfluss und die dabei

4.1 Anatomische und physiologische Grundlagen

Neben dem **Körperkreislauf (großer Kreislauf)** und dem **Lungenkreislauf (kleiner Kreislauf)** gibt es eine weitere Einteilung (Abb. **B-4.1**):
- **Hochdrucksystem**: Dient als Druckspeicher (linker Ventrikel [systolisch], Arterien, Arteriolen **(Widerstandsgefäße)**.
- **Niederdrucksystem**: Dient als Volumenspeicher (Kapillaren, Venen **(Kapazitätsgefäße)**, rechtes Herz, Lungenkreislauf, linker Vorhof, linker Ventrikel [diastolisch]).

Der Stoffaustausch findet in den Kapillaren statt, die zusammen mit den Arteriolen und den Venolen die **Endstrombahn** (Mikrozirkulation) bilden.

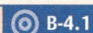 B-4.1 Schematische Darstellung des Blutdrucks im Hoch- und Niederdrucksystem des Kreislaufs

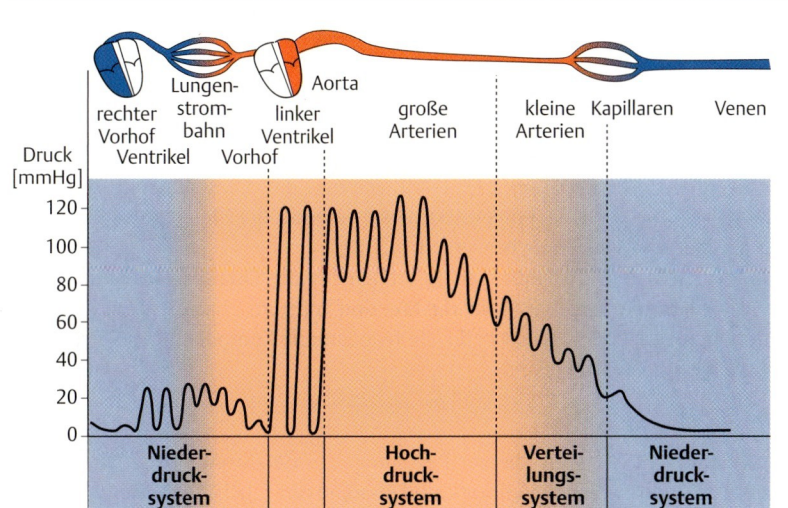

Der linke Ventrikel gehört in der Systole zum Hoch- und in der Diastole zum Niederdrucksystem (aus Behrends et al., Duale Reihe Physiologie, Thieme, 2009).

4.1.1 Regulation des Gefäßtonus

Neben metabolischen Faktoren (PCO_2, pH, K^+ etc.) mit rein lokaler Wirkung auf die Durchblutung, geht die Regulation des Gefäßtonus auf ein komplexes Zusammenspiel zahlreicher vasodilatatorisch und vasokonstriktorisch wirksamer Mechanismen zurück. Die vom Körper gebildeten Substanzen, die einen wichtigen Beitrag zur Regulation der Durchblutung leisten, können über die Blutbahn an den Wirkort gelangen (**humorale Mechanismen**), von Nervenzellen ausgeschüttet werden (**neuronale Mechanismen**) oder in direkter Umgebung am Ort ihrer Produktion ihre Wirkung entfalten (**parakrine Mechanismen**).

Neuronale Mechanismen

Sympathisches Nervensystem

Die Gefäße (besonders die Widerstandsgefäße) sind dicht sympathisch innerviert. Der Transmitter **Noradrenalin** wirkt über **α₁-Rezeptoren vasokonstriktorisch** und über **β₂-Rezeptoren vasodilatierend** (Näheres s. S. 78).

Nitrerges Nervensystem

▶ **Definition.** **Nitrerge Neurone** sind Nervenzellen, die in ihren Neuriten Stickstoffmonoxid (NO) produzieren und in das von ihnen versorgte Gewebe abgeben.

Nur wenige Blutgefäße sind nitrerg innerviert, nämlich einige **Hirnhautgefäße** und die **Corpora cavernosa des Penis und der Klitoris**. Außerhalb des Gefäßsystems gibt es nitrerge Neurone auch im ZNS und im autonomen Darmnervensystem.
Nicht nur Nervenzellen, sondern auch andere Zellen können NO produzieren. Prinzipiell benötigen die produzierenden Zellen für die NO-Bildung das Enzym **NO-Synthase (NOS)**. Es vermittelt unter Verbrauch von molekularem Sauerstoff (O_2) die Oxidation von Arginin zu NO und Citrullin. **Drei Isoformen** der NOS sind beschrieben:
- Die **neuronale NOS (nNOS)**, die in nitrergen Nervenzellen konstitutiv exprimiert wird.
- Die **endotheliale NOS (eNOS)**, die in vaskulären Endothelzellen konstitutiv exprimiert wird.
- Die **induzierbare NOS (iNOS)**, deren Expression im Rahmen von Entzündungsvorgängen in Entzündungszellen und anderen Zellen induziert wird.

Im Folgenden wird nur auf die nNOS eingegangen, nähere Informationen zur eNOS und iNOS finden sich bei den parakrinen Mechanismen auf S. 159.

nNOS: In nitrergen Neuronen führt der mit der Erregung verbundene **Einstrom von Ca^{2+}** zur **Aktivierung der nNOS** und damit zur **NO-Bildung**. NO ist als freies Radikal ein **instabiles Gas**, das nicht als Neurotransmitter gespeichert werden kann. Es ist sehr lipophil und wird durch Diffusion an die Umgebung abgegeben. Dort erreicht es die innervierten **glatten Muskelzellen**, in denen es die **lösliche Form der Guanylatcyclase (GCs)** aktiviert. GCs fungiert als Rezeptor für NO und vermittelt die Bildung des Botenstoffs cGMP aus GTP. cGMP aktiviert die cGMP-abhängige Proteinkinase G (PKG), die verschiedene Proteinsubstrate phosphoryliert und so eine **Relaxation der glatten Muskulatur** hervorruft (s. S. 8).
Gesichert ist, dass NO aus nitrergen Neuronen für die **Gefäßerweiterung in den Penis-Schwellkörpern** und damit für die **Erektion** sorgt und dass nitrerge Neurone im autonomen Darmnervensystem für die relaxierende Komponente der peristaltischen Welle verantwortlich sind.

Humorale Mechanismen

Zu den humoralen Faktoren, die zur Regulation des Gefäßtonus beitragen, zählen **Adrenalin** aus dem Nebennierenmark und **Vasopressin** (auch ADH oder Adiuretin genannt) aus dem Hypophysenhinterlappen. Adrenalin kann über Adrenozeptoren den Gefäßtonus erhöhen (α₁-Rezeptor) oder erniedrigen (β₂-Rezeptor) (Näheres s. S. 78). Vasopressin wirkt bei unphysiologisch hohen Plasmaspiegeln über V₁-Rezeptoren ($G_{q/11}$-Protein-gekoppelt) vasokonstriktorisch, bei normalen Plasmaspiegeln hingegen hauptsächlich antidiuretisch (Näheres s. S. 358). Das **Renin-Angiotensin-System** und die **natriuretischen Peptide** sollen im Folgenden als weitere humorale Mechanismen der Blutdruck-Regulation genauer besprochen werden.

Renin-Angiotensin-System (RAS)

▶ **Synonym.** Renin-Angiotensin-Aldosteron-System (RAAS).

Grundlagen: Renin ist eine **Protease**, die vom N-terminalen Ende des Angiotensinogens (eines Plasmaglobulins hepatischen Ursprungs) das Dekapeptid **Angiotensin I** (AI) abspaltet. Renin wird in den granulierten juxtaglomerulären Zellen (JG-Zellen, Polkissenzellen) in der Wand des Vas afferens des Nierenkörperchens (Abb. **B-4.2**) gebildet und (wie alle sezernierten Peptide) in Vesikeln gespeichert. Es wird durch Exozytose freigesetzt und kann im Blut über die Plasma-Renin-Aktivität nachgewiesen werden.

Angiotensin I wird durch das **Angiotensin-Konversionsenzym (angiotensin-converting enzyme, ACE)** durch Abspaltung zweier C-terminaler Aminosäuren weiter in **Angiotensin II** (AII) umgewandelt. ACE ist eine Carboxypeptidase, die im katalytischen Zentrum Zn^{2+} enthält. Neben der Bildung des starken Vasokonstriktors AII katalysiert sie auch den Abbau des starken Vasodilatators **Bradykinin** (Abb. **B-4.3**). ACE kommt hauptsächlich in membrangebundener Form auf der Oberfläche vaskulärer Endothelzellen vor und ist im Lungenkreislauf in besonders hoher Aktivität vorhanden.

Für alternative, ACE-unabhängige Wege der AII-Bildung sorgen die Serinproteasen **Chymase** und **Cathepsin G**. Diese Enzyme katalysieren die lokale Bildung von AII aus AI in Herz und Nieren, ohne gleichzeitig auch für den Abbau von Bradykinin zu sorgen. AII wird durch Aminopeptidasen abgebaut und verschwindet sehr schnell aus dem Kreislauf (HWZ 30 – 60 s).

Regulation der Reninfreisetzung: Vier Mechanismen sind daran beteiligt (Abb. **B-4.3**):
- **Barorezeptor-Mechanismus:** Die Reninfreisetzung ist umgekehrt proportional zur Höhe des Perfusionsdrucks im Vas afferens, d. h. je höher der Perfusionsdruck, umso geringer die Reninfreisetzung. Die experimentellen Daten sprechen dafür, dass der Perfusionsdruck über eine COX-2-vermittelte lokale Bildung von PGE_2

antidiuretisch (s. S. 358). Das **Renin-Angiotensin-System** und die **natriuretischen Peptide** sind weitere Mechanismen.

Renin-Angiotensin-System (RAS)

▶ **Synonym.**

Grundlagen: Renin ist eine **Protease**, die **Angiotensin I** (AI) von Angiotensinogen abspaltet. Renin wird in renalen juxtaglomerulären Zellen (JG-Zellen)) gebildet (Abb. **B-4.2**). AI wird durch das **Angiotensin-Konversionsenzym (angiotensin-converting enzyme, ACE)** weiter in **Angiotensin II** (AII) umgewandelt. ACE sorgt auch für den Abbau des starken Vasodilatators **Bradykinin** (Abb. **B-4.3**). ACE kommt v. a. auf vaskulären Endothelzellen vor, in besonders hoher Aktivität im Lungenkreislauf. Eine ACE-unabhängige AII-Bildung in Herz und Nieren läuft über die Serinproteasen **Chymase** und **Cathepsin G**.

Regulation der Reninfreisetzung (Abb. B-4.3):
- **Barorezeptor-Mechanismus:** Ein niedriger Perfusionsdruck im Vas afferens steigert die Reninfreisetzung, ein hoher Perfusionsdruck drosselt sie.

⊙ B-4.2 Der juxtaglomeruläre Apparat des Nierenkörperchens (Corpusculum renale)

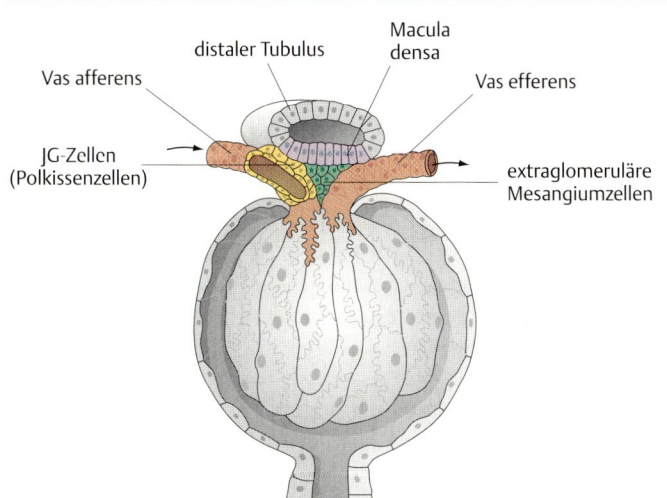

Am Gefäßpol (orange) des Glomerulums ist schematisch der juxtaglomeruläre Apparat (JGA) dargestellt. Zum JGA gehören die reninproduzierenden und -speichernden **JG-Zellen** (Polkissenzellen, gelb) in der Gefäßwand des Vas afferens, spezialisierte Epithelzellen in der Wand des distalen Tubulus (**Macula densa**, lila) und die **extraglomerulären Mesangiumzellen** (grün) (nach Prometheus, LernAtlas der Anatomie, Innere Organe, Thieme, 2009; Grafik: M. Voll).

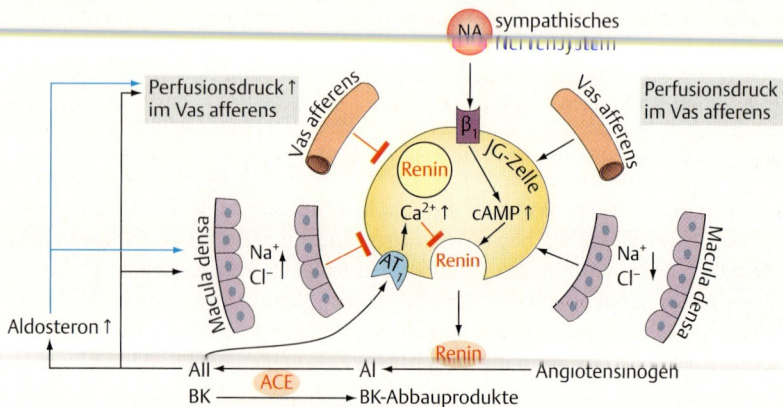

B-4.3 Das humorale Renin-Angiotensin-System

Schematische Darstellung der **Regulation der Reninsekretion**. Die AT_1-Rezeptor-vermittelte Hemmung der Reninfreisetzung schließt einen kurzen und die vasokonstriktorische sowie die kochsalzretinierende Wirkung von AII einen langen Regelkreis mit negativer Rückkoppelung für die Reninfreisetzung.
NA: Noradrenalin; JG-Zelle: juxtaglomeruläre Zelle; $β_1$: $β_1$-Rezeptor, der G_s-vermittelt cAMP erhöht und so die Reninfreisetzung steigert; AT_1: AT_1-Rezeptor, der G_q-vermittelt die Ca^{2+}-Konzentration erhöht und so die Reninfreisetzung hemmt; AI: Angiotensin I; AII: Angiotensin II; ACE: Angiotensin-Konversionsenzym; BK: Bradykinin.

- **Macula-densa-Mechanismus:** In der Macula densa wird die luminale NaCl- oder Cl^--Konzentration registriert. Bei niedriger NaCl-Konzentration nimmt die Reninfreisetzung zu und umgekehrt.
- **$β_1$-Rezeptor-vermittelter Mechanismus:** Je nach Höhe des Sympathikotonus steigt die Reninfreisetzung an.
- **AT_1-Rezeptor-vermittelter Mechanismus:** Führt zu einer Hemmung der Reninfreisetzung (s. Abb. **B-4.3**).

Angiotensin-II-Rezeptoren und Wirkungen: AT_1-**Rezeptoren** vermitteln folgende Wirkungen (Tab. **B-4.1**): Vasokonstriktion; Förderung der Noradrenalinfreisetzung und der renalen Wasser- und Kochsalzretention; Erhöhung des Aldosterons (→ "**Renin-Angiotensin-Aldosteron-System [RAAS]**"); Hemmung der Reninfreisetzung; **kardiovaskulärer Umbau** ("remodeling") (Tab. **B-4.1**).

oder PGI_2 Einfluss auf die JG-Zellen nimmt: Ein Anstieg des Perfusionsdrucks vermindert und ein Abfall des Perfusionsdrucks erhöht die Prostaglandinbildung. G_s-gekoppelte Prostanoid-Rezeptoren (EP_4 für PGE_2 und IP für PGI_2, s. S. 132) vermitteln in den JG-Zellen einen Anstieg der cAMP-Konzentration, der eine Reninfreisetzung hervorruft.

- **Macula-densa-Mechanismus:** Die Epithelzellen der Macula densa registrieren die luminale NaCl- oder Cl^--Konzentration im distalen Tubulus über die Aktivität ihres Na^+-$2Cl^-$-K^+-Kotransporters, der NaCl und KCl in die Epithelzellen transportiert. Bei niedriger Transportrate (niedrige NaCl-Konzentration) nimmt die Reninfreisetzung zu und bei hoher Transportrate (hohe NaCl-Konzentration) ab. Die Signalmoleküle für die komplexe Kommunikation zwischen Macula densa und JG-Zellen sind noch unklar. Diskutiert werden Adenosin (entsteht in den Epithelzellen der Macula densa aus ATP), Prostaglandine und NO, denn JG-Zellen exprimieren G_i-gekoppelte Adenosin-A_1-Rezeptoren und Macula-densa-Zellen COX-2 und nNOS.
- **$β_1$-Rezeptor-vermittelter Mechanismus:** JG-Zellen sind mit $β_1$-Rezeptoren ausgestattet. Diese Rezeptoren werden in Abhängigkeit von der Höhe des Sympathikotonus erregt und vermitteln (als Folge der vermehrten cAMP-Bildung) einen Anstieg der Reninfreisetzung.
- **AT_1-Rezeptor-vermittelter Mechanismus:** AII hemmt die Reninfreisetzung durch Aktivierung von AT_1-Rezeptoren auf JG-Zellen (Abb. **B-4.3**).

Angiotensin-II-Rezeptoren und vermittelte Wirkungen: AII ist ein Oktapeptid von großer physiologischer und pathophysiologischer Bedeutung. Seine Wirkungen werden von zwei verschiedenen Rezeptoren vermittelt (Tab. **B-4.1**):
AT_1-Rezeptoren sind **G-Protein-gekoppelte Rezeptoren**. Sie vermitteln die meisten Wirkungen von AII (Tab. **B-4.1**). Die wichtigsten sind:
- Vasokonstriktion
- Förderung der Noradrenalinfreisetzung
- Förderung der renalen Wasser- und Kochsalzretention
- Förderung der Synthese und Freisetzung von Aldosteron. Deshalb wird das Renin-Angiotensin-System häufig auch als **Renin-Angiotensin-Aldosteron-System (RAAS)** bezeichnet.
- Hemmung der Reninfreisetzung.

- Von pathophysiologischer Bedeutung ist der AT_1-Rezeptor-vermittelte **kardiovaskuläre Umbau** nach Myokardinfarkt, bei chronischer Herzinsuffizienz und als Folge der arteriellen Hypertonie (Tab. **B-4.1**). Im Englischen wird dieser Umbau mit vaskulärer und kardiomuskulärer Hypertrophie „remodeling" genannt.

> ▶ **Exkurs.** Molekulare Steuerung der Reninsekretion in JG-Zellen und das Kalzium-Paradoxon der Reninfreisetzung
>
> Die über AT_1-Rezeptoren vermittelte Hemmung der Reninfreisetzung geht paradoxerweise auf einen IP_3-bedingten Anstieg der zytosolischen Ca^{2+}-Konzentration zurück (Abb. **B-4.3**), der in JG-Zellen zur Hemmung der zellulären cAMP-Produktion führt. Da ein Anstieg der zytosolischen Ca^{2+}-Konzentration normalerweise stimulierend auf Zellfunktionen wirkt, wird diese Besonderheit als Kalzium-Paradoxon der Reninfreisetzung bezeichnet. Die AT_2-Rezeptor-vermittelte Hemmung der Reninfreisetzung ist hingegen Folge einer Erhöhung der cGMP-Konzentration in den JG-Zellen.

AT_2-**Rezeptoren** werden in der Fetalperiode ubiquitär exprimiert. Nach der Geburt findet man sie nur noch in begrenztem Umfang und mit geringer Dichte in den Nebennieren und Nieren, im ZNS, Herz, Gefäßendothel und Uterus. Unter physiologischen Bedingungen sind sie daher von untergeordneter Bedeutung. Pathophysiologisch scheinen sie jedoch bei kardiovaskulären Erkrankungen eine wichtige Rolle zu spielen. So wird ihre Expression nach einem Herzinfarkt, bei chronischer Herzinsuffizienz und bei arterieller Hypertonie im Myokard hochreguliert; bei der Hypertonie geschieht dies auch im Endothel arterieller Gefäße. AT_2-Rezeptoren vermitteln bei diesen Erkrankungen eine Hemmung des kardiovaskulären Umbaus. Die **Signaltransduktion** des AT_2-Rezeptors (Tab. **B-4.1**) ist komplex. Die meisten AT_2-ver-

AT_2-**Rezeptoren**: Die **Signaltransduktion** (Tab. **B-4.1**) ist komplex, die meisten Wirkungen sind **G-Protein-unabhängig**. So kommt z. B. die **Vasodilatation** über eine Expressionszunahme der eNOS und über den „Umweg" einer gesteigerten Bradykininsynthese zustande (s. Tab. **B-4.1**). AT_2-Rezeptoren vermitteln bei kardiovaskulären Erkrankungen eine Hemmung des kardiovaskulären Umbaus.

B-4.1 Angiotensin II (AT)-Rezeptoren, ihre Signaltransduktionsmechanismen und die von ihnen vermittelten Wirkungen

Rezeptor	Signaltransduktion	vermittelte Wirkungen
AT_1-Rezeptor	$G_{q/11}$ ↳ PLCβ (IP_3 ↑, DAG ↑) $G_{i/o}$ ↳ AC (cAMP ↓) ↳ PLCβ (IP_3 ↑, DAG ↑) $G_{12/13}$ ↳ Tyrosinkinasen ↳ Rho-GTP	**Gefäße:** • Vasokonstriktion • vaskulärer Umbau: Hypertrophie und Proliferation glatter Muskelzellen, perivaskuläre Fibrose, Förderung der Entwicklung einer Arteriosklerose **Herz:** • positiv inotrope Wirkung • kardialer Umbau: Hypertrophie und Fibrose des Myokards **präsynaptische AT_1-Rezeptoren auf sympathischen Nervenendigungen:** • Noradrenalinfreisetzung ↑ **Nebenniere:** • Bildung und Freisetzung von Aldosteron ↑ • Freisetzung von Noradrenalin/Adrenalin ↑ **Niere:** • Filtrationsdruck ↑ (Vasokonstriktion des Vas efferens > Vas afferens) • Nierendurchblutung ↓ • Wasser- und Kochsalz-Rückresorption ↑ (ist Folge einer Aktivierung des Na^+-H^+-Austauschtransporters im proximalen Tubulus) • Reninfreisetzung aus den juxtaglomerulären Zellen ↓ **ZNS:** • Durstgefühl ↑ • Freisetzung von Vasopressin und ADH aus dem Hypophysenhinterlappen ↑ • Sympathikotonus ↑ **viele Gewebe:** Aktivität der NADH/NADPH-Oxidase ↑ (führt durch vermehrte Bildung reaktiver Sauerstoffspezies zum oxidativen Stress)
AT_2-Rezeptor	**viele Gewebe:** ↳ Protein-Phosphatasen[1] **Neurone:** ↳ Serin/Threonin-Phosphatase (PP2A) ↳ T-Typ Ca^{2+}-Kanal ↳ K^+-Kanal[2] **Gefäßendothel:** ↳ Na^+/H^+-Austauscher ↳ Bradykininsynthese ↑ ↳ eNOS	**Gefäße:** Vasodilatation (durch Aktivierung endothelialer Rezeptoren → zelluläre Bradykininsynthese ↑ und Aktivität plus Expression der eNOS ↑) **Herz:** kardiovaskulärer Umbau ↓ (z. B. nach Myokardinfarkt oder als Folge einer arteriellen Hypertonie) **Niere:** Reninfreisetzung aus juxtaglomerulären Zellen ↓ [3] **viele Gewebe:** Zellwachstum und -proliferation ↓

[1] z. B. Serin/Threonin-Phosphatase, Tyrosin/Threonin-Phosphatase und Tyrosin-Phosphatase; [2] ein verzögerter Gleichrichter-K^+-Kanal;
[3] Folge eines Anstiegs der intrazellulären cGMP-Konzentration.

mittelten Wirkungen sind G-Protein-unabhängig und die Kopplung zwischen Rezeptor und Effektorsystem erfolgt auf andere Weise. So kommt z. B. eine wichtige AT$_2$-Rezeptor-vermittelte Wirkung, die **Vasodilatation**, über eine Zunahme der Expression der eNOS und über den „Umweg" einer Steigerung der Bradykininsynthese zustande (Näheres s. Tab. **B-4.1**).

▶ **Merke.** AT$_2$-Rezeptoren verhalten sich bezüglich der meisten von ihnen vermittelten Wirkungen wie funktionelle Gegenspieler von AT$_1$-Rezeptoren (Tab. **B-4.1**). Eine **Ausnahme** bildet die **Reninfreisetzung**, da Angiotensin II diese sowohl über AT$_1$- als auch über AT$_2$-Rezeptoren drosselt.

Natriuretische Peptide (NP)

Es gibt drei natriuretische Peptide mit ähnlicher Struktur: **ANP, BNP und CNP**. Die Zellen, aus denen sie sezerniert werden, speichern sie in vesikulärer Form. ANP (atrial natriuretic peptide) stammt v. a. aus den Kardiomyozyten der Herzvorhöfe, die es bei Dehnung der Vorhofwandung ins Blut abgeben. BNP (brain natriuretic peptide, B-type natriuretic peptide) wurde im Gehirn entdeckt, findet sich aber v. a. in den Muskelzellen des ventrikulären Myokards. Es wird bei Druck- und Volumenbelastung der Herzkammern freigesetzt und findet sich im Plasma von Patienten mit Herzinsuffizienz in besonders hoher Konzentration. CNP (C-type natriuretic peptide) wird im ZNS gebildet. Alle natriuretischen Peptide wirken über membranständige **Enzymrezeptoren**, deren intrazelluläre Domäne **Guanylatcyclase (GC)-Aktivität** besitzt. Diese Form der GC wird im Unterschied zur löslichen Form **GCs** (s. S. 154) auch **partikuläre GC (GCp)** genannt. Die GC-Aktivität führt zur Bildung von **cGMP**, das als intrazellulärer Botenstoff für alle NP-Rezeptor-vermittelten Wirkungen verantwortlich ist: arterielle und venöse Vasodilatation, Diurese und Natriurese, Hemmung der Freisetzung von Aldosteron, Vasopressin und Renin.

▶ **Klinischer Bezug.** Seit einigen Jahren wird die Bestimmung der Blutplasmakonzentration des **BNP** (oder dessen inaktivem Abbauprodukt NT-pro BNP [NT steht für N-terminal]) zur **Diagnosesicherung und Prognoseabschätzung einer Herzinsuffizienz** eingesetzt. Die BNP-Plasmaspiegel sind bei Frauen höher als bei Männern, steigen mit zunehmendem Alter deutlich an und sind mit dem Schweregrad einer Herzinsuffizienz direkt korreliert. Hohe BNP-Spiegel bei der Herzinsuffizienz sind mit einem hohen Mortalitätsrisiko assoziiert und deshalb prognostisch ungünstig. Bei normalen BNP-Werten ist eine Herzinsuffizienz nahezu ausgeschlossen.

Parakrine Mechanismen

Lokale Renin-Angiotensin-Systeme

Das Renin-Angiotensin-System (s. S. 155) operiert nicht nur als humorales System mit AII als Hormon, sondern wird in verschiedenen Geweben (ZNS, Herz, Niere, Nebenniere, Blutgefäße) mit seinen einzelnen Komponenten (Angiotensinogen, Renin, ACE-ähnliche Enzyme) auch lokal exprimiert. In den genannten Geweben erfolgt die Bildung von AII aus AI meist ACE-unabhängig und AII entfaltet seine Wirkung vor Ort.

NO-Synthasen

Neben der auf S. 154 ausführlich beschriebenen neuronalen NO-Synthase (nNOS) gibt es noch zwei weitere Isoformen dieses Enzyms. Auch das von ihnen gebildete NO wirkt am Ort seiner Entstehung.

Endotheliale NOS (eNOS): Sie wird wie die nNOS konstitutiv exprimiert, und zwar im **Gefäßendothel** sowie im **Endo- und Myokard**. Die **Aktivität der eNOS** ist abhängig von der **Höhe der zytosolischen Ca^{2+}-Konzentration**, die in den Endothelzellen nach Erregung verschiedener endothelialer Rezeptoren (Abb. **B-4.4**) oder durch Einwirkung zelldeformierender Scherkräfte des Blutstroms ansteigt. Ca^{2+} aktiviert die eNOS zusammen mit dem Ca^{2+}-bindenden Protein Calmodulin. Das gebildete NO gelangt in benachbarte glatte Muskelzellen und stimuliert dort die lösliche Form der Guanylatcyclase **(GCs)** zur Bildung von cGMP. Die **cGMP-abhängige Proteinkinase G** (PKG) phosphoryliert dann verschiedene Proteinsubstrate, die letztlich eine **Erschlaffung der glatten Muskelzelle** hervorrufen.

B-4.4 Endothelabhängige Vasodilatation vermittelt durch endothelständige Rezeptoren

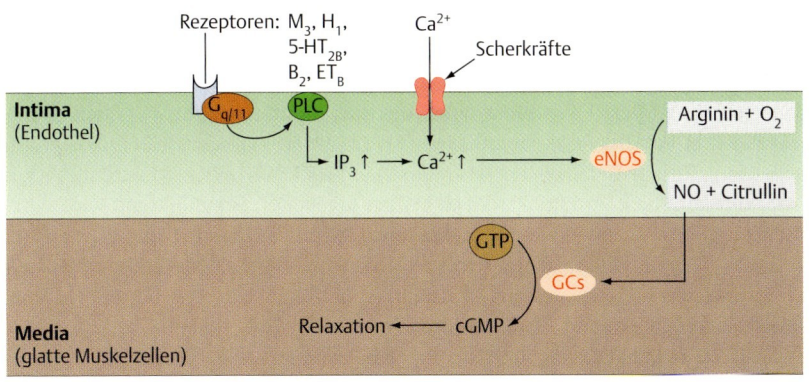

M_3: Muskarinrezeptor vom Typ M_3; H_1: Histaminrezeptor vom Typ H_1; 5-HT_{2B}: Serotoninrezeptor vom Typ 5-HT_{2B}; B_2: Bradykininrezeptor vom Typ B_2; ET_B: Endothelinrezeptor vom Typ ET_B; PLC: Phospholipase Cβ; eNOS: endotheliale Isoform der NO-Synthase; NO: Stickstoffmonoxid; GCs: lösliche, zytoplasmatische Form der Guanylatcyclase.

Experimentell untersuchte Hemmstoffe der eNOS erhöhen den Blutdruck. Daraus lässt sich ableiten, dass die **eNOS tonisch aktiv** ist und NO endothelialen Ursprungs ein für die Blutdruckregulation bedeutendes vasodilatierendes Prinzip darstellt.

▶ **Merke.** Die **endotheliale NO-Bildung** ist an intaktes Endothel geknüpft. Sie ist **vermindert** bei Erkrankungen, die mit Endothelläsionen einhergehen, wie z. B. bei der **primären arteriellen Hypertonie**, beim **Diabetes mellitus** und bei der **Arteriosklerose**.

Induzierbare NOS (iNOS): Bakterielle **Lipopolysaccharide** und/oder **Interferon-γ**, die im Rahmen von Infektionen und Entzündungsprozessen freigesetzt werden, induzieren die Expression der iNOS in vielen Zellen (z. B. Makrophagen, Granulozyten, Fibroblasten, Gefäßmuskelzellen). Das Enzym wird also erst unter diesen Umständen gebildet. NO verliert seine Wirkung im Extrazellularraum bereits nach 20 – 40 s, weil es mit O_2 und Wasser zu Nitrit (NO_2^-) und Nitrat (NO_3^-) oxidativ abgebaut wird. Noch schneller wird NO inaktiviert, wenn es mit Superoxid-Anion (O_2^-) reagiert. Dabei entsteht das **hochreaktive Radikal Peroxynitrit-Anion ($ONOO^-$)**, aus dem letztlich NO_3^- gebildet wird. iNOS bildet pro Mol Enzym mehr als 1000-mal so viel NO wie eNOS oder nNOS. In diesen großen Mengen wirkt NO direkt und indirekt (über die Bildung von $ONOO^-$) **zytotoxisch**, sodass intrazelluläre Mikroorganismen abgetötet werden und häufig auch die Wirtszelle selbst geschädigt wird oder sogar zugrunde geht.

Induzierbare NOS (iNOS): Bei Entzündungsprozessen induzieren bakterielle **Lipopolysaccharide** und/oder **Interferon-γ** die Expression der iNOS in vielen Zellen. Wenn NO mit Superoxid-Anion (O_2^-) reagiert, entsteht das **hochreaktive Radikal Peroxynitrit-Anion ($ONOO^-$)**, aus dem NO_3^- gebildet wird. Das von der iNOS in extremen Mengen gebildete NO wirkt **zytotoxisch**, sodass intrazelluläre Mikroorganismen und häufig sogar die Wirtszellen abgetötet werden.

▶ **Merke.** Während die Aktivität der eNOS und der nNOS, also der beiden konstitutiv exprimierten Isoformen der NOS, von der Höhe der intrazellulären Ca^{2+}-Konzentration abhängt, ist die **Aktivität der iNOS Ca^{2+}-unabhängig**.

▶ **Klinischer Bezug.** Die Induktion der iNOS spielt im pathophysiologischen Geschehen des **septischen Schocks** eine zentrale Rolle. Das gebildete NO ist der wichtigste Vermittler der häufig therapierefraktären Vasodilatation, die einen starken Blutdruckabfall zur Folge hat. Die Expression der iNOS kann durch **Glukokortikoide** unterdrückt werden. Dies erklärt ihre blutdruckstabilisierende Wirkung, wegen der sie neben anderen Medikamenten in der Therapie des septischen Schocks angewendet **werden**.

Prostaglandine

Ein Anstieg der Ca^{2+}-Konzentration in den Endothelzellen der Blutgefäße führt immer auch zur Aktivierung der Phospholipase A_2 und damit zur vermehrten Bil-

Prostaglandine

Ein Anstieg der Ca^{2+}-Konzentration in vaskulären Endothelzellen führt über Phospholipase

A$_2$ und COX-2 zur Bildung von **Prostazyklin** mit **vasodilatierender Wirkung** (s. S. 130).

dung von Arachidonsäure, die unter Vermittlung der COX-2 zu **Prostazyklin** verstoffwechselt wird. Auch dieses Molekül hat **vasodilatierende Wirkungen** und leistet parakrin bei der physiologischen Kontrolle des arteriellen Gefäßtonus einen wichtigen Beitrag (s. S. 130).

Endothelin-System

Das wichtigste Endothelin für das menschliche Gefäßsystem ist **ET-1**, das über **ET$_A$**- und **ET$_B$-Rezeptoren** wirkt. Die wichtigste ET$_A$-Rezeptor-vermittelte Wirkung ist die **Vasokonstriktion**. Weitere Wirkungen und Mechanismen siehe Tab. **B-4.2**. Ins Blut abgegebenes ET-1 wird besonders effektiv bei der Lungenpassage eliminiert.

Endothelin-System

Endotheline (ET) sind Peptidhormone, die aus 21 Aminosäuren bestehen. Bisher wurden drei verschiedene Endotheline (ET-1, -2 und -3) beschrieben. Die größte Bedeutung für das Gefäßsystem des Menschen besitzt **ET-1**. Es wird im Endothel, in Gefäßmuskelzellen, im Endokard und Myokard gebildet. Seine Bildung wird durch Vasokonstriktoren, oxidiertes LDL-Cholesterol, Insulin sowie Kortisol gefördert und durch NO, Prostazyklin, natriuretische Peptide sowie starke Scherkräfte gedrosselt. ET-1 wirkt über **ET$_A$-Rezeptoren** (exprimiert in Gefäßmuskelzellen, Kardiomyozyten, Lungen und Nieren) und **ET$_B$-Rezeptoren** (exprimiert in vaskulären Endothelzellen und Muskelzellen, Lungen und Nieren). Die wichtigste ET$_A$-Rezeptor-vermittelte Wirkung ist die **Vasokonstriktion**. Klinisch-pharmakologische Untersuchungen zeigen, dass ET$_A$-Rezeptoren anhaltend aktiviert werden und so zur Tonusregulation der Widerstandsgefäße beitragen. Andere über ET-Rezeptoren hervorgerufene Wirkungen sowie die Mechanismen der Signaltransduktion sind in Tab. **B-4.2** zusammengefasst. Ins Blut abgegebenes ET-1 wird rasch metabolisch eliminiert. Dabei ist die Lunge von entscheidender Bedeutung, denn bei einer einzigen Lungenpassage verschwinden 80 % des Plasma-ET-1.

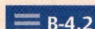

B-4.2 Endothelin (ET)-Rezeptoren, ihre Signaltransduktionsmechanismen und die von ihnen vermittelten Wirkungen

Rezeptor	Signaltransduktion	vermittelte Wirkungen
ET$_A$-Rezeptor	G$_{q/11}$ ↳ Phospholipase Cβ	**Gefäße:** • Vasokonstriktion • Proliferation vaskulärer Muskelzellen, Endothelzellen und Fibroblasten **Herz:** • positiv inotrope Wirkung • arrhythmogene Wirkung • Hypertrophie von Kardiomyozyten **Atemwege:** Bronchokonstriktion **Nebenniere:** Aldosteronfreisetzung ↑
ET$_B$-Rezeptor	G$_{q/11}$ ↳ Phospholipase Cβ	**Gefäße:** • Vasokonstriktion • endothelabhängige Vasodilatation (s. Abb. **B-4.4**)

4.2 Pharmaka mit Wirkung auf das Gefäßsystem

Arzneistoffe, die auf die Regulation des Gefäßtonus (Abb. **B-4.5**) Einfluss nehmen, lassen sich in **Vasodilatatoren** und **Vasokonstriktoren** unterteilen (Tab. **B-4.3**).

Eine Zusammenfassung der für die Regulation des Gefäßtonus wichtigen Mechanismen zeigt Abb. **B-4.5**. Arzneistoffe, die auf diese Mechanismen Einfluss nehmen (vasoaktive Pharmaka), lassen sich in **Vasodilatatoren** und **Vasokonstriktoren** unterteilen. Eine Übersicht der verschiedenen Wirkstoffgruppen mit Beispielen für deren therapeutische Anwendung gibt Tab. **B-4.3**. Bei vielen anderen Pharmaka tritt eine Wirkung auf das Gefäßsystem als therapeutisch (primär) nicht gewünschter Nebeneffekt auf.

B-4.5 Vasodilatation und -konstriktion an glatten Gefäßmuskelzellen und deren therapeutische Beeinflussbarkeit

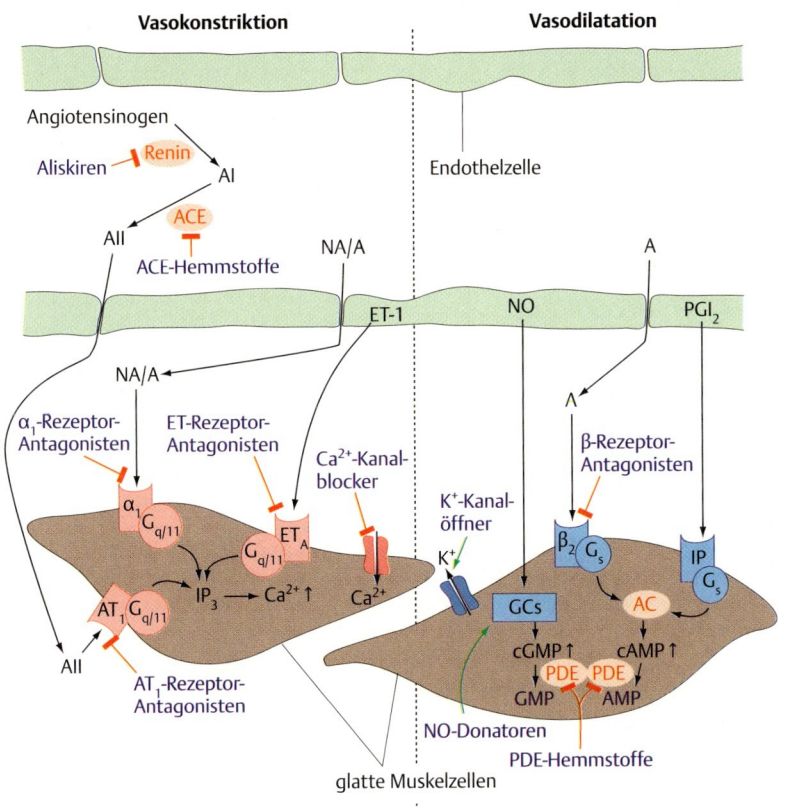

Schematisch dargestellt sind die **vasodilatatorisch (blau)** und **vasokonstriktorisch (rot)** wirkenden physiologischen Effektorsysteme an glatten Gefäßmuskelzellen sowie die Angriffspunkte und Wirkprinzipien vasoaktiver Pharmaka.
NO: Stickstoffmonoxid; PGI$_2$: Prostazyklin; NA/A: Noradrenalin/Adrenalin; AII: Angiotensin II; α_1: α_1-Adrenozeptor; ET-1: Endothelin-1; ET$_A$: Endothelin A-Rezeptor; AT$_1$: Angiotensin II-Rezeptor vom Typ AT$_1$; G$_{q/11}$ und G$_s$: G-Proteine, die Rezeptoren mit Effektorsystemen koppeln; β_2: β_2-Adrenozeptor; IP: PGI$_2$-Rezeptor; IP$_3$: Inositol-1,4,5-trisphosphat; GCs: lösliche Isoform der Guanylatcyclase; AC: Adenylatcyclase; cGMP: zyklisches Guanosinmonophosphat; cAMP: zyklisches Adenosinmonophosphat.

B-4.3 Vasodilatatoren und -konstriktoren sowie Beispiele für deren therapeutische Anwendung

Wirkstoffgruppe	Anwendungsbeispiel
Vasodilatatoren	
Ca^{2+}-Kanalblocker (s. S. 143)	arterielle Hypertonie
ACE-Hemmstoffe	arterielle Hypertonie, chronische Herzinsuffizienz
AT$_1$-Rezeptor-Antagonisten	arterielle Hypertonie, chronische Herzinsuffizienz
Renin-Hemmstoffe	arterielle Hypertonie
α_1-Rezeptor-Antagonisten (s. S. 85)	arterielle Hypertonie, benigne Prostatahyperplasie
NO-Donatoren	koronare Herzkrankheit
Dihydralazin	arterielle Hypertonie
Kaliumkanalöffner (s. S. 150)	arterielle Hypertonie
PDE-5-Hemmstoffe	erektile Dysfunktion, pulmonal-arterielle Hypertonie
Endothelinrezeptor-Antagonisten	pulmonal-arterielle Hypertonie

Fortsetzung ▶

B-4.3 Fortsetzung

Wirkstoffgruppe	Anwendungsbeispiel
Vasokonstriktoren	
$α_1$-Rezeptor-Agonisten (s. S. 80)	arterielle Hypotension, Abschwellung der Schleimhäute bei Nasopharyngitis, Konjunktivitis, Zusatz zu Lokalanästhetika
Vasopressin-Derivate (s. S. 358)	Zusatz zu Lokalanästhetika
Ergotamintartrat (s. S. 127)	Migränetherapie
Triptane (s. S. 127)	Migränetherapie

4.2.1 Hemmstoffe des Angiotensin-Konversionsenzyms (ACE)

▶ **Synonym.**

▶ **Definition.**

ACE-Hemmer sind bei arterieller Hypertonie und chronischer Herzinsuffizienz indiziert (s. S. 508).

Wirkstoffe und Struktur: Zur chemischen Struktur siehe Abb. **B-4.6**. Folgende funktionelle Gruppen werden zur Bindung an ACE benötigt: **Freie Carboxylgruppe** (alle), **freie Sulfhydrylgruppe** (**Captopril**), **zweite Säuregruppe** (**Fosinopril**), weitere Carboxylgruppe (**Enalapril** und viele andere).

4.2.1 Hemmstoffe des Angiotensin-Konversionsenzyms (ACE)

▶ **Synonym.** ACE-Hemmstoffe, ACE-Hemmer.

▶ **Definition.** **ACE-Hemmer** sind Pharmaka, die ihre Wirkung über eine Inhibition des Angiotensin-Konversionsenzyms entfalten. Dadurch hemmen sie die Angiotensin-II-Bildung und den Bradykininabbau.

Das ACE ist als Teil des Renin-Angiotensin-Systems an der Blutdruckregulation beteiligt (Näheres s. S. 155). Wesentliche Indikationen für die Anwendung von ACE-Hemmern sind die arterielle Hypertonie und die chronische Herzinsuffizienz.

Wirkstoffe und Struktur: Nach ihrer chemischen Struktur sind ACE-Hemmstoffe Dipeptid- oder Tripeptidanaloga der C-terminalen Aminosäuresequenz von Angiotensin I (Abb. **B-4.6**). Es sind alles Säuren mit mindestens einer **freien Carboxylgruppe** (-COOH), die für die Bindung im katalytischen Zentrum des ACE erforderlich ist. Zusätzlich zu dieser Säuregruppe haben diese Stoffe entweder eine **freie Sulfhydrylgruppe** (-SH) wie beim **Captopril** oder eine meist veresterte **zweite Säuregruppe** in Form einer Phosphorylgruppe (**Fosinopril**) oder einer weiteren Carboxylgruppe (**Enalapril** und viele andere Vertreter). Diese zusätzliche funktionelle Gruppe wird

B-4.6 Struktur des C-terminalen Endes von Angiotensin II und die Strukturformeln typischer Vertreter der ACE-Hemmstoffe

Der rote Pfeil zeigt die Stelle, an der bei der Angiotensin-II-Bildung die beiden C-terminalen Aminosäuren des Angiotensin I durch das ACE abgespalten werden. Die grün markierten Molekülanteile von Enalapril und Fosinopril müssen durch hepatische Esterhydrolyse abgespalten werden, damit diese Stoffe wirksam werden.
P: Prolin, H: Histidin, I: Isoleucin.

wie die SH-Gruppe des Captoprils für die Bindung an das Zn^{2+} im katalytischen Zentrum des ACE benötigt.

Wirkungen:
- **Hemmung der AII-Bildung:** Folge ist eine **Abschwächung aller AT_1-Rezeptor-vermittelten Effekte** (Tab. B-4.1 auf S. 157). Therapeutisch besonders wichtig sind dabei die Abschwächung der Vasokonstriktion, der renalen H_2O- und NaCl-Retention, der Noradrenalin- und Aldosteronfreisetzung und der Hemmung der Reninsekretion. Auch der AII-induzierte kardiovaskuläre Umbau wird gehemmt. Das durch lokale Renin-Angiotensin-Systeme gebildete AII ist von der Hemmung ausgenommen, da es dort ACE-unabhängig entsteht (s. S. 158).
- **Hemmung des Bradykininabbaus:** Folge ist eine **Intensivierung der vasodilatierenden und der natriuretischen Wirkung** der ACE-Hemmer. Bradykinin ist nämlich ein starker Vasodilatator (weil es die endotheliale NO- und Prostazyklin-Synthese stimuliert) und wirkt natriuretisch (weil es die Nierendurchblutung fördert und die Na^+-Rückresorption in den Sammelrohren hemmt). Diese Bradykinineffekte addieren sich zu den Effekten, die sich aus der Inhibition der AII-Bildung durch ACE-Hemmer ergeben.

Pharmakokinetik: Die meisten ACE-Hemmstoffe sind Ester der eigentlichen Wirkstoffe und damit **Pharmakonvorstufen** (z. B. Enalapril und Fosinopril, Abb. B-4.6). Die einzigen nicht veresterten Wirkstoffe sind Captopril und Lisinopril, die somit selbst bereits die aktive Wirksubstanz darstellen. Die Veresterung dient dazu, die gastrointestinale Resorption zu erleichtern. Die Ester werden dann präsystemisch durch hepatische Esterhydrolyse in die wirksamen Säuren (z. B. Enalaprilat und Fosinoprilat) überführt. Die pharmakokinetischen Daten in Tab. B-4.4 betreffen diese wirksamen Säuren. Mit Ausnahme von Captopril, Fosinoprilat und Spiraprilat (die etwa zu gleichen Teilen hepatisch und renal eliminiert werden) werden ACE-Hemmer hauptsächlich **mit dem Urin ausgeschieden**. Deshalb muss die Dosierung der meisten dieser Stoffe angepasst werden, wenn die Nierenfunktion beeinträchtigt ist.

Wirkungen:
- **Hemmung der AII-Bildung:** Verursacht eine **Abschwächung aller AT_1-Rezeptor-vermittelten Effekte** (Tab. B-4.1 auf S. 157). Ausgenommen von der Hemmung ist das lokal ACE-unabhängig gebildete AII (s. S. 158).
- **Hemmung des Bradykininabbaus:** Führt zu einer **Intensivierung der vasodilatierenden und der natriuretischen Wirkung**.

Pharmakokinetik: Die meisten ACE-Hemmstoffe (Abb. B-4.6) sind (als Ester) **Pharmakonvorstufen**, die erst durch hepatische Esterhydrolyse wirksam werden. Captopril und Lisinopril (nicht verestert) sind selbst aktiv. Die Dosis vieler ACE-Hemmer muss bei Niereninsuffizienz angepasst werden.

B-4.4 Pharmakokinetische Daten und Dosierungen von ACE-Hemmstoffen

Wirkstoff	orale Einzeldosis [mg]	DI [h]	BV [%]	HWZ [h]	PEB [%]	EF_{ren} [%]
Benazepril	10 – 20	24	18	11	95	18
Captopril	25 – 50	8 – 12	65[1)]	2,2	30	45
Enalapril	10 – 20	24	40	11	55	88
Fosinopril	10 – 20	24	36	12	95	50
Lisinopril	5 – 10	24	25	12	10	95
Perindopril	4 – 8	24	30	10	30	65
Quinapril	10 – 20	24	50	3	97	96
Ramipril	2,5 – 10	24	48	15	56	60
Spirapril	3 – 6	24	50	40	90	45

[1)] gleichzeitige Nahrungsaufnahme vermindert BV um ca. 30 %.

Indikationen:
- **Primäre arterielle Hypertonie:** ACE-Hemmstoffe sind Erstlinien-Antihypertensiva und eignen sich zur Monotherapie der arteriellen Hypertonie (s. S. 478). Sie wirken vasodilatierend und senken den totalen peripheren Gefäßwiderstand. Die **vasodilatierende Wirkung** geht nicht mit einem reflektorischen Anstieg des Sympathikotonus und einer gegenregulatorisch bedingten Kochsalz- und Wasserretention einher. **Der reflektorische Anstieg des Sympathikotonus fehlt**, weil die tonisch stimulierenden Wirkungen von AII auf die Aktionspotenzialfrequenz des

Indikationen:
- **Primäre arterielle Hypertonie:** ACE-Hemmer sind zur Monotherapie geeignete Erstlinien-Antihypertensiva (s. S. 478). Ihre **vasodilatierende Wirkung** verursacht **keine reflektorische Sympathikusaktivierung** und **keine gegenregulatorische Kochsalz- und Wasserretention**. Sie führen zudem zur Rückbildung einer linksventrikulären Myokardhypertrophie.

zentralen Sympathikus (über zentrale AT₁-Rezeptoren) und auf die Noradrenalinfreisetzung in der Peripherie (über präsynaptische AT₁-Rezeptoren) entfallen. **Die gegenregulatorisch bedingte Kochsalz- und Wasserretention fehlt**, weil die Zunahme der AII-Bildung und der Aldosteronfreisetzung ausbleiben. ACE-Hemmer führen auch zur Regression einer linksventrikulären Myokardhypertrophie, ein Effekt, der sich vorteilhaft auf die Lebenserwartung von Hypertoniepatienten auswirkt.

- **Chronische Herzinsuffizienz:** ACE-Hemmer sind bei linksventrikulärer **systolischer Dysfunktion** indiziert (s. S. 508). Sie verzögern die Progression und verlängern die Lebenserwartung. Sie **entlasten das kranke Herz** durch Vorlast- und Nachlastsenkung, Senkung der systolischen und diastolischen Wandspannung, Steigerung des Schlagvolumens und Herzminutenvolumens, Senkung der Herzfrequenz und des Sympathikotonus sowie einer Rückbildung des kardiavaskulären Umbaus. Noch ist unklar, ob ACE-Hemmer auch bei **diastolischen Funktionsstörungen** Verbesserungen bringen.

- **Chronische Herzinsuffizienz:** ACE-Hemmstoffe sind grundsätzlich bei allen Patienten indiziert, die an einer linksventrikulären **systolischen Dysfunktion** mit Verminderung der Ejektionsfraktion leiden (Näheres s. S. 508). Der therapeutische Nutzen ist umso größer, je schwerer die systolische Funktionsstörung ist. ACE-Hemmer verhindern oder verzögern die Progression dieser Erkrankung und verlängern die Lebenserwartung der betroffenen Patienten, weil sie die Morbidität (Häufigkeit der Krankenhauseinweisungen) und die Mortalität einschließlich der Inzidenz des plötzlichen Herztods reduzieren. Diese vorteilhaften Effekte sind Folge der **Entlastung des kranken Herzens** und gehen zurück auf eine
  - Reduktion der Nachlast und der systolischen Wandspannung,
  - Reduktion der Vorlast und der diastolischen Wandspannung,
  - Zunahme des Schlagvolumens und des Herzminutenvolumens,
  - Reduktion der Herzfrequenz und des Sympathikotonus,
  - Verhinderung und Regression des fortschreitenden kardialen Umbaus mit Hypertrophie und Fibrose.

  Ungeklärt ist, ob auch Patienten mit **diastolischen Funktionsstörungen** (Verminderung der diastolischen Dehnbarkeit und Füllung) von einer Behandlung mit ACE-Hemmstoffen profitieren.

- **Myokardinfarkt:** Eine Behandlung mit ACE-Hemmern ist hier praktisch immer indiziert. Sie sollte früh nach dem Infarkt beginnen.

- **Myokardinfarkt:** Patienten mit Myokardinfarkt haben praktisch immer einen Nutzen von einer Therapie mit ACE-Hemmern. Die Behandlung sollte zwischen dem 2. und 7. Tag nach dem Infarktereignis beginnen und immer dann für unbestimmte Zeit fortgesetzt werden, wenn linksventrikuläre Funktionsstörungen nachweisbar werden.

- **Chronische Niereninsuffizienz:** ACE-Hemmstoffe sind „nephroprotektiv", d. h. sie verlangsamen das Fortschreiten einer chronischen Niereninsuffizienz bei Diabetikern **(diabetische Nephropathie)** und Nicht-Diabetikern. So kann sich z. B. eine Mikroalbuminurie bei Typ-1-Diabetikern zurückbilden.

- **Chronische Niereninsuffizienz:** ACE-Hemmstoffe verlangsamen das Fortschreiten einer chronischen Niereninsuffizienz bei Diabetikern **(diabetische Nephropathie)** und Nicht-Diabetikern. Man spricht deshalb von einer **„nephroprotektiven" Wirkung** der ACE-Hemmer. ACE-Hemmer reduzieren die Geschwindigkeit der Progression einer Niereninsuffizienz, gemessen an der Zeit bis zum Erreichen der Dialysepflichtigkeit, am Anstieg des Serum-Kreatinins oder an der Zunahme der Albuminurie. So kann sich im Zuge einer Behandlung mit ACE-Hemmstoffen z. B. eine Mikroalbuminurie bei Typ-1-Diabetikern zurückbilden.

- **Primär- und Sekundärprophylaxe** eines Myokardinfarkts oder Schlaganfalls bei Hochrisikopatienten.

- **Primär- und Sekundärprophylaxe** von vaskulären Ereignissen (v. a. Myokardinfarkt und Schlaganfall) bei Hochrisikopatienten, d. h. Patienten mit arterieller Hypertonie, Diabetes mellitus und/oder koronarer Herzkrankheit.

▶ **Exkurs.**

▶ **Exkurs. Zur „nephroprotektiven" Wirkung der ACE-Hemmer**
ACE-Hemmer senken den Tonus der efferenten Arteriole im Glomerulum stärker als den der afferenten Arteriole. Dadurch kommt es zu einer Senkung des glomerulären Filtrationsdrucks, über den sich theoretisch die „nephroprotektiven" Wirkungen der ACE-Hemmer erklären ließen. Die Ergebnisse klinischer Studien sprechen aber eher dafür, dass diese Effekte überwiegend Folge der Senkung des Blutdrucks im systemischen Kreislauf sind.

Unerwünschte Wirkungen:
- **Trockener Reizhusten:** Folge hoher Bradykininspiegel, keine Toleranz, häufig therapielimitierend, behandelbar mit inhalativem Natriumcromoglicat.
- **Hautausschläge**
- **gastrointestinale Beschwerden**
- **zentralnervöse Störungen**
- **Initialer starker Blutdruckabfall:** v. a. bei Patienten mit Herzinsuffizienz, Diuretika-Vorbehandlung und Salz- oder Wassermangelzuständen.

Unerwünschte Wirkungen:
- **Trockener Reizhusten** (4–10%, häufig kombiniert mit asthmatoiden Beschwerden): Er geht auf hohe Bradykininspiegel in der Lunge infolge der Hemmung des Bradykininabbaus zurück, zeigt keine Toleranzentwicklung und führt nicht selten zu Therapieabbrüchen vonseiten der Patienten. ACE ist im Lungenkreislauf in besonders hoher Aktivität vorhanden, sodass seine Hemmung hier besonders große Auswirkungen hat. Der Husten kann durch die Inhalation von Natriumcromoglicat behandelt werden (s. S. 536).
- **Hautausschläge** (3–5%): Exantheme, Urtikaria und Pruritus.
- **Gastrointestinale Beschwerden** (1–3%): Übelkeit, Durchfall und Oberbauchschmerzen.
- **Zentralnervöse Störungen** (1–5%): Kopfschmerzen, Benommenheit und Schwindel, Müdigkeit.

- **Initialer starker Blutdruckabfall** (1 %): Mit einem solchen Ereignis muss bei hoher Aktivität des Renin-Angiotensin-Aldosteron-Systems gerechnet werden, d. h. bei Patienten mit Herzinsuffizienz, bei Vorbehandlung mit Diuretika und bei Zuständen mit Salz- und Wasserverlust. Deshalb müssen Patienten nach der ersten Dosis für mehrere Stunden ärztlich überwacht werden.

▶ **Merke.** Um ein solches **Phänomen der ersten Dosis** zu verhindern, sollte die Pharmakotherapie mit ACE-Hemmstoffen mit einer niedrigen Dosis begonnen und diese dann langsam bis zur optimal wirksamen und verträglichen Dosis gesteigert werden („einschleichende Therapie").

▶ **Merke.**

- **Hyperkaliämie** (ca. 1 %) als Folge der Hemmung der Aldosteronsekretion. Patienten mit Niereninsuffizienz sind besonders gefährdet.

- **Hyperkaliämie**, v. a. bei Niereninsuffizienz.

▶ **Merke.** Auch kaliumsparende Diuretika (s. S. 475) führen zu einer Erhöhung des Kaliumspiegels im Blut. Wegen der Gefahr der Hyperkaliämie ist bei der Behandlung einer arteriellen Hypertonie die **Kombination von ACE-Hemmstoffen mit kaliumsparenden Diuretika** zu **vermeiden**.

▶ **Merke.**

- **Hepatotoxische Reaktionen** (ca. 1 %) mit Anstieg leberzellspezifischer Serumenzyme und Cholestase. Sehr selten kann es zu einer cholestatischen Hepatitis kommen.
- **Reversibler Anstieg des Serum-Kreatinins** (ca. 1 %) als Folge einer initialen Senkung der glomerulären Filtrationsrate. Auch ein akutes Nierenversagen ist möglich, wenn z. B. eine Nierenarterienstenose als Kontraindikation missachtet wurde.
- **Blutbildveränderungen** (< 0,1 %) mit Leukopenie, Neutropenie, Thrombozytopenie oder Anämie.
- **Angioneurotisches Ödem** (Angioödem, Quincke-Ödem; 0,01 %): Diese meist im Kopf- und Gesichtsbereich lokalisierte Schwellung der Haut und der oropharyngealen Schleimhäute (Abb. **B-4.7**) tritt besonders bei Patienten mit einem Mangel an Aminopeptidase P auf. Dieses Enzym sorgt zusammen mit dem ACE für den Abbau von Bradykinin.

- hepatotoxische Reaktionen
- **Reversibler Anstieg des Serum-Kreatinins**, bei bds. Nierenarterienstenose auch aktues Nierenversagen.
- **Blutbildveränderungen**
- **Angioneurotisches Ödem:** Insbesondere bei Patienten mit einem Mangel an Aminopeptidase P (Abb. **B-4.7**).

Kontraindikationen:
- **Erkrankungen mit stark reduziertem renalem Perfusionsdruck**, bei denen die Nieren zur Aufrechterhaltung ihrer Funktion auf die lokale AII-Bildung angewiesen sind: **Beidseitige Nierenarterienstenose**, kardiogener Schock, hypertrophe Kardiomyopathie, schwere Aorten- oder Mitralklappenstenose.
- **Angioneurotisches Ödem** in der Anamnese.
- **Schwangerschaft** und **Stillzeit**.

Kontraindikationen:
- **Erkrankungen mit stark reduziertem renalem Perfusionsdruck**, v. a. beidseitige Nierenarterienstenose.
- **Angioneurotisches Ödem**
- **Schwangerschaft** und **Stillzeit**
- Z. n. Nierentransplantation
- Hämodialyse oder Hämofiltration

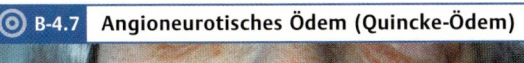

B-4.7 Angioneurotisches Ödem (Quincke-Ödem)

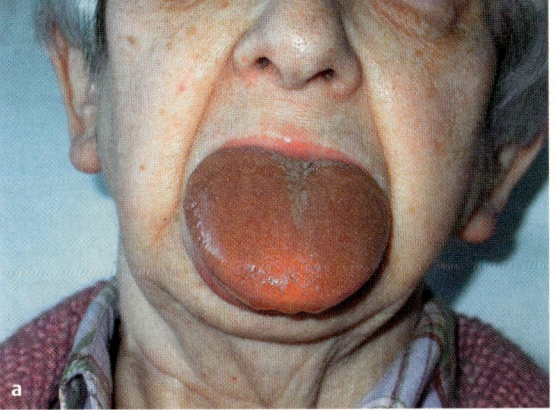
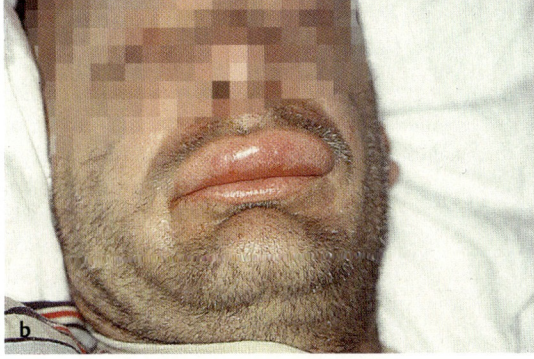

Zwei Beispiele für typische Manifestationen eines angioneurotischen Ödems: Man erkennt massive Schwellungen der Zunge **(a)** bzw. der Oberlippe **(b)**.
(**a:** aus Moll, Duale Reihe Dermatologie, Thieme 2010; **b:** aus Füeßl, Middeke; Duale Reihe Anamnese und Klinische Untersuchung, Thieme, 2010).

- Zustand nach Nierentransplantation.
- Hämodialyse oder Hämofiltration (hohes Risiko für anaphylaktische Reaktionen).

Wechselwirkungen:

- **Antazida** (s. S. 546) vermindern die orale Bioverfügbarkeit von ACE-Hemmstoffen.
- ACE-Hemmer reduzieren die renale Lithium-Clearance und erhöhen deshalb die **Li^+-Plasmaspiegel**.
- Die **blutdrucksenkende Wirkung** von ACE-Hemmstoffen wird durch andere Antihypertensiva (v. a. durch Diuretika), durch Narkotika/Hypnotika, trizyklische Antidepressiva oder Neuroleptika verstärkt und durch COX-Hemmstoffe abgeschwächt (offensichtlich weil die durch Bradykinin bewirkte Zunahme der endothelialen Prostazyklinsynthese zur antihypertensiven Wirkung der ACE-Hemmstoffe beiträgt).
- Das **Hyperkaliämie**-Risiko nimmt zu, wenn die Reninfreisetzung beeinträchtigt ist (durch fortgeschrittenes Alter, diabetische Nephropathie, COX-Hemmstoffe, β-Rezeptor-Antagonisten, Ciclosporin oder Tacrolimus), die Aldosteronsynthese gehemmt wird (durch Heparin), die Aldosteronwirkung in den Sammelrohren durch Pharmaka gehemmt wird (Spironolacton, Eplerenon) oder wenn die Na^+-Kanäle auf der Urinseite der Hauptzellen in den Sammelrohren blockiert sind (K^+-sparende Diuretika wie Amilorid und Triamteren; Trimethoprim).
- Das **Leukopenie**-Risiko nimmt bei gleichzeitiger Behandlung mit Immunsuppressiva, Zytostatika, Allopurinol oder Glukokortikoiden zu.
- Die **blutzuckersenkenden Wirkungen** von oralen Antidiabetika und Insulin nehmen bei Behandlung mit ACE-Hemmstoffen zu.

Randnotizen (Zusammenfassung):
Wechselwirkungen:
- Orale BV von ACE-Hemmern ↓ durch **Antazida** (s. S. 546).
- Li^+-Plasmaspiegel ↑ durch ACE-Hemmer.
- **Blutdrucksenkende Wirkung** von ACE-Hemmstoffen ↑ durch andere Antihypertensiva (v. a. Diuretika), Narkotika/Hypnotika, trizyklische Antidepressiva oder Neuroleptika, ↓ durch COX-Hemmstoffe.
- **Hyperkaliämie-Risiko** ↑, wenn Reninfreisetzung ↓, Aldosteronsynthese ↓, Aldosteronwirkung in den Sammelrohren ↓ oder bei Blockade der Na^+-Kanäle in den Hauptzellen der Sammelrohre.
- **Leukopenie-Risiko** ↑ bei gleichzeitiger Behandlung mit Immunsuppressiva, Zytostatika, Allopurinol oder Glukokortikoiden.
- **Blutzuckersenkende Wirkung** von oralen Antidiabetika und Insulin ↑ durch ACE-Hemmstoffe.

4.2.2 AT_1-Rezeptor-Antagonisten

▶ **Synonym.** Sartane.

▶ **Definition.** AT_1-**Rezeptor-Antagonisten** sind Pharmaka, die mit sehr hoher Affinität selektiv an AT_1-Rezeptoren binden und die Wirkungen von Angiotensin II unterdrücken, die über diese Rezeptoren vermittelt werden.

Substanzen und ihre Selektivität: **Eprosartan**, **Losartan** und **Valsartan** sind kompetitive Antagonisten, während sich **Candesartan**, **Irbesartan**, **Olmesartan**, **Telmisartan** und der wirksame Metabolit von Losartan wie nicht-kompetitive Antagonisten verhalten. Die Selektivität dieser Stoffe ist sehr hoch, denn bei der Hemmung AT_1-Rezeptor-vermittelter Wirkungen sind sie etwa 10 000-mal potenter als bei der Hemmung AT_2-Rezeptor-vermittelter Wirkungen.

Wirkungen: Sie sind Folge der Hemmung der AT_1-Rezeptor-vermittelten Effekte von AII, lassen sich von den Informationen in Tab. **B-4.1** (s. S. 157) ableiten und sind demnach **den Wirkungen der ACE-Hemmstoffe sehr ähnlich**. Es gibt allerdings auch Unterschiede (Tab. **B-4.5**). So führen z. B. AT_1-Rezeptor-Antagonisten im Gegensatz zu ACE-Hemmern zu einer vermehrten Aktivierung von AT_2-Rezeptoren, da das weiterhin gebildete Angiotensin II nun weniger über die besetzten AT_1-Rezeptoren wirkt und dafür verstärkt mit AT_2-Rezeptoren interagiert. Die Aktivierung von AT_2-Rezeptoren, die bei der arteriellen Hypertonie hochreguliert werden, trägt zur blutdrucksenkenden Wirkung von AT_1-Antagonisten bei. Die Behandlung mit AT_1-Rezeptor-Antagonisten erhöht sogar die Angiotensin II-Bildung, da die Besetzung der AT_1-Rezeptoren die negative Rückkopplung auf die Reninsekretion unterbindet, die Reninsekretion also nicht mehr durch AII gebremst wird (Abb. **B-4.3**).

Randnotizen:

4.2.2 AT_1-Rezeptor-Antagonisten

▶ **Synonym.**

▶ **Definition.**

Substanzen und ihre Selektivität: Es gibt kompetetive (**Eprosartan, Losartan, Valsartan**) und nicht-kompetitive Antagonisten (**Candesartan, Irbesartan, Olmesartan, Telmisartan**). Die Selektivität beider ist sehr hoch.

Wirkungen: Sie ergeben sich aus der Hemmung der AT_1-Rezeptor-vermittelten Wirkungen von AII (Tab. **B-4.1**, S. 157) und sind **den Wirkungen der ACE-Hemmstoffe ähnlich** (Tab. **B-4.5**).

▶ **Merke.** Die durch ACE-Hemmstoffe hervorgerufene Hemmung des Bradykininabbaus wird bei Behandlung mit AT_1-Rezeptor-Antagonisten nicht beobachtet. Deshalb treten die **bradykininbedingten unerwünschten Wirkungen** (trockener Husten, angioneurotisches Ödem) bei Behandlung **mit AT_1-Rezeptor-Antagonisten deutlich seltener** auf (nur mit ¼ der Häufigkeit) als bei der Anwendung von ACE-Hemmstoffen.

B-4.5 Vergleich einiger Wirkungen der ACE-Hemmstoffe, der AT₁-Rezeptor-Antagonisten und des Renin-Inhibitors Aliskiren

Parameter	ACE-Hemmstoffe	AT₁-Rezeptor-Antagonisten	Aliskiren
Reninsekretion	↑	↑	↑↑
Plasma-Renin-Aktivität	↑	↑	↓
Angiotensin-II-Bildung	↓	↑	↓
AT₁-Rezeptor-Aktivierung	↓	↓↓	↓
AT₂-Rezeptor-Aktivierung	↓	↑	↓
Bradykininkonzentration	↑	(↑)	

B-4.6 Pharmakokinetische Daten und Dosierungen der AT₁-Rezeptor-Antagonisten und des Renin-Inhibitors Aliskiren

Wirkstoff	orale Einzeldosis [mg]	DI [h]	BV [%]	HWZ [h]	PEB [%]	EF$_{ren}$ [%]
AT₁-Rezeptor-Antagonisten						
Candesartan	8 – 16	24	15	10	99	52
Eprosartan	600	24	13	7	98	80
Irbesartan	150 – 300	24	70	13	96	2
Losartan[1]	50 – 100	24	30	2 (7)	99 (99)	12 (10)
Olmesartan	10 – 20	24	26	13	99	40
Telmisartan	40 – 80	24	50	20	99	1
Valsartan	80 – 160	24	25[2]	9	96	29
Renin-Inhibitor						
Aliskiren	150 – 300	24	2,5	40	50	< 1

[1] Daten in Klammern betreffen den wirksamen Metaboliten;
[2] gleichzeitige Nahrungsaufnahme halbiert BV.

Pharmakokinetik: Candesartan und Olmesartan werden in Form der veresterten Pharmakonvorstufen Candesartan-Cilexetil bzw. Olmesartan-Medoxomil verabreicht, die wesentlich besser gastrointestinal resorbiert werden. Esterasen in der Darmmukosa setzten daraus die Wirkstoffe frei. Losartan hat einen wirksamen Metaboliten, der ganz wesentlich zur Wirkung beiträgt. Die **relativ lange Halbwertszeit** der Stoffe – bzw. des wirksamen Metaboliten von Losartan – erlaubt eine **einmalige Dosierung pro Tag** (Tab. **B-4.6**). Viele AT₁-Rezeptor-Antagonisten haben eine hohe biliäre Eliminationsfraktion: 70 % (Losartan, Valsartan), 75 % (Irbesartan), 100 % (Telmisartan). Eprosartan wird hauptsächlich renal eliminiert. Irbesartan und Losartan sind Substrate von CYP2C9.

Indikationen:
- **Primäre arterielle Hypertonie:** AT₁-Rezeptor-Antagonisten gehören zu den Erstlinien-Antihypertensiva und eignen sich zur Monotherapie (s. S. 478). Die Ausführungen zu den ACE-Hemmern bezüglich dieser Indikation (s. S. 162) gelten auch für die AT₁-Rezeptor-Antagonisten.

▶ **Merke.** Wegen der unverhältnismäßig hohen Behandlungskosten sind **AT₁-Rezeptor-Antagonisten** besonders dann **indiziert**, wenn eine **Unverträglichkeit gegenüber ACE-Hemmstoffen** besteht.

- **Chronische Herzinsuffizienz:** Auch hier sind AT₁-Rezeptor-Antagonisten immer dann indiziert, wenn eine Unverträglichkeit gegenüber ACE-Hemmstoffen besteht. AT₁-Rezeptor-Antagonisten sind nicht wirksamer als ACE-Hemmstoffe,

angewendet, wenn ACE-Hemmstoffe nicht vertragen werden.
- **Chronische Niereninsuffizienz:** Die Ausführungen zu ACE-Hemmern gelten auch hier (s. S. 164). Die „nephroprotektiven" Wirkungen wurden allerdings vorwiegend bei Typ-2-Diabetikern beobachtet.
- **Primär- und Sekundärprophylaxe vaskulärer Ereignisse** bei Hochrisikopatienten (s. S. 495).

Unerwünschte Wirkungen: Wie ACE-Hemmer (s. S. 164). Insgesamt sind **AT$_1$-Rezeptor-Antagonisten aber besser verträglich als ACE-Hemmer**, v. a. kommt es seltener zu Reizhusten und angioneurotischen Ödemen (s. S. 165). Sehr selten sind immunologische Thrombozytopenien.

Kontraindikationen und Wechselwirkungen: Wie ACE-Hemmer (s. S. 165), eine zusätzliche Kontraindikation sind schwere Leberfunktionsstörungen. Außerdem entfällt die Interaktion mit Antazida.

4.2.3 Aliskiren

Aliskiren wirkt als **direkter Renin-Inhibitor blutdrucksenkend**. Es wird bei der **primären arteriellen Hypertonie** angewendet. Seine orale Bioverfügbarkeit ist gering (Tab. **B-4.6**). Hohe Dosierungen führen zu einer unerwünschten massiven Zunahme der Reninsekretion (Tab. **B-4.5**). Die therapeutisch erwünschte Senkung der Plasma-Renin-Aktivität um 50–80 % wird durch Aliskiren jedoch erreicht. Die **häufigste unerwünschte Wirkung** ist **Diarrhö**. Im 2. und 3. Schwangerschaftstrimenon, bei Z. n. Angioödem sowie bei gleichzeitiger Anwendung von Hemmstoffen von P-Gp ist Aliskiren **kontraindiziert**. Bei Kombination mit ACE-Hemmstoffen oder kaliumsparenden Diuretika besteht ein **erhöhtes Hyperkaliämierisiko**.

▶ Kritisch betrachtet.

---

aber teurer. Die Kombination mit einem ACE-Hemmstoff ist lediglich mit einer Zunahme der unerwünschten Wirkungen, nicht aber mit einer Zunahme des Nutzens für den Patienten verbunden.
- **Chronische Niereninsuffizienz:** Die zu ACE-Hemmstoffen gemachten Aussagen (s. S. 164) gelten auch für AT$_1$-Rezeptor-Antagonisten. Allerdings wurden die „nephroprotektiven" Wirkungen der AT$_1$-Rezeptor-Antagonisten vorwiegend bei Typ-2-Diabetikern beobachtet.
- **Primär- und Sekundärprophylaxe vaskulärer Ereignisse** bei Hochrisikopatienten (s. S. 495). Auch bei dieser Indikation sind AT$_1$-Rezeptor-Antagonisten äquieffektiv mit ACE-Hemmstoffen. Die Kombination mit ACE-Hemmern ist ohne Nutzen für den Patienten.

Unerwünschte Wirkungen: Die für ACE-Hemmstoffe aufgelisteten unerwünschten Wirkungen (s. S. 164) werden auch bei AT$_1$-Rezeptor-Antagonisten beobachtet. In aller Regel sind aber **AT$_1$-Rezeptor-Antagonisten besser verträglich als ACE-Hemmstoffe** und Therapieabbrüche wegen unerwünschter Wirkungen seltener als bei ACE-Hemmstoffen. Das vergleichsweise deutlich seltenere Auftreten des trockenen Reizhustens und des angioneurotischen Ödems (s. S. 165) ist klinisch besonders relevant. Sehr selten kommt es zu immunologisch bedingten Thrombozytopenien.

Kontraindikationen und Wechselwirkungen: Die Kontraindikationen sind identisch mit denen der ACE-Hemmstoffe (s. S. 165). Hinzu kommen schwere Leberfunktionsstörungen, insbesondere solche mit Cholestase. Auch die Wechselwirkungen sind fast gleich, lediglich die Interaktion mit Antazida tritt nicht auf.

4.2.3 Aliskiren

Seit 2007 ist mit **Aliskiren** auch ein **direkter Renin-Inhibitor** zur oralen Therapie der **primären arteriellen Hypertonie** zugelassen. Seine **blutdrucksenkende Wirkung** entfaltet Aliskiren über eine kompetitive Hemmung des humanen Renins, wodurch die Bildung von Angiotensin I aus Angiotensinogen unterdrückt und in der Folge auch die Synthese von Angiotensin II reduziert wird. Sein antihypertensiver Effekt addiert sich in begrenztem Maße zu dem von anderen Antihypertensiva, weshalb es nicht nur als Monotherapeutikum, sondern auch in Kombination mit Thiaziddiuretika oder ACE-Hemmern angewendet wird. Aliskiren wird einmal täglich in Tablettenform verabreicht. Als Substrat von P-Gp (s. S. 39) ist seine orale Bioverfügbarkeit sehr gering (Tab. **B-4.6**); sie wird durch eine fettreiche Mahlzeit um weitere 70 % reduziert. Um starke Plasmaspiegelschwankungen zu vermeiden, sollte es deshalb nüchtern eingenommen werden. Oberhalb der empfohlenen Dosierung von 150–300 mg pro Tag ist keine nennenswerte weitere Blutdrucksenkung mehr zu erreichen – wohl aber eine Zunahme der Nebenwirkungen. Dies ist vermutlich auch auf eine Steigerung der Plasma-Reninkonzentration infolge einer massiven Zunahme der Reninsekretion zurückzuführen (Tab. **B-4.5**). Der therapeutisch erwünschte Effekt, eine Senkung der Plasma-Renin-Aktivität um 50–80 %, wird durch die Behandlung mit Aliskiren jedoch erreicht. Die bei Weitem **häufigste unerwünschte Wirkung** ist **Diarrhö** (1–10 %), wesentlich seltener treten Hautausschläge (0,1–1 %) und noch seltener Angioödeme (0,01–0,1 %) auf. Im 2. und 3. Schwangerschaftstrimenon, bei Angioödemen in der Vorgeschichte sowie bei gleichzeitiger Anwendung von starken Hemmstoffen von P-Gp (besonders Ciclosporin, Chinidin und Verapamil) ist Aliskiren **kontraindiziert**. Bei einer Kombinationstherapie mit ACE-Hemmstoffen oder kaliumsparenden Diuretika ist ein **erhöhtes Hyperkaliämierisiko** zu beachten.

▶ **Kritisch betrachtet.** Therapeutischer Nutzen von Aliskiren
Nach den bisherigen Studienergebnissen ist Aliskiren in seiner blutdrucksenkenden Wirkung den ACE-Hemmern, AT$_1$-Rezeptor-Antagonisten und Diuretika nicht überlegen. Eine über die reine Blutdrucksenkung hinausgehende positive Wirkung (Senkung der Mortalitätsrate und/ oder des Risikos für kardiovaskuläre Ereignisse einschließlich Herzinsuffizienz) ist bisher nicht nachgewiesen. Ausreichend Daten zur Sicherheit einer Langzeitbehandlung liegen nicht vor. Günstig im Vergleich mit anderen Antihypertensiva ist jedoch das Nebenwirkungsprofil von Aliskiren. Insbesondere der quälende trockene Reizhusten, der v. a. bei Einnahme von ACE-Hemmern (aber auch von AT$_1$-Rezeptor-Antagonisten) auftritt, gehört nicht zu den unerwünschten Wirkungen von Aliskiren.

4.2.4 Nitrovasodilatatoren

▶ **Synonym.** NO-Donatoren.

▶ **Definition.** **Nitrovasodilatatoren** sind Pharmaka, die in der glatten Muskulatur der Gefäße des großen und kleinen Kreislaufs und der ableitenden Harn- und Gallenwege abgebaut werden und dabei NO freisetzen.

Das freigesetzte **NO aktiviert** in den glatten Muskelzellen die zytoplasmatische **lösliche Guanylatcyclase (GCs)**. Dadurch kommt es zur Bildung von cGMP, das die **glatten Muskelzellen relaxiert**.

Substanzen und Einteilung: Man unterscheidet **zwei Gruppen** von Nitrovasodilatatoren:
- **Organische Nitrate:** Aus diesen Stoffen wird **NO enzymatisch freigesetzt**. Dazu gehören die Salpetersäure-Ester **Glyceroltrinitrat** (GTN; „Nitroglycerin"), **Isosorbiddinitrat** (ISDN) und **Isosorbid-5-mononitrat** (ISMN). GTN und ISDN sind Nitratester mehrwertiger Alkohole, ISMN ist ein Metabolit von ISDN (Abb. **B-4.8**). Diese Substanzen werden in der glatten Muskulatur metabolisch aktiviert, wobei freie SH-Gruppen und die mitochondriale Aldehyddehydrogenase-2 in den glatten Muskelzellen eine wichtige Rolle spielen.
- **Nitroprussidnatrium und Molsidomin:** Diese Stoffe **setzen NO nichtenzymatisch frei**. **Nitroprussidnatrium** ist eine instabile, lichtempfindliche Komplexverbindung, die bei Kontakt mit Zellmembranen unter Bildung von NO zerfällt. **Molsidomin** wird nach oraler Gabe in der Leber metabolisiert. Zunächst entsteht Linsidomin und letztlich der instabile Metabolit Sydnonimin, der spontan NO freisetzt (Abb. **B-4.9**).

Wirkungen: Nitrovasodilatatoren bewirken eine **Relaxation der glatten Gefäßmuskulatur**. Mit Ausnahme von Nitroprussidnatrium, das sämtliche arterielle (einschließlich der Widerstandsgefäße) und venöse Gefäße dilatiert, sind sie an großen arteriellen und venösen Gefäßen wesentlich potenter als an kleinen Widerstandsgefäßen, d. h. bei Letzteren sind wesentlich höhere Dosierungen nötig, um eine Dilatation zu erzielen. Therapeutisch macht man sich im Wesentlichen zwei Auswirkungen dieser **Vasodilatation** auf das Herz zunutze:

NO bewirkt über die **Aktivierung** der **löslichen Guanylatcyclase (GCs)** die **Relaxierung der glatten Muskelzellen**.

Substanzen und Einteilung:
- **Organische Nitrate:** Glyceroltrinitrat (GTN; „Nitroglycerin"), **Isosorbiddinitrat** (ISDN) und **Isosorbid-5-mononitrat** (ISMN) setzen NO enzymatisch frei (Abb. **B-4.8**).
- **Nitroprussidnatrium und Molsidomin:** Sie setzen NO nichtenzymatisch frei. Nitroprussidnatrium zerfällt bei Zellmembrankontakt, Molsidomin wird in der Leber bioaktiviert (Abb. **B-4.9**).

Wirkungen: Nitrovasodilatatoren verursachen eine **Relaxation der glatten Gefäßmuskulatur**. Sie sind an großen Gefäßen potenter als an kleinen Widerstandsgefäßen (Nitroprussidnatrium dilatiert alle gleich). Die **Vasodilatation** bewirkt:

B-4.8 Strukturformeln von drei wichtigen Nitrovasodilatatoren

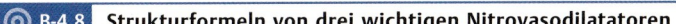

GTN: Glyceroltrinitrat; ISDN: Isosorbiddinitrat; ISMN: Isosorbid-5-mononitrat.

B-4.9 Molsidomin und sein Abbau zu Linsidomin und Sydnonimin

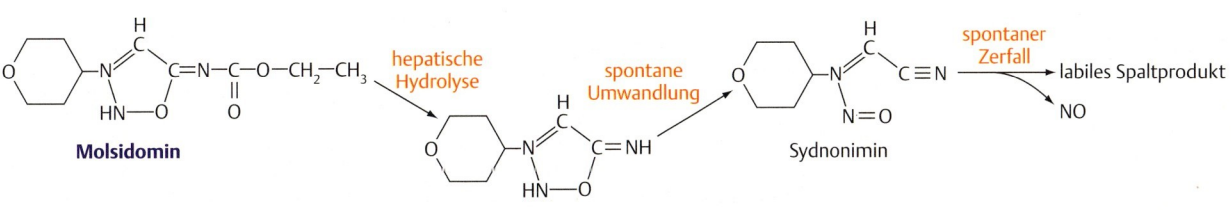

Sydnonimin zerfällt spontan unter Freisetzung von NO.

- Reduktion des kardialen Sauerstoffbedarfs.

- Verbesserung der Myokardperfusion und Erhöhung des Sauerstoffangebots.

- **Reduktion des kardialen Sauerstoffbedarfs** durch Dilatation der venösen Kapazitätsgefäße mit konsekutiver Senkung der Vorlast (diastolische Wandspannung) und der Nachlast (systolische Wandspannung) des linken Ventrikels.

- **Verbesserung der Myokardperfusion** und **Erhöhung des Sauerstoffangebots** für schlecht durchblutete Teile des Myokards (z. B. im poststenotischen Gefäßbett einer großen extramuralen Koronararterie mit arteriosklerotischer Stenose) durch Dilatation großer extramuraler Koronargefäße und transmuraler Kollateralen.

Pharmakokinetik (Tab. B-4.7, Tab. B-4.8):
GTN: Muss sublingual, parenteral oder transdermal („Nitropflaster") verabreicht werden.
ISDN: Kann oral oder sublingual angewendet werden, das beim Abbau entstehende ISMN trägt zur lang anhaltenden Wirkung von ISDN bei. **ISMN:** Existiert auch als eigenständiger Arzneistoff. **Nitroprussidnatrium:** Kann **nur i. v.** verabreicht werden, beim Abbau entstehen **NO** und **Cyanid**. Zur **Cyanid-Entgiftung** wird **Thiosulfat** benötigt. **Molsidomin:** Siehe Abb. **B-4.9**.

Pharmakokinetik (Tab. B-4.7, Tab. B-4.8): GTN wird in hohem Maße und ubiquitär metabolisch eliminiert. Seine orale Bioverfügbarkeit ist minimal und seine Plasmaclearance sehr hoch und dem Herzzeitvolumen von Plasma sehr ähnlich (Näheres s. S. 45). Um die präsystemische Inaktivierung im Gastrointestinaltrakt und in der Leber zu umgehen, muss GTN sublingual (Zerbeißkapsel, Spray) oder parenteral (i. v.) verabreicht werden. Darüber hinaus erlauben seine lipophilen Eigenschaften auch eine transdermale Applikation („Nitropflaster"). Für ISDN reicht die orale Bioverfügbarkeit für eine p. o.-Gabe aus. Es wird aber auch sublingual angewendet. Beim Abbau von ISDN entstehen zwei wirksame Metaboliten: Isosorbid-2- und Isosorbid-5-mononitrat (ISMN). Besonders ISMN trägt zur Wirkung von ISDN bei und sorgt wegen seiner relativ langen Halbwertszeit für eine lang anhaltende Wirkung von ISDN. ISMN wird wegen seiner hohen oralen Bioverfügbarkeit auch als eigenständiger Arzneistoff angewendet.

B-4.7 Pharmakokinetische Daten von Nitrovasodilatatoren

Wirkstoff	BV [%]	HWZ [h]	PEB [%]	EF$_{ren}$ [%]
Glyceroltrinitrat (GTN)[1]	p. o.: 1 s. l.: 39 t. d.: 65	0,05	60	0
Isosorbiddinitrat (ISDN)[1]	p. o.: 22 s. l.: 45	0,7	28	0
Isosorbid-5-Mononitrat (ISMN)	95	4,5	0	0
Molsidomin[1]	50	1,5 (1,5)[2]	7	0

[1] hat wirksame Metabolite;
[2] Wert in Klammern betrifft den wirksamen Metaboliten Linsidomin.

B-4.8 Wichtige Aspekte der therapeutischen Anwendung von Nitrovasodilatatoren

Wirkstoff	Applikation	Dosis	Wirkungseintritt [min]	Bemerkungen
Glyceroltrinitrat (GTN)	s. l.	0,8 – 1,2 mg	1 – 2	Dosierung gilt für Zerbeißkapseln und für das Sprühen in die Mundhöhle (1 Hub ≙ 0,4 mg); bei Bedarf Wiederholung nach 15 min
	t. d.	0,2 – 0,4 mg/h	30 – 60	Nitropflaster setzt 0,2 – 0,4 mg/h frei (in 12 h also 2,4 – 4,8 mg); nach 12 h folgt eine 12-stündige Therapiepause
	i. v.	2 – 8 mg/h	1 – 2	als Infusion, Infusionsrate 2 – 8 mg/h, nach 24 h folgt eine 8 – 12-stündige Behandlungspause
Isosorbiddinitrat (ISDN)	p. o.	20 – 40 mg	10 – 30	auch als Retard-Formulierung; Einnahme 2 × tgl. (morgens und mittags)
	s. l.	1,25 – 5 mg	1 – 2	Applikation als Sublingualtablette (1 Tbl. ≙ 5 mg) oder als Spray (1 Hub ≙ 1,25 mg)
	i. v.	1 – 8 mg/h	1 – 2	als Infusion, Infusionsrate 1 – 8 mg/h
Isosorbid-5-Mononitrat (ISMN)	p. o.	40 – 60 mg	30 – 60	auch als Retard-Formulierung; Einnahme 1 × tgl. (morgens)
Molsidomin	p. o.	2 – 4 mg	20 – 30	auch als Retard-Formulierung (8 mg); Dosierungsintervall 12 h (normale Tablette) bzw. 12 – 24 h (Retardtablette)

Nitroprussidnatrium kann wegen seiner vollständigen Inaktivierung im Gastrointestinaltrakt **nur i. v.** verabreicht werden. Es wird mit einer Halbwertszeit von nur 3–4 min aus dem Plasma eliminiert. Beim Abbau in der glatten Muskulatur entstehen **NO** und **Cyanid**. Ein Enzym der Leber (Rhodanase) und endogenes oder in therapeutischer Absicht zugeführtes exogenes **Thiosulfat** sorgen für die **Cyanid-Entgiftung** zu Thiocyanat. Thiocyanat wird dann renal eliminiert (Halbwertszeit 3 Tage).

Molsidomin wird vorwiegend oral angewendet, weil es zunächst präsystemisch in der Leber in Linsidomin umgewandelt werden muss. Linsidomin ist ein labiles Molekül und zerfällt spontan unter Freisetzung von NO (Abb. **B-4.9**).

▶ **Merke.** **Molsidomin** wirkt erst nach etwa 20–30 min, da es präsystemisch in der Leber bioaktiviert werden muss. Es ist deshalb zur Behandlung eines **Angina-pectoris-Anfalls** ungeeignet.

Indikationen:
- **Koronare Herzkrankheit (KHK):** Nitrovasodilatatoren werden in der einen oder anderen Darreichungsform bei praktisch allen Manifestationen der koronaren Herzkrankheit therapeutisch angewendet (s. S. 488). In der **Langzeittherapie zur Prophylaxe von Angina-pectoris-Anfällen** und zur **Verbesserung der Belastungstoleranz** sind GTN (transdermal), ISDN (oral), ISMN (oral) oder Molsidomin (oral) wirksam. Eine prognoseverbessernde oder mortalitätssenkende Wirkung ist nicht gesichert.

▶ **Merke.** Zur Behandlung des **akuten Angina-pectoris-Anfalls** und zur vorübergehenden Behandlung der verschiedenen Formen des **akuten Koronarsyndroms mit und ohne ST-Strecken-Hebung** ist wegen seines schnellen Wirkungseintritts v. a. **GTN** (sublingual oder i. v.) indiziert.

- **Verhütung von Koronarspasmen bei der Koronarangiografie:** Um katheterinduzierten Koronarspasmen vorzubeugen, wird 0,8 mg GTN sublingual angewendet.
- **Kardiales Lungenödem (akute Linksherzinsuffizienz):** GTN sublingual (oder i. v.) ist Teil der Behandlungsstrategie eines kardialen Lungenödems (s. S. 493). Behandlungsziel ist die Entlastung des linken Herzens durch GTN-induzierte Verminderung des venösen Rückstroms (Senkung der Vorlast).
- **Kolikschmerzen:** Bei Harnleiter- oder Gallenkoliken ist 0,8 mg GTN sublingual wirksam.
- **Hypertensive Notfälle (s. S. 487) und kontrollierte Blutdrucksenkung in der Chirurgie:** In diesen Fällen ist die Anwendung von **Nitroprussidnatrium** indiziert. Es ist die am stärksten blutdrucksenkende Substanz und darf nur unter intensivmedizinischer Überwachung i. v. verabreicht werden. Aufgrund seines sofortigen Wirkungseintritts, seiner sehr kurzen Halbwertszeit und der streng dosisabhängigen Wirkung ist es sehr gut steuerbar, sodass der Blutdruck „titriert" werden kann. Es wird in Dosierungen von 1–5 µg/kg/min i. v. lichtgeschützt (Licht inaktiviert den Wirkstoff!) infundiert. Bei Dosierungen von ≥ 2 µg/kg/min muss es zusammen mit Na-Thiosulfat (dessen endogene Reserven begrenzt sind) im Verhältnis von 1:10 verabreicht werden, um einer Cyanidvergiftung vorzubeugen (s. S. 738). Das Risiko einer Vergiftung mit Thiocyanat (Plasmaspiegel > 100 µg/ml) ist besonders hoch, wenn eine Niereninsuffizienz besteht oder die Infusion länger als 24 h andauert. Klinische Symptome einer solchen Vergiftung sind Kopfschmerzen, Übelkeit, Durchfall und psychotische Desorientierung.

Kontraindikationen: Akutes Kreislaufversagen oder kardiogener Schock, systolischer Blutdruck unter 90 mmHg, Behandlung mit Hemmstoffen der Typ-5-Phosphodiesterase (s. S. 173), Erkrankungen mit hohem intrakraniellem Druck (z. B. bei Hirnblutungen, Hirntumoren, Schädel-Hirn-Traumata). Für Nitroprussidnatrium auch Aortenisthmusstenose, Hypothyreose, Vitamin-B_{12}-Mangel, metabolische Azidose (Cyanid führt zur Laktat-Azidose) und intrapulmonale arteriovenöse Shunts.

Unerwünschte Wirkungen:
- **Nitratkopfschmerz** tritt dosisabhängig als Folge der intrakraniellen Gefäßerweiterung auf und wird meist bei Behandlungsbeginn beobachtet. Patienten, die

Indikationen:
- **Koronare Herzkrankheit (KHK):** Nitrovasodilatatoren sind bei nahezu immer indiziert (s. S. 488). Zur **Prophylaxe von Angina-pectoris-Anfällen** und zur **Verbesserung der Belastungstoleranz** sind GTN, ISDN, ISMN oder Molsidomin wirksam.

- **Vermeidung von Koronarspasmen bei der Koronarangiografie**
- **Kardiales Lungenödem/ akute Linksherzinsuffizienz** (s. S. 493)
- **Kolikschmerzen** (Harnleiter- oder Gallenkoliken)
- **Hypertensive Notfälle (s. S. 487) und kontrollierte Blutdrucksenkung in der Chirurgie:** Nitroprussidnatrium ist gut steuerbar, darf aber nur unter Überwachung i. v. verabreicht werden. Das Risiko einer Cyanidvergiftung besteht insbesondere bei Niereninsuffizienz oder Infusionen > 24 h, zur Vorbeugung muss zusätzlich Na-Thiosulfat verabreicht werden (s. S. 738).

Kontraindikationen: Kreislaufversagen, kardiogener Schock, $RR_{syst.}$ < 90 mmHg, Behandlung mit PDE-5-Hemmstoffen (s. S. 173), hoher intrakranieller Druck. Nitroprussidnatrium: auch Aortenisthmusstenose, Hypothyreose, Vitamin-B_{12}-Mangel, metabolische Azidose, intrapulmonale AV-Shunts.

Unerwünschte Wirkungen:
- **Nitratkopfschmerz:** Dosisabhängig, häufig Toleranzentwicklung.

häufig Spannungs- oder Migränekopfschmerzen haben, neigen auch zu Nitratkopfschmerzen. Nicht selten führen diese zum vorzeitigen Therapieabbruch. Im weiteren Verlauf der Therapie gehen die Beschwerden jedoch meist zurück (Toleranzentwicklung).

- **(Orthostatische) Hypotonie**, u. U. mit „paradoxer" Angina pectoris oder Kreislaufkollaps **(„Nitratsynkope")**.
- **(Orthostatische) Hypotonie** infolge Vorlastsenkung wegen des „Versackens" von Blut in den Venen der unteren Körperhälfte („venöses Pooling"). Die Symptome reichen je nach Ausmaß der Blutdrucksenkung von Tachykardie, Schwindel, Benommenheit und Flush-Symptomen bis hin zu einer „paradoxen" Angina pectoris (bedingt durch Verminderung des koronaren Perfusionsdrucks und Reflextachykardie) oder einem Kreislaufkollaps **(„Nitratsynkope")**.
- **Toleranz:** Rascher Wirkungsverlust trotz fortgesetzter Einnahme. Betrifft v. a. organische Nitrate und hat verschiedene **Ursachen**, wie z. B. einen **beschleunigten NO- und cGMP-Abbau**, eine **verminderte NO-Bildung** und eine **Sympathikusaktivierung**.
- **Toleranz:** Das rasche Nachlassen der Wirkung trotz fortgesetzter Einnahme ist ein Problem der NO-Donatoren, aus denen NO enzymatisch freigesetzt wird (organische Nitrate). Für Molsidomin und Nitroprussidnatrium ist dieser Wirkungsverlust deutlich weniger ausgeprägt. Die Nitrat-Toleranz hat sowohl pharmakokinetische als auch pharmakodynamische **Ursachen**:
  - **Nachlassen der enzymatischen NO-Bildung** durch Verbrauch freier SH-Gruppen in der glatten Muskulatur.
  - **Beschleunigung der NO-Inaktivierung** durch zunehmende Bereitstellung von Superoxid-Anionen infolge der reflektorischen Aktivierung humoraler und lokaler Renin-Angiotensin-Systeme (s. S. 158).
  - **Reflektorische Aktivierung des sympathischen Nervensystems**.
  - **Beschleunigung des Abbaus von cGMP** durch cGMP-abhängige Aktivierung der Typ-5-Phosphodiesterase.
- **Allergische Hautreaktionen** (selten).
- **Allergische Hautreaktionen** in Form einer Kontaktdermatitis oder exfoliativen Dermatitis sind selten.

▶ Merke.

▶ **Merke.** Durch Umstellung einer kontinuierlichen auf eine **intermittierende Behandlung** mit 8 – 12-stündigen Behandlungspausen (**nitratfreies Intervall** oder **„Nitratpause"**) kann einer Toleranzentwicklung wirkungsvoll begegnet werden.

Wechselwirkungen: Blutdrucksenkende Wirkung ↑ durch Antihypertensiva, Alkohol, Neuroleptika oder trizyklische Antidepressiva. Dihydroergotamin antagonisiert die Wirkung. Wirkung von Heparin ↓.

Wechselwirkungen: Die blutdrucksenkende Wirkung wird durch Antihypertensiva, Alkohol, Neuroleptika oder trizyklische Antidepressiva verstärkt. Dihydroergotamin antagonisiert die Wirkung von NO-Donatoren. Nitrovasodilatatoren schwächen die Wirkung von Heparin ab.

4.2.5 Hemmstoffe der Typ-5-Phosphodiesterase (PDE5)

4.2.5 Hemmstoffe der Typ-5-Phosphodiesterase (PDE5)

▶ Synonym.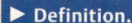

▶ **Synonym.** PDE5-Hemmstoffe.

▶ Definition.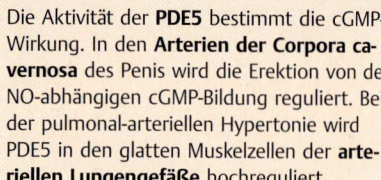

▶ **Definition.** **Phosphodiesterasen** (PDE) sind Enzyme, die die intrazellulären Botenstoffe cAMP und cGMP zu AMP bzw. GMP abbauen und dadurch inaktivieren.

Die Aktivität der **PDE5** bestimmt die cGMP-Wirkung. In den **Arterien der Corpora cavernosa** des Penis wird die Erektion von der NO-abhängigen cGMP-Bildung reguliert. Bei der pulmonal-arteriellen Hypertonie wird PDE5 in den glatten Muskelzellen der **arteriellen Lungengefäße** hochreguliert.

Es gibt zahlreiche PDE-Isoformen, die unterschiedliche Substratspezifitäten haben und jeweils eine gewisse Organspezifität aufweisen. Die **PDE5** sorgt für den Abbau und die Inaktivierung von cGMP in glatten Gefäßmuskelzellen, sodass ihre enzymatische Aktivität die Intensität und Dauer der cGMP-Wirkung bestimmt. In den **arteriellen Gefäßen der Corpora cavernosa** des Penis hängt die Relaxation der glatten Muskelzellen (und damit die erektile Funktion) ausschließlich von der NO-abhängigen cGMP-Bildung ab. Von pathophysiologischer Bedeutung ist die PDE5 auch in den glatten Muskelzellen der **arteriellen Lungengefäße**, weil ihre Expression dort und im rechten Herzventrikel bei der pulmonal-arteriellen Hypertonie hochreguliert wird.

▶ Exkurs.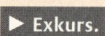

▶ **Exkurs.** Weitere Isoformen der Phosphodiesterase

Insgesamt sind inzwischen elf verschiedene PDE-Isoformen beschrieben. Neben der PDE5 sind insbesondere folgende von pharmakologischer Bedeutung:

- **PDE3:** Sie wird v. a. im **Myokard**, aber auch in der glatten Gefäßmuskulatur, exprimiert. Dieses Isoenzym baut cAMP ab und wird von cGMP inhibiert. **PDE3-Hemmstoffe** sind **Milrinon** und **Enoximon**, die über eine cAMP-Erhöhung positiv inotrop am Herzen wirken und gleichzeitig durch Vasodilatation den peripheren Gefäßwiderstand herabsetzen (sog. Inodilatatoren). Sie werden zur kurzzeitigen **Therapie einer akuten Herzinsuffizienz** verwendet.

- **PDE4:** Sie wird v. a. in der **Lunge** und in Leukozyten exprimiert und baut spezifisch cAMP ab. PDE4-Hemmstoffe sind in Erprobung und werden zur Therapie der chronisch-obstruktiven Lungenerkrankung verwendet (s. S. 536).
- **PDE6:** Sie wird in den Photorezeptoren der **Retina** exprimiert, baut spezifisch cGMP ab und ist von entscheidender Bedeutung für den Sehvorgang.

Substanzen und Organselektivität: Sildenafil, Tadalafil und Vardenafil sind **reversible, kompetitive Hemmstoffe der PDE5**. Ihre Selektivität für die PDE5 ist nur relativ, da sie insbesondere auch die **PDE6**, die für die **Funktion der Netzhaut** und den **Sehvorgang** von großer Bedeutung ist, in relevantem Maße hemmen. Sildenafil und Vardenafil sind als Inhibitoren der PDE5 lediglich 10–15-mal potenter als Inhibitoren der PDE6 (Selektivitätsfaktor 10–15). Für Tadalafil liegt der Selektivitätsfaktor relativ zur PDE6 bei 700. Die Selektivitätsfaktoren aller drei PDE5-Hemmstoffe relativ zu den vielen anderen PDE-Isoformen bewegen sich zwischen 100 und mehr als 1000.

Substanzen und Organselektivität: Sildenafil, Tadalafil und Vardenafil sind **reversible, kompetitive Hemmstoffe der PDE5**. Sie hemmen allerdings auch die **PDE6**, die für die **Funktion der Netzhaut** und den **Sehvorgang** bedeutend ist.

Wirkungen: PDE-5-Hemmstoffe relaxieren glatte Muskelzellen in Abhängigkeit von der cGMP-Konzentration in diesen Zellen. Da die cGMP-Konzentration bei sexueller Erregung durch Stimulation der neuronalen NO-Bildung ansteigt (Näheres s. S. 154), **verbessern** diese Stoffe durch Steigerung des Blutzustroms die **Penisrigidität** und die **erektile Funktion**. Von pharmakotherapeutischer Bedeutung ist außerdem die durch PDE5-Hemmstoffe hervorgerufene **Senkung des pulmonal-arteriellen Widerstands**. Mit einer **Tonusminderung** muss auch **in den Widerstandsgefäßen** des großen Kreislaufs gerechnet werden, in denen NO endothelialen Ursprungs für die Bildung von cGMP sorgt und so den Muskeltonus herabsetzt.

Wirkungen: Aufgrund erhöhter cGMP-Konzentration bei sexueller Erregung (s. S. 154) **verbessern** diese Stoffe die **Penisrigidität** und **erektile Funktion**. Zudem verursachen sie eine **Senkung des pulmonal-arteriellen Widerstands** und eine **Tonusminderung in den Widerstandsgefäßen**.

Pharmakokinetik: Sildenafil, Tadalafil und Vardenafil haben eine unvollständige orale Bioverfügbarkeit und werden ausschließlich metabolisch eliminiert (Tab. B-4.9). Alle drei Substanzen sind Substrate von CYP3A4.

Pharmakokinetik: Siehe Tab. B-4.9. Der Abbau der drei Substanzen läuft über CYP3A4.

B-4.9 Pharmakokinetische Daten und Dosierung von PDE5-Hemmstoffen

Wirkstoff	orale Einzeldosis [mg]	DI [h]	BV [%]	HWZ [h]	PEB [%]	EF$_{ren}$ [%]
Sildenafil[1]	erektile Dysfunktion: 50	einmalig	40[2]	4 (4)	96 (96)	0
	pulmonal-arterielle Hypertonie: 20–80	8				
Tadalafil	10		n.b.[3]	17	94	0
Vardenafil[1]	10		15[4]	4,5 (4)	95	0

[1] hat einen wirksamen Metaboliten (Daten dafür in Klammern); [2] BV ist bei Männern ≥ 65 Jahren etwa doppelt so hoch; [3] die relative orale BV ist bei älteren Männern (≥ 65 Jahren) um 25 % höher; [4] eine fettreiche Mahlzeit verlängert die Zeit bis zum Spitzenspiegel im Plasma um 1 h; bei Männern ≥ 65 Jahren ist BV um 50 % höher.

Indikation:
- **Erektile Dysfunktion:** Erektionsstörungen unterschiedlicher Ausprägung und Ätiologie sind erfolgreich mit PDE-5-Hemmstoffen behandelbar. Die orale Einzeldosis der verwendeten Substanz (Tab. B-4.9) sollte 30–60 min vor dem Geschlechtsverkehr eingenommen werden. Die Verbesserung der erektilen Funktion ist dosisabhängig und betrifft insbesondere die Fähigkeit, eine Erektion zu erlangen und ausreichend lange aufrechtzuerhalten. Die Libido bleibt unverändert. Die Akzeptanz einer solchen oralen Therapie ist wesentlich höher als die einer intrakavernösen oder intraurethralen Applikation von Alprostadil (s. S. 135).
- **Pulmonal-arterielle Hypertonie:** Bei dieser Erkrankung gibt es neben dem PDE5-Hemmstoff Sildenafil weitere Möglichkeiten der Pharmakotherapie (Näheres s. S. 177). Die Einzeldosis von Sildenafil beträgt bei dieser Indikation 20 mg; sie kann im Abstand von 14 Tagen bis auf maximal 80 mg verdoppelt werden (Tab. B-4.9).

Indikation:
- **Erektile Dysfunktion:** Die Einnahme eines PDE-5-Hemmstoffs (Tab. B-4.9) verbessert die Erektionsfähigkeit, nicht jedoch die Libido. Die p.o-Gabe wird von den Betroffenen deutlich besser akzeptiert als die intrakavernöse oder intraurethrale Applikation von Alprostadil (s. S. 135).
- **Pulmonal-arterielle Hypertonie:** Sildenafil (Tab. B-4.9) und andere Pharmaka (s. S. 177) werden angewendet.

Unerwünschte Wirkungen:
- **Bei vorübergehender Anwendung** Folgen der arteriellen Vasodilatation, Sehstörungen (s. S. 173), dyspeptische Beschwerden und Überempfindlichkeitsreaktionen (Abb. **B-4.10**).
- **Bei kontinuierlicher Anwendung von Sildenafil zur Behandlung der pulmonal-arteriellen Hypertonie** beobachtet man zusätzlich gehäuft Infektionen, Priapismus, Nasenbluten, Schlaflosigkeit und Myalgien.

Unerwünschte Wirkungen:
- **Bei vorübergehender Anwendung:**
  - **Folgen der arteriellen Vasodilatation:** Senkung des arteriellen Blutdrucks; Kopfschmerzen und Schwindel; Tachykardie; verstopfte Nase; Symptome einer Angina pectoris; Flush-Symptomatik (anfallsartig auftretende Hautrötung im Gesicht und der oberen Körperhälfte mit Hitzewallungen).
  - **Sehstörungen** mit erhöhter Lichtempfindlichkeit, unscharfem Sehen und Störungen des Farbsehens. Die Beeinträchtigungen des Farbsehens wurden für Sildenafil und Vardenafil berichtet und gehen wahrscheinlich auf die zusätzliche Hemmung der PDE6 zurück (s. S. 173). Eine Sildenafildosis von 80 mg verursacht bei 7% der Patienten Sehstörungen.
  - **Dyspeptische Beschwerden** mit Übelkeit, Erbrechen, Durchfall oder Sodbrennen.
  - **Überempfindlichkeitsreaktionen** mit Urtikaria, Gesichtsödem oder Stevens-Johnson-Syndrom (Abb. **B-4.10**).
- **Zusätzlich bei kontinuierlicher Anwendung von Sildenafil zur Behandlung der pulmonal-arteriellen Hypertonie:** Gehäuft auftretende Infektionen (grippale Infekte, Sinusitis, Rhinopharyngitis, Bronchitis), Priapismus, Nasenbluten, Schlaflosigkeit, nächtliche Schweißausbrüche, Myalgien und Rückenschmerzen.

◉ B-4.10

◉ B-4.10 **Stevens-Johnson-Syndrom**

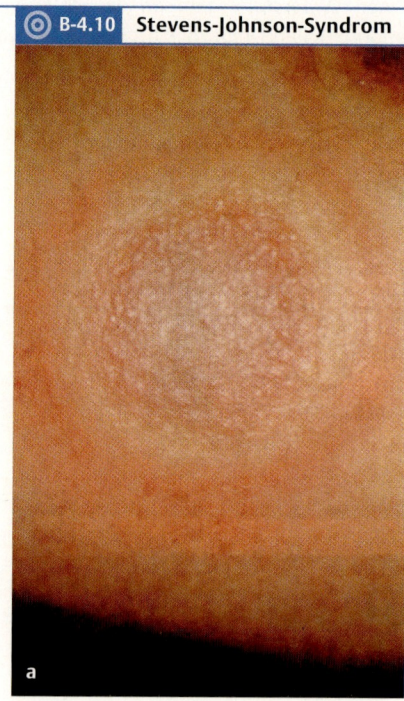 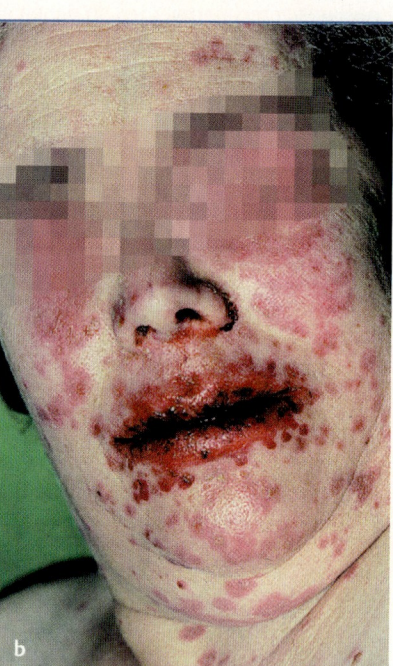

Dargestellt sind eine typische kokardenförmige Effloreszenz der Haut **(a)** sowie eine Maximalvariante des Krankheitsbilds **(b)** mit Erythemen, Blasen und Erosionen der Gesichtshaut sowie begleitender hämorrhagischer Stomatitis (Mundschleimhautentzündung mit Einblutungen) (aus Moll, Duale Reihe Dermatologie, Thieme, 2005).

Kontraindikationen: Behandlung mit NO-Donatoren, Herzinsuffizienz, AP, Z. n. Myokardinfarkt/Schlaganfall; $RR_{syst.}$ < 90 mmHg; Leberinsuffizienz, Behandlung mit CYP3A4-Inhibitoren, bestimmte Augenerkrankungen.

Kontraindikationen: Behandlung mit NO-Donatoren, Patienten mit schwerer Herzinsuffizienz oder instabiler Angina pectoris, kürzlich erlittener Myokardinfarkt oder Schlaganfall, systolischer Blutdruck unter 90 mmHg, schwere Leberinsuffizienz, Behandlung mit starken CYP3A4-Inhibitoren wie z. B. Itraconazol oder die in der HIV-Therapie verwendeten Proteasehemmer Ritonavir und Indinavir (s. S. 627), genetisch bedingte degenerative Retinaerkrankungen oder nicht arteiitische anteriore ischämische Optikusneuropathie.

▶ Merke.

▶ Merke. Die **Kombination von PDE-5-Hemmstoffen mit NO-Donatoren** ist streng **kontraindiziert**, da es dabei zu massiven (lebensbedrohlichen) Blutdruckabfällen kommen kann.

Wechselwirkungen: Inhibitoren von CYP3A4 hemmen und Enzyminduktoren beschleunigen den Abbau der PDE-5-Hemmstoffe (s. S. 172). Alle PDE5-Hemmstoffe verstärken die blutdrucksenkende Wirkung von Antihypertensiva und Alkohol.

4.2.6 Endothelinrezeptor-Antagonisten

Endothelin-1 (ET-1) ist einer der potentesten endogenen Vasokonstriktoren. Es ist außerdem auch am kardiovaskulären Umbau (Tab. **B-4.2**) beteiligt, der im Rahmen der arteriellen Hypertonie und der pulmonal-arteriellen Hypertonie beobachtet wird. Bei der pulmonal-arteriellen Hypertonie und bei der Lungenstauung infolge einer chronischen Herzinsuffizienz ist die pulmonale ET-1-Produktion erhöht, und es können hohe ET-1-Spiegel im Lungengewebe und im Blutplasma nachgewiesen werden. Eine herausragende pathogenetische Rolle spielt ET-1 bei der pulmonal-arteriellen Hypertonie, da die beobachtete Vasokonstriktion der Lungenarterien und der Umbau der Lungenstrombahn durch Förderung der Zellproliferation u. a. Folge einer anhaltenden Erregung von ET_A-Rezeptoren durch ET-1 sind.

Mit **Bosentan** kam 2002 der erste Vertreter der Endothelinrezeptor-Antagonisten auf den Markt. Es ist ein kompetitiver Antagonist von ET_A- und ET_B-Rezeptoren. Die neueren Substanzen **Ambrisentan** und **Sitaxentan** sind dagegen selektive kompetitive Antagonisten des ET_A-Rezeptors (Abb. **B-4.11**). Bislang sind die drei Substanzen nur zur Therapie der **pulmonal-arteriellen Hypertonie** zugelassen (Näheres s. S. 177). Sie verringern den Tonus der Widerstandsgefäße im kleinen Kreislauf und reduzieren dadurch den pulmonal-arteriellen Druck und die rechtsventrikuläre Hypertrophie. Außerdem wirken sie der proliferativen Wirkung von ET-1 auf glatte Muskelzellen und Endothelzellen der arteriellen Lungengefäße entgegen und hemmen so den kardiovaskulären Umbau im kleinen Kreislauf. Da die pulmonal-arterielle Hypertonie eine sehr seltene Erkrankung ist, sind die Endothelinrezeptor-Antagonisten typische Beispiele für sog. Orphan-Arzneimittel („orphan drugs").

▶ **Klinischer Bezug.** Eine wichtige unerwünschte Wirkung der Endothelinrezeptor-Antagonisten ist ihre **Hepatotoxizität**. Eine dosisabhängige Erhöhung der leberzellspezifischen Aminotransferasen oder des Serumbilirubins über das Dreifache der oberen Normwerte wurde bei 11 % (Bosentan), 7 % (Sitaxentan) bzw. 1 % (Ambrisentan) der behandelten Patienten beobachtet. Selten sind schwere hepatozelluläre Schäden mit Nekrosen (Hepatitis mit eosinophilen und lymphozytären Infiltraten). Vor Therapiebeginn, in monatlichen Abständen während der Therapie sowie zwei Wochen nach jeder Dosiserhöhung müssen daher die Serumenzyme ASAT (GOT) und ALAT (GPT) kontrolliert werden. Bei Erhöhung dieser Enzyme auf mehr als das Dreifache der Norm sowie bei Leberinsuffizienz sind Endothelinrezeptor-Antagonisten kontraindiziert.

Da in Tierversuchen **teratogene Wirkungen** nachgewiesen wurden, dürfen Endothelinrezeptor-Antagonisten nicht während der Schwangerschaft und Stillzeit sowie bei Frauen im gebärfähigen Alter ohne zuverlässigen Konzeptionsschutz angewendet werden. Kontraindiziert sind Bosentan und Sitaxentan auch bei gleichzeitiger

---

Wechselwirkungen: CYP3A4-Inhibitoren hemmen und Enzyminduktoren beschleunigen den Abbau der PDE5-Hemmstoffe (s. S. 172). Blutdrucksenkende Wirkung von Antihypertensiva und Alkohol ↑.

4.2.6 Endothelinrezeptor-Antagonisten

Endothelin-1 (ET-1) ist ein endogener Vasokonstriktor, der auch am kardiovaskulären Umbau (Tab. **B-4.2**) bei der arteriellen Hypertonie beteiligt ist.

Bosentan ist ein kompetitiver Antagonist von ET_A- und ET_B-Rezeptoren. Die neueren Substanzen **Ambrisentan** und **Sitaxentan** sind selektiv für ET_A-Rezeptoren (Abb. **B-4.11**). Zugelassen sind die drei Substanzen nur zur Therapie der **pulmonal-arteriellen Hypertonie** (s. S. 177). Die Endothelinrezeptor-Antagonisten sind typische Beispiele für sog. „orphan drugs".

▶ **Klinischer Bezug.**

In Tierversuchen wurden **teratogene Wirkungen** nachgewiesen. Kontraindiziert sind Bosentan und Sitaxentan bei Behandlung mit Ciclosporin. **Unerwünschte Wirkungen** sind

---

B-4.11 Chemische Struktur der ET-Rezeptor-Antagonisten

Bosentan | Ambrisentan | Sitaxentan

Das Bosentan- und das Sitaxentanmolekül enthalten eine Sulfonamid-Gruppe (grün markiert), die für die hepatotoxische Wirkung dieser Substanzen verantwortlich gemacht wird. Das Ambrisentanmolekül enthält hingegen eine Propionsäure-Gruppe (grün markiert).

Behandlung mit Ciclosporin. **Unerwünschte Wirkungen** sind Kopfschmerzen, Tachykardie, Flush-Symptomatik und Beinödeme infolge der arteriellen Vasodilatation, dosisabhängige Anämie (Kontrolle der Hämoglobin- und Hämatokrit-Werte!), gastrointestinale Beschwerden und das gehäufte Auftreten von Infektionen der oberen Atemwege und der ableitenden Harnwege. Für Bosentan und Sitaxentan sind zahlreiche **Wechselwirkungen** mit anderen Pharmaka beschrieben. Bosentan beschleunigt während der Behandlung seine eigene Elimination, indem es als Induktor der abbauenden Enzyme (CYP2C9/3A4) wirkt (sog. Autoinduktion). Außerdem reduziert es seine eigene orale Bioverfügbarkeit durch Induktion des Efflux-Transportproteins P-Gp im Darm (Tab. **B-4.10**).

Kopfschmerzen, Tachykardie, Flush-Symptomatik, Beinödeme, Anämie, gastrointestinale Beschwerden und gehäufte Infektionen. Bosentan und Sitaxentan verursachen zahlreiche **Wechselwirkungen**. Für pharmakokinetische Daten siehe Tab. **B-4.10**.

B-4.10 Pharmakokinetische Daten und Dosierungen von Endothelinrezeptor-Antagonisten

Wirkstoff	orale Einzeldosis [mg]	DI [h]	BV [%]	HWZ [h]	PEB [%]	EF$_{ren}$ [%]
Bosentan[1]	125[2]	12	50[3]	5	98	3
Ambrisentan	5–10	24	80	15	98	3
Sitaxentan	100	24	85	10	99	1

[1] hat einen wirksamen Metaboliten, der zur Wirkung von Bosentan 10–20% beiträgt; [2] in den ersten 4 Therapiewochen soll die Einzeldosis 62,5 mg und bei Kindern mit einem Körpergewicht von <40 kg 31,25–62,5 mg betragen; bei Kindern beträgt die Erhaltungsdosis 2 mg/kg alle 12 h; [3] kann bei Patienten mit pulmonal-arterieller Hypertonie höher und bei Kindern niedriger als 50% sein.

4.2.7 Dihydralazin

Dihydralazin ist ein **selektiver arterieller Vasodilatator** mit unbekanntem Wirkungsmechanismus. Es ist **kein Erstlinien-Antihypertensivum**, da es reflektorisch den Sympathikotonus sowie die Aktivität des Renin-Angiotensin-Systems steigert und dadurch sehr schnell seine Wirkung verliert. Deshalb muss es bei der Behandlung der **arteriellen Hypertonie** mit einem β-Rezeptor-Antagonisten zur Hemmung der reflektorischen Sympathikusaktivierung und einem Diuretikum zur Hemmung der Kochsalz- und Wasserretention kombiniert werden (Dosierung: 12,5–25 mg p. o. alle 12 h). Eine weitere Indikation sind **hypertensive Gestosen** (Präklampsie, Eklampsie), bei denen ebenfalls eine Kombination mit einem β-Rezeptor-Antagonisten sinnvoll ist. In der Akuttherapie der hypertensiven Krise und bei hypertensiven Gestosen werden 6,25–12,5 mg Dihydralazin auch langsam i. v. verabreicht. Dihydralazin wird im Darm und in der Leber N-acetyliert, unterliegt einem hohen First-pass-Effekt und hat eine Halbwertszeit von ca. 4,5 h. Die Rate der entgiftenden N-Acetylierung ist genetisch determiniert. In Europa gehören jeweils etwa 50% der Bevölkerung zu den Schnell- und Langsam-Acetylierern (Näheres s. S. 53).

Dihydralazin ist ein **selektiver arterieller Vasodilatator**. Es ist **kein Erstlinien-Antihypertensivum**, zur Behandlung einer **arteriellen Hypertonie** muss es mit einem β-Rezeptor-Antagonisten und einem Diuretikum kombiniert werden. Die Behandlung von **hypertensiven Gestosen** erfolgt ebenfalls zusammen mit einem β-Rezeptor-Antagonisten. Dihydralazin kann auch in der Akuttherapie der hypertensiven Krise eingesetzt werden. Die Rate der entgiftenden N-Acetylierung ist genetisch determiniert (Schnell- bzw. Langsam-Acetylierer; s. S. 53).

▶ **Klinischer Bezug.** Die maximale Dihydralazin-Tagesdosis beträgt 75 mg. Bei **Langsam-Acetylierern** oder bei Personen mit unbekanntem Acetyliererstatus sollten allerdings **Tagesdosen von 50 mg** nicht überschritten werden, da die **Gefahr der Kumulation** besteht. Langsam-Acetylierer sind besonders gefährdet, einen medikamentös induzierten Lupus erythematodes zu entwickeln.

▶ **Klinischer Bezug.**

Die **unerwünschten Wirkungen** sind zum Teil **Folge der Vasodilatation**: Kopfschmerzen, verstopfte Nase, Reflex-Tachykardie, pektanginöse Beschwerden, Flush-Symptomatik, Ödeme. Daneben können **gastrointestinale Beschwerden** (Appetitminderung, Übelkeit, Erbrechen, Durchfall, Verstopfung) sowie dosisabhängig ein **medikamentös induzierter Lupus erythematodes** auftreten, der nach Absetzen von Dihydralazin reversibel ist. Bei Schnellacetylierern ist diese Nebenwirkung viel seltener als bei den Langsam-Acetylierern. Erste Symptome sind Fieber sowie rheumaähnliche Gelenk- und Muskelschmerzen. Eine seltenere Nebenwirkung sind **periphere Polyneuropathien**, die auf eine Vitamin-B$_6$-antagonistische Wirkung von Dihydralazin zurückzuführen sind und sich nach Vitamin-B$_6$-Gabe zurückbilden.

Die **unerwünschten Wirkungen** gehen z. T. auf die Vasodilatation zurück. Daneben können gastrointestinale Beschwerden sowie ein medikamentös induzierter Lupus erythematodes auftreten. Seltener sind periphere Polyneuropathien, die durch Vitamin-B$_6$-Gabe behandelbar sind. Blutbildveränderungen sind ebenfalls möglich. **Kontraindikationen** und **Wechselwirkungen** sind vielfältig.

Blutbildveränderungen (Anämie, Leukopenie, Thrombozytopenie) werden ebenfalls beobachtet.

Kontraindiziert ist Dihydralazin bei Lupus erythematodes, Aortenaneurysma, Herzklappenstenosen, hypertropher Kardiomyopathie, isolierter Rechtsherzinsuffizienz infolge pulmonaler Hypertonie sowie im 1. Trimenon der Schwangerschaft und in der Stillzeit. **Wechselwirkungen** werden mit Diuretika, Hypnotika, Sedativa, trizyklischen Antidepressiva, MAO-Hemmstoffen und Isoniazid (Verstärkung der blutdrucksenkenden Wirkung) sowie mit COX-Hemmstoffen (Abschwächung der blutdrucksenkenden Wirkung) beobachtet.

4.3 Pharmakotherapie ausgewählter Erkrankungen des Gefäßsystems

4.3.1 Arterielle Hypertonie, koronare Herzkrankheit, Herzinsuffizienz

Viele der in diesem Kapitel behandelten Pharmaka spielen eine wesentliche Rolle in der Therapie dieser drei häufigen kardiovaskulären Erkrankungen, die aufgrund ihrer komplexen Pathophysiologie und (Pharmako-)Therapie ausführlich in einem eigenen Kapitel ab S. 478 behandelt werden.

4.3.2 Pulmonal-arterielle Hypertonie (PAH)

▶ **Definition.** Die **pulmonal-arterielle Hypertonie** ist eine Erkrankung der arteriellen Lungengefäße, die mit einem anhaltenden Anstieg des mittleren pulmonal-arteriellen Drucks auf über 25 mmHg in Ruhe oder 30 mmHg bei körperlicher Belastung einhergeht.

Klinische Bedeutung und Einteilung: Die Erkrankung ist selten und verläuft chronisch progredient. Aufgrund der Erhöhung des pulmonalen Gefäßwiderstands entwickelt sich eine zunehmende rechtsventrikuläre Insuffizienz. Unbehandelt ist die Prognose der PAH schlecht (5-Jahres-Überlebensrate 22–38 %). Nach der **funktionellen WHO-Klassifikation** werden – abhängig vom Schweregrad der klinischen Symptomatik – vier Klassen unterschieden:

- **Klasse I:** keine Einschränkung der körperlichen Belastbarkeit.
- **Klasse II:** leichte Einschränkung der körperlichen Belastbarkeit; normale alltägliche körperliche Aktivitäten verursachen Atemnot und/oder Brustschmerzen.
- **Klasse III:** starke Einschränkung der körperlichen Belastbarkeit; minimale körperliche Aktivitäten gehen mit Atemnot, rascher Ermüdbarkeit und Brustschmerzen einher.
- **Klasse IV:** Unfähigkeit zur Ausübung jeglicher körperlicher Tätigkeit; Atemnot und Müdigkeit bereits in Ruhe.

Ätiopathogenese: Neben der **primären** (idiopathischen) PAH gibt es **sekundäre Formen** der Erkrankung mit sehr vielfältigen Ursachen. Beispiele sind wiederholte Thromboembolien der Lungenarterien, Bindegewebserkrankungen (z. B. systemische Sklerodermie), Lungenerkrankungen (z. B. COPD, interstitielle Lungenerkrankungen) und Erkrankungen des linken Herzens (z. B. Herzinsuffizienz, Herzklappenvitien). Die exakten Pathomechanismen, die den verschiedenen Formen der Erkrankung zugrunde liegen, sind unbekannt. In aller Regel beobachtet man aber eine **pathogenetische Trias** aus **Vasokonstriktion**, **arteriellen Thrombosen** und **Umbau der pulmonalen Widerstandsgefäße** durch Proliferation der glatten Muskelzellen, Endothelzellen und Fibroblasten. Von besonderer pathophysiologischer Bedeutung ist eine **Dysfunktion der Endothelzellen**, die sich in einem **Ungleichgewicht von vasoaktiven parakrinen Substanzen** äußert (NO und Prostazyklin ↓, Endothelin-1 ↑). Außerdem findet man in den glatten Muskelzellen der kleinen Lungenarterien und in den Kardiomyozyten des rechten Ventrikels eine Überexpression des Enzyms PDE5, wodurch es im kleinen Kreislauf zu einem Mangel an cGMP kommt.

Pharmakotherapeutische Ziele:
- Dilatation der Widerstandsgefäße im kleinen Kreislauf.
- Hemmung des Umbaus der arteriellen Lungenstrombahn.
- Steigerung der rechtsventrikulären Kontraktilität.

Pharmakotherapeutische Optionen: Empfohlen wird eine **Basistherapie** mit Diuretika, oralen Antikoagulanzien und evtl. Sauerstoff. Zur **spezifischen Pharmakotherapie** dienen:

- **Prostazyklin-Analoga: Iloprost** (inhalativ) und **Treprostinil** (s. c.) **(s. S. 135):** Indiziert sind sie bei **WHO-Klasse II bis IV**. **Problematisch** sind die häufige Inhalationsnotwendigkeit bzw. die Schmerzen am Ort der s.-c.-Infusion.

- **Endothelinrezeptor-Antagonisten (Bosentan, Ambrisentan und Sitaxentan s. S. 175** und Tab. **B-4.10** auf S. 176**):** Indiziert sind sie bei **WHO-Klasse II und III**. **Problematisch** sind: Hepatotoxische Effekte, massive Verschlechterung der klinischen Symptomatik bei einigen Patienten, Flüssigkeitsretention, viele Wechselwirkungen, das teratogene Potenzial.

- **PDE-5-Hemmstoffe (Sildenafil; s. S. 172):** Es ist **indiziert** bei **WHO-Klasse II und III**. **Nebenwirkungen** sind Kopfschmerzen, Dyspepsien, Hitzewallungen, Nasenbluten.

Bisher gibt es keinen studiengestützten Behandlungsplan. Ein US-amerikanisches Expertengremium (2009) empfiehlt bei **WHO-Klasse II und III Sildenafil oder Endothelinrezeptor-Antagonisten** und bei **WHO-Klasse IV parenterale Prostanoide**.

Pharmakotherapeutische Ziele: Sie ergeben sich aus den oben beschriebenen Pathomechanismen bzw. pathophysiologischen Veränderungen:
- Vasodilatation der Widerstandsgefäße im kleinen Kreislauf.
- Hemmung des vaskulären Umbaus der arteriellen Lungenstrombahn durch antiproliferative Substanzen.
- Steigerung der Kontraktilität im rechten Ventrikel durch positiv inotrop wirkende Pharmaka.

Pharmakotherapeutische Optionen: Trotz fehlender Belege aus klinischen Studien empfehlen Fachleute eine **Basistherapie** mit Diuretika, oralen Antikoagulanzien (INR-Zielwert 1,5–2,0) und Sauerstoff (bei arterieller Sauerstoffsättigung von <90% oder bei arteriellen pO_2-Werten von <65 mmHg). Für eine **spezifische Pharmakotherapie** stehen folgende Arzneistoffe zur Verfügung:

- **Prostazyklin-Analoga (Iloprost und Treprostinil; Näheres s. S. 135):** Beide Prostaglandine wirken vasodilatierend im kleinen Kreislauf und hemmen die Thrombozytenaggregation und die Proliferation der glatten Muskelzellen. **Indiziert** sind sie bei Patienten mit **WHO-Klasse II bis IV**. Iloprost wird per inhalationem appliziert (2,5–5 µg pro Inhalation bei 6–9 Inhalationen pro Tag), Treprostinil hingegen subkutan infundiert (Dauerinfusion von 1,25 ng/kg/min; Dosis wird pro Woche um 1,25 ng/kg/min bis zum Wirkungsoptimum erhöht). **Problematisch** sind die als belästigend empfundene Inhalationshäufigkeit (Compliance!) bzw. die Schmerzen am Ort der s. c.-Infusion.

- **Endothelinrezeptor-Antagonisten (Bosentan, Ambrisentan und Sitaxentan; Näheres s. S. 175):** Diese Stoffe werden oral angewendet (Tab. **B-4.10** auf S. 176) und bewirken eine Vasodilatation im kleinen Kreislauf. Darüber hinaus unterdrücken sie die proliferativen und fibrosierenden Effekte von Endothelin-1. **Indiziert** sind sie bei **WHO-Klasse II und III**. **Problematisch** sind die hepatotoxischen Effekte (regelmäßige Kontrolle der Leberenzyme ASAT und ALAT), die massive Verschlechterung der klinischen Symptomatik bei pulmonaler Hypertonie infolge einer diastolischen Funktionsstörung des linken Ventrikels, die häufig beobachtete Flüssigkeitsretention, die vielen Wechselwirkungen mit anderen Pharmaka und das teratogene Potenzial.

- **PDE5-Hemmstoffe (Sildenafil; Näheres s. S. 172):** Da die PDE5 in den Gefäßen des großen Kreislaufs nur minimal exprimiert wird (Ausnahme: Schwellkörper des Penis), wirkt Sildenafil v. a. im kleinen Kreislauf vasodilatierend und antiproliferativ. Außerdem steigert es die rechtsventrikuläre Kontraktilität, weil die erhöhte cGMP-Konzentration zur Hemmung der PDE3 führt und so die cAMP-Konzentrationen in den Kardiomyozyten ansteigen. Sildenafil ist deshalb der einzige Wirkstoff, der die rechtsventrikuläre Kontraktilität steigert und die Nachlast des rechten Ventrikels senkt. Es ist **indiziert** bei **WHO-Klasse II und III** und wird oral angewendet (20–80 mg alle 8 h). Typische **Nebenwirkungen** sind Kopfschmerzen, Dyspepsien, Hitzewallungen und Nasenbluten. Ein Blutdruckabfall im großen Kreislauf muss nur bei Kombination mit Nitrovasodilatatoren befürchtet werden, die deshalb eine wichtige Kontraindikation darstellen.

Bisher gibt es keinen etablierten Behandlungsplan, der durch klinische Studien gestützt wird. Gesichert ist, dass die oben genannten Pharmaka den pulmonalarteriellen Druck und Widerstand senken und dadurch die körperliche Leistungsfähigkeit der Patienten anhaltend verbessern. Für die Kombination von oralem Sildenafil mit inhalativem Iloprost sind additive hämodynamische Effekte nachgewiesen. Eine lebensverlängernde Wirkung ist nur für i. v. infundiertes Prostazyklin (in Deutschland nicht verfügbar) gezeigt. Ein US-amerikanisches Expertengremium (2009) empfiehlt bei Patienten mit **WHO-Klasse II und III Sildenafil oder Endothelinrezeptor-Antagonisten** als Erstlinientherapeutika und bei Patienten mit **WHO-Klasse IV parenterale Prostanoide**. Ob auch Patienten mit WHO-Klasse I von einer Pharmakotherapie profitieren, ist nicht bekannt.

5 Immunsystem

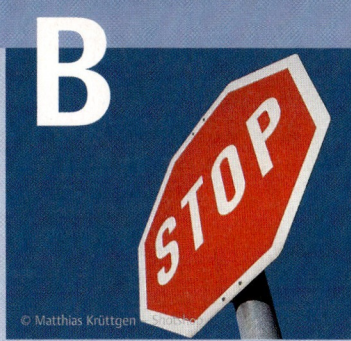

5.1	Physiologische und pathophysiologische Grundlagen 179
5.2	Immunsuppressiva 182
5.3	Immunstimulanzien 203
5.4	Mediatoren des Immunsystems 203
5.5	Antagonisten von Mediatoren oder Rezeptoren des Immunsystems ... 206
5.6	Pharmakotherapie ausgewählter (Auto-)Immunerkrankungen 210

© Matthias Krüttgen

5.1 Physiologische und pathophysiologische Grundlagen

Das Immunsystem schützt vor **pathogenen Mikroorganismen** und **entarteten Zellen** (z. B. Tumorzellen). Es erkennt Pathogene, beseitigt sie und baut, falls möglich, einen Schutz für den Fall eines erneuten Pathogen-Kontakts auf. Man unterscheidet **zwei Abwehrsysteme**:

- die **unspezifische (angeborene) Immunabwehr** und
- die **spezifische (erworbene) Immunabwehr**.

Beide Systeme arbeiten eng zusammen. Während das unspezifische System der ersten, frühen Abwehr von Pathogenen dient und mit den immer gleichen Prinzipien auf verschiedene Pathogene reagiert, wird das spezifische System erst nach Antigenkontakt aktiv und reagiert deshalb mit Verzögerung, dann aber mit hoher Spezifität. Im Verlauf einer Pathogenexposition gewinnt das spezifische System zunehmend an Bedeutung und verbessert die Effektivität des Kampfes gegen Pathogene erheblich.

5.1 Physiologische und pathophysiologische Grundlagen

Das Immunsystem schützt vor **pathogenen Mikroorganismen** und **entarteten Zellen**.
- **Die unspezifische (angeborene) Immunabwehr** dient der ersten frühen Abwehr.
- **Die spezifische (erworbene) Immunabwehr** wird erst verzögert durch Antigenkontakt aktiviert, arbeitet aber dafür mit hoher Spezifität.

5.1.1 Komponenten des Immunsystems

Unspezifische (angeborene) Immunabwehr

Diese Form der Immunabwehr hat **humorale und zelluläre Effektoren** (Tab. B-5.1). Beide Arten von Effektoren werden durch bestimmte molekulare Strukturen auf pathogenen Mikroorganismen (z. B. das Lipopolysaccharid gramnegativer Bakterien) über **Mustererkennungsrezeptoren** aktiviert. Diese Rezeptoren werden Toll-like-Rezeptoren genannt, weil die Wissenschaftlerin, die diese Rezeptorproteine entdeckte, die Entdeckung „toll" fand. Aktivierung beinhaltet die Induktion von Abwehrmechanismen gegen extra- und intrazelluläre Erreger. Dabei gewährleisten **Zytokine** eine autokrine Zellaktivierung und eine parakrine Zellkommunikation. Zu den Zytokinen zählen **Tumornekrosefaktor α** (TNF-α), zahlreiche **Interleukine** (IL) sowie auch die **Interferone** (IFN).

TNF-α und zahlreiche IL (wie z. B. IL-1, IL-6, IL-8 und IL-12) werden von Makrophagen sezerniert. Sie bewirken eine Mobilisierung (TNF-α, IL-1), chemotaktische Anlockung (IL-8) und Aktivierung (TNF-α, IL-1) von neutrophilen Granulozyten und Makrophagen und setzen Entzündungsreaktionen in Gang.

IFN sind Zytokine der unspezifischen Immunabwehr. IFN-α (aus Lymphozyten und Makrophagen) und IFN-β (aus Fibroblasten und Epithelzellen) hemmen die Virus-

5.1.1 Komponenten des Immunsystems

Unspezifische (angeborene) Immunabwehr

Die unspezifische Immunabwehr hat **humorale und zelluläre Effektoren** (Tab. B-5.1) die durch pathogene Mikroorganismen über **Mustererkennungsrezeptoren** aktiviert werden. Dabei sorgen **Zytokine (TNF-α, IL, IFN)** für eine Zellaktivierung und Zellkommunikation. Viele dieser Zytokine werden von Makrophagen sezerniert und führen zu einer Entzündungsreaktionen.

≡ B-5.1 Effektoren der unspezifischen (angeborenen) Immunabwehr

humorale Effektoren	zelluläre Effektoren
Komplementsystem	Phagozyten: • neutrophile und eosinophile Granulozyten • Makrophagen
Lysozym	natürliche Killerzellen (NK-Zellen)
Akute-Phase-Proteine (z. B. C-reaktives Protein)	

≡ B-5.1

Replikation in infizierten Zellen und schützen nicht infizierte Zellen vor einer Virusinfektion, IFN-γ (aus NK-Zellen und T-Lymphozyten) aktiviert Makrophagen. NK-Zellen und zytotoxische T-Lymphozyten sorgen für die Vernichtung virusinfizierter Zellen. Die Folgen sind Lyse oder Opsonisierung und anschließende Phagozytose der Mikroorganismen.

Spezifische (erworbene) Immunabwehr

▶ **Synonym.**

Sie verläuft in **zwei Phasen** (Abb. B-5.1):
- **Induktionsphase:** In ihr erfolgt die Bereitstellung von **T- und B-Lymphozyten**. **Antigenpräsentierende Zellen** präsentieren auf ihrer Oberfläche Antigenfragmente (Peptide). Antigene aus **intrazellulären Pathogenen** werden auf **MHC-I-Molekülen** präsentiert und von **CD8-positiven T-Zellen** erkannt. Antigene aus **extrazellulären Pathogenen** werden auf **MHC-II-Molekülen** von **CD4-positiven T-Zellen** erkannt.

Spezifische (erworbene) Immunabwehr

▶ **Synonym.** Adaptive Immunabwehr, antigenspezifische Immunabwehr.

Sie verläuft in **zwei Phasen** (Abb. B-5.1):
- **Induktionsphase:** In ihr werden mit den **T- und B-Lymphozyten** die Zellen bereitgestellt, die bei der spezifischen Immunabwehr die Hauptrolle spielen. Den T-Lymphozyten müssen Antigene von **antigenpräsentierenden Zellen** (APZ) in Form von Antigenfragmenten (Peptide) präsentiert werden. Zu den APZ zählen dentritische Zellen (in der Haut auch als Langerhans-Zellen bekannt), Makrophagen und aktivierte B-Zellen. Die Antigenfragmente entstehen im Rahmen der sog. Antigenprozessierung und werden anschließend im Komplex mit MHC-Molekülen an die Zelloberfläche transportiert. Prozessierte Antigene aus **intrazellulären Pathogenen** werden dabei auf **MHC-I-Molekülen** präsentiert. **CD8-positive T-Zellen**

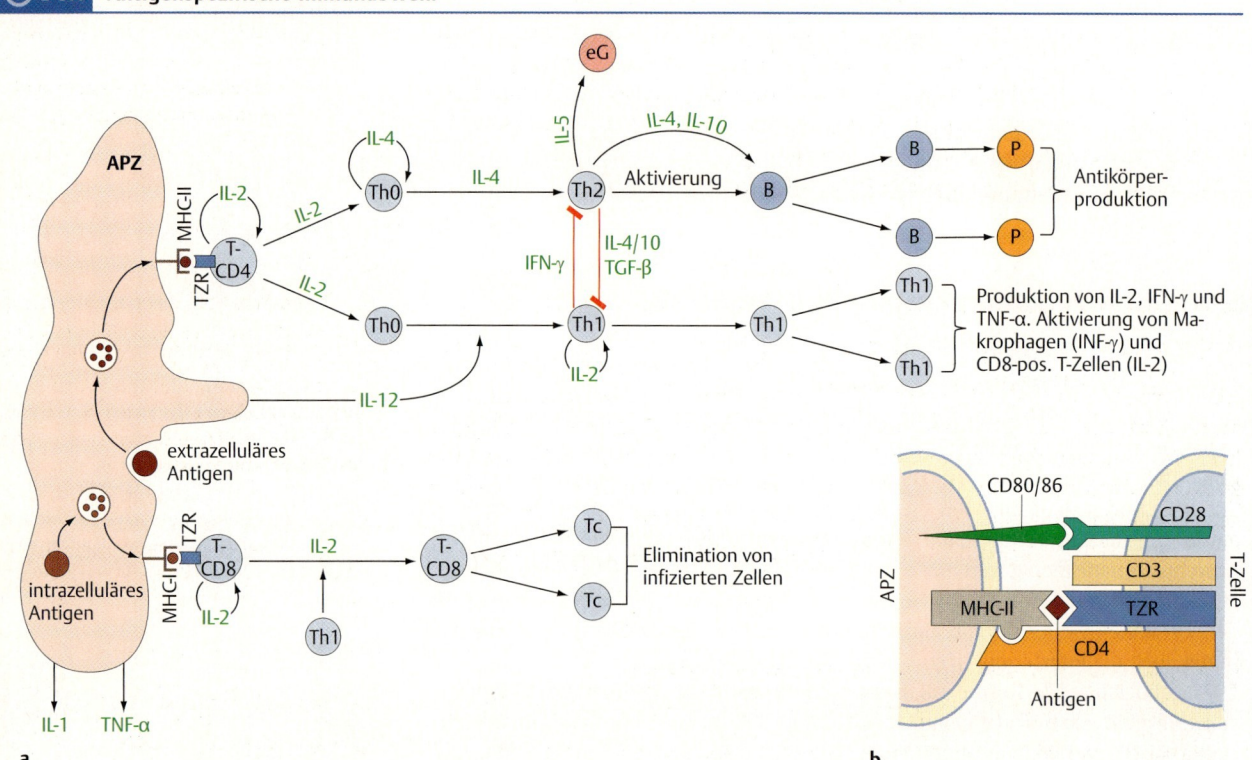

B-5.1 Antigenspezifische Immunabwehr

CD: cluster of differentiation; MHC: major histocompatibility complex; IL: Interleukin; TNF-α: Tumornekrosefaktor α; Th0: naive T-Helferzellen; Th1: T-Helferzellen vom Typ Th1; Th2: T-Helferzellen vom Typ Th2; IFN-γ: Interferon-γ; TGF-β: transforming growth factor β; B: B-Zellen; P: Plasmazellen; Tc: zytotoxische T-Zellen.

a Vereinfachtes Schema der Induktions- und Effektorphase: Antigenpräsentierende Zellen **(APZ)** präsentieren Antigenfragmente (Peptide), die von intrazellulären Antigenen stammen, CD8-positiven T-Lymphozyten (T-CD8) auf **MHC-I-Molekülen**. Andererseits phagozytieren APZ extrazelluläre Antigene, verstoffwechseln sie zu Peptiden und präsentieren diese CD4-positiven T-Lymphozyten (T-CD4) auf **MHC-II-Molekülen**. Die Präsentation der Peptide führt zur Aktivierung (d. h. klonale Expansion und Differenzierung) der T-Zellen. Aus T-CD4 werden unter dem Einfluss von IL-2 **Th0-Zellen**, die IL-12-vermittelt zu **Th1-Zellen** und IL-4-vermittelt zu Th2-Zellen differenzieren. **Th2-Zellen** induzieren mithilfe von IL-4 und IL-10 die Proliferation von **B-Zellen** und deren Differenzierung zu **Plasmazellen**. Unter Mithilfe von IL-5 sorgen Th2-Zellen auch für die Rekrutierung von eosinophilen Granulozyten (eG). Aus CD8-positiven Lymphozyten werden unter dem Einfluss von IL-2 und unter Mithilfe von Th1-Zellen **Tc-Zellen**.

b Komplexe Interaktion zwischen APZ und CD4-positiven T-Zellen: Der T-Zell-Rezeptor **(TZR)** ist mit dem Kofaktorprotein **CD3** assoziiert – ein für die Signalübertragung und T-Zell-Aktivierung essenzielles Protein. Das **CD4-Protein** der T-Zelle fungiert als TZR-Korezeptor; es bindet an das MHC-II-Molekül der APZ und sorgt für die Erkennung des „richtigen" MHC/Antigen-Komplexes. Für die TZR-vermittelte Aktivierung der T-Zelle ist noch ein zweites (kostimulatorisches) Signal erforderlich, das durch die Interaktion zwischen **CD28** (auf T-Zellen) und **CD80/86** (auf APZ) ausgelöst wird.

erkennen dann die MHC-I-Peptid-Komplexe über ihren T-Zell-Rezeptor unter Mithilfe des Kofaktors CD3 und des Korezeptors CD8. Prozessierte Antigene aus **extrazellulären Pathogenen** werden hingegen auf **MHC-II-Molekülen** präsentiert. Die **MHC-II-Peptid-Komplexe** werden von **CD4-positiven T-Zellen** erkannt (über ihren T-Zell-Rezeptor, den Kofaktor CD3 und den Korezeptor CD4).

▶ **Merke.** Während alle kernhaltigen Zellen MHC-I-Moleküle exprimieren, werden MHC-II-Moleküle nur von den antigenpräsentierenden Zellen exprimiert.

▶ **Merke.**

Die Folge der Antigenerkennung ist eine T-Zell-Antwort, die bei CD4-positiven T-Zellen, nicht jedoch bei CD8-positiven, durch ein zusätzliches **kostimulatorisches Signal** maximiert wird. Diese Kostimulation der CD4-positiven T-Zellen ist Folge der Interaktion zwischen CD80/CD86 auf APZ und CD28 auf T-Zellen (Abb. **B-5.1b**). Die T-Zell-Antwort beinhaltet Aktivierung und Anstoß zur klonalen Expansion und Differenzierung. Dabei spielen Interleukine, ganz besonders **IL-2**, eine maßgebliche Rolle (Abb. **B-5.1a**).

- **Effektorphase:** In dieser Phase erfüllen Th2-Zellen, Th1-Zellen und zytotoxische T-Zellen (Tc-Zellen) verschiedene Aufgaben (Abb. **B-5.1a**). **Th2-Zellen** (antiinflammatorisch) sorgen für die Proliferation von B-Zellen und deren Differenzierung zu Plasmazellen. Plasmazellen sezernieren Immunglobuline (Ig, Antikörper), die für die **humorale Immunabwehr** verantwortlich sind und sich gegen extrazelluläre Krankheitserreger oder deren Toxine richten. Nach Bindung an Fc-Rezeptoren von B-Zellen fungieren Ig (insbesondere IgM und IgD) auch als B-Zell-Rezeptoren, die von Antigenen direkt stimuliert werden. **Th1-Zellen** (proinflammatorisch) sorgen IFN-γ-vermittelt für die Aktivierung von Makrophagen und helfen zusammen mit IL-2 bei der Differenzierung von CD8-positiven Lymphozyten zu Tc-Zellen. **Tc-Zellen** eliminieren infizierte Zellen einschließlich der intrazellulären Erreger und körperfremde Zellen **(zelluläre Immunabwehr)**.

Die Antigenerkennung löst eine T-Zell-Antwort mit klonaler Expansion und Differenzierung aus, unter Beteiligung von **IL-2** (Abb. **B-5.1a**). Bei den CD4-positiven T-Zellen wird die T-Zell-Antwort durch ein zusätzliches **kostimulatorisches Signal** maximiert (Abb. **B-5.1b**).

- **Effektorphase** (Abb. **B-5.1a**): **Th2-Zellen** (antiinflammatorisch) veranlassen B-Zellen zur Differenzierung zu Plasmazellen, diese sezernieren Immunglobuline **(humorale Immunabwehr)**, die sich gegen extrazelluläre Krankheitserreger richten. **Th1-Zellen** (proinflammatorisch) aktivieren Makrophagen und helfen bei der Differenzierung von CD8-Lymphozyten zu Tc-Zellen. **Tc-Zellen** eliminieren infizierte und körperfremde Zellen **(zelluläre Immunabwehr)**.

5.1.2 Immunallergische Überempfindlichkeitsreaktionen

Nach Coombs und Gell werden bei den Überempfindlichkeitsreaktionen vier verschiedene Typen unterschieden (Tab. **B-5.2**). Demnach gibt es solche, die Ig-vermittelt sind (Typ I, Typ II und Typ III) und solche, die T-Zell-vermittelt sind (Typ IV). Jeder immunallergischen Überempfindlichkeitsreaktion geht eine Sensibilisierung durch Erstkontakt mit dem jeweiligen Antigen voraus, in der noch keine Krankheitserscheinungen auftreten. Erst bei erneutem Kontakt mit dem gleichen Antigen kommt es dann zu überschießenden Immunantworten, die zu Gewebeschädigungen führen. Die verantwortlichen **Antigene** sind entweder **exogen** (z. B. Pollen, Nahrungsbestandteile, Arzneimittel) oder **endogen Ursprungs** (Autoantigene).

5.1.2 Immunallergische Überempfindlichkeitsreaktionen

Nach Coombs und Gell gibt es Ig-vermittelte und T-Zell-vermittelte Typen (Tab. **B-5.2**). Durch den Antigen-Erstkontakt erfolgt die Sensibilisierung, bei erneutem Kontakt kommt es zu überschießenden Immunantworten. Die **Antigene** sind **exogenen** oder **endogenen Ursprungs**.

≡ B-5.2	Immunallergische Überempfindlichkeitsreaktionen		
Reaktionstyp	**vermittelt durch**	**Mechanismus**	**typische Erkrankungen**
I (Reaktion vom anaphylaktischen Typ)	IgE	IgE-Bindung an Fcε-Rezeptoren von Mastzellen und basophilen/eosinophilen Granulozyten → Antigenbindung → Quervernetzung benachbarter IgE-Moleküle → antigenspezifische **Mastzellaktivierung** → Freisetzung von Entzündungsmediatoren (Histamin, Zytokine etc.) → IL-5-vermittelte Anlockung und Aktivierung von eosinophilen Granulozyten	- anaphylaktischer Schock - Urtikaria - Neurodermitis - allergische Konjunktivitis - Heuschnupfen (Rhinitis allergica) - allergisches Asthma bronchiale - Nahrungsmittelallergien
II (Reaktion vom zytotoxischen Typ)	IgG/IgM	Ig-Bindung an Antigene auf Körperzellen (z. B. Blutzellen, Muskelzellen, Schilddrüsenzellen) → Zerstörung[1] der antigentragenden Zellen durch **komplementabhängige Reaktionen** oder **zytotoxische Zellen** (NK-Zellen, neutrophile Granulozyten, Monozyten)	- Morbus haemolyticus neonatorum - hämolytische Anämien hervorgerufen durch Penicilline, Methyldopa oder Sulfonamide - Autoimmunerkrankungen (rheumatoide Arthritis, Goodpasture-Syndrom)

Fortsetzung ▶

B-5.2 Fortsetzung

Reaktionstyp	vermittelt durch	Mechanismus	typische Erkrankungen
III (Reaktion vom Immunkomplex-Typ)	IgG	Bildung löslicher **Immunkomplexe** durch Bindung löslicher Antigene an IgG → Ablagerungen an Gefäßwänden oder im Gewebe und Aktivierung des Komplementsystems → Immunkomplex-Erkrankungen	• Serumkrankheit • Glomerulonephritis • systemischer Lupus erythematodes • rheumatoide Arthritis • subakute Endokarditis
IV (Reaktion vom verzögerten Typ)	T-Zellen	Sensibilisierung von T-Zellen (Induktionsphase, benötigt Zeit) durch Autoantigene, Arzneistoffe, Kontaktallergene (z. B. Nickel, Chrom), Pflanzeninhaltsstoffe oder **Haptene** → bei erneutem Antigenkontakt vermitteln sensibilisierte T-Zellen eine Entzündungsreaktion	• Kontaktdermatitis (Kontaktekzem) • Abstoßung von transplantiertem körperfremdem Gewebe • rheumatoide Arthritis • multiple Sklerose • Typ-1-Diabetes mellitus

[1] Z. T. auch nur Funktionsbeeinträchtigung, wie z. B. bei Morbus Basedow, Myasthenia gravis.

5.2 Immunsuppressiva

▶ **Definition.**

Ziel ist die **Unterdrückung schädlicher Immunreaktionen**. Gleichzeitig kommt es aber zur **Verminderung der Infektabwehr** und **Erhöhung des Malignomrisikos**. Unterschieden werden Immunsuppressiva (Abb. **B-5.2**)
- mit zytotoxischer Wirkung
- mit Hemmung der antigeninduzierten T-Zell-Aktivierung
- mit Hemmung des IL-2-Rezeptor und seiner Signaltransduktion

5.2 Immunsuppressiva

▶ **Definition.** **Immunsuppressiva** sind Pharmaka, die die Reaktionen des Immunsystems abschwächen oder unterdrücken.

Die Hemmung von Immunreaktionen dient der **Unterdrückung schädlicher Immunreaktionen**, wie sie z. B. bei allergischen Reaktionen, Autoimmunerkrankungen und bei der Transplantatabstoßung eine Rolle spielen. Gleichzeitig werden aber natürlich auch nützliche Immunreaktionen abgeschwächt, wodurch es zu einer **Verminderung der Infektabwehr** und – unter Langzeitbehandlung mit Immunsuppressiva – zu einer **Erhöhung des Malignomrisikos** kommt. Da Immunsuppressiva ihre Wirkung auf ganz unterschiedliche Art entfalten, werden **verschiedene Untergruppen** unterschieden (Abb. **B-5.2**):
- zytotoxische Immunsuppressiva (z. B. Cyclophosphamid, Azathiaprin, MTX)

B-5.2 Wirkungsmechanismen und zelluläre Angriffspunkte verschiedener Immunsuppressiva

Die synoptische Abbildung zeigt die zellulären Wirkorte wichtiger Immunsuppressiva. Zum sehr komplexen Wirkungsmechanismus der Glukokortikoide s. Abb. **B-5.6**.
APZ: antigenpräsentierende Zelle; IL-2-R: Interleukin-2-Rezeptor; TZR: T-Zell-Rezeptor.

- Immunsuppressiva mit hemmender Wirkung auf die antigeninduzierte T-Zell-Aktivierung (z. B. Ciclosporin, Glukokortikoide, Abatacept)
- Immunsuppressiva mit hemmender Wirkung auf den IL-2-Rezeptor und seine Signaltransduktion (z. B. Basiliximab, Sirolimus, Mycophenolatmofetil)
- Immunsuppressiva mit unklarem Wirkmechanismus (z. B. Sulfasalazin, Chloroquin)
- immunologisch wirkende Immunsuppressiva (z. B. Muromonab-CD3, Rituximab)

- mit unklarem Wirkmechanismus
- mit immunologischer Wirkung

5.2.1 Zytotoxische Immunsuppressiva

In diese Gruppe gehören die Pharmaka **Cyclophosphamid**, **Azathioprin** und **Methotrexat**. Ihre Zytotoxizität zeigt sich in einer Hemmung des Zellwachstums, d. h. sie sind zytostatisch wirksam. Sie hemmen u. a. die klonale Expansion (alle Nachkommen proliferierender T- oder B-Zellen haben die gleiche Spezifität) und die Funktion von T- und B-Lymphozyten, indem sie entweder die DNA kovalent modifizieren (Cyclophosphamid) und/oder die Synthese von DNA und RNA hemmen (Azathioprin, Methotrexat). Therapeutisch spielen sie nicht nur als Immunsuppressiva, sondern auch als Zytostatika in der Therapie von Tumorerkrankungen (Näheres s. S. 656) eine wichtige Rolle.

5.2.1 Zytotoxische Immunsuppressiva

Cyclophosphamid, **Azathioprin** und **Methotrexat** wirken zytostatisch. Sie hemmen u. a. die Funktion von T- und B-Lymphozyten. Sie werden nicht nur als Immunsuppressiva, sondern auch bei Tumorerkrankungen (s. S. 656) angewendet.

B-5.3 Zytotoxische Immunsuppressiva

Methotrexat ist ein Folsäurederivat (vgl. Abb. **B-5.4**). Bei **Cyclophosphamid** und **Azathioprin** sind zusätzlich die für die Wirkung verantwortlichen Metaboliten (4-Hydroxy-Cyclophosphamid bzw. 6-Mercaptopurin) und weitere Abbauwege dargestellt. Aus 4-Hydroxy-Cyclophosphamid entsteht nichtenzymatisch die alkylierende Verbindung N,N-Bis(2-chlorethyl)-phosphorsäurediamid und der urotoxische Metabolit Acrolein. N,N-Bis(2-chlorethyl)-phosphorsäurediamid enthält zwei Stickstoffatome im Molekül, von denen eines zwei endständig Cl-substituierte Ethylreste trägt. Beide Ethylreste können nach spontaner Cl⁻-Abspaltung hochreaktive Carbonium-Ionen (–CH₂⁺) bilden.
6-Mercaptopurin hat drei wichtige Metabolisierungswege: die Thiopurin-S-methyltransferase (TPMT) führt zur Bildung von S-methylierten Metaboliten (unwirksam), die Xanthinoxidase (XO) zur Bildung von 6-Thioharnsäure (unwirksam) und die Hypoxanthin-Guanin-Phosphoribosyltransferase (HGPRT) zur Bildung von 6-Thioinosin- und 6-Thioguanosin-Nukleotiden (wirksam).

Cyclophosphamid

Struktur, Wirkungsmechanismus und Wirkungen: Cyclophosphamid ist ein **alkylierendes Zytostatikum** (s. S. 664), der aktive Metabolit entsteht aus dem instabilen **4-Hydroxy-Cyclophosphamid** (Abb. **B-5.3**). Er führt zu **Quervernetzungen** zwischen DNA-Strängen oder Proteinen. Die Folge sind Strangabbrüche und Transkriptionsfehler mit einer **massiven Hemmung der T- und B-Zell-Proliferation**.

Pharmakokinetik: Abbau und Aktivierung gehen mit einer Autoinduktion von CYP2B6 einher (Abb. **B-5.3**, Tab. **B-5.3**). Abbauprodukte wie das **urotoxische Acrolein** (s. S. 664) oder das neurotoxische Chloracetaldehyd verursachen Nebenwirkungen.

Cyclophosphamid

Struktur, Wirkungsmechanismus und Wirkungen: Cyclophosphamid ist ein gebräuchliches **alkylierendes Zytostatikum** (Näheres s. S. 664). Die eigentliche alkylierende Substanz ist allerdings nicht das Cyclophosphamid selbst, sondern ein aktives Stoffwechselprodukt, das aus dem instabilen Metaboliten **4-Hydroxy-Cyclophosphamid** durch Abspaltung von Acrolein entsteht (Abb. **B-5.3**). Das Molekül des aktiven Metaboliten enthält zwei endständig Cl-substituierte Ethylreste, die spontan hochreaktive Carbonium-Ionen ($-CH_2^+$) bilden, kovalent an nukleophile Gruppen (z. B. Amino-, Hydroxyl- und Carboxylgruppen) in Nukleinsäuren und Proteinen binden und diese alkylieren. In der DNA ist von diesen kovalenten Modifikationen am häufigsten das Stickstoffatom N7 im Guanin betroffen. Da pro Cyclophosphamid-Molekül zwei reaktive Gruppen entstehen können, kommt es zu **Quervernetzungen** innerhalb eines DNA-Strangs, zwischen verschiedenen DNA-Strängen oder mit benachbarten Proteinen. Eine häufige Folge dieser gentoxischen Wirkungen sind Strangabbrüche und Fehler bei der Transkription, die u. a. zu einer **massiven Hemmung der T- und B-Zell-Proliferation** führen.

Pharmakokinetik: Als Immunsuppressivum wird Cyclophosphamid oral oder parenteral appliziert und in der Leber durch CYP2B6 metabolisch eliminiert (Abb. **B-5.3**, Tab. **B-5.3**). Der Abbau (d. h. die Aktivierung) von Cyclophosphamid geht mit einer Autoinduktion von CYP2B6 einher. Neben 4-Hydroxy-Cyclophosphamid entstehen weitere Abbauprodukte, die nicht alkylierend wirken, aber für Nebenwirkungen verantwortlich sind, nämlich das **urotoxische Acrolein** (s. S. 664) und das neurotoxische Chloracetaldehyd.

B-5.3 Pharmakokinetische Daten und Dosierungen von zytotoxischen Immunsuppressiva

Wirkstoff	wirksamer Metabolit	Applikation	Einzeldosis	DI	BV [%]	HWZ [h]	PEB [%]	EF_{ren} [%]
Cyclophosphamid	4-Hydroxy-Cyclophosphamid	p. o.	1 – 2 mg/kg	24 h	75	7,5 (9)	13	7
		i. v.	0,5 – 1,0 g/m² [1]	4 Wochen				
Azathioprin	6-Mercaptopurin	p. o.	1 – 3 mg/kg	24 h	0 (60)	0,2 (1)	30 (19)	0 (22)
		i. v.						
Methotrexat	7-Hydroxy-Methotrexat	p. o.	7,5 – 30 mg² [2]	1 Woche	70	9/50 [3]	50	95
		i. v./i. m.						

[1] Dosis zur i. v.-Pulstherapie des systemischen Lupus erythematodes; [2] die orale Wochendosis wird auch auf 3 Einzeldosierungen verteilt, die im Abstand von 12 h eingenommen werden; [3] zwei HWZ-Werte aufgrund biphasischer Elimination.

Indikationen:
- Schwere **rheumatoide Arthritis** (s. S. 210) und **Arthritis psoriatica**.
- Bedrohliche **Autoimmunkrankheiten**: primäre Vaskulitiden, Lupus erythematodes (s. S. 212), Sklerodermie.
- **Konditionierung vor allogenen Knochenmarktransplantationen** zur Verhinderung einer Abstoßung von infundierten Stammzellen.
- **Tumorerkrankungen:** Näheres s. Kap. C 15 ab S. 652.

Indikationen:
- Schwere Formen der **rheumatoiden Arthritis** (Näheres s. S. 210) und der **Arthritis psoriatica**.
- Bedrohlich verlaufende Formen von **Autoimmunkrankheiten**: Systemische primäre Vaskulitiden (z. B. Wegener-Granulomatose), systemischer Lupus erythematodes (insbesondere die Lupus-Nephritis, Näheres s. S. 212), Sklerodermie mit Pneumonitis.
- **Konditionierung vor allogenen Knochenmarkstransplantationen.** Darunter versteht man eine Immunsuppression durch intensive Zytostatikatherapie mit dem Ziel, die Abstoßung der infundierten Stammzellen zu verhindern. Zur Konditionierung werden 50 – 60 mg/kg Cyclophosphamid i. v. täglich an 2 – 4 aufeinander folgenden Tagen verabreicht.
- **Tumorerkrankungen:** Näheres zu diesen Indikationen finden Sie im Kap. C 15 ab S. 652.

▶ **Merke.** Die Therapie mit Cyclophosphamid hat das Ziel, die antigeninduzierte Proliferation und Funktion der Lymphozyten drastisch zu reduzieren. Die zytotoxische Wirkung von Cyclophosphamid ist aber nicht auf Lymphozyten beschränkt. Deshalb muss durch **regelmäßige Blutbildkontrollen** sichergestellt werden, dass die Leukozyten im Blut nicht unter 3000 Zellen/μl abfallen.

Unerwünschte Wirkungen:
- **Für alle zytotoxischen Immunsuppressiva:** Appetitlosigkeit, Übelkeit, Erbrechen und Durchfall; Enzündungen und Ulzerationen der Schleimhäute des Mundes (Stomatitis) und des Gastrointestinaltrakts; Knochenmarksdepression mit Leukopenie, Anämie oder Thrombozytopenie; reversibler Haarausfall; Hautausschläge; Myalgie und Arthralgie; erhöhte Anfälligkeit für virale, bakterielle und mykotische Infektionen; interstitielle Pneumonitits, Lungenfibrose; Wundheilungsstörungen; Störungen der Keimdrüsenfunktion; Tumorerkrankungen (Lymphome, Karzinome).
- **Speziell für Cyclophosphamid:** Hämorrhagische **Zystitis** als Folge der renalen Ausscheidung von Acrolein; selten sind neurotoxische und ZNS-toxische Wirkungen (psychotische Störungen, Ataxien, Verwirrtheitszustände, Koma, zerebrale Krämpfe), die auf die Bildung von Chloracetaldehyd zurückgehen; Störungen der Leberfunktion.

Kontraindikationen:
- **Für alle zytotoxischen Immunsuppressiva:** Schwere Beeinträchtigung der Knochenmarkfunktion, schwere Infektionen, Impfungen mit Lebendvakzinen (z. B. BCG, Gelbfieber, Cholera, Varizellen), Schwangerschaft und Stillzeit.
- **Speziell für Cyclophosphamid:** Entzündungen der Harnblase und Harnabflussstörungen, schwere Beeinträchtigung der Nierenfunktion.

▶ **Klinischer Bezug.** Der durch Cyclophosphamid verursachten **hämorrhagischen Zystitis** kann durch **Vorbehandlung mit Mesna** (**m**ercapto**e**than**s**ulfonsaures **Na**trium) in einer der Cyclophosphamid-Dosis entsprechenden mg-Dosis vorgebeugt werden. Diese Substanz enthält eine Sulfhydrylgruppe (-SH) und bildet mit dem schleimhautschädigenden Acrolein ein nicht toxisches Additionsprodukt, das mit dem Urin ausgeschieden wird.

Wechselwirkungen: Cyclophosphamid verstärkt die blutzuckersenkende Wirkung der **Sulfonylharnstoffe** und die kardiotoxische Wirkung der **Anthrazykline**. Es vermindert die enteralen Resorption und die Plasmaspiegel von **Digoxin**. **Allopurinol** und **Hydrochlorothiazid** verstärken die knochenmarkschädigende Wirkung von Cyclophosphamid.

Azathioprin

Struktur, Wirkungsmechanismus und Wirkungen: Azathioprin ist eine Pharmakonvorstufe, die in der Leber zur eigentlichen Wirksubstanz **6-Mercaptopurin** umgewandelt und dann weiter zu wirksamen und unwirksamen Metaboliten verstoffwechselt wird (Abb. **B-5.3**). Der für die Wirkung von 6-Mercaptopurin hauptverantwortliche Metabolit ist 6-Thioinosin-5′-Monophosphat. Dieses falsche Nucleotid hemmt die De-novo-Synthese von Purinbasen und die Bildung von Adenin- und Guaninnukleotiden und wird letztlich auch als 6-Thio-GTP in die DNA eingebaut. Die Folge ist eine **Hemmung der DNA Synthese**, wodurch die antigeninduzierte **T- und B-Zell-Proliferation unterdrückt** wird.

Pharmakokinetik: Azathioprin wird nach oraler Gabe vollständig hepatisch verstoffwechselt. Dabei entsteht der wirksame Metabolit 6-Mercaptopurin (Tab. **B-5.3**).

▶ **Exkurs.** Vergleich von Azathioprin und 6-Mercaptopurin

6-Mercaptopurin ist auch als **eigenes Arzneimittel** in Tablettenform verfügbar. Ihm gegenüber hat sich inzwischen aber Azathioprin als Immunsuppressivum durchgesetzt, weil das für die Wirkung verantwortliche 6-Mercaptopurin in wesentlich höherem Maße aus Azathioprin-Tabletten systemisch verfügbar ist (Bioverfügbarkeit 60 %) als aus 6-Mercaptopurin-Tabletten (12 %).

▶ **Merke.**

Unerwünschte Wirkungen:
- **Für alle zytotoxischen Immunsuppressiva:** Die Nebenwirkungen sind sehr zahlreich und gehen zum größten Teil auf die Verminderung der Abwehrzellen und die Schädigung anderer Zellen und Gewebe durch die Imunsuppressiva zurück.
- **Speziell für Cyclophosphamid:** Hämorrhagische **Zystitis** durch Acrolein im Urin; selten neurotoxische Wirkungen, die auf die Bildung von Chloracetaldehyd zurückgehen; Leberfunktionsstörungen.

Kontraindikationen:
- **Für alle zytotoxischen Immunsuppressiva:** Schwere Beeinträchtigung der Knochenmarkfunktion, schwere Infektionen, Impfungen mit Lebendvakzinen, Schwangerschaft und Stillzeit.
- **Speziell für Cyclophosphamid:** Harnblasenentzündungen und Harnabflussstörungen, schwere Nierenfunktionsstörungen.

▶ **Klinischer Bezug.**

Wechselwirkungen: Blutzuckersenkende Wirkung der Sulfonylharnstoffe ↑ und kardiotoxische Wirkung der Anthrazykline ↑. Plasmaspiegel von Digoxin ↓. Myelotoxizität von Cyclophosphamid ↑ durch Allopurinol und Hydrochlorothiazid.

Azathioprin

Struktur, Wirkungsmechanismus und Wirkungen: Die Pharmakonvorstufe Azathioprin wird über **6-Mercaptopurin** (Abb. B-5.3) zu 6-Thioinosin-5′-Monophosphat umgewandelt, das hauptverantworlich ist für die **Hemmung der DNA-Synthese** mit **Unterdrückung** der **T- und B-Zell-Proliferation**.

Pharmakokinetik: 6-Mercaptopurin ist der wirksame Metabolit (Tab. **B-5.3**).

▶ **Exkurs.**

Die Inaktivierung von 6-Mercaptopurin läuft über **zwei Enzyme**:

- **Xanthinoxidase:** Bildung der unwirksamen 6-Thioharnsäure (Abb. **B-5.3**). Allopurinol verlangsamt den Abbau (s. S. 427).
- **Thiopurin-S-Methyltransferase (TPMT):** Bildung des unwirksamen 6-S-Methylmercaptopurins. Die TPMT-Expression bietet einen genetischen Polymorphismus, ggf. muss die Dosis reduziert werden (s. S. 54).

Für die Inaktivierung von 6-Mercaptopurin sind **zwei Enzyme** bedeutsam:

- Die **Xanthinoxidase**, die die Bildung der unwirksamen 6-Thioharnsäure katalysiert (Abb. **B-5.3**). Der Xanthinoxidase-Hemmstoff Allopurinol verlangsamt deshalb den Abbau von 6-Mercaptopurin (s. S. 427).
- Die **Thiopurin-S-Methyltransferase (TPMT)**, die zur Bildung des unwirksamen 6-S-Methylmercaptopurins führt. Die TPMT-Expression zeigt einen genetischen Polymorphismus: Bei etwa 10 % der Europäer ist die Enzymaktivität (messbar in Erythrozyten) deutlich reduziert und bei 0,2 % kaum nachweisbar. Diese Patienten zeigen bei Standarddosierungen von Azathioprin gehäuft Symptome einer Knochenmarksdepression. Ist ein solcher Polymorphismus bekannt, muss präventiv die Dosis reduziert und durch laufende Blutbildkontrollen kontrolliert werden (Näheres s. S. 54).

▶ **Fallbeispiel.**

▶ **Fallbeispiel.** **Patientin mit TPMT-Polymorphismus**
Eine 27-jährige Patientin litt unter einem **schweren Morbus Crohn** mit extraintestinalen Manifestationen. Die Erkrankung erwies sich als **steroidrefraktär** – trotz hochdosierter systemischer Steroidtherapie konnte keine dauerhafte Remission erzielt werden. Deshalb wurde bei der Patientin eine orale Behandlung mit dem zytotoxischen Immunsuppressivum **Azathioprin** begonnen. Langsam einschleichend wurde dabei die Dosierung bis auf den Zielwert von 3 mg Azathioprin/kg gesteigert. Nach 2 Monaten entwickelte sich plötzlich eine **schwere Panzytopenie** mit einem so starken Abfall der Leukozyten, dass die Patientin vorübergehend isoliert werden musste. Die ebenfalls aufgetretene Anämie wurde mit mehreren Bluttransfusionen ausgeglichen. Es dauerte anschließend weitere 7 Wochen, bis sich das Blutbild wieder normalisierte. Messungen der TPMT-Enzymaktivität in Erythrozyten ergaben sehr niedrige Werte. In einer **genetischen Analyse** wurde die Patientin als homozygote Trägerin einer Genmutation identifiziert, die mit der Expression einer weitgehend defekten Variante der TPMT und damit einer **drastischen Verminderung der TPMT-Aktivität** einhergeht. Die verabreichte Azathioprin-Standarddosis war für sie damit um ein Vielfaches zu hoch.

Indikationen:
- Prophylaxe der Abstoßungsreaktion nach allogener Organtransplantation.
- Rezidivprophylaxe nach Lupus-Nephritis oder primärer Vaskulitis.
- Morbus Crohn; Autoimmunhepatitis.
- zahlreiche andere Autoimmunkrankheiten

Indikationen:
- **Prophylaxe der Abstoßungsreaktion** nach allogener **Organtransplantation** (Niere, Leber, Lunge, Herz, Pankreas) in Kombination mit anderen Immunsuppressiva.
- **Rezidivprophylaxe** nach Remission einer **Lupus-Nephritis** oder einer **primären Vaskulitis**.
- Behandlung und Rezidivprophylaxe des **Morbus Crohn** (s. S. 563) oder der **Autoimmunhepatitis**.
- **Andere Autoimmunkrankheiten:** z. B. Dermatomyositis, Polyarteriitis nodosa, chronische idiopathische thrombozytopenische Purpura, Colitis ulcerosa, Pemphigus vulgaris und Multiple Sklerose.

▶ **Merke.**

▶ **Merke.** Auch die Anwendung von Azathioprin geht mit einer Reduktion der Lymphozyten im strömenden Blut einher. **Regelmäßige Blutbildkontrollen** müssen dafür sorgen, dass die Leukozytenkonzentration einen Wert von 3000 Zellen/μl Blut nicht unterschreitet. Die immunsuppressive Wirkung tritt oft erst nach Wochen oder Monaten ein. Dies muss dem Patienten vor Behandlungsbeginn mitgeteilt werden, um Compliance-Probleme zu vermeiden.

Unerwünschte Wirkungen und Kontraindikationen (s. a. S. 185): Spezielle Nebenwirkungen von Azathioprin: Pankreatitis, Leberfunktionsstörungen mit Cholestase. Spezielle absolute Kontraindikationen: Pankreatitis, schwere Leber- oder Nierenschäden. Relative Kontraindikationen: Schwangerschaft und väterliche Einnahme im zeitlichen Zusammenhang mit der Zeugung.

Unerwünschte Wirkungen und Kontraindikationen: Die Nebenwirkungen der und Kontraindikationen für die gesamte Wirkstoffgruppe sind ausführlich auf S. 185 dargestellt. Azathioprin kann zusätzlich eine **Pankreatitis** und **Leberfunktionsstörungen** mit dosisabhängiger Cholestase (Kontrolle von Transaminasen, AP und Bilirubin) verursachen und ist deshalb bei diesen Erkrankungen kontraindiziert. Außerdem darf es nicht bei schwerer Beeinträchtigung Nierenfunktion verabreicht werden. Die Einnahme während der **Schwangerschaft** sowie die **väterliche Einnahme im zeitlichen Zusammenhang mit der Zeugung** gelten inzwischen nicht mehr als absolute Kontraindikationen für Azathioprin; eine Therapie in diesen Situationen sollte aber gründlich abgewogen werden.

Wechselwirkungen: Allopurinol, Sulfasalzin und Mesalazin hemmen den Abbau von 6-Mercaptopurin und erhöhen seine Toxizität auf das blutbildende Knochenmark.

Wechselwirkungen: Myelotoxizität von 6-Mercaptopurin ↑ durch Allopurinol, Sulfasalzin und Mesalazin.

▶ **Klinischer Bezug.** Bei gleichzeitiger Anwendung von Allopurinol muss die immunsuppressiv wirksame Azathioprindosis um 75 % reduziert werden.

▶ **Klinischer Bezug.**

ACE-Hemmer, Cotrimoxazol, Cimetidin oder Indometacin erhöhen das Risiko für myelosuppressive Azathioprin-Wirkungen. Azathioprin reduziert die Wirkung von curareartigen Muskelrelaxanzien und verstärkt die Wirkung von Suxamethonium.

Methotrexat

Struktur, Wirkungsmechanismus und Wirkungen: Methotrexat (MTX) ist ein **Folsäure-Derivat** (Abb. **B-5.3**, Abb. **B-5.4**). Es wird über Folsäure-Transporter in Zellen aufgenommen, wo enzymatisch weitere Glutamatreste angehängt werden. Das entstehende, sehr polare Methotrexat-Polyglutamat kann die Zelle nicht mehr verlassen und akkumuliert intrazellulär – ein wesentlicher Grund für die zytotoxische Wirkung von MTX. MTX und MTX-Polyglutamat **hemmen** mit sehr hoher Potenz das Enzym **Dihydrofolat-Reduktase**, das die Reduktion der Dihydro- (FH_2)- zur Tetrahydrofolsäure (FH_4) katalysiert (Abb. **B-5.4**). FH_4 ist für die **De-novo-Synthese von Purinen** von entscheidender Bedeutung. Mit 7-Hydroxy-Methotrexat ist zusätzlich ein wirksamer Metabolit an der Wirkung beteiligt (Tab. **B-5.3**). MTX-Polyglutamat, der MTX-bedingte FH_4-Mangel und die Anhäufung des toxischen FH_2-Polyglutamats bewirken auch eine **Hemmung der Thymidylat-Synthase**. Dadurch ist die Synthese von DNA und RNA empfindlich gestört und die Proliferation und Funktion der T- und B-Zellen stark beeinträchtigt.

MTX wirkt zusätzlich **antiphlogistisch**, da die Hemmung FH_4-abhängiger Enzyme im Bindegewebe (z. B. in den Gelenkkapseln) zur vermehrten Bildung und Abgabe des entzündungshemmenden Adenosins führt.

Methotrexat

Struktur, Wirkungsmechanismus und Wirkungen: Methotrexat (MTX) ist ein **Folsäure-Derivat** (Abb. **B-5.3**, Abb. **B-5.4**) mit zytotoxischer Wirkung. Ein wirksamer Metabolit ist 7-Hydroxy-Methotrexat (Tab. **B-5.3**). Die **Hemmung** der **Dihydrofolat-Reduktase** verhindert die De-novo-Synthese von Purinen (Abb. **B-5.4**). Die **Hemmung** der **Thymidylat-Synthase** beeinträchtigt T- und B-Zellen zusätzlich. MTX wirkt auch **antiphlogistisch**.

⊙ **B-5.4** | **Wirkungsmechanismus von Methotrexat (MTX)**

MTX (Strukturformel s. Abb. **B-5.3**) hemmt die **Dihydrofolat-Reduktase** (FH_2-Reduktase). Dieses Enzym katalysiert die Umwandlung von FH_2 zu FH_4. Bei dieser Reaktion wird NADPH zu NADP oxidiert. FH_2 unterscheidet sich von der Folsäure durch das Fehlen der oberen Doppelbindung im rechten der beiden stickstoffhaltigen Pteridinringe des Moleküls. Bei FH_4 fehlen beide Doppelbindungen in diesem Ring.

Pharmakokinetik: Die orale Bioverfügbarkeit von Methotrexat nimmt mit steigender Dosis ab (sättigungsfähige enterale Resorption über einen Folat-Transporter). Seine Elimination erfolgt mit zwei Halbwertszeiten ganz überwiegend renal (Tab. **B-5.3**). Es wird glomerulär filtriert und durch organische Anionen-Transporter tubulär sezerniert. Bei gleichzeitiger Einnahme anderer Pharmaka (z. B. saure Analgetika, Penicilline), die ebenfalls über diese Transporter eliminiert werden, kann es zur MTX-Retention und zum Anstieg des Plasmaspiegels kommen. Das polare Methotrexat kann die Blut-Hirn-Schranke nicht überwinden.

Pharmakokinetik: Die orale Bioverfügbarkeit sinkt mit steigender Dosis. Die Elimination erfolgt überwiegend renal (Tab. **B-5.3**). MTX kann die Blut-Hirn-Schranke nicht überwinden.

Indikationen:
- Autoimmunerkrankungen (s. S. 210)
- Tumorerkrankungen (s. S. 652)

Indikationen:
- **Autoimmunerkrankungen:** Rheumatoide Arthritis (s. S. 210), Psoriasis vulgaris und Arthritis psoriatica, Sjögren-Syndrom mit viszeraler Beteiligung, Multiple Sklerose u. a.
- **Tumorerkrankungen:** Näheres zu dieser Indikation finden Sie im Kap. C 15 ab S. 652.

▶ Merke.

▶ **Merke.** Bei der Anwendung von Methotrexat als Immunsuppressivum genügen wesentlich niedrigere Dosierungen als zur Therapie von Tumorerkrankungen (s. S. 660). Trotzdem sind **regelmäßige Blutbildkontrollen** erforderlich. MTX steigert die Wirksamkeit anderer (nicht zytotoxischer) immunsuppressiver Pharmaka; dadurch kann deren Dosis reduziert werden.

Unerwünschte Wirkungen: S. hierzu a. S. 185. **Spezielle Methotrexat-Nebenwirkungen:** Interstitielle Pneumonitis/Alveolitis, Leberenzyme und Bilirubin ↑, Fettleber, Leberzirrhose, Nierenfunktionsstörungen, allergische Reaktionen, Arthralgien und Myalgien, ZNS-Störungen.

Unerwünschte Wirkungen: Zu Nebenwirkungen der gesamten Wirkstoffgruppe s. S. 185. Methotrexat kann zusätzlich (auch bei niedriger Dosierung) eine **interstitielle Pneumonitis/Alveolitis** mit trockenem Reizhusten und Kurzatmigkeit hervorrufen (bei Verdacht Therapie sofort beenden und Glukokortikoid-Therapie einleiten). **Weitere Nebenwirkungen:** Anstieg leberzellspezifischer Enzyme (Transaminasen-Kontrolle!) und des Bilirubins, Fettleber, Leberfibrose und -zirrhose, Nierenfunktionsstörungen, allergische Reaktionen mit Hautausschlägen; Arthralgien und Myalgien, Kopfschmerzen, Müdigkeit, Benommenheit, Psychosen und Depressionen.

Kontraindikationen:
- S. hierzu a. S. 185. **Speziell für Methotrexat:** Kreatinin-Clearance < 60 ml/min, Leberschäden, Erkrankungen des blutbildenenden Systems, Immundefizienz, schwere Infektionen, hoher Alkoholkonsum, Magen-Darm-Ulzera, Schwangerschaft und Stillzeit.

Kontraindikationen:
- Zu Kontraindikationen für die gesamte Wirkstoffgruppe s. S. 185. Bei **Methotrexat zusätzlich:** Kreatinin-Clearance < 60 ml/min, Leberschäden, Erkrankungen des blutbildenden Systems, Immundefizienz, schwere Infektionen, hoher Alkoholkonsum, Magen-Darm-Ulzera, Schwangerschaft und Stillzeit.

▶ Klinischer Bezug.

▶ Klinischer Bezug.
- Methotrexat wirkt **erbgut- und fruchtschädigend**. Vor Therapiebeginn muss daher eine Schwangerschaft sicher ausgeschlossen werden. Während und für mindestens 3 Monate nach der Behandlung ist eine **wirksame Empfängnisverhütung** erforderlich. Männer sollten während der Behandlung und 3 – 6 Monate danach kein Kind zeugen. Wegen der Möglichkeit schwerwiegender irreversibler Störungen der Spermatogenese sollte vor Therapiebeginn eine **Spermakonservierung** in Betracht gezogen werden.
- Die **Toxizität von niedrig dosiertem Methotrexat** kann durch Gabe von **Folsäure** (1 – 3 mg/d) **reduziert** werden, ohne dass seine antiphlogistischen Wirkungen beeinträchtigt werden. Da Folsäure die enterale Resorption von MTX reduziert, muss sie etwa 12 h nach der Gabe von MTX eingenommen werden.

Wechselwirkungen: Renale MTX-Ausscheidung ↓ durch Probenecid und andere organische Säuren, MTX-Toxizität ↑ durch andere Dihydrofolatreduktase-Hemmstoffe. Risiko für Leberschäden ↑ durch Alkohol und andere hepatotoxische Pharmaka. Antiphlogistische MTX-Wirkung ↓ durch Koffein und Theophyllin.

Wechselwirkungen: Probenecid und andere organische Säuren (Penicilline, saure Analgetika) hemmen die renale Ausscheidung von Methotrexat und erhöhen dadurch seine Toxizität; andere **Hemmstoffe der Dihydrofolatreduktase** (Cotrimoxazol, Trimethoprim, Triamteren, Pyrimethamin) verstärken die Methotrexat-Toxizität. **Alkohol** und **hepatotoxische Arzneistoffe** (z. B. Leflunomid, Sulfasalazin) erhöhen das Risiko von hepatozellulären Schäden. **Koffein** (Kaffee, schwarzer Tee) und **Theophyllin** reduzieren als Antagonisten von Adenosinrezeptoren die antiphlogistische Wirkung von Methotrexat.

5.2.2 Immunsuppressiva mit hemmender Wirkung auf die antigeninduzierte T-Zell-Aktivierung

Ciclosporin und Tacrolimus stören die Signaltransduktion des T-Zell-Rezeptors. **Prednisolon und 6-Methylprednisolon** hemmen die zelluläre Immunantwort. **Abatacept** unterdrückt die Kostimulation der T-Zellen.

5.2.2 Immunsuppressiva mit hemmender Wirkung auf die antigeninduzierte T-Zell-Aktivierung

Diese Immunsuppressiva antagonisieren spezifisch einen wichtigen Schritt im Signaltransduktionsweg des T-Zell-Rezeptors **(Ciclosporin, Tacrolimus)**, hemmen auf komplexe Weise und mit breitem Wirkspektrum die antigeninduzierte Aktivierung der zellulären Immunantwort **(Prednisolon, 6-Methylprednisolon)** oder sorgen für eine Abschwächung der T-Zell-Aktivierung **(Abatacept)**.

Ciclosporin

Struktur, Wirkungsmechanismen und Wirkungen: Ciclosporin, ein aus einem Pilz isoliertes zyklisches Polypeptid, wirkt nach Bindung an das zytosolische Rezeptorprotein Ciclophilin als **Calcineurin-Inhibitor** (Abb. B-5.5 auf S. 190). Die Phosphatase Calcineurin dephosphoryliert den Transkriptionsfaktor NF-AT (nuclear factor of activated T-cells), der nur in dieser dephosphorylierten Form in den Zellkern gelangt. Durch die Hemmung von Calcineurin wird die Translokation von NF-AT in den Zellkern unterdrückt und die Transkription von IL-2 und CD25 (α-Untereinheit des IL-2-Rezeptors) gestoppt. Ciclosporin ist ein **T-Zell-spezifischer** Calcineurin-Inhibitor, da NF-AT nur in T-Zellen vorkommt und dort als bedeutender Transkriptionsfaktor für die Expression von IL-2 und CD25 sorgt. Als Folge der Wirkung von Ciclosporin bleibt die antigeninduzierte klonale Expansion der T-Zellen aus, ohne dass die unspezifische Immunabwehr beeinträchtigt wird.

Pharmakokinetik: Ciclosporin wird metabolisch eliminiert (Tab. B-5.4). Die entstehenden Metaboliten sind unwirksam und werden biliär ausgeschieden. Ciclosporin ist Substrat von CYP3A4 und P-Gp; daraus ergeben sich zahlreiche Arzneimittelinteraktionen (s. S. 37). Da sich Ciclosporin in den Erythrozyten anreichert, müssen zur Therapiekontrolle Blutspiegel (und nicht Plasma- oder Serumspiegel) gemessen werden.

Ciclosporin

Struktur, Wirkungsmechanismen und Wirkungen: Ciclosporin wirkt als **T-Zell-spezifischer Calcineurin-Inhibitor** (Abb. B-5.5 auf S. 190). Dadurch unterbleibt die Dephosphorylierung des Transkriptionsfaktors NF-AT und die Transkription von IL-2 und CD25 wird gestoppt. So fehlt die antigeninduzierte klonale Expansion der T-Zellen, ohne Beeinträchtigung der unspezifischen Immunabwehr.

Pharmakokinetik: Ciclosporin wird metabolisch eliminiert (Tab. B-5.4). Ciclosporin ist Substrat von CYP3A4 und P-Gp (s. S. 37). Ciclosporin reichert sich in Erythrozyten an (Blutspiegelkontrollen!).

B-5.4 Pharmakokinetische Daten und Dosierungen von Immunsuppressiva mit hemmender Wirkung auf die antigeninduzierte T-Zell-Aktivierung

Wirkstoff	Applikation	Einzeldosis	DI	BV [%]	HWZ	PEB [%]	EF_{ren} [%]
Ciclosporin	p.o.	1 – 3 mg/kg	12 h	20 – 50	10 h	93	0
	i.v.	3 – 5 mg/kg	24 h	100			
Tacrolimus	p.o.	0,05 – 0,15 mg/kg	12 h	20 – 25	12 h	75	0
	i.v.	0,01 – 0,1 mg/kg	24 h	100			
Prednisolon	p.o.	2,5 – 125 mg	12 – 24 h	82	2,5 h	90	26
	i.v./i.m.	25 – 1000 mg	12 – 24 h	100			
6α-Methyl-Prednisolon	p.o.	2 – 100 mg	12 – 24 h	82	2,5 h	78	5
	i.v./i.m.	32 – 1000 mg	12 – 24 h	100			
Abatacept	i.v.	10 mg/kg[1)]	4 Wochen	0	13 d	n.b.	n.b.

[1)] Dosis wird als 30-minütige Infusion am Tag 1, 15, 30 und anschließend alle 4 Wochen verabreicht; eine Tagesdosis von 1000 mg soll nicht überschritten werden.

▶ **Klinischer Bezug.** Wegen der variablen oralen Bioverfügbarkeit (20 – 50%) müssen die Blutspiegel von Ciclosporin kontrolliert werden: Sie sollten am Ende eines Dosisintervalls bei 100 – 300 ng/ml liegen; Werte < 100 ng/ml erhöhen das Risiko von Abstoßungsreaktionen (s. Indikationen).

▶ **Klinischer Bezug.**

Indikationen:
- **Prophylaxe der Transplantatabstoßung nach allogener Organtransplantation (Niere, Leber, Lunge, Herz, Pankreas):** Meist in Kombination mit Glukokortikoiden und evtl. zusätzlich mit Mycophenolatmofetil oder Sirolimus. Nach einer Initialdosis von 5 – 7 mg/kg p.o. alle 12 h für 1 – 2 Wochen wird meist auf eine Erhaltungsdosis von 1 – 3 mg/kg p.o. alle 12 h reduziert, die dann in der Regel lebenslang eingenommen werden muss.
- **Prophylaxe der Abstoßungsreaktion nach Knochenmarktransplantation:** Initialdosis 6,25 – 7,5 mg/kg p.o. alle 12 h für 1 Woche, dann Erhaltungsdosis von 6,25 mg/kg p.o. alle 12 h für 3 – 6 Monate.
- **Schwere Formen von Autoimmunerkrankungen:** Endogene Uveitis (Dosierung: 2,5 – 5 mg/kg p.o. alle 12 h), therapieresistente Psoriasis (1,25 – 2,5 mg/kg p.o. alle 12 h), glomeruläre Erkrankungen mit steroidresistentem nephrotischem Syndrom (2,5 – 3 mg/kg p.o. alle 12 h), rheumatoide Arthritis oder therapieresistente Neurodermitis (1,25 – 2,5 mg/kg p.o. alle 12 h).

Indikationen:
- Prophylaxe der Transplantatabstoßung nach allogener Organtransplantation.
- Prophylaxe der Abstoßungsreaktion nach Knochenmarktransplantation.
- Schwere Formen von Autoimmunerkrankungen: Uveitis, Psoriasis, nephrotisches Syndrom, rheumatoide Arthritis oder Neurodermitis.

Unerwünschte Wirkungen:
- **Nephrotoxizität**, arterielle **Hypertonie**, **Neurotoxizität**, **Gingivahyperplasie**, **gastrointestinale Störungen**, **Hyperbilirubinämie**, Leberenzymanstieg, **Hypertrichose**, Hautausschläge, Akne, Myelosuppression, **Posttransplantations-Diabetes**, Hyperlipidämie, Gewichtszunahme, Hyperurikämie. Erhöhtes Risiko für lymphoproliferative Erkrankungen, maligne Tumoren und Infektionen.

Unerwünschte Wirkungen: **Nephrotoxizität** (dosisabhängig und meist reversibel, hohes Risiko für peritubuläre Fibrosen, Hyperkaliämie) und arterielle **Hypertonie**; deshalb müssen therapiebegleitend monatliche Kontrollen des Serum-Kreatinins und des Blutdrucks durchgeführt werden. **Neurotoxizität** (Kopfschmerzen, Tremor, Parästhesien, Verwirrtheitszustände, Bewustseinsstörungen), **Gingivahyperplasie** und **gastrointestinale Störungen** (Gastroenteritis, Appetitlosigkeit, Übelkeit, Erbrechen, Durchfall). **Hyperbilirubinämie**, Anstieg leberzellspezifischer Serumenzyme (dosisanhängig, reversibel), **Hypertrichose**, Hautausschläge, Akne, Myelosuppression (Anämie, Leukopenie). **Posttransplantations-Diabetes**: ein neu auftretender Typ-2-Diabetes, der nicht nur auf die Anwendung von Glukokortikoiden, sondern auch auf Calcineurin-Inhibitoren zurückgeht. Hyperlipidämie, Gewichtszunahme und Hyperurikämie. Zunahme des Risikos für lymphoproliferative Erkrankungen (z. B. Non-Hodgkin-Lymphome), maligne Tumoren und Infektionen mit opportunistischen Erregern.

Kontraindikationen: Impfungen mit Lebendvakzinen. Alles Weitere gilt nicht bei allogenen Transplantationen:
- **Generell:** Nierenfunktion ↓, Hyperurikämie, Hypertonie, Infektionskrankheiten, maligne Tumoren, Stillzeit.
- **Indikationsbezogen:** PUVA, UV-Phototherapie, gleichzeitige Gabe von Retinoiden, langjährige MTX-Therapie; Patienten < 18 Jahre; Alkokolismus.

▶ Merke.

Kontraindikationen: Impfungen mit Lebendvakzinen. Alle weiteren Kontraindikationen gelten nicht für die Anwendung bei allogenen Transplantationen:
- **Generell:** Schwere Nierenfunktionsstörung, Hyperurikämie, unkontrollierte Hypertonie, Infektionskrankheiten, maligne Tumoren, Stillzeit.
- **Indikationsbezogen:** Gleichzeitige Anwendung von PUVA oder selektiver ultravioletter Phototherapie (Psoriasis, Neurodermitis), gleichzeitige Anwendung von Retinoiden (Psoriasis), langjährige Methotrexat-Therapie (Psoriasis), Patienten unter 18 Jahren (Psoriasis, Neurodermitis), Alkoholismus (Psoriasis).

Wechselwirkungen:

▶ Merke. Ciclosporin gehört zu den Pharmaka mit dem **höchsten Interaktionspotenzial**. Darüber hinaus besitzt es eine **geringe therapeutische Breite**. Hohe Blutspiegel können sehr schnell Intoxikationen, niedrige Blutspiegel einen Verlust der immunsuppressiven Wirkung zur Folge haben. Daher ist eine engmaschige Überwachung des Blutspiegels unabdingbar.

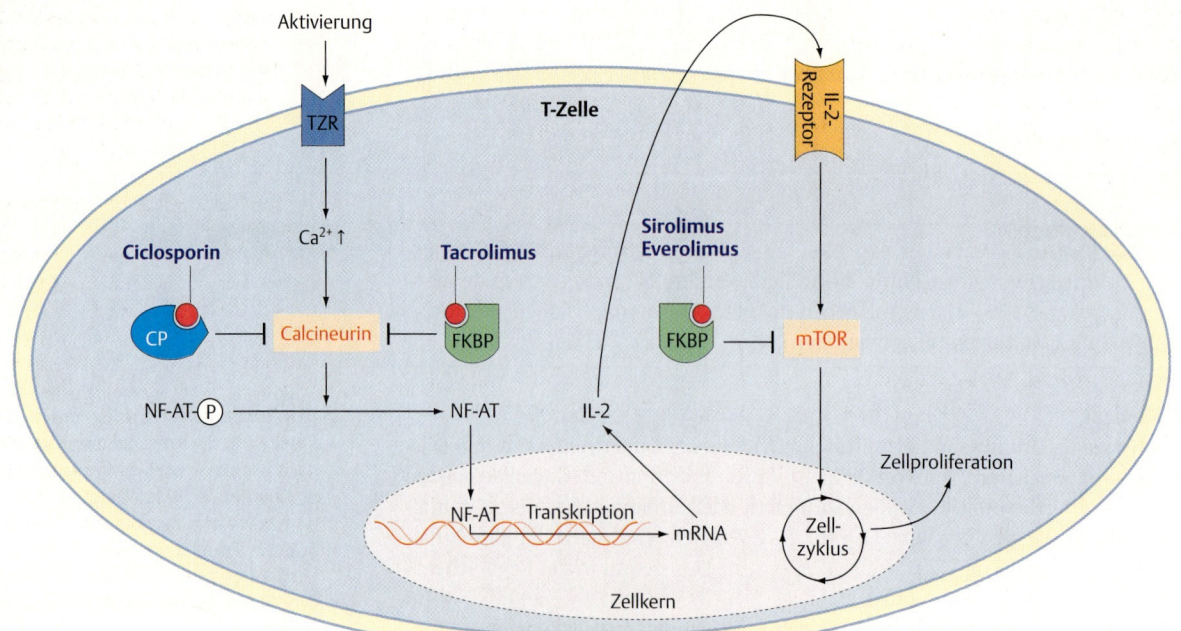

B-5.5 Wirkungsmechanismen von Ciclosporin, Tacrolimus, Sirolimus und Everolimus

Alle vier Pharmaka binden an zytosolische Rezeptorproteine und hemmen – vermittelt durch diese Proteine – entweder die **Proteinphosphatase Calcineurin** (Ciclosporin, Tacrolimus) oder die **Proteinkinase mTOR** (Sirolimus, Everolimus). Auf diesem Weg hemmen Ciclosporin/Tacrolimus die Bildung von Interleukin-2 (IL-2) und Sirolimus/Everolimus die Wirkung von IL-2.
CP: Cyclophilin; FKBP: FK506 binding protein (FK506 war das Codewort für Tacrolimus); NFAT: nuclear factor of activated T-cells; mTOR: mammalian target of rapamycin (Rapamycin ist die frühere Bezeichnung für Sirolimus). Der Name Rapamycin leitet sich her vom Namen der Osterinsel (Rapa Nui). Dort wurde der Bakterienstamm gefunden, aus dem der Stoff erstmals isoliert wurde.

Hemmstoffe von CYP3A4 oder P-Gp (s. S. 37 bzw. S. 40) erhöhen den Ciclosporinspiegel, sodass eine **Wirkungsverstärkung** auftritt. Induktoren von CYP3A4 oder P-Gp (s. S. 37 bzw. S. 40) vermindern den Ciclosporinspiegel, sodass eine **Wirkungsabschwächung** resultiert. Metoclopramid erhöht die orale Bioverfügbarkeit von Ciclosporin. Die Nephrotoxizität wird durch Sirolimus und viele andere Substanzen (Amphotericin B, Aminoglykoside, Ciprofloxacin, Vancomycin, saure Analgetika, Sulfasalazin), die Gingivahyperplasie durch gleichzeitige Gabe von Nifedipin verstärkt. Ciclosporin selbst kann als Hemmstoff von CYP3A4 und P-Gp die Plasmaspiegel von Digoxin und Statinen erhöhen und damit ihre Toxizität steigern. Zudem erhöht es das Hyperkaliämie-Risiko von kaliumsparenden Diuretika (Amilorid, Triamteren) und beeinträchtigt die Wirksamkeit von Impfungen.

Wechselwirkungen: Ciclosporin-Wirkung ↑ durch Hemmstoffe von CYP3A4 oder P-Gp (s. S. 37 bzw. S. 40), **Wirkung** ↓ durch Induktoren von CYP3A4 oder P-Gp (s. S. 37 bzw. S. 40). Orale BV ↑ durch MCP. Nephrotoxizität ↑ durch Sirolimus und viele andere Stoffe. Gingivahyperplasie ↑ durch Nifedipin. Ciclosporin → Toxizität von Digoxin und Statinen ↑, Hyperkaliämie-Risiko von K$^+$-sparenden Diuretika ↑, Wirksamkeit von Impfungen ↓.

Tacrolimus

Tacrolimus (Code-Bezeichnung FK 506) ist ein makrozyklisches Lakton (Makrolaktam) bakteriellen Ursprungs und wirkt ebenfalls als **Calcineurin-Inhibitor** (s. S. 189). Der einzige Unterschied zu Ciclosporin ist, dass für Tacrolimus ein anderes zytosolisches Protein (das FK506-Bindungsprotein) als Rezeptor fungiert und die Hemmwirkung auf Calcineurin vermittelt (Abb. **B-5.5**). Die Auswirkungen gleichen denen des Ciclosporins – die Expression von IL-2 und CD25 und die Aktivierung und Proliferation von T-Zellen wird unterdrückt. Tacrolimus ist etwa 10-mal potenter als Ciclosporin. Es hemmt übrigens auch die Freisetzung von Entzündungsmediatoren (z. B. Histamin) aus Mastzellen und basophilen Granulozyten.

Tacrolimus hat eine relativ geringe orale Bioverfügbarkeit (Tab. **B-5.7**). Wie Ciclosporin reichert es sich in den Erythrozyten an und hat eine **geringe therapeutische Breite**. Daher müssen seine Blutspiegel kontrolliert werden: am Ende eines Dosisintervalls sollten sie zwischen 5 und 15 ng/ml liegen. Da Tacrolimus ebenfalls ein Substrat von CYP3A4 und P-Gp ist, entsprechen seine Wechselwirkungen denen des Ciclosporins (s. S. 190). Wegen der vergleichsweise niedrigeren Dosierungen wirkt Tacrolimus aber nicht als Hemmstoff von CYP3A4 und P-Gp.

Tacrolimus darf nicht bei Überempfindlichkeit gegen Makrolide oder gleichzeitiger Ciclosporin-Therapie verabreicht werden. Prinzipiell ist bei der **Anwendung von Tacrolimus** zwischen systemischer (oral, i. v.) und topischer Applikation (dermal) zu unterscheiden:

- **Systemisch** ist es zur **Prophylaxe der Abstoßungsreaktion** nach allogener Nieren-, Leber- und Herztransplantation indiziert (in Kombination mit Glukokortikoiden und evtl. zusätzlich mit Mycophenolatmofetil oder Sirolimus). Es ist auch bei **akuten Abstoßungsreaktionen** wirksam. Die orale Dosierung beträgt 0,1 – 0,15 mg/kg alle 12 h (Nierentransplantation), 0,05 – 0,1 mg/kg alle 12 h (Lebertransplantation) bzw. 0,038 mg/kg alle 12 h (Herztransplantation). Kinder benötigen meist höhere Dosierungen als Erwachsene. In einer großen Metaanalyse wurden mit Tacrolimus 40 % weniger Transplantatverluste beobachtet als mit Ciclosporin. Die **unerwünschten Wirkungen** sind Ciclosporin-ähnlich (s. S. 190), wobei einige häufiger (Neurotoxizität, Typ-2-Diabetes) und andere seltener (arterielle Hypertonie, Hyperlipidämie, Hirsutismus, Gingivahyperplasie) auftreten als bei Ciclosporin.
- **Topisch** ist Tacrolimus zur Behandlung der **Neurodermitis** ab einem Alter von 2 Jahren indiziert (2-mal täglich 0,03 %-ige Salbe), wenn herkömmliche Behandlungsmaßnahmen (z. B. topische Kortikosteroide, UV-Therapie) nicht adäquat wirken oder kontraindiziert sind. Die transdermale Resorption ist vernachlässigbar. 25 – 35 % der Patienten profitieren von dieser Therapie (Plazebosalben helfen immerhin bei 7 % der Patienten). Topische Kortikosteroide bleiben aber die bevorzugte Therapieoption, obwohl die 0,1 %-ige Taclominus-Salbe etwa äquieffektiv ist mit stark wirksamen topischen Glukokortikoiden (Clobetasolpropionat 0,05 %, Fluocinolonacetonid 0,025 %, Fluticasonpropionat 0,05 %). Ein Vorteil gegenüber den Glukokortikoiden ist das Ausbleiben der Hautatrophie. Tacrolimus kann deshalb auch im Gesicht angewendet und die Therapie muss nicht ausschleichend beendet werden (kein Rebound-Effekt). Nachteilig sind hingegen transiente Erytheme, das initial **starke Hautbrennen und -jucken**, das erhöhte Risiko für bakterielle und virale Hautinfektionen sowie die **Sensibilisierung gegenüber UV-Strahlung** (Lichtschutzmaßnahmen beachten!). Das Risiko für das Auftreten von Lym-

Tacrolimus

Tacrolimus (Abb. **B-5.5**) ist als **Calcineurin-Inhibitor** (s. S. 189) etwa 10-mal potenter als Ciclosporin. Es unterdrückt ebenfalls die Expression von IL-2 und CD25 und die Proliferation von T-Zellen. Zudem hemmt es auch die Freisetzung von Entzündungsmediatoren aus Mastzellen und basophilen Granulozyten. Tacrolimus hat eine geringe **therapeutische Breite**. Häufige Blutspiegelkontrollen sind notwendig. Seine orale Bioverfügbarkeit ist schlecht (Tab. **B-5.7**). Die Wechselwirkungen sind wie bei Ciclosporin (s. S. 190).

Tacrolimus darf nicht bei Überempfindlichkeit gegen Makrolide oder gleichzeitiger Ciclosporin-Therapie verabreicht werden. Die **Anwendung von Tacrolimus** kann systemisch oder topisch erfolgen:

- **Systemisch:** Zur **Prophylaxe der Abstoßungsreaktion** und bei **akuten Abstoßungsreaktionen** wirksam. Mit Tacrolimus wurden in Studien 40 % weniger Transplantatverluste beobachtet als mit Ciclosporin. Die **unerwünschten Wirkungen** sind Ciclosporin-ähnlich (s. S. 190), unterscheiden sich aber in der Häufigkeit.
- **Topisch:** Zur Behandlung der **Neurodermitis** ab einem Alter von 2 Jahren, wenn herkömmliche Behandlungsmaßnahmen nicht wirken oder kontraindiziert sind. Da im Gegenteil zu Glukokortikoiden keine Hautatrophie auftritt, kann Tacrolimus auch im Gesicht angewendet werden. Nachteilig sind Erytheme, initiales **starkes Hautbrennen und -jucken**, erhöhtes Risiko für Hautinfektionen sowie die **Sensibilisierung gegenüber UV-Strahlung**. Das Risiko für Lymphome und Hauttumoren ist besonders in sonnenexponierten Hautarealen erhöht.

phomen und Hauttumoren ist besonders in sonnenexponierten Hautarealen erhöht.

▶ **Kritisch betrachtet.** Tacrolimus oder Pimecrolimus?
Zur Therapie der Neurodermitis ist mit dem Tacrolimus-Derivat **Pimecrolimus** ein weiteres topisch anwendbares Makrolaktam zugelassen (1 %-ige Creme). Es ist jedoch nicht wirksamer als Tacrolimus und deshalb keine wirkliche Innovation und kein Gewinn für den Patienten.

Glukokortikoide (Prednisolon, 6α-Methylprednisolon)

Glukokortikoide haben einen hohen Stellenwert als immunsuppressiv und antiphlogistisch wirkende Pharmaka. Da **Prednisolon** und **6α-Methylprednisolon** in Bezug auf die immunsuppressive Wirkung die mit Abstand wichtigsten Glukokortikoide sind, werden die Ausführungen in diesem Kapitel auf diese beiden synthetischen Derivate des natürlichen Glukokortikoids Kortisol beschränkt. Die chemische Struktur dieser Stoffe und alle nicht das Immunsystem betreffenden Aspekte der Glukokortikoide werden im Kap. C-2.3 ab S. 369 besprochen.

Wirkungsmechanismen und Wirkungen: Glukokortikoide (GK) binden an den zytosolischen GK-Rezeptor (GKR). Der entstehende GK-GKR-Komplex kann auf **drei Wegen** Wirkungen auf das Immunsystem entfalten (Abb. **B-5.6**):

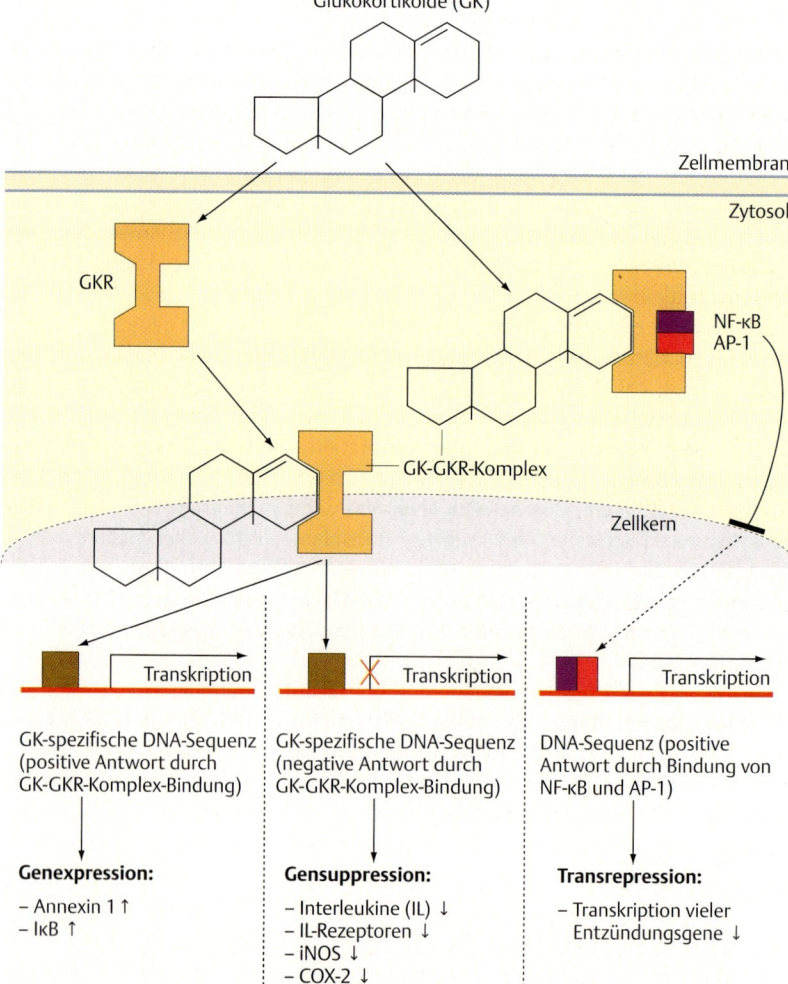

B-5.6 Wirkungsmechanismen und Wirkungen von Glukokortikoiden

Die Abbildung zeigt, wie die genomischen Wirkungen der GK zustande kommen: Sie binden im Zytosol an den GK-Rezeptor (GKR) und der GK-GKR-Komplex entfaltet seine Wirkungen entweder nach Translokation in den Zellkern (→ Genexpression↑ und Gensuppression) oder direkt vom Zytosol aus durch Bindung der Transskriptionsfaktoren NF-κB und AP-1, sodass diese Faktoren nicht in den Zellkern gelangen können (→ Transrepression).

B 5.2 Immunsuppressiva

- Der erste Weg ist Folge einer **Protein-DNA-Interaktion** im Zellkern. Dabei bindet der GK-GKR-Komplex an GK-spezifische DNA-Sequenzen, wodurch die Transkription einiger Gene gefördert wird. Eine **Steigerung der Genexpression** wird z. B. für das entzündungshemmende Protein Annexin 1 und für das inhibitorische Protein IκB beobachtet. Annexin 1 hemmt die Phospholipase A2 und damit die Synthese von Prostaglandinen und Leukotrienen. IκB bindet den Transkriptionsfaktor NF-κB im Zytoplasma und verhindert dessen Translokation in den Zellkern. Dadurch verhindert es die Wirkungen von NF-κB auf die Transkription und induziert eine Apoptose aktivierter T-Zellen.
- Der zweite Weg beinhaltet ebenfalls eine **Protein-DNA-Interaktion** im Zellkern und führt zur **Hemmung der Genexpression (Gensuppression)** zahlreicher entzündungsfördernder Interleukine und Interleukin-Rezeptoren sowie der Enzyme iNOS (s. S. 159) und COX-2 (s. S. 131).
- Der dritte Weg geht auf eine **Protein-Protein-Interaktion** im Zytoplasma zurück, wobei der GK-GKR-Komplex die Transkriptionsfaktoren NF-κB und AP-1 bindet. Dadurch wird die Translokation dieser Faktoren in den Zellkern verhindert und ihre transkriptionelle Aktivität blockiert **(sog. Transrepression)**. In der Folge bleibt die Transkription zahlreicher für Immun- und Entzündungsreaktionen wichtiger Gene aus.

Diese **genomischen GK-Effekte** sind die Basis für eine Vielzahl **immunsuppressiver und antiphlogistischer Wirkungen**, die untrennbar miteinander verknüpft sind und mit einer Latenz von Stunden bis Tagen einsetzen. Zu diesen Wirkungen gehören:

- Hemmung der Funktion antigenpräsentierender Zellen, die mit einer Verminderung der Expression von MHC-Molekülen einhergeht.
- Hemmung der Expression und Synthese von Zytokinen in T-Zellen (IL-2, IL-12, IFN-γ, TNF-α) und Makrophagen (IL-1, IL-6, IL-8, IL-12, TNF-α).
- Hemmung der zellulären Immunantwort durch Hemmung der Antigenerkennung und der Antigen-induzierten Reifung und Proliferation von T-Zellen. Auch die Proliferation von Fibroblasten, die Bildung und Ablagerung von Kollagen und damit auch die Wundheilung werden gehemmt.
- Hemmung vieler Funktionen der Makrophagen (Phagozytose, Migration, Chemotaxis, NO- und O_2^--Produktion) und neutrophilen Granulozyten (Zytotoxizität, Phagozytose, Adhäsion an vaskuläre Endothelzellen, Migration zu Entzündungsherden). Hemmung der zytotoxischen Aktivität von NK- und Tc-Zellen.
- Hemmung der Prostaglandinsynthese (durch Hemmung der PLA_2-Aktivität und Hemmung der Induktion von COX-2), der Leukotriensynthese (durch Hemmung der PLA_2-Aktivität) und der NO-Synthese (Hemmung der Induktion von iNOS).

Zu diesen genomischen GK-Wirkungen kommen noch **nicht genomische antiphlogistische GK-Wirkungen** hinzu, die innerhalb von Minuten relativ rasch auftreten. Sie sollen von Rezeptoren auf Zellmembranen vermittelt werden und sind noch unzureichend erforscht.

▶ **Merke.** Glukokortikoide unterdrücken fast ausschließlich die zelluläre Immunantwort, während sie die humorale Immunantwort kaum beeinträchtigen.

Pharmakokinetik: Prednisolon und 6α-Methylprednisolon sind nach oraler Gabe gut systemisch verfügbar und unterscheiden sich in ihrer Pharmakokinetik vor allem in Bezug auf das Ausmaß ihrer renalen Elimination (Tab. **B-5.4**). Die metabolische Elimination erfolgt bei beiden Substanzen in der Leber durch CYP3A4 und nachfolgende Konjugation mit Glucuron- (70 %) oder Schwefelsäure (30 %).

Indikationen:
- **Prophylaxe der Transplantatabstoßung** nach allogener Organtransplantation (in Kombination mit Ciclosporin oder Tacrolimus und evtl. zusätzlich mit Mycophenolatmofetil oder Sirolimus) und Behandlung von Abstoßungsreaktionen.
- **Allergische Erkrankungen:** anaphylaktischer Schock, Heuschnupfen, allergische Konjunktivitis, allergische Dermatosen (z. B. Urtikaria, Neurodermitis, Kontaktdermatitis, Stevens-Johnson- und Lyell-Syndrom), angioneurotisches Ödem, rheumatisches Fieber.
- **Autoimmunerkrankungen:** rheumatoide Arthritis, Psoriasis-Arthritis, sytemischer Lupus erythematodes, systemische Dermatomyositis, Wegener-Granulomatose und andere primäre Vaskulitiden, Riesenzell-Arteriitis, chronisch interstitielle

---

- **1. Weg:** Eine **Protein-DNA-Interaktion** im Zellkern führt zu einer **Steigerung der Genexpression** z. B. für das entzündungshemmende Protein Annexin 1 (hemmt die Phospholipase A2) und für das inhibitorische Protein IκB (induziert eine Apoptose aktivierter T-Zellen).
- **2. Weg:** Eine **Protein-DNA-Interaktion** im Zellkern führt zur **Hemmung der Genexpression (Gensuppression)** entzündungsfördernder Stoffe wie Interleukine sowie die Enzyme iNOS (s. S. 159) und COX-2 (s. S. 131).
- **3. Weg:** Eine **Protein-Protein-Interaktion** im Zytoplasma hemmt über eine **sog. Transrepression** die Transkription bedeutender Gene für Immun- und Entzündungsreaktionen.

Diese **genomischen GK-Effekte** führen zu zahlreichen **immunsuppressiven und antiphlogistischen Wirkungen**:
- Hemmung der Funktion antigenpräsentierender Zellen.
- Hemmung der Expression und Synthese zahlreicher Zytokine.
- Hemmung der zellulären Immunantwort durch Hemmung der Antigenerkennung sowie der Proliferation von T-Zellen und Fibroblasten.
- Hemmung vieler Funktionen der Makrophagen und neutrophilen Granulozyten sowie der zytotoxischen Aktivität von NK- und Tc-Zellen.
- Hemmung der Prostaglandinsynthese, der Leukotriensynthese und der NO-Synthese.

Hinzu kommen noch **nicht genomische antiphlogistische GK-Wirkungen**, die rasch auftreten.

▶ **Merke.**

Pharmakokinetik: Zur Pharmakokinetik siehe auch Tab. **B-5.4**. Die metabolische Elimination erfolgt durch CYP3A4 und nachfolgende Konjugation mit Glucuron- (70 %) oder Schwefelsäure (30 %).

Indikationen:
- **Prophylaxe und Behandlung der Transplantatabstoßung.**
- **Allergische Erkrankungen.**
- **Autoimmunerkrankungen:** rheumatoide Arthritis, systemische Dermatomyositis, Wegener-Granulomatose, Autoimmunhepatitis, Morbus Crohn, Colitis ulcerosa, idopathische Thrombozytämie u. a.
- **Chronisch-entzündliche Erkrankungen.**

Lungenerkrankungen und Sarkoidose, Autoimmunhepatitis, primäre und sekundäre Formen der Glomerulopathie mit nephrotischem Syndrom, Multiple Sklerose, Morbus Crohn, Colitis ulcerosa, Autoimmunerkrankungen der Haut (Psoriasis, Pemphigus), autoimmunologische Bluterkrankungen (hämolytische Anämie, idiopathische Thrombozytämie).
- **Chronisch-entzündliche Erkrankungen**: Asthma bronchiale, chronisch-obstruktive Lungenerkrankung, Lichen ruber, Osteoarthritis.

Unerwünschte Wirkungen: Sie sind stark **dosisabhängig**. Wenn die verabreichten Dosierungen über längere Zeit höher sind als die der normalen Kortisol-Tagesproduktion entsprechende Dosierung (2,5 – 5 mg Prednisolon bzw. 2 – 4 mg 6α-Methylprednisolon pro Tag; s. S. 375), muss mit folgenden unerwünschten Wirkungen gerechnet werden:
- **Hautveränderungen**: Hautatrophie, Striae rubrae, Steroid-Akne, periorale Dermatitis, Petechien, Ekchymosen.
- **Myopathie:** Muskelschwäche, Muskelatrophie der proximalen Skelettmuskulatur.
- Störungen des Knochenstoffwechsels: **Osteoporose**, aseptische Knochennekrosen.
- Augen-Symptome (**Glaukom,** posteriore subkapsuläre **Katarakt**).
- **Störungen des Elektrolytstoffwechsels** (Retention von NaCl und Wasser, vermehrte K⁺-Ausscheidung, Hypokaliämie); die Störungen des Elektrolytstoffwechsels sind bei Anwendung von 6α-Methylprednisolon weniger ausgeprägt als beim Prednisolon.
- **Arterielle Hypertonie**.
- Metabolische Störungen (verminderte Glucosetoleranz, **Diabetes mellitus**, Stammfettsucht).
- Zentralnervöse und psychotische Störungen: Schlafstörungen, Nervosität und Gereiztheit, Euphorie, Antriebs- und Appetitsteigerung; **Depressionen** oder paranoide Psychosen.
- Funktionsstörungen des Immunsystems: gestörte Wundheilung, erhöhtes Risiko für systemische Mykosen und andere Infektionen, Reaktivierung latenter Infektionen.
- Endokrinologische Störungen: **Verminderung oder Sistieren der endogenen Kortisolproduktion**, Wachstumshemmung bei Kindern, Störungen der Sekretion von Sexualhormonen.

Kontraindikationen: Absolute Kontraindikationen für die Anwendung von Prednisolon/6α-Methylprednisolon gibt es nur wenige: akute Virusinfektion, HBsAG-positive chronisch-aktive Hepatitis B, Zeitraum 8 Wochen vor bis 2 Wochen nach Schutzimpfungen, Lymphadenitis nach BCG-Impfung.

Wechselwirkungen: Diuretika und Laxanzien verstärken die renalen K⁺-Verluste. Chloroquin, Hydroxychloroquin und Mefloquin erhöhen das Risiko von Myopathien. Induktoren von CYP3A4 (s. S. 37) vermindern die Wirkungen von Prednisolon und 6α-Methylprednisolon. Die Wirkungen der Herzglykoside werden durch den K⁺-Mangel verstärkt; die Wirkungen oraler Antikoagulanzien, oraler Antidiabetika und Insulin werden abgeschwächt; die ulzerogene Wirkung der sauren Analgetika wird erheblich verstärkt.

Abatacept

Abatacept ist ein **rekombinantes Fusionsprotein** bestehend aus einem modifizierten Fc-Fragment des humanen IgG und der extrazellulären Domäne des humanen, zytotoxischen T-Lymphozyten-Antigens 4 (CTLA4). CTLA4 bindet mit hoher Affinität an die CD80/86-Oberflächenproteine der antigenpräsentierenden Zellen und verhindert so die Interaktion zwischen CD80/86 und dem CD28 der CD4-positiven T-Zellen (Abb. **B-5.7**). Wegen des Fehlens dieser Interaktion bleibt die CD80/86-vermittelte Kostimulation der T-Zellen (s. S. 181 und Abb. **B-5.1b**) aus und die T-Zell-Aktivierung wird massiv abgeschwächt. Abatacept ist eine Therapieoption zur **Behandlung der rheumatoiden Arthritis**, wenn Methotrexat und/oder TNF-α-Antagonisten nicht ausreichend wirken. Es wird i. v. in Form von 30-min-Infusionen verabreicht (Tab. **B-5.4**). Häufige unerwünschte Wirkungen sind Kopfschmerzen, erhöhter Blutdruck, erhöhte Leberwerte, gastrointestinale Störungen (Bauchschmer-

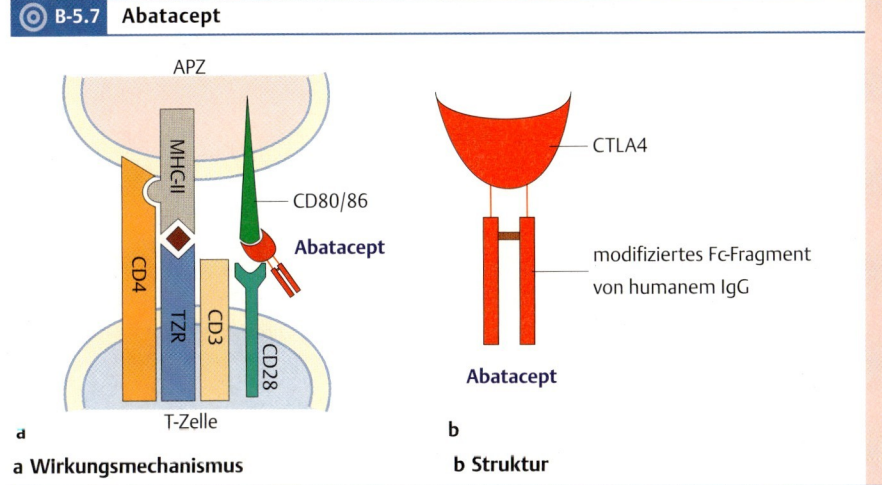

B-5.7 Abatacept
a Wirkungsmechanismus
b Struktur

zen, Übelkeit, Diarrhö), Hautausschläge und gehäuft auftretende Infektionen (Atemwegs- und Harnwegsinfektionen, Pneumonien, Herpes simplex/zoster). Die Kombination mit TNF-α-Antagonisten erhöht die Inzidenz schwerwiegender Infektionen.

5.2.3 Immunsuppressiva mit hemmender Wirkung auf den IL-2-Rezeptor und seine Signaltransduktion

Diese Substanzen blockieren den IL-2-Rezeptor (**Basiliximab, Daclizumab**) oder antagonisieren frühe (**Sirolimus, Everolimus**) oder späte (**Mycophenolat, Leflunomid**) Schritte auf dem Signaltransduktionsweg des IL-2-Rezeptors auf T-Zellen. Dadurch werden die IL-2-induzierten autokrinen und parakrinen Signale für die Reifung und Proliferation von T-Zellen (Abb. **B-5.1**, S. 180) stark abgeschwächt.

Basiliximab und Daclizumab

Beides sind **monoklonale IgG-Antikörper gegen CD25**, der α-Untereinheit des IL-2-Rezeptors. Diese Untereinheit ist für die hochaffine Bindung von IL-2 an den IL-2-Rezeptor verantwortlich.

▶ **Definition.** Die therapeutisch verwendeten **monoklonalen Antikörper** gehören als wichtige Untergruppe zu den sog. Biologika. Dabei handelt es sich um gentechnisch hergestellte Proteine, die als Pharmaka dienen und eine sehr gezielte Beeinflussung von Entzündungsreaktionen oder von Agonist/Rezeptor-Interaktionen im Rahmen der T-Zell-Proliferation ermöglichen. Die Namensendung „**-mab**" der monoklonalen Antikörper geht zurück auf die Anfangsbuchstaben der englischen Bezeichnung „**m**onoclonal **a**nti**b**ody". Weitere Begriffe im Zusammenhang mit ihrer Nomenklatur sollen hier kurz erläutert werden (Abb. **B-5.8**):
- **murin:** der komplette Antikörper besteht aus Mausprotein (Endung: **-omab** bzw. **-monab**; z. B. Ibritumomab, Muromonab-CD3)
- **chimär:** nur der variable Teil des Antikörpers ist aus Mausprotein (Endung: **-ximab**; z. B. Basiliximab, Infliximab, Rituximab)
- **humanisiert:** nur noch die Antigenbindungstellen der Fab-Fragmente sind aus Mausprotein, der Rest des Antikörpers ist durch humanes Protein ersetzt, wodurch Immunreaktionen verhindert werden sollen (Endung: **-zumab**; z. B. Daclizumab, Omalizumab, Tocilizumab)
- **human:** der komplette Antikörper besteht aus menschlichem Protein (Endung: **-mumab**; z. B. Adalimumab, Panitumumab).

Basiliximab ist ein chimärer (human-muriner) und Daclizumab ein humanisierter monoklonaler Antikörper gegen CD25, ein Protein, das als α-Untereinheit des IL-2-Rezeptors für die hochaffine Bindung von IL-2 an den Rezeptor sorgt. Die Bindung der Antikörper an CD25 induziert eine **Apoptose aller durch IL-2 aktivierten T-Zellen**.

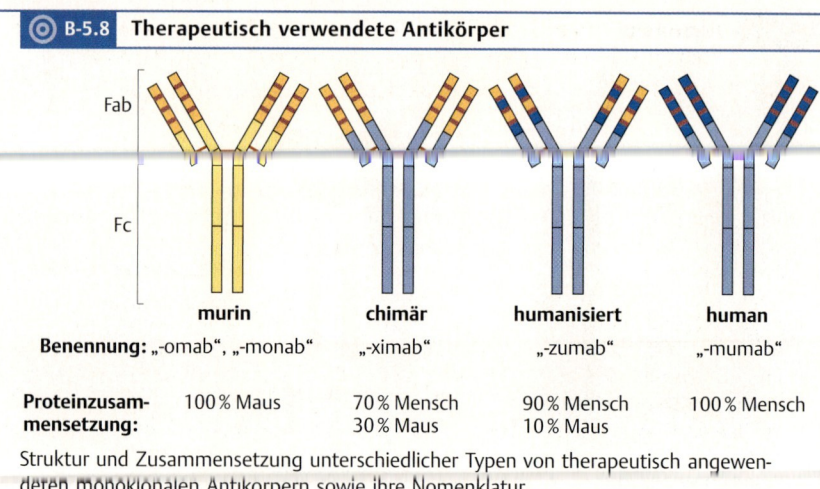

B-5.8 Therapeutisch verwendete Antikörper

Struktur und Zusammensetzung unterschiedlicher Typen von therapeutisch angewendeten monoklonalen Antikörpern sowie ihre Nomenklatur.

T-Zellen. Für Pharmakokinetik und Dosierung siehe Tab. **B-5.5**.

Nicht aktivierte T-Zellen sind nicht betroffen, da die α-Untereinheit des IL-2-Rezeptors erst nach antigengetriggerter Aktivierung der T-Zellen exprimiert wird. Die pharmakokinetischen Daten und Dosierungen sind in Tab. **B-5.5** zusammengefasst.

B-5.5 Pharmakokinetische Daten und Dosierungen von Immunsuppressiva mit hemmender Wirkung auf den IL-2-Rezeptor und seine Signaltransduktion

Wirkstoff	wirksamer Metabolit	Applikation	Einzeldosis	DI	BV [%]	HWZ	PEB [%]	EF$_{ren}$ [%]
Basiliximab		i. v.	20 mg[1]	4 d	100	7 d	n.b.	n.b.
Daclizumab		i. v.	1 mg/kg[2]	14 d	100	20 d	n.b.	n.b.
Sirolimus		p. o.	2 – 8 mg[3]	24 h	15	62 h	40	0
Everolimus		p. o.	0,75 mg	12 h	n.b.	28 h	74	0
Mycophenolat-mofetil	Mycophenolat	p. o.	1,0 – 1,5 g	12 h	0 (94)	2 min (17 h)	(97)	0 (0)
		i. v.	1,0 g	12 h	100			
Natrium-Mycophenolat		p. o.	720 mg	12 h	72	17 h	97	0
Leflunomid	Teriflunomid	p. o.	10 – 20 mg[4]	24 h	0 (~85)	(16 d)	(99)	0 (0)

[1] Gesamtdosis 40 mg (Kinder 20): jeweils 20 mg (10) 2 h vor und 4 Tage nach Nierentransplantation; [2] bei Nierentransplantation werden 5 Dosen injiziert: die 1. Dosis innerhalb von 24 h vor und 4 Dosen (jeweils im Abstand von 14 Tagen) nach Tansplantation; [3] zur Prophylaxe einer Abstoßungsreaktion wird Sirolimus mit Ciclosporin kombiniert; die Behandlung beginnt nach der Transplantation mit einer Initialdosis von 6 mg/d, wird fortgesetzt mit 2 mg/d und, nach Absetzen von Ciclosporin, auf ca. 8 mg/d gesteigert; [4] Einzeldosis initial für 3 Tage 100 mg/d.

Indikation ist die **Prophylaxe der akuten Organabstoßung**. Für Kontraindikationen, unerwünschte Wirkungen und Wechselwirkungen siehe Tab. **B-5.6**.

Beide Pharmaka sind **indiziert** zur **Prophylaxe der akuten Organabstoßung** nach allogener Nierentransplantation (nur in Kombination mit Glukokortikoiden und Ciclosporin und zusätzlich evtl. Azathioprin oder Mycophenolatmofetil). Angaben zur Pharmakokinetik und Dosierung sind in Tab. **B-5.5** zusammengefasst. Eine Übersicht über Kontraindikationen, häufige unerwünschte Wirkungen und Wechselwirkungen der gesamten Wirkstoffgruppe gibt Tab. **B-5.6**.

Sirolimus (Rapamycin) und Everolimus

Sirolimus ist bakteriellen Ursprungs, Everolimus ein synthetisches Derivat davon. Beide binden an T-Zellen (Abb. **B-5.5**), was zur **Hemmung der Proteinkinase mTOR** mit nachfolgender Blockade der **IL-2-gesteuerten Reifung und Proliferation von T-Zellen** und Lähmung der Funktion von T- und B-Zellen

Sirolimus (Rapamycin) und Everolimus

Sirolimus ist ein makrozyklisches Lakton bakteriellen Ursprungs (Aktinomyzeten), Everolimus ein synthetisches Derivat davon. Wegen ihrer großen strukturellen Ähnlichkeit mit Tacrolimus binden diese beiden Stoffe an dasselbe zytosolische Rezeptorprotein der T-Zellen wie Tacrolimus, nämlich FKBP (Abb. **B-5.5**). Der entstehende Sirolimus/Everolimus-FKPB-Komplex **hemmt die Proteinkinase mTOR** (mammalian target of rapamycin). Diese Kinase sorgt als Schlüsselenzym der Signaltransduktion

B-5.6 Kontraindikationen, häufige unerwünschte Wirkungen und Wechselwirkungen von Immunsuppressiva mit hemmender Wirkung auf den IL-2-Rezeptor und seine Signaltransduktion

Kontraindikationen	häufige unerwünschte Wirkungen	Wechselwirkungen
alle: - Überempfindlichkeit gegen den jeweiligen Wirkstoff - Schwangerschaft - Stillzeit **nur Leflunomid:** - eingeschränkte Leberfunktion - eingeschränkte Knochenmarksfunktion - schwerer Immundefekt - schwere Infektionen - mittlere bis schwere Niereninsuffizienz - Hypoproteinämie	**alle:** immunallergische Reaktionen **alle außer Basiliximab/Daclizumab:** - gastrointestinale Störungen (Übelkeit, Erbrechen, Diarrhö, Bauchschmerzen Stomatitis, Enteritis, Magen-Darm-Ulzera) - Myelosuppression (Anämie, Leukopenie, Thrombozytopenie, Panzytopenie) - gehäuft auftretende Infektionen der Harn- oder Atemwege, Sepsis - opportunistische Pilz- und Virusinfektionen - hepatotoxische Wirkungen (Anstieg leberzellspezifischer Serumenzyme, cholestatische Hepatitis, Leberzellnekrosen) - Störungen des Elektrolytstoffwechsels (Hypokaliämie, Hypophosphatämie) - Stoffwechselstörungen (erhöhte Blutfettwerte, Hyperglykämie) - kardiovaskuläre Störungen (Tachykardie, Hypertonie, Ödeme, Ergüsse im Pleura-, Perikard- oder Peritonealraum) - neuropsychiatrische Störungen (Kopfschmerzen, Angststörungen, Parästhesien, Schlafstörungen, Psychosen) - Hautausschläge (Akne, Exanthem) und reversibler Haarausfall - gestörte Wundheilung - erhöhtes Risiko für maligne Neoplasien	**alle:** abgeschwächte Immunantwort auf Lebendimpfstoffe (z. B. Masern, Varizellen, BCG) **Sirolimus/Everolimus:** - Hemmstoffe von CYP3A4 und P-Gp (s. S. 37 bzw. S. 40) erhöhen BV und hemmen die Elimination, Induktoren reduzieren BV und beschleunigen die Elimination - Sirolimus verstärkt die Nephrotoxizität von Ciclosporin und Tacrolimus **Mycophenolatmofetil/Natrium-Mycophenolat:** - Antazida reduzieren BV - Colestyramin und Aktivkohle beschleunigen die Elimination - Probenecid hemmt die renale Ausscheidung - Tacrolimus hemmt die Elimination durch Glucuronidierung **Leflunomid:** - Colestyramin und Aktivkohle beschleunigen die Elimination von Teriflunomid - Methotrexat erhöht das hepatotoxische Risiko

des IL-2-Rezeptors für einen geregelten Ablauf des Zellzyklus. Durch Hemmung von mTOR blockieren Sirolimus und Everolimus die **IL-2-gesteuerte Reifung und Proliferation von T-Zellen** und lähmen die Funktion von T- und B-Zellen.

Sowohl Sirolimus als auch Everolimus sind zur **Prophylaxe der Organabstoßung** nach allogener Nieren- oder Herztransplantation indiziert (initial in Kombination mit Glukokortikoiden und Ciclosporin; nach 2–4 Monaten auch in Kombination mit Glukokortikoiden allein). Sirolimus wird auch zur **Beschichtung von Stents in Herzkranzgefäßen** verwendet. Dabei wird seine antiproliferative Wirkung ausgenutzt, um der Restenosierung durch eine überschießende Proliferation der Gefäßintima (sog. Neointima-Bildung) vorzubeugen. Zusätzlich zu den Nebenwirkungen der gesamten Wirkstoffgruppe (Tab. B-5.6) sind folgende **unerwünschte Wirkungen** von besonderer Bedeutung: dosisabhängige **Stoffwechselstörungen** (Hypercholesterinämie, Hypertriglyzeridämie, diabetische Stoffwechselstörung) und das gehäufte Auftreten von **Lymphozelen** (eine mit der Nierentransplantation assoziierte chirurgische Komplikation).

Everolimus hat eine kürzere Halbwertszeit als Sirolimus (Tab. B-5.5) – das Risiko einer Kumulation ist dadurch etwas geringer. Sirolimus reichert sich in Erythrozyten bis zum 30-Fachen des Plasmaspiegels an. Beide Substanzen werden in hohem Maße durch CYP3A4 in Darm und Leber metabolisiert. Inhibitoren von CYP3A4 (s. S. 37) erhöhen und Enzyminduktoren senken deren Plasmaspiegel.

führt. Beide Stoffe dienen der **Prophylaxe der Organabstoßung**. Sirolimus wird auch zur **Beschichtung von Stents in Herzkranzgefäßen** verwendet. Zusätzlich zu den **unerwünschten Wirkungen** der gesamten Wirkstoffgruppe (Tab. B-5.6) treten **Stoffwechselstörungen** und gehäuft **Lymphozelen** auf. Das Risiko einer Kumulation ist bei Everolimus niedriger als bei Sirolimus (Tab. B-5.5). Sirolimus reichert sich in Erythrozyten an. Inhibitoren von CYP3A4 (s. S. 37) erhöhen und Enzyminduktoren senken den Plasmaspiegel beider Substanzen.

▶ **Klinischer Bezug.** Generell sollte bei Kombination von Sirolimus/Everolimus mit **Hemmstoffen oder Induktoren von CYP3A4** der Plasmaspiegel engmaschig kontrolliert werden und ggf. eine **Dosisanpassung** erfolgen. Auch bei Patienten mit schwerer Leberinsuffizienz ist auf die Plasmaspiegel zu achten. In diesem Fall wird sogar eine Halbierung der Dosis empfohlen. Auf die gleichzeitige Verabreichung von Sirolimus/Everolimus und starken CYP3A4-Inhibitoren (z. B. Clarithromycin, Telithromycin, Itraconazol, HIV-Proteaseinhibitoren) oder -Induktoren (z. B. Rifampicin) sollte gänzlich verzichtet werden.

▶ **Klinischer Bezug.**

Mycophenolatmofetil/Natrium-Mycophenolat

Mycophenolatmofetil (Abb. B-5.9) ist eine Pharmakonvorstufe, die im Körper in den wirksamen Metaboliten **Mycophenolat** umgewandelt wird. Mycophenolat **hemmt** reversibel und nicht-kompetitiv die **Inosinmonophosphat-Dehydrogenase**, das Schlüsselenzym der De-novo-Synthese von Guanin-Nukleotiden in Lymphozyten. In IL-2-aktivierten T-Zellen und proliferierenden B-Zellen wird eine induzierbare Form des Enzyms verstärkt exprimiert. Lymphozyten sind besonders auf die De-novo-Synthese von Purin-Nukleotiden angewiesen. Im Gegensatz zu vielen anderen Zellen können sie nämlich ihren Purinbedarf nicht durch Wiederverwertung der freien Purinbasen decken, die beim Nukleinsäureabbau entstehen („salvage pathway"). Lymphozyten (v. a. aktivierte T- und B-Zellen) sind deshalb ganz besonders von einer Hemmung der Inosinmonophosphat-Dehydrogenase betroffen und werden dadurch in ihrer Proliferation gehemmt.

Mycophenolat ist zur **Prophylaxe von akuten Abstoßungsreaktionen** nach allogener Nieren-, Herz- oder Lebertransplantation indiziert (in Kombination mit Glukokortikoiden und Ciclosporin). Besonders häufige und charakteristische unerwünschte Wirkungen (Tab. B-5.6) betreffen den Gastrointestinaltrakt (Erbrechen, Diarrhö) und das Nervensystem (Kopfschmerzen, Verwirrung, Schlaflosigkeit, Depressionen, Tremor, Parästhesien, Konvulsionen).

Mycophenolat ist auch in Form von magensaftresistenten Natrium-Mycophenolat-Tabletten verfügbar. Es wird hauptsächlich durch Glucuronidierung der phenolischen OH-Gruppe metabolisch eliminiert (Abb. B-5.9, Tab. B-5.5). Das Glucuronid unterliegt dabei einem **enterohepatischen Kreislauf**, der durch den Anionen-Austauscher Colestyramin oder durch Aktivkohle unterbrochen werden kann. Dadurch wird die Mycophenolat-Ausscheidung beschleunigt, was einem Verlust an Wirkung gleichkommt. Weitere Wechselwirkungen zeigt Tab. B-5.6.

B-5.9 Mycophenolatmofetil und Leflunomid sowie deren wirksame Metaboliten Mycophenolat bzw. Teriflunomid

Leflunomid

Über seinen wirksamen Metaboliten Teriflunomid (Tab. B-5.5, Abb. B-5.9) **hemmt** Leflunomid reversibel die mitochondriale **Dihydroorotat-Dehydrogenase**, das Schlüsselenzym für die De-novo-Synthese der Pyrimidin-Nukleotide. IL-2 aktivierte, schnell proliferierende T- und B-Zellen haben einen erhöhten Pyrimidinbedarf, den sie überwiegend durch De-novo-Synthese decken müssen, da der Wiederverwertungsweg keine adäquaten Pyrimidinmengen bereitstellen kann. Die Hemmung des Enzyms beeinträchtigt die T- und B-Zell-Proliferation massiv.

Indikationen für die Anwendung von Leflunomid sind die **rheumatoide Arthritis** und die **Arthritis psoriatica**. Es zählt zu den antirheumatischen Basistherapeutika (s. S. 210) und entfaltet seinen therapeutischen Effekt erst nach ca. 4–6 Wochen. Seine Wirkung ist der von Methotrexat oder Sulfasalazin vergleichbar. Zusätzlich zu denen der gesamten Wirkstoffgruppe gelten für Leflunomid weitere Kontraindikationen (Tab. **B-5.6**).

Der wirksame Metabolit Teriflunomid, der in Leber und Darm entsteht, wird biliär sezerniert und enteral rückresorbiert. Der sich daraus ergebende **enterohepatische Kreislauf** ist für eine lange Halbwertszeit und ein hohes Kumulationsrisiko verantwortlich (Tab. **B-5.5**). Aktivkohle und Colestyramin verkürzen die Halbwertszeit, weil sie den enterohepatischen Kreislauf unterbrechen. Unerwünschte Leflunomidwirkungen (Tab. **B-5.6**) von besonderer Bedeutung sind **hepatozelluläre Schäden** und die Gefahr einer **cholestatischen Hepatitis**. Symptome der Leberzellschädigung können selbst nach Beendigung der Behandlung mit Leflunomid noch auftreten. Die Leberwerte müssen deshalb regelmäßig kontrolliert werden. Wichtige Wechselwirkungen mit anderen Arzneistoffen sind in Tab. **B-5.6** aufgeführt.

ca. Leflunomid zählt zu den antirheumatischen Basistherapeutika (s. S. 210). Da Teriflunomid dem **enterohepatischen Kreislauf** unterliegt, besteht ein hohes Kumulationsrisiko. Wichtige unerwünschte Wirkungen (Tab. **B-5.6**) sind **hepatozelluläre Schäden** und **cholestatische Hepatitis**. Für Kontraindikationen und Wechselwirkungen siehe Tab. **B-5.6**.

5.2.4 Immunsuppressiva mit unklarem Wirkungsmechanismus

Die Verwendung dieser Stoffgruppe als Immunsuppressiva mit antiphlogistischer Wirkung ist rein empirisch begründet. Für einige Vertreter ist das Nutzen-Risiko-Verhältnis schlecht **(D-Penicillamin, organische Goldverbindungen)**, sodass den weniger toxischen Alternativen **(Sulfasalazin, Chloroquin, Hydroxychloroquin)** der Vorzug gegeben wird. Außer Sulfalasazin haben diese Substanzen – v. a. seit der Einführung der spezifischeren, biotechnologisch hergestellten Pharmaka („Biologika", s. S. 211) – deutlich an Bedeutung verloren.

5.2.4 Immunsuppressiva mit unklarem Wirkungsmechanismus

Statt **D-Penicillamin und organischen Goldverbindungen** werden die weniger toxischen **Sulfasalazin, Chloroquin oder Hydroxychloroquin** bevorzugt. Sie werden aber zunehmend von sog. „Biologika" (s. S. 211) verdrängt.

Sulfasalazin (Salazosulfapyridin)

Struktur und Wirkungen: Im Sulfasalazin-Molekül sind 5-Amino-Salicylsäure (Mesalazin) und Sulfapyridin über eine Azo-Bindung miteinander verknüpft (Abb. **B-5.10**). Seine systemische **immunsuppressive und antiphlogistische Wirkung** ist vermutlich auf das Sulfonamid **Sulfapyridin** zurückzuführen, das im Dickdarm nach bakterieller Spaltung der Azo-Bindung entsteht und von dort gut resorbiert wird. **Mesalazin** hat auch antiphlogistische Wirkungen. Es wird jedoch aus dem Dickdarm schlecht resorbiert und ist deshalb an den systemischen Wirkungen von Sulfasalazin praktisch nicht beteiligt. Gerade diese geringe systemische Verfügbarkeit und die hohen Mesalazinkonzentrationen im Dickdarm erklären aber die Wirksamkeit von Sulfasalazin in der Therapie von chronisch-entzündlichen Darmerkrankungen (Näheres s. S. 563).

Pharmakokinetik: Die Azo-Bindung des Sulfasalazins wird von bakteriellen Azo-Reduktasen im Dickdarm gespalten (Abb. **B-5.10**). Das freiwerdende Mesalazin verbleibt hauptsächlich im Dickdarm; der resorbierte Anteil (etwa 25 %) wird präsystemisch durch N-Acetylierung (N-Acetyltransferase Typ I) eliminiert. Sulfapyridin wird hingegen im Kolon vollständig resorbiert und hepatisch metabolisiert (N-Acetylierung durch N-Acetyltransferase Typ II, Hydroxylierung und Glucuronidierung). Langsame Acetylierer (s. S. 53) eliminieren Sulfapyridin wesentlich langsamer als schnelle Acetylierer (Tab. **B-5.7**); sie sind deshalb auch viel häufiger von den unerwünschte Wirkungen betroffen.

Indikationen: Rheumatode Arthritis (mit Wirkungen ist erst nach Ablauf von 1–3 Monaten zu rechnen), juvenile idiopathische Arthritis, HLA-B27-assoziierte Spondylarthritis (Spondylitis ankylosans), Akutbehandlung und Rezidivprophylaxe der Colitis ulcerosa, reaktive Arthritis z. B. im Rahmen chronisch-entzündlicher Darmerkrankungen.

Unerwünschte Wirkungen: Sie sind dosisabhängig und gehen vor allem auf Sulfapyridin zurück.
- **Gastrointestinale Störungen**: Appetitlosigkeit, Übelkeit, Erbrechen, Diarrhö, Bauchschmerzen, Hemmung der Folsäureresorption; erhöhte Leberenzymwerte.

Sulfasalazin (Salazosulfapyridin)

Struktur und Wirkungen: Das Sulfasalazin-Molekül besteht aus Mesalazin und Sulfapyridin (Abb. **B-5.10**). Die **immunsuppressive und antiphlogistische Wirkung** ist auf **Sulfapyridin** zurückzuführen. **Mesalazin** hat auch antiphlogistische Wirkungen und wird vor allem bei chronisch-entzündlichen Darmerkrankungen angewendet (s. S. 563).

Pharmakokinetik: Sulfasalazin wird im Dickdarm gespalten (Abb. **B-5.10**). Von Mesalazin werden nur 25 % resorbiert und präsystemisch durch Acetylierung eliminiert, Sulfapyridin wird vollständig resorbiert und hepatisch metabolisiert. Langsame Acetylierer (s. S. 53) eliminieren es langsamer (Tab. **B-5.7**) und leiden häufiger an unerwünschten Wirkungen.

Indikationen: Rheumatode Arthritis, juvenile idiopathische Arthritis, HLA-B27-assoziierte Spondylarthritis, Colitis ulcerosa, reaktive Arthritis.

Unerwünschte Wirkungen: Sie sind dosisabhängig und gehen vor allem auf Sulfapyridin zurück.
- gastrointestinale Störungen

- **Überempfindlichkeitsreaktionen** von Haut, Schleimhäuten, Gelenken, Augen, Lunge, Leber und Knochenmark.
- **Oligospermie**
- **Störungen der Blutbildung**
- **Zentralnervöse Störungen** bis hin zu Depressionen, aseptische Meningitis, Tinnitus.
- **Proteinurie**

Kontraindikationen: Überempfindlichkeit, Leber- oder Niereninsuffizienz, hepatische Porphyrie, G6PD-Mangel, Erkrankungen des blutbildenden Systems, Ileus, EEM oder exfoliative Dermatitis, Alter < 2 Jahre.

Wechselwirkungen: Antibiotika hemmen die Sulfasalazin-Metabolisierung im Kolon, **Colestyramin** hemmt die Resorption von Sulfasalazin und Sulfapyridin. Sulfasalazin hemmt die **Digoxin**- und **Folsäure**-Resorption sowie den **Sulfonylharnstoff**- und **Phenprocoumon**-Abbau. Es steigert die Nephrotoxizität von **Ciclosporin** und die **Azathioprin/6-Mercaptopurin**-Toxizität (s. S. 185).

- **Überempfindlichkeitsreaktionen** auf Sulfapyridin mit Beteiligung von Haut (Exantheme, Erytheme, Pruritus und Urtikaria, Fotodermatosen, Erythema nodosum exfoliative Dermatitis), Schleimhäuten (Quincke-Ödem), Gelenken (Gelenkschmerzen), Augen (Konjunktivitis), Lungen (fibrosierende Alveolitis, eosinophile Infiltrate), Leber (Hepatitis) und Knochenmark (Agranulozytose).
- **Oligospermie**
- **Störungen der Blutbildung** (z. T. bedingt durch Folsäuremangel): hämolytische Anämie, Methämoglobinämie, megaloblastäre Anämie, Leukopenie, Thrombozytopenie.
- **Zentralnervöse Störungen:** Kopfschmerzen, Schlafstörungen, Müdigkeit, Schwächegefühl, Konzentrationsstörungen, Schwindel, Depressionen, aseptische Meningitis, Tinnitus.
- **Proteinurie**

Kontraindikationen: Überempfindlichkeit gegenüber Sulfonamiden oder Salicylaten, schwere Leber- oder Niereninsuffizienz, akute hepatische Porphyrie, Glukose-6-Phosphat-Dehydrogenase-Mangel, Erkrankungen des blutbildenden Systems, Ileus, Erythema exsudativum multiforme oder exfoliative Dermatitis (auch anamnestisch), Alter unter 2 Jahren.

Wechselwirkungen: Antibiotika (z. B. Ampicillin, Amoxicillin, Rifampicin) hemmen die bakterielle Sulfasalazin-Metabolisierung im Kolon; Anionenaustauscher **(Colestyramin)** hemmen die Resorption von Sulfasalazin und Sulfapyridin. Sulfasalazin hemmt die Resorption von **Digoxin** und **Folsäure** (ggf. Folsäure-Supplementierung!) sowie den Abbau von **Sulfonylharnstoffen** und von **Phenprocoumon**. Es erhöht das Risiko nephrotoxischer Wirkungen von **Ciclosporin** und steigert als Hemmstoff der Thiopurinmethyltransferase die Toxizität von **Azathioprin/6-Mercaptopurin** (s. S. 185).

Chloroquin und Hydroxychloroquin

Beide Substanzen (Abb. B-5.10) bewirken eine **Hemmung lysosomaler Enzyme** in antigenpräsentierenden Zellen mit Störung der Antigen-Prozessierung. Die **antiphlogistische Wirkung** geht wohl auch auf eine Hemmung der Funktion von Makrophagen und neutrophilen/eosinophilen Granulozyten zurück. Indikationen sind: **Malariatherapie und -prophylaxe** (s. S. 640), **rheumatoide Arthritis, systemischer Lupus erythematodes**. Es treten zahlreiche unerwünschte Wirkungen (s. S. 638) auf, insbesondere **Augenerkrankungen**. Kontraindikationen sind: Retinopathie, Erkrankungen des blutbildenden Systems, G-6-PD-Mangel, Myasthenia gravis, Schwangerschaft und Stillzeit; Hydroxychloroquin: < 6 Jahren. Zur Pharmakokinetik s. Tab. B-5.7 und zu Wechselwirkungen Kap. C-13 ab S. 638.

Chloroquin und Hydroxychloroquin

Beide Substanzen sind als Chinolin-Derivate lipophile Basen (Abb. B-5.10), die sich in vielen Zellen und im sauren Inhalt lysosomaler Vesikel anreichern. Sehr wahrscheinlich bewirken sie deshalb eine **Hemmung lysosomaler Enzyme** in antigenpräsentierenden Zellen, wodurch die proteolytische Prozessierung von Antigenen gestört ist. Auch in den Lysosomen von Entzündungszellen reichern sich beide Stoffe an. Die **antiphlogistischen Wirkungen** gehen daher vermutlich auf eine Hemmung der Funktion von Makrophagen und neutrophilen/eosinophilen Granulozyten zurück.

Beide Wirkstoffe werden in erster Linie in der **Malariatherapie und -prophylaxe** (Näheres s. S. 640) angewendet. Sie haben aber auch einen festen Platz in der Behandlung der **rheumatoiden Arthritis** (mit Wirkungen ist erst nach ≥ 3 Monaten zu rechnen) und milden Verlaufsformen des **systemischen Lupus erythematodes** (Dosierung s. Tab. B-5.7). Das **ausgedehnte Spektrum an unerwünschten Wirkungen** (Näheres s. S. 638) umfasst neben kardiovaskulären, gastrointestinalen, zentralnervösen Störungen und diversen Hauterkrankungen vor allem **Augenerkrankungen** wie Hornhauttrübungen (reversibel) und eine Retinopathie. Letztere ist meist irre-

---

≡ B-5.7	Pharmakokinetische Daten und Dosierungen von Immunsuppressiva mit unklarem Wirkmechanismus									
Wirkstoff	wirksamer Metabolit	Applikation	Einzeldosis	max. Tagesdosis	DI [h]	BV [%]	HWZ	PEB [%]	EF$_{ren}$ [%]
Sulfasalazin	Sulfapyridin	p.o.	0,5 – 1,0 g	40 mg/kg	8 – 12	10 (75)	8 h (5/15 h)[1]	95	10 (5)
Chloroquin	Desethylchloroquin	p.o.	≤ 3,5 mg/kg[2]	4 mg/kg	24	84	40 (18) d	60	55[3]
Hydroxychloroquinsulfat	Desethylhydroxychloroquin	p.o.	≤ 5 – 6 mg/kg[2]	6,5 mg/kg	24	85	40 (18) d	50	60[3]

[1] Werte für schnelle/langsame Acetylierer; Sulfapyridin erscheint nur bei langsamen Acetylierern im Urin; [2] „kg" bezieht sich bei Übergewichtigen auf das Idealgewicht der Patienten; [3] ein saurer Urin erhöht die renale Ausscheidung.

B-5.10 Sulfasalazin, Chloroquin und Hydroxychloroquin

Neben den Strukturformeln der Immunsuppressiva ist auch Sulfapyridin, der verantwortliche Metabolit für die Wirkung des Sulfasalazins, dargestellt. **Sulfapyridin** (ein Sulfonamid) und **Mesalazin** entstehen durch Spaltung der Azo-Bindung des Sulfasalazins durch bakterielle Reduktasen im Dickdarm.

versibel (Frühsymptom: Ausfall des Rotsehens) und geht zurück auf die massive Anreicherung beider Stoffe in den melaninhaltigen Zellen der Retina. Zur Vermeidung der Retinopathie darf eine kumulative Gesamtdosis von 1 g/kg nicht überschritten werden. **Kontraindikationen** sind Retinopathie und Gesichtsfeldeinschränkungen, Erkrankungen des blutbildenden Systems, Glukose-6-phosphat-Dehydrogenase-Mangel, Myasthenia gravis, Schwangerschaft und Stillzeit und für Hydroxychloroquin zudem auch Kinder unter 6 Jahren.

Die pharmakokinetischen Eigenschaften (Tab. **B-5.7**) und die vielfältigen Wechselwirkungen der beiden Chinolin-Derivate sind ausführlich in Kap. C-13 ab S. 638 beschrieben.

5.2.5 Immunologisch wirkende Immunsuppressiva

Zu dieser kleinen Gruppe von Immunsuppressiva gehören **Anti-RhD-Immunglobulin**, **Anti-Lymphozyten-Globuline**, **Muromonab-CD3** und **Rituximab**. Sie haben sehr begrenzte Anwendungsbereiche.

Anti-RhD-Immunglobulin

Das Rhesus-D-Antigen (RhD-Antigen) findet sich auf Rhesus-positiven (Rh$^+$) Erythrozyten. Bei Rh$^-$-Frauen, die erstmals mit einem Rh$^+$-Kind schwanger sind, kann es während der Schwangerschaft und der Geburt zum Übertritt von Rh$^+$-Erythrozyten in den mütterlichen Kreislauf kommen. Die Mutter bildet dann zunächst IgM- und nach 6–12 Wochen IgG-Antikörper gegen RhD. Letztere können die Plazenta passieren und bei der nächsten Schwangerschaft mit einem Rh$^+$-Kind in den fetalen Kreislauf gelangen. Dort verursachen sie eine Hämolyse **(Morbus haemolyticus fetalis bzw. neonatorum)**, die für das Kind im schlimmsten Fall tödlich endet. Das klinische Vollbild ist der Hydrops fetalis. Zur Prophylaxe verabreicht man grundsätzlich allen Rh$^-$-Schwangeren in der 28.–30. Schwangerschaftswoche 1500 I.E. Anti-RhD-Immunglobulin i. m. Nach der Geburt eines Rh$^+$-Kindes werden innerhalb von 72 h weitere 1500 I.E. injiziert. Diese Antikörper verursachen eine Lyse von Rh$^+$-Erythrozyten im mütterlichen Kreislauf und verhindern so die Sensibilisierung der Mutter.

Anti-Lymphozyten-Globuline

Anti-Lymphozyten-Globuline sind **polyklonale Antikörper gegen** eine Vielzahl von Antigenen auf **T-Lymphozyten**. Sie stammen von Kaninchen (bevorzugt, da wirksamer) oder Pferden, die mit humanen T-Lymphozyten oder Thymozyten immunisiert wurden. Diese Antikörper binden an T-Zellen und induzieren eine Apoptose. Zur **Prophylaxe oder Therapie einer Transplantat-Abstoßungsreaktion** werden 1–1,5 mg/kg pro Tag für 3–14 Tage zusammen mit den üblichen Immunsuppres-

5.2.5 Immunologisch wirkende Immunsuppressiva

Beispiele sind **Anti-RhD-Immunglobulin**, **Anti-Lymphozyten-Globuline**, **Muromonab-CD3** und **Rituximab**.

Anti-RhD-Immunglobulin

Bei Rh$^-$-Frauen, die erstmals mit einem Rh$^+$-Kind schwanger sind, können sich Antikörper gegen das Rhesus-D-Antigen (RhD-Antigen) auf kindlichen Erythrozyten bilden. Bei einer erneuten Rh$^+$-Schwangerschaft können diese Antikörper einen **Morbus haemolyticus fetalis bzw. neonatorum** auslösen. Zur Prophylaxe verabreicht man allen Rh$^-$-Schwangeren Anti-RhD-Immunglobulin. Durch die resultierende Lyse der Rh$^+$-Erythrozyten im mütterlichen Kreislauf wird die Sensibilisierung der Mutter verhindert.

Anti-Lymphozyten-Globuline

Anti-Lymphozyten-Globuline sind **polyklonale Antikörper gegen T-Lymphozyten** und induzieren eine Apoptose. Sie werden zur **Prophylaxe oder Therapie einer Transplantat-Abstoßungsreaktion**. Sie wirken innerhalb von Minuten, sodass die **T-Zell-vermittelte**

Immunantwort ausbleibt. Unerwünscht ist das **Zytokin-Freisetzungssyndrom** sowie Thrombozyto- oder Neutropenien.

siva i. v. verabreicht (Infusion über 4 h). Schon während der ersten Infusion verschwinden die T-Lymphozyten innerhalb von Minuten aus der Zirkulation, sodass die **T-Zell-vermittelte Immunantwort ausbleibt.** Vor der ersten Infusion muss getestet werden, ob eine Sensibilisierung gegen Kaninchenproteine vorliegt. Nachteilig ist, dass die Antikörper alle T-Zellen eliminieren und selbst immunogen sind. Außerdem führt die Bindung der Antikörper an T-Zellen zur transienten T-Zell-Aktivierung und zum **Zytokin-Freisetzungssyndrom** (Fieber, Schüttelfrost, Gelenk- und Gliederschmerzen, Kopfschmerzen, Blutdruckabfall, Übelkeit, Erbrechen, Bauchschmerzen). Thrombozytopenien oder Neutropenien können ebenfalls als unerwünschte Wirkungen auftreten.

Muromonab-CD3

Muromonab-CD3 ist ein **monoklonaler Maus-Antikörper** gegen das CD3 auf humanen T-Zellen (Abb. **B-5.1b**). Er verursacht eine Lyse der T-Zellen oder stört deren Interaktion mit den antigenpräsentierenden Zellen. Indikation ist die **Prophylaxe und Therapie einer Transplantat-Abstoßungsreaktion.** Zu Therapiebeginn kann eine **massive Zytokinfreisetzung** lebensbedrohliche Symptome verursachen. Die Bildung neutralisierender **Anti-Maus-Antikörper** verbietet eine wiederholte Anwendung.

Muromonab-CD3

Es handelt sich um einen **monoklonalen Maus-Antikörper** gegen das CD3-Antigen humaner T-Zellen. CD3 ist ein essenzieller Teil des T-Zell-Rezeptorkomplexes und spielt eine wichtige Rolle bei der Expression und Signaltransduktion des T-Zell-Rezeptors (Abb. **B-5.1b**). Die Muromonab-Bindung an CD3 führt zur Lyse eines Teils der T-Zellen; die verbleibenden T-Zellen internalisieren ihren T-Zell-Rezeptor, sodass die Interaktion mit antigenpräsentierenden Zellen unterbleibt. Muromonab-CD3 ist zur **Prophylaxe und Therapie einer Transplantat-Abstoßungsreaktion** indiziert (5 mg/kg/d als i. v.-Bolus an 10–14 Tagen nach der Transplantation in Kombination mit den üblichen Immunsuppressiva). Zu Beginn der Therapie kommt es zu einer vorübergehenden T-Zell-Aktivierung, die eine **massive Zytokinfreisetzung** (Zytokin-Freisetzungssyndrom) mit z. T. lebensbedrohlicher Symptomatik auslösen kann (besonders nach der 1. Dosis). Durch Prämedikation mit Prednisolon (10 mg/kg i. v. 1–2 h vor der Infusion) und Paracetamol (500–1000 mg p. o.) kann die Symptomatik abgemildert werden. Die Bildung neutralisierender **Anti-Maus-Antikörper** verbietet eine wiederholte Anwendung.

Rituximab

Der **monoklonale chimäre Mensch-Maus-Antikörper** (Abb. **B-5.8**) bindet an das **CD20-Oberflächenantigen** von B-Zellen und verursacht deren Zytolyse (B-Zelldepletion). Rituximab wurde ursprünglich zur Behandlung von Non-Hodgkin-Lymphomen entwickelt, wird aber auch bei **rheumatoider Arthritis** angewendet. Die Therapiezyklen müssen etwa alle 6 Monate wiederholt werden. **Kontraindikationen** sind schwere Infektionen und Herzinsuffizienz. **Unerwünschten Wirkungen** sind: Infusionsbedingte Reaktionen (Übelkeit, Fieber, Urtikaria, Bronchospasmus), häufig nach der ersten Gabe; Atemwegs- oder Harnwegsinfektionen, Hypercholesterinämie, Parästhesien, Kopfschmerzen, Arthralgien und Myalgien.

Rituximab

Rituximab ist ein **monoklonaler chimärer Mensch-Maus-Antikörper** (Abb. **B-5.8**) gegen das **CD20-Oberflächenantigen** (Abb. **B-5.2**), das spezifisch von unreifen und reifen B-Zellen, nicht jedoch von Plasmazellen exprimiert wird. Die mit Rituximab markierten B-Zellen gehen zellvermittelt und komplementabhängig durch Zytolyse zugrunde, sodass es zu einer B-Zell-Depletion kommt. Rituximab wurde ursprünglich zur Behandlung CD20-positiver Non-Hodgkin-Lymphome entwickelt. Es ist aber auch bei der rheumatoiden Arthritis wirksam, und zwar besonders bei jenen Patienten, die nicht von einer Behandlung mit TNF-α-Antagonisten profitieren. Die Wirksamkeit bei der rheumatoiden Arthritis ist Folge der Elimination der B-Zellen, denn B-Zellen spielen in der Pathogenese der Erkrankung als (auto)antigenpräsentierende Zellen sowie als (auto)antikörper- und zytokinproduzierende Zellen eine wichtige Rolle. Die Plasma-Halbwertszeit von Rituximab nimmt dosisabhängig zu; nach i. v.-Infusion von 1000 mg beträgt sie durchschnittlich 21 Tage.

Zur **Behandlung der rheumatoiden Arthritis** wird Rituximab stets mit Methotrexat kombiniert. Im Abstand von 6–12 Monaten werden jeweils zwei i. v.-Infusionen von 1000 mg im Abstand von 2 Wochen (Therapiezyklus) verabreicht. Die Infusion erfolgt sehr langsam (Infusionsrate zunächst 50 und später 100–400 mg/h). Der B-Zell-Verlust aus dem Blut hält nach einem Therapiezyklus etwa 6 Monate an. Zur Aufrechterhaltung der Wirksamkeit müssen die Therapiezyklen wiederholt werden. **Kontraindikationen** sind schwere Infektionen und eine Herzinsuffizienz. Die wichtigste **unerwünschte Wirkung** (UW) sind infusionsbedingte Reaktionen (Übelkeit, Schüttelfrost, Fieber, Urtikaria, Quincke-Ödem, Bronchospasmus, Hypertonie), die nach der 1. Infusion bei 30–35% der Patienten und bei den Folgeinfusionen zunehmend weniger häufig auftreten. Eine Prämedikation mit 120 mg Prednisolon i. v. und Paracetamol und/oder Diphenhydramin p. o. reduziert Häufigkeit und Schweregrad dieser Reaktionen. Andere häufig beobachtete UW sind Schwächegefühl, Atemwegs- oder Harnwegsinfektionen, Hypercholesterinämie, Parästhesien, migräneartige Kopfschmerzen, Arthralgien und Myalgien. Bei 25% der behandelten Patienten fallen die IgM-Spiegel stark ab, bei 9% treten Anti-Rituximab-Antikörper auf.

5.3 Immunstimulanzien

5.3.1 Antigenspezifische Immunstimulation

▶ **Synonym.** Aktive Immunisierung.

Die Impfung (Vakzination) mit Krankheitserregern oder deren Antigenen ist ein sehr wirksames und gut etabliertes Verfahren der antigenspezifischen Immunstimulation. Man unterscheidet:
- **Lebendimpfstoffe:** Abgeschwächte, avirulente Erreger, wie z. B. Masern, Mumps, Röteln, Varizellen und Typhus.
- **Totimpfstoffe:** Inaktivierte Erreger, wie z. B. Poliomyelitis, Tollwut, Hepatitis A und Cholera.
- **Subunit-Impfstoffe:** Isolierte bakterielle oder virale Oberflächenstrukturen, wie z. B. Influenza, Hepatitis B, Meningokokken und Pneumokokken.
- **Toxoid-Impfstoffe:** Entgiftete Toxine, wie z. B. Diphtherie, Tetanus und Pertussis.

5.3.2 Unspezifische Immunstimulation

▶ **Kritisch betrachtet.** Steigerung der Abwehrkräfte durch Naturheilmittel?
Die Aktivierung unspezifischer Mechanismen der Immunabwehr und eine Steigerung der antigeninduzierten Aktivierung des Immunsystems gelten für Laien als erstrebenswerte Wirkprinzipien. Wer würde sich nicht eine „Steigerung der körpereigenen Abwehrkräfte" wünschen? Solche oder ähnliche Werbeaussagen sind typisch für eine Vielzahl von **Bakterien-Lysaten** aus Coli oder Enterokokken sowie **Phytopharmaka** aus Echinacea (roter Sonnenhut) oder Mistel, für die unvoreingenommene und industrieunabhängige Belege für einen therapeutischen Nutzen in aller Regel fehlen. Zweifel an der Wirksamkeit solcher „Naturheilmittel" sind auch deshalb berechtigt, weil dem Mangel an Belegen für ihren Nutzen vielfältige Berichte über **immunogene Schadwirkungen** (Hautausschläge, Fieberreaktionen, thrombozytopenische Blutungen, hämolytische Anämien, allergische Vaskulitis, akute Sarkoidose) gegenüberstehen. Vergegenwärtigt man sich die enorme Schlagkraft des Immunsystems, so wird deutlich, dass eine unspezifische, globale Immunstimulation kein vernünftiges Behandlungsziel sein kann.

Imiquimod

Das Imidazol-Chinolinderivat Imiquimod ist ein Immunmodulator mit **immunstimulierender Wirkung**. Dieser Stoff wirkt als Agonist des Toll-like-Rezeptors 7 und fördert die Freisetzung von IFN-α, TNF-α und anderer Zytokine aus Makrophagen, Granulozyten und Lymphozyten. Imiquimod ist wirksam gegen virale Erkrankungen und oberflächliche (prä)maligne Neubildungen der Haut. Angewendet wird es topisch in Form einer 5%-igen Creme bei folgenden Erkrankungen:
- **Genitale oder perianale Feigwarzen (Condylomata accuminata):** 3-mal pro Woche über Nacht für 16 Wochen. Bei 60 % der mit Imiquimod (und bei 20 % der mit Plazebocreme) behandelten Patienten heilen die Feigwarzen ab.
- **Superfizielle Basalzellkarzinome bei Erwachsenen:** 5-mal pro Woche über Nacht für 6 Wochen. Bei 75 % der mit Imiquimod (und bei 2 % der mit Plazebocreme) behandelten Patienten heilen die Basaliome ab.
- **Aktinische Keratosen (senile Lichtkeratosen):** Bei nicht hyperkeratotischen und nicht hypertrophen Keratosen 3-mal pro Woche über Nacht für 4 Wochen Die Behandlung kann nach einer vierwöchigen Behandlungspause einmal wiederholt werden. Nach Abzug des Plazeboeffektes heilen die Keratosen bei 46 % der Patienten ab.

5.4 Mediatoren des Immunsystems

5.4.1 Immunglobuline (Antikörper)

Die Antikörper werden heute meist aus Humanplasma gewonnen und zu therapeutischen Zwecken i. m. oder i. v. injiziert. Sie bestehen zu etwa 95 % aus IgG und enthalten bis zu 2,5 % IgA und 2 % IgM. Für die **i. m.-Applikation** stehen hochkonzentrierte Proteinlösungen (16,5%-ig) zur Verfügung, in denen das IgG sehr leicht aggregiert. Da IgG-Aggregate das Komplementsystem aktivieren, dürfen solche Präparate nicht i. v. angewendet werden. Zur **i. v.-Applikation** dienen Formulierungen mit relativ geringem Proteingehalt (5 – 10%). Sie enthalten IgG-Moleküle, die durch partielle Proteolyse oder auf chemischem Wege so modifiziert sind, dass sie nicht mehr aggregieren.

Aus dem systemischen Kreislauf wird IgG mit einer Halbwertszeit von 27 – 37 Tagen in Leber und Darm metabolisch eliminiert und liefert deshalb nur einen **befristeten Schutz** (4 – 8 Wochen). Man unterscheidet:

- **Unspezifische Immunglobulin-Präparate**: Sie stellen ein Gemisch aus Antikörpern mit ganz unterschiedlicher Spezifität dar und werden zur **Substitutionstherapie bei Antikörpermangelsyndromen**, aber auch zur **Behandlung einiger seltener Erkrankungen** (z. B. immunogene thrombozytopenische Purpura, Kawasaki-Syndrom, autoimmune hämolytische Anämie oder Neutropenie, Guillain-Barré-Syndrom) verwendet. Sie werden meist i. v. verabreicht (**IVIG = i. v.-Immunglobuline**).
- **Spezifische Hyperimmunglobuline**: Dabei handelt es sich um Antikörper gegen ganz bestimmte Erreger oder Toxine. Die gewünschten Antikörper sind im jeweiligen Impfserum hochangereichert (daher der Name „Hyper-"). Sie werden als „Leihantikörper" zur **passiven Immunisierung** i. m. verabreicht, wenn bereits ein Kontakt mit dem Krankheitserreger stattgefunden hat und somit eine aktive Immunisierung nicht mehr möglich ist (Postexpositionsprophylaxe). Sinnvoll ist dieses Verfahren zur Behandlung schwerer viraler Infektionen (z. B. Hepatitis A oder B, Masern, Röteln) oder zur Neutralisierung bakterieller Toxine (z. B. Tetanus).

5.4.2 Interferone (IFN)

▶ **Definition.** Interferone sind Zytokine, die die Replikation von Viren unterdrücken und nicht infizierte Zellen resistent gegen eine Virusinfektion machen.

Einteilung und Herkunft: Es werden α-, β- und γ-Interferon unterschieden (IFN-α, IFN-β, IFN-γ). Sie werden von Lymphozyten und Makrophagen (**IFN-α**), von Fibroblasten und Epithelzellen (**IFN-β**) bzw. von T-Zellen (**IFN-γ**) sezerniert. Von IFN-α gibt es mindestens 16 verschiedene Varianten, während von IFN-β und IFN-γ jeweils nur eine Form existiert.

▶ **Merke.** Die Expression von IFN-α und IFN-β wird durch Virusbefall induziert. Demgegenüber wird die IFN-γ-Bildung in T-Zellen durch deren Aktivierung (Antigenkontakt) ausgelöst. IFN sind artspezifische, aber nicht virusspezifische Proteine.

Die pharmakotherapeutisch relevanten IFN (Tab. B-5.8) sind **gentechnisch hergestellte humane Proteine** (aus bakteriellen oder zellulären Expressionssystemen).

Wirkungsmechanismus und Wirkungen: Interferone entfalten ihre Wirkungen über zwei Typen von IFN-Rezeptoren (beide sind mit Tyrosinkinasen assoziiert):

- **IFN-Rezeptoren vom Typ I**, über die IFN-α und IFN-β wirken. Deshalb werden diese auch als Typ-I-IFN bezeichnet. Ihre **antivirale Wirkung** geht auf eine Hemmung der Transkription und Translation viraler Proteine, eine Induktion des Abbaus viraler Nukleinsäuren und eine Steigerung der zytotoxischen Aktivität von NK-Zellen gegenüber virusinfizierten Zellen zurück. Ihre **antiproliferative Wirkung** besteht in einer Hemmung der Zellteilung und einer Induktion der Zelldifferenzierung. Ihre **immunstimulierende Wirkung** äußert sich in einer Zunahme der Expression von MHC-I-Molekülen auf antigenpräsentierenden Zellen (Abb. B-5.1) und in einer Aktivierung von B- und Tc-Zellen.
- **IFN-Rezeptoren vom Typ II**, über die die Wirkungen von IFN-γ vermittelt werden. Dieses hat fast ausschließlich **immunstimulierende** Wirkungen. Dazu gehören die Aktivierung von neutrophilen Granulozyten, Makrophagen sowie Tc- und NK-Zellen, die Induktion der Expression von MHC-II-Molekülen und Fc-Rezeptoren sowie die Hemmung der Differenzierung von Th 0- zu Th 2-Zellen.

Pharmakokinetik: Daten zur Pharmakokinetik der IFN sind sehr lückenhaft (Tab. B-5.8). Die systemische Verfügbarkeit nach s. c.-Applikation liegt zwischen 80 und

B-5.8 Plasma-Halbwertszeiten, Dosierungen und Indikationen für Mediatoren des Immunsystems

Wirkstoff	HWZ [h]	Applikation	Dosierung	Indikationen
Interferone (IFN)				
IFN-α2a	5	s. c.	3 – 18 Mio. I.E. 3 – 7 × pro Woche	• Haarzellen-Leukämie • chronisch-myeloische Leukämie • kutanes T-Zell-Lymphom • follikuläres Non-Hodgkin-Lymphom • metastasierendes Nierenzellkarzinom • malignes Melanom • Kaposi-Sarkom bei AIDS-Patienten
			2,5 – 5 Mio. I.E. alle 2 Tage	• chronische Hepatitis B • chronische Hepatitis C[1]
IFN-α2b	2	s. c.	3 – 20 Mio. I.E. tgl. oder alle 2 Tage	• Haarzellen-Leukämie • chronisch-myeloische Leukämie • multiples Myelom • follikuläre Lymphome • metastasierendes Karzinoid • malignes Melanom
			3 – 10 Mio. I.E. alle 2 Tage	• chronische Hepatitis B • chronische Hepatitis C[1]
Pegyliertes IFN-α2a	70	s. c.	1 × 180 μg/Woche	• chronische Hepatitis B • chronische Hepatitis C[1]
Pegyliertes IFN-α2b	40	s. c.	1 × 1,5 μg/kg/Woche	chronische Hepatitis C[1]
IFN-β1a	10	s. c.	22 – 44 μg alle 2 Tage[2]	schubförmig verlaufende multiple Sklerose
		i. m.	1 × 30 μg/Woche[3]	
IFN-β1b	5	s. c.	62,5 – 250 μg alle 2 Tage	schubförmige und sekundär progrediente multiple Sklerose
IFN-γ1b	5	s. c.	50 μg/m² alle 2 Tage	septische Granulomatose
weitere Mediatoren				
Aldesleukin	1,4	i. v.	18 × 10⁶ I.E./m²/d für 5 Tage	metastasierendes Nierenzellkarzinom

[1] Kombination mit Ribavirin erhöht Wirksamkeit; [2] gilt für IFN-β1a mit dem Handelsnamen Rebif®; [3] gilt für IFN-β1a mit dem Handelsnamen Avonex®.

100 %. IFN haben wegen ihrer Molekülgröße (146 – 166 Aminosäuren) relativ kleine Verteilungsräume und können die Blut-Hirn-Schranke nicht überwinden. Für die Elimination von IFN-α2a und IFN-α2b spielen Leber und Nieren eine wichtige Rolle; der glomerulären Filtration folgt ein proteolytischer Abbau in den Tubulszellen. IFN-β1a, IFN-β1b und IFN-γ1b werden hauptsächlich in der Leber metabolisch eliminiert.

können die Blut-Hirn-Schranke nicht überwinden.

▶ **Merke.** Die **pegylierten Interferone** sind mit **P**ol**ye**thylen**g**lykol konjugiert. Die Pegylierung (eine kovalente Proteinmodifikation) verlangsamt den Abbau beträchtlich (Tab. B-5.8), ohne die Wirkung zu beeinträchtigen.

▶ **Merke.**

Indikationen: Interferone haben ein **breites Indikationsspektrum** (Tab. B-5.8). Abgesehen vom therapeutischen Fortschritt, den Interferone für die Behandlung der chronischen Hepatitis B und C gebracht haben, ist ihr therapeutischer Nutzen aber begrenzt.

Indikationen: Zum **breiten Indikationsspektrum** siehe Tab. B-5.8. Ihr größter Nutzen liegt in der Therapie der chronischen Hepatitis B und C.

Unerwünschte Wirkungen (UW): Alle genannten UW treten häufig (Inzidenz ≥ 1 %) bis sehr häufig (≥ 10 %) auf. Mit Abstand am häufigsten ist die grippeähnliche Symtomatik, die bei mehr als der Hälfte der Patienten beobachtet wird.
- **Grippeähnliches Syndrom** (Fieber, Schüttelfrost, Muskel-, Kopf- und Gliederschmerzen, Schwächegefühl), das sich im Zuge der Therapie abschwächt. Prophylaxe/Therapie mit Paracetamol p. o. (0,5 – 1,0 g).

Unerwünschte Wirkungen (UW):
- grippeähnliches Syndrom (häufigste UW): schwächt sich im Laufe der Therapie ab
- gastrointestinale Störungen
- kardiovaskuläre Störungen: Flüssigkeitszufuhr und EKG-Kontrollen

- myelosuppressive Wirkungen: regelmäßige Blutbildkontrollen
- zentralnervöse Störungen
- Hautsymptome: Haarausfall, entzündliche Reaktionen, Hautausschläge, Pruritus u. a.
- Demaskierung von Autoimmunerkrankungen
- Erkrankungen der Augen und Ohren
- bakterielle und virale Infektionen
- Neutralisierende Antikörper findet man bei 3 – 45 % der Patienten; bei pegylierten IFN tritt dieses Problem seltener auf (1 – 5 %)

Kontraindikationen: Herzkrankheiten, Leber-/Niereninsuffizienz, Autoimmunhepatitis, ZNS-Erkrankungen und Knochenmarksschäden. **Wechselwirkungen:** INF erhöhen die Theophyllin-Plasmaspiegel.

5.4.3 Aldesleukin

Dieses **Interleukin (IL)-2-Analogon** ist zur **i. v.-Behandlung des metastasierenden Nierenzellkarzinoms** zugelassen (Tab. **B-5.8**). Da IL-2 eine wichtige Rolle bei der Imunsystemaktivierung (Abb. **B-5.1**) spielt, treten viele z. T. **erhebliche unerwünschte Wirkungen** auf.

5.5 Antagonisten von Mediatoren oder Rezeptoren des Immunsystems

Antagonisten von: TNF-α (**Infliximab, Adalimumab, Etanercept**), IgE (**Omalizumab**), IL-1 (**Anakinra**), IL-6 (**Tocilizumab**).

5.5.1 TNF-α-Antagonisten

Struktur, Wirkungsmechanismus und Wirkungen: Infliximab ist ein **chimärer monoklonaler IgG-Antikörper** gegen TNF-α (Abb. **B-5.11**; s. auch S. 674). Die Bindung an zellgebundenes TNF-α führt zu komplementabhängiger Lyse oder Apoptose, was die starke **antiphlogistische** und **immunsuppressive Wirkung** erklärt. Die Bindung an freies TNF-α unterdrückt die proinflammatorischen Wirkungen von TNF-α.
Adalimumab ist ein **humaner monoklonaler IgG-Antikörper** gegen TNF-α, mit Infliximab-ähnlichen Eigenschaften.

B 5 Immunsystem

- **Gastrointestinale Störungen** (Übelkeit, Erbrechen, Durchfall, Bauchschmerzen, Stomatitis, gastroösophagealer Reflux).
- **Kardiovaskuläre Störungen** (Blutdruckabfall, Tachykardie, Herzrhythmusstörungen). Auf ausreichend Flüssigkeitszufuhr achten und regelmäßige EKG-Kontrollen durchführen.
- **Myelosuppressive Wirkungen** (Leukopenie, Anämie, Thrombozytopenie). Regelmäßige Blutbildkontrollen sind sehr wichtig.
- **Zentralnervöse Störungen** (Kopfschmerzen, Verwirrtheit, Tremor, Parästhesien, Anorexie, Schlafstörungen, aggressives Verhalten, Angststörungen, Depressionen mit erhöhter Suizidalität).
- **Hautsymptome** (Haarausfall, entzündliche Reaktionen und Nekrosen an der Einstichstelle, Pruritus, Hautausschläge, Photodermatosen).
- **Demaskierung von Autoimmunerkrankungen** (z. B. Autoimmun-Thyreopathien).
- **Erkrankungen der Augen und Ohren** (Konjunktivitis, Retinopathie, verschwommenes Sehen, vermindertes Hörvermögen, Tinnitus).
- **Gehäuft auftretende bakterielle und virale Infektionen** (Pharyngitis, Sinusitis, Bronchitis, Otitis media, Sepsis, Herpes simplex).
- **Neutralisierende Antikörper** findet man bei 3 – 45 % der Patienten; bei pegylierten IFN tritt dieses Problem seltener auf (1 – 5 %).

Kontraindikationen und Wechselwirkungen: Kontraindikationen sind Herzkrankheiten (Herzinsuffizienz, koronare Herzkrankheit), schwere Leber- und Niereninsuffizienz, Autoimmunhepatitis, Erkrankungen des zentralen Nervensystems (Epilepsie; schwere Depression und/oder Suizidgefährdung) und schwere Knochenmarksschäden. Interferone hemmen die metabolische Elimination und erhöhen die Plasmaspiegel von Theophyllin.

5.4.3 Aldesleukin

Es handelt sich um ein gentechnisch hergestelltes, nicht glykosyliertes **Interleukin (IL)-2-Analogon**. Aldesleukin ist zur **i. v.-Behandlung des metastasierenden Nierenzellkarzinoms** zugelassen (Tab. **B-5.8**). Bei sorgfältig ausgesuchten Patienten wurde in 20 – 30 % der Fälle eine Vollremission erzielt, die aber nur bei einem Drittel dieser Patienten länger anhielt. Das breite Spektrum an z. T. **erheblichen unerwünschten Wirkungen** (auch in Form eines lebensbedrohlichen Capillary-Leak-Syndroms) ist auf die zentrale Rolle von IL-2 bei der antigenspezifischen Aktivierung des Immunsystems zurückzuführen (Abb. **B-5.1**).

5.5 Antagonisten von Mediatoren oder Rezeptoren des Immunsystems

Zu dieser Gruppe von Pharmaka gehören Proteine, die die Wirkungen von TNF-α (**Infliximab, Adalimumab, Etanercept**), IgE (**Omalizumab**), IL-1 (**Anakinra**) oder IL-6 (**Tocilizumab**) antagonisieren.

5.5.1 TNF-α-Antagonisten

Struktur, Wirkungsmechanismus und Wirkungen: Infliximab ist ein gentechnisch hergestellter, **chimärer monoklonaler IgG-Antikörper** gegen TNF-α. Etwa 70 % des Proteins (hauptsächlich die Fc-Region) sind humanen Ursprungs, ca. 30 % (vor allem die variablen Anteile der Fab-Fragmente) stammen von der Maus (Abb. **B-5.11**; Näheres zu den therapeutisch verwendeten monoklonalen Antikörpern s. auch S. 674). Infliximab bindet mit hoher Affinität sowohl an freies als auch an zellgebundenes TNF-α. An Zellmembranen gebundenes TNF-α kommt in Zellen vor, die dieses Zytokin sezernieren, nämlich aktivierte Makrophagen, T-Lymphozyten und Mastzellen. Die vielen proinflammatorischen Wirkungen von TNF-α auf Endothelzellen, Granulozyten, Makrophagen sowie T-, B- und NK-Zellen werden durch Bindung von Infliximab an freies TNF-α unterdrückt. Die Zellen, bei denen TNF-α in membrangebundener Form vorliegt, werden nach Bindung von Infliximab komplementabhängig lysiert oder gehen apoptotisch zugrunde. Das erklärt die starke **antiphlogistische** und **immunsuppressive Wirkung** des Proteins.

Adalimumab ist ein **humaner monoklonaler IgG-Antikörper** gegen TNF-α. Das rekombinante Protein hat sehr ähnliche pharmakologische Eigenschaften wie Infliximab.

Etanercept ist ein **rekombinantes humanes Fusionsprotein**. Es besteht aus zwei Kopien der extrazellulären Domäne des humanen Typ-2-TNF-α-Rezeptors, die kovalent an ein Fc-Fragment des humanen IgG gebunden sind (Abb. **B-5.11**). Es gibt zwei Isoformen des TNF-α-Rezeptors: den Typ-1-und den Typ-2-Rezeptor. Beide Rezeptoren kommen in membrangebundener Form (Rezeptorprotein mit transmembranärer Domäne) und gelöster Form (Rezeptorprotein ohne transmembranäre Domäne) vor. Die gelösten Formen fungieren als funktioneller Antagonist von TNF-α. So auch Etanercept, das an freies TNF α bindet und so verhindert, dass es seine Wirkungen über membrangebundene TNF-α-Rezeptoren entfaltet. **Antiphlogistische** und **immunsuppressive Effekte** sind die Folge.

Etanercept ist ein **rekombinantes humanes Fusionsprotein** aus IgG und TNF-α-Rezeptoren (Abb. **B-5.11**). Wie die gelösten TNF-α-Rezeptoren fungiert auch Etanercept als funktioneller Antagonist von TNF-α und verhindert so seine Wirkungen über membrangebundene TNF-α-Rezeptoren. **Antiphlogistische** und **immunsuppressive Effekte** sind die Folge.

B-5.11 Struktur (a) und Wirkprinzipien (b) von Infliximab und Etanercept

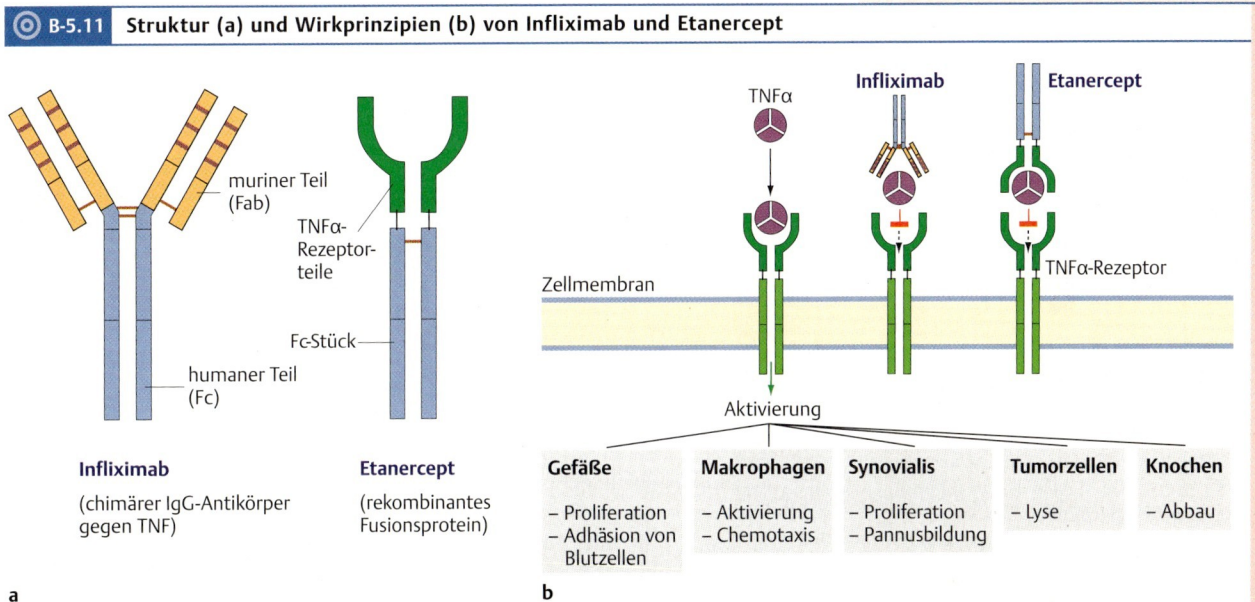

Infliximab ist ein monoklonaler chimärer Antikörper gegen TNF-α. Es bindet an freies TNF-α und verhindert so, dass es seine Wirkung entfaltet. Gleichzeitig bindet es aber auch an zellgebundenes TNF-α (hier nicht dargestellt), wodurch es eine Apoptose der TNF-α-exprimierenden Entzündungszellen induziert. **Etanercept** ist ein rekombinantes Fusionsprotein bestehend aus dem Fc-Fragment von IgG und zwei extrazellulären (löslichen) Domänen eines TNF-α-Rezeptors. Dieses Protein bindet nur freies TNF-α und verhindert so die Wirkung des Zytokins über membranständige TNF-α-Rezeptoren.

Pharmakokinetik (Tab. B-5.9): Die genannten Stoffe sind Proteine, die sich relativ langsam in kleinen Verteilungsräumen verteilen und auch nur langsam eliminiert werden. Störungen der Nieren- oder Leberfunktion sind ohne Einfluss auf die Plasmaspiegel.

Pharmakokinetik (Tab. B-5.9): Nieren- oder Leberfunktionsstörungen haben keinen Einfluss auf die Plasmaspiegel.

Indikationen: Die Anwendungsbereiche und Applikationsarten der verschiedenen Substanzen zeigt Tab. **B-5.9**. TNF-α-Antagonisten stellen einen bemerkenswerten Fortschritt in der Behandlung **chronisch-entzündlicher Erkrankungen** (z. B. rheumatoide Arthritis, ankylosierende Spondylitis, Morbus Crohn) dar. Die Progression der destruktiven Entzündungsprozesse kann mit diesen Substanzen am schnellsten und am effektivsten aufgehalten werden. Die Behandlung bleibt allerdings rein symptomatisch, weil die Erkrankungen als solche fortbestehen.

Indikationen: Zur Anwendung siehe auch Tab. **B-5.9**. Durch TNF-α-Antagonisten kann die Progression bei **chronisch-entzündlichen Erkrankungen** effektiv aufgehalten werden.

▶ **Merke.** **Etanercept** ist im Gegensatz zu Infliximab **beim Morbus Crohn nicht wirksam**. Offensichtlich ist die durch Infliximab induzierte Lyse/Apoptose TNF-α-exprimierender Entzündungszellen (s. S. 206) bei der Behandlung dieser Erkrankung besonders wichtig.

▶ **Merke.**

B-5.9 Plasma-Halbwertszeiten, Dosierungen und Indikationen für Antagonisten von Mediatoren oder Rezeptoren des Immunsystems

Wirkstoff	Applikation	Dosierung	Indikationen	BV [%]	HWZ
Infliximab	i. v. (Infusion über 2 h)	3 – 5 mg/kg in den Wochen 0, 2 und 6; danach alle 8 Wochen	• rheumatoide Arthritis • Arthritis psoriatica • ankylosierende Spondylitis • Morbus Crohn • Colitis ulcerosa • Psoriasis	100	9 d
Adalimumab	s. c.	40 mg alle 2 Wochen	• rheumatoide Arthritis • Arthritis psoriatica • ankylosierende Spondylitis	64	14 d
Etanercept	s. c.	2 × 25 mg/Woche	• rheumatoide Arthritis • Arthritis psoriatica • ankylosierende Spondylitis • Psoriasis	76	70 h
Omalizumab	s. c.	75 – 375 mg[1)] alle 2 – 4 Wochen	schweres IgE-vermitteltes Asthma bronchiale	62	26 d
Anakinra	s. c.	100 – 150 mg/d	rheumatoide Arthritis	95	5 h
Tocilizumab	i. v. (Infusion über 1 h)	8 mg/kg alle 4 Wochen	rheumatoide Arthritis	100	8 – 14 d[2)]

[1)] die Dosis wird mit steigendem Körpergewicht und mit steigenden IgE-Spiegeln im Serum angehoben; [2)] HWZ wird mit fallender Konzentration im Plasma immer kürzer.

Unerwünschte Wirkungen: Infusionsreaktionen (Infliximab) wie Fieber, Gliederschmerzen, Übelkeit, Urtikaria. **Entzündliche Reaktionen** am Injektionsort (Adalimumab, Etanercept). **Infektionsrate** ↑, **Leberenzyme** ↑, **Myelosuppression**, **Autoantikörperbildung**, aseptische Meningitis, **Lymphom-Risiko** ↑. **Antikörperbildung** gegen TNF-α-Antagonisten: Rate an infusions- und injektionsbedingten Reaktionen ↑, Wirkung ↓.

Unerwünschte Wirkungen: Infusionsreaktionen nach Gabe von Infliximab mit Fieber, Schüttelfrost, Kopf- und Gliederschmerzen, Übelkeit, Urtikaria und Bronchospasmen. **Entzündliche Reaktionen** am Injektionsort durch Adalimumab und Etanercept. **Erhöhte Inzidenz von Infektionen** jeglicher Art, z. B. Atemwegs- und Harnwegsinfektionen, Tuberkulose (einschließlich Reaktivierung einer latenten Tuberkulose), Herpes simplex, Pilzinfektionen und opportunistische Infektionen. **Anstieg hepatozellulärer Serumenzyme** und **myelosuppressive Wirkungen**, **Autoantikörperbildung** (antinukleäre Antikörper oder Anti-dsDNA-Antikörper bei etwa 15% der Patienten), aseptische Meningitis. Beobachtet wird auch eine Zunahme des **Lymphom-Risikos**: Infliximab erhöht die Inzidenz von lymphoproliferativen Erkrankungen um den Faktor 3. Die **Antikörperbildung** gegen Infliximab (24 – 28%), Adalimumab (12%) und Etanercept (1 – 3%) ist mit einer Zunahme der Häufigkeit und Schwere von infusions- bzw. injektionsbedingten Reaktionen sowie einem Nachlassen der Wirksamkeit der Wirkstoffe verbunden, da die Antikörper ihre Elimination beschleunigen.

▶ Merke.

▶ Merke. Alle genannten unerwünschten Wirkungen treten selten (Inzidenz 0,01 – 0,1%) bis gelegentlich (0,1 – 1%) auf. Nur die infusionsbedingten Reaktionen nach Gabe von Infliximab werden häufig (bei 10 – 20% der Patienten) beobachtet.

Kontraindikationen: Tbc, schwere Infektionen, Herzinsuffizienz, demyelinisierende Erkrankungen, Schwangerschaft und Stillzeit.
Wechselwirkungen: Methotrexat verlangsamt die Elimination von und reduziert die Häufigkeit der Antikörperbildung gegen Infliximab und Adalimumab. Infektionsrisiko ↑ durch Anakinra. Zuverlässigkeit von Lebendimpfstoffen ↓.

Kontraindikationen und Wechselwirkungen: Kontraindikationen für TNF-α-Antagonisten sind Tuberkulose (auch in latenter Form), schwere Infektionen, Herzinsuffizienz, demyelinisierende Erkrankungen wie z. B. multiple Sklerose, Schwangerschaft und Stillzeit.
Methotrexat verlangsamt die Elimination von Infliximab und Adalimumab und reduziert die Häufigkeit der Antikörperbildung gegen Infliximab (von 26 auf 4%) bzw. Adalimumab (von 12 auf 1%). **Anakinra** steigert das Risiko von TNF-α-Antagonisten für schwere Infektionen beträchtlich. **Lebendimpfstoffe** können unwirksam bleiben.

5.5.2 Omalizumab

Omalizumab ist ein gentechnisch hergestellter **humanisierter monoklonaler Anti-IgE-Antikörper** (Abb. **B-5.8**). Er richtet sich gegen ein Epitop im Fc-Fragment von IgE und antagonisiert IgE-vermittelte allergische Sofortreaktionen (s. S. 114), indem er die Bindung von IgE an die Fcε-Rezeptoren von Mastzellen verhindert. Omalizumab ist als Zusatztherapeutikum zur verbesserten Asthmakontrolle bei Erwachsenen und Jugendlichen über 12 Jahren mit schwerem, persistierendem **allergischem (IgE-vermitteltem) Asthma bronchiale** indiziert (Tab. **B-5.9**; Näheres zur Asthmatherapie s. Kap. C-8 ab S. 523). Es wird s. c. appliziert. Das breite **Nebenwirkungsspektrum** reicht von Reaktionen am Injektionsort über Hautausschläge, Kopfschmerzen, Pharyngitis, Husten und Bronchospasmus bis hin zu Übelkeit und Durchfall.

5.5.2 Omalizumab

Der **humanisierte monoklonale Anti-IgE-Antikörper** (Abb. **B-5.8**) antagonisiert IgE-vermittelte allergische Sofortreaktionen (s. S. 114). Indiziert ist es bei persistierendem **allergischem (IgE-vermitteltem) Asthma bronchiale** (Tab. **B-5.9**; siehe auch Kap. C-8 ab S. 523), hat allerdings ein breites **Nebenwirkungsspektrum**.

5.5.3 Anakinra

Anakinra ist ein gentechnisch hergestellter **humaner IL-1-Rezeptor-Antagonist** mit **antiphlogistischer** und **immunsuppressiver Wirkung.** IL-1, dessen biologische Aktivität von Anakinra neutralisiert wird, gilt neben TNF-α als das effektivste proinflammatorische Zytokin. Anakinra wird in Kombination mit Methotrexat zur Behandlung der **rheumatoiden Arthritis** angewendet, wenn Methotrexat allein nur unzureichend wirkt (Tab. **B-5.9**). Es wird s. c. injiziert.

Im Vergleich mit den anderen Vertretern dieser Medikamentengruppe hat Anakinra eine wesentlich kürzere Halbwertszeit (Tab. **B-5.9**). Es wird hauptsächlich renal eliminiert; seine Plasma-Clearance nimmt mit fallender Kreatinin-Clearance ab. Aus diesem Grund darf es bei einer Niereninsuffizienz mit einer Kreatinin-Clearance < 30 ml/min nicht angewendet werden. Auch in der Schwangerschaft ist es kontraindiziert. Als **unerwünschte Wirkungen** können entzündliche Reaktionen am Injektionsort, eine erhöhte Inzidenz von bakteriellen Infektionen (z. B. Pneumonien) sowie Blutbildveränderungen (Neutropenie, Thrombozytopenie) auftreten. Die Kombination mit TNF-α-Antagonisten erhöht das Risiko für das Auftreten schwerer Infektionen ganz erheblich.

5.5.3 Anakinra

Der **humane IL-1-Rezeptor-Antagonist** wirkt **antiphlogistisch** und **immunsuppressiv** und wird bei der **rheumatoiden Arthritis** angewendet (Tab. **B-5.9**). Die Halbwertszeit ist relativ kurz (Tab. **B-5.9**). Wegen der vorwiegend renalen Elimination darf es bei Niereninsuffizienz nicht gegeben werden. **Unerwünschten Wirkungen** sind: Entzündliche Reaktionen am Injektionsort, gehäufte Infektionen und Blutbildveränderungen.

5.5.4 Tocilizumab

Tocilizumab ist ein gentechnisch hergestellter **humanisierter monoklonaler Antikörper** (Abb. **B-5.8**) gegen den humanen IL-6-Rezeptor. IL-6 wirkt als proinflammatorisches Zytokin. Es aktiviert T-Zellen, Makrophagen und Osteoklasten, fördert die Antikörperproduktion von B-Zellen und sorgt für die Induktion und Synthese der hepatischen Akute-Phase-Proteine (z. B. C-reaktives Protein). Außerdem vermittelt IL-6 einen Anstieg der Körpertemperatur, indem es die Prostaglandinsynthese im ZNS steigert. Tocilizumab verhindert die Bindung von IL-6 an seinen Rezeptor und unterdrückt so die Wirkungen von IL-6. In klinischen Studien ist Tocilizumab bei der Behandlung der **rheumatoiden Arthritis** wirksam (Tab. **B-5.9**). Die Kombination mit Methotrexat verbessert seine Wirksamkeit. Ein laborchemisches Korrelat für die Wirkung von Tocilizumab ist die prompte Normalisierung des C-reaktiven Proteins schon nach der ersten Infusion. Als **unerwünschte Wirkungen** werden erhöhte Leberwerte (besonders GPT), Neutropenie, erhöhte Cholesterin- und Triglyzeridkonzentrationen, das Auftreten ernster Infektionen (einschließlich Sepsis), Stomatitis, Kopfschmerzen und Hautausschläge beobachtet.

5.5.4 Tocilizumab

Der **humanisierte monoklonale Antikörper** (Abb. **B-5.8**) richtet sich gegen den humanen proinflammatorisch wirkenden IL-6-Rezeptor und unterdrückt die von diesem Rezeptor vermittelten Wirkungen. In klinischen Studien wird es bei der **rheumatoiden Arthritis** angewendet (Tab. **B-5.9**). **Unerwünschte Wirkungen** sind: Erhöhte Leberwerte und Blutfette, Neutropenie, schwere Infektionen, Kopfschmerzen, Stomatitis, Hautausschläge.

5.6 Pharmakotherapie ausgewählter (Auto)-Immunerkrankungen

5.6.1 Rheumatoide Arthritis (RA)

Die RA ist eine **chronisch-entzündliche Systemerkrankung**, die mit einer symmetrisch auftretenden, erodierenden Synovialitis beginnt und unbehandelt mit Gelenkdestruktionen endet (Abb. **B-5.12**). Darüber hinaus kann es zu extraartikulären Organmanifestationen (z. B. Herz, Lunge, Gefäße, Augen) kommen. Man findet Zeichen einer systemischen Entzündung (hohe Blutkörperchensenkungsgeschwindigkeit [BSG], hohes C-reaktives Protein [CRP] im Serum) und Autoantikörper gegen die Fc-Domäne von IgM oder IgG (Rheumafaktoren: unspezifisch), gegen zyklische citrullinierte Peptide (Anti-CCP-Antikörper: sehr spezifisch) oder gegen citrullinierte Proteine (Anti MCV Antikörper: sehr spezifisch; MCV = mutiertes citrulliniertes Vimentin). Der Anti-MCV-Antikörpertiter ist direkt mit der Krankheitsaktivität korreliert. Als Folge der systemischen Entzündung wird auch eine deutlich erhöhte kardiovaskuläre Morbidität und Mortalität beobachtet. Die Behandlung stützt sich auf drei Säulen, die simultan zur Anwendung kommen: **Basistherapie**, **antiphlogistische Therapie** und **analgetische Therapie**.

Basistherapie: Sie hat das Ziel, irreversible strukturelle Gelenkschäden zu verhindern. Ein solches Potenzial haben nur die sog. **Basistherapeutika** (auch „disease modifying antirheumatic drugs" genannt, DMARD), zu denen Methotrexat, Leflunomid, Sulfasalazin, Hydroxychloroquin sowie TNF-α-Antagonisten und Anakinra gehören. Eine frühe Diagnosestellung ist von großer Bedeutung, da so früh wie möglich mit einer Therapie begonnen werden muss. Die Basistherapie ist **häufig** eine **Dauertherapie**. Die Auswahl der Wirkstoffe orientiert sich am Therapiefortschritt und kann sich bei verschiedenen Patienten ganz unterschiedlich entwickeln.

- **Monotherapie:** Man beginnt mit **Methotrexat** (MTX). Die initiale Dosis beträgt 7,5 – 15 mg/Woche (i. m.-MTX ist sicherer und wirksamer als p. o.-MTX) und kann bei Bedarf jeden Monat um 5 mg/Woche bis auf 30 mg/Woche erhöht werden. Mit Wirkungen (Remission der Gelenk-Symptomatik, Abnahme der BSG- und CRP-Werte sowie der Autoantikörper-Titer, insbesondere des Anti-MCV-Antikörpertiters) kann nach 4 – 6 Wochen gerechnet werden. Die Verträglichkeit von MTX (s. S. 187) kann mit Folsäure (1 – 3 mg/d) ohne Beeinträchtigung der Wirksamkeit verbessert werden. MTX reduziert bei Patienten mit RA nachweislich auch die kardiovaskuläre Mortalität, die nicht nur bei extraartikulären Manifes-

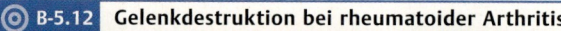

B-5.12 Gelenkdestruktion bei rheumatoider Arthritis

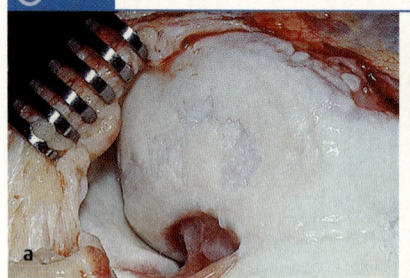
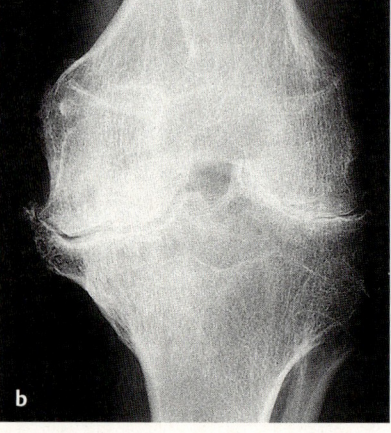

a Eröffnetes Kniegelenk mit ausgeprägten Knorpelerosionen und Pannusbildung an den Gelenkrändern (aus Niethard, Pfeil, Biberthaler; Duale Reihe Orthopädie und Unfallchirurgie, Thieme, 2009).
b Röntgenaufnahme eines Kniegelenks mit ausgeprägter Gonarthrose und Gelenkspaltverschmälerung als Spätfolge einer rheumatoiden Arthritis (aus Baenkler et al., Kurzlehrbuch Innere Medizin, Thieme 2010).

tationen an Herz und Gefäßen deutlich erhöht ist. Wenn MTX aus Gründen der Verträglichkeit abgesetzt werden muss, ist **Leflunomid** eine wichtige Alternative.

- **Kombination von konventionellen Basistherapeutika:** Wenn die Wirkungen von MTX oder Leflunomid nach Ablauf von 2–3 Monaten inadäquat bleiben, kombiniert man diese Pharmaka mit Sulfasalazin und/oder Hydroxychloroquin (Dosierungen s. Tab. **B-5.7**). Die Wirksamkeit konventioneller Basistherapeutika bzw. deren Kombinationen steigt gemäß folgender Reihe: (MTX) < (MTX + Hydroxychloroquin oder Sulfasalazin) < (MTX + Sulfasalazin + Hydroxychloroquin). Sulfasalazin wird einschleichend dosiert: Die Dosis von 0,5 g/d wird jede Woche um 0,5 g/d bis maximal 3 g/d erhöht; Wirkungen treten erst nach 4–8 Wochen ein. Hydroxychloroquin (200 mg alle 12 h) wirkt sogar erst nach 3–6 Monaten. Die Kombination MTX + Leflunomid hat ein hohes hepatotoxisches Risiko und ist deshalb nicht zu empfehlen.

- **Kombination von konventionellen mit biologischen Basistherapeutika:** Wenn die Kombinationstherapie mit konventionellen Basistherapeutika auch nach 3–6 Monaten nicht den gewünschten Effekt hat und die Krankheitsaktivität fortdauert, wird MTX mit TNF-α-Antagonisten kombiniert. Eine solche Kombination ist deutlich wirksamer als MTX allein oder TNF-α-Antagonisten allein. TNF-α-Antagonisten reduzieren die Krankheitsaktivität innerhalb von Tagen bis Wochen. Für Patienten, die trotz einer Behandlung mit TNF-α-Antagonisten und MTX immer noch eine moderate bis hohe Krankheitsaktivität zeigen, gibt es als Ersatz für TNF-α-Antagonisten alternative Behandlungsoptionen, die wegen besserer klinischer Resultate immer in Kombination mit MTX angewendet werden. Zu diesen Alternativen gehören Rituximab und Abatacept. Doch auch diese alternativen Wirkstoffe können die rheumatoide Arthritis nicht heilen. Das Ziel muss es deshalb sein, die Krankheitsaktivität auf einem möglichst niedrigen Niveau zu kontrollieren.

- **Kombination von konventionellen Basistherapeutika:** Wenn MTX oder Leflunomid nicht ausreichend helfen, kommt zusätzlich Sulfasalazin und/oder Hydroxychloroquin zum Einsatz. Sulfasalazin wirkt erst nach 4–8 Wochen, Hydroxychloroquin erst nach 3–6 Monaten. Die Kombination MTX + Leflunomid wird nicht empfohlen.

- **Kombination von konventionellen mit biologischen Basistherapeutika:** Wenn die Kombinationstherapie nicht ausreicht, wird MTX mit TNF-α-Antagonisten kombiniert, diese reduzieren die Krankheitsaktivität innerhalb von Tagen bis Wochen. Zur Therapieausweitung wird alternativ zu TNF-α-Antagonisten Rituximab und Abatacept gegeben. Insgesamt ist jedoch keine Heilung, sondern nur ein Absenken der Krankheitsaktivität zu erreichen.

▶ **Kritisch betrachtet.** Biologika – gute Wirksamkeit bei hohen Therapiekosten

Die Biologika unter den Basistherapeutika für die rheumatoide Arthritis (z. B. Infliximab, Etanercept, Rituximab) sind ein großer Fortschritt in der Behandlung dieser schweren Erkrankung. Sie sind nachweislich in der Lage, die entzündliche Gelenkdestruktion aufzuhalten. Sie können aber den immunologischen Entzündungsprozess nicht endgültig stoppen und müssen deshalb lebenslang angewendet werden. Der medizinische Nutzen dieser Wirkstoffe ist unumstritten. Umstritten sind aber die Preise, die dafür gefordert werden: Die **Jahres-Therapiekosten** belaufen sich auf **16 000 – 23 000 Euro**. Auf dem deutschen Markt konnten die Pharma-Unternehmen bis vor Kurzem die Preise für neue Arzneimittel selbst festlegen. Inzwischen wurden die gesetzlichen Rahmenbedingungen so verändert, dass bei der Preisgestaltung die Krankenkassen und im Streitfall eine Schiedskommission beteiligt werden. Es wäre wünschenswert, wenn dadurch die Arzneimittelpreise fallen würden, da sie in Deutschland im europäischen Vergleich sehr hoch sind.

▶ **Kritisch betrachtet.**

Antiphlogistische Therapie: Wegen der ungenügenden antiphlogistischen Wirkung der Basistherapeutika kann man in der Mehrzahl der Fälle auf die entzündungshemmende Wirkung der **Glukokortikoide** nicht verzichten. Die übliche orale Prednisolon-Dosis beträgt 5–7,5 mg/d. Damit wird relativ rasch eine Symptomlinderung erreicht und der Zeitraum überbrückt, in dem die Basistherapie noch nicht wirkt. Bei hoher Krankheitsaktivität wird Prednisolon vorübergehend auch höher dosiert (30–60 mg/d). Die Progression der Arthritis kann so aufgehalten werden. Wenn die Basistherapie wirkt, wird die niedrigste, gerade noch wirksame Prednisolon-Dosis gesucht. Diese kann durchaus niedriger als 5 mg/d sein und ist meist Teil einer Langzeittherapie. Trotz der niedrigen Dosis sind unerwünschte Wirkungen die Regel (s. S. 375). Da das **Osteoporose-Risiko** von Patienten mit rheumatoider Arthritis sehr hoch ist, wird zur Prophylaxe eine orale Kombinationstherapie mit Kalzium (1–1,5 g/d), Vitamin D_3 (1000 I.E./d) und Alendronat (70 mg/Woche) oder Risedronat (35 mg/Woche) durchgeführt.

Antiphlogistische Therapie: Meist müssen zusätzlich zu den Basistherapeutika noch langfristig entzündungshemmende **Glukokortikoide** verabreicht werden. Damit wird eine rasche Linderung erreicht und der Zeitraum überbrückt, bis die Basistherapeutika wirken. Unerwünschte Wirkungen sind häufig (s. S. 375), insbesondere das erhöhte **Osteoporose-Risiko** (Prophylaxe!).

Analgetische Therapie: Im Gegensatz zu den beiden anderen Behandlungs-Säulen ist die analgetische Therapie immer intermittierend und richtet sich nach dem Bedarf des Patienten. Angewendet werden antipyretische Analgetika und bei Bedarf auch Opioid-Analgetika. Unter den antipyretischen Analgetika sind **nicht selektive COX-Hemmstoffe** (z. B. Ibuprofen, Naproxen, Diclofenac; s. S. 234) die Mittel der Wahl. Selektive COX-2-Hemmstoffe sind wegen des hohen kardiovaskulären Risikos bei Patienten mit RA kontraindiziert (s. S. 210). Da wegen der Kombination von

Analgetische Therapie: Sie sollte bedarfsorientiert und intermittierend stattfinden. **Nicht selektive COX-Hemmstoffe** (s. S. 234) sind Mittel der Wahl (selektive sind kontraindiziert, s. S. 210), bei Bedarf auch Opioid-Analgetika. Bei längerer Einnahme von COX-Hemmern muss zur Ulkus- **Prävention** (s. S. 543) **Omeprazol** eingenommen werden.

nicht selektiven COX-Hemmstoffen mit Prednisolon ein hohes Risiko für gastroduodenale Ulzera besteht (s. S. 543), muss bei anhaltender Anwendung von COX-Hemmstoffen **präventiv Omeprazol** (20 mg/d) eingenommen werden.

5.6.2 Systemischer Lupus erythematodes (SLE)

Diese systemische Autoimmunerkrankung betrifft vorwiegend jüngere Frauen. Die viszeralen Beteiligungen sind durch Erkrankungsschübe charakterisiert. Der Titer der Autoantikörper gegen Doppelstrang-DNA korreliert mit der Krankheitsaktivität.

5.6.2 Systemischer Lupus erythematodes (SLE)

Der SLE ist eine **systemische Autoimmunerkrankung**, die vorwiegend bei jüngeren Frauen auftritt. Er beginnt meist mit uncharakteristischen Symptomen wie Müdigkeit, Erschöpfung, unerklärlichen Fieberschüben und UV-Licht-Unverträglichkeit. Die häufig beobachteten viszeralen Beteiligungen haben einen sehr variablen, durch Erkrankungsschübe charakterisierten Verlauf. Die Laborbefunde zeigen typischerweise eine hohe BSG, ein normales CRP und Autoantikörper gegen Zellkernproteine (ANA) und gegen Doppelstrang-DNA (Anti-dsDNA-AK). Letztere sind hochspezifisch für den SLE und die Höhe des Anti-dsDNA-Antikörpertiters ist ein Maß für die Krankheitsaktivität.

Milde Verlaufsformen: Vorherrschend sind Hautmanifestationen (Abb. **B-5.13**) und Polyarthritis. Behandelt wird mit **antipyretischen Analgetika mit antiphlogistischer Wirkung** und **Hydroxychloroquin** (s. Tab. **B-5.7**, S. 200).

Milde Verlaufsformen: Im Vordergrund stehen Hautmanifestationen (Exantheme mit diskoiden Papeln, Photodermatosen und das eher seltene Schmetterlingserythem; Abb. **B-5.13**) und eine Polyarthritis. Die Behandlung besteht in der Anwendung von **antipyretischen Analgetika mit antiphlogistischer Wirkung** (Diclofenac, Ibuprofen) und **Hydroxychloroquin** (5–6 mg/kg/d p. o.). Das Optimum der Wirkung von Hydroxychloroquin, das die Prävention von Erkrankungsschüben beinhaltet, ist erst nach 3–6 Monaten zu erwarten. Bei Tagesdosierungen unter 6,5 mg/kg (Tab. **B-5.7** auf S. 200) ist das Retinopathie-Risiko gering.

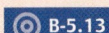

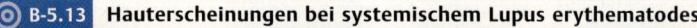 **B-5.13** Hauterscheinungen bei systemischem Lupus erythematodes

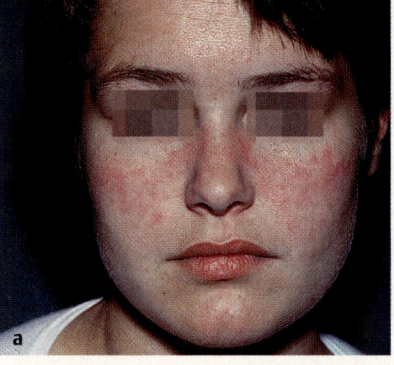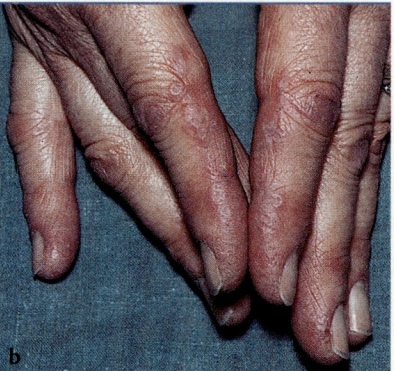

Das Bild zeigt ein schmetterlingsförmiges Erythem im Gesicht **(a)** und typische Effloreszenzen (Plaques und streifige Rötungen mit Hyperkeratosen) an den Zeigefingern **(b)** (aus Moll, Duale Reihe Dermatologie, Thieme 2010).

Schwere Verlaufsformen mit viszeraler Beteiligung: Die Prognose richtet sich v. a. nach dem Auftreten einer Lupus-Nephritis und einer ZNS-Beteiligung. Unterschieden wird zwischen **Induktions-** und **remissionserhaltender Therapie**.

Schwere Verlaufsformen mit viszeraler Beteiligung: Die Prognose des Lupus erythematodes wird hauptsächlich vom Auftreten einer Lupus-Nephritis (Proteinurie mit Protein-/Kreatinin-Quotienten > 3, Erythrozyturie) und einer ZNS-Beteiligung (mit unterschiedlichen neuropsychiatrischen Manifestationen) bestimmt. Insbesondere der Behandlung der Lupus-Nephritis kommt deshalb eine große Bedeutung zu. Man unterscheidet hierbei zwischen **Induktionstherapie** und **remissionserhaltender Therapie**.

- **Induktionstherapie:** Ziel ist die Induktion einer Remission der Nierenfunktionsstörung. Die **drei alternativen Behandlungsstrategien** werden zusammen mit Prednisolon p. o. verabreicht:
  - **Hoch-Dosis-Cyclophosphamid:** Die Dosis richtet sich nach der Leukozytenzahl.

- **Induktionstherapie:** Ziel ist die Induktion einer Remission der Nierenfunktionsstörung (Protein/Kreatinin-Quotient < 3, Verminderung des Serum-Kreatinins um mindestens 25%). Mit den folgenden **drei alternativen Behandlungsstrategien** wird nach Ablauf von 6 Monaten bei 50–80% der Patienten eine Remission erzielt, wenn gleichzeitig Prednisolon p. o. angewendet wird (0,5–1 mg/kg/d für 4 Wochen; danach je nach Therapiefortschritt Dosisreduktion um 2,5 mg/Woche bis auf eine Tagesdosis von 5–7,5 mg):
  - **Hoch-Dosis-Cyclophosphamid:** Sechs i. v.-Dosen von 0,5–1 g/m² Körperoberfläche Cyclophosphamid im Abstand von 1 Monat; die Dosis richtet sich nach der Zahl der Leukozyten im Blut, die 10–14 Tage nach Injektion einen Wert von 2000/μl nicht unterschreiten darf.

B 5.6 Pharmakotherapie ausgewählter (Auto-)Immunerkrankungen

- **Niedrig-Dosis-Cyclophosphamid:** Sechs i.v.-Dosen von 0,5 g Cyclophosphamid im Abstand von 14 Tagen gefolgt von 2 mg/kg pro Tag Azathioprin p.o. für 12 Wochen.
- **Mycophenolatmofetil:** Die orale Dosis von 2-mal 0,5 g/d wird wöchentlich um 2-mal 0,25 g pro Tag bis maximal 3-mal 1 g pro Tag erhöht, wobei sich die Höhe der Dosis an der gastrointestinalen Verträglichkeit (Diarrhö!) und dem Ausmaß der Leukopenie (> 2000/µl) orientiert.
- **Remissionserhaltende Therapie:** Für den Remissionserhalt haben sich ebenfalls **drei Behandlungsstrategien** als wirksam erwiesen, wenn gleichzeitig Prednisolon in niedriger Dosis (s. Induktionstherapie) verabreicht wird:
  – **Cyclophosphamid:** 0,5 – 1 g/m² i.v. alle 3 Monate.
  – **Azathioprin:** 1 – 3 mg/kg/d p.o.
  – **Mycophenolatmofetil:** 1 – 2 × 1 g/d p.o.

Eine arterielle Hypertonie muss konsequent behandelt werden (s. S. 478). Bei der remissionserhaltenden Therapie galt lange Zeit die intermittierende Cyclophosphamid-Therapie als Standard. Wegen ihrer hohen Toxizität (Myelosuppression, hämorrhagische Zystitis, opportunistische Infektionen, Verlust der Eierstockfunktion bei bis zu 60 % der betroffenen Frauen) gewinnen jedoch die vergleichsweise besser verträglichen Behandlungen mit Azathioprin oder Mycophenolatmofetil zunehmend an Bedeutung.

5.6.3 IgE-vermittelte Erkrankungen

Theoretisch betrachtet ist **Omalizumab** *das* Mittel für eine kausale Therapie bei diesen Erkrankungen. Leider scheitert dieses Therapiekonzept an zwei Problemen. Erstens kommt Omalizumab bei lebensbedrohlicher Symptomatik (anaphylaktischer Schock) zu spät, weil IgE bereits an zelluläre Fcε-Rezeptoren gebunden vorliegt und die Aktivierung von Mastzellen bereits stattgefunden hat. Zweitens verursacht es bei Erkrankungen mit weniger bedrohlichen, immer wiederkehrenden Symptomen (z. B. Heuschnupfen) nicht akzeptable, exorbitant hohe Behandlungskosten. Deshalb ist Omalizumab nur bei schwerem IgE-vermitteltem Asthma bronchiale zugelassen und die Behandlung IgE-vermittelter Erkrankungen in der Regel rein symptomatisch.

Anaphylaktischer Schock

Dabei handelt es sich um eine schwere Erkrankung mit Symptomen wie hypotonem Kreislaufversagen, Larynxödem, Herzrhythmusstörungen und Bronchospasmus. Häufige Ursachen sind vom Arzt verabreichte Allergene (Arzneistoffe mit allergenen Eigenschaften wie z. B. Penicillin G) oder Insektengift-Allergien. Die Behandlung besteht in der Gabe von **Sauerstoff** (über Maske oder Trachealtubus), **Adrenalin** (200 – 500 µg i.v. oder i.m., wiederholbar in 20-min-Intervallen), **Prednisolon** (250 – 1000 mg i.v.), **H₁-Rezeptor-Antagonisten** (z. B. Diphenhydramin 20 – 40 mg i.v.), **H₂-Rezeptor-Antagonisten** (z. B. Ranitidin 50 mg i.v.) und von **Flüssigkeit** (Infusion von Elektrolytlösungen). Bronchospasmen können außerdem die Verabreichung von **Theophyllin** (200 – 400 mg i.v.) oder **β₂-Rezeptor-Agonisten** (s. S. 528) erforderlich machen.

Allergische Rhinokonjunktivitis (Heuschnupfen)

Es bestehen folgende **Therapieoptionen**:
- Versuch einer **Allergenkarenz**.
- **Symptomatische Therapie** mit topischen oder systemischen H₁-Rezeptor-Antagonisten (s. S. 117), topischen Glukokortikoiden (z. B. Budesonid, Beclometason) und/oder topischer Cromoglicinsäure (s. S. 536). Letztere ist in der Akuttherapie unwirksam und bei prophylaktischer/anhaltender Anwendung meist auch weniger wirksam als H₁-Rezeptor-Antagonisten.
- Spezifische Immuntherapie **(Hyposensibilisierung):** Es ist der Versuch einer kausalen Therapie mit dem Ziel einer Toleranzentwicklung gegenüber allergieauslösenden Antigenen. Die verantwortlichen Allergenextrakte (z. B. aus Baum-, Gräser- oder Kräuterpollen oder Hausstaubmilben) werden in steigender Dosierung s.c. – seit einigen Jahren auch sublingual (**SLIT = s**ublinguale **I**mmun**t**herapie) – verabreicht. Man hofft auf eine Desensibilisierung durch Verlagerung der Anti-

---

- **Niedrig-Dosis-Cyclophosphamid:** Gefolgt von Azathioprin-Gabe.
- **Mycophenolatmofetil:** Die Dosis richtet sich nach der gastrointestinalen Verträglichkeit und der Leukozytenzahl.

- **Remissionserhaltende Therapie:** Wird zusammen mit Prednisolon verabreicht:
  – Cyclophosphamid
  – Azathioprin
  – Mycophenolatmofetil

Eine arterielle Hypertonie muss behandelt werden (s. S. 478). Bei der remissionserhaltenden Therapie werden zunehmend die verträglicheren Substanzen Azathioprin oder Mycophenolatmofetil eingesetzt.

5.6.3 IgE-vermittelte Erkrankungen

Omalizumab wäre theoretisch *das* Mittel für eine kausale Therapie, ist aber nur bei schwerem IgE-vermitteltem Asthma bronchiale zugelassen, da es bei einem lebensbedrohlichen anaphylaktischen Schock zu spät kommt und für weniger bedrohliche Erkrankungen wie z. B. Heuschnupfen zu teuer ist.

Anaphylaktischer Schock

Häufige Ursachen sind iatrogene Allergene oder Insektengift. Die Behandlung erfolgt mit **Sauerstoff**, **Adrenalin**, **Prednisolon**, **H₁-Rezeptor-Antagonisten**, **H₂-Rezeptor-Antagonisten** und **Flüssigkeit**; bei Bronchospasmen zudem **Theophyllin** oder **β₂-Rezeptor-Agonisten** (s. S. 528).

Allergische Rhinokonjunktivitis (Heuschnupfen)

Therapieoptionen:
- Versuch einer **Allergenkarenz**
- **Symptomatische Therapie** mit H₁-Rezeptor-Antagonisten (s. S. 117), Glukokortikoiden und/oder Cromoglicinsäure (s. S. 536).
- **Hyposensibilisierung**

körperantwort von IgE auf IgG, eine Aktivierung IL-10 sezernierender regulatorischer T-Zellen und eine Abschwächung der Th2-Zell-Antwort zugunsten der Th1-Zell-Antwort. Leider erbringt eine solche Immuntherapie keinen zuverlässigen Heilerfolg. Es kommt aber zu einer signifikanten Reduktion der Inzidenz und der Symptomatik der allergischen Rhinokonjuktivitis und des allergischen Asthmas.

5.6.4 Akutes rheumatisches Fieber

Infektionen mit **β-hämolysierenden A-Streptokokken** (Pharyngitis, Tonsillitis) können bei genetisch prädisponierten Personen zur Bildung von Antikörpern gegen das für Streptokokken spezifische M-Protein oder andere bakterielle Antigene führen. Diese Antikörper kreuzreagieren auch mit körpereigenen Epitopen auf Zellmembranen von Muskel- und Bindegewebszellen. Die Folgen sind hohes Fieber und schmerzhafte Entzündungen (z. B. Polyarthritis). Meist sind Kinder betroffen. Um Folgeerkrankungen wie Endokarditis, Myokarditis oder Glomerulonephritis zu verhindern, muss frühzeitig antibiotisch und antiphlogistisch behandelt werden. Die **antibiotische Behandlung** erfolgt für 14 Tage mit Penicillin V p. o. (Kinder: 3 × 0,4 – 0,8 Mio. I.E./d; Erwachsene: 3 × 1 Mio. I.E./d). Für die **antiphlogistische Behandlung** wird Acetylsalicylsäure p. o. (Kinder: 4 × 25 – 30 mg/kg/d; Erwachsene: 4 × 1 – 1,5 g/d; Behandlungsdauer 1 – 2 Wochen) oder Prednisolon p. o. (1 – 2 mg/kg/d für 1 – 2 Wochen; danach Reduktion der Dosis auf 10 – 20 mg/d für weitere 6 – 8 Wochen) angewendet. Zur **Prävention einer Reinfektion** ist eine lang anhaltende Behandlung mit Penicillin (0,8 – 1,2 Mio. I.E. Benzathinpenicillin i. m. alle 4 Wochen bis zum 18. Lebensjahr) erforderlich.

5.6.4 Akutes rheumatisches Fieber

Infektionen mit **β-hämolysierenden A-Streptokokken** können die Bildung von kreuzreagierenden Antikörpern auslösen. Eine frühzeitige **antibiotische Behandlung** ist notwendig, um Folgeerkrankungen wie Endokarditis, Myokarditis oder Glomerulonephritis zu verhindern sowie zur **Prävention einer Reinfektion**. Die **antiphlogistische Behandlung** wird mit ASS oder Prednisolon durchgeführt.

6 Nozizeptives System

6.1 Physiologische Grundlagen 215
6.2 Opioid-Analgetika und andere Opioidrezeptor-Agonisten 220
6.3 Opioidrezeptor-Antagonisten 231
6.4 Antitussiva 233
6.5 Nichtopioid-Analgetika: Antipyretische Analgetika 234
6.6 Nichtopioid-Analgetika: Andere Substanzen 248
6.7 Adjuvante Schmerztherapeutika 250
6.8 Pharmakotherapie ausgewählter Schmerzsyndrome 251

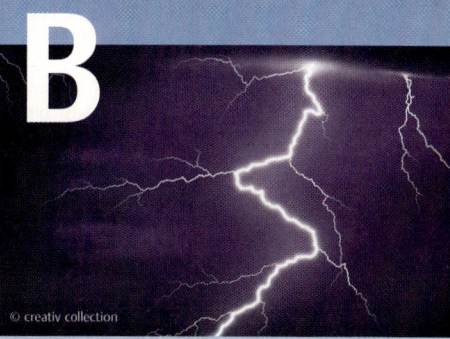

6.1 Physiologische Grundlagen

▶ **Definition.** Unter **Nozizeption** versteht man die Aufnahme von Reizen, die den Organismus potenziell oder tatsächlich schädigen (lat. nocere = schaden). Die zugehörige Sinnesempfindung wird als **Schmerz** bezeichnet.

Akuter Schmerz hat eine wichtige biologische Warnfunktion und weist auf eine drohende oder bereits eingetretene Gewebeschädigung hin. Er ist zeitlich limitiert und klingt nach Beseitigung der auslösenden Ursache meist rasch ab. Von **chronischem Schmerz** spricht man, wenn der Schmerz länger als drei Monate anhält oder intermittierend auftritt. Ursache hierfür können schwere chronische Erkrankungen wie zum Beispiel bösartige Tumoren oder die rheumatoide Arthritis sein. Oft ist jedoch kein Zusammenhang mehr zwischen dem Schmerz und der ihn ursprünglich auslösenden Schädigung bzw. Erkrankung erkennbar. Der Schmerz hat dann seine Warnfunktion verloren und ist zu einem eigenständigen Krankheitsbild geworden.

6.1.1 Mechanismen der Schmerzentstehung und -verarbeitung

Schmerz entsteht durch mechanische, thermische oder chemische (Schmerzmediatoren) Reizung spezieller Schmerzrezeptoren **(Nozizeptoren)**. Dabei handelt es sich um die nicht myelinisierten peripheren Nervenendigungen der primär afferenten Aδ- und C-Fasern, deren Erregung über die hintere Spinalwurzel zum Hinterhorn des Rückenmarks fortgeleitet wird. Von dort gelangt die Schmerzinformation über entsprechende Nervenbahnen in höhere Abschnitte des ZNS und wird dort verbreitet. Die Gesamtheit der an diesem Prozess beteiligten Neurone bildet das **aufsteigende nozizeptive Neuronensystem** (Abb. B-6.1). Zudem gibt es auch ein **absteigendes antinozizeptives Neuronensystem** (Abb. B-6.1), das die Ausbreitung nozizeptiver Reize über das aufsteigende nozizeptive System kontrolliert und begrenzt (endogene Schmerzhemmung).

Aufsteigendes nozizeptives Neuronensystem

Die **Transmitter** der Nozizeptoren (Aδ- und C-Fasern) sind **Substanz P**, **CGRP** (calcitonin gene-related peptide) und/oder **Glutamat**. Sie werden aus den nozizeptiven Nervenendigungen freigesetzt und sorgen im Hinterhorn des Rückenmarks für die synaptische Transmission der Schmerzinformation zu den Zellkörpern der glutamatergen Bahnen, die zur Formatio reticularis und zum Thalamus ziehen (Abb. B-6.1). Als **Schmerzmediatoren** fungieren z. B. H⁺, K⁺, Bradykinin, Histamin, Serotonin und Prostaglandine. Sie werden im Rahmen eines noxischen Reizes (v. a. Gewebsschädigung) freigesetzt oder gebildet und steigern die elektrische Aktivität der Nozizeptoren (Abb. **B-6.2**). Unter den Prostaglandinen ist **PGE₂** ein besonders wichtiger Schmerzmediator. Es fördert die Schmerzwahrnehmung, indem es zum einen Nozizeptoren sensibilisiert und dadurch deren Erregbarkeit steigert und zum anderen die spinale Reizweiterleitung erleichtert (Näheres s. S. 134 und Tab. **B-2.7** auf S. 133).

6.1 Physiologische Grundlagen

▶ **Definition.**

Akuter Schmerz tritt als Warnung bei drohender oder stattgehabter Schädigung auf und klingt nach Beseitigung des Auslösers rasch ab. Von **chronischem Schmerz** spricht man bei einer Dauer von über drei Monaten. Der Schmerz kann dann auch zu einem eigenständigen Krankheitsbild werden.

6.1.1 Mechanismen der Schmerzentstehung und -verarbeitung

Schmerz entsteht durch Reizung von peripheren Nervenendigungen der Aδ- und C-Fasern, den **Nozizeptoren**. Die Schmerzinformation gelangt über das **aufsteigende nozizeptive Neuronensystem** (Abb. B-6.1) ins ZNS. Das **absteigende antinozizeptive Neuronensystem** (Abb. B-6.1) dient der endogenen Schmerzhemmung.

Aufsteigendes nozizeptives Neuronensystem

Die **Transmitter Substanz P**, **CGRP** oder **Glutamat** werden aus den nozizeptiven Nervenendigungen freigesetzt und sorgen für die Weiterleitung der Schmerzinformation über das Rückenmark zum Thalamus (Abb. B-6.1). **Schmerzmediatoren** werden bei Gewebeschädigungen freigesetzt und steigern die Aktivität der Nozizeptoren (Abb. B-6.2). PGE₂ ist ein wichtiger Mediator für die Schmerzwahrnehmung und -weiterleitung (s. S. 134 und Tab. B-2.7 auf S. 133).

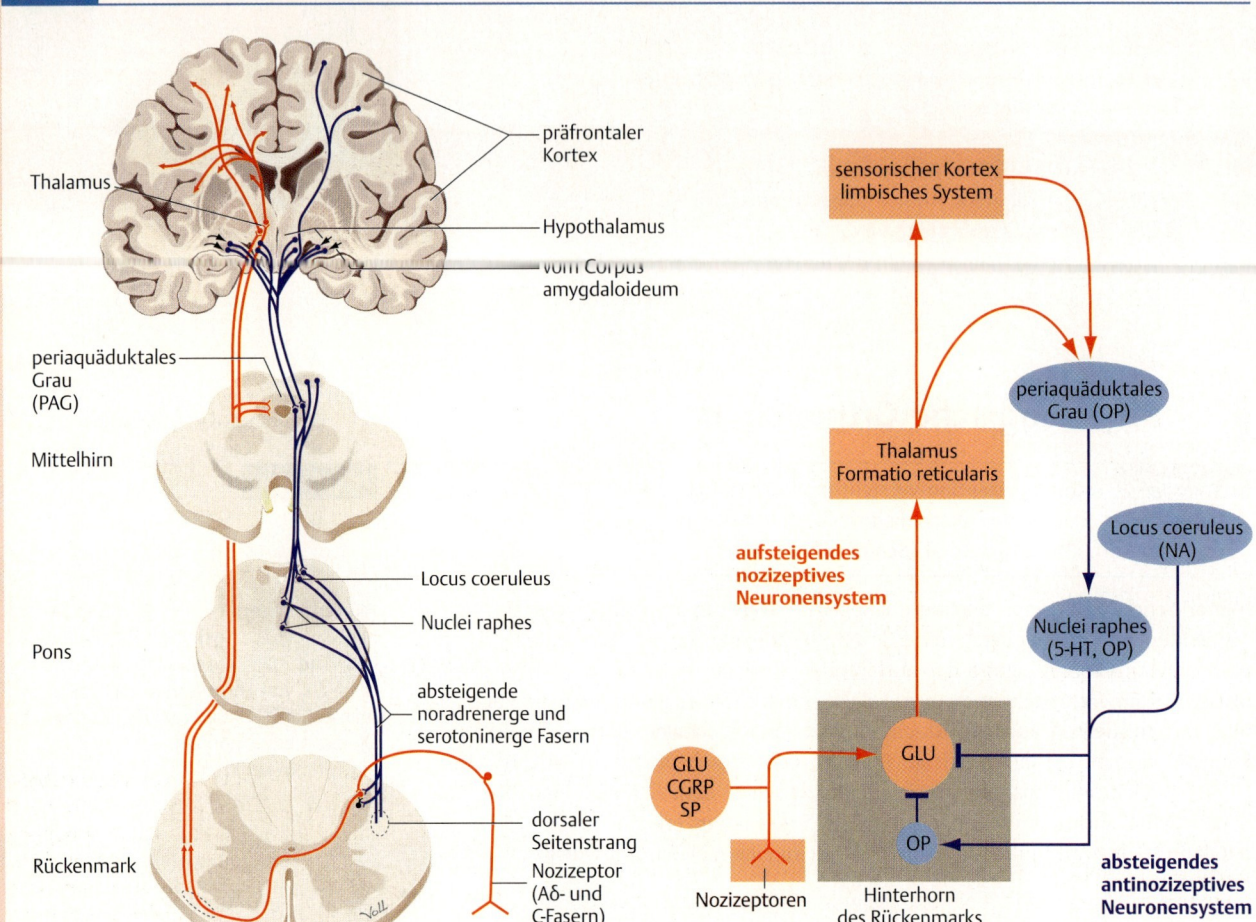

B-6.1 Aufsteigendes noziziptives (rot) und absteigendes antinoziziptives (blau) Neuronensystem

a Anatomisches Schema: Dargestellt sind die an der Schmerzentstehung und -weiterleitung beteiligten neuronalen Strukturen. Als Nozizeptoren fungieren die peripheren Nervenendigungen der primär afferenten Aδ- und C-Fasern (nach Prometheus, LernAtlas der Anatomie; Kopf, Hals und Neuroanatomie, Thieme, 2009; Grafik: M. Voll).
b „Schaltbild" mit den jeweiligen Transmittern: Transmitter im aufsteigenden nozizeptiven Neuronensystem sind **Glutamat** (GLU), **calcitonin gene-related peptide** (CGRP) und **Substanz P** (SP). Das absteigende antinoziziptive Neuronensystem hemmt direkt und indirekt (über ein opioiderges Interneuron) die synaptische Transmission in der ersten Synapse des aufsteigenden noziziptiven Systems im Hinterhorn des Rückenmarks. Transmitter sind **Opioidpeptide** (OP), **Noradrenalin** (NA) und **Serotonin** (5-HT).

Absteigendes antinoziziptives Neuronensystem

Die wichtigsten an der **endogenen Schmerzhemmung** beteiligten Neurotransmitter sind **Noradrenalin**, **Serotonin** und v. a. **Opioidpeptide** (Abb. B-6.1).

Opioidpeptide

Nomenklatur: Opioidpetide sind **endogene Opioide**, die als Transmitter wichtig für die endogene Schmerzhemmung sind. Ihre Pharmakodynamik ist der des Morphins sehr ähnlich (s. S. 220). Davon abzugrenzen sind die exogenen Opioide.

Absteigendes antinoziziptives Neuronensystem

Es dient der **endogenen Schmerzhemmung**. Die wichtigsten Neurotransmitter des antinoziziptiven Neuronensystems sind **Noradrenalin** (das hier über α$_2$-Rezeptoren wirkt), **Serotonin** (das in diesem System über 5-HT$_3$-Rezeptoren wirkt) und v. a. **Opioidpeptide** (Abb. B-6.1). Letztere entfalten ihre Wirkung über Opioidrezeptoren, die aufgrund ihrer therapeutischen Beeinflussbarkeit (durch Opioid-Analgetika) pharmakologisch von besonderem Interesse sind.

Opioidpeptide

Nomenklatur: Opioidpetide sind körpereigene Neuropeptide, die in erster Linie Transmitterfunktionen haben und für die endogene Schmerzhemmung über das absteigende antinoziziptive System von entscheidender Bedeutung sind. Die Bezeichnung Opioidpeptide geht zurück auf das Hauptalkaloid des Opiums, das Morphin (Näheres s. S. 220), da ihre pharmakodynamischen Eigenschaften denen des Morphins sehr ähnlich sind. Da die Opioidpeptide vom Organismus gebildet werden, werden sie auch **endogene Opioide** genannt. Demgegenüber bezeichnet man die Morphinabkömmlinge, die in therapeutischer oder missbräuchlicher Absicht eingenommen werden, als exogene Opioide.

B-6.2 Aktivierung von Nozizeptoren durch Schmerzmediatoren

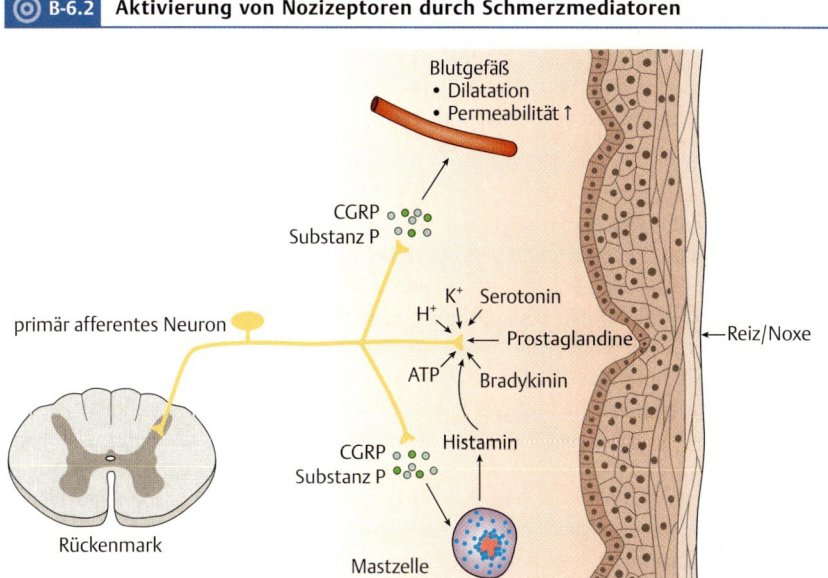

Die peripheren nozizeptiven Nervenendigungen werden durch **lokal gebildete und/oder freigesetzte Mediatoren** (H^+, K^+, Serotonin, Prostglandine, Bradykinin, Histamin und ATP) erregt und setzen zudem die Peptidtransmitter CGRP und Substanz P frei, die ihrerseits eine Vasodilatation und eine Abgabe von Histamin aus Mastzellen hervorrufen (nach Behrends et al., Duale Reihe Physiologie, Thieme, 2009).

Vorkommen, Einteilung und Eigenschaften: Opioidpeptide, zu denen die Enkephaline, Endorphine und Dynorphine gehören, entstehen durch posttranslationale Prozessierung aus großen **Vorläuferpeptiden** (Tab. **B-6.1**). Sie werden nicht nur in Neuronen des ZNS und des PNS (Nebennierenmark, Darmnervensystem), sondern unter bestimmten Bedingungen (Entzündung, Trauma) auch in Lymphozyten und Makrophagen exprimiert. Die **Enkephaline** sind als Pentapeptide die kürzesten Opioidpeptide. Die 5 Aminosäuren des Met- oder Leu-Enkephalins finden sich bei allen anderen Opioidpeptiden am N-terminalen Ende wieder (Tab. **B-6.1**). Diese N-terminale Sequenz ist für die Wirkungen dieser Stoffe verantwortlich, die von Opioidrezeptoren vermittelt werden.

Vorkommen, Einteilung und Eigenschaften: Opioidpeptide (Enkephaline, Endorphine, Dynorphine) entstehen aus **Vorläuferpeptiden** (Tab. **B-6.1**). Sie werden in Neuronen des ZNS und PNS, bei Entzündung und Trauma auch in Lymphozyten und Makrophagen exprimiert.

B-6.1 Vorstufen und Primärstruktur der Opioidpeptide

Vorläuferpeptide	Opioidpeptide	Primärstruktur	Rezeptor-Affinität
Proenkephalin	Met-Enkephalin	Tyr-Gly-Gly-Phe-Met	$\delta > \mu$
	Leu-Enkephalin	Tyr-Gly-Gly-Phe-Leu	$\delta > \mu$
Proopiomelanocortin	β-Endorphin	Tyr-Gly-Gly-Phe-Met-(+ 26 weitere Aminosäuren [AS])	$\mu = \delta$
Prodynorphin	Dynorphin A	Tyr-Gly-Gly-Phe-Leu-(+ 12 weitere AS)	$\kappa > \mu$
	Dynorphin B	Tyr-Gly-Gly-Phe-Leu-(+ 8 weitere AS)	$\kappa > \mu = \delta$
	α-Neoendorphin	Tyr-Gly-Gly-Phe-Leu-(+ 5 weitere AS)	$\kappa > \mu = \delta$

Opioidrezeptoren

Rezeptortypen und vermittelte Wirkungen: Es gibt drei Typen von Opioidrezeptoren: **μ (Mü)-, δ (Delta)- und κ (Kappa)-Rezeptoren**. Sie binden die verschiedenen Opioidpeptide mit unterschiedlicher Affinität (Tab. **B-6.1**). Alle drei Rezeptortypen sind über das **inhibitorische G-Protein** ($G_{i/o}$) mit den gleichen Effektorsystemen gekoppelt: Die Adenylatcyclase wird gehemmt (cAMP↓), einwärtsgleichrichtende K^+-Kanäle werden geöffnet (zelluläre Erregbarkeit↓) und spannungsabhängige Ca^{2+}-Kanäle vom N-Typ werden geschlossen (Transmitterfreisetzung↓). Demzufolge

Rezeptortypen und vermittelte Wirkungen: Die Opioidrezeptoren μ, δ und κ (Tab. **B-6.1**) wirken über das **inhibitorische G-Protein**. Auf zellulärer Ebene wirken sie inhibitorisch: cAMP↓; zelluläre Erregbarkeit↓; Transmitterfreisetzung↓. Im Gesamtorganismus ist auch eine aktivierende Wirkung möglich. Eine Übersicht der Wirkungen gibt Tab. **B-6.2**.

Vorkommen:
- **ZNS:** Opioidrezeptoren finden sich im nozizeptiven und antinozizeptiven System. Abb. **B-6.3** zeigt Rezeptoren im **Hinterhorn des Rückenmarks**. Präsynaptisch hemmen sie die Transmitterfreisetzung und postsynaptisch die neuronale Erregbarkeit.
- **Peripherie:** An den **Nozizeptoren** (Abb. **B-6.1**) hemmen sie die Schmerzperzeption. Auf den **postganglionären Neuronen des autonomen Nervensystems** vermitteln sie eine Hemmung der Transmitterfreisetzung. **Lymphozyten** und **Makrophagen** können bei Entzündungen und Gewebstraumen Opioidpeptide bilden.

vermitteln Opioidrezeptoren auf zellulärer Ebene nur inhibitorische Wirkungen. Im Gesamtorganismus können sie allerdings auch aktivierende Wirkungen vermitteln, indem sie z. B. die Aktivität inhibitorischer GABAerger Interneurone hemmen und dadurch GABAerg innervierte Neuronensysteme enthemmen. Die Wirkungen, die durch Opioidrezeptoren vermittelt werden, sind in Tab. **B-6.2** auf S. 221 zusammengestellt.

Vorkommen:
- **ZNS:** Opioidrezeptoren finden sich hier hauptsächlich (aber nicht nur) und in hoher Dichte in spinalen und supraspinalen Synapsen des aufsteigenden nozizeptiven und des absteigenden antinozizeptiven Systems. Am besten ist ihre Lokalisation und funktionelle Bedeutung im **Hinterhorn des Rückenmarks** untersucht (Abb. **B-6.3**). Hier bilden die Axone der Aδ- und C-Fasern synaptische Kontakte mit den glutamatergen Neuronen der Tractus spinothalamicus und spinoreticularis. Opioidrezeptoren kommen hier prä- und postsynaptisch vor. Präsynaptisch vermitteln sie eine Hemmung der Transmitterfreisetzung und postsynaptisch eine Abnahme der neuronalen Erregbarkeit. Das Ergebnis ist eine Hemmung der Transmission in der ersten Synapse des aufsteigenden nozizeptiven Systems.
- **Peripherie:** An den **Nozizeptoren** (Abb. **B-6.1**) vermitteln sie eine Reduktion der Entladungsfrequenz und hemmen damit die Schmerzperzeption. Auf den **postganglionären Neuronen des autonomen Nervensystems** vermitteln sie eine Hemmung der Transmitterfreisetzung. **Lymphozyten** und **Makrophagen** können bei Entzündungen und Gewebstraumen Opioidpeptide bilden und exprimieren dann auch Opioidrezeptoren. Welche physiologische Rolle diese Rezeptoren spielen, ist nicht bekannt.

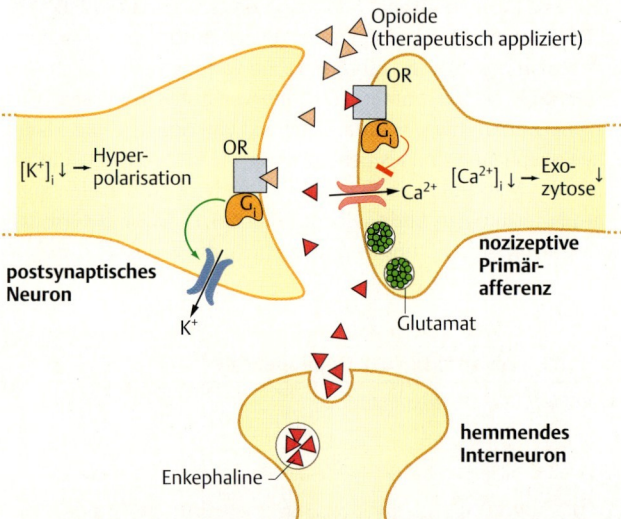

B-6.3 Opioidrezeptoren im Hinterhorn des Rückenmarks

Dargestellt ist die erste Synapse des aufsteigenden nozizeptiven Systems, die unter dem Einfluss eines hemmenden Interneuron des absteigenden antinozizeptiven Systems steht. Hemmende Interneurone setzen als Transmitter u. a. **Enkephaline (Opioidpeptide)** frei. Diese hemmen, wie auch therapeutisch applizierte Opioid-Analgetika, die synaptische Übertragung zwischen der nozizeptiven Primärafferenz und dem postsynaptischen Neuron. Sie wirken über G_i-Protein-gekoppelte prä- und postsynaptische Opioidrezeptoren (OR) hemmend auf spannungsabhängige Ca^{2+}-Kanäle (präsynaptisch) und aktivierend auf einwärtsgleichrichtende K^+-Kanäle (postsynaptisch) (nach Behrends et al., Duale Reihe Physiologie, Thieme, 2009).

6.1.2 Schmerzformen

Zwei Formen werden unterschieden:
- Der **Nozizeptorschmerz** ist Folge der Erregung von Nozizeptoren. Abhängig von deren Lokalisation wird er als **somatischer** oder **viszeraler Schmerz** bezeichnet.

Je nach Art der Entstehung unterscheidet man **zwei Schmerzformen:**
- Der **Nozizeptorschmerz** ist Folge der Erregung von Nozizeptoren z. B. durch Trauma, Entzündung, Ischämie oder thermische Reize. Abhängig von der Lokalisation der betroffenen Nozizeptoren wird weiter unterteilt in **somatische** (Knochen, Bänder, Gelenke) und **viszerale Schmerzen** (innere Organe).

- Der **neuropathische (neuralgische) Schmerz** entsteht durch Verletzung (Quetschung, Durchtrennung), Entzündung (Herpes zoster; Polyradikuloneuritis beim Guillain-Barré-Syndrom; Meningoradikulitis beim Bannwarth-Syndrom im Rahmen der Borreliose) oder metabolische Schädigung (Diabetes mellitus, Alkohol) peripherer oder zentraler schmerzleitender Neurone. Auch ein Funktionsverlust absteigender antinozizeptiver Neurone kann zentrale neuropathische Schmerzen hervorrufen.

- Der **neuropathische (neuralgische) Schmerz** entsteht durch Verletzung, Entzündung oder metabolische Schädigung schmerzleitender Neurone oder durch einen Funktionsverlust antinozizeptiver Neurone.

▶ Klinischer Bezug. Die beiden Schmerzformen äußern sich bei den Patienten in subjektiv sehr unterschiedlich empfundenen Schmerzsymptomen (Schmerzcharakter), die ganz verschiedene therapeutische Maßnahmen erfordern (Näheres s. S. 251). Aus diesem Grund ist eine genaue Analyse des Schmerzcharakters im Rahmen der Anamnese von großer Bedeutung.

▶ Klinischer Bezug.

6.1.3 Möglichkeiten der Pharmakotherapie von Schmerzen

Die synoptische Abb. **B-6.4** zeigt die Angriffspunkte analgetisch wirksamer Pharmaka. Die medikamentöse Schmerzlinderung ist auf ganz unterschiedlichen Ebenen

6.1.3 Möglichkeiten der Pharmakotherapie von Schmerzen

Abb. **B-6.4** zeigt die Angriffspunkte analgetischer Pharmaka. Neben den Lokalanästhetika

B-6.4 Prinzipielle Möglichkeiten der Schmerztherapie

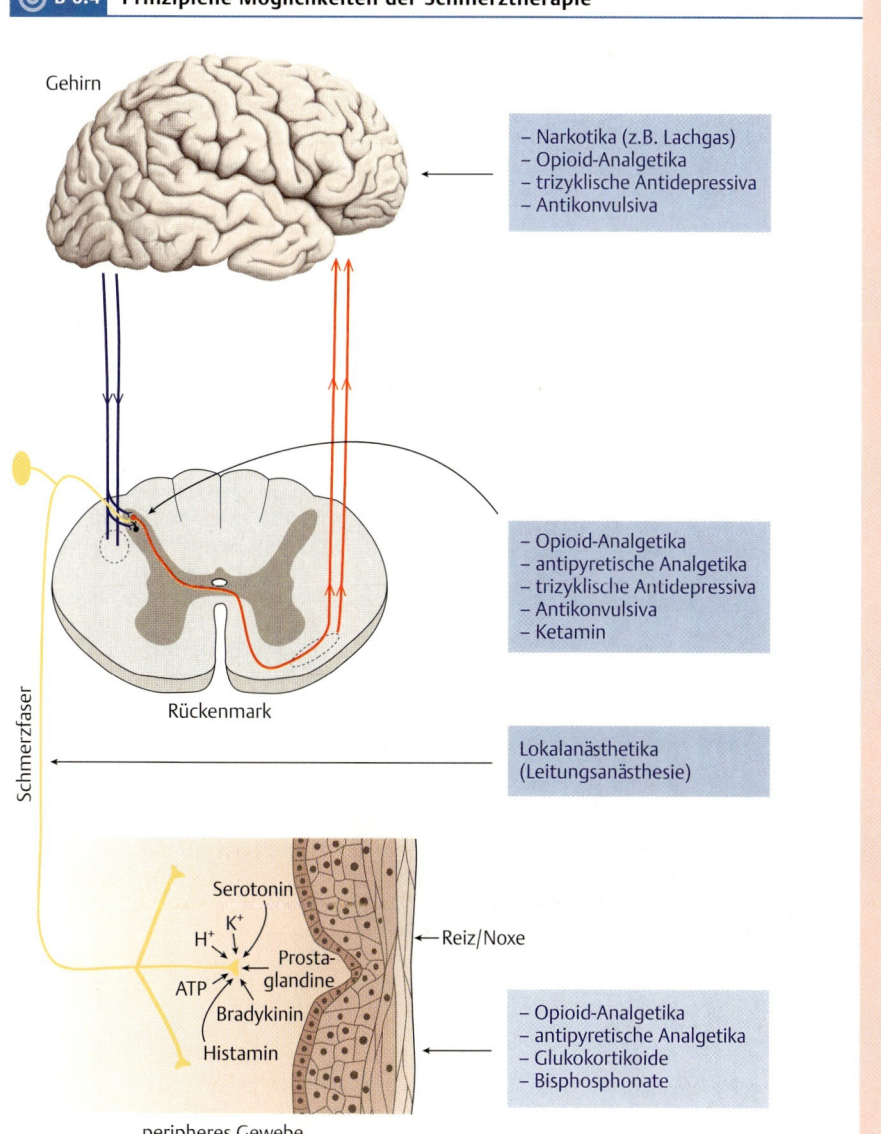

Für die wichtigsten analgetisch wirkenden Arzneistoffe ist hier gezeigt, an welchem Ort des Nervensystems sie in erster Linie ihre Wirkung entfalten.

6.2 Opioid-Analgetika und andere Opioidrezeptor-Agonisten

6.2.1 Nomenklatur und Einteilung

„**Opioide**" ist ein Sammelbegriff für natürliche oder synthetische Stoffe mit morphinartigen Wirkungen. Morphin ist mit einem Anteil von 10 % der wichtigste Inhaltsstoff des Opiums, dem getrockneten, milchigen Saft des Schlafmohns (Abb. **B-6.5**). Morphin selbst und alle anderen natürlich im Opium vorkommenden Stoffe mit morphinartigen Wirkungen (wie z. B. Codein und Noscapin) werden auch unter dem Begriff „**Opiate**" zusammengefasst. Dieser wird fälschlicherweise häufig synonym mit dem Begriff „Opioide" verwendet und rückt zunehmend in den Hintergrund.

Den **endogenen Opioiden** (Opioidpeptide, s. S. 216) werden die **exogenen Opioide** gegenübergestellt, die dem Körper in therapeutischer oder missbräuchlicher Absicht zugeführt werden. Eine wichtige Untergruppe der exogenen Opioide sind die **Opioid-Analgetika**. Dabei handelt es sich um Opioidrezeptor-Agonisten, die pharmakotherapeutisch zur Schmerzlinderung verwendet werden. Andere Opioidrezeptor-Agonisten, bei denen die analgetische Wirkung nicht im Vordergrund steht, werden hier ebenfalls besprochen. Beispiele sind **Loperamid**, das wegen seiner obstipierenden Wirkung als Antidiarrhoikum verwendet wird, und **Methadon**, das einen festen Platz in der Entzugs- und Substitutionstherapie bei Heroinsüchtigen hat.

B-6.5 Schlafmohn (Papaver somniferum)

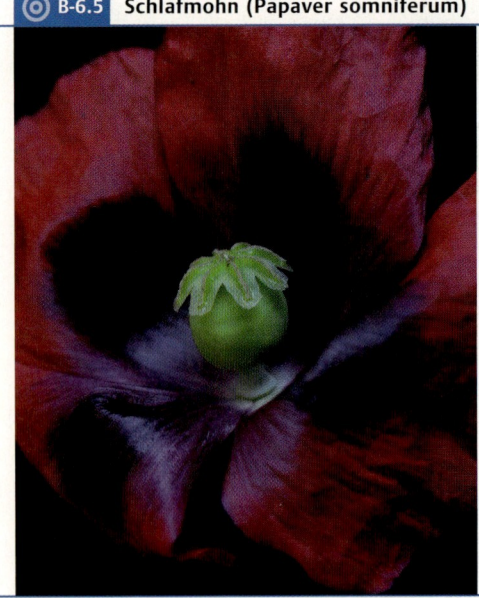

Zentral in der Blüte erkennt man eine unreife Kapsel, aus der durch Anritzen der Milchsaft, das sog. Opium, gewonnen wird. Dieser enthält viele verschiedene Alkaloide, u. a. Morphin, das als Prototyp der Opioid-Analgetika gilt (aus Lieberei, Reisdorff; Nutzpflanzenkunde, Thieme, 2007. Mit freundlicher Genehmigung von Frau C. Mählmann, Hamburg).

6.2.2 Struktur und Wirkungsmechanismus

Nach der chemischen Struktur unterscheidet man bei den Opioid-Analgetika **vier Wirkstoffgruppen**. Abb. **B-6.6** zeigt die wichtigsten Gruppenvertreter zusammen mit der Strukturformel von jeweils einer prototypischen Substanz. Wichtige gemeinsame Strukturelemente aller Substanzen sind die rot markierten Molekülabschnitte sowie das asymmetrische Kohlenstoffatom. Da es sich um Opioidrezep-

B-6.6 Die vier Gruppen von Opioid-Analgetika und die Struktur von jeweils einem prototypischen Vertreter

1. Morphin-Derivate

Morphin
Hydromorphin
Heroin (3,6-Diacetylmorphin)
Buprenorphin

Morphin

2. Codein-Derivate und Struktur-Analoga

Codein
Dihydrocodein
Oxycodon
Tramadol

Codein

3. Phenylpiperidine und Struktur-Analoga

Pethidin
Loperamid
Fentanyl
Tilidin

Pethidin

4. Diphenylalkylamine

Methadon
Piritramid

Methadon

Die chemische Struktur der gezeigten Verbindungen entfernt sich von Gruppe 1 bis 4 zunehmend von der des Morphins. Die rot markierten Abschnitte der Morphinstruktur finden sich jedoch bei allen Gruppen wieder. Ein weiteres wichtiges Strukturmerkmal ist das asymmetrische Kohlenstoffatom (mit * **markiert**), das in den wirksamen Molekülen meist in der S(–)-Konfiguration vorliegt.

tor-Agonisten handelt, werden ihre Wirkungen von Opioidrezeptoren vermittelt. Für die **hohe Affinität** zu diesen Rezeptoren ist die dreidimensionale Struktur der in Abb. **B-6.6** rot markierten Teile der Moleküle verantwortlich, die derjenigen der N-terminalen Aminosäurensequenz der Opioidpeptide sehr ähnlich ist (Tab. **B-6.1**).

6.2.3 Wirkungen

Eine Übersicht über die durch Aktivierung der verschiedenen Opioidrezeptoren vermittelten Wirkungen gibt Tab. **B-6.2**. Prinzipiell kann zwischen zentralen und peripheren Wirkungen unterschieden werden.

6.2.3 Wirkungen

Eine Übersicht über die Opioidrezeptor-vermittelten Wirkungen gibt Tab. **B-6.2**.

B-6.2 Synopsis der von Opioidrezeptoren vermittelten Wirkungen der Opioid-Analgetika

µ-Rezeptoren	δ-Rezeptoren	κ-Rezeptoren
Analgesie (hauptsächlich)	Anxiolyse	Dysphorie
Anxiolyse	Sedierung	Miosis
Sedierung	Euphorie	Diurese
Euphorie	Obstipation	Analgesie (untergeordnet)
Atemdepression	Analgesie (untergeordnet)	
Miosis		
Prolaktinspiegel im Plasma ↑		
Antidiurese		
Obstipation		

Zentrale Wirkungen

Analgetische Wirkung: Sie geht hauptsächlich auf die Aktivierung von **µ-Rezeptoren** zurück, obwohl auch κ- und δ-Rezeptoren analgetische Wirkungen vermitteln.

▶ **Merke.** Opioide sind die einzigen Analgetika, die auch bei sehr starken Schmerzen noch ausreichend wirksam sind.

Opioide vermindern die Schmerzintensität und unterdücken auch die emotionale Bewertung der Schmerzempfindung. Der Schmerz wird zwar noch wahrgenommen, verliert aber seinen bedrohlichen Charakter. Diese Effekte sind Folge der Hemmung der Fortleitung noziceptiver Reize im Hinterhorn des Rückenmarks, der Hemmung

Zentrale Wirkungen

Analgetische Wirkung: Sie beruht v. a. auf der Aktivierung von **µ-Rezeptoren**.

▶ **Merke.**

Opioide vermindern die Schmerzintensität und verändern zudem die emotionale Bewertung der Schmerzempfindung.

der supraspinalen Schmerzverarbeitung sowie der Aktivierung des absteigenden antinoziceptiven Neuronensystems.

Nach der Art ihrer agonistischen Eigenschaften (Näheres s. Kap. A-2.2 auf S. 11) unterscheidet man **drei Gruppen von Opioid-Analgetika**:

- **Volle Agonisten:** Sie gleichen in ihrer analgetischen Maximalwirkung, ablesbar am Maximum der Dosis-Wirkungs-Kurve auf der y-Achse (Abb. B-6.7), der Referenzsubstanz Morphin. Zu den vollen Agonisten gehören Morphin, Fentanyl, Oxycodon, Methadon und Pethidin.
- **Partielle Agonisten:** Sie haben eine geringere analgetische Maximalwirkung als Morphin (Abb. B-6.7). Vertreter dieser Gruppe sind Buprenorphin, Codein, Tilidin und Tramadol. Aus der partiell agonistischen Wirkung ergibt sich bei den Opioid-Analgetika der sog. **Ceiling-Effekt**: Ab einer bestimmten Dosis kann mit diesen Wirkstoffen auch durch eine weitere Dosissteigerung keine höhere analgetische Wirkung mehr erzielt werden. Hingegen können die Nebenwirkungen weiter zunehmen, da sie z. T. durch andere Subtypen von Opioidrezeptoren vermittelt werden (Tab. B-6.2). Der Ceiling-Effekt ist nicht nur für die analgetische, sondern auch für andere µ-Rezeptor-vermittelte Wirkungen der Opioid-Analgetika von Bedeutung, hierunter v. a. für die atemdepressive Wirkung.
- **Gemischte Agonisten-Antagonisten** wirken agonistisch an einem und antagonistisch an einem anderen Opioidrezeptor. Einziger Vertreter ist Buprenorphin, das als partieller Agonist am µ-Rezeptor und als Antagonist am κ-Rezeptor wirkt.

Eine andere wichtige Eigenschaft der Opioide ist ihre Potenz als Analgetika (Näheres zur Potenz s. Kap. A-2.2 auf S. 14). Die Potenz eines Opioid-Analgetikums, ablesbar an der Lage der Dosis-Wirkungs-Kurve auf der x-Achse (Abb. B-6.7), ergibt sich aus dem Vergleich äquianalgetischer Dosierungen. Darunter versteht man die Dosierungen zweier Opioid-Analgetika, mit denen der gleiche analgetische Effekt erzielt werden kann. Referenzsubstanz ist dabei Morphin. Praktisch wird folgendermaßen vorgegangen: Es wird die Opioiddosis gesucht, mit der die gleiche analgetische Wirkung wie mit 10 mg Morphin erzielt wird. Werden dann die beiden Dosierungen ins Verhältnis zueinander gesetzt, ergibt sich die **relative Potenz** (RP) des Opioids. Z. B. sind 10 mg Morphin äquieffektiv mit 100 mg Pethidin, d. h. die RP von Pethidin ist $10/100 = 0{,}1$.

▶ **Merke.** Grundsätzlich gilt: Je größer die relative Potenz, desto niedriger ist die Dosis, die für einen definierten analgetischen Effekt notwendig ist.

Bezogen auf die Potenz von Morphin können Opioid-Analgetika entweder hochpotent (RP > 1), äquipotent (RP = 1) oder niedrigpotent (RP < 1) sein (Tab. B-6.3). Die Zahlen für die relative Potenz der Opioid-Analgetika gelten nur für die i. v.-Applikation. Leider wurden sie für oral applizierte Opioid-Analgetika nur unvollständig ermittelt. Bekannt ist, dass die RP für orales Oxycodon 2 und für orales Hydromorphon 7,5 beträgt.

Gemäß einer klinischen Einteilung unterscheidet man zwischen **zwei Gruppen von Opioid-Analgetika** (Tab. B-6.3):

- **Stark wirksame Opioid-Analgetika:** In diese Gruppe gehören alle vollen Agonisten am µ-Rezeptor sowie der hochpotente partielle Agonist Buprenorphin.
- **Schwach wirksame Opioid-Analgetika:** Hierher gehören die partiellen Agonisten Codein, Dihydrocodein, Tilidin und Tramadol.

Sedativ-hypnotische und anxiolytische Wirkung: Die Aktivierung von µ-Rezeptoren verursacht eine Hemmung der Impulsausbreitung in der Formatio reticularis. Wachheit und Aufmerksamkeit werden dadurch vermindert. Eine Überdosierung von Opioiden führt zum Koma. Die Kombination mit Sedativa oder Narkotika verstärkt diese Wirkung. Dieser synergistische Effekt wird in der Anästhesiologie ausgenutzt. Pethidin kann auch zentral erregend wirken, weil es selbst (und ganz besonders sein Metabolit Norpethidin) atropinähnliche Effekte hat und Muskarinrezeptoren antagonisiert.

Euphorisierende Wirkung: Sie äußert sich in Wohlbefinden verbunden mit einem Lust- und Glücksgefühl, gehobener Stimmung und starkem Selbstwertgefühl. Für solche Effekte sind höhere Opioid-Plasmaspiegel als für die analgetische Wirkung erforderlich. Sie gehen auf die **Aktivierung der mesolimbischen dopaminergen Be-**

Marginalien:

Abhängig von ihren agonistischen Eigenschaften unterscheidet man **drei Gruppen von Opioid-Analgetika** (s. S. 11):

- **Volle Agonisten:** Sie gleichen in ihrer analgetischen Maximalwirkung (Abb. B-6.7) dem Morphin. Beispiele sind Morphin, Fentanyl, Oxycodon, Methadon und Pethidin.
- **Partielle Agonisten:** Sie haben eine geringere analgetische Maximalwirkung als Morphin (Abb. B-6.7). Beispiele sind Buprenorphin, Codein, Tilidin und Tramadol. Bei ihnen beobachtet man den sog. **Ceiling-Effekt**, der auch die atemdepressive Wirkung betrifft.
- **Gemischter Agonist-Antagonist:** Buprenorphin wirkt agonistisch und antagonistisch an verschiedenen Opiodrezeptoren.

Die Potenz (s. S. 14) eines Opioid-Analgetikums (Abb. B-6.7) ergibt sich aus dem Vergleich äquianalgetischer Dosierungen – man sucht z. B. die Dosis eines Opioids, die die gleiche analgetische Wirkung hat wie 10 mg Morphin. Die **relative Potenz** (RP) des Opioids entspricht dann dem Verhältnis der beiden Dosierungen (RP von Morphin = 1).

▶ **Merke.**

Die Zahlen für die relative Potenz (Tab. B-6.3) der Opioid-Analgetika gelten nur für die i. v.-Applikation. Für die orale Gabe sind nur Werte für Oxycodon (RP = 2) und für Hydromorphon (RP = 7,5) bekannt.
Tab. B-6.3 bietet eine Übersicht über **stark und schwach wirksame Opioid-Analgetika**.

Sedativ-hypnotische und anxiolytische Wirkung: Die Aktivierung von µ-Rezeptoren führt zu einem Absinken der Wachheit und Aufmerksamkeit bis hin zum Koma. Pethidin kann auch zentral erregend wirken.

Euphorisierende Wirkung: Für eine euphorisierende Wirkung sind höhere Opioid-Plasmaspiegel als für eine analgetische Wirkung erforderlich. Die Euphorie entsteht durch die **Aktivierung der mesolimbischen dopamin-**

B-6.3 Klassifikation und wesentliche Eigenschaften der wichtigsten Opioid-Analgetika

Substanz	relative Potenz (bezogen auf Morphin)	voller/partieller Agonist	unterliegt der BtMVV[1]
stark wirksame Opioid-Analgetika			
Sufentanil	1000	voller Agonist	ja
Remifentanil	300	voller Agonist	ja
Fentanyl	100	voller Agonist	ja
Alfentanil	10	voller Agonist	ja
Buprenorphin	25	partieller Agonist	ja
Hydromorphon	5	voller Agonist	ja
Oxycodon	1	voller Agonist	ja
Methadon	1	voller Agonist	ja
Morphin	1	voller Agonist	ja
Piritramid	0,7	voller Agonist	ja
Pethidin	0,1	voller Agonist	ja
schwach wirksame Opioid-Analgetika			
Tilidin	– 0,1	partieller Agonist	nein
Dihydrocodein	– 0,1	partieller Agonist	nein
Codein	0,1	partieller Agonist	nein
Tramadol	0,1	partieller Agonist	nein

[1] Betäubungsmittelverschreibungsverordnung

B-6.7 Schematische Dosis-Wirkungs-Kurven für die analgetische Wirkung einiger Opioid-Analgetika

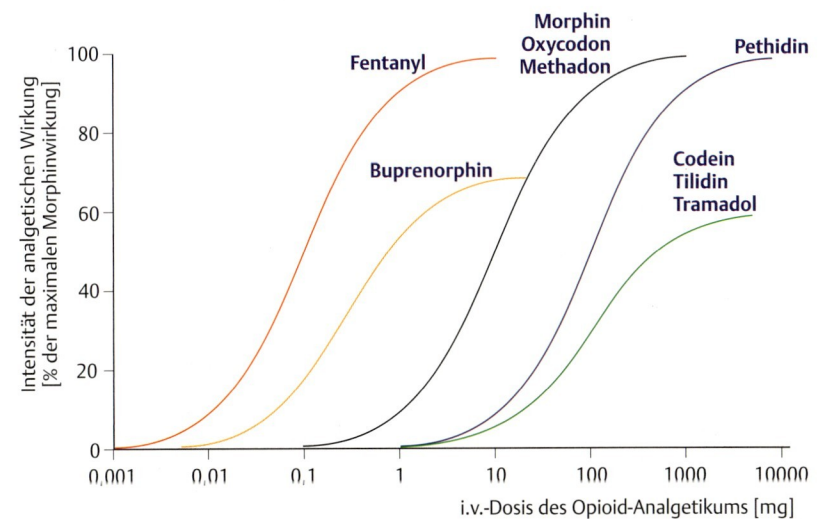

Gezeigt sind drei Dosis-Wirkungs-Kurven für volle Agonisten (Fentanyl, Morphin/Oxycodon/Methadon und Pethidin) sowie zwei Dosis-Wirkungs-Kurven für partielle Agonisten (Buprenorphin und Codein/Tilidin/Tramadol). Aus der Lage der Dosis-Wirkungs-Kurven auf der **Dosisachse** (x-Achse) lässt sich die **Potenz** dieser Stoffe als Analgetika ablesen: Fentanyl ist hochpotent, Tramadol ist niedrigpotent. Die **analgetische Wirksamkeit** zeigt sich in der Höhe des Maximums der Kurve auf der **Wirkungsachse** (y-Achse): volle Agonisten haben eine hohe und partielle Agonisten eine geringe Maximalwirkung.

ergen Belohnungsbahn (s. S. 262), die zu einer **Dopaminfreisetzung im N. accumbens** führt. Sie ist wohl für das Abhängigkeitspotenzial (s. S. 344) der Opioide verantwortlich.

Eine **dysphorisierende Wirkung** entsteht durch die **Hemmung des mesolimbischen Belohnungssystems.** Sie tritt nur bei dem nicht mehr zugelassenen **κ-Agonisten Pentazocin** auf.

Atemdepressive Wirkung: Die Erregung von μ-Rezeptoren in der Medulla oblongata vermindert die Empfindlichkeit des Atemzentrums für die Stimulation durch CO_2. Bei partiellen Agonisten ist die Atemdepression geringer als bei vollen Agonisten (s. S. 222).

Antitussive Wirkung: Bei dieser Wirkung ist die Beteiligung von Opioidrezeptoren unsicher. Näheres zu den antitussiv wirkenden Opioiden s. S. 233.

Miotische Wirkung (Abb. B-6.8b): Die Engstellung der Pupillen ist μ- und κ-Rezeptor-vermittelt.

▶ Klinischer Bezug.

Emetische Wirkung: Übelkeit und Erbrechen entstehen durch Stimulation der **chemorezeptiven Triggerzone** in der **Area postrema** der Rautengrube. Durch Dopamin-D_2-Rezeptor-Antagonisten können sie unterdrückt werden.

Endokrinologische Wirkungen: μ-Rezeptoren-Agonisten hemmen die Dopaminfreisetzung im Hypothalamus und verursachen damit eine **Erhöhung der Prolaktinspiegel im Plasma**. μ-Rezeptor-Agonisten steigern

lohnungsbahn (s. S. 262) zurück. Diese Bahn steht im Mittelhirn unter dem tonisch hemmenden Einfluss GABAerger Interneurone, deren Zellkörper μ- und δ-Rezeptoren tragen. Die Erregung dieser Rezeptoren enthemmt die Belohnungsbahn, wodurch in ihrem Innervationsgebiet (Nucleus accumbens) vermehrt Dopamin freigesetzt wird. Die **Dopaminfreisetzung im N. accumbens** ist also das neurochemische Korrelat der Euphorie. Sie wird für das Abhängigkeitspotenzial (s. S. 344) der Opioide verantwortlich gemacht.

Eine **dysphorisierende Wirkung** spielt heute keine große Rolle mehr, da sie in relevantem Maße nur bei Anwendung des inzwischen nicht mehr zugelassenen **κ-Agonisten Pentazocin** auftrat. Die Aktivierung von κ-Rezeptoren auf Nervenfasern der Belohnungsbahn hemmt die Dopaminfreisetzung im N. accumbens und führt so zu einer **Hemmung des mesolimbischen Belohnungssystems**. Alle übrigen Opioid-Analgetika sind nur sehr schwache κ-Agonisten.

Atemdepressive Wirkung: Die Erregung von μ-Rezeptoren in der Medulla oblongata vermindert die Empfindlichkeit des Atemzentrums für die stimulierende Wirkung von CO_2. Die Atemfrequenz und das Atemzugvolumen nehmen ab und der pCO_2-Wert im Blut steigt. Die Atemdepression kann bei Opioid-Intoxikationen tödlich sein. Bei partiellen Agonisten ist das Maximum der Atemdepression geringer als bei vollen Agonisten, da ihr partiell-agonistischer Effekt nicht nur auf die analgetische Wirkung beschränkt ist (Näheres s. S. 222).

Antitussive Wirkung: Bei dieser Wirkung ist die Beteiligung von Opioidrezeptoren unsicher. Morphin ist im gleichen Dosisbereich analgetisch und antitussiv wirksam. Pethidin hat auch in hohen Dosierungen kaum antitussive Wirkungen. Codein hemmt den Hustenreflex in niedrigeren Dosierungen (20–30 mg) als die Schmerzwahrnehmung (60–120 mg). Dextromethorphan (ein Codein-Analogon) wirkt antitussiv, ohne mit Opioidrezeptoren zu interagieren. Näheres zu den antitussiv wirkenden Opioiden s. S. 233.

Miotische Wirkung (Abb. B-6.8b): Die Engstellung der Pupillen ist μ- und κ-Rezeptor-vermittelt und geht auf die Aktivierung des parasympathischen Kerngebiets des N. oculomotorius (Edinger-Westphal-Kern) mit konsekutiver Kontraktion des M. sphincter pupillae zurück.

▶ Klinischer Bezug. Die **stecknadelkopfgroße Pupille** ist pathognomonisch für eine Morphin- oder Heroinvergiftung.

Emetische Wirkung: Übelkeit und Erbrechen kommen durch direkte Stimulation der **chemorezeptiven Triggerzone** in der **Area postrema** der Rautengrube zustande. Die Art der beteiligten Rezeptoren ist unklar. Das morphininduzierte Erbrechen kann durch Gabe von Dopamin-D_2-Rezeptor-Antagonisten (z. B. Metoclopramid, s. S. 557) unterdrückt werden.

Endokrinologische Wirkungen: Agonisten von μ-Rezeptoren hemmen die Dopaminfreisetzung im Hypothalamus (Eminentia mediana). Da die Prolaktinsekretion in der Hypophyse durch hypothalamisch gebildetes Dopamin gehemmt wird, führen Stoffe wie Morphin zu einer Enthemmung dieses Systems und schließlich zu einer **Erhö-**

B-6.8 Opioidbedingte Miosis

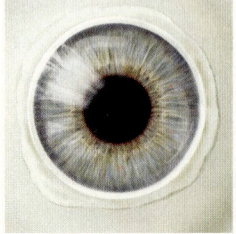
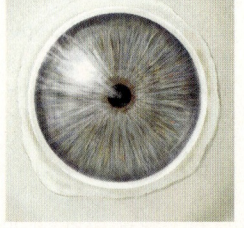
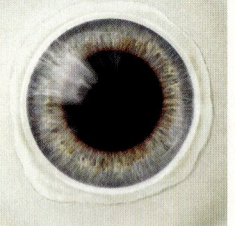

a Normale Pupillenweite   b Miosis   c Mydriasis

(aus Prometheus, LernAtlas der Anatomie; Kopf, Hals und Neuroanatomie, Thieme, 2009)

hung der **Prolaktinspiegel im Plasma**. Klinische Folgen einer solchen Hyperprolaktinämie können bei der Frau ein Ausbleiben des Eisprungs und der Menstruation sowie eine Galaktorrhö sein. Beim Mann kann es zu Libido- und Potenzverlust kommen. μ-Rezeptor-Agonisten steigern auch die Freisetzung des **antidiuretischen Hormons** und haben somit antidiuretische Wirkungen, während κ-Rezeptor-Agonisten das Gegenteil bewirken. Morphin vermindert außerdem die Ausschüttung des **Corticotropin- und Gonadotropin-Releasing-Hormons** im Hypothalamus, wodurch es zur Abschwächung von Libido und Potenz und zu Zyklusstörungen kommen kann.

Kardiovaskuläre Wirkungen: Opioide erhöhen den Vagotonus und führen dadurch zu einer **Bradykardie**. Außerdem bewirken sie eine (orthostatische) **Hypotonie**, indem sie die peripheren Gefäße dilatieren (u. a. durch Verminderung des zentralen Sympathikotonus), die Vorlast senken und den Barorezeptorreflex hemmen.

auch die **ADH-Freisetzung**, während κ-Rezeptor-Agonisten das Gegenteil bewirken. Morphin senkt die Ausschüttung von **CRH** und **GRH**.

Kardiovaskuläre Wirkungen: Opioide verursachen eine **Bradykardie** und über verschiedene Mechanismen eine **Hypotonie**.

▶ **Klinischer Bezug.** Aufgrund ihrer das Herz entlastenden Effekte sind Opioide sehr gut zur **Schmerzbekämpfung bei Herzinfarkten** geeignet. Allerdings ist bei ihrer Verabreichung auf eine mögliche weitere Verschlechterung der Auswurfleistung des linken Herzens zu achten.

▶ **Klinischer Bezug.**

Periphere Wirkungen

Analgetische Wirkung: Auch über μ- und κ-Rezeptoren auf peripheren, primär afferenten Nervenendigungen nozizeptiver Neurone wirken Opioide analgetisch. Schmerzen, die auf Entzündungsreaktionen in Gelenken zurückgehen, können durch **lokal verabreichte Opioid-Analgetika** vermindert werden. Die lokale Applikation von Buprenorphin in die unmittelbare Nähe sympathischer Ganglien kann neuralgische Schmerzen lindern.

Spasmogene Wirkung:
Opioide führen zu einer Tonussteigerung der glatten Muskulatur. Verschiedene Organe bzw. Organsysteme können davon betroffen sein:
- **Gastrointestinaltrakt:** Bei 90% der Behandelten rufen Opioide Symptome einer **spastischen Obstipation** hervor, die mit einer Verminderung der propulsiven Peristaltik und Spasmen der Sphinkteren (z. B. Pylorus, Sphinkter am ileozökalen Übergang, M. sphincter ani internus) einhergeht. Sie ist auf die Hemmung der Transmitterfreisetzung (v. a. von Acetylcholin) im autonomen Darmnervensystem zurückzuführen, die durch präsynaptische μ-Rezeptoren vermittelt wird. Die Aktivierung von μ- und δ-Rezeptoren bewirkt außerdem eine Hemmung der gastrointestinalen Sekretionsleistung (Wasser und Elektrolyte).

Periphere Wirkungen

Analgetische Wirkung: Schmerzen aufgrund von Gelenkentzündungen können durch **lokal verabreichte Opioid-Analgetika** gelindert werden.

Spasmogene Wirkung:
- **Gastrointestinaltrakt:** Häufig kommt es zu einer **spastischen Obstipation**, die mit einer Verminderung der Peristaltik und Sphinkterspasmen einhergeht. Präsynaptische μ-Rezeptoren hemmen die Transmitterfreisetzung im autonomen Darmnervensystem; μ- und δ-Rezeptoren vermitteln eine Verminderung der gastrointestinalen Sekretionsleistung.

▶ **Klinischer Bezug.** Durch die spasmogene Wirkung auf den Oddi-Sphinkter wird der Abfluss von Galle und Pankreassekret behindert. Bei Schmerzen im Rahmen einer **Gallenkolik** oder einer **Pankreatitis** sollten deshalb Opioide nur sehr zurückhaltend und auch nur bestimmte Substanzen (v. a. Pethidin) angewendet werden. Auf jeden Fall ist auf eine **spasmolytische Begleitmedikation** (z. B. mit Butylscopolamin) zu achten.

▶ **Klinischer Bezug.**

- **Harnblase:** Opioide hemmen den Miktionsreflex und erhöhen den Muskeltonus im Blasenhals. Dadurch kann es zu **Miktionsstörungen** bis hin zum **Harnverhalt** kommen. Besonders gefährdet für diese (Neben-)Wirkung sind Männer mit benigner Prostatahyperplasie (BPH). Insbesondere eine BPH mit Restharnbildung stellt daher eine relative Kontraindikation für die Gabe von Opioiden dar.

Histaminfreisetzende Wirkung: Viele Opioid-Analgetika (Ausnahmen: Pethidin und Fentanyl) setzen Histamin aus Mastzellen frei. Opioidrezeptoren sind dabei nicht beteiligt. Die Freisetzung von Histamin kann zu Pruritus, Blutdruckabfall und Bronchokonstriktion führen.

- **Harnblase:** Opioide können zu **Miktionsstörungen** bis hin zum **Harnverhalt** führen, insbesondere bei benigner Prostatahyperplasie.

Histaminfreisetzende Wirkung: Viele Opioid-Analgetika verursachen durch Histaminfreisetzung aus Mastzellen Pruritus, Blutdruckabfall und Bronchokonstriktion.

6.2.4 Pharmakokinetik

Viele der in Tab. **B-6.4** genannten Substanzen werden zu **wirksamen Metaboliten** abgebaut, die in aller Regel ganz wesentlich zur Wirkung beitragen. Falls verfügbar, sind pharmakokinetische Daten für die wirksamen Metaboliten ebenfalls angege-

6.2.4 Pharmakokinetik

Einige der in Tab. **B-6.4** aufgeführten Substanzen müssen erst zu **wirksamen Metaboliten** abgebaut werden. Die **orale Bioverfüg-**

B-6.4 Pharmakokinetische Daten zu Opioidrezeptor-Agonisten

Wirkstoff	wirksamer Metabolit	Applikation	BV [%]	HWZ [h]	PEB [%]	EF_{ren} [%]
Morphin	Morphin-6-Glucuronid	p. o., i. v., i. m., s. c., rektal	p. o.: 25 rektal: ~25	2 (3)	35	5 (38)
Hydromorphon		p. o., i. v., s. c.	p. o.: 40	3	7	6
Heroin	6-Acetylmorphin und Morphin	nicht als Arzneistoff zugelassen	p. o.: 0	0,05	n. b.	0
Buprenorphin		s. l., i. v., i. m., t. d.	p. o.: 5 s. l.: 50 t. d.: n. b.	3/30[1]	96	0
Codein	Morphin	p. o.	p. o.: 50	3	7	0
Dihydrocodein	Dihydromorphin	p. o.	p. o.: 20	3,5	n. b.	0
Oxycodon	Oxymorphon	p. o., i. v., s. c.	p. o.: 70	4	40	19
Tramadol	O-Desmethyltramadol	p. o., i. v., i. m., rektal	p. o.: 70 rektal: n. b.	6 (8)	20	20
Pethidin	Norpethidin	p. o., i. v., s. c.,	p. o.: 50	5 (17)	60	10[2]
Loperamid		p. o.	p. o.: 1	11	97	2
Fentanyl		s. l., i. v., i. m., t. d.	p. o.: 15 s. l.: 60 t. d.: n. b.	4/20[1]	84	8
Alfentanil		i. v.	100	1,5	92	0
Sufentanil		i. v.	100	3,4	93	0
Remifentanil		i. v.	100	0,23	92	0
Tilidin	Nortilidin	p. o.	p. o.: 10 (70)	4 (5)	25	0 (5)
Methadon		p. o., i. v.	p. o.: 90	35	90	24[2]
Piritramid		i. v.	100	7,5	95	2

[1] wird mit zwei Halbwertszeiten eliminiert; [2] das Ausmaß der renalen Elimination steigt mit fallendem Urin-pH.

barkeit der Opioid-Analgetika ist meist **unvollständig** (Ausnahme: Methadon). Die **Elimination** erfolgt auf unterschiedlichen Wegen, **v. a. durch hepatische Metabolisierung**.

ben. Zusammenfassend kann man sagen, dass die **orale Bioverfügbarkeit** der Opioid-Analgetika meist **unvollständig** ist (Ausnahme: Methadon) und dass die **Elimination hauptsächlich durch hepatische Metabolisierung** und nicht auf renalem Wege erfolgt. Wichtige Metabolisierungswege sind die Glucuronidierung der alkoholischen oder phenolischen OH-Gruppe (Morphin, Hydromorphon), die oxidative N-Demethylierung durch CYP3A4 (Pethidin, Fentanyl, Tilidin, Methadon), die oxidative O-Demethylierung durch CYP2D6 (Codein, Oxycodon, Tramadol) und die Esterhydrolyse durch unspezifische Gewebsesterasen (Heroin).

6.2.5 Indikationen

Akute Schmerzen: Typische Indikationen sind **posttraumatische** und **postoperative Schmerzen**, **Herzinfarkt** und **Harnleiter-** sowie **Gallenkoliken** (s. S. 255). Bei akuten Schmerzen werden Opioide immer **vorübergehend und parenteral verabreicht**, häufig auch in Form der **patientenkontrollierten Analgesie** (Abb. **B-6.9**).

6.2.5 Indikationen

Akute Schmerzen: Typische Indikationen für Morphin, Pethidin, Fentanyl oder Piritramid sind **posttraumatische** und **postoperative Schmerzen**, **Herzinfarkt** und **Harnleiter-** sowie **Gallenkoliken** (Näheres s. S. 255). Wegen der tonussteigernden Wirkung auf die glatte Muskulatur ist bei Koliken die Kombination mit Butylscopolamin und/oder die Gabe von Pethidin (antagonisiert Muskarinrezeptoren) sinnvoll. Bei akuten Schmerzen werden Opioide immer **vorübergehend und parenteral verabreicht** sowie nach Bedarf dosiert. In der Anästhesiologie sind die präventive Anwendung sowie alternative Wege der parenteralen Applikation (z. B. epidural, intrathekal) durchaus gebräuchlich. Bei der **patientenkontrollierten Analgesie** (PCA, „Schmerzpumpe") wird es dem Patienten selbst überlassen, Morphin oder Piritramid postoperativ nach Bedarf parenteral zu dosieren (Abb. **B-6.9**).

Chronische Schmerzen: Opioid-Analgetika (Tab. **B-6.5**) werden hier **oral oder transdermal** und **regelmäßig nach der Uhr** gegeben.

Chronische Schmerzen: Bei chronischen Schmerzen (z. B. Tumorschmerzen, Osteoporose, rheumatoide Arthritis, neuropathische Schmerzen; Näheres s. S. 256) werden Opioid-Analgetika häufig mit antipyretischen Analgetika und/oder adjuvanten

B-6.9 PCA-Pumpe

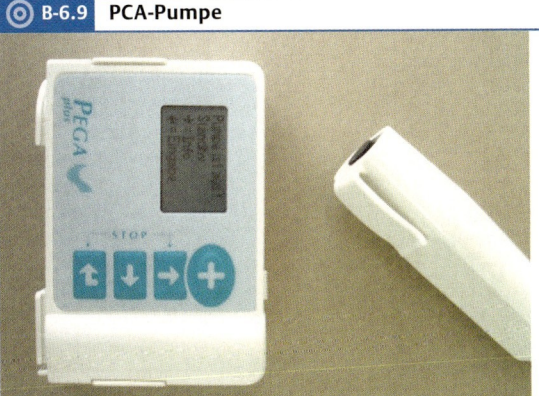

Rechts im Bild ist das Handstück mit einem schwarzen Druckknopf zu sehen, über den der Patient nach Bedarf die Applikation eines Opioid-Analgetikums (Morphin oder Piritramid) auslösen kann. Links im Bild ist das Steuergerät dargestellt, mit dem die Schmerzpumpe programmiert wird. Z. B. wird hier die Maximaldosis eingestellt (aus Schulte am Esch et al., Duale Reihe Anästhesie, Thieme, 2006).

Schmerztherapeutika (s. S. 250) kombiniert. Sie werden dann **oral oder transdermal** appliziert und nicht nach Bedarf, sondern nach Ermittlung einer adäquat schmerzstillenden Dosis (Dosistitration) **regelmäßig nach der Uhr**, d. h. nach einem festen Zeitschema, dosiert. Durch Verwendung von **oralen Retardformulierungen** (Morphin, Hydromorphon, Oxycodon) oder **Pflasterformulierungen** (Buprenorphin, Fentanyl; Abb. **B-6.10**) werden gleich bleibende und ausreichend wirksame Plasmaspiegel erzielt. Das Fentanylpflaster ist vor allem bei Patienten angezeigt, die einen stabilen Opioidbedarf haben und orale Opioid-Analgetika nicht einnehmen können. Durch die Verwendung von Retard- und Pflasterformulierungen, die für Opioidplasmaspiegel ohne große Schwankungen sorgen, kann der Entwicklung von Toleranz und Abhängigkeit vorgebeugt werden (s. S. 230). Schmerzspitzen (sog. Durchbruchschmerzen) lassen sich mit der sublingualen Gabe von Fentanyl (100–200 µg) beherrschen. Ungeeignet zur Behandlung chronischer Schmerzen ist Pethidin, weil der toxische Metabolit Norpethidin sehr langsam eliminiert wird (Tab. **B-6.4**) und kumuliert. Die Dosierung und die Art der Anwendung der Opioid-Analgetika bei chronischen Schmerzen zeigt Tab. **B-6.5**.

Durch **orale Retard-** oder **Pflasterformulierungen** (Abb. **B-6.10**) wird einer Toleranz- und Abhängigkeitsentwicklung vorgebeugt (s. S. 230). Pethidin ist wegen der Kumulationsgefahr eines toxischen Metaboliten ungeeignet (Tab. **B-6.4**). Bei chronischen Schmerzen (s. S. 256) werden Opioid-Analgetika häufig mit antipyretischen Analgetika und/oder adjuvanten Schmerztherapeutika (s. S. 250) kombiniert.

B-6.5 Dosierungen von Opioidrezeptor-Agonisten zur Therapie chronischer Schmerzen

Wirkstoff	Applikation	Dosierung	DI	Bemerkungen
Morphin	p. o.	10–60 mg	12 h	Retardformulierung
Hydromorphon	p. o.	4–8 mg	12 h	Retardformulierung
	s. l.	2–8 mg	24 h	Dosistitration mit 0,4 mg s. l.
Buprenorphin	t. d.	(a) 5–10 µg/h oder (b) 35–75 µg/h	3 d / 7 d	Pflaster werden alle 3 (a) bzw. 7 Tage (b) gewechselt
Codein	p. o.	60–120 mg	6–8 h	wirkt erst nach Metabolisierung zu Morphin analgetisch
Dihydrocodein	p. o.	60–120 mg	12 h	Retardformulierung
Oxycodon	p. o.	10–40 mg	12 h	Retardformulierung
Tramadol	p. o.	100–200 mg	12 h	Retardformulierung
Fentanyl	s. l.	100–600 µg	6–8 h	Dosistitration mit 100 µg s. l.
	t. d.	25–75 µg/h	3 d	die Pflaster werden alle 3 Tage gewechselt
Tilidin	p. o.	100 mg	12 h	Retardformulierung; nur in fixer Kombination mit Naloxon verfügbar (Verhältnis Tilidin/Naloxon: 12,5/1,0 mg)

B-6.10 Aufbau eines Schmerzpflasters

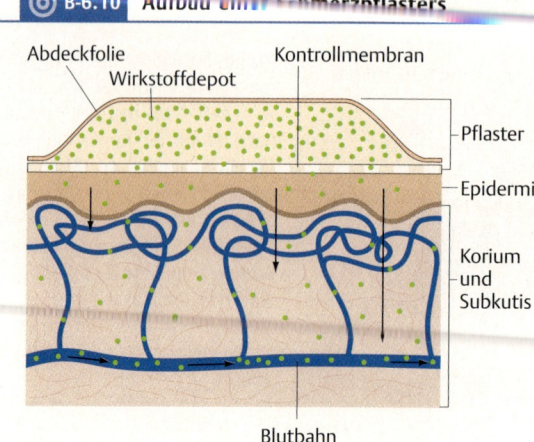

Die Pflasterformulierungen enthalten ein Opioiddepot, aus dem der Arzneistoff (Fentanyl oder Buprenorphin) mit konstanter Geschwindigkeit über eine Kontrollmembran abgegeben wird. Nach Resorption durch die Haut gelangt das Opioid in die Blutbahn der Subkutis und dann in den systemischen Kreislauf. Einen First-Pass-Effekt gibt es bei dieser Art der Formulierung nicht.

▶ **Klinischer Bezug.**

▶ **Klinischer Bezug.** **Überdosierung durch Schmerzpflaster**
Auch bei der Anwendung von Schmerzpflastern kann es zur Opioid-Überdosierung kommen. Hitze begünstigt die Freisetzung des Wirkstoffs aus der Pflasterformulierung und die Resorption über die Haut. Deshalb sollte das Hautareal, auf welches das Pflaster geklebt wird, vor jeglicher Art von Hitzeeinwirkung geschützt werden. Dies betrifft sowohl direkte Sonneneinstrahlung als auch andere Hitzequellen wie Wärmflaschen, Heizdecken, heiße Bäder etc. Ein sehr drastischer Fall ist die Geschichte einer opioidabhängigen jungen Frau, die sich in missbräuchlicher Absicht bis zu 15 Opioidpflaster pro Tag selbst „aufklebte". Um die Wirkstoffabgabe zu erhöhen/beschleunigen, erhitzte sie die Pflaster zuvor mit einem Heizkissen. Dabei fügte sie sich schwere Hautverbrennungen (Abb. **B-6.11**) zu, die sie zugunsten der Rauschwirkung in Kauf nahm.

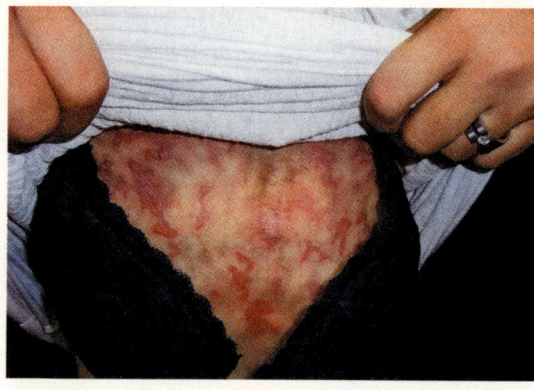

B-6.11 Hautverbrennungen durch erhitzte Opioidpflaster

(mit freundlicher Genehmigung von Dr. B. Link, Mömbris)

Husten: Zuverlässig wirksam ist **Codein**. Andere Antitussiva siehe S. 233.

Husten: Eine zuverlässige antitussive Wirkung hat **Codein**. Andere Substanzen mit relativ geringem Suchtpotenzial werden bei den Antitussiva (s. S. 233) besprochen.

Diarrhö: Loperamid kann zur symptomatischen Therapie eingesetzt werden. Es hemmt die gastrointestinale Motorik und Sekretion. Loperamid wird kaum resorbiert und ist deshalb praktisch nur im Darm wirksam.

Diarrhö: Loperamid ist zur symptomatischen Therapie bestimmter Formen von Durchfall geeignet. Es hat Affinität zu μ- und δ-Rezeptoren und hemmt die gastrointestinale Motorik und Sekretion. Loperamid ist praktisch nur im Darm wirksam, weil es zum einen kaum resorbiert wird und zum anderen aus dem systemischen Kreislauf kaum ins ZNS gelangt. Für diese beiden Eigenschaften ist der ABC-Effluxtransporter P-Gp (s. S. 39) verantwortlich, der resorbiertes Loperamid wieder ins Darmlumen zurücktransportiert und eine Passage durch die Blut-Hirn-Schranke verhindert.

Kardiales Lungenödem: Das linke Herz wird durch **Morphin i. v.** entlastet. Zudem wirkt es sedierend und verringert den imperativen Atemantrieb.

Kardiales Lungenödem: Bei der akuten Linksherzinsuffizienz mit Lungenödem gehört **Morphin i. v.** zu den Arzneimitteln, die die Symptomatik rasch bessern können. Es entlastet das linke Herz durch Verminderung der Vor- und Nachlast. Außerdem wirkt es sedierend und vermindert aufgrund seiner atemdepressiven Wirkung den imperativen Atemantrieb, der beim kardialen Lungenödem infolge hoher pCO_2-Werte auftritt.

Opioidgestützte Entzugstherapie („warmer Entzug"): Entzieht man einem Süchtigen Heroin, kann das Entzugssyndrom (s. S. 330) durch **orale Gabe von Methadon** (15–30 mg/d) oder **sublinguale Gabe von Buprenorphin** (4–8 mg/d) unterdrückt werden. Beide Substanzen binden mit hoher Affinität an μ-Rezeptoren, fluten aber nach oraler Gabe zu langsam an, um selbst einen Opioidrausch auszulösen. Ihre lange Halbwertszeit (Tab. **B-6.4**) sorgt dafür, dass Symptome des Heroinentzugs lang anhaltend unterdrückt werden und Symptome des Methadon- bzw. Buprenorphinentzugs nur in abgeschwächter Form auftreten. Die Entzugssymptome werden erträglicher nach zusätzlicher Gabe des α$_2$-Agonisten Clonidin (s. S. 92). Es dämpft die die Symptomatik beherrschende massive Aktivierung des sympathischen Nervensystems.

Heroin-Substitutionstherapie: Ein etablierter Weg, die sozialen (Kriminalität) und gesundheitlichen (Opioidintoxikation, Hepatitis B und C, HIV-Infektion) Begleiterscheinungen einer Heroinsucht zu mildern, ist der langfristige Ersatz von Heroin durch die kontrollierte Einnahme von **oralem Methadon** (15–30 mg/d) oder **sublingualem Buprenorphin** (4–8 mg/d). Die lange Halbwertszeit dieser beiden Stoffe sorgt bei adäquater Dosierung für eine lang anhaltende Besetzung von μ-Rezeptoren und verhindert so die Aktivierung der μ-Rezeptoren durch zwischenzeitlich (unerlaubt) appliziertes Heroin.

Analgosedierung: Die Fentanyl-Derivate **Alfentanil**, **Remifentanil** und **Sufentanil** werden in der Anästhesie zusammen mit Propofol zur intra- und perioperativen i. v.-Analgosedierung verwendet (Näheres s. Kap. C-1 ab S. 276).

6.2.6 Unerwünschte Wirkungen

Atemdepression: Das Risiko einer Atemdepression ist bei i. v.-Anwendung von Opioiden besonders hoch. Vorsicht ist bei **Neugeborenen und Säuglingen** angebracht, da bei ihnen die Blut-Hirn-Schranke noch nicht vollständig ausgebildet und das Atemzentrum besonders empfindlich ist. Eine Neugeborenen-Asphyxie als Folge einer Opioidtherapie der Mutter während der Geburt (Opioide sind plazentagängig!) kann durch Naloxongabe (s. S. 231) aufgehoben werden. Weitere besonders gefährdete Personengruppen sind **frisch Operierte** (Grund: atemdepressive Nachwirkungen von Narkotika und Benzodiazepinen), **Patienten mit chronisch-obstruktiver Lungenerkrankung** (Grund: Hemmung des pCO_2-vermittelten Atemantriebs) und **Patienten mit Schädel-Hirn-Trauma** (Grund: die opioidinduzierte Zunahme des pCO_2 erhöht den intrakraniellen Druck).

> ▶ **Merke.** Bei der Therapie chronischer Schmerzen mit oralen oder transdermalen Opioid-Analgetika ist die Atemdepression praktisch nie ein dosislimitierendes Problem, da Schmerzen das Atemzentrum stimulieren. Darüber hinaus stellt sich relativ **rasch** eine Toleranz für die atemdepressive Wirkung ein.

Sedierung: Die zentralnervöse Dämpfung ist bei ambulanten Patienten mit chronischen Schmerzen häufig dosislimitierend, da sie dadurch in ihrer Aktivität beeinträchtigt werden. In der initialen Phase der Schmerztherapie ist wegen dieser Nebenwirkung oft eine Dosisminderung erforderlich. Bei stationären Patienten ist hingegen eine sedierende Wirkung oftmals sogar erwünscht.

Übelkeit und Erbrechen: Sie treten in der akuten Phase der Therapie sehr häufig auf. Das gilt insbesondere (aber nicht nur) für die i. v.-Gabe von Opioiden. Tramadol i. v. verabreicht ist z. B. ein nahezu sicheres Emetikum.

Spastische Obstipation: Sie tritt sowohl bei akuter als auch bei chronischer Anwendung von Opioid-Analgetika auf.

> ▶ **Merke.** Für die spastische Obstipation als unerwünschte Wirkung gibt es praktisch keine Toleranzentwicklung.

Opioidgestützte Entzugstherapie („warmer Entzug"): Orales Methadon oder sublinguales Buprenorphin (Tab. **B-6.4**) kann beim Heroinsüchtigen das Entzugssyndrom (s. S. 330) unterdrücken. Nach oraler Gabe entsteht kein Opioidrausch und kein ausgeprägter Entzug. Clonidin kann die Entzugssymptome weiter verringern (s. S. 92).

Heroin-Substitutionstherapie: Sie erfolgt durch den langfristigen Ersatz von Heroin durch **orales Methadon** oder **sublinguales Buprenorphin**. Die lange Halbwertszeit dieser Stoffe verhindert eine Wirkung von zwischenzeitlich appliziertem Heroin.

Analgosedierung: **Alfentanil**, **Remifentanil** und **Sufentanil** werden zur i. v.-Analgosedierung eingesetzt (s. Kap. C-1 ab S. 276).

6.2.6 Unerwünschte Wirkungen

Atemdepression: Das Risiko ist v. a. bei i. v.-Gabe hoch, besonders empfindlich sind **Neugeborene**, **frisch Operierte** und **Patienten mit COPD** oder **Schädel-Hirn-Trauma**. Eine Neugeborenen-Asphyxie durch Opioidtherapie der Mutter während der Geburt kann durch Naloxongabe (s. S. 231) aufgehoben werden.

Sedierung: Sie ist bei ambulanten Patienten mit chronischen Schmerzen häufig dosislimitierend. Bei stationären Patienten ist die Sedierung oftmals erwünscht.

Übelkeit und Erbrechen: Sie treten zu Beginn der Therapie sehr häufig auf, v. a. bei i. v.-Gabe.

Spastische Obstipation: Sie tritt bei akuter und chronischer Anwendung auf.

Harnverhalt: Er ist seltener als die Obstipation. Regelmäßig beobachtet man eine Toleranzentwicklung.

Orthostatische Hypotension: Sie kann infolge der Verminderung des Sympathikotonus auftreten.

Pruritus: Er entsteht durch **Histaminfreisetzung**. Eine Toleranzentwicklung ist typisch.

Muskelrigidität: Eine vorübergehende **Tonussteigerung der Thoraxmuskulatur** wird nach zu rascher i. v.-Gabe von Fentanyl beobachtet. Muskelrelaxanzien verhindern diese Störung.

Toleranzentwicklung (Gewöhnung) und Abhängigkeit (Sucht): Die **Toleranzentwicklung** tritt insbesondere bei parenteraler Gabe auf und betrifft neben der applizierten Substanz auch andere Opioid-Analgetika (**Kreuztoleranz**). Die verschiedenen Wirkungen sind unterschiedlich von der Toleranzentwicklung betroffen.

▶ **Merke.**

▶ **Exkurs.**

Für die Entwicklung einer **Abhängigkeit** ist die **euphorisierende Wirkung** bedeutsam. Bei intravenöser oder inhalativer Anwendung können hohe Opioidkonzentrationenen im ZNS einen **Opioidrausch** auslösen. Besonders stark euphorisierend wirkt **Heroin** i. v. Es dringt rasch ins ZNS ein und wird dort zu Morphin umgewandelt. Heroin ist als Arzneistoff nicht zugelassen. Die Verschreibung von Opioid-Analgetika ist durch die **Betäubungsmittelverschreibungsverordnung** (BtMVV; s. S. 66) gesetzlich geregelt (Tab. **B-6.3**).

▶ **Klinischer Bezug.**

Harnverhalt: Er ist seltener und weniger störend als die Obstipation. Im Gegensatz zur Obstipation ist eine Toleranzentwicklung für die harnverhaltende Wirkung typisch.

Orthostatische Hypotension: Sie kann als Folge der Verminderung des Sympathikotonus (und als Folge der Histaminfreisetzung) bei ambulanten Patienten auftreten. Da stationäre Patienten meist liegen, ist die Orthostase in aller Regel kein großes Problem. Patienten, die aufstehen dürfen, müssen entsprechend informiert werden.

Pruritus: Er ist bedingt durch **Histaminfreisetzung** und kann zu Beginn der Therapie auftreten. Eine Toleranzentwicklung ist typisch.

Muskelrigidität: Eine vorübergehende **Tonussteigerung der Thoraxmuskulatur** (passagere Störung der extrapyramidalen Kontrolle des Muskeltonus) wird nach zu rascher i. v.-Gabe von Fentanyl oder eines seiner Analoga beobachtet. Muskelrelaxanzien sowie Benzodiazepine unterdrücken diese Störung.

Toleranzentwicklung (Gewöhnung) und Abhängigkeit (Sucht): Die **Toleranzentwicklung** ist bei wiederholter parenteraler Anwendung (rascher Wechsel zwischen hohen und niedrigen Plasmaspiegeln) wesentlich häufiger und ausgeprägter als bei regelmäßiger oraler Therapie mit Retardformulierungen oder regelmäßiger transdermaler Applikation („Schmerzpflaster"). Sie ist rein pharmakodynamischer Natur (Näheres s. S. 228, Exkurs) und betrifft nicht nur die jeweils applizierte Substanz, sondern auch alle anderen Opioid-Analgetika (**Kreuztoleranz**). Dabei bestehen deutliche Unterschiede zwischen den einzelnen Wirkungen. So ist für die sedativ-hypnotische, die atemdepressive und die emetische Wirkung eine Toleranzentwicklung innerhalb von 5–10 Tagen typisch, während sie für die obstipierende und die miotische Wirkung praktisch nie beobachtet wird. Für die analgetische Wirkung ist die Toleranz meist nur geringgradig ausgeprägt.

▶ **Merke.** Toleranzentwicklung und Abhängigkeit sind in der opioidgestützten Schmerztherapie zwar möglich, im klinischen Alltag aber kaum ein limitierender Faktor.

▶ **Exkurs.** Molekulare Mechanismen der Toleranzentwicklung bei Opioid-Analgetika
Die Toleranz ist bei Opioid-Analgetika rein pharmakodynamischer Natur, da die zugrundeliegenden molekularen Mechanismen rezeptorabhängig sind. Die Phosphorylierung von Rezeptoren (Folge: Entkopplung des Rezeptors vom G-Protein) und die Rezeptor-Internalisierung scheinen eine Rolle zu spielen. Außerdem tragen komplexe Anpassungsvorgänge zur Toleranzentwicklung bei. Im Tierversuch kann die Opioidtoleranz durch Antagonisten von NMDA-Rezeptoren (s. S. 264) unterdrückt werden.

Für die Entwicklung einer **Abhängigkeit** ist die **euphorisierende Wirkung** bedeutsam, die bei hohen Dosierungen in eine Art **Opioidrausch** mündet. Ein solcher Rausch tritt nur bei rasch ansteigenden und hohen Opioidkonzentrationen im ZNS auf. Diese Konzentrationen sind deutlich höher als die für die Analgesie erforderlichen Konzentrationen. Voraussetzungen für das Eintreten eines starken „High"-Gefühls sind eine ungehinderte Passage der Blut-Hirn-Schranke (d. h. starke Lipophilie der Substanzen) sowie die intravenöse oder inhalative Anwendung (d. h. rasches Anfluten im systemischen Kreislauf). Besonders stark euphorisierend wirkt bei intravenöser Anwendung **Heroin** (Diacetylmorphin). Es ist selbst unwirksam, aber wesentlich lipophiler als Morphin. Deshalb dringt es sehr rasch ins ZNS ein und wird dort zum wirksamen 6-Acetylmorphin sowie zu Morphin deacetyliert. Heroin ist das am häufigsten missbrauchte Opioid und als Arzneistoff nicht zugelassen.
Wegen des Abhängigkeits- und Missbrauchspotenzials ist die Verschreibung von Opioid-Analgetika durch die **Betäubungsmittelverschreibungsverordnung** (BtMVV; s. S. 66) gesetzlich geregelt. Hiervon ausgenommen sind nur die schwach wirksamen Opioid-Analgetika (Tab. **B-6.3**).

▶ **Klinischer Bezug.** Klinisches Bild der Opioidabhängigkeit
- **Toleranzentwicklung:** Sie geht mit z. T. drastischer Erhöhung der für den Opioidrausch benötigten Dosierungen einher. Von Süchtigen verwendete Dosierungen sind für nicht tolerante Menschen meist tödlich.

- **Physische Abhängigkeit**: Sie beinhaltet den körperlichen Zwang zum fortgesetzten Opioidmissbrauch und findet ihren Ausdruck im Auftreten von **Entzugssymptomen**, wenn die Opioidzufuhr unterbrochen wird. Die Entzugssymptome sind das genaue Gegenteil der Opioidwirkungen (z. B. Schmerzen statt Analgesie, zentrale Erregung statt zentrale Dämpfung, kardiovaskuläre Aktivierung statt kardiovaskuläre Dämpfung, Durchfall statt Obstipation). Bei der klinischen Symptomatik steht eine massive Sympathikusaktivierung im Vordergrund. Der Entzug ist umso intensiver, je stärker das Ausmaß der Toleranz und je rascher die Opioide vom µ-Rezeptor und aus dem Blut verschwinden. µ-Rezeptor-Antagonisten (Naloxon, Naltrexon) oder partielle Agonisten (Buprenorphin) können bei Süchtigen schwerste Entzugssymptome hervorrufen.
- **Psychische Abhängigkeit**: Sie geht zurück auf die Aktivierung der mesolimbischen dopaminergen Belohnungsbahn (s. S. 262) und beinhaltet einen positiven Verstärkereffekt für süchtiges Verhalten. Sie zeigt sich als zwanghaftes, unwiderstehliches Verlangen, Opioide auch nach jahrelanger Abstinenz immer wieder zu konsumieren (**Opioid-Hunger** oder „craving").

6.2.7 Kontraindikationen

Opioidabhängigkeit, Zustand nach einer erfolgreichen Entzugstherapie, chronisch-obstruktive Lungenerkrankungen, Status asthmaticus, Ileus, Ateminsuffizienz, Behandlung mit MAO-Hemmstoffen (in diesem Fall können Opioide, insbesondere Pethidin, delirante Zustände mit zentraler Erregung, Hyperthermie und epileptiformen Krämpfen hervorrufen).

6.2.8 Wechselwirkungen

Die sedativ-hypnotischen und atemdepressiven Wirkungen der Opioide werden durch andere **Sedativa** (Alkohol, Benzodiazepine, sedierende Neuroleptika) erheblich verstärkt. Trizyklische Antidepressiva verstärken die analgetischen Wirkungen der Opioide. Opioid-Analgetika potenzieren die muskelrelaxierende Wirkung von curareartigen Muskelrelaxanzien. CYP2D 6-Hemmstoffe (s. S. 37) reduzieren die analgetische Wirkung von Codein und Dihydrocodein. **Induktoren von CYP3A4** (s. S. 38) können in der Methadon-Substitutionstherapie einen Opioidentzug hervorrufen.

6.3 Opioidrezeptor-Antagonisten

Naloxon und **Naltrexon** sind kompetitive Antagonisten der Opioidrezeptoren ohne agonistische Wirkung. Sie haben die höchste Affinität zu µ-, eine mittlere Affinität zu κ- und die niedrigste Affinität zu δ-Rezeptoren. Beide Substanzen leiten sich vom Morphinderivat Oxymorphon ab und unterscheiden sich von diesem lediglich durch Ersatz der Methylgruppe am N-Atom des Piperidinrings (vgl. Abb. **B-6.6** auf S. 221) durch größere Substituenten. Naloxon wird nur i. v. angewendet und ist nur kurz wirksam (Tab. **B-6.6**). Dagegen kann Naltrexon auch oral verabreicht werden und ist darüber hinaus deutlich länger wirksam als Naloxon. Die lange Wirkdauer geht auf den wirksamen Metaboliten 6β-Naltrexol zurück, der einen wesentlichen Beitrag zur Naltrexon-Wirkung liefert und relativ langsam eliminiert wird.
Die **Wirkungen** der beiden Substanzen sind abhängig von der Ausgangssituation der zu behandelnden Personen:
- **Opioidnaive Patienten:** Bei diesen Personen haben Naloxon und Naltrexon auch in höchsten Dosierungen **kaum Wirkungen**. Offensichtlich ist der Grad der tonischen Aktivierung von Opioidrezeptoren unter normalen Bedingungen sehr gering. Dennoch zeigen sich gewisse endokrinologische Effekte (Erhöhung der Plasmaspiegel von LH, FSH und ACTH) sowie eine Hemmung der analgetischen Wirkung von Stress, Akupunktur oder Plazebo.
- **Mit Opioiden behandelte nichtabhängige Patienten:** Bei ihnen werden alle wesentlichen Opioidwirkungen antagonisiert. Zur Unterdrückung der atemdepressiven Wirkung von **Buprenorphin** sind sehr hohe Naloxondosierungen (> 2 mg)

abhängigen Patienten mit einer Opioidintoxikation werden ähnliche Symptome beobachtet.

erforderlich, da Buprenorphin mit ausgesprochen hoher Affinität an μ-Rezeptoren bindet.
- **Opioidabhängige:** Bei ihnen wird durch die Gabe von Naloxon oder Naltrexon ein **Entzugssyndrom** ausgelöst. Auch bei nicht abhängigen Patienten mit einer Opioidintoxikation muss im Rahmen der Anwendung von Naloxon mit einer überschießenden Aktivierung der Atmung und des Sympathikus (verbunden mit Tachykardie und Hypertonie) gerechnet werden. Bei dieser Symptomatik handelt es sich ebenfalls um Entzugsphänomene.

B-6.6 Pharmakokinetische Daten und Dosierungen von Opioidrezeptor-Antagonisten

Wirkstoff	wirksamer Metabolit	Applikation	Einzeldosis [mg]	BV [%]	HWZ [h]	PEB [%]	EF$_{ren}$ [%]
Naloxon		i. v.	0,4	2	1	35	0
Naltrexon	6β-Naltrexol	p. o.	50	20	4 (13)	21	0

Indikationen:
- **Opioidintoxikation:** Naloxon wird i. v. verabreicht und der Patient künstlich beatmet. **Bei intoxikierten Süchtigen** muss vorsichtig die Dosis angesteuert werden, die die Atemdepression reduziert, aber noch keinen Entzug hervorruft.
- **Aufhebung einer postoperativen Atemdepression**

Für die Anwendung von Opioidrezeptor-Antagonisten gibt es folgende **Indikationen:**
- **Opioidintoxikation:** Klinisch zeigt sich die Symptomtrias Miosis, Atemdepression und Koma. Zur Behandlung wird Naloxon i. v. verabreicht und künstlich beatmet. Die Anfangsdosis von 0,4 mg wird anschließend in Abständen von 2–4 min so oft injiziert (5- bis 10-mal), bis die spontane Atmung wiederkehrt. **Bei Süchtigen mit** Symptomen einer **Intoxikation** muss die erste Dosis (0,2–0,4 mg) unter strikter Kontrolle der Atmung sehr langsam verabreicht werden, um die Dosis auszuloten, die die Atemdepression reduziert, aber noch keinen Entzug hervorruft.
- **Aufhebung einer postoperativen Atemdepression:** Injektionen von 0,2 mg Naloxon alle 2–4 min bis sich eine ausreichende Spontanatmung einstellt.

▶ **Merke.**

▶ **Merke.** Wegen der kurzen Halbwertszeit von Naloxon muss mit dem Wiederauftreten der opioidbedingten Atemdepression gerechnet und die Naloxoninjektion rechtzeitig wiederholt werden. Durch Rebound-Phänomene kann die wiederauftretende Atemdepression sogar noch verstärkt sein.

- **Kombination mit Opioidrezeptor-Agonisten:** Naloxon p. o. gibt es nur in Kombination mit dem Opioid Tilidin. Bei oraler Gabe beeinträchtigt Naloxon nicht die analgetische Wirkung von Tilidin (Tab. **B-6.4**). Bei missbräuchlicher i. v.-Anwendung führt Naloxon allerdings zum abrupten Entzug.
- **Entzugstherapie („kalter Entzug"):** Beim „ultraschnellen" Entzug werden **hohe Dosierungen von Naloxon** während einer Allgemeinnarkose verabreicht und anschließend mit **Naltrexon p. o. nachbehandelt.**
- **Rückfallprophylaxe nach Opioidentgiftung bei Suchtkranken:** Naltrexon p. o. antagonisiert die Wirkungen von Heroin. Auch bei Alkoholabhängigen reduziert Naltrexon die Rückfallhäufigkeit nach Entzugstherapie.

Die häufigsten **unerwünschten Wirkungen** sind Entzugssymptome.

- **Kombination mit Opioidrezeptor-Agonisten:** Naloxon wird in der oralen Schmerztherapie in einer festen Kombination mit dem Opioid Tilidin (im Verhältnis 1,0:12,5 mg) verwendet. Da Naloxon sehr effizient präsystemisch eliminiert wird (hoher First-Pass-Metabolismus in der Leber), schmälert es bei oraler Verabreichung die analgetische Wirkung von Tilidin und Nortilidin (Tab. **B-6.4**) nicht. Wenn allerdings Opioidabhängige diese Kombination missbräuchlich i. v. anwenden, führt der antagonistische Effekt von Naloxon zum abrupten Entzug. Sie ist also nicht als Heroinersatz geeignet. Aus diesem Grund wird die Anwendung der Wirkstoffkombination auch nicht von der BtMVV reglementiert.
- **Entzugstherapie („kalter Entzug"):** Eine Strategie der Opioidentgiftung ist der „ultraschnelle" Entzug. Dabei werden **hohe Dosierungen von Naloxon** (5–10 mg gefolgt von 0,4–0,8 mg/h als Infusion) während einer Allgemeinnarkose verabreicht und mit 50 mg/d **Naltrexon p. o. nachbehandelt.** Um die massive Aktivierung des sympathischen Nervensystems zu begrenzen, wird vor und nach dem Entzug Clonidin verabreicht (100–200 μg alle 4 h). Symptomorientiert werden zusätzlich auch andere Arzneistoffe angewendet (z. B. Doxepin oder Trimipramin, Diclofenac).
- **Rückfallprophylaxe nach Opioidentgiftung bei Suchtkranken:** Bei dieser Indikation wird ausschließlich **Naltrexon p. o.** verwendet. Meist ist eine Tagesdosis von 50 mg ausreichend, mit der die Wirkungen von 25 mg Heroin i. v. antagonisiert werden können. Auch bei Alkoholabhängigen reduziert Naltrexon die Rückfallhäufigkeit nach erfolgreicher Entzugstherapie.

Die häufigsten **unerwünschten Wirkungen** sind Entzugssymptome infolge des Opioidrezeptor-Antagonismus. Nennenswerte Kontraindikationen und Wechselwirkungen sind nicht bekannt.

6.4 Antitussiva

▶ **Definition.** Antitussiva sind Pharmaka, die den Hustenreiz unterdrücken.

Substanzen, Wirkungsmechanismus und Wirkungen: Da viele Antitussiva zu den Opioiden gehören, werden sie in diesem Kapitel behandelt. Die Gruppe der Antitussiva umfasst **Codein**, seine Derivate **Hydrocodon** und **Dextromethorphan**, das Opium-Alkaloid **Noscapin** und das in der Selbstmedikation verwendete **Pentoxyverin**. Antitussiva hemmen den Hustenreflex über einen noch unbekannten zentralen Mechanismus. Periphere Wirkungen sind an der antitussiven Wirkung nicht beteiligt. Codein, Dihydrocodein und Hydrocodon haben auch Opioidrezeptor-vermittelte Wirkungen. Ihre antitussiven Effekte werden partiell von Naloxon antagonisiert. Völlig Naloxon-unempfindlich sind dagegen die antitussiven Wirkungen von Dextromethorphan, Noscapin und Pentoxyverin. Dextromethorphan hat auch noch einen von der antitussiven Wirkung unabhängigen schmerzlindernden Effekt.

▶ **Exkurs.** Analgetische Wirkung von Dextromethorphan
Das Codein-Analogon Dextromethorphan ist kein etabliertes Schmerzmittel und als solches auch nicht zugelassen. Da es aber wie Ketamin (s. S. 249) den Kationenkanal des NMDA-Rezeptors (s. S. 264) blockiert, ist es bei bestimmten neuropathischen Schmerzen (z. B. diabetische Polyneuropathie) schmerzlindernd wirksam (zulassungsüberschreitende Anwendung = „Off-Label-Use"; s. S. 64).

Pharmakokinetik (Tab. B-6.7): Nicht renale Mechanismen der Elimination spielen die Hauptrolle. Für Hydrocodon ist die CYP2D6-vermittelte O-Demethylierung zum stark wirksamen Opioid-Analgetikum Hydromorphon (s. S. 223) ein sehr wichtiger Eliminationsweg. Hydrocodon unterliegt deshalb der BtMVV. Auch Dextromethorphan ist Substrat von CYP2D 6 und wird durch O-Demethylierung zum wirksamen Metaboliten Dextrorphan abgebaut. Da CYP2D6 einem genetischen Polymorphismus unterliegt (s. S. 53), hängen die Halbwertszeit und die renale Elimination von Hydrocodon und Dextromethorphan vom Metabolisierungstyp ab (90–95 % der Europäer sind schnelle und 5–10 % langsame Metabolisierer).

B-6.7 Pharmakokinetische Daten und Dosierungen von Antitussiva

Wirkstoff	orale Einzeldosis [mg]	DI [h]	BV [%]	HWZ [h]	EF$_{ren}$ [%]	rechtliche Aspekte der Verschreibung
Codein	20–30	6–8	50	3	0	rezeptpflichtig
Dihydrocodein	10–30	8	20	3,5	0	rezeptpflichtig
Hydrocodon	10–15	8–12	n.b.	4/6[1]	10/18[1]	BtM-Rezept (s. S. 66)
Dextromethorphan	20–30	6–8	n.b.	3/30[1]	0/11[1]	rezeptfrei, aber apothekenpflichtig
Noscapin	50	8	30	4	n.b.	rezeptpflichtig
Pentoxyverin	50	6–8	n.b.	4	n.b.	rezeptfrei, aber apothekenpflichtig

[1] schnelle Metabolisierer/langsame Metabolisierer.

Indikation: Antitussiva sind zur symptomatischen Behandlung eines pathologischen, unproduktiven Reizhustens **(Husten ohne Auswurf)** indiziert.

▶ **Kritisch betrachtet.** Zur Wirksamkeit pflanzlicher „Hustenstiller"
Extrakte aus Spitzwegerichblättern, Huflattigblättern oder Eibischwurzeln sollen gemäß der Roten Liste den Husten unterdrücken. Unabhängige Quellen für Informationen und wissenschaftliche Belege für die behauptete hustenstillende Wirkung gibt es nicht. Vergleichende Untersuchungen mit etablierten Antitussiva werden der interessierten Öffentlichkeit vorenthalten. Interessant ist auch, dass für solche pflanzlichen Arzneimittel oft keine Fachinformationen vom Hersteller veröffentlicht werden, die normalerweise über das Wirkprinzip und die pharmakologischen Eigenschaften der vermuteten Inhaltsstoffe informieren.

Kontraindikationen: Husten bei **Asthma bronchiale** oder **COPD**; ≤ 14 Jahre (Hydrocodon); Schwangerschaft (Hydrocodon, Pentoxyverin); Stillzeit (Hydrocodon, Dextromethorphan, Pentoxyverin).

Unerwünschte Wirkungen und Wechselwirkungen: Codein, Dihydrocodein und Hydrocodon: s. Opioid-Analgetika. Noscapin: Histaminfreisetzung. Dextromethorphan: mit MAO-Hemmern entstehen zentrale Erregungszustände mit Hyperpyrexie. Dextromethorphan und Pentoxyverin: Wirkung zentraldämpfender Arzneimittel ↑.

Kontraindikationen: Chronischer Husten als Symptom des **Asthma bronchiale** oder der **chronisch-obstruktiven Lungenerkrankung**. Säuglinge und Kinder (≤ 14 Jahre) dürfen nicht mit Hydrocodon behandelt werden. Kontraindiziert sind einige Antitussiva auch in der Schwangerschaft (Hydrocodon, Pentoxyverin) und Stillzeit (Hydrocodon, Dextromethorphan, Pentoxyverin).

Unerwünschte Wirkungen und Wechselwirkungen: Codein, Dihydrocodein und Hydrocodon haben unerwünschte Wirkungen und Wechselwirkungen wie Opioid-Analgetika. Noscapin kann wie die Opioide eine Histaminfreisetzung verursachen. Für Dextromethorphan und Pentoxyverin sind die unerwünschten Wirkungen eher unspezifischer Natur (Schlafstörungen, Müdigkeit, Schwindel, Übelkeit, Erbrechen). In Gegenwart von MAO-Hemmern kann Dextromethorphan (wie Opioide auch) zentrale Erregungszustände mit Hyperpyrexie verursachen. Die Wirkung zentraldämpfender Arzneimittel (z. B. Schlafmittel) wird durch Dextromethorphan und Pentoxyverin verstärkt.

6.5 Nichtopioid-Analgetika: Antipyretische Analgetika

6.5 Nichtopioid-Analgetika: Antipyretische Analgetika

▶ **Synonym.**

▶ **Synonym.** COX-Hemmstoffe.

▶ **Definition.**

▶ **Definition.** **Antipyretische Analgetika** sind Pharmaka, die neben ihrer schmerzlindernden (analgetischen) auch eine fiebersenkende (antipyretische) Wirkung haben.

Antipyretische Analgetika unterdrücken über eine **Hemmung der Cyclooxygenase (COX)** die Prostaglandin (PG)-Synthese (s. S. 130).

Einteilung:
- **Nichtselektive COX-Hemmstoffe** hemmen COX-1 und COX-2. Es gibt:
  - Substanzen **mit antiphlogistischer Wirkung**, sog. **saure Analgetika**, z. B. ASS, Diclofenac, Ibuprofen, Naproxen, Piroxicam.
  - Substanzen **ohne antiphlogistische Wirkung**, z. B. Paracetamol, Metamizol.
- **Selektive COX-2-Hemmstoffe (Coxibe)**. Sie wirken auch antiphlogistisch, z. B. Celecoxib, Etoricoxib, Parecoxib.

Die „sauren" nichtselektiven und die selektiven COX-2-Hemmstoffe werden auch **nichtsteroidale Antiphlogistika (NSAP)** oder **nichtsteroidale Antirheumatika (NSAR)** genannt.

Antipyretische Analgetika sind die wichtigsten Vertreter der Nichtopioid-Analgetika. Sie entfalten ihre Wirkung über eine **Hemmung der Cyclooxygenase (COX)**, des Schlüsselenzyms der Prostaglandin (PG)-Synthese (Näheres s. S. 130).

Einteilung: Je nachdem, welche COX-Isoform gehemmt wird, lassen sich die antipyretischen Analgetika in zwei Gruppen unterteilen:
- **Nichtselektive COX-Hemmstoffe**, die in therapeutischen Dosierungen beide COX-Isoformen (COX-1 und COX-2) hemmen. Bei diesen Stoffen unterscheidet man weiterhin zwischen
  - Substanzen **mit antiphlogistischer Wirkung**, die ihrer chemischen Struktur nach Säuren sind und deshalb auch **saure Analgetika** genannt werden. Wichtige Vertreter sind Acetylsalicylsäure (ASS), Diclofenac, Ibuprofen, Naproxen und Piroxicam.
  - Substanzen **ohne antiphlogistische Wirkung**, wie z. B. Paracetamol und Metamizol. Sie sind keine Säuren.
- **Selektive COX-2-Hemmstoffe (Coxibe)**, die ebenfalls antiphlogistisch wirken. In diese Gruppe gehören Celecoxib, Etoricoxib, Parecoxib, die alle keine Säuren sind.

Da sowohl die Säuren unter den nichtselektiven COX-Hemmstoffen als auch die selektiven COX-2-Hemmstoffe antiphlogistische Wirkungen haben, werden sie auch unter dem Begriff **nichtsteroidale Antiphlogistika (NSAP)** oder **nichtsteroidale Antirheumatika (NSAR)** zusammengefasst. Die im englischen Sprachraum gebräuchliche Abkürzung NSAID geht auf die Bezeichnung „non steroidal anti-inflammatory drug" zurück.

▶ **Exkurs.**

▶ **Exkurs.** Selektivität der COX-Hemmung

Der IC_{50}-Wert ist eine pharmakodynamische Größe und ermöglicht eine quantitative Aussage über die Potenz eines antagonistisch wirkenden Pharmakons (Näheres s. S. 14). Der **Quotient der IC_{50}-Werte** für die Hemmung von COX-1 und COX-2 [$IC_{50(COX-1)}/IC_{50(COX-2)}$] gilt als **Maß für die Selektivität der COX-Hemmung**. Für die nichtselektiven COX-Hemmstoffe liegt dieser Quotient zwischen 0,01 (ASS) und 20 (Diclofenac) und für die selektiven COX-2-Hemmstoffe zwischen 30 (Celecoxib) und 340 (Etoricoxib). Ab einem Wert des Quotienten von ≥ 30 ist die Selektivität klinisch relevant.

COX-3, eine weitere COX-Isoform, ist das Produkt einer Splicevariante des COX-1-Gens. Dieses Enzym wird im ZNS exprimiert und scheint durch **Paracetamol** und **Metamizol** besonders effektiv gehemmt zu werden. Ob die Hemmung der COX-3 zur analgetischen Wirkung dieser Pharmaka beiträgt, ist nicht gesichert.

6.5.1 Wirkprofil der gesamten Wirkstoffgruppe

Wirkungsmechanismus und Wirkungen

▶ **Merke.** Mit einer Ausnahme sind alle antipyretischen Analgetika reversible, kompetitive COX-Hemmstoffe. Nur Acetylsalicylsäure hemmt die Cyclooxygenasen irreversibel (durch kovalente Modifikation des Enzyms).

Aus der COX-Hemmung resultiert ein Wirkprofil, das für alle Substanzen gleichermaßen gilt.

Analgetische Wirkung: Die COX-Inhibition führt zu einer **Hemmung der Prostaglandin-Biosynthese**. Dadurch kommt es zu einer **Verminderung der Schmerzempfindung**, da Prostaglandine die Nozizeptoren in der Peripherie sensibilisieren und die spinale Reizweiterleitung im aufsteigenden nozizeptiven Neuronensystem erleichtern (s. S. 215). Die für antipyretische Analgetika verwendete Bezeichnung „periphere" oder „kleine Analgetika" ist deshalb unzutreffend.

▶ **Klinischer Bezug.** Nichtselektive COX-Hemmstoffe und selektive COX-2-Hemmstoffe sind vergleichbar analgetisch wirksam. Schmerzen, die auf Entzündungen und Gewebsschäden zurückgehen, sprechen besonders gut auf antipyretische Analgetika an.

Antipyretische Wirkung: Infektionen, Entzündungen und Gewebeschäden regen die Bildung von Interleukin-6 (IL-6) an, das auf dem Blutwege ins ZNS gelangt. Im Hypothalamus induziert es die Expression von COX-2. Dieses Enzym vermittelt dort die Bildung von PGE_2, das über EP_3-Rezeptoren (s. Tab. **B-2.7** auf S. 133) den Sollwert der Körperkerntemperatur im hypothalamischen Thermoregulationszentrum erhöht. COX-Hemmstoffe bewirken eine **Rückstellung des Sollwerts** und damit eine **Senkung der Körpertemperatur**.

▶ **Klinischer Bezug.** Selektive COX-2-Hemmstoffe und nichtselektive COX-Hemmstoffe sind vergleichbar antipyretisch wirksam.

Pharmakokinetik

Die verfügbaren Daten zeigen die Tab. **B-6.8**, Tab. **B-6.9** und Tab. **B-6.12**. Von wenigen Ausnahmen abgesehen (Acemetacin, Tiaprofensäure) werden antipyretische Analgetika nahezu ausschließlich metabolisch eliminiert. Viele saure Analgetika und einige selektive COX-2-Hemmer (Celecoxib, Valdecoxib) sind Substrate von CYP2C9. Einige sind auch Substrate von CYP3A4 (Meloxicam, Valdecoxib) oder CYP1A2 (Naproxen).

6.5.2 Allgemeine Aspekte der therapeutischen Anwendung

Indikationen

Die gesamte Wirkstoffgruppe ist prinzipiell zur **Fiebersenkung** und zur **Schmerzbehandlung** geeignet. Posttraumatische Schmerzen, akute Lumbalgien, primäre Kopfschmerzen, Dysmenorrhö und akute Gicht sind typische Indikationen für die vorübergehende Anwendung dieser Pharmaka. Die intermittierende Gabe zur Schmerztherapie bei chronisch-entzündlichen Gelenkerkrankungen (Osteoarthritis, rheumatoide Arthritis) ist üblich. Bei chronischen Tumorschmerzen ist eine Kombination mit Opioid-Analgetika erforderlich (s. WHO-Stufenschema auf S. 251). Wegen des nephrotoxischen Risikos sind antipyretische Analgetika bestenfalls zweite Wahl bei der Schmerzbehandlung nach großen Operationen (erste Wahl: Opioid-Analgetika).

Unerwünschte Wirkungen (organbezogen)

Da die COX in praktisch allen Körpergeweben vorkommt, besitzen die antipyretischen Analgetika auch ein breites Spektrum an Nebenwirkungen.

Gastrointestinaltrakt:
- **Dyspeptische Beschwerden** sind sehr häufig (20%).
- **Ulkus-Beschwerden:** Bei längerer Anwendung liegt das Risiko für ein gastroduodenales Ulkus (Abb. **B-6.12**) bei etwa 5%. Die Komplikationen können lebensbedrohlich sein. Für das Ulkus-Risiko gilt folgende Reihenfolge: Paracetamol = Metamizol < selektive COX-2-Hemmstoffe < saure Analgetika.

Die ulzerogene Wirkung saurer Analgetika hat **drei Ursachen:**
- Mangel an gastroprotektiven Prostaglandinen (v. a. COX-1-abhängig, s. S. 131).
- Zunahme der Leukotriensynthese.
- Anreicherung saurer Analgetika in der Magenschleimhaut (zytotoxischer Effekt; s. S. 33).

Gastrointestinaltrakt:
- **Dyspeptische Beschwerden** (Sodbrennen, Übelkeit, Erbrechen, Durchfall, Bauchschmerzen): Diese werden mit einer Häufigkeit von 20% bei Anwendung aller Substanzen beobachtet.
- **Ulkus-Beschwerden** (Magen-Darm-Ulzera, Ulkus-Perforationen, Ulkus-Blutungen): Bei Patienten, die über Monate regelmäßig saure Analgetika einnehmen, liegt das absolute Risiko für die Entstehung eines gastroduodenalen Ulkus (Abb. **B-6.12**) bei etwa 5%. Bei 2–4% dieser meist älteren Ulkus-Patienten treten potenziell lebensbedrohliche Komplikationen (Ulkus-Perforationen, Ulkus-Blutungen) auf. In Deutschland rechnet man mit jährlich etwa 1400 Todesfällen, die auf solche Ulkus-Komplikationen zurückgehen. Das Risiko für die Entstehung eines Ulkus nimmt entsprechend folgender Reihe zu: Paracetamol = Metamizol < selektive COX-2-Hemmstoffe < saure Analgetika. Bei sauren Analgetika ist das Ulkus-Risiko dosisabhängig. Für ASS (am besten untersucht) ist eine Schwellendosis, unterhalb derer kein Ulkus-Risiko besteht, nicht bekannt; auch Tagesdosierungen von 30 mg wirken ulzerogen. Selektive COX-2-Hemmstoffe sind deutlich weniger stark ulzerogen als die sauren Analgetika. Trotzdem sind sie in Bezug auf die Integrität der Magen-Darm-Schleimhaut nicht unproblematisch, denn die von der COX-2 gebildeten Prostaglandine spielen eine wesentliche Rolle bei der Heilung von Schleimhautschäden.

Drei pathophysiologische Komponenten tragen zur ulzerogenen Wirkung der sauren Analgetika bei:
- Mangel an gastroprotektiven Prostaglandinen, die v. a. von der COX-1 gebildet werden (s. S. 131). Der Prostaglandinmangel soll auch die Schrankenfunktion der Schleimhaut im gesamten Magen-Darm-Trakt beeinträchtigen.
- Zunahme der Leukotriensynthese, die in der Magenschleimhaut zu Störungen der Mikrozirkulation (Vasokonstriktion durch LTC_4 und LTD_4) und vermehrter Adhäsion neutrophiler Granulozyten am Gefäßendothel (chemotaktische Wirkung von LTB_4) führt.
- Anreicherung der sauren Analgetika in den Epithelzellen der Magenschleimhaut entsprechend dem pH-Gradienten zwischen dem intrazellulären Raum und dem Magenlumen, sodass in den Zellen zytotoxische Spiegel erreicht werden können (Näheres s. Kap. A-3 ab S. 33).

⊙ B-6.12

⊙ B-6.12 **Analgetikaassoziierte Magenulzera**

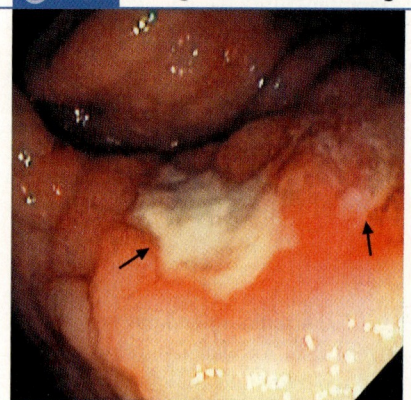

Die gastroskopische Aufnahme zeigt multiple Magenulzera (Pfeile) im Bereich der großen Magenkurvatur, die auf die längerfristige Einnahme von nichtsteroidalen Antiphlogistika zurückzuführen sind (aus Baenkler et al., Duale Reihe Innere Medizin, Thieme, 2009).

▶ **Klinischer Bezug.**

▶ **Klinischer Bezug.** Wegen der gastrointestinalen Nebenwirkungen ist vor und während einer längerfristigen Einnahme von NSAP die prophylaktische Gabe von **Protonenpumpen-Inhibitoren** (z. B. Omeprazol 20 mg/d p. o.) indiziert. Eine verbesserte Magenverträglichkeit wird durch **Einnahme der Analgetika nach einer Mahlzeit** erreicht. Wichtige **Risikofaktoren** für das Auftreten von Magen-Darm-Ulzera sind fortgeschrittenes Alter der Patienten (> 65 Jahre), Ulkusanamnese, eine Helicobacter-pylori-Infektion und die gleichzeitige Behandlung mit oralen Antikoagulanzien oder Glukokortikoiden. Die Kombination von NSAP mit Glukokortikoiden erhöht das Ulkusrisiko um den Faktor 15 (NSAP alleine: 4; Glukokortikoide alleine: kaum erhöhtes Risiko)!

Nieren: Prostaglandine steigern die Nierendurchblutung und sind als funktionelle Gegenspieler von Angiotensin II von großer Bedeutung für die Nierenfunktion. Die Blockade der Prostaglandin-Biosynthese reduziert den renalen Blutfluss und kann eine **Na$^+$-, K$^+$- und Wasserretention** verursachen.

> ▶ **Klinischer Bezug.** Die Na$^+$- und konsekutive Wasserretention kann zu einer Erhöhung der Vorlast des Herzens und zur Ausbildung von Beinödemen führen. Durch die Vorlasterhöhung besteht die Gefahr des **Wirkungsverlusts von Antihypertensiva**, z. B. von ACE-Hemmern und AT$_1$-Rezeptor-Antagonisten (s. S. 166). Zudem kann es infolge der Kaliumretention zu einer **Hyperkaliämie** mit konsekutiven **Herzrhythmusstörungen** kommen. Besondere Aufmerksamkeit verdienen in diesem Zusammenhang Patienten, die mit ACE-Hemmern oder AT$_1$-Rezeptor-Antagonisten behandelt weden, da diese Stoffe ebenfalls den Kaliumspiegel im Serum erhöhen und das nephrotoxische Risiko der antipyretischen Analgetika vergrößern.

Das größte Risiko für solche nephrotoxische Störungen haben Patienten mit Vorerkrankungen, die mit einer Aktivierung des Renin-Angiotensin-Systems (RAS) und mit einer gesteigerten lokalen Angiotensin-II-Bildung einhergehen (z. B. chronische Niereninsuffizienz, Nierenarterienstenose, Herzinsuffizienz, Leberzirrhose, Dehydratation). Da diese Patienten zur Aufrechterhaltung ihrer Nierenfunktion auf die renale Prostaglandinsynthese angewiesen sind, kann bei ihnen die systemische oder auch topische Anwendung von nichtselektiven COX-Hemmern oder die Gabe von selektiven COX-2-Hemmern ein **akutes Nierenversagen** hervorrufen.

> ▶ **Merke.** Bei Patienten mit stimuliertem RAS, mit vorbestehender Niereninsuffizienz und/oder gleichzeitiger Einnahme anderer nephrotoxischer Pharmaka muss bei Anwendung von antipyretischen Analgetika auf eine regelmäßige **Kontrolle der Nierenfunktion** (Serumelektrolyte; Serumkreatinin und Harnstoff) geachtet werden.

Ebenfalls auftreten können schwere nephrotoxische Ereignisse wie eine akute (meist allergischer Genese) oder eine chronische interstitielle Nephritis. Letztere ist auch unter dem Namen **Analgetika-Nephropathie** bekannt und geht häufig mit Papillennekrosen einher. Sie tritt besonders häufig nach anhaltendem Missbrauch von Kombinationen wie ASS plus Paracetamol plus Koffein auf.

> ▶ **Kritisch betrachtet.** **Analgetika-Kombinationen**
> Zahlreiche **analgetisch wirkende Kombinationen** bestehend aus ASS, Paracetamol und Koffein werden in Deutschland rezeptfrei angeboten. Koffein (50 mg/Tablette = ½ Tasse Kaffee) soll ASS und Paracetamol als Analgetika potenzieren und die Zeit bis zum Eintritt der analgetischen Wirkung verkürzen. Diese Aussagen der Hersteller mögen durchaus zutreffen. Die Kombination mit Koffein hat aber trotzdem wesentliche Nachteile. Denn Koffein hat belebende, anregende und stimmungsaufhellende Wirkungen und konditioniert den Patienten für wiederholte Anwendungen. **Wiederholte Anwendungen**, die im weiteren Verlauf zunehmend auch **ohne Bedarf** stattfinden, münden aber relativ häufig in einen **Analgetika-Missbrauch**, der neben anderen Gefahren ein hohes Risiko für die Entwicklung einer Analgetika-Nephropathie mit sich bringt.

Uterus: Da Prostaglandine für die Uterusmotilität im Rahmen des Geburtsvorgangs von entscheidender Bedeutung sind, können COX-Hemmstoffe eine **Wehenschwäche** hervorrufen. Sie dürfen deshalb perinatal nicht angewendet werden.

Leber: Das hepatotoxische Risiko von COX-Hemmern ist gering. Ein Anstieg leberzellspezifischer Serumenzyme (ASAT [GOT], ALAT [GPT]) ist aber möglich. Hohe Dosierungen von **Paracetamol** können Leberzellnekrosen verursachen (Näheres s. S. 239). **Diclofenac** (hepatozelluläre Schäden) und **Celecoxib** (cholestatische Hepatitis) können ebenfalls hepatotoxisch wirken. Auch das **Reye-Syndrom** bei Kindern, die wegen fieberhafter viraler Infekte mit **ASS** behandelt wurden, beinhaltet Leberschäden (Näheres s. S. 246).

Kardiovaskuläres System: Die Hemmung der COX-2-vermittelten endothelialen PGI$_2$-Synthese führt zum **Anstieg des arteriellen Blutdrucks** (Ausnahme: ASS-Dosierungen ≤ 100 mg), da PGI$_2$ als Vasodilatator physiologischerweise den Tonus der Widerstandgefäße senkt.

Blutgerinnung: V. a. saure Analgetika vermindern die Bildung von Gerinnungsfaktoren und wirken synergistisch mit oralen Antikoagulanzien.

Knochenmark: Myelotoxische Effekte mit Blutbildungsstörungen sind selten. Zur **Metamizol-Agranulozytose** s. S. 240.

ZNS: ZNS-Symptome sind vielfältig und werden häufig bei **Indometacin** beobachtet. Gefährlich sind eine aseptische Meningitis (Ibuprofen; Naproxen)/Enzephalopathie (ASS: Reye-Syndrom, s. S. 246).

▶ Klinischer Bezug.

Überempfindlichkeitsreaktionen: Die möglichen allergischen und **pseudoallergischen Reaktionen** sind vielfältig. Lebensbedrohliche **Schock-Reaktionen** gibt es v. a. nach parenteraler Gabe und am häufigsten bei Metamizol.

Kontraindikationen

Blutbildungsstörungen und Magen-Darm-Ulzera. Näheres s. u. bei den Einzelsubstanzen.

Wechselwirkungen

- Blutdrucksenkende Wirkung von β-Antagonisten, ACE-Hemmern, AT$_1$- Rezeptor-Antagonisten und Diuretika ↓; diuretische Wirkung von Diuretika ↓.
- Risiko des Nierenversagens durch ACE-Hemmstoffe, AT$_1$-Rezeptor-Antagonisten und Diuretika ↑. Nephrotoxizität von Ciclosporin und Tacrolimus ↑.
- Synergie-Effekte mit oralen Antikoagulanzien.
- Renale Clearance von Li$^+$ ↓ (Li$^+$-Toxizität ↑).
- Enterale Resorption von Paracetamol, ASS und Ibuprofen ↑ durch Metoclopramid und Domperidon.

6.5.3 Antipyretische Analgetika ohne antiphlogistische Wirkung

---

Blutgerinnung: Viele antipyretische Analgetika, besonders aber die sauren Analgetika, hemmen die Synthese der Gerinnungsfaktoren und wirken synergistisch mit den oralen Antikoagulanzien (z. B. Phenprocoumon).

Knochenmark: Myelotoxische Effekte mit Blutbildungsstörungen (aplastische Anämie, Thrombozytopenie oder Granulozytopenie) sind selten, können aber nach Gabe aller COX-Hemmstoffe auftreten. Bedeutsam ist die **Metamizol-Agranulozytose**, die vermutlich immunologisch bedingt ist (Näheres s. S. 240).

ZNS: Mögliche zentralnervöse Symptome sind vielfältig. Beobachtet werden Kopfschmerzen, Schwindel, Verwirrtheitszustände, Ohrgeräusche, Sehstörungen, aseptische Meningitis (Ibuprofen, Naproxen), aseptische Enzephalopathie (ASS: Reye-Syndrom, s. S. 246). Besonders häufig treten ZNS-Störungen nach Gabe von **Indometacin** auf.

▶ **Klinischer Bezug.** Der regelmäßige Übergebrauch von antipyretischen Analgetika zur Selbstbehandlung von Kopfschmerzen (an > 15 Tagen im Monat für ≥ 3 Monate) kann zum **Analgetika-Kopfschmerz** führen (Näheres s. S. 255). Die Analgetika fungieren in diesem Fall also selbst als Auslösefaktoren für den Kopfschmerz. Ihre längerfristige unkontrollierte Einnahme sollte deshalb unbedingt vermieden werden. Bei Patienten mit chronischen Kopfschmerzen muss an dieses Phänomen gedacht und eine sorgfältige Medikamentenanamnese erhoben werden.

Überempfindlichkeitsreaktionen: Antipyretische Analgetika können alle eine Vielzahl von Überempfindlichkeitsreaktionen hervorrufen, die nur teilweise immunologisch bedingt sind: anaphylaktoider Schock, **pseudoallergische Reaktionen** mit massiver Histaminfreisetzung, allergische Vaskulitis, leichtere (Exantheme, Urtikaria) oder schwere (Erythema exsudativum multiforme, toxische epidermale Nekrolyse) allergisch-toxische Reaktionen der Haut und angioneurotisches Ödem. Besonders nach parenteraler Gabe antipyretischer Analgetika werden lebensbedrohliche **Schock-Reaktionen** beobachtet (Metamizol i. v.: Häufigkeit ca. 1:5000; Diclofenac i. m.: Häufigkeit ca. 1:100 000).

Kontraindikationen

Blutbildungsstörungen (Ausnahmen: ASS, Paracetamol); Magen-Darm-Ulzera (Ausnahmen: Paracetamol, Pyrazol-Derivate). Spezielle Kontraindikationen sind jeweils bei den Einzelsubstanzen aufgeführt.

Wechselwirkungen

- COX-Hemmstoffe vermindern die blutdrucksenkende Wirkung von **β-Rezeptor-Antagonisten**, **ACE-Hemmstoffen**, **AT$_1$-Rezeptor-Antagonisten** und **Diuretika** sowie die diuretische Wirkung von Diuretika. Durch die tägliche Gabe von 100 mg ASS p. o. wird der langfristige Nutzen einer Behandlung mit ACE-Hemmstoffen allerdings nicht beeinträchtigt.
- Das durch COX-Hemmstoffe erhöhte Risiko eines Nierenversagens wird durch ACE-Hemmstoffe, AT$_1$-Rezeptor-Antagonisten und Diuretika weiter gesteigert (insbesondere bei Patienten > 65 Jahre). Die Nephrotoxizität von **Ciclosporin** und **Tacrolimus** wird durch COX-Hemmstoffe verstärkt.
- COX-Hemmstoffe (ganz besonders die sauren Analgetika) wirken synergistisch mit den **oralen Antikoagulanzien**.
- COX-Hemmstoffe interferieren mit der renalen Na$^+$-Ausscheidung. Sie vermindern deshalb auch die renale Clearance von Li$^+$ und erhöhen die **Li$^+$-Toxizität**.
- **Metoclopramid** und **Domperidon** beschleunigen die enterale Resorption von Paracetamol, ASS und Ibuprofen, weil sie die Magenentleerung beschleunigen. Sie erhöhen deshalb die Plasma-Spitzenspiegel dieser Analgetika und verbessern deren analgetische Wirkung.

6.5.3 Antipyretische Analgetika ohne antiphlogistische Wirkung

Zu dieser Gruppe gehören Paracetamol und die sog. Pyrazol-Derivate. Unter letzteren ist Metamizol der bedeutendste Vertreter.

Paracetamol

Paracetamol zählt zu den am häufigsten verwendeten antipyretischen Analgetika und ist wegen seines **günstigen Nebenwirkungsprofils** bei Kindern und Schwangeren erste Wahl zur Senkung der Körpertemperatur bei fieberhaften Infektionskrankheiten. Der exakte Wirkungsmechanismus ist noch nicht vollständig aufgeklärt. Neben der nichtselektiven COX-Hemmung spielen auch zentrale Mechanismen eine Rolle. Paracetamol steht als orale (Tabletten, Saft), rektale (Zäpfchen) und i. v.-Formulierung zur Verfügung. Die übliche orale Dosierung ist bei Erwachsenen 0,5 – 1,0 g alle 6 – 8 h und bei Säuglingen und Kindern 10 – 15 mg/kg alle 6 – 8 h (Tab. **B-6.8**). Es wird nahezu vollständig in der Leber metabolisiert. Der Großteil wird glucuronidiert oder sulfatiert (Abb. **B-6.13**) und in dieser Form über die Nieren ausgeschieden. Nur ein kleiner Teil wird in der Leber zu einem reaktiven Metaboliten oxidiert, der normalerweise durch Konjugation mit **Glutathion** (ausschlaggebend sind dabei dessen SH-Gruppen) entgiftet wird.

▶ Klinischer Bezug. Paracetamol-Vergiftung

Bei Tagesdosierungen von mehr als 7,5 g – oder unter bestimmten Bedingungen (Leberschäden, Enzyminduktion, Alkoholismus) auch bei niedrigeren Tagesdosierungen – kann es zur Erschöpfung der hepatischen Glutathion-Reserven kommen. Der reaktive Metabolit (Abb. **B-6.13**) bindet dann kovalent an Leberzellproteine – Leberzellnekrosen mit der Gefahr des Leberversagens sind die Folge.

Die **Therapie** der Paracetamol-Vergiftung besteht in der frühzeitigen Gabe (möglichst innerhalb von 10 h nach Paracetamol-Einnahme) des SH-Gruppen-Donators **N-Acetylcystein (NAC)**, die das Fortschreiten zur irreversiblen Leberzellschädigung oder zum Leberversagen verhindern und dadurch lebensrettend sein kann. NAC sollte dabei folgendermaßen dosiert werden: initial 150 mg/kg als Kurzinfusion, anschließend 50 mg/kg über 4 h und weitere 50 bzw. 100 mg/kg in den darauf folgenden 8 bzw. 16 h, jeweils als Infusion in 5%-iger Glukoselösung.

B-6.13 Abbau von Paracetamol

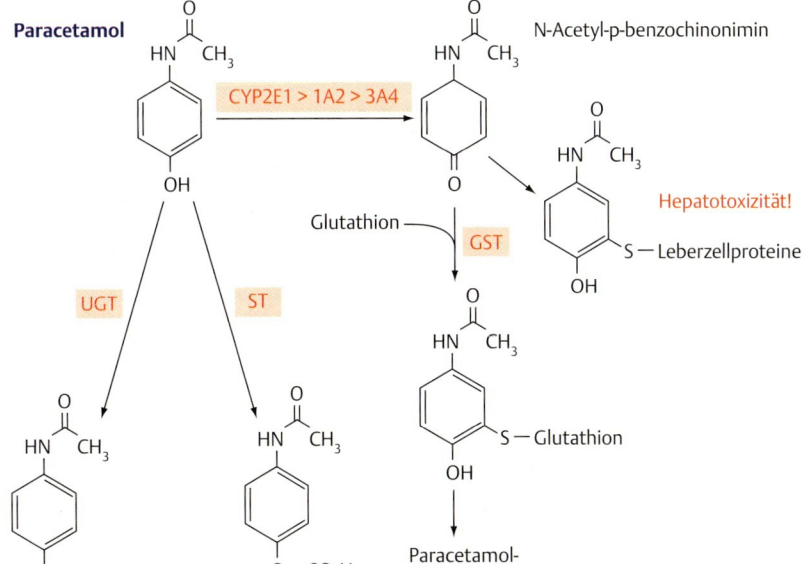

Für die Oxidation von Paracetamol zum **reaktiven Metaboliten Benzochinonimin** ist CYP2E1 das wichtigste Enzym. CYP2E1 wird durch Ethanol und Isoniazid induziert. Das Glutathion-konjugat von Paracetamol wird enzymatisch zum entsprechenden Mercaptursäurederivat umgewandelt und im Urin ausgeschieden (ca. 4% der im Harn gefundenen Metabolite). Paracetamol-Glucuronid (60%) und Paracetamol-Sulfat (35%) werden ebenfalls im Urin ausgeschieden.
CYP: Cytochrom P450; UGT: Uridindiphosphat-Glucuronyltransferase, ST: Sulfotransferase, GST: Glutathion-S-Transferase.

Paracetamol

Wegen **geringer Nebenwirkungen** ist Paracetamol ein sehr häufig verwendetes antipyretisches Analgetikum und auch bei Kindern und Schwangeren zur Fiebersenkung bei Infektionserkrankungen gut geeignet (Tab. **B-6.8**). Der Wirkungsmechanismus ist z. T. noch unklar, eine nichtselektive COX-Hemmung und zentrale Mechanismen sind an der Wirkung beteiligt. Es kann oral, rektal und i. v. verabreicht werden. Abb. **B-6.13** zeigt den vorwiegend hepatischen Abbau, bei dem auch die Konjugation mit **Glutathion** eine Rolle spielt.

▶ Klinischer Bezug.

B-6.8 Pharmakokinetische Daten und Dosierungen von antipyretischen Analgetika ohne antiphlogistische Wirkung

Wirkstoff	Applikation	Einzeldosis [g]	max. Tagesdosis [g]	DI [h]	BV [%]	HWZ [h]	PEB [%]	EF$_{ren}$ [%]
Paracetamol	p. o.	0,5–1,0	4–6	6–8	80			
	rektal	0,5–1,0	4–6	6–8	40	2	20	3
	i. v.	1,0	3	6–8	100			
Metamizol (4-N-Methylamino-antipyrin)[1]	p. o.	0,5–1,0	4	6–8	0 (93)			
	rektal	0,5–1,0	4	6–8	0 (54)	(3)	(60)	(3)
	i. v.	1,0	4	6–8	(90)			
Phenazon	p. o.	0,5–1,0	4	8	95	12	10	5
	rektal	0,5–1,0	4	8	95			
Propyphenazon	p. o.	0,5–1,0	4	6–8	90	1,5	10	10

[1] wirksamer Metabolit, in den Metamizol auch nach i. v.-Gabe nahezu vollständig überführt wird (durch nichtenzymatische Hydrolyse).

Metamizol

▶ **Synonym.**

Metamizol (Abb. **B-6.14**, Tab. **B-6.8**) wirkt stark analgetisch und antipyretisch, zudem soll es **spasmolytische** Effekte haben. **Indikationen** sind starke Schmerzen, Koliken und hohes Fieber. Nach i. v.-Gabe sind lebensbedrohliche **Schock-Reaktionen** möglich, die i. v.-Applikation muss deshalb sehr langsam erfolgen. Eine wichtige unerwünschte Wirkung ist die **Metamizol-Agranulozytose**. In der Stillzeit, im 1. und 3. Schwangerschaftstrimenon, bei akuter hepatischer Porphyrie und Glucose-6-phosphat-Dehydrogenase-Mangel darf es nicht angewendet werden.

Metamizol

▶ **Synonym.** Novaminsulfon, Dipyron.

Metamizol ist ein Pyrazolon-Derivat (Abb. **B-6.14**) und das am stärksten analgetisch und antipyretisch wirksame Pharmakon aus der Gruppe der antipyretischen Analgetika. Es soll auch **spasmolytisch** wirken, wobei eindeutige Belege für diese Behauptung fehlen. Pharmakokinetische Daten sind in Tab. **B-6.8** zusammengefasst. **Indikationen** sind starke akute oder chronische Schmerzen einschließlich Tumorschmerzen, Koliken und hohes Fieber. Die empfohlene orale Einzeldosis beträgt 500-1 000 mg (Tab. **B-6.8**). Besondere Beachtung verdienen die lebensbedrohlichen **Schock-Reaktionen**, die nach i. v.-Applikation von Metamizol beobachtet werden (Häufigkeit ca. 1:5 000) und tödlich enden können. Ein prominentes Beispiel ist die deutsche Siebenkämpferin Birgit Dressel, die 1987 höchstwahrscheinlich an den Folgen einer Metamizol-Injektion verstarb. Daher ist neben einer sehr strengen Indikationsstellung (i. v.-Gabe nur, wenn andere Applikationsarten nicht infrage kommen) eine sehr langsame i. v.-Applikation (am besten als Kurzinfusion beim liegenden Patienten) unerlässlich. Eine wichtige unerwünschte Wirkung ist auch die vermutlich immunologisch bedingte **Metamizol-Agranulozytose**. Angaben zu deren Häufigkeit schwanken zwischen 1:10 000 und 1:500 000. Metamizol darf nicht während der Stillzeit und wegen eines erhöhten Abortrisikos sowie der Gefahr eines vorzeitigen Verschlusses des Ductus Botalli, einer Hemmung der Wehentätigkeit und von Blutungen nicht im 1. und 3. Schwangerschaftstrimenon angewendet werden. Außerdem ist es (wie auch die Pyrazolon-Derivate Phenazon und Propyphenazon) bei akuter hepatischer Porphyrie und genetisch bedingtem Mangel an Glucose-6-phosphat-Dehydrogenase kontraindiziert.

▶ **Klinischer Bezug.**

▶ **Klinischer Bezug.** Eine länger dauernde Behandlung mit Metamizol ist wegen des Risikos der Agranulozytose nicht zu empfehlen. Wenn sie aber durchgeführt wird, sind engmaschige **Blutbildkontrollen** erforderlich. Die Agranulozytose äußert sich klinisch mit hohem Fieber, Schüttelfrost, Halsschmerzen, Schluckbeschwerden sowie Schleimhautnekrosen im Mund-, Nasen- Rachen- und Genital- oder Analbereich. Schon bei Verdacht muss Metamizol **sofort**, noch bevor Laborergebnisse vorliegen, abgesetzt werden.

▶ **Exkurs.**

▶ **Exkurs.** **Roter Urin durch Metamizol**
Nach der Anwendung von Metamizol ist gelegentlich eine Rotfärbung des Urins zu beobachten, die auf den Metaboliten Rubazonsäure zurückzuführen und völlig ungefährlich ist.

B-6.14 Strukturformel von Metamizol

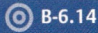

Metamizol ist ein substituiertes Pyrazolon (5-gliedriger Heterozyklus mit zwei N-Atomen und einer Ketogruppe) mit einer Aminogruppe an C 4, die einen Methylrest und einen Methansulfonsäurerest trägt.

6.5.4 Antipyretische Analgetika mit antiphlogistischer Wirkung

▶ **Synonym.** Nichtsteroidale Antiphlogistika (NSAP), nichtsteroidale Antirheumatika (NSAR).

Aufgrund ihrer zusätzlichen antiphlogistischen Wirkung sind die Vertreter dieser Wirkstoffgruppe (Abb. **B-6.15** und Abb. **B-6.17**) auch zur Therapie **akut-entzündlicher** (z. B. Thrombophlebitis, rheumatisches Fieber, akuter Gichtanfall) oder **chronisch-entzündlicher Erkrankungen** (Osteoarthritis, rheumatoide Arthritis) indiziert. Eine umfassende und stimmige Erklärung für das Vorhandensein der antiphlogistischen Wirkung der NSAP steht allerdings noch aus. Ein Erklärungsansatz ist, dass sich saure Analgetika im entzündeten Gewebe anreichern, weil sie im dort vorherrschenden sauren Milieu in ungeladener Form vorliegen und deshalb Membranen gut penetrieren können. Dadurch sollen sie dort Konzentrationen erreichen, die für die Hemmung der durch Entzündungsreaktionen induzierten COX-2 ausreichen. Das erklärt jedoch nicht die antiphlogistische Wirkung der selektiven COX-2-Hemmstoffe, da es sich bei diesen Stoffen nicht um saure, sondern um schwach basische Verbindungen handelt (Abb. **B-6.17**).

Die für die antiphlogistische Wirkung benötigten Dosierungen sind häufig höher als die in Tab. **B-6.9** genannten analgetischen Dosierungen (für ASS z. B. mehr als 4 g/d). Die topische Anwendung bei **lokalisierten Entzündungen** (Osteoarthritis, Sportverletzungen) ist durchaus symptomlindernd wirksam. Die systemische Applikation dieser Stoffe bei **systemischen Entzündungen** wirkt zwar ebenfalls symptomlindernd, hat aber keinen positiven Einfluss auf den Krankheitsverlauf. Sie führt nämlich weder zur Unterbrechung des Entzündungsprozesses noch zur Verzögerung der Krankheitsprogression. Konkret bedeutet dies, dass weder die Entwicklung von Gewebeschäden (z. B. Knorpelerosionen bei rheumatoider Arthritis) noch das Auftreten von Folge-/Begleitschäden (z. B. Herzbeteiligung beim rheumatischen Fieber) durch nichtsteroidale Antiphlogistika gestoppt werden kann.

▶ **Exkurs.** Für die **begrenzte antiphlogistische Wirkung** der nichtsteroidalen Antiphlogistika, die für eine Therapie systemischer Entzündungsreaktion meist nicht ausreicht, gibt es zwei plausible Erklärungen:
- Prostaglandine sind nur eine Gruppe unter **vielen anderen Entzündungsmediatoren** (z. B. Leukotriene, Zytokine, Bradykinin, Histamin). Ihre Wirkungen bezüglich Initiierung und Fortgang einer Entzündung sind deshalb begrenzt und betreffen nur einen Teil der Entzündungsreaktionen: Rötung und Schwellung bedingt durch Vasodilatation und gesteigerte Gefäßpermeabilität.
- Die Hemmung der Prostaglandin-Synthese führt in vielen Geweben zur **Zunahme der Bildung von Leukotrienen** („Leukotrien-Shift"), weil durch Hemmung der COX mehr Arachidonsäure für die Leukotrien-Synthese zur Verfügung steht (s. Abb. **B-2.7** auf S. 134) und weil die bremsende Wirkung von PGE_2 auf die Leukotrien-Synthese entfällt. Die vermehrt gebildeten Leukotriene wirken ihrerseits dann wieder **proinflammatorisch**.

Nichtselektive COX-Hemmstoffe mit antiphlogistischer Wirkung

▶ **Synonym.** Saure Analgetika.

Die wichtigsten sauren Analgetika, ihre pharmakokinetischen Daten und Dosierungen sind in Tab. **B-6.9** zusammengefasst. Abb. **B-6.15** zeigt die Untergruppen sowie

⊟ B-6.9 Pharmakokinetische Daten und Dosierungen von nichtselektiven COX-Hemmstoffen mit antiphlogistischer Wirkung (saure Analgetika)

Wirkstoff	Applikation	Einzeldosis [mg]	max. Tagesdosis [mg]	DI [h]	BV [%]	HWZ [h]	PEB [%]	EF_{ren} [%]
Acetylsalicylsäure (Salicylsäure)[1]	p. o.	500 – 1000	6000	6 – 8	68	0,25 (3 – 30)	50 (85)	1 (5 – 30)
	i. v.	500 – 1000	5000	einmalig	100			
Acemetacin[2]	p. o.	30 – 60	300	8 – 12	100	4,5	90	40
Indometacin	p. o.	25 – 50	200	8 – 12	98	3	90	15
	rektal	50 – 100	200	8 – 12	n.b.			
Diclofenac	p. o.	25 – 50	150	8 – 12	57	1,5	99	0
	rektal	25 – 50	150	8 – 12	n.b.			
	i. m.	75	75	einmalig	n.b.			
Ibuprofen	p. o.	400 – 600	2400	8	80	2	99	0
	rektal	500	1500	8	n.b.			
Ketoprofen	p. o.	50 – 100	300	8 – 12	90	2	99	0
	i. m.	100 – 200	200	einmalig	70			
Naproxen	p. o.	250 – 500	1250	12 – 24	99	14	99	5 – 10
Tiaprofensäure	p. o.	300	600	12	100	2	98	45
Meloxicam	p. o.	7,5 – 15	15	24	90	20	99	2
Piroxicam	p. o.	10 – 20	20	24	90	45	99	10
	rektal	10 – 20	20	24	n.b.			
	i. m.	20	20	einmalig	n.b.			

[1] wirksamer Metabolit von ASS ist Salicylsäure, deren HWZ dosisabhängig zunimmt und deren EF_{ren} mit zunehmendem Urin-pH ansteigt;
[2] ist als dessen Glykolsäureester eine Indometacin-Vorstufe.

ken prinzipiell alle sauren Analgetika eine **Thrombozytenaggregationshemmung**. Die Hemmung ist bei fast allen sauren Analgetika reversibel, nur von kurzer Dauer und variiert mit ihren Plasmaspiegeln. Nur **Acetylsalicylsäure** (ASS) wirkt aufgrund einer **irreversiblen COX-1-Hemmung** deutlich länger (s. S. 453), wodurch die Aggregationshemmung therapeutisch nutzbar wird.

die chemischer Grundstruktur einiger prototypischer Stoffe. Prinzipiell haben alle sauren Analgetika eine **thrombozytenaggregationshemmende Wirkung**. Die Thrombozytenaggregation ist abhängig von der thrombozytären TXA_2-Synthese, für die allein das Enzym COX-1 verantwortlich ist. Dies erklärt das Fehlen des Hemmeffekts von selektiven COX-2-Hemmstoffen. Auch die nichtselektiven COX-Hemmstoffe ohne antiphlogistische Wirkung haben keinen hemmenden Einfluss auf die Thrombozytenaggregation, da diese Substanzen die COX-1 nicht in dem dafür erforderlichen Ausmaß (mindestens 95%) hemmen. Die meisten sauren Analgetika hemmen die COX-1 ausreichend, aber reversibel und kompetitiv. Deshalb ist ihre hemmende Wirkung auf die Thrombozytenaggregation nicht anhaltend und variiert mit ihren Plasmaspiegeln. Ganz anders ist das für die **Acetylsalicylsäure** (ASS), deren Wirkung infolge einer **irreversiblen COX-1-Hemmung** von langer Dauer und daher therapeutisch nutzbar ist (Näheres s. S. 453).

Saure Analgetika sind im 3. Schwangerschaftstrimenon **kontraindiziert**, u. a. da es einen vorzeitigen Verschluss des Ductus Botalli verursachen kann. Mehrere **Wechselwirkungen** sind zu beachten. So verstärkt die gleichzeitige Einnahme von Glukokortikoiden (s. S. 369) oder oralen Antikoagulanzien das Risiko für gastrointestinale Ulzera. Das gastrointestinale Blutungsrisiko vervielfacht sich durch gleichzeitige Gabe von SSRI (s. S. 336).

Saure Analgetika sind im 3. Schwangerschaftstrimenon wegen eines erhöhten Abortrisikos sowie wegen der Gefahr eines vorzeitigen Verschlusses des Ductus Botalli, der Hemmung der Wehentätigkeit und von Blutungen **kontraindiziert**. Außerdem sind mehrere **Wechselwirkungen** mit anderen Pharmaka beschrieben. So erhöht sich das allgemeine Blutungsrisiko bei gleichzeitiger Therapie mit oralen Antikoagulanzien (z. B. Phenprocoumon). Das Risiko für die Entstehung gastrointestinaler Ulzera erhöht sich, wenn gleichzeitig Glukokortikoide (Näheres s. S. 369) oder orale Antikoagulanzien angewendet werden. Zudem wird das gastrointestinale Blutungsrisiko der sauren Analgetika durch selektive Serotonin-Rückaufnahme-Inhibitoren (s. S. 336) vervielfacht. Diese Stoffe reduzieren nämlich den thrombozytären Serotoningehalt und die bei der Thrombozytenaggregation freigesetzte Serotoninmenge. Weil Serotonin die Thrombozytenaggregation fördert und eine lokale Vasokonstriktion hervorruft, steigert der Serotoninmangel das Blutungsrisiko.

B-6.15 Nichtselektive COX-Hemmstoffe mit antiphlogistischer Wirkung (saure Analgetika)

Salicylsäure-Derivate	Arylessigsäure-Derivate	Arylpropionsäure-Derivate	Oxicame
Acetylsalicylsäure (ASS) Salicylsäure (SS)	**Diclofenac** Acemetacin, Indometacin, Lonazolac	**Ibuprofen** Flurbiprofen, Ketoprofen, Naproxen, Tiaprofensäure	**Piroxicam** Lornoxicam, Meloxicam

Gezeigt sind die verschiedenen Untergruppen, einige wichtige Vertreter sowie die Strukturformel von jeweils einer prototypischen Substanz (fett gedruckt). Die Arylpropionsäure-Derivate haben ein chirales Zentrum (asymmetrisches C-Atom mit * gekennzeichnet) und zeigen in Bezug auf ihre Wirkung Enantioselektivität [S(+) > R(-)]. Von Ausnahmen abgesehen (S-Naproxen, Dexibuprofen, Dexketoprofen) sind diese Stoffe aber als Razemate im Handel. COX: Cyclooxygenase.

Acetylsalicylsäure (ASS)

ASS ist ein Derivat der Salicylsäure und das älteste und wohl bekannteste Schmerzmittel. In reiner Form wurde es erstmals von Felix Hoffmann 1897 synthetisiert und kam wenig später – im Jahr 1899 – als Medikament auf den Markt. Bei Erwachsenen ist ASS das Mittel der Wahl zur Senkung der Körpertemperatur bei fieberhaften Infektionskrankheiten. Die Bezeichnung Salicylsäure ist auf die Herkunft aus der Weidenrinde (Salix [lat.] = Weide) zurückzuführen. Salicylsäure ist der wirksame Metabolit von ASS (Abb. **B-6.16**) und wird wegen ihrer schlechten Magenverträglichkeit heutzutage nicht mehr als eigenständiges Analgetikum angewendet. Aufgrund ihrer keratolytischen Wirkung wird sie aber noch in topischer Form bei Hauterkrankungen (Warzen, Psoriasis) verwendet.

▶ **Merke.** ASS besitzt neben ihrer analgetischen und antipyretischen Wirkung zusätzlich auch eine ausgeprägte **antiphlogistische** und eine **thrombozytenaggregationshemmende Wirkung**. Sie ist das einzige antipyretische Analgetikum mit therapeutisch nutzbarer Hemmwirkung auf die Thrombozytenaggregation.

Die verschiedenen ASS-Wirkungen sind dosisabhängig (Tab. **B-6.10**). Für die antiphlogistische Wirkung sind wesentlich höhere Dosierungen notwendig als für die analgetische und antipyretische Wirkung. Da ASS in niedrigen Dosierungen vorwiegend die COX-1 hemmt, steht in unteren Dosierungsbereichen die thrombozytenaggregationshemmende Wirkung im Vordergrund. Aufgrund der dosisabhängig auftretenden ausgeprägten Nebenwirkungen (s. S. 245) sollte eine **tägliche Maximaldosis** von **6 g** nicht überschritten werden. Zur Behandlung von Migräne-Kopfschmerzen und für den Fall, dass eine orale Behandlung nicht indiziert ist, stehen auch i. v.-Formulierungen mit dem Lysinsalz von ASS zur Verfügung.
Aufgrund ihres **Wirkmechanismus** nimmt ASS eine Sonderstellung unter den antipyretischen Analgetika ein.

Acetylsalicylsäure (ASS)

Bei Erwachsenen ist ASS das Mittel der Wahl zur Fiebersenkung. Der wirksame Metabolit von ASS, die Salicylsäure (Abb. **B-6.16**), wird als eigenständiges Medikament heutzutage nur noch topisch, z. B. bei Warzen oder Psoriasis, angewendet.

▶ **Merke.**

Die verschiedenen ASS-Wirkungen sind dosisabhängig (Tab. **B-6.10**). In niedrigen Dosierungen steht die Thrombozytenaggregationshemmung, die auf eine COX-1-Hemmung zurückgeht, im Vordergrund. Wegen Nebenwirkungen (s. S. 245) sollte eine **tägliche Maximaldosis** von **6 g** nicht überschritten werden. ASS kann auch i. v. appliziert werden, z. B. in der Migränebehandlung.

B-6.10 Dosisabhängige Effekte von ASS und ihre Indikationen

Wirkung	orale Dosis	Indikation(en)
analgetisch und antipyretisch	0,5 – 1,0 g (Einzeldosis), max. Tagesdosis 3,0 g	allgemeine Schmerzzustände, Migräneanfall, Fieber
antiphlogistisch	4 – 6 g/d (verteilt auf mehrere Einzeldosierungen)	akute und chronische entzündliche Erkrankungen (z. B. rheumatisches Fieber, Osteoarthritis, Spondylitis ankylosans)
Hemmung der Thrombozytenaggregation	1 × 50 – 100 mg/d oder 300 mg jeden 2. oder 3. Tag	• Behandlung der KHK, zerebrovaskulärer Erkrankungen und der pAVK • Sekundärprophylaxe des Myokardinfarkts und des Schlaganfalls • Nachbehandlung von Koronarinterventionen und aortokoronaren By-pass-Operationen

▶ **Merke.** Im Gegensatz zu allen anderen Vertretern hemmt ASS die Aktivität von COX-1 und COX-2 **irreversibel**, weil beide Enzymproteine durch Acetylierung kovalent modifiziert werden.

Die irreversible COX-Hemmung führt zu einer **Verschiebung des natürlichen Gleichgewichts zwischen TXA$_2$ und PGI$_2$ zugunsten von PGI$_2$**, woraus die Thrombozytenaggregationshemmung resultiert (s. S. 453).
Drei Mechanismen sind für die Verschiebung verantwortlich:
- Thrombozyten können die COX-1 nicht nachbilden, der thrombozytenaggregationshemmende Effekt hält für die ganze Lebensdauer dieser Zellen an (8–10 Tage).

Diese nachhaltige COX-Hemmung führt zu einer **Verschiebung des natürlichen Gleichgewichts zwischen TXA$_2$ und PGI$_2$ zugunsten von PGI$_2$**, aus der dann schließlich eine Hemmung der Thrombozytenaggregation resultiert. PGI$_2$ wird nämlich COX-2-vermittelt im Gefäßendothel gebildet und hemmt die Thrombozytenaggregation, während TXA$_2$ COX-1-vermittelt in Thrombozyten gebildet wird und die Thrombozytenaggregation fördert (Näheres s. S. 453).
Zur ASS-bedingten Verschiebung des Gleichgewichts zwischen TXA$_2$ und PGI$_2$ liefern **drei Mechanismen** einen wesentlichen Beitrag:
- Endothelzellen können die irreversibel blockierte COX-2 resynthetisieren, die kernlosen Thrombozyten die COX-1 hingegen nicht. Daher hält der thrombozytenaggregationshemmende Effekt von ASS so lange an, bis die alten Thrombozyten durch neue ersetzt sind. Maximal sind das 8–10 Tage, die Lebensdauer von Thrombozyten.

▶ **Klinischer Bezug.**

▶ **Klinischer Bezug.** Aufgrund der lang anhaltenden Hemmung der Thrombozytenaggregation muss ASS mindestens 7 Tage vor Operationen oder endoskopischen Eingriffen abgesetzt werden. Sie ist in dieser Zeit wegen des erhöhten Blutungsrisikos kontraindiziert.

- Bei oraler Gabe blockieren bereits niedrige ASS-Dosierungen die thrombozytäre TXA$_2$-Synthese, ohne die endotheliale PGI$_2$-Synthese relevant zu vermindern.
- Die COX-1 wird bereits in niedrigeren Konzentrationen gehemmt als die COX-2 (s. S. 243).

- Nach oraler Gabe von ASS sind die Thrombozyten im Blut der Pfortader wesentlich höheren ASS-Konzentrationen ausgesetzt als die Gefäßendothelzellen im systemischen Kreislauf. Deshalb blockieren relativ niedrige ASS-Dosierungen (50–100 mg/d) die thrombozytäre TXA$_2$-Synthese, ohne die endotheliale PGI$_2$-Synthese drastisch zu vermindern.
- ASS hemmt die COX-1 in wesentlich niedrigeren Konzentrationen als die COX-2 (s. S. 243).

Die **pharmakokinetischen Daten** zeigt Tab. **B-6.9**. Der wirksame Metabolit von ASS ist **Salicylsäure (SS)** (Abb. **B-6.16**). Die COX-2-Hemmung durch SS vermindert effektiv die PG-Synthese. Zur Elimination s. a. Abb. **B-6.16**. Je höher die Dosis, umso länger die Halbwertszeit (nicht lineare Eliminationskinetik, s. S. 48).

Die **pharmakokinetischen Daten** von ASS zeigt Tab. **B-6.9**. Sie wird schnell (HWZ 15 min) durch Abspaltung des Acetylrests in den wirksamen Metaboliten **Salicylsäure (SS)** umgewandelt (Abb. **B-6.16**). Die COX-Hemmung durch SS ist reversibel und in vitro nur relativ schwach ausgeprägt. In vivo hingegen vermindert es effektiv die PG-Synthese, indem es die Transkription des induzierbaren COX-2-Gens und damit die COX-2-Expression blockiert. SS wird entweder direkt oder in Form inaktiver Metaboliten (Abb. **B-6.16**) pH-abhängig über die Nieren ausgeschieden (Tab. **B-6.9**). Die Eliminationshalbwertszeit von SS ist dosisabhängig, d.h je höher die Dosis, umso länger die Halbwertszeit. So erklärt sich die große Schwankungsbreite der HWZ von SS in Tab. **B-6.9**. Hintergrund ist die Sättigung des Enzyms, das SS zu ihrem Glycin-Konjugat verstoffwechselt (nicht lineare Eliminationskinetik, Näheres s. S. 48). Die Sättigung beginnt bereits bei ASS-Dosierungen von 2 g täglich.

▶ **Klinischer Bezug.** Durch **Alkalisierung des Urins** (z. B. durch Gabe von Bikarbonat) kann die Ausscheidung von SS beschleunigt und so ihre Kumulation im Körper bzw. eine **Intoxikation verhindert** werden.

Für ASS existieren **spezielle Indikationen** (Tab. **B-6.10**):
- Akutbehandlung der KHK, zerebrovaskulärer Erkrankungen und der pVAK
- Sekundärprophylaxe von Myokard- und Hirninfarkt
- Nachbehandlung von Koronarinterventionen und aortokoronaren Bypass-Operationen
- Polycythaemia vera

Die wesentlichen Indikationen für die Anwendung von ASS zeigt Tab. **B-6.10**. Aus der thrombozytenaggregationshemmenden Wirkung ergeben sich im Vergleich mit den übrigen antipyretischen Analgetika **spezielle Indikationen**:
- **Akutbehandlung** der verschiedenen Manifestationsformen der **koronaren Herzkrankheit** (stabile und instabile Angina pectoris, Myokardinfarkt), von **zerebrovaskulären Erkrankungen** (transitorische ischämische Attacke, Schlaganfall) und der **peripheren arteriellen Verschlusskrankheit**.
- **Sekundärprophylaxe** des **Myokard-** und des **Hirninfarkts**.
- **Nachbehandlung** von **Koronarinterventionen** (Ballondilatation, Stentimplantation) und **aortokoronaren Bypass-Operationen**.
- **Polycythaemia vera:** Betroffene Patienten profitieren von ASS (100 mg/d), weil sie das bei dieser myeloproliferativen Erkrankung erhöhte Risiko für thromboembolische Komplikationen reduziert.

B-6.16 Abbau von Acetylsalicylsäure (ASS)

ASS wird präsystemisch (d. h. in der Schleimhaut von Magen und Duodenum sowie in der Leber) und systemisch rasch zu SS deacetyliert. SS wird dann unverändert und vor allem in Form von inaktiven Metaboliten (nach Konjugation mit Glucuronsäure oder Glycin in der Leber) über die Nieren ausgeschieden. Die Salicylursäure ist das Glycin-Konjugat der SS. SS: Salicylsäure; UGT: Uridindiphosphat-Glucuronyltransferase; ASNAT: Aminosäuren-N-Acyltransferase.

▶ **Kritisch betrachtet.** **Stellenwert von ASS in der Primärprophylaxe von kardiovaskulären und zerebrovaskulären Ereignissen**
Der Nutzen von ASS in der Primärprophylaxe ist nicht eindeutig belegt. Grundsätzlich hat sie **keine lebensverlängernde Wirkung**. Sie senkt aber bei Männern das Myokardinfarkt-Risiko, ohne jedoch das Hirninfarkt-Risiko zu reduzieren. Bei Frauen verhält es sich genau umgekehrt: ASS senkt das Hirninfarkt-Risiko, ohne das Myokardinfarkt-Risiko zu vermindern.

Ein Problem der Niedrig-Dosis-Therapie mit ASS ist die **ASS-Resistenz**. Dieser Begriff beschreibt die Tatsache, dass bei 10–20% der Patienten ASS als Hemmstoff der Thrombozytenaggregation nahezu wirkungslos ist. Bei diesen Personen ist entweder die COX-1 aus genetischen Gründen unempfindlich gegenüber ASS und/oder Makrophagen in arteriosklerotischen Plaques werden zu wichtigen Quellen einer COX-2-vermittelten TXA_2-Synthese und verursachen so eine Thrombozytenaggregation.

Bei der Niedrig-Dosis-Therapie tritt bei 10–20% der Patienten eine **ASS-Resistenz** auf, d. h. ASS bleibt als Hemmstoff der Thrombozytenaggregation nahezu wirkungslos.

▶ **Exkurs.** **Prävention kolorektaler Karzinome durch ASS**
In epidemiologischen Studien wurde eine Risikominderung für kolorektale Tumoren nach jahrelanger, regelmäßiger Einnahme von ASS beobachtet. Für diesen Effekt sind jedoch wesentlich höhere Tagesdosierungen (650 mg) erforderlich als für die Prävention kardiovaskulärer Erkrankungen (≤ 100 mg).

Zusätzlich zu den unerwünschten Wirkungen, die bei allen antipyretischen Analgetika bzw. allen sauren Analgetika auftreten können (s. S. 236), gibt es **spezielle Nebenwirkungen für ASS**:
- **Blutungen:** Eine Dosis von 325 mg ASS verdoppelt die Blutungszeit für 4–7 Tage. Die perinatale Gabe von ASS kann unabhängig von der Dosis zu intrakraniellen Blutungen beim Neugeborenen führen. Beim Erwachsenen erhöht ASS erst in höheren Dosierungen (> 100 mg/d) das Risiko für intrakranielle Blutungen. Das Auftreten gastrointestinaler Blutungen wird durch die Hemmung der Thrombozytenaggregation begünstigt.
- **ASS-Asthma (Analgetika-Asthma):** Asthma-Patienten reagieren auf ASS relativ häufig (21%) mit einem Asthmaanfall. Diese Reaktion ist Folge der gesteigerten pulmonalen Leukotriensynthese durch Hemmung der COX-1. Patienten mit einer solchen ASS-Intoleranz müssen auch bei anderen nichtselektiven COX-Hemmern mit Intoleranz rechnen (Kreuzintoleranz), weshalb man auch vom Analgetika-Asthma spricht. Bei Anwendung von Paracetamol ist eine Intoleranz mit 7% am seltensten.

Es gibt auch **spezielle Nebenwirkungen für ASS:**
- **Blutungen:** Eine Dosis von 325 mg verdoppelt die Blutungszeit für 4–7 Tage mit erhöhtem Risiko v. a. für intrakranielle oder gastrointestinale Blutungen.
- **ASS-Asthma (Analgetika-Asthma):** Patienten mit einer solchen ASS-Intoleranz müssen bei allen anderen nichtselektiven COX-Hemmern mit einer Kreuzintoleranz rechnen.

Zu Nebenwirkungen der gesamten Stoffgruppe s. S. 236.

▶ Klinischer Bezug.

▶ **Klinischer Bezug.** Vergiftung mit ASS/Salicylsäure
Bei Tagesdosierungen über 10 g ASS bzw. bei Salicylatspiegeln im Plasma über 300 µg/ml kann es zu einer **akuten Vergiftung** kommen. Im Vordergrund stehen **toxische ZNS-Wirkungen** (Übelkeit, Erbrechen, Konfusion, Tinnitus und Hörverlust, Delirium, Stupor, Koma) und **Störungen des Säure-Basen-Haushalts**. ASS und Salicylsäure (Salicylate) stimulieren das Atemzentrum direkt und auch indirekt, indem sie die oxidative Phosphorylierung entkoppeln und so die CO_2-Produktion steigern. Deshalb kommt es initial zur Hyperventilation mit einer respiratorischen Alkalose, die durch die vermehrte renale Ausscheidung von Hydrogenkarbonat kompensiert wird. Bei **anhaltend hohen Salicylatspiegeln** (> 450 µg/ml) geht die Stimulation des Atemzentrums zunehmend in eine **Atemdepression** über. Die Folge ist eine respiratorische Azidose, aus der sich eine metabolische Azidose entwickelt.

Die therapeutischen Möglichkeiten sind bei dieser lebensbedrohlichen Erkrankung begrenzt. Neben der oralen Gabe von **Aktivkohle**, die eine weitere enterale ASS-Resorption verhindert, besteht die Therapie hauptsächlich in der **Infusion von Natriumbikarbonat**. Dadurch korrigiert man die Azidose und maximiert die renale Salicylatausscheidung durch Alkalisierung des Urins (Urin pH ≥ 8) (Näheres s. S. 749).

Spezielle Kontraindikationen: Hämorrhagische Diathesen, fieberhafte virale Infekte bei Kindern < 16 Jahren (Gefahr des **Reye-Syndroms**).

Spezielle Kontraindikationen für die Anwendung von ASS sind hämorrhagische Diathesen sowie fieberhafte virale Infekte bei Kindern unter 16 Jahren, da in diesem Fall die Gefahr der Entwicklung eines **Reye-Syndroms** besteht.

▶ Klinischer Bezug.

▶ **Klinischer Bezug.** Das **Reye-Syndrom** (Hepatoenzephalopathie) ist charakterisiert durch eine fettige Leberzelldegeneration und eine nicht entzündliche Enzephalopathie. Es kann bei Kindern unter 16 Jahren auftreten, die wegen fieberhafter viraler Infekte (z. B. Windpocken, Influenza) mit ASS behandelt werden. Die exakte Ätiologie dieser Erkrankung ist noch unklar. Das Reye-Syndrom äußert sich klinisch mit Zeichen einer akuten Leberinsuffizienz (Hyperammonämie, Transaminasenerhöhung, Gerinnungsstörung) sowie einer Enzephalopathie (Fieber, heftiges Erbrechen, Hirnödem und Krampfanfälle). Die Letalität liegt zwischen 25 und 50 %.

Spezielle Wechselwirkungen: Thrombozytenaggregationshemmung ↓ durch Ibuprofen oder Indometacin. Tubuläre Sekretion endogener und exogener Säuren ↓. Urikosurische Wirkung von Probenecid und Benzbromaron ↓; hohe ASS-Dosierungen wirken eher urikosurisch.

Spezielle Wechselwirkungen von ASS betreffen zum einen dessen thrombozytenaggregationshemmende Wirkung. Sie wird durch Komedikation von Ibuprofen oder Indometacin vermindert, da diese Substanzen den Zugang von ASS zum katalytischen Zentrum der COX-1 beeinträchtigen. Außerdem hemmt insbesondere ASS (aber auch andere saure Analgetika) die tubuläre Sekretion endogener (Harnsäure) und exogener (Methotrexat) Säuren und vermindert die urikosurische Wirkung von Probenecid und Benzbromaron. Hohe antiphlogistische ASS-Dosierungen wirken eher urikosurisch, weil dann wegen hoher luminaler Salicylatkonzentrationen die tubuläre Rückresorption von Harnsäure gehemmt wird.

Weitere saure Analgetika

Für weitere saure Analgetika s. Tab. **B-6.11**.

Weitere saure Analgetika

Weitere wichtige saure Analgetika sowie wesentliche Aspekte ihrer therapeutischen Anwendung zeigt Tab. **B-6.11**.

Selektive COX-2-Inhibitoren

Selektive COX-2-Inhibitoren

▶ Synonym.

▶ **Synonym.** Selektive COX-2-Hemmstoffe, selektive COX-2-Hemmer, Coxibe.

Celecoxib, **Etoricoxib** und **Parecoxib** (Tab. **B-6.12**, Abb. **B-6.17**) verursachen als selektive COX-2-Hemmer deutlich seltener gastrointestinale Komplikationen als die nichtselektiven COX-Hemmer. Celecoxib und Etoricoxib werden p. o. bei degenerativen und entzündlichen Gelenkerkrankungen, Parecoxib i. v./i. m. bei postoperativen Schmerzen angewendet. Nebenwirkungen sind u. a. Wundheilungsstörungen und Bluthochdruck. Bei längerer Anwendung erhöhen sie das **Herz- und Hirninfarktrisiko**, da sie das natürliche Gleichgewicht zwischen TXA_2 und PGI_2 zu-

Die Coxibe wurden mit dem Ziel entwickelt, durch eine selektivere Hemmung der COX-2 das Nebenwirkungsprofil (insbesondere die Magenverträglichkeit) im Vergleich zu den nichtselektiven COX-Hemmstoffen zu verbessern. Die derzeit zugelassenen Wirkstoffe sind **Celecoxib**, **Etoricoxib** und **Parecoxib** (Tab. **B-6.12**, Abb. **B-6.17**). Celecoxib und Etoricoxib werden zur oralen Behandlung von degenerativen und entzündlichen Gelenkerkrankungen angewendet. Parecoxib, eine Pharmakonvorstufe des Wirkstoffs Valdecoxib, steht als einziger selektiver COX-Inhibitor für i. v./i. m.-Injektionen zur Verfügung. Seine Zulassung erhielt es zur Kurzzeitbehandlung von postoperativen Schmerzen.

Hintergrund für die Entwicklung der Coxibe war die Überlegung, dass Prostaglandine bei Entzündungsreaktionen vorwiegend COX-2-vermittelt entstehen, die gastroprotektiven Prostaglandine jedoch von der COX-1 gebildet werden. Die Coxibe

B-6.11 Weitere wichtige saure Analgetika und ihre Besonderheiten

Wirkstoff	Besonderheiten
Diclofenac	sehr potent als antiphlogistisch wirkendes Analgetikum (10–20-mal potenter gegen COX-2 als gegen COX-1); sehr häufig angewendet (Marktanteil ca. 65%); hepatotoxisch (Transaminasen ↑); nach i. m.-Gabe Gefahr eines anaphylaktoiden Schocks.
Ibuprofen	hemmt die Wirkung von ASS auf die Thrombozytenaggregation; relativ geringes Risiko für gastrointestinale Nebenwirkungen; schneller Wirkungseintritt bei oraler Anwendung als Lysinsalz.
Indometacin	besonders schlechte gastrointestinale Verträglichkeit, ZNS-Störungen (Kopfschmerzen, Schwindel, Sehstörungen, Einschränkung der Vigilanz), Knochenmarksdepression.
Naproxen	etwas potenter gegen COX-1 als gegen COX-2; lange Halbwertszeit (Tab. B-6.9).
Piroxicam	sehr lange Halbwertszeit (Tab. B-6.9), deshalb hohes Kumulationsrisiko.
Meloxicam	10–20-mal potenter gegen COX-2 als gegen COX-1; ursprünglich als präferenzieller COX-2-Hemmer beworben.

verursachen tatsächlich etwa nur halb so oft gastrointestinale Komplikationen wie die nichtselektiven COX-Hemmer. Sie sind aber keineswegs nebenwirkungsfrei, da auch der COX-2 physiologische Bedeutung zukommt; z. B. sorgt sie für die Bildung von PGI_2 im Gefäßendothel und ist von großer Bedeutung für die Wundheilung. Wie bei allen COX-Hemmstoffen führt die verminderte endotheliale PGI_2-Synthese zu einer Erhöhung des arteriellen Blutdrucks. Da selektive COX-2-Hemmer die thrombozytäre TXA_2-Synthese nicht beeinträchtigen, verschieben sie das natürliche Gleichgewicht zwischen dem prothrombotisch wirkenden TXA_2 und dem antithrombotisch wirkenden PGI_2 zugunsten von TXA_2. Bei längerer Anwendung steigt daher das Risiko für thrombotische **kardio- und zerebrovaskuläre Ereignisse (Herzinfarkt, Hirninfarkt)**.

gunsten des prothrombotischen TXA_2 verschieben.

B-6.12 Pharmakokinetische Daten und Dosierungen der selektiven COX-2-Inhibitoren

Wirkstoff	Applikation	Einzeldosis [mg]	max. Tagesdosis [mg]	DI [h]	BV [%]	HWZ [h]	PEB [%]	EF_{ren} [%]
Celecoxib	p. o.	100–200	400	12	70	11	97	0
Etoricoxib	p. o.	60–90	120	24	100	22	92	0
Parecoxib (Valdecoxib)[1]	i. v./i. m.	20–40	80	6–12	100 (n.b.)	0,4 (8)	(98)	0 (2–4)

[1] für die Wirkung verantwortlicher Metabolit von Parecoxib.

B-6.17 Selektive COX-2-Hemmstoffe

Dargestellt sind die Strukturformeln von **Celecoxib**, **Etoricoxib** und **Valdecoxib**, das durch enzymatische Hydrolyse aus Parecoxib entsteht. Parecoxib ist das Propionsäureamid des Valdecoxibs. Celecoxib und Valdecoxib sind Sulfonamide, Etoricoxib ist ein Methylsulfonat.

▶ **Kritisch betrachtet.** ▶ **Kritisch betrachtet.** Marktrücknahme von Coxiben
Die beiden selektiven COX-2-Hemmstoffe **Rofecoxib** und **Valdecoxib** wurden wegen der Zunahme thrombotischer kardio- und zerebrovaskulärer Komplikationen bereits kurz nach ihrer Markteinführung wieder zurückgezogen. Beim Valdecoxib wurden zusätzlich tödlich verlaufende schwere Hautreaktionen (toxische epidermale Nekrolysen) beobachtet, die auch bei der Anwendung von dessen Vorstufe Parecoxib (s. S. 247) nicht auszuschließen sind. **Lumiracoxib** (ein Derivat von Diclofenac) verlor seine Zulassung wegen seiner ausgeprägten Hepatotoxizität.

▶ **Merke.** ▶ **Merke.** Da es sich bei den genannten kardio- und zerebrovaskulären Komplikationen um einen gruppenspezifischen Effekt aller Coxibe handelt, ist bei der Anwendung der Coxibe eine strenge Indikationsstellung sehr wichtig. Sie sollten stets in der niedrigsten wirksamen Dosierung und über einen möglichst kurzen Zeitraum verabreicht werden.

Spezielle Kontraindikationen (allgemeine s. S. 236): Überempfindlichkeit gegen Coxibe oder Sulfonamide (Abb. **B-6.17**), entzündliche Darmerkrankungen, dekompensierte Herzinsuffizienz, KHK, pAVK, Schlaganfall, schwere Leber- oder Niereninsuffizienz, Frauen im gebärfähigen Alter ohne Verhütung, GI-Ulzera oder -Blutungen.

Neben den allgemeinen Kontraindikationen für alle antipyretischen Analgetika (s. S. 236) sind weitere **spezielle Kontraindikationen** zu nennen: Überempfindlichkeit gegen die Wirkstoffe sowie im Falle von Celecoxib und Parecoxib auch gegen Sulfonamide, da diese beiden Substanzen eine Sulfonamidgruppe in ihrem Molekül haben (Abb. **B-6.17**). Außerdem entzündliche Darmerkrankungen, dekompensierte Herzinsuffizienz, koronare Herzkrankheit, periphere arterielle Verschlusskrankheit, Schlaganfall (auch in der Vorgeschichte), schwere Leber- oder Niereninsuffizienz, Frauen im gebärfähigen Alter ohne sichere Schwangerschaftsverhütung. Auch bei gastrointestinalen Ulzera oder Blutungen dürfen Coxibe nicht angewendet werden, da die COX-2 bei der Wundheilung eine wichtige Rolle spielt.

Spezielle Wechselwirkungen (allgemeine s. S. 238): Plasmaspiegel ↑ durch CYP2C9- und CYP3A4-Hemmstoffe. Plasmaspiegel von CYP2D6-Substraten ↑ und analgetische Wirkung von Codein und Tramadol ↓ (Tab. **B-6.4**) durch Celecoxib und Valdecoxib. Plasmaspiegel von CYP2C19-Substraten ↑ durch Valdecoxib.

Zusätzlich zu den allgemeinen Interaktionen aller COX-Hemmstoffe (s. S. 238) weisen die Coxibe zahlreiche **Wechselwirkungen** mit anderen Pharmaka auf:
- Hemmstoffe von CYP2C9 verlangsamen den Abbau von Celecoxib und Valdecoxib, Hemmstoffe von CYP3A4 nur den von Valdecoxib (zu den CYP-Hemmstoffen s. S. 37). Dadurch kommt es zum Anstieg der Plasmaspiegel dieser Coxibe (→ Dosisreduktion erwägen!).
- Celecoxib und Valdecoxib agieren als Hemmstoffe von CYP2D6 und erhöhen die Plasmaspiegel von CYP2D6-Substraten (s. S. 37). Codein und Tramadol sind Pharmakonvorstufen und werden durch CYP2D6 erst in ihre wirksamen Metaboliten umgewandelt (Tab. **B-6.4**). Deshalb beeinträchtigen Celecoxib und Valdecoxib die analgetische Wirkung dieser beiden Stoffe. Valdecoxib hemmt außerdem CYP2C19 und erhöht die Plasmaspiegel von CYP2C19-Substraten (s. S. 37).

6.6 Nichtopioid-Analgetika: Andere Substanzen

6.6 Nichtopioid-Analgetika: Andere Substanzen

6.6.1 Flupirtin

6.6.1 Flupirtin

Flupirtin wird als **zentral wirkendes Analgetikum** bei mäßigen Schmerzen angewendet. Zudem wirkt es **zentral muskelrelaxierend**. Seine analgetische Wirkung beruht wohl auf der Aktivierung $G_{i/o}$-gesteuerter neuronaler K^+-Kanäle im aufsteigenden nozizeptiven Neuronensystem. Flupirtin kann oral, rektal oder einmalig i. m. appliziert werden. Da 30 % renal ausgeschieden werden, ist bei eingeschränkter Niereninfunktion eine Dosisanpassung notwendig. **Kontraindikationen** sind Myasthenia gravis und schwere Leberinsuffizienz. **Unerwünschte Wirkungen:** Müdigkeit, vermindertes Reaktionsvermögen, gastrointestinale Störungen. **Wechselwirkungen:** Erhöhtes Risiko für Leberschäden durch Paracetamol, Wirkungsverstärkung bei sedierenden Pharmaka.

Flupirtin ist ein mittelstark wirksames, **zentral wirkendes Analgetikum**, das zur Therapie mäßiger akuter und chronischer Schmerzen zugelassen ist. Seine maximale analgetische Wirkung übersteigt die von Codein, ist aber geringer als die von Morphin. Da es außerdem noch **zentral muskelrelaxierend** wirkt, wird es bevorzugt bei Muskelverspannungen und Neuralgien angewendet. Seine analgetische Wirkung soll auf die Aktivierung $G_{i/o}$-gesteuerter neuronaler K^+-Kanäle (GIRK, s. S. 149) im aufsteigenden nozizeptiven Neuronensystem zurückgehen. Dadurch wird das Ruhemembranpotenzial der Neurone negativer (Hyperpolarisation) und die Schmerzweiterleitung erschwert. Flupirtin wird meist oral, bei Kindern aber auch rektal appliziert. Zur einmaligen i. m.-Applikation steht auch eine Injektionslösung zur Verfügung. Seine Bioverfügbarkeit ist hoch (oral 90 %, rektal 70 %). Die orale Einzeldosis beträgt 100 mg. Eine Tagesdosis von 600 mg soll nicht überschritten werden. Die Elimination von Flupirtin erfolgt überwiegend metabolisch in der Leber. Etwa 30 % werden renal ausgeschieden. Das erklärt, warum die Halbwertszeit bei älteren Patienten und bei eingeschränkter Niereninfunktion verlängert sein kann. In diesem Fall ist eine Dosisreduktion oder eine Verlängerung des Dosisintervalls notwendig, um einer Kumulation vorzubeugen. Als **Kontraindikationen** gelten die Myasthenia gravis (wegen der muskelrelaxierenden Wirkung von Flupirtin) und eine schwere Leberinsuffizienz mit Cholestase. Als **unerwünschte Wirkungen** von Flupirtin treten Müdigkeit, eine Verminderung des Reaktionsvermögens und gastrointestinale Störungen (Sodbrennen, Übelkeit und Erbrechen, Obstipation, Bauchschmerzen) auf. **Wechselwirkungen:** Flupirtin erhöht das Risiko für hepatotoxische Wirkungen von Paracetamol und verstärkt die Wirkung von Benzodiazepinen und anderen sedierenden Pharmaka.

6.6.2 Ketamin

Da Ketamin ein Injektionsnarkotikum ist, wird es ausführlich bei den Narkotika besprochen (s. S. 275).

▶ **Merke.** Ketamin ist das einzige Injektionsnarkotikum mit guter **analgetischer Wirkung**.

Ketamin **blockiert** die Kationenpore des **NMDA-Rezeptors** (s. S. 264), einem ionotropen Glutamatrezeptor im ZNS. Glutamat ist ein wichtiger exzitatorischer Neurotransmitter im aufsteigenden nozizeptiven Neuronensystem (s. S. 215). Aus der Hemmung der glutamatergen Transmission resultiert die analgetische Wirkung. Bereits 25–50 % der für eine Narkose erforderlichen i. v.-Dosis von Ketamin (nämlich 0,25–0,50 mg/kg) sind analgetisch wirksam. Solche **subnarkotischen Ketamin-Dosierungen** werden z. B. zur Schmerzbekämpfung bei Schwerverletzten und Polytraumatisierten und beim Verbandswechsel bei großflächigen Verbrennungen verwendet. Auch zur Prävention postoperativer Schmerzen bei Kindern und zur vorübergehenden Behandlung des komplexen regionalen Schmerzsyndroms (Morbus Sudeck) ist Ketamin geeignet. Ein Problem von Ketamin sind seine **psychotomimetischen Wirkungen** mit Albträumen und Halluzinationen, die beim Abklingen der Ketaminwirkung auftreten. Diese können durch Vorbehandlung mit Benzodiazepinen gemildert werden.

6.6.2 Ketamin

Näheres hierzu s. Narkotika auf S. 275.

▶ **Merke.**

Subnarkotische Ketamin-Dosierungen wirken über eine **Blockade** der zentralen glutamatergen **NMDA-Rezeptoren** analgetisch. Indikationen sind starke Schmerzen (Polytrauma, großflächige Verbrennung), Prävention postoperativer Schmerzen bei Kindern und vorübergehende Behandlung eines Morbus Sudeck. Problematisch sind die **psychotomimetischen Wirkungen** mit Albträumen und Halluzinationen.

6.6.3 Capsaicin

Capsaicin ist der wirksame Inhaltsstoff der Paprikaschote (Capsica annuum). Oral mit der Nahrung zugeführt oder in therapeutischer Absicht auf die Haut aufgetragen (Salbe, Pflaster) dringt es in die Schleimhaut/Haut ein und erregt als **Agonist** einen speziellen Rezeptor auf den nozizeptiven Nervenendigungen, den **Vanilloid-Rezeptor V1**. Dieser Rezeptor ist ein unselektiver Kationenkanal, über den Na^+, Ca^{2+} und H^+ in das Neuron einströmen und es depolarisieren. Physiologischerweise wird dieser Rezeptor durch Hitzereize oder Protonen stimuliert. Die Rezeptoraktivierung führt zur Erregung des nozizeptiven Neurons, die eine hitzeartige, brennende Schmerzempfindung auslöst. Dabei setzen die Nozizeptoren exozytotisch Substanz P frei, die als vasodilatatorische Mediatorsubstanz eine lokale Hyperämie und Wärmeempfindung bewirkt. Die analgetische Wirkung von topisch appliziertem Capsaicin kommt besonders gut bei **neuropathischen Schmerzen** zum Tragen. Sie basiert auf der charakteristischen Eigenschaft der V1-Rezeptoren, sehr leicht unempfindlich gegenüber anhaltender Erregung zu werden **(Desensibilisierung)**. So verlieren die nozizeptiven Neurone schnell die Fähigkeit zur Wahrnehmung und Fortleitung von Schmerzempfindungen.

6.6.3 Capsaicin

Oral oder über die Haut aufgenommen wirkt Capsaicin als **Agonist** von **Vanilloid-Rezeptoren V1** auf nozizeptiven Nervenendigungen. Physiologischerweise erfolgt diese Stimulation durch Hitzereize oder Protonen und führt zu einem brennenden Schmerz und einer lokalen Hyperämie mit Wärmeempfindung. Topisch wirkt es bei **neuropathischen Schmerzen** besonders gut analgetisch, da bei anhaltender Erregung schnell eine **Desensibilisierung** der V1-Rezeptoren eintritt.

▶ **Exkurs.** Speiseschärfe und „Pfefferspray"

Capsaicin löst sich sehr gut in Alkohol und Fett und praktisch nicht in Wasser. Deshalb hilft es auch wenig, ein schmerzhaftes Brennen im Mund nach Genuss (zu) scharfer Speisen mit Wasser neutralisieren zu wollen. Besser geeignet sind fetthaltige Emulsionen, wie z. B. Joghurt, Milch oder Käse, da sie das Capsaicin vom V1-Rezeptor „wegspülen" können. Auch mithilfe von Zucker und Tomatensaft lässt sich die Schärfe in Speisen reduzieren. Brennen der Haut, z. B. nach dem Schneiden von Chili- oder Paprikaschoten, kann durch Einreiben mit etwas Alkohol unterbunden werden. Capsaicin ist übrigens auch für die Wirkung des „Pfeffersprays" verantwortlich, das zur Selbstverteidigung verwendet wird.

▶ **Exkurs.**

6.6.4 Zicotinid

Das Conotoxin Zicotinid **blockiert spannungsabhängige Ca²⁺-Kanäle** und hemmt dadurch die Schmerzweiterleitung im aufsteigenden nozizeptiven Neuronensystem. Es dient der **Behandlung starker chronischer Schmerzen** und wird intrathekal appliziert.

6.6.1 Zicotinid

Zicotinid ist ein synthetisches Analogon des von Meeresschnecken gebildeten Nervengifts ω-Conotoxin. Es **blockiert spannungsabhängige Ca²⁺-Kanäle** vom N-Typ (s. S. 144). Diese Ca²⁺-Kanäle sind von großer Bedeutung für die Weiterleitung und neuronale Verarbeitung von Schmerzinformationen, weil der Einstrom von Ca²⁺ über diese Kanäle zur Transmitterfreisetzung führt. Die Blockade dieser Kanäle bewirkt eine Hemmung der Transmission im aufsteigenden nozizeptiven Neuronensystem. Zicotinid wird in Dosierungen von 2,4 – 9,6 µg pro Tag in Form einer Dauerinfusion intrathekal appliziert und ist zur **Behandlung starker chronischer Schmerzen** zugelassen.

6.7 Adjuvante Schmerztherapeutika

▶ **Synonym.**

▶ **Definition.**

6.7 Adjuvante Schmerztherapeutika

▶ **Synonym.** Koanalgetika.

▶ **Definition.** **Adjuvante Schmerztherapeutika** sind Substanzen, die primär nicht als Analgetika angewendet werden, die aber allein oder in Kombination mit „klassischen" Analgetika schmerzlindernd wirken.

Bei **Nozizeptorschmerzen** werden adjuvante Schmerztherapeutika meist zusammen mit Analgetika verabreicht und vermindern den Analgetikabedarf. Bei **neuropathischen Schmerzen** werden sie auch allein angewendet.

Diese Gruppe von Pharmaka ist funktionell sehr heterogen. Einige der Stoffe wirken selbst nicht analgetisch, potenzieren aber „klassische" Analgetika, sodass diese in niedrigeren Dosierungen wirksam werden. Andere adjuvante Analgetika besitzen selbst eine schmerzlindernde Wirkung, die sich zu der der „klassischen" Analgetika addiert. Dadurch erhöhen sie das Maximum der analgetischen Wirkung. Bei **Nozizeptorschmerzen** werden adjuvante Schmerztherapeutika meist in Kombination mit Analgetika angewendet und reduzieren so den Analgetikabedarf. Bei **neuropathischen Schmerzen** werden sie häufig auch allein verabreicht.

6.7.1 Antidepressiva

Viele Antidepressiva wirken auch analgetisch, vermutlich durch eine Erhöhung der Konzentration von Noradrenalin und Serotonin im absteigenden antinozizeptiven Neuronensystem (Abb. **B-6.1**).

▶ **Klinischer Bezug.**

6.7.1 Antidepressiva

Viele Antidepressiva sind selbst auch analgetisch wirksam. Diese Wirkung geht vermutlich auf die Hemmung der neuronalen Rückaufnahme von Noradrenalin und Serotonin und damit auf die Hemmung der Inaktivierung dieser beiden Neurotransmitter zurück. Die Erhöhung der Konzentration dieser beiden Amintransmitter in den Synapsen des absteigenden antinozizeptiven Neuronensystem (Abb. **B-6.1**) führt zur Aktivierung dieses Systems.

▶ **Klinischer Bezug.** Die für die analgetische Wirkung von Antidepressiva benötigten Dosierungen sind niedriger als die für die antidepressive Wirkung. Im Gegensatz zur antidepressiven setzt die analgetische Wirkung auch bereits nach Stunden bis Tagen ein und nicht erst nach Wochen.

Trizyklische Antidepressiva (s. S. 334) haben unter den Antidepressiva die beste analgetische Wirkung. Insbesondere **Amitryptilin**, aber auch Imipramin, Clomipramin und Doxepin werden bei chronischen Schmerzsyndromen, u. a. bei neuropathischen Schmerzen (z. B. diabetische Polyneuropathie, s. S. 258) angewendet. Analgetisch wirken auch **Bupropion**, die **Noradrenalin- und Serotoninrückaufnahme-Inhibitoren** Venlafaxin und Duloxetin (s. S. 337) sowie die **selektiven Serotonin-Rückaufnahme-Inhibitoren**.

Unter allen Antidepressiva sind die **trizyklischen Antidepressiva** (s. S. 334) die Gruppe mit der größten analgetischen (und koanalgetischen) Wirkung. In erster Linie wird dabei **Amitryptilin** angewendet; gut untersucht sind aber auch Imipramin, Clomipramin und Doxepin. Trizyklische Antidepressiva sind bei vielen chronischen Schmerzzuständen indiziert. Ihre Wirksamkeit bei neuropathischen Schmerzen (z. B. diabetische Polyneuropathie, s. S. 258) bereits in relativ niedrigen Dosierungen geht auf die zusätzliche Blockade spannungsabhängiger Na⁺-Kanäle zurück. **Bupropion**, ein Noradrenalin- und Dopaminrückaufnahme-Inhibitor, ist als Koanalgetikum ähnlich gut wirksam wie die trizyklischen Antidepressiva. Die **Noradrenalin- und Serotoninrückaufnahme-Inhibitoren** Venlafaxin und Duloxetin (s. S. 337) stehen bezüglich ihrer koanalgetischen Wirksamkeit zwischen den trizyklischen Antidepressiva und den **selektiven Serotonin-Rückaufnahme-Inhibitoren** (z. B. Sertralin, Paroxetin). Letztere sind den trizyklischen Antidepressiva in dieser Hinsicht deutlich unterlegen.

6.7.2 Antikonvulsiva

Antikonvulsiva (Näheres s. S. 289) entfalten ihre Wirkung, indem sie durch Interaktion mit verschiedenen Ionenkanälen die Erregbarkeit von Neuronen und damit die Erregungsweiterleitung im ZNS hemmen. **Carbamazepin**, **Lamotrigin** und **Topiramat** blockieren spannungsabhängige Na$^+$-Kanäle. Topiramat blockiert zusätzlich auch die Ionenkanäle ionotroper Glutamatrezeptoren und hemmt dadurch die glutamaterge Transmission. Diese drei Stoffe sind als Analgetika und adjuvante Schmerztherapeutika besonders zur Behandlung neuropathischer Schmerzen (Näheres s. S. 257) indiziert. Die bei dieser Schmerzform häufig auftretenden einschießenden, brennenden Schmerzen (z. B. bei der Trigeminusneuralgie) sind vermutlich auf neuronale Entladungen zurückzuführen, die durch die Na$^+$-Kanal-Blockade gehemmt werden. **Gabapentin** und **Pregabalin** lindern ebenfalls neuropathische Schmerzen. Sie binden an die $\alpha_2\delta$-Untereinheit spannungsabhängiger neuronaler Ca^{2+}-Kanäle (s. S. 148) und hemmen so deren Aktivierung. Die Folge ist eine Hemmung der Glutamatfreisetzung.

6.7.3 Glukokortikoide

Sie sind zur adjuvanten Schmerztherapie sowohl bei Nozizeptorschmerzen als auch bei neuropathischen Schmerzen geeignet. Glukokortikoide haben antiphlogistische und analgetische Eigenschaften und unterdrücken ödematöse Schwellungen um Entzündungs- und Tumorherde (Näheres s. S. 375). Sie werden deshalb bei metastasenbedingten Knochen- und Gelenkschmerzen sowie bei Schmerzen, die durch erhöhten Hirndruck oder durch Nerven- und Rückenmarkskompression ausgelöst sind, mit Erfolg angewendet.

6.7.4 Bisphosphonate

Bisphosphonate (Näheres s. S. 432) hemmen hauptsächlich die Funktion der Osteoklasten und sind als Koanalgetika bei der Osteoporose, bei osteolytischen Knochenmetastasen und beim Morbus Paget besonders effektiv.

6.8 Pharmakotherapie ausgewählter Schmerzsyndrome

6.8.1 Grundlagen

Objektivierung der Schmerzintensität („Schmerzmessung")

Da Schmerz als subjektive Empfindung sehr unterschiedlich erlebt wird, ist eine objektive Quantifizierung sehr schwierig bzw. gar nicht möglich. Mithilfe sog. **Schmerzskalen** (Abb. **B-6.18**) wird dennoch versucht, eine möglichst weitgehende Objektivierung der Schmerzintensität zu erreichen. So ist eine Verlaufs- und Therapiekontrolle bei Schmerzpatienten möglich. Speziell für Kinder wurde eine sog. **Smileyskala** (Abb. **B-6.19**) entwickelt.

WHO-Stufenschema

Zunächst nur für die Therapie von Tumorschmerzen wurde im Jahre 1986 das WHO-Stufenschema entwickelt (Abb. **B-6.20**). Danach werden je nach Schmerzintensität drei Eskalationsstufen der **oralen Therapie** unterschieden. Das abgestufte Vorgehen wird heute bei fast allen Formen von chronischen Schmerzen empfohlen.

1. Stufe: Antipyretische Analgetika: Unter ihnen haben sich retardiertes Ibuprofen (2 – 3 × 600 – 800 mg/d) oder Diclofenac (2 × 75 mg/d) sowie Naproxen (2 × 500 mg/d) bei chronischen Schmerzen bewährt. Das geringste gastrointestinale Risiko haben Diclofenac und Ibuprofen. Risikopatienten (Alter ≥ 65 Jahre, positive Ulkusanamnese, Therapie mit Glukokortikoiden, Infektion mit Helicobacter pylori) sollten zur Ulkusprävention zusätzlich Omeprazol (20 mg/d) erhalten.

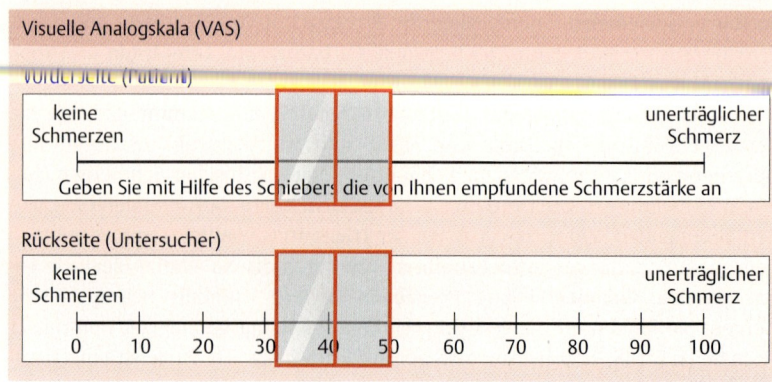

B-6.18 Skalen zur Objektivierung der Schmerzintensität bei Erwachsenen

a Visuelle Analogskala (VAS): Der Patient stellt den Schieber der Skala ohne Kenntnis der konkreten Zahlenwerte auf eine Position ein, die seiner Einschätzung nach der Intensität des Schmerzes entspricht. Der Untersucher kann dann auf der Rückseite einen konkreten Zahlenwert zwischen 0 und 100 ablesen.
b Verbale Ratingskala (VRS)
c Numerische Ratingskala (NRS)
(aus Schulte am Esch et al., Duale Reihe Anästhesie, Thieme, 2006)

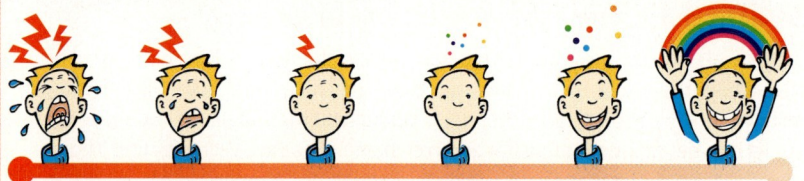

B-6.19 Smileyskala zur Objektivierung der Schmerzintensität bei Kindern

Die Kinder sollen entscheiden, welches der dargestellten Gesichter am ehesten ihren Empfindungen entspricht.
(aus Schulte am Esch et al., Duale Reihe Anästhesie, Thieme, 2006)

2. Stufe: Schwach wirksame Opioid-Analgetika: Sie unterliegen nicht der BtMVV. In diese Gruppe gehören Codein, Dihydrocodein, Tilidin, Tramadol. Die analgetische Wirkung von Codein und Dihydrocodein ist unsicher, weil diese Stoffe erst nach ihrer Verstoffwechselung zu Morphin und Dihydromorphin analgetisch wirken und das hierfür verantwortliche Enzymsystem (CYP2D6) bei 7–10 % der Europäer nicht exprimiert wird. Auch Tilidin und Tramadol sind nur begrenzt wirksam; beide Stoffe sind äquipotent und bezüglich ihrer maximalen analgetischen Wirkung auch äquieffektiv. Zusätzlich können in dieser Stufe antipyretische Analgetika angewendet werden.

B-6.20 WHO-Stufenschema zur Therapie chronischer Schmerzen

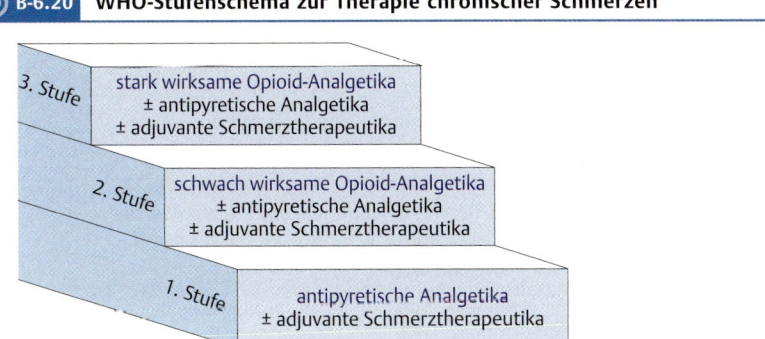

1. Stufe: Antipyretische Analgetika, z. B. Paracetamol, Ibuprofen, Diclofenac, Naproxen oder Coxibe.
2. Stufe: Schwach wirksame Opioid-Analgetika, z. B. Codein, Dihydrocodein, Tilidin oder Tramadol und zusätzlich antipyretische Analgetika.
3. Stufe: Stark wirksame Opioid-Analgetika, z. B. Morphin, Hydromorphon, Oxycodon, Methadon oder Fentanyl in Pflasterform und zusätzlich antipyretische Analgetika.
In allen drei Stufen können optional zusätzlich adjuvante Schmerztherapeutika angewendet werden.

3. Stufe: Stark wirksame Opioid-Analgetika: Sie unterliegen der BtMVV. Wichtige Vertreter sind Morphin, Hydromorphon, Oxycodon, Methadon oder Fentanyl in Pflasterform. Sie spielen die wichtigste Rolle in der Therapie chronischer Nozizeptorschmerzen (z. B. Tumorschmerzen). Auch in dieser Stufe kommen zusätzlich antipyretische Analgetika zur Anwendung.

6.8.2 Kopfschmerzen

Kopfschmerzen sind eine **Volkskrankheit** und gehören neben Rückenschmerzen zu den häufigsten gesundheitlichen Beeinträchtigungen. In Deutschland leiden 10 Millionen Menschen an einer Migräne und mindestens 3 Millionen Menschen an täglichen Kopfschmerzen. Viele dieser Patienten nehmen täglich – häufig missbräuchlich – Schmerzmittel ein. Da die verschiedenen Kopfschmerzarten z. T. sehr unterschiedlich behandelt werden, ist eine genaue Diagnose wichtig. So kann gezielt behandelt und gleichzeitig auch einem Medikamentenmissbrauch vorgebeugt werden. Unterschieden wird zwischen primären und sekundären Kopfschmerzen. Bei **primären Kopfschmerzen** ist die exakte Ursache meist nicht bekannt, der Schmerz selbst ist die Erkrankung. **Sekundäre Kopfschmerzen** hingegen treten als Begleiterscheinung anderer Erkrankungen auf oder sind Folge einer medikamentösen Behandlung von Kopfschmerzen (medikamenteninduzierter Kopfschmerz). Über 90 % der Kopfschmerzerkrankungen sind primäre Kopfschmerzen.

Primäre Kopfschmerzen

Die drei mit Abstand häufigsten Arten des primären Kopfschmerzes werden im Folgenden besprochen.

Spannungskopfschmerz

Diese Kopfschmerzform ist die häufigste überhaupt. Es handelt sich um einen **dumpfen Kopfschmerz**, der den **ganzen Kopf** betrifft und bei beiden Geschlechtern gleich häufig auftritt. Bei weniger als 15 Schmerztagen pro Monat spricht man vom episodischen, bei mehr als 15 Schmerztagen vom chronischen Spannungskopfschmerz. Die meisten Patienten mit der chronischen Form haben täglich Kopfschmerzen. Bei der **episodischen Form** ist die intermittierende Behandlung mit z. B. Paracetamol, Ibuprofen oder Naproxen (Dosierung s. Tab. **B-6.8** bzw. Tab. **B-6.9**) wirksam. Hingegen ist die **chronische Form** keine Indikation für Analgetika, da bei chronischer Einnahme von Analgetika ein medikamenteninduzierter Dauerkopfschmerz (s. S. 255) entstehen kann. Sie sollte vielmehr mit Koanalgetika behandelt werden (z. B. Amitriptylin 25 – 75 mg am Abend oder Doxepin 25 – 50 mg am Abend). Ein anhaltender Behandlungserfolg ist allerdings erst nach 4 – 6 Wochen zu erwarten.

Migräne-Kopfschmerz

Hierbei handelt es sich um **pulsierende, meist halbseitige Kopfschmerzen**, die bei Frauen 3-mal häufiger auftreten als bei Männern. Sie beginnen meist in den Morgenstunden und werden durch körperliche Aktivität verstärkt. Typische **Begleitsymptome** sind Übelkeit, Erbrechen, Photo- und Phonophobie. Einem Migräneanfall geht in 10–15 % der Fälle eine sog. **Aura** voraus. Meist handelt es sich dabei um visuelle Störungen (z. B. Flimmerskotome), es können aber auch andere neurologische Störungen auftreten. Bei der Pharmakotherapie muss zwischen der Akuttherapie des Migräneanfalls und der Migräneprophylaxe unterschieden werden.

Therapie des Migräneanfalls: Die Anfallsbehandlung besteht neben einer analgetischen auch in einer antiemetischen Therapie.

- **Antiemetische Therapie:** Zu diesem Zweck werden Metoclopramid (Erwachsene: 10–20 mg p. o., 20 mg rektal oder 10 mg i. m. oder i. v.; Kinder: 0,1 mg/kg p. o.; Dosiswiederholung nach 6–8 h) oder Domperidon (20–30 mg p. o.) verabreicht. Diese Stoffe wirken nicht nur antiemetisch, sondern beschleunigen auch die Magenentleerung. Dadurch wird die Resorption oral eingenommener Analgetika beschleunigt (höhere Spitzenspiegel im Plasma) und deren Wirksamkeit verbessert.
- **Analgetische Therapie:** Ziel ist es, den Kopfschmerz innerhalb von 2 h zu beseitigen oder deutlich zu lindern. Sie sollte so früh wie möglich nach Einsetzen der Kopfschmerzen beginnen und richtet sich nach der Schwere des Migräneanfalls.
  - **Leichte bis mittelschwere Migräneanfälle:** Einzeldosierungen von **antipyretischen Analgetika p. o.** (z. B. Paracetamol, ASS, Ibuprofen) sind häufig ausreichend wirksam (Dosierung s. Tab. **B-6.8** bzw. Tab. **B-6.9**).
  - **Schwere Migräneanfälle: ASS i. v.** (1000 mg) oder **5-HT$_{1B/1D}$-Rezeptor-Agonisten (Triptane) p. o.** (s. S. 243 bzw. S. 127) sind wirksam. Sumatriptan kann auch rektal oder s. c. verabreicht werden, was besonders bei Erbrechen und Durchfall sinnvoll ist. Die s. c.-Gabe ist am wirksamsten, allerdings ist die Wirkdauer relativ kurz und es treten relativ häufig unerwünschte Wirkungen auf. Nur beim Wiederauftreten von Kopfschmerzen (bei 20–40 % der Patienten) ist eine Wiederholung der Triptandosis sinnvoll. Bei Migräneanfällen mit Aura dürfen Triptane erst nach Abklingen der Aura, d. h. mit Einsetzen der Kopfschmerzen eingenommen werden. Dann aber sollte die Einnahme ohne Verzögerung erfolgen, da die Erfolgsquote umso höher ist, je früher die Behandlung einsetzt. **Ergotamin p. o.** ist weniger gut, aber länger wirksam als die Triptane.

Migräneprophylaxe: Wenn mehr als 3 Anfälle pro Monat auftreten oder Schmerzattacken länger als 72 h anhalten, ist eine Migräneprophylaxe angezeigt. Ziel ist es, die Häufigkeit der Anfälle und die Anfallsdauer um mindestens 50 % zu reduzieren.

B-6.13 Substanzen der ersten Wahl zur Migräneprophylaxe und deren Dosierung

Substanz	orale Tagesdosis	Bemerkungen
β-Rezeptor-Antagonisten		
Metoprolol	2 × 50–100 mg	einschleichend dosieren (Schlafstörungen, Gefahr der arteriellen Hypotonie!)
Propanolol	2 × 40–80 mg	einschleichend dosieren (Schlafstörungen, Gefahr der arteriellen Hypotonie!)
Ca^{2+}-Kanalblocker		
Flunarizin	1 × 5–10 mg (am Abend)	spezielle unerwünschte Wirkungen: Gewichtszunahme, extrapyramidal-motorische Störungen
Antiepileptika		
Topiramat	2 × 25–50 mg	nur zugelassen bei Unwirksamkeit von oder Kontraindikationen gegen β-Rezeptor-Antagonisten

Substanzen mit der höchsten Erfolgsquote sind dabei die beiden β-Rezeptor-Antagonisten **Metoprolol** und **Propranolol**, der nichtselektive Ca^{2+}-Kanalblocker **Flunarizin** oder das Antikonvulsivum **Topiramat** (Tab. **B-6.13**). Eine Beurteilung des Behandlungserfolges ist frühestens nach 6–10 Wochen möglich.

nolol, **Flunarizin** oder **Topiramat** (Tab. B-6.13). Ein Behandlungserfolg stellt sich erst nach 6–10 Wochen ein.

Sekundäre Kopfschmerzen

Eine wichtige Art des sekundären Kopfschmerzes ist der medikameteninduzierte Dauerkopfschmerz. Darüber hinaus gibt es noch zahlreiche weitere Formen.

Sekundäre Kopfschmerzen

Medikameteninduzierter Dauerkopfschmerz

Diese Kopfschmerzart kann auftreten, wenn Ergotamin, Triptane (jeweils > 10 Dosierungen pro Monat) oder Analgetika (> 15 Dosierungen pro Monat) zu häufig eingenommen werden. In letzterem Fall spricht man vom **Analgetika-Kopfschmerz**. Er kann sowohl durch antipyretische Analgetika als auch durch Opioid-Analgetika verursacht werden und kommt nur bei Kopfschmerz-Patienten vor (also nicht bei Patienten, die Analgetika aus anderen Gründen einnehmen). Der Schmerzcharakter wird meist als dumpf oder drückend beschrieben, betroffen ist überwiegend der ganze Kopf. Besonders problematisch ist die zu häufige Anwendung von Kombinationspräparaten aus antipyretischen Analgetika, Codein und/oder Koffein, da die psychotropen Substanzen Codein und Koffein die Neigung zur wiederholten Anwendung begünstigen. Die Monotherapie mit einem antipyretischen Analgetikum führt hingegen nur selten zum Dauerkopfschmerz. Die Behandlung besteht je nach Schweregrad im ambulanten oder stationären **Medikamentenentzug**. Antipyretische Analgetika können dabei abrupt abgesetzt werden, die Behandlung mit Opioid-Analgetka muss ausschleichend beendet werden. Sinnvoll ist oft auch eine verhaltenstherapeutische Begleittherapie.

Medikameteninduzierter Dauerkopfschmerz

Diese Kopfschmerzart wird durch zu häufige Einnahme von Ergotamin, Triptane oder Analgetika ausgelöst. Der sog. **Analgetika-Kopfschmerz** tritt nur bei Kopfschmerz-Patienten auf. Der Schmerz ist meist dumpf oder drückend und betrifft den ganzen Kopf. Eine Monotherapie mit einem antipyretischen Analgetikum ist selten verantwortlich, problematisch sind v. a. Kombinationspräparate mit Codein und/oder Koffein. Die Behandlung besteht im **Medikamentenentzug**, evtl. mit begleitender Verhaltenstherapie.

▶ **Merke.** Prophylaktisch muss die Einnahme von Kopfschmerzmedikamenten auf maximal 10 Tage pro Monat und höchstens 3 Tage in Folge beschränkt werden.

▶ **Merke.**

6.8.3 Andere akute Schmerzsyndrome

Postoperative Schmerzen

Unzureichend behandelte postoperative Schmerzen belasten den Organismus erheblich und beeinträchtigen den Heilungsverlauf. Durch eine adäquate postoperative Schmerztherapie kann darüber hinaus eine Chronifizierung der Schmerzen verhindert werden. Die Intensität der Schmerzen hängt u. a. von der Art und vom Ausmaß des operativen Eingriffs ab. Dementsprechend unterscheidet sich auch die Schmerztherapie:

- Nach **großen chirurgischen Eingriffen** werden in erster Linie **Opioid-Analgetika i. v.** verabreicht. Bei bestimmten Indikationen kommen auch rückenmarknahe Verfahren (Epiduralanalgesie mit Lokalanästhetika und Opioiden) zum Einsatz. Bei beiden Applikationsarten kann die Steuerung der Analgetikazufuhr bis zu einer vorgegebenen Dosisgrenze auch durch den Patienten selbst erfolgen **(patientenkontrollierte Analgesie, PCA)**. Technisch wird dies mithilfe eines elektronisch gesteuerten, programmierbaren Infusionsgeräts („Schmerzpumpe") realisiert. Bei der postoperativen Gabe von Opioiden muss vor allem auf die atemdepressive Wirkung geachtet werden. Toleranz- und Suchtentwicklung spielen in der Regel keine Rolle, da die Behandlung nur auf wenige Tage beschränkt ist. Die präventive Gabe von Opioid-Analgetika vor Operationen verringert den postoperativen Schmerzmittelbedarf.
- Nach **kleinen chirurgischen Eingriffen** (z. B. Zahnextraktion) sind **antipyretische Analgetika** Mittel der Wahl.

6.8.3 Andere akute Schmerzsyndrome

Postoperative Schmerzen

Ausreichend behandelte postoperative Schmerzen begünstigen den Heilungsverlauf und verhindern eine Chronifizierung. Konkrete Schmerztherapie:

- **Große chirurgische Eingriffe:** Erste Wahl sind **Opioid-Analgetika i. v.**, je nach Eingriff werden auch rückenmarknahe Verfahren eingesetzt. Die Analgetikazufuhr kann auch als **patientenkontrollierte Analgesie (PCA-Pumpe)** erfolgen. Bei Opioiden ist die Gefahr der Atemdepression zu beachten. Präoperativ verabreichte Opioide verringern den postoperativen Schmerzmittelbedarf.
- **Kleine chirurgische Eingriffe:** Antipyretische Analgetika sind die Mittel der Wahl.

▶ **Merke.** Perioperativ kommt es häufig zu einer Hypovolämie und in der Folge zu einer Minderperfusion der Nieren. Wegen der Gefahr eines akuten Nierenversagens nach großen chirurgischen Eingriffen sind antipyretische Analgetika daher zur postoperativen Schmerzbehandlung nicht geeignet.

▶ **Merke.**

Kolikschmerzen

Unter Koliken versteht man krampfartige, bewegungsunabhängige Leibschmerzen, die auf spastische Kontraktionen eines Hohlorgans zurückzuführen sind. Bei Weitem am häufigsten sind Nieren- und Gallenkoliken. Häufig tritt eine vegetative Begleitsymptomatik auf (Schweißausbrüche, Übelkeit und Erbrechen). Es stehen zwei wirksame Behandlungsoptionen zur Verfügung:

- **Diclofenac** rektal (100 mg) oder i. m. (75 mg). Die i. m.-Gabe geht im Vergleich zur rektalen Gabe mit einem 10- bis 100-fach erhöhten Risiko für anaphylaktoide Schockreaktionen einher.
- Die **Kombination** von **Metoclopramid** (10 mg i. v.; auch um der emetischen Wirkung von Opioiden vorzubeugen), einem **Spasmolytikum** (Butylscopolamin 20–40 mg i. v. oder Glyceroltrinitrat 0,8 mg sublingual) und einem **Opioid-Analgetikum** (Pethidin 100 mg i.v oder Morphin 10 mg i. v.). Diese Behandlungsoption wird bei schweren Koliken bevorzugt.

Metamizol (1000 mg i. v.) ist bei Kolikschmerzen ebenfalls gut wirksam. Der therapeutische Nutzen muss aber sorgfältig gegen das Risiko potenziell tödlich verlaufender Nebenwirkungen (Schock, Agranulozytose) abgewogen werden.

6.8.4 Andere chronische Schmerzsyndrome

Tumorschmerzen

Die Mehrzahl der Tumorpatienten (60–80%) entwickelt im Verlauf der Erkrankung – insbesondere im fortgeschrittenen Stadium – Schmerzen. Tumorschmerzen können sowohl nozizeptiver als auch neuropathischer Art sein. Eine adäquate medikamentöse Schmerztherapie ist bei diesen Patienten unerlässlich, da bei den meisten dadurch eine befriedigende Schmerzlinderung erzielt werden kann. Dabei sind einige **Grundprinzipien** zu beachten:

- **Applikation nach dem WHO-Stufenschema (s. S. 251):** Meist sind Pharmaka der **3. Stufe** erforderlich, da Stoffe aus der 1. und 2. Stufe bei Tumorschmerzen oft nicht ausreichend analgetisch wirksam sind.
- **Bevorzugung von stark wirksamen Opioid-Analgetika:** Innerhalb der 3. Stufe ist **Morphin** das Opioid der Wahl. Mit einer rasch verfügbaren oralen Formulierung (2%-ige Tropflösung) wird zunächst die erforderliche Tagesdosis ermittelt. Diese wird dann auf 2–3 Dosierungen einer **Retardformulierung** verteilt.
- **Bevorzugung der oralen Applikation:** Im Vergleich zur parenteralen Gabe ist das Suchtpotenzial bei oraler Applikation gering und eine Atemdepression nicht zu befürchten. Alternativen zur oralen sind die transdermale („Opioidpflaster") und die rektale Verabreichung.
- **Applikation nach festem Zeitschema:** Das retardierte Morphin wird nicht nach Bedarf, sondern **regelmäßig nach der Uhr dosiert** (festes Dosisintervall, z. B. 8–12 h), sodass wirksame Plasmaspiegel so wenig wie möglich variieren.

▶ **Merke.** Bei Wiederauftreten der Schmerzen vor der nächsten Opioidgabe muss die Dosis erhöht und nicht das Dosisintervall verkürzt werden, da in letzterem Fall die Gefahr der Wirkstoffkumulation besteht.

- **Bedarfsmedikation:** Für den Fall des Auftretens von sog. Durchbruchschmerzen ist zusätzlich zur retardierten Basismedikation ein rasch verfügbares Opioid (ca. 1/6 der Tagesdosis in Form von sublingualem Fentanyl) als Bedarfsmedikation indiziert.
- **Begleitmedikation zur Kontrolle der Nebenwirkungen:** Die bedeutendste unerwünschte Wirkung bei einer längerfristigen Therapie mit Opioiden ist die **Obstipation**, da sie keine Toleranzentwicklung zeigt. Deshalb müssen für die gesamte Dauer der Schmerztherapie **Laxanzien** verabreicht werden. Für einige Nebenwirkungen ist nur eine vorübergehende Begleittherapie notwendig, da sie wegen einer Toleranzentwicklung innerhalb von 5–10 Tagen abklingen. Das gilt für Übelkeit und Erbrechen (Behandlung mit Metoclopramid) und Juckreiz (Behandlung mit Fexofenadin). Auch Sedierung und Hypotonie sind reversibel und bedürfen in der Regel keiner Behandlung.

- **Ggf. Kombination mit antipyretischen Analgetika und/oder adjuvanten Schmerztherapeutika:** Wenn die analgetische Wirkung trotz hoher Morphindosis nicht ausreicht oder die Dosis wegen neurotoxischer Effekte (Agitation, Verwirrtheit, Halluzinationen, Myoklonien) reduziert werden muss, ist eine Kombination mit antipyretischen Analgetika und/oder adjuvanten Schmerztherapeutika angezeigt. Die Auswahl eines geeigneten adjuvanten Schmerztherapeutikums richtet sich nach der Art/Lokalisation der Schmerzen. Bei neuropathischen Schmerzen ist ein Versuch mit Amitriptylin oder Gabapentin sinnvoll; bei Knochenschmerzen sind Bisphosphonate die Mittel der Wahl. Glukokortikoide werden bei Schmerzen angewendet, die durch ödematöse oder entzündliche Schwellungen bedingt sind.
- **Opioid-Rotation:** Bei unzureichender Analgesie oder zu starken Nebenwirkungen besteht außerdem die Möglichkeit des Wechsels zu einem anderen stark wirksamen Opioid-Analgetikum.

▶ **Merke.** Schwach und stark wirksame Opioid-Analgetika der 2. und 3. Stufe des WHO-Stufenschemas dürfen bei starken chronischen Schmerzen nicht miteinander kombiniert werden, da sich in diesem Fall nur die unerwünschten, nicht aber die erwünschten Wirkungen steigern lassen.

- **Ggf. Kombination mit antipyretischen Analgetika und/oder adjuvanten Schmerztherapeutika:** Bei neuropathischen Schmerzen werden zusätzlich Amitriptylin oder Gabapentin, bei Knochenschmerzen Bisphosphonate eingesetzt. Glukokortikoide helfen bei Schmerzen durch ödematöse oder entzündliche Schwellungen.
- **Opioid-Rotation:** Bei mangelhafter Analgesie oder starken Nebenwirkungen wird das Opioid durch ein anderes ausgetauscht.

▶ **Merke.**

Osteoporoseschmerzen

Starke Schmerzen (meist Rückenschmerzen) sind ein Leitsymptom der manifesten Osteoporose. Sie führen zu Bewegungsmangel, Schonhaltung und in der Folge zu Muskelschwund und weiterem Knochenabbau. Osteoporoseschmerzen unterhalten so einen Circulus vitiosus, der nur durch eine effektive Schmerztherapie unterbrochen werden kann. Die Behandlung orientiert sich am **WHO-Stufenschema**. Bei starken Schmerzen müssen stark wirksame Opioid-Analgetika (z. B. Fentanyl-Pflaster) angewendet werden. Bisphosphonate (Alendronat p. o.: 10 mg/d; Risedronat p. o.: 5 mg/d) sind als **Koanalgetika** Mittel der ersten Wahl. Bei neuropathischen Schmerzkomponenten sind zusätzlich Amitriptylin oder Gabapentin angezeigt.

Neuropathische Schmerzsyndrome

Neuropathische Schmerzen entstehen durch direkte Schädigung oder Irritation peripherer oder zentraler schmerzleitender Neurone. Sie äußern sich häufig in brennenden Dauerschmerzen, können aber auch in Form von einschießenden Schmerzattacken (z. B. bei der Trigeminusneuralgie, s. u.) auftreten. In den betroffenen Körperregionen finden sich oft auch Sensibilitätsstörungen (Parästhesie, Dysästhesie, Hyperalgesie, Allodynie). Anders als bei den meisten anderen chronischen Schmerzsyndromen ist bei den neuropathischen Schmerzsyndromen ein striktes Vorgehen nach dem WHO-Stufenschema *nicht* sinnvoll. So sind z. B. antipyretische Analgetika bei neuropathischen Schmerzen meist unwirksam. Die wichtigsten neuropathischen Schmerzsyndrome sind die Trigeminusneuralgie, die diabetische Polyneuropathie und die postherpetische Neuralgie.

Trigeminusneuralgie

▶ **Definition.** Die Trigeminusneuralgie ist eine Form des Gesichtsschmerzes und charakterisiert durch blitzartig einschießende, meist einseitige stechende Schmerzen im Bereich eines oder mehrerer Trigeminusäste.

Die Schmerzattacken dauern meist nur einige Sekunden an und werden häufig gefolgt von vegetativen Symptomen im Versorgungsgebiet des betroffenen (meist des 2.) Trigeminusasts (z. B. Gesichtsrötung, Tränen- oder Schweißsekretion). Auslöser können sein: Kältereiz, Berührung, Sprechen, Kauen, Zähneputzen u. Ä.
Die Behandlung erfolgt in erster Linie mit **Carbamazepin** p. o. (Anfangsdosis 200 mg/d in 2 Einzeldosierungen; Erhaltungsdosis 400–800 mg/d in 2 Einzeldosierungen). Bei 80 % der Patienten kommt es zur Verminderung und Linderung der sehr heftigen Schmerzattacken. Zur Verbesserung der Carbamazepin-Wirkung kann eine Kombination mit Amitriptylin versucht werden. Bei unzureichender Wirkung oder im Falle von nicht akzeptablen unerwünschten Wirkungen (Müdigkeit, Schwindel, Übelkeit und Erbrechen, Ataxie, Hautausschlag) muss die Behandlung ausschleichend beendet werden. Wenn auch weitere Antiepileptika mit Na^+-Kanal-blockie-

Osteoporoseschmerzen

Eine manifeste Osteoporose verursacht häufig starke Schmerzen, meist Rückenschmerzen. Da der schmerzbedingte Bewegungsmangel zu weiterem Knochenabbau führt, sollte eine Schmerztherapie nach dem **WHO-Stufenschema** erfolgen. Bisphosphonate eignen sich als **Koanalgetika**, ggf. auch Amitryptilin.

Neuropathische Schmerzsyndrome

Sie entstehen durch Schädigung oder Irritation schmerzleitender Neurone. Symptome sind brennende Dauerschmerzen oder einschießende Schmerzattacken, die oft mit Sensibilitätsstörungen einhergehen. Hier ist das WHO-Stufenschema *nicht* sinnvoll, antipyretische Analgetika sind meist unwirksam.

Trigeminusneuralgie

▶ **Definition.**

Die Schmerzattacken dauern meist nur wenige Sekunden, häufig folgen vegetative Symptome im Versorgungsgebiet des betroffenen Trigeminusasts. Auslöser können sein: Kältereiz, Berührung, Sprechen, Kauen, Zähneputzen u. Ä. Die Therapie erfolgt mit **Carbamazepin** p. o., ggf. in Kombination mit Amitryptilin. Ultima ratio ist die operative vaskuläre Dekompression nach Janetta.

render Wirkung (Oxcarbazepin, Lamotrigin) nicht helfen, muss eine operative Behandlung ins Auge gefasst werden (vaskuläre Dekompression nach Janetta).

Diabetische Polyneuropathie

Als **Spätfolge eines Diabetes mellitus** kann sich eine diabetische Neuropathie entwickeln. Pathogenetisch ist diese Erkrankung vermutlich sowohl auf eine Mikrozirkulationsstörung in den Vasa nervorum als auch auf eine direkte metabolische Schädigung von Nervenfasern zurückzuführen. Meist äußert sie sich in distal-symmetrischen sensiblen Reiz- und Ausfallerscheinungen und nächtlichen Schmerzen in den Beinen. Am besten analgetisch wirksam sind **trizyklische Antidepressiva** wie Amitriptylin, Imipramin, Clomipramin oder Nortriptylin p. o. (jeweils 10 – 50 mg am Abend). Die Antikonvulsiva **Gabapentin** (300 – 3000 mg/d in 3 Einzeldosierungen) und **Pregabalin** (150 – 600 mg/d in 3 Einzeldosierungen) sind weniger zuverlässig wirksam. Bei unzureichender analgetischer Wirkung müssen die genannten Pharmaka mit stark wirksamen Opioiden kombiniert werden.

Postherpetische Neuralgie

▶ **Synonym.** Herpes-zoster-Neuralgie, postzosterische Neuralgie.

Bei insgesamt 10 – 15 % der Herpes-zoster-Infektionen treten postzosterische Neuralgien auf, wobei der Anteil der betroffenen Patienten altersabhängig stark zunimmt: 20 % bei Patienten über 50 Jahren, mehr als 40 % bei Patienten über 60 Jahren. Es handelt sich dabei um brennend-bohrende Dauerschmerzen, die noch Monate nach der Infektion neu auftreten oder persistieren können. Die Schmerztherapie dieser Erkrankung entspricht weitgehend der bei diabetischer Polyneuropathie, d. h. Behandlung mit trizyklischen Antidepressiva oder Antikonvulsiva. Weitere Möglichkeiten sind die topische Behandlung mit Lidocain- oder Capsaicin-Pflastern. Das Risiko persistierender Schmerzen nach Herpes zoster wird deutlich vermindert, wenn die antivirale Therapie (mit Aciclovir oder Famciclovior) schon zu Beginn der Erkrankung mit Amitriptylin, Gabapentin oder Opioid-Analgetika kombiniert wird. In einer placebokontrollierten Studie bei über 60-jährigen Patienten mit Herpes zoster reduzierte Amitriptylin (25 mg/d) im Rahmen einer Aciclovir-Therapie das Auftreten einer postherpetischen Neuralgie von 47 auf 11 %.

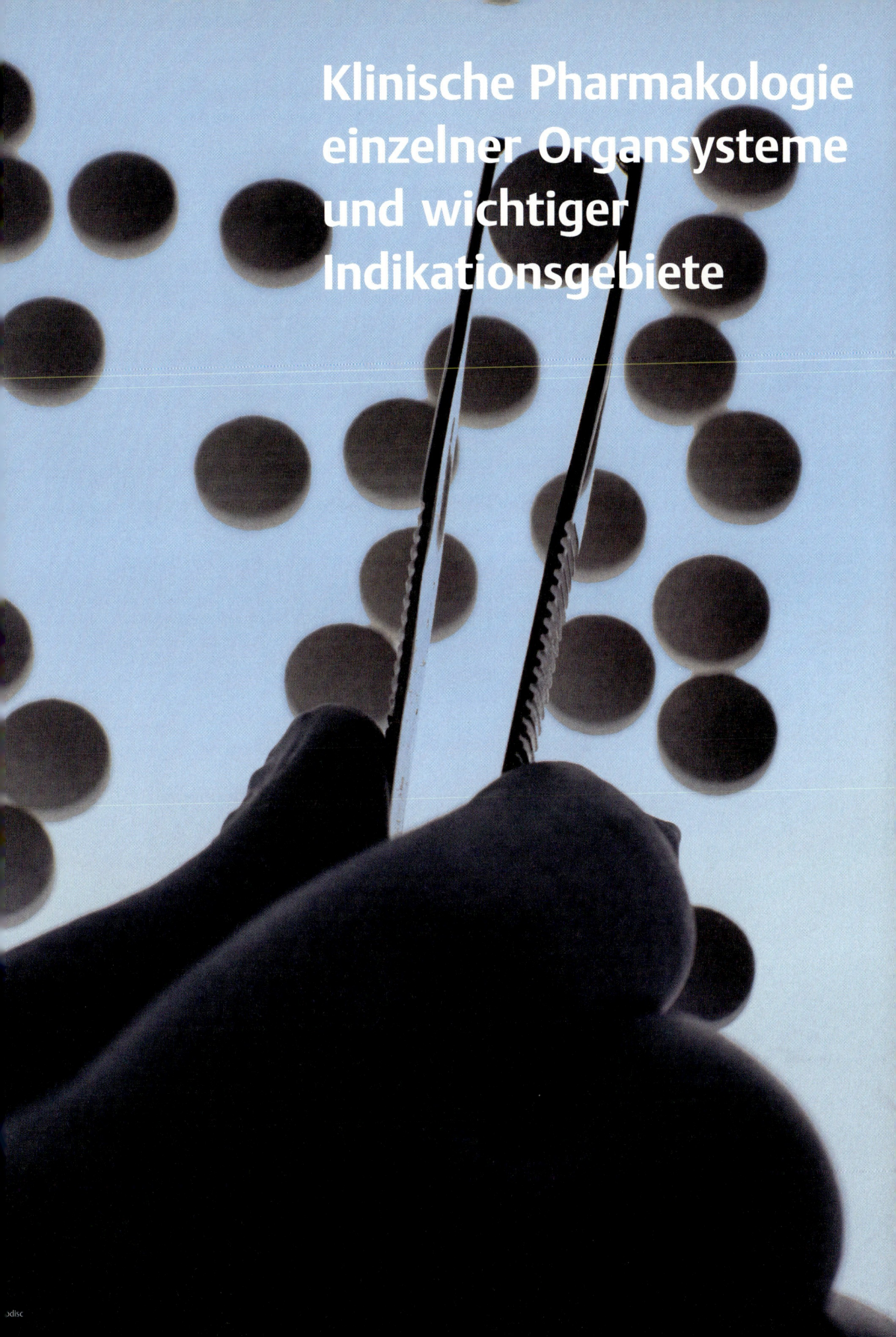

Klinische Pharmakologie einzelner Organsysteme und wichtiger Indikationsgebiete

1	Zentrales Nervensystem	261
2	Hormonelle Systeme	352
3	Stoffwechsel	399
4	Blutbildendes System	439
5	Gerinnungssystem	451
6	Niere	466
7	Kardiovaskuläres System	478
8	Respiratorisches System	523
9	Gastrointestinales System	541
10	Bakterielle Infektionen	566
11	Pilzinfektionen	602
12	Virusinfektionen	613
13	Protozoeninfektionen	634
14	Wurmerkrankungen	646
15	Maligne Tumoren	652

1 Zentrales Nervensystem

1.1	Physiologische Grundlagen	261
1.2	Narkose	267
1.3	Angststörungen und Spannungszustände	277
1.4	Schlafstörungen	283
1.5	Epilepsie	287
1.6	Parkinson-Syndrom	302
1.7	Demenzen	313
1.8	Schizophrenie	315
1.9	Affektive Störungen	328
1.10	Abhängigkeit (Sucht)	344

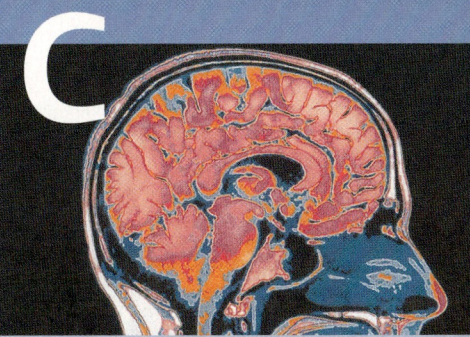

1.1 Physiologische Grundlagen

Pharmaka, die ihre Wirkungen im zentralen Nervensystem entfalten, beeinflussen in der Regel **Neuronen- und/oder Transmittersysteme**. Um die Pharmakologie dieser Systeme verstehen zu können, ist die Kenntnis einiger physiologischer Grundlagen essenziell. Das dopaminerge, das glutamaterge, das GABAerge und das glycinerge System werden in diesem Kapitel kurz behandelt. Einige weitere, pharmakologisch wichtige Neuronensysteme sind bereits an anderer Stelle des Buches beschrieben: Näheres zum (nor)adrenergen und cholinergen System finden Sie in Kap. B-1 ab S. 73, Näheres zum histaminergen und serotoninergen System in Kap. B-2 ab S. 112.

1.1.1 Dopaminerges System

Vorkommen und Funktion: Die dopaminergen Neurone zeigen im **ZNS** eine charakteristische Verteilung. Je nach Ursprung und Projektion ihrer Axone unterscheidet man **drei Systeme** (Abb. **C-1.1**):

- **Nigrostriatales Neuronensystem:** Es hat seine Zellkörper in der Pars compacta der Substantia nigra und innerviert cholinerge und GABAerge Neurone im Neostriatum. Dieses System ist für die extrapyramidale **Kontrolle und Modulation der Willkürmotorik** verantwortlich und spielt eine wichtige Rolle in der Pathophysiologie des Morbus Parkinson.

1.1 Physiologische Grundlagen

Zentral wirkende Pharmaka beeinflussen **Neuronen- und/oder Transmittersysteme**. Einige werden in diesem, einige in anderen Kapitel beschrieben (s. S. 73 und S. 112).

1.1.1 Dopaminerges System

Vorkommen und Funktion: Im **ZNS** finden sich **drei Systeme** (Abb. C-1.1):

- **Nigrostriatales Neuronensystem:** Kontrolle und Modulation der Willkürmotorik. Störungen führen zu Morbus Parkinson.

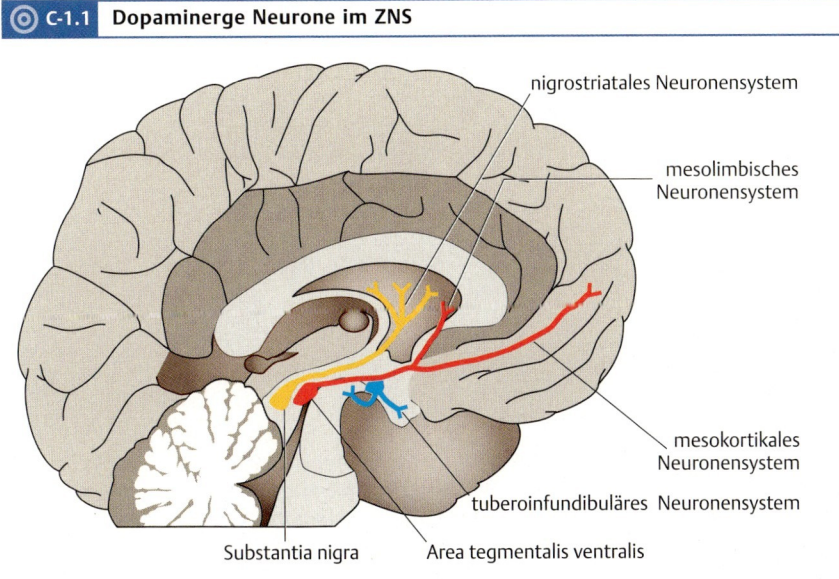

C-1.1 Dopaminerge Neurone im ZNS

Ursprungsorte und Projektionen der drei wichtigen dopaminergen Neuronensysteme.

- **Mesolimbisches und mesokortikales Neuronensystem:** Teile davon bilden die „Belohnungsbahn". Störungen führen vermutlich zu Schizophrenie.

- **Tuberoinfundibuläres Neuronensystem:** Sorgt für die Hemmung der Prolaktinsekretion.

In der **Peripherie** wird Dopamin von der Niere und der Darmschleimhaut gebildet. Die Dopa-Decarboxylase (Abb. **C-1.2**) wandelt Dopa zu Dopamin um (s. S. 74).

Dopaminerge Synapse (Abb. C-1.2): Ausgangssubstanz der **Dopaminsynthese** ist Tyrosin. Das gebildete Dopamin wird über VMAT-2 in Speichervesikel aufgenommen. Die **Dopaminfreisetzung** erfolgt durch Exozyto-

- **Mesolimbisches und mesokortikales Neuronensystem:** Es entspringt in der Area tegmentalis ventralis des Mittelhirns. Seine Axone innervieren limbische Kerne (z. B. Nucleus accumbens, Corpus amygdaloideum) und den präfrontalen und limbischen Kortex. Teile dieses Systems bilden die „**Belohnungsbahn**" und sind für Empfindungen wie Lust, Freude und Euphorie verantwortlich. Funktionsstörungen dieses Systems vermutet man bei der Schizophrenie.

- **Tuberoinfundibuläres Neuronensystem:** Es umfasst dopaminerge Projektionen vom Nucleus infundibularis des Hypothalamus zur Eminentia mediana. Das hier freigesetzte Dopamin gelangt im Blut zur Adenohypophyse und sorgt dort für eine tonische **Hemmung der Prolaktinsekretion**.

In der **Peripherie** wird Dopamin als Transmitter einiger postganglionär-sympathischer Neurone in renalen und mesenterialen Blutgefäßen vermutet. Gesichert ist, dass Dopamin in den Tubuluszellen der Niere und in den Epithelzellen der Darmschleimhaut in großen Mengen gebildet (aber nicht gespeichert) wird. Diese Zellen enthalten das Enzym Dopa-Decarboxylase (Abb. **C-1.2**) in hoher Aktivität und decarboxylieren das im Zuge der Noradrenalinsynthese (s. S. 74) ins Blut abgegebene Dopa zu Dopamin.

Dopaminerge Synapse (Abb. C-1.2): In den dopaminergen Neuronen beginnt die **Dopaminsynthese** mit der Hydroxylierung des Tyrosins. Das gebildete Dopamin wird über den vesikulären Monoamintransporter vom Typ 2 (VMAT-2) in Speichervesikel aufgenommen. Die **Dopaminfreisetzung** erfolgt durch Exozytose und wird über präsynaptische D_2-Rezeptoren nach Art eines Regelkreises mit negativer Rück-

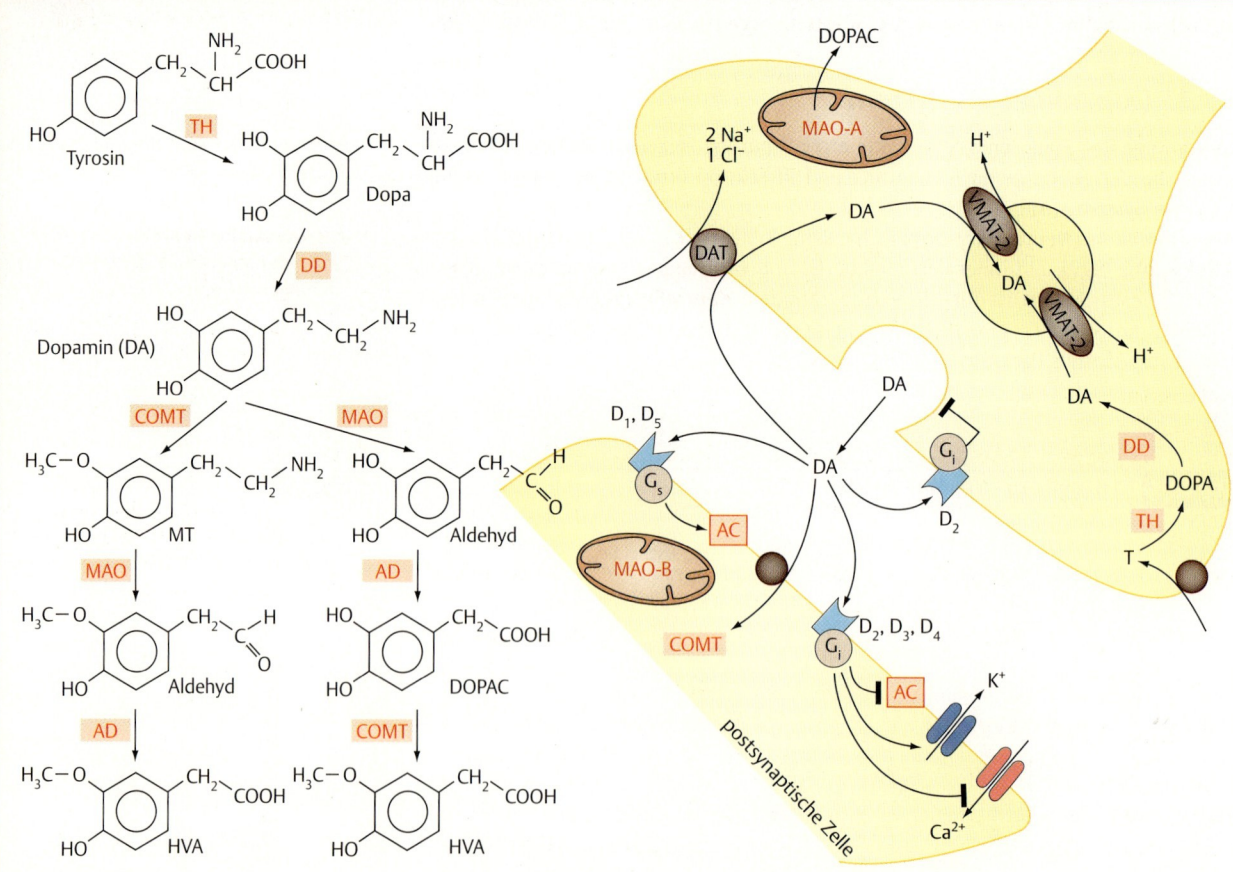

C-1.2 Die dopaminerge Synapse mit Synthese und Abbau von Dopamin

DA: Dopamin; Dopa: 3,4-Dihydroxyphenylalanin; MT: 3-Methoxytyramin; DOPAC: 3,4-Dihydroxyphenylessigsäure; HVA: Homovanillinsäure; TH: Tyrosinhydroxylase; DD: Dopa-Decarboxylase (Aromatische L-Aminosäure-Decarboxylase); MAO: Monoaminoxidase; COMT: Catechol-O-Methyltransferase; AD: Aldehyd-Dehydrogenase; DAT: neuronaler Dopamintransporter; VMAT-2: vesikulärer Monoamintransporter; G_i: inhibitorisches G-Protein; G_s: stimulatorisches G-Protein; D_{1-5}: Isoformen des Dopaminrezeptors; AC: Adenylatcyclase.
a Synthese- und Abbauweg von Dopamin.
b Schematische Darstellung einer dopaminergen Nervenendigung und einer postsynaptischen Zelle (Neuron oder Gliazelle).

kopplung gesteuert. Zur **Dopamin-Inaktivierung** tragen zwei Vorgänge bei: die zelluläre **Aufnahme** aus dem synaptischen Spalt und nachgeschaltet der **Abbau**. Für die zelluläre Aufnahme (neuronale Rückaufnahme und Aufnahme in postsynaptische Zellen) sind verschiedene Transporter verantwortlich: Auf der präsynaptischen Seite der neuronale Dopamintransporter (DAT), auf der postsynaptischen Seite andere Dopamintransporter. DAT katalysiert einen Kotransport von 1 Dopaminmolekül, 2 Na^+-Ionen und 1 Cl^--Ion. Präsynaptisch aufgenommenes Dopamin wird wieder in Vesikeln gespeichert oder durch MAO-A desaminiert; der wichtigste präsynaptische Dopaminmetabolit ist DOPAC. Postsynaptisch aufgenommenes Dopamin wird über MAO-B und/oder COMT abgebaut; wichtigster postsynaptischer Metabolit ist HVA.

▶ **Klinischer Bezug.** **Reserpin**, ein Reserve-Antihypertensivum, hemmt selektiv den Monoamintransporter VMAT-2 (Abb. **C-1.2b**) und entfaltet so seine blutdrucksenkende Wirkung (Näheres s. S. 91). Der neuronale Dopamintransporter (DAT) wird durch **Kokain** und Amphetamin gehemmt. **Amphetamin** ist auch ein gutes Substrat von DAT und kann DAT-vermittelt Dopamin aus den Neuronen freisetzen. Kokain und Amphetamin erhöhen deshalb die Dopaminkonzentration im synaptischen Spalt und wirken psychostimulierend und euphorisierend.

se. Zur **Dopamin-Inaktivierung** tragen die zelluläre **Aufnahme** aus dem synaptischen Spalt und der anschließende **Abbau** durch MAO-A/B und/oder COMT bei.

▶ **Klinischer Bezug.**

Dopaminrezeptoren (D-Rezeptoren): Fünf verschiedene G-Protein-gekoppelte Rezeptoren (Abb. **C-1.2b**) vermitteln die Wirkungen von Dopamin (D_1–D_5). Die Subtypen lassen sich zwei Rezeptor-Familien zuordnen: der G_s-gekoppelten **D_1-Familie** (D_1, D_5) und der G_i-gekoppelten **D_2-Familie** (D_2, D_3, D_4).

Im **ZNS** kommen alle fünf Dopaminrezeptoren vor. In den limbischen Kernen werden vor allem D_2- und D_3-Rezeptoren exprimiert. Die hemmenden Effekte von Dopamin im Neostriatum sind D_2-vermittelt. In der chemorezeptiven Triggerzone der Area postrema führt die Aktivierung von D_2-Rezeptoren zu Übelkeit und Erbrechen. In der **Peripherie** sind D_2-Rezeptoren für die Hemmung der Prolaktinsekretion, die Hemmung der Aldosteronsekretion und die präsynaptische Hemmung der Noradrenalinfreisetzung aus noradrenergen Neuronen verantwortlich. D_1-Rezeptoren an der glatten Muskulatur renaler und mesenterialer Blutgefäße vermitteln vasodilatierende Wirkungen von Dopamin. Die diuretische und natriuretische Wirkung von Dopamin wird von Rezeptoren der D_1- und D_2-Familie in den Nieren vermittelt.

Dopaminrezeptoren: Von den 5 Subtypen (Abb. **C-1.2b**) gehören D_1 und D_5 zur G_s-gekoppelten **D_1-Familie**, D_2, D_3, und D_4 zur G_i-gekoppelten **D_2-Familie**.

Im **ZNS** finden sich alle Dopaminrezeptoren. In der **Peripherie** sind D_1- und D_2-Rezeptoren von pharmakologischer Bedeutung.

1.1.2 Glutamaterges System

Vorkommen und Funktion:

▶ **Merke.** Glutamat ist der wichtigste exzitatorische Transmitter im ZNS.

Glutamat sorgt für die Vermittlung und **Wahrnehmung von Sinneseindrücken** (z. B. im aufsteigenden nozizeptiven Neuronensystem) und spielt bei der **Kontrolle der Motorik** eine wichtige Rolle. Für Gehirnleistungen wie **Lernen und Gedächtnis** ist der Transmitter Glutamat von entscheidender Bedeutung. Glutamaterge Axone, die den Hippocampus erreichen und ihn verlassen, sind dabei besonders bedeutsam.

1.1.2 Glutamaterges System

▶ **Merke.**

Glutamat wird zur Wahrnehmung von Sinneseindrücken, zur Kontrolle der Motorik sowie für Lern- und Gedächtnisleistungen benötigt.

▶ **Klinischer Bezug.** Glutamat und das „Chinarestaurant-Syndrom"
Glutamat ist für die Geschmacksqualität **umami** verantwortlich und wird deshalb in der Nahrungsmittelindustrie als **Geschmacksverstärker** eingesetzt. Neben süß, sauer, salzig und bitter ist umami die fünfte Grundqualität des Geschmackssinns. Sie wird von metabotropen Glutamatrezeptoren vermittelt. Erstmals wurde sie von einem Japaner beschrieben – übersetzt bedeutet umami „wohlschmeckend". Glutamat wird mit dem **„Chinarestaurant-Syndrom"** in Verbindung gebracht. Dabei handelt es sich vermutlich um eine reversible Glutamatintoxikation, die mit Mundtrockenheit, Kopfschmerzen, Übelkeit, Hitze- und Engegefühl, Hautrötung sowie Kribbeln im Halsbereich einhergeht und nach dem Verzehr von Speisen mit hohem Glutamatgehalt auftritt. Ein eindeutiger Beweis für diesen Zusammenhang ist bisher allerdings nicht erbracht.

▶ **Klinischer Bezug.**

Glutamaterge Synapse (Abb. C-1.3): Das für die **Glutamatsynthese** aus Glutamin oder aus α-Ketoglutarat gewonnene Glutamat wird in Speichervesikel aufgenommen. Die **Glutamatfreisetzung** erfolgt durch Exozytose. Zur **Transmitterinaktivierung** wird Glutamat aus dem synaptischen Spalt eliminiert und dann entweder erneut gespeichert oder abgebaut.

Glutamaterge Synapse (Abb. C-1.3): Die **Glutamatsynthese** wird aus zwei Quellen gespeist. Glutamat entsteht einerseits aus Glutamin (das zumeist aus Gliazellen stammt), andererseits aus α-Ketoglutarat (aus dem Zitratzyklus neuronaler Mitochondrien) und wird über einen vesikulären Glutamattransporter in Speichervesikel aufgenommen. Die **Glutamatfreisetzung** erfolgt durch Exozytose. Präsynaptische Glutamatrezeptoren (mGluR) regulieren über eine negative Rückkopplung die pro-Impuls-Freisetzung. Zur **Transmitterinaktivierung** wird Glutamat zunächst durch Transporter aus dem synaptischen Spalt eliminiert. Die Rückaufnahme ins Neuron vermittelt der neuronale Glutamattransporter (GluT). Das aufgenommene Glutamat wird entweder wieder gespeichert oder in den Mitochondrien durch oxidative Desaminierung (Glutamat-Dehydrogenase) zu α-Ketoglutarat abgebaut. Auf der postsynaptischen Seite sorgen andere Glutamattransporter für die zelluläre Aufnahme. In Gliazellen wird Glutamat mit Hilfe der Glutamin-Synthetase in Glutamin umgewandelt, das dann über spezifische Transporter wieder ins glutamaterge Neuron gelangt.

Glutamatrezeptoren: Man unterscheidet zwei Gruppen:
- **Metabotrope Glutamatrezeptoren (mGluR):** Diese G-Protein-gekoppelten Rezeptoren sind an verschiedenen aktivierenden oder hemmenden Prozessen beteiligt (Beispiel siehe Abb. **C-1.3b**).
- **Ionotrope Glutamatrezeptoren:** Abb. **C-1.3b** zeigt diese Ionenkanal-Rezeptoren. AMPA- und Kainat-Rezeptoren verursachen eine schnelle Depolarisation, **NMDA-Rezeptoren** eine langsame. Verschiedene Substanzen (z. B. Ketamin, Amantadin) können die rezeptorvermittelten Wirkun-

Glutamatrezeptoren: Zwei Gruppen von Rezeptoren vermitteln die Wirkungen von Glutamat:
- **Metabotrope Glutamatrezeptoren (mGluR):** Es gibt sie in großer Zahl und Vielfalt, wobei alle G-Protein-gekoppelte Rezeptoren sind. G_q-vermittelt aktivieren sie die Phospholipase C, wie z. B. der postsynaptische mGluR in Abb. **C-1.3b**. $G_{i/o}$-vermittelt hemmen sie die Adenylatcyclase, aktivieren K^+-Kanäle oder deaktivieren neuronale Ca^{2+}-Kanäle, wie z. B. der präsynaptische mGluR in Abb. **C-1.3b**.
- **Ionotrope Glutamatrezeptoren:** Diese Ionenkanal-Rezeptoren lassen sich weiter in drei Subtypen unterteilen, wobei die Bezeichnungen auf die prototypischen Agonisten zurückgehen: AMPA-, Kainat- und NMDA-Rezeptoren (Abb. **C-1.3b**). **AMPA- und Kainat-Rezeptoren** haben nach Aktivierung durch Glutamat eine hohe Leitfähigkeit für Na^+ und K^+ und vermitteln eine rasche Depolarisation. Im Gegensatz dazu sorgen **NMDA-Rezeptoren** eher für eine langsame, langanhalten-

C-1.3 Die glutamaterge Synapse mit Synthese und Abbau von Glutamat

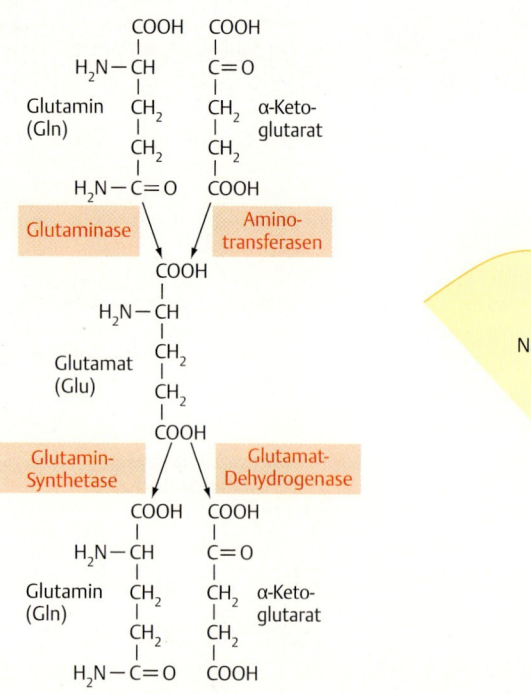
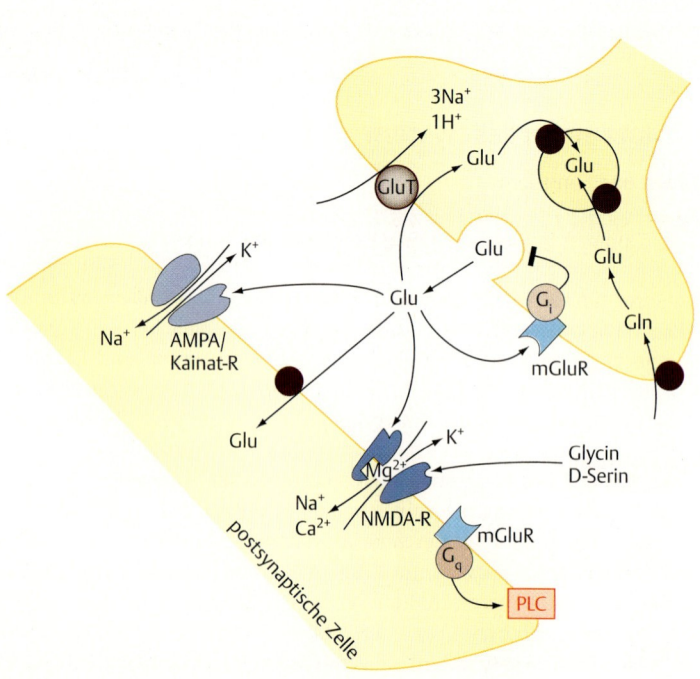

Glu: Glutamat (Glutaminsäure); GluT: neuronaler Glutamattransporter; mGluR: metabotroper Glutamatrezeptor; AMPA/Kainat-R: AMPA/Kainat-Rezeptor (AMPA: α-Amino-3-hydroxy-5-methyl-4-isoxazol-Propionsäure; Kainat: Kainsäure, ein Prolinanalogon); NMDA-R: NMDA-Rezeptor (NMDA: N-Methyl-D-Aspartat); PLC: Phospholipase C.
a Synthese- und Abbauwege von Glutamat (Glutaminsäure).
b Schematische Darstellung einer glutamatergen Nervenendigung und einer postsynaptischen Zelle (Neuron oder Gliazelle).

de Depolarisation. Sie vermitteln auch einen Einstrom von Ca^{2+} und haben eine Bindungsstelle für Glycin und D-Serin, die beide die Affinität des Rezeptors für Glutamat allosterisch erhöhen. Mg^{2+}-Ionen verursachen eine spannungsabhängige Blockade des NMDA-Rezeptorkanals, die erst nach partieller Depolarisation, hervorgerufen z. B. nach Erregung von AMPA-Rezeptoren, aufgehoben wird. Verschiedene Substanzen (z. B. Ketamin, Amantadin) binden mit hoher Affinität an den NMDA-Rezeptorkanal, verstopfen ihn und antagonisieren so rezeptorvermittelte Wirkungen. NMDA-Rezeptoren sind im ZNS an den molekularen Vorgängen der synaptischen Plastizität beteiligt und spielen dadurch eine wichtige Rolle bei Lernprozessen.

1.1.3 GABAerges System

Vorkommen und Funktion: GABAerge Neurone sind meist kurze Interneurone, die eine prä- oder postsynaptische Hemmung vermitteln. Es gibt aber auch GABAerge Projektionsneurone (z. B. von der Substantia nigra zum Thalamus).

▶ **Merke.** γ-Aminobuttersäure (GABA) ist der wichtigste inhibitorische Neurotransmitter im ZNS.

GABAerge Synapse: Die **Synthese** von GABA aus Glutamat wird durch das zytosolische Enzym Glutamat-Decarboxylase katalysiert (Abb. **C-1.4a**). Das Substrat Glutamat entsteht dabei aus Glutamin, das erst nach Aufnahme in GABAerge Neurone in Glutamat umgewandelt wird. Glutamat kann aber auch aus α-Ketoglutarat in den Mitochondrien GABAerger Neurone gebildet werden. Ein vesikulärer GABA-Transporter sorgt für die **Speicherung** von GABA in Speichervesikeln. Die **Freisetzung** erfolgt durch Exozytose. Präsynaptische GABA$_B$-Rezeptoren sind für die Regulation der Freisetzung über eine negative Rückkopplung von Bedeutung (Abb. **C-1.4b**). Zur **Transmitterinaktivierung** wird GABA zunächst durch Transporter aus dem synaptischen Spalt entfernt. Die Rückaufnahme ins Neuron vermittelt der **neuronale GABA-Transporter** (GAT-1). Wie alle neuronalen Transmitter-Transporter ist GAT-1 sekundär aktiv (s. S. 39). Das aufgenommene GABA wird entweder wieder gespeichert

gen antagonisieren. NMDA-Rezeptoren spielen eine wichtige Rolle bei Lernprozessen.

1.1.3 GABAerges System

Vorkommen und Funktion: GABAerge Neurone sind meist kurze Interneurone.

▶ **Merke.**

GABAerge Synapse: Zur **GABA-Synthese** (Abb. **C-1.4a**) dient aufgenommenes Glutamin oder in Mitochondrien gebildetes Glutamat. Die **Speicherung** von GABA erfolgt in Vesikeln, die **Freisetzung** durch Exozytose (Abb. **C-1.4b**). Zur **Transmitterinaktivierung** wird GABA durch den **neuronalen GABA-Transporter** (GAT-1) aus dem synaptischen Spalt wieder aufgenommen und gespeichert oder abgebaut (Abb. **C-1.4a**). Die Synthese des exzitatorischen Glutamats und des inhibitorischen GABAs sind eng miteinander verknüpft.

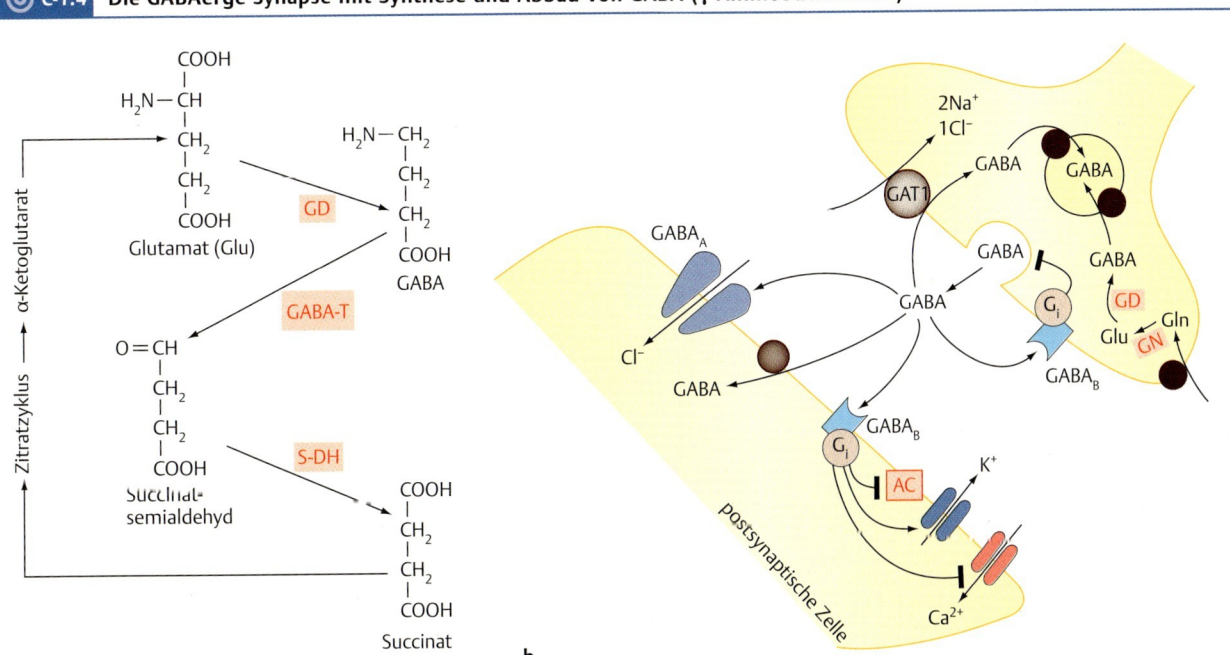

C-1.4 Die GABAerge Synapse mit Synthese und Abbau von GABA (γ-Aminobuttersäure)

GD: Glutamat-Decarboxylase; GABA-T: GABA-Transaminase; S-DH: Succinat-Dehydrogenase; GAT 1: neuronaler GABA-Transporter; Gln: Glutamin; GN: Glutaminase; GABA$_B$: GABA$_B$-Rezeptor; GABA$_A$: GABA$_A$-Rezeptor; AC: Adenylatcyclase.
a Synthese- und Abbauweg von GABA.
b Schematische Darstellung einer GABAergen Nervenendigung und einer postsynaptischen Zelle (Neuron oder Gliazelle).

oder in zwei Schritten zu Succinat oxidiert (Abb. C-1.4a). Da Succinat in den Zitratzyklus eintritt und über α-Ketoglutarat zu Glutamat umgewandelt wird, besteht ein enger Zusammenhang zwischen der Synthese des exzitatorischen Transmitters Glutamat und der Synthese des inhibitorischen Transmitters GABA. Auf der postsynaptischen Seite sind andere GABA-Transporter für die zelluläre Aufnahme verantwortlich. Der intrazelluläre Metabolismus von GABA erfolgt dann wie auf der präsynaptischen Seite.

GABA-Rezeptoren: Es gibt **zwei Typen** (beide inhibitorisch, Abb. **C-1.4b**):

- **GABA$_A$-Rezeptor:** Durch den **Cl$^-$-Ionenkanal** dieses ionotropen Rezeptors wird eine Hyperpolarisation ausgelöst, wodurch sich die neuronale Erregbarkeit reduziert. Die meisten GABA$_A$-Rezeptoren haben zwei α-, zwei β- und eine γ-Untereinheit.

GABA-Rezeptoren: Die inhibitorischen Wirkungen von GABA werden von **zwei GABA-Rezeptortypen** (Abb. **C-1.4b**) vermittelt:

- **GABA$_A$-Rezeptor:** Ein ionotroper Rezeptor, dessen **Cl$^-$-Ionenkanal** nach Aktivierung durch GABA einen Cl$^-$-Einstrom katalysiert. Die Folge ist eine Hyperpolarisation (Zunahme der Negativität des Membranpotenzials), die die neuronale Erregbarkeit je nach Ausmaß des Cl$^-$-Einstroms reduziert. GABA$_A$-Rezeptoren sind pentamere Proteine. Mehrere Familien von Untereinheiten wurden identifiziert (α, β, γ, δ etc.), die zudem noch in verschiedenen Isoformen vorkommen (z. B. $α_{1-6}$, $β_{1-3}$ und $γ_{1-3}$). Deshalb sind die möglichen Kombinationen zahllos. Die meisten GABA$_A$-Rezeptoren bestehen aber aus zwei α-Untereinheiten ($α_1$ oder $α_2$), zwei β-Untereinheiten ($β_2$ oder $β_3$) sowie einer $γ_2$-Untereinheit.

▶ Klinischer Bezug.

▶ **Klinischer Bezug.** Der molekulare Aufbau des GABA$_A$-Rezeptors ist von klinisch-praktischem Interesse, weil viele Pharmaka und Toxine mit den verschiedenen Untereinheiten des Rezeptors (Abb. **C-1.5**) interagieren. So ist z. B. das Fliegenpilzgift **Muscimol** ein Agonist des Rezeptors und das Krampfgift **Bicucullin** ein kompetitiver Antagonist. Beide Substanzen binden an eine extrazelluläre Domäne zwischen α- und β-Untereinheit. GABA interagiert als Agonist mit den beiden α-Untereinheiten. Daneben gibt es Stoffe, die an andere Stellen des Rezeptorproteins binden, die Affinität für GABA allosterisch erhöhen und somit dessen inhibitorische Wirkungen im ZNS verstärken. Dazu gehören **Benzodiazepine** (s. S. 277), **Barbiturate** (s. S. 273), viele **Narkotika** (s. S. 269) und **Äthanol** (s. S. 346). Die Krampfgifte **Picrotoxin** und **Pentetrazol** scheinen den Rezeptorkanal direkt zu verstopfen, ohne die Interaktion zwischen GABA und dem Rezeptor zu tangieren.

C-1.5 GABA$_A$-Rezeptor

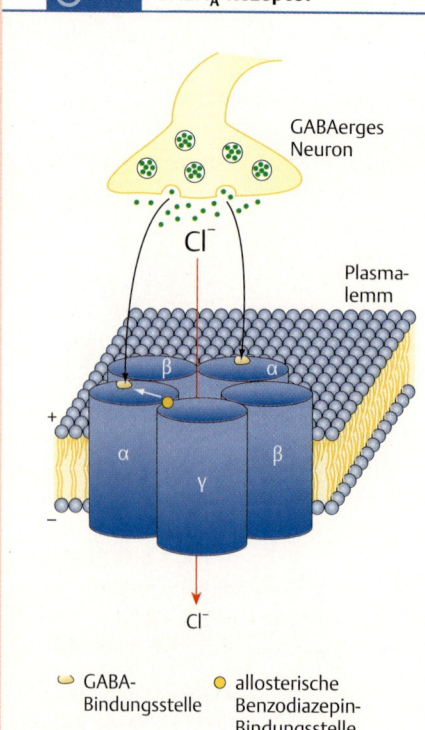

Der postsynaptische GABA$_A$-Rezeptor besteht aus **5 Untereinheiten** (2α, 2β und 1γ) und verfügt als **Ionenkanal** über eine hohe Leitfähigkeit für **Cl$^-$-Ionen**. GABA, das aus GABAergen Neuronen exozytotisch freigesetzt wird, erregt diesen Rezeptor durch Interaktion mit den beiden α-Untereinheiten. Die Bindungsstelle für Benzodiazepine ist ebenfalls angedeutet.

- **GABA_B-Rezeptor:** Ein **metabotroper Rezeptor**, der in zwei Isoformen vorkommt, die offensichtlich nur gemeinsam als dimeres Rezeptorprotein funktionieren. Über das G-Protein $G_{i/o}$ steuert er verschiedene Effektorsysteme an (Abb. **C-1.4b**). Er sorgt z. B. für die präsynaptische Hemmung der GABA-Freisetzung. Ein Agonist des Rezeptors ist das zentrale Muskelrelaxans **Baclofen**, das therapeutisch zur Linderung von Muskelspasmen bei spinalen Läsionen verwendet wird.

- **GABA_B-Rezeptor:** Dieser **metabotrope Rezeptor** steuert über das G-Protein $G_{i/o}$ verschiedene Effektorsysteme an (Abb. **C-1.4b**). Das zentrale Muskelrelaxans **Baclofen** wirkt hier als Agonist.

1.1.4 Glycinerges System

Glycin ist ebenfalls ein **inhibitorischer Transmitter**, der vor allem im **Rückenmark** und im **Hirnstamm** vorkommt. Im Vergleich zu GABA ist er aber weniger bedeutsam. Glycin wird vorwiegend mit der Nahrung aufgenommen, kann im Organismus aber auch aus Serin entstehen. Auch Glycin wird in glycinergen Neuronen vesikulär gespeichert und nach adäquatem Reiz exozytotisch freigesetzt. Seine inhibitorischen Wirkungen entfaltet Glycin über den Glycinrezeptor. Dabei handelt es sich um einen ionotropen Rezeptor, der ähnlich strukturiert ist und funktioniert wie der GABA_A-Rezeptor. Das Krampfgift **Strychnin** ist ein kompetitiver Antagonist von Glycin und **Taurin** ein Agonist am Glycinrezeptor. Prostaglandine hemmen die glycinerge Transmission im Rückenmark und fördern so die Fortleitung nozizeptiver Information (s. S. 134).

1.1.4 Glycinerges System

Der **inhibitorische Transmitter** Glycin kommt vor allem in **Rückenmark** und **Hirnstamm** vor. Der Glycinrezeptor ähnelt dem GABA_A-Rezeptor. Das Krampfgift **Strychnin** wirkt hier als Antagonist und **Taurin** als Agonist.

▶ **Klinischer Bezug.** Die proteolytische Aktivität des **Tetanustoxins** (ein Neurotoxin von Clostridium tetani) zerstört selektiv ein für die Exozytose wichtiges Protein der Speichervesikel der inhibitorischen Transmitter Glycin und GABA und blockiert so die Freisetzung dieser Transmitter. Die Folgen sind die charakteristischen Spasmen und Krämpfe (sog. **Tetanus = Wundstarrkrampf**).

▶ **Klinischer Bezug.**

1.2 Narkose

1.2.1 Allgemeine Grundlagen

▶ **Definition.** Der Begriff **„Narkose"** beschreibt einen medikamentös herbeigeführten, reversiblen und kontrollierten Zustand der Bewusstlosigkeit (griechisch narkosis = „in Schlaf versetzen").

1.2 Narkose

1.2.1 Allgemeine Grundlagen

▶ **Definition.**

Die ersten Narkotika (Äther, Chloroform) wurden Mitte des 19. Jahrhunderts in die medizinische Praxis eingeführt. Sie wurden in Dampfform verabreicht – Äther über eine sog. Schimmelbusch-Maske. Auch unter den modernen Narkotika gibt es eine Gruppe von Pharmaka, die in Dampf- oder Gasform über die Atemwege zugeführt werden (**Inhalationsnarkotika**). Ihnen werden die **Injektionsnarkotika** gegenübergestellt, die i. v. appliziert werden.

Inhalationsnarkotika werden in Dampf- oder Gasform über die Atemwege zugeführt, **Injektionsnarkotika** werden i. v. appliziert.

▶ **Merke.** Injektionsnarkotika sind wegen der i. v.-Applikation und des schnellen Wirkungseintritts für den Patienten subjektiv wesentlich angenehmer als Inhalationsnarkotika. Allerdings ist ihre Steuerbarkeit deutlich schlechter als die der Inhalationsnarkotika, weshalb sie vorwiegend zur Narkoseeinleitung verwendet werden.

▶ **Merke.**

Eine Ausnahme bildet **Propofol**, das wegen seiner kurzen Wirkdauer recht gut steuerbar ist und auch zur Aufrechterhaltung einer Narkose verwendet wird (s. S. 267, TIVA = total-intravenöse Anästhesie).

Die Allgemeinnarkose dient trotz medizinischer Indikation im strengen Sinne weder der Therapie noch der Diagnostik von Krankheiten, sondern lediglich zu deren Vorbereitung. Deshalb werden bei Narkotika besonders strenge Maßstäbe in Bezug auf ihre Verträglichkeit angelegt. Eine gute **Narkose** umfasst **folgende Wirkungsqualitäten:**

- Ausschaltung des Bewusstseins (**Hypnose**).
- Ausschaltung der Schmerzempfindung (**Analgesie**).
- Ausschaltung des Muskeltonus (**Muskelrelaxation**).

Propofol wird als einziges Injektionsnarkotikum auch zur Narkose-Aufrechterhaltung verwendet (s. S. 267, TIVA).

Bei Narkotika gelten strenge Maßstäbe in Bezug auf die Verträglichkeit. Eine gute **Narkose** muss **folgende Anforderungen** erfüllen:

- Hypnose
- Analgesie
- Muskelrelaxation

- **Stabilisierung des vegetativen Nervensystems** durch Ausschaltung von Abwehrreflexen und Gegenregulationen.

- **retrograde Amnesie**

Um dies alles gleichzeitig zu erreichen, ist eine **Kombinationsnarkose** notwendig.

- Ausschaltung bestimmter Abwehrreflexe und Dämpfung von Gegenregulationsmechanismen, ohne dass die vegetativen Funktionen des Hirnstamms (z. B. Regulation von Atmung und Kreislauf) beeinträchtigt werden **(Stabilisierung des vegetativen Nervensystems)**.
- Auch die **retrograde Amnesie** kann zu den erwünschten Wirkungen einer Narkose gerechnet werden.

Da keines der verfügbaren Narkotika alle diese Anforderungen erfüllt, werden im Rahmen der heute üblichen **Kombinationsnarkose** verschiedene Pharmaka gemeinsam angewendet. Dadurch kann die Dosis der einzelnen Substanzen reduziert und gegenüber einer Mononarkose die Häufigkeit von unerwünschten Wirkungen sowie das Narkoserisiko deutlich gesenkt werden. Weil mit der Kombinationsnarkose innerhalb von Sekunden ein Narkosestadium erreicht wird, das eine operative Behandlung erlaubt, ist die früher gebräuchliche Stadieneinteilung der Narkose bedeutungslos geworden.

Wirkungsmechanismus: Die **Potenz** der Narkotika ist linear abhängig von ihrem **Öl/Wasser-Verteilungskoeffizienten** und steigt mit ihrer Lipophilie. Die beobachtete **Enantioselektivität der Wirkung** (s. S. 271) lässt schließen, dass Narkotika über Membranproteine die synaptische Transmission beeinflussen. Gesichert ist, dass die Wirkung durch **Interaktionen mit ionotropen Rezeptoren** oder durch **Aktivierung von Zwei-Poren-K$^+$-Kanälen** (s. S. 149) entsteht.

Wirkungsmechanismus: Zwischen der **Potenz** der Narkotika und ihrem **Öl/Wasser-Verteilungskoeffizienten** besteht eine streng lineare Beziehung, d. h. je lipophiler ein Narkotikum, desto größer seine Potenz. Deshalb war vermutet worden, dass der Wirkung dieser Stoffe eine hydrophobe Wechselwirkung mit Membranlipiden zugrunde liegt. Diese Hypothese konnte nicht bestätigt werden, da sich herausstellte, dass bei Narkotika mit einem chiralen Zentrum (z. B. Isofluran, Etomidat) beide Enantiomere trotz identischer physikochemischer Eigenschaften unterschiedlich stark narkotisch wirken (**Enantioselektivität der Wirkung**, s. S. 271). Das deutet darauf hin, dass Narkotika mit Membranproteinen (z. B. Ionenkanälen) interagieren und so die synaptische Transmission in inhibitorischen Synapsen massiv fördern und/oder in exzitatorischen Synapsen massiv hemmen. Heute ist gesichert, dass die Narkose auf **Interaktionen mit ionotropen Rezeptoren** wie GABA$_A$-, NMDA-, 5-HT$_3$- und neuronalen Nikotin-Rezeptoren zurückgeht oder auch Folge der **Aktivierung von Zwei-Poren-K$^+$-Kanälen** (s. S. 149) ist. Die Bindung an GABA$_A$-Rezeptoren verstärkt die Rezeptor-vermittelten GABA-Wirkungen, die Interaktion mit NMDA-, 5-HT$_3$- und Nikotinrezeptoren äußert sich in einer Blockade der Rezeptorkanäle. Die Aktivierung von Zwei-Poren-K$^+$-Kanälen hyperpolarisiert Neurone im ZNS und macht sie dadurch unerregbar.

Zur Kombinationsnarkose gehören die **Prämedikation** mit sedativ-hypnotisch wirkenden Benzodiazepinen, die Einleitung der Narkose mit einem **schnell wirkenden Injektionsnarkotikum** und die **Inhalationsnarkose**.

Eine Kombinationsnarkose besteht aus **Prämedikation**, einem **Injektionsnarkotikum** zur Einleitung und **Inhalationsnarkose**.

Ablauf einer Kombinationsnarkose:
- **Prämedikation** (Tab. **C-1.1**): Sie dient der Erleichterung der Narkose-Einleitung sowie der Reduzierung von Narkotika-Dosierungen und -Nebenwirkungen. Die gewünschte **Anxiolyse** und **Sedierung** wird durch **Benzodiazepine** erreicht.
- **Narkose-Einleitung:** Neben einem **Injektionsnarkotikum** werden ein **Muskelrelaxans** (s. S. 106) verabreicht und die **Atemwege gesichert**.
- **Narkose-Aufrechterhaltung:** Sie ist meist eine **Inhalationsnarkose** aus N$_2$O + O$_2$ + Dampfnarkotikum. Das Injektionsnarkotikum **Propofol** (s. S. 274) kann aber auch verwendet werden.
- **Narkose-Ausleitung:** Es sind weiterhin **Opioide** zur **Analgesie** nötig. Ggf. kann die Muskelrelaxation durch Neostigmin (s. S. 101) antagonisiert werden.

Ablauf einer Kombinationsnarkose: Eine Kombinationsnarkose lässt sich formal in **vier Abschnitte** unterteilen:
- **Prämedikation:** Darunter versteht man die medikamentöse Vorbereitung einer Narkose, die in der Regel (bei elektiven Eingriffen) bereits am Vortag des Eingriffs beginnt. Sie reduziert das mit der Narkose verbundene Risiko für den Patienten: die Narkose-Einleitung wird erleichtert, Narkotika-Dosierungen und dadurch deren Nebenwirkungen (z. B. Übelkeit und Erbrechen) werden reduziert. Weitere wichtige Ziele der Prämedikation sind **Anxiolyse** und **Sedierung**, die am besten durch Gabe eines **Benzodiazepins** erreicht werden. Die verschiedenen Ziele der Prämedikation zusammen und jeweils sinnvolle Pharmaka sind in Tab. **C-1.1** zusammengefasst.
- **Narkose-Einleitung:** Zur Einleitung dienen schnell wirkende **Injektionsnarkotika**. Außerdem müssen in dieser Phase ein **Muskelrelaxans** (s. S. 106) verabreicht und die **Atemwege gesichert** werden (durch Intubation oder Larynxmaske). Über das Beatmungssystem werden dann Inhalationsnarkotika zugeführt, die mit Abklingen der Wirkung des Injektionsnarkotikums ihre volle Wirkung entfalten sollten.
- **Narkose-Aufrechterhaltung:** Meist wird auf eine **Inhalationsnarkose** mit einem Gemisch aus 2 Teilen des gut analgetisch wirksamen N$_2$O und 1 Teil O$_2$ zurückgegriffen. Diesen beiden Gasen werden wenige Vol.-% eines Dampfnarkotikums zugemischt, um die Narkose aufrechtzuerhalten. Das einzige zur Narkose-Aufrechterhaltung geeignete Injektionsnarkotikum ist **Propofol** (s. S. 274).
- **Narkose-Ausleitung:** In dieser Phase werden die Narkosemittel aus dem Organismus eliminiert. Sie ist durch das Abklingen von Hypnose und Muskelrelaxation sowie die Wiederkehr der autonomen Reflexe gekennzeichnet. Medikamentös muss auf eine weiterhin ausreichende **Analgesie** durch **Opioide** geachtet werden.

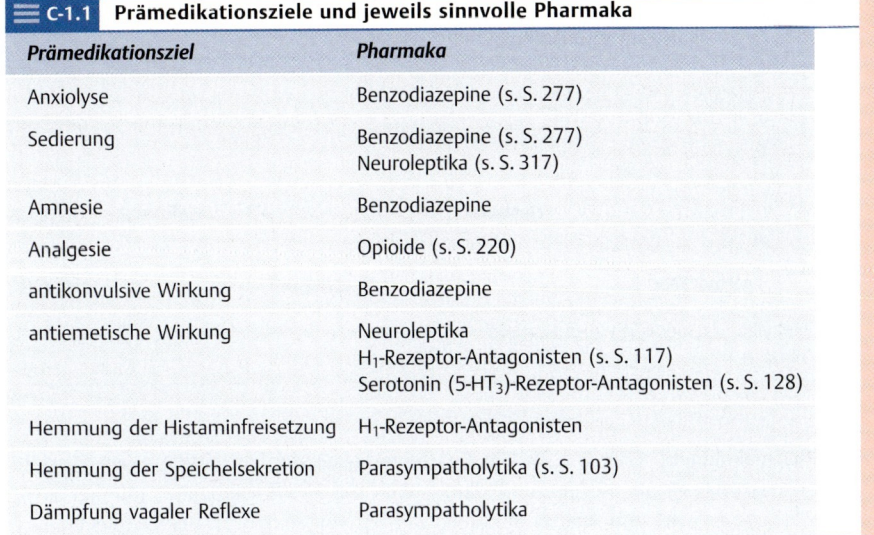

C-1.1 Prämedikationsziele und jeweils sinnvolle Pharmaka

Prämedikationsziel	Pharmaka
Anxiolyse	Benzodiazepine (s. S. 277)
Sedierung	Benzodiazepine (s. S. 277) Neuroleptika (s. S. 317)
Amnesie	Benzodiazepine
Analgesie	Opioide (s. S. 220)
antikonvulsive Wirkung	Benzodiazepine
antiemetische Wirkung	Neuroleptika H$_1$-Rezeptor-Antagonisten (s. S. 117) Serotonin (5-HT$_3$)-Rezeptor-Antagonisten (s. S. 128)
Hemmung der Histaminfreisetzung	H$_1$-Rezeptor-Antagonisten
Hemmung der Speichelsekretion	Parasympatholytika (s. S. 103)
Dämpfung vagaler Reflexe	Parasympatholytika

Gegebenenfalls ist die Antagonisierung der Muskelrelaxation durch Neostigmin (s. S. 101) erforderlich.

1.2.2 Narkotika

Inhalationsnarkotika

Die heute gebräuchlichen Stoffe sind einerseits halogenierte Äther wie **Desfluran**, **Sevofluran** und **Isofluran** (Abb. **C-1.6**) und andererseits **Lachgas** (N$_2$O, Stickoxydul). Die halogenierten Äther sind Dampfnarkotika, also sehr flüchtige (volatile) Flüssigkeiten, die wegen ihres hohen Dampfdrucks leicht in die Gasphase übergehen. Vor Verabreichung werden sie durch einen Vernebler in den gasförmigen Aggregatzustand gebracht. Lachgas ist hingegen ein „echtes" Gasnarkotikum.
Eine wichtige Größe im Zusammenhang mit Inhalationsnarkotika ist der sog. MAC-Wert (MAC = minimale alveoläre Konzentration).

1.2.2 Narkotika

Inhalationsnarkotika

Desfluran, **Sevofluran** und **Isofluran** (Abb. **C-1.6**) müssen als Dampfnarkotika vor Verabreichung vernebelt werden. **Lachgas** ist ein „echtes" Gasnarkotikum.

Für jedes Inhalationsnarkotikum gibt es einen MAC-Wert.

▶ **Definition.** Der **MAC-Wert** ist ein Maß für die Potenz der Narkotika. Er entspricht der alveolären Konzentration eines Inhalationsnarkotikums, die bei 50 % der Patienten eine Abwehrreaktion auf einen definierten Schmerzreiz (Hautinzision) unterdrückt. Je niedriger der MAC-Wert, umso höher die Potenz des Narkotikums.

▶ **Definition.**

Anhand der MAC-Werte (Tab. **C-1.2**) kann die **relative Potenz** der verschiedenen Stoffe verglichen werden. Bei einer Inhalationsnarkose werden **Dampfnarkotika stets in Kombination mit Lachgas** angewendet. Dabei richtet sich die Konzentration der Dampfnarkotika im Inhalationsgemisch nach ihren MAC-Werten. Initial werden häufig höhere Konzentrationen appliziert, um die Verteilung im Blut zu beschleunigen. Die Einleitung der Narkose erfolgt meist mit einem Injektionsnarkotikum. Im Kindesalter kann die Einleitung der Narkose auch über eine Atemmaske mit Sevofluran erfolgen.

Die MAC-Werte (Tab. **C-1.2**) ermöglichen eine Aussage über die **relative Potenz**. Bei einer Inhalationsnarkose werden **Dampfnarkotika und Lachgas** kombiniert. Die Einleitung erfolgt meist durch Injektionsnarkotika, bei Kindern z. T. aber auch durch Inhalationsnarkotika.

▶ **Exkurs.** Andere Inhalationsnarkotika

Früher gebräuchliche Inhalationsnarkotika wie z. B. **Diäthyläther** und **Halothan** werden inzwischen nicht mehr verwendet. Diäthyläther ist wegen unvorteilhafter pharmakokinetischer und physikalischer (brennbar und explosiv!) Eigenschaften schon lange aus den anästhesiologischen Abteilungen verschwunden. Halothan, der erste in großem Stile angewendete halogenierte Kohlenwasserstoff, wird wegen seiner hepatotoxischen Eigenschaften (**„Halothanhepatitis"**) nicht mehr angewendet. Im Gegensatz zu den heute gebräuchlichen Inhalationsnarkotika, die alle fast vollständig wieder über die Lunge abgeatmet und so eliminiert werden, wird Halothan nämlich zu 20 % hepatisch verstoffwechselt. Dabei entstehen hepatotoxische Metaboliten.
Das Edelgas **Xenon** ist ein inertes Narkosegas mit im Grunde hervorragenden Eigenschaften als Narkotikum. So ist es sehr gut anästhetisch und analgetisch wirksam bei nur wenigen Nebenwirkungen. Trotzdem ist es **in der klinischen Praxis bisher bedeutungslos**, weil es in einem sehr **teuren Prozess** aus der Luft extrahiert werden muss und nicht synthetisiert werden kann.

▶ **Exkurs.**

C-1.6 Die heute gebräuchlichen Inhalationsnarkotika Desfluran, Sevofluran, Isofluran und Lachgas

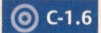

Diäthyläther ist lediglich zum Vergleich gezeigt. Der rote Stern kennzeichnet ein chirales Zentrum.

Pharmakokinetik (Tab. C-1.2): Die Geschwindigkeit der Verteilung eines Inhalationsnarkotikums im Körper und damit auch die Geschwindigkeit, mit der seine Wirkung eintritt und wieder abklingt, werden von seinen physikochemischen Eigenschaften bestimmt. Wichtige Größen in diesem Zusammenhang sind die sog. **Verteilungskoeffizienten**, die sich aus den Quotienten der Konzentrationen des Narkotikums in verschiedenen Körpergeweben ergeben.

▶ **Definition.** Der **Verteilungskoeffizient** eines Inhalationsnarkotikums beschreibt den Quotienten der im Verteilungsgleichgewicht gemessenen Gas-Konzentrationen in verschiedenen Körpergeweben. Die Messung der Gas-Konzentration erfasst dabei freies (ungebundenes) und physikalisch gelöstes Gas.

Die wesentlichen Verteilungskoeffizienten sind der Blut:Gas-, der Gehirn:Blut- und der Fett:Blut-Verteilungskoeffizient (Tab. C-1.2). Der **Blut:Gas-Verteilungskoeffizient** ermöglicht eine Aussage über die Löslichkeit des Narkotikums im Blut und ist entscheidend für die Geschwindigkeit des An- und Abflutens der über die Atemluft zugeführten Narkotika im Blut. Hohe Werte (Diäthyläther >> Isofluran) sprechen für eine gute Löslichkeit im Blut. Die gute Löslichkeit hat zur Folge, dass der Partialdruckausgleich zwischen dem Inhalationsgemisch in den Alveolen und dem Blut langsam erfolgt, das An- und Abfluten also entsprechend lange dauert. Niedrige Werte (Xenon < Desfluran < Lachgas < Sevofluran) sprechen für eine schlechte Löslichkeit im Blut und eine rasche Annäherung des Partialdrucks im Blut an den Partialdruck im Inhalationsgemisch. Diäthyläther benötigt für den Partialdruckausgleich mehr als 12 h, Desfluran weniger als 45 min und Xenon nur 3–5 min. Die gleichen Gesetzmäßigkeiten gelten für die **pulmonale Elimination** (Exhalation) der Narkotika aus dem Blut: Stoffe mit hohem Blut:Gas-Verteilungskoeffizient werden langsam und Stoffe mit niedrigem Blut:Gas-Verteilungskoeffizient schnell eliminiert. Alle heute gebräuchlichen Inhalationsnarkotika werden überwiegend unverändert über die Lunge wieder abgeatmet. Die **metabolische Elimination** der Dampf-

Pharmakokinetik (Tab. C-1.2): Für die Geschwindigkeit der Verteilung eines Inhalationsnarkotikums im Körper spielt der sog. **Verteilungskoeffizient** eine wichtige Rolle.

▶ **Definition.**

Tab. **C-1.2** zeigt verschiedene Verteilungskoeffizienten. Der **Blut:Gas-Verteilungskoeffizient** gibt die Löslichkeit des Narkotikums im Blut an und damit auch die Geschwindigkeit des An- und Abflutens. Hohe Werte bedeuten eine gute Löslichkeit mit langsamem An- und Abfluten, bei niedrigen Werten ist es umgekehrt. Gleiches gilt auch für die **pulmonale Elimination** der Narkotika aus dem Blut. Eine **metabolische Elimination** (Tab. C-1.2) spielt lediglich für **Sevofluran** und **Isofluran** eine Rolle. Die anderen Inhalationsnarkotika werden weitgehend unverändert wieder abgeatmet.

C-1.2 Pharmakokinetische Daten und Dosierung von Inhalationsnarkotika (die Daten für Diäthyläther dienen nur dem Vergleich mit den heute gebräuchlichen Stoffen)

Wirkstoffe	Verteilungskoeffizienten			Metabolisierung [%]	MAC [Vol.-%]
	Blut:Gas	Gehirn:Blut	Fett:Blut		
Diäthyläther	12	2,0	49	n.b.	1,9
Xenon	0,12	n.b.	n.b.	0	71
Desfluran	0,45	1,3	27	0,02	6,0
Lachgas (N_2O)	0,47	1,1	2,3	0,004	105[1]
Sevofluran	0,65	1,7	48	3,0	2,0
Isofluran	1,4	2,6	45	0,2	1,2

[1] unter hyperbaren Bedingungen ermittelt.

narkotika (vorwiegend durch CYP2E1) ist sehr gering (Tab. **C-1.2**) und spielt nur für **Sevofluran** (wichtige Metaboliten: Hexafluorisopropanol, Fluorid) und **Isofluran** eine gewisse Rolle.

Die Geschwindigkeit der Verteilung im Gewebe ist weniger vom Gewebe:Blut-Verteilungskoeffizient, sondern vielmehr von der **Gewebedurchblutung** abhängig. Die gute Durchblutung des Gehirns sorgt für eine rasche zerebrale Anflutung und Verteilung. Die schlechte Durchblutung des Fettgewebes und die hohen Fett:Blut-Verteilungskoeffizienten (Tab. **C-1.2**) sind bei den Dampfnarkotika für die tagelang dauernde Verteilung im und Elimination aus dem Fettgewebe verantwortlich.

Die **Gewebedurchblutung** ist wichtiger für die Verteilungsgeschwindigkeit als der Gewebe:Blut-Verteilungskoeffizient (Tab. **C-1.2**).

Halogenierte Äther

Ihre **narkotische Wirkung** geht hauptsächlich auf die Interaktion mit **GABA$_A$-Rezeptoren** zurück. Halogenierte Äther erhöhen allosterisch die Affinität des Rezeptors für GABA, indem sie an Untereinheiten des Rezeptorkanals binden (Abb. **C-1.5**). Die GABA-Bindung steigert die Cl$^-$-Leitfähigkeit dieser Rezeptorkanäle. In Bezug auf diese Wirkung wird GABA durch die gleichzeitige Bindung von halogenierten Äthern potenter. Die Folgen sind eine verstärkte Hyperpolarisation GABAerg innervierter Neurone und eine drastische **Verminderung der neuronalen Erregbarkeit („Membranstabilisierung")**. Außerdem steigern halogenierte Äther die inhibitorische Transmission über Glycinrezeptoren. Isofluran aktiviert auch Zwei-Poren-K$^+$-Kanäle (s. S. 149), wodurch die Neurone ebenfalls hyperpolarisiert werden und ihre Erregbarkeit abnimmt. Das S(+)-Isomer von Isofluran ist wesentlich potenter als das R(−)-Isomer (Enantioselektivität der Wirkung). Neben der narkotischen Wirkung haben halogenierte Äther **muskelrelaxierende** und **bronchodilatierende Wirkungen**. Sevofluran ist dabei der effektivste Bronchodilatator. Zudem schalten halogenierte Äther das Erinnerungsvermögen aus **(Amnesie)**, erhöhen den zerebralen Blutfluss und schützen das Myokard gegen die zellschädigenden Effekte einer Ischämie („ischämische Präkonditionierung"). Dieser **kardioprotektive Effekt** kommt durch Aktivierung von mitochondrialen K$_{ATP}$-Kanälen im Myokard (s. S. 149) zustande.

Halogenierte Äther

Ihre **narkotische Wirkung** entsteht v. a. durch die Interaktion mit **GABA$_A$-Rezeptoren** (Abb. **C-1.5**), die zu einer **Verminderung der neuronalen Erregbarkeit („Membranstabilisierung")** führt. Isofluran wirkt zusätzlich über Zwei-Poren-K$^+$-Kanäle (s. S. 149). Halogenierte Äther haben zudem auch **muskelrelaxierende** und **bronchodilatierende Wirkungen**, verursachen eine **Amnesie**, erhöhen den zerebralen Blutfluss und haben einen **kardioprotektiven Effekt**.

Da halogenierte Äther als Trigger-Substanzen eine **maligne Hyperthermie** hervorrufen können, sind sie bei Patienten mit entsprechender genetischer Prädisposition kontraindiziert (Näheres s. S. 109). Weitere **unerwünschte Wirkungen** sind eine konzentrationsabhängige Senkung des arteriellen Blutdrucks, die hauptsächlich durch eine Vasodilatation bedingt ist, eine reflektorische Erhöhung der Herzfrequenz sowie eine konzentrationsabhängige Verminderung des Herzminutenvolumens. Außerdem kann eine Atemdepression mit konzentrationsabhängiger Zunahme des pCO$_2$ auftreten. Desfluran und Isofluran haben einen stechenden, unangenehmen Geruch und wirken reizend auf die Schleimhäute der oberen Atemwege (Hustenreiz, Gefahr des Laryngospasmus).

Halogenierte Äther können eine **maligne Hyperthermie** triggern und sind bei genetischer Prädisposition kontraindiziert (s. S. 109). Weitere **unerwünschte Wirkungen** sind Blutabfall mit Herzfrequenzsteigerung, Abnahme des Herzminutenvolumens sowie Atemdepression. Desfluran und Isofluran können die Atemwege reizen.

Alle halogenierten Äther führen zu einer **Sensibilisierung des Myokards gegenüber den arrhythmogenen Wirkungen von Katecholaminen** und können nach Beendigung der Narkose eine Senkung der Körpertemperatur, Schüttelfrost, Übelkeit und Erbrechen hervorrufen. Eine Prämedikation mit Opioid-Analgetika verstärkt bei Schmerzpatienten die atemdepressive Wirkung der halogenierten Äther und reduziert deren MAC-Werte. Curareartige Muskelrelaxanzien werden in Bezug auf ihre muskelrelaxierende Wirkung durch halogenierte Äther potenziert.

Sie verursachen eine **Sensibilisierung des Myokards gegenüber den arrhythmogenen Wirkungen von Katecholaminen**. Nach der Narkose können eine Senkung der Körpertemperatur, Schüttelfrost, Übelkeit und Erbrechen auftreten.

Lachgas (N$_2$O, Stickoxydul)

Lachgas ist ein niedrig potentes Narkotikum (Tab. **C-1.2**; der MAC-Wert ist sehr hoch), das selbst bei Konzentrationen im Inhalationsgemisch von ca. 79 Vol.-% nur schwach narkotisch wirkt. Bei Konzentrationen von 30–70 Vol.-% ruft es eine Sedierung hervor. Dagegen wirkt es bereits ab 20 Vol.-% analgetisch.

Lachgas (N$_2$O, Stickoxydul)

Es wirkt nur wenig narkotisch (Tab. **C-1.2**), ist aber bereits in niedriger Dosierung analgetisch.

▶ **Merke.** Lachgas ist zwar ein **sehr gutes Analgetikum**, aber nur ein **schwaches Narkotikum**. Es muss deshalb mit anderen Narkotika kombiniert werden.

▶ **Merke.**

Die übliche Lachgaskonzentration im Inhalationsgemisch von 65–70 Vol.-% reduziert die MAC-Werte der Dampfnarkotika um 50–60%, d. h. die Dampfnarkotika werden deutlich potenter. Lachgas blockiert Ionenströme am **NMDA-Rezeptor** und ruft eine Aktivierung von **Zwei-Poren-K$^+$-Kanälen** hervor. Blockierende Wirkungen

Es blockiert den **NMDA-Rezeptorkanal** und aktiviert **Zwei-Poren-K$^+$-Kanäle**. Als Zusatz im Inhalationsgemisch bewirkt es eine deutliche Potenzsteigerung der Dampfnarkotika. Nach der Narkose können Übelkeit und Erbrechen auftreten. Lachgas-Narkosen > 6 h verursachen als **unerwünschte Wirkung** einen **Vitamin-B$_{12}$-Mangel**.

wurden auch an Ionenkanälen von Serotonin (5-HT$_3$)- und Kainat-Rezeptoren nachgewiesen. Es erhöht den Tonus des sympathischen Nervensystems und steigert den zerebralen Blutfluss. Lachgas verringert den hypoxiebedingten Antrieb des Atemzentrums. Nach Beendigung der Narkose können Übelkeit und Erbrechen auftreten. Sehr lang andauernde Lachgas-Narkosen (> 6 h) können als **unerwünschte Wirkung** einen **Vitamin-B$_{12}$-Mangel** herbeiführen, weil Lachgas unter Mithilfe von Darmbakterien das komplexgebundene Co^{2+} im Vitamin B$_{12}$ oxidiert und dieses dadurch seine Wirkung verliert. Es zeigen sich dann Zeichen eines Vitamin-B$_{12}$-Mangels: megaloblastäre Anämie, Thrombozytopenie und beginnende Polyneuropathie.

▶ Klinischer Bezug.

▶ **Klinischer Bezug.** Eine **Kontraindikation** für die Anwendung von Lachgas sind pathologische Luftansammlungen in abgeschlossenen Hohlräumen des Körpers, wie z. B. ein **Pneumothorax**. N$_2$O ist im Blut besser löslich als N$_2$ (Blut:Gas-VK von N$_2$: 0,015, vgl. Tab. C 1.2). Deshalb wird bei einer Lachgas-Narkose N$_2$ im Blut durch größere Mengen von N$_2$O ersetzt. Im weiteren Verlauf der Narkose geschieht dies dann auch in den abgeschlossenen Lufträumen. So kann es zu massiven Lachgasansammlungen mit erheblichen Drucksteigerungen kommen (Gefahr eines Spannungspneumothorax!).

Injektionsnarkotika

Grundlagen

Substanzen und Wirkungsmechanismen: Thiopental, Methohexital, Etomidat, Propofol und Ketamin sind strukturell sehr heterogen (Abb. C-1.7). Alle Injektionsnarkotika verdanken den **schnellen Wirkungseintritt** ihrer **starker Lipophilie** sowie der guten Durchblutung des Gehirns. Das **rasche Abklingen** beruht auf der **Umverteilung** der Wirkstoffe von gut in schlechter durchblutete Gewebe.

Injektionsnarkotika

Grundlagen

Substanzen und Wirkungsmechanismen: Die Injektionsnarkotika **Thiopental**, **Methohexital**, **Etomidat**, **Propofol** und **Ketamin** sind in ihrer chemischen Struktur sehr heterogen (Abb. **C-1.7**). Es gibt kein Strukturmerkmal, das für alle Substanzen gilt. Thiopental und Methohexital sind Barbiturate. Allen Injektionsnarkotika gemeinsam ist ihre **ausgeprägte Lipophilie**. Sie können die Blut-Hirn-Schranke deshalb sehr leicht überwinden. Dies ist ein Grund, warum Injektionsnarkotika sehr schnell im Gehirn anfluten **(schneller Wirkungseintritt)**. Außerdem gehört das Gehirn zu den am besten durchbluteten Organen des Körpers, sodass sich die Narkotika während und nach der i. v.-Injektion in erster Linie im Gehirn (und anderen gut durchbluteten Organen) verteilen und dort für die narkotische Wirkung ausreichend hohe Konzentrationen erreichen. Das **rasche Abklingen** der narkotischen Wirkung (5–10 min nach der Injektion) geht auf eine **Umverteilung** der Wirkstoffe von gut durchbluteten Geweben in schlechter durchblutete Gewebe zurück. Gut durchblutete Organe sind Gehirn, Herz, Nieren und Leber, weniger gut durchblutet ist die Muskulatur und schlecht durchblutet das Fettgewebe. Das Phänomen der Umverteilung basiert also auf der ungleichen Verteilung des Herzzeitvolumens auf die verschiedenen Organe des Körpers und ist verantwortlich dafür, dass die Wirkstoffkonzentration im Gehirn schon wenige Minuten nach der Injektion auf subnarkotische Werte abfällt.

⊙ C-1.7 **Die heute gebräuchlichen Injektionsnarkotika**

Thiopental und **Methohexital** sind Barbitursäure-Analoga (Barbiturate), **Etomidat** ist ein Imidazol-Karbonsäureester, **Propofol** ein substituiertes Phenolderivat und **Ketamin** ein Zyklohexylamin. Der rote Stern kennzeichnet ein chirales Zentrum.

Pharmakokinetik (Tab. C-1.3): Die Elimination erfolgt metabolisch.

Pharmakokinetik (Tab. C-1.3): Alle Substanzen werden metabolisch eliminiert. Die oxidative Desulfurierung von Thiopental führt zu einem wirksamen, langsam eliminierten Metaboliten (Pentobarbital; HWZ 30 h). Propofol wird hydroxyliert (CYP2B6) und mit Glucuronsäure oder Schwefelsäure konjugiert.

C-1.3 Pharmakokinetische Daten und Dosierungen von Injektionsnarkotika

Wirkstoffe	Dosis [mg/kg]	HWZ [h]	Cl [ml min^{-1} kg^{-1}]	Vd [l/kg]	PEB [%]	EF$_{ren}$ [%]
Thiopental	3–5	12	3,4	2,3	85	0
Methohexital	1–2	3,9	11	2,2	85	0
Etomidat	0,2–0,4	2,9	18	2,5	76	2
Propofol	1,5–2,5	4,7	30	5–15	98	0
Ketamin	0,5–1,5	3,0	19	3,1	27	0

Dosis: i. v. Dosis zur Einleitung einer Narkose oder vor Beginn eines Eingriffs; HWZ: Plasma-Halbwertszeit nach Bolusinjektion; die Halbwertszeiten nehmen bei Infusion mit der kumulativ infundierten Gesamtdosis moderat (Methohexital, Etominat, Propofol, Ketamin) oder drastisch (Thiopental) zu; Cl: Gesamtkörperclearance; V$_d$: Verteilungsvolumen (gemessen im Verteilungsgleichgewicht).

Barbiturate (Thiopental und Methohexital)

Barbiturate wurden über Jahrzehnte als Schlafmittel genutzt. Seit 1992 sind sie in Deutschland u. a. wegen ihrer geringen therapeutischen Breite und ihres Abhängigkeitspotenzials für diese Indikation nicht mehr zugelassen. Heute werden sie für **Kurznarkosen** und zur **Einleitung von Narkosen** verwendet. Sie zeichnen sich dadurch aus, dass sie den Sauerstoffverbrauch des Gehirns, den zerebralen Blutfluss und den intrakraniellen Druck reduzieren. Wegen ihrer stark antikonvulsiven Wirkung gelten sie auch als **Ultima Ratio beim Status epilepticus**. Barbiturate sind nicht analgetisch wirksam, sondern senken sogar die Schmerzschwelle (Hyperalgesie). Thiopental und Methohexital binden an α- und β-Untereinheiten des Rezeptorkanals von **GABA$_A$-Rezeptoren** (Abb. **C-1.5**) und erhöhen allosterisch die Affinität des Rezeptors für GABA. Die den Cl$^-$-Einwärtsstrom steigernde, hyperpolarisierende Wirkung von GABA wird dadurch verstärkt – eine starke Verminderung der neuronalen Erregbarkeit ist die Folge. Barbiturate haben aber auch direkte Wirkungen auf den Rezeptorkanal, d. h. sie erhöhen die Cl$^-$-Leitfähigkeit des Kanals auch in Abwesenheit von GABA. Außerdem fördern sie die glycinerge Transmission und blockieren AMPA- und Kainat-Rezeptorkanäle.

Die wichtigste **unerwünschte Wirkung** von Barbituraten ist eine **Atemdepression** (bis hin zum Atemstillstand), da sie die Reflexantwort des Atemzentrums auf Hypoxie oder Hyperkapnie reduzieren. Bei einer Kurznarkose mit Barbituraten muss deshalb unbedingt die Ausrüstung für eine künstliche Beatmung vorhanden sein. Am Herzen wirken sie **negativ inotrop** und führen insbesondere bei zu schneller Injektion zu einer dosisabhängigen **Senkung des Schlagvolumens und des Blutdrucks**. Außerdem werden Bronchospasmen (besonders bei Asthmatikern), postnarkotische Verwirrtheitszustände sowie Übelkeit und Erbrechen beobachtet. Nach paravenöser oder versehentlicher intraarterieller Injektion können Gewebenekrosen auftreten, da die stark alkalischen Injektionslösungen (pH 10–11) zu Gefäßspasmen führen können.

Bei Vergiftungen mit Alkohol, Schlafmitteln, Analgetika oder Psychopharmaka dürfen Barbiturate nicht angewendet werden. Weitere **Kontraindikationen** sind Herzinfarkt, dekompensierte Herzinsuffizienz, Kreislaufschock, Status asthmaticus, maligne Hypertonie sowie eine **akute hepatische Porphyrie**, da Barbiturate durch Enzyminduktion die Bildung von Porphyrinvorstufen steigern. Da Thiopental und Methohexital ganz überwiegend in der Leber verstoffwechselt werden, sollte bei einer schweren Leberfunktionsstörung auf ihre Anwendung verzichtet werden. Bei der Metabolisierung von Thiopental entsteht das ebenfalls hypnotisch/narkotisch wirksame Pentobarbital, das sehr langsam (HWZ 30 h) eliminiert wird. Da auch Thiopental eine relativ lange Halbwertszeit hat (Tab. **C-1.3**) und deshalb zur Kumulation neigt, sollten keine Nachinjektionen vorgenommen werden.

Eine Prämedikation mit Benzodiazepinen vermindert die erforderlichen Barbiturat-Dosierungen. Opioide verstärken die atemdepressiven Wirkungen der Barbiturate. Die Methotrexat-Toxizität wird durch Gabe von Thiopental und Methohexital verstärkt.

Barbiturate (Thiopental und Methohexital)

Wegen ihres Abhängigkeitspotenzials werden sie nur noch für **Kurznarkosen**, zur **Einleitung von Narkosen** oder als **Ultima Ratio beim Status epilepticus** angewendet. Sie verursachen eine Hyperalgesie.

Thiopental und Methohexital binden an **GABA$_A$-Rezeptoren** (Abb. **C-1.5**). Sie lösen auf direktem Weg sowie indirekt durch Steigerung der Affinität von GABA für den Rezeptor eine Verminderung der neuronalen Erregbarkeit aus.

Unerwünschte Wirkungen sind **Atemdepression**, **negative Inotropie**, **vermindertes Schlagvolumen**, **Blutdruckabfall**, Bronchospasmen, Verwirrtheitszustände, Übelkeit/Erbrechen und Gewebenekrosen bei paravenöser Gabe.

Kontraindikationen: Intoxikationen mit Alkohol, Schlafmitteln, Analgetika oder Psychopharmaka. Herzinfarkt, dekompensierte Herzinsuffizienz, Kreislaufschock, Status asthmaticus, maligne Hypertonie, **akute hepatische Porphyrie**, schwere Leberfunktionsstörung. Bei Thiopental (Tab. **C-1.3**) besteht Kumulationsgefahr, wenn es wiederholt injiziert wird.

Wechselwirkungen treten insbesondere bei Kombinationen mit Benzodiazepinen, Opioiden und Methotrexat auf.

Etomidat

Etomidat ist ein Imidazol-Derivat (Abb. C-1.7), von dem zwei Enantiomere existieren. Die narkotische Wirkung geht im Grunde nur auf das R(+)-Enantiomer zurück; das S(−)-Enantiomer ist kaum wirksam. Etomidat wirkt nicht analgetisch. Indiziert ist es zur **Einleitung von Narkosen** und für **Kurznarkosen**. Etomidat wird bevorzugt bei älteren Patienten mit kardiovaskulären Erkrankungen verwendet, weil es im Gegensatz zu den Barbituraten nicht blutdrucksenkend und kardiodepressiv wirkt. Die Wirkungen sind Folge der Aktivierung von **$GABA_A$-** und **Glycin-Rezeptoren**, wobei hauptsächlich $GABA_A$-Rezeptoren beteiligt sind. Daneben ist Etomidat auch ein Agonist von $α_{2B}$-Adrenozeptoren. Deshalb hat es keine blutdrucksenkenden, sondern leicht blutdrucksteigernde Wirkungen. Recht häufig klagen die Patienten über einen **Injektionsschmerz**, der aber durch vorherige Gabe eines Opioids abgemildert werden kann. Daneben werden **Myoklonien und Dyskinesien** beobachtet, die durch Prämedikation mit Benzodiazepinen vermieden werden können. Etomidat führt durch Hemmung der 11β-Hydroxylase zu einer reversiblen **Reduktion der Kortisol- und Aldosteronsynthese** (verantwortlich dafür ist die Imidazol-Struktur von Etomidat). Weitere unerwünschte Wirkungen sind Husten und Singultus sowie Übelkeit und Erbrechen nach der Narkose. **Kontraindiziert** ist es bei Neugeborenen und Säuglingen bis zum 6. Lebensmonat sowie in der Schwangerschaft und Stillzeit. Die hypnotische Wirkung von Etomidat wird durch Alkohol, Benzodiazepine und Opioide verstärkt.

Propofol

Propofol (Abb. C-1.7) wird wegen seiner schlechten Wasserlöslichkeit in Form einer milchig-weißen Öl-in-Wasser-Emulsion (Hilfsstoffe Sojaöl, Phosphatidylcholin, Glycerin) i. v. verabreicht (Abb. C-1.8, Tab. C-1.3). Es wird verwendet zur **Einleitung von Narkosen** und für **Kurznarkosen**. Da die Aufwachphase im Anschluss an eine Propofolnarkose rasch und ohne wesentliche unangenehme Nachwirkungen (wie z. B. postnarkotische Verwirrtheitszustände, Übelkeit und Erbrechen) verläuft, ist Propofol gut für ambulante Kurznarkosen geeignet. Propofol ist das einzige Injektionsnarkotikum, das auch zur **Narkoseaufrechterhaltung** angewendet werden kann, da es gut steuerbar ist. Zu diesem Zweck wird es wegen der fehlenden analgetischen Wirkung zusammen mit Opioid-Analgetika (z. B. Fentanyl, Remifentanil) i. v. infundiert (100–300 µg/kg/min). Diese Art der Narkose wird als **total-intravenöse Anästhesie (TIVA)** bezeichnet, da dabei auf Inhalationsnarkotika gänzlich verzichtet wird.

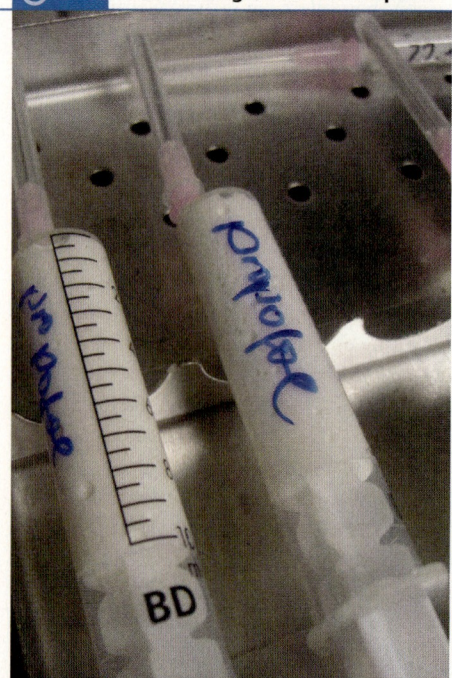

C-1.8 **Darreichungsform von Propofol**

Milchige Propofolemulsion aufgezogen in eine Perfusorspritze.

Eine weitere Indikation ist die **Sedierung** in der Intensivmedizin: hierfür wird Propofol in Dosierungen von 40–60 µg/kg/min über mehrere Tage infundiert und häufig mit Opioid-Analgetika kombiniert.

Der narkotischen Wirkung von Propofol liegt eine Aktivierung von **GABA$_A$- und Glycin-Rezeptoren** zugrunde. Die Folge ist eine massive Förderung der inhibitorischen Neurotransmission. Sehr häufig treten Schmerzen an der Injektionsstelle auf, die durch gleichzeitige Gabe von Lidocain und durch Applikation in größere Armvenen weitgehend vermeidbar sind. Weitere wichtige unerwünschte Wirkungen sind **Atemdepression** und **Blutdruckabfall.** Die Blutdrucksenkung ist Folge vasodilatierender und negativ inotroper Wirkungen. Sehr selten, aber besonders im Kindesalter gefürchtet ist das sog. **Propofol-Infusionssyndrom** (Mortalität etwa 80%). Es kann in der Intensivmedizin im Rahmen einer tagelangen Anwendung von Propofol als Sedativum auftreten (in Dosierungen ≥ 65 µg/kg/min). Symptome sind Laktatazidose, Hyperthermie, Hepatomegalie, Lipämie, Herzrhythmusstörungen und Rhabdomyolyse, die bis hin zum Herzversagen oder Multiorganversagen führen können. Bei Kindern unter 3 Jahren sowie in der Schwangerschaft und Stillzeit ist Propofol **kontraindiziert**. Für die lang dauernde Sedierung mit Propofol ist das Mindestalter 17 Jahre. Opioide verstärken die atemdepressive und narkotische Wirkung von Propofol.

Propofol aktiviert GABA$_A$- und **Glycin-Rezeptoren** und steigert die inhibitorische Neurotransmission. Unerwünschte Wirkungen sind Schmerzen an der Injektionsstelle, **Atemdepression**, **Blutdruckabfall** und das sog. **Propofol-Infusionssyndrom**. **Kontraindikationen** sind Alter < 3 Jahre, Schwangerschaft und Stillzeit. Mindestalter für eine langdauernde Sedierung sind 17 Jahre. Opioide verstärken die Propofol-Wirkung.

▶ **Exkurs.** **Atemdepressive Wirkung von Propofol**

Propofol erlangte im Jahre 2009 auch außerhalb der medizinischen Fachwelt unrühmliche Bekanntheit: eine akute Propofol-Vergiftung war ursächlich für den Tod des Popstars Michael Jackson. Neben Propofol wurden auch verschiedene Benzodiazepine, die ebenfalls atemdepressiv wirken, im Blut des Verstorbenen nachgewiesen. Die Kombination dieser Pharmaka führte vermutlich zu einem Atemstillstand. Propofol soll Jackson bereits über einen längeren Zeitraum wegen Einschlafproblemen verabreicht worden sein, wofür es natürlich keinesfalls indiziert ist.

▶ **Exkurs.**

Ketamin

Ketamin

▶ **Merke.** Ketamin ist das einzige Injektionsnarkotikum mit **analgetischer Wirkung**.

▶ **Merke.**

Außerdem wirkt Ketamin im Gegensatz zu allen anderen Injektionsnarkotika bronchodilatatorisch und steigert den Blutdruck und die Herzfrequenz sowie die Durchblutung und den Sauerstoffverbrauch des Gehirns. Ketamin hat keine muskelrelaxierende Wirkung – es erhöht sogar den Muskeltonus. Eine Atemdepression wird nur nach zu schneller i. v.-Injektion oder bei hohen Dosierungen beobachtet. Ketamin wird bevorzugt bei Kindern und bei Patienten mit Asthma bronchiale oder Neigung zur Hypotension bei der **Einleitung von Narkosen** verwendet. Es ist auch zur Behandlung des **Status asthmaticus** und zur Analgosedierung bei **schmerzhaften kurzdauernden Eingriffen**, wie z. B. Verbandswechsel bei Verbrennungen, geeignet. Eine weitere Indikation ist die **Anästhesie und Analgesie in der Notfallmedizin**, z. B. bei (poly)traumatisierten Patienten – dabei sind die kreislaufstabilisierenden Wirkungen von Ketamin ein erwünschter Nebeneffekt.

Von Ketamin (Abb. **C-1.7**) gibt es zwei Enantiomere, wobei das S(+)-Enantiomer bezüglich seiner narkotischen und analgetischen Wirkung potenter ist als das R(−)-Enantiomer. Die Wirkungen gehen zurück auf eine Blockade des Ionenkanals von **NMDA-Rezeptoren** (diese begründet auch die analgetische Wirkung) und von **neuronalen Nikotinrezeptoren**. Die kardiovaskulären Ketaminwirkungen sind Folge der Hemmung der Transporter NAT und EMT, die für die Elimination von Noradrenalin aus dem synaptischen Spalt und dem Kreislauf verantwortlich sind (s. S. 76). Nach Injektion von Ketamin kommt es zu einem etwa 10- bis 15-minütigen narkoseähnlichen Zustand mit einer traumähnlichen Bewusstseinslage. Die Analgesie hält länger an als die Narkose. Die Patienten sind nicht richtig bewusstlos, sondern eher geistig abwesend; ihr Bewusstsein ist von der sie umgebenden Wirklichkeit losgelöst („**dissoziative Anästhesie**"). Nach diesem Zustand folgt eine Periode, in der Symptome einer **deliriumartigen Psychose** mit Halluzinationen, Illusionen, Wahnvorstellungen und lebhaften Albträumen auftreten. Diese Symptome können durch Prämedikation mit Benzodiazepinen (z. B. Midazolam) unterdrückt oder deutlich abgeschwächt werden. Bei Kindern sind diese psychotomimetischen Effekte in der Aufwachphase weniger intensiv und seltener als bei Erwachsenen. Weitere mögliche unerwünschte Wirkungen sind ein Anstieg des intrakraniellen Drucks infolge

Wegen bronchodilatatorischer und blutdrucksteigernder Wirkungen wird Ketamin gerne bei Asthma bronchiale oder Hypotension zur **Narkose-Einleitung** verwendet. Weitere Indikationen sind **Status asthmaticus** und Analgosedierung bei **schmerzhaften kurzdauernden Eingriffen**. In der **Anästhesie und Analgesie in der Notfallmedizin** sind die kreislaufstabilisierenden Wirkungen willkommen.

Ketamin (Abb. **C-1.7**) wirkt über die Blockade der Ionenkanäle von **NMDA-Rezeptoren** und **neuronalen Nikotinrezeptoren**. Es hemmt zudem die Transporter NAT und EMT (s. S. 76).

Die Patienten gelangen für ca. 15 min in eine traumähnliche Bewusstseinslage („**dissoziative Anästhesie**"). Die nachfolgende **deliriumartige Psychose** kann durch Prämedikation mit Benzodiazepinen abgeschwächt werden. Weitere Nebenwirkungen sind intrakranielle Drucksteigerung, Hypersalivation, Übelkeit und Erbrechen. **Kontraindikationen** sind schwere arterielle Hypertonie, Hyperthyreose, (Prä-)Eklampsie und drohende Uterusruptur.

der Zunahme der zerebralen Durchblutung, Hypersalivation, Übelkeit und Erbrechen. **Kontraindikationen** sind schwere arterielle Hypertonie, Hyperthyreose, Präeklampsie und Eklampsie sowie eine drohende Uterusruptur.

1.2.3 Andere injizierbare Wirkstoffe in der Anästhesie

Außer Narkotika und Muskelrelaxanzien (s. S. 106) sind weitere Stoffe wichtig.

Neben den Narkotika und den Muskelrelaxanzien (s. S. 106) gibt es einige injizierbare Wirkstoffe, die in der Anästhesie von Bedeutung sind, weil sie häufig mit Narkotika kombiniert werden.

Midazolam

Midazolam (Tab. **C-1.4**) ist als kurz wirksames Benzodiazepin (s. S. 277) **gut steuerbar**. Es wirkt **sedativ-hypnotisch**, **anxiolytisch** und **amnestisch**. Angewendet wird es zur **Prämedikation**, **Narkoseeinleitung** und **Sedierung**. Die **Atemdepression** als wichtigste Nebenwirkung wird durch Opioide verstärkt, kann aber durch Flumazenil (s. S. 283) antagonisiert werden.

Midazolam gehört zu den kurz wirksamen Benzodiazepinen (Näheres s. S. 277). Seine Wirkung ist **gut steuerbar**. Sie tritt nach i. v.-Gabe rasch ein und hält 20–40 min an. Midazolam wirkt **sedativ-hypnotisch, anxiolytisch und amnestisch**. Typische Indikationen sind die **Prämedikation** (0,05–0,1 mg/kg i. m.) und die **Narkoseeinleitung** (0,1–0,2 mg/kg i. v.) im Rahmen einer Allgemeinnarkose sowie die **Sedierung** vor kurzdauernden diagnostischen Eingriffen (0,01–0,05 mg/kg i. v.). Vor einer Gastroskopie z. B. schlafen die Patienten nach Gabe von 2–3 mg Midazolam i. v. ein (sedativ-hypnotische Wirkung) und erwachen nach Beendigung des Eingriffs ohne zu wissen, was mit ihnen geschehen ist (amnestische Wirkung). In der Intensivmedizin wird Midazolam zur Sedierung i. v. infundiert (0,03–0,2 mg/kg/h). Die wichtigste unerwünschte Wirkung ist die **Atemdepression**, die durch Flumazenil (s. S. 283) antagonisiert werden kann. Sie wird durch gleichzeitige Gabe von Opioiden noch verstärkt. Die pharmakokinetischen Daten von Midazolam zeigt Tab. **C-1.4**.

Fentanyl-Analoga

Zur Analgesie in der Anästhesie werden v. a. Opioide (s. S. 220) angewendet, die zudem sedativ-hypnotische und anxiolytische Effekte haben und den Bedarf an Inhalationsnarkotika reduzieren. Die Fentanyl-Derivate **Alfentanil**, **Remifentanil** oder **Sufentanil** (Tab. **C-1.4**) werden perioperativ oder bei einer **total-intravenösen Anästhesie** (s. S. 274) verabreicht. Sie wirken auch **atemdepressiv**, weshalb eine künstliche Beatmung erforderlich ist, und **emetisch**.

Da die heute gebräuchlichen Narkotika meist ohne schmerzstillende Wirkung sind (Ausnahmen: Lachgas, Ketamin), haben Analgetika in der Anästhesie einen besonderen Stellenwert. In erster Linie werden Opioid-Analgetika (s. S. 220) angewendet. Sie wirken nicht nur analgetisch, sondern auch sedativ-hypnotisch und anxiolytisch. Außerdem potenzieren sie Inhalationsnarkotika, d. h. sie reduzieren deren MAC-Werte und vermindern dadurch die für die narkotische Wirkung erforderliche Konzentration im Atemgasgemisch. Die größte Bedeutung haben die Fentanyl-Derivate **Alfentanil, Remifentanil** und **Sufentanil** (Tab. **C-1.4**). Sie werden perioperativ i. v. verabreicht oder intraoperativ im Rahmen der **total-intravenösen Anästhesie** (s. S. 274) zusammen mit Propofol i. v. infundiert (z. B. Alfentanil 0,5–3,0 µg/kg/min oder Remifentanil 0,05–2,0 µg/kg/min). Die wichtigste unerwünschte Wirkung ist die **Atemdepression**, die eine künstliche Beatmung erforderlich macht. Zudem haben Opioide einen **emetischen Effekt**, der postoperativ auftritt und sich zu den emetischen Wirkungen der Narkotika addiert.

Fentanyl-Analoga zeichnen sich durch einen **schnellen Wirkungseintritt** aus.

Eine wichtige Eigenschaft der Fentanyl-Analoga ist der **schnelle Wirkungseintritt**: Nach i. v.-Injektion wirken sie innerhalb von 1–2 min, bei Fentanyl dauert es immerhin 4–5 min. Die Wirkdauer nimmt mit der verabreichten Dosis zu und auch die Halbwertszeit verlängert sich mit der kumulativ infundierten Dosis, offensichtlich weil sich diese Stoffe auch in Kompartimenten verteilen, in denen ein Vertei-

| C-1.4 Pharmakokinetische Daten und Dosierungen von anderen injizierbaren Wirkstoffen in der Anästhesie |
| | | | | | | |

Wirkstoffe	Dosis [µg/kg]	HWZ [h]	Cl [ml min^{-1} kg^{-1}]	V_d [l/kg]	PEB [%]	EF_{ren} [%]
Midazolam	50–200	2	7	1,0	98	0
Fentanyl	0,7–1,4	4	13	4,0	84	8
Alfentanil	8–30	1,5	7	0,8	92	0
Remifentanil	1,0	0,23	50	0,4	92	0
Sufentanil	0,5–2,0	3,4	12	3,6	93	0

Dosis: i. v.-Dosis vor Beginn eines Eingriffs; HWZ: Plasma-Halbwertszeit nach Bolusinjektion; mit Ausnahme von Remifentanil nehmen die Halbwertszeiten bei Infusion mit der kumulativ infundierten Gesamtdosis moderat (Midazolam, Sufentanil, Alfentanil) oder drastisch (Fentanyl) zu; Cl: Gesamtkörperclearance; V_d: Verteilungsvolumen (gemessen im Verteilungsgleichgewicht); PEB: Plasmaeiweißbindung; EF_{ren}: renale Eliminationsfraktion der i. v.-Dosis.

lungsgleichgewicht sehr langsam erreicht wird. Eine Ausnahme bildet Remifentanil, dessen Halbwertszeit und Wirkdauer unabhängig von der infundierten Dosis ist und dessen Wirkung meist 5–10 min nach Infusionsstopp endet. Anders als Fentanyl, Alfentanil und Sufentanil wird Remifentanil nicht von CYP-Enzymen der Leber, sondern von Plasmaesterasen metabolisch eliminiert.

1.3 Angststörungen und Spannungszustände

Angst ist eines der häufigsten psychopathologischen Symptome. Unter dem Begriff **Angststörungen** werden verschiedene Erkrankungen zusammengefasst, die mit ganz unterschiedlichen Erscheinungsformen der Angst einhergehen. Die wesentlichen Formen sind Phobien, Panikstörungen, generalisierte Angststörungen und gemischte Angststörungen (z. B. Angst und depressive Störungen). Angststörungen zählen zu den häufigsten psychischen Erkrankungen (Prävalenz ca. 7%). Ein sehr häufiges Phänomen sind auch psychogene Unruhe- und Spannungszustände, die infolge verschiedenster Stress-Situationen auftreten können und die sich häufig auch in körperlichen Symptomen – also psychosomatisch – äußern. Neben nicht pharmakotherapeutischen Maßnahmen sind in beiden Fällen **Anxiolytika** (Angstlöser) die Mittel der Wahl. Bei einigen Angststörungen werden auch Antidepressiva (Näheres s. S. 329) mit Erfolg angewendet.

1.3 Angststörungen und Spannungszustände

Mögliche Erscheinungsformen der **Angst** sind Phobien, Panikstörungen, generalisierte und gemischte Angststörungen. Psychogene Unruhe- und Spannungszustände äußern sich häufig auch psychosomatisch. Zur Pharmakotherapie werden vor allem **Anxiolytika** eingesetzt, z. T. helfen auch Antidepressiva (s. S. 329).

1.3.1 Anxiolytika

▶ **Synonym.** Tranquillanzien, Tranquilizer, Ataraktika.

Neben der angstlösenden sind die sedierende (beruhigende) und die emotional entspannende Wirkung weitere klinische Effekte der Anxiolytika. Allerdings weisen auch andere Substanzen (z. B. niedrig dosierte Neuroleptika [s. S. 317], einige Antidepressiva [s. S. 329], manche Phytopharmaka) derartige Wirkungen auf.

▶ **Merke.** Charakteristisch für Tranquillanzien im engeren Sinne ist, dass sie eine **anxiolytische**, aber **keine antipsychotische Wirkung** besitzen.

Die bei Weitem wichtigste Stoffgruppe unter den Anxiolytika sind die **Benzodiazepine**. Ein weiteres Anxiolytikum, **Buspiron**, ist als 5-HT$_{1A}$-Rezeptor-Agonist an anderer Stelle im Buch ausführlicher besprochen (s. S. 126). Es ist wesentlich schwächer anxiolytisch wirksam als die Benzodiazepine und hat im Gegensatz zu diesen keine sedativ-hypnotische, muskelrelaxierende und antikonvulsive Wirkung. Darüber hinaus besitzt Buspiron auch kein Abhängigkeitspotenzial.

Benzodiazepine

Der Hauptvertreter der Benzodiazepine ist Diazepam (Abb. **C-1.9**). Die große Zahl von Substitutionsmöglichkeiten an der Benzodiazepin-Grundstruktur erklärt die Vielzahl von Vertretern (Tab. **C-1.6**).

1.3.1 Anxiolytika

▶ **Synonym.**

Sie wirken angstlösend, sedierend und emotional entspannend. Ähnliches bewirken auch einige Neuroleptika (s. S. 317) und Antidepressiva (s. S. 329).

▶ **Merke.**

Die wichtigsten Anxiolytika sind die **Benzodiazepine**. Ein weiteres Anxiolytikum, **Buspiron**, wird auf S. 126 besprochen.

Benzodiazepine

Diazepam ist der Hauptvertreter (Abb. **C-1.9** und Tab. **C-1.6**).

⊙ **C-1.9** Benzodiazepine

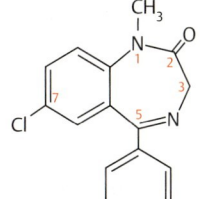

Diazepam   Midazolam   Triazolam

Strukturformel von **Diazepam**, dem Hauptvertreter der Benzodiazepine. Mit roten Zahlen sind die üblichen Substitutionsorte markiert. Auch der Phenyl-Rest an C5 kann mit einem Chlor- oder Fluor-Atom substituiert sein. Bei den tetrazyklischen Benzodiazepinen ist an N1 und C2 ein Imidazolring (z. B. Midazolam) oder Triazolring (z. B. Triazolam) angelagert.

Wirkungsmechanismus: Über eine **positive allosterische Modulation** am GABA$_A$-Rezeptor (Abb. C-1.5) wird die **neuronale Erregbarkeit gehemmt**. Die **Benzodiazepin-Bindungsstelle** am Kanalprotein wird von Rezeptor-Untereinheiten gebildet (s. S. 266). Da die Wirkung der Benzodiazepine allerdings von der Anwesenheit von GABA und von GABAerger neuronaler Aktivität abhängt, wirken sie nicht so stark zentral-dämpfend wie solche Narkotika, die den GABA$_A$-Rezeptorkanal auch ohne GABA öffnen können.

Wirkungsmechanismus: Benzodiazepine wirken selektiv über den **GABA$_A$-Rezeptor** (Abb. C-1.5). Sie binden spezifisch an eine von der GABA-Bindungsstelle getrennte regulatorische Domäne des Rezeptorkanals und erhöhen dadurch allosterisch die Affinität des Rezeptors für GABA **(positive allosterische Modulation)**. An der **Benzodiazepin-Bindungsstelle am Kanalprotein** sind die α- und die benachbarte γ-Untereinheit des GABA$_A$-Rezeptors beteiligt (Näheres s. S. 266). Die Bindung von GABA an den GABA$_A$-Rezeptor bewirkt eine Öffnung des Cl$^-$-Kanals. Durch gleichzeitige Bindung von Benzodiazepinen wird diese GABA-Wirkung verstärkt, indem die Öffnungswahrscheinlichkeit des Cl$^-$-Kanals und damit die Leitfähigkeit des Kanals für Cl$^-$ weiter erhöht wird. Die resultierende Steigerung des Cl$^-$-Einstroms hat eine Hyperpolarisation der GABAerg innervierten Nervenzelle zur Folge und führt zu einer verstärkten **Hemmung der neuronalen Erregbarkeit**. Benzodiazepine können im Gegensatz zu den Barbituraten und anderen Narkotika die Öffnungswahrscheinlichkeit des Rezeptorkanals nicht direkt steigern. Ihre Wirkung ist an die Anwesenheit von GABA und damit an GABAerge neuronale Aktivität gebunden. Deshalb wirken Benzodiazepine nicht so stark zentral-dämpfend wie Narkotika, die den Rezeptorkanal auch GABA-unabhängig öffnen können.

Wirkungen:
- **Anxiolyse:** Bereits niedrige Dosierungen (Tab. C-1.6) reichen aus. Die vermittelnden Rezeptoren liegen v. a. im limbischen System.
- **Sedierung/Hypnose:** Höhere Dosierungen sind notwendig. **Flunitrazepam** sediert besonders stark.
- **anterograde Amnesie**
- **Zentrale Muskelrelaxation:** Sie kann zu Koordinationsstörungen führen.
- **Antikonvulsion:** Sie geht auf eine Hemmung der Erregungsausbreitung im ZNS zurück. Hierfür sind hohe Dosierungen erforderlich.

Wirkungen:
- **Anxiolytisch:** Bereits relativ niedrige Dosierungen wirken angstlösend (Tab. C-1.6). Die Anxiolyse wird über Rezeptorsubtypen vermittelt, die hauptsächlich im limbischen System exprimiert werden (Näheres s. Exkurs).
- **Sedativ-hypnotisch:** Für die sedierende und insbesondere für die schlaffördernde Wirkung sind höhere Dosierungen erforderlich als für die anxiolytische Wirkung. Der durch Benzodiazepine hervorgerufene Schlaf ist kein Narkose-Äquivalent, da das Bewusstsein gewöhnlich erhalten bleibt. Das im Vergleich zu Diazepam etwa 10-mal potentere **Flunitrazepam** wirkt besonders stark sedierend.
- **Amnestisch:** Es handelt sich um eine **anterograde Amnesie**, d. h. die Erinnerungslücken betreffen Ereignisse, die der Verabreichung des Wirkstoffs folgen. Dadurch kann es unbewusst zu unkontrolliertem Verhalten kommen.
- **Zentral muskelrelaxierend:** Benzodiazepine vermindern den Muskeltonus über einen zentralen Mechanismus, dem eine Hemmung polysynaptischer Reflexe im Rückenmark zugrunde liegt. Dies kann zu **Koordinationsstörungen** führen, die unabhängig von der sedativ-hypnotischen Wirkung auftreten.
- **Antikonvulsiv:** Die Hemmung der Erregungsausbreitung im ZNS ist die Grundlage für die krampflösende (antiepileptische) Wirkung der Benzodiazepine. Dafür werden relativ hohe Dosierungen benötigt.

▶ **Exkurs.**

▶ **Exkurs.** **Benzodiazepin-Wirkungen und deren Abhängigkeit vom molekularen Aufbau des GABA$_A$-Rezeptors**
Der GABA$_A$-Rezeptor ist aus 5 Untereinheiten (2 α-, 2 β- und 1 γ-Untereinheit) aufgebaut (Abb. C-1.5). Von der **α-Untereinheit** existieren **6 verschiedene Isoformen** (α_1–α_6). Nicht alle diese Isoformen können als Teil der Benzodiazepin-Bindungsstelle fungieren: GABA$_A$-Rezeptoren mit α_1-, α_2-, α_3- oder α_5-Untereinheiten binden Benzodiazepine, solche mit α_4- oder α_6-Untereinheiten binden sie nicht oder mit sehr viel niedrigerer Affinität.
Die verschiedenen Benzodiazepin-Wirkungen hängen u. a. davon ab, welche Isoform der α-Untereinheiten mit an der Bildung des Rezeptorkanals beteiligt ist: So geht die **anxiolytische Wirkung** auf die Interaktion mit GABA$_A$-Rezeptoren zurück, die α_2-Untereinheiten enthalten. Die für die **sedativ-hypnotische** und **die amnestische Wirkung** verantwortlichen Rezeptoren enthalten α_1-Untereinheiten. Die **zentral muskelrelaxierende Wirkung** wird schließlich von Rezeptoren vermittelt, die α_2-, α_3- oder α_5-Untereinheiten enthalten.

Pharmakokinetik: Benzodiazepine sind schnell und mit hoher Bioverfügbarkeit (Tab. C-1.5) wirksam.

Pharmakokinetik: Benzodiazepine werden nach p. o.-Gabe in aller Regel schnell resorbiert und haben eine hohe Bioverfügbarkeit (Tab. C-1.5). Sie werden mit sehr variablen Halbwertszeiten metabolisch eliminiert. Dabei spielen CYP3A4, CYP2C19 und die Konjugation mit Glucuronsäure die wichtigste Rolle.

Der **Abbau von Diazepam** läuft z. B. in drei Schritten ab (Abb. C-1.10):

Abbau von Diazepam (Abb. C-1.10):
- **1. Schritt (N-Desalkylierung):** Es entsteht das wirksame N-Desmethyldiazepam (vgl. Tab. C-1.5).

- **1. Schritt (N-Desalkylierung):** Diazepam wird an N1 oxidativ desalkyliert. Dabei entsteht das wirksame N-Desmethyldiazepam (Nordiazepam), das mit einer Halbwertszeit von 70 h deutlich langsamer eliminiert wird als Diazepam (vgl. Tab. C-1.5).

C-1.10 Metabolismus von Diazepam

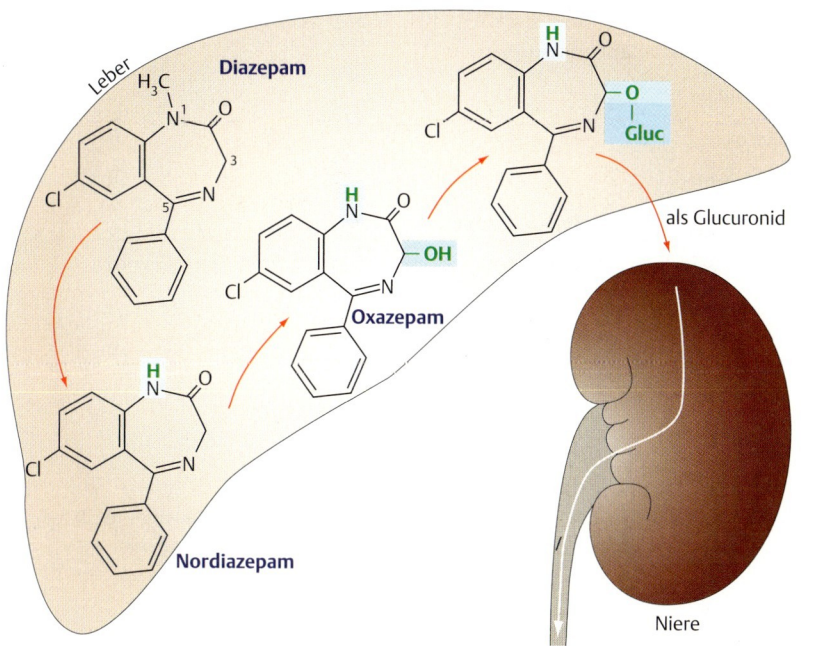

Diazepam wird in der Leber zunächst zum Nordiazepam N-desalkyliert und dann zu Oxazepam hydroxyliert. Oxazepam wird schließlich glucuronidiert. Das Glucuronid wird mit dem Urin ausgeschieden.

- **2. Schritt (Hydroxylierung):** Nordiazepam wird an C3 hydroxyliert, wodurch ebenfalls ein wirksamer Metabolit (Oxazepam) gebildet wird.
- **3. Schritt (Glucuronidierung):** Glucuronsäure wird an die OH-Gruppe an C3 gekoppelt. Das entstehende Glucuronid wird renal eliminiert.

In ähnlicher Weise – bei einigen Analoga auch in zwei Schritten (Hydroxylierung, Glucuronidierung) oder in einem Schritt (Glucuronidierung) – werden viele Benzodiazepine abgebaut. Bei diesen enzymatischen Reaktionen (außer bei der Glucuronidierung) entstehen **wirksame Metaboliten**, die häufig lange Halbwertszeiten haben (Tab. **C-1.5**) und für lang anhaltende Wirkungen der Benzodiazepine verantwortlich sind. Unter Berücksichtigung der wirksamen Metaboliten unterscheidet man deshalb zwischen

- **kurz wirkenden** (HWZ ≤ 6 h), wie z. B. Triazolam, Midazolam und Brotizolam,
- **mittellang wirkenden** (HWZ 7 – 24 h), wie z. B. Flunitrazepam und Lormetazepam, und
- **lang wirkenden Benzodiazepinen** (HWZ > 24 h), wie z. B. Alprazolam, Clobazam, Clonazepam, Diazepam (Tab. **C-1.5**).

▶ **Klinischer Bezug.** Die Halbwertszeiten der Benzodiazepine werden mit dem Alter der Patienten zunehmend länger. Diese Altersabhängigkeit geht in erster Linie auf eine Vergrößerung der Verteilungsräume dieser Stoffe bei **alten Menschen** zurück (Näheres s. S. 59). Bei ihnen sollten Benzodiazepine deshalb relativ **niedrig dosiert** werden.

Indikationen:
- **Angststörungen:** Sie können isoliert oder als Symptom anderer psychiatrischer Erkrankungen (z. B. Schizophrenie, Depression) auftreten. Die Behandlung besteht in einer Kombination von verhaltenstherapeutischen Maßnahmen und medikamentöser Therapie. Zu Beginn können vorübergehend Benzodiazepine angewendet werden (z. B. **Lorazepam, Alprazolam**; Dosierung s. Tab. **C-1.6**), die unmittelbar wirksam sind. Um der Entwicklung einer Abhängigkeit vorzubeugen, muss die Behandlung allerdings nach etwa 4 Wochen ausschleichend beendet werden.

- **2. Schritt (Hydroxylierung):** Es entsteht das wirksame Oxazepam.
- **3. Schritt (Glucuronidierung):** Das entstandene Glucuronid wird renal eliminiert.

Die **wirksamen Metaboliten** bestimmen die Wirkdauer. Man unterscheidet **kurz wirkende**, z. B. Midazolam, **mittellang wirkende**, z. B. Lormetazepam, und **lang wirkende Benzodiazepine**, wie z. B. Diazepam (Tab. **C-1.5**).

▶ **Klinischer Bezug.**

Indikationen:
- **Angststörungen:** Zu Beginn können vorübergehend Benzodiazepine angewendet werden (z. B. **Lorazepam, Alprazolam**; s. Tab. **C-1.6**). Für eine längere Pharmakotherapie werden Antidepressiva bevorzugt (geringes/kein Abhängigkeitspotenzial, s. S. 329).

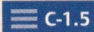

C-1.5 Pharmakokinetische Daten für Benzodiazepine (geordnet nach zunehmenden Halbwertszeiten)

Wirkstoff	BV [%]	HWZ [h]	PEB [%]	EF$_{ren}$ [%]
kurz wirkende Benzodiazepine				
Midazolam[1]	45	2 (1)	95	0 (0)
Triazolam	45	3	90	0
Brotizolam	70	5	92	0
mittellang wirkende Benzodiazepine				
Oxazepam	90	9	95	0
Temazepam	90	11	96	2
Lorazepam	94	14	86	0
Bromazepam	90	18	70	2
Flunitrazepam	85	20	78	0
Tetrazepam	95	20	70	0
Lormetazepam[1]	80	13 (14)	88 (86)	0 (0)
lang wirkende Benzodiazepine				
Nitrazepam	80	28	87	1
Clonazepam	75	30	85	0
Clobazam[1]	90	18 (50)	88	0
Prazepam[1]	n.b.	1 (70)	88 (98)	0 (0)
Medazepam[1]	60	2 (70)	n. b. (97)	0 (0)
Flurazepam[1]	50	3 (75)	96 (98)	0 (0)
Chlordiazepoxid[1]	100	12 (70)	97	0
Alprazolam[1]	80	14 (70)	70 (98)	10 (0)
Diazepam[1]	100[2]	40 (70)	97 (98)	0 (0)

[1] Daten in Klammern betreffen den relevanten wirksamen Metaboliten; [2] BV ist auch nach rektaler Applikation nahezu vollständig.

- **Schlafstörungen:** Näheres s. S. 283.

- **Prämedikation vor Narkosen oder Kurznarkose/Sedierung bei diagnostischen Eingriffen:** Neben **Midazolam** (s. S. 276) werden noch weitere Benzodiazepine angewendet (Tab. **C-1.6**).

- **Epilepsie: Clobazam**, **Nitrazepam**, **Clonazepam** und **Diazepam** können nur vorübergehend angewendet werden, da sie nach 2–6 Monaten wirkungslos werden.

Ist eine anhaltende medikamentöse Therapie erforderlich, sind in erster Linie Antidepressiva (s. S. 329) indiziert.

- **Schlafstörungen:** Diese Indikation wird ausführlich in einem eigenen Kapitel ab S. 283 besprochen.

- **Prämedikation vor Narkosen oder Kurznarkose/Sedierung bei diagnostischen Eingriffen:** Zur Anwendung von **Midazolam** vor Narkosen oder diagnostischen Eingriffen s. S. 276. Darüber hinaus werden auch andere Benzodiazepine zur Prämedikation vor Narkosen verabreicht (Tab. **C-1.6**).

- **Epilepsie:** Auch wenn die antiepileptische Wirkung der Benzodiazepine außer Zweifel steht, spielen sie wegen der starken Toleranzentwicklung bei der Behandlung von epileptischen Syndromen nur eine untergeordnete Rolle. Nach 2–6 Monaten sind **Clobazam**, **Nitrazepam**, **Clonazepam** und **Diazepam** nahezu wirkungslos. Deshalb kommen sie – wenn überhaupt – nur vorübergehend zur Anwendung. Diazepam (10–20 mg i. v.) und Clonazepam (1–2 mg i. v.) sind zur Initialbehandlung eines Status epilepticus indiziert. Nitrazepam (5–10 mg p. o.) und Clonazepam (0,05–0,1 mg/kg/d p. o.) sind 2. Wahl bei der Therapie von Blitz-Nick-Salaam-Krämpfen (BNS-Krämpfen) im Säuglingsalter. Die Anfälle werden nicht vollständig unterdrückt, ihre Häufigkeit wird aber reduziert. Auch bei Absencen und myoklonischen Anfällen sind Nitrazepam und Clonazepam vorübergehend wirksam.

C-1.6 Dosierungen und Indikationen für Benzodiazepine (geordnet nach zunehmenden Halbwertszeiten)

Wirkstoff	Indikationen	Applikation	orale Einzeldosis [mg]	DI[1] [h]
kurz wirkende Benzodiazepine				
Midazolam	Prämedikation	p. o., i. v., i. m.	7,5 – 15 (Erwachsene)	
			0,2 – 0,5 mg/kg (Kinder)	
Triazolam	Schlafstörungen	p. o.	0,125 – 0,25	
Brotizolam	Schlafstörungen	p. o.	0,125 – 0,25	
mittellang wirkende Benzodiazepine				
Oxazepam	Angststörungen, Schlafstörungen	p. o.	50	12
Temazepam	Schlafstörungen	p. o.	10 – 20	
Lorazepam	Angststörungen, Prämedikation	p. o., i. v.	0,5 – 1,25	12
Bromazepam	Angststörungen	p. o.	3 – 6	24
Flunitrazepam	Prämedikation	i. v., i. m.	1,0 – 2,0	
	Schlafstörungen	p. o.	0,5 – 1,0	
Tetrazepam	Muskelverspannungen	p. o.	25 – 50	12
Lormetazepam	Prämedikation, Schlafstörungen	p. o.	0,5 – 2,0	
lang wirkende Benzodiazepine				
Nitrazepam	Epilepsie, Schlafstörungen	p. o.	2,5 – 5,0 (Erwachsene)	24
			2,5 – 5,0 (Kinder)	8
Clonazepam	Epilepsie	p. o., i. v., i. m.	0,5 – 1,5 (Erwachsene)	24
			0,05 – 0,10 mg/kg (Kinder)	
Clobazam	Angststörungen, Epilepsie	p. o.	5 – 20 (Erwachsene)	12
			5 – 10 (Kinder)	12
Prazepam	Angststörungen	p. o.	10	12
Medazepam	Angststörungen	p. o.	10 – 20	12 – 24
Flurazepam	Schlafstörungen	p. o.	15 – 30	
Chlordiazepoxid	Angststörungen	p. o.	25	12
Alprazolam	Angststörungen	p. o.	0,25 – 1,25	8
Diazepam	Angststörungen, Muskelverspannungen, Epilepsie, Prämedikation	p. o., i. v., i. m., rektal	3 – 20	24

[1] nur für die Behandlung von Angststörungen oder Epilepsien angegeben.

Unerwünschte Wirkungen:

▶ **Merke.** Benzodiazepine sind **relativ sichere Pharmaka** mit einer **großen therapeutischen Breite**. Grundsätzlich muss bei ihrer Anwendung aber mit folgenden Nebenwirkungen gerechnet werden: Schläfrigkeit, Schwindelgefühl, Benommenheit, Verwirrtheit, Gedächtnis-, Konzentrations- und Aufmerksamkeitsstörungen sowie Störungen des Reaktionsvermögens. Eine wichtige unerwünschte Wirkung ist die mögliche Entwicklung eines **Abhängigkeitssyndroms**.

Außerdem kann es durch Beeinträchtigung des Muskeltonus zu Koordinationsstörungen kommen, die zu Bewegungs- und Gangunsicherheit führen. Dadurch ist v. a. bei älteren Patienten die **Sturzgefahr** und das Risiko für Folgeverletzungen (Oberschenkelhalsfraktur!) erheblich.

Neben diesen allgemeinen unerwünschten Wirkungen, die sich ganz offensichtlich aus dem Wirkungsmechanismus dieser Stoffe ergeben, gibt es einige **weitere unerwünschte Wirkungen** mit ungeklärtem oder komplexem Wirkungsmechanismus:

Unerwünschte Wirkungen:

▶ **Merke.**

Durch Beeinträchtigung des Muskeltonus erhöht sich die **Sturzgefahr**.

Weitere unerwünschte Wirkungen:

- **Paradoxe Reaktionen:** Schlaflosigkeit, Angst, Erregungszustände, Halluzinationen, Aggressivität und Muskelspasmen.

- **Atemdepression:** Meist geringes Ausmaß ohne negative Folgen. Gefährlich wird es bei COPD oder bei Kombination mit Opioiden.

- **Toleranz:** Sie steigt mit der Dosis und der Behandlungsdauer (s. S. 20) und ist **für die antiepileptische Wirkung besonders ausgeprägt**. Zwischen Benzodiazepinen und Äthanol besteht eine **Kreuztoleranz**.

- **Missbrauch und Abhängigkeit:** Abhängigkeitserkrankungen sind **relativ selten**. Wenn sie auftreten, steht eher die **physische Abhängigkeit** im Vordergrund (s. S. 345). Auslöser für den Missbrauch ist der Wunsch nach der beruhigenden, angst- und spannungslösenden Wirkung. Es gibt **zwei Arten der Benzodiazepin-Abhängigkeit:**
  - **Niedrig-Dosis-Abhängigkeit:** Entzugssymptome wie Angst oder Schlaflosigkeit (sog. Rebound-Insomnie) lösen **Dosis-Wiederholungen** aus.
  - **Hoch-Dosis-Abhängigkeit:** Die Betroffenen **steigern** eigenmächtig die **Dosis**. Schwere Entzugssymptome sind deliriumartige Psychosen mit Halluzinationen, epileptischen Anfällen und Panikattacken.

▶ Merke.

▶ Exkurs.

- **Paradoxe Reaktionen:** Gelegentlich treten bei Kindern und besonders bei älteren Patienten paradoxe Reaktionen auf, die mit Schlaflosigkeit, Angst, Erregungszuständen, Halluzinationen, gesteigerter Aggressivität und Muskelspasmen einhergehen und auf eine Enthemmung zurückgeführt werden.

- **Atemdepression:** Benzodiazepine beeinträchtigen die Stimulation des Atemzentrums durch Hypoxie. Diese unerwünschte Wirkung ist **normalerweise gering** und bleibt meist folgenlos. Bei Patienten mit einer chronisch-obstruktiven Lungenerkrankung und/oder bei gleichzeitiger Einnahme von Opioiden kann sie jedoch manifest werden.

- **Toleranz:** Eine Toleranzentwicklung ist umso wahrscheinlicher, je höher die Dosis ist und je länger die Behandlung dauert. Sie ist pharmakodynamischer Natur (Näheres s. S. 20). Die Toleranzentwicklung betrifft die verschiedenen Benzodiazepin-Wirkungen in unterschiedlichem Ausmaß: sie ist **besonders ausgeprägt für die antiepileptische Wirkung** und relativ gering für die anxiolytische Wirkung. Eine Zwischenstellung nimmt die sedativ-hypnotische Wirkung ein. Eine Art **Kreuztoleranz** zwischen Benzodiazepinen und Äthanol erklärt, warum gängige Benzodiazepindosierungen bei Patienten, die an Alkohol gewöhnt sind, nur ungenügend wirken.

- **Missbrauch und Abhängigkeit:** Eine Abhängigkeitserkrankung ist möglich, aber **relativ selten**. Ihre dennoch erhebliche Bedeutung für die Klinik liegt in den hohen Verordnungszahlen für Benzodiazepine begründet. Das Abhängigkeitspotenzial der Benzodiazepine ist im Vergleich mit Barbituraten und Opioiden deutlich geringer. Die beruhigenden, angst- und spannungslösenden Wirkungen sind häufig der Grund für einen Benzodiazepin-Missbrauch – also letztlich der Wunsch der Betroffenen nach Abschirmung bzw. Befreiung von Stress und Problemen. Euphorisierende Wirkungen kommen zwar bei einigen Benzodiazepinen vor (z. B. Lormetazepam), sind aber nicht typisch. Im Vordergrund steht deshalb nicht die psychische, sondern die **physische Abhängigkeit** (Näheres s. S. 345).
Prinzipiell muss zwischen **zwei Arten der Benzodiazepin-Abhängigkeit** unterschieden werden:
  - **Niedrig-Dosis-Abhängigkeit:** In diesem Fall wird die übliche therapeutische Dosierung von den Betroffenen eingenommen und nicht erhöht. Die Entzugssymptome, die zu den **Dosis-Wiederholungen** führen, sind Angst, Schlaflosigkeit (sog. Rebound-Insomnie), Albträume wegen gehäuft auftretender REM-Schlafphasen, Sensibilitätsstörungen und myoklonische Zuckungen.
  - **Hoch-Dosis-Abhängigkeit:** Sie ist sehr selten und geht mit einer **Dosissteigerung** durch die Betroffenen selbst einher. Die Entzugssymptome sind hier schwerwiegend: Deliriumartige Psychosen mit ausgeprägten Halluzinationen, generalisierte epileptische Anfälle und schwerste Panikattacken. Ihre Intensität hängt von der Höhe der Dosis und der Halbwertszeit ab, mit der die Wirkstoffe eliminiert werden. Substanzen mit kurzer Halbwertszeit (wie z. B. Triazolam) haben eine deutlich schwerere Entzugssymptomatik als Substanzen mit langer Halbwertszeit (wie z. B. Diazepam).

▶ Merke. **Flunitrazepam** hat in oralen Dosierungen von mehr als 1 mg ein besonders hohes Abhängigkeitspotenzial.

▶ Exkurs. Flunitrazepam-Missbrauch

Das Benzodiazepin **Flunitrazepam** war besonders in den 90er-Jahren in der Drogenszene unter dem Handelsnamen **Rohypnol** verbreitet (Szenenamen u. a. „Ruppies", „Roofies", „Flunies"). Es wird zum einen in Tablettenform als **Partydroge** in Drinks aufgelöst und modifiziert die aufputschende Wirkung stimulierender Drogen in „angenehmer" Weise. Zum anderen wird es i. v. angewendet, um einen „Kick" durch die schnell einsetzende beruhigende und muskelrelaxierende Wirkung hervorzurufen. Von Drogensüchtigen wird es auch in **Kombination mit Heroin i. v.** gespritzt, weil es dem Heroinrausch eine besondere Note verleiht und lang anhaltend (lange Halbwertszeit) die Entzugssymptomatik von Heroin mildert. Da beide Stoffe hemmend auf das Atemzentrum wirken, kann es zu **lebensgefährlichen Atemdepressionen** kommen. Flunitrazepam ist auch ein möglicher Wirkstoff in sog. **K.O.-Tropfen**. In dieser Form wurde es als sog. Vergewaltigungsdroge bekannt, da es bei den Opfern Gedächtnislücken hervorruft. Flunitrazepam ist wegen dieser vielseitigen Probleme in den USA als Arzneistoff nicht zugelassen.

- **Muskelrelaxation beim Neugeborenen (Floppy-Infant-Syndrom):** Die Gabe von Benzodiazepinen während der Geburt kann bei Neugeborenen zu einer Muskelerschlaffung sowie zu Atemdepression und zu Saugstörungen führen.

Kontraindikationen: Myasthenia gravis, akute Intoxikation mit zentral dämpfenden Pharmaka oder Alkohol, Alkoholmissbrauch oder andere Abhängigkeitserkrankungen (auch in der Anamnese), akutes Engwinkelglaukom, Kinder und Jugendliche (Ausnahme: Prämedikation vor chirurgischen Eingriffen, Epilepsie), Stillzeit.

Wechselwirkungen:

▶ **Merke.** Benzodiazepine und **Alkohol** verstärken sich in ihren Wirkungen wechselseitig: Trotz guter Verträglichkeit unter normalen Bedingungen können Benzodiazepine bei gleichzeitigem Alkoholgenuss **lebensbedrohliche Intoxikationen** hervorrufen.

Außerdem wird die Benzodiazepin-Wirkung durch alle zentral-dämpfenden Pharmaka gesteigert. Auch Cimetidin intensiviert und verlängert die Wirkung vieler Benzodiazepine, indem es deren Abbau hemmt.

Benzodiazepin-Antagonist: Flumazenil

Flumazenil ist ein **Benzodiazepin-Analogon** (Abb. **C-1.11**) mit hoher Affinität zur Benzodiazepin-Bindungsstelle des GABA$_A$-Rezeptors. Allerdings hat es keine agonistischen Wirkungen an dieser Bindungsstelle, sondern wirkt als **kompetitiver Benzodiazepin-Antagonist**. Von diesem Antagonismus sind alle Benzodiazepin-Wirkungen betroffen. Flumazenil wird zur **Aufhebung der Wirkungen von Benzodiazepinen** in der Anästhesiologie und zur Behandlung von **Benzodiazepin-Vergiftungen** verabreicht, und zwar **ausschließlich i. v.** Dabei kann es Angstzustände hervorrufen. Bei Patienten mit einer Benzodiazepin-Abhängigkeit können wegen des abrupten Entzugs generalisierte Krämpfanfälle auftreten.

⊙ C-1.11 **Strukturformel von Flumazenil**

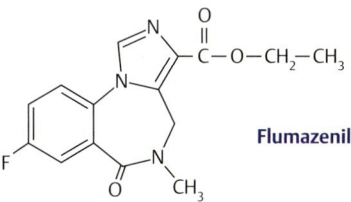

Flumazenil

▶ **Klinischer Bezug.** Zur Vermeidung solcher unerwünschter Wirkungen wird **niedrig und einschleichend dosiert**, bis der gewünschte Bewusstseinsgrad erreicht ist: initial 0,2 mg gefolgt von wiederholten 0,1 mg-Injektionen im Abstand von 1–2 min. Da die Halbwertszeit von Flumazenil mit 1 h wesentlich kürzer ist als die der meisten Benzodiazepine (vgl. Tab. **C-1.5**), muss es beim Wiederauftreten von Benzodiazepin-Wirkungen **nachinjiziert** werden.

1.4 Schlafstörungen

Schlafstörungen gehören zu den meistgeäußerten Problemen bei der Arztkonsultation. Die bei Weitem häufigste Schlafstörung ist die **Insomnie („Schlaflosigkeit")**. Meistens klagen die Patienten über Einschlafstörungen, daneben gibt es auch Durchschlafstörungen und morgendliches Früherwachen. Die drei Formen können auch kombiniert auftreten. Behandlungsbedürftige Insomnien finden sich bei ca. 5 % der Bevölkerung. Schlaflosigkeit kann als sekundäre Insomnie infolge von körperlichen und psychischen Erkrankungen – wie z. B. Depression, Manie und Angststörungen – auftreten. Darüber hinaus gibt es primäre Insomnien, die meist situativ

chische Ursachen ausgeschlossen sind, sollten **Hypnotika** eingesetzt werden, und das auch nur kurzfristig. Ziel ist die **Verbesserung der Tagesbefindlichkeit und -leistungsfähigkeit.**

und psychisch bedingt sind. Erst nach Ausschluss psychischer und körperlicher Ursachen können Insomnien medikamentös mit **Hypnotika** behandelt werden. Zuvor sollten **nichtmedikamentöse Maßnahmen** ausgeschöpft sein, wie z. B. Überprüfung von Schlafgewohnheiten und Schlafhygiene, verhaltenstherapeutische Interventionen, Vermeidung von stimulierenden Substanzen (wie z. B. koffeinhaltige Getränke) und schlafstörenden Verhaltensweisen am Abend. Bei leichten Einschlafstörungen kann zunächst auch ein Versuch mit pflanzlichen Schlafmitteln wie Zubereitungen aus Baldrian, Hopfen und Melisse unternommen werden. Die hypnotische Wirkung solcher Präparate ist unsicher. Bei vielen Patienten (≥ 50 %) werden aber erstaunliche Plazeboeffekte beobachtet. Hauptziel der Behandlung ist die **Verbesserung der Tagesbefindlichkeit und -leistungsfähigkeit.** Eine Pharmakotherapie sollte stets nur vorübergehend erfolgen (4 – 6 Wochen). Bei intermittierenden Insomnien wird eine Behandlungsfrequenz von maximal 5 – 6 Nächten pro Monat empfohlen.

1.4.1 Hypnotika

1.4.1 Hypnotika

▶ **Synonym.**

▶ **Synonym.** Schlafmittel.

▶ **Definition.**

▶ **Definition.** Prinzipiell wird jedes schlaferzeugende Pharmakon **Hypnotikum** genannt. Es gibt keine scharfe Abgrenzung dieser Arzneistoffgruppe – die Übergänge von Sedativa zu Hypnotika und Narkotika sind fließend und hängen allein von der Dosierung ab.

Verwendet werden **Benzodiazepine**, **benzodiazepinartig wirkende Hypnotika**, **Chloralhydrat** und **Clomethiazol** sowie z. T. auch **H$_1$-Rezeptor-Antagonisten** (s. S. 117) und **Antidepressiva** (s. S. 329), die aber stets das Reaktionsvermögen mindern. Ein recht neues Hypnotikum für ältere Patienten ist **Melatonin**.

Neben den **Benzodiazepinen** wird eine Reihe anderer Wirkstoffe als Schlafmittel genutzt. Dazu gehören die **benzodiazepinartig wirkenden Hypnotika** (Zolpidem, Zopiclon, Zaleplon), das **Chloralhydrat** und das **Clomethiazol**. Auch einige **H$_1$-Rezeptor-Antagonisten** (Promethazin, Diphenhydramin, Doxylamin) (Näheres s. S. 117) und einige **Antidepressiva** (z. B. Amitriptylin, Doxepin) (Näheres s. S. 329) haben hypnotische Wirkungen, führen aber stets auch zu einer starken, die hypnotische Wirkung überdauernden Beeinträchtigung des Reaktionsvermögens. Seit Kurzem ist in Deutschland bei älteren Patienten auch **Melatonin** als Schlafmittel zugelassen.

Benzodiazepine

Benzodiazepine

Benzodiazepine (s. S. 277) wirken **zuverlässig schlaffördernd** (Abb. C-1.12). Wegen der **Gefahr einer Abhängigkeit** dürfen sie nur kurzfristig gegeben werden. Bei **Einschlafstörungen** helfen **kurz wirkende**, bei **Durchschlafstörungen mittellang wirkende Substanzen** (Tab. **C-1.6**).

Zur Therapie von Schlafstörungen ist eine kurzfristige Gabe von Benzodiazepinen unbedenklich. Zahlreiche Vertreter sind für diese Indikation geeignet (Tab. **C-1.6**). Wegen der Toleranzentwicklung und der **Gefahr einer Abhängigkeit** muss aber die Behandlungsdauer auf höchstens 6 Wochen begrenzt werden. Benzodiazepine wirken nach oraler Gabe rasch und **zuverlässig schlaffördernd**. Sie beschleunigen das Einschlafen und verlängern die Gesamtschlafzeit. Die physiologische Schlafarchitektur ändert sich, weil REM-Schlafphasen und Tiefschlafphasen verkürzt werden (Abb. **C-1.12**). Bei **Einschlafstörungen** sind **kurz wirkende** (Triazolam, Brotizolam), bei **Durchschlafstörungen** hingegegen **mittellang wirkende Substanzen** (Oxazepam, Lorazepam, Temazepam, Lormetazepam) vorzuziehen. Die gesamte Stoffgruppe der Benzodiazepine inklusive aller unerwünschten Wirkungen und Kontraindikationen wird ausführlich ab S. 277 behandelt.

▶ **Merke.**

▶ **Merke.** Lang wirkende Benzodiazepine sind zur Therapie von Schlafstörungen ungeeignet, da ihre Wirkungen als sog. Überhangeffekte oder Nachwirkungen in den Tag hinein fortdauern und die Leistungsfähigkeit beeinträchtigen.

Benzodiazepinartig wirkende Hypnotika

Benzodiazepinartig wirkende Hypnotika

Zolpidem, **Zopiclon** und **Zaleplon** binden ebenfalls an die Benzodiazepin-Bindungsstelle des **GABA$_A$-Rezeptors** (s. S. 266, Exkurs) und verursachen eine benzodiazepinartige Wirkung (s. S. 266).

Zolpidem, **Zopiclon** und **Zaleplon** gehören hinsichtlich ihrer chemischen Struktur nicht zu den Benzodiazepinen. Sie binden aber mit hoher Affinität an die Benzodiazepin-Bindungsstelle des **GABA$_A$-Rezeptors** und haben benzodiazepinartige Wirkungen (s. S. 266). Diese sind auch durch Flumazenil antagonisierbar. Ähnlich wie die Benzodiazepine entfalten diese Pharmaka ihre sedativ-hypnotische Wirkung nur über GABA$_A$-Rezeptoren, die α$_1$-Untereinheiten enthalten (s. S. 266, Exkurs). Auch sonst sind ihre Wirkungen denen der Benzodiazepine sehr ähnlich, wobei

C-1.12 Schlafprofile

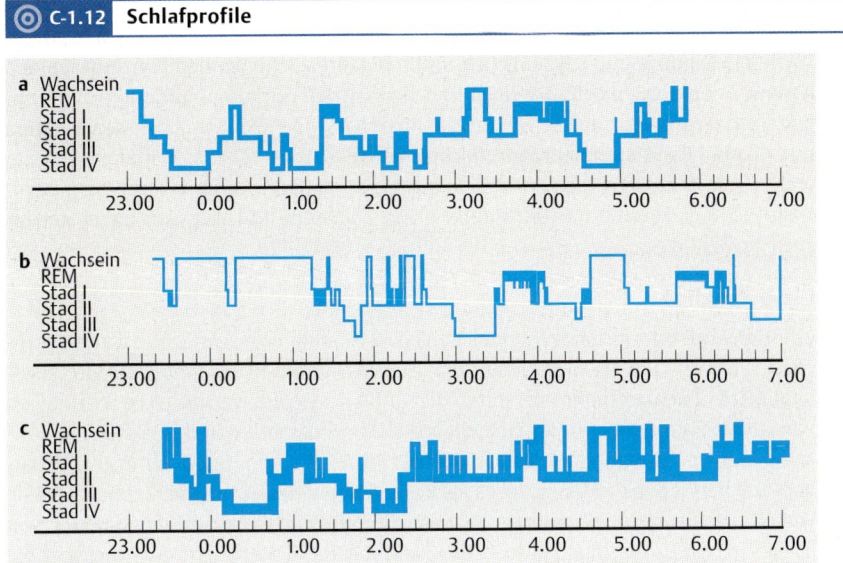

Dargestellt sind die ständig wechselnden Schlaftiefen im Laufe der Nacht (REM: Traumphasen mit oberflächlichem Schlaf und „rapid eye movements"; Stadium IV: Tiefschlaf). Im Gegensatz zum **Gesunden (a)** erkennt man beim **unbehandelten Schlafgestörten (b)** Phasen des Wachseins sowohl zu Beginn als auch während der Nacht (Ein- und Durchschlafstörungen). Beim **Schlafgestörten nach Einnahme eines Benzodiazepins (c)** reduzieren sich diese Phasen des Wachseins, allerdings sind gegenüber dem Gesunden die REM- und Tiefschlafphasen verkürzt (nach Kubicki).

die anxiolytischen und antikonvulsiven Wirkungen weniger ausgeprägt zu sein scheinen.

Indikationen für benzodiazepinartig wirkende Hypnotika sind **Schlafstörungen**. Die Behandlungsdauer sollte 4 Wochen nicht überschreiten. Im Vergleich mit Benzodiazepinen sollen die REM-Schlafphasen und die Tiefschlafphasen weniger stark verkürzt sein. Außerdem sind wegen der kurzen Halbwertszeiten (Tab. **C-1.7**) Überhangeffekte oder Nachwirkungen am Tag seltener. Auch wenn Toleranz und Abhängigkeit seltener auftreten als bei den Benzodiazepinen, muss mit ihnen gerechnet werden. Am Tag nach der Anwendung kann es auch zu **Entzugssymptomen** und Gedächtnisstörungen kommen. Um solche Effekte zu vermeiden, muss die Behandlung stets ausschleichend durch schrittweise Dosisreduktion beendet werden.

Indiziert sind sie zur Kurzzeittherapie bei **Schlafstörungen**. Wegen der kurzen HWZ (Tab. **C-1.7**) sind Überhangeffekte selten. Am Folgetag können aber **Entzugssymptome** und Gedächtnisstörungen auftreten.

C-1.7 Pharmakokinetische Daten und Dosierungen für andere Schlafmittel

Wirkstoff	orale Einzeldosis [mg]	BV [%]	HWZ [h]	PEB [%]	EF$_{ren}$ [%]
benzodiazepinartig wirkende Schlafmittel					
Zolpidem	10	70	2	92	0
Zopiclon[1]	7,5	80	5 (4,5)	45	4
Zaleplon	10	30	1	60	0
andere Schlafmittel					
Chloralhydrat[1]	500 – 2000[2]	n.b.	0,07 (8)	(40)	(0)
Clomethiazol	384 – 768[3]	10 – 60[4]	4	65	1
Melatonin	2	15	4	60	2

[1] Daten in Klammern betreffen den wichtigsten wirksamen Metaboliten; [2] als Chloraldurat rot® bei Einschlafstörungen und Chloraldurat blau® (Retardformulierung) bei Durchschlafstörungen indiziert; [3] Kapsel-Formulierung (192 mg/Kapsel); kann beim Alkoholdelir auch in Form einer Lösung (31,5 mg/ml) oral verabreicht werden (initial 315 – 630 mg gefolgt von wiederholten Dosierungen von 157,5 – 315 mg alle 2 h; Tageshöchstdosis: 3780 mg); [4] BV ist sehr variabel und wird durch Cimetidin beträchtlich gesteigert.

Kontraindikationen: Myasthenia gravis, schwere Leber- oder Ateminsuffizienz, Schlaf-Apnoe-Syndrom, Alter < 18 Jahren. In **Kombination mit Alkohol** kann es zu **lebensbedrohlichen Intoxikationen** kommen. Zolpidem und Zaleplon sind CYP3A4-Substrate (s. S. 37).

Kontraindiziert sind benzodiazepinartig wirkende Hypnotika bei Myasthenia gravis, schwerer Leberinsuffizienz, schwerer Ateminsuffizienz, Schlaf-Apnoe-Syndrom sowie bei Kindern und Jugendlichen unter 18 Jahren. Wie bei den Benzodiazepinen kommt es zu einer wechselseitigen Verstärkung der Wirkung bei Kombination mit anderen zentral-dämpfend wirkenden Pharmaka oder Alkohol. Die **Kombination mit Alkohol** kann zu **lebensbedrohlichen Intoxikationen** führen. Zolpidem und Zaleplon sind Substrate von CYP3A4. Substanzen, die CYP3A4 induzieren oder hemmen (s. S. 37), können die Wirksamkeit von Zolpidem und Zaleplon daher verringern bzw. steigern.

Chloralhydrat

Der wirksame Metabolit **Trichloräthanol** verstärkt die Wirkungen von GABA, ähnlich wie viele Dampf- und Injektionsnarkotika (s. S. 269). Die physiologische Schlafarchitektur bleibt weitgehend erhalten. Wegen zahlreicher Nebenwirkungen und einer geringen therapeutischen Breite ist es nur ein **Reservehypnotikum**.

Chloralhydrat

Chloralhydrat ist ein halogenierter Kohlenwasserstoff, der im Körper zur eigentlichen Wirksubstanz **Trichloräthanol** und zur unwirksamen Trichloressigsäure abgebaut wird. Trichloräthanol verstärkt die GABA$_A$-Rezeptor-vermittelten Wirkungen von GABA. Somit wirkt es ähnlich wie viele Dampfnarkotika und Injektionsnarkotika (s. S. 269). Chloralhydrat wurde deshalb in der Veterinärmedizin auch als Narkotikum verwendet. Indiziert ist es als **Reservehypnotikum** zur Kurzzeitbehandlung von Schlafstörungen. Vorteilhaft ist, dass die physiologische Schlafarchitektur von hypnotischen Dosierungen (Tab. **C-1.7**) kaum beeinträchtigt wird. Allerdings ist die therapeutische Breite von Chloralhydrat gering. Schon die Verdoppelung einer schlafinduzierenden Dosis von 2 g kann tödlich sein. Deshalb und auch wegen zahlreicher weiterer Nebenwirkungen (u. a. arrythmogene Wirkungen mit Herzrhythmusstörungen, Toleranzentwicklung, hohes Abhängigkeitspotenzial) spielt Chloralhydrat als Therapeutikum heute nur noch eine untergeordnete Rolle.

Clomethiazol

Clomethiazol wirkt **sedativ-hypnotisch** und **antikonvulsiv**. Indiziert ist es beim **Delirium tremens** oder als **Reservehypnotikum bei agitierten Patienten höheren Alters** (Dosierung s. Tab. **C-1.7**). Es darf nur kurzfristig angewendet werden aufgrund des **hohen Abhängigkeitspotenzials**. Unerwünschte Wirkungen sind: Atemdepression, Kardiodepression, Zunahme der Speichel- und Bronchialsekretion und gastrointestinale Störungen. Kontraindiziert sind Kombinationen mit sedativ-hypnotischen Pharmaka.

Clomethiazol

Clomethiazol ist ein Thiazolderivat mit **sedativ-hypnotischen** und **antikonvulsiven Wirkungen**. Es verstärkt die GABA$_A$-Rezeptor-vermittelten Wirkungen von GABA. Die wichtigste Indikation ist das **Delirium tremens** des Alkoholikers (Tab. **C-1.7**), bei dem auch die antikonvulsive Wirkung zum Tragen kommt. Außerdem wird Clomethiazol als **Reservehypnotikum bei agitierten Patienten höheren Alters** angewendet. Es wird ausschließlich hepatisch eliminiert. Bei Alkoholkranken mit Leberzirrhose verlängert sich deshalb seine Halbwertszeit von 4 auf 9 h. Clomethiazol besitzt ein **hohes Abhängigkeitspotenzial.** Seine Wirkungen zeigen in hohem Maße das Phänomen der Toleranz. Deshalb muss die Behandlung auf 10–14 Tage beschränkt und ausschleichend beendet werden (Gefahr von Krampfanfällen!). Die wichtigsten unerwünschten Wirkungen sind **Atemdepression**, **Kardiodepression** mit konsekutivem Blutdruckabfall und eine **Zunahme der Speichel- und Bronchialsekretion**. Darüber hinaus können eine gesteigerte Tränensekretion sowie gastrointestinale Symptome (Magenschmerzen, Sodbrennen, Übelkeit, Erbrechen, Durchfall) auftreten. Andere zentral dämpfend wirkende Pharmaka und Alkohol verstärken die Wirkungen von Clomethiazol. Deshalb sind die Kombination mit anderen sedativ-hypnotisch wirkenden Pharmaka sowie die Anwendung bei akuten Alkoholintoxikationen kontraindiziert.

▶ **Merke.**

▶ **Merke.** Da für die kombinierte Einnahme von Clomethiazol und Alkohol Todesfälle beschrieben sind, darf es im Rahmen der Behandlung eines Alkoholdelirs nur unter kontrollierten stationären Bedingungen angewendet werden. Ein weiterer gleichzeitiger Alkoholkonsum muss unbedingt vermieden werden.

Weitere Kontraindikationen sind ein Schlaf-Apnoe-Syndrom, zentral verursachte Atemstörungen, Asthma bronchiale und andere Atemwegserkrankungen, eine hereditäre Fruktoseintoleranz sowie Schwangerschaft und Stillzeit.

Melatonin

Das Hormon Melatonin wird nur bei Dunkelheit in der Epiphyse gebildet. Es hat eine **schlaffördernde Wirkung** und ist an der **Steuerung der zirkadianen Rhythmik und des Schlaf-wach-Rhythmus** beteiligt. In Deutschland ist es bisher allerdings nur bei

Melatonin

Melatonin ist das Hormon der Epiphyse (Zirbeldrüse), in der es aus Serotonin gebildet wird. Seine Synthese und Sekretion unterliegen tageszeitlichen Schwankungen: sie steigen an mit Einsetzen der Dunkelheit und erreichen ca. um 3 Uhr nachts ihr Maximum; Tageslicht hemmt die Synthese und die Sekretion. Melatonin hat eine **schlaffördernde Wirkung** (über membranständige Melatoninrezeptoren (MT-Rezeptoren) und ist als sog. Zeitgeber ganz wesentlich an der **Steuerung der zirka-**

dianen Rhythmik und des Schlaf-wach-Rhythmus beteiligt. Deshalb ist es therapeutisch vor allem bei Schlafproblemen wirksam, die im Rahmen von Störungen des Tag-Nacht-Rhythmus auftreten, wie z. B. beim Jetlag oder bei Schichtarbeit. In Deutschland ist es erst seit 2008 und auch nur zur Behandlung von Insomnien bei Patienten ≥ 55 Jahren zugelassen. Melatonin wird in retardierter Form p.o. verabreicht (Tab. **C-1.7**). Die Empfehlung lautet, eine Dosis von 2 mg 1 – 2 Stunden vor dem Zubettgehen für die Dauer von etwa 3 Wochen einzunehmen. Die schlaffördernde Wirkung ist allerdings gering.

Patienten ≥ 55 Jahren zugelassen. Zur Dosierung s. Tab. **C-1.7**.

▶ **Kritisch betrachtet.** Die Contergan-Katastrophe: der größte Arzneimittelskandal des 20. Jahrhunderts

Unter dem Handelsnamen Contergan® wurde der Wirkstoff **Thalidomid** als rezeptfreies Sedativum und Schlafmittel 1957 in Deutschland und 1958 auch in vielen anderen Ländern zugelassen. In den USA wurde eine Zulassung von der zuständigen Behörde (FDA) verweigert, weil die Substanz in präklinischen Studien nur unzureichend untersucht worden war. Der Hersteller Grünenthal bewarb Thalidomid in Deutschland als „erstes bromfreies Schlaf- und Beruhigungsmedikament ohne größere Nebenwirkungen" und empfahl es wegen zusätzlicher leichter antiemetischer Wirkungen auch zur **Anwendung in der Frühschwangerschaft**. Bereits 1959 wurde der Verdacht geäußert, dass Thalidomid teratogene Wirkungen hat und irreversible Polyneuropathien verursacht. Über das gehäufte Auftreten von Fehlbildungen der Extremitäten (Dysmelien, Phokomelien, Amelien) nach Einnahme von Thalidomid während der Frühschwangerschaft berichtete 1961 ein Kinderarzt. Dieser Bericht führte nach anfänglichem Widerstand letztlich dazu, dass Thalidomid im November 1961 aus dem Handel genommen wurde. Das ganze Ausmaß des Skandals offenbarte sich jedoch erst später: 8000 bis 12 000 missgebildete Neugeborene und 40 000 Patienten mit Sensibilitätsstörungen infolge peripherer Neuropathien. Als Folge der **Thalidomid-Embryopathie** wurde ein neues Arzneimittelgesetz erlassen, das am 1. Januar 1978 in Kraft trat. Heute wird Thalidomid in einigen Ländern wegen seiner Wirksamkeit gegen Lepra wieder therapeutisch verwendet. In Deutschland ist es seit Kurzem zur Behandlung des multiplen Myeloms zugelassen. Eine Verschreibung ist an hohe Sicherheitsauflagen gebunden, wie z. B. eine obligate kontrazeptive Behandlung

▶ **Kritisch betrachtet.**

1.5 Epilepsie

1.5 Epilepsie

▶ **Definition.** Die **Epilepsie** ist eine zentralnervöse Funktionsstörung. Im Rahmen dieser Erkrankung entwickelt sich eine anhaltende Prädisposition des ZNS zu epileptischen Anfällen, d. h. zu vorübergehenden (≤ 2 min) abnormen und synchronen Entladungen größerer Neuronengruppen der Großhirnrinde.

▶ **Definition.**

Die Epilepsie gehört zu den häufigsten neurologischen Erkrankungen. In Deutschland leiden etwa 0,7 – 0,8 % der Bevölkerung an einer Epilepsie. Die Wahrscheinlichkeit, irgendwann im Leben an einer Epilepsie zu erkranken, liegt bei 2 – 5 %. Neuerkrankungen sind im 1. und jenseits des 65. Lebensjahrs am häufigsten. Die genaue Pathophysiologie der elektrischen Entgleisung der Großhirnrinde während der epileptischen Anfälle ist nicht bekannt. Vermutet werden Störungen der neuronalen Erregbarkeit durch eine Verminderung der Aktivität inhibitorischer (GABAerger) Neurone, eine Zunahme der Aktivität exzitatorischer (glutamaterger) Neurone und/oder durch eine Fehlfunktion von Ionenkanälen.

Nach ihrer **Ätiologie** lassen sich epileptische Anfälle in **drei Gruppen** unterteilen:
- **symptomatisch:** Sie haben eine bekannte, nicht genetische Ursache. In diese Gruppe gehören Anfälle, die auf organische Ursachen (z. B. perinatale und traumatische Hirnläsionen, Hirntumoren), metabolische Ursachen (z. B. Hypoglykämie) oder auf die Einnahme von Substanzen mit epileptogener Wirkung (Tab. **C-1.8**) zurückzuführen sind.
- **idiopathisch:** Ihnen liegen genetische Ursachen zugrunde, wie z. B. Mutationen in Genen, die für Kanalproteine kodieren.
- **kryptogen:** In diesen Fällen wird eine symptomatische Genese vermutet, sie kann aber mit den zur Verfügung stehenden Methoden nicht nachgewiesen werden.

Klinisch unterscheidet man folgende **Anfallstypen**:
- **primär generalisierte Anfälle:** In diese Gruppe gehören tonisch-klonische Anfälle, Absencen, myoklonische Anfälle, atonische, tonische und klonische Anfälle sowie infantile Spasmen (BNS-Krämpfe). Ein generalisierter Anfall führt zum Verlust des Bewusstseins.

Die Epilepsie gehört zu den häufigsten neurologischen Erkrankungen. Als Ursache vermutet man eine Aktivitätsminderung inhibitorischer (GABAerger) Neurone, eine Aktivitätszunahme exzitatorischer (glutamaterger) Neurone und eine Fehlfunktion von Ionenkanälen.

Ätiologische Einteilung epileptischer Anfälle:
- **symptomatisch:** Es gibt eine organische, metabolische oder medikamentöse (Tab. **C-1.8**) Ursache.
- **idiopathisch:** Es liegt eine genetische Ursache zugrunde.
- **kryptogen:** Eine symptomatische Genese wird vermutet, kann aber nicht nachgewiesen werden.

Klinische Einteilung der **Anfallstypen**:
- **primär generalisierte Anfälle:** Sie führen zu Bewusstlosigkeit.

C-1.8 Substanzen mit epileptogener Wirkung

Wirkstoffgruppen	Substanzen
D_2-Rezeptor-Antagonisten	- Neuroleptika - Metoclopramid, Domperidon
zentral erregende Substanzen	- Theophyllin, Koffein - Amphetamin, Methamphetamin, Methylphenidat, Ecstasy - Kokain
atropinartig wirkende Substanzen	- Atropin und andere zentral wirksame Muskarinrezeptor-Antagonisten - trizyklische Antidepressiva, Clozapin, zentral wirkende H_1-Rezeptor-Antagonisten - Amantadin - Pethidin und Norpethidin
Antibiotika und antibakteriell wirkende Chemotherapeutika	- Penicilline - Fluorchinolone
Alkohol	Äthanol

- **partielle (fokale) Anfälle:** Sie entstehen in einer umschriebenen Gehirnregion und können bei Bewusstsein geschehen oder mit Bewusstseinsstörungen einhergehen. Aus ihnen können sich **sekundär generalisierte Anfälle** entwickeln, z. T. mit vorangehender „Aura".

Die **Elektroenzephalografie (EEG)** hilft bei der Diagnostik und Klassifikation (Abb. **C-1.13**) und damit auch bei der Therapiewahl.

- **partielle (fokale) Anfälle:** Sie entstehen in einer definierten Gehirnregion, die sich aus der Phänomenologie des Anfalls oder auf der Basis entsprechender Zusatzuntersuchungen (EEG, MRT) ergibt. Anfälle dieser Art können als einfache (Bewusstsein erhalten) oder komplexe (mit Bewusstseinsstörung) Anfälle auftreten und sich zu generalisierten tonisch-klonischen Anfällen weiterentwickeln **(sekundär generalisierte Anfälle)**. Bei den sekundär generalisierten Anfällen kann sich der fokale Beginn auch in Form einer „Aura" (unbestimmtes Vorgefühl mit sensiblen, sensorischen, vegetativen oder psychischen Wahrnehmungen) äußern.

Neben der Eigen- und Fremdanamnese ist die **Elektroenzephalografie (EEG)** das wichtigste Hilfsmittel zur Diagnose und Klassifikation einer Epilepsie (Abb. **C-1.13**). Die sorgfältige Zuordnung zu einem Anfallstyp ist wiederum entscheidend für die Art der Therapie.

C-1.13 Elektroenzephalogramm (EEG)

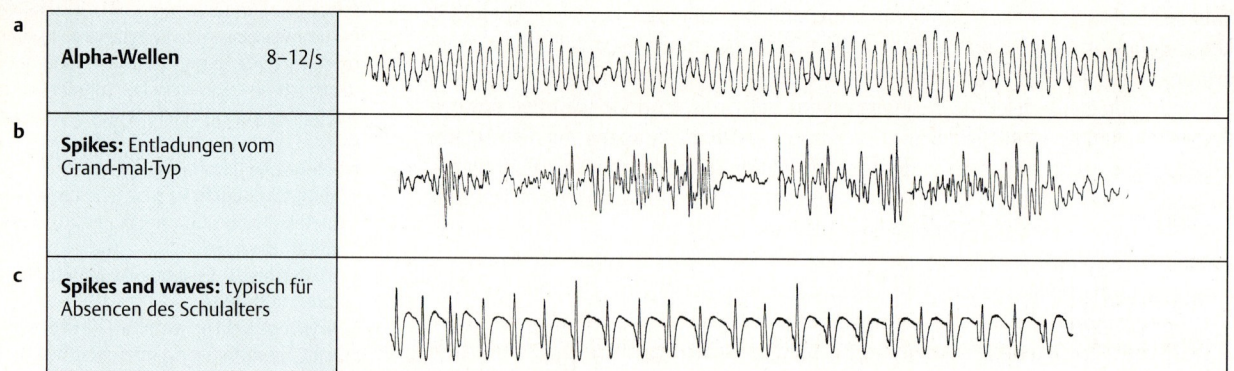

a **Alpha-Wellen** 8–12/s

b **Spikes:** Entladungen vom Grand-mal-Typ

c **Spikes and waves:** typisch für Absencen des Schulalters

Das EEG ermöglicht eine Zuordnung zu einem bestimmten Anfallstyp anhand charakteristischer Potenzialverläufe (nach Christian, Klinische Elektroenzephalographie, Thieme, 1982).
a Normalbefund eines wachen und entspannten Gesunden: Man erkennt regelmäßige α-Wellen mit einer Frequenz von 8 – 12/s.
b Entladungen bei einem generalisierten tonisch-klonischen Anfall („Grand Mal"): Charakteristisch sind hochfrequente und hochamplitudige Spikes, die im weiteren Verlauf des Anfalls von langsameren Wellen mit niedrigerer Amplitude unterbrochen werden.
c Entladungen bei einer Absence eines Schulkinds: Typisch sind Potenziale aus einer Spitze und einer langsamen Welle, die paarweise 3-mal pro Sekunde auftreten **(3/s-Spitze-Welle-Komplexe)**.

1.5.1 Antikonvulsiva

▶ **Synonym.** Antiepileptika.

Antikonvulsiva sind bezüglich ihrer chemischen Struktur eine sehr heterogene Arzneistoffgruppe mit zahlreichen Vertretern. Trotzdem lassen sich allgemeingültige Prinzipien erkennen, die zunächst dargestellt werden. Anschließend werden dann kurz die einzelnen Substanzen sowie ausführlich die konkrete Pharmakotherapie mit Antikonvulsiva beschrieben.

Grundlagen und Wirkprofil der gesamten Wirkstoffgruppe

Einteilung: Die Antikonvulsiva können in **zwei Gruppen** eingeteilt werden (Tab. C-1.9):
- **Etablierte Antikonvulsiva:** Hierzu zählen Carbamazepin, Ethosuximid, Gabapentin, Lamotrigin, Levetiracetam, Oxcarbazepin, Phenobarbital, Phenytoin, Topiramat und Valproinsäure.
- **Antikonvulsiva für spezielle Indikationen oder als Zusatzmedikation:** In diese Gruppe gehören Felbamat, Pregabalin, Tiagabin, Vigabatrin und Zonisamid. Die klinische Erfahrung mit diesen Stoffen ist z. T. begrenzt.

Prinzipiell sind auch **Benzodiazepine** (Näheres s. S. 277) antikonvulsiv wirksam. Wegen der starken Toleranzentwicklung für ihre antikonvulsive Wirkung und wegen der Gefahr epileptischer Anfälle nach dem Absetzen ist ihre Bedeutung für die Epilepsie-Behandlung allerdings gering.

Da es bei den Antikonvulsiva kaum wiederkehrende Strukturmerkmale und keine klaren Struktur-Wirkungs-Beziehungen gibt, wird auf die Darstellung von Strukturformeln verzichtet. Drei Wirkstoffe sind Abkömmlinge von GABA: Gabapentin, Pregabalin und Vigabatrin. Oxcarbazepin ist ein Strukturanalogon des Carbamazepins,

1.5.1 Antikonvulsiva

▶ **Synonym.**

Antikonvulsiva sind eine heterogene Arzneistoffgruppe. Trotzdem lassen sich gemeinsame Grundprinzipien beschreiben.

Grundlagen und Wirkprofil der gesamten Wirkstoffgruppe

Einteilung: Es gibt **zwei Gruppen** (Tab. C-1.9):
- **Etablierte Antikonvulsiva.**
- **Antikonvulsiva für spezielle Indikationen oder als Zusatzmedikation** (klinische Erfahrung begrenzt).

Benzodiazepine (s. S. 277) wirken zwar auch antikonvulsiv, werden aber wegen starker Toleranzentwicklung bei Epilepsie nur selten angewendet.

C-1.9 Pharmakokinetische Daten und Dosierungen von Antikonvulsiva

Wirkstoff	orale Einzeldosis Erwachsene	orale Einzeldosis Kinder	DI [h]	BV [%]	HWZ [h]	PEB [%]	EF$_{ren}$ [%]
etablierte Antikonvulsiva							
Carbamazepin[1]	300 – 800 mg	5 – 20 mg/kg	12	70	15[2] (9)	75 (50)	0
Ethosuximid	500 – 1000 mg	10 mg/kg	12	95	45 (Erw.) 30 (Kinder)	0	25
Gabapentin	300 – 1200 mg	15 – 20 mg/kg	8[3]	60[4]	6	0	80 – 90
Lamotrigin	50 – 300 mg	2,5 – 5,0 mg/kg	12	98	30	56	10
Levetiracetam	500 – 2000 mg	10 – 30 mg/kg	12	100	7	10	90
Oxcarbazepin[1]	450 – 1200 mg	2,5 – 5,0 mg/kg	12	2 (70)	2 (10)	60 (40)	0 (27)
Phenobarbital	50 – 150 mg	2,0 – 2,5 mg/kg	12	100	100	50	25[5]
Phenytoin	100 – 200 mg	2,5 – 4,0 mg/kg	12	90	6 – 24[6]	90	2
Topiramat	50 – 200 mg	1,5 – 3,0 mg/kg	12	80	21	15	70 – 80
Valproinsäure	400 – 1000 mg	10 – 15 mg/kg	12	90	15	95	5
Antikonvulsiva für spezielle Indikationen oder als Zusatzmedikation							
Felbamat	600 – 1800 mg	7,5 – 22,5 mg/kg	12	80	20	25	50
Pregabalin	75 – 300 mg	nicht indiziert	12	90	6	0	98
Tiagabin	7,5 – 15 mg	kontraindiziert ≤ 12 Jahren	8	90	8	96	1 – 2
Vigabatrin	1000 – 2000 mg	20 – 50 mg/kg	12	60	7	0	70 – 90
Zonisamid	200 – 500 mg	nicht indiziert	24	100	60	45	23

[1] Daten in Klammern betreffen den wichtigsten wirksamen Metaboliten; [2] HWZ ist initial 36 h und verkürzt sich im Laufe der Therapie infolge Enzyminduktion auf 15 h; [3] DI = 12 h für die Dosierung bei Kindern; [4] nimmt mit steigender Dosis wegen Sättigung der enteralen Resorption ab; [5] ist pH-abhängig und steigt mit dem Urin-pH an; [6] nimmt mit steigender Dosis zu.

Wirkungsmechanismen und Wirkungen: Der Wirkung der meisten Antikonvulsiva liegt eines der folgenden Wirkprinzipien zugrunde (Abb. C-1.14):

- **Erleichterung der GABAergen Transmission** durch Steigerung der inhibitorischen GABA-Wirkung (s. S. 265).
- **Hemmung der glutamatergen Transmission** durch Hemmung der Glutamatfreisetzung.
- **Blockade von Ionenkanälen** wie spannungsabhängige Na$^+$-Kanäle und verschiedene **Typen spannungsabhängiger Ca^{2+}-Kanäle**. Antikonvulsiva zeigen das Phänomen der **Benutzungsabhängigkeit** (**Use Dependence**, s. S. 141).

das als trizyklische Verbindung mit den trizyklischen Antidepressiva strukturverwandt ist.

Wirkungsmechanismen und Wirkungen: In vielen Fällen ist der exakte Wirkungsmechanismus der Antikonvulsiva nicht geklärt. Die Wirkung der meisten Antikonvulsiva lässt sich aber auf eines oder mehrere der folgenden Wirkprinzipien zurückführen (Abb. C-1.14):

- **Erleichterung der GABAergen Transmission:** Eine Steigerung der inhibitorischen GABA-Wirkung wird erreicht durch Potenzierung von GABA als Agonist von GABA$_A$-Rezeptoren, durch Förderung der GABA-Synthese und/oder GABA-Freisetzung, durch Hemmung der neuronalen GABA-Rückaufnahme über den GABA-Transporter GAT-1 (s. S. 265) oder durch Hemmung des GABA-Abbaus durch GABA-Transaminase.
- **Hemmung der glutamatergen Transmission:** Eine solche Wirkung kommt zustande durch Hemmung der Glutamatwirkung an NMDA-, AMPA- oder Kainat-Rezeptoren oder durch Blockade präsynaptischer Ca^{2+}-Kanäle vom N-Typ, die eine Hemmung der Glutamatfreisetzung nach sich zieht.
- **Blockade von Ionenkanälen:** Blockiert werden **spannungsabhängige Na$^+$-Kanäle** oder verschiedene **Typen spannungsabhängiger Ca^{2+}-Kanäle**. Als besonders vorteilhaft erweist sich die Tatsache, dass überaktive Neurone von Na$^+$-Kanalblockern bevorzugt in ihrer Aktivität gehemmt werden. Wie bei den Lokalanästhetika zeigt nämlich die Wirkung solcher Antikonvulsiva das Phänomen der **Benutzungsabhängigkeit** (**Use Dependence**, s. S. 141), d. h. die Blockade repetitiver Entladungen ist umso effizienter, je mehr Depolarisationen pro Zeiteinheit die betreffenden Neurone durchlaufen.

▶ **Merke.** Alle Antikonvulsiva wirken **rein symptomatisch** und unterdrücken lediglich epileptische Anfälle. Keiner dieser Stoffe kann die Entwicklung einer Epilepsie (z. B. nach einem Hirntrauma) verhindern – Antikonvulsiva wirken also **nicht antiepileptogen**.

Tab. C-1.11 zeigt die wichtigsten Wirkungsmechanismen.

Sofern bekannt sind die konkreten Wirkungsmechanismen der einzelnen Wirkstoffe in Tab. C-1.11 zusammengefasst.

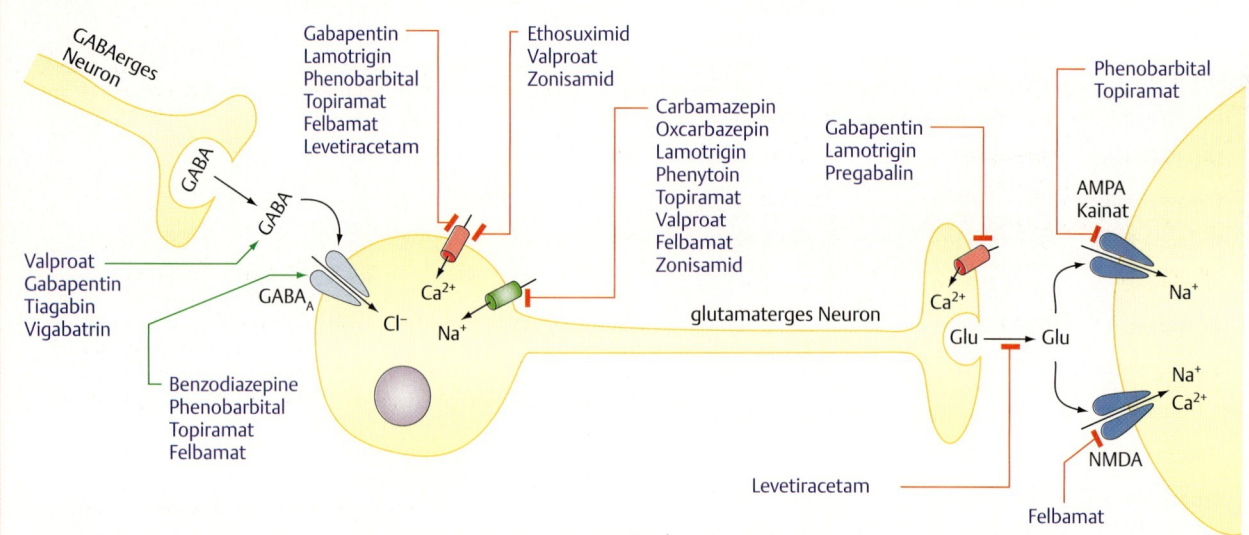

C-1.14 Synoptische Darstellung der Wirkungsmechanismen von Antikonvulsiva

Dargestellt ist ein exzitatorisches glutamaterges Neuron (Glu: Glutamat), dessen Zellkörper von einem inhibitorischen GABAergen Neuron innerviert wird. Der Zellkörper trägt GABA$_A$-Rezeptoren (GABA$_A$) sowie spannungsabhängige Na$^+$-Kanäle und Ca^{2+}-Kanäle. Präsynaptisch exprimiert das glutamaterge Neuron Ca^{2+}-Kanäle vom N-Typ, die für den Ca^{2+}-Einstrom sorgen und so die Glutamatfreisetzung in Gang setzen. Glutamat erregt postsynaptisch NMDA-Rezeptoren (NMDA) sowie AMPA- und Kainat-Rezeptoren (AMPA/Kainat). Die Angriffspunkte der verschiedenen Antikonvulsiva sowie ihre jeweiligen Wirkungen an den genannten Strukturen sind ebenfalls dargestellt.

Pharmakokinetik und Wechselwirkungen: Die pharmakokinetischen Eigenschaften der Antikonvulsiva sind aufgrund ihrer uneinheitlichen chemischen Struktur sehr unterschiedlich (Tab. C-1.9). Nur Gabapentin, Levetiracetam, Pregabalin, Topiramat und Vigabatrin werden überwiegend renal eliminiert. Wesentlich größere Bedeutung hat dagegen die **metabolische Elimination**. Nur bei wenigen Wirkstoffen führt sie zu **wirksamen Metaboliten**: Bei Carbamazepin (wirksamer Metabolit: Carbamazepin-Epoxid) und Valproat liefern Metaboliten einen mehr (Cabamazepin) oder weniger (Valproat) wichtigen Beitrag zur antikonvulsiven Wirkung. Eine entscheidende Rolle spielt dagegen die Metabolisierung des unwirksamen **Oxcarbazepins**: Erst sein Abbau zu Monohydroxy-Oxcarbazepin sorgt für die antikonvulsive Wirkung.

Viele etablierte Antikonvulsiva haben ein **sehr hohes Interaktionspotenzial** mit anderen Arzneistoffen (Tab. C-1.10). Dies betrifft vor allem Carbamazepin, Phenobarbital, Phenytoin, Valproat und Felbamat. Wegen vielfältiger Konsequenzen hat die **permanente Induktion von CYP-Enzymen** eine herausragende Bedeutung unter den Wechselwirkungen. **Mögliche Konsequenzen:**

- **Hirsutismus** und **Wirkungsverlust von hormonellen Kontrazeptiva** durch Beschleunigung des Östrogen- und Gestagen-Abbaus.
- **Osteoporose** und **Osteomalacia antiepileptica** durch Beschleunigung des Vitamin-D-Abbaus.
- **Peripartale intrazerebrale Blutungen** bei Neugeborenen von behandelten Müttern durch Vitamin-K-Mangel.
- **Wirkungsverlust lebenswichtiger Pharmaka** (Steroide, Phenprocoumon, Zytostatika, Immunsuppressiva) durch zu rasche Elimination mit u. U. lebensbedrohlichen Folgen.

▶ **Merke.** Viele Antikonvulsiva sind Substrate, Inhibitoren oder Induktoren der fremdstoffabbauenden Enzyme in der Leber. Daraus ergeben sich pharmakokinetische Wechselwirkungen der Antikonvulsiva untereinander oder mit anderen Pharmaka (Tab. C-1.10), die ggf. eine **Dosisanpassung** erforderlich machen.

Wegen der meist erforderlichen Langzeittherapie werden Antikonvulsiva **in aller Regel oral** verabreicht. Für die **Akuttherapie** stehen einige Stoffe auch in injizierbarer Form für die **i. v.-Applikation** zur Verfügung. Das gilt für Levetiracetam, Phenobarbital, Phenytoin und Valproat sowie für einige Benzodiazepine (Diazepam, Clonazepam, Lorazepam).

Pharmakokinetik und Wechselwirkungen (Tab. C-1.9): Die meisten Substanzen werden **metabolisch eliminiert**, wobei nur bei einigen Stoffen **wirksame Metaboliten** entstehen, wie z. B. bei **Oxcarbazepin**.

Häufig besteht ein **sehr hohes Interaktionspotenzial** (Tab. C-1.10), v. a. durch die **permanente Induktion von CYP-Enzymen**, mit folgenden **möglichen Konsequenzen**: Hirsutismus, Wirkungsverlust hormoneller Kontrazeptiva, Osteoporose, Osteomalacia antiepileptica, peripartale intrazerebrale Blutungen (bei Neugeborenen von behandelten Müttern) und Wirkungsverlust lebenswichtiger Pharmaka.

▶ **Merke.**

Antikonvulsiva werden in der Langzeittherapie **in aller Regel oral**, in der **Akuttherapie** auch **i. v.** appliziert.

≡ C-1.10 **Interaktionen der Antikonvulsiva mit fremdstoffabbauenden Enzymen der Leber und Wechselwirkungen untereinander sowie mit anderen Pharmaka**

Wirkstoff	Metabolisierung durch	Hemmung (H) oder Induktion (I) von	Wechselwirkungen
etablierte Antikonvulsiva			
Carbamazepin	CYP1A2 CYP2C8/9 CYP3A4	I: CYP1A2, CYP2C19, CYP3A4, UGT	▪ Plasmaspiegel ↓ durch Phenobarbital, Phenytoin, Rifampicin ▪ Plasmaspiegel ↑ durch Clarithromycin, Isoniazid, Ciprofloxacin, Itraconazol, Verapamil, Fluvoxamin, HIV-Protease-Inhibitoren ▪ Plasmaspiegel von Antikonvulsiva (Valproat, Phenytoin, Lamotrigin, Topiramat), Neuroleptika, trizyklischen Antidepressiva, Antimykotika, Prednisolon, Ciclosporin, Phenprocoumon sowie hormonalen Kontrazeptiva ↓ ▪ Hepatotoxizität von Isoniazid ↑ ▪ Hormonbedarf bei Hypothyreose ↑ ▪ Kardiotoxizität von Antiarrhythmika und trizyklischen Antidepressiva ↑
Ethosuximid	CYP3A4 UGT		▪ Plasmaspiegel ↓ durch Carbamazepin oder Phenytoin ▪ Plasmaspiegel ↑ durch Valproat
Gabapentin			▪ Plasmaspiegel ↑ durch Morphin oder bei Niereninsuffizienz ▪ Verminderung der enteralen Resorption durch Antazida (um 25 %)

Fortsetzung ▶

C-1.10 Fortsetzung

Wirkstoff	Metabolisierung durch	Hemmung (H) oder Induktion (I) von	Wechselwirkungen
Lamotrigin	UGT	I: UGT	■ Plasmaspiegel ↑ durch Valproat ■ Plasmaspiegel ↓ durch Carbamazepin, Phenytoin, Phenobarbital oder auch durch hormonelle Kontrazeptiva (!)
Levetiracetam			Plasmaspiegel ↑ bei Niereninsuffizienz
Oxcarbazepin	CYP3A4 UGT	H: CYP2C19 I: CYP3A4, UGT	■ Plasmaspiegel von Phenytoin ↑ ■ Plasmaspiegel von Carbamazepin, Lamotrigin und Topiramat ↓ ■ Sicherheit hormonaler Kontrazeptiva ↓ ■ Neurotoxizität von Li⁺ ↑
Phenobarbital	CYP2C 9/19	H: CYP2C 9/19 I: CYP2D6, CYP2C 9/19, CYP3A4, UGT	■ Plasmaspiegel ↑ durch Phenytoin, Valproat und Felbamat ■ Wirkung von zentral dämpfenden Pharmaka und Alkohol ↑ ■ Plasmaspiegel von Carbamazepin, Valproat, hormonalen Kontrazeptiva und Glukokortikoiden ↓ ■ Toxizität von Methotrexat ↑
Phenytoin	CYP2C9/19	H: CYP2C 9/19 I: CYP2C 9, CYP3A4, UGT	■ Plasmaspiegel ↓ durch Folsäure, Alkohol, Ciprofloxacin, Carbamazepin und Phenobarbital ■ Plasmaspiegel ↑ durch Cumarinderivate, Isoniazid, Cotrimoxazol, Felbamat, Valproat und Fluconazol ■ Plasmaspiegel von Carbamazepin, Ethosuximid, Valproat, oralen Antikoagulanzien, hormonalen Kontrazeptiva ↓ ■ Plasmaspiegel von Warfarin, Rifampicin ↑ ■ Toxizität von Methotrexat ↑
Topiramat	CYP2C19 CYP3A4 UGT	H: CYP2C19	■ Plasmaspiegel ↓ durch Phenytoin oder Carbamazepin ■ Plasmaspiegel ↑ durch Hydrochlorothiazid oder bei Niereninsuffizienz ■ Plasmaspiegel von Imipramin, Moclobemid ↑ ■ Nierenstein-Risiko ↑ durch Acetazolamid, Triamteren oder Vitamin C
Valproinsäure	CYP2C9/19 UGT	H: CYP2C 9, CYP3A4, UGT, mEH	■ Plasmaspiegel ↓ durch Carbamazepin, Phenobarbital, Phenytoin ■ Plasmaspiegel von Carbamazepin, Penytoin, Lamotrigin, Lorazepam, Phenobarbital, Neuroleptika, Antidepressiva ↑ ■ Verdrängung von Phenytoin aus Plasmaeiweißbindung (Cave: Phenytoinintoxikation) ■ Blutungsrisiko durch Antikoagulanzien oder ASS ↑ ■ Hepatotoxizität ↑ durch Alkohol oder andere hepatotoxische Arzneistoffe
Antikonvulsiva für spezielle Indikationen oder Zusatzmedikation			
Felbamat	CYP3A4 CYP2E1	H: CYP2C 9/19 I: CYP3A4	■ Plasmaspiegel von Carbamazepin ↓ ■ Plasmaspiegel von Phenytoin, Valproat ↑ ■ sedierende Wirkung von Alkohol und anderen zentral-dämpfenden Wirkstoffen ↑
Pregabalin			■ Plasmaspiegel ↑ bei Niereninsuffizienz ■ Wirkung von Alkohol oder Lorazepam ↑
Tiagabin	CYP3A4		Plasmaspiegel ↓ durch Carbamazepin, Phenytoin, Phenobarbital oder Rifampicin
Vigabatrin			ALAT- und ASAT-Serumaktivitäten ↓ Renale Ausscheidung von Aminosäuren ↑
Zonisamid	CYP3A4 UGT		Plasmaspiegel ↓ durch CYP3A4-Induktoren

CYP: Cytochrom P450; UGT: Uridin-Diphosphat-Glucuronyltransferase; mEH: mikrosomale Epoxidhydrolase (wichtig für den Abbau von Carbamazepin-Epoxid).

Allgemeine unerwünschte Wirkungen: Zentralnervöse Störungen, psychotische Symptome, Übelkeit/Erbrechen, Gewichtszunahme/-abnahme, Hautausschläge, Blutbildveränderungen, Herzrhythmusstörungen durch Ionenkanal-Blockade (Tab. **C-1.11**). Hohe Dosierungen können bei primär gene-

Allgemeine unerwünschte Wirkungen und Kontraindikationen: Alle Antikonvulsiva können als unerwünschte Wirkung eine Vielzahl von **zentralnervösen Störungen** hervorrufen wie z. B. Schläfrigkeit, Konzentrationsstörungen, Schwindel, Doppelbilder, Kopfschmerzen, Gleichgewichtsstörungen, Ataxie, psychomotorische Verlangsamung und kognitive Störungen (Gedächtnis- und Lernstörung). Einige Stoffe verursachen auch **psychotische Störungen** (Depressionen, paranoide Reaktionen, Halluzinationen, Erregungszustände oder agressives Verhalten). Bei vielen Substanzen werden **Übelkeit und Erbrechen**, **Gewichtszunahme/-abnahme** oder **Hautausschläge** beobachtet. Häufig sind auch **Blutbildveränderungen** (Blutbildkontrollen!). Da ein großer Teil der Antikonvulsiva Ionenkanäle blockiert (Tab. C-1.11) und diese Wirkung nicht nur auf das ZNS beschränkt ist, können auch **Herzrhythmusstörungen** auftreten. Darüber hinaus können hohe Dosierungen einiger Antikonvulsiva (Carbamazepin, Oxcarbazepin, Phenytoin, Gabapentin, Felbamat, Tiagabin und Vigabatrin) bei primär generalisierten Epilepsien **epileptische Anfälle provozieren**.

▶ **Klinischer Bezug.** Eine seltene, aber sehr gefürchtete immunallergische Komplikation einer Antikonvulsiva-Behandlung ist das **Antikonvulsiva-Hypersensitivitäts-Syndrom**. Es ist gekennzeichnet durch Fieber, Dermatitis oder Lupus erythematodes, Eosinophilie, eosinophile Lungeninfiltrate, Hepatitis, Splenomegalie und Lymphadenopathie. Mögliche **auslösende Substanzen** sind Carbamazepin, Oxcarbazepin, Ethosuximid, Phenobarbital, Phenytoin oder Lamotrigin.

Teratogene Wirkungen: Einige etablierte Antikonvulsiva (Carbamazepin, Phenobarbital, Phenytoin, Lamotrigin, Valproat) können durch Hemmung der Folatresorption und/oder der Dihydrofolatreduktase eine megalozytäre Anämie und bei Schwangeren einen **Folsäuremangel** hervorrufen. Auch deshalb haben viele Antikonvulsiva teratogene/embryotoxische Wirkungen (Carbamazepin, Ethosuximid, Oxcarbazepin, Levetiracetam, Phenobarbital, Phenytoin, Topiramat, Valproat, Pregabalin, Vigabatrin, Zonisamid). Da aber epileptische Anfälle während der Schwangerschaft auch ein teratogenes Risiko für das ungeborene Kind darstellen, muss nach sorgfältiger Risiko-Nutzen-Abwägung und unter Berücksichtigung geeigneter Schutzmaßnahmen eine antikonvulsive Therapie der Schwangeren angestrebt werden (Näheres zu Antikonvulsiva in der Schwangerschaft s. S. 300).

Als allgemeine Kontraindikation gilt die Überempfindlichkeit gegen die jeweiligen Wirkstoffe. Einige Antikonvulsiva sind in der Schwangerschaft und Stillzeit (Levetiracetam, Felbamat, Pregabalin, Tiagabin, Vigabatrin, Zonisamid) und einige wenige nur in der Stillzeit (Ethosuximid, Topiramat) kontraindiziert.

Wirkstoffe

Aus der Vielzahl der Antikonvulsiva muss der behandelnde Arzt einen geeigneten Wirkstoff auswählen. Zunächst ist natürlich entscheidend, dass der Wirkstoff für den diagnostizierten Anfallstyp indiziert ist (**Indikationen** s. Tab. C-1.11). Da Antikonvulsiva immer über einen langen Zeitraum eingenommen werden müssen (Näheres s. S. 291), sind die **Verträglichkeit** und das **Interaktionsprofil** (Tab. C-1.10) der Substanzen weitere wichtige Auswahlkriterien. Die Verträglichkeit eines Wirkstoffs spiegelt sich in den unerwünschten Wirkungen und den sich häufig daraus ergebenden Kontraindikationen wider. Zu den allgemeinen unerwünschten Wirkungen und Kontraindikationen s. S. 292. Die speziellen unerwünschten Wirkungen und Kontraindikationen sind im Folgenden bei den einzelnen Wirkstoffen beschrieben.

▶ **Merke.** Viele Antikonvulsiva haben nur eine **geringe therapeutische Breite**. Deshalb sind bei vielen Substanzen **regelmäßige Kontrollen des Plasmaspiegels** sinnvoll.

Carbamazepin

Carbamazepin ist das weltweit am häufigsten verordnete Antikonvulsivum. Es wirkt als **Hemmstoff spannungsabhängiger Na$^+$-Kanäle**. Wie die Lokalanästhetika verlangsamt es die Erholung inaktivierter Kanäle (Näheres s. S. 139). Dadurch werden insbesondere die für die Epilepsie typischen hochfrequenten synchronen Entladungen im Gehirn unterdrückt. Carbamazepin ist wirksam bei **partiellen Anfällen** und bei sekundär **generalisierten tonisch-klonischen Anfällen**. Die wirksamen Plasmaspiegel liegen zwischen 6 und 12 μg/ml. Weitere Indikationen sind die **Trigeminusneuralgie** (s. S. 257), andere **neuropathische Schmerzsyndrome** und die **Prophylaxe von epileptischen Anfällen beim Alkoholentzug**. Aufgrund seiner Li$^+$-ähnlichen stimmungsstabilisierenden Wirkung wird Carbamazepin auch zur Phasenprophylaxe in der Behandlung von **manischen und bipolaren affektiven Störungen** angewendet (Näheres

ralisierten Epilepsien epileptische Anfälle provozieren.

▶ **Klinischer Bezug.**

Teratogene Wirkungen einiger Antikonvulsiva gehen auf die Hemmung der Folatresorption und einen konsekutiven **Folsäuremangel** bei Schwangeren zurück. Die Gefahr für das ungeborene Kind durch einen epileptischen Anfall der Mutter muss gegen das teratogene Risiko sorgfältig abgewogen werden.

Allgemeine Kontraindikationen: Überempfindlichkeit, z. T. Schwangerschaft und Stillzeit.

Wirkstoffe

Die **Indikationen** zeigt Tab. **C-1.11**. Weitere Auswahlkriterien für die Langzeittherapie (s. S. 291) sind die **Verträglichkeit** und das **Interaktionsprofil** (Tab. **C-1.10**). Zu den allgemeinen unerwünschten Wirkungen und Kontraindikationen s. S. 292.

▶ **Merke.**

Carbamazepin

Als **Hemmstoff spannungsabhängiger Na$^+$-Kanäle** verlangsamt es die Erholung inaktivierter Kanäle (s. S. 139). **Indikationen:** Partielle Anfälle, sek. generalisierte tonisch-klonische Anfälle, Trigeminusneuralgie (s. S. 257), neuropathische Schmerzsyndrome, Prophylaxe von epileptischen Anfällen beim Alkoholentzug, Phasenprophylaxe bei manischen und bipolaren affektiven Störungen (s. S. 342). Durch Autoinduktion von CYP3A4 kommt es zu einer beschleunigten Elimination (Tab. **C-1.9**) und zu einer Vielzahl

C-1.11 Indikationen und Wirkungsmechanismen der Antikonvulsiva

Wirkstoff	Indikation(en)	Wirkungsmechanismus
etablierte Antikonvulsiva		
Carbamazepin	- partielle Anfälle - sekundär generalisierte tonisch-klonische Anfälle	Blockade spannungsabhängiger **Na$^+$-Kanäle**
Ethosuximid	Absencen	Blockade von T-Typ-**Ca^{2+}-Kanälen**
Gabapentin	partielle Anfälle mit und ohne sekundäre(r) Generalisierung	- Blockade präsynaptischer N-Typ-**Ca^{2+}-Kanäle** (hochaffine Bindung an $\alpha_2\delta$-Untereinheit) - **Glutamatfreisetzung** ↓ - **GABA-Synthese und -Freisetzung** ↑
Lamotrigin	- partielle Anfälle mit und ohne sekundäre(r) Generalisierung - viele primär generalisierte Anfälle (inkl. Absencen) - Lennox-Gastaut-Syndrom (zusammen mit anderen Antikonvulsiva)	- Blockade spannungsabhängiger **Na$^+$-Kanäle** - Blockade präsynaptischer **Ca^{2+}-Kanäle** (Folge: Glutamatfreisetzung ↓)
Levetiracetam	- partielle Anfälle mit und ohne sekundäre(r) Generalisierung - Zusatzmedikation bei primär generalisierten Anfällen	- Blockade von neuronalen **Ca^{2+}-Kanälen** vom N- und P/Q-Typ - Bindung an das vesikuläre Exozytoseprotein SV2A (Folge: **Glutamatfreisetzung** ↓)
Oxcarbazepin	partielle Anfälle mit und ohne sekundäre(r) Generalisierung	Hemmung spannungsabhängiger **Na$^+$-Kanäle**
Phenobarbital	- partielle Anfälle - primär und sekundär generalisierte tonisch-klonische Anfälle (wirkungslos bei Absencen)	- agonistische Wirkung am Cl$^-$-Kanal des **GABA$_A$-Rezeptors** - Blockade von N-Typ-**Ca^{2+}-Kanälen** - Blockade des Ionenkanals von **AMPA-Rezeptoren**
Phenytoin	- partielle Anfälle - primär und sekundär generalisierte tonisch-klonische Anfälle (wirkungslos bei Absencen)	Blockade spannungsabhängiger **Na$^+$-Kanäle**
Topiramat	- partielle und sekundär generalisierte Anfälle - viele primär generalisierte Anfälle - Absencen (unsicher) - Lennox-Gastaut-Syndrom	- Blockade spannungsabhängiger **Na$^+$-Kanäle** - Blockade neuronaler **HVA-Ca^{2+}-Kanäle** - **GABAerge Transmission** ↑ (infolge benzodiazepinartiger Wirkungen) - **glutamaterge Transmission** ↓ (durch Blockade der Ionenkanäle von AMPA- und Kainat-Rezeptoren)
Valproinsäure	- alle partiellen und sekundär generalisierten Anfälle - alle primär generalisierten Anfälle (inkl. Absencen)	- Blockade von **Na$^+$-Kanälen** - Blockade von T-Typ-**Ca^{2+}-Kanälen** - **GABAerge Transmission** ↑ (infolge GABA-Synthese ↑ und GABA-Abbau ↓)
Antikonvulsiva für spezielle Indikationen und als Zusatzmedikation		
Felbamat	- Lennox-Gastaut-Syndrom (auch als Zusatzmedikation)	- glutamaterge Transmission ↓ (antagonisiert aktivierende Wirkung von Glycin/D-Serin am **NMDA-Rezeptor**) - Förderung **GABA$_A$-Rezeptor**-vermittelter Wirkungen - Blockade spannungsabhängiger **Na$^+$- und Ca^{2+}-Kanäle**
Pregabalin	partielle Anfälle mit und ohne sekundärer Generalisierung (nur als Zusatzmedikation)	- Blockade präsynaptischer N-Typ-**Ca^{2+}-Kanäle** (hochaffine Bindung an $\alpha_2\delta$-Untereinheit) - **Glutamatfreisetzung** ↓
Tiagabin	partielle Anfälle mit und ohne sekundäre(r) Generalisierung (nur als Zusatzmedikation)	**GABAerge Transmission** ↑ (Hemmung des neuronalen GABA-Transporters GAT-1)
Vigabatrin	- partielle Anfälle mit und ohne sekundäre(r) Generalisierung (nur als Zusatzmedikation) - Blitz-Nick-Salaam (BNS)-Krämpfe im Säuglingsalter (infantile Spasmen)	**GABAerge Transmission** ↑ (Hemmung des GABA-Abbaus durch irreversible Hemmung der GABA-Transaminase)
Zonisamid	partielle Anfälle mit und ohne sekundäre(r) Generalisierung (nur als Zusatzmedikation)	- Blockade spannungsabhängiger **Na$^+$-Kanäle** - Blockade von T-Typ-**Ca^{2+}-Kanälen**

s. S. 342). Carbamazepin beschleunigt seinen eigenen Abbau, indem es CYP3A4 induziert **(Autoinduktion)**. Die Enzyminduktion führt im Zuge der Behandlung zu einer Verkürzung seiner Eliminationshalbwertszeit (Tab. **C-1.9**) und zu einer **Vielzahl von pharmakokinetischen Wechselwirkungen** (s. S. 291 und Tab. **C-1.10**). Zusätzlich zu den allgemeinen **unerwünschten Wirkungen** (s. S. 292) treten folgende Nebenwirkungen häufig auf: **allergische Hautreaktionen** (einschließlich Stevens-Johnson- oder Lyell-Syndrom), verminderte Libido und Potenz und **Blutbildveränderungen** (Leukopenie oder aplastische Anämie). Die Leukopenie ist meist vorübergehend. Da sie aber bei etwa 2 % der Patienten persistiert, sind regelmäßige Blutbildkontrollen erforderlich. Relativ häufig sind auch **hepatotoxische Wirkungen** mit vorübergehender Erhöhung der Leberenzyme im Serum. Schwere Leberschädigungen sind hingegen selten. Wegen der ADH-ähnlichen antidiuretischen Wirkungen von Carbamazepin kommt es als Spätkomplikation häufig zur **Wasserretention und Hyponatriämie**. Man spricht dann gelegentlich auch vom Syndrom der inadäquaten ADH-Sekretion (SIADH).

Kontraindikationen sind eine Überempfindlichkeit gegen trizyklische Antidepressiva, da diese mit Carbamazepin strukturverwandt sind. Außerdem darf es nicht bei einer Knochenmarkschädigung oder einer schweren Störung der Blutbildung, bei AV-Block, akuter intermittierender Porphyrie oder gleichzeitig mit MAO-Hemmern oder Voriconazol angewendet werden.

von pharmakokinetischen Wechselwirkungen (s. S. 291 und Tab. **C-1.10**).

Unerwünschte Wirkungen: Allgemeine UW s. S. 292. **Allergische Hautreaktionen**, verminderte Libido/Potenz, **Blutbildveränderungen**, hepatotoxische Wirkungen, **Wasserretention und Hyponatriämie** (SIADH).

Kontraindikationen: Überempfindlichkeit gegen trizyklische Antidepressiva, Knochenmarkschädigung, AV-Block, akute Porphyrie, gleichzeitige Gabe von MAO-Hemmern/Voriconazol.

▶ **Klinischer Bezug.** Aufgrund der geringen therapeutischen Breite und der zahlreichen Neben- und Wechselwirkungen sollten Patienten während einer **Carbamazepin-Therapie engmaschig überwacht** werden. Da die unerwünschten Wirkungen bei Plasmaspiegeln über 10 mg/l häufiger auftreten, ist eine Kontrolle des Plasmaspiegels notwendig. Des Weiteren sind regelmäßige Kontrollen der Transaminasen, der Elektrolyte und des Blutbilds sinnvoll. Bei einer länger als 2 Monate anhaltenden Neutropenie < 1000/μl oder Leukopenie < 2000/μl muss die Behandlung mit Carbamazepin beendet werden. Patientinnen müssen auf einen möglichen Wirkungsverlust der Anti-Baby-Pille hingewiesen werden.

▶ **Klinischer Bezug.**

Ethosuximid

Ethosuximid blockiert spannungsabhängige Ca^{2+}-Kanäle vom T-Typ (s. S. 143). Diese Kanäle sind in thalamokortikalen Neuronen für depolarisierende Ca^{2+}-Ströme verantwortlich, die den Ausbruch von Absencen in Gang setzen. Ethosuximid ist **nur bei Absencen** wirksam. Die erforderlichen Plasmaspiegel bewegen sich zwischen 40 und 100 μg/ml. Bei den unerwünschten Wirkungen stehen gastrointestinale Störungen (Übelkeit, Erbrechen, Anorexia), Abnahme des Körpergewichts und ungewöhnliche zentralnervöse Störungen (Dyskinesien, Parkinson-ähnliche Symptome, Angststörungen, Agressivität, paranoid-halluzinatorische Verhaltensstörungen) im Vordergrund. Auch Ethosuximid kann ein Antikonvulsiva-Hypersensitivitätssyndrom (s. S. 293) hervorrufen.

Ethosuximid

Ethosuximid ist **nur bei Absencen** wirksam. Zum Wirkmechanismus s. Tab. **C-1.11** und S. 143. Unerwünschte Wirkungen: Gastrointestinale Störungen, Gewichtsabnahme, verschiedenste zentralnervöse Störungen, Antikonvulsiva-Hypersensitivitätssyndrom (s. S. 293).

Gabapentin

Die antikonvlsive Wirkung von Gabapentin wird auf die Hemmung von präsynaptischen Ca^{2+}-Kanälen zurückgeführt, an deren α$_2$δ-Untereinheit (s. S. 144) es mit hoher Affinität bindet. Dadurch wird der Einstrom von Ca^{2+} in glutamaterge Neurone blockiert und die Freisetzung von Glutamat unterdrückt. Gabapentin soll zusätzlich die Synthese und Freisetzung von GABA steigern. Es ist wirksam bei **partiellen Anfällen mit und ohne sekundäre(r) Generalisierung**. Außerdem wird es wegen seiner analgetischen Wirkung (infolge Hemmung der Glutamatfreisetzung im aufsteigenden nozizeptiven Neuronensystem) bei der **Zoster-Neuralgie** und bei der **diabetischen Polyneuropathie** angewendet. Neben zentralnervösen Störungen (s. S. 292) sind folgende **unerwünschte Wirkungen** häufig: gastrointestinale Störungen (Übelkeit, Erbrechen, Diarrhö, Gingivitis), Appetitsteigerung und Gewichtszunahme, Gesichtsödeme oder periphere Ödeme, Leukopenie, Hautausschläge, Myalgien und/oder Arthralgien, Atemwegs- oder Harnwegsinfektionen. Selten kommt es zu einer hämorrhagischen Pankreatitis. Die akute Pankreatitis ist deshalb auch eine **Kontraindikation**.

Gabapentin

Zum Wirkmechanismus s. Tab. **C-1.11**. **Indikationen:** Partielle Anfälle mit/ohne sek. Generalisierung, Analgesie bei Zoster-Neuralgie und diabetischer Polyneuropathie. **Unerwünschte Wirkungen:** Zentralnervöse (s. S. 292) und gastrointestinale Störungen, Appetitsteigerung, Ödeme, Leukopenie, Hautausschläge, Myalgien, Arthralgien, Atemwegs- oder Harnwegsinfekte, hämorrhagische Pankreatitis. **Kontraindikation:** Akute Pankreatitis.

Lamotrigin

Zum Wirkmechanismus s. Tab. **C-1.11**. **Indikationen:** Partielle Anfälle mit/ohne sek. Generalisierung, viele primär generalisierte Anfälle (inkl. Absencen), Lennox-Gastaut-Syndrom, Rezidivprophylaxe depressiver Episoden bei bipolaren affektiven Störungen. **Unerwünschte Wirkungen:** Zentralnervöse (s. S. 292) und gastrointestinale Störungen, allergische Hautreaktionen, Angioödem, aseptische Meningitis. Aufgrund von **Wechselwirkungen** (Tab. **C-1.10**) muss ggf. die Dosierung angepasst werden.

Lamotrigin

Lamotrigin blockiert spannungsabhängige Na$^+$-Kanäle und präsynaptische Ca^{2+}-Kanäle vom N-Typ. Es ist wirksam bei **partiellen Anfällen mit und ohne sekundäre(r) Generalisierung** sowie bei den meisten **primär generalisierten Anfällen (einschließlich Absencen)**. Außerdem ist Lamotrigin beim Lennox-Gastaut-Syndrom und zur **Rezidivprophylaxe depressiver Episoden** im Rahmen von bipolaren affektiven Störungen indiziert. Der therapeutisch erforderliche Plasmaspiegel beträgt 5 – 15 µg/ml. Häufige **unerwünschte Wirkungen** sind zentralnervöse Störungen (s. S. 292), gastrointestinale Störungen (Übelkeit, Erbrechen, Durchfall) und allergische Hautreaktionen (bei Kindern häufiger als bei Erwachsenen). Relativ selten tritt ein Angioödem auf. Wird die Dosis (Tab. **C-1.9**) langsam einschleichend bis zur Erhaltungsdosis gesteigert, sind Hautausschläge deutlich seltener. Die aseptische Meningitis ist eine schwere, selten autretende Nebenwirkung von Lamotrigin. Aus den in Tab. **C-1.10** genannten **Wechselwirkungen** ergeben sich wichtige praktische Konsequenzen. Bei Kombination mit Valproat muss die Lamotrigin-Dosis halbiert und bei Kombination mit Carbamazepin verdoppelt werden. Von Bedeutung ist auch, dass hormonelle Kontrazeptiva in üblicher Dosierung die Plasmaspiegel von Lamotrigin halbieren.

Levetirazetam

Zu den Wirkmechanismen s. Tab. **C-1.11**. **Indikationen:** Partielle Anfälle mit/ohne sek. Generalisierung, Zusatzmedikation bei primär generalisierten Anfällen. Die Elimination erfolgt renal (Tab. **C-1.9**). **Unerwünschte Wirkungen:** Zentralnervöse (s. S. 292) und gastrointestinale Störungen, Hautausschläge, Haarausfall, abnorme Leberfunktionstests, Leukopenie/Thrombozytopenie.

Levetirazetam

Die Wirkung von Levetirazetam geht einerseits auf die Blockade von neuronalen Ca^{2+}-Kanälen und andererseits auf die hochaffine Bindung an das Protein SV2A zurück (Tab. **C-1.11**). SV2A ist mit den Speichervesikeln von Neurotransmittern assoziiert und spielt bei der exozytotischen Glutamatfreisetzung eine wichtige Rolle. Vermutlich hemmt Levetiracetam deshalb die Glutamatfreisetzung. Es ist geeignet bei **partiellen Anfällen mit und ohne sekundäre(r) Generalisierung** (Plasmaspiegel 15 – 40 µg/ml) und als **Zusatzmedikation bei primär generalisierten Anfällen**. Levetiracatam wird ausschließlich renal eliminiert (Tab. **C-1.9**). Im Falle einer Niereninsuffizienz (Kreatinin-Clearance < 50 ml/min) muss deshalb die Dosis auf 250 – 750 mg alle 12 h reduziert werden. Bei guter Verträglichkeit werden als **unerwünschte Wirkungen** neben zentralnervösen Störungen (s. S. 292) gastrointestinale Symptome, Hautausschläge, Haarausfall, abnorme Leberfunktionstests, Leukopenie und Thrombozytopenie beobachtet.

Oxcarbazepin

Es ähnelt dem Carbmazepin. Zum Wirkmechanismus s. Tab. **C-1.11**. **Indikationen:** Partiellen Anfällen mit/ohne sek. Generalisierung. **Unerwünschte Wirkungen:** SIADH, beschleunigter Abbau der Anti-Baby-Pille, immunallergische Reaktionen, Kreuzallergie mit Carbamazepin. **Wechselwirkungen** s. Tab. **C-1.10**.

Oxcarbazepin

Oxcarbazepin wirkt wie Carbamazepin und ist in der Klinik bei **partiellen Anfällen mit und ohne sekundäre(r) Generalisierung** wirksam. Auch die **unerwünschten Wirkungen** sind denen von Carbamazepin ähnlich. Das gilt insbesondere für das Syndrom der inadäquaten ADH-Sekretion (Wasserretention und Hyponatriämie). Das Ausmaß der Enzyminduktion ist geringer als bei Carbamazepin: Oxcarbazepin induziert nicht seinen eigenen Abbau, aber den enzymatischen Abbau der in der Anti-Baby-Pille enthaltenen Hormone. Allergische Reaktionen und Überempfindlichkeitsreaktionen sind ähnlich häufig wie beim Carbamazepin (Kreuzallergie in 30%). Eine wichtige **Wechselwirkung** (Tab. **C-1.10**) betrifft den wirksamen Metaboliten von Oxcarbazepin (s. S. 38): eine Induktion von CYP3A4 erhöht dessen Plasmaspiegel und damit auch die Wirksamkeit von Oxcarbazepin.

Phenobarbital

Zum Wirkmechanismus dieses Barbiturats s. Tab. **C-1.11** und S. 273 bzw. S. 264. **Indikationen:** Partielle Anfällen, prim./sek. generalisierte tonisch-klonische Anfälle. **Unerwünschte Wirkungen:** Sedierung, zentralnervöse (s. S. 292) und gastrointestinale Störungen, Libido-/Potenzstörungen, allergische Hautreaktionen, Blutbildveränderungen, Leberschäden, Antikonvulsiva-Hypersensitivitätssyndrom (s. S. 293). **Kontraindikationen:** Alkohol-/Schlafmittelintoxikation, akute Porphyrie, schwere Leber-/Nierenfunktionsstörung, Herzinsuffizienz, Kreislaufschock, Status asthmaticus. Zu **Wechselwirkungen** s. Tab. **C-1.10**.

Phenobarbital

Wie alle Barbiturate (s. S. 273) entfaltet Phenobarbital seine Wirkung über den GABA$_A$-Rezeptor. Außerdem blockiert es spannungsabhängige Ca^{2+}-Kanäle vom N-Typ (s. S. 143) und den Ionenkanal des AMPA-Rezeptors (s. S. 264). Phenobarbital ist wirksam bei **partiellen Anfällen** und bei **primär und sekundär generalisierten tonisch-klonischen Anfällen**. Bei Absencen ist es hingegen wirkungslos. Seine antiepileptische Wirkung tritt bereits bei Plasmakonzentrationen auf (15 – 35 µg/ml), bei denen sedativ-hypnotische Effekte nicht die Regel sind. Trotzdem ist die Sedierung ein großes Problem von Phenobarbital in der klinischen Praxis. Die meisten anderen **unerwünschten Wirkungen** betreffen auch das ZNS (s. S. 292). Daneben können eine Verminderung von Libido und Potenz, Übelkeit und Erbrechen, allergische Hautreaktionen (bis hin zum Stevens-Johnson- oder Lyell-Syndrom), Blutbildveränderungen, Leberfunktionsstörungen und ein Antikonvulsiva-Hypersensitivitätssyndrom (s. S. 293) auftreten. **Kontraindiziert** ist Phenobarbital bei Alkohol- oder

Schlafmittelvergiftung, akuter Porphyrie, schwerer Leberfunktionsstörung, Herzinsuffizienz und Nierenfunktionsstörung. Darüber hinaus sollte es nicht bei Patienten mit Kreislaufschock oder Status asthmaticus verabreicht werden. Phenobarbital hat zahlreiche **Wechselwirkungen** (Tab. **C-1.10**).

Phenytoin

Phenytoin wirkt wie Carbamazepin als **Hemmstoff spannungsabhängiger Na$^+$-Kanäle** und verlangsamt die Erholung inaktivierter Kanäle (s. S. 139). In Neuronengruppen mit anhaltenden pathologischen Depolarisationen blockiert es dadurch die epilepsietypischen schnellen repetitiven Entladungen. Phenytoin ist indiziert bei **partiellen Anfällen** und bei **primär und sekundär generalisierten tonisch-klonischen Anfällen**. Es ist ohne Wirkung bei Absencen. Die wirksamen Plasmaspiegel bewegen sich zwischen 10 und 20 µg/ml. Konzentrationen > 20 µg/ml führen sehr häufig zum Nystagmus.

> ▶ **Merke.** Eine spezielle und mit 20 % häufige Nebenwirkung von Phenytoin ist die **Gingivahyperplasie**, die nur durch eine strenge Mundhygiene positiv beeinflussbar ist.

Darüber hinaus ist die Bandbreite an **unerwünschten Wirkungen** groß: Häufig sind auch **zentralnervöse Symptome**, wobei Nystagmus, vestibulärer Schwindel, Ataxie und kognitive Störungen sowie die Verminderung der Libido und Potenz besonders wichtig sind. Ein besonderes Problem von Phenytoin sind **neurotoxische Effekte**, die mit einer Polyneuropathie und einer Atrophie der Kleinhirnrinde einhergehen und irreversibel sein können. Seltener sind **Blutbildveränderungen** (Leukopenie, megaloblastäre Anämie) und **Leberfunktionsstörungen**. Selten kann es – insbesondere bei i. v.-Gabe – zu **Herzrhythmusstörungen** (proarrhythmische Wirkung infolge Na$^+$-Kanalblockade → EKG-Kontrolle!) und zu einer Verschlechterung einer vorbestehenden Herzinsuffizienz kommen. Ebenfalls selten, aber gefürchtet, sind **allergische Hautreaktionen** (einschließlich Stevens-Johnson- oder Lyell-Syndrom) und das Antikonvulsiva-Hypersensitivitätssyndrom (s. S. 293). Phenytoin ist ein schwacher Hemmstoff der Insulinsekretion und kann sehr selten eine diabetische Stoffwechselstörung hervorrufen. Als starker Enzyminduktor ist Phenytoin für **zahlreiche Wechselwirkungen mit anderen Pharmaka** verantwortlich (s. S. 291 und Tab. **C-1.10**). **Kontraindiziert** ist es bei jeder Art von Knochenmarkschädigung sowie bei Herzrhythmusstörungen (AV-Block, sinuatrialer Block, Syndrom des kranken Sinusknotens), Myokardinfarkt und Herzinsuffizienz.

Topiramat

Topiramat blockiert spannungsabhängige Na$^+$-Kanäle und neuronale HVA-Ca^{2+}-Kanäle, fördert benzodiazepinähnlich die GABAerge Transmission und hemmt die glutamaterge Transmission durch Blockade der Rezeptorkanäle von AMPA- und Kainat-Rezeptoren. Es hat ein relativ **breites klinisches Wirkungsspektrum** (Plasmaspiegel 5 – 25 µg/ml): Indiziert ist es bei partiellen Anfällen, bei vielen primär generalisierten Anfällen und beim Lennox-Gastaut-Syndrom. Die Wirksamkeit bei Absencen ist hingegen unsicher. Zu den **unerwünschten Wirkungen** gehören neben den allgemein für Antikonvulsiva beschriebenen zentralnervösen Wirkungen (s. S. 292) die Anorexie mit Gewichtsabnahme und einige **ungewöhnliche Nebenwirkungen**: Hemmung der Schweißsekretion mit Hyperthermie, akute Myopie mit sekundärem Engwinkelglaukom und – da Topiramat die Carboanhydrase hemmt – eine metabolische Azidose (Serum-Bikarbonatspiegel↓) verbunden mit hoher Bikarbonatausscheidung im Urin und Nephrolithiasis (Inzidenz 1 – 2 %).

> ▶ **Kritisch betrachtet.** **Topiramat zur Migräneprophylaxe**
> Topiramat ist auch für die Indikation „Migräneprophylaxe" zugelassen. Wegen des hohen Risikos **schwerwiegender zentralnervöser Nebenwirkungen** sollte seine Anwendung aber nur auf Migränepatienten beschränkt bleiben, bei denen eine Prophylaxe mit anderen Mitteln (s. S. 254) nicht möglich ist. Zu den zentralnervösen Nebenwirkungen gehören Sprachstörungen, psychotische Reaktionen, eine psychomotorische Verlangsamung sowie kognitive Störungen (Wortfindungs- und Lernstörungen bei 10 – 20 % der Patienten).

Phenytoin

Es ist ein **Hemmstoff spannungsabhängiger Na$^+$-Kanäle** und verlangsamt die Erholung inaktivierter Kanäle (s. S. 139). **Indikationen:** Partielle Anfälle und prim./sek. generalisierte tonisch-klonische Anfälle.

> ▶ **Merke.**

Weitere **unerwünschte Wirkungen:** Zentralnervöse Störungen, Libido-/Potenzstörungen, neurotoxische Effekte, Blutbildveränderungen, Leberfunktionsstörungen, Herzrhythmusstörungen, Verschlechterung einer Herzinsuffizienz, **allergische Hautreaktionen**, Antikonvulsiva-Hypersensitivitätssyndrom (s. S. 293), diabetische Stoffwechselstörungen. Es bestehen **zahlreiche Wechselwirkungen mit anderen Pharmaka** (s. S. 291 und Tab. **C-1.10**). **Kontraindikationen:** Knochenmarkschädigung, Herzrhythmusstörungen, Myokardinfarkt, Herzinsuffizienz.

Topiramat

Zum Wirkmechanismus s. Tab. **C-1.11**. Es hat ein **breites klinisches Wirkungsspektrum:** Partielle Anfälle, viele primär generalisierte Anfälle und Lennox-Gastaut-Syndrom. **Unerwünschte Wirkungen:** Zentralnervöse Störungen (s. S. 292), Anorexie. **Ungewöhnliche Nebenwirkungen:** Hemmung der Schweißsekretion mit Hyperthermie, akute Myopie mit sek. Engwinkelglaukom, metabolische Azidose mit Nephrolithiasis.

> ▶ **Kritisch betrachtet.**

Valproinsäure

▶ **Merke.** Valproinsäure ist das Antikonvulsivum mit dem **breitesten Wirkungsspektrum**. Sie zeigt klinisch Wirkungen bei allen partiellen und bei allen primär generalisierten Anfällen (Absencen eingeschlossen).

Valproinsäure, kurz auch Valproat genannt, hat keinen klar definierten Wirkungsmechanismus. Bekannt ist, dass sie die GABAerge Transmission steigert, indem sie die Synthese von GABA fördert und den GABA-Abbau hemmt. Sie blockiert in therapeutischen Konzentrationen außerdem Na^+-Kanäle und Ca^{2+}-Kanäle vom T-Typ. Die wirksamen Plasmaspiegel liegen zwischen 40 und 100 µg/ml. Ein großer Vorteil von Valproat ist, dass es **nur schwach sedierend** wirkt.

Zu Beginn der Behandlung stehen passagere gastrointestinale Störungen (Übelkeit, Erbrechen, Hypersalivation, Diarrhö) im Vordergrund. Weitere häufige **unerwünschte Wirkungen** sind zentralnervöse Symptome (Verwirrtheit, Ataxie, Tremor, Parästhesien, reversible Hypothermie), Hautausschläge, reversibler Haarausfall, Blutbildveränderungen (Thrombozytopenie mit Neigung zu Blutungen, Leukozytopenie) und Appetitsteigerung mit Zunahme des Körpergewichts. 30–40 % der behandelten Patienten zeigen einen reversiblen Anstieg der Leberenzyme. Selten, aber potenziell tödlich sind hingegen **schwere Leberschäden mit Leberzellnekrosen**, die fast immer in den ersten 6 Behandlungsmonaten auftreten. Sie verlaufen fulminant und betreffen besonders häufig Kinder unter 2 Jahren (Häufigkeit 1:50 000). Auch eine **Hyperammonämie** (häufig) oder eine **akute Pankreatitis** (selten) sind möglich; letztere kann ebenfalls tödlich enden. Valproinsäure hat **teratogene Wirkungen** und kann Neuralrohrdefekte (z. B. Spina bifida), kraniofaziale Missbildungen oder Herzmissbildungen verursachen, wenn sie im ersten Schwangerschaftstrimenon eingenommen wird. Bei geplanter Schwangerschaft sollte daher die Behandlung mit einem anderen Antikonvulsivum bevorzugt werden.

Kontraindikationen für die Anwendung von Valproinsäure sind Lebererkrankungen (auch in der Eigen- oder Familienanamnese), schwerwiegende Pankreasfunktionsstörungen, hepatische Porphyrie und Blutgerinnungsstörungen. Zu wichtigen **Wechselwirkungen** s. Tab. **C-1.10**.

Randnotiz: Zum Wirkmechanismus s. Tab. **C-1.11**. Valproinsäure (=Valproat) ist **nur schwach sedierend**. **Unerwünschte Wirkungen:** Gastrointestinale und zentralnervöse Störungen, Hautausschläge, Haarausfall, Blutbildveränderungen, Appetitsteigerung, Anstieg der Leberenzyme, **schwere Leberschäden mit Leberzellnekrosen, Hyperammonämie, akute Pankreatitis, teratogene Wirkungen. Kontraindikationen:** Lebererkrankungen, schwerwiegende Pankreasfunktionsstörungen, hepatische Porphyrie, Blutgerinnungsstörungen. Zu **Wechselwirkungen** s. Tab. **C-1.10**.

Antikonvulsiva für spezielle Indikationen oder als Zusatzmedikation

Für diese Gruppe von Antiepileptika finden sich Informationen zur Dosierung und Pharmakokinetik in Tab. **C-1.9**, zu wichtigen Wechselwirkungen in Tab. **C-1.10** und zu Indikationen und Wirkungsmechanismen in Tab. **C-1.11**. Von den **unerwünschten Wirkungen** dieser Stoffe sollen nur die wichtigsten erwähnt werden:

- **Felbamat** kann eine aplastische Anämie oder Thrombozytopenie sowie eine Anorexie und Gewichtsabnahme hervorrufen.
- **Pregabalin** verursacht periphere Ödeme, einen gesteigerten Appetit und eine Zunahme des Körpergewichts.
- **Tiagabin** ruft vor allem vielfältige zentralnervöse Störungen (s. S. 292) hervor.
- **Vigabatrin** hat ungewöhnliche neurotoxische Wirkungen an der Netzhaut und führt bei 33 % der Patienten zu irreversiblen Gesichtsfeldeinschränkungen, die mit einer konzentrischen, nasal betonten Einengung des Gesichtsfeldes beider Augen einhergehen und mit der kumulativen Dosis zunehmen.
- **Zonisamid** ruft als Sulfonamid relativ häufig immunallergische Reaktionen hervor, vermindert den Appetit und das Körpergewicht und verursacht als Hemmstoff der Carboanhydrase eine metabolische Azidose, die zur Nephro- oder Cholelithiasis führen kann.

Randnotiz: Dosierung und Pharmakokinetik zeigt Tab. **C-1.9**, Wechselwirkungen Tab. **C-1.10** und Indikationen und Wirkungsmechanismen Tab. **C-1.11**. Die wichtigsten **unerwünschten Wirkungen** sind:
- **Felbamat:** Aplastische Anämie, Thrombozytopenie, Anorexie.
- **Pregabalin:** Periphere Ödeme, Appetitzunahme.
- **Tiagabin:** ZNS-Störungen (s. S. 292).
- **Vigabatrin:** Neurotoxische Netzhautveränderungen.
- **Zonisamid:** Immunallergische Reaktionen, Appetitabnahme, metabolische Azidose mit Nephro- oder Cholelithiasis.

Therapeutische Anwendung von Antikonvulsiva

Grundprinzipien der Epilepsiebehandlung

Behandlungsziel: Das **primäre Ziel** jeder Therapie mit Antikonvulsiva ist die **Anfallsfreiheit**. Der wichtigste prognostische Faktor ist dabei die Zahl der epileptischen Anfälle vor Therapiebeginn, d. h. je mehr Anfälle bereits stattgefunden haben, desto unwahrscheinlicher ist es, das Ziel Anfallsfreiheit zu erreichen. Daraus folgt, dass die **antikonvulsive Behandlung so früh wie möglich** beginnen muss. Erst wenn nach Ausschöpfung aller therapeutischen Möglichkeiten (einschließlich neurochirurgischer Verfahren) keine Anfallsfreiheit erreicht werden kann, ändert sich das Thera-

Randnotiz: **Behandlungsziel:** Um das **primäre Ziel** der **Anfallsfreiheit** zu erreichen, muss die **antikonvulsive Behandlung so früh wie möglich** beginnen. Wenn keine Anfallsfreiheit erlangt wird, versucht man zumindest die Anfallsfrequenz zu senken.

pieziel. Dann sollte eine gut verträgliche Therapie die Anfallsfrequenz möglichst stark senken und Problemanfälle verhindern.

Praktisches Vorgehen: Der erste epileptische Anfall rechtfertigt noch nicht den Beginn einer antikonvulsiven Behandlung, es sei denn, die Symptomatik oder die Begleitumstände machen weitere Anfälle wahrscheinlich, die Familienanamnese ist positiv und/oder die neurologische Untersuchung (v. a. der EEG-Befund) ist abnormal. Nach einem zweiten, spontan auftretenden Anfall innerhalb von 6 Monaten sollte hingegen eine Behandlung eingeleitet werden. Diese beginnt stets als **Monotherapie**. Die Auswahl des Wirkstoffs muss individuell erfolgen und ist abhängig vom Anfallstyp, der Verträglichkeit, der Komedikation und weiteren patientenspezifischen Faktoren wie z. B. Übergewicht oder Schwangerschaft.

▶ **Merke.** Eine sichere Diagnose mit sorgfältiger Klassifikation der Epilepsieart ist für die Therapie sehr wichtig, da die meisten Antikonvulsiva nur bei bestimmten Anfällen wirksam sind (Tab. C-1.11). Nur Valproat und Lamotrigin wirken aufgrund ihres breiten Wirkungsspektrums bei den meisten Anfallstypen.

Das gewählte Antiepileptikum wird stets **einschleichend dosiert**: Beginnend mit einer niedrigen Dosis erhöht man diese langsam bis zur sog. **Erhaltungsdosis** (Tab. C-1.9), bei der im Idealfall Anfallsfreiheit erzielt wird. Die Bestimmung von Plasmaspiegeln kann bei der Dosisfindung hilfreich sein. Die dafür erforderlichen Blutproben dürfen immer erst nach Erreichen eines Verteilungsgleichgewichts (d. h. 4 bis 5 Halbwertszeiten nach Therapiebeginn oder Dosisanpassung) entnommen werden, und zwar stets morgens vor der ersten Dosis des Tages. Bei etwa 50 % der Patienten führt die Monotherapie mit dem zuerst gewählten Wirkstoff zur Anfallsfreiheit. Wenn weiter Anfälle auftreten, wird die Monotherapie mit einem anderen Wirkstoff fortgesetzt. Dieser Wechsel des Wirkstoffs verhindert Anfälle bei weiteren 20 % der Patienten. Demnach profitieren **ca. 70 % aller Patienten** von einer Monotherapie und **werden anfallsfrei**. Erst wenn die Monotherapie erfolglos bleibt, besteht eine Indikation für eine **Kombinationsbehandlung**. Sinnvoll sind dabei Kombinationen von Stoffen, die ihre Wirkung über unterschiedliche Wirkungsmechanismen entfalten und sich pharmakodynamisch ergänzen (Tab. C-1.11), wie z. B. Carbamazepin plus Levetiracetam bei fokalen Epilepsien und Valproat plus Lamotrigin bei primär generalisierten Epilepsien (Tab. C-1.12). Von den 30 % der Epilepsiepatienten, die eine Kombinationstherapie erhalten, werden wiederum 20–30 % anfallsfrei. Insgesamt profitieren also nur etwa 10 % aller Epilepsiepatienten von einer Kombinationstherapie – etwa 20 % haben trotz Pharmakotherapie weiterhin Anfälle.

▶ **Merke.** Grundsätzlich gilt immer die Regel: **Monotherapie vor Kombinationstherapie.** Der Begriff „Monotherapie" schließt dabei wiederholte Versuche mit verschiedenen Wirkstoffen ein.

Die **Behandlungsdauer** sollte **mindestens 2 Jahre** betragen. Nach 2 Jahren Anfallsfreiheit kann dann ein Absetzversuch erwogen werden. Dabei wird die Behandlung durch schrittweise Dosisreduktion über Monate **langsam ausschleichend** beendet. Unter bestimmten Voraussetzungen ist das Rezidivrisiko relativ niedrig (≤ 25 %), und zwar bei
- einer idiopathischen Epilepsie
- Erkrankungsbeginn im Kindesalter
- normalem EEG
- gutem Ansprechen der Anfälle auf die Therapie.

Andernfalls liegt das Risiko des Wiederauftretens von Anfällen bei über 50 %. Diese hohe Rückfallquote erklärt, warum etwa 60 % der mit Erfolg behandelten Patienten lebenslang Antikonvulsiva einnehmen müssen.

Pharmakoresistenz: Der häufigste Grund für das Versagen einer antikonvulsiven Therapie ist die fehlende Einnahmetreue der Patienten. Ein Teil der Epilepsien spricht aber bereits von Anfang an nicht auf eine Pharmakotherapie an oder entwickelt im Laufe der Behandlung eine Resistenz gegenüber Antikonvulsiva. Dabei handelt es sich meist um **komplexe partielle Anfälle** (z. B. Temporallappenepilepsie),

---

Praktisches Vorgehen: Therapiebeginn schon nach dem ersten Anfall nur, wenn weitere Anfälle überwahrscheinlich sind. Normalerweise wird erst nach 2 Anfällen innerhalb von 6 Monaten mit einer individuell angepassten **Monotherapie** begonnen.

▶ **Merke.**

Die Therapie wird mit **einschleichender Dosis** begonnen und mit der sog. **Erhaltungsdosis** fortgesetzt (Tab. C-1.9). Erreicht man mit der Monotherapie keine Anfallsfreiheit, wird der Wirkstoff gewechselt. **Etwa 70 % aller Patienten werden** durch eine Monotherapie **anfallsfrei**. Für die anderen 30 % muss eine **Kombinationsbehandlung** (Tab. C-1.12) erfolgen, sinnvollerweise mit Stoffen, die unterschiedlich wirken (Tab. C-1.11). Insgesamt erleiden aber etwa 20 % aller Epilepsiepatienten trotz Pharmakotherapie weiterhin Anfälle.

▶ **Merke.**

Die **Behandlungsdauer** sollte **mindestens 2 Jahre** betragen. Wird nach 2 Jahren Anfallsfreiheit ein Absetzversuch unternommen, muss die Therapie **ausgeschlichen** werden. Ein niedriges Rezidivrisiko besteht bei idiopathischer Epilepsie, Erkrankungsbeginn im Kindesalter, normalem EEG und gutem Ansprechen auf die Therapie. Andernfalls erleiden 50 % der Betroffenen Anfallsrezidive. Viele Patienten müssen deshalb lebenslang antikonvulsiv behandelt werden.

Pharmakoresistenz: Versagt die Therapie, liegt am häufigsten eine mangelnde Compliance der Patienten zugrunde. Besonders **komplexe partielle Anfälle** sprechen jedoch auch häufig nicht auf Pharmaka an oder entwickeln eine Resistenz. Ein Grund dafür ist die

Überexpression von ABC-Effluxtransportern, die die Wirkstoffkonzentration im ZNS absenken (s. S. 39).

die medikamentös nur schwer zu kontrollieren sind. Einer von vielen Gründen ist die **Überexpression von ABC-Effluxtransportern** (s. S. 39), die Antikonvulsiva aus den Neuronen des epileptischen Fokus oder über die Blut-Hirn-Schranke aus dem ZNS entfernen, sodass an Ort und Stelle keine ausreichende Wirkstoffkonzentration mehr erreicht wird. Viele Antiepileptika sind Substrate der ABC-Effluxtransporter P-Gp oder MRP (Tab. **A-3.2** auf S. 40). Im Tierversuch können epileptische Anfälle selbst eine Überexpression von ABC-Transportern in epileptogenen Regionen des Gehirns hervorrufen. Auch Antikonvulsiva können die Expression dieser Transporter in der Blut-Hirn-Schranke steigern.

▶ Exkurs.

▶ Exkurs. Epilepsiechirurgie
Bei absolut pharmakoresistenten Epilepsien bleibt als **Ultima Ratio** noch die **Epilepsiechirurgie**. Solche neurochirurgischen Verfahren sind nur dann sinnvoll, wenn der epilepsieauslösende Herd exakt lokalisiert und durch die Operation ausgeschaltet werden kann. Epilepsiechirurgische Eingriffe sind bei **Temporallappenepilepsien** besonders erfolgversprechend und werden deshalb mit Abstand am häufigsten bei dieser Epilepsieform durchgeführt.

Antikonvulsive Therapie und Schwangerschaft:
- Durch CYP3A4-Induktion (Tab. **C-1.10**) kommt es zu einem **Wirkungsverlust der Anti-Baby-Pille** mit einem erhöhten Risiko für eine **ungewollten Schwangerschaft**.
- **Epileptische Anfälle** während der Schwangerschaft **verdoppeln das Risiko** für kindliche Missbildungen.
- **Teratogene Effekte** treten insbesondere bei hohen Dosierungen und Kombinationsbehandlungen auf (s. S. 293).
- Durch CYP-Enzyminduktion (Tab. **C-1.10**) können Neugeborene einen **Vitamin-K-Mangel** und **peripartale intrazerebrale Blutungen** erleiden.
- Der als Nebenwirkung auftretende mütterliche **Folsäuremangel** (s. S. 293) kann kindliche Missbildungen verursachen.

Antikonvulsive Therapie und Schwangerschaft: Bei der Behandlung einer Epilepsie vor oder während der Schwangerschaft müssen folgende Punkte beachtet werden:
- Antikonvulsiva, die CYP3A4 in der Leber und im Dünndarm induzieren (Tab. **C-1.10**), reduzieren die Effektivität hormonaler Kontrazeptiva. Patientinnen im gebärfähigen Alter müssen auf einen möglichen **Wirkungsverlust der Anti-Baby-Pille** und das erhöhte Risiko einer **ungewollten Schwangerschaft** hingewiesen werden.
- Die Häufigkeit kindlicher Missbildungen beträgt bei einer normalen Schwangerschaft 2–4%. **Epileptische Anfälle** während der Schwangerschaft **erhöhen dieses Risiko um den Faktor 2**. Generalisierte Krampfanfälle können zu fetalen Asphyxien führen.
- Die Inzidenz kindlicher Missbildungen ist erhöht, wenn die Mütter während der Schwangerschaft mit Antikonvulsiva behandelt werden. Für viele etablierte Antikonvulsiva sind **teratogene Effekte** eindeutig belegt (s. S. 293), wobei vor allem hohe Dosierungen und Kombinationen von Antikonvulsiva mit einer hohen Inzidenz von kindlichen Missbildungen einhergehen. Die kindliche Missbildungsrate bei einer niedrigdosierten Monotherapie der Mutter unterscheidet sich hingegen nicht von der Missbildungsrate bei Kindern von unbehandelten epilepsiekranken Müttern.
- Antikonvulsiva, die CYP-Enzyme induzieren (Tab. **C-1.10**), können bei Neugeborenen einen **Vitamin-K-Mangel** hervorrufen und **peripartale intrazerebrale Blutungen** verursachen.
- Viele etablierte Antiepileptika hemmen die Resorption von Folsäure (s. S. 293). Ein mütterlicher **Folsäuremangel** kann zu Missbildungen (Neuralrohrdefekte!) beim Kind führen.

Alles in allem ist eine antikonvulsive Therapie in der Schwangerschaft gerechtfertigt. Patientinnen mit **partiellen Anfällen** sollten mit niedrig dosiertem **Lamotrigin** (oder Gabapentin) behandelt werden. Auch bei **primär generalisierten Anfällen** ist **Lamotrigin** das Mittel der Wahl.

Vor allem ein Vergleich der genannten Missbildungsraten unter Punkt 2 und 3 macht deutlich, dass eine Pharmakotherapie während der Schwangerschaft in jedem Fall gerechtfertigt ist. Patientinnen mit **partiellen Anfällen** sollten nach sorgfältiger Planung mit der niedrigsten effektiven Dosis von **Lamotrigin (oder Gabapentin)** behandelt werden. Auch bei Patientinnen mit **primär generalisierten Anfällen** empfiehlt es sich, bereits vor der Konzeption mit der niedrigsten effektiven Dosis von **Lamotrigin** Anfallsfreiheit zu erzielen. In beiden Fällen müssen schon vor der Konzeption und während der gesamten Schwangerschaft 1–5 mg Folsäure pro Tag und im letzten Monat der Schwangerschaft zusätzlich 10 mg Vitamin K_1 pro Tag eingenommen werden.

▶ Merke.

▶ Merke. Anfallsfreiheit der Mutter während der Schwangerschaft und eine antikonvulsive Monotherapie mit niedrigen Dosierungen minimieren das Risiko für das Auftreten kindlicher Missbildungen. Auch die Verwendung von Retardformulierungen und die prophylaktische Gabe von Folsäure werden empfohlen, wobei der schützende Effekt dieser Maßnahmen nicht durch klinische Studien belegt ist.

Therapie von partiellen und primär generalisierten epileptischen Anfällen

Die klinische Erfahrung und die Ergebnisse großer klinischer Studien zeigen, dass einige Antikonvulsiva einen besonders hohen Stellenwert in der Monotherapie epileptischer Anfälle haben und deshalb bevorzugt angewendet werden. Diese Erkenntnisse sind auch in den aktuellen Leitlinien der zuständigen Fachgesellschaft berücksichtigt, die z. T. als Grundlage für Tab. **C-1.12** dienten.

Tab. **C-1.12** zeigt Empfehlungen für das therapeutische Vorgehen unter Berücksichtigung der aktuellen Leitlinien.

C-1.12 Empfehlungen für das therapeutische Vorgehen bei partiellen und primär generalisierten epileptischen Anfällen

Anfallstyp	Wirkstoff der 1. Wahl	Alternativen	sinnvolle Zusatztherapeutika bei Kombinationstherapie
partielle Anfälle			
mit und ohne sekundäre(r) Generalisierung	Lamotrigin oder Levetiracetam	• Carbamazepin • Oxcarbazepin • Valproat • Topiramat	• Carbamazepin • Gabapentin • Topiramat • Zonisamid
primär generalisierte Anfälle			
tonisch-klonisch („Grand mal")	Valproat	• Lamotrigin • Topiramat	• Lamotrigin • Topiramat • Levetiracetam
Absencen	Valproat oder Ethosuximid	• Lamotrigin	• Lamotrigin • Topiramat
myoklonisch	Valproat	• Lamotrigin • Topiramat	• Lamotrigin • Levetiracetam • Zonisamid
atonisch	Valproat	• Topiramat • Lamotrigin	• Lamotrigin • Zonisamid
Lennox-Gastaut-Syndrom	Valproat	• Felbamat • Vigabatrin	• Felbamat • Topiramat • Lamotrigin
infantile Spasmen (BNS-Krämpfe)	• Vigabatrin • ACTH/Glukokortikoide	• Valproat • Lamotrigin	• Felbamat • Topiramat

▶ **Merke.**
- **Lamotrigin** und **Levetiracetam** sind die Antikonvulsiva der ersten Wahl für die **Monotherapie der partiellen (fokalen) Epilepsie**. Sie sind genauso gut wirksam wie, aber besser verträglich als Carbamazepin, das früher als das bestwirksame Antikonvulsivum bei der fokalen Epilepsie galt.
- **Valproat** ist das bevorzugte Antikonvulsivum bei der Monotherapie der **primär generalisierten Epilepsien**. Es ist wirksamer als Lamotrigin und besser verträglich als das mit Valproat äquieffektive Topiramat.
- Neben der Wirksamkeit erklären vor allem die gute Verträglichkeit und das geringe Interaktionspotenzial die zunehmende Bedeutung von Levetiracetam und Lamotrigin.

Therapie des Status epilepticus

▶ **Definition.** Der **Status epilepticus** ist eine Sonderform des epileptischen Anfalls. Er ist gekennzeichnet durch eine lang anhaltende epileptische Aktivität oder durch eine rasche Wiederholung von Anfällen, wobei auch nach Ablauf von 5–10 min die Wiedererlangung des Bewusstseins und die Rückkehr zum Normalzustand ausbleiben. Er ist prinzipiell bei jedem Anfallstyp möglich.

Beim **Grand-Mal-Status-epilepticus** handelt es sich um einen **medizinischen Notfall** mit hoher Mortalität (10% bei Kindern und 20–40% bei Erwachsenen). Die Pharmakotherapie hat das Ziel, die Anfälle schnellstmöglich zu beenden und umfasst im Wesentlichen drei Schritte, wobei die **Arzneistoffe idealerweise i. v.** verabreicht werden:

- **1. Stufe:** Initialbehandlung mit einem **Benzodiazepin** (10–20 mg **Diazepam** i. v. oder 2–4 mg **Lorazepam** i. v.). Bei anhaltenden Konvulsionen wird die Gabe nach 3–5 min wiederholt. Wenn kein i. v.-Zugang gelegt werden kann, kann Diazepam auch rektal verabreicht werden.
- **2. Stufe:** Zusätzlich und praktisch simultan mit den Benzodiazepinen werden über 15–30 min 750 mg **Phenytoin** i. v. appliziert, gefolgt von einer Infusion von weiteren 500–750 mg Phenytoin über 12 h. Danach i. v.-Erhaltungstherapie mit 300–400 mg Phenytoin pro 24 h. Wegen der Kardiotoxizität von Phenytoin müssen die Patienten kardial überwacht werden. Wenn Phenytoin die Anfälle nicht beendet, kann auch 200 mg **Phenobarbital** i. v. appliziert werden (mit bis zu 10 Wiederholungen nach jedem weiteren Anfall).
- **3. Stufe:** Wenn die Anfälle 30 min nach Beginn der Therapie mit Phenytoin- oder Phenobarbital weiter persistieren, wird nach Intubation eine **Narkose** mit 100–200 mg **Thiopental** i. v. (gefolgt von 3–5 mg/kg pro h für mindestens 12 h) oder 2 mg/kg **Propofol** i. v. (gefolgt von 2–10 mg/kg pro h) angeschlossen. Phenytoin oder Phenobarbital werden während der Narkose weiter appliziert.

Beim weniger lebensbedrohlichen **Petit-Mal-Status-epilepticus** werden zunächst 2–4 mg Clonazepam langsam i. v. verabreicht. Die Behandlung wird dann mit Valproat i. v. fortgesetzt (900 mg als Kurzinfusion über 30 min gefolgt von einer Infusion von 1500 mg/12 h und einer Erhaltungstherapie von 1200–1500 mg/24 h).

1.6 Parkinson-Syndrom

▶ **Synonym.** Schüttellähmung.

▶ **Definition.** Die Bezeichnung **Parkinson-Syndrom** ist ein Oberbegriff für spezielle Formen extrapyramidalmotorischer Bewegungsstörungen unterschiedlicher Ätiologie. Es ist gekennzeichnet durch die obligatorische Hypo- oder Akinese sowie eines oder mehrere der weiteren Kardinalsymptome Rigor, Ruhetremor sowie Gang- und Standunsicherheit (posturale Instabilität).

1.6.1 Grundlagen

Pathophysiologie und klinische Symptomatik: In den allermeisten Fällen liegt einem Parkinson-Syndrom eine **Degeneration dopaminerger Neurone in der Substantia nigra** des Mittelhirns zugrunde (s. a. **nigrostriatales Neuronensystem** auf S. 261). Diese dopaminergen Neurone sind Teil eines komplexen neuronalen Schaltkreises, der für die extrapyramidale Kontrolle der Willkürmotorik verantwortlich ist (Abb. **C-1.15**). Der Untergang dieser Neurone bedingt einen **absoluten Dopaminmangel** im Neostriatum. Dadurch wird dort das fein abgestimmte Gleichgewicht zwischen erregenden (Glutamat) und hemmenden (Dopamin, GABA) Transmittern gestört. Wenn der striatale Dopamingehalt um mehr als 70% abfällt, führt dieses Ungleichgewicht im Endeffekt zu einer verstärkten Hemmung der thalamokortikalen Bahn (Näheres s. Abb. **C-1.15**). Diese äußert sich klinisch in der Hypokinese und den o. g. parkinsontypischen motorischen Symptomen. Da neben dem dopaminergen nigrostriatalen System auch andere Neuronensysteme von der Degeneration betroffen sind, können **zusätzlich vegetative Symptome** (Hitzewallungen, Schwitzen, Speichelfluss, Obstipation, Harnverhalt, orthostatische Hypotonie) sowie **psychopathologische Störungen** (Depressionen) und **Hirnleistungsstörungen** (demenzielle Syndrome, Riechstörungen) auftreten.

Einteilung: Nach Ihrer Ätiologie lassen sich Parkinson-Syndrome prinzipiell in **idiopathische** und **nicht idiopathische Formen** unterteilen.

C-1.15 Extrapyramidale Kontrolle der Willkürmotorik (vereinfachte Darstellung)

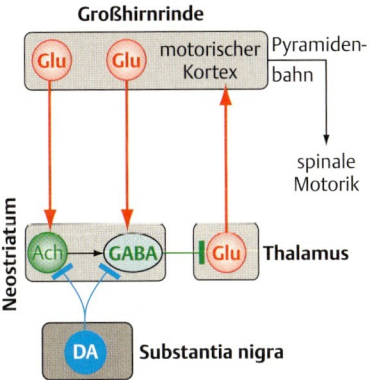

Die gemeinsame Endstrecke des exrapyramidalen Kontrollsystems sind **glutamaterge thalamokortikale Bahnen (rot)**, die den motorischen Kortex innervieren. Diese glutamatergen Bahnen stehen unter dem hemmenden Einfluss **GABAerger Neurone (grün)** aus dem Neostriatum. Diese werden wiederum direkt und indirekt (über cholinerge Interneurone im Neostriatum) von glutamatergen Neuronen aus dem Kortex (rot) aktiviert und von dopaminergen Neuronen aus der Substantia nigra **(nigrostriatale Bahnen, blau)** gehemmt. Für die regelhafte Kontrolle der Willkürmotorik ist ein Gleichgewicht zwischen den aktivierenden (Glutamat, Acetylcholin) und hemmenden (Dopamin) Einflüssen auf die GABAergen Neurone des Neostriatums entscheidend. Beim idiopathischen Parkinson-Syndrom verursacht der Untergang dopaminerger Neurone in der Substantia nigra ein Ungleichgewicht, das sich in einer ungebremsten Hemmung der glutamatergen thalamokortikalen Bahnen äußert und für die Hypokinese verantwortlich ist.
DA: Dopamin; Ach: Acetylcholin; GABA: γ-Aminobuttersäure; GLU: Glutamat.

▶ **Merke.** Das idiopathische Parkinson-Syndrom, bei dem die Gründe für die Neurodegeneration unbekannt sind, ist die mit Abstand häufigste Form dieser Erkrankung (75 % der Fälle). Sie wird auch als „**Morbus Parkinson**" bezeichnet.

Das **idiopathische Parkinson-Syndrom** ist in Deutschland mit einer Prävalenz von 0,1 – 0,2 % eine sehr häufige neurologische Erkrankung. Da die Prävalenz in höherem Alter (> 65 Jahre) stark zunimmt, ist zukünftig aufgrund der sich verändernden Altersstruktur der Gesellschaft mit deutlich steigenden Patientenzahlen zu rechnen. Das typische klinische Erscheinungsbild zeigt Abb. **C-1.16**.
Für die **nicht idiopathischen** Formen gibt es ganz unterschiedliche Ursachen: Sie können **postinfektiös** (z. B. nach Virus-Enzephalitis oder bei HIV-Enzephalopathie), **toxisch** (z. B. durch Kohlenmonoxid oder Mangan), **posttraumatisch** (v. a. nach wiederholten Traumata des Gehirns, wie z. B. beim Boxen), **vaskulär** (z. B. beim Morbus Binswanger), **metabolisch** (z. B. bei Morbus Wilson) oder selten **familiär** bedingt sein.

Das **idiopathische Parkinson-Syndrom** (Abb. **C-1.16**) ist eine häufige neurologische Erkrankung, deren Prävalenz mit steigendem Alter zunimmt.

Die **nicht idiopathische** Form kann **postinfektiös**, **toxisch**, **posttraumatisch**, **vaskulär**, **metabolisch** oder selten **familiär** bedingt sein.

C-1.16 Charakteristisches klinisches Bild beim idiopathischen Parkinson-Syndrom

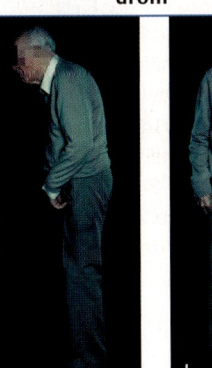

a Typische Körperhaltung mit nach vorne geneigtem Oberkörper und Kopf, angewinkelten Ellenbogen und leichter Beugung in Hüft- und Kniegelenken.
b Gut erkennbar ist die für das idiopathische Parkinson-Syndrom typische **Asymmetrie** der motorischen Störungen. Im vorliegenden Fall ist die linke Körperhälfte deutlich stärker betroffen als die rechte.
(aus Mattle, Mumenthaler; Kurzlehrbuch Neurologie, Thieme, 2010)

Bei den **medikamenteninduzierten Parkinson-Syndromen** ist das Gleichgewicht von hemmenden und erregenden Transmittern gestört. Ein **relativer Dopaminmangel** kann z. B. durch Dopaminrezeptor-Antagonisten (s. S. 317 bzw. S. 557), ein **absoluter Dopaminmangel** durch Reserpin oder α-Methyldopa (s. S. 91 bzw. S. 92) verursacht werden.

Eine Sonderstellung nehmen die **medikamenteninduzierten Parkinson-Syndrome** ein: Sie stellen zwar auch eine nicht idiopathische Form dar, sind aber nicht Folge einer neurodegenerativen Erkrankung. Bei ihnen sind die dopaminergen Neurone der Substantia nigra intakt – die Verschiebung des Gleichgewichts von hemmenden und erregenden Transmittern im Neotriatum wird hier durch bestimmte Pharmaka herbeigeführt, die entweder einen relativen oder einen absoluten Dopaminmangel verursachen. Ein **relativer Dopaminmangel** kann z. B. als Folge einer Behandlung mit **Dopaminrezeptor-Antagonisten** (Neuroleptika, Metoclopramid) (s. S. 317 bzw. S. 557) auftreten. Ein **absoluter Dopaminmangel** ist nach Behandlung mit **Reserpin oder α-Methyldopa** (s. S. 91 bzw. S. 92) möglich, da diese Substanzen eine Entleerung der Dopaminspeicher in den dopaminergen Neuronen verursachen können.

1.6.2 Antiparkinsonmittel

Ziel ist es, den Dopaminmangel im Neostriatum direkt oder indirekt zu beseitigen.

▶ Merke.

1.6.2 Antiparkinsonmittel

Ziel einer jeden Therapie mit Antiparkinsonmitteln ist es, den Dopaminmangel im Neostriatum direkt oder indirekt zu beseitigen oder zumindest zu verringern, um so die Symptome des Parkinson-Syndroms zu lindern.

▶ **Merke.** Da Dopamin weder gastrointestinal resorbiert noch über die Blut-Hirn-Schranke transportiert wird, ist eine direkte Dopaminsubstitution nicht möglich.

Es gibt **sechs Arzneigruppen**:
- Levodopa (s. u.)
- Dopaminrezeptor-Agonisten (s. S. 306)
- COMT-Hemmstoffe (s. S. 307)
- MAO-B-Hemmstoffe (s. S. 308)
- NMDA-Rezeptor-Antagonisten (s. S. 309)
- Muskarinrezeptor-Antagonisten (s. S. 310)

Derzeit gibt es für die Behandlung des Parkinson-Syndroms **sechs Wirkstoffgruppen**:
- Levodopa (L-DOPA; entspricht dem S(−)-Enantiomer von DOPA) (s. u.)
- Dopaminrezeptor-Agonisten (s. S. 306)
- COMT-Hemmstoffe (Hemmstoffe der Catechol-O-Methyltransferase) (s. S. 307)
- MAO-B-Hemmstoffe (Hemmstoffe der Monoaminoxidase B) (s. S. 308)
- NMDA-Rezeptor-Antagonisten (s. S. 309)
- Muskarinrezeptor-Antagonisten („Anticholinergika") (s. S. 310)

Levodopa (L-DOPA)

Levodopa ist die **natürliche Vorstufe von Dopamin** (Abb. C-1.17) und ermöglicht eine **indirekte Dopaminsubstitution**.

Levodopa (L-DOPA)

Levodopa ist eine Aminosäure und die **natürliche Vorstufe von Dopamin** (Abb. C-1.17). Nach oraler Aufnahme wird es im Körper zu Dopamin umgewandelt. Im Gegensatz zu Dopamin wird Levodopa im Dünndarm resorbiert und ist ZNS-gängig – dadurch ermöglicht es eine **indirekte Dopaminsubstitution**.

▶ Merke.

▶ **Merke.** Levodopa ist das **wirksamste Antiparkinsonmittel**. Bei den Symptomen Rigor und Hypo-/Akinese kann zu Therapiebeginn eine enorme Besserung erzielt werden. Auch der Tremor spricht auf die Behandlung an, häufig jedoch weniger gut.

Um nicht mit der Nahrungsaufnahme zu konkurrieren, wird Levodopa **30 bis 60 min vor den Mahlzeiten** eingenommen. Es wird immer mit einem der **DOPA-Decarboxylase-Hemmstoffe Carbidopa** und **Benserazid** kombiniert, die eine periphere Umwandlung von Levodopa zu Dopamin (Abb. C-1.17) verhindern. So steigern sie die Verfügbarkeit von Levodopa bzw. Dopamin im ZNS (Tab. C-1.13).

Levodopa soll stets **30 bis 60 min vor den Mahlzeiten** eingenommen werden, um eine Konkurrenz mit den Aminosäuren der Nahrung am L-Aminosäure-Transporter in der Darmmukosa zu vermeiden. Diese Konkurrenz kann auch an der Blut-Hirn-Schranke stattfinden und die Verfügbarkeit von Levodopa im ZNS vermindern. Die Verfügbarkeit von Levodopa im ZNS wird erheblich gesteigert, wenn die enzymatische Umwandlung von Levodopa zu Dopamin durch die DOPA-Decarboxylase (DD) außerhalb des ZNS blockiert wird (Abb. C-1.17). Deshalb wird Levodopa grundsätzlich in fixer Kombination mit einem nur in der Peripherie wirkenden **DOPA-Decarboxylase-Hemmstoff** kombiniert (Dosisverhältnis Levodopa:Hemmstoff = 4:1). Die beiden zugelassenen Substanzen sind die DOPA-Analoga **Carbidopa** und **Benserazid**, die die Blut-Hirn-Schranke nicht passieren können. Die Kombination mit einer dieser beiden Substanzen verdoppelt die systemische Verfügbarkeit von Levodopa (Tab. C-1.13) und verfünffacht (im Tierversuch) seine zerebrale Verfügbarkeit. Im ZNS wird Levodopa dann zu Dopamin decarboxyliert und verringert so den striatalen Dopaminmangel.

Unerwünschte Wirkungen durch die gesteigerte Dopaminsynthese:
- **Periphere Wirkungen:** Anorexie, Übelkeit und Erbrechen (Therapie ggf. mit Dompe-

Unerwünschte Wirkungen sind Folge der gesteigerten Dopaminsynthese und können in drei Gruppen eingeteilt werden:
- **Periphere Wirkungen:** Zu Beginn der Behandlung treten häufig **Anorexie**, **Übelkeit** und **Erbrechen** auf, die auf die Aktivierung von Dopamin-D_2-Rezeptoren in der

C-1.17 Levodopa und die wichtigen Wege seiner Verstoffwechselung

Zwei Enzyme sind am Abbau von Levodopa beteiligt: die DOPA-Decarboxylase (DD) und die Catechol-O-Methyltransferase (COMT). Beide Enzyme kommen im ZNS und in der Peripherie vor. **Entacapon** ist ein Hemmstoff der COMT, **Carbidopa** und **Benserazid** sind Hemmstoffe der DD. Alle drei Substanzen hemmen das jeweilige Enzym nur in der Peripherie.
DOPA: Dihydroxyphenylalanin.

chemorezeptiven Triggerzone der Area postrema zurückgehen. Übelkeit und Erbrechen können mit dem nicht ZNS-gängigen Dopaminrezeptor-Antagonisten **Domperidon** gelindert werden. Das auch zentral wirkende Antiemetikum Metoclopramid darf nicht verabreicht werden, da es ZNS-gängig ist und die Parkinson-Symptomatik verstärken kann. Des Weiteren werden **orthostatische Hypotonien** (durch Aktivierung präsynaptischer D_2-Rezeptoren auf den sympathischen Nervenendigungen), **Tachyarrhythmien** (β-Rezeptoren vermittelt) und **Knöchelödeme** als Folge der arteriolären Vasodilatation beobachtet. Eine Toleranzentwicklung ist für einen Teil dieser Wirkungen möglich.

- **Zentralnervöse Wirkungen:** Beobachtet werden Albträume und schizophrenie-ähnliche psychotische Symptome (Verwirrtheit, **Halluzinationen**, paranoide Wahnsymptomatik, kognitive Störungen). Solche **Levodopa-Psychosen** werden mit Clozapin (12,5 – 37,5 mg p.o. am Abend) oder Quetiapin (2 × 25 mg/d p.o.) behandelt. Außerdem können **Tagesschläfrigkeit** und plötzliche Schlafattacken während des Tages auftreten.
- **Bewegungsstörungen (auch Folge der Krankheitsprogression):** Das Fortschreiten der Erkrankung geht mit einer zunehmenden Dezimierung dopaminerger Neurone im Neostriatum einher. Da diese Neurone als Speicherort für das aus Levodopa gebildete Dopamin fungieren, lassen die Wirkungen von Levodopa immer mehr nach und seine Wirkdauer wird immer kürzer. Starke Schwankungen der motorischen Symptome mit einem raschen Wechsel zwischen Mobilität und Immobilität sind die Folge. Diesen **Wirkungsfluktuationen** begegnet man mit Verkürzung des Dosierungsintervalls, mit der Verwendung von Retardformulierungen (Tab. C-1.13) oder mit der zusätzlichen Gabe von COMT-Hemmstoffen oder Dopaminrezeptor-Agonisten. Außerdem verursacht die diskontinuierliche Zufuhr von Levodopa eine pulsatile Aktivierung von Dopaminrezeptoren, die das Auftreten von **Dyskinesien** und **schmerzhaften Dystonien** fördert. Die Kombination mit lang wirkenden Dopaminrezeptor-Agonisten oder mit Amantadin kann diese Störungen lindern.

- **Zentralnervöse Wirkungen:** Tagesschläfrigkeit und Levodopa-Psychosen mit Halluzinationen (Therapie ggf. mit Clozapin oder Quetiapin).

- **Bewegungsstörungen (auch Folge der Krankheitsprogression):** Mit dem Untergang der dopaminergen Neurone geht auch der Speicherort für das aus Levodopa gebildete Dopamin zugrunde. Es kommt zu **Wirkungsfluktuationen**. Eine diskontinuierliche Levodopa-Zufuhr verursacht **Dyskinesien** und **schmerzhafte Dystonien**.

▶ **Exkurs.** Ursachen der Wirkungsfluktuationen

Die Wirkungsfluktuationen und Dyskinesien, die spätestens nach 3 – 5 Behandlungsjahren mit Levodopa auftreten, sind auch Folge des Fortschreitens der Parkinson-Erkrankung. Die Vermutung, dass Levodopa über die MAO vermittelte oxidative Desaminierung von Dopamin und die Bildung reaktiver Sauerstoffspezies „zytotoxisch" auf dopaminerge Neurone wirkt und die Krankheitsprogression dadurch beschleunigt, konnte durch wissenschaftliche Untersuchungen nicht bestätigt werden.

▶ **Exkurs.**

Kontraindiziert ist Levodopa bei Personen unter 18 Jahren, bei gleichzeitiger Behandlung mit nichtselektiven MAO-Hemmstoffen sowie in der Schwangerschaft

Kontraindikationen: < 18. Lebensjahr, nichtselektive MAO-Hemmstoffe, Schwangerschaft, Stillzeit. **Wechselwirkungen:** Wirkung ↓ durch Pyridoxin/Neuroleptika/Opioide. Wirkung von Antihypertensiva ↑.

Dopaminrezeptor-Agonisten

Sie lindern die Symptomatik schwächer, aber langfristiger als Levodopa (Tab. **C-1.13**). Es gibt **zwei Stoffgruppen:**

- **Ergoline: Bromocriptin, Cabergolin, Lisurid** und **Pergolid** sind Abkömmlinge von Mutterkornalkaloiden und wirken über D_1- und/oder D_2-Rezeptoren (Abb. **C-1.18**).
- **Nicht-Ergoline: Apomorphin, Piribedil, Pramipexol** (Abb. **C-1.18**), **Ropinirol** und **Rotigotin** wirken v. a. über D_2-Rezeptoren.

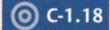
Merke.

und Stillzeit. **Wechselwirkungen:** Pyridoxin (Vitamin B_6), Neuroleptika und Opioide vermindern die Wirksamkeit von Levodopa. Levodopa verstärkt die blutdrucksenkende Wirkung von Antihypertensiva.

Dopaminrezeptor-Agonisten

ZNS-gängige Dopaminrezeptor-Agonisten lindern erwartungsgemäß die Parkinson-Symptomatik. Sie sind schwächer, aber meist länger wirksam als Levodopa, weil sie langsamer eliminiert werden (Tab. **C-1.13**). Man unterscheidet **zwei Stoffgruppen:**

- **Ergoline:** Diese Stoffe sind Abkömmlinge von Mutterkornalkaloiden und damit Lysergsäure-Derivate. Typische Vertreter sind **Bromocriptin** (Agonist an D_2- und partieller Agonist an D_1-Rezeptoren), **Cabergolin** (D_2-Agonist), **Lisurid** (D_2-Agonist) und **Pergolid** (D_1- und D_2-Agonist, Abb. **C-1.18**).
- **Nicht-Ergoline:** In diese Gruppe gehören der D_1- und D_2-Rezeptor-Agonist **Apomorphin** und zahlreiche weitere Vertreter, die alle als Agonisten von D_2- und D_3-Rezeptoren wirken: **Piribedil, Pramipexol** (Abb. **C-1.18**), **Ropinirol** und **Rotigotin**. Ihre Wirkung gegen die Parkinson-Symptomatik wird hauptsächlich von D_2-Rezeptoren vermittelt. Apomorphin wird ausschließlich subkutan injiziert, Rotigotin transdermal in Pflasterform angewendet (Tab. **C-1.13**).

▶ **Merke.** Die Nicht-Ergoline sind Mittel der ersten Wahl zur Behandlung der motorischen Symptome bei jüngeren Parkinson-Patienten (< 50 Jahre) ohne wesentliche Begleiterkrankungen. Wegen ihres günstigeren Nebenwirkungsprofils (s. S. 312) werden sie gegenüber den Ergolinen bevorzugt.

⊙ **C-1.18** Strukturformeln von Dopaminrezeptor-Agonisten

Pergolid   **Pramipexol**

Pergolid ist ein Vertreter der Ergoline und **Pramipexol** ein Vertreter der Nicht-Ergoline. Ergoline sind Lysergsäure-Derivate, deren Strukturformel „in versteckter Form" das Dopaminmolekül enthalten (durch rote Farbe im Pergolidmolekül hervorgehoben).

Weitere Indikationen: Restless-Legs-Syndrom, Abstillen aus medizinischen Gründen, Prolaktinome.

Unerwünschte Wirkungen: Übelkeit und Erbrechen, orthostatische Dysregulation, Tagesschläfrigkeit, psychotische Reaktionen, Knöchelödeme, zwanghaftes Verhalten, Impulskontrollstörungen. Ergoline (ausgenommen Lisurid) zusätzlich: **Fibrosen** an Herzklappen, pleuropulmonal und retroperitoneal (s. Tab. **B-2.4** auf S. 125).

Eine **weitere Indikation** für Dopaminrezeptor-Agonisten ist das **Restless-Legs-Syndrom**, eine neurologische Erkrankung, bei der während der Nachtstunden ein erheblicher Bewegungsdrang in den Beinen besteht. Die damit einhergehenden Schlafstörungen können beträchtlich und für die betroffenen Patienten sehr belastend sein. Dopaminrezeptor-Agonisten lindern diese Beschwerden. Mit diesen Stoffen kann auch eine Blockade der Prolaktinsekretion im Vorderlappen der Hypophyse erreicht werden. Therapeutisch notwendig ist dies beim **Abstillen aus medizinischen Gründen** und bei der Behandlung von **Prolaktinomen.** Bei letzteren kann dadurch sowohl die Sekretion von Prolaktin aus den Tumorzellen als auch die Größe der Tumoren drastisch reduziert werden.

Die **unerwünschten Wirkungen** ähneln denen von Levodopa: **Übelkeit und Erbrechen, orthostatische Dysregulation, Tagesschläfrigkeit** (mit plötzlich auftretenden Schlafattacken), **psychotische Reaktionen** sowie **Knöchelödeme** werden sehr häufig beobachtet. Zudem können zwanghaftes Verhalten und Impulskontrollstörungen (z. B. Spielsucht, Hypersexualität) auftreten. Ergoline können zusätzlich pleuropulmonale und retroperitoneale **Fibrosen** sowie fibrotische Veränderungen der Herzklappen hervorrufen. In einer Gruppe von mit Pergolid behandelten Patienten fanden sich bei einem Drittel restriktive fibrotische Herzklappenveränderungen (insbesondere der Trikuspidalklappe), die bei rechtzeitiger Erkennung reversibel waren. Als Ursache für diese ubiquitären Fibrosierungen wurde die Aktivierung von 5-HT_{2B}-Rezeptoren auf Fibroblasten erkannt (s. Tab. **B-2.4** auf S. 125). Ergoline wirken nämlich im Gegensatz zu den Nicht-Ergolinen auch als Agonisten von 5-HT-Rezeptoren. Lisurid ist als einziges Ergolid nicht mit dieser Nebenwirkung belastet, weil es nicht als Agonist, sondern als Antagonist von 5-HT$_{2B}$-Rezeptoren wirkt.

Kontraindiziert sind alle Dopaminrezeptor-Agonisten bei schweren kardiovaskulären Erkrankungen, unkontrollierter arterieller Hypertonie und bei psychotischen Erkrankungen. Für einige Substanzen bestehen auch Kontraindikationen bei schweren Leber- (Ropinirol, Apomorphin) oder Nierenfunktionsstörungen (Ropinirol, Pramipexol), beim Nachweis von retroperitonealen, pleuropulmonalen oder endokardialen Fibrosierungen (alle Ergoline) sowie in der Schwangerschaft und Stillzeit (Pergolid, Lisurid, Piribedil, Pramipexol, Ropinirol und Rotigotin).

Wechselwirkungen: Dopaminrezeptor-Agonisten verstärken die Wirkung von Levodopa. Deshalb muss zu Beginn einer Kombinationsbehandlung die Dosis von Levodopa reduziert werden. Außerdem verstärken sie die blutdrucksenkende Wirkung von Antihypertensiva und vermindern die Alkoholverträglichkeit. Neuroleptika und Metoclopramid antagonisieren die therapeutischen Wirkungen von Dopaminrezeptor-Agonisten. Hemmstoffe von CYP3A4 (s. Tab. A-3.1 auf S. 37) erhöhen die orale Verfügbarkeit und die Plasmaspiegel von Lisurid und Bromocriptin. Ciprofloxacin (Hemmstoff von CYP1A2) erhöht die Plasmaspiegel und die Wirkung von Ropinirol.

Kontraindikationen: Alle Stoffe: Hypertonie, kardiovaskuläre oder psychotische Erkrankungen. Substanzabhängig: Leber- oder Nierenfunktionsstörungen, retroperitoneale/pleuropulmonale/endokardiale Fibrosierungen, Schwangerschaft/Stillzeit.

Wechselwirkungen: Wirkung von Levodopa und Antihypertensiva ↑. Alkoholverträglichkeit ↓. Neuroleptika und Metoclopramid antagonisieren Dopaminrezeptor-Agonisten. Interaktionen mit CYP3A4-Hemmstoffen (s. Tab. A-3.1 auf S. 37) und CYP1A2-Hemmstoffen.

C-1.13 Pharmakokinetische Daten und Dosierungen von Levodopa und Dopaminrezeptor-Agonisten

Wirkstoff	Einzeldosis [mg] Anfangsdosis	Erhaltungsdosis	DI [h]	BV [%]	HWZ [h]	PEB [%]	EF$_{ren}$ [%]
Levodopa[1]	p.o.: 50 ret. p.o.: 100	p.o.: 100–200 ret. p.o.: 200–400	3–6 8–12	40/86[2]	1,4/1,5[2]	0	0
Dopaminrezeptor-Agonisten: Ergoline							
Bromocriptin	p.o.: 1,25	p.o.: 2,5–10	8	5	6	95	5
Cabergolin	p.o.: 0,5–1,0	p.o.: 3–6	24	n.b.	65	40	2,5
Lisurid	p.o.: 0,1	p.o.: 0,4–1,0	8	15	2	66	0
Pergolid	p.o.: 0,05	p.o.: 0,5–1,5	8	n.b.	27	90	0
Dopaminrezeptor-Agonisten: Nicht-Ergoline							
Apomorphin[3]	s.c.: 1–2	s.c.: 2–4	3–5	100	0,5	n.b.	n.b.
Piribedil	p.o.: 50	p.o.: 50–100	8	n.b.	12	75	0
Pramipexol	p.o.: 0,088	p.o.: 0,35–0,70	8	90	12	15	90
Ropinirol	p.o.: 1 ret. p.o.: 2	p.o.: 3–8 ret. p.o.: 4–8	8 24	55	6	40	10
Rotigotin	transdermal: 2	transdermal: 4–8	24	37	6	92	1

[1] wird stets in einer fixen 4:1-Kombination mit einem DOPA-Decarboxylase-Hemmstoff appliziert; [2] Daten ohne/mit DOPA-Decarboxylase-Hemmstoff; [3] wird vom Patienten selbst bedarfsabhängig beim Einsetzen der „Off"-Syptomatik mit einem Pen s.c. appliziert (als Bolus).

COMT-Hemmstoffe

Neben der Dopa-Decarboxylase gibt es noch ein weiteres Enzym, das Levodopa abbaut: die **COMT** (Abb. **C-1.17**). **Zwei kompetitive COMT-Hemmstoffe**, die stets zusammen mit Levodopa oral appliziert werden, stehen zur Verfügung (Abb. **C-1.19**):
- **Entacapon**, das nur in der Peripherie wirkt und
- **Tolcapon**, das sowohl in der Peripherie als auch im ZNS wirksam ist.

Beide Stoffe **steigern die Verfügbarkeit von Levodopa im ZNS**. Zum einen verdoppeln sie die Plasma-Halbwertszeit von Levodopa, sodass seine Plasmaspiegel länger hoch bleiben und folglich mehr Levodopa ins ZNS aufgenommen werden kann. Zum anderen hemmen sie die Bildung von O-Methyldopa (Abb. **C-1.17**), einem DOPA-Metaboliten, der wegen seiner langen Plasma-Halbwertszeit sehr lange in hohen Konzentrationen im Plasma verbleibt und den Transport von Levodopa durch die Blut-Hirn-Schranke (und damit seine Aufnahme ins ZNS) kompetitiv behindert.

COMT-Hemmstoffe

Für die **COMT** (Abb. **C-1.17**), die ebenfalls Levodopa abbaut, existieren **zwei Hemmstoffe** (Abb. **C-1.19**), von denen jeweils einer immer zusammen mit Levodopa verabreicht wird:
- **Entacapon:** Wirkt nur peripher.
- **Tolcapon:** Wirkt peripher und zentral.

Beide **steigern die Levodopa-Verfügbarkeit im ZNS** (Abb. **C-1.17**).

C-1.19 Strukturformeln der COMT-Hemmstoffe

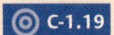

Beide Substanzen sind substituierte Nitrocatechole, die als Substrate der COMT dieses Enzym kompetitiv hemmen.

Da Entacapon und Tolcapon die Wirkungen von Levodopa verstärken, muss die Levodopa-Dosis zu Beginn einer Kombinationstherapie reduziert werden. Die beiden Hemmstoffe unterscheiden sich aber bezüglich ihrer Plasma-Halbwertszeit und ihrer Nebenwirkungen. Entacapon wird wesentlich rascher eliminiert als Tolcapone (Tab. **C-1.14**) und deshalb stets simultan mit jeder Levodopa-Dosis eingenommen. Tolcapon wird unabhängig von der Levodopa-Dosierung alle 8 h verabreicht. Im Gegensatz zu Entacapon ist **Tolcapon** dosisabhängig **hepatotoxisch** – bei 1–3 % der Patienten findet sich eine Erhöhung leberzellspezifischer Serumenzyme auf mehr als das Dreifache der Norm (regelmäßige Kontrolle der Leberwerte!). Wichtige **unerwünschte Wirkungen** beider Vertreter (Tolcapon > Entacapon) sind Dyskinesien, Übelkeit, Durchfall und Bauchschmerzen.

Bei Leberinsuffizienz, Phäochromozytom und bei Behandlung mit nichtselektiven MAO-Hemmern oder MAO-A-Hemmern dürfen COMT-Hemmstoffe nicht eingenommen werden. Weitere **Kontraindikationen** sind ein malignes neuroleptisches Syndrom in der Anamnese, schwere Dyskinesien, Alter unter 18 Jahre sowie Schwangerschaft und Stillzeit.

MAO-B-Hemmstoffe

Der Dopaminabbau erfolgt überwiegend durch oxidative Desaminierung durch das Enzym Monoaminoxidase (MAO). Präsynaptisch ist dafür MAO-A und postsynaptisch MAO-B verantwortlich. MAO-B-Hemmstoffe **erhöhen die synaptische Dopaminkonzentration im Neostriatum** und **verstärken so die Wirkungen von Levodopa**. Zwei Substanzen sind für die Therapie des Parkinson-Syndroms zugelassen: **Rasagilin** und **Selegilin** (Tab. **C-1.14**). Beide sind irreversible MAO-B-Hemmstoffe, weil der reaktive Propinylrest an der Aminogruppe beider Moleküle (Abb. **C-1.20**) kovalent an das katalytische Zentrum der MAO-B bindet. Sie sind sowohl im ZNS als auch in der Peripherie wirksam. In frühen **Erkrankungsstadien** werden sie als Monotherapeutika, in späteren Stadien als **Zusatztherapeutika** zusammen mit Levodopa angewendet.

▶ **Exkurs.** Metabolismus von Selegilin
Die orale Bioverfügbarkeit von Selegilin ist vernachlässigbar gering (Tab. **C-1.14**). Aus Selegilin, das als R(–)-Enantiomer im Handel ist, wird präsystemisch **R(–)-N-Desmethylselegilin** gebildet, das vorwiegend für die Wirkung verantwortlich ist. Aus Selegilin entsteht **Methamphetamin** (HWZ 21 h) und aus N-Desmethylselegilin **Amphetamin** (HWZ 18 h). Diese beiden lipophilen Amine sind indirekt wirkende Sympathomimetika (s. S. 83), die sehr gut ins ZNS aufgenommen werden. Sie wirken allerdings als R(–)-Enantiomere im Vergleich mit den wesentlich potenteren S(+)-Enantiomeren nur schwach sympathomimetisch. Im Neostriatum können sie aber die Dopamin-Rückaufnahme ins Neuron hemmen und Dopamin aus noch vorhandenen dopaminergen Neuronen freisetzen. So tragen sie zur Antiparkinsonwirkung bei. Vermittelt wird die Dopaminfreisetzung durch den neuronalen Dopamintransporter DAT (Abb. **C-1.2** auf S. 262), der nicht zwischen den beiden Enantiomeren unterscheidet. Möglicherweise tragen Amphetamin und Metamphetamin auch zu einigen unerwünschten Wirkungen von Selegilin bei (Schlaflosigkeit, Appetitlosigkeit).

Mögliche **unerwünschte Wirkungen** der MAO-B-Hemmstoffe sind Schlaflosigkeit, Appetitlosigkeit, Angststörungen, Übelkeit, Kopfschmerzen, Halluzinationen, Herzrhythmusstörungen sowie die Erhöhung leberzellspezifischer Serumenzyme. Mit

Rasagilin wurden gehäuft Arthralgien, dyspeptische Beschwerden, grippeähnliche Symptome und Depressionen beobachtet. Außerdem traten mit Rasagilin selten Leukopenien und Hautkarzinome auf.

Kontraindiziert sind Selegilin und Rasagilin bei Behandlung mit anderen MAO-Hemmstoffen, Johanniskraut-Extrakten, Pethidin, Tramadol oder Dextromethorphan. Wegen der Gefahr des **Serotoninsyndroms** (Näheres s. S. 337) dürfen sie auch nicht zusammen mit selektiven Serotonin-Rückaufnahme-Hemmern (einschließlich Venlafaxin und Duloxetin) oder 5-HT$_{1B/1D}$-Rezeptor-Agonisten (Triptane) angewendet werden. Kontraindikationen sind außerdem eine schwere Leberinsuffizienz oder Nierenfunktionsstörung, Magen- oder Darmgeschwüre, eine hereditäre Galaktoseintoleranz sowie Schwangerschaft und Stillzeit.

rungen, Leberschäden. Rasagilin: Arthralgien, Grippe-Symptome, Depression, Leukopenie, Hautkarzinome.

Kontraindikationen: Andere MAO-Hemmstoffe, Johanniskraut, Pethidin, Tramadol, Dextromethorphan. SSRI oder Triptane (**Serotoninsyndrom**, s. S. 337). Leber-/Nierenfunktionsstörung, Magen-/Darmgeschwüre, Galaktoseintoleranz, Schwangerschaft, Stillzeit.

C-1.20 Strukturformeln der MAO-B-Hemmstoffe

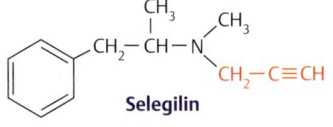
Selegilin

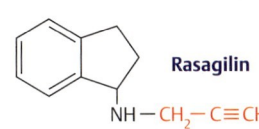
Rasagilin

Charakteristisch für die chemische Struktur von **Selegilin** und **Rasagilin** ist die propinylsubstituierte Aminogruppe. Rot hervorgehoben ist der Propinylrest.

C-1.20

Wechselwirkungen: MAO-B-Hemmstoffe verstärken die unerwünschten Wirkungen von Levodopa und die kardiovaskulären Effekte von Dopamin und anderen Katecholaminen. Auch die Wirkungen von Alkohol, Amantadin und Muskarinrezeptor-Antagonisten werden verstärkt. Ciprofloxacin und Fluvoxamin (Hemmstoffe von CYP1A2) erhöht die Plasmaspiegel von Rasagilin um 80% und Rauchen (Induktion von CYP1A2) beschleunigt den Abbau von Rasagilin. Neuroleptika hemmen die Antiparkinson-Wirkung von Selegilin und Rasagilin.

Wechselwirkungen: Nebenwirkungen von Levodopa↑, kardiovaskuläre Dopamineffekte↑. Wirkung↑ von Alkohol, Amantadin, Muskarinrezeptor-Antagonisten. Interaktionen mit CYP1A2-Hemmstoffen/-Induktoren. Wirkung↓ durch Neuroleptika.

NMDA-Rezeptor-Antagonisten

Glutamaterge Neurone sind ganz wesentlich an der GABAergen Aktivität im Thalamus beteiligt (Abb. **C-1.15**). Deshalb sind Antagonisten von Glutamatrezeptoren beim Parkinson-Syndrom wirksam. **Amantadin** und **Budipin** blockieren den Ionenkanal des NMDA-Rezeptors (ein spezieller Typ von Glutamatrezeptoren, s. S. 264) und verhalten sich dort wie nicht-kompetitive Antagonisten. Außerdem setzen sie neuronal gespeichertes Dopamin frei und wirken als Antagonisten von Muskarinrezeptoren. Die Wirkungen beider Stoffe als Antiparkinsonmittel sind gering und verlieren sich relativ schnell (Toleranzentwicklung). **Amantadin** kann aber vorübergehend nützlich sein bei Patienten, die mit Levodopa behandelt werden und unter Wirkungsfluktuationen und Dyskinesien leiden. Deshalb ist es zur **Kombinationsbehandlung mit Levodopa** geeignet. Es ist zusätzlich auch zur Prophylaxe und Therapie einer Virusgrippe zugelassen (Näheres s. S. 619). **Budipin** wird nur als **Reservemittel** eingestuft.

NMDA-Rezeptor-Antagonisten

Glutamaterge Neurone sind an der Kontrolle der Willkürmotorik beteiligt (Abb. **C-1.15**). **Amantadin** und **Budipin** blockieren den NMDA-Rezeptorkanal (Glutamatrezeptor s. S. 264). **Amantadin** ist zur **Kombinationsbehandlung mit Levodopa**, sowie zur Prophylaxe/Therapie einer Virusgrippe zugelassen (s. S. 619). **Budipin** ist nur **Reservemittel**.

▶ **Merke.** Amantadin steht auch als **i. v.-Formulierung** zur Verfügung und eignet sich in dieser Form zur **Behandlung von akinetischen Krisen**.

▶ **Merke.**

Zu den häufigen **unerwünschten Wirkungen** gehören Schlaflosigkeit, motorische Unruhe, Harnverhalt, Mundtrockenheit, Akkomodationsstörungen, Übelkeit und Schwindel. Besonders bei älteren Patienten werden auch pharmakogene Psychosen mit optischen Halluzinationen und paranoiden Gedanken beobachtet. Selten können Herzrhythmusstörungen auftreten, darunter die sehr gefährlichen Torsade-de-pointes-Tachykardien. Deshalb dürfen NMDA-Rezeptor-Antagonisten bei bestimmten Herzrhythmusstörungen (AV-Block II./III. Grades; Bradykardie, ventrikuläre Arrhythmien einschließlich Torsade-de-pointes-Tachykardien in der Anamnese), bei Behandlung mit QTc-verlängernden Pharmaka (s. S. 507) und bei Hypokaliämie oder

Unerwünschte Wirkungen: Schlaflosigkeit, Unruhe, Harnverhalt, Mundtrockenheit, Akkomodationsstörungen, Übelkeit, Schwindel, Psychosen, Rhythmusstörungen. **Kontraindikationen:** Rhythmusstörungen, QTc-verlängernde Pharmaka (s. S. 507), Hypokali-/Hypomagnesiämie, Kardiomyopathien. Amantadin: Dosisanpassung bei Nierenfunktionsstörung (Tab. **C-1.14**).

Wechselwirkungen: Wirkung von Muskarinrezeptor-Antagonisten ↑, Alkoholtoleranz ↓. Wirkung ↑ durch Memantin (s. S. 315). Budipin erhöht den Metoprololspiegel und den anderer CYP2D6-Substrate (s. S. 37).

Hypomagnesiämie nicht verabreicht werden. Weitere **Kontraindikationen** sind eine nicht kompensierte Herzinsuffizienz, Kardiomyopathien und eine Myokarditis. Da Amantadin vorwiegend renal eliminiert wird (Tab. **C-1.14**), muss die Dosis an die Nierenfunktion angepasst werden.

Wechselwirkungen: Amantadin und Budipin verstärken die Wirkungen aller Muskarinrezeptor-Antagonisten und vermindern die Alkoholtoleranz. Memantin, ein in der Demenzbehandlung (s. S. 315) verwendeter NMDA-Rezeptor-Antagonist ohne gesicherte Wirkung beim Morbus Parkinson, kann die Effekte von Amantadin verstärken. Budipin erhöht die Plasmaspiegel von Metoprolol und einiger anderer Substrate von CYP2D6 (s. Tab. **A-3.1** auf S. 37).

Muskarinrezeptor-Antagonisten

Durch den Untergang der dopaminergen Neurone steigt die cholinerge Aktivität im Neostriatum (Abb. **C-1.15**). Die zentral wirkenden Pharmaka **Biperiden**, **Procyclidin** und **Trihexyphenidyl** werden eingesetzt, wenn der Ruhetremor durch Levodopa oder Dopaminrezeptor-Agonisten nicht mehr ausreichend beherrschbar ist.

Muskarinrezeptor-Antagonisten

Auch Acetylcholin ist beim Parkinson-Syndrom an der gesteigerten Aktivität der GABAergen Neurone im Neostriatum beteiligt. Durch die Degeneration der dopaminergen Neurone in der Substantia nigra steigt die Aktivität der cholinergen Interneurone im Neostriatum (Abb. **C-1.15**). Die ZNS-gängigen Muskarinrezeptor-Antagonisten **Biperiden**, **Procyclidin** und **Trihexyphenidyl** können die Symptome eines Parkinson-Syndroms, insbesondere den Tremor, günstig beeinflussen. Ihre Anwendung wird in Ausnahmefällen erst dann empfohlen, wenn der Ruhetremor durch die Standardtherapie mit Levodopa oder Dopaminrezeptor-Agonisten nicht ausreichend kontrollierbar ist. Außerdem sind sie bei Parkinson-Syndromen indiziert, die auf die Einnahme von Dopaminrezeptor-Antagonisten (z. B. Neuroleptika) zurückgehen.

Die **unerwünschten Wirkungen** entsprechen den **Muskarinrezeptor-antagonistischen Effekten**. Das **Antidot** ist **Physostigmin**. **Kontraindikationen**: Engwinkelglaukom, Miktionsstörung, Ileus, Tachyarrhythmien, Megakolon. Substanzabhängig auch Schwangerschaft/Stillzeit.

Als **unerwünschte Wirkungen** können die charakteristischen zentralen und peripheren **Muskarinrezeptor-antagonistischen Effekte** auftreten: Gedächtnisstörungen, Verwirrtheit, Halluzinationen, Tachykardie, Abnahme der Schweißdrüsensekretion (Wärmestau!), Akkomodationsstörungen, Engwinkelglaukom, Obstipation, Miktionsstörungen mit Harnverhalt und Mundtrockenheit. Das **Antidot** der Wahl bei einer Überdosierung oder Vergiftung ist **Physostigmin** (2 mg langsam i. v.). **Kontraindikationen** sind Engwinkelglaukom, Blasenentleerungsstörungen mit Restharnbil-

C-1.14 Pharmakokinetische Daten und Dosierungen weiterer Antiparkinsonmittel

Wirkstoff	Einzeldosis [mg]		DI [h]	BV [%]	HWZ [h]	PEB [%]	EF$_{ren}$ [%]
	Anfangsdosis	Erhaltungsdosis					
COMT-Hemmstoffe							
Entacapon	200	200	3–6	35	0,5	98	0
Tolcapon	100	100	8	65	2,7	99	0
MAO-B-Hemmstoffe							
Rasagilin	1	1	24	36	1,3	65	0
Selegilin[1]	2,5	5[2]	12	0 (8–10)	1,9 (2)	94	0 (0)
NMDA-Rezeptor-Antagonisten							
Amantadin	50	100–200[3]	12	90	15	67	90
Budipin	10	30	8	47	30	96	n.b.
Muskarinrezeptor-Antagonisten							
Biperiden	1	2–4[3]	8	30	21	94	0
Procyclidin	2,5	5–10	8	75	13	n.b.	n.b.
Trihexyphenidyl	1	2–4	8	n.b.	8	n.b.	n.b.

[1] ist nur als R(−)-Enantiomer wirksam und entfaltet seine Wirkung vorwiegend über den wirksamen Metaboliten N-Desmethylselegilin (Daten hierfür in Klammern); [2] Tagesdosierungen von mehr als 10 mg hemmen auch die MAO-A; [3] auch i. v./i. m. verabreichbar (Amantadin: 50–100 mg i. v.; Biperiden: 2,5 mg i. v./i. m.).

dung, Ileus, Tachyarrhythmien und ein Megakolon; für Trihexyphenidyl und Procyclidin auch Schwangerschaft und Stillzeit.

▶ **Merke.** ZNS-gängige Muskarinrezeptor-Antagonisten sind für die Behandlung von Parkinson-Kranken mit kognitiven Defiziten völlig ungeeignet. Die cholinerge Innervation der Großhirnrinde (Projektionen des Nucleus basalis Meynert), die große Bedeutung für kognitive Leistungen und die Gedächtnisbildung hat, ist nämlich von den neurodegenerativen Prozessen im Rahmen der Alzheimer-Demenz besonders stark betroffen. Bei Alzheimer-Patienten verstärken Muskarinrezeptor-Antagonisten die demenzielle Symptomatik.

▶ **Merke.**

Typische **Wechselwirkungen** sind die Verstärkung der Wirkungen anderer Pharmaka, die Muskarinrezeptoren antagonisieren (z. B. Psychopharmaka, H$_1$-Rezeptor-Antagonisten, Amantadin) sowie der Dyskinesien, die durch Levodopa oder Neuroleptika hervorgerufen werden. Die Wirkungen von Metoclopramid/Domperidon auf die Magenentleerung und Darmmotilität werden durch Muskarinrezeptor-Antagonisten abgeschwächt. Paroxetin erhöht die Plasmaspiegel von Procyclidin.

Wechselwirkungen: Wirkung anderer Muskarinrezeptor-Antagonisten ↑, Dyskinesien durch Levodopa oder Neuroleptika ↑. Wirkung von Metoclopramid/Domperidon ↓. Paroxetin: Procyclidinspiegel ↑.

1.6.3 Therapie des Parkinson-Syndroms

Grundprinzip und Bedeutung der einzelnen Wirkstoffgruppen: Das Ziel einer jeden Behandlung mit Antiparkinsonmitteln ist die **Beseitigung des Dopaminmangels** im Neostriatum. Prinzipiell kann dieses Ziel auf mehreren Wegen erreicht werden:
- **Dopaminersatz-Therapie:** Sie ist das wirksamste pharmakotherapeutische Verfahren mit dem größten Nutzen für die Patienten. Bei der **indirekten Dopaminersatz-Therapie** wird Levodopa angewendet (stets in fixer Kombination mit einem DOPA-Decarboxylase-Hemmstoff; häufig auch mit Entacapon als Zusatztherapeutikum). Bei der **direkten Dopaminersatz-Therapie** werden Dopaminrezeptor-Agonisten verabreicht. Da Dopamin weder über die Darmschleimhaut noch über die Blut-Hirn-Schranke aufgenommen wird, ist es selbst als Antiparkinsonmittel ungeeignet.
- **Weitere Möglichkeiten zur Korrektur des Dopaminmangels im Neostriatum:** COMT-Hemmstoffe, MAO-B-Hemmstoffe, NMDA-Rezeptor- und Muskarinrezeptor-Antagonisten können den Dopaminmangel im Neostriatum nur partiell beheben. Sie sind wesentlich schwächer wirksam als die Dopaminersatz-Therapie und können diese bestenfalls ergänzen.

1.6.3 Therapie des Parkinson-Syndroms

Grundprinzip und Bedeutung der einzelnen Wirkstoffgruppen: Beseitigung des Dopaminmangels durch:
- **Dopaminersatz-Therapie:** Bei der indirekten Dopaminersatz-Therapie wird Levodopa, bei der direkten Dopaminersatz-Therapie werden Dopaminrezeptor-Agonisten verabreicht.
- **Weitere Möglichkeiten zur Korrektur des Dopaminmangels im Neostriatum:** MAO-B-Hemmstoffe, NMDA-Rezeptor- und Muskarinrezeptor-Antagonisten.

▶ **Exkurs. Gibt es eine neuroprotektive Therapie?**
Die Anfänge der Behandlung mit MAO-B-Hemmstoffen waren geprägt von der Hypothese, die Blockade der MAO-B könne die Progression des neurodegenerativen Prozesses beim Parkinson-Syndrom verlangsamen oder stoppen. Diese Vermutung gründete sich auf verschiedene Beobachtungen:
- MAO-B katalysiert die Synthese eines **Neurotoxins** aus einer „Designerdroge", die bei einigen wenigen Heroinsüchtigen den raschen Untergang nigrostriataler Neurone verursachte.
- Die MAO-vermittelte oxidative Desaminierung von Dopamin führt zur Bildung von H_2O_2, aus dem das **zytotoxische Hydroxyl-Radikal** entstehen kann. Es wurde deshalb angenommen, dass der Abbau von Dopamin über MAO-B zur Bildung freier Sauerstoffradikale führen und an der Progression der Erkrankung beteiligt sein könnte.
- In Zellkulturen mit neuronalen Zellen, die unter geeigneten Bedingungen relativ rasch durch Apoptose zugrunde gehen, waren Selegilin, Rasagilin und 1-Aminoindan (der Hauptmetabolit von Rasagilin) antiapoptotisch und damit neuroprotektiv wirksam.

Große klinische Studien haben die Hypothese bezüglich möglicher neuroprotektiver Wirkungen von Selegilin nicht bestätigen können. Es wurde allerdings nachgewiesen, dass **Selegilin** das Erreichen des Zeitpunkts, an dem wegen des Fortschreitens der Erkrankung eine Levodopa-Therapie erforderlich wurde, um 6–9 Monate verzögerte. Zudem hatte Selegilin bei gleichzeitiger Behandlung mit Levodopa einen „Spareffekt" in Bezug auf die erforderliche Dosierung von Levodopa. **Rasagilin** zeigte einen hemmenden Einfluss auf die Krankheitsprogression. Allerdings wurde diese Wirkung nur bei Patienten beobachtet, die 1 mg pro Tag Rasagilin einnahmen, nicht jedoch bei denen, die mit 2 mg pro Tag Rasagilin behandelt wurden.

Fazit: Bis heute gibt es kein Pharmakon, das bei Parkinson-Patienten nachweislich neuroprotektive Effekte im ZNS entfaltet und die Progression des Parkinson-Syndroms verlangsamt oder beendet. Die immer wieder geäußerte Behauptung, Rasagilin biete deutliche Vorteile gegenüber Selegilin, lässt sich durch klinische Studien nicht belegen.

▶ **Exkurs.**

Symptomatische Standardtherapie der motorischen Symptome: Die Art der Therapie hängt vom Alter, den Begleiterkrankungen und der Symptomatik ab:
- **Patienten < 70 Jahren:** Begonnen wird mit einer **Monotherapie mit Dopaminrezeptor-Agonisten**. Nicht-Ergoline wie **Pramipexol**, **Ropinirol**, **Piribedil** oder **Rotigotin** (Tab. **C-1.13**) werden den Ergolinen vorgezogen (s. S. 306). **Domperidon** hilft bei gastrointestinalen Nebenwirkungen. Meistens muss spätestens nach 5 Jahren zusätzlich **Levodopa** (Tab. **C-1.13**) gegeben werden (ggf. reicht zunächst auch ein MAO-B-Hemmstoff oder Amantadin; Tab. **C-1.14**).
- **Patienten > 70 Jahren oder multimorbide Patienten jeden Alters:** Begonnen wird mit **Levodopa als Monotherapeutikum** oder einem MAO-B-Hemmstoff.

Muskarinrezeptor-Antagonisten werden nur dann verabreicht, wenn die Standardtherapie den Ruhetremor nicht ausreichend unterdrückt.

Therapie von Wirkungsfluktuationen und Dyskinesien: Eine Progression der Erkrankung verursacht auch immer ein Nachlassen der Levodopawirkung:
- **„End-of-Dose-Akinese":** Dem rascheren Wirkungsverlust kann durch kürzere Dosisintervalle, durch Retardformulierungen oder durch Kombinationstherapien begegnet werden.
- **„On-off"-Fluktuationen:** Dyskinesien und Akinese bei Wirkungsbeginn bzw. -ende können zusätzlich durch Apomorphin s. c. oder intrajejunale Levodopainfusion gemindert werden.
- **„On-Dyskinesien":** Diese choreaähnlichen Hyperkinesen werden durch Dosisreduktion, Amantadin oder Dopaminrezeptor-Agonisten behandelt.
- **„Off-Dyskinesien":** Diese schmerzhaften, unwillkürlichen Bewegungen treten bei unterdosierter Dopamin-Ersatztherapie auf. Helfen können lang wirkende Dopaminrezeptor-Agonisten, COMT-Hemmer, Apomorphin s. c. oder Amantadin.

Symptomatische Standardtherapie der motorischen Symptome: Die Entscheidung über den Beginn der Behandlung mit Levodopa oder Dopaminrezeptor-Agonisten trifft auch der Patient selbst, wenn die motorischen Symptome (vor allem Rigor und Hypokinese) das Befinden zu stark beeinträchtigen. Die Art der Behandlung richtet sich nach dem Alter der Patienten und natürlich auch nach der Symptomatik und den Begleiterkrankungen:
- **Patienten < 70 Jahren:** Bei ihnen ist die **Monotherapie mit Dopaminrezeptor-Agonisten** erste Wahl. Gegenüber einer Therapie mit Levodopa hat sie den Vorteil eines geringeren Risikos für therapiebedingte Bewegungsstörungen (Dyskinesien). Nicht-Ergoline werden gegenüber den Ergolinen bevorzugt, weil sie im Gegensatz zu diesen keine Fibrosen hervorrufen (s. S. 306). Angewendet werden Stoffe wie **Pramipexol**, **Ropinirol** oder **Piribedil** p. o. sowie **Rotigotin** transdermal (Dosierung s. Tab. **C-1.13**). Ropinirol in retardierter Formulierung und das Rotigotin-Pflaster bieten den Vorteil, dass sie nur einmal täglich appliziert werden müssen. Die initial oft auftretenden gastrointestinalen Störungen Übelkeit und Erbrechen können mit **Domperidon** (4 × 20 mg/d p. o.) gut beherrscht werden. Im Idealfall kann eine Monotherapie mit Dopaminrezeptor-Agonisten über einen längeren Zeitraum ausreichend sein. Die meisten Patienten benötigen jedoch innerhalb von 5 Jahren eine zusätzliche Behandlung mit **Levodopa** (Tab. **C-1.13**). Bei milder Symptomatik kann zunächst auch eine Monotherapie mit einem MAO-B-Hemmstoff oder mit Amantadin (Dosierung s. Tab. **C-1.14**) versucht werden, die später mit Dopaminrezeptor-Agonisten kombiniert werden kann. So versucht man, die zusätzliche Gabe von Levodopa hinauszuzögern.
- **Patienten > 70 Jahren oder multimorbide Patienten jeden Alters:** Bei diesen Patienten wird die Pharmakotherapie mit der Gabe von **Levodopa als Monotherapeutikum** begonnen. Auch bei diesen Patienten kann bei milder Symptomatik mit einer intialen Monotherapie mit einem MAO-B-Hemmstoff der Beginn der Levodopatherapie hinausgezögert werden. Dopaminrezeptor-Agonisten werden bei älteren Patienten eher nicht angewendet, da sie v. a. bei dieser Patientengruppe häufiger psychoseartige Störungen (Desorientiertheit, Halluzinationen, paranoide Reaktionen) verursachen als Levodopa.

Bei allen Patienten sind **Muskarinrezeptor-Antagonisten** nur dann ergänzend indiziert, wenn der Ruhetremor durch die Standardtherapie nicht ausreichend unterdrückt werden kann. Für ältere oder kognitiv eingeschränkte Patienten sind solche Stoffe aber grundsätzlich obsolet.

Therapie von Wirkungsfluktuationen und Dyskinesien: Das Fortschreiten der Erkrankung ist immer auch mit einem Nachlassen und/oder Kürzerwerden der Wirkungen von Levodopa verbunden. Die Pharmakotherapie der mannigfaltigen motorischen Störungen ist sehr vielschichtig und komplex:
- **„End-of-Dose-Akinese":** Sie geht mit einem zu raschen Verlust der Wirkung von Levodopa einher und kann durch Verkürzung des Dosisintervalls, durch Gabe einer Retardformulierung oder durch Kombination mit einem COMT-Hemmer oder MAO-B-Hemmer behandelt werden. Zur Verbesserung der Resorption ist entscheidend, dass Levodopa 30–60 min vor den Mahlzeiten eingenommen wird. Nächtliche und frühmorgendliche Akinesen lassen sich z. B. mit der Gabe von retardiertem Levodopa am Abend beherrschen (Nachteil: schlechte Steuerbarkeit).
- **„On-off-Fluktuationen":** Auch ohne Bezug zur Medikamenteneinnahme kann es zu rasch einsetzenden gesteigerten Wirkungen mit Dyskinesien („on") oder zu rasch endenden Wirkungen mit Akinese („off") kommen. Neben den oben genannten Maßnahmen können hier auch intermittierende s. c.-Injektionen von Apomorphin oder intrajejunale Infusionen von Levodopa helfen.
- **„On-Dyskinesien":** Es handelt sich um choreaähnliche, nicht schmerzhafte Hyperkinesen, die bei guter Beweglichkeit auftreten und durch Reduktion der Levodopadosis, durch zusätzliche Gabe von Amantadin oder (nach Reduktion der Levodopadosis) durch zusätzliche Gabe eines Dopaminrezeptor-Agonisten behandelt werden.
- **„Off-Dyskinesien":** Sie treten bei zu niedrig dosierter Dopamin-Ersatztherapie auf und gehen mit sehr schmerzhaften, unwillkürlichen Bewegungen (z. B. Dystonien in den frühen Morgenstunden) einher. Therapeutische Maßnahmen sind zusätzliche Dopaminrezeptor-Agonisten mit langer Wirkdauer (am Abend), zusätzliche

Gabe eines COMT-Hemmers, Eigenbehandlung durch s. c.-Injektionen mit einem Apomorphin-Pen oder zusätzliche Gabe von Amantadin.

Akinetische Krise: Sie ist eine **lebensbedrohliche Komplikation** des Parkinson-Syndroms, die im späteren Verlauf der Erkrankung auftreten oder durch eine abrupte Beendigung einer Levodopa-Therapie ausgelöst werden kann. Die Behandlung besteht in einer i. v.-Infusion (über 3 h) von 200 mg **Amantadin**, die maximal 3-mal pro Tag wiederholt werden kann. Wegen des hohen Psychoserisikos von Amantadin kann bei Patienten > 70 Jahren auch Apomorphin s. c. angewendet werden: initiale Bolusinjektion von 2 – 10 mg gefolgt von einer Dauerinfusion von 2 – 8 mg/h.

Medikamenteninduziertes Parkinson-Syndrom: Als Folge einer Behandlung mit Neuroleptika (d. h. Dopaminrezeptor-Antagonisten, s. S. 317) können vielfältige extrapyramidal-motorische Bewegungsstörungen auftreten, die sich in aller Regel relativ schnell nach Absetzen des auslösenden Pharmakons bessern. Stark ausgeprägte motorische Störungen können mit **Biperiden** (2 × 2 mg p. o. im Abstand von 12 h; 2 – 4 mg i. m. oder langsam i. v.) wirksam bekämpft werden.

Akinetische Krise: Diese **lebensbedrohliche Komplikation** tritt meist in späten Stadien oder bei abrupter Beendigung einer Levodopa-Therapie auf. Sie kann mit **Amantadin** oder bei Patienten > 70 Jahren auch mit Apomorphin behandelt werden.

Medikamenteninduziertes Parkinson-Syndrom: Durch Neuroleptika (s. S. 317) können reversible extrapyramidal-motorische Bewegungsstörungen auftreten. **Biperiden** kann diese unterdrücken.

Symptomatische Behandlung nicht motorischer Symptome: Im Vordergrund steht die Behandlung von **vegetativen Störungen**, von **Schlafstörungen** sowie von **Depressionen**. Häufige behandlungsbedürftige vegetative Störungen sind orthostatische Hypotonien, Magenentleerungsstörungen, Obstipation, Störungen der Harnblasenfunktion und der männlichen Sexualfunktion. Wegen der Muskarinrezeptor-antagonistischen Wirkung der trizyklischen Antidepressiva werden für die antidepressive Therapie die selektiven Serotonin-Rückaufnahme-Hemmer (z. B. Paroxetin, s. S. 336) bevorzugt verwendet. Bei niedrigem Blutdruck kann auch Venlafaxin angewendet werden. Wegen der Gefahr des Serotoninsyndroms (s. S. 337) ist eine gleichzeitige Behandlung mit MAO-B-Hemmstoffen kontraindiziert. Paranoide Psychosen mit Halluzinationen als Folge der Therapie mit Antiparkinsonmitteln werden bevorzugt mit Clozapin p. o. (12,5 – 50 mg/d) behandelt.

Symptomatische Behandlung nicht motorischer Symptome: Vielfältige **vegetative Störungen** sowie **Schlafstörungen** bedürfen häufig einer symptomischen Behandlung. Bei **Depressionen** werden hier bevorzugt SSRI (s. S. 336) gegeben. Wegen des Risikos für ein Serotoninsyndrom (s. S. 337) ist die gleichzeitige Gabe von MAO-B-Hemmern kontraindiziert. Clozapin hilft bei durch Antiparkinsonmittel ausgelösten paranoiden Psychosen.

Operative Behandlungsmethoden: Bei therapierefraktären Erkrankungsformen und bei Patienten mit schweren Nebenwirkungen im Rahmen der Therapie mit Antiparkinsonmitteln kann eine **tiefe Hirnstimulation („Hirnschrittmacher")** erwogen werden. Dafür ist eine stereotaktische Implantation von Elektroden im Bereich der Basalganglien erforderlich (bevorzugt in den Ncl. subthalamicus). Über diese Elektroden können neuronale Strukturen in den Basalganglien elektrisch stimuliert werden. Gesteuert wird das System über einen Impulsgeber, der subkutan im Bereich des Brustmuskels oder des Oberbauchs implantiert wird. Ein solcher Eingriff und die fachgerechte Beratung der betroffenen Patienten werden nur in speziellen Zentren durchgeführt. Besonders Patienten mit weit fortgeschrittener Erkrankung und erheblichen motorischen Fluktuationen profitieren von der tiefen Hirnstimulation.

Operative Behandlungsmethoden: Bei erfolgloser Therapie oder gravierenden Nebenwirkungen kann eine **tiefe Hirnstimulation („Hirnschrittmacher")** durch implantierte Elektroden erwogen werden. Es profitieren insbesondere Patienten mit weit fortgeschrittener Erkrankung und erheblichen motorischen Fluktuationen.

1.7 Demenzen

▶ **Definition.** Unter **Demenz** versteht man eine langsam über Monate bis Jahre fortschreitende Hirnleistungsstörung mit zunehmendem Verlust zuvor erworbener kognitiver und sozialer Fähigkeiten. Sie tritt als Folge chronisch progredient verlaufender neurodegenerativer Veränderungen des Großhirns auf.

▶ **Definition.**

1.7.1 Grundlagen

Epidemiologie und Ätiologie: Aufgrund ihrer Häufigkeit kann die Demenz als Volkskrankheit bezeichnet werden. Ihre Prävalenz bei 65 – 70-Jährigen beträgt 2 – 6 %, bei über 85-Jährigen liegt sie sogar bei 40 % und höher. Die Behandlung und Pflege dementer Patienten verursachen hohe volkswirtschaftliche Kosten, die zukünftig noch weiter steigen werden. Die beiden häufigsten Demenzformen, die zusammen bereits über 70 % aller primären Demenzen ausmachen, sind die **Alzheimer-Demenz** (Morbus Alzheimer) und die **vaskuläre Demenz** (Multiinfarktdemenz, Morbus Binswanger). Eine Übersicht über die wichtigsten Ursachen primärer Demenzen bietet Abb. **C-1.21**.

1.7.1 Grundlagen

Epidemiologie und Ätiologie: Die Demenz ist eine Volkskrankheit, deren Prävalenz mit dem Alter zunimmt. Die **Alzheimer-Demenz** und die **vaskuläre Demenz** sind die häufigsten Formen (Abb. **C-1.21**).

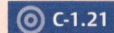

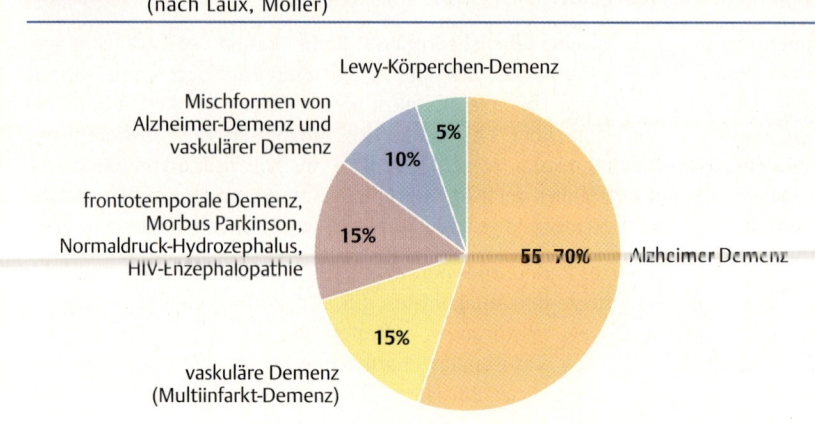

C-1.21 Prozentuale Verteilung der wichtigsten Formen der primären Demenz (nach Laux, Möller)

Pathogenese der Alzheimer-Demenz: Vermutet wird eine **multifaktorielle Genese mit genetischer Komponente**. Pathognomonisch sind extrazelluläre **Ablagerungen von β-Amyloid (amyloide Plaques)** und intrazelluläre Ablagerungen von sog. **Alzheimer-Neurofibrillen**. Beides verursacht eine Neurodegeneration, wobei insbesondere das **cholinerge System** mit Innervation der **Großhirnrinde** und des **Hippocampus** von Bedeutung sind.

Pathogenese der Alzheimer-Demenz: Die genaue Ursache ist bis heute nicht bekannt. Am wahrscheinlichsten ist eine **multifaktorielle Genese mit genetischer Komponente**. Bei Patienten mit Alzheimer-Demenz finden sich im Gehirn extrazelluläre **Ablagerungen von β-Amyloid (amyloide Plaques)**. Dieses Peptid ist offenbar neurotoxisch und führt zusammen mit anderen zytotoxischen Substanzen, wie z. B. Glutamat in hohen Konzentrationen und freien Sauerstoffradikalen, zu vorzeitigen Neuronenuntergängen. Die Neurotoxizität von Glutamat wird über eine Aktivierung von NMDA-Rezeptoren erklärt, die zu einem massiven Einstrom von Ca^{2+} und in der Folge zu Zelluntergängen führen kann (Exzitotoxizität). Neben den amyloiden Plaques sind sog. **Alzheimer-Neurofibrillen** pathognomonisch und wohl ebenfalls an der Neurodegeneration beteiligt. Dabei handelt es sich um intrazelluläre fibrilläre Ablagerungen. Verschiedene Neurotransmittersysteme sind bei der Alzheimer-Demenz von der Neurodegeneration betroffen, wobei das **cholinerge System** von ganz besonderer Bedeutung ist, so z. B. die vom Nucleus basalis Meynert ausgehende cholinerge Innervation der **Großhirnrinde** und die von septalen Kernen ausgehende cholinerge Innervation des **Hippocampus**.

▶ Exkurs.

▶ Exkurs. Acetylcholinmangel-Hypothese
Sie wird untermauert von drei klinischen Befunden:
- Muskarinrezeptor-Antagonisten können bei Patienten einen deliriumähnlichen Zustand mit Unruhe, Verwirrtheit, Desorientierung und Halluzinationen hervorrufen, der den Symptomen einer Alzheimer-Demenz ähnlich ist.
- Außerdem reagieren Patienten mit Hirnleistungsstörungen in Anfangsstadien einer Alzheimer-Demenz ausgesprochen empfindlich auf Muskarinrezeptor-Antagonisten und zeigen eine auffällige Zunahme kognitiver Defizite.
- Im Gegensatz dazu können Acetylcholinesterase-Hemmstoffe die kognitiven Störungen von Demenzpatienten vorübergehend verbessern (s. u.).

1.7.2 Pharmakotherapie von Demenzen

Bisher ist nur eine **symptomatische Therapie** verfügbar. Deshalb ist die Bezeichnung „Nootropikum" treffender als „Antidementivum". **Cholinesterase-Hemmstoffe** und **Memantin** verbessern nachweislich die Symptomatik bei Demenzpatienten.

1.7.2 Pharmakotherapie von Demenzen

Die aktuell verfügbaren Medikamente mit nachgewiesener Wirkung bei Demenzen erlauben lediglich eine **symptomatische Therapie**. Überzeugende Belege, dass Pharmaka den Krankheitsverlauf verzögern oder aufhalten können, gibt es bislang nicht. Die häufig verwendete, aber beschönigende Bezeichnung „Antidementiva" sollte deshalb vermieden werden. Besser ist der Begriff „Nootropikum", der ein Pharmakon beschreibt, das die Hirnleistung bei Demenz verbessern soll. Nur für **Cholinesterase-Hemmstoffe** und **Memantin** ist eine die Symptomatik verbessernde Wirkung bei Patienten mit Demenz zweifelsfrei nachgewiesen.

Cholinesterase-Hemmstoffe: Die Pharmaka **Donepezil**, **Galantamin** und **Rivastigmin** werden in Kap. B-1.2 ab S. 100 beschrieben. Sie können in allen Krankheitsstadien vorübergehend die Kognition verbessern. **Uner-**

Cholinesterase-Hemmstoffe: Zugelassene Vertreter dieser Gruppe sind **Donepezil**, **Galantamin** und **Rivastigmin**. Sie sind in Kap. B-1.2 ab S. 100 ausführlich besprochen. Mit diesen Substanzen können moderate, vorübergehende Verbesserungen des kognitiven Status in allen Krankheitsstadien erreicht werden. Die zusätzliche partiell-agonistische Wirkung von Galantamin über Nikotinrezeptoren (die Aktivierung präsynaptischer Nikotinrezeptoren fördert die Acetylcholinfreisetzung!) hat in klinischen Studien keinen zusätzlichen Nutzen erbracht. Die **unerwünschten Wirkungen** sind vorwiegend parasympathomimetischer Art: Bradykardie, Anorexie, Übelkeit und Erbrechen, Durchfälle, krampfartige Bauchschmerzen, Schlaflosigkeit und Schwindel (Sturzneigung!).

Memantin: Dabei handelt es sich um einen **nicht-kompetitiven NMDA-Rezeptor-Antagonisten**, der bei der Alzheimer-Demenz eine Besserung der klinischen Globalsymptomatik (Alltagskompetenz) hervorruft. Seine Wirkung wird über eine Verminderung der Exzitotoxizität (s. S. 314) erklärt. Memantin ist nur zur **Behandlung der moderaten bis schweren Alzheimer-Demenz** zugelassen (Dosis: 10 – 20 mg/d p. o.). Es ist sehr gut oral verfügbar und wird sehr langsam renal eliminiert (HWZ 70 h). Bei eingeschränkter Nierenfunktion muss deshalb die Dosis reduziert werden. Seine Verträglichkeit ist relativ gut: Die häufigsten – oft passageren – **Nebenwirkungen** sind Schwindel, Kopfschmerzen, motorische Unruhe, Obstipation, Bluthochdruck, Schläfrigkeit und bei Überdosierung (infolge Niereninsuffizienz!) erhöhte Krampfbereitschaft. Eine Kombination mit Cholinesterase-Hemmstoffen bringt keinen zusätzlichen Nutzen.

Memantin: Dieser **nicht-kompetitive NMDA-Rezeptor-Antagonist** verbessert durch eine Verminderung der Exzitotoxizität (s. S. 314) die klinische Symptomatik. Es ist zur **Behandlung der moderaten bis schweren Alzheimer-Demenz** zugelassen. Bei Niereninsuffizienz muss die Dosis reduziert werden. **Nebenwirkungen**: Schwindel, Kopfschmerzen, motorische Unruhe, Obstipation, Bluthochdruck, Schläfrigkeit, Krampfanfälle.

▶ **Kritisch betrachtet.** Weitere als Nootropika beworbene Stoffe ohne nachgewiesene Wirkung

Mehrere Pharmaka werden – auch prophylaktisch – in der Hoffnung eingenommen, die Symptome einer Demenz zu verbessern oder gar die Entwicklung oder Progression der Erkrankung aufzuhalten. Ein eindeutiger Beleg für ihre Wirksamkeit ist aber bisher nicht erbracht worden. Zu diesen Substanzen gehören:
- **Ginkgo-biloba-Präparate:** Sie sind die am häufigsten zur Prophylaxe oder Therapie einer Demenz angewendeten Präparate (meist als Selbstmedikation). Es handelt sich dabei um Spezialextrakte aus den Blättern des Ginkgo-Baums, die Substanzgemische aus Flavonen und Terpenen enthalten. Sie sind zwar pflanzlichen Ursprungs, können aber als unerwünschte Wirkung eine gesteigerte Blutungsneigung hervorrufen.
- **Dihydroergotoxine:** Es handelt sich um ein Stoffgemisch, das Derivate von Mutterkornalkaloiden mit α-Adrenozeptor-antagonistischen Wirkungen enthält.
- **Cholinchlorid und Phosphatidylcholin (Lecithin):** Als Vorstufen des Acetylcholins sind diese Stoffe zwar gut verträglich, in klinischen Studien zeigte sich jedoch keine Wirksamkeit.
- **Piracetam:** Bei nicht nachgewiesener Wirkung ist Piracetam psychomotorisch erregend und kann Schlafstörungen verursachen.
- **Vitamin E (Tocopherol).**
- **Hormonersatztherapie bei postmenopausalen Frauen.**

Ausblick: Ein **möglicherweise vielversprechendes Behandlungskonzept**, das bei Patienten mit hohem Risiko für die Alzheimer-Erkrankung zur Anwendung kommen könnte, ist eine aktive oder passive Impfung zur Immunisierung gegen das β-Amyloid.

▶ **Kritisch betrachtet.**

1.8 Schizophrenie

1.8.1 Grundlagen

Die Schizophrenie ist eine **sehr schwerwiegende psychische Erkrankung** mit schlechter Prognose. Die Prävalenz beträgt 0,5 – 1 %, das Lebenszeitrisiko der Durchschnittsbevölkerung, an einer Schizophrenie zu erkranken, ca. 1 %. Nach der „Drittelregel" heilen nur bei einem Drittel der Betroffenen die Krankheitssymptome weitgehend ab. Bei einem weiteren Drittel kommt es zu Rückfällen oder leichten Residuen, beim letzten Drittel zu schwerwiegenden dauerhaften Defekten. Die Suizidrate bei Schizophrenie-Patienten ist mit 5 – 10 % sehr hoch.

Klinik und Einteilung: Die Schizophrenie ist eine in Schüben verlaufene Erkrankung und umfasst verschiedene Krankheitsbilder. Nach Verlauf und Symptomatik unterscheidet man zwischen **paranoid-halluzinatorischer, katatoner** und **hebephrener Schizophrenie**, der **Schizophrenia simplex** sowie dem **schizophrenen Residuum**. Unabhängig davon wird das Beschwerdebild der Schizophrenie im Wesentlichen von **zwei Gruppen von psychopathologischen Symptomen** charakterisiert:
- **Plus-Symptome (Positiv-Symptome, produktive Symptome):** Halluzinationen, formale Denkstörungen, Wahn, Ich-Erlebnis-Störungen (z. B. Gedankeneingebung

1.8 Schizophrenie

1.8.1 Grundlagen

Diese **sehr schwerwiegende psychische Erkrankung** hat eine schlechte Prognose bezüglich Heilung, Rückfallquote und Suizidalität.

Klinik und Einteilung: Unterschieden wird zwischen paranoid-halluzinatorischer, katatoner und hebephrener Schizophrenie, der Schizophrenia simplex sowie dem schizophrenen Residuum. Unabhängig davon gibt es **zwei Gruppen von psychopathologischen Symptomen**:
- **Plus-Symptome** (Positiv-Symptome, produktive Symptome)

- **Minus-Symptome** (Negativ-Symptome)

Ätiopathogenese: Vermutet wird eine **multifaktorielle Genese** mit **genetischer Grundlage**. Oft findet sich eine **Störung der Gehirnentwicklung** mit **strukturellen Veränderungen des ZNS** (Abb. C-1.22). Welche Rolle **neurochemische Befunde** (s. Exkurs) spielen, ist noch unklar. **Psychosoziale Faktoren** können auch beteiligt sein.

C-1.22

▶ Exkurs.

und -entzug), psychomotorische Störungen (z. B. Katatonie), Erregung und Aggressivität.
- **Minus-Symptome (Negativ-Symptome):** Antriebslosigkeit, Gleichgültigkeit, Kontaktunfähigkeit, sozialer Rückzug, Affektverflachung, Lust- und Freudunfähigkeit (Anhedonie), Sprachverarmung und Beeinträchtigung kognitiver Funktionen.

Ätiopathogenese: Heute wird von einer **multifaktoriellen Genese** der Schizophrenie ausgegangen, wobei eine **genetische Grundlage** im Zentrum steht. Vieles deutet auch auf eine **Störung der Gehirnentwicklung** hin, z. B. ausgelöst durch Geburtskomplikationen oder Drogenkonsum. Moderne bildgebende Verfahren sowie postmortale neuropathologische Untersuchungen finden vergrößerte Hirnventrikel (Abb. C-1.22) und eine Verminderung des Hirnvolumens, die vorwiegend die graue Hirnsubstanz betrifft und mit einer Atrophie der präfrontalen, frontalen und temporalen Hirnrinde einhergeht. Neben diesen **strukturellen Veränderungen des ZNS** gibt es auch **neurochemische Befunde**, deren exakte Bewertung aber noch umstritten ist. Es handelt sich dabei um funktionelle Störungen, die vorwiegend dopaminerge und glutamaterge Neuronensysteme, aber auch serotoninerge Neurone betreffen (Näheres siehe Exkurs). Auch **psychosoziale Faktoren** können mitauslösend sein.

⊚ C-1.22 **Strukturelle Veränderungen des Gehirns bei Schizophrenie im CT**

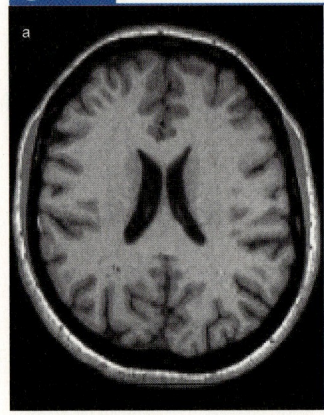 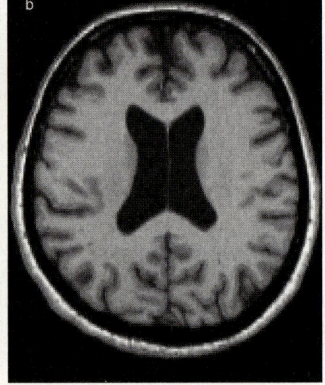

a Normalbefund. **b** Ventrikelerweiterung bei einem schizophrenen Patienten.
(aus Möller, Laux, Deister; Duale Reihe Psychiatrie und Psychotherapie, Thieme, 2009)

▶ Exkurs. „Transmitter-Hypothesen" der Schizophrenie
Gemäß der **Dopamin-Hypothese** sollen die wesentlichen Symptome der Schizophrenie auf eine **Aktivitätssteigerung der mesolimbischen dopaminergen Neurone** (Plus-Symptome) und eine **Aktivitätsminderung der mesokortikalen dopaminergen Neurone** (Minus-Symptome) zurückgehen (s. o.). Sie wird gestützt von entsprechenden neurochemischen Befunden. Ein wichtiges klinisches Argument für diese Hypothese ist die antipsychotische Wirksamkeit von Neuroleptika (s. S. 317), die allesamt Dopaminrezeptor-Antagonisten sind. Außerdem können mit **Amphetamin**, das Dopamin im ZNS aus dopaminergen Neuronen freisetzt (s. S. 347), psychopathologische Symptome hervorgerufen werden, die sehr an eine Schizophrenie erinnern (Denkstörungen, Halluzinationen, Illusionen, paranoide Wahnsymptomatik). Gleichermaßen zu werten sind die pharmakogenen Psychosen, die während einer Behandlung mit **Levodopa** oder **Dopaminrezeptor-Agonisten** auftreten können (s. S. 304). Auf diese Beobachtungen geht das Sprichwort zurück: „Dopamin ist der Wind im psychotischen Feuer".
Postmortale neuropathologische Untersuchungen ergaben **verminderte Glutamatkonzentrationen** und eine **reduzierte Dichte von Glutamatrezeptoren** in den Gehirnen von Schizophreniepatienten. Auf diesen Befunden baut eine weitere neurochemische Theorie auf: die **Glutamat-Hypothese**. Gestützt wird sie von der klinischen Beobachtung, dass **Ketamin** (s. S. 249) und der als Suchtmittel missbrauchte Stoff **Phencyclidin** (s. S. 348) psychopathologische Symptome hervorrufen, die den Plus- und Minus-Symptomen der Schizophrenie sehr ähnlich sind. Beide Stoffe blockieren den NMDA-Rezeptorkanal und antagonisieren deshalb Glutamatwirkungen, die von NMDA-Rezeptoren vermittelt werden.

1.8.2 Neuroleptika (Antipsychotika)

Neuroleptika sind die Arzneistoffe der Wahl zur Pharmakotherapie von schizophrenen Psychosen. Die gewünschte Wirkung der Neuroleptika wird als **antipsychotische Wirkung** bezeichnet. Diese richtet sich im Idealfall sowohl gegen die Plus- als auch gegen die Minus-Symptome, wobei die verschiedenen Untergruppen bzw. Vertreter der Neuroleptika diese Symptomatik unterschiedlich stark unterdrücken.

Wirkungsmechanismus und Wirkungen: Neuroleptika sind eine sehr heterogene Wirkstoffgruppe. Entsprechend heterogen ist auch das pharmakodynamische Profil der verschiedenen Vertreter (Tab. **C-1.15**). Neuroleptika **interagieren als Antagonisten mit einer Vielzahl von Transmitter-Rezeptoren**, und zwar mit sehr unterschiedlichen Affinitäten: Neben D_2-Dopaminrezeptoren und $5\text{-}HT_{2A}$-Rezeptoren sind es v. a. α_1-Rezeptoren, Muskarinrezeptoren und H_1-Histaminrezeptoren.

▶ **Merke.** Alle Neuroleptika sind kompetitive Dopamin-D_2-Rezeptor-Antagonisten.

C-1.15 Das Rezeptor-Affinitätsprofil wichtiger Neuroleptika

Wirkstoffe	D_2-Rezeptoren	D_4-Rezeptoren	$5\text{-}HT_{2A}$-Rezeptoren	Muskarinrezeptoren	α_1-Rezeptoren	H_1-Histamin-Rezeptoren
niedrigpotente klassische Neuroleptika						
Clorprothixen	++	++	+++	++	++++	++
Melperon	+	+	++	n.b.	n.b.	n.b.
Pipamperon	++	n.b.	+++	–	++	–
Sulpirid	+++	++	–	–	–	n.b.
Thioridazin	+++	++	++	+++	++++	n.b.
Zotepin	+++	+++	++++	+	+++	+++
hochpotente klassische Neuroleptika						
Fluphenazin	++++	+++	++	–	+++	++
Haloperidol	++++	+++	++	–	++	–
Perphenazin	+++	n.b.	+++	–	+++	n.b.
Pimozid	+++	++	++	n.b.	++	n.b.
atypische Neuroleptika						
Amisulprid	++++	–	n.b.	n.b.	–	n.b.
Aripiprazol	+++	++	+++	–	++	++
Clozapin	++	++	++++	+++	+++	+++
Olanzapin	++	++	+++	+++	++	+++
Quetiapin	+	–	+	+	++	+++
Risperidon	+++	+++	++++	–	+++	++
Ziprasidon	+++	++	++++	–	+++	++

Die halbquantitativen Angaben beziehen sich auf K_I-Werte (s. S. 17) für die Hemmung der Bindung eines spezifischen Liganden an die genannten Rezeptoren: – sehr niedrige bis fehlende Affinität, + niedrige Affinität, ++ mittlere Affinität, +++ hohe Affinität, ++++ sehr hohe Affinität.

Nach wie vor ist davon auszugehen, dass die antipsychotische Wirkung der Neuroleptika vorwiegend auf die Antagonisierung von D_2-Dopaminrezeptoren in den Innervationsgebieten der mesolimbischen und mesokortikalen dopaminergen Neurone zurückgeht (s. S. 263). Der stärkste Zusammenhang besteht zwischen der hemmenden Wirkung auf die Plus-Symptomatik und der Affinität der jeweiligen Substanz zu D_2-Rezeptoren, d. h. je höher die Affinität zu D_2-Rezeptoren, umso niedriger die für die antipsychotische Wirkung erforderliche Dosis. Bei einigen Substanzen (z. B. Clozapin) soll auch die Antagonisierung von D$_4$-Rezeptoren an der antipsychotischen Wirkung beteiligt sein. Die antipsychotische Wirkung der Neuroleptika erstreckt sich auch auf medikamentös hervorgerufene Psychosen (z. B. durch Amphetamin, Phencyclidin oder Dopaminrezeptor-Agonisten) und auf psychotische Symptome einer Manie.

▶ **Klinischer Bezug.** Durch die anhaltende Antagonisierung von Dopaminrezeptoren wird die Aktivität dopaminerger Neurone anfangs vorübergehend erhöht und im Verlauf von 2–4 Wochen dann deutlich vermindert. Eng verknüpft mit dieser Aktivitätsminderung ist die **antipsychotische Wirkung**, die deshalb mit einer **Verzögerung von 2–3 Wochen** eintritt. Die maximale therapeutische Wirkung entfaltet sich bei chronisch Kranken manchmal erst nach Monaten. Mit Verzögerung kommt es dann auch zur Zunahme der Expression von Dopaminrezeptoren in den Arealen des ZNS, die von dopaminergen Neuronen innerviert werden (s. S. 261). Als Konsequenz daraus kann es zur Überempfindlichkeit gegenüber Dopamin und in der Folge zu Spätdyskinesien kommen. Für die antipsychotische Wirkung wird **keine Toleranz** beobachtet.

Andere Wirkungen: Antiemetische Wirkung, Erhöhung des Prolaktinspiegels im Blut, Störung der Temperaturregulation. **Extrapyramidal-motorische Störungen** sind häufig Dosis- bzw. therapielimitierend. Unerwünschte Wirkungen s. S. 321.

Auch einige **andere Wirkungen** der Neuroleptika sind auf die Antagonisierung von Dopamin (D$_2$)-Rezeptoren zurückzuführen, wie z. B. die extrapyramidal-motorischen Störungen (D$_2$-Rezeptoren im Neostriatum), die antiemetische Wirkung (D$_2$-Rezeptoren in der Area postrema), die Erhöhung des Prolaktinspiegels im Blut (D$_2$-Rezeptoren im Hypophysenvorderlappen) und die Beeinträchtigung der Temperaturregulation mit Senkung der Körpertemperatur (D$_2$-Rezeptoren im Hypothalamus). Dosis- bzw. therapielimitierend sind dabei häufig die **extrapyramidal-motorischen Störungen**. Näheres zu den unerwünschten Wirkungen, auch zu denjenigen, die durch die Interaktionen der Neuroleptika mit Nicht-Dopaminrezeptoren (5-HT$_{2A/2C}$-, α$_1$-, Muskarin-, H$_1$-Histaminrezeptoren) hervorgerufen werden, finden Sie auf S. 321.

▶ **Exkurs.**

▶ **Exkurs.** Wirkungen der Neuroleptika beim Gesunden
Erwartungsgemäß sind antipsychotische Wirkungen bei psychisch Gesunden nicht nachweisbar. Man beobachtet aber ohne Verzögerung beruhigende, stressdämpfende und anxiolytische Wirkungen sowie eine psychomotorische Verlangsamung. Außerdem werden die Initiative und das Interesse an der Umgebung reduziert, Reaktionen auf externe Reize verlangsamt und emotionale Reaktionen deutlich abgeschwächt. Die Begleiteffekte und unerwünschten Wirkungen (s. S. 321), die durch die Antagonisierung der verschiedenen Nicht-Dopaminrezeptoren zustande kommen, werden natürlich auch bei Gesunden beobachtet.

Einteilung: Es gibt die trizyklischen Verbindungen **Phenothiazine** und **Thioxanthene**, die **Butyrophenon-Derivate** und einige heterozyklische Verbindungen. Eine **klinisch gebräuchliche Einteilung** unterscheidet qualitativ zwischen **zwei Gruppen von Neuroleptika:**

Einteilung: Die chemische Struktur der Neuroleptika ist uneinheitlich und komplex. Eine große Zahl von Stoffen sind trizyklische Verbindungen wie die Phenothiazine (z. B. Levomepromazin, Thioridazin, Fluphenazin, Perphenazin, Perazin), die **Thioxanthene** (z. B. Chlorprothixen, Flupentixol, Zuclopenthixol) sowie die Stoffe Clozapin, Olanzapin, Quetiapin und Zotepin. Daneben gibt es die **Butyrophenon-Derivate** (z. B. Haloperidol, Melperon, Pimozid, Fluspirilen) und einige heterozyklische Verbindungen (z. B. Aripiprazol, Risperidon, Ziprasidon). Eine **klinisch gebräuchliche Einteilung** unterscheidet auf der Basis der Qualität der antipsychotischen Wirkung zwischen **zwei Gruppen von Neuroleptika:** den klassischen und den atypischen Neuroleptika.

Klassische (typische) Neuroleptika: Sie beeinflussen v. a. die **Plus-Symptome**. Sie zeigen häufig extrapyramidal-motorische Störungen und andere Nebenwirkungen (Tab. C-1.17; Tab. C-1.18) und werden nach ihrer **Potenz** unterteilt in:

Klassische (typische) Neuroleptika: Ihre antipsychotische Wirkung beschränkt sich weitgehend auf die **Plus-Symptome**. Besonders bei den hochpotenten Vertretern besteht ein hohes Risiko für extrapyramidal-motorische Störungen. Da diese Stoffe in der Regel neben Dopaminrezeptoren auch eine ganze Reihe anderer Rezeptoren antagonisieren (Tab. C-1.15), haben sie auch zahlreiche andere – meist unerwünschte – Wirkungen (Tab. C-1.18). Ob der Antagonismus an den vielen Nicht-Dopaminrezeptoren zur antipsychotischen Wirkung beiträgt, ist völlig unklar.
Als Unterteilungskriterium für die klassischen Neuroleptika wird ihre **Potenz als antipsychotisch wirkende Arzneistoffe** herangezogen:

- **Niedrigpotente klassische Neuroleptika:** Diese Stoffe binden mit eher niedriger Affinität an D_2-Rezeptoren und entfalten antipsychotische Wirkungen erst bei relativ hohen Dosierungen (Tab. **C-1.16**). Eine Sonderstellung nimmt **Sulpirid** ein, das als reiner D_2-Antagonist gilt (Tab. **C-1.15**).
- **Hochpotente klassische Neuroleptika:** Diese Stoffe antagonisieren D_2-Rezeptoren mit hoher Affinität (Tab. **C-1.15**) und werden zur Behandlung schizophrener Psychosen sehr viel niedriger dosiert als die niedrigpotenten Vertreter (Tab. **C-1.16**). Aufgrund der deutlich niedrigeren Dosierung sind die unerwünschten Wirkungen infolge Antagonisierung von Nicht-Dopaminrezeptoren im Vergleich mit den niedrigpotenten Neuroleptika wesentlich geringer ausgeprägt.

Atypische Neuroleptika: Diese heterogene Gruppe von Pharmaka (Tab. **C-1.16**) ist das Ergebnis von Forschungen, die das Ziel hatten, Neuroleptika mit den Eigenschaften von **Clozapin** zu entwickeln. Clozapin ist nämlich das **effektivste aller Neuroleptika**. Es wirkt sowohl gegen Plus- als auch gegen Minus-Symptome und ist auch dann wirksam, wenn klassische Neuroleptika versagen. Es hat praktisch **keine extrapyramidal-motorischen Nebenwirkungen**. Allerdings ist auch beim Clozapin unklar, welche Rezeptoren für seine antipsychotischen Wirkungen verantwortlich sind. Es unterscheidet sich von den klassischen Neuroleptika durch eine relativ niedrige Affinität zu D_2-Rezeptoren und eine um den Faktor 20–100 höhere Affinität zu D_4-, 5-HT_{2A}-, α_1-, Muskarin-, und H_1-Rezeptoren (Tab. **C-1.15**). Da der **hohen Affinität zu 5-HT_{2A}-Rezeptoren** eine große Bedeutung zugemessen wurde, entwickelte man folglich weitere Neuroleptika, die insbesondere mit 5-HT_{2A}-Rezeptoren interagieren und diese mit ähnlicher **(Aripiprazol, Quetiapin)** oder deutlich höherer Affinität (**Risperidon, Ziprasidon** und **Olanzapin**) antagonisieren als D_2-Rezeptoren (Tab. **C-1.15**). **Aripiprazol** und **Ziprasidon** wirken darüber hinaus auch als Agonisten von 5-HT_{1A}-Rezeptoren. **Amisulprid** antagonisiert als einziger Vertreter dieser Gruppe selektiv D_2-, D_3- und D_4-Rezeptoren und ist wie viele der atypischen Neuroleptika auch gegen Minus-Symptome wirksam.

▶ **Merke.** Für die **antipsychotische Wirksamkeit** der atypischen Neuroleptika gilt folgende Reihenfolge: Clozapin > Amisulprid, Olanzapin, Risperidon > Aripiprazol, Quetiapin, Ziprasidon.

▶ **Kritisch betrachtet.** Zur Bezeichnung „atypisch"
Von den atypischen Neuroleptika ist bisher nur für Clozapin eine zweifelsfrei bessere antipsychotische Wirksamkeit gegen Plus- und Minus-Symptome im Vergleich zu den klassischen Neuroleptika nachgewiesen. Darüber hinaus verursacht Clozapin keine extrapyramidal-motorischen Nebenwirkungen. Bezüglich dieser einzigartigen Eigenschaften ist für keinen anderen Vertreter der atypischen Neuroleptika die Gleichwertigkeit mit Clozapin durch Studien belegt. So können z. B. alle anderen atypischen Neuroleptika (insbesondere Amisulprid und Risperidon) im Gegensatz zu Clozapin sehr wohl extrapyramidale Bewegungsstörungen hervorrufen. Streng genommen ist deshalb nur für Clozapin die Bezeichnung „atypisch" wirklich gerechtfertigt, da dieser Begriff eine Überlegenheit gegenüber den „typischen" (klassischen) Neuroleptika impliziert. Leider wird das Wort „atypisch" zunehmend als Werbeargument missbraucht. Ein **atypisches Neuroleptikum** könnte man folgendermaßen **definieren**:
- Es antagonisiert 5-HT_{2A}-Rezeptoren mit deutlich höherer Potenz als D_2-Rezeptoren und bindet an D_2-Rezeptoren mit relativ niedriger Affinität.
- Es verursacht extrapyramidal-motorische Störungen nur bei ≤ 1 % der behandelten Patienten.
- Es ist wirksam gegen Plus- **und** Minus-Symptome der Schizophrenie.

Pharmakokinetik (Tab. C-1.16): Die meisten Neuroleptika sind **gut ZNS-gängige lipophile Substanzen** mit großen Verteilungsräumen. Abgesehen von Sulpirid und Amisulprid werden sie relativ langsam metabolisch eliminiert. Für die Metabolisierung sind **CYP1A2** (Clozapin, Levomepromazin, Haloperidol, Olanzapin, Zotepin), **CYP2D6** (Levomepromazin, Thioridazin, Haloperidol, Perphenazin, Pimozid, Zuclopenthixol, Aripiprazol, Olanzapin und Risperidon) und/oder **CYP3A4** (Haloperidol, Pimozid, Aripiprazol, Clozapin, Quetiapin, Risperidon, Ziprasidon und Zotepin) verantwortlich. Nur bei wenigen Stoffen spielen wirksame Metaboliten eine wichtige Rolle. Dies betrifft insbesondere Risperidon, dessen Metabolit 9-Hydroxyrisperidon für einen wesentlichen Teil der Wirkung verantwortlich ist.

▶ **Klinischer Bezug.** Häufig wird das zur Pharmakotherapie der Schizophrenie verordnete Medikament von den Patienten nur unzuverlässig eingenommen. Die **Einnahmetreue** (Compliance) wird auf **≤50 %** geschätzt. Um dieses Problem bei einer Langzeittherapie zu umgehen, werden lang wirkende **Depot-Formulierungen** im Abstand von 1–4 Wochen i. m. verabreicht. In diesen Depot-Formulierungen liegen die Neuroleptika entweder mit langkettigen Fettsäuren (z. B. Decansäure) verestert und in pflanzlichen Ölen gelöst vor (Haloperidol, Fluphenazin, Flupentixol, Perphenazin) oder werden als Suspension verabreicht (Fluspirilen). Fluphenazin-Decanoat hat z. B. nach i. m.-Injektion wegen der stark verzögerten Resorption eine Halbwertszeit von 7–10 Tagen. Risperidon wird in Mikrosphärenpartikel eingebettet, die nach i. m.-Injektion langsam abgebaut werden und den Wirkstoff verzögert freisetzen.

C-1.16 Pharmakokinetische Daten und Dosierungen von Neuroleptika

Wirkstoff	Dosierung		pharmakokinetische Eigenschaften			
	Einzeldosis[1] [mg]	DI [h]	BV [%]	HWZ [h]	PEB [%]	EF_{ren} [%]
niedrigpotente klassische Neuroleptika						
Chlorprothixen	p. o.: 50–200	12	15	10	99	0
Levomepromazin	p. o.: 50–100	12	50	20	98	0
Melperon	p. o.: 25–100	12	60	5	50	10
Perazin	p. o.: 50–150	12	3	12	96	0
Pipamperon	p. o.: 40–120	8	n.b.	20	36	n.b.
Sulpirid	p. o.: 200–400	8	30	7	40	90
Thioridazin[2]	p. o.: 50–100	12	60	10	99 (98)	4 (30)
Zotepin	p. o.: 25–75	12	10	15	97	0
hochpotente klassische Neuroleptika						
Benperidol	p. o.: 1–3	12	40	8	n. b.	0
Flupentixol	p. o.: 1–5	12	45	28	99	0
Fluphenazin	p. o.: 1,2–5	12	3	20	95	0
Haloperidol	p. o.: 0,5–2	12	65	20	92	0
Perphenazin	p. o.: 3–12	8	20	10	90	0
Pimozid	p. o.: 0,5–2	12	60	55	90	0
Zuclopenthixol	p. o.: 10–25	12	44	20	n.b.	n.b.
Fluspirilen	i. m.: 2–6	1 Woche	n.b.	60	97	0
atypische Neuroleptika						
Amisulprid	p. o.: 50–150	12	48	12	16	80
Aripiprazol[2]	p. o.: 15–30	24	85	75 (90)	99 (99)	0
Clozapin	p. o.: 12,5–125	12	55	12	95	0
Olanzapin	p. o.: 5–15	24	60	35	93	7
Quetiapin	p. o.: 150–300	12	9[3]	7	83	0
Risperidon[2]	p. o.: 0,5–2	12	60/80[4]	3/20[4] (24)	88 (77)	5/20[4] (90)
Ziprasidon	p. o.: 20–40	12	60[3]	7	99	0

[1] Dosierungen gelten für die ambulante Behandlung von Ersterkrankten; in der stationären Behandlung und bei Mehrfacherkrankten sind die Dosierungen in aller Regel höher; [2] Daten in Klammern betreffen wichtigsten wirksamen Metaboliten; [3] Nahrungsaufnahme erhöht BV; [4] Daten für schnelle/langsame Metabolisierer (CYP2D6-Polymorphismus, Näheres s. S. 53).

Indikationen:
- **Schizophrenie:** Die konkrete Pharmakotherapie ist ausführlich ab S. 326 dargestellt.
- **Schizoaffektive Störungen:** Dabei handelt es sich um Mischpsychosen mit Symptomen aus dem schizophrenen und manisch-depressiven Formenkreis. Es können schizomanische und schizodepressive Episoden auftreten. Diese Störungen haben meist eine günstigere Prognose als die Schizophrenie. Schizomanische Episoden werden in der Regel mit Neuroleptika allein behandelt, während bei schizodepressiven Episoden häufig zusätzlich auch Antidepressiva angewendet werden (meist selektive Serotoninrückaufnahme-Inhibitoren wie z. B. Fluvoxamin).
- **Manie:** Die psychotische Symptomatik der Manie spricht sehr gut auf eine vorübergehende Behandlung mit Neuroleptika an. Eine Kombination mit Li$^+$ ist bei der Manie üblich (Näheres s. S. 342).
- **Demenz-assoziierte Psychosen:** Psychotische Erregungszustände, psychomotorische Unruhe und andere Verhaltensstörungen, die im Rahmen einer Demenz auftreten, werden häufig vorübergehend oder auch länger mit Neuroleptika behandelt, obwohl ein klarer Nachweis für ihren Nutzen bei dieser Indikation fehlt. Die klinische Erfahrung zeigt aber, dass die vorübergehende Gabe von niedrig dosiertem Haloperidol (1–4 mg/d) psychotische Symptome bei dieser Indikation lindert. Neuroleptika, die Muskarinrezeptoren mit hoher Affinität antagonisieren (Tab. **C-1.15**), sollten bei dementen Patienten grundsätzlich gemieden werden, da sie die kognitiven Störungen verschlimmern. Bei älteren Patienten mit Demenz-assoziierten Psychosen führte die Behandlung mit **atypischen Neuroleptika** zu einer um den Faktor 1,6 bis 1,7 **erhöhten kardio- oder zerebrovaskulären Sterblichkeit**. Die Zunahme der Mortalität war bei vaskulären Demenzen besonders ausgeprägt. Die Behandlung mit den beiden atypischen Neuroleptika Olanzapin und Risperidon erhöht bei Demenzkranken hohen Alters auch das Schlaganfallrisiko.
- **Hyperkinesien bei Chorea Huntington:** Es handelt sich um eine vererbte neurodegenerative Erkrankung, die meist um das 40. Lebensjahr zu ersten Krankheitssymptomen führt. Neben psychischen Veränderungen zeigen die Betroffenen Bewegungsstörungen – charakteristisch sind die unfreiwilligen choreatischen Hyperkinesien. Sie sind auf einen progressiven Verlust der GABAergen Neurone im Neostriatum zurückzuführen, der eine Enthemmung der glutamatergen thalamokortikalen Bahnen zur Folge hat (s. Abb. **C-1.15** auf S. 303). Mit Neuroleptika können diese Hyperkinesien gebessert werden. Mittel der Wahl sind Sulpirid (3 × 100–200 mg/d p. o.) oder der reine D$_2$-Rezeptor-Antagonist Tiaprid (3 × 100–300 mg/d p. o.).
- **Prävention von Übelkeit und Erbrechen:** Droperidol, ein Butyrophenon-Derivat, wird in der Anästhesie als Antiemetikum prophylaktisch angewendet (Dosierung: 0,625–1,25 mg i. v.).

Unerwünschte Wirkungen: Extrapyramidal-motorische Störungen: Diese Bewegungsstörungen sind die wichtigsten unerwünschten Wirkungen der Neuroleptika, da sie die Patienten am stärksten beeinträchtigen und häufig dosis- und therapielimitierend sind. Sie sind Folge der Antagonisierung von D$_2$-Rezeptoren im Innervationsgebiet der nigrostriatalen dopaminergen Neurone.

▶ **Merke.** Je höher die Potenz ist, mit der ein Neuroleptikum D$_2$-Rezeptoren antagonisiert, desto häufiger treten **extrapyramidal-motorische Störungen** auf. Somit ergibt sich folgende **Häufigkeitsreihenfolge** für das Auftreten solcher Bewegungsstörungen:
- **Für alle Neuroleptika gilt:** hochpotente klassische Neuroleptika > niedrigpotente klassische Neuroleptika > atypische Neuroleptika.
- **Für die atypischen Neuroleptika gilt:** Amisulprid, Risperidon > Aripiprazol, Olanzapin, Ziprasidon > Quetiapin >> Clozapin.

Die Schwere und die Häufigkeit des Auftretens dieser Störungen sind **dosisabhängig**. Deshalb sollte zu Behandlungsbeginn mit einschleichender Dosierung nach der antipsychotisch wirksamen Dosis gesucht werden. Ein vom Patienten abhängiger, sehr **variabler Grad an Toleranzentwicklung** ist möglich. Die Vermutung, dass eine hohe Potenz für die Antagonisierung von Muskarinrezeptoren, wie sie z. B. für

Clozapin, Olanzapin und Thioridazin charakteristisch ist (Tab. C-1.15), das Auftreten von extrapyramidalen Bewegungsstörungen reduziert, wurde bisher nicht systematisch untersucht.

Fünf verschiedene Formen (Näheres s. a. Tab. C-1.17) von extrapyramidal-motorischen Störungen werden unterschieden:

- **Frühdyskinesien:** Sie äußern sich in Spasmen oder Dystonien der mimischen Gesichtsmuskulatur, der Zungen- und Schlundmuskulatur oder der Hals-, Arm- oder Atemmuskulatur.
- **Parkinsonismus (Parkinsonoid):** Diese Störungen entsprechen den motorischen Symptomen der Parkinson-Erkrankung (s. S. 302). Charakteristisch ist ein sehr hochfrequenter Ruhetremor.
- **Akathisie:** Dabei stehen ein quälender Bewegungsdrang mit Sitz- oder Stehunruhe sowie Reizbarkeit und Angst im Vordergrund. Die Behandlung ist schwierig.
- **Spätdyskinesien (tardive Dyskinesien):** Charakteristisch sind unwillkürliche Bewegungen, bei denen stereotype und abnorme repetitive Hyperkinesien des Gesichts, des Mundes und der Zunge überwiegen („Grimassieren"). Auch die Extremitäten und der Rumpf können betroffen sein. Außer Clozapin können alle Neuroleptika Spätdyskinesien hervorrufen. Vermutlich ist die Überexpression von D_2-Rezeptoren im Neostriatum für die Spätdyskinesien verantwortlich. Sie sind häufig irreversibel und therapeutisch schwer beeinflussbar. Antiparkinsonmittel sind ohne Wirkung, häufig verschlechtern sie die Symptomatik sogar.
- **Malignes neuroleptisches Syndrom:** Dabei handelt es sich um einen seltenen, aber potenziell lebensbedrohlichen **medizinischen Notfall** (Häufigkeit 0,02 – 0,5 %, Letalität bis zu 20 %). Er ist durch die **Symptomtrias** motorische Störungen (Rigor, Akinese), komatöse Bewusstseinsstörung und vegetative Funktionsstörungen (hohes Fieber, Tachykardie, labiler Blutdruck, Tachypnoe, Hyperhidrose, Harninkontinenz) charakterisiert. Hinzu kommen eine metabolische Azidose, Zeichen einer systemischen Entzündung (Leukozytose, erhöhte BSG) und gelegentlich auch eine Rhabdomyolyse. Alle Neuroleptika können dieses Syndrom hervorrufen. Bei den atypischen Neuroleptika (einschließlich Clozapin) fehlen meist die motorischen Symptome und eine Delirium-ähnliche Symptomatik steht im Vordergrund.

Es gibt **fünf Formen** (s. a. Tab. C-1.17):
- **Frühdyskinesien:** Spasmen oder Dystonien von Gesichts-, Hals-, Arm- oder Atemmuskulatur.
- **Parkinsonismus (Parkinsonoid):** Symptome einer Parkinson-Erkrankung (s. S. 302), insbesondere ein hochfrequenter Ruhetremor.
- **Akathisie:** Quälender Bewegungsdrang, Reizbarkeit und Angst.
- **Spätdyskinesien (tardive Dyskinesien):** Häufig irreversible stereotype Hyperkinesien von Gesicht, Mund und Zunge („Grimassieren"), seltener auch von Extremitäten und Rumpf.
- **Malignes neuroleptisches Syndrom:** Dieser potenziell lebensbedrohliche **medizinische Notfall** zeigt die **Symptomtrias** motorische Störungen, komatöse Bewusstseinsstörung und vegetative Funktionsstörungen. Zusätzlich möglich sind metabolische Azidose, systemische Entzündungszeichen und Rhabdomyolyse.

C-1.17 Klinisch wichtige Aspekte der durch Neuroleptika hervorgerufenen extrapyramidal-motorischen Störungen

Art der Störung	Zeitpunkt des Auftretens (nach Behandlungsbeginn)	Geschlechterverteilung	Reversibilität	Therapie
Frühdyskinesien	1.– 5. Tag	Männer > Frauen	ja	Muskarinrezeptor-Antagonisten (z. B. Biperiden: 1 – 2 × 2,5 – 5 mg i. v., danach 2 – 3 × 2,5 – 5 mg/d p. o.)
Parkinsonoid	5.– 30. Tag	Frauen > Männer	ja	• Reduktion der Neuroleptika-Dosis • Muskarinrezeptor-Antagonisten (z. B. Biperiden: 2 – 3 × 2,5 – 5 mg/d p. o.) oder • Amantadin (2 × 50 – 100 mg/d p. o.)
Akathisie	Monate bis Jahre	Frauen > Männer	ja	• Reduktion der Neuroleptika-Dosis • Wechsel zu einem anderen Neuroleptikum • Linderung bringen Benzodiazepine oder Propranolol p. o. (20 – 80 mg/d)
Spätdyskinesien	Monate bis Jahre; oft auch nach Absetzen des Neuroleptikums	Frauen > Männer	häufig nein	• Umstellung auf ein höher potentes Neuroleptikum oder Erhöhung der Dosis • langsame, vorsichtige Reduktion der Neuroleptika-Dosis • Wechsel zu Clozapin • evtl. zusätzlich Tiaprid* (3 × 100 – 200 mg/d p. o.)
malignes neuroleptisches Syndrom	in den ersten 2 Wochen	Frauen = Männer	ja	• sofortige Beendigung der Behandlung • Dantrolen (wiederholte Gabe von 2,5 mg/kg i. v.) oder • Bromocriptin (2,5 – 7,5 mg/d) • intensiv-medizinische Maßnahmen

* selektiver D_2-Rezeptor-Antagonist

Sedativ-hypnotische Wirkungen: Sie gehen hauptsächlich auf die Antagonisierung von H_1-Rezeptoren zurück und werden vor allem bei den klassischen niedrigpotenten Neuroleptika und bei den atypischen Neuroleptika beobachtet und z. T. therapeutisch genutzt (Tab. **C-1.18**). Müdigkeit und reduzierte Konzentrationsfähigkeit sind typische Nebenwirkungen der Neuroleptika.

Vegetative Störungen: Sie sind Folge der Antagonisierung von α_1-Rezeptoren oder Muskarinrezeptoren und werden besonders bei den **niedrigpotenten klassischen Neuroleptika** (Ausnahme: Melperon, Pipamperon) und bei **einigen atypischen Neuroleptika** (Clozapin, Olanzapin, Risperidon, Quetiapin) beobachtet (Tab. **C-1.18**). Der α_1-Rezeptor-Antagonismus kann zu **orthostatischer Hypotonie**, **Schwindel** und **Reflextachykardie** führen. Der Muskarinrezeptor-Antagonismus äußert sich in **atropinartigen Wirkungen**: Tachykardie, Obstipation, Harnentleerungsstörungen, Mundtrockenheit, Störungen der Akkomodation und des Kammerwasser-Abflusses. Von einer **Hypersalivation** berichten ca. 25 % der mit Clozapin behandelten Patienten. Sie geht auf eine Muskarinrezeptor-agonistische Wirkung eines Clozapin-Metaboliten zurück.

Epileptische Krampfanfälle: Neuroleptika erhöhen dosisabhängig die Krampfbereitschaft und können EEG-Veränderungen hervorrufen, wie sie auch bei Epileptikern beobachtet werden. Krampfanfälle werden am häufigsten von Stoffen verursacht, die Muskarinrezeptoren mit hoher Potenz antagonisieren, wie Clozapin, Olanzapin und Thioridazin. Generalisierte tonisch-klonische Krampfanfälle treten mit einer Häufigkeit von ≥ 1 % auf. **Valproat** oder **Topiramat** sind bei der Unterdrückung solcher Anfälle gut wirksam. Carbamazepin sollte wegen seiner myelotoxischen Wirkung gemieden werden.

Endokrine Störungen: Dopamin hemmt über D_2-Rezeptoren im Hypophysenvorderlappen die Prolaktinausschüttung. Antagonisten von D_2-Rezeptoren, also auch Neuroleptika, können somit zu einem Anstieg der Prolaktinausschüttung führen. Bei den atypischen Neuroleptika trifft dies vor allem für Amisulprid und Risperidon zu. Die **Hyperprolaktinämie** äußert sich bei der Frau in einer Brustvergrößerung und einer Galaktorrhö, beim Mann in einer Gynäkomastie. Bedingt durch eine verminderte Gonadotropinsekretion können auch eine Amenorrhö und sexuelle Funktionsstörungen auftreten.

Zunahme des Körpergewichts und andere metabolische Störungen: Über die Antagonisierung von 5-$HT_{2A/2C}$- und wahrscheinlich auch von H_1-Rezeptoren verursachen viele Neuroleptika eine Zunahme des Appetits verbunden mit einer Steigerung des Körpergewichts. Unter den klassischen Neuroleptika gilt dies vor allem für Thioridazin, prinzipiell sind aber in besonderem Maße atypische Neuroleptika betroffen. Bei ihnen gilt bezüglich der **appetitsteigernden Wirkung** folgende **Reihenfolge**: Clozapin, Olanzapin > Quetiapin > Risperidon > Amisulprid, Aripiprazol > Ziprasidon. Der Anstieg des Körpergewichts während der ersten 3–6 Wochen der Behandlung hat einen hohen Vorhersagewert für die maximale Gewichtszunahme.

▶ **Merke.** Patienten, die mit Clozapin oder Olanzapin behandelt werden, entwickeln relativ häufig einen **Diabetes mellitus vom Typ 2**. Das hohe Risiko erklärt sich über die Gewichtszunahme, die oft auch die Entwicklung einer arteriellen Hypertonie begünstigt.

Weitere metabolische Veränderungen sind **Hypertriglyzerid- und Hypercholesterinämie**. Aufgrund der genannten Faktoren ist das Risiko für kardio- und zerebrovaskuläre Erkrankungen bei diesen Patienten erhöht.

Kardiotoxische Wirkungen: Viele Neuroleptika verlängern dosisabhängig das QTc-Intervall im EKG. Sie erhöhen deshalb das Risiko für **Torsade-de-pointes-Tachykardien** (s. S. 507), die auch tödlich sein können. Viele klassische (Thioridazin > Chlorprothixen, Perazin, Pipamperon, Benperidol, Haloperidol, Perphenazin, Pimozid, Zuclopenthixol) und einige atypische Neuroleptika (Ziprasidon > Amisulprid > Risperidon) haben solche **arrhythmogenen Wirkungen**. Clozapin verursacht selten in den ersten 2 Monaten der Behandlung eine Kardiomyopathie oder eine immunallergische Myokarditis.

Myelotoxische Wirkungen: Clozapin verursacht mit einer Häufigkeit von 1–2 % eine **Agranulozytose**, die meist in der 4. bis 18. Behandlungswoche auftritt. Bei Anwendung von Olanzapin oder Quetiapin ist diese gefährliche Nebenwirkung deutlich seltener.

▶ **Klinischer Bezug.**

▶ **Klinischer Bezug.** Wegen des Agranulozytose-Risikos muss während einer Therapie mit Clozapin die **Granulozytenzahl im Blut regelmäßig kontrolliert werden**: während der ersten 18 Wochen einmal pro Woche, danach genügen 4-wöchige Abstände. Wenn die Granulozyten einen Wert von **1500/μl unterschreiten**, muss Clozapin **abgesetzt** und darf nicht wieder angewendet werden.

Allergische Reaktionen der Haut: Vor allem Phenothiazine verursachen (photo-)allergische Hautreaktionen.

Hepatotoxische Wirkung: Sehr selten verursacht durch Phenothiazine.

Allergische Reaktionen der Haut: Vor allem die Gruppe der Phenothiazine (Levomepromazin, Perazin, Thioridazin, Fluphenazin, Perphenazin) unter den Neuroleptika kann allergische oder photoallergische Hautreaktionen hervorrufen.

Hepatotoxische Wirkung: Sehr selten verursachen die Phenothiazine vorübergehende Anstiege leberzellspezifischer Serumenzyme oder Cholestasen.

C-1.18 Wichtige unerwünschte Wirkungen und Kontraindikationen der Neuroleptika im Vergleich

Wirkstoff	unerwünschte Wirkungen			Kontraindikationen
	extrapyramidal-motorische Störungen	sedativhypnotische Wirkung	vegetative Störungen	
klassische niedrigpotente Neuroleptika				
Chlorprothixen	++	+++	++	• angeborene/erworbene Verlängerung des QTc-Intervalls • Behandlung mit Pharmaka, die das QTc-Intervall verlängern • Hypokaliämie, Hypomagnesiämie • Kinder < 3 Jahren
Levomepromazin	+	+++	++	• Knochenmarkschädigung • Kinder u. Jugendliche < 16 Jahren
Melperon	+	+	+	• hochgradige Leberinsuffizienz • malignes Neuroleptika-Syndrom in der Anamnese • Kinder < 12 Jahren
Perazin	+	++	+	• hochgradige Leberinsuffizienz • malignes Neuroleptika-Syndrom in der Anamnese • Kinder < 12 Jahren
Pipamperon	+	+	+	• Parkinson-Syndrom • Schwangerschaft und Stillzeit
Sulpirid	+	+	0	• maniforme Psychosen • organisches Psychosyndrom im hohen Alter • Parkinson-Syndrom • Behandlung mit Levodopa • Epilepsie • Phäochromozytom • prolaktinabhängige Tumoren (z. B. Prolaktinom oder Mammakarzinom) • Kinder u. Jugendliche < 18 Jahre • Schwangerschaft und Stillzeit
Thioridazin	+	+++	+++	• Knochenmarkschädigung • angeborene/erworbene Verlängerung des QTc-Intervalls • Behandlung mit Pharmaka, die das QTc-Intervall verlängern • Behandlung mit CYP2D6-Hemmstoffen • angeborener Mangel an CYP2D6 • Knochenmarksdepression • Stillzeit
Zotepin	+++	+++	++	• Knochenmarkdepression • Schwangerschaft und Stillzeit

Fortsetzung ▶

C-1.18 Fortsetzung

Wirkstoff	unerwünschte Wirkungen			Kontraindikationen
	extrapyramidal-motorische Störungen	sedativhypno-tische Wirkung	vegetative Störungen	
klassische hochpotente Neuroleptika				
Benperidol	+++	0	+	- Parkinson-Syndrom - malignes neuroleptisches Syndrom in der Anamnese
Flupentixol	+++	+	+	- Kinder und Jugendliche < 18 Jahren
Fluphenazin	+++	+	+	- Parkinson-Syndrom - hochgradige Leberinsuffizienz - Knochenmarkschädigung - Leukopenie - prolaktinabhängige Tumoren (z. B. Prolaktinom oder Mammakarzinom) - malignes neuroleptisches Syndrom in der Anamnese - schwere Depression - Kinder < 12 Jahren
Haloperidol	+++	0	+	- Parkinson-Syndrom - malignes Neuroleptika-Syndrom in der Anamnese - Kinder < 3 Jahren
Perphenazin	++	++	+	- hochgradige Leberinsuffizienz - Knochenmarkschädigung - schwere Depression
Pimozid	+++	+	+	- angeborene/erworbene Verlängerung des QTc-Intervalls - Behandlung mit Pharmaka, die das QTc-Intervall verlängern - Hypokaliämie oder Hypomagnesiämie - Behandlung mit Pharmaka, die CYP3A4 oder CYP2D6 hemmen
Zuclopenthixol	+++	++	+	- Kreislaufschock - Phäochromozytom - Knochmarkschädigung
Fluspirilen	+++	++	+	- Parkinson-Syndrom - Kinder und Jugendliche < 18 Jahren - Injektion in schlecht durchblutete Gewebe
atypische Neuroleptika				
Amisulprid	++	0	0	- prolaktinabhängige Tumoren (z. B. Prolaktinom oder Mammakarzinom) - Kombination mit Levodopa - stark eingeschränkte Nierenfunktion - Kombination mit arrhythmogenen Pharmaka - Kinder und Jugendliche < 18 Jahren - Patienten > 65 Jahren - Stillzeit
Aripiprazol	+	+	+	- Überempfindlichkeit gegen den Wirkstoff
Clozapin	0	+++	+++	- schwere Erkrankung der Nieren - Granulozypenie/Agranulozytose in der Anamnese - Kombination mit Pharmaka, die eine Agranulozytose hervorrufen können - Patienten, bei denen regelmäßige Blutuntersuchungen nicht möglich sind - Knochenmarkschädigung - schwere Herzerkrankung - alkoholbedingte Psychosen - aktive Lebererkrankung - schlecht kontrollierte Epilepsie - paralytischer Ileus
Olanzapin	+	++	+++	- Engwinkelglaukom - Patienten mit bekanntem Risiko für ein Engwinkelglaukom

Fortsetzung ▶

C-1.18 Fortsetzung

Wirkstoff	unerwünschte Wirkungen			Kontraindikationen
	extrapyramidal-motorische Störungen	sedativhypnotische Wirkung	vegetative Störungen	
Quetiapin	+	++	++	Kombination mit CYP3A4-Hemmstoffen
Risperidon	++	+	++	▪ Hyperprolaktinämie ▪ Überempfindlichkeit gegen Gelborange S ▪ Pfefferminzöl enthaltende Risperidon-Formulierungen dürfen weder bei Patienten mit Asthma bronchiale noch bei Kindern <2 Jahren angewendet werden
Ziprasidon	+	+	+	▪ angeborene/erworbene Verlängerung des QTc-Intervalls ▪ Kombination mit Pharmaka, die das QTc-Intervall verlängern ▪ kürzlich überstandener Herzinfarkt ▪ nicht kompensierte Herzinsuffizienz

0: keine; +: selten und schwach; ++: gelegentlich und moderat; +++: häufig und stark.

Kontraindikationen: Alle Neuroleptika sind kontraindiziert bei **komatösen Zuständen**. Näheres s. Tab. **C-1.18**.

Wechselwirkungen: Wirkungen ↑ von Antihypertensiva, H$_1$-Rezeptor-Antagonisten, Muskarinrezeptor-Antagonisten, zentraldämpfend und sedierend wirkenden Pharmaka und Alkohol. Neuroleptika und andere proarrhythmische Substanzen (s. S. 317) verstärken sich gegenseitig in ihrer arrhythmogenen Wirkung. Zahlreiche Arzneistoffinteraktionen mit Hemmstoffen/Induktoren verschiedener CYP-Enzyme (s. S. 37). Clozapin- und Olanzapin-Plasmaspiegel ↓ bei Rauchern.

Kontraindikationen: Alle **Neuroleptika** dürfen nicht bei **komatösen Zuständen** einschließlich akuter Intoxikationen mit zentral-dämpfenden Substanzen oder Alkohol angewendet werden. Die wichtigen speziellen Kontraindikationen der Einzelsubstanzen sind in Tab. **C-1.18** zusammengefasst.

Wechselwirkungen:
- Wegen ihrer antagonistischen Wirkung auf α_1-, Muskarin- und H$_1$-Rezeptoren **verstärken** viele Neuroleptika die **Wirkungen von Antihypertensiva, H$_1$-Rezeptor-Antagonisten und Muskarinrezeptor-Antagonisten**. Bei Letzteren gilt dies auch für Pharmaka, bei denen die atropinartige Wirkung nicht die Haupt-, sondern eine Nebenwirkung darstellt, wie z. B. trizyklische Antidepressiva und zentral wirkende H$_1$-Rezeptor-Antagonisten.
- Außerdem **potenzieren** viele Neuroleptika die **Wirkung von zentral-dämpfend und sedierend wirkenden Pharmaka** (z. B. Benzodiazepine, Opioid-Analgetika) sowie von **Alkohol**.
- Die **arrhythmogenen Wirkungen** vieler Neuroleptika (s. S. 317) und anderer Substanzen, die das QTc-Intervall im EKG verlängern (s. S. 507), **verstärken sich gegenseitig**. So können lebensbedrohliche ventrikuläre Tachyarrhythmien entstehen.
- Hemmstoffe von CYP1A2, CYP2D6 und/oder CYP3A4 (s. Tab. **A-3.1** auf S. 37) erhöhen die Bioverfügbarkeit und verlangsamen die Elimination von Neuroleptika, die durch diese Enzyme abgebaut werden: Ein relevantes Beispiel ist die **starke Erhöhung der Plasmaspiegel von Clozapin und Olanzapin durch** den CYP1A2-Hemmstoff **Fluvoxamin**. Die Induktion der Enzyme CYP1A2 und CYP3A4 (s. Tab. **A-3.1** auf S. 37) beschleunigt die Elimination einiger Neuroleptika. So sind z. B. die **Plasmaspiegel von Clozapin und Olanzapin bei Rauchern um bis zu 50 % niedriger** als bei Nichtrauchern, da Tabakrauch CYP1A2 induziert.

1.8.3 Pharmakotherapie der Schizophrenie

Die **Behandlung** erfolgt v. a. durch die **Pharmakotherapie mit Neuroleptika**. Bei der **Langzeitbehandlung** sollten, entsprechend der multifaktoriellen Genese (s. S. 315), auch psychotherapeutische und soziotherapeutische Maßnahmen ergriffen werden.

Entsprechend der multifaktoriellen Genese der Erkrankung (s. S. 315) sollte auch ein mehrdimensionaler Therapieansatz verfolgt werden, der psychotherapeutische und soziotherapeutische Maßnahmen einschließt. Im Vordergrund der Behandlung einer Schizophrenie steht aber – v. a. in der Akutphase – die **Pharmakotherapie mit Neuroleptika**. Vom Arzt erfordert die Behandlung der Schizophrenie viel Erfahrung in der Diagnostik psychischer Erkrankungen, in der Handhabung von Neuroleptika und in der Einschätzung der Risiken, die vom Patienten ausgehen (Eigen- oder Fremdgefährdung). Prinzipiell unterscheidet man zwischen der **Akut-Behandlung** und der **Langzeit-Behandlung** der Schizophrenie.

Akutbehandlung: Für die **Remission der produktiven Plus-Symptomatik** gelten folgende **Therapieprinzipien:**

Akutbehandlung: Das Ziel ist die **Remission der produktiven Plus-Symptomatik**, die in der Akutphase im Vordergrund steht. Folgende **Therapieprinzipien** sind wesentlich:

C 1.8 Schizophrenie

- **Möglichst frühzeitiger Therapiebeginn:** Die Prognose ist umso schlechter, je später die Therapie mit Neuroleptika begonnen wird.
- **Auswahl des Wirkstoffs:** In erster Linie werden heute **atypische Neuroleptika** (ausgenommen Clozapin; Näheres s. S. 319) zur Behandlung verwendet, da sie bezüglich ihrer antipsychotischen Wirkung den klassischen Neuroleptika ebenbürtig sind, aber weniger häufig als diese extrapyramidal-motorische Störungen verursachen. Dieses geringere Risiko gilt allerdings nur für atypische Neuroleptika in niedriger Dosierung (wie in Tab. **C-1.16** angegeben). In höheren Dosierungen geht dieser Vorteil häufig verloren. Die klinisch-psychiatrische Erfahrung zeigt, dass atypische Neuroleptika außerdem meist auch gegen Minus-Symptome wirksam sind. Wegen der geringen sedierenden und vegetativen Nebenwirkungen sind Aripiprazol und Ziprasidon gern angewendete Neuroleptika. **Schwere psychotische Episoden mit massiver Plus-Symptomatik** werden primär auch mit klassischen hochpotenten Neuroleptika (v. a. **Haloperidol**) behandelt.
- **Grundsätzlich Monotherapie:** Wenn allerdings Haloperidol, das selbst keine sedierenden Wirkungen hat, wegen ausgeprägter Plus-Symptomatik angezeigt ist, können zusätzlich sedierende Neuroleptika (z. B. Levomepromazin) oder Benzodiazepine (z. B. Lorazepam) verabreicht werden.
- **Dosisfindung und Individualisierung der Therapie:** Für jeden Patienten muss individuell die optimale Dosis ermittelt werden, bei der eine ausreichende antipsychotische Wirkung und eine gute Verträglichkeit gegeben ist. Zu Beginn der Behandlung werden die niedrigen oralen Dosierungen der in Tab. **C-1.16** gezeigten Dosisbereiche verabreicht und anschließend langsam zu höheren Dosierungen gesteigert. Die Entscheidung über eine Dosiserhöhung erfolgt in Intervallen von 2–4 Wochen. Es empfiehlt sich, am Ende der Dosisfindung stets die niedrigste wirksame Dosis zu verabreichen und die Behandlung bei ausreichender Akzeptanz durch den Patienten länger als 6 Monate fortzuführen.
- **Wechsel des Wirkstoffs:** Eine Umstellung auf ein anderes Neuroleptikum bei nicht ausreichendem therapeutischen Effekt und ausgereizter Dosissteigerung sollte ebenfalls frühestens 2–4 Wochen nach der letzten Dosiserhöhung und ohne Therapiepause erfolgen. Wenn nach Anwendung von **mindestens zwei verschiedenen Neuroleptika** keine ausreichende Besserung der Symptomatik eintritt oder für den Patienten nicht akzeptable unerwünschte Wirkungen auftreten (meist extrapyramidal-motorische Störungen), wird die Behandlung mit **Clozapin** fortgesetzt. Ein solcher Wechsel zu Clozapin ist bei etwa 20–30 % der Patienten notwendig. In 30–60 % dieser Fälle zeigt Clozapin dann antipsychotische Wirkungen, die auch die Unterdrückung von Minus-Symptomen einschließen.

▶ **Merke.** Im Hinblick auf die Qualität der antipsychotischen Wirkung ist Clozapin das effektivste Neuroleptikum. Es ist auch das einzige Neuroleptikum mit antisuizidaler Wirkung, d. h. es reduziert das bei schizophrenen Patienten stark erhöhte Selbstmordrisiko. Der therapeutische Nutzen von Clozapin muss allerdings gegen die mit seiner Einnahme verbundenen Risiken abgewogen werden: Agranulozytose, immunallergische Myokarditis, epileptische Anfälle.

- **Kein abruptes Ende der Behandlung:** Um eine wirksame Behandlung mit einem Neuroleptikum abzuschließen, muss die Dosierung schrittweise und langsam beendet werden (d. h. über einen Zeitraum von 2–4 Wochen). Das abrupte Absetzen solcher Pharmaka ist mit einem hohen Exazerbations- und Rezidivrisiko verbunden. Außerdem können sich vermehrt Spätdyskinesien entwickeln.

Langzeitbehandlung: An die Akut-Behandlung schließt sich nach Abklingen von psychotischen Episoden eine Langzeit-Behandlung an, die über Jahre oder lebenslang fortgesetzt wird. Sie dient der **Rezidivprophylaxe** und der **Unterdrückung psychotischer Residualsymptome**, wobei die Minus-Symptome eines Residualsyndroms therapeutisch am ehesten mit Clozapin oder Risperidon zu beherrschen sind. Die Behandlung wird mit der niedrigsten, gerade noch effektiven Dosis des Neuroleptikums durchgeführt, das sich in der Akut-Behandlung als wirksam erwiesen hat. Falls es wegen fehlender Einnahmetreue während der Langzeit-Behandlung zu Rückfällen kommt, ist die i. m.-Injektion von **Depot-Neuroleptika** (z. B. Fluphenazin-Decanoat, Risperidon) indiziert.

- **Möglichst frühzeitiger Therapiebeginn:** Prognoseverbesserung.
- **Auswahl des Wirkstoffs:** Meist werden **atypische Neuroleptika** (außer Clozapin; s. S. 319) angewendet. Sie sind meist auch gegen Minus-Symptome wirksam und zeigen in niedriger Dosierung (s. Tab. **C-1.16**) weniger Nebenwirkungen als die klassischen Substanzen. **Schwere psychotische Episoden mit massiver Plus-Symptomatik** werden v. a. mit **Haloperidol** behandelt.
- **Grundsätzlich Monotherapie:** Lediglich Haloperidol wird mit sedierenden Neuroleptika oder Benzodiazepinen kombiniert.
- **Dosisfindung und Individualisierung der Therapie:** Begonnen wird mit niedrigen oralen Dosierungen (Tab. **C-1.16**), die langsam bis zum gewünschten Therapieerfolg gesteigert werden. Behandlungsdauer mit der niedrigsten wirksamen Dosierung ≥ 6 Monate.
- **Wechsel des Wirkstoffs:** Wenn Therapieversuche mit **mindestens zwei verschiedenen Neuroleptika** keine ausreichende Besserung zeigen oder inakzeptable Nebenwirkungen auftreten, wird zu **Clozapin** gewechselt.

▶ **Merke.**

- **Kein abruptes Behandlungsende:** Dadurch kann das Exazerbations- und Rezidivrisiko sowie das Risiko für Spätdyskinesien verringert werden.

Langzeitbehandlung: Diese jahre- oder lebenslange Behandlung dient der **Rezidivprophylaxe** und der **Unterdrückung psychotischer Residualsymptome**. Die Behandlung wird mit der niedrigsten effektiven Dosis durchgeführt. Bei schlechter Compliance ist die i. m.-Injektion von **Depot-Neuroleptika** indiziert.

1.9 Affektive Störungen

Psychopathologisch liegt eine **krankhafte Veränderung der Stimmung** vor. Neben unipolaren **Depressionen** und **Manien** gibt es auch **bipolare affektive Störungen**. Zur Häufigkeitsverteilung s. Abb. **C-1.23**.

Bei den affektiven Störungen (affektive Psychosen) steht psychopathologisch eine **krankhafte Veränderung der Stimmung** im Vordergrund. Daneben treten häufig auch Störungen des Antriebs und Denkens sowie vegetative Symptome (z. B. Schlafstörungen) auf. Da sich die Stimmungslage prinzipiell in zwei Richtungen ändern kann, unterscheidet man zunächst zwischen den beiden entgegengesetzten Polen, nämlich zwischen **Depression** mit gedrückter Stimmung und **Manie** mit gehobener Stimmung. Neben unipolaren Depressionen und Manien kommen auch **bipolare affektive Störungen** vor, bei denen sich Episoden mit depressiver Symptomatik und solche mit manischer Symptomatik abwechseln. Affektive Störungen können entweder in zeitlich abgegrenzter Form als depressive oder manische Episode, aber auch als rezidivierende oder anhaltende affektive Störung auftreten. Zur Häufigkeitsverteilung der affektiven Störungen s. Abb. **C-1.23**.

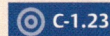

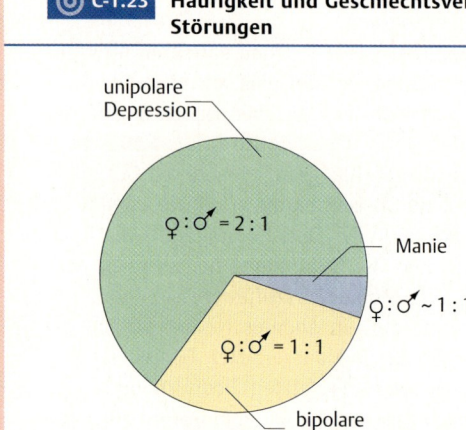

C-1.23 Häufigkeit und Geschlechtsverteilung der verschiedenen affektiven Störungen

Unipolare Depressionen machen mit 65 % den bei Weitem größten Anteil an allen affektiven Störungen aus. Unipolare Manien sind mit 5 % eher selten. Die restlichen 30 % entfallen auf bipolare Störungen (aus Möller, Laux, Deister; Duale Reihe Psychiatrie und Psychotherapie, Thieme, 2009).

Die **multifaktorielle Ätiopathogenese** beinhaltet genetische, neurobiologische und psychologische Faktoren.

Affektive Störungen haben viele Ursachen (**multifaktorielle Ätiopathogenese**). Von großer Bedeutung sind genetische, neurobiologische und psychologische Faktoren. Zwillingsstudien belegen z. B. eine genetische Disposition: Für affektive Störungen insgesamt liegt die Konkordanzrate bei eineiigen Zwillingen bei 65 %, für bipolare affektive Psychosen sogar bei 80 %. Zu den neurobiologischen Faktoren gehören z. B. neuroendokrinologische Störungen: Während depressiver Episoden findet man sehr häufig hohe Kortisol-Plasmaspiegel infolge einer vermehrten Ausschüttung des hypothalamischen CRH. Darüber hinaus zeigen postmortale Untersuchungen bei Patienten mit affektiven Störungen häufig eine Atrophie der grauen Substanz im präfrontalen Kortex und im Hippokampus.

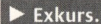

▶ **Exkurs.**

▶ **Exkurs.** **Die Monoamin-Hypothese der affektiven Störungen**
Nach dieser Hypothese verursacht ein **Mangel an Monoamin-Transmittern** (v. a. Noradrenalin und Serotonin) in den monoaminergen Synapsen des ZNS eine **Depression**, während ein **Überschuss an Monoamin-Transmittern** eine **Manie** hervorruft. Die Monoamin-Hypothese wird gestützt durch folgende klinische Beobachtungen:
- Die Entleerung der neuronalen Noradrenalin- und Serotoninspeicher durch Behandlung mit Reserpin (s. S. 91) führt zur Depression.
- Die Hemmung der Mechanismen, die für die Entfernung von Noradrenalin und Serotonin aus dem synaptischen Spalt sorgen (z. B. neuronaler Noradrenalin- oder Serotonintransporter, s. S. 76) hat antidepressive Wirkungen und kann bei manchen Patienten Manien hervorrufen.

Auch wenn die Monoamin-Hypothese durch zahlreiche experimentelle Befunde infrage gestellt wird, so hat sie doch einen wichtigen Beitrag bei der Suche nach antidepressiv wirkenden Substanzen geleistet.

1.9.1 Depression

Klinische und pathophysiologische Grundlagen

In Deutschland leiden 5–10 % der Bevölkerung an einer behandlungsbedürftigen Depression. Die Dunkelziffer dürfte bei dieser Erkrankung aber beträchtlich sein, sodass von einer deutlich höheren Prävalenz ausgegangen werden kann. Das Risiko eines jeden, einmal im Leben an einer Depression zu erkranken, wird mit 15–20 % angegeben. Damit zählt die Depression zu den **häufigsten Erkrankungen** überhaupt in Deutschland. Sinnvollerweise können unter dem Begriff der **„unipolaren Depression"** unter Berücksichtigung der geltenden Klassifikationen die depressive Episode, die rezidivierende depressive Störung, die chronisch depressive Verstimmung leichteren Grades (Dysthymia) sowie die rezidivierende kurze depressive Störung zusammengefasst werden.

Das **klinische Bild** einer **depressiven Episode** kann vielgestaltig sein. Es ist gekennzeichnet durch eine gedämpfte, traurige Stimmung, die bis zum Gefühl der völligen inneren Leere reichen kann („Gefühl der Gefühllosigkeit"). Als weitere Leitsymptome gelten ein geminderter Antrieb, ein verlangsamtes oder gehemmtes Denken und Schlafstörungen. Auch vegetative Symptome wie Appetitlosigkeit, Obstipation und Libidomangel treten häufig auf. Bei schweren Erkrankungen kann auch eine Wahnsymptomatik mit stimmungskongruenten Inhalten (Schuldwahn, Verarmungswahn, stark vermindertes Selbstwertgefühl) hinzukommen.

▶ **Merke.** Bei Depressiven besteht ein **ausgeprägtes Suizidrisiko**. Die Suizidrate beträgt 4 % und ist damit gegenüber der Normalbevölkerung um den Faktor 30 erhöht. Bei Patienten mit schwerer Depression ist sie noch deutlich höher. Schon beim Verdacht auf eine Depression muss vom Arzt deshalb unbedingt abgeklärt werden, ob beim Patienten Suizidalität besteht.

Neben den verschiedenen Methoden einer psychotherapeutischen Behandlung (kognitive Verhaltenstherapie, interpersonelle Psychotherape) ist die Pharmakotherapie mit Antidepressiva die wichtigste Behandlungsmöglichkeit. Das gilt v. a. für die Akutphase der Erkrankung.

Antidepressiva (Thymoleptika)

Allgemeine Grundlagen

Wirkungsmechanismus: Ein wichtiges Prinzip der Depressionsbehandlung ist die **Erhöhung der synaptischen Noradrenalin- und/oder Serotoninkonzentration im ZNS** und damit eine Förderung der noradrenergen und/oder serotoninergen Transmission. Pharmakotherapeutisch kann dieses Ziel auf **drei verschiedenen Wegen** erreicht werden (Abb. **C-1.24**):

- **Hemmung der neuronalen Monoamintransporter:** Sie entfernen normalerweise das aus den Neuronen freigesetzte Noradrenalin/Serotonin durch neuronale Rückaufnahme aus dem synaptischen Spalt.
- **Steigerung der Pro-Impuls-Freisetzung durch Antagonisierung präsynaptischer Autorezeptoren:** Die Autoaktivierung von α_2-Adrenozeptoren auf noradrenergen und 5-HT$_{1B}$-Rezeptoren auf serotoninergen Neuronen begrenzt normalerweise die Freisetzung des jeweiligen Transmitters. Durch Antagonisierung dieser Rezeptoren wird die Freisetzung folglich gesteigert.
- **Hemmung der MAO-A:** Die MAO-A baut normalerweise in die Neurone rückaufgenommene Amintransmitter ab. Durch die Hemmung des Enzyms werden die in noradrenerge und serotoninerge Neurone aufgenommenen Transmitter weniger abgebaut und deshalb vermehrt wieder vesikulär gespeichert. Wegen der „übervollen" Speichervesikel nimmt in der Folge die freigesetzte Transmittermenge zu.

Alle drei Wege führen zu **antidepressiven Wirkungen**, die sich vorrangig in einer **Stimmungsaufhellung** manifestieren. Auffällig ist jedoch, dass die genannten Veränderungen der Neurotransmitterkonzentrationen direkt nach Therapiebeginn einsetzen, antidepressive Wirkungen aber erst mit einer **Verzögerung von 1–3 Wochen**. Offensichtlich werden durch die erhöhte synaptische Verfügbarkeit von Noradrenalin und Serotonin **adaptive Veränderungen** in Gang gesetzt, deren volle Ausprägung Zeit benötigt (Näheres s. Exkurs auf S. 330).

C-1.24 Wirkprinzipien der Antidepressiva

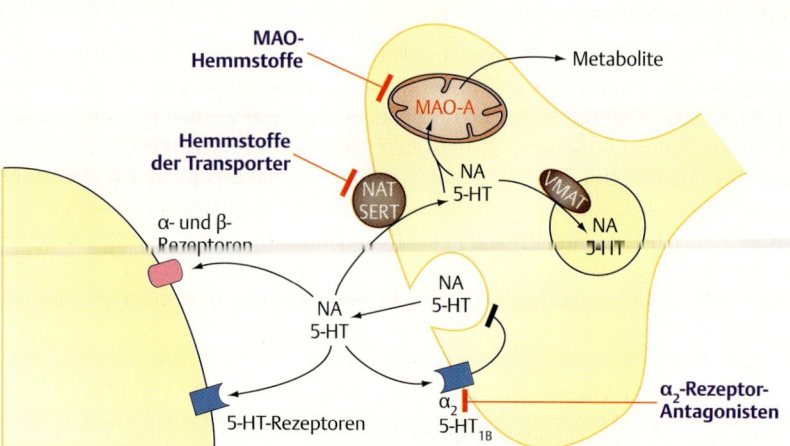

Dargestellt ist ein Neuron, aus dem **Noradrenalin** (NA) oder **Serotonin** (5-HT) exozytotisch freigesetzt wird und über postsynaptische Rezeptoren Wirkungen entfaltet. Die freigesetzten Transmitter aktivieren auch **präsynaptische Autorezeptoren** (α_2- oder 5-HT_{1B}-Rezeptoren) und hemmen so ihre eigene Freisetzung (Regelkreis mit negativer Rückkopplung). Die Transmitter werden über **neuronale Transporter** (NAT für Noradrenalin und SERT für Serotonin) zurück ins Neuron aufgenommen und damit aus dem synaptischen Spalt entfernt. Im Neuron werden sie dann durch **MAO-A** abgebaut oder über den vesikulären Monoamintransporter (VMAT) wieder vesikulär gespeichert. Die Transmitterkonzentration im synaptischen Spalt kann durch Arzneistoffe erhöht werden, die **a)** die neuronalen Transporter NAT und SERT hemmen, **b)** die präsynaptischen Rezeptoren (z. B. α_2-Rezeptoren) antagonisieren oder **c)** die MAO-A hemmen.

▶ **Klinischer Bezug.**

▶ **Klinischer Bezug.** Die **unerwünschten Wirkungen** treten bei Antidepressiva in der Regel bereits **bei Behandlungsbeginn** auf, während die antidepressiven, stimmungsaufhellenden Wirkungen erst nach 1–3 Wochen einsetzen. Außerdem sind die unerwünschten Wirkungen häufig vorübergehender Natur, da sich für sie oft eine Toleranz entwickelt. Wegen unangenehmer Nebenwirkungen bei vermeintlich nicht vorhandener erwünschter Wirkung kommt es nicht selten zu **vorschnellen Therapieabbrüchen** vonseiten der Patienten. Um diese zu verhindern, müssen die Patienten vor Behandlungsbeginn unbedingt auf die Zusammenhänge hingewiesen werden. Der Patienten muss auch wissen, dass für die antidepressiven Wirkungen eine Toleranzentwicklung ausbleibt und dass Antidepressiva nicht „süchtig" machen.

▶ **Exkurs.**

▶ **Exkurs.** **Adaptive Veränderungen in den Synapsen infolge der Therapie mit Antidepressiva** Nach Hemmung des neuronalen Noradrenalin-Transporters (NAT) wird die Noradrenalinfreisetzung zunächst über präsynaptische α_2-Rezeptoren reduziert. Besteht die NAT-Hemmung fort, kommt es im weiteren Verlauf zur **Herunterregulierung (Desensibilisierung) der präsynaptischen α_2-Rezeptoren** und anschließend, langsam einsetzend, zur **Zunahme der Noradrenalinfreisetzung**. Ähnliches gilt für präsynaptische 5-HT_{1B}-Rezeptoren und die Serotoninfreisetzung nach Hemmung des neuronalen Serotonintransporters (SERT). Diese adaptiven Veränderungen der Expression präsynaptischer Rezeptoren erhöhen – mit Verzögerung – die synaptische Verfügbarkeit von Noradrenalin und Serotonin und sind (im Einklang mit der Monoamin-Hypothese) ein Grund für die langsam einsetzende antidepressive Wirkung von Hemmstoffen des NAT oder SERT. Bei allen drei oben genannten antidepressiven Wirkprinzipien wird, ebenfalls mit deutlicher Verzögerung, die **Expression postsynaptischer β_1-, β_2- und 5-HT_{2A}-Rezeptoren im ZNS heruntergeregelt**. Wie die Veränderungen der postsynaptischen Rezeptordichte mit der antidepressiven Wirkung in Zusammenhang stehen, ist aber völlig unklar. In jüngster Zeit wird die durch Antidepresssiva induzierte Überexpression von Neurotrophinen für die verzögert einsetzende antidepressive Wirkung verantwortlich gemacht.

Einteilung: Von Antidepressiva existieren **acht Wirkstoffgruppen** (Tab. **C-1.19**). „Tri- und tetrazyklische Antidepressiva (TZA)" gehören zu den nichtselektiven MRI.

Einteilung: Nach Ihrem Wirkmechanismus lassen sich die Antidepressiva in **acht Wirkstoffgruppen** unterteilen (Tab. **C-1.19**). Die Bezeichnung „tri- und tetrazyklische Antidepressiva (TZA)" beschreibt allerdings keinen Wirkmechanismus, sondern leitet sich von der chemischen Struktur der zugehörigen Substanzen her. Trotzdem wird diese Bezeichnung im Folgenden verwendet, da sie in der klinischen Praxis sehr geläufig ist. Bezüglich ihres Wirkmechanismus sind die Vertreter dieser Gruppe nichtselektive Monoaminrückaufnahme-Inhibitoren (MRI).

Pharmakokinetik, Kontraindikationen und Wechselwirkungen (Tab. C-1.19 und Tab. C-1.20): Antidepressiva (besonders die TZA, s. S. 334) sind **lipophile schwache Basen**, die sich in vielen Geweben (z. B. Lunge) anreichern und große Verteilungsräume haben. Sie sind – auch nach parenteraler Applikation – im Mageninhalt in sehr hohen Konzentrationen nachweisbar, da sie sich im sauren Magensaft anreichern („Säurefalle"). Die meisten Antidepressiva haben eine hohe Plasmaeiweißbindung, die ihre Elimination verzögert und die relativ langen Halbwertszeiten erklärt (Tab. C-1.19). Sie werden alle durch extensive **hepatische Metabolisierung** eliminiert.

Pharmakokinetik, Kontraindikationen und Wechselwirkungen (Tab. C-1.19 und Tab. C-1.20): Antidepressiva (v. a. TZA, s. S. 334) sind **lipophile schwache Basen**. Bei der **hepatischen Metabolisierung** entstehen häufig **wirksame Metaboliten**. Ein genetischer Polymorphismus von CYP2D6 und CYP2C 9/19 (s. S. 53) erklärt eine große **Variabilität der Plasmaspiegel**. Viele Antidepressiva sind

C-1.19 Pharmakokinetische Daten und Dosierungen von Antidepressiva

Wirkstoff	orale Einzeldosis [mg]		DI [h]	BV [%]	HWZ [h]	PEB [%]	EF_{ren} [%]
	Anfangsdosis	Standarddosis					
tri- und tetrazyklische Antidepressiva (TZA)							
Amitriptylin[1]	12,5 – 25	50 – 150	12	50	16 (26)	95 (94)	0 (0)
Clomipramin[1]	12,5 – 25	50 – 125	12	50	23 (40)	98	0
Doxepin[1]	12,5 – 25	50 – 150	12	30	16 (30)	80	0
Imipramin[1]	12,5 – 25	50 – 150	12	40	12 (30)	90 (90)	0 (0)
Maprotilin	12,5 – 25	50 – 112,5	12	80	45	90	5
Nortriptylin	12,5 – 25	50 – 100	12	52	26	94	0
Trimipramin[1]	12,5 – 25	50 – 150	24	40	16 (30)	95	10
selektive Serotoninrückaufnahme-Inhibitoren (SSRI)							
Citalopram[2]	20/10	20 – 40/10 – 20	24/24	80/80	36/30	80/80	18/8
Fluvoxamin	25	50 – 125	12	53	18	80	5
Fluoxetin[1]	20	20 – 40	24	60	50 (240)	94	5
Paroxetin	20	20 – 40	24	50	22	95	0
Sertralin[1]	50	50 – 100	24	87	24 (66)	98	0
Noradrenalin- und Serotoninrückaufnahme-Inhibitoren (NSRI)							
Duloxetin	30 – 60	60	24	50	12	96	n.b.
Venlafaxin[1]	19 – 37,5	75 – 150	12	28	5 (11)	27 (30)	5
α_2-Adrenozeptor-Antagonisten							
Mianserin	30	60 – 120	24	25	17	90	5
Mirtazapin	15	15 – 45	24	50	22	85	0
MAO-Inhibitoren							
Tranylcypromin	10	20 – 40	24	90	2,5	n.b.	4
Moclobemid	75	150 – 300	12	80	2	50	0
Noradrenalin- und Dopaminrückaufnahme-Inhibitoren (NDRI)							
Bupropion[1]	150	150 – 300	24	n.b.	20 (20)	84 (77)	0 (0)
selektiver Noradrenalinrückaufnahme-Inhibitor (SNRI)							
Reboxetin	2 – 4	4 – 6	12	60	12	92	10
Melatoninrezeptor-Agonist und 5-HT$_{2C}$-Serotoninrezeptor-Antagonist							
Agomelatin	25 (abends)	25 – 50 (abends)	24	5	1,5	95	0

[1] Daten in Klammern betreffen den wichtigsten wirksamen Metaboliten; [2] Citalopram ist als Razemat und als das allein wirksame S-Enantiomer (Escitalopram) im Handel (Daten betreffen beide Stoffe: Razemat/S-Enantiomer).

auch Inhibitoren von CYP-Enzymen (s. Exkurs) und verursachen dadurch **Wechselwirkungen** (Tab. C-1.20) und z. T. auch **Kontraindikationen**.

Dabei entstehen in vielen Fällen **wirksame Metaboliten**. So ist z. B. Desipramin (nicht mehr im Handel) ein Metabolit des Imipramins und Nortriptylin ein Metabolit des Amitriptylins. Wegen des genetischen Polymorphismus von CYP2D6 und CYP2C 9/19 (Näheres s. S. 33) ist die Variabilität der Plasmaspiegel zwischen den Patienten beträchtlich. Viele Antidepressiva sind nicht nur Substrate, sondern auch Inhibitoren von CYP-Enzymen (s. Exkurs) und haben deshalb häufig **Wechselwirkungen** (Tab. C-1.20), die auf Interaktionen mit CYP-Enzymen zurückgehen. Auch die **Kontraindikationen** der Antidepressiva sind z. T. Folge derartiger Wechselwirkungen.

▶ **Exkurs.**

▶ **Exkurs.** Zur Komplexität der Interaktionen von Antidepressiva mit den verschiedenen CYP-Isoenzymen
Die große Mehrzahl der Antidepressiva wird vorrangig von den CYP-Isoenzymen 2D6, 2C19 und 3A4 abgebaut. Das gilt für praktisch alle Stoffgruppen. Bei wenigen Stoffen sorgen ausnahmsweise die Enzyme CYP1A2 (Clomipramin, Imipramin, Fluvoxamin und Agomelatin) und CYP2B6 (Bupropion) für den Abbau. Die Antidepressiva sind allerdings nicht nur gute Substrate der genannten CYP-Isoenzyme. Viele von ihnen wirken auch als Hemmstoffe von CYP2D6, nämlich Clomipramin, Doxepin, NSRI, SSRI (außer Fluvoxamin), Bupropion und Moclobemid. Eine Sonderstellung hat Fluvoxamin, das mehrere andere CYP-Isoenzyme sehr effektiv hemmt: CYP1A2 > CYP2C 9/19 > CYP3A4.

Weitere Indikationen für Antidepressiva:
- **Panikstörungen mit oder ohne Agoraphobie:** Initial Benzodiazepine, langfristig Antidepressiva wie Imipramin, Clomipramin oder SSRI und Psychotherapie.

Weitere Indikationen für Antidepressiva:
- **Panikstörungen mit oder ohne Agoraphobie:** Wegen des schnellen Wirkungseintritts sind initial Benzodiazepine (z. B. Alprazolam 2 – 3 mg/d p. o.) indiziert. Langfristig sind Antidepressiva erforderlich. Mittel der Wahl sind Imipramin oder

≡ C-1.20 Kontraindikationen und wichtige Wechselwirkungen der Antidepressiva

Wirkstoff	Kontraindikationen	wichtige Wechselwirkungen*
TZA	- Kombination mit MAO-Inhibitoren - Intoxikationen mit zentraldämpfenden Stoffen oder Alkohol - akutes Delirium - Engwinkelglaukom - schwere Überleitungsstörungen (AV-Block III. Grades, Schenkelblock) - akuter Harnverhalt oder Prostatahyperplasie mit Restharn - Pylorusstenose - paralytischer Ileus - akuter Myokardinfarkt (nur Imipramin, Clomipramin, Maprotilin) - Kinder < 12 Jahren (nur Imipramin, Doxepin) - Schwangerschaft (nur Trimipramin) - Stillzeit (nur Maprotilin, Trimipramin)	- atropinartige Wirkungen der TZA ↑ bei Kombination mit M-Rezeptor-Antagonisten, Antihistaminika, Antiparkinsonmittel oder Neuroleptika - zentraldämpfende Wirkung der TZA ↑ bei Kombination mit anderen sedierenden Pharmaka und Alkohol - antihypertensive Wirkung von Reserpin, Clonidin oder α-Methyldopa ↓ - Wirkungen direkter Sympathomimetika ↑ und indirekter Sympathomimetika ↓ - arrhythmogene Wirkung von Digoxin und QTc-verlängernden Pharmaka ↑ - Wirkungen/Plasmaspiegel von Phenprocoumon ↑ - Plasmaspiegel der TZA ↑ bei Kombination mit SSRI, NSRI, Bupropion oder Cimetidin - Plasmaspiegel der TZA ↓ bei Kombination mit Carbamazepin, Phenytoin, Rifampicin oder Johanniskraut - Neuroleptika-Plasmaspiegel ↑ bei Kombination mit TZA
SSRI	- Kombination mit MAO-Inhibitoren - Schwangerschaft und Stillzeit - Kombination mit Tryptophan - Kombination mit Thioridazin (nur Paroxetin) oder Pimozid (nur Paroxetin, Sertralin) - Kinder und Jugendliche < 18 Jahren (nur Paroxetin)	- Wirkungen aller SSRI ↑ bei Kombination mit Johanniskraut, Lithium, Triptanen oder Tramadol - Risiko des Serotoninsyndroms ↑ bei Kombination mit Tramadol, Triptanen, Lithium, Tryptophan oder Johanniskraut - Risiko von Krampfanfällen ↑ bei Kombination mit TZA, Neuroleptika, Bupropion oder Mefloquin - Li$^+$-induzierter Tremor ↑ bei Kombination mit SSRI - Blutungsrisiko (inkl. gastrointestinal) ↑ bei Kombination mit COX-Hemmstoffen oder oralen Antikoagulanzien - Citalopram-Plasmaspiegel ↑ bei Kombination mit CYP2C19-Inhibitoren - Sertralin-Plasmaspiegel ↑ bei Kombination mit Cimetidin - Plasmaspiegel von CYP1A2- u. 2C 9/19-Substraten ↑ bei Kombination mit Fluvoxamin - Plasmaspiegel von CYP2D6-Substraten ↑ bei Kombination mit SSRI (alle außer Fluvoxamin) - antiöstrogene Wirkung von Tamoxifen ↓ bei Kombination mit den CYP2D6-hemmenden SSRI (alle außer Fluvoxamin)

Fortsetzung ▶

C-1.20 Kontraindikationen und wichtige Wechselwirkungen der Antidepressiva

Wirkstoff	Kontraindikationen	wichtige Wechselwirkungen*
NSRI	- Kombination mit MAO-Inhibitoren - Kombination mit sehr starken CYP1A2-Inhibitoren wie Fluvoxamin oder Ciprofloxacin (nur Duloxetin) - Einschränkung der Leberfunktion (nur Duloxetin) - Kreatinin-Clearance < 30 ml/min (nur Duloxetin) - Patienten mit unkontrolliertem Bluthochdruck (nur Duloxetin)	- Risiko des Serotoninsyndroms ↑ bei Kombination mit Tramadol, Triptanen, Lithium, Tryptophan oder Johanniskraut - Duloxetin-Plasmaspiegel ↓ infolge CYP1A2-Induktion bei Rauchern - Duloxetin-Plasmaspiegel ↑ bei Kombination mit CYP1A2-Inhibitoren - Venlafaxin-Plasmaspiegel ↑ bei Kombination mit CYP3A4-Inhibitoren - Plasmaspiegel von CYP2D6-Substraten ↑ bei Kombination mit NSRI - Blutungsrisiko (inkl. gastrointestinal) ↑ bei Kombination mit COX-Hemmstoffen oder oralen Antikoagulanzien
α$_2$-Adrenozeptor-Antagonisten	- Behandlung mit MAO-Inhibitoren - Intoxikationen mit zentraldämpfenden Stoffen oder Alkohol (nur Mianserin) - Schwangerschaft und Stillzeit (nur Mianserin)	- Risiko des Serotoninsyndroms bei Kombination mit SSRI, Venlafaxin, Triptanen, Lithium oder Johanniskraut ↑ - Wirkung von zentral dämpfenden Pharmaka und Alkohol ↑ - Mirtazapin-Plasmaspiegel ↑ bei Kombination mit Hemmstoffen von CYP3A4 - Mirtazapin-Plasmaspiegel ↓ bei Kombination mit Induktoren von CYP3A4
MAO-Inhibitoren	- Kombination mit anderen Antidepressiva (besonders TZA, SSRI, NSRI, NDRI), Selegilin, Pethidin, Tramadol, Dextrometorphan, Triptanen oder Tryptophan - Verwirrtheitszustände, akutes Delir - Phäochromozytom - Kinder/Jugendliche < 18 Jahren - nur Tranylcypromin: Intoxikationen mit zentraldämpfenden Stoffen oder Alkohol, Karzinoid, vaskuläre Erkrankungen des Gehirns, schwere Herz-Kreislauf-Erkrankungen, schwere Leber- oder Niereninsuffizienz, Porphyrie, Diabetes insipidus, maligne Hyperthermie in der Anamnese; Kombination mit Buspiron, indirekten Sympathomimetika oder Amphetamin	- Wirkung von Opioid-Analgetika, sedierenden Pharmaka oder Alkohol ↑↑ - Wirkung vieler Antihypertensiva und Sympathomimetika (z. B. Noradrenalin, Adrenalin) ↑ - Plasmaspiegel von Moclobemid ↑ bei Kombination mit Cimetidin - Käsereaktion (s. S. 338) nach Genuss von tyraminhaltigen Lebensmitteln (Tranylcypromin >> Moclobemid)
Bupropion	- Behandlung mit MAO-Inhibitoren - schwere Leberzirrhose - Entzug bei Alkohol- oder Benzodiazepin-Abhängigen (auch in der Anamnese; Gefahr von Krampfanfällen) - Anorexia nervosa oder Bulimie (auch in der Anamnese) - Tumoren im ZNS - Patienten mit epileptischen Anfällen - Schwangerschaft und Stillzeit	- Plasmaspiegel ↓ nach Enzyminduktion durch Rifampicin, Phenytoin oder Ritonavir plus Lopinavir - sedierende Wirkung von Diazepam ↓ - Alkoholintoleranz - Plasmaspiegel von CYP2D6-Substraten ↑
Reboxetin	- keine	- Plasmaspiegel ↑ bei Kombination mit CYP3A4-Hemmstoffen - Alkoholintoleranz
Agomelatin	- eingeschränkte Leberfunktion - Kombination mit sehr starken CYP1A2-Hemmstoffen wie z. B. Fluvoxamin, Ciprofloxacin - Stillzeit	- Plasmaspiegel ↑ bei Kombination mit Hemmstoffen von CYP1A2 (z. B. Cimetidin, Fluorchinolone, Amiodaron)

* zu Substraten, Inhibitoren oder Induktoren von CYP-Enzymen s. Tab. A-3.1 auf S. 37.

Clomipramin (Dosis langsam ansteigend bis 150–250 mg/d). Der therapeutische Effekt beginnt nach 2 Wochen und ist nach 6 Wochen voll ausgeprägt. SSRI sind ebenfalls wirksam, haben aber keinen Wirkvorteil gegenüber Clomipramin. Zusätzlich werden psychotherapeutische Verfahren angewendet.

- **Angststörungen:** Imipramin (75–200 mg/d), Paroxetin (20–50 mg/d) und Venlafaxin (75–225 mg/d) waren in kontrollierten Studien wirksam. Da die Wirkung erst nach 2–4 Wochen einsetzt, werden initial vorübergehend Benzodiazepine verabreicht. Zusätzlich werden psychotherapeutische Strategien angewendet.

- **Angststörungen:** Initial Benzodiazepine, langfristig Imipramin, Paroxetin und Venlafaxin sowie Psychotherapie.

- **Zwangsstörungen:** Clomipramin und SSRI schaffen oft nur eine graduelle Verbesserung. Zusätzlich erfolgt eine Psychotherapie.

- **Aufmerksamkeits-Defizit-Hyperaktivitäts-Störung (ADHS; s. S. 85):** Einige Antidepressiva können die Symptomatik langfristig verbessern.

- **Chronische Schmerzsyndrome (s. S. 256):** Trizyklische Antidepressiva (TZA), und in geringerem Maße auch SSRI, wirken schmerzlindernd.

- **Raucherentwöhnung:** Bupropion-Retardtabletten und Nortriptylin erhöhen die Abstinenzrate (s. S. 350).

- **Zwangsstörungen:** Wirksamkeitsnachweise existieren für Clomipramin und SSRI. Ein Nutzen ist oft erst nach 2–3 Monaten nachweisbar. Häufig ist nur eine graduelle Besserung erreichbar. Es sind oft höhere Dosierungen als zur Behandlung von Depressionen erforderlich (z. B. Fluoxetin 20–80 mg/d, Paroxetin 40–60 mg/d). Zusätzlich kommen psychotherapeutische Strategien zur Anwendung.

- **Aufmerksamkeits-Defizit-Hyperaktivitäts-Störung (ADHS; Näheres s. S. 85):** Einige Antidepressiva (Imipramin, Desipramin, Nortriptylin und Reboxetin) führen beim ADHS zu einer Verbesserung der Symptomatik, die vielfach länger anhält als die durch Stimulanzien (z. B. Methylphenydat) erzielte Wirkung.

- **Chronische Schmerzsyndrome (Näheres s. S. 256):** Bei Tumorschmerzen, chronischen neuropathischen Schmerzen, chronischem Spannungskopfschmerz und bei idiopathischen Schmerzsyndromen (z. B. Fibromyalgie) haben sich trizyklische Antidepressiva (TZA) und SSRI als schmerzlindernd wirksam erwiesen. Dabei sind TZA wirksamer als SSRI. Die für die analgetische Wirkung erforderlichen Dosierungen der TZA sind niedriger als die antidepressiv wirksamen Dosierungen.

- **Raucherentwöhnung:** Die Behandlung mit Bupropion-Retardtabletten ist bei der Raucherentwöhnung mit und ohne Nikotin-Ersatztherapie wirksam (Näheres s. S. 350). Auch mit Nortriptylin wurde eine Verbesserung der Abstinenzrate beobachtet.

Tri- und tetrazyklische Antidepressiva (TZA)

▶ **Synonym.**

„Trizyklische Antidepressiva" (Abb. **C-1.25**) wirken funktionell als **nichtselektive Monoaminrückaufnahme-Inhibitoren** durch Hemmung der entsprechenden Transporter (s. S. 76). Die wichtigsten Vertreter sind **Amitriptylin** und **Imipramin**. Maprotilin und Nortriptylin haben neben ihrer antidepressiven Wirkung auch antriebssteigernde und psychomotorisch aktivierende Wirkungen. Clomipramin und Imipramin verfügen zusätzlich über anxiolytische Wirkungen.

Tri- und tetrazyklische Antidepressiva (TZA)

▶ **Synonym.** Nichtselektive Monoaminrückaufnahme-Inhibitoren (MRI).

Außer Maprotilin weisen alle Vertreter dieser Gruppe ein dreigliedriges Ringsytem in ihrer chemischen Struktur auf (Abb. **C-1.25**). Darauf geht die klinisch gebräuchliche Bezeichnung „trizyklische Antidepressiva" zurück. Funktionell sind diese Stoffe **nichtselektive Monoaminrückaufnahme-Inhibitoren**. Als Leitsubstanzen der Gruppe gelten **Amitriptylin** und **Imipramin**. Alle trizyklischen Antidepressiva hemmen die Rückaufnahme von Noradrenalin und Serotonin durch Inhibition der dafür verantwortlichen Transportproteine (NAT für Noradrenalin und SERT für Serotonin; Näheres s. S. 76). Diese beiden Transporter werden von den verschiedenen Vertretern mit unterschiedlicher Potenz gehemmt: Bei üblicher Dosierung von Maprotilin und Nortriptylin überwiegt die Hemmung der Noradrenalin-Wiederaufnahme; sie haben deshalb neben ihrer **antidepressiven Wirkung** auch **antriebssteigernde** und **psychomotorisch aktivierende Wirkungen**. Bei Clomipramin und Imipramin überwiegt hingegen die Hemmung der Serotonin-Wiederaufnahme, weshalb sie zusätzlich **anxiolytische Wirkungen** haben.

C-1.25 Tri- und tetrazyklische Antidepressiva (TZA)

Imipramin — Amitriptylin — Nortriptylin — Maprotilin

Die drei wichtigen trizyklischen Antidepressiva **Amitriptylin**, **Imipramin** und **Nortriptylin** sind aus drei, das tetrazyklische **Maprotilin** ist aus vier miteinander verbundenen Ringen aufgebaut. Der zentrale Ring des Maprotilins besteht aus 6, der aller anderen TZA aus 7 Atomen.

Neben den Transportproteinen **antagonisieren TZA** auch **viele Rezeptoren** mit folgenden **typischen unerwünschten Wirkungen**:

Neben den genannten Transportproteinen **antagonisieren TZA** auch **viele Rezeptoren** (α_1-Adrenozeptoren, Muskarinrezeptoren, H_1-Rezeptoren, 5-$HT_{2A/C}$-Rezeptoren) in unterschiedlichem Ausmaß. Dadurch entstehen die **typischen unerwünschten Wirkungen**:

- **Vegetative Nebenwirkungen:** Dabei unterscheidet man zwischen atropinartigen und sympatholytischen Wirkungen. **Atropinartige Wirkungen** sind Folge des **Antagonismus von Muskarinrezeptoren**: Akkomodationsstörungen, Mydriasis mit Abflussstörungen des Kammerwassers, Tachykardie, Mundtrockenheit, Hemmung der gastrointestinalen Motilität mit Obstipation, Miktionsstörungen mit Harnverhalt, ZNS-Symptome wie Gedächtnisstörungen, Desorientiertheit, Verwirrtheit, Halluzinationen, motorische Unruhe und epileptische Anfälle. Die ZNS-Symptome stehen bei Vergiftungen mit trizyklischen Antidepressiva im Vordergrund (Näheres s. S. 746). **Sympatholytische Wirkungen** sind Folge der **Antagonisierung von α$_1$-Rezeptoren**: orthostatische Hypotonie, reflektorische Tachykardie, Schwindel, Zunahme des Sturzrisikos, verstopfte Nase. Die Orthostase wird durch **zentrale sympathoinhibitorische Wirkungen** noch aggraviert. Die NAT-Hemmung führt nämlich zur Aktivierung von α$_2$-Rezeptoren im Hirnstamm, wodurch der Sympathikotonus in der Peripherie sinkt (Näheres s. S. 78).
- **Kardiodepressive und arrhythmogene Wirkungen:** Durch Blockade spannungsabhängiger Na$^+$-Kanäle kann es zu kardialen Reizleitungsstörungen kommen. Außerdem verlängern viele TZA das QTc-Intervall. Mögliche Folgen sind AV-Überleitungsstörungen und ventrikuläre Tachyarrhythmien. Bei Vergiftungen können diese Arrhythmien lebensbedrohlich werden.
- **Sedativ-hypnotische und psychomotorisch dämpfende Wirkungen:** Sie gehen auf die Antagonisierung zentraler H$_1$-Rezeptoren zurück und betreffen ganz besonders die Substanzen Amitriptylin, Doxepin und Trimipramin. Zum Teil werden diese Effekte auch therapeutisch genutzt.
- **Gewichtszunahme:** Die Antagonisierung zentraler H$_1$- und 5-HT$_{2A/C}$-Rezeptoren steigert den Appetit und kann so zur Zunahme des Körpergewichts führen. Diese Nebenwirkung gilt besonders für Amitriptylin, Clomipramin, Doxepin, Imipramin und Trimipramin und ist ein häufiger Grund für eine schlechte Einnahmetreue der Patienten.
- **Epileptogene Wirkungen infolge Erniedrigung der Krampfschwelle:** Trizyklische Antidepressiva erhöhen das Risiko für zerebrale Krampfanfälle, u. a. wegen ihrer zentralen atropinartigen Wirkungen. Die Gefahr ist am größten bei Maprotilin und Clomipramin.
- **Blutbildungsstörungen:** Agranulozytose, Leukopenie, Thrombozytopenie und Eosinophilie kommen relativ selten vor. Alle 1–2 Monate sollten deshalb Blutbildkontrollen erfolgen.
- **Allergisch bedingte Hautausschläge:** Gelegentlich treten Exantheme und Urtikaria, sehr selten andere Hauterscheinungen auf.
- **Andere Störwirkungen:** Übelkeit, Tremor, Kopfschmerzen, vermehrtes Schwitzen, Hitzewallungen, passagere Anstiege leberzellspezifischer Serumenzyme, sexuelle Funktionsstörungen (Ejakulationsstörungen, erektile Dysfunktion).

Die **Kontraindikationen** und die **vielen möglichen Interaktionen** der TZA sind in Tab. C-1.20 zusammengestellt.

▶ **Merke.** Die Kombination von TZA mit MAO-Hemmstoffen kann schwerste delirante Erregungszustände mit Halluzinationen, Hyperpyrexie und Krampfanfällen hervorrufen und ist deshalb kontraindiziert. Aus diesem Grund muss auch beim Wechsel von MAO-Hemmstoffen auf TZA und umgekehrt immer eine Behandlungspause von 14 Tagen eingehalten werden.

▶ **Kritisch betrachtet.** Hypericum perforatum (Johanniskraut) als Antidepressivum? Johanniskraut-Extrakte werden auch zu den nichtselektiven Monoaminrückaufnahme-Inhibitoren gezählt. Als antidepressiv wirksamer Inhaltsstoff dieser Extrakte wird **Hyperforin** vermutet, obwohl diese Annahme nicht gesichert ist. Im isolierten Nervengewebe hemmt es die Transportproteine für Noradrenalin (NAT), Serotonin (SERT) und Dopamin (DAT) mit geringer Potenz. Wie bei den TZA zeigt sich die antidepressive Wirkung mit einer Verzögerung von 1–2 Wochen. Vermutlich sind aber noch weitere, bisher nicht identifizierte Inhaltsstoffe an der Wirkung beteiligt. Die in der Roten Liste zahlreich verzeichneten Johanniskraut-Präparate sind für die **Indikation „leichte vorübergehende depressive Störungen"** zugelassen. Die antidepressive Wirkung von Johanniskraut ist nicht zweifelsfrei erwiesen, weil es neben den klinischen Studien, die eine Wirksamkeit zeigen, mindestens genauso viele Studien gibt, in denen sich die Wirksamkeit von Johanniskraut nicht von der von Plazebo unterscheidet.

- Vegetative Nebenwirkungen: Die vielen atropinartigen Wirkungen entstehen durch den Antagonismus von Muskarinrezeptoren. Bei Überdosierung und Vergiftungen entstehen vor allem ZNS-Symptome (s. S. 746). Sympatholytische Wirkungen sind Folge der Antagonisierung von α$_1$-Rezeptoren, eine mögliche Orthostase wird durch zentrale sympathoinhibitorische Wirkungen durch Aktivierung von α$_2$-Rezeptoren im Hirnstamm noch verstärkt (s. S. 78).
- kardiodepressive und arrhythmogene Wirkungen
- sedativ-hypnotische und psychomotorisch dämpfende Wirkungen
- Gewichtszunahme
- epileptogene Wirkungen infolge Erniedrigung der Krampfschwelle
- Blutbildungsstörungen
- allergisch bedingte Hautausschläge
- andere Störwirkungen: Übelkeit, Tremor, Kopfschmerzen, vermehrtes Schwitzen, Hitzewallungen, passagerer Anstieg der Leberwerte, sexuelle Funktionsstörungen

Kontraindikationen und Interaktionen s. Tab. **C-1.20**.

▶ Merke.

▶ Kritisch betrachtet.

Der fraglichen antidepressiven Wirkung von Johanniskraut-Präparaten stehen allerdings **Nebenwirkungen und erhebliche Wechselwirkungen** mit anderen Stoffen gegenüber, sodass die Abschätzung des Nutzen-Risiko-Verhältnisses durchaus problematisch sein kann. Die Extrakte wirken nämlich als Induktor von CYP3A4 und P-Gp und können so zum Wirkungsverlust wichtiger Arzneistoffe wie Digoxin, Ciclosporin, hormonale Kontrazeptiva, Phenprocoumon und vielen Antiepileptika führen. Außerdem kann ein anderer Inhaltsstoff von Johanniskraut (Hypericin) über eine Fotosensibilisierung Lichtdermatosen verursachen.

Selektive Serotonin-Rückaufnahme-Inhibitoren (SSRI)

▶ **Synonym.** Selektive Serotonin-Wiederaufnahme-Hemmstoffe, selektive Serotonin-Reuptake-Inhibitoren.

Die Wirkstoffe dieser Gruppe sind **Citalopram** bzw. dessen S-Enantiomer **Escitalopram**, **Fluvoxamin**, **Fluoxetin**, **Paroxetin** und **Sertralin** (Tab. **C-1.19**). Sie hemmen mit hoher Selektivität den Serotonin-Rückaufnahme-Transporter (SERT) und erhöhen so die synaptische Verfügbarkeit von Serotonin. Neben ihrer antidepressiven, stimmungsaufhellenden Wirkung haben diese Stoffe auch **anxiolytische** und **antriebssteigernde** Wirkungen. Citalopram und Escitalopram unterscheiden sich bezüglich ihrer antidepressiven Wirkungen in der Klinik nicht wesentlich voneinander.

▶ **Klinischer Bezug.** Das Suizidrisiko und die Rolle der Antidepressiva
Eine suizidverhütende Wirkung von Antidepressiva ist – so wünschenswert sie wäre – bisher nie nachgewiesen worden. Viele antriebssteigernd wirkende Antidepressiva (z. B. Nortriptylin, Maprotilin, Duloxetin, MAO-Inhibitoren und besonders SSRI und SNRI) steigern sogar das bei depressiven Patienten ohnehin hohe Suizidrisiko. Das gilt ganz besonders für Kinder und Jugendliche unter 18 Jahren, bei denen das relative Risiko für suizidale Handlungen bei Behandlung mit Antidepressiva um ca. 50 % steigt. Das erhöhte Suizidrisiko betrifft vor allem die Tage 1 bis 9 nach Behandlungsbeginn, d. h. einen Zeitraum, in dem die antidepressive Wirkung noch nicht voll ausgeprägt ist. Zur Überbrückung dieser frühen Behandlungsphase wird häufig eine vorübergehende Kombination mit Benzodiazepinen empfohlen.

C-1.26 Selektive Serotonin-Rückaufnahme-Inhibitoren (SSRI)

Citalopram

Sertralin

Gezeigt sind die Strukturformeln von **Citalopram** und **Sertralin**. Diese beiden SSRI werden bei der Behandlung depressiver Störungen als Mittel der ersten Wahl empfohlen.

SSRI haben, im Gegensatz zu den TZA, keine vegetativen und sedierenden oder arrhythmogene Wirkungen. Die **pharmakokinetischen Eigenschaften** und **Dosierungen** zeigt Tab. **C-1.19**.

Charakteristische unerwünschte Wirkungen:
- zentralnervöse Störungen
- Gastrointestinale Störungen wie Übelkeit und Erbrechen, Durchfälle und kolikartige Bauchschmerzen sowie Appetitlosigkeit und Gewichtsverlust.

Rezeptoren des vegetativen Nervensystems sowie Histamin- und Serotoninrezeptoren werden von SSRI nicht antagonisiert. Dadurch weisen sie gegenüber den trizyklischen Antidepressiva andere, z. T. weniger schwerwiegende Nebenwirkungen auf: Es fehlen die vegetativen und sedierenden Wirkungen sowie die arrhythmogenen Effekte am Herzen. SSRI sind heute deshalb die am häufigsten verordneten Antidepressiva. Die **pharmakokinetischen Eigenschaften** und **Dosierungen** der SSRI zeigt Tab. **C-1.19**.

Die **charakteristischen unerwünschten Wirkungen** sind:
- **Zentralnervöse Störungen:** Psychotische Erregungszustände mit Unruhe, Angst und Agressivität; Schlafstörungen, Kopfschmerzen, Tremor, Schwindel und starkes Schwitzen.
- **Gastrointestinale Störungen:** Beobachtet werden **Übelkeit und Erbrechen** sowie **Durchfälle und kolikartige Bauchschmerzen**, die auf eine gesteigerte gastrointes-

tinale Motilität durch Aktivierung von Serotoninrezeptoren (5-HT$_3$ und 5-HT$_4$) zurückzuführen sind. Die Hemmung des Serotonintransporters (SERT) in den Zellmembranen von Thrombozyten und enterochromaffinen Zellen (s. S. 555) erhöht nämlich die Verfügbarkeit von Serotonin im Magen-Darm-Kanal. Eine unterschwellige Übelkeit und die vermehrte Aktivierung von zentralen 5HT$_{2C}$-Rezeptoren erklären auch die **Appetitlosigkeit** und den **Gewichtsverlust** nach Gabe von SSRI.

- **Erhöhte Blutungsneigung:** Die Behandlung mit SSRI verdreifacht das Risiko für **gastrointestinale Blutungen**, da die SERT-Hemmung zu einer Serotoninverarmung in den Thrombozyten und somit zur Beeinträchtigung der blutstillenden Funktion dieser Zellen führt. Die zusätzliche Einnahme von COX-Hemmstoffen (s. S. 234) erhöht das Blutungsrisiko sogar um den Faktor 12. Auch urogenitale und postoperative Blutungen kommen häufiger vor als normal.
- **Sexuelle Funktionsstörungen:** Verminderung von Libido und sexueller Erregung mit Anorgasmie und Menstruationsstörungen bei Frauen und eine Verzögerung der Ejakulation bei Männern. Diese Nebenwirkungen sind dosisabhängig.
- **Immunallergische Erkrankungen:** Insbesondere Hautausschläge, Myalgien, eosinophile Pneumonien und Vaskulitiden.
- **Syndrom der inadäquaten ADH-Sekretion (SIADH):** Meist in den ersten Behandlungswochen kann es zur vermehrten ADH-Sekretion kommen. Frauen sind häufiger betroffen als Männer. Die Folgen sind eine **Hyponatriämie**, eine **verminderte Serumosmolalität** und eine **Wasserretention**. Die klinischen Symptome sind uncharakteristisch: körperliche Schwäche, Kopfschmerzen, Schwindel, Verwirrtheit, Synkopen.
- **Erhöhtes Missbildungsrisiko:** Bei Neugeborenen von Müttern, die in der Frühschwangerschaft mit SSRI behandelt wurden, treten etwa doppelt so häufig angeborene Herzfehler auf wie normal.

- **Erhöhte Blutungsneigung:** Insbesondere **gastrointestinale Blutungen**, v. a. bei zusätzlicher Einnahme von COX-Hemmstoffen (s. S. 234). Auch urogenitale und postoperative Blutungen treten auf.
- **sexuelle Funktionsstörungen**
- **immunallergische Erkrankungen**
- **Syndrom der inadäquaten ADH-Sekretion (SIADH):** Die Folgen sind **Hyponatriämie, verminderte Serumosmolalität** und **Wasserretention**.
- **erhöhtes Missbildungsrisiko**

▶ **Klinischer Bezug.** **Serotoninsyndrom**

Dabei handelt es sich um eine sehr **schwerwiegende unerwünschte Wirkung** der SSRI, aber auch von anderen potenten Hemmstoffen des Serotonintransporters (SERT) wie Clomipramin, Duloxetin und Venlafaxin. Dieses potenziell lebensbedrohliche Krankheitsbild ist Folge einer **massiven Zunahme der Serotoninkonzentration** an 5-HT-Rezeptoren im ZNS und in der Peripherie. Meist ist die **Kombination** der o. g. Wirkstoffe **mit MAO-Hemmstoffen** oder eine **Überdosierung von SSRI** ursächlich. Diese Störung kann aber auch durch die Kombination von MAO-Hemmstoffen oder SSRI mit Pharmaka, die Serotonin freisetzen (Amphetamin, Ecstasy, Methylphenidat) oder selbst 5-HT-Rezeptoren erregen (Buspiron, Triptane), hervorrufen werden.

Das **klinische Bild** des Syndroms äußert sich zu Beginn häufig mit Tremor, Übelkeit und Durchfällen. Im weiteren Verlauf können dann **psychopathologische** (Stimmungslabilität, Angst und Erregung, delirante Verwirrtheit, Koma), **neuromuskuläre** (Akathisie-ähnliche Ruhelosigkeit, Myoklonien, Tremor und Rigor, Hyperreflexie, zerebrale Krämpfe) und **vegetative Symptome** (Hyperthermie, starkes Schwitzen, Blutdrucklabilität) auftreten. Die **Therapie** besteht im sofortigen Absetzen der verursachenden Pharmaka und in der Gabe von **Benzodiazepinen** und von **Neuroleptika**, die 5-HT$_{2A}$-Rezeptoren effektiv antagonisieren (Risperidon, Ziprasidon).

▶ **Klinischer Bezug.**

Die **Kontraindikationen** und **Wechselwirkungen** der SSRI sind in Tab. C-1.20 zusammengefasst.

Kontraindikationen und **Wechselwirkungen** s. Tab. C-1.20.

Noradrenalin- und Serotoninrückaufnahme-Inhibitoren (NSRI)

Die beiden Vertreter dieser Wirkstoffgruppe sind **Duloxetin** und **Venlafaxin** (Tab. C-1.19). Sie hemmen den Serotonintransporter (SERT) mit höherer Potenz als den Noradrenalintransporter (NAT). Das gilt ganz besonders für Venlafaxin. Beide Stoffe haben **antidepressive und antriebssteigernde Wirkungen**. Im Unterschied zu den trizyklischen Antidepressiva hemmen sie selektiv die beiden genannten Monoamintransporter und haben keine antagonistischen Wirkungen an Rezeptoren. Die **Nebenwirkungen** der beiden NSRI entsprechen denen der SSRI (s. S. 336). Zusätzlich werden **kardiovaskuläre Störungen** wie Blutdruckanstieg und Tachykardie beobachtet. Bei Kombination mit den entsprechenden Substanzen können auch NSRI ein

Noradrenalin- und Serotoninrückaufnahme-Inhibitoren (NSRI)

Duloxetin und **Venlafaxin** (Tab. C-1.19) haben durch Hemmung des Serotonin- (SERT) und des Noradrenalintransporters (NAT) **antidepressive und antriebssteigernde Wirkungen**. Die Nebenwirkungen entsprechen denen der SSRI (s. S. 336), zusätzlich treten noch kardiovaskuläre Störungen auf. Kontraindikationen und Wechselwirkungen s. Tab. C-1.20.

Monoaminoxidase-Inhibitoren (MAO-Inhibitoren)

Nur Hemmstoffe der MAO-A, wie **Tranylcypromin** und **Moclobemid** (Tab. **C-1.19**), haben eine antidepressive Wirkung. Der verminderte Abbau von Noradrenalin und Serotonin erhöht mit Verzögerung ihre Freisetzung. Es kommt zu Adaptationsprozessen mit Rezeptor-Desensibilisierung (s. S. 21).

▶ **Merke.**

Sie wirken **antidepressiv**, **antriebssteigernd** und **psychomotorisch erregend**. Die letzten beiden Wirkungen sind bei Tranylcypromin stärker ausgeprägt als bei Moclobemid. **Indikationen** sind v. a. die **gehemmten und therapieresistenten Depressionen** sowie **soziale Phobien**.

MAO-Hemmstoffe sind wegen ihrer zahlreichen unerwünschten Wirkungen **nur Antidepressiva der 2. Wahl**.

Kontraindikationen und **Wechselwirkungen** s. Tab. **C-1.20**.

▶ **Klinischer Bezug.**

α₂-Adrenozeptor-Antagonisten

Mianserin und **Mirtazapin** (Tab. **C-1.19**) haben eine tetrazyklische Struktur (Abb. **C-1.27**). Über die Hemmung der α₂-Rezeptoren erhöhen sie die Noradrenalin- und Serotoninkonzentration im synaptischen Spalt. Durch Antagonisierung von H₁- und 5-HT$_{2A/C}$-Rezeptoren wirken sie zudem **sedativ-hypnotisch** und **appetitanregend**.

Serotoninsyndrom auslösen (Näheres s. S. 337). Eine Zusammenfassung der **Kontraindikationen** und **Wechselwirkungen** von Duloxetin und Venlafaxin findet sich in Tab. **C-1.20**.

Monoaminoxidase-Inhibitoren (MAO-Inhibitoren)

Vom mitochondrialen Enzym MAO, das eine wichtige Rolle beim Abbau der Monoamine Noradrenalin, Serotonin und Dopamin spielt, gibt es zwei Isoformen: MAO-A und MAO-B. Da in den noradrenergen und serotoninergen Neuronen hauptsächlich MAO-A exprimiert wird, haben auch nur Hemmstoffe dieses Isoenzyms antidepressive Wirkungen. Die zwei Vertreter dieser Gruppe von Antidepressiva sind **Tranylcypromin** und **Moclobemid** (Tab. **C-1.19**). Durch den verminderten intraneuronalen Abbau werden Noradrenalin und Serotonin vermehrt vesikulär gespeichert. Dadurch erhöht sich sukzessive deren Freisetzung und deren Konzentration im synaptischen Spalt. Dies führt zu Adaptationsprozessen mit Rezeptor-Desensibilisierung (s. S. 21).

▶ **Merke.** **Tranylcypromin** ist ein **unselektiver MAO-Hemmstoff**, d. h. sowohl MAO-A als auch MAO-B werden gehemmt – und zwar irreversibel. **Moclobemid** hingegen ist **MAO-A-selektiv**. Das Enzym wird reversibel und kompetitiv gehemmt.

Beide Stoffe wirken **antidepressiv**, **antriebssteigernd** und **psychomotorisch erregend**. Die letzteren beiden Effekte sind beim Tranylcypromin wesentlich stärker ausgeprägt als beim Moclobemid, da ersteres als Phenylethylamin-Analogon ein Substrat des Noradrenalintransporters (NAT) ist. Es wird deshalb sehr effizient in noradrenerge Neurone aufgenommen und kann NAT-vermittelt Noradrenalin aus dem Axoplasma freisetzen (s. S. 76). Die genannten Wirkungen erklären auch die **Indikationen**, nämlich insbesondere **gehemmte und therapieresistente Depressionen**. Ein weiteres Anwendungsgebiet sind **soziale Phobien**.

Aufgrund ihrer **unerwünschten Wirkungen** sind MAO-Hemmstoffe **Antidepressiva der zweiten Wahl**. Moclobemid ist generell besser verträglich als Tranylcypromin, da bei seiner Anwendung die MAO-B für den Monoamin-Abbau in der Peripherie noch zur Verfügung steht. Bei beiden Substanzen können Mundtrockenheit, Schlafstörungen, Angstzustände, Reizbarkeit, Erregung, Schwindel, Übelkeit und allergische Hautreaktionen auftreten. Tranylcypromin verursacht wegen seiner zentralen sympathoinhibitorischen Effekte sehr häufig orthostatische Hypotonien, insbesondere zu Behandlungsbeginn.

Die **Kontraindikationen** und **Wechselwirkungen** der MAO-Hemmstoffe zeigt Tab. **C-1.20**.

▶ **Klinischer Bezug.** **Käse-Reaktion (Cheese Reaction)**
Tyramin ist ein Phenylethylamin mit indirekt sympathomimetischen Wirkungen. **Tyraminhaltige Nahrungsmittel** (z. B. reifer Käse, Salzheringe, rohes Sauerkraut, Rotwein) müssen von Patienten, die MAO-Hemmstoffe einnehmen, gemieden werden. Da bei ihnen das Tyramin in Darm und Leber nicht mehr von der MAO abgebaut wird, kann es nach Verzehr solcher Nahrungsmittel zu **massiven Blutdruckerhöhungen** und **Tachykardien** kommen. Vor allem Tranylcypromin ist mit diesem Problem belastet. Moclobemid zeigt solche Gesundheitsstörungen bei Diätfehlern kaum, weil es die MAO-A kompetitiv hemmt. Es wird deshalb durch hohe Tyraminkonzentrationen vom Enzym verdrängt, wodurch die Hemmung des Enzyms aufgehoben wird. Außerdem wird Tyramin auch von MAO-B abgebaut.

α₂-Adrenozeptor-Antagonisten

Die beiden Vertreter **Mianserin** und **Mirtazapin** (Tab. **C-1.19**) wurden von den trizyklischen Antidepressiva abgeleitet. Sie haben selbst aber eine tetrazyklische Struktur (Abb. **C-1.27**). Beide Substanzen antagonisieren neben α₂-Rezeptoren auch H₁- und 5-HT$_{2A/C}$-Rezeptoren und wirken dadurch auch **sedativ-hypnotisch** und **appetitanregend**. Die Antagonisierung präsynaptischer α₂-Rezeptoren enthemmt die neuronale Noradrenalinfreisetzung und erhöht so seine synaptische Verfügbarkeit. Die synaptische Serotoninkonzentration wird ebenfalls erhöht, da

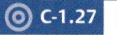

C-1.27 Strukturformeln der beiden α₂-Adrenozeptor-Antagonisten Mianserin und Mirtazapin

α₂-Rezeptoren auch auf noradrenerg innervierten serotoninergen Neuronen vorkommen (als präsynaptische Heterorezeptoren).

Die **unerwünschten Wirkungen** von Mianserin und Mirtazapin sind sehr ähnlich. Häufig bis gelegentlich kommt es zu Müdigkeit und Schläfrigkeit, Kopfschmerzen, Schwindel und Verwirrtheit, Mundtrockenheit, Übelkeit, orthostatischer Hypotonie, peripheren Ödemen, Exanthemen, Arthralgien und Myalgien. Appetitsteigerung und Gewichtszunahme treten bei Mirtazapin wesentlich häufiger auf als bei Mianserin. Vereinzelt werden Leberfunktionsstörungen und Blutbildveränderungen (Granulozytopenie, aplastische Anämie, Thrombozytopenie) beobachtet.

Die **Kontraindikationen** und **Wechselwirkungen** für die α₂-Adrenozeptor-Antagonisten finden sich zusammengefasst in Tab. **C-1.20**.

Unerwünschte Wirkungen: Müdigkeit, Kopfschmerzen, Schwindel, Verwirrtheit, Mundtrockenheit, Übelkeit, orthostatische Hypotonie, periphere Ödeme, Exantheme, Arthralgien, Myalgien, Gewichtszunahme, Leberfunktionsstörungen und Blutbildveränderungen.

Kontraindikationen und **Wechselwirkungen** s. Tab. **C-1.20**.

Noradrenalin- und Dopaminrückaufnahme-Inhibitoren (NDRI)

Der einzige Vertreter dieser Gruppe ist das Amphetamin-Derivat **Bupropion** (Abb. **C-1.28**). In Deutschland sind die klinischen Erfahrungen mit Bupropion begrenzt. Seine Überlegenheit gegenüber Plazebo ist durch einen Teil der klinischen Studien belegt. Es ist nicht nur als **Antidepressivum**, sondern auch zur **Raucherentwöhnung** zugelassen. Die **pharmakokinetischen Eigenschaften** und die Dosierung von Bupropion zeigt Tab. **C-1.19**. Häufige **unerwünschte Wirkungen** sind Schlafstörungen, Kopfschmerzen, Mundtrockenheit, Brechreiz, Erregungs- und Angstzustände, erhöhter Blutdruck, Tinnitus, Schwindel, Hautausschläge, Appetitmangel und Gewichtsverlust. Bupropion verursacht dosisabhängig relativ oft epileptische Anfälle (häufiger als alle anderen Antidepressiva!). Zu **Kontraindikationen** und **Wechselwirkungen** s. Tab. **C-1.20**. Bupropion gehört zu den stärksten Hemmstoffen von CYP2D6.

Noradrenalin- und Dopaminrückaufnahme-Inhibitoren (NDRI)

Das Amphetamin-Derivat **Bupropion** (Abb. **C-1.28**) ist als **Antidepressivum** und zur **Raucherentwöhnung** zugelassen. Tab. **C-1.19** zeigt die pharmakokinetischen Eigenschaften. Unerwünschte Wirkungen: Schlafstörungen, Kopfschmerzen, Mundtrockenheit, Brechreiz, Erregungszustände, Bluthochdruck, Tinnitus, Schwindel, Hautausschläge, Gewichtsverlust, epileptische Anfälle. Kontraindikationen und Wechselwirkungen s. Tab. **C-1.20**.

C-1.28 Strukturformel von Bupropion

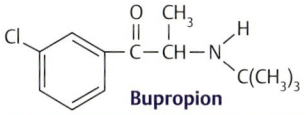

Selektive Noradrenalinrückaufnahme-Inhibitoren

Reboxetin, der einzige Vertreter dieser Stoffgruppe, hemmt ausschließlich den neuronalen Noradrenalintransporter (NAT). Seine antidepressive Wirkung ist schwach und unsicher. Zu den **unerwünschten Wirkungen** von Reboxtin gehören Schlaflosigkeit, Tachykardie, Akkomodationsstörungen, Mundtrockenheit, Verstopfung, Appetitlosigkeit, Miktionsbeschwerden mit Harnverhalt, Erektionsstörungen, Ejakulationsschmerzen und suizidales Verhalten (Suizidrisiko s. S. 336). Zur Pharmakokinetik und Dosierung s. Tab. **C-1.19**, zu Kontraindikationen und Wechselwirkungen s. Tab. **C-1.20**. Diese Substanzklasse hat mit **Atomoxetin** auch Eingang in die Behandlung des ADHS gefunden (s. S. 85).

Selektive Noradrenalinrückaufnahme-Inhibitoren

Reboxetin wirkt nur schwach antidepressiv. Unerwünschte Wirkungen sind Schlaflosigkeit, Tachykardie, Akkomodationsstörungen, Mundtrockenheit, Verstopfung, Appetitlosigkeit, Miktions- und Sexualstörungen sowie Suizidalität (s. S. 336). Näheres s. Tab. **C-1.19** und Tab. **C-1.20**.

Melatoninrezeptor-Agonisten und 5-HT$_{2C}$-Rezeptor-Antagonisten

Der einzige Vertreter dieser Gruppe ist das **Agomelatin**, ein Analogon von Melatonin, dem Hormon der Zirbeldrüse. Dieser Stoff wirkt als Agonist von Melatoninrezeptoren und ist zusätzlich ein Antagonist des 5-HT$_{2C}$-Serotoninrezeptors. Amintransporter oder andere Rezeptoren (α- und β-Adrenozeptoren, Histaminrezeptoren, Muskarinrezeptoren) werden nicht antagonisiert. Die antidepressive Wirkung soll auf die Antagonisierung des 5-HT$_{2C}$-Rezeptors zurückgehen. Die Erfahrungen mit dieser Substanz in der Klinik sind noch sehr begrenzt. Im Gegensatz zu allen anderen Antidepressiva soll die Behandlung mit Agomelatin zu einer **Resynchronisierung des gestörten Schlaf-wach-Rhythmus** von depressiven Patienten führen. Häufige unerwünschte Wirkungen sind Kopfschmerzen, Schwindel, Müdigkeit, Angst, Übelkeit, Durchfall, vermehrtes Schwitzen, Rückenschmerzen und erhöhte Werte für die hepatozellulären Serumenzyme. Die pharmakokinetischen Eigenschaften und die Dosierung von Agomelatin zeigt Tab. **C-1.19**, Kontraindikationen und Wechselwirkungen finden sich in Tab. **C-1.20**.

Pharmakotherapie unipolarer Depressionen

Neben der medikamentösen Therapie spielen psychotherapeutische Maßnahmen bei der Behandlung von Depressionen eine bedeutende Rolle. Prinzipiell muss zunächst zwischen der **Akut-** und der **Langzeittherapie** unterschieden werden. Zur Langzeittherapie werden die Erhaltungstherapie und die Rezidivprophylaxe gerechnet. In der Akutphase steht die **medikamentöse Therapie mit Antidepressiva** im Vordergrund, psychotherapeutische Maßnahmen können aber zusätzlich indiziert sein. Große Bedeutung kommt der **Psychotherapie** (v. a. kognitive Verhaltenstherapie, interpersonelle Therapie) – gestützt auf eine Pharmakotherapie – in der Rezidivprophylaxe zu. Bei speziellen Formen der Depression werden auch biologische Verfahren wie die Lichttherapie oder Schlafentzugstherapie, bei Therapieresistenz ggf. auch die Elektrokrampftherapie (EKT) angewendet.

Akutbehandlung mit Antidepressiva:

▶ **Merke.** Patienten mit einer akuten mittelschweren depressiven Episode sollte eine medikamentöse Therapie mit einem Antidepressivum angeboten werden, Patienten mit einer akuten schweren depressiven Episode eine Kombinationsbehandlung aus Pharmako- und Psychotherapie. Bei akuten leichten depressiven Episoden sollte wegen des ungünstigen Nutzen-Risiko-Verhältnisses auf eine Pharmakotherapie verzichtet oder eine Therapie mit einem standardisierten Johanniskraut-Extrakt erwogen werden.

Die **Auswahl eines geeigneten Wirkstoffs** richtet sich nach dem klinischen Bild des Patienten und der Verträglichkeit der Substanz. Hilfreich sind dabei die Therapieempfehlungen der Fachgesellschaften und der Arzneimittelkommission der deutschen Ärzteschaft. Wiederholter **Schlafentzug** (1- bis 2-mal pro Woche) gilt grundsätzlich als wirksame unterstützende Maßnahme.

Für die **Initialtherapie** einer Depression sind folgende Punkte zu berücksichtigen:

- Die **Antidepressiva der ersten Wahl** sind v. a. **Escitalopram/Citalopram** oder **Sertralin**. Diese SSRI werden wegen ihres günstigeren Nutzen-Risiko-Verhältnisses den TZA vorgezogen. SSRI haben nicht weniger, aber subjektiv weniger gravierende und völlig andere unerwünschte Wirkungen als TZA (Tab. **C-1.21**). Die empfohlenen Dosierungen zeigt Tab. **C-1.19**.
- **Ängstlich-agitierte Patienten** können aber auch von **sedierenden Antidepressiva** wie z. B. dem trizyklischen Antidepressivum Amitriptylin profitieren. Die Dosierung wird anfangs immer niedrig gewählt und langsam bis zur üblichen Standarddosis gesteigert (Tab. **C-1.19**).
- **Gehemmte, apathische Patienten** erhalten dagegen **antriebssteigernde Antidepressiva**, wie z. B. Escitalopram/Citalopram oder Sertralin. Wegen der – vor allem zu Behandlungsbeginn – **erhöhten Suizidgefahr** werden diese Patienten bis zum Auftreten der stimmungsaufhellenden Wirkungen vorübergehend (für 1–2 Wochen) **zusätzlich** mit **Benzodiazepinen** behandelt.
- **Psychotische Depressionen** werden üblicherweise mit SSRI und einem atypischen Neuroleptikum (z. B. Olanzapin, Amisulprid) behandelt.

C-1.21 Gegenüberstellung wichtiger Eigenschaften der beiden klinisch relevantesten Gruppen von Antidepressiva

Eigenschaft	trizyklische Antidepressiva (TZA)	selektive Serotoninrückaufnahme-Inhibitoren (SSRI)
Wirksamkeit	besser als SSRI bei schweren Depressionen	gleich gut wie TZA bei mittelschweren Depressionen
Wirksamkeitssteigerung durch Dosiserhöhung	möglich, bei ausreichender Verträglichkeit	nicht möglich wegen hohem Risiko für ein Serotoninsyndrom
Herzrhythmusstörungen	hohes Risiko, besonders bei Überdosierung	keine
Gefahr des Serotoninsyndroms (s. S. 337)	Gering	hoch
Sedierung	typisch für Amitriptylin, Doxepin und Trimipramin	keine
Übelkeit, Erbrechen und Durchfall	Kaum	häufig
Körpergewicht	häufig Zunahme	häufig Abnahme
Störungen der Sexualfunktion	Selten	häufig Libido und sexuelle Erregung ↓, Verzögerung der Ejakulation
weitere unerwünschte Wirkungen (UW)	hohes Risiko für subjektiv gravierende UW infolge Antagonisierung von Muskarinrezeptoren (s. S. 95)	häufig Schlaflosigkeit, häufig vermehrtes Schwitzen

- Wenn die primäre Therapie mit Escitalopram/Citalopram oder Sertralin nach Ablauf von 3–4 Wochen nicht erfolgreich ist, empfiehlt sich eine **Umstellung auf Venlafaxin** in der in Tab. C-1.19 genannten Dosierung.

▶ **Kritisch betrachtet.** Klinische Wirksamkeit der Antidepressiva im Vergleich
Die besten Resultate werden bei mittelschweren Depressionen ohne psychotische Merkmale erzielt. Ein großes Problem bei der Bewertung der Wirksamkeit von Antidepressiva ist die relativ hohe Wahrscheinlichkeit von **Plazeboeffekten**, die z. T. auf spontane Remissionen zurückgehen: Plazebo wirkt bei 30–40 % der Patienten. Der **Wirksamkeitsnachweis** für Antidepressiva kann deswegen nur durch **plazebokontrollierte Studien** erbracht werden. Bei der Bewertung eines Antidepressivums müssen sowohl die veröffentlichten Studien (Verum meist wirksamer als Plazebo) als auch die nicht veröffentlichten Studien (Verum meist nicht wirksamer als Plazebo) berücksichtigt werden, weil sonst ein verzerrtes Bild vom Ausmaß der Wirksamkeit entsteht.*
Trizyklische Antidepressiva (TZA) sind etwa 2-mal wirksamer als Plazebo, d. h. die Behandlung bringt für 60–70 % der Patienten einen Nutzen. SSRI wirken bei leichten und mittelschweren Depressionen ähnlich gut, ihre Wirksamkeit reicht aber bei schweren depressiven Episoden nicht an die von TZA heran. Johanniskraut ist nicht eindeutig und reproduzierbar wirksamer als Plazebo. Der Nutzen von Antidepressiva ist für **Kinder und Jugendliche** unter 18 Jahren weniger gut belegt als für Erwachsene, weil die positive Differenz zwischen Verum- und Plazeboeffekten noch geringer ausfällt als bei Erwachsenen. **Fluoxetin** ist das einzige Antidepressivum mit erwiesener Wirksamkeit bei Kindern und Jugendlichen.
* siehe Turner et al. N Engl J Med 2008; 358:252-260.

Therapieresistenz: Von den mit Antidepressiva Behandelten sprechen 30–40 % der Patienten nicht auf eine Monotherapie an. Nach erfolglosen Behandlungsversuchen mit Amitriptylin, Escitalopram/Citalopram oder Venlafaxin über jeweils 3–4 Wochen sollten zunächst „banale" Ursachen wie eine mangelnde Einnahmetreue, eine zu niedrige Dosierung oder zu geringe Serumspiegel wegen pharmakogenetischer Besonderheiten ausgeschlossen werden. In den beiden zuletzt genannten Fällen hilft dann bei vielen Wirkstoffen (nicht bei SSRI!) eine **Dosiserhöhung**, wobei natürlich eine gute Verträglichkeit gegeben sein muss. Falls dies nicht ausreicht, stehen folgende Optionen zur Verfügung:

- **Zusätzliche Gabe von Lithium**, da dieses die Wirkung von Antidepressiva verstärkt („**Lithiumaugmentation**"). Dabei muss der Plasmaspiegel von Lithium auf einen Wert von 0,7–0,9 mmol/l eingestellt werden. Näheres zum Lithium s. S. 342.
- **Umstellung auf ein anderes Antidepressivum**, möglichst aus einer anderen Substanzklasse, z. B. einen **MAO-Hemmstoff** (bevorzugt Moclobemid). Auch bei MAO-Hemmstoffen ist dann eine „Lithiumaugmentation" möglich.

▶ **Kritisch betrachtet.**

Therapieresistenz: 30–40 % der Patienten sprechen nicht auf eine Monotherapie an. In bestimmten Fällen (nicht bei SSRI!) kann eine **Dosiserhöhung** helfen. Andere Optionen sind:
- Zusätzliche Gabe von Lithium: „Lithiumaugmentation" (s. S. 342).
- Umstellung auf ein anderes Antidepressivum, z. B. einen MAO-Hemmstoff.
- Kombination mit einem zweiten Antidepressivum: TZA/SSRI mit Mirtazapin/Mianserin.
- Elektrokrampftherapie (EKT).

- **Kombination mit einem zweiten Antidepressivum**, wobei *allein* die Kombination von trizyklischen Antidepressiva oder SSRI mit Mirtazapin (oder Mianserin) empfohlen werden kann.
- **Elektrokrampftherapie (EKT)**, die bei ca. 50 % der therapieresistenten Patienten eine Besserung der Symptomatik herbeiführt.

Langzeittherapie und Behandlungsdauer: Nach Remission einer depressiven Episode muss die medikamentöse Behandlung als **Erhaltungstherapie** mit unveränderter Dosis für mindestens 4–9 Monate fortgesetzt werden.

▶ Merke. Eine Unterbrechung der Therapie mit oder auch eine Verminderung der Dosis von Antidepressiva erhöhen das Rückfallrisiko.

Nur wenn unerwünschte Wirkungen es erfordern, sollte die Dosis langsam über 2–3 Monate auf eine andere Erhaltungsdosis reduziert werden. Da depressive Episoden typischerweise rezidivieren, muss eine **Rezidivprophylaxe** eingeleitet werden: Diese besteht in der Weiterführung der Behandlung mit dem in der Akutphase wirksamen Antidepressivum, ggf. in Kombination mit Lithium. Die über mindestens 2 Jahre fortgeführte Rezidivprophylaxe schützt vor weiteren depressiven Episoden oder der Entwicklung chronisch-depressiver Zustände und hilft bei der Suizidprävention. Bei stark suizidgefährdeten Patienten wird die zusätzliche Gabe von Lithium empfohlen.

Toleranz und Abhängigkeit: Auch bei jahrelanger Anwendung wird für die stimmungsaufhellende Wirkung der meisten Antidepressiva **kaum Toleranz** beobachtet. Ein geringfügiger Verlust an Wirksamkeit kann allenfalls bei SSRI auftreten. **Absetzsymptome** gelten als Ausdruck einer physischen Abhängigkeit. Solche Symptome werden bei vielen Antidepressiva beobachtet, besonders aber beim Absetzen von SSRI oder Venlafaxin (Schwindel, Übelkeit, Kopfschmerzen, Schlafstörungen, elektrisierende Parästhesien im Kopfbereich, Angstzustände, Reizbarkeit, Verwirrtheit) und nach Unterbrechung einer Therapie mit MAO-Hemmstoffen (Übelkeit, Albträume, psychotische Erregung, zerebrale Krampfanfälle). Die Therapie muss deshalb stets **langsam ausschleichend über einen Zeitraum von 4 Wochen beendet** werden. Da die Zeichen einer psychischen Abhängigkeit fehlen, besteht auch **kein Abhängigkeitssyndrom** (Sucht).

1.9.2 Manie und bipolare Störung

Bei einer Manie sind die für die Depression geschilderten Symptome ins genaue Gegenteil verkehrt: gehobene euphorische Stimmung, Antriebssteigerung, beschleunigtes Denken bis hin zur sog. Ideenflucht und ein übersteigertes Selbstwertgefühl, das bis zum Größenwahn reichen kann. Wesentlich häufiger als die **unipolare Manie** sind **bipolare Störungen**, bei denen depressive und manische Episoden im Wechsel auftreten (Abb. **C-1.23**). Die Dauer der Episoden ist sehr variabel (3–12 Monate). Im Mittel aber sind die manischen Episoden kürzer als die depressiven Episoden. Bei manischen Patienten besteht in der Regel keine Krankheitseinsicht, was die Therapie wegen mangelnder Compliance oft sehr schwierig gestaltet.

Antimanisch wirkende und stimmungsstabilisierende Stoffe

Stoffe mit antimanischer und stimmungsstabilisierender Wirkung wurden zufällig entdeckt und ihre Anwendung ist rein empirisch begründet. Gemäß der Monoamin-Hypothese (s. S. 328) bestünde ein Behandlungprinzip von Manien darin, die synaptische Konzentration von Noradrenalin und/oder Serotonin zu vermindern, was aber pharmakotherapeutisch bisher nicht möglich ist. Große Bedeutung in der Therapie von Manien haben Lithiumsalze (z. B. Lithiumcarbonat, Lithiumsulfat).

Lithium

Das Lithium-Ion (Li^+) verhält sich hinsichtlich seiner Verteilung im Organismus ähnlich wie Natrium (Na^+). Es gelangt über Na^+-Kanäle in die Zelle. Im Gegensatz zu Na^+ ist es aber ein schlechtes Substrat der Na^+-K^+-ATPase und wird nur sehr zögerlich wieder aus der Zelle herausgepumpt. Deshalb **reichert sich Li^+ intrazellulär an**. Die daraus resultierende Hemmung der Na^+-K^+-ATPase kann zu Veränderungen der Ionengradienten an neuronalen Zellmembranen und damit zu einer **Hemmung der exozytotischen Noradrenalin- und Serotoninfreisetzung** führen. Außerdem hemmt Li$^+$ in therapeutischen Konzentrationen die Inositolmonophosphat-Phosphatase und führt so zu einem Mangel an Inositol. Durch den Inositolmangel wird die **Signaltransduktion bestimmter Rezeptoren abgeschwächt**. Betroffen sind solche Rezeptoren, die G$_{q/11}$-vermittelt die Phospholipase C aktivieren, z. B. α_1- und 5-HT$_{2A}$-Rezeptoren. Ob diese Effekte für die psychotropen Li$^+$-Wirkungen verantwortlich sind, ist jedoch nicht gesichert.

Lithium einen Inositolmangel, wodurch die **Signaltransduktion bestimmter Rezeptoren abgeschwächt** wird. Ob diese Effekte für die psychotropen Wirkungen verantwortlich sind, ist aber noch nicht abschließend erforscht.

Therapeutische Wirkungen von Li$^+$:

- **Antimanische Wirkung:** Sie tritt erst 8 – 10 Tage nach Behandlungsbeginn auf. Deshalb ist die alleinige Li$^+$-Gabe in der Akutphase einer Manie nicht ausreichend. Deshalb werden zusätzlich atypische Neuroleptika verabreicht. Die Behandlungsdauer mit der Initialdosis von Li$^+$ (12 – 24 mmol/Tag) richtet sich nach der Dauer der manischen Episoden (3 – 6 Monate). Danach wird mit reduzierter Dosis weiterbehandelt (Rezidivprophylaxe).
- **Rezidivprophylaktische (stimmungsstabilisierende) Wirkung:** Li$^+$ wirkt prophylaktisch gegen das Wiederauftreten manischer Episoden. Auch depressiven Episoden im Rahmen von bipolaren Störungen und rezidivierenden unipolaren Depressionen kann vorgebeugt werden. Die prophylaktischen Wirkungen treten häufig erst nach 6 – 12 Monaten ein.
- **Verstärkung der Wirksamkeit von Antidepressiva („Lithiumaugmentation"):** Durch die zusätzliche Gabe von Li$^+$ kann eine Therapieresistenz durch ungenügende Wirkung von Antidepressiva durchbrochen werden.
- **Suizidpräventive Wirkung:** Li$^+$ kann als einziges Pharmakon das erhöhte Suizidrisiko bei Patienten mit affektiven Störungen senken. Bei bipolaren Störungen reduziert es das Risiko für einen vollendeten Selbstmord um 89 %.

Die Lithiumsalze werden in **retardierter Form** 2-mal pro Tag oral eingenommen. Durch die Retardierung werden hohe Spitzenspiegel im Plasma vermieden.

Therapeutische Wirkungen von Li$^+$:

- **Antimanische Wirkung:** Wegen zeitverzögertem Wirkungseintritt werden initial zusätzlich atypische Neuroleptika verabreicht.
- **Rezidivprophylaktische (stimmungsstabilisierende) Wirkung:** Die Wirkung tritt erst nach 6 – 12 Monaten ein.
- **Verstärkung der Wirksamkeit anderer Antidepressiva („Lithiumaugmentation").**
- **Suizidpräventive Wirkung.**

Die Anwendung der Lithiumsalze erfolgt in **retardierter Form**.

▶ **Merke.** Aufgrund seiner **geringen therapeutischen Breite** müssen die Plasmaspiegel von Li$^+$ regelmäßig kontrolliert werden. Bei Konzentrationen ≥ 1,5 mmol/l muss bereits mit toxischen Nebenwirkungen gerechnet werden.

▶ **Merke.**

Die orale **Dosierung** von Lithiumcarbonat zur Rezidivprophylaxe beträgt 10,8 – 12 mmol – in den ersten 3 Tagen 1-mal pro Tag und danach 2-mal pro Tag. Die angestrebten Li$^+$-Konzentrationen im Plasma liegen bei 0,6 – 0,8 mmol/l. Zur Akutbehandlung von Manien sind etwas höhere Dosierungen und Plasmaspiegel (0,9 – 1,2 mmol/l) erforderlich.

Die **unerwünschte Wirkungen** von Lithiumsalzen sind vielfältig:

- **Feinschlägiger Tremor der Hände:** Durch die Gabe von Propanolol ist er therapeutisch gut beherrschbar. Verstärkt wird er hingegen bei Kombination mit trizyklischen Antidepressiva.
- **Euthyreote Struma oder Hypothyreose:** Li$^+$ hemmt die Thyroxin-Synthese. Die Therapie besteht in der Gabe von Schilddrüsenhormon. Jodverbindungen dürfen nicht verabreicht werden, da sie die strumigene Wirkung von Li$^+$ steigern.
- **Polyurie und Polydipsie:** Sie sind Folge eines **nephrogenen Diabetes insipidus**, da Li$^+$ mit zunehmender Therapiedauer die ADH-Wirkung auf die Sammelrohre der Nieren unterdrückt. Durch den Flüssigkeitsverlust kann eine Dehydrierung mit Anstieg der Li$^+$-Plasmaspiegel entstehen. Da Triamteren und Amilorid die renale Li$^+$-Ausscheidung steigern, ist ihre Anwendung in dieser Situation therapeutisch sinnvoll.
- **Weitere:** Übelkeit, Durchfälle, Gewichtszunahme, Muskelschwäche, Myalgie, EKG- und EEG-Veränderungen, akneiforme Dermatosen, Exazerbation einer Psoriasis vulgaris, Leukozytose, teratogene Wirkungen.

Die Symptome einer **akuten Li$^+$-Intoxikation** sind Erbrechen, starke Durchfälle, grobschlägiger Tremor, Ataxien, mentale Verwirrtheit, zerebrale Krampfanfälle und Koma. Therapeutisch versucht man, die renale Li$^+$-Ausscheidung zu steigern: Gabe von Triamteren und/oder durch i. v.-Infusion von NaCl (zur Erklärung s. u.). Die effektivste Methode, um Li$^+$ aus dem Körper zu entfernen, ist die Hämodialyse.

Kontraindikationen für eine Behandlung mit Li$^+$ sind ein akutes Nierenversagen, schwere Niereninsuffizienz, schwere Herzerkrankungen, Morbus Addison, kochsalzarme Diät, Erkrankungen mit gestörtem Na$^+$-Stoffwechsel, Schwangerschaft und Stillzeit.

Zur Rezidivprophylaxe reicht eine niedrigere orale **Dosierung** als zur Akutbehandlung einer manischen Episode.

Unerwünschte Wirkungen:
- **Feinschlägiger Tremor der Hände.**
- **Euthyreote Struma oder Hypothyreose.**
- **Polyurie und Polydipsie** als Folge eines **nephrogenen Diabetes insipidus**.
- **Weitere:** Übelkeit, Durchfälle, Gewichtszunahme, Muskelschwäche, Myalgie, EKG- und EEG-Veränderungen, akneähnliche Hauterscheinungen, Exazerbation einer Psoriasis vulgaris, Leukozytose, teratogene Wirkungen.

Akute Li$^+$-Intoxikation: Erbrechen, Durchfall, grobschlägiger Tremor, Ataxien, Verwirrtheit, Krampfanfälle und Koma. Zur Behandlung wird die renale Li$^+$-Ausscheidung gesteigert oder hämodialysiert.

Kontraindikationen: Niereninsuffizienz, Herzerkrankungen, M. Addison, salzarme Diät, gestörter Na$^+$-Stoffwechsel, Schwangerschaft/Stillzeit.

Die **Wechselwirkungen** zwischen Li⁺ und anderen Pharmaka gehen hauptsächlich darauf zurück, dass 80% des filtrierten Li⁺ im proximalen Tubulus von den gleichen Transportproteinen rückresorbiert werden wie Na⁺. Da die beiden Ionen um die Transporter konkurrieren, wird die tubuläre Rückresorption von Li⁺ bei niedrigen Na⁺-Konzentrationen im Primärharn – z. B. bei salzarmer Diät, Brechdurchfällen oder Behandlung mit Thiazid- oder Schleifendiuretika – gefördert und die renale Clearance von Li⁺ entsprechend reduziert. Die Folge sind erhöhte Plasmaspiegel von Li⁺. Hohe Na⁺-Konzentrationen im Primärharn bewirken das genaue Gegenteil. Auch COX-Hemmstoffe, ACE-Hemmstoffe und α-Methyldopa hemmen die renale Li⁺-Ausscheidung. Osmotische Diuretika, Acetazolamid und Triamteren/Amilorid fördern dagegen die renale Li⁺-Ausscheidung. Li⁺ erhöht bei **Kombination mit SSRI** das Risiko der Entwicklung eines **Serotoninsyndroms**.

Andere Substanzen

Mittel der zweiten Wahl zur Prophylaxe depressiver und manischer Episoden sind die Antiepileptika **Carbamazepin** (wirksam gegen das Wiederauftreten manischer und depressiver Episoden), **Lamotrigin** (hauptsächlich wirksam gegen die Wiederkehr von depressiven Episoden) und **Valproat** (hauptsächlich wirksam zur Prävention manischer Episoden). Für das atypische Neuroleptikum **Olanzapin** gibt es Berichte der Hersteller, die eine rezidivprophylaktische Wirkung vermuten lassen.

Pharmakotherapie von Manien und bipolaren Störungen

Wie bei der unipolaren Depression muss auch bei der Therapie einer unipolaren Manie und von bipolaren Störungen prinzipiell zwischen der **Akutbehandlung** und der **Rezidivprophylaxe** unterschieden werden. Auch bei bipolaren Störungen profitieren Patienten von zusätzlichen psychotherapeutischen Maßnahmen, wobei die Patienten während der manischen Phasen einer bipolaren Störung hierfür meist wenig zugänglich sind.

Akutbehandlung: Patienten mit **manischen Episoden** erhalten **Li⁺** (Plasmaspiegel 0,9 – 1,2 mmol/l) und **atypische Neuroleptika** (z. B. Olanzapin). Valproat und Carbamazepin haben ebenfalls antimanische Wirkungen. Trizyklische Antidepressiva sollten mit Zurückhaltung verordnet werden, da sie die Phasenfrequenz bei bipolaren Störungen erhöhen und Manien induzieren können. **Depressive Episoden** können ebenfalls mit **Li⁺** behandelt (Plasmaspiegel 0,6 – 0,8 mmol/l) werden. Wenn nötig wird Li⁺ in diesem Fall unter strenger ärztlicher Kontrolle mit **SSRI** kombiniert.

Rezidivprophylaxe: Die wichtigste Rolle bei der Rezidivprophylaxe spielt **Li⁺** (Plasmaspiegel 0,6 – 0,8 mmol/l). Die rezidivfreien Intervalle können durch die Li⁺-Prophylaxe von sieben Monaten bis auf sieben Jahre verlängert werden. Bei **unzureichender Wirkung oder raschen Phasenwechseln** kann eine **Erhöhung der Li⁺-Dosis** (Plasmaspiegel 0,8 – 1,2 mmol/l) und/oder eine **Kombination mit Carbamazepin** (500 – 1500 mg/d mit Plasmaspiegeln von 6 – 12 μg/ml) zum Erfolg führen. Die Enzym-induzierende Wirkung von Carbamazepin muss beachtet werden. Phasenprophylaktische Wirkungen haben auch Lamotrigin (25 – 200 mg/d mit einschleichender Dosiserhöhung innerhalb von 6 Wochen) oder Valproat (500 – 2000 mg/d mit Plasmaspiegeln von 60 – 120 μg/ml).

1.10 Abhängigkeit (Sucht)

▶ **Definition.** Die Begriffe **Abhängigkeit** und **Sucht** beschreiben einen Zustand, bei dem die wiederholte Einnahme eines Stoffes zum krankhaften Zwang wird, der Vorrang vor allen anderen Dingen im Leben hat.

1.10.1 Klinische und pathophysiologische Grundlagen

Der missbräuchliche Konsum von psychotropen (psychoaktiven) Substanzen kann zu einem **Abhängigkeitssyndrom** (Suchtkrankheit) führen. Diese Substanzen rufen angenehme Empfindungen wie Lust und Freude hervor und haben sedierende, euphorisierende oder halluzinogene Wirkungen.

Charakteristika des Abhängigkeitssyndroms sind:
- **Toleranzentwicklung** gegenüber den psychischen Wirkungen des Stoffes. Sie äußert sich im Nachlassen der Wirkung, worauf der Patient mit einer Dosissteigerung reagiert.
- **Physische Abhängigkeit**, die sich im Auftreten von Entzugssymptomen äußert, wenn die Stoffzufuhr unterbrochen wird.
- **Psychische Abhängigkeit**, die sich in einem unwiderstehlichen Verlangen oder „Hunger" („craving") nach dem Stoff äußert. Sie ist für die suchttypischen Verhaltensweisen verantwortlich (z. B. Kontrollverlust, Vernachlässigung anderer Interessen, Missachtung gesellschaftlicher Normen, Kriminalität).

Die **wichtigsten suchterzeugenden Stoffe** sind Nikotin, Alkohol (Äthanol), Cannabinoide, Amphetamine, Kokain, Opioide, Psychotomimetika (Halluzinogene), Benzodiazepine, Barbiturate und Koffein. Dementsprechend werden verschiedene **Abhängigkeitstypen** unterschieden (Tab. **C-1.22**).

Charakteristika des Abhängigkeitssyndroms:
- Toleranzentwicklung
- physische Abhängigkeit
- psychische Abhängigkeit

Die **wichtigsten suchterzeugenden Stoffe** und die **Abhängigkeitstypen** sind in Tab. **C-1.22** aufgeführt.

C-1.22 Abhängigkeitstypen und Ausprägung der Merkmale des Abhängigkeitssyndroms

Abhängigkeitstyp	physische Abhängigkeit	psychische Abhängigkeit	Toleranz	Abhängigkeitspotenzial	Organschäden
Nikotin	++	+++	++	+++	+++
Alkohol	+++	+++	+	+++	+++
Cannabis	+	+	(+)	+	++
Amphetamine	(+)	+++	+++	++	+
Kokain	+	+++	(+)	+++	+
Opioide (Morphin, Heroin)	+++	+++	+++	+++	
Psychotomimetika (inkl. Ecstasy)	+	+	++	+	++
Benzodiazepine	++	++	++	++	
Barbiturate	++	++	++	++	
Koffein	+	(+)	+	+	

Versuch einer Quantifizierung der Ausprägung der einzelnen Merkmale: (+) sehr schwach; + schwach; ++ moderat; +++ stark.

Für die genannten Stoffe sind die verschiedenen **Merkmale des Abhängigkeitssyndroms** unterschiedlich ausgeprägt (Tab. **C-1.22**). Diese Unterschiede betreffen vor allem die physische und psychische Abhängigkeit, die Toleranz und mögliche Organschäden. Obwohl Kokain ähnlich wirkt wie Amphetamine (s. S. 347), ist die Toleranz bei Amphetaminen deutlich stärker ausgeprägt als beim Kokain, weil Amphetamine anders als Kokain die vesikulären Aminspeicher entleeren.

Die **Merkmale des Abhängigkeitssyndroms** sind für jede Substanz verschieden (Tab. **C-1.22**). Die Toleranz ist bei Amphetaminen (s. S. 347) stärker ausgeprägt als bei Kokain.

▶ **Merke.** Das **Abhängigkeitspotenzial** ist für Nikotin, Alkohol, Kokain und Opioide besonders hoch.

▶ **Merke.**

Nahezu alle suchterzeugenden Stoffe aktivieren direkt oder indirekt die **mesolimbischen dopaminergen Neurone** („**Belohnungsbahn**", s. S. 262). Ihre Aktivierung bewirkt u. a. eine Dopaminfreisetzung im Nucleus accumbens und führt so zu Empfindungen wie Lust, Glück, Freude und zu einer Steigerung des Selbstwertgefühls. So wird ein **Gefühl der Belohnung** vermittelt. Die Aktivierung der Belohnungsbahn hat eine positive Verstärkerwirkung auf das Verlangen nach dem suchterzeugenden Stoff und ist die **Grundlage der psychischen Abhängigkeit**. Direkte Aktivatoren der Belohnungsbahn sind Amphetamine, Kokain, Opioide und Nikotin. Alle anderen genannten Substanzen aktivieren die Belohnungsbahn auf indirektem Wege. Weitere Wirkungsmechanismen, die neben der Aktivierung der mesolimbischen Belohnungsbahn zu der Entstehung von Abhängigkeit betragen, sind nachfolgend bei den jeweiligen Substanzen beschrieben.

Fast alle suchterzeugenden Stoffe aktivieren die **mesolimbischen dopaminergen Neurone** („**Belohnungsbahn**", s. S. 262). Das entstehende **Gefühl der Belohnung** ist als positiver Verstärker die **Grundlage der psychischen Abhängigkeit**.

1.10.2 Suchterzeugende Stoffe

Nikotin: Die aktivierende Wirkung von Nikotin auf die Belohnungsbahn wird von neuronalen Nikotinrezeptoren vermittelt, die auf den Zellkörpern oder auf den Nervenendigungen der Belohnungsbahn lokalisiert sind. Die vielfältigen Organschäden sind bedingt durch Nikotin selbst (kardiovaskuläre Schäden) oder die Reizstoffe und Teerprodukte im Tabakrauch (chronische Bronchitis, Bronchialkarzinom).

Alkohol: Alkohol (streng genommen: Äthanol) verstärkt durch allosterische Modulation am $GABA_A$-Rezeptor die über diesen Rezeptor vermittelten GABA-Wirkungen (s. S. 265). Die Folge sind **zentral-dämpfende Effekte**, die manchmal auch von **euphorisierenden Wirkungen** begleitet sind. Außerdem hemmt Alkohol NMDA-Rezeptor-vermittelte Glutamatwirkungen und die Öffnung neuronaler Ca^{2+}-Kanäle. Die Blockade der von NMDA-Rezeptoren vermittelten Ionenströme hat eine Überexpression und Übererregbarkeit der NMDA-Rezeptoren zur Folge. Sie sollen für die **Entzugssymptomatik** (Übelkeit, Unruhe, Delirium tremens, optische Halluzinationen, hohes Risiko für epileptische Anfälle) und die positiv verstärkenden Effekte des Alkohols auf das Alkoholverlangen, also die **belohnende Alkoholwirkung**, verantwortlich sein.

> **▶ Merke.** Da ein **Alkoholentzugssyndrom** potenziell lebensbedrohlich ist, sollte ein Alkoholentzug nur unter kontrollierten stationären Bedingungen durchgeführt werden (Näheres s. S. 349).

Die Alkoholwirkungen zeigen eine relativ geringe Toleranz, die hauptsächlich eine erlernte Toleranz ist, d.h die Betroffenen lernen, Alkoholwirkungen zu kompensieren. Nur zu einem kleineren Teil geht die Toleranz auf die Induktion von CYP2E1 zurück. Alkohol verursacht eine starke physische und psychische Abhängigkeit – das **Abhängigkeitspotenzial ist also hoch** (Tab. C-1.22).

Bei langanhaltendem Alkoholmissbrauch sind **schwere Organschäden** die Regel. Neben zytotoxischen Effekten in **Leber** und **Bauchspeicheldrüse** hat Alkohol neurotoxische Wirkungen, die zu zahlreichen **neurologischen und psychiatrischen Spätschäden** führen können: alkoholische Polyneuropathie, Hirnatrophie, Alkoholhalluzinose, Eifersuchtswahn, Wernicke-Korsakow-Syndrom. Die **Grenzwerte**, unterhalb derer bei chronischem Alkoholkonsum nicht mit körperlichen Folgeschäden zu rechnen ist, liegen gegenwärtig bei **20 – 40 g reinen Alkohol/Tag beim Mann** und **12 – 20 g/Tag bei der Frau**. Frauen vertragen deutlich weniger Alkohol, da sie über geringere Mengen des abbauenden Enzyms Alkoholdehydrogenase verfügen. 20 g reiner Alkohol sind z. B. in 0,5 l Bier und 0,2 l Wein enthalten (Abb. **C-1.29**).

C-1.29 Alkoholgehalt verschiedener Getränke

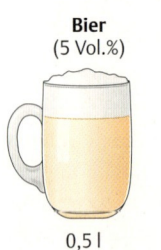
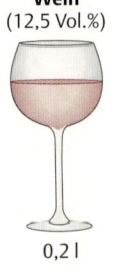
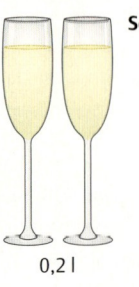
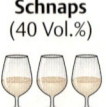

Bier (5 Vol.%) 0,5 l

Wein (12,5 Vol.%) 0,2 l

Sekt 0,2 l

Schnaps (40 Vol.%) 0,06 l

Volumina verschiedener alkoholischer Getränke, in denen ungefähr 20 g reiner Alkohol enthalten sind und die einen Blutalkoholspiegel von 0,5 Promille hervorrufen (aus Möller et al., Duale Reihe Psychiatrie und Psychotherapie, Thieme, 2009).

Cannabinoide: THC (Δ^9-Tetrahydrocannabinol) (Abb. **C-1.30**) ist das am besten untersuchte Cannabinoid und der Hauptwirkstoff des indischen Hanfs (Cannabis indica). Die beiden gängigen Zubereitungsformen sind Haschisch (Harz der Blütenblätter) und Marihuana (getrocknete Blüten und Blätter). THC ist nur in weiblichen

Cannabis-Pflanzen enthalten. Die THC-Wirkungen kommen durch **Aktivierung von Cannabinoidrezeptoren (CB-Rezeptoren)** zustande (Näheres s. Exkurs). THC ist ein potenter Agonist des CB_1-Rezeptors, der die **psychotropen Wirkungen** und die **Aktivierung der Belohnungsbahn** vermittelt. Zu den psychotropen THC-Wirkungen gehören Euphorie, Entspannung, Sedierung, Störungen der optischen/akustischen Sinneswahrnehmung und in höheren Dosierungen auch **psychoseähnliche Zustandsbilder**. Letztere gehen mit Halluzinationen, Denkstörungen, Störungen des Zeit- und Raumempfindens und einer Beeinträchtigung kognitiver Funktionen einher. Die psychische Abhängigkeit ist vergleichsweise schwach ausgeprägt (Tab. **C-1.22**). THC wird vorwiegend in der Leber metabolisch eliminiert (HWZ ~50 h). Dabei entstehen auch wirksame Metaboliten, wie z. B. 11-Hydroxy-THC. **THC** und seine **zahlreichen Metaboliten** sind sehr lipophil und haben **sehr große Verteilungsräume**, aus denen sie nur langsam über den Stuhl (70%) und Urin (30%) eliminiert werden. Deshalb sind sie auch noch sehr lange nach dem Konsum in diesen Exkrementen nachweisbar, was forensisch von großer Bedeutung ist. Cannabiskonsum kann zu **Persönlichkeitsveränderungen** und kognitiven Beeinträchtigungen führen und erhöht das Rezidiv-Risiko bei Patienten mit Schizophrenien oder Depressionen in der Vorgeschichte. Marihuanarauch kann außerdem zur chronischen Bronchitis und zum Bronchialkarzinom führen.

trope Wirkungen sowie eine **Aktivierung der Belohnungsbahn** aus. In höheren Dosierungen treten auch **psychoseähnliche Zustandsbilder** auf. Die psychische Abhängigkeit ist eher gering (Tab. **C-1.22**). THC und seine **zahlreichen Metaboliten** haben **sehr große Verteilungsräume** und sind noch lange nach dem Konsum in den Exkrementen nachweisbar. Cannabiskonsum kann **Persönlichkeitsveränderungen** verursachen.

▶ **Exkurs.** CB-Rezeptoren und das Endocannabinoid-System.
Es gibt **zwei Typen von Cannabinoidrezeptoren (CB-Rezeptoren)**:
- **CB_1-Rezeptoren** kommen im ZNS und in der Peripherie (Magen-Darm-Kanal, Fettzellen, postganglionäre Neurone des autonomen Nervensystems) vor. Ihre Aktivierung bewirkt $G_{i/o}$-vermittelt eine Hemmung der Adenylatcyclase, eine Öffnung von K^+-Kanälen und eine Schließung neuronaler Ca^{2+}-Kanäle.
- **CB_2-Rezeptoren** sind ebenfalls $G_{i/o}$-gekoppelt und lassen sich vor allem auf Zellen des Immunsystems nachweisen.

Endogene Liganden der CB-Rezeptoren (**Endocannabinoide**) sind die Arachidonsäure-Derivate **Anandamid** und **2-Arachidonylglycerin**. Über ihre physiologische Bedeutung ist noch wenig bekannt. Für THC sind auch antiemetische, appetitanregende und analgetische Wirkungen nachgewiesen. CB_1-Rezeptoren scheinen auch bei der Regulation der Nahrungsaufnahme und des Energiestoffwechsels eine Rolle zu spielen, denn **Rimonabant**, ein selektiver CB_1-Rezeptor-Antagonist, reduziert das Körpergewicht von Übergewichtigen. Einige Jahre nach seiner Zulassung wurde Rimonabant wieder vom Markt genommen, weil seine Anwendung das Auftreten depressiver Störungen fördert und das Suizidrisiko erhöht.

▶ **Exkurs.**

C-1.30 Strukturformeln einiger suchterzeugender Stoffe

3,4-Methylendioxymethamphetamin („Ecstasy")

Δ^9-Tetrahydrocannabinol

Lysergsäurediethylamid (LSD)

Koffein (1,3,7-Methylxanthin)

Meskalin

Ketamin

Phencyclidin (PCP; „angel dust")

Der rot markierte Anteil im LSD-Molekül entspricht der Struktur von Serotonin (nur die OH-Gruppe an C 5 des roten Benzolringes fehlt).

Amphetamine: Zu den Amphetaminen werden **Amphetamin** selbst und viele seiner Derivate gerechnet, wie z. B. **Methamphetamin** und **Methylphenidat** (Näheres s. S. 83). Methamphetamin ist in der Szene als „Meth" oder „Tina" bekannt. Amphetamine sind gute Substrate der neuronalen Monoamintransporter, die normalerweise für die Rückaufnahme von Dopamin, Noradrenalin und Serotonin in das jeweilige Neuron sorgen. Induziert durch Amphetamine vermitteln diese Transporter aber

Amphetamine: Hierzu gehören **Amphetamin** selbst und Derivate wie **Methamphetamin** und **Methylphenidat** (s. S. 83). Sie wirken durch die Freisetzung von Monoamin-Transmittern (s. S. 84): Dopamin führt zu psychostimulierenden und euphorisierenden

Wirkungen, Noradrenalin zu Antriebs- und Vigilanzsteigerung, Tachykardie und Blutdruckanstieg und Serotonin zu appetitmindernden und psychotomimetischen Effekten. Anhaltender Missbrauch verursacht einen körperlichen und psychischen Verfall.

auch eine Freisetzung der entsprechenden Monoamin-Transmitter (Näheres s. Kap. B-1 auf S. 84). Die **psychostimulierenden und euphorisierenden Wirkungen von Amphetaminen** sind Folge der Dopaminfreisetzung im von der Belohnungsbahn innervierten Nucleus accumbens. Weitere Amphetaminwirkungen wie **Antriebs- und Vigilanzsteigerung**, **Tachykardie** und **Blutdruckanstieg** gehen auf die Noradrenalinfreisetzung zurück. Die **appetitmindernden** und – in hohen Amphetamindosierungen – auch **psychotomimetischen Effekte** sind Folge der Serotoninfreisetzung. Der anhaltende Konsum hoher Dosierungen führt zu einem erschreckend rasch fortschreitenden körperlichen Abbau, zu Depressionen, Halluzinationen und paranoiden und schizophrenieartigen Psychosen.

Kokain: Durch den **Hemmstoff der neuronalen Monoamintransporter** steigt die synaptische Dopaminkonzentration mit Aktivierung der Belohnungsbahn. Kokain ist zudem ein **Na⁺-Kanalblocker** (s. S. 139) und verfügt über weitere noch unklare zentrale Wirkmechanismen, die u. a. zu einer **massiven Steigerung des Sympathikotonus** führen.

Kokain: Kokain wirkt ähnlich wie Amphetamin, ist allerdings kein Substrat, sondern ein **Hemmstoff der neuronalen Monoamintransporter**. Es hemmt den Dopamintransporter (DAT) mit besonders hoher Potenz. Die Folge ist eine Steigerung der synaptischen Dopaminkonzentration und damit eine Aktivierung der von der Belohnungsbahn innervierten Neurone des Nucleus accumbens. Kokain ist als Lokalanästhetikum auch ein **Na⁺-Kanalblocker** (Näheres s. S. 139). Außerdem erhöht es über noch unklare zentrale Mechanismen die Aktionspotenzialfrequenz der prä- und postganglionären Neurone des Sympathikus und verursacht durch gleichzeitige Hemmung des neuronalen Noradrenalintransporters (NAT) in der Peripherie eine **massive Steigerung des Sympathikotonus**. Kokain kann oral, intranasal und intravenös konsumiert werden. Als Bestandteil der Droge „Crack" wird es auch geraucht.

▶ **Merke.**

▶ **Merke.** Crack ist die Droge mit dem höchsten psychischen Abhängigkeitspotenzial überhaupt.

Ein anhaltender Missbrauch zieht zahlreiche körperliche und psychische Schäden nach sich.

Der Dauergebrauch von Kokain führt zu deliranten Zuständen, Angststörungen, Depressionen und paranoiden Psychosen. Außerdem sind kardiovaskuläre Komplikationen wie z. B. Myokardinfarkt oder Schlaganfall nicht selten. Bei intranasalem Konsum über einen längeren Zeitraum kann es infolge einer starken Vasokonstriktion zu irreversiblen Zerstörungen der Nasenscheidewand kommen.

Opioide: Sie wirken durch Enthemmung der Belohnungsbahn (Näheres s. Kap. B-6.2 ab S. 220). **Loperamid** (s. S. 554) wird zunehmend missbraucht, da es auch zentral wirkt, wenn es zusammen mit P-Gp-Inhibitoren eingenommen wird.

Opioide: Opioide enthemmen die Belohnungsbahn, weil sie GABAerge Interneurone deaktivieren, die im Mittelhirn einen tonisch hemmenden Einfluss auf die Neurone der Belohnungsbahn haben. Opioide sind in Kap. B-6.2 ab S. 220 ausführlich beschrieben. Hier soll noch erwähnt werden, dass auch das Pethidin-Analogon **Loperamid** (s. S. 554) zunehmend missbraucht wird. Es wird zusammen mit P-Gp-Inhibitoren (z. B. Verapamil, Chinin, Ritonavir) eingenommen und kann so ins ZNS gelangen.

Psychotomimetika (Halluzinogene): Viele dieser Substanzen aktivieren zusätzlich zur Belohnungsbahn auch **5-HT$_{2A}$-Rezeptoren im ZNS**, was bewusstseinsverändernde Wirkungen auslöst. Zu den Rezeptor-Agonisten (Abb. C-1.30) gehören z. B. **Meskalin** sowie **Psilocybin** und **LSD**. Flashback-Psychosen nach LSD weisen auf neurotoxische Effekte hin.

Psychotomimetika (Halluzinogene): Viele Substanzen dieser Gruppe aktivieren nicht nur die Belohnungsbahn, sondern auch **5-HT$_{2A}$-Rezeptoren im ZNS**. Eine starke Erregung dieser Serotoninrezeptoren hat **bewusstseinsverändernde Wirkungen** und verursacht Störungen der Sinneswahrnehmung (Halluzinationen, Illusionen), Störungen des Denkens, Fühlens und der Emotionalität sowie Störungen des Raum- und Zeitempfindens. Die 5-HT$_{2A}$-Rezeptoren werden entweder direkt durch Rezeptor-Agonisten oder indirekt durch massive Serotoninfreisetzung aktiviert.
Zu den Rezeptor-Agonisten (Abb. C-1.30) gehören Phenylethylamine wie z. B. **Meskalin** sowie Serotonin-Abkömmlinge wie z. B. **Psilocybin** und **LSD** (Lysergsäurediethylamid). Immer wieder beobachtete Flashback-Psychosen, die viele Monate nach der letzten Applikation auftreten können, sprechen für neurotoxische Effekte von LSD.

Das Amphetamin-Derivat **Ecstasy** (Abb. C-1.30) ist auch ein indirekter Aktivator des 5-HT$_{2A}$-Rezeptors. Es wird in der Regel oral konsumiert (Abb. C-1.31) und wirkt neuro- und hepatotoxisch.

Ecstasy ist ein Amphetamin-Derivat (3,4-Methylendioxymethamphetamin, Abb. C-1.30), setzt große Mengen Serotonin frei und wirkt so als indirekter Aktivator des 5-HT$_{2A}$-Rezeptors. Es wird in der Regel als Tablette oder Kapsel oral eingenommen (Abb. C-1.31). Ecstasy führt infolge neurotoxischer Wirkungen zu Untergängen von serotoninergen Neuronen, zu kognitiven Beeinträchtigungen und wirkt hepatotoxisch.

Phencyclidin („Angel's Dust") und **Ketamin** (Abb. C-1.30) aktivieren die Belohnungsbahn und **blockieren den NMDA-Rezeptorkanal**. Neben **LSD-ähnlichen** und **euphorisierenden Wirkungen** können sie ein Gefühl der Unver-

Außerdem werden **Phencyclidin** (Szenename „Angel's Dust") und **Ketamin** zu den Psychotomimetika gerechnet (Abb. C-1.30). Neben der Aktivierung der Belohnungsbahn bewirken sie eine **Blockade des NMDA-Rezeptorkanals**. Sie haben **LSD-ähnliche** und **euphorisierende Wirkungen** und können auch Erregungszustände verbunden mit einem Gefühl der Stärke und Unverletzlichkeit verursachen. Wie Ketamin

C-1.31 **Beispiele für Tabletten der „Partydroge" Ecstasy** (mit freundlicher Genehmigung des BKA, Wiesbaden)

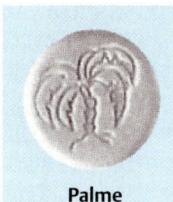
Palme

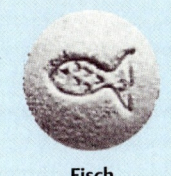
Fisch

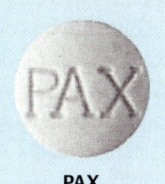
PAX

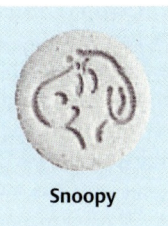
Snoopy

wurde auch Phencyclidin ursprünglich als Anästhetikum entwickelt. Als Rauschmittel wird es häufig geraucht. Seine Wirkungen entsprechen denen von Ketamin (Näheres s. S. 249). Beide Stoffe können schizophrenieartige Psychosen mit allen Plus- und Minus-Symptomen einer Schizophrenie (s. S. 316) hervorrufen.

Benzodiazepine und Barbiturate: Beide Substanzgruppen bewirken wie Alkohol eine Aktivierung von $GABA_A$-Rezeptoren, die zur suchterzeugenden Wirkung beiträgt. Die Benzodiazepine sind ausführlich auf S. 277, die Barbiturate auf S. 273 beschrieben.

Koffein: Koffein ist ein Alkaloid der Kaffeebohne (100 mg Koffein/Tasse Kaffee), des Teeblatts (50 mg Koffein/Tasse Tee) und der Kakaobohne (10 mg Koffein/Tasse Kakau) und gehört strukturchemisch zu den Methylxanthinen (Abb. **C-1.30**). Es hat **psychostimulierende und stimmungsaufhellende Wirkungen**, die hauptsächlich auf die Antagonisierung von Adenosin-A_1-Rezeptoren zurückgehen. Koffein besitzt ein geringes Abhängigkeitspotenzial (Tab. **C-1.22**). **Andere Wirkungen** von Koffein gehen ebenfalls auf die Antagonisierung von Adenosin-Rezeptoren und/oder auf eine Hemmung der Phosphodiesterase (PDE) zurück: Anregung der Atmung, Zunahme des Sympathikotonus, positiv inotrope und chronotrope Wirkung sowie eine natriuretische Wirkung (A_1-Antagonismus), Dilatation peripherer Blutgefäße (PDE-Hemmung), Konstriktion meningealer und zerebraler Arterien (A_{2A}-Antagonismus), Bronchodilatation (Antagonisierung des A_1-Rezeptors und PDE-Hemmung).

wundbarkeit oder schizophrenieartige Psychosen (s. S. 316) hervorrufen.

Benzodiazepine und Barbiturate: Siehe S. 277 und S. 273.

Koffein: Koffein findet sich im Kaffee, Tee und Kakao (Abb. **C-1.30**). Bei seinen **psychostimulierenden und stimmungsaufhellenden Wirkungen** besteht nur ein geringes Abhängigkeitspotenzial (Tab. **C-1.22**). **Andere Wirkungen:** Atmungsanregung, Zunahme des Sympathikotonus, positive Ino- und Chronotropie, Natriurese, periphere Blutgefäßdilatation, Vasokonstriktion im ZNS, Bronchodilatation.

▶ **Exkurs.** Adenosin und Adenosinrezeptoren

Adenosin ist kein Transmitter, sondern ein **Mediator**, der im ZNS und in der Peripherie durch intra- und extrazellulären Abbau von ATP in großen Mengen anfällt. Es ist durch eine extrem kurze Halbwertszeit (3–5 s) gekennzeichnet. Vier verschiedene Typen von Adenosinrezeptoren sind beschrieben, von denen der $G_{i/o}$-gekoppelte **A_1-Rezeptor** und der G_s-gekoppelte **A_{2A}-Rezeptor** die wichtigsten sind. Über präsynaptische A_1-Rezeptoren hemmt Adenosin die Glutamatfreisetzung im ZNS und die Noradrenalinfreisetzung im ZNS und in der Peripherie. Auf diese Weise wirkt Adenosin **sedierend** und **senkt den Sympathikotonus**. A_{2A}-Rezeptor-vermittelt dilatiert Adenosin meningeale und zerebrale Blutgefäße. Koffein antagonisiert beide Rezeptoren.

1.10.3 Pharmakotherapie des Abhängigkeitssyndroms

Therapeutische Prinzipien

Grundsätzlich gibt es zwei therapeutische Prinzipien: die Substitutionstherapie und die Behandlung des Abhängigkeitssyndroms. Welche der beiden Methoden angewendet wird, hängt von der Einstellung des Patienten und den therapeutischen Möglichkeiten des beratenden Arztes ab. Vorzuziehen ist eigentlich immer der Versuch einer Behandlung des Abhängigkeitssyndroms.

Substitutionstherapie: Bei ihr wird der suchterzeugende Stoff selbst oder eine verwandte Substanz unter kontrollierten Bedingungen vom Arzt verabreicht, um körperliche Entzugssymptome zu lindern und den Abhängigen vom Zwang der Beschaffung illegaler Suchtstoffe zu befreien. Beispiele sind die **Opioidsubstitution** mit Methadon oder Buprenorphin (s. S. 229) und die **Nikotinsubstitution** mit Nikotinpflastern.

1.10.3 Pharmakotherapie des Abhängigkeitssyndroms

Therapeutische Prinzipien

Die Entscheidung zwischen Substitutionstherapie oder Behandlung des Abhängigkeitssyndroms wird individuell getroffen.

Substitutionstherapie: Die suchterzeugende oder eine verwandte Substanz wird zur Linderung der Entzugssymptome kontrolliert verabreicht, wie z. B. bei der **Opioid-** (s. S. 229) oder **Nikotinsubstitution**.

Behandlung des Abhängigkeitssyndroms: Sie gliedert sich in **drei Therapiephasen**, wobei in allen Phasen zusätzlich psychotherapeutische und verhaltenstherapeutische Strategien von großer Bedeutung sind:

- **Entzugsphase („Entgiftungsphase"):** Sie hilft bei der Überwindung der physischen Abhängigkeit, d. h. der Entzugssymptomatik. Dabei werden die Zufuhr des suchterzeugenden Stoffs gestoppt und die körperlichen Entzugserscheinungen symptomatisch behandelt. **Clonidin** (3 × 0,1 – 0,2 mg/d) ist im Rahmen der Behandlung des Alkohol- und Opioidentzugs ein sehr wichtiges Pharmakon. Zu beiden Entzugssyndromen gehört eine **massive Aktivierung des sympathischen Nervensystems**, die durch die Applikation von Clonidin (s. S. 92) unterdrückt wird. Beim Alkoholentzug spielt auch die vorübergehende symptomatische Behandlung mit **Clomethiazol** (s. S. 286) eine wichtige Rolle. Der Opioidentzug ist ausführlich auf S. 229 beschrieben. Psychopathlogische Entzugssymptome wie z. B. Angst, psychomotorische Unruhe, Verwirrtheit und depressive oder schizophrenieartige Störungen werden symptomatisch behandelt.
- **Entwöhnungsphase:** Sie dient der Behandlung der psychischen Abhängigkeit. Pharmakotherapeutisch kommen bei Alkohol- und Nikotinabhängigkeit **Anticraving-Substanzen** (s. u.) zur Anwendung. Bei der Opioidentwöhnung ist die regelmäßige Einnahme des Opioidrezeptor-Antagonisten Naltrexon (s. S. 231) eine mögliche therapeutische Maßnahme.
- **Rückfallprophylaxe:** In dieser Phase werden alle Aktivitäten gebündelt, die das lebenslange Streben nach Überwindung der psychischen Abhängigkeit fördern. Dazu gehören gruppentherapeutische Aktivitäten, wie sie z. B. von der Selbsthilfeorganisation „Anonyme Alkoholiker" angeboten werden. Ggf. werden auch in dieser Phase bei Alkohol- und Nikotinabhängigkeit **Anticraving-Substanzen** (s. u.) angewendet.

Anticraving-Substanzen

Es gibt nur vier Stoffe, die das krankhafte Verlangen nach dem suchterzeugenden Stoff sowie das ausgeprägte Rückfallrisiko von Suchtkranken nachweislich vermindern: Acamprosat, Bupropion, Vareniclin und Naltrexon.

Acamprosat: Acamprosat ist zur **Behandlung der Alkoholabhängigkeit** zugelassen und wird in der Entwöhnungsphase und in der Rückfallprophylaxe angewendet. Die übliche Dosis, die über einen Zeitraum von ca. 1 Jahr eingenommen werden soll, beträgt 2 g pro Tag. Der **exakte Wirkungsmechanismus** von Acamprosat ist **unbekannt**. Es bindet allosterisch an den NMDA-Rezeptorkanal und konkurriert dort nicht mit Glutamat. Es dämpft aber die aktivierenden Glutamat- und die hemmenden Alkoholwirkungen auf den NMDA-Rezeptor. Dadurch soll Acamprosat die alkoholinduzierte Übererregbarkeit des NMDA-Rezeptors (s. S. 264) unterdrücken und das **Verlangen nach Alkohol** sowie die **belohnenden Alkoholwirkungen vermindern**. Diese Wirkung ist dosisabhängig. Bei einer Dosierung von 666 mg p. o. alle 8 h verdoppelt Acamprosat die Chance eines Alkoholabhängigen, trocken zu bleiben. Die rückfallverhütende Wirkung hält allerdings nur so lange an, wie das Medikament eingenommen wird. Typische **unerwünschte Wirkungen** sind Durchfall und Übelkeit, juckende Hautausschläge, verminderte Libido und erektile Dysfunktion.

Naltrexon: Der kompetitive Opioidrezeptor-Antagonist Naltrexon ist an anderer Stelle ausführlich besprochen (s. S. 231). Bei Alkoholikern, die versuchen, mit dem Trinken aufzuhören, vermindert Naltrexon das Risiko für einen kompletten Rückfall. Außerdem reduziert es das Verlangen nach Alkohol. Deshalb ist Naltrexon in einer Dosis von einmal 50 mg pro Tag zur **Behandlung der Alkoholabhängigkeit** zugelassen. Eine signifikant niedrigere Rückfallquote ist bei den mit Naltrexon behandelten Alkoholikern das wichtigste Ergebnis der Studien, die der Zulassung zugrunde liegen. Belege für eine Verbesserung der Abstinenzrate durch Naltrexon gibt es nicht.

Bupropion: Es handelt sich um ein Derivat des Amphetamins mit antidepressiven Wirkungen (Abb. **C-1.28**). Es ist in Deutschland als Antidepressivum und zur **Raucherentwöhnung** zugelassen. Der **Wirkungsmechanismus ist unklar**. Anders als die anderen Antidepressiva wirkt Bupropion in therapeutischer Dosierung (Retardformulierung: 150 mg pro Tag für 3 Tage und danach 150 mg alle 12 h) hauptsächlich als Hemmstoff des Dopamintransporters (DAT). Es ist deshalb denkbar, dass es die synaptische Dopaminkonzentration im Nucleus accumbens erhöht und so die **belohnenden Effekte des Rauchens und das Verlangen nach Nikotin vermindert**. Der **therapeutische Nutzen** ist nachgewiesen: Eine einjährige Behandlung mit Bupropion verdoppelte die Abstinenzrate. Die zusätzliche ärztliche Beratung erweist sich als wichtig. Die gleichzeitige Nikotinsubstitution mit Nikotinpflastern war ohne zusätzlichen Nutzen. Die Behandlung mit Bupropion sollte schon eine Woche vor dem Einstellen des Rauchens begonnen werden. Typische **unerwünschte Wirkungen** sind Schlaflosigkeit, Mundtrockenheit und Kopfschmerzen. Bupropion senkt die Krampfschwelle und erhöht dadurch das Risiko für epileptische Anfälle. Deshalb darf eine Tagesdosis von 300 mg nicht überschritten werden. Zur Pharmakokinetik von Bupropion s. Tab. **C-1.19** auf S. 331.

Vareniclin: Es handelt sich um einen partiellen Agonisten des neuronalen Nikotinrezeptors, der zur **Raucherentwöhnung** zugelassen ist. Als Agonist verringert Vareniclin das Verlangen nach Nikotin und lindert die Symptomatik des Entzugs, als Antagonist (s. S. 12, partielle Agonisten) soll es zusätzlich den Verstärkungs- und Belohnungseffekt des Rauchens reduzieren. Die orale Dosierung soll innerhalb der ersten 7 Tage von 0,5 mg pro Tag auf 1 mg 2-mal täglich angehoben werden. In mehreren Studien erhöhte Vareniclin im Vergleich zu Plazebo die Abstinenzrate. In einer dieser Studien verdreifachte Vareniclin nach 12-wöchiger Behandlung und anschließenden 40 behandlungsfreien Wochen die Abstinenzrate und war bezüglich dieses Behandlungserfolgs Bupropion signifikant überlegen. Typische **unerwünschte Wirkungen** von Vareniclin sind Übelkeit, Kopfschmerzen, Schlaflosigkeit und gesteigerter Appetit. Selten kommt es zu neuropsychiatrischen Nebenwirkungen wie Verhaltensstörungen, Agitiertheit, depressiven Störungen und erhöhter Suizidgefahr.

rapeutische **Nutzen** zeigt sich in einer Verdoppelung der Abstinenzrate nach einjähriger Behandlung. Unerwünschte Wirkungen sind: Schlaflosigkeit, Mundtrockenheit, Kopfschmerzen, epileptische Anfälle. Zur Pharmakokinetik s. Tab. **C-1.19** auf S. 331.

Vareniclin: Bei der **Raucherentwöhnung** verringert es das Verlangen nach Nikotin sowie die Entzugssymptomatik. Als partieller Agonist (s. S. 12) des Nikotinrezeptors soll es den Verstärkungs- und Belohnungseffekt reduzieren. Im Vergleich zu Plazebo und Bupropion zeigte sich eine signifikant höhere Abstinenzrate. Unerwünschte Wirkungen: Übelkeit, Kopfschmerzen, Schlaflosigkeit, Appetitsteigerung, selten Verhaltensstörungen oder Suizidalität.

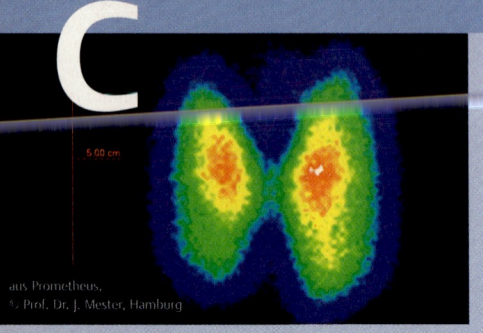

2 Hormonelle Systeme

2.1 Hypothalamus und Hypophyse 352
2.2 Schilddrüse 359
2.3 Nebennierenrinde 369
2.4 Keimdrüsen 379

2.1 Hypothalamus und Hypophyse

2.1.1 Physiologische Grundlagen

Der **Hypothalamus** ist das **oberste Steuerungsorgan des vegetativen Nervensystems und des hormonellen Systems**. Über diese beiden Systeme reguliert und koordiniert er u. a. Wachstum, Atmung, Kreislauf, Flüssigkeits- und Nahrungsaufnahme, Stoffwechsel, Salz-, Wasser- und Energiehaushalt, Körpertemperatur und Sexualfunktion. Das hormonelle System reguliert der Hypothalamus mithilfe von Transmittern, die als hypophysiotrope Hormone die Ausschüttung der hypophysären Hormone regulieren (s. u.) und andere Zielgewebe beeinflussen.

Die **Hypophyse** hat zwei Anteile und Funktionen (Abb. **C-2.1**):

- Ihr vorderer Anteil, der **Hypophysenvorderlappen (HVL, Adenohypophyse)**, ist das „ausführende Organ" des Hypothalamus bei der **Steuerung** des hormonellen Systems. Er enthält Gruppen endokriner Zellen, deren Hormone die Funktion **peripherer Hormondrüsen oder Zielorgane** steuern.
- Der hintere Anteil, der **Hypophysenhinterlappen (HHL, Neurohypophyse)**, ist ein nach kaudal verlagerter Anteil des Hypothalamus. Er dient als **Speicherorgan für die hypothalamischen Effektorhormone Oxytozin und antidiuretisches Hormon (ADH, Adiuretin, Vasopressin)**.

Die Synthese und die Ausschüttung der **Hormone des HVL** stehen unter dem Einfluss von Neuronen, deren Zellkörper im Nucleus paraventricularis und Nucleus arcuatus des Hypothalamus liegen. Die Transmitter dieser Neurone sind Peptide, die die Ausschüttung hypophysärer Hormone fördern oder hemmen (**Releasing- oder Release-Inhibiting-Hormone**). Sie werden in den Pfortaderkreislauf des HVL freigesetzt. Die Hormone des HVL werden in den systemischen Kreislauf ausgeschüttet und gelangen so zu den peripheren Hormondrüsen oder Zielorganen, in denen sie ihrerseits die Freisetzung von Hormonen fördern (Abb. **C-2.1**). Hypothalamus und HVL sind Glieder von **Regelkreisen mit negativer Rückkopplung**: Die in der Peripherie ins Blut freigesetzten Hormone hemmen die Ausschüttung der Releasing- und Release-Inhibiting-Hormone und auch die Bildung und Freisetzung der hypophysären Hormone.

Die **Hormone des HHL** werden in Neuronen produziert, deren Zellkörper im Nucleus supraopticus und Nucleus paraventricularis des Hypothalamus liegen und deren Axone im HHL enden. Sie werden aus den Axonen in den systemischen Kreislauf freigesetzt (Abb. **C-2.1**).

2.1.2 Hormone des Hypothalamus und ihre klinische Anwendung

Freisetzungshormone (Releasing-Hormone)

Alle hypothalamischen Freisetzungshormone sind Peptide: **Gonadotropin-Releasing-Hormon** (GnRH), **Growth-Hormon-Releasing-Hormon** (GHRH), **Corticotropin-Releasing-Hormon** (CRH) und **Thyreotropin-Releasing-Hormon** (TRH).

Gonadotropin-Releasing-Hormon und Analoga

Gonadotropin-Releasing-Hormon (GnRH, Gonadorelin, Gonadoliberin): Dieses Freisetzungshormon wird pulsatil sezerniert. Es erregt den GnRH-Rezeptor in den Ziel-

C-2.1 Hypothalamische und hypophysäre Hormone

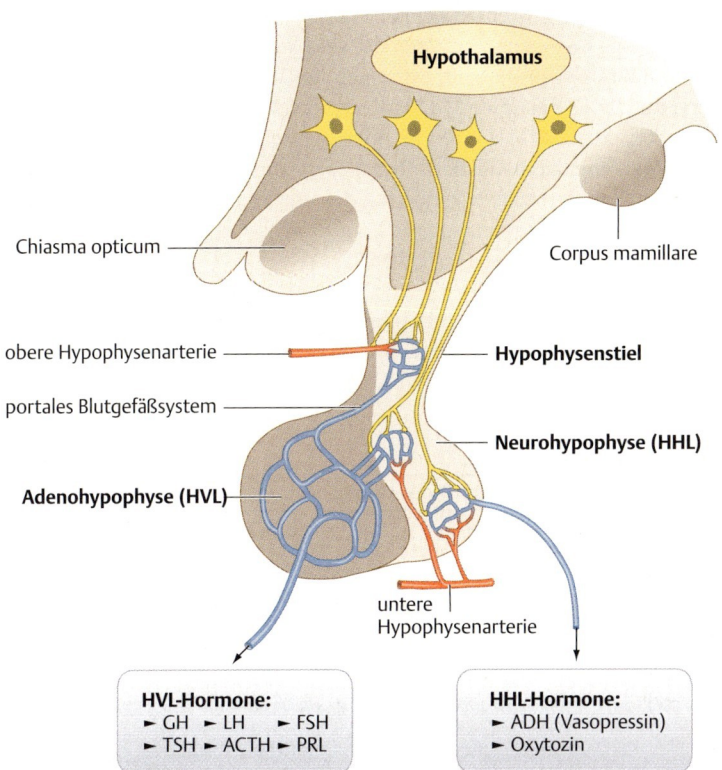

Neurone des Hypothalamus steuern über hypophysiotrope Hormone, die als Transmitter ins Blut des Pfortadersystems der Hypophyse freigesetzt werden, den Hormonhaushalt des Hypophysenvorderlappens. Außerdem sind auch die Hormone des Hypophysenhinterlappens Transmitter hypothalamischer Neurone, die in den systemischen Kreislauf freigesetzt werden und dort ihre Wirkung entfalten (aus Baenkler et al., Duale Reihe Innere Medizin, Thieme, 2009).
GHRH: Growth-Hormon-Releasing-Hormon; GnRH: Gonadotropin-Releasing-Hormon; TRH: Thyrotropin-Releasing-Hormon; CRH: Corticotropin-Releasing-Hormon; GH: Wachstumshormon; LH: Luteinisierungshormon; FSH: follikelstimulierendes Hormon; TSH: Thyreoidea-stimulierendes Hormon; ACTH: Adrenokortikotropes Hormon; PRL: Prolaktin; ADH: Antidiuretisches Hormon.

---

zellen im HVL und führt $G_{q/11}$-vermittelt zur Aktivierung der Phospholipase C. Als Folge setzen diese Zellen – ebenfalls pulsatil – die Gonadotropine FSH und LH frei. **GnRH** wird diagnostisch und therapeutisch genutzt.

- **Diagnostische Anwendung:** Mithilfe des **GnRH-Tests** kann bei gonadalen Funktionsstörungen überprüft werden, ob die Gonadotropinausschüttung aus dem HVL durch GnRH stimulierbar ist. Bei Erwachsenen werden hierzu 100 μg, bei Kindern 25 μg GnRH i. v. verabreicht.
- **Therapeutische Anwendung:** Bei **Störungen der Hoden- oder Ovarialfunktion infolge GnRH-Mangels** wird GnRH pulsatil (bei Männern alle 120 und bei Frauen alle 90 min) in Dosierungen von 5–20 μg pro Puls i. v. oder s. c. solange verabreicht, bis der gewünschte Behandlungserfolg eintritt. Bei Kindern mit **Kryptorchismus** wird GnRH im 2. Lebensjahr als Nasenspray appliziert (3 × 400 μg/d für 28 Tage).

GnRH-Analoga: Die Analogsubstanzen **Buserelin, Goserelin, Leuprorelin** und **Nafarelin** wirken als **GnRH-Rezeptor-Agonisten** und aktivieren den GnRH-Rezeptor mit wesentlich höherer Potenz als GnRH. Außerdem werden sie deutlich langsamer inaktiviert als dieses. Bei einer fortgesetzten Behandlung mit GnRH-Analoga (aber auch GnRH) wird der GnRH-Rezeptor nur vorübergehend erregt. Langfristig wird er durch fortdauernde Aktivierung herunterreguliert und desensibilisiert, sodass die FSH- und LH-Ausschüttung schließlich zum Erliegen kommt. Diesen Effekt macht man sich therapeutisch bei der sog. **medikamentösen Kastration** zunutze, die z. B. beim **Prostatakarzinom**, beim **prämenopausalen Mammakarzinom**, bei **Endometriose** und bei **Pubertas praecox** angewendet wird. Die GnRH-Rezeptor-Agonisten werden meist s. c. in Depotform verabreicht und alle 1–3 Monate injiziert. Buserelin

sezernierte Freisetzungshormon bewirkt eine ebenfalls pulsatile Ausschüttung von FSH und LH.

- **Diagnostische Anwendung:** GnRH-Test bei gonadalen Funktionsstörungen.

- **Therapeutische Anwendung:** Störungen der Hoden- oder Ovarialfunktion bei GnRH-Mangel, Kryptorchismus bei Kindern im 2. Lebensjahr.

GnRH-Analoga: Die Analogsubstanzen **Buserelin, Goserelin, Leuprorelin** und **Nafarelin** wirken als **GnRH-Rezeptor-Agonisten** und aktivieren kurzfristig den GnRH-Rezeptor mit hoher Potenz. Langfristig wird der Rezeptor herunterreguliert, sodass die FSH/LH-Ausschüttung sistiert. Diesen Effekt nutzt man bei der sog. **medikamentösen Kastration**, z. B. beim **Prostatakarzinom**, **prämenopausalen Mammakarzinom**, bei **Endometriose** und **Pubertas praecox**.

und Nafarelin stehen auch als Nasenspray zur Verfügung. Die unerwünschten Wirkungen dieser Behandlung ergeben sich aus dem Ausfall der gonadalen Funktion (z. B. klimakterische Beschwerden bei der Frau).

Die GnRH-Analoga **Cetrorelix** und **Ganirelix** sind **kompetitive GnRH-Rezeptor-Antagonisten**. Sie führen ebenfalls zum Versiegen der FSH- und LH-Freisetzung, allerdings ohne initiale Erregung des GnRH-Rezeptors. Die GnRH-Rezeptor-Antagonisten werden s. c. verabreicht. Cetrorelix oder Ganirelix sind bei der **kontrollierten ovariellen Hyperstimulation** indiziert. Da sie einen vorzeitigen, durch endogene LH-Sekretion bedingten Eisprung verhindern, erleichtern sie die Gewinnung von Eizellen für die In-vitro-Fertilisation.

Die GnRH-Analoga **Cetrorelix** und **Ganirelix** sind **kompetitive GnRH-Rezeptor-Antagonisten** und indiziert zur **kontrollierten ovariellen Hyperstimulation** im Rahmen der Gewinnung von Eizellen für eine IVF.

Weitere Freisetzungshormone

Näheres s. Tab. C-2.1

Weitere Freisetzungshormone

Neben GnRH gibt es noch die Freisetzungshormone Growth-Hormon-Releasing-Hormon (GHRH), Corticotropin-Releasing-Hormon (CRH) und Thyrotropin-Releasing-Hormon (TRH). Sie werden in der Diagnostik von endokrinen Erkrankungen angewendet (Tab. **C-2.1**).

C-2.1

C-2.1 Wichtige Aspekte der Freisetzungshormone GHRH, CRH und TRH			
Releasing-Hormon	Synonym	Effekt	Anwendung
GHRH	Somatoliberin, Somatorelin	Bildung und Ausschüttung von GH ↑	**GHRH-Test:** Diagnostik von Störungen der GH-Sekretion → Unterscheidung zwischen hypophysären und hypothalamischen Störungen, i. v.-Gabe von 50 µg GHRH
CRH	Corticoliberin, Corticorelin	Bildung und Freisetzung von ACTH ↑	**CRH-Test:** Diagnostik des Cushing-Syndroms, i. v.-Gabe von 100 µg CRH
TRH	Thyroliberin, Protirelin	Bildung und Freisetzung von TSH ↑	**TRH-Test:** Diagnostik von Schilddrüsenerkrankungen, i. v.-Gabe von 200 µg TRH

GH = Wachstumshormon, Growth-Hormon, Somatotropin; ACTH = adrenokortikotropes Hormon; TSH = Thyreotropin, Thyreoidea-stimulierendes Hormon.

Hemmhormone (Release-Inhibiting-Hormone)

Hemmend auf den HVL wirken **Somatostatin** und **Dopamin** sowie **Somatostatin-Analoga** und **Dopaminrezeptor-Agonisten**.

Hemmhormone (Release-Inhibiting-Hormone)

Hormone mit hemmender Wirkung auf die Funktion des HVL sind das Peptid **Somatostatin** und **Dopamin**. Somatostatin wird auch von Drüsenzellen im Magen-Darm-Kanal (z. B. Magenschleimhaut) gebildet und ausgeschüttet. Klinisch bedeutsame **Somatostatin-Analoga** sind die Octapeptide Octreotid und Lanreotid. Dopamin und **Dopaminrezeptor-Agonisten** werden an anderer Stelle ausführlich besprochen (s. S. 306). Hier werden nur die Aspekte behandelt, die den Hormonhaushalt der Hypophyse betreffen.

Somatostatin und Analoga

Somatostatin (SST): Somatostatin hemmt v. a. die Ausschüttung von Wachstumshormon, hemmt aber auch die Freisetzung vieler Peptidhormone (u. a. ACTH, Insulin) und gastrointestinaler Signalstoffe (u. a. Gastrin, Cholezystokinin). Über einen unklaren Mechanismus **verringert** es die **gastrointestinale Durchblutung**. Indikationen sind **schwere gastrointestinale Blutungen**.

Somatostatin-Analoga: Octreotid und Lanreotid aktivieren SST-Rezeptoren und werden

Somatostatin und Analoga

Somatostatin (SST): Dieses Freisetzungshormon hemmt die Ausschüttung von Wachstumshormon (Somatotropin, GH). Seine Wirkung wird von G_i-gekoppelten SST-Rezeptoren (SSTR) vermittelt, von denen es fünf Subtypen gibt ($SSTR_{1-5}$). Der Hemmeffekt auf die GH-Freisetzung wird hauptsächlich von $SSTR_2$ und $SSTR_5$ vermittelt. Somatostatin hemmt zudem die Ausschüttung vieler anderer Peptidhormone (GHRH, TSH, ACTH, Insulin, Glukagon) und gastrointestinaler Peptide, Enzyme oder Überträgerstoffe (z. B. Gastrin, Sekretin, Cholezystokinin, Pepsin, Serotonin). Über einen unklaren Wirkungsmechanismus **verringert** es außerdem die **gastrointestinale Durchblutung**. Somatostatin wird rasch durch Peptidasen abgebaut. Es wird deshalb ausschließlich i. v. appliziert. Indikationen sind **schwere gastrointestinale Blutungen**, z. B. bei Ulkus, erosiver Gastritis oder Ösophagusvarizen. Die Dosis beträgt 250 µg i. v. als Bolus gefolgt von 250 µg pro Stunde als Dauerinfusion.

Somatostatin-Analoga: Die beiden Substanzen **Octreotid** und **Lanreotid** aktivieren wie Somatostatin bevorzugt $SSTR_2$ und $SSTR_5$. Ihre Affinität zu diesen Rezeptoren ist zwar geringer, sie sind aber metabolisch wesentlich stabiler als Somatostatin. Octreotid und Lanreotid werden s. c. oder i. m. verabreicht und stehen auch in Depotform zur Verfügung. Sie werden verwendet zur **symptomatischen Behandlung endokrin aktiver Tumoren im Gastrointestinaltrakt** (z. B. metastasierendes Karzinoid), des **Dumping-Syndroms**, bei dem die Hormonfreisetzung aus den enterochromaffinen Zellen des oberen Dünndarms durch Sturzentleerung eines operativ verkleinerten Magens getriggert wird, und bei **Akromegalie** (s. S. 356). Bei letzterer Erkrankung ist eine Senkung des Wachstumshormon-Plasmaspiegels unter 2,5 ng/ml das therapeutische Ziel. Octreotid kann entweder als wässrige Lösung (2 – 3 × 50 – 100 μg/d s. c.) oder in Depotform (10 – 40 mg i. m. alle 4 Wochen) appliziert werden. Lanreotid wird in Dosierungen von 1-mal 60 – 90 mg pro Monat s. c. verabreicht. Typische **unerwünschte Wirkungen** sind gastrointestinale Störungen und Kopfschmerzen.

zur **symptomatischen Behandlung endokrin aktiver Tumoren im Gastrointestinaltrakt**, des **Dumping-Syndroms** und bei **Akromegalie** verwendet. **Unerwünschte Wirkungen** sind gastrointestinale Störungen und Kopfschmerzen.

Dopamin

Aus den tuberoinfundibulären dopaminergen Neuronen (s. S. 261) freigesetztes Dopamin **hemmt die Prolaktinfreisetzung** aus dem HVL durch **Aktivierung von D$_2$-Rezeptoren**. Beim Gesunden steigert Dopamin auch die Ausschüttung von Wachstumshormon, hemmt sie aber paradoxerweise bei Patienten mit Akromegalie. Der dabei involvierte Dopaminrezeptor ist unklar. Viele therapeutisch bedeutsame **Dopaminrezeptor-Agonisten** (z. B. Bromocriptin, Cabergolin) wirken nicht nur als Agonisten von Dopaminrezeptoren, sondern auch als Agonisten anderer Rezeptoren (α_1-, α_2-, 5-HT$_1$- und 5-HT$_2$-Rezeptoren). Dopaminrezeptor-Agonisten sind indiziert zum **Abstillen** sowie zur Behandlung von **Prolaktinomen** und des **Morbus Parkinson**. Näheres zu den Dopaminrezeptor-Agonisten s. S. 306.

Dopamin

Dopamin **hemmt die Prolaktinfreisetzung** aus dem HVL durch **Aktivierung von D$_2$-Rezeptoren**. Viele **Dopaminrezeptor-Agonisten** wirken zusätzlich auch als Agonisten anderer Rezeptoren (z. B. α- und 5-HT-Rezeptoren). Sie sind indiziert zum **Abstillen** sowie zur Behandlung von **Prolaktinomen** und des **Morbus Parkinson** (s. S. 306).

2.1.3 Hormone der Hypophyse und ihre klinische Anwendung

Hormone des Hypophysenvorderlappens

Man unterscheidet zwischen **somatotropen Hormonen** (Wachstumshormon, Prolaktin) und **glandotropen Hormonen** (FSH, LH, TSH, ACTH). Wachstumshormon und Prolaktin sind strukturell verwandte Proteohormone, ACTH ist ein Peptidhormon. Die Gonadotropine (FSH und LH) und TSH sind heterodimere Glykoproteine, die aus einer für alle drei Hormone identischen α-Untereinheit, aber verschiedenen β-Untereinheiten bestehen. Die β-Untereinheit verleiht den Hormonen ihre spezifische Wirkung. Zu den Glykoproteinhormonen gehört auch das **humane Choriongonadotropin (HCG)**, das hauptsächlich LH-Aktivität hat (plazentares LH). Deshalb wird es, obwohl es in der Plazenta synthetisiert wird, hier abgehandelt. Mit Ausnahme von Prolaktin gibt es alle genannten Hormone in gentechnisch hergestellter Form.

2.1.3 Hormone der Hypophyse und ihre klinische Anwendung

Hormone des Hypophysenvorderlappens

Man unterscheidet **somatotrope** (Wachstumshormon, Prolaktin) von **glandotropen Hormonen** (FSH, LH, TSH, ACTH). Auch das in der Plazenta gebildete **humane Choriongonadotropin (HCG)** wird in diesem Kapitel behandelt.

Wachstumshormon (GH, Somatotropin) und das Analogon Pegvisomant

Die Ausschüttung von GH steht unter dem regulierenden Einfluss der hypothalamischen Hormone GHRH und Somatostatin, aber auch vieler anderer Faktoren. Unter dem Einfluss von GH wird v. a. in der Leber das periphere GH-Effektorprotein **Insulin-like Growth Factor-1 (IGF-1)** gebildet, das im Sinne einer negativen Rückkopplungsschleife die GH-Freisetzung drosselt. Die GH-Freisetzung ist pulsatil. Sie nimmt während des Schlafs zu und mit zunehmendem Alter ab. Die **Wirkungen** von GH sind entweder durch GH selbst bedingt oder kommen durch Vermittlung von IGF-1 zustande. GH stimuliert über den **GH-Rezeptor** G$_{q/11}$-vermittelt die Lipolyse in Fettzellen und die Glukoneogenese in Leberzellen, drosselt die periphere Glukoseutilisation und steigert den Blutzuckerspiegel. IGF-1 hat anabole und das Längenwachstum fördernde Wirkungen, steigert die Muskelmasse und führt zu einer positiven Stickstoffbilanz.

Therapeutisch ist GH **bei Kindern mit Minderwuchs** indiziert, und zwar unabhängig davon, ob es sich dabei um einen Minderwuchs mit (hypophysärer Zwergwuchs) oder ohne GH-Mangel (Ullrich-Turner-Syndrom) handelt. Die Behandlung besteht in abendlichen Dosierungen von 25 – 50 μg/kg pro Tag s. c. und wird bis zum Schluss der Epiphysenfugen fortgesetzt. **Bei Erwachsenen** wird ein **nachgewiesener GH-Mangel** zunächst mit 150 – 300 μg GH s. c. pro Tag behandelt. Die Dosis wird langsam gesteigert bis ein normaler IGF-1-Plasmaspiegel erreicht ist. Die Erhaltungsdosis

Wachstumshormon (GH, Somatotropin) und das Analogon Pegvisomant

Die Ausschüttung von GH wird gesteigert durch GnRH und Somatostatin und über eine negative Rückkopplungsschleife durch **Insulin-like Growth Factor-1 (IGF-1)** gehemmt. Die Wirkungen durch Stimulation des **GH-Rezeptors** sind u. a. eine vermehrte Lipolyse und Glukoneogenese. IGF-1 wirkt anabol und steigert u. a. das Längenwachstum.

Therapeutisch ist GH **bei Kindern mit Minderwuchs** bis zum Schluss der Epiphysenfugen indiziert, sowie **bei Erwachsenen** mit **nachgewiesenem GH-Mangel**. **Unerwünschte Wirkungen** v. a. bei Überdosierung sind u. a. Diabetes mellitus, Arthralgien und ein Karpaltunnel-Syndrom.

sollte stets unter 1 mg pro Tag liegen, da sonst mit unerwünschten Wirkungen zu rechnen ist. Dazu gehören ein Diabetes mellitus, periphere Ödeme, Arthralgien, Myalgien und ein Karpaltunnel-Syndrom. Sie treten praktisch nur bei Erwachsenen auf und sind Folge einer Überdosierung. Eine Behandlung mit GH kann die typischen Symptome des Alterns nicht aufhalten.

Pegvisomant ist ein gentechnisch hergestellter **GH-Rezeptor-Antagonist**. Er bindet zwar an den Rezeptor, verhindert aber dessen Dimerisierung und damit auch seine Signaltransduktion. Pegvisomant wird ebenfalls s. c. injiziert und zur Behandlung der **Akromegalie** angewendet (10 – 40 mg/d s. c.). Therapeutisches Ziel ist die Normalisierung des IGF-1-Plasmaspiegels (der Plasmaspiegel von GH steigt).

▶ **Klinischer Bezug.** Bei **Akromegalie** besteht ein GH-Überschuss. Meistens liegt eine unkontrollierte Vermehrung der GH-produzierenden Zellen im HVL (Adenom) zugrunde. Im Kindes- und Jugendalter hat solch ein Adenom Riesenwuchs (Gigantismus) zur Folge. Nach dem Schluss der Epiphysenfugen, also nach der Pubertät, induziert der GH-Überschuss „nur noch" ein weiteres Wachstum von Knorpel, Weichteilen und Knochen, z. B. der Akren im Schädelbereich (Abb. **C-2.2**) sowie der Hand- und Fußknochen. Therapie der Wahl ist die operative Entfernung des Adenoms. Als Ergänzung oder bei Inoperabilität kann man Somatostatin-Analoga (s. S. 354) verabreichen, um die GH-Sekretion zu hemmen, oder mithilfe des GH-Rezeptor-Antagonisten Pegvisomant (s. o.) die GH-Signaltransduktion unterdrücken.

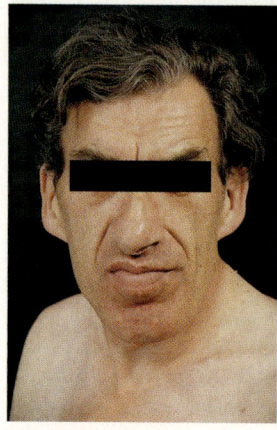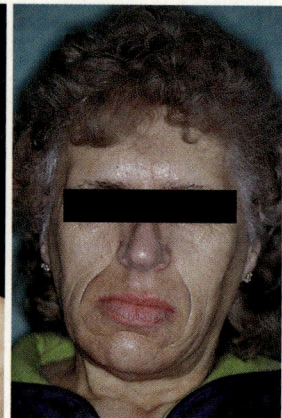

⊙ **C-2.2 Akromegalie**

Auffallend ist die Vergrößerung und Vergröberung des Gesichtsschädels mit den ausgeprägten Supraorbitalwülsten, dem vergrößerten Unterkiefer und der vergrößerten Nase (aus Rassow et al., Duale Reihe Biochemie, Thieme, 2008).

Prolaktin (PRL)

Die Ausschüttung von Prolaktin wird durch Dopamin gehemmt und durch TRH gefördert. Über die Bedeutung von Prolaktin ist wenig bekannt. Man weiß, dass es während der Schwangerschaft zu einem Anstieg der Prolaktinausschüttung kommt und dass Prolaktin für die **Laktation** essenziell ist. Die Stimulation der Dehnungsrezeptoren der Brustwarze beim Stillen ist der stärkste Reiz für die Prolaktinfreisetzung, die auch für die **physiologische Unfruchtbarkeit** der laktierenden Frau verantwortlich ist.

Gonadotropine

Die **Ausschüttung** der Gonadotropine FSH (follikelstimulierendes Hormon) und LH (Luteinisierungshormon) steht unter dem stimulierenden Einfluss von GnRH und dem hemmenden Einfluss der gonadalen Sexualhormone. An diesem Regelsystem sind auch Inhibine beteiligt, die in den Granulosazellen des Ovars und den Sertoli-Zellen des Hodens gebildet werden und nur die FSH-Ausschüttung hemmen. Die **Wirkungen** von FSH und LH sind geschlechtsspezifisch. Die **FSH- und LH-Rezeptoren** sind metabotrope Rezeptoren, die G$_s$-vermittelt die Adenylatcyclase aktivieren.

FSH: Es wirkt beim Mann auf das Keimepithel und die Sertoli-Zellen. Dort regt es die Spermatogenese an und stellt die Nährstoffe für die Reifung der Samenzellen bereit. Bei der Frau stimuliert FSH das Wachstum sich entwickelnder Follikel, induziert die Expression von LH-Rezeptoren auf Theka- und Granulosazellen und regt durch Induktion der Aromatase die ovarielle Östrogensynthese an. **Indikationen für FSH** gibt es bei beiden Geschlechtern: **Frauen mit Anovulation** werden mit FSH behandelt (75–150 I.E./d s. c.), bis die Follikelreifung abgeschlossen ist. Anschließend wird mit HCG (5000–10 000 I.E. einmalig s. c.) eine Ovulation ausgelöst. Bei der **kontrollierten ovariellen Hyperstimulation** wird mit FSH (75–375 IE/d s. c. für 6–12 Tage) die Entwicklung multipler Follikel induziert und dann mit HCG (10 000 IE einmalig s. c.) eine Ovulation ausgelöst. Die aus den Eileitern entnommenen Eizellen werden dann für die In-vitro-Fertilisation verwendet. Der **hypophysäre Hypogonadismus des Mannes (männliche Sterilität)** wird für 4–18 Monate mit FSH (3 × 150 I.E./Woche s. c.) und HCG (1500–6000 I.E./Woche s. c.) behandelt. Dadurch werden die Spermatogenese und die Testosteronsynthese angeregt. HCG (500–2000 I.E./Woche s. c. für 5 Wochen) dient im 2. Lebensjahr auch zur Behandlung des **Kryptorchismus**.

LH: Es wirkt beim Mann auf die Leydig-Zwischenzellen und regt ihr Wachstum und die Testosteronsynthese an. Bei der Frau sorgt LH für die Follikelreifung und die Ovulation. Es stimuliert die Entwicklung des Corpus luteum und regt dort die Synthese von Progesteron an. Außerdem fördert es in den Thekazellen die Synthese von Androstendion, der wichtigsten Vorstufe des 17β-Estradiols im Ovar. Therapeutisch hat LH nur eine geringe Bedeutung.

bei der Frau **Anovulation** sowie die **kontrollierte ovarielle Hyperstimulation**, beim Mann **Hypogonadismus (männliche Sterilität)** sowie **Kryptorchismus**.

LH: Es fördert beim Mann die Testosteronsynthese in den Leydig-Zellen, bei der Frau die Follikelreifung und Ovulation sowie die Progesteronsynthese. Therapeutisch hat LH eine geringe Bedeutung.

Thyreoidea-stimulierendes Hormon (TSH, Thyrotropin)

Die Ausschüttung von TSH wird durch hypothalamische Hormone gefördert (TRH) bzw. gehemmt (Somatostatin) und durch Thyroxin nach Art einer negativen Rückkopplung gedrosselt. Die TSH-Freisetzung zeigt eine **zirkadiane Rhythmik:** Der TSH-Plasmaspiegel ist während des Schlafs am höchsten und am späten Nachmittag am niedrigsten. Die Wirkung von TSH besteht in einer Anregung der Schilddrüsenfunktion. Die Folgen sind eine Zunahme der Vaskularisierung der Drüse und eine Hypertrophie der Drüsenfollikel, die mit einer Steigerung der Jodidaufnahme und der Hormonsynthese einhergehen. Vermittelt werden diese Wirkungen vom **TSH-Rezeptor**, der über G_s die Adenylatcyclase und über $G_{q/11}$ die Phospholipase C aktiviert. Somatische Mutationen des Rezeptors können in Schilddrüsenadenomen zur Expression konstitutiv aktiver TSH-Rezeptoren führen.

Thyreoidea-stimulierendes Hormon (TSH, Thyrotropin)

Die TSH-Ausschüttung unterliegt einer **zirkadianen Rhythmik**. Die stimulierende Wirkung auf die Schilddrüse wird über G-Protein gekoppelte **TSH-Rezeptoren** vermittelt.

▶ **Klinischer Bezug.** Das Serum-TSH ist ein wichtiger diagnostischer Parameter zur Beurteilung der Schilddrüsenfunktion. Nach einer totalen Thyreoidektomie wegen eines **Schilddrüsenkarzinoms** hilft es auch beim **Aufspüren von Metastasen oder Tumorrezidiven**. Wegen der Substitutionstherapie mit Thyroxin ist bei diesen Patienten die Freisetzung von endogenem TSH supprimiert. In dieser Situation kann möglicherweise vorhandenes Tumorgewebe nur durch Gabe von exogenem TSH (2 × 750 µg i. m. im Abstand von 24 h) aktiviert und dazu angeregt werden, Jodid aufzunehmen (Nachweis mittels Radiojodszintigraphie) und Thyreoglobulin auszuschütten (Nachweis im Plasma).

▶ **Klinischer Bezug.**

Adrenokortikotropes Hormon (ACTH, Corticotropin) und das Analogon Tetracosactid

Die Ausschüttung von ACTH aus dem Hypophysenvorderlappen wird durch das hypothalamische Hormon CRH gefördert und durch Kortisol aus der Nebennierenrinde nach Art einer negativen Rückkopplung gehemmt. Die ACTH-Freisetzung zeigt eine **zirkadiane Rhythmik:** Die ACTH-Plasmaspiegel sind frühmorgens am höchsten und abends am niedrigsten. Physischer oder psychischer Stress jeglicher Art ruft eine massive Steigerung der ACTH-Freisetzung hervor, die sich allen hemmenden Kontrollmechanismen entzieht. Die Wirkung von ACTH auf die Nebennierenrinde besteht in einer Zunahme der Expression der Enzyme, die für die Synthese von Kortisol (Zellen der Zona fasciculata) und Dehydroepiandrosteron (Zellen der Zona reticularis) verantwortlich sind. Vermittelt werden diese Wirkungen vom **ACTH-Rezeptor**, der über G_s die Adenylatcyclase aktiviert.

Zu diagnostischen und therapeutischen Zwecken wird nicht ACTH selbst, sondern **Tetracosactid** angewendet. Dieses **ACTH-Analogon** besteht aus den ersten 24 des aus insgesamt 39 Aminosäuren aufgebauten ACTH. Tetracosactid wird i. v. oder als Depotpräparat i. m. verabreicht. Angewendet wird es zur **Behandlung des West-Syndroms** (1 mg/d i. m.), einer seltenen Form der Kinderepilepsie, und zur **Überprüfung der Nebennierenrindenfunktion** (einmalig 250 µg i. m. oder i. v.).

Adrenokortikotropes Hormon (ACTH, Corticotropin) und das Analogon Tetracosactid

Die ACTH-Ausschüttung wird beeinflusst durch CRH (↑) und Kortisol (↓) und zeigt eine **zirkadiane Rhythmik** mit einem Peak in den frühen Morgenstunden. Stress bewirkt stets eine massive Steigerung der Freisetzung. Vermittelt wird die stimulierende Wirkung auf die Nebennierenrinde vom G_s-gekoppelten **ACTH-Rezeptor**.

In der Klinik wird das **ACTH-Analogon Tetracosactid** angewendet. Indikationen sind die **Behandlung des West-Syndroms** sowie die **Überprüfung der Nebennierenrindenfunktion**.

Hormone des Hypophysenhinterlappens

Die beiden Hormone des Hypophysenhinterlappens sind **Oxytozin** und **antidiuretisches Hormon (ADH, Adiuretin, Vasopressin)**. Beide sind zyklische Nonapeptide, die von hypothalamischen Neuronen synthetisiert, als Transmitter in deren Nervenendigungen im HHL gespeichert und bei Bedarf in den systemischen Kreislauf abgegeben werden (Abb. **C-2.1**).

Oxytozin und Oxytozin-Analoga

Oxytozin: Sekretionsreize für Oxytozin sind die anhaltende Dehnung und Dilatation von Zervix und Vagina während der Geburt und die Stimulation der Dehnungsrezeptoren der Brustwarze beim Stillen. Gleichzeitig mit der Zunahme der Oxytozinfreisetzung steigt östrogenbedingt auch die Expression der Oxytozinrezeptoren. Dadurch wird das Myometrium empfindlicher für die Oxytozinwirkungen. Die Bindung von Oxytozin an den Rezeptor aktiviert $G_{q/11}$-vermittelt die Phospholipase C. Dadurch nehmen Kraft und Frequenz der Uteruskontraktionen kontinuierlich zu und die lokale Prostaglandinsynthese wird angeregt. Zu Beginn der Geburt steigt die motorische Uterusaktivität drastisch. Oxytozin fördert auch die Milchsekretion der Brustdrüse. Es steht als Injektionslösung zur i. v.- oder i. m.-Gabe zur Vefügung und ist indiziert **bei Wehenschwäche zur Geburtseinleitung** (i. v.-Infusion von 0,005 – 0,015 I.E./min) und zur **Prävention atonischer Blutungen in der Nachgeburtsperiode** (5 – 10 I.E. i. m. oder 5 I.E. langsam i. v.).

Atosiban: Dieses **Oxytozin-Derivat** ist ein **kompetitiver Antagonist des Oxytozinrezeptors**. Es unterdrückt die Wirkungen von Oxytozin und z.T. auch die von ADH, da es auch antagonistisch am V_{1a}-Rezeptor wirkt (s. u.). Atosiban wird i. v. infundiert und ist zur Verhinderung einer drohenden Frühgeburt in der 24.– 33. Schwangerschaftswoche durch **Unterdrückung einer vorzeitigen Wehentätigkeit** indiziert. Hierzu werden zunächst 6,75 mg i.v injiziert und anschließend 18 mg pro Stunde für 3 h und dann 6 mg pro Stunde für maximal 45 h als Dauerinfusion verabreicht.

Antidiuretisches Hormon (ADH, Adiuretin, Vasopressin) und ADH-Analoga

An der **Regulation der ADH-Freisetzung** sind Osmorezeptoren (Hypothalamus), Volumenrezeptoren (Lungenvenen, Vorhof und linke Herzkammer) und Barorezeptoren (herznahe arterielle Gefäße) beteiligt. ADH wird immer dann ausgeschüttet, wenn die Plasmaosmolarität über 280 mOsmol/l ansteigt oder das effektive Blutvolumen und/oder der arterielle Blutdruck abfallen.

Die vielfältigen ADH-Wirkungen **werden von verschiedenen Rezeptortypen** vermittelt:

- **$V_{1a/1b}$-Rezeptoren:** Die Bindung von ADH an V_{1a}-Rezeptoren auf Gefäßmuskelzellen hat eine Kontraktion der Muskelzellen und damit eine **Vasokonstriktion** zur Folge. Die Bindung von ADH an V_{1b}-Rezeptoren im Hypophysenvorderlappen führt zur **ACTH-Freisetzung**. Die Aktivierung dieser beiden Rezeptortypen stimuliert über $G_{q/11}$ die Phospholipase C und über kleine G-Proteine die Phospholipasen A_2 und D und steigert so den Ca^{2+}-Einstrom in die Zellen.
- **V_2-Rezeptoren:** Renale V_2-Rezeptoren sind für die **antidiuretische Wirkung** verantwortlich. Diese kommt durch den Einbau von Wasserkanälen **(Aquaporine)** in die Zellmembran der Epithelzellen des Sammelrohrsystems zustande (Abb. **C-2.3**). Dadurch nimmt die Rückresorption von Wasser in den Sammelrohren zu und die Osmolarität des Urins ab. Die Aktivierung extrarenaler V_2-Rezeptoren durch ADH führt zur **Anregung der Blutgerinnung**, weil die Plasmaspiegel des Faktors VIII und des von-Willebrand-Faktors ansteigen.

▶ **Klinischer Bezug.** Einige Pharmaka beeinflussen die ADH-Wirkungen, wobei die zugrundeliegenden Mechanismen z.T. unklar sind. **COX-Hemmstoffe** fördern die antidiuretische ADH-Wirkung, weil Prostaglandine die ADH Wirkungen abschwächen. **Lithiumsalze** hemmen, **Carbamazepin** und **einige Antidepressiva** (besonders SSRI) potenzieren die antidiuretische ADH-Wirkung. Die Verstärkung der ADH-Wirkung durch einige Arzneistoffe äußert sich in Form des Syndroms der „inadäquaten ADH-Sekretion" (SIADH) (s. S. 337).

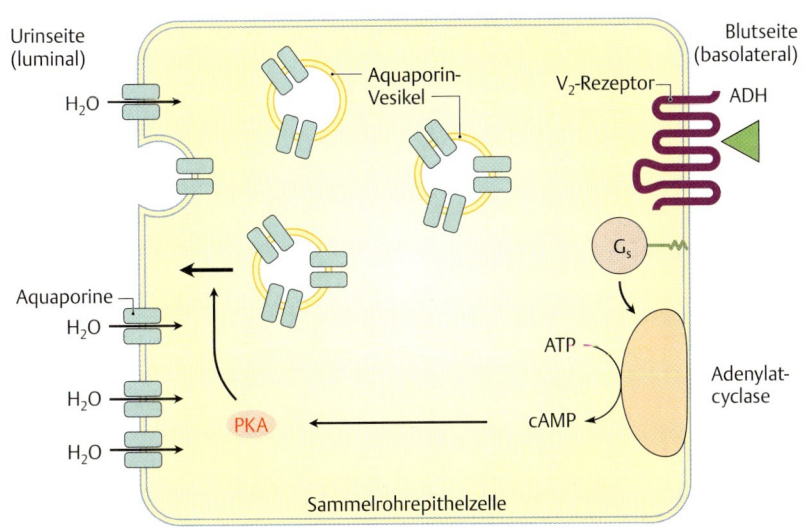

C-2.3 Mechanismus der V₂-Rezeptor-vermittelten antidiuretischen ADH-Wirkung

ADH erregt den auf der Blutseite der Sammelrohrepithelzellen lokalisierten V₂-Rezeptor, der über das G$_s$-Protein die Adenylatcyclase aktiviert. Die gesteigerte cAMP-Bildung führt zur Aktivierung der Proteinkinase A (PKA). Diese sorgt für den vermehrten **Einbau von Wasserkanälen (Aquaporine)** in die luminale Membran der Epithelzellen des Sammelrohrsystems und steigert auf diese Weise die tubuläre Wasserrückresorption (nach Rassow et al., Duale Reihe Biochemie, Thieme, 2008).

Da ADH sehr schnell verstoffwechselt wird, werden therapeutisch nur die **ADH-Analoga** Desmopressin und Terlipressin angewendet.

Desmopressin wirkt anders als ADH nur agonistisch an V$_{1b}$- und V$_2$-Rezeptoren und hat damit keine vasokonstriktorische Wirkung. Deshalb eignet es sich zur **Behandlung des zentralen ADH-Mangels (Diabetes insipidus centralis)** (3 × 0,1 – 0,2 mg/d p. o. oder 2 × 5 – 20 µg/d intranasal oder 2 × 0,5 – 2,0 µg/d s. c.). Dieser tritt idiopathisch oder nach Schädel-Hirn-Traumata sowie Hirnoperationen auf. Auch bei der **primären Enuresis nocturna** ist Desmopressin indiziert (abendliche Gabe von 0,2 – 0,4 mg p. o. oder 20 – 40 µg intranasal). Bei der **von-Willebrand-Jürgens-Krankheit** oder **leichten Formen der Hämophilie A** können hohe Dosierungen von Desmopressin (1 – 2 × 0,3 – 0,4 µg/kg/d langsam i. v. für einige Tage) die Gerinnungsfähigkeit des Blutes vor Operationen wie z. B. einer Zahnextraktion oder nach Unfällen vorübergehend steigern.

Terlipressin wird nur i. v. verabreicht und ist selbst unwirksam. Es wird schnell zum wirksamen Lysin-Vasopressin abgebaut. Terlipressin ist zur **Behandlung von Ösophagusvarizenblutungen** geeignet, weil es durch Vasokonstriktion im Splanchnikusbereich den Perfusionsdruck in der Pfortader senkt und durch Kontraktion der glatten Ösophagusmuskulatur die Varizen komprimiert. Dazu werden 1 – 2 mg alle 4 – 6 h für 1 – 2 Tage langsam i. v. verabreicht.

Therapeutisch verwendet werden **ADH-Analoga**.

Desmopressin hat keine vasokonstriktorische Wirkung und eignet sich daher zur **Behandlung des zentralen ADH-Mangels (Diabetes insipidus centralis)**, z. B. nach SHT, sowie der **primären Enuresis nocturna**. Bei der **von-Willebrand-Jürgens-Krankheit** oder **leichten Formen der Hämophilie A** kann Desmopressin das Blutungsrisiko bei Operationen senken.

Terlipressin wird zum wirksamen Vasopressin abgebaut und ist zur **Behandlung von Ösophagusvarizenblutungen** geeignet.

2.2 Schilddrüse

2.2.1 Grundlagen

Die Schilddrüse steuert über ihre beiden jodhaltigen Hormone **T$_4$ (Tetrajodthyronin, Levothyroxin)** und **T$_3$ (Trijodthyronin, Liothyronin)** (Abb. C-2.4) den Grundumsatz des Körpers und ist auch für Wachstum und Entwicklung von zentraler Bedeutung. Das dritte Hormon der Schilddrüse, **Kalzitonin**, ist an der Regulation des Kalziumstoffwechsels beteiligt (s. S. 432). T$_4$ und T$_3$ werden von den Thyreozyten produziert, die als Epithelzellen die Wand der Schilddrüsenfollikel auskleiden. Das Kolloid im Follikellumen stellt die Speicherform der Hormone dar. Wichtige Erkran-

2.2 Schilddrüse

2.2.1 Grundlagen

Die Schilddrüse steuert über die jodhaltigen Hormone **T$_4$ (Tetrajodthyronin, Levothyroxin)** und **T$_3$ (Trijodthyronin, Liothyronin)** (Abb. C-2.4) den Grundumsatz des Körpers und ist auch für Wachstum und Entwicklung von zentraler Bedeutung. **Kalzitonin** trägt zur Regulation des Kalziumstoffwechsels bei.

C-2.4 Strukturformeln der Schilddrüsenhormone T₄ und T₃

Levothyroxin (T$_4$) Liothyronin (T$_3$)

Beide Hormone sind jodsubstituierte Derivate des Tyrosins.

---

kungen der Schilddrüse, die medikamentös behandelt werden können (s. S. 367), sind die euthyreote Jodmangelstruma, die verschiedenen Formen der Hyperthyreose sowie die Hypothyreose.

Jodhaushalt/-bedarf: Jod ist essenziell für die Synthese der Schilddrüsenhormone. Der **tägliche Jodbedarf** liegt bei **etwa 2 µg/kg**. Bei Schwangeren und Stillenden ist er höher. Ist die Jodzufuhr ungenügend, kommt es zur Entwicklung einer **Jodmangelstruma** (Abb. C-2.5). In Deutschland ist eine Supplementierung z. B. in Form von jodiertem (mit **Kaliumjodat** angereichertem) Speisesalz notwendig.

Jodhaushalt/-bedarf: Jod ist für die Synthese der Schilddrüsenhormone essenziell. Der **tägliche Jodbedarf** liegt bei **etwa 2 µg/kg**, d. h. beim Erwachsenen zwischen 150 und 170 µg. Bei Schwangeren und Stillenden ist er mit 230 µg bzw. 260 µg höher. Deckt die Jodzufuhr diesen Bedarf nicht, versucht der Organismus, den Mangel durch Hypertrophie und Hyperplasie des Schilddrüsengewebes zu kompensieren: Es kommt zur Entwicklung einer **Jodmangelstruma** (Abb. **C-2.5**). Deutschland ist – mit Ausnahme der norddeutschen Küstenregionen – ein Jodmangelgebiet. Jod muss also ersetzt (supplementiert) werden, z. B. in Form von jodiertem Speisesalz, dem Jod in Form von **Kaliumjodat** zugesetzt ist (20 µg Jod/g Kochsalz). Da aber die Speisesalzjodierung in Deutschland gesetzlich nicht vorgeschrieben ist, bleibt ein Teil der Bevölkerung jodunterversorgt.

Einige Nahrungsmittel bzw. bestimmte Inhaltsstoffe verschlechtern die Jodaufnahme und können dadurch den Jodbedarf erhöhen. Hierzu gehören z. B. Blumenkohl und Rettich. Auch Rauchen, Nitrat und bestimmte Arzneimittel haben einen hemmenden Einfluss auf die Jodaufnahme.

C-2.5 Jodmangelstruma

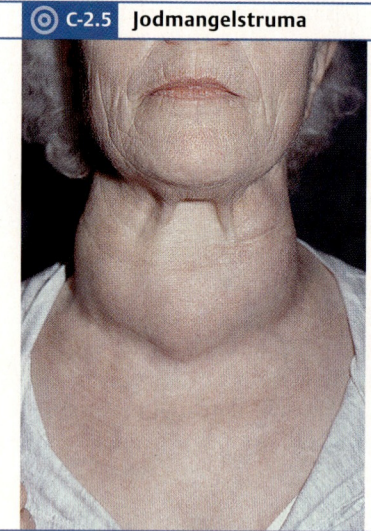

Die Abbildung zeigt eine Patientin mit einer deutlich vergrößerten und knotig veränderten Schilddrüse infolge Jodmangels (aus Henne-Bruns, Düring, Kremer; Duale Reihe Chirurgie, Thieme, 2008).

Synthese, Speicherung und Freisetzung von T₃ und T₄ (Abb. C-2.6):
1. Aktive Aufnahme von Jodid in die Thyreozyten (Jodination) über den basolateralen **NIS**.

Synthese, Speicherung und Freisetzung von T₃ und T₄: Es werden dabei folgende Schritte unterschieden (Abb. **C-2.6**):

1. Aufnahme von Jodid in die Thyreozyten (Jodination): Jodid wird auf der basolateralen Seite vom Natrium-Jodid-Symporter **(NIS) aktiv** in die Zelle aufgenommen. Dieser Kotransporter wird durch TSH stimuliert und kann Konzentrationsgradienten für Jodid von mehr als 100 aufbauen.

▶ **Klinischer Bezug.** Die Expressionsrate des NIS ist zwar in der Schilddrüse am höchsten, er kommt aber auch in anderen Geweben (z. B. Speicheldrüsen) vor. Thyreozyten, die sich der Kontrolle durch die Hypothalamus-Hypophysen-Achse entzogen haben und verstärkt oder vermindert Hormon produzieren, nehmen NIS-vermittelt mehr bzw. weniger Jodid auf als andere. Dieser Umstand lässt sich zu diagnostischen und therapeutischen Zwecken nutzen. So transportiert der NIS bei der **Schilddrüsenszintigrafie** auch mit ^{123}I markiertes Natriumjodid oder mit ^{99m}Technetium markiertes Pertechnetat (^{99m}TcO$_4^-$). 20 Minuten nach der i. v.-Applikation wird mit einer Gammakamera die Menge des in die Schilddrüse aufgenommenen Isotops gemessen. So lässt sich die **Funktion sonografisch auffälliger Drüsenanteile untersuchen**. Nimmt der auffällige Bereich das Isotop in größerer Menge auf als die übrige Schilddrüse (warmer Knoten), bedeutet dies, dass er unkontrolliert Hormon bildet (autonomes Adenom). Ist die Aufnahme dagegen geringer als in der Umgebung (kalter Knoten), besteht der Verdacht auf ein Karzinom, dem dann unverzüglich weiter nachgegangen werden muss. Bei der **Radiojodtherapie** sorgt der NIS dafür, dass sich radioaktiv markiertes NaI (^{131}Jod) in verstärkt hormonproduzierenden Zellen anreichert. Somit schädigt die radioaktive Strahlung bevorzugt diese Zellen, und die übermäßige Hormonproduktion wird beendet. Bei der diagnostisch und therapeutisch genutzten „**Perchloratblockade**" **der Schilddrüse** ist ebenfalls der NIS von entscheidender Bedeutung (Näheres s. S. 366).

▶ **Klinischer Bezug.**

2. Abgabe von Jodid ins Follikellumen: Auf der luminalen Seite verlässt Jodid die Drüsenzelle **passiv** über einen I$^-$-Cl$^-$-Antiporter und wird im Kolloid weiterverarbeitet.

3. Oxidation des Jodids und Einbau in Tyrosinreste des Thyreoglobulins (Jodisation): Im Follikel wird Jodid zu elementarem Jod oxidiert. Dieses wird in Tyrosinreste des Thyreoglobulins (TG) eingebaut, eines von den Thyreozyten gebildeten und in großen Mengen ins Kolloid sezernierten Glykoproteins. Bei dieser Reaktion entstehen Mono- und Dijodtyrosin (MIT und DIT). Oxidation und Jodisation werden mit H$_2$O$_2$ als Substrat von der **Thyreoid-Peroxidase (TPO)** katalysiert. Das Enzym ist membrangebunden und liegt mit seinem katalytischen Zentrum im Kolloid. Es wird durch TSH aktiviert.

2. Passive Abgabe von Jodid ins Follikellumen.

3. Durch die **Thyreoid-Peroxidase (TPO)** katalysierte **Oxidation des Jodids und Einbau in Tyrosinreste des Thyreoglobulins (Jodisation)**. Dabei entstehen MIT und DIT.

◉ C-2.6 Jodstoffwechsel und Hormonproduktion in der Schilddrüse

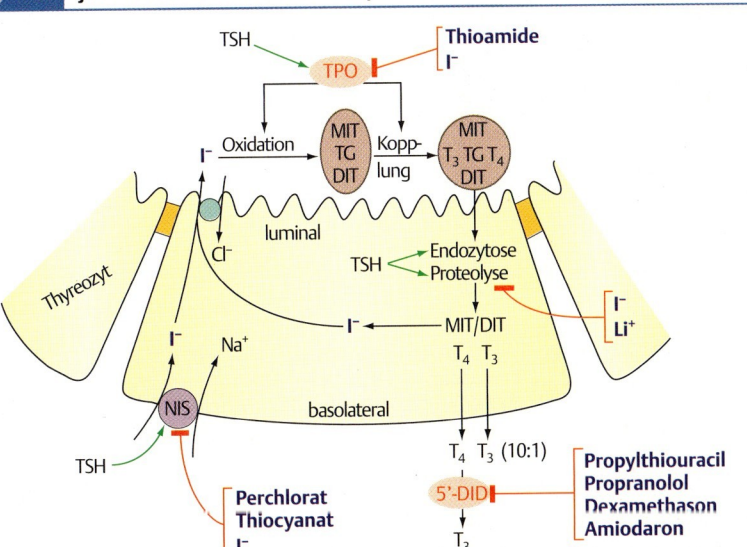

Schematische Darstellung des Jodstoffwechsels und der T$_4$/T$_3$-Synthese in einem Thyreozyten. Der Hemmeffekt von Jodid auf den NIS, die Thyreoid-Peroxidase und die Proteolyse ist bei Anwendung von Dosierungen im mg-Bereich nachweisbar.
Die Strukturformeln von T$_4$ und T$_3$ zeigt Abb. **C-2.4**.
TSH: Thyreoidea-stimulierendes Hormon; NIS: Natrium-Jodid-Symporter; TPO: Thyreoid-Peroxidase; TG: Thyreoglobulin; MIT: Monojodtyrosin; DIT: Dijodtyrosin; T$_3$: Trijodthyronin; T$_4$: Thyroxin; 5'-DID: 5'-Dejodase.

4. Kopplungsreaktion: Stimuliert durch TSH und katalysiert durch die TPO entstehen T_4 und T_3, die mit Thyreoglobulin einen Komplex bilden.

5. Endozytose, Proteolyse und Hormonfreisetzung: T_4 und T_3 werden auf der basolateralen Seite der Drüsenzellen **im Verhältnis von 10:1 ins Blut abgegeben.**

6. Umwandlung (Konversion) von T_4 zu T_3: T_3 ist potenter als T_4. Die Dejodierung von T_4 wird von der **5'-Dejodase** katalysiert.

▶ **Merke.**

Regulation der Hormonsynthese/-freisetzung: Die Steuerung erfolgt über die **Hypothalamus-Hypophysen-Schilddrüsen-Achse** (Abb. **C-2.7**), entscheidend für die Rückkopplung ist der T_4-Plasmaspiegel.

 C-2.7

2.2.2 Wirkstoffe

Substitutionstherapeutika

Schilddrüsenhormone

Substanzen: Sowohl T_4 (**Levothyroxin**) als auch T_3 (**Triiodthyronin/Liothyronin**) sind zur oralen Substitutionstherapie geeignet.

---

4. Kopplungsreaktion: Zwei DIT-Reste werden unter Bildung von T_4, in geringem Umfang auch MIT und DIT zu T_3 gekoppelt. Diese Kopplungsreaktionen werden ebenfalls von der **Thyreoid-Peroxidase** katalysiert und durch TSH stimuliert. Die jodierten Tyrosine, T_4 und T_3 bilden zusammen mit dem Thyreoglobulin eine Art Komplex, der im Kolloid vorliegt.

5. Endozytose, Proteolyse und Hormonfreisetzung: Kolloid wird von den Thyreozyten durch Endozytose resorbiert und intrazellulär einschließlich des Thyreoglobulins proteolytisch verdaut. Dabei werden jodierte Tyrosine sowie T_4 und T_3 frei. Die jodierten Tyrosine werden dejodiert und das frei werdende Jodid wird wiederverwertet. T_4 **und** T_3 werden auf der basolateralen Seite der Drüsenzellen **im Verhältnis von 10:1 ins Blut abgegeben.** Das freigesetzte T_3 hat zwei Quellen: Es entsteht zum einen als Folge der Kopplung von unterschiedlich jodierten Tyrosinen, zum anderen nachträglich durch intrathyreoidale Dejodierung von T_4 durch das Enzym 5'-Dejodase.

6. Umwandlung (Konversion) von T_4 zu T_3: T_3 bindet mit 10-mal höherer Affinität an den Hormonrezeptor und ist als Hormon etwa 5-mal potenter als T_4. T_4 ist also eine Art Prohormon, das erst dejodiert werden muss, um zu wirken. Die **Dejodierung** wird von der **5'-Dejodase** katalysiert (v. a. in der Leber). Nur in wenigen Organen bzw. Geweben, nämlich im ZNS, im Hypophysenvorderlappen sowie in der Skelett- und Herzmuskulatur, wird T_3 in den Zielzellen gebildet. Die dafür verantwortliche Isoform der 5'-Dejodase hat eine wesentlich höhere Affinität zu T_4 als die Isoform in der Leber.

▶ **Merke.** T_3 macht nur 10% des von der Schilddrüse sezernierten Hormons aus. Der Großteil des T_3 entsteht erst in der Leber aus T_4.

Regulation der Hormonsynthese/-freisetzung: Die Steuerung erfolgt über die **Hypothalamus-Hypophysen-Schilddrüsen-Achse** (Abb. **C-2.7**). Das entscheidende Rückkopplungssignal für die TSH-Freisetzung aus dem HVL ist nicht der Plasmaspiegel von T_3, sondern der von T_4, da T_4 erst in den TSH-sezernierenden HVL-Zellen zu T_3 dejodiert wird (s. o.).

C-2.7 Regulation der Schilddrüsenhormonfreisetzung

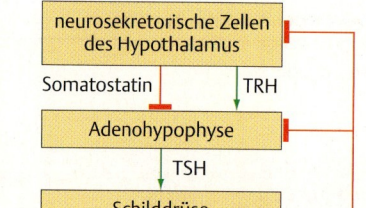

TRH: Thyrotropin-Releasing-Hormon; TSH: Thyreoidea-stimulierendes Hormon (nach Behrends et al., Duale Reihe Physiologie, Thieme, 2009).

2.2.2 Wirkstoffe

Zunächst wird prinzipiell zwischen Stoffen zur Substitution und Thyreostatika, die die Hormonbildung in der Schilddrüse hemmen, unterschieden.

Substitutionstherapeutika

Eine Substitutionstherapie erfolgt bei einer Schilddrüsenunterfunktion mit dem Schilddrüsenhormon T_4 und bei einem Jodmangel mit Jodsalzen (Kaliumjodid).

Schilddrüsenhormone

Substanzen: Sowohl T_4 (**Levothyroxin**) als auch T_3 (**Triiodthyronin/Liothyronin**) sind zur oralen Substitutionstherapie geeignet. In der Regel wird aber T_4 verabreicht, da sich mit ihm wesentlich einfacher gleichbleibende Hormonspiegel erreichen lassen als mit T_3 (s. S. 363). T_3 wird nur angewendet, wenn ein möglichst rascher Beginn der Hormonwirkung erwünscht ist (z. B. bei schweren Formen des Myxödems), oder in der Schwangerschaft, da T_4 kaum plazentagängig ist. Kombinationspräparate aus T_4 und T_3 (im Verhältnis von 10:1) werden nur bei einer Konversionsstörung von T_4 zu T_3 angewendet.

Wirkungsmechanismus und Wirkungen: Für die Wirkungen der Schilddrüsenhormone im Körper ist v. a. T_3 verantwortlich (s. u.). T_4 wird deshalb in das wesentlich wirksamere T_3 umgewandelt. Die Wirkungen werden v. a. von **nukleären Rezeptoren** vermittelt, die für die genomischen Effekte von T_3 verantwortlich sind. Der T_3-Rezeptor-Komplex bindet an spezifische DNA-Sequenzen und aktiviert oder unterdrückt die Transkription bestimmter Gene. Aktiviert wird z. B. die Transkription der Gene für die Na^+-K^+-ATPase und den $β_1$-Adrenozeptor. Daneben sind auch nicht genomische (z. B. kardiovaskuäre) Effekte beschrieben, die von Rezeptoren auf der Zelloberfläche vermittelt werden.

Wirkungsmechanismus und Wirkungen: Die Wirkungen werden v. a. von **nukleären Rezeptoren** vermittelt, die für die genomischen Effekte von T_3 verantwortlich sind. Daneben sind auch nicht genomische Effekte beschrieben, die über Rezeptoren auf der Zelloberfläche vermittelt werden.

▶ Klinischer Bezug. Patienten mit Hyperthyreose zeigen wegen der vermehrten Expression kardialer $β_1$-Rezeptoren eine Neigung zu Tachykardien und tachykarden Rhythmusstörungen (z. B. Vorhofflimmern).

▶ Klinischer Bezug.

Wichtige Wirkungen von T_3 sind:
- **Kontrolle von Körperwachstum und Organentwicklung**, v. a. der Gehirnentwicklung
- **kalorigene Wirkung:** Zunahme von Grundumsatz, O_2-Verbrauch und Körpertemperatur
- **kardiovaskuläre Wirkungen:** Zunahme von Herzfrequenz und Schlagvolumen sowie Abnahme des peripheren Gefäßwiderstands
- **metabolische Effekte:** u. a. Stimulation anaboler und kataboler Reaktionen des Kohlenhydrat-, Fett- und Proteinstoffwechsels und Beschleunigung der Metabolisierung des Cholesterins sowie vieler Hormone und Arzneimittel

Wichtige T_3-Wirkungen:
- Kontrolle von Körperwachstum und Organentwicklung
- kalorigene Wirkung
- kardiovaskuläre Wirkungen
- metabolische Effekte

Pharmakokinetik: T_4 weist eine **langsamere Kinetik** auf **als T_3**. Dies zeigt sich in der wesentlich längeren Halbwertszeit (Tab. **C-2.2**) ebenso wie im Zeitverlauf der Wirkungen: Nach Applikation von T_4 beginnt die Wirkung nach 2–3 Tagen, bei T_3 bereits nach 4–8 h; das Wirkungsmaximum wird bei T_4 erst nach 8–10 Tagen erreicht, bei T_3 schon nach 2 Tagen. Infolge der langsameren Kinetik schwankt der T_4-Plasmaspiegel viel weniger als der von T_3, weshalb man in der Regel T_4 verabreicht. Faktoren, die die orale Bioverfügbarkeit von T_4 reduzieren, zeigt Tab. **C-2.3**. **Beide Hormone** werden **zu über 99 % an Plasmaproteine gebunden**, v. a. an das **Thyroxin-bindende Globulin (TBG)**, und deshalb nur langsam metabolisch elimi-

Pharmakokinetik: T_4 weist eine **langsamere Kinetik** auf **als T_3** (Tab. **C-2.2**) und erreicht daher einen konstanteren Plasmaspiegel. Zu Faktoren, die die orale Bioverfügbarkeit reduzieren, s. Tab. **C-2.3**. **Beide Hormone** werden **zu über 99 % an Plasmaproteine gebunden**, v. a. an das **Thyroxin-bindende Globulin (TBG)**.

≡ C-2.2 **Pharmakokinetische Daten und Dosierungen von Pharmaka zur oralen Behandlung von Schilddrüsenerkrankungen**

Wirkstoff	orale Einzeldosis	DI [h]	BV [%]	HWZ	PEB [%]	EF_{ren} [%]
Schilddrüsenhormone						
T_4 (Levothyroxin)[1]	50–260 µg[2]	24	65–80[3]	7 d	99,96	0
T_3 (Liothyronin)	25–40 µg	12	95	1 d	99,6	0
Jodid						
Kaliumjodid	100–260 µg[4]	24	100	8 h	n.b.	98
Thyreostatika						
Methimazol	20–40 mg	24	90	5 h	10	10
	nach 4–8 Wochen: 2,5–10 mg					
Propylthiourazil	50–100 mg	8–12	80	1,5 h	80	10
	nach 4–8 Wochen: 25–75 mg	12				
Natriumperchlorat	200–400 mg	6	n.b.	n.b.	n.b.	95
	nach 2 Wochen: 100–200 mg					

[1] wird zu T_3 abgebaut und wirkt nur als T_3; [2] ist altersabhängig, da die Dosis mit zunehmendem Alter schrittweise reduziert wird: z. B. beträgt die Dosis bei Neugeborenen 10–15 µg/kg/d und bei Kindern mit 11–16 Jahren 3–4 µg/kg/d; [3] zu Faktoren, die die BV vermindern s. Tab. **C-2.3**; [4] Dosis bezieht sich auf Jod.

niert. Einige Arzneistoffe hemmen oder fördern die TBG-Synthese in der Leber (Tab. C-2.3). Dadurch verändern sie den Anteil des ungebundenen Hormons im Plasma, an dem sich die TSH-Sekretion orientiert. Wegen der engen Kontrolle der T_4-Freisetzung bleiben solche Änderungen meist ohne Einfluss auf die Hormonwirkung. Bei der Hormonsubstitution muss die Absenkung der freien T_4-Konzentration infolge einer Zunahme der TBG-Spiegel allerdings berücksichtigt werden (s. o.).

Bei der **Metabolisierung von T_4** spielt die Dejodierung eine wichtige Rolle. Durch die Dejodierung an Position 5' des äußeren Ringes entsteht T_3 (Abb. C-2.4). Einige Substanzen hemmen die 5'-Dejodase (Abb. C-2.6 und Tab. C-2.3). Durch Dejodierung an Position 5 des inneren T_4-Ringes entsteht das unwirksame **„reverse" T_3 (rT_3)**. Unter normalen Bedingungen werden ca. 40 % des T_4 zu rT_3 dejodiert und somit inaktiviert. In der Leber werden T_4 und T_3 auch auf andere Weise enzymatisch inaktiviert (z. B. Glukuronidierung/Sulfatierung des äußeren Ringes, oxidative Spaltung der Etherbindung, Dekarboxylierung) und dann mit der Galle ausgeschieden.

Indikationen:
- Schilddrüsenhormone werden angewendet zur **Substitutionstherapie bei allen Formen der Hypothyreose** und zur **Suppression der TSH-Sekretion**. Letztere ist nach einer totalen oder partiellen Thyreoidektomie oder Strumektomie, nach einer ablativen Radiojodbehandlung und bei Patienten mit euthyreoter Struma notwendig, da TSH einen wichtigen Wachstumsreiz für die Schilddrüse darstellt.

Unerwünschte Wirkungen, Kontraindikationen und Wechselwirkungen: Alle Nebenwirkungen von T_4 und T_3 sind **Folge einer Überdosierung** und damit Symptome einer Hyperthyreose. Dazu gehören Tachykardie und tachykarde Herzrhythmusstö-

C-2.3	Wichtige Wechselwirkungen mit Schilddrüsenhormonen und die sich daraus ergebenden Konsequenzen		
Wechselwirkung	verantwortliche Substanzen, Faktoren oder Mechanismen		therapeutische Konsequenz
Hemmung der enteralen Resorption von T_4/T_3 (BV ↓)	<ul><li>Antazida, Eisenpräparate, Protonenpumpen-Hemmer, Colestyramin</li><li>gleichzeitige Nahrungsaufnahme</li><li>atrophische Gastritis, Helicobacter-pylori-Infektion</li></ul>		Hormonbedarf ↑ → T_4-Dosis ggf. erhöhen
Erhöhung der TBG-Konzentration im Plasma infolge gesteigerter TBG-Bildung → ungebundenes T_4 im Plasma ↓	<ul><li>östrogenhaltige Kontrazeptiva, Hormonersatztherapie in der Menopause, Schwangerschaft</li><li>Tamoxifen</li><li>Heroin, Methadon</li></ul>		Hormonbedarf ↑ → T_4-Dosis erhöhen
Senkung der TBG-Konzentration im Plasma infolge reduzierter TBG-Bildung → ungebundenes T_4 im Plasma ↑	Glukokortikoide, Androgene		Hormonbedarf ↓ → T_4-Dosis reduzieren
Hemmung der Konversion von T_4 zu T_3 durch Hemmung der 5'-Dejodase	Glukokortikoide, Amiodaron, β-Rezeptor-Antagonisten (Abb. C-2.6)		Hormonbedarf ↑ → T_4-Dosis erhöhen
Amiodaron-induzierte Störungen der Schilddrüsenfunktion (s. S. 503)	Hypothyreose: Hemmung der Konversion von T_4 zu T_3 und Antagonisierung der rezeptorvermittelten T_3-Wirkungen		Hormonbedarf ↑ → T_4-Substitution
	Hyperthyreose: Jod-induzierte Hyperthyreose (Folge der Abspaltung von Jod vom Amiodaronmolekül)		Behandlung mit Thyreostatika und Glukokortikoiden
Enzyminduktion	Rifampicin, Phenytoin, Carbamazepin		Hormonbedarf ↑ → T_4-Dosis erhöhen
Abnahme der metabolischen T_4-Clearance	zunehmendes Lebensalter		Hormonbedarf ↓ → T_4-Dosis reduzieren
Reduktion der T_4/T_3-Freisetzung durch Hemmung der Proteolyse → strumigene Wirkung	Li$^+$ (Abb. C-2.6)		Hormonbedarf ↑ → T_4-Dosis erhöhen
Steigerung des Insulinbedarfs, blutzuckersenkende Wirkung von Insulin und oralen Antidiabetika ↓	T_4/T_3		Erhöhung der Antidiabetika-Dosis
Anregung des Vitamin-K-Stoffwechsels → Verstärkung der Wirkung von Kumarinderivaten	T_4/T_3		Anpassung der Phenprocoumon-Dosierung

rungen, Schlaflosigkeit, Tremor, Haarausfall, Durchfall, Gewichtsabnahme und Osteoporose, wobei Letztere v. a. bei postmenopausalen Frauen auftritt. Der Normbereich des ungebundenen T_3 im Serum (2,5 – 6,0 pg/ml) darf im Zuge der Behandlung mit T_4 nicht überschritten und der Normbereich des TSH-Spiegels im Serum (0,3 – 2,5 mU/l) nicht unterschritten werden.
Bei unbehandelter Nebennierenrinden- oder Hypophyseninsuffizienz, akutem Myokardinfarkt oder akuter Myokarditis und bei akuter Pankreatitis dürfen Schilddrüsenhormone nicht verabreicht werden. Für T_3 und T_4 sind **zahlreiche Wechselwirkungen** beschrieben, die z. T. auch therapeutische Konsequenzen nach sich ziehen (Tab. **C-2.3**).

Überdosierung und entsprechen den Symptomen einer Hyperthyreose, z. B. Tachykardie, Tremor und Durchfall sowie v. a. bei postmenopausalen Frauen Osteoporose.

Kontraindikationen sind NNR- oder Hypophyseninsuffizienz, akuter Myokardinfarkt und Myokarditis sowie Pankreatitis. Zu den **zahlreichen Wechselwirkungen** s. Tab. **C-2.3**.

▶ **Merke.** Da gleichzeitige Nahrungsaufnahme die Bioverfügbarkeit von T_4 senkt, sollte es 30 – 60 Minuten vor dem Frühstück eingenommen werden.

▶ **Merke.**

Jodsalze

Grundlagen und Wirkungen: Die Bestimmung der Jodausscheidung im Urin ermöglicht eine objektive Aussage über den Jodversorgungsstatus. Eine optimale Jodversorgung geht mit einem Wert über 100 µg Jod pro Gramm Kreatinin einher. Dieser Wert wird in Deutschland häufig unterschritten. Deshalb sollte in Deutschland grundsätzlich trotz Speisesalzjodierung Jod in Dosierungen von 150 – 200 µg/d zusätzlich eingenommen werden, v. a. in Jodmangelgebieten (Süddeutschland) und in den Lebensabschnitten, in denen der Jodbedarf besonders hoch ist (Kinder, Schwangere, Stillende). Jod wird v. a. in Form von **Kaliumjodid** (Tab. **C-2.2**) zugeführt, wobei 130 µg Kaliumjodid 100 µg Jod entsprechen.

Jodsalze

Grundlagen und Wirkungen: Den Jodversorgungsstatus bestimmt man mithilfe der Ausscheidung im Urin (bezogen auf Kreatinin). In Deutschland, v. a. im Süden, sollte zusätzlich zur Speisesalzjodierung Jod in Form von **Kaliumjodid** (Tab. **C-2.2**) eingenommen werden. Dies gilt v. a. für Kinder, Schwangere und Stillende.

▶ **Merke.** In Dosierungen im µg-Bereich ist Jodid für die Schilddrüsenfunktion essenziell. In wesentlich höheren Dosierungen (10 – 100 mg/d) hemmt es dagegen nahezu jeden Schritt der Hormonsynthese in der Schilddrüse (Abb. **C-2.6**).

▶ **Merke.**

Indikationen:
- **Prophylaxe und Therapie der euthyreoten Jodmangelstruma** (100 – 260 µg Jod/d).
- **„Plummern":** Blockade der Hormonsynthese vor einer subtotalen Thyreoidektomie zur Behandlung einer immunogenen Hyperthyreose (Morbus Basedow; 20 – 100 mg Jod/d für 7 – 10 Tage präoperativ).
- **Jodblockade der Schilddrüse nach kerntechnischen Unfällen:** Diese Maßnahme dient zum Schutz gegen die Aufnahme radioaktiven Jods in die Thyreozyten. Die erforderliche Dosis nimmt altersabhängig zu und liegt zwischen 12,5 mg (Säuglinge jünger als 1 Monat) und 100 mg (Kinder und Erwachsene zwischen 13 und 45 Jahren) Jod pro Tag, die für 1 – 2 Tage verabreicht werden. Bei Personen über 45 Jahre ist eine Jodblockade nicht erforderlich.

Indikationen:
- **Prophylaxe und Therapie der euthyreoten Jodmangelstruma**
- **„Plummern":** Blockade der Hormonsynthese vor einer subtotalen Thyreoidektomie bei Morbus Basedow
- **Jodblockade der Schilddrüse nach kerntechnischen Unfällen**

Unerwünschte Wirkungen: Sie treten fast ausschließlich nach Gabe von Dosierungen im mg-Bereich auf. Man beobachtet **Überempfindlichkeitsreaktionen**, die sich in einem angioneurotischen oder laryngealen Ödem, gesteigerter Salivation, Jodschnupfen, Dermatitis herpetiformis Duhring, Jodexanthem und Speicheldrüsenschwellungen äußern können. Weitere mögliche Nebenwirkungen bei Einnahme von mehr als 200 µg Jod pro Tag sind jodinduzierte Hypo- oder Hyperthyreosen und eine Immunthyreoiditis. **Jodinduzierte Hypothyreosen** treten bevorzugt in Regionen mit ausreichender Jodversorgung auf, **jodinduzierte Hyperthyreosen** dagegen besonders in Jodmangelgebieten und bei Personen über 45 Jahren.

Unerwünschte Wirkungen: Sie treten in der Regel nur bei sehr hohen Dosierungen auf, meist in Form von **Überempfindlichkeitsreaktionen** (u. a. mit Ödemen und Exanthem). **Jodinduzierte Hypothyreosen** treten v. a. in Regionen mit ausreichender Jodversorgung auf, **jodinduzierte Hyperthyreosen** dagegen in Jodmangelgebieten und bei Personen > 45 Jahren.

Kontraindikationen: Bei Hyperthyreose, Immunthyreoiditis mit Autoantikörpern gegen Thyreoid-Peroxidase und/oder Thyreoglobulin (Jodid stimuliert den Autoimmunprozess), sehr großer Struma, funktioneller Autonomie der Schilddrüse (hohes Risiko für eine jodinduzierte Hyperthyreose) und Dermatitis herpetiformis Duhring dürfen Jodsalze nicht angewendet werden. Im höheren Dosisbereich sind auch eine angeborene Myotonie sowie Schwangerschaft und Stillzeit Kontraindikationen. Bei kerntechnischen Unfällen empfiehlt die Strahlenschutzkommission, auch bei schwangeren oder stillenden Frauen eine Jodblockade der Schilddrüse durchzuführen.

Kontraindikationen: Hyperthyreose, Immunthyreoiditis, große Struma, funktionelle Autonomie und Dermatitis herpetiformis Duhring. In höheren Dosierungen auch angeborene Myotonie, Schwangerschaft und Stillzeit.

Wechselwirkungen: Kombiniert man Kaliumjodid im mg-Dosisbereich mit Lithiumsalzen, kann dies die Entwicklung einer Hypothyreose begünstigen. Die Kombination mit kaliumsparenden Diuretika kann zur Hyperkaliämie führen.

Thyreostatika

Zu den Pharmaka mit hemmender Wirkung auf die Schilddrüsenfunktion gehören neben hoch dosiertem Jodid die **Thioamide** und **Natriumperchlorat**.

Thioamide

Die beiden wichtigsten Vertreter der Thioamide sind **Propylthiouracil** und **Methimazol (= Thiamazol)** (Abb. **C-2.8**). **Carbimazol** ist ein Methimazolderivat, das präsystemisch zu Methimazol umgewandelt wird.

C-2.8 Strukturformeln der beiden Thyreostatika Propylthiouracil und Methimazol

Wirkungsmechanismen, Wirkungen und Pharmakokinetik: Thioamide sind **Hemmstoffe der Thyreoid-Peroxidase** (Abb. **C-2.6**). Sie werden in der Schilddrüse jodiert und unterdrücken die Oxidation von Jodid, die Jodierung der Tyrosinreste im Thyreoglobulin sowie die Kopplungsreaktionen zu T_4 und T_3. Die Hemmung der Hormonsynthese wird durch einen Jodmangel innerhalb der Schilddrüse verstärkt und bei gefüllten intrathyreoidalen Jodspeichern abgeschwächt. Hinzu kommt, dass Propylthiouracil, nicht aber Methimazol, die 5'-Dejodase und damit die Umwandlung von T_4 zu T_3 in der Schilddrüse und in peripheren Geweben hemmt (Abb. **C-2.6**). Die Wirkung der Thioamide setzt mit einer Verzögerung von 2–3 Wochen ein, weil die Freisetzung von bereits gebildetem Hormon unbeeinflusst bleibt. Zur Pharmakokinetik s. Tab. **C-2.2**.

Indikationen: Thioamide werden bei **Hyperthyreose** und **Thyreotoxikose** angewendet sowie bei Patienten mit latenter Hyperthyreose **prophylaktisch vor Gabe hoher Jod-Dosierungen**, z. B. im Rahmen einer Röntgenuntersuchung mit jodhaltigem Kontrastmittel (z. B. 20 mg/d Methimazol + 900 mg/d Natriumperchlorat für 7–10 Tage vor und nach Gabe des Kontrastmittels).

Unerwünschte Wirkungen und Kontraindikationen: Mögliche Nebenwirkungen sind Übelkeit und immunallergische Reaktionen (inkl. Hepatitis und Agranulozytose). Außerdem werden ANCA-positive Vaskulitiden beobachtet (ANCA = antineutrophile zytoplasmatische Autoantikörper). Bei Agranulozytose oder Thioamid-bedingten Leberschäden in der Vorgeschichte dürfen Propylthiouracil, Methimazol und Carbimazol nicht verabreicht werden.

Wechselwirkungen: Jodid sowie jodhaltige Pharmaka und Diagnostika schwächen die thyreostatische Wirkung der Thioamide ab. Propylthiouracil kann durch Hemmung der 5'-Dejodase die Wirkungen von T_4 abschwächen und außerdem die Wirkungen von Cumarinderivaten kurzfristig verstärken, da diese aus der Eiweißbindung verdrängt werden.

Natriumperchlorat (NaClO$_4$)

Perchlorat ist ein kompetitiver **Hemmstoff der Jodidaufnahme in die Schilddrüse** (Abb. **C-2.6**). Dabei ist es wesentlich potenter als Thiocyanat oder Jodid. Perchlorat wird über den Natrium-Jodid-Symporter (NIS) von Thyreozyten aufgenommen und induziert einen NIS-vermittelten Auswärtstransport von freiem intrazellulärem Jodid. Nach Gabe von Perchlorat wird der gesamte Pool des ungebundenen Jodids aus den Thyreozyten freigesetzt. Perchlorat wird oral verabreicht (Tab. **C-2.2**). Seine Wirkungen halten nicht lange an. Es ist indiziert zur **Prophylaxe und Therapie jodinduzierter Hyperthyreosen**, z. B. vor Gabe eines jodhaltigen Röntgenkontrastmittels, und zum **Schutz der Schilddrüse bei szintigrafischen Untersuchungen** anderer Organe mit radioaktivem Jodid. Zu den unerwünschten Wirkungen gehören neben Übelkeit, Erbrechen und immunallergischen Reaktionen auch **gefährliche Blutbildungsstörungen** (Agranulozytosen, aplastische Anämien). Deshalb sollte Perchlorat nur als Mittel der zweiten Wahl angewendet werden. Bei Blutbildveränderungen nach Perchlorat-Gabe in der Vorgeschichte sowie in der Schwangerschaft und Stillzeit ist Perchlorat kontraindiziert. Es verstärkt die thyreostatische Wirkung der Thioamide und blockiert die Aufnahme von Radiojod (^{131}I) in die Schilddrüse, weshalb eine anschließende Radiojodtherapie wirkungslos ist. Jodid schwächt die Natriumperchlorat-Wirkung ab.

C-2.6). Indikationen sind die **Prophylaxe und Therapie jodinduzierter Hyperthyreosen**, z. B. vor Gabe eines jodhaltigen Röntgen-Kontrastmittels, und der **Schutz der Schilddrüse bei szintigrafischen Untersuchungen** mit radioaktivem Jodid. Unerwünschte Wirkungen sind Übelkeit, Erbrechen und immunallergische Reaktionen sowie **gefährliche Blutbildungsstörungen**. Perchlorat ist daher nur 2. Wahl. Kontraindikationen sind Schwangerschaft und Stillzeit sowie BB-Veränderungen nach Perchlorat-Gabe in der Anamnese. Zur Pharmakokinetik ist nicht viel bekannt (Tab. **C-2.2**).

2.2.3 Pharmakotherapie ausgewählter Schilddrüsenerkrankungen

Euthyreote Jodmangelstruma

Prophylaxe: Der rechtzeitige Ausgleich eines ernährungsbedingten Jodmangels verhindert v. a. im Kindes- und Jugendalter die Entwicklung einer Struma. Die Verwendung von jodiertem Speisesalzes reicht dabei nicht aus. Der Jodbedarf für eine effektive Prophylaxe mit **Kaliumjodid** liegt im 1. Lebensjahr bei 50 – 80 µg Jod, im 2.– 9. Lebensjahr bei 100 – 140 µg Jod, ab dem 10. Lebensjahr bei 180 – 200 µg Jod, bei Schwangeren bei 230 µg und bei Stillenden bei 260 µg Jod pro Tag.

Therapie: Drei Therapiemodalitäten stehen zur Verfügung: Behandlung mit Kaliumjodid, mit T_4 oder mit Jodid plus T_4. Die **Behandlung mit Jodid** besteht in der Gabe von 200 µg Jod pro Tag. Innerhalb eines Jahres kommt es bei Kindern und Jugendlichen häufig zur Rückbildung der Struma, bei jungen Erwachsenen meist nur zur Volumenreduktion um etwa 30 %. Eine langfristige Rezidivprophylaxe mit 100 µg Jod pro Tag ist empfehlenswert. Je länger die Struma besteht und je größer sie ist, umso geringer ist die Wirksamkeit der Jodtherapie. Eine vergleichbare Effektivität hat eine einjährige **Behandlung mit T_4**. Die T_4-Dosis beträgt anfangs 50 – 75 µg pro Tag und wird nach 4 – 6 Wochen auf 75 – 150 µg pro Tag gesteigert. Die Dosierung richtet sich nach dem TSH-Serumspiegel, für den ein niedrig-normaler Wert (0,3 – 0,8 mU/l) angestrebt wird. Nachteilig ist, dass als Folge der alleinigen Behandlung mit T_4 der intrathyreoidale Jodgehalt abnimmt. Ein intrathyreoidaler Jodmangel verursacht nämlich eine Hyperplasie der Thyreozyten, während ein T_4-Mangel (d. h. eine gesteigerte TSH-Sekretion) hauptsächlich zur Hypertrophie der Schilddrüsenfollikel führt. Deshalb ist bei Jugendlichen, Erwachsenen und Schwangeren eine **Kombinationstherapie mit Jod und T_4** sinnvoll. Ein Verhältnis T_4:Jod von 1:2 scheint bei der Rückbildung der Jodmangelstruma am wirksamsten zu sein (z. B. 75 µg T_4 + 150 µg Jod).

2.2.3 Pharmakotherapie ausgewählter Schilddrüsenerkrankungen

Euthyreote Jodmangelstruma

Prophylaxe: Ein ernährungsbedingter Jodmangel sollte zusätzlich zu jodiertem Speisesalz rechtzeitig mit **Kaliumjodid** (Bedarf alters- bzw. situationsabhängig) ausgeglichen werden. So kann die Entwicklung einer Struma verhindert werden.

Therapie: Möglich sind eine Behandlung mit Kaliumjodid, mit T_4 oder eine Kombination aus beidem. Die **Jodid-Behandlung** ist bei Kindern und Jugendlichen erfolgreicher als bei Erwachsenen. Im Rahmen der **Behandlung mit T_4** kann es zum intrathyreoidalen Jodmangel und in der Folge zu einer Hyperplasie der Thyreozyten kommen. In der Regel empfiehlt sich daher eine **Kombinationstherapie mit Jod und T_4**.

Hyperthyreose

Immunogene Hyperthyreose (Morbus Basedow): Bei dieser Erkrankung werden **Anti-TSH-Rezeptor-Antikörper** gebildet, die den TSH-Rezeptor wie Agonisten stimulieren. In 60 % der Fälle kommt als Autoimmunerkrankung eine endokrine Orbitopathie hinzu, deren Entwicklung von der Schilddrüsenfunktion unabhängig ist (Abb. **C-2.9**). Die Hyperthyreose wird thyreostatisch mit **Methimazol** (20 – 40 mg/d) **oder Propylthiourazil** (2 – 3 × 50 – 100 mg/d) behandelt. Nach **Erreichen einer euthyreoten Stoffwechsellage**, was meist innerhalb von 4 – 8 Wochen der Fall ist, wird die Behandlung mit reduzierter Dosis für 12 – 18 Monate fortgesetzt (Tab. **C-2.2**). 90 % der unerwünschten Wirkungen der Thioamide (s. S. 366) treten während der ersten 3 Behandlungsmonate auf. Zur Verminderung der Herzfrequenz werden vorübergehend β-Rezeptor-Antagonisten (z. B. 3 × 20 – 40 mg/d Propranolol) verabreicht. Propranolol hemmt zusätzlich die periphere Konversion von T_4 zu T_3 (Abb. **C-2.6**, S. 361). Die Remissionsrate nach 12 – 18-monatiger thyreostatischer Therapie liegt

Hyperthyreose

Immunogene Hyperthyreose (Morbus Basedow): Bei dieser Erkrankung werden **Anti-TSH-Rezeptor-Antikörper** gebildet, die den TSH-Rezeptor wie Agonisten stimulieren. Häufig tritt zusätzlich eine endokrine Orbitopathie auf (Abb. **C-2.9**). Therapiert wird bis lange nach Erreichen einer euthyreoten Stoffwechsel thyreostatisch mit Methimazol oder Propylthiourazil (Tab. **C-2.2**). Die meisten unerwünschten Wirkungen treten in den ersten 3 Behandlungsmonaten auf und müssen ggf. medikamentös abgemildert werden (z. B. Propranolol, s. Abb. **C-2.6**, S. 361). Auch **in der Schwangerschaft** wird ein Morbus Basedow mit niedrig dosiertem **Methimazol oder**

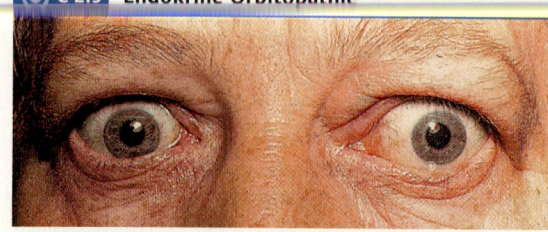

C-2.9 Endokrine Orbitopathie

Charakteristisch für diese, häufig mit einem Morbus Basedow assoziierte Erkrankungen, ist der **Exophthalmus**. Darunter versteht man ein Hervortreten der Augäpfel infolge einer retrobulbären Entzündung. Dadurch kommt es zur Lidretraktion, wodurch am oberen Rand der Hornhaut ein Teil der weißen Sklera sichtbar wird (Dalrymple-Zeichen) (aus Sachsenweger, Duale Reihe Augenheilkunde, Thieme, 2003).

Propylthiouracil behandelt, um eine **fetale Hypothyreose** zu verhindern.

bei 40–60%. Rezidive erfordern eine ablative Behandlung (Radiojodtherapie oder subtotale Thyeoidektomie) gefolgt von einer Hormonsubstitution. Die immunogene Hyperthyreose wird auch **in der Schwangerschaft** thyreostatisch behandelt, da sonst eine **fetale Hypothyreose** als einzige ernsthafte Gefahr bei hyperthyreoten Schwangeren droht. **Methimazol oder Propylthiouracil** werden dann sehr niedrig dosiert (10 mg/d bzw. 100 mg/d). Man strebt Dosierungen an, bei denen das ungebundene Serum-T_3 bei der Schwangeren im hoch normalen Bereich bleibt. Die Gabe von T_4 ist sinnlos, da es kaum plazentagängig ist.

Funktionelle Autonomie: Sie ist in Deutschland die häufigste Ursache für eine Hyperthyreose. Aufgrund somatischer Mutationen des TSH-Rezeptors wird dabei TSH-unabhängig T_4/T_3 synthetisiert. **Jodgaben** sollten bei Betroffenen strikt vermieden werden. Sind sie aber **unumgänglich**, müssen die Betroffenen durch eine Kombination aus Perchlorat und Methimazol **geschützt** werden. Eine **Hyperthyreose** auf dem Boden einer funktionellen Autonomie wird für **kurze Zeit thyreostatisch** und **dann ablativ** mittels Radiojodtherapie oder Operation **behandelt**.

Funktionelle Autonomie: In Deutschland ist die funktionelle Autonomie auf dem Boden einer knotigen Jodmangelstruma die häufigste Ursache für eine latente oder manifeste Hyperthyreose (Serum-TSH < 0,3 mU/l). Verantwortlich sind Drüsenfollikel, die infolge somatischer Mutationen konstitutiv spontan aktive TSH-Rezeptormutanten exprimieren und deshalb TSH-unabhängig Jodid aufnehmen und T_4/T_3 synthetisieren. Die Patienten müssen (auch wenn sie euthyreot sind) jodhaltige Arzneimittel und Kontrastmittel strikt meiden, weil ein hohes Risiko für die Entwicklung einer jodinduzierten Hyperthyreose besteht. Bei **unumgänglicher Jodgabe** müssen sie folgendermaßen **geschützt** werden: 500 mg Natriumperchlorat 2–4 Stunden vor und nach der Jodgabe + 3 × 300 mg/d Perchlorat für 7–10 Tage; am Tag vor und für 7–10 Tage nach der Jodgabe zusätzlich 20 mg/d Methimazol. Eine **Hyperthyreose** auf dem Boden einer funktionellen Autonomie wird für **kurze Zeit thyreostatisch** und **dann ablativ** mittels Radiojodtherapie oder Operation **behandelt**.

Thyreotoxische Krise: Dabei handelt es sich um eine Exazerbation mit **sehr hoher Letalität**. Behandelt wird mit **Methimazol, Propranolol und Prednisolon**, ggf. auch operativ.

Thyreotoxische Krise: Dabei handelt es sich um eine klinische Exazerbation einer Hyperthyreose mit **sehr hoher Letalität**. Behandelt wird mit hoch dosiertem **Methimazol** i. v. (3 × 40–80 mg/d), **Propranolol** (initial 2–5 mg i. v. oder 120–240 mg über Magensonde, danach 3 × 40 mg/d p. o.) **und Prednisolon** (3–4 × 50 mg i. v.; auch wegen der Hemmung der Konversion von T_4 zu T_3). Wenn die Krise jodinduziert ist, wird innerhalb von 48 Stunden eine operative Behandlung angestrebt (ausgedehnte Schilddrüsenresektion).

Hypothyreose

Wenn eine Hypothyreose im Kindesalter nicht rechtzeitig behandelt wird, sind Minderwuchs und geistige Retardierung die Folge (**Kretinismus**). Im Rahmen der Therapie wird T_4 **in mittlerer oraler Dosis** verabreicht, beginnend mit einer niedrigen Dosierung und **Erhöhung der Dosis in Intervallen von 4–6 Wochen bis zur erwünschten Dauerdosis**. Als **Kontrolle** dient der **TSH-Spiegel**, der **im Normbereich** liegen sollte. Vorsicht ist bei Patienten mit Herzerkrankungen oder Diabetes mellitus geboten.

Hypothyreose

Eine Schilddrüsenunterfunktion kann genetisch bedingt oder erworben sein. Ein Hormondefizit muss unabhängig von der Ursache ausgeglichen werden. Wenn bei genetischer Ursache eine Hypothyreose im Kindesalter nicht rechtzeitig erkannt und behandelt wird, sind Minderwuchs und geistige Retardierung die Folge (**Kretinismus**). Das Ziel ist die Wiederherstellung einer euthyreoten Stoffwechsellage. Zur Behandlung wird T_4 **in mittlerer oraler Dosis** (2 µg/kg/d 30 min vor dem Frühstück) verabreicht. 90 % aller Patienten benötigen 100–200 µg T_4 pro Tag. Klassischerweise beginnt man mit einer niedrigen Initialdosis und **erhöht die Dosis in Intervallen von 4–6 Wochen bis zur erwünschten Dauerdosis**. Bei jüngeren Patienten liegt die Initialdosis bei 50–100 µg pro Tag. Sie wird alle 4–6 Wochen um 25–50 µg pro Tag bis zur erwünschten Dauerdosis gesteigert. Patienten über 65 Jahren erhalten anfangs 25–50 µg pro Tag. Die Dosis wird dann in Abständen von 4–6 Wochen um 12,5–25 µg pro Tag erhöht. Als **Kontrolle** dient der **TSH-Spiegel**, der **im Normbereich** liegen sollte (0,3–2,5 mU/l). Patienten mit Herzerkrankungen (v. a. KHK) erhalten relativ niedrige Dosierungen, weil durch die Aktivierung des Stoffwechsels der myokardiale Sauerstoffbedarf ansteigt. Außerdem kann eine T₄-bedingte Zunahme des Insulinbedarfs einen Diabetes mellitus verursachen.

▶ **Merke.** Da T_4 eine relativ geringe therapeutische Breite hat, ist es wichtig, in Situationen mit verändertem Hormonbedarf die Dosis anzupassen (Tab. **C-2.3**, S. 364).

2.3 Nebennierenrinde

2.3.1 Grundlagen

Prinzipiell muss bei den Nebennierenhormonen (Kortikoide) zwischen den **Glukokortikoiden** und den **Mineralokortikoiden** unterschieden werden. Alle Nebennierenrindenhormone werden aus Cholesterol synthetisiert (Abb. **C-2.10**). Zunächst entsteht daraus Pregnenolon, die Ausgangssubstanz für die drei Kortikoide Aldosteron, Kortisol und Dehydroepiandrosteron (DHEA). **Aldosteron** hat mineralokortikoide Wirkungen und spielt eine wichtige Rolle bei der Regulation der Natrium-Ausscheidung. **Kortisol** hat glukokortikoide Wirkungen und ist ein bedeutender Regulator des Kohlenhydratstoffwechsels. **DHEA** hat schwache androgene Wirkungen und kann in anderen Geweben zu Testosteron und 17β-Estradiol, also zu Sexualhormonen, verstoffwechselt werden.

Im Gegensatz zu DHEA sind Aldosteron und Kortisol lebensnotwendige Hormone. Die Kortikoide werden nach ihrer Synthese nicht gespeichert, sondern sofort ins Blut abgegeben. Die Aldosteronbildung in der Zona glomerulosa wird langfristig durch Angiotensin II und/oder hohe extrazelluläre K⁺-Konzentrationen und kurzfristig durch ACTH stimuliert. ACTH steigert langfristig v. a. die Synthese und Freisetzung von Kortisol in der Zona fasciculata und von DHEA in der Zona reticularis. Der **zirkadiane Rhythmus der ACTH-Freisetzung** mit einem Maximum in den frühen Morgenstunden und einem Minimum um Mitternacht spiegelt sich deshalb auch in den Plasmaspiegeln von Kortisol und DHEA wider. Nach dem Prinzip der negativen Rückkopplung stehen die ACTH-Freisetzung und damit auch die Kortisolsynthese unter dem hemmenden Einfluss des im Blut zirkulierenden Kortisols. Außerdem ruft jede Art von **physischem und psychischem Stress** eine massive Steigerung der ACTH- und Kortisol-Freisetzung hervor, die sich allen hemmenden Kontrollmechanismen entzieht.

▶ **Klinischer Bezug.** Einige Pharmaka unterdrücken die Synthese von Kortisol und Aldosteron, weil sie bestimmte an der Synthese beteiligte Enzyme (Abb. **C-2.10**) hemmen. So ist das Antimykotikum **Ketoconazol** (s. S. 605) ein Hemmstoff der 20,22-Desmolase und der 17α-Steroid-Hydroxylase, weshalb es nur noch topisch angewendet wird. Das Injektionsnarkotikum **Etomidat** (s. S. 274) ist ein Hemmstoff der 11β-Steroid-Hydroxylase.

2.3.2 Wirkstoffe

Glukokortikoide

Substanzen, Potenz und Äquivalenzdosis: Es gibt eine Vielzahl von therapeutisch verwendeten Glukokortikoiden. Dazu gehören die beiden auch endogen vorkommenden Stoffe **Kortisol (Hydrocortison)** und dessen inaktives Oxidationsprodukt **Kortison** sowie zahlreiche andere synthetisch hergestellte Substanzen (Tab. **C-2.4**), die alle Derivate des Kortisols sind. In Abb. **C-2.11** sind die für die glukokortikoide Wirkung wichtigen Strukturmerkmale dargestellt. Die verschiedenen Glukokortikoide unterscheiden sich in ihrer relativen **Potenz für glukokortikoide Wirkungen** (Näheres zum Begriff „Potenz" s. S. 14). Bezugsgröße für die relative Potenz ist die Potenz von Kortisol, die definitionsgemäß 1 beträgt. Kortisol und einige andere Glukokortikoide, insbesondere Fludrocortison, haben auch mineralokortikoide Wirkungen. Entsprechend lässt sich auch eine relative **Potenz für mineralokortikoide Wirkungen** angeben. Eine Übersicht über die relativen Potenzen wichtiger Kortikoide zeigt Tab. **C-2.4**. In der Klinik spiegeln sich die unterschiedlichen Potenzen der

---

2.3 Nebennierenrinde

2.3.1 Grundlagen

Prinzipiell wird zwischen den **Glukokortikoiden** und den **Mineralokortikoiden** unterschieden. Alle NNR-Hormone werden aus Cholesterol synthetisiert (Abb. **C-2.10**), so auch die drei Kortikoide **Aldosteron**, **Kortisol** und **DHEA**.

Die Kortikoide werden nicht gespeichert, sondern sofort ins Blut abgegeben. Der **zirkadiane Rhythmus der ACTH-Freisetzung** spiegelt sich daher auch in den Plasmaspiegeln der Kortikoide wieder. Zusätzlich ruft jede Art von **physischem und psychischem Stress** eine massive Steigerung der ACTH- und Kortisol-Freisetzung hervor, die sich allen hemmenden Kontrollmechanismen entzieht.

▶ **Klinischer Bezug.**

2.3.2 Wirkstoffe

Glukokortikoide

Substanzen, Potenz und Äquivalenzdosis: Zu den therapeutisch verwendeten Glukokortikoiden gehören u. a. auch **Kortisol (Hydrocortison)** und **Kortison** sowie zahlreiche synthetisch hergestellte Substanzen (Tab. **C-2.4**), die sich jeweils in ihrer relativen **Potenz für glukokortikoide Wirkungen** unterscheiden (wichtige Strukturmerkmale s. Abb. **C-2.11**). Auch die **Potenz für mineralokortikoide Wirkungen** ist verschieden. In der Praxis spiegeln sich diese Unterschiede in Form unterschiedlich hoher „**Äquivalenzdosierungen**" wider.

C-2.10 Biosynthese der Kortikoide

Zona glomerulosa: Deoxycorticosteron →(11β-Steroid-Hydroxylase)→ Corticosteron →(Aldosteron-Synthase)→ Aldosteron

Zona fasciculata: Progesteron →(17α-Steroid-Hydroxylase)→ 17α-Hydroxyprogesteron →(21-Steroid-Hydroxylase)→ 11-Deoxycortisol →(11β-Steroid-Hydroxylase)→ Kortisol

Progesteron →(21-Steroid-Hydroxylase)→ Deoxycorticosteron

Zona reticularis: Pregnenolon →(17α-Steroid-Hydroxylase)→ 17α-Hydroxypregnenolon →(17α-Steroid-Hydroxylase)→ Dehydroepiandrosteron

Pregnenolon →(3β-HSD)→ Progesteron; 17α-Hydroxypregnenolon →(3β-HSD)→ 17α-Hydroxyprogesteron

Viele der an der Synthese beteiligten Enzyme sind Cytochrom-P_{450}-Enzyme **(CYP-Enzyme)**. Pregnenolon entsteht unter Mithilfe des Enzyms 20,22-Desmolase aus Cholesterol und ist Ausgangssubstanz für alle Steroidhormone der Nebennierenrinde. Aldosteron existiert in der Aldehyd-Form (unten) und der Hemiacetal-Form (oben). Durch die Hemiacetal-Bildung wird die 11β-OH-Gruppe von Aldosteron vor Oxidation geschützt.
3β-HSD: 3β-Hydroxysteroid-Dehydrogenase.

C-2.11 Endogene und synthetische Kortikoide

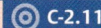

Kortisol, Kortison, Prednisolon, Dexamethason, Fludrocortison

Die für die **glukokortikoide Wirkung** essenziellen Strukturmerkmale sind die C 4,5-Doppelbindung, der Keto-Sauerstoff an C 3, die 11β-OH-Gruppe und die Seitenkette an C 17 mit der Ketogruppe an C 20 und der Hydroxygruppe an C 21. Die Oxidation der C 11-OH-Gruppe zur Ketogruppe (wie beim Kortison) führt zum Wirkungsverlust. Kortison muss im Körper an C 11 erst hydriert werden, damit es wirkt. Die 17α-OH-Gruppe ist nicht entscheidend für die Wirkung, erhöht aber die **Affinität zum Glukokortikoidrezeptor**, ebenso wie lipophile Reste an dieser OH-Gruppe (z. B. durch Veresterung mit Propionsäure). Bei den Kortisol-Analoga erhöht die zusätzliche C 1,2-Doppelbindung im Ring A (Prednisolon), die Fluorsubstitution an C 9 (Fludrocortison, Dexamethason) und die Substitution an C 16 (Dexamethason) die **Potenz für glukokortikoide Wirkungen** (Tab. **C-2.4**).

Für die **mineralokortikoide Wirkung** ist die 11β-OH-Gruppe essenziell und die Aldehydgruppe an C 13 (Abb. **C-2.10**) wichtig. Die **Potenz für mineralokortikoide Wirkungen** wird durch die Fluorsubstitution an C 9 erhöht und durch eine zusätzliche C 1,2-Doppelbindung in Ring A sowie durch Substitution an C 6 vermindert. Eine Substitution an C 16 führt zum Verlust der mineralokortikoiden Wirkung.

C-2.4 Relative Potenz wichtiger Kortikoide für gluko- und mineralokortikode Wirkungen

Wirkstoff	relative Potenz für glukokortikoide Wirkungen	relative Potenz für mineralokortikoide Wirkungen
Kortisol (Hydrocortison)	1	1
Kortison	0,8	0,8
Prednisolon	4	0,8
6α-Methylprednisolon	5	0,5
Fludrocortison	10	125
Budesonid	70[1]	0
Triamcinolon	5	0
Triamcinolonacetonid	20[1]	0
Betamethason	25	0
Dexamethason	25	0

[1] da Werte für die Potenz fehlen, ist hier die Affinität zum Glukokortikoidrezeptor relativ zu der von Kortisol angegeben.

Glukokortikoide in unterschiedlich hohen **„Äquivalenzdosierungen"** wider. Da z. B. Prednisolon als Glukokortikoid 4-mal potenter ist als Kortisol, ist die Äquivalenzdosis von Prednisolon nur ¼ so hoch wie die von Kortisol.

Wirkungsmechanismus: Die Wirkungen der Glukokortikoide (GK) werden von **Glukokortikoidrezeptoren** (GKR) vermittelt. Im Zytosol führt die Bindung des Glukokortikoids an den Rezeptor zur Bildung eines GK-GKR-Komplexes. Dieser kann prinzipiell auf zwei Arten Wirkungen entfalten (s. hierzu auch Abb. **B-5.6** auf S. 192):

- **Protein-DNA-Interaktion:** Der GK-GKR-Komplex tritt in den Zellkern ein und bindet an spezifische DNA-Sequenzen. Dadurch aktiviert oder hemmt er die Transkription bestimmter Gene.
- **Protein-Protein-Interaktion:** Der GK-GKR-Komplex bindet im Zytoplasma an Transkriptionsfaktoren wie **NF-κB** (nukleärer Faktor κB) oder **AP-1** (Aktivierungsprotein 1) und verhindert so deren Eintritt in den Zellkern und damit ihre Wirkungen im Zellkern. Die transkriptionelle Aktivität von NF-kB und AP-1, die dadurch unterdrückt wird, sorgt normalerweise für die Expression von Genen, die für den Ablauf von Entzündungs- und Immunreaktionen von entscheidender Bedeutung sind (s. S. 193).

Die Interaktionen mit der DNA und den Transkriptionsfaktoren ändern die Gentranskription und haben **genomische Wirkungen** zur Folge, die nicht sofort, sondern erst nach Stunden oder Tagen in Erscheinung treten. Daneben gibt es aber auch schnell einsetzende, **nicht genomische Wirkungen**, die von Rezeptoren auf der Zelloberfläche vermittelt werden. Dazu gehören z. B. die Effekte, die man sich bei der i. v.-Gabe von Prednisolon bei der Behandlung des anaphylaktischen Schocks oder des schweren Asthma-Anfalls zunutze macht (s. S. 538).

Wirkungen: Das Spektrum der Glukokortikoidwirkungen ist sehr groß und geht weit über die glukokortikoide und antiphlogistische/immunsuppresive Wirkung hinaus.

- **Glukokortikoide Wirkungen:** Unter diesem Schlagwort werden alle **Stoffwechselwirkungen** der Glukokortikoide zusammengefasst. Sie gehen v. a. auf die oben beschriebene Protein-DNA-Interaktion zurück. Glukokortikoide **fördern die Glukoneogenese** und die **Synthese und Speicherung von Glykogen** in der Leber. Die Folge ist ein Blutzuckeranstieg, dem auch eine reduzierte periphere Glukoseverwertung zugrunde liegt. Kortisol schützt durch Bereitstellung von Glukose das Gehirn und das Herz vor einer Unterversorgung, da diese Organe auf Glukose besonders angewiesen sind. Außerdem regen Glukokortikoide den Abbau von Proteinen (katabole Wirkung) und die Lipolyse an. Über die **katabole Wirkung** wird die Verfügbarkeit von Aminosäuren und Glyzerin gesteigert, die in der Leber für die gesteigerte Produktion von Glukose und Glykogen benötigt werden. Die **lipolytische Wirkung** ist keine direkte Kortisolwirkung. Sie kommt vielmehr durch Potenzierung der lipolytischen Wirkungen der Katecholamine und des Wachstumshormons zustande (permissive Wirkung). Die durch Glukokortikoide bedingte und für das **Cushing-Syndrom** so typische Umverteilung des Körperfetts (Abb. **C-2.12**) tritt erst bei Überdosierung in Erscheinung.
- **Antiphlogistische und immunsuppressive Wirkungen (Näheres s. S.192):** Sie gehen v. a. auf die Protein-Protein-Interaktionen zurück. Bisher ist es nicht gelungen, Stoffe zu entwickeln, die ohne glukokortikoide Wirkungen antiphlogistisch wirken. Kortisoldosierungen, die im Bereich der normalen Kortisol-Tagesproduktion von 10 – 20 mg liegen („physiologische Dosierungen"), haben immer auch antiphlogistische und immunsuppressive Wirkungen zur Folge. Das bedeutet auch, dass man physiologische und pharmakologische Wirkungen von Kortisol nicht wirklich voneinander trennen kann.
- **Wirkungen auf den Elektrolyt- und Wasserhaushalt:** Kortisol und einige seiner Analoga (Tab. **C-2.4**) haben auch **mineralokortikoide Wirkungen**, die im Vergleich zu Aldosteron allerdings gering sind (Näheres s. S. 376). Aufgrund permissiver Effekte erhöhen Glukokortikoide die glomeruläre Filtration und die renale Wasserclearance (Folge einer Hemmung der ADH-Freisetzung). Außerdem hemmen sie die enterale Ca^{2+}-Resorption und erhöhen die renale Ca^{2+}- und Phosphat-Ausscheidung.
- **Kardiovaskuläre Wirkungen:** Glukokortikoide verstärken die vasokonstriktorische Wirkung von Noradrenalin und Angiotensin II, d. h. diese beiden köpereigenen

---

Wirkungsmechanismus: Glukokortikoide binden an **Glukokortikoidrezeptoren** und bilden GK-GKR-Komplexe (s. S. 192, Abb. **B-5.6**). Diese bewirken:

- **Protein-DNA-Interaktion:** Aktivierung oder Hemmung der Gentranskription im Zellkern.
- **Protein-Protein-Interaktion:** Im Zytoplasma bindet der GK-GKR-Komplex an Transkriptionsfaktoren und verhindert deren Wirkung und Eintritt in den Zellkern.

Diese Interaktionen führen zu **genomischen Wirkungen**, die erst verzögert einsetzen. Zusätzlich werden **nicht genomische Wirkungen** von Rezeptoren auf Zelloberflächen vermittelt.

Wirkungen: Zahlreiche Effekte sind beschrieben:

- **Glukokortikoide Wirkungen:** Darunter subsummiert man alle Stoffwechselwirkungen, also z. B. Glukoneogenese↑, Glykogensynthese↑, die katabole (Abbau von Proteinen) und die lipolytische Wirkung, die alle auf die Protein-DNA-Interaktion zurückgehen. Das Cushing-Syndrom (Abb. **C-2.12**) tritt erst bei Überdosierung auf.

- **Antiphlogistische und immunsuppressive Wirkungen:** Sie sind v. a. Folge der Protein-Protein-Interaktion.

- **Wirkungen auf den Elektrolyt- und Wasserhaushalt:** Viele Glukokortikoide haben auch gering ausgeprägte **mineralokortikoide Wirkungen** (Tab. **C-2.4**). Weitere Effekte: GFR↑, Wasserausscheidung↑, renale Ca^{2+}- und Phosphat-Ausscheidung↑, enterale Ca^{2+}-Resorption↓.

- **Kardiovaskuläre Wirkungen:** Blutdruckanstieg durch Verstärkung der vasokon-

Substanzen werden bezüglich ihrer blutdrucksteigernden Wirkung potenter. Dieser Effekt ist nicht an mineralokortikoide Eigenschaften gebunden und kann auch ohne mineralokortikoide Wirkungen zum **Blutdruckanstieg** führen. Er geht vermutlich auf die Hemmung der Prostaglandinsynthese zurück, da Glukokortikoide die Phospholipase A_2 hemmen und die COX-2-Expression unterdrücken (s. S. 192). Die Prostaglandine fehlen dann als Gegenspieler zur Begrenzung der vasokonstriktorischen Wirkungen von Noradrenalin und Angiotensin II.

- **Wirkungen auf ZNS und Hypophyse:** Glukokortikoide erhöhen die Erregbarkeit des Gehirns und können EEG-Veränderungen verursachen. Außerdem kann es zu Euphorien und Dysphorien sowie zu Depressionen und psychotischen Verhaltensstörungen kommen. Kortisol und alle synthetischen Analoga hemmen die CRH- und ACTH-Ausschüttung.
- **Wirkungen auf zelluläre Blutbestandteile:** Die Anzahl der Erythrozyten, Thrombozyten und neutrophilen Granulozyten im Blut kann infolge einer Glukokortikoid-Behandlung zunehmen. Im Gegensatz dazu sinkt die Zahl der zirkulierenden Lymphozyten, Monozyten und eosinophilen sowie basophilen Granulozyten durch Umverteilung. Auch die Masse des lymphatischen Gewebes kann abnehmen.

striktorischen Wirkung von Noradrenalin und Angiotensin II.

- **Wirkungen auf ZNS und Hypophyse:** Glukokortikoide steigern die Erregbarkeit des Gehirns (→ zentralnervöse Störungen). Kortisol und alle Analoga hemmen die CRH- und ACTH-Ausschüttung.
- **Wirkungen auf zelluläre Bestandteile:** Erythrozyten, Thrombozyten und neutrophile Granulozyten ↑. Lymphozyten, Monozyten, eosinophilen und basophilen Granulozyten ↓.

C-2.12 Cushing-Syndrom

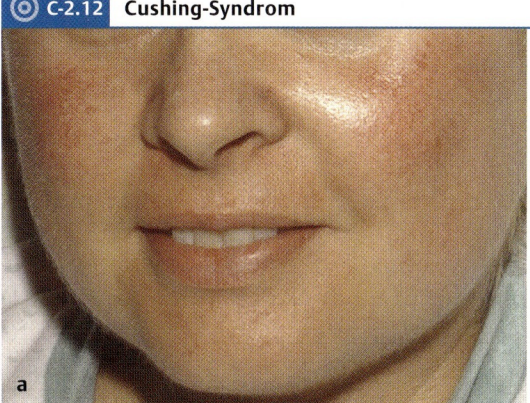
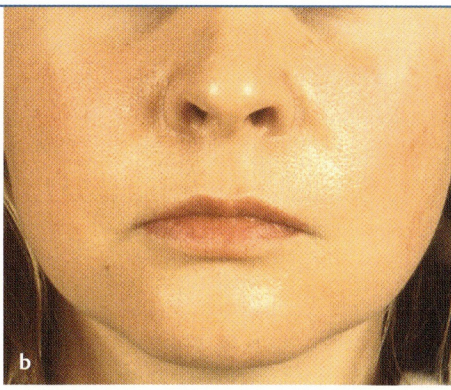

Die Abbildung zeigt das für ein Cushing-Syndrom typische **Vollmondgesicht (a)**, das auf eine Fettverteilungsstörung infolge der hohen Glukokortikoidspiegel zurückzuführen ist. Zum Vergleich ist auch das **normale Gesicht** der erfolgreich behandelten Patientin abgebildet **(b)** (aus Baenkler et al., Kurzlehrbuch Innere Medizin, Thieme, 2010).

Pharmakokinetik (Tab. C-2.5) und Applikationsarten: Glukokortikoide werden bevorzugt metabolisch eliminiert. Dabei ist **CYP3A4** ganz wesentlich beteiligt. Die Ausscheidung des Kortisol-Metaboliten 6β-Hydroxycortisol im Urin dient z. B. als Maß zur Abschätzung der CYP3A4-Enzymaktivität. Kortisol wird im Plasma an das **Kortikosteroid-bindende Globulin (KBG)** und an Albumin gebunden. Die synthetischen Kortisol-Derivate binden mit Ausnahme von Prednisolon nicht an KBG. Glukokortikoide stehen in verschiedenen systemischen und topischen Applikationsarten zur Verfügung. Eine Resorption der in Tab. C-2.5 genannten Substanzen findet nicht nur nach **oraler**, sondern auch nach **rektaler Applikation** (z. B. ist die Prednisolon-BV aus Zäpfchen 50 %) und bei topischer Anwendung in **Creme- oder Salben-Form** statt. Die topische Anwendung hat den Vorteil relativ hoher Konzentrationen am Anwendungsort und relativ niedriger Konzentrationen im systemischen Kreislauf. Dies macht man sich z. B. bei der **inhalativen Anwendung** von Glukokortikoiden zur topischen Behandlung beim Asthma bronchiale zunutze (Näheres s. S. 523). Durch Veresterung der C21-OH-Gruppe mit Bernsteinsäure oder Phosphorsäure erhält man hydrophile Ester (z. B. Cortisol- oder Prednisolon-21-hydrogensuccinat und Prednisolon-21-dihydrogenphosphat), die zur **i. v.-Applikation** geeignet sind. Sie werden nach Injektion durch Esterhydrolyse rasch aktiviert. Wenn Essigsäure für die Veresterung verwendet wird, entstehen lipophile Ester (z. B. Prednisolon-21-acetat, Triamcinolon-16,21-diacetat), die sich als Kristallsuspensionen zur **intraartikulären oder i. m.-Gabe** eignen und wegen der langsamen Resorption lang anhaltende lokale und systemische Wirkungen entfalten. Triamcinolonacetonid ist so lipophil, dass es sich auch ohne Veresterung zur Herstellung von Kristallsuspensionen eignet.

Pharmakokinetik (Tab. C-2.5) und Applikationsarten: Bei der Elimination spielt **CYP3A4** eine wesentliche Rolle. Im Plasma ist Kortisol im Gegensatz zu den meisten Derivaten an das **Kortikosteroid-bindende Globulin (KBG)** und an Albumin gebunden.

Glukokortikoide sind in verschiedenen systemischen und topischen Applikationsarten verfügbar (Tab. **C-2.5**). Eine Resorption erfolgt nach **oraler** und **rektaler**, aber auch nach topischer Gabe als **Creme- oder Salbe**. Die lokal hohe und systemisch geringe Konzentration bei topischer Anwendung macht man u. a. bei der **inhalativen Anwendung** zunutze (z. B. Asthma-Therapie, s. S. 523). In veresterter Form können einige Substanzen auch **i. v., intraartikulär oder i. m.** injiziert werden.

C-2.5 Pharmakokinetische Daten und Dosierungen wichtiger Kortikoide

Wirkstoff	Applikation	orale Einzeldosis [mg]	DI [h]	orale BV [%]	HWZ [h]	PEB [%]	EF$_{ren}$ [%]
Glukokortikoide							
Kortisol (Hydrocortison)	p. o., i. v., t.d.	10 – 20	24[1]	80	1,5	90	0,5
Kortison[2]	p. o., s. c.	25	24[3]	(65)	(1,5)	(90)	(0,5)
Prednisolon	p. o., rektal, i. v., t.d., konjunktival, intraartikulär	5 – 80	24	82	2,5	90	26
6α-Methylprednisolon	p. o., i. v., t.d.	4 – 64	24	82	2,5	78	5
Budesonid	p. o., rektal, Inhalation	9	24	11	2	88	0
Triamcinolon	p. o., intraartikulär	8 – 16	24	90	4	80	15
Triamcinolonacetonid	i. v., i. m., t.d., intraartikulär	–	–	23	1,5	70	0
Betamethason	p. o., rektal, i. v., i. m., t.d., intraartikulär	6 – 15	24	70	7	65	5
Dexamethason	p. o., i. v., i. m., t.d., kunjunktival, intranasal	6 – 15	24	80	4	70	5
Mineralokortikoide							
Fludrocortison	p. o.	0,05 – 0,2	24	95	1	75	0

[1] in der Substitutions-(erhaltungs-)therapie werden 10 mg früh morgens, 5 mg mittags und 2,5 mg abends verabreicht; [2] Daten in Klammern betreffen den wirksamen Metaboliten Kortisol; [3] in der Substitutionstherapie werden ⅔ der Dosis früh morgens und ⅓ um 16 Uhr verabreicht.

Indikationen: Glukokortikoide haben ein sehr breites Anwendungsspektrum:

- **Substitutionstherapie**: Bei **akuter Nebennierenrindeninsuffizienz** i. v.-Gabe. Bei **chronischer Niereninsuffizienz** p. o.-Gabe unter Berücksichtigung der zirkadianen Rhythmik und von Belastungssituationen mit erhöhtem Bedarf. Eine Substitutionstherapie ist auch beim **adrenogenitalen Syndrom** indiziert (→ ACTH ↓ → DHEA ↓).

- **Stimulation der fetalen Lungenreifung:** Prophylaxe des Atemnotsyndroms bei Frühgeborenen vor der 35. Woche. Dazu wird die Mutter vor der Geburt mit Dexa- oder Betamethason behandelt.

- **Antiphlogistische und immunsuppressive Therapie:** Näheres s. S. 192.

- **Infektionskrankheiten:** Sie sind in der Regel keine Indikation für Glukokortikoide (immunsuppressive Wirkung!). Ausnahmen: AIDS-Patienten mit Pneumocystis-jiroveci-Pneumonie, Säuglinge und Klein-

Indikationen: Aufgrund der zahlreichen verschiedenen Wirkungen gibt es ein **sehr breites Anwendungsspektrum** für Glukokortikoide:

- **Substitutionstherapie:** Bei der **akuten Nebennierenrindeninsuffizienz** wird zunächst mit Kortisol i. v. therapiert. Man beginnt üblicherweise mit 100 mg und setzt die Behandlung dann mit 3-mal 50 – 100 mg und später mit 3-mal 25 mg pro Tag fort. Bei der **chronischen Nebenniereninsuffizienz** (Morbus Addison) wird mit 15 – 20 mg pro Tag Kortisol p. o. substituiert, wobei der zirkadiane Rhythmus nachgeahmt wird, indem man 10 mg früh morgens, 5 mg mittags und 2,5 mg spät abends verabreicht. Bei Traumata, Operationen, Infektionen oder anderen Stressereignissen muss die Dosis angepasst, d. h. bis um das 10-Fache erhöht werden. Bei primären Formen der Nebenniereninsuffizienz ist zusätzlich ein Mineralokortikoid erforderlich (0,05 – 0,2 mg/d Fludrocortison p. o.). Eine Substitution von Kortisol und Fludrocortison ist auch beim **adrenogenitalen Syndrom** indiziert. Die erforderlichen Kortisol-Dosierungen sind meist höher als bei der einfachen Nebenniereninsuffizienz, weil zur Hemmung der DHEA-Synthese die ACTH-Ausschüttung in der Hypophyse unterdrückt werden muss.

- **Stimulation der fetalen Lungenreifung:** Für die Lungenreifung ist eine ausreichende fetale Kortisol-Synthese erforderlich. Bei Frühgeburten mit einem Gestationsalter unter 35 Wochen ist die köpereigene Kortisol-Synthese häufig ungenügend. Zur Verhinderung des akuten Atemnotsyndroms werden die Mütter dann vor der Geburt mit Dexamethason (4 × 6 mg i. m. im Abstand von 12 h) oder Betamethason (2 × 12 mg i. m. im Abstand von 24 h) behandelt.

- **Antiphlogistische und immunsuppressive Therapie:** Näheres zu diesen Indikationen finden Sie auf S. 192. Häufig stützt sich die Anwendung von Glukokortikoiden hier nur auf umfangreiche klinische Erfahrungen. Die Behandlung ist meist weder spezifisch noch kurativ. Die Entscheidung für eine Therapie setzt bei jedem Patienten eine sorgfältige und individuelle Überprüfung des Nutzen-Risiko-Verhältnisses voraus. Zur Dosisfindung s. S. 375.

- **Infektionskrankheiten:** Wegen der antiphlogistischen und immunsuppressiven Wirkung sind Infektionskrankheiten in der Regel keine Indikation für Glukokortikoide. Ausnahmen: Bei **AIDS-Patienten mit Pneumocystis-jiroveci-Pneumonie**, die mit Antibiotika behandelt werden, verbessern Glukokortikoide die Lungenfunktion. **Säuglinge und Kleinkinder mit Hämophilus-influenzae-B- oder Pneumo-

kokken-Meningitis werden antibiotisch behandelt und erhalten bereits vor der ersten Antibiotika-Dosis Dexamethason i. v. (2 × 0,4 mg/kg/d für 2 Tage). Die adjuvante Dexamethason-Therapie senkt bei diesen Kindern die Mortalität und das Risiko neurologischer Folgeerkrankungen (z. B. Taubheit).
- **Maligne Tumoren:** Die Chemotherapie akuter lymphatischer Leukämien oder maligner Lymphome schließt Glukokortikoide wegen ihrer antilymphozytären Wirkungen ein. Bei Patienten mit Hirnmetastasen oder primären Hirntumoren begrenzt Dexamethason die Entwicklung eines Hirnödems. Zudem ist Dexamethason eine wichtige Komponente der antiemetischen Therapie von Patienten, die mit Zytostatika behandelt werden (Näheres s. S. 559).
- **Differenzialdiagnostik des Cushing-Syndroms:** Hierzu wird der **Dexamethason-Hemmtest** durchgeführt: Die Versuchsperson nimmt 2 mg Dexamethason p. o. um 24 Uhr ein und am nächsten Morgen um 8 Uhr wird der Kortisol-Spiegel im Plasma bestimmt. Beim Gesunden sinkt dieser auf Werte unter 30 ng/ml. Hingegen wird der erhöhte Kortisol-Spiegel beim Cushing-Syndrom (z. B. ACTH-produzierender Tumor) kaum supprimiert.

- **Maligne Tumoren:** Glukokortikoide werden bei ALL und malignen Lymphomen sowie bei primären Hirntumoren oder Hirnmetastasen zur Prophylaxe eines Hirnödems verabreicht, außerdem im Rahmen der antiemetischen Therapie während Zytoystatika-Behandlungen (s. S. 559).
- **Differenzialdiagnostik des Cushing-Syndroms:** Dexamethason-Hemmtest

Dosierungsschemata und Dosisfindung: Bei akuten entzündlichen Erkrankungen wie z. B. einer nekrotisierenden Glomerulonephritis, Lupus-Enzephalitis, einem akuten Pemphigus vulgaris oder einem akuten Schub von Multiple Sklerose, kann eine Glukokortikoid-Behandlung mit einer **i. v.-Hoch-Dosis-Therapie** mit 500 – 1500 mg Prednisolon pro Tag für 3 – 6 Tage begonnen werden **(Stoßtherapie)**. Anschließend wird die Behandlung oral fortgesetzt. Dabei wird die Dosis langsam schrittweise reduziert, da eine abrupte Beendigung der Behandlung immer mit dem Risiko einer akuten sekundären Nebenniereninsuffizienz verbunden ist. Bei einer lang anhaltenden oralen Behandlung, wie sie z. B. bei chronisch-entzündlichen Erkrankungen wie der rheumatoiden Arthritis erforderlich ist, muss bei jedem Patienten für den gewünschten therapeutischen Effekt die niedrigste, klinisch ausreichend wirksame Dosis (Erhaltungsdosis) durch Ausprobieren bestimmt und im Laufe der Behandlung immer wieder überprüft werden. Prinzipiell gibt es dabei dann zwei Behandlungsmöglichkeiten, die beide den zirkadianen Rhythmus der ACTH-Ausschüttung nachahmen und die Gefahr einer Nebennierenrindenatrophie begrenzen sollen: Bei der **zirkadianen Applikation** wird jeweils eine Tagesdosis täglich am frühen Morgen, bei der **alternierenden Applikation** werden zwei Tagesdosierungen am frühen Morgen alle zwei Tage eingenommen.

Bei einer **Niedrig-Dosis-Therapie** liegt die Glukokortikoid-Tagesdosis (z. B. 5,0 – 7,5 mg Prednisolon) im Bereich der normalen täglichen Kortisolproduktion, die 10 – 20 mg beträgt. Da Prednisolon 4-mal potenter ist als Kortisol, entspricht die genannte Kortisol-Tagesproduktion also 2,5 – 5,0 mg Prednisolon. Von der normalen täglichen Kortisolproduktion lässt sich die sog. **Cushing-Schwellendosis** ableiten. Darunter versteht man die Glukokortikoid-Dosis, durch die bei täglicher Einnahme gerade noch kein Cushing-Syndrom hervorgerufen wird.

Dosierungsschemata und Dosisfindung: Bei akuten entzündlichen Erkrankungen, z. B. einem MS-Schub, wird zunächst mit einer **i. v.-Hoch-Dosis-Therapie** für einige Tage **(Stoßtherapie)** und anschließend oral behandelt. Grundsätzlich sollte bei langfristiger Behandlung die kleinstmögliche Dosis gewählt und diese schrittweise reduziert werden, um das Risiko einer sekundären Niereninsuffizienz zu verringern. Bei der **zirkadianen Applikation** wird jeweils eine Tagesdosis täglich am frühen Morgen, bei der **alternierenden Applikation** werden zwei Tagesdosierungen am frühen Morgen alle zwei Tage eingenommen.

Bei einer **Niedrig-Dosis-Therapie** liegt die Glukokortikoid-Tagesdosis im Bereich der normalen tgl. Kortisolproduktion. Die sog. **Cushing-Schwellendosis** entspricht der tgl. Dosis, die gerade noch kein Cushing-Syndrom hervorgerufen.

▶ **Merke.** Jede, also auch die niedrige Glukokortikoid-Dosierung addiert sich zur Menge des täglich ausgeschütteten endogenen Kortisols. Wohl auch deshalb können niedrige Dosierungen bei langer Anwendung unerwünschte Wirkungen hervorrufen, die als Symptome einer milden Form des Cushing-Syndroms angesehen werden müssen.

▶ **Merke.**

Unerwünschte Wirkungen, Kontraindikationen und Wechselwirkungen: Einzelne Glukokortikoid-Dosierungen können lebensrettend sein und sind, auch wenn sie im Gramm-Bereich liegen, meist harmlos und ohne schädigende Wirkungen. Ähnliches gilt für kurzfristige Behandlungen von bis zu einer Woche. Wenn Glukokortikoide aber länger angewendet werden, nehmen Häufigkeit und Schwere der zu erwartenden unerwünschten Wirkungen mit der Behandlungsdauer und der Dosis zu. Orale Prednisolon-Dosierungen über 1,5 mg pro Tag, die noch antiphlogistische Wirkungen entfalten (z. B. bei der rheumatoiden Arhritis), haben auch unerwünschte Wirkungen. Die meisten der unerwünschten Wirkungen sind Folge der physiologischen Glukokortikoid-Wirkungen, d. h. die erwünschten und unerwünschten Wirkungen sind oft nicht klar voneinander zu trennen. Zusammen mit den Kontraindikationen und Wechselwirkungen werden sie auf S. 194 behandelt. Hier sollen nur **vier sehr wichtige Aspekte** angesprochen werden:

Unerwünschte Wirkungen, Kontraindikationen und Wechselwirkungen: Einzelne Glukokortikoid-Dosierungen, auch im Gramm-Bereich, sowie kurzfristige Behandlungen (< 1 Woche) sind meist harmlos und ohne schädigende Wirkung. Bei länger dauernder Anwendung kommt es zu unerwünschten Wirkungen (s. S. 194). Vier **sehr wichtige Aspekte** sind:

- **Diabetogene Wirkung**, Proteinkatabolismus ↑ mit **Steroid-Myopathie** und **Hautatrophie (Pergamenthaut)**
- verzögerte und gestörte Wundheilung: **Magen-Darm-Ulzera** bleiben symptomarm → Blutungen/Perforationen

▶ **Merke.**

- **Hypertonie-Risiko** ↑

- **Osteoporose-Risiko** ↑

- Neben der **diabetogenen Wirkung** ist der gesteigerte Proteinkatabolismus von Bedeutung. Denn er ist für die **Steroid-Myopathie** und die **Hautatrophie** mit der leicht verletzlichen **Pergamenthaut** verantwortlich.
- Wegen der **verzögerten und gestörten Wundheilung** bleiben bereits vorhandene **Magen-Darm-Ulzera** symptomarm und neigen zu Blutungen und Perforationen.

▶ **Merke.** Glukokortikoide sind nicht direkt für die Entstehung peptischer Magengeschwüre verantwortlich, sie verstärken aber massiv die ulzerogene Wirkung von nichtsteroidalen Antiphlogistika.

- Das erhöhte Risiko für die Entwicklung einer **arteriellen Hypertonie** ist Folge der gesteigerten Na$^+$-Retention und geht auf die Hemmung der Prostaglandin-Synthese zurück.
- Ursachen für das drastisch erhöhte **Osteoporose-Risiko** sind der gesteigerte Proteinkatabolismus, die Hemmung der enteralen Ca^{2+}-Resorption und die Zunahme der renalen Ca^{2+}-Ausscheidung. Mit der Entwicklung einer Osteoporose muss gerechnet werden, wenn über 5 mg Prednisolon pro Tag über lange Zeit angewendet werden.

Mineralokortikoide

Substanzen und Indikationen: Aldosteron steht für therapeutische Zwecke nicht zur Verfügung, **Fludrocortison** als synthetisches Kortikoid zeigt aber gute mineralokortikoide Wirkungen (Tab. **C-2.4**, Abb. **C-2.11**). Bei **primärer Nebenniereninsuffizienz (Morbus Addison)** muss Aldosteron deshalb durch Fludrocortison ersetzt werden (Tab. **C-2.5**).

Wirkungsmechanismus und Wirkungen: Die Wirkungen werden vom Aldosteronrezeptor (AR) vermittelt, der in den Zielgeweben in hoher Konzentration vorkommt. Es wird zunächst im Zytosol ein Aldosteron-AR-Komplex gebildet, der **dann** im Zellkern **genomische Effekte** auslöst. Daneben sind auch **nicht genomische Effekte** beschrieben.

Die „klassischen" **mineralokortikoiden Wirkungen** gehen v. a. auf den genomischen Effekt der Aktivierung und vermehrten Expression von Na$^+$-Kanälen in den Sammelrohren der Niere zurück. Es kommt zur **Na$^+$-Retention** und **K$^+$-Exkretion**.

▶ **Klinischer Bezug.**

Mineralokortikoide

Substanzen und Indikationen: Aldosteron, das wichtigste endogene Mineralokortikoid, steht für therapeutische Zwecke nicht zur Verfügung. Mit **Fludrocortison** gibt es aber ein synthetisches Kortikoid mit guter mineralokortikoider Wirkung (Tab. **C-2.4**). Die für die mineralokortikoide Wirkung essenziellen Strukturmerkmale zeigt Abb. **C-2.11**. Bei der **primären Nebenniereninsuffizienz (Morbus Addison)** muss die mineralokortikoide Wirkung von Aldosteron durch oral verabreichtes Fludrocortison ersetzt werden. In der üblichen Dosierung (Tab. **C-2.5**) hat Fludrocortison keine glukokortikoiden Wirkungen. Die Dosis sollte stets so gewählt werden, dass unerwünschte mineralokortikoide Wirkungen ausbleiben. CYP3A4-Induktoren (s. S. 37) können die Wirkungen von Fludrocortison abschwächen.

Wirkungsmechanismus und Wirkungen: Die Aldosteronwirkungen werden vom Aldosteronrezeptor (AR) vermittelt, der nur in den Zielgeweben für Aldosteron in hohen Konzentrationen vorkommt. Dazu gehören Niere, Speichel- und Schweißdrüsen, Kolon und Hippocampus. Aldosteron bindet im Zytosol an den Rezeptor, anschließend wandert der Aldosteron-AR-Komplex in den Zellkern. Dort bindet er an spezifische DNA-Sequenzen und aktiviert die Transkription bestimmter Gene. Neben diesen **genomischen Effekten**, die innerhalb von Stunden in Erscheinung treten, hat Aldosteron auch **nicht genomische Effekte**, die innerhalb von Sekunden und Minuten auftreten. In isolierten Endothelzellen aktiviert Aldosteron z. B. den Ca^{2+}-Einstrom und erhöht dadurch die intrazelluläre Ca^{2+}-Konzentration. Nicht genomische Aldosteroneffekte beobachtet man auch an glatten Muskelzellen (Aktivierung des Na$^+$-H$^+$-Austausch-Transporters) und am Herzen (Zunahme der myokardialen Kontraktilität).

Die „klassischen" **mineralokortikoiden Wirkungen** gehen auf genomische Effekte zurück. Aldosteron führt in der Niere zur Aktivierung und vermehrten Expression von Na$^+$-Kanälen in der luminalen Membran und der Na$^+$-K$^+$-Pumpe in der basolateralen Membran der Hauptzellen der Verbindungsstücke und Sammelrohre. Dadurch werden die Na$^+$-Rückresorption und die K$^+$-Sekretion gesteigert. Eine solche **Na$^+$-Retention** und **K$^+$-Exkretion** ist auch in den Schweiß- und Speicheldrüsen sowie im Kolon nachweisbar.

▶ **Klinischer Bezug.** Ein **Aldosteronüberschuss** ist charakterisiert durch eine hypokaliämische Alkalose und eine Na$^+$-Retention, die durch Erhöhung des extravasalen Volumens zur Entwicklung eines Bluthochdrucks führen kann. Ein primärer Hyperaldosteronismus ist eine häufige Ursache für eine sekundäre arterielle Hypertonie. Aber auch bei der primären arteriellen Hypertonie werden immer wieder Zeichen einer milden Form der Aldosteronüberproduktion gefunden. Ein **Aldosteronmangel**, wie er z. B. bei der primären Nebenniereninsuffizienz vorliegt, führt hingegen zu Na$^+$-Verlusten und zur K$^+$-Retention.

Mineralokortikoide haben auch **kardiovaskuläre Wirkungen**, die völlig unabhängig von den mineralokortikoiden Wirkungen auftreten. Neben den o. g. genomischen und nicht genomischen Effekten gehören dazu genomische proinflammatorische Effekte im kardiovaskulären System, die mit Fibroblasten-Proliferation und vermehrter Kollagenbildung einhergehen und zu myokardialen Fibrosen und Perfusionsstörungen führen. Da darüber hinaus auch eine extraadrenale Aldosteronsynthese im Myokard und in arteriellen Gefäßen nachgewiesen wurde, vermutet man, dass Aldosteron bei der chronischen Herzinsuffizienz zum **kardiovaskulären Umbau** beiträgt (Näheres s. S. 509). Gestützt wird diese Hypothese von der klinischen Beobachtung, dass Aldosteronrezeptor-Antagonisten die Morbidität und Mortalität von Patienten mit chronischer Herzinsuffizienz deutlich senken (s. u.).

Mineralokortikoide haben zusätzlich auch **kardiovaskuläre Wirkungen** (Fibroblasten-Proliferation, vermehrte Kollagenbildung → Fibrosen, Perfusionsstörungen). Vermutlich ist der **kardiovaskuläre Umbau** im Rahmen einer chronischen Herzinsuffizienz u. a. auch auf Aldosteron-Wirkungen zurückzuführen (s. S. 509).

▶ **Exkurs.** Bluthochdruck durch Lakritzgenuss?

Kortisol bindet mit ähnlich hoher Affinität an den Aldosteronrezeptor wie **Aldosteron**. Da aber der Kortisol-Plasmaspiegel 100- bis 1000-mal höher ist als der von Aldosteron, müssen die Gewebe, in denen Aldosteron seine Wirkungen entfaltet (v. a. die Nieren), vor den mineralokortikoiden Kortisol-Wirkungen geschützt werden. Das geschieht mithilfe des Enzyms **11β-Hydroxysteroid-Dehydrogenase (11β-HSD) vom Typ 2**, das speziell in diesen Geweben exprimiert wird und Kortisol zum unwirksamen Kortison oxidiert. Aldosteron und Fludrocortison sind keine Substrate dieses Enzyms. Glycyrrhetinsäure, ein Inhaltsstoff der **Lakritze**, wirkt als Hemmstoff der Typ-2-11β-HSD und kann somit die Inaktivierung von Kortisol zu Kortison unterdrücken. Deshalb kann übermäßiger Lakritzgenuss **Symptome eines Aldosteronüberschusses** hervorrufen, also z. B. Bluthochdruck und Hypokaliämie. Die Aldosteron-Plasmaspiegel sind dabei aber normal, da die verstärkten mineralokortikoiden Wirkungen auf Kortisol zurückgehen. Die Typ-1-Isoform der 11β-HSD sorgt übrigens für die reduktive Aktivierung von Kortison zu Kortisol und kommt in Leber- und Fettzellen vor.

▶ **Exkurs.**

Aldosteronrezeptor-Antagonisten (Mineralokortikoidrezeptor-Antagonisten)

Die beiden Vertreter dieser Gruppe **Spironolacton** und **Eplerenon** sind synthetische Aldosteron-Analoga. Beide Stoffe werden oral verabbreicht. Beim Spironolacton-Abbau entsteht mit Canrenon ein wirksamer Metabolit, der wesentlich langsamer eliminiert wird als Spironolacton (Tab. **C-2.6**).

Aldosteronrezeptor-Antagonisten (Mineralokortikoidrezeptor-Antagonisten)

Spironolacton und **Eplerenon** sind synthetische Aldosteron-Analoga (Tab. **C-2.6**).

≡ C-2.6	Pharmakokinetische Daten und Dosierungen von Aldosteronrezeptor-Antagonisten					
Wirkstoff	orale Einzeldosis [mg]	DI [h]	BV [%]	HWZ [h]	PEB [%]	EF$_{ren}$ [%]
Spironolacton[1]	25 – 200	24	70	1,5 (16)	98 (98)	0 (0)
Eplerenon	25 – 50	24	~67	5	30 – 60[2]	5

[1] Daten in Klammern betreffen den wichtigsten Metaboliten Canrenon; [2] nimmt im therapeutischen Konzentrationsbereich mit steigender Konzentration im Plasma ab.

Wirkungsmechanismus und Wirkungen: Sowohl Spironolacton und sein wirksamer Metabolit als auch Eplerenon sind **kompetitive Antagonisten des Aldosteronrezeptors** (AR). Durch Bindung an den AR verhindern sie die Wechselwirkung zwischen Aldosteron und dem AR. Dadurch werden die AR-vermittelten Wirkungen von Aldosteron unterdrückt, d. h. die Na$^+$-Rückresorption sowie die K$^+$- und H$^+$-Exkretion in den Sammelrohren der Nieren werden reduziert. AR-Antagonisten wirken also **natriuretisch** bei gleichzeitiger **K$^+$-Retention**. Sie gehören deshalb zu den **K$^+$-sparenden Diuretika** (Näheres s. S. 475). Anders als alle anderen Diuretika wirken AR-Antagonisten nicht über die luminale Seite der Tubuluszellen. Außerdem setzt ihre Wirkung erst mit deutlicher Verzögerung ein (1–2 Tage nach Applikation), da präformierte Na$^+$-Kanäle und Na$^+$-K$^+$-Pumpen zunächst „verbraucht" bzw. abgebaut werden müssen. Die diuretische Wirkung entfaltet sich nur in Anwesenheit von Aldosteron und nimmt mit steigendem Aldosteronspiegel zu. Folge des diuretischen Effekts ist eine **blutdrucksenkende Wirkung** beider Wirkstoffe. Therapeutisch steht die natriuretische Wirkung aber im Hintergrund.

Im Gegensatz zu Eplerenon ist Spironolacton kein selektiver AR-Antagonist. In therapeutischen Dosierungen wirkt Spironolacton auch als Antagonist von Progesteron- und Androgenrezeptoren. Das erklärt einige nur bei Spironolacton vorkom-

Wirkungsmechanismus und Wirkungen: Spironolacton und Eplerenon sind **kompetitive Antagonisten des Aldosteronrezeptors**. Sie wirken somit **natriuretisch** bei gleichzeitiger **K$^+$-Retention**, weshalb sie zu den **K$^+$-sparenden Diuretika** gehören (s. S. 475). Ihre natriuretische Wirkung ist umso stärker, je höher der Aldosteronspiegel ist. Folge des diuretischen Effekts ist eine **blutdrucksenkende Wirkung**.

Spironolacton wirkt auch als Progesteron- und Androgenrezeptor-Antagonist, was einige Nebenwirkungen (u. a. Gynäkomastie und

Menstruationsstörungen) erklärt. Darüber hinaus hat es antiarrhythmische Wirkungen (s. S. 120).

Indikationen:
- **Spironolacton** wird bei **primärem Hyperaldosteronismus** (Conn-Syndrom) und zur **Ausschwemmung von Ödemen/Aszites beim sekundären Hyperaldosteronismus** angewendet, außerdem als Kombinationspartner in der Therapie der **chronischen Herzinsuffizienz** (s. S. 508).

- **Eplerenon** ist indiziert bei kompensierter **systolischer Pumpschwäche des linken Ventrikels** und klinischen Symptomen einer Herzinsuffizienz **nach kürzlich erlittenem Myokardinfarkt** (s. S. 495).

▶ **Exkurs.**

Unerwünschte Wirkungen und Kontraindikationen:
- **Spironolacton:** UW: u. a. Störungen von Elektrolyt-, Säure-Base-, und Hormonhaushalt (bei Männern häufig schmerzhafte **Gynäkomastie**). KI: u. a. Hyperkaliämie, Niereninsuffizienz, Schwangerschaft und Stillzeit.
- **Eplerenon:** UW ähnlich wie Spironolacton. KI wie Spironolacton, wobei Schwangerschaft und Stillzeit ausgenommen sind, dafür zusätzlich Leberinsuffizienz sowie Therapie mit CYP3A4-Hemmstoffen (s. S. 37).

Pharmakokinetik und Wechselwirkungen: Spironolacton und Eplerenon verstärken die blutdrucksenkende Wirkung von Diuretika und anderen Antihypertensiva. Das Hyperkaliämierisiko wird durch Kombination mit einer Reihe weiterer Pharmaka erhöht (u. a. ACE-Hemmer, NSAR).

mende Nebenwirkungen wie Gynäkomastie, Impotenz und Menstruationsstörungen. Spironolacton hat auch antiarrhythmische Wirkungen, da es selbst und sein wirksamer Metabolit Canrenon K^+-Ströme in Kardiomyozyten blockieren, die vom sog. verzögerten Gleichrichter vermittelt werden (s. S. 120).

Indikationen:
- **Spironolacton** wird in Dosierungen über 50 mg pro Tag bei **primärem Hyperaldosteronismus** (Conn-Syndrom) und zur **Ausschwemmung von Ödemen/Aszites beim sekundären Hyperaldosteronismus** angewendet, der z. B. bei Leberzirrhose, nephrotischem Syndrom und schwerer Herzinsuffizienz auftreten kann. Darüber hinaus ist niedrig dosiertes Spironolacton (12,5 – 25 mg/d) in Kombination mit ACE-Hemmern, β-Rezeptor-Antagonisten und Diuretika zur Therapie der **chronischen Herzinsuffizienz** infolge einer linksventrikulären systolischen Funktionsstörung indiziert (s. S. 508).

- **Eplerenon** ist bei Patienten mit kompensierter **systolischer Pumpschwäche des linken Ventrikels** und klinischen Symptomen einer Herzinsuffizienz **nach kürzlich erlittenem Myokardinfarkt** indiziert (25 – 50 mg/d), und zwar zusammen mit ACE-Hemmern, β-Rezeptor-Antagonisten und Diuretika (s. S. 495).

▶ **Exkurs.** **Kardioprotektive Wirkung von Aldosteronrezeptor-Antagonisten**
Spironolacton und Eplerenon vermindern die Morbidität und Mortalität von Patienten mit **chronischer Herzinsuffizienz** bei linksventrikulärer systolischer Dysfunktion. Bei den klinischen Studien erhielten die Patienten Dosierungen, die kaum diuretisch wirken (Spironolacton: ≤ 25 mg/d; Eplerenon: 25 – 50 mg/d). Das deutet darauf hin, dass die positiven Auswirkungen auf das Herz nicht auf die diuretische Wirkung, sondern auf andere, kardiale Effekte zurückgehen, wie z. B. die Verzögerung/Verhinderung des fortschreitenden kardiovaskulären Umbaus. Die stetige Progression der Symptomatik der chronischen Herzinsuffizienz geht v. a. auf den kardiovaskulären Umbau zurück (s. S. 509). Ob Spironolacton und Eplerenon tatsächlich alle genomischen und nicht genomischen Aldosteronwirkungen in epithelialen und nicht epithelialen Geweben antagonisieren, wird die Zukunft zeigen.

Unerwünschte Wirkungen und Kontraindikationen:
- **Spironolacton:** Störungen des Elektrolyt- und Säure-Base-Haushalts, hormonelle Störungen als Folge der antigestagenen und antiandrogenen Wirkungen (bei Männern häufig schmerzhafte **Gynäkomastie**), gastrointestinale und zentralnervöse Störungen. Bei einem Serum-Kaliumspiegel über 5 mmol/l, bei Niereninsuffizienz, Hyponatriämie, akutem Nierenversagen, Anurie sowie in der Schwangerschaft und Stillzeit darf Spironolacton nicht angewendet werden.
- **Eplerenon:** Die Nebenwirkungen sind denen von Spironolacton ähnlich, allerdings werden hormonelle Störungen nicht beobachtet. Auch die Kontraindikationen entsprechen weitgehend denen von Spironolacton, wobei Schwangerschaft und Stillzeit ausgenommen sind. Dafür kommen eine schwere Leberinsuffizienz sowie eine Therapie mit starken CYP3A4-Hemmstoffen (s. S. 37) hinzu.

Pharmakokinetik und Wechselwirkungen: Spironolacton und Eplerenon verstärken die blutdrucksenkende Wirkung von Diuretika und anderen Antihypertensiva und erhöhen die Plasmakonzentration von Digoxin. Das Hyperkaliämie-Risiko durch Spironolacton und Eplerenon wird durch folgende Stoffe erhöht: Kalium und K^+-sparende Diuretika, Trimethoprim, ACE-Hemmer, AT_1-Rezeptor-Antagonisten, nichtsteroidale Antiphlogistika, Ciclosporin und Tacrolimus. Nichtsteroidale Antiphlogistika vermindern außerdem die diuretische Wirkung von Spironolacton und Eplerenon. Da beim Eplerenon-Abbau CYP3A4 eine wesentliche Rolle spielt, interagieren CYP3A4-Hemmstoffe bzw. -Induktoren (s. S. 37) mit Eplerenon.

2.4 Keimdrüsen

2.4.1 Grundlagen

Die Sexualhormone Progesteron, Testosteron und Estradiol werden hauptsächlich in den Gonaden synthetisiert und entstehen aus **Pregnenolon** (Abb. **C-2.13**). Ihre Synthese und Freisetzung steht unter dem regulierenden Einfluss der hypophysären Gonadotropine FSH und LH.

- **Testosteron:** Beim Mann produzieren die Leydig-Zellen des Hodens den größten Teil des Testosterons. Sie werden in ihrer Tätigkeit v. a. durch LH stimuliert. Wie LH wird auch Testosteron pulsatil und mit einer zirkadianen Rhythmik freigesetzt: die höchsten Plasmaspiegel werden etwa um 8.00 Uhr morgens und die niedrigsten etwa um 20.00 Uhr abends gemessen. Mit zunehmendem Alter nimmt die gonadale Testosteron-Freisetzung ab. Auch Frauen bilden Testosteron, und zwar im Gelbkörper der Eierstöcken (v. a. LH-stimuliert) und auch aus dem zirkulierenden, in der Nebennierenrinde gebildeten Dehydroepiandrosteron (Abb. **C-2.13**).

2.4 Keimdrüsen

2.4.1 Grundlagen

Die v. a. in den Gonaden synthetisierten Sexualhormone entstehen unter dem Einfluss von LH und FSH aus **Pregnenolon** (Abb. **C-2.13**).

- **Testosteron:** Beim Mann produzieren die Leydig-Zellen unter LH-Stimulation den größten Teil des Testosterons. Die Freisetzung erfolgt pulsatil und mit einer zirkadianen Rhythmik. Frauen bilden Testosteron im Gelbkörper der Eierstöcke und aus dem zirkulierenden Dehydroepiandrosteron (Abb. **C-2.13**).

⊙ **C-2.13** Biosynthese der Sexualhormone

Pregnenolon ist die Ausgangssubstanz für die Sexualhormone Progesteron, Testosteron und Estradiol. Es entsteht unter Mithilfe der 20,22-**Desmolase** aus Cholesterol. Das zentrale Enzym für die Biosynthese der Östrogene ist die **Aromatase**. Sie aromatisiert den Ring A von Androstendion und Testosteron, reduziert den Keto-Sauerstoff an C3 zur OH-Gruppe und entfernt die Methylgruppe an C10.
3β-HSD: 3β-Hydroxysteroid-Dehydrogenase; 17-OH-SDH: 17-Hydroxysteroid-Dehydrogenase; 16α-SH: 16α-Steroid-Hydroxylase.

- **Estradiol:** Entsteht unter LH-Einfluss in den heranreifenden Follikeln des Ovars und später im Gelbkörper. Das entscheidende Enzym ist dabei die **Aromatase**. Hauptquelle ist bei der Frau vor der Menopause das Ovar, danach Fettgewebe und Leber. Beim Mann wird Estradiol im Hoden aus lokal gebildetem Testosteron synthetisiert oder im Fettgewebe aus dem zirkulierenden Dehydroepiandrosteron.

- Die Hormon- und Kortikoidvorstufe **Progesteron** wird in Ovar, Hoden, NNR und Plazenta gebildet (s. Abb. **C-2.10**, S. 370).

2.4.2 Wirkstoffe

Androgene

Substanzen: Testosteron und **Dihydrotestosteron** (DHT) sind die wichtigsten körpereigenen Androgene. Dihydrotestosteron entsteht unter Mitwirkung der **5α-Reduktase** aus Testosteron (Abb. **C-2.13**). Neben Testosteron selbst werden therapeutisch auch **Testosteronester** verwendet.

▶ Exkurs.

- **Wirkungsmechanismus und Wirkungen:** Die Wirkungen von Testosteron und DHT werden vom **Androgenrezeptor** vermittelt **(genomische Wirkungen)**. Da Testosteron auch beim Mann u. a. in Leber und Fettgewebe zu Estradiol umgewandelt wird (Abb. **C-2.13**), kommen **einige Testosteron-Wirkungen indirekt über Estradiol** zustande. Die komplexen Testosteron-Wirkungen lassen sich in **drei Gruppen** gliedern:

  - **Direkte Testosteron-Wirkungen:** Entwicklung der männlichen inneren Geschlechtsorgane während der Fetalperiode. In der Pubertät und später ist Testosteron für anabole Wirkungen verantwortlich. Beim Mann fördert es u. a. die Funktion der akzessorischen Geschlechtsdrüsen und die

---

- **Estradiol:** Es entsteht unter dem Einfluss von LH aus Testosteron und Androstendion in den heranreifenden Follikeln des Ovars und später auch im Gelbkörper. Das entscheidende Enzym ist dabei die **Aromatase**, die außer in den Granulosazellen des Ovars auch in anderen Geweben exprimiert wird (Sertoli- und Leydig-Zellen des Hodens, Fettzellen, Knochen, Leber, ZNS). Bei der Frau ist vor der Menopause das Ovar die Hauptquelle des zirkulierenden Estradiols. Nach der Menopause sind es das Fettgewebe und die Leber, in denen Estradiol aus adrenalem Dehydroepiandrosteron gebildet wird. Beim Mann wird Estradiol im Hoden entweder aus lokal gebildetem Testosteron synthetisiert (10–20%) oder entsteht im Fettgewebe aus dem zirkulierenden Dehydroepiandrosteron adrenalen Ursprungs (80–90%).

- **Progesteron** wird im Ovar (v. a. im Corpus luteum), im Hoden, in der Nebennierenrinde und in der Plazenta gebildet. Es dient auch als Vorstufe der Sexualhormone und der Kortikoide (s. Abb. **C-2.10**, S. 370).

2.4.2 Wirkstoffe

Androgene

Substanzen: Testosteron und **Dihydrotestosteron** sind die beiden wichtigsten körpereigenen Androgene. Dihydrotestosteron entsteht in einigen androgenabhängigen Zielgeweben (z. B. Prostata, andere Urogenitalorgane, Haarfollikel) unter Mitwirkung der **5α-Reduktase** aus Testosteron (Abb. **C-2.13**). In diesen Geweben ist dann nicht Testosteron, sondern Dihydrotestosteron für die androgenen Wirkungen verantwortlich. Neben Testosteron selbst werden auch **Testosteronester** therapeutisch verwendet. Bei diesen Verbindungen ist die C17-OH-Gruppe des Testosterons mit einer Carbonsäure verestert. Die Ester werden nach i. m.-Injektion oder p. o. Gabe hydrolytisch gespalten und geben Testosteron frei. Zudem gibt es transdermales Testosteron in Pflaster- oder Gelform und eine Vielzahl von chemisch modifizierten Testosteron-Derivaten.

▶ **Exkurs.** **Testosteron-Analoga**
Modifikationen der chemischen Struktur können die Eigenschaften und die (unerwünschten) Wirkungen von Testosteron verändern: So steigert die Alkylierung in α-Position an C17 die **hepatotoxischen Wirkungen**, weshalb solche Testosteron-Derivate in Deutschland nicht zugelassen sind. Dem Testosteron-Derivat **Nandrolon** (19-Nortestosteron; s. Abb. **C-2.14**) fehlt im Unterschied zu Testosteron die Methylgruppe an C10 (= C19), wodurch es anabole Wirkungen gewinnt, die auch therapeutisch genutzt wurden. Der breiten Öffentlichkeit wurde Nandrolon aber v. a. als **Dopingmittel** bekannt, da viele Leistungssportler versucht hatten, die anabolen Effekte zur illegalen Leistungssteigerung auszunutzen. Da es aber als lipophiler Stoff lange im Körper verweilt und deshalb auch sehr lange nachweisbar bleibt, spielt es als Dopingmittel heute keine Rolle mehr. Der Missbrauch von Nandrolon und anderer anaboler Steroide ist in der Bodybuilding-Szene allerdings nach wie vor verbreitet. In Deutschland ist Nandrolon nicht mehr zugelassen.

Wirkungsmechanismus und Wirkungen: Die Wirkungen von Testosteron und Dihydrotestosteron (DHT) werden vom **Androgenrezeptor** vermittelt **(genomische Wirkungen)**. Testosteron oder DHT binden im Zytoplasma an den Rezeptor. Der Hormon-Rezeptor-Komplex gelangt dann in den Zellkern, bindet dort an die DNA und aktiviert die Transkription verschiedener Gene. Die Affinität von DHT zum Androgenrezeptor ist wesentlich höher als die von Testosteron, weshalb in Geweben mit 5α-Reduktase-Aktivität praktisch nur DHT für die androgenen Wirkungen verantwortlich ist. Testosteron wird auch beim Mann in Leber, Knochen, Fettgewebe und im ZNS zu Estradiol umgewandelt (Abb. **C-2.13**). Deshalb kommen **einige Testosteron-Wirkungen indirekt über Estradiol** zustande, und zwar v. a. in Geweben mit hoher Aromatase-Aktivität. Die komplexen Testosteron-Wirkungen lassen sich also formal in **drei Gruppen** unterteilen:

- **Direkte Testosteron-Wirkungen:** Die Entwicklung und Differenzierung der inneren Geschlechtsorgane in der Fetalperiode gehen auf Testosteron zurück. Fehlt während der fetalen Entwicklung Testosteron, entsteht ein weibliches Genitale. In der Pubertät und später ist Testosteron für anabole, eiweißaufbauende Wirkungen verantwortlich, die eine Zunahme der Muskelmasse und Muskelkraft hervorrufen und z. T. auch am Knochenwachstum beteiligt sind. Testosteron fördert die Funktion der akzessorischen männlichen Geschlechtsdrüsen, die Spermatogenese (zusammen mit FSH) sowie die Erythro- und Hämatopoese. Dagegen hemmt es die LH- und wahrscheinlich auch die FSH-Ausschüttung aus dem Hypophysenvorderlappen sowie die GnRH-Ausschüttung aus dem Hypothalamus.

- **Indirekte Wirkungen über Dihydrotestosteron:** In der Fetalperiode und in der Pubertät sorgt Dihydrotestosteron für die Differenzierung, Reifung und das Wachstum der äußeren Geschlechtsorgane und der Prostata. Das gilt auch für die Ausbildung der sekundären äußeren Geschlechtsmerkmale, die sog. **externe Virilisierung**. Dazu gehören der männliche Behaarungstyp mit Bartwachstum und möglicher Glatzenbildung, der Stimmbruch und die Aktivierung der Talgdrüsen. Außerdem ist Dihydrotestosteron an der Entwicklung einer benignen Prostatahyperplasie und wahrscheinlich auch an der Entstehung des Prostatakarzinoms beteiligt. Auch Dihydrotestosteron hemmt die GnRH-Ausschüttung aus dem Hypothalamus.
- **Indirekte Wirkungen über Estradiol:** Estradiol beendet durch Schluss der Epiphysenfugen das Längenwachstum der Knochen, und „schützt" den Knochen vor einer Osteoporose. Außerdem steigert es die Libido.

Pharmakokinetik: Testosteron wird sehr rasch in der Leber metabolisiert und hat eine kurze Plasma-Halbwertszeit (Tab. C-2.7). Die rasche Elimination, zu der die Umwandlung zu den wirksamen Metaboliten Dihydrotestosteron und Estradiol nur unwesentlich beiträgt, erschwert den therapeutischen Einsatz von Testosteron. An der hohen Plasmaeiweißbindung von Testosteron ist v. a. das Sexualhormon-bindende Globulin beteiligt.

Indikationen: Früher wurden Testosteron-Derivate (z. B. Nandrolon) aufgrund ihrer anabolen Wirkungen z. B. auch bei der aplastischen Anämie oder bei der Osteoporose therapeutisch genutzt. Heute stehen für diese Indikationen geeignetere Wirkstoffe zur Verfügung. Einzige Indikation für Testosteron und seine Derivate ist heute deshalb die **Substitutionstherapie bei primärem oder sekundärem Hypogonadismus** des Mannes. Die Substitution erfolgt entweder oral, i. m. oder transdermal als Pflaster (Dosierung s. Tab. C-2.7) oder Gel (2,5 – 5 g Gel/d entsprechend 25 – 50 mg Testosteron/d auf beide Schultern oder Arme aufgetragen). Der Testosteronmangel kann durch Bestimmung der morgendlichen **Testosteron-Plasmaspiegel** festgestellt werden, die normalerweise bei 4 – 10 ng/ml liegen. Werte unter 3 ng/ml sind pa-

Spermatogenese. Außerdem hemmt es die LH- und GnRH-Ausschüttung.

- **Indirekte Wirkungen über Dihydrotestosteron:** In Fetalperiode und Pubertät sorgt DHT für die Reifung der äußeren Geschlechtsorgane und der Prostata inkl. der sog. **externe Virilisierung**. Wahrscheinlich ist DHT auch an der Entwicklung einer benignen Prostatahyperplasie und des Prostatakarzinoms beteiligt. DHT hemmt die GnRH-Ausschüttung.

- **Indirekte Wirkungen über Estradiol:** Beendigung des Längenwachstums, „Schutz" vor Osteoporose, Libidosteigerung.

Pharmakokinetik: Testosteron wird rasch hepatisch metabolisiert (Tab. C-2.7), was seine therapeutische Anwendung erschwert.

Indikationen: Substitutionstherapie bei primärem oder sekundärem Hypogonadismus des Mannes in oraler, i. m. oder transdermaler Form. Ein Testosteronmangel wird durch die morgendliche Bestimmung des **Testosteron-Plasmaspiegels** festgestellt.

C-2.7 Pharmakokinetische Daten und Dosierungen von Pharmaka mit androgenen oder antiandrogenen Wirkungen

Wirkstoff	Applikation	Einzeldosis	DI	BV [%]	HWZ	PEB [%]	EF$_{ren}$ [%]
Androgene							
Testosteron	p. o.	20 – 60 mg[1]	12 h	n.b.[2]	0,5 – 1 h[3]	98	0
	i. m.	250 mg (als Enantat) 1 g (als Undecanoat)	2 – 3 Wochen 12 Wochen	n.b.			
	t.d. (Gel)	25 – 50 mg	24 h	12			
	t.d. (Pflaster)	2,4 – 4,8 mg/24 h	48 h	n.b.			
5α-Reduktase-Hemmstoffe							
Finasterid	p. o.	1 – 5 mg	24 h	80	8 h	90	0
Dutasterid	p. o.	0,5 mg	24 h	60	4 Wochen	95	0
Androgenrezeptor-Antagonisten							
Cyproteronacetat	p. o.	2 – 10 mg	24 h	88	3 d	96	0
	i. m.	300 mg	7 – 14 d	100			
Flutamid	p. o.	250 mg	8 h	n.b.	6 h	n.b.	0
Bicalutamid	p. o.	50 mg	24 h	n.b.	7 d	99,6	0

[1] Dosis gilt für Testosteronundecanoat; [2] die BV von Testosteron ist wegen eines extensiven First-Pass-Effektes nahezu 0, die aus dem Undecanoatester unbekannt; [3] gilt für Testosteron im systemischen Kreislauf und ist nach i. m. oder t.d. Applikation resorptionslimitiert wesentlich länger.

thologisch und bedeuten ein Androgendefizit. Mit zunehmendem Alter sinkt der Testosteronspiegel nach und nach, bleibt aber meist höher als 3 ng/ml.

Unerwünschte Wirkungen und Kontraindikationen: Im Rahmen der Substitutionstherapie treten unerwünschte Wirkungen nur sehr selten auf. Ganz anders verhält es sich bei **hohen Dosierungen**, wie sie zu Dopingzwecken angewendet werden: Man beobachtet z. B. endokrinologische Störungen, die bei Frauen zu Virilisierungserscheinungen und bei Männern zur Suppression der Hodenfunktion führen. Außerdem möglich sind Blutbildungsstörungen, metabolische, kardiovaskuläre und zentralnervöse Störungen (Aggressivität, Stimmungsschwankungen) sowie hepatotoxische Effekte.
Die Substitutionstherapie beim Hypogonadismus ist ohne Kontraindikationen. Ansonsten ist Testosteron bei Verdacht auf androgenabhängige Karzinome (Prostatakarzinom) und bei Frauen und Kindern kontraindiziert.

Wechselwirkungen: Enzyminduktoren (s. S. 52) beschleunigen die Elimination von Testosteron. Testosteron vermindert den Plasmaspiegel des Thyroxin-bindenden Globulins, wodurch der Thyroxinbedarf in der Substitutionstherapie sinkt. Außerdem steigert es die Wirkung von oralen Antikoagulanzien.

Pharmaka mit antiandrogener Wirkung

5α-Reduktase-Hemmstoffe

Dazu gehören **Finasterid** und **Dutasterid**. Beide haben eine steroidartige Struktur und hemmen das Enzym kompetitiv, ohne dabei selbst enzymatisch umgesetzt zu werden. Finasterid hemmt die 5α-Reduktase vom Typ II, die v. a. in der Prostata und anderen urogenitalen Geweben exprimiert wird, Dutasterid darüber hinaus auch die 5α-Reduktase vom Typ I. Diese Isoform des Enzyms kommt v. a. in der Haut, den Haarfollikeln und in der Leber vor. Die Hemmung der 5α-Reduktase reduziert die Konzentration von Dihydrotestosteron (DHT) im Plasma massiv. Gleichzeitig steigen der Testosteronspiegel sowie die LH- und FSH-Konzentration an.
Finasterid und Dutasterid werden beide oral angewendet und sind zur Behandlung der **benignen Prostatahyperplasie** zugelassen (Finasterid-Dosis: 5 mg/d). Das gilt besonders für Patienten mit einem Prostatavolumen über 40 ml. Die Wirkung setzt langsam ein und schreitet über Jahre fort. Man beobachtet eine Abnahme des Prostatavolumens, eine Steigerung der maximalen Harnflussrate und eine Verringerung des Serumspiegels des prostataspezifischen Antigens (PSA). Die Ergebnisse mit 0,5 mg/d Dutasterid waren ähnlich. Durch Kombination mit α$_1$-Rezeptor-Antagonisten (z. B. Doxazosin; s. S. 86) kann die Wirkung der 5α-Reduktase-Hemmstoffe häufig noch verbessert werden. Eine weitere Indikation für Finasterid ist die Behandlung milder Formen der **androgenetischen Alopezie** (1 mg/d), wobei der Behandlungserfolg nur mäßig ist. Die Androgenrezeptoren in den Haarfollikeln werden durch DHT aktiviert. Bei Männern mit genetischer Prädisposition für eine androgenetische Alopezie lässt sich in den Follikeln eine erhöhte 5α-Reduktase-Aktivität nachweisen und die Follikel reagieren besonders empfindlich auf DHT. Die Wachstumsphase der Haare ist verkürzt und es kommt zur fortschreitenden Miniaturisierung der Haarfollikel, der zum Haarausfall an bestimmten Prädilektionsstellen der Kopfhaut führt.
Häufige unerwünschte Wirkungen der 5α-Reduktase-Hemmstoffe sind Ejakulationsstörungen, Schwindel und Libidoverlust. Bei Frauen, Kindern und Jugendlichen sowie bei schweren Leberfunktionsstörungen sind 5α-Reduktase-Hemmer kontraindiziert. Beide Stoffe werden im Wesentlichen durch CYP3A4 abgebaut. Klinische relevante Wechselwirkungen sind nicht bekannt.

Androgenrezeptor-Antagonisten

Von dieser Stoffgruppe sind das Progesteron-Derivat **Cyproteronacetat** und die beiden nichtsteroidalen Substanzen **Flutamid** und **Bicalutamid** zu nennen, die alle kompetitive Antagonisten des Androgenrezeptors sind. Die Antagonisierung des Androgenrezeptors im Hypothalamus und im Hypophysenvorderlappen unterbricht den Regelkreis der Testosteron/DHT-vermittelten negativen Rückkopplung. Deshalb steigen die LH-Freisetzung aus dem Hypophysenvorderlappen und die Testosteronsynthese im Hoden an.

▶ **Merke.** **Cyproteronacetat** hat neben seiner antiandrogenen Wirkung, die initial eine Steigerung der LH-Freisetzung hervorruft, auch **gestagene Wirkungen**, die langfristig für eine Hemmung der Gonadotropin-Ausschüttung sorgen.

Cyproteronacetat: Es ist bei Frauen zur Behandlung eines **Hirsutismus**, einer **androgenetischen Alopezie** und einer schweren Form der **Acne vulgaris** indiziert. Dazu werden 2–10 mg/d p. o. verabreicht (Tab. **C-2.7**). Wegen der Gefahr der Verweiblichung männlicher Feten muss es zum Empfängnisschutz mit der Antibabypille kombiniert werden. In fixer Kombination mit Ethinylestradiol ist Cyproteronacetat auch als Antibabypille erhältlich. Bei Männern wird Cyproteronacetat in hoher Dosierung zur **Triebdämpfung bei sexuellen Deviationen** (alle 10–14 Tage 300 mg i. m.) sowie zusammen mit GnRH-Analoga zur **Palliativbehandlung des Prostatakarzinoms** (jede Woche 300 mg i. m.) verabreicht. Häufige Nebenwirkungen sind Libidoverlust und erektile Dysfunktion, Gewichtszunahme, Kopfschmerzen, depressive Verstimmung, Gynäkomastie, Übelkeit und Erbrechen sowie Hautausschläge. Da Cyproteronacetat **hepatotoxisch** ist und Leberzelladenome verursacht, darf es bei Lebererkrankungen nicht verabreicht werden. Weitere Kontraindikationen sind schwere Depressionen, Diabetes mellitus, thromboembolische Erkrankungen, Sichelzellanämie sowie Schwangerschaft und Stillzeit. Da Cyproteronacetat von CYP3A4 abgebaut wird, interagieren Hemmstoffe und Induktoren dieses Enzyms mit seiner Elimination. Cyproteronacetat vermindert die blutzuckersenkende Wirkung von Antidiabetika.

Flutamid und Bicalutamid: Zusammen mit GnRH-Analoga sind sie indiziert beim **metastasierenden Prostatakarzinom** (Dosierung s. Tab. **C-2.7**). Die Kombination mit GnRH-Analoga ist nötig, da die Wirkungen von Flutamid/Bicalutamid allein durch Steigerung der LH-Freisetzung und der Testosteronsynthese limitiert sind. An Nebenwirkungen sind Gynäkomastie, Brustschmerzen und Galaktorrhö; Hitzewallungen, Übelkeit und Erbrechen und Leberschädigungen beschrieben, wobei Bicalutamid weniger hepatotoxisch ist als Flutamid. Bei Frauen, vor der Pubertät und bei Leberschäden oder Gelbsucht sind Flutamid und Bicalutamid kontraindiziert. In Kombination mit Antikoagulanzien vom Cumarin-Typ können sie die Prothrombinzeit verlängern.

Gestagene

Die **natürlichen Gestagene** sind das Progesteron und das 17α-Hydroxyprogesteron (Abb. **C-2.13**).

Substanzen: Die zahlreichen therapeutisch genutzten Gestagene lassen sich nach ihrer chemischen Struktur unterteilen (Abb. **C-2.14**):
- **Progesteron-Analoga:** Hierzu gehören Derivate des Progesterons und des 17α-Hydroxyprogesterons. Die Veresterung der 17α-OH-Gruppe führt zu Substanzen, die im Vergleich zu Progesteron langsamer abgebaut werden und deshalb relativ lang wirken. Andere chemische Modifikationen erhöhen im Vergleich mit Progesteron die Potenz als Gestagen, wie z. B. beim Dydrogesteron oder beim Medroxyprogesteronacetat. Drospirenon ist chemisch mit Spironolacton (s. S. 377) verwandt und hat deshalb mineralokortikoide Wirkungen.
- **19-Nortestosteron-Analoga:** Norethisteron und Dienogest sind Vertreter dieser Gruppe. Die Ausgangssubstanz 19-Nortestosteron (Nandrolon) ist kaum gestagen wirksam. **Lynestrenol** ist eine unwirksame Vorstufe von Norethisteron.
- **Levonorgestrel-Analoga:** Die vier Stoffe dieser Gruppe sind die potentesten Gestagene (Abb. **C-2.14**). Sie unterscheiden sich von Norethisteron v. a. durch den Ersatz der Methylgruppe an C13 mit einem Ethylrest. Auch in dieser Gruppe gibt es Stoffe, die in einigen Antibabypillen enthalten, aber selbst unwirksam sind und abgebaut werden müssen um zu wirken. Das gilt für **Desogestrel**, das zu Etonogestrel metabolisiert wird und für **Norgestimat**, das zu Norelgestromin umgewandelt wird.

Wirkungsmechanismus: Die Wirkungen von Progesteron werden vom **Progesteronrezeptor** (PR) vermittelt, der in zwei Isoformen vorkommt: PR-A und PR-B. Ohne Liganden liegen die Rezeptoren in monomerem Zustand im Zellkern vor. Wenn Progesteron an den Rezeptor bindet, kommt es zur Phosphorylierung und

---

▶ **Merke.**

Cyproteronacetat: Es ist bei Frauen zur Behandlung eines **Hirsutismus**, einer **androgenetischen Alopezie** und einer schweren Form der **Acne vulgaris** indiziert. Bei Männern wird Cyproteronacetat in hoher Dosierung (Tab. **C-2.7**) zur **Triebdämpfung bei sexuellen Deviationen** sowie zusammen mit GnRH-Analoga zur **Palliativbehandlung des Prostatakarzinoms** verabreicht. Häufige Nebenwirkungen sind u. a. Libidoverlust und Gewichtszunahme sowie **Hepatotoxizität**. Kontraindikationen sind Lebererkrankungen, Depressionen und weitere Vorerkrankungen sowie Schwangerschaft und Stillzeit.

Flutamid und Bicalutamid: Zusammen mit GnRH-Analoga sind sie indiziert beim **metastasierenden Prostatakarzinom**. Nebenwirkungen können u. a. Gynäkomastie, Übelkeit und Leberschädigungen sein. Kontraindiziert sind sie bei Frauen vor der Pubertät sowie bei Leberschäden oder Gelbsucht.

Gestagene

Zu **natürlichen Gestagenen** s. Abb. **C-2.13**.

Substanzen: Unterteilung je nach chemischer Struktur (Abb. **C-2.14**):
- Progesteron-Analoga

- 19-Nortestosteron-Analoga

- Levonorgestrel-Analoga

Wirkungsmechanismus: Die Wirkungen werden von dem in zwei Isoformen vorkommenden Progesteronrezeptor vermittelt, der nach Komplexbildung mit Progesteron die

C-2.14 Strukturmerkmale der Gestagene

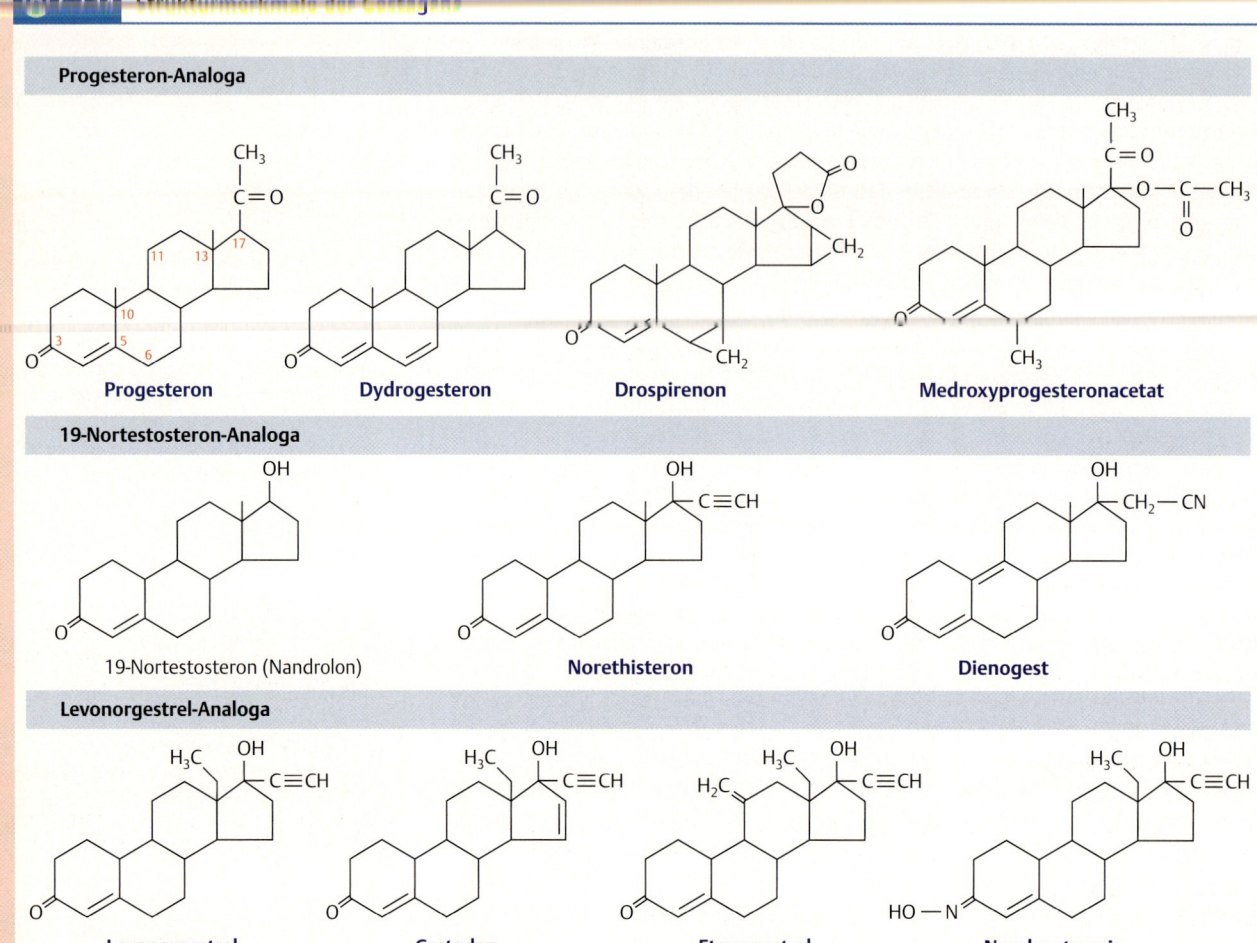

Von den hier gezeigten Substanzen haben mit Ausnahme von 19-Nortestosteron (Nandrolon) alle gestagene Wirkungen.

Transkription verschiedener Gene fördert oder hemmt. So werden u. a. die Hemmung der Expression von Östrogenrezeptoren und die Endometriumproliferation vermittelt als auch die stimulatorische Wirkung auf die Brustdrüse.

in der Folge zur Dimerisierung des Rezeptors. Dabei entstehen Homodimere (PR-A-A-PR) oder Heterodimere (PR-A-B-PR), die an die DNA binden und die **Transkription verschiedener Gene fördern oder hemmen**. PR-A ist für die transkriptionelle Hemmung der Expression anderer Steroidrezeptoren (z. B. Östrogenrezeptoren) sowie für die antiproliferative Wirkung des Progesterons auf das Endometrium verantwortlich. PR-B vermittelt viele stimulatorische Effekte des Progesterons wie z. B. die Hormon-Wirkungen auf die Brustdrüse. Nicht genomische Effekte von Progesteron, die Rezeptoren auf Zellmembranen involvieren (z. B. GABA$_A$-Rezeptor), sind ebenfalls beschrieben worden.

Wirkungen:
- **Antiöstrogene Wirkung** im ZNS und in der Peripherie.

- **Wirkungen auf Hypothalamus und den Hypophysenvorderlappen:** GnRH-Freisetzung ↓, Unterdrückung des estradiolinduzierten LH-Peaks in der Zyklusmitte → keine Ovulation.

- **Wirkungen auf die weiblichen Fortpflanzungsorgane:** Endometriumproliferation ↓, sekretorische Umwandlung ↑, Vor-

Wirkungen: Das Wirkungsspektrum der Gestagene ist sehr groß:
- **Antiöstrogene Wirkung:** Als Folge einer Hemmung der Expression von Östrogenrezeptoren im ZNS und in der Peripherie werden östrogene Wirkungen unterdrückt.

- **Wirkungen auf Hypothalamus und den Hypophysenvorderlappen:** Progesteron senkt die Frequenz des hypothalamischen Pulsgenerators für die pulsatile GnRH-Freisetzung. Zudem unterdrückt es den estradiolinduzierten Anstieg der LH-Ausschüttung, der für den LH-Gipfel in der Mitte des Zyklus verantwortlich ist und die Ovulation auslöst. Wenn also Gestagene in ausreichender Dosierung in der ersten Zyklushälfte gegeben werden, bleibt die Ovulation aus. Gestoden (Abb. **C-2.14**) ist das potenteste und Dydrogesteron das am wenigsten potente Gestagen, weshalb die für die Ovulationshemmung benötigten Dosierungen für Gestoden niedrig und für Dydrogesteron hoch sind.

- **Wirkungen auf die weiblichen Fortpflanzungsorgane:** Progesteron hemmt die estradiolinduzierte Proliferation des Endometriums und bewirkt die sekretorische Umwandlung des Endometriums. Die Vorbereitung des Endometriums auf die Nidation und die Aufrechterhaltung der Schwangerschaft gehen auf Progesteron zurück. Ein abrupter Abfall der Progesteronspiegel führt am Ende des Zyklus zur Menstruationsblutung und während der Schwangerschaft zum Abort. Progesteron erhöht die Viskosität des Zervikalsekrets und verhindert so die Aszension der Spermien in den Uterus. Die Dauermedikation mit relativ hohen Gestagendosen führt zur Atrophie des Endometriums.

- **Wirkungen auf die Brustdrüse:** Zusammen mit Estradiol sorgt Progesteron für die Proliferation des Drüsengewebes. Die mitotische Aktivität der Brustdrüsenepithelzellen ist sehr niedrig in der ersten und hoch in der zweiten Zyklushälfte und in der Schwangerschaft.
- **Wirkungen auf das ZNS:** Die thermogenetische Wirkung des Progesterons sorgt in der zweiten Zyklushälfte für einen Anstieg der Körpertemperatur um etwa 0,6 °C. Progesteron verstärkt zudem die Antwort des Atemzentrums auf CO_2 und hat sedative und hypnotische Effekte.
- **Andere Wirkungen:** Klinisch bedeutsam sind androgene, antiandrogene, antimineralokortikoide und östrogene Wirkungen. Die androgenen Wirkungen sind mit anabolen Effekten, Akne und Hirsutismus, Virilisierungserscheinungen und Veränderungen der Blutfettwerte verbunden.

Pharmakokinetik (Tab. C-2.8): Die Pharmakokinetik der Gestagene ist komplex. Die veresterten 17α-Hydroxyprogesteron-Derivate (z. B. Medroxyprogesteronacetat) wirken bereits als Ester, während die an der C 17β-OH-Gruppe veresterten Norethisteron-Derivate erst hydrolytisch gespalten werden müssen, um ihre Wirkung zu entfalten. Einige Verbindungen wie Lynestrenol, Desogestrel und Norgestimat müssen erst zu den wirksamen Stoffen Norethisteron, Etonogestrel bzw. Norelgestromin umgewandelt werden. Norethisteron wird zu Ethinylestradiol metabolisiert, was seine östrogenen Wirkungen erklärt. Wegen eines ausgeprägten First-Pass-Metabolismus ist **Progesteron** nach oraler Gabe kaum systemisch verfügbar. Deshalb wird es in **mikronisierter Form** verabreicht, was die Oberfläche extrem vergrößert. Dadurch wird seine Resorption beschleunigt und der First-Pass-Metabolismus teilweise überspielt. Die für die metabolische Elimination der synthetischen Gestagene verantwortlichen CYP-Enzyme sind nur teilweise bekannt. So ist z. B. CYP3A4 mitverantwortlich für den Abbau von Drospirenon, Norethisteron und Medroxyprogesteronacetat. Glukuronidierte oder sulfatierte Abbauprodukte gelangen in den Darm und können dort nach Spaltung durch bakterielle Enzyme wieder resorbiert werden **(enterohepatischer Kreislauf)**.

Indikationen: Die wichtigsten Anwendungsgebiete von Gestagenen sind die **hormonelle Kontrazeption** und die **postmenopausale Hormonersatztherapie**. Näheres hierzu finden Sie ab S. 393. Weitere Indikationen:

- **Menstruationsstörungen und dysfunktionelle Blutungen:** Störungen dieser Art treten bei einer Gelbkörperinsuffizienz auf und gehen häufig mit anovulatorischen Zyklen einher. Sie werden durch eine **zyklusgerechte Gabe von Östrogenen und Gestagenen** behandelt. Geeignete Östrogene sind Ethinylestradiol oder Estradiolvalerat und als Gestagene dienen Levonorgestrel oder Norethisteron.
- **Dysmenorrhö und prämenstruelle Beschwerden:** Bei diesen Störungen sind häufig Östrogen-Gestagen-Kombinationen wirksam, wie sie auch zur hormonellen Kontrazeption verwendet werden (s. S. 394). Da die Schmerzsymptomatik auf die vermehrte Produktion von Prostaglandinen zurückgeht, sind nichtsteroidale Antiphlogistika schmerzlindernd wirksam.
- **Endometriose:** Ektopische Herde von Endometrium rufen mit dem Menstruationszyklus synchronisierte Schmerzen hervor. Pharmakotherapeutisch besteht die Möglichkeit, durch Drosselung der ovariellen Östrogenproduktion den Wachstumsreiz auf das Endometrium zu minimieren und/oder durch kontinuierliche Gabe ovulationshemmender Dosierungen von Gestagenen eine Schleimhautatrophie herbeizuführen. Deshalb werden ovulationshemmende **Östrogen-Gestagen-Kombinationen oder relative hohe Dosierungen von Gestagenen** wie Norethisteron, Medroxyprogesteronacetat oder Desogestrel angewendet. Nötigenfalls können **GnRH-Analoga** (s. S. 353) über eine artifizielle Menopause eine Atrophie der Endometrioseherde herbeiführen.

---

bereitung der Nidation, Aufrechterhaltung der Schwangerschaft. Ein abrupter Abfall der Progesteronspiegel am Zyklusende führt zur Menstruationsblutung und während der Schwangerschaft zum Abort.

- **Wirkungen auf die Brustdrüse:** Proliferation des Drüsengewebes.

- **Wirkungen auf das ZNS:** Die thermogenetische Wirkung sorgt für einen Anstieg der Körpertemperatur in der zweiten Zyklushälfte.

- **Andere Wirkungen:** androgene, antiandrogene, antimineralokortikoide und östrogene Wirkungen.

Pharmakokinetik (Tab. C-2.8): Die Pharmakokinetik der Gestagene ist komplex und ein Teil der synthetischen Gestagene wirkt erst nach metabolischer Aktivierung. **Progesteron** ist wegen eines ausgeprägten First-Pass-Metabolismus nach oraler Gabe kaum systemisch verfügbar. Es wird daher in **mikronisierter Form** verabreicht. Synthetische Gestagene werden über das CYP-System metabolisch eliminiert, ihre Abbauprodukte werden aber z. T. im Rahmen eines **enterohepatischen Kreislaufs** wieder aufgenommen.

Indikationen: Im Vordergrund stehen die **hormonelle Kontrazeption** und die **postmenopausale Hormonersatztherapie** (s. S. 393). Weitere:

- **Menstruationsstörungen und dysfunktionelle Blutungen:** Therapie durch **zyklusgerechte Gabe von Östrogenen und Gestagenen**.

- **Dysmenorrhö und prämenstruelle Beschwerden:** Therapie mit Östrogen-Gestagen-Kombinationen.

- **Endometriose:** Therapie mit ovulationshemmenden **Östrogen-Gestagen-Kombinationen oder relative hohen Dosierungen von Gestagenen** (Wachstumsreiz auf Endometrium ↓ bzw. Induktion einer Schleimhautatrophie) und ggf. auch **GnRH-Analoga** (artifizielle Menopause).

C-2.8 Pharmakokinetische Daten und Dosierungen von Gestagenen und Progesteronrezeptor-Antagonisten

Wirkstoff	Applikation	Einzeldosis [mg]	DI	BV [%]	HWZ	PEB [%]	EF$_{ren}$ [%]
Gestagene							
Progesteron-Analoga							
Progesteron[1]	p. o.	100	8–12 h	≤ 5	5 min	98	0
Dydrogesteron[2]	p. o.	5–10	12–24 h	n.b.	6 (16) h	97	0
Medrogeston	p. o.	5–10	24 h	60	26 h	97	0
Medroxyprogeste-ronacetat	p. o.	2,5–5	24 h	≤ 15	40 h	90	45
	i. m.	150	12 Wochen	ca. 100			
Drospirenon	p. o.	2	24 h	80	30 h	96	0
Chlormadinonacetat	p. o.	2	24 h	80	55 h	95	n.b.
Cyproteronacetat	p. o.	2	24 h	88	2 d	96	0
19-Nortestosteron-Analoga							
Norethisteron	p. o.	0,5–1	24 h	65	10 h	96	0
	i. m.	200	12 Wochen	ca. 100			
Dienogest	p. o.	2	24 h	93	9 h	90	0
Levonorgestrel-Analoga							
Levonorgestrel	p. o.	0,03–1,5	24 h	94	35 h	98	40
	intrauterin (als Pessar)	52 (14 µg/d)	3–5 Jahre	n.b.			
Gestoden	p. o.	0,075	24 h	96	18 h	98	0
Etonogestrel[3]	s. c.-Implantat	68 (28–40 µg/d)	3 Jahre	ca. 100	29 h	97	n.b.
	intravaginal	11,7 (120 µg/d)	4 Wochen	100			
Norelgestromin[4]	t.d. (Pflaster)	6 (150 µg/d)	1 Woche	n.b.	28 h	97	0
Progesteronrezeptor-Antagonisten							
Mifepriston	p. o.	600	einmalig	40	36 h	97	0
Ulipristal	p. o.	30	einmalig	n.b.	32 h	98	n.b.

[1] ist nur in mikronisierter Form oral verfügbar; [2] Daten in Klammern betreffen einen wirksamen Metaboliten; [3] wirksamer Hauptmetabolit von Desogestrel (Gestagen einiger kontrazeptiver Ethinylestradiol-Gestagen-Kombinationen); [4] wirksamer Hauptmetabolit von Norgestimat (Gestagen einiger kontrazeptiver Ethinylestradiol-Gestagen-Kombinationen).

- **Androgenetische Störungen der Frau**

- **Androgenetische Störungen der Frau:** Symptome eines Androgenüberschusses werden mit ovulationshemmenden Wirkstoffkombinationen aus Ethinylestradiol und einem antiandrogen wirkenden Gestagen (Cyproteronacetat, Dienogest oder Chlormadinonacetat) behandelt. Nach der Menopause werden diese Gestagene mit Estradiolvalerat kombiniert.

Unerwünschte Wirkungen:

- **Besonders häufig auftretende Nebenwirkungen:** u. a. irreguläre Blutungen, Gewichtszunahme, Akne, Kopfschmerzen, Hitzewallungen, Abnahme der Knochendichte.
- **Nebenwirkungen, die eine sofortige Beendigung der Therapie erfordern:** u. a. sensorische Ausfälle, Leberfunktionsstörungen.
- **Andere Nebenwirkungen:** gastrointestinale, zentralnervöse, endokrine und metabolische Störungen.

Unerwünschte Wirkungen: Folgende Effekte gehen allein auf Gestagene zurück:

- **Besonders häufig auftretende Nebenwirkungen:** Episoden vorübergehender irregulärer Blutungen und Durchbruchsblutungen; Gewichtszunahme, Akne, Kopfschmerzen, depressive Verstimmung, Hitzewallungen, trockene Scheide, Verminderung der Libido, Haarverlust, Abnahme der Knochendichte.
- **Nebenwirkungen, die eine sofortige Beendigung der Therapie erfordern:** migräneartige Kopfschmerzen, sensorische Ausfälle wie Seh- oder Hörstörungen, Leberfunktionsstörungen oder ein cholestatischer Ikterus.
- **Andere Nebenwirkungen:** Neben gastrointestinalen und zentralnervösen Störungen beobachtet man endokrine (Hirsutismus, Mastopathie und Galaktorrhö) und metabolische Störungen (Flüssigkeitsretention mit Ödemen; LDL-Cholesterol ↑, HDL-Cholesterol ↓, Triglyzeride ↓).

Kontraindikationen: Lebererkrankungen, cholestatischer Ikterus, Lebertumoren (auch in der Anamnese), Porphyrie, Dubin-Johnson- oder Rotor-Syndrom; verhaltener Abort oder Blasenmole, ungeklärte vaginale Blutungen; Brustkrebs; Schwangerschaft.

Wechselwirkungen: Die glukokortikoide Wirkung einiger Gestagene kann zur Beeinträchtigung der Glukosetoleranz führen und erklärt die Abschwächung der Wirkung vieler Antidiabetika. Induktoren der CYP-Enzyme (s. S. 37) beschleunigen den Abbau vieler Gestagene und senken deren Plasmaspiegel. Ampicillin und Doxycyclin unterbrechen wegen ihrer antibakteriellen Wirkung den enterohepatischen Kreislauf vieler Gestagene und beschleunigen so die Gestagenelimination.

Pharmaka mit antigestagener Wirkung
Mifepriston

Mifepriston ist ein kompetitiver Antagonist der Rezeptoren für Progesteron und Kortisol. Die antiglukokortikoide Wirkung unterbricht die Rückkopplungshemmung der ACTH-Freisetzung durch Kortisol, wodurch die ACTH-Ausschüttung und die Kortisolsynthese ansteigen. Die antigestagene Wirkung ist für die **abortive Wirkung** von Mifepriston verantwortlich. Wegen dieser Wirkung ist Mifepriston indiziert zum **medikamentösen Schwangerschaftsabbruch** bis zum 49. Tag einer Schwangerschaft. Zu diesem Zweck werden einmalig 600 mg p.o. eingenommen (Tab. **C-2.8**). In Kombination mit 1 mg Gemeprost (s. S. 135), das 36–48 h nach Gabe von Mifepriston intravaginal appliziert wird, wird bei fast allen Betroffenen eine vollständige Ausstoßung der Frühschwangerschaft erreicht. Mifeproston antagonisiert nicht nur die schwangerschaftserhaltenden Wirkungen von Progesteron auf den Uterus, sondern sensibilisiert auch das Myometrium für die wehenfördernden Wirkungen der Prostaglandine, was die uterinen Blutungen nach Einnahme und die abortive Wirkung zusätzlich erklärt. Außerdem fördert es die Zervixreifung (Erweichung und Auflockerung der Cervix uteri), wodurch die mechanische Dilatation des Zervikalkanals erleichtert wird.

Zusätzlich unterdrückt Mifepriston die Ovulation und wirkt bis zu 72 h nach einem ungeschützten Geschlechtsverkehr als **sicheres postkoitales Kontrazeptivum**. Als „Pille danach" ist es jedoch nicht zugelassen, weil ein hohes Risiko (5%) für vaginale Blutungen besteht (sofortige Abrasio bei 1,4% der Patienten erforderlich). Weitere mögliche unerwünschte Wirkungen von Mifepriston sind wehenartige Uteruskontraktionen, krampfartige Bauchschmerzen, Übelkeit und Erbrechen. Bei chronischer Niereninsuffizienz, schwerem Asthma bronchiale sowie bei Verdacht auf eine extrauterine Schwangerschaft darf es nicht angewendet werden. Nach Einnahme von Mifepriston ist die Wirksamkeit einer Glukokortikoidtherapie für einige Tage beeinträchtigt. Mifepriston wird unter Beteiligung von CYP3A4 metabolisch eliminiert. Ein enterohepatischer Kreislauf trägt zur langsamen Elimination bei (Tab. **C-2.8**).

Ulipristal

Dieser Wirkstoff, der erst vor Kurzem zugelassen wurde, ist ein Antagonist des Progesteronrezeptors mit partiell agonistischen Wirkungen. Er hemmt und verzögert die Ovulation und ist ausschließlich als **Notfallkontrazeptivum** („Pille danach"; einmalige Dosierung von 30 mg p.o.) nach einem ungeschützten Geschlechtsverkehr zugelassen (Tab. **C-2.8**, s.a. S. 398). Ulipristal wird metabolisch (CYP3A4) eliminiert. Typische unerwünschte Wirkungen sind Kopfschmerzen, Dysmenorrhö, Bauchschmerzen, Nausea, Störungen der Regelblutung und Abgeschlagenheit.

Östrogene

Die **natürlichen Östrogene** sind das Estradiol und die im Steroidstoffwechsel als Vorstufe und/oder Metabolite von Estradiol vorkommenden Östrogene Estron und Estriol (Abb. **C-2.13**).

Substanzen und Struktur: Die therapeutisch wichtigsten Östrogene sind **Estradiol**, **Ethinylestradiol**, **Estriol** und **Mestranol**. Die für die Wirkung entscheidenden Strukturelemente zeigt Abb. **C-2.15**. Bei den sog. **konjugierten Östrogene** handelt es sich um ein Gemisch von mit Schwefelsäure konjugierten Östrogenen, wie z. B. Estradiol, Estron und Equilin. Sie werden aus dem Harn trächtiger Stuten gewonnen. Nach

C-2.15 Strukturmerkmale der Östrogene

Östrogene

Estradiol — Estriol — 17α-Ethinylestradiol — Mestranol

Für die Wirkung der Östrogene entscheidend sind der aromatisierte Ring A und die β-OH-Gruppen an C 3 und C 17. **Estradiolvalerat** ist ein Estradiol-Derivat, das an der C 17-OH-Gruppe mit Valeriansäure verestert ist. Es muss hydrolytisch gespalten werden und wirkt als Estradiol. Mestranol muss an C 3 O-demethyliert werden und wirkt als Ethinylestradiol.

Östrogene. Zwei weitere Substanzen von nachgeordneter Bedeutung sind **Tibolon** und **Genistein**.

oraler Gabe werden sie im Magen-Darm-Kanal dekonjugiert und resorbiert; z. T. werden sie auch in konjugierter Form resorbiert und erst im systemischen Kreislauf dekonjugiert, um ihre Wirkung zu entfalten. Zwei weitere Substanzen von nachgeordneter Bedeutung sind **Tibolon** und **Genistein**. Das Steroid Tibolon ist selbst kein Östrogen, wird aber im Organismus zu Verbindungen abgebaut, die östrogene und gestagene Wirkungen haben. Genistein ist ein pflanzliches Östrogen, das v. a. in Sojabohnen vorkommt.

Wirkungsmechanismus: Die Wirkungen von Estradiol werden vom **Östrogenrezeptor** vermittelt, der östrogenabhängig als **nukleärer Transkriptionsfaktor** wirkt. Zusätzlich spielen **nicht genomische Wirkungen** eine große Rolle, z. B. die Zunahme der NO-Produktion durch Aktivierung der NO-Synthase in arteriellen Gefäßen.

Wirkungsmechanismus: Die Wirkungen von Estradiol werden von **Östrogenrezeptoren** (ER) vermittelt, die in zwei Isoformen vorkommen: ERα und ERβ. Beides sind östrogenabhängige **nukleäre Transkriptionsfaktoren**, die nach Bindung von Estradiol dimerisieren und an spezifische DNA-Sequenzen binden und so die Expression bestimmter Zielgene fördern oder hemmen. Hormon-ER-Komplexe können auch mit Transkriptionsfaktoren im Zytoplasma interagieren und auf diesem Umweg die Transkription weiterer Gene fördern oder hemmen. Manche Gewebe exprimieren bevorzugt ERα (Leber, Uterus, Vagina, Brustdrüse, Hypothalamus), andere ERβ (Prostata, Lungen, Gehirn) und einige beide Isoformen (Ovarien, Gefäßsystem, Knochen). Estron und Estriol haben eine deutlich geringere Affinität zum ER als Estradiol. Neben den Wechselwirkungen mit der DNA oder zytoplasmatischen Transkriptionsfaktoren spielen **nicht genomische Wirkungen** beim Estradiol eine besonders wichtige Rolle. Sie gehen z. B. auf Interaktionen zwischen Estradiol und G-Protein-gekoppelten Rezeptoren oder Ionenkanälen in der Zellmembran zurück. Es sind auch ER in Zellmembranen beschrieben worden. Zu den nicht genomischen Wirkungen der Östrogene gehört z. B. die Zunahme der NO-Produktion durch Aktivierung der NO-Synthase in arteriellen Gefäßen, die innerhalb von Minuten auftritt.

Wirkungen: Eine Übersicht bietet Tab. **C-2.9**.

Wirkungen: Das Wirkungsspektrum der Östrogene ist sehr groß. Eine Übersicht zeigt Tab. **C-2.9**.

Pharmakokinetik (Tab. C-2.10): Estradiol wird in der Leber zu Estron und Estriol metabolisiert (Abb. **C-2.15**), was die – ähnlich wie Progesteron – **niedrige orale Bioverfügbarkeit** erklärt. Als Alternative stehen zahlreiche **gut wirksame transdermale Estradiol-Formulierungen** zur Verfügung sowie eine chemisch veränderte Variante, die **metabolisch stabile Verbindung Ethinylestradiol**. Ethinylestradiol unterliegt einem **enterohepatischen Kreislauf**.

Pharmakokinetik (Tab. C-2.10): Östrogene werden ausschließlich metabolisch eliminiert. Estradiol unterliegt einem hohen First-Pass-Effekt und wird in der Leber in die schwach wirksamen Östrogene Estron und Estriol (Abb. **C-2.15**) umgewandelt, was seine **niedrige orale Bioverfügbarkeit** erklärt. Auch aus Estradiolvalerat gelangt nur sehr wenig Estradiol in den systemischen Kreislauf. Aufgrund der geringen und unsicheren oralen Bioverfügbarkeit wurden zahlreiche **gut wirksame transdermale Estradiol-Formulierungen** entwickelt. Die Substitution eines Ethinylrests an C17 führt zur **metabolisch stabilen Verbindung Ethinylestradiol**, die oral besser verfügbar ist und wesentlich langsamer metabolisch (CYP3A4) eliminiert wird als Estradiol. Am Abbau von Estradiol sind CYP1A2 und CYP3A4 beteiligt, was einige der Wechselwirkungen erklärt (s. u.). Die meisten synthetischen Gestagene hemmen den hepatischen Abbau von Ethinylestradiol. Über biliär sezernierte Glukuronide und Sulfate kommt beim Ethinylestradiol ein **enterohepatischer Kreislauf** zustande.

Indikationen: Die wichtigsten Indikationen sind die **hormonelle Kontrazeption** und die

Indikationen: Die wichtigsten Indikationen für die Anwendung von Östrogenen sind die **hormonelle Kontrazeption** und die **Hormonersatztherapie** nach der Menopause

C-2.9 Wirkungen der Östrogene

Wirkung auf	Wirkung/Wirkungsmechanismus
gestagene Hormone	Expression von Progesteronrezeptoren ↑, deshalb progestagene Wirkungen
Menstruationszyklus	• Follikelreifungsphase (Estradiolspiegel 50 pg/ml): FSH-Ausschüttung ↓ • Zyklusmitte (Estradiolspiegel ≥ 200 pg/ml): Gonadotropinfreisetzung ↑ (LH-Gipfel mit Ovulation) • Corpus-luteum-Phase (Estradiolspiegel 100 pg/ml): zusammen mit Progesteron Hemmung der Gonadotropinfreisetzung
weibliche Fortpflanzungsorgane	• Wachstum der Fortpflanzungsorgane und Entwicklung der sekundären Geschlechtsmerkmale in der Pubertät • Aufrecherhaltung einer Schwangerschaft (zusammen mit Progesteron) • Proliferation und Differenzierung des Endometriums • Proliferation, Differenzierung und Motilität der Tube ↑ • Kontraktilität des Myometriums ↑ • Bildung eines dünnflüssigen Zervikalsekrets ↑
weibliche Brustdrüse	Proliferation des Drüsengewebes und Wachstum der Brust (zusammen mit Progesteron)
Knochen	• Knochenwachstum in der Pubertät ↑, Schluss der Epiphysenfugen (Beendigung des Wachstums) • Aufrechterhaltung der Knochenmasse durch Förderung der Osteoblasten- und Hemmung der Osteoklasten-Aktivität • Apoptose der Osteoblasten ↓ und Apoptose der Osteoklasten ↑
Leber	• Synthese aller hormonbindenden Plasmaglobuline ↑ (z. B. Sexualhormon-, Kortikosteroid- und Thyroxin-bindendes Globulin) • CRP-Bildung ↑ • Angiotensinogen-Bildung ↑ • Veränderung der Gallezusammensetzung: Gallensäuren ↓ und Cholesterol ↑ (Gallensteinbildung ↑)
Blutgerinnung	• Bildung der Gerinnungsfaktoren F I, II, VII, VIII, IX, X und XII ↑ • Bildung der gerinnungshemmenden Proteine C, S und Antithrombin III ↓ • fibrinolytische Aktivität des Blutes ↑ infolge reduzierter Bildung des Plasminogen-Aktivtor-Inhibitors I (PAI-1) in vaskulären Endothelzellen
kardiovaskuläres System	• Vasodilatation infolge NO- und Prostazyklin-Bildung ↑ in arteriellen Gefäßen, dadurch Durchblutung vieler Gewebe ↑ • Expression vaskulärer AT$_1$-Rezeptoren ↓ • Proliferation von Endothelzellen ↑ und von glatten Gefäßmuskelzellen ↓
Stoffwechsel	• Serum-Triglyzeride und HDL-Cholesterol ↑, Gesamtcholesterol und LDL-Cholesterol ↓ • Wassergehalt der Haut und vieler Schleimhäute ↑

oder nach einer Ovarektomie (Näheres s. S. 393). Mittel der Wahl zur Hormonersatztherapie sind topisch oder systemisch verabreichtes Estradiol, topisch appliziertes Estriol oder die systemisch angewendeten konjugierte Östrogenen. Dabei werden die Östrogene mit oder ohne Gestagene verabreicht. Für die hormonelle Kontrazeption wird wegen seiner sicheren oralen Verfügbarkeit ausschließlich Ethinylestradiol verwendet, das stets mit Gestagenen kombiniert wird.

Hormonersatztherapie nach der Menopause oder nach Ovarektomie (s. S. 393). Häufig werden sie mit Gestagenen kombiniert.

Unerwünschte Wirkungen: Folgende Nebenwirkungen sind allein auf Östrogene zurückzuführen:

- **Gynäkologische Störungen:** vaginale Blutungsstörungen, zervikale Hypersekretion, Fluor; Spannungsgefühl in und z. T. Vergrößerung der Brust.
- **Gastrointestinale Störungen:** Übelkeit, Bauchschmerzen, dyspeptische Beschwerden.
- **Zentralnervösen Störungen:** Spannungskopfschmerz oder Migräne-Kopfschmerz, Schwindel, depressive Verstimmungen, Schlafstörungen; Zunahme von Appetit und Körpergewicht.
- **Störungen des Wasserhaushalts:** Kochsalz- und Wasserretention, Ödeme
- **Dermatologische Störungen:** juckende Hautausschläge, Hyperpigmentierung (Chloasma), Erythema nodosum, Urtikaria und vaskuläre Purpura
- **Thrombosen (venöse und arterielle):** Eine Östrogenersatztherapie bei postmenopausalen, hysterektomierten Frauen führt bevorzugt im ersten Behandlungsjahr zu einer deutlichen **Zunahme tiefer Venenthrombosen** und **von Schlag-**

Unerwünschte Wirkungen:

- gynäkologische Störungen
- gastrointestinale Störungen
- zentralnervösen Störungen
- **Störungen des Wasserhaushalts**: Kochsalz- und Wasserretention, Ödeme
- dermatologische Störungen
- **Thrombosen:** v. a. im 1. Behandlungsjahr steigt bei oraler Östrogenersatztherapie bei Frauen das Risiko für **tiefe Venen-**

C-2.10 Pharmakokinetische Daten und Dosierungen von Östrogenen und Pharmaka mit antiöstrogener Wirkung

Wirkstoff	Applikation	Einzeldosis [mg]	DI	BV [%]	HWZ	PEB [%]	EF$_{ren}$ [%]
Östrogene							
Estradiol	p.o.	0,5–2	24 h	≤5[1]			
	t.d. (0,1 % Gel)	0,5–1,5	24 h	6–10	~1 h	98	0
	t.d. (Pflaster)	2–8 (25–100 µg/d)	3–7 d	n.b.			
Ethinylestradiol	p.o.	0,02–0,035	24 h	55	20 h	98	5
Mestranol[2]	p.o.	0,04–0,05	24 h	(44)	(20 h)	(90)	(5)
Estriol	p.o.[3]	2–4	24 h	2	~1 h	92	0
Tibolon	p.o.	2,5	24 h	n.b.	45 h	96	0
Östrogenrezeptor-Antagonisten							
Clomifen	p.o.	50	24 h	n.b.	5 d	n.b.	0
Fulvestrand	i.m.	500	1 Monat	n.b.	50 d	99	0
selektive Östrogenrezeptor-Modulatoren							
Tamoxifen[4]	p.o.	20–40	24 h	~30	7 (14) d	99	0
Toremifen	p.o.	60	24 h	n.b.	5 d	99	0
Raloxifen	p.o.	60	24 h	2	28 h	95	0
Aromatase-Hemmstoffe							
Anastrozol	p.o.	1	24 h	80	45 h	40	10
Exemestan	p.o.	25	24 h	n.b.	24 h	90	1
Letrozol	p.o.	2,5	24 h	99	41 h	60	6

[1] ist nur in mikronisierter Form oder als Estradiolvalerat mit sehr variabler BV oral verfügbar; [2] Daten in Klammern betreffen den für die Wirkung verantwortlichen Metaboliten Ethinylestradiol; [3] wird auch in Form von Salben, Ovula oder Vaginalzäpfchen topisch angewendet; [4] Daten in Klammern betreffen den für die Wirkung hauptsächlich verantwortlichen Metaboliten 4-Hydroxy-N-desmethyl-Tamoxifen (Endoxifen).

thrombosen und **Schlaganfälle** deutlich an. Zusätzliche Risikofaktoren sind hohes Alter und Adipositas.

- **Gallenblasenerkrankungen:** Risiko für Cholezystitis/-lithiasis ↑

▶ **Kritisch betrachtet.**

Kontraindikationen: U.a. ungeklärte vaginale Blutungen, östrogenabhängige Tumoren, Monotherapie bei nicht hysterektomierten Frauen oder Endometriose, hohes Thrombo-

anfällen. Zusätzliche Risikofaktoren für die östrogeninduzierten Thrombosen sind hohes Alter und Adipositas. Betroffen sind ausschließlich Frauen, die das fehlende Estradiol auf oralem Wege (mikronisiertes Estradiol, konjugierte Östrogene) ersetzen. Anders als der transdermale Weg führt der orale Weg offenbar wegen der relativ hohen Östrogenspiegel in der Leber zur Aktivierung hepatozellulärer Funktionen mit vermehrter Bildung von Gerinnungsfaktoren (s. Tab. **C-2.9**).

- **Gallenblasenerkrankungen:** Das Risiko für eine Cholezystitis und eine Cholelithiasis nimmt zu. Somit ist auch eine Cholezystektomie häufiger erforderlich.

▶ **Kritisch betrachtet.** Erhöhtes Krebsrisiko durch Östrogene?
Da Östrogene proliferative Effekte haben und bei der Verstoffwechslung einiger Östrogene über die Entstehung von Catechol-Östrogenen DNA-schädigende Sauerstoffspezies gebildet werden, muss von einem karzinogenen Potenzial der Östrogene ausgegangen werden. Eine Hormonersatztherapie mit Östrogenen allein erhöht wegen der proliferativen Wirkung auf das Endometrium das Risiko für ein **Endometriumkarzinom** um das 5–15-Fache. Deshalb ist die alleinige, postmenopausale Gabe von Östrogenen bei Frauen mit Uterus kontraindiziert. Das Risiko von **Mammakarzinomen** ist leicht erhöht. Das gilt sowohl für oral als auch transdermal verabreichte Östrogene und zwar besonders dann, wenn in der Hormonersatztherapie nach der Menopause Östrogene und Gestagene kombiniert werden. Das Risiko für **Ovarialkarzinome** ist erhöht, wenn Östrogene nach der Menopause für mehr als 5 Jahre eingenommen werden. **Leberzelladenome** treten ebenfalls häufiger auf als normal.

Kontraindikationen: Ungeklärte vaginale Blutungen, östrogenabhängige maligne Tumoren, Monotherapie bei nicht hysterektomierten Frauen (s. o.) oder bei Endometriose, thromboembolische Ereignisse oder erhöhtes Risiko für solche Erkrankungen, Angina pectoris und Myokardinfarkt (auch in der Anamnese), akute Lebererkrankung und Lebertumoren (auch in der Anamnese), Porphyrie, schwere Hypertriglyzeridämie, Schwangerschaft und Stillzeit.

Wechselwirkungen: Induktoren von CYP1A2 und CYP3A4 beschleunigen und **Inhibitoren von CYP1A2 und CYP3A4** (s. S. 37) hemmen den Abbau von Estradiol und seinen Derivaten und können ihre Wirkungen entsprechend verändern. **Rauchen wirkt „antiöstrogen"**, weil es durch Induktion von CYP1A2 den Abbau von Estradiol beschleunigt und seine Wirkung vermindert. Das gilt insbesondere für oral, weniger für transdermal verabreichtes Estradiol. Die Schädigung der Darmflora durch Antibiotika kann den enterohepatischen Kreislauf von Ethinylestradiol unterbrechen und seine Elimination beschleunigen. Östrogene hemmen die hepatische Elimination von **Ciclosporin** und stimulieren nach oraler, nicht aber nach transdermaler Gabe die **hepatische Synthese von hormonbindenden Plasmaglobulinen** (Tab. **C-2.9**). Das hat Auswirkungen auf Hormonersatz-Therapien (z. B. Thyroxin nach Thyroidektomie), weil sich der Hormonbedarf erhöht.

Pharmaka mit antiöstrogener Wirkung

Östrogenrezeptor-Antagonisten

Zu dieser Gruppe gehören das nichtsteroidale **Clomifen** und das Estradiol-Derivat **Fulvestrant**. Beide hemmen kompetitiv die Bindung von Estradiol an den Östrogenrezeptor (ER). Fulvestrand ist ein reiner Antagonist, bindet mit sehr hoher Affinität an ER und verhindert die Rezeptor-Dimerisierung. Clomifen hat auch partiell-agonistische Wirkungen, d. h. in Abwesenheit von Östrogenen hat es schwache östrogene Wirkungen. Im Hypothalamus und Hypophysenvorderlappen führt die ER-antagonistische Wirkung zu einer Steigerung der GnRH-Freisetzung und einer massiven Ausschüttung von LH und FSH. Auf diesem Wege vergrößert v. a. Clomifen die Ovarien und induziert eine Ovulation. Fulvestrand ist als reines Antiöstrogen ein potenter Hemmstoff der estradiolinduzierten Proliferation des Endometriums und von ER-positiven Karzinomzellen der Brustdrüse.

Clomifen: Es ist indiziert zur **Auslösung eines Eisprungs bei einer Sterilität** infolge ausbleibender Ovulation. Es wird am 5. Tag nach Einsetzen einer Menstruationsblutung in einer Dosierung von 50 mg pro Tag für 5 Tage oral verabreicht (Tab. **C-2.10**). Mögliche Nebenwirkungen sind eine ovarielle Überstimulation mit gehäuftem Auftreten von Mehrlingsschwangerschaften, eine Vergrößerung der Ovarien und ovarielle Zysten. Clomifen-induzierte Zyklen gehen relativ häufig mit einer Gelbkörperinsuffizienz einher. Außerdem werden für die Menopause typischen Beschwerden (Hitzewallungen, nächtliches Schwitzen), Spannungsgefühl in den Brüsten, Kopfschmerzen und Sehstörungen beobachtet. Bei häufiger Anwendung steigt das Risiko für Ovarialkarzinome. Clomifen darf nicht bei hypophysären oder ovariellen Tumoren, ovariellen Funktionsstörungen, Lebererkrankungen (auch in der Anamnese), ungeklärten vaginalen Blutungen und Blutgerinnungsstörungen angewendet werden. Weitere Kontraindikationen sind eine Endometriose, Sehstörungen bei vorangegangener Clomifenbehandlung, Schwangerschaft und Stillzeit.

Fulvestrant: Es wird bei Frauen mit **lokal fortgeschrittenem oder metastasiertem ER-positivem Mammakarzinom** nach der Menopause angewendet und i. m. appliziert (Tab. **C-2.10**). Zu den unerwünschten Wirkungen gehören typische postmenopausale Beschwerden, Übelkeit, Kopfschmerzen, erhöhte Leberwerte, Hautausschläge und Harnwegsinfektionen. Bei schwerer Leberfunktionsstörung sowie in der Schwangerschaft und Stillzeit darf Fulvestrand nicht eingenommen werden.

Selektive Östrogenrezeptor-Modulatoren

Hierzu gehören die drei nichtsteroidalen Verbindungen **Tamoxifen**, **Toremifen** (ein Tamoxifen-Derivat) und **Raloxifen** (Tab. **C-2.10**). Wenn diese Stoffe an die Östrogenrezeptoren (ER) binden, initiieren sie eine ligandenspezifische Konformationsänderung des Rezeptors (inkl. Rezeptor-Dimerisierung), die die Art der Interaktion mit der DNA bestimmt. In einigen Geweben treten dann v. a. ER-agonistische und in anderen v. a. ER-antagonistische Wirkungen auf.

Tamoxifen und Toremifen: Sie haben **ER-agonistische Wirkungen** auf das Endometrium (Schleimhautproliferation↑), den Knochen (Osteoporoserisiko↓), die Serumlipide (HDL-Cholesterol↑, LDL-Cholesterol↓, Triglyzeride↑) und erhöhen wie

Östrogene das Thromboembolierisiko (Tab. **C-2.10**). **ER-antagonistisch** wirken sie auf das ZNS (Hitzewallungen), den Hypophysenvorderlappen (LH und FSH↑), die vulvovaginale Schleimhaut (Feuchtigkeit↓) und auf das ER-positive Mammakarzinom (antiproliferative Wirkung). **Tamoxifen** ist das Mittel der ersten Wahl zur adjuvanten Pharmakotherapie des **Mammakarzinoms in der Prä- und Postmenopause**. Es reduziert auch das Risiko für die Entwicklung eines kontralateralen Brustkrebses und ist bei Frauen mit besonders hohem Brustkrebsrisiko auch prophylaktisch wirksam. **Toremifen** ist ähnlich wirksam wie Tamoxifen, ist aber nur bei **Frauen nach der Menopause** zugelassen. Tamoxifen und Toremifen werden metabolisch (CYP3A4, CYP2D6) eliminiert. Bedeutsam ist, dass die Wirkungen von Tamoxifen v. a. auf den Metaboliten **Endoxifen** zurückgehen (Tab. **C-2.10**).

Typische unerwünschte Wirkungen von Tamoxifen und Toremifen sind Folge der Interaktion mit dem Östrogenrezeptor (ER). **ER-agonistische Effekte** verursachen eine Endometriumhyperplasie, ein erhöhtes Risiko für Endometriumkarzinome, ein erhöhtes Risiko für Schlaganfälle und thromboembolische Ereignisse und eine Hypertriglyzeridämie. **ER-antagonistische Effekte** sorgen für Hitzewallungen, vulvovaginale Atrophie, Fluor vaginalis, Zyklusstörungen bis zum völligen Sistieren der Menstruation und eine reaktive Steigerung der LH- und FSH-Ausschüttung. Außerdem können Blutbildungsstörungen, Kopfschmerzen, Übelkeit und Erbrechen, Hornhauttrübungen und Retinopathien auftreten.

Tamoxifen und Toremifen sind bei Kindern, schwerer Leberinsuffizienz sowie in der Schwangerschaft und Stillzeit **kontraindiziert**. Außerdem darf Toremifen nicht mit QT-verlängernden Pharmaka (s. S. 507) kombiniert werden. Die **Wechselwirkungen** sind vielfältig: Beide Stoffe antagonisieren die Wirkung östrogenhaltiger Kontrazeptiva, erhöhen die Blutungsgefahr bei gleichzeitiger Gabe von Hemmstoffen der Thrombozytenaggregation und verstärken die Wirkung von Antikoagulanzien vom Cumarin-Typ. Hinzu kommt, dass Hemmstoffe bzw. Induktoren von CYP3A4 (s. S. 38) den Abbau von Tamoxifen/Toremifen verlangsamen bzw. beschleunigen. Inhibitoren von CYP2D6 (s. S. 37) reduzieren die Plasmaspiegel von Endoxifen und damit die Wirksamkeit von Tamoxifen.

Raloxifen: Im Gegensatz zu Tamoxifen/Toremifen ist Raloxifen als **ER-Agonist** besonders effektiv in Bezug auf seine **antiresorptive Wirkung** auf den Knochen und fördert nicht die Entwicklung von Endometriumkarzinomen. Alle anderen Wirkungen (inkl. der Reduktion des Brustkrebsrisikos und der ER-antagonistischen Wirkungen) sind denen von Tamoxifen/Toremifen sehr ähnlich. Raloxifen ist nur zur Behandlung und Prophylaxe der **Osteoporose** bei Frauen nach der Menopause zugelassen (Dosierung s. Tab. **C-2.10**). Seine Elimination erfolgt allein durch Glucuronidierung und der enterohepatische Kreislauf verzögert diese Elimination.

▶ **Merke.** Raloxifen vermindert die Häufigkeit von Spontanfrakturen der Wirbelkörper, hat aber keinen Einfluss auf nichtvertebrale Frakturen, die ohne adäquates Trauma auftreten.

Die **unerwünschten Wirkungen** von Raloxifen sind ebenfalls ähnlich denen von Tamoxifen/Toremifen. Häufig kommt es zu Hitzewallungen, Wadenkrämpfen, Grippe-ähnlichen Symptomen, peripheren Ödemen und thromboembolischen Ereignissen. Bei Frauen vor der Menopause, thromboembolischen Erkrankungen in der Anamnese, eingeschränkter Leberfunktion, schwerer Nierenschädigung, unklaren Uterusblutungen und Endometriumkarzinom darf es **nicht angewendet** werden. Raloxifen reduziert die antithrombotische Wirkung von Cumarinderivaten. Colestyramin vermindert die enterale Resorption und unterbricht den enterohepatischen Kreislauf von Raloxifen.

Aromatase-Hemmstoffe

Anastrozol, Exemestan und Letrozol gehören zu dieser Gruppe von Stoffen. Exemestan ist ein Androstendion-Derivat, Anastrozol und Letrozol sind nichtsteroidale Substanzen. Die **selektiven Aromatase-Hemmer** unterdrücken die Biosynthese von Estradiol aus Androstendion und Testosteron (Abb. **C-2.13**) und **reduzieren den Estradiolplasmaspiegel drastisch**. Die Verminderung des Estradiolspiegels übertrifft den physiologischerweise beobachteten Abfall nach der Menopause, da auch Androgene adrenalen Ursprungs nicht mehr zu Estradiol aromatisiert werden. Exemestan ist ein alternatives Substrat, aus dem Aromatase-vermittelt ein reaktiver Metabolit entsteht, der als irreversibler Hemmstoff kovalent an die Aromatase bindet. Anastrozol und Letrozol sind dagegen reversible und kompetitive Enzymhemmer. Durch das Absinken der Estradiolspiegel wird das Wachstum östrogenabhängiger (ER-positiver) Tumoren verlangsamt.

Aromatase-Hemmstoffe sind zur **Therapie des fortgeschrittenen, ER-positiven Mammakarzinoms** indiziert. Ihre Anwendung ist im Gegensatz zu Tamoxifen auf Frauen nach der Menopause oder nach Ovarektomie beschränkt. Sie werden zunehmend aber auch beim nicht fortgeschrittenen ER-positiven Mammakarzinom zur adjuvanten Therapie angewendet und zwar primär, wenn Tamoxifen kontraindiziert oder unverträglich ist, und sekundär im Anschluss an eine 2- bis 5-jährige Tamoxifen-Behandlung. Sie reduzieren auch das Risiko für kontralaterale Mammakarzinome.

Aromatase-Hemmstoffe sind zur **Therapie des fortgeschrittenen, ER-positiven Mammakarzinoms** indiziert, dabei allerdings auf die Anwendung bei Frauen nach der Menopause oder nach Ovarektomie beschränkt. Sie reduzieren zusätzlich das Risiko für kontralaterale Mammakarzinome.

▶ **Merke.** Anders als Tamoxifen erhöhen Aromatase-Hemmstoffe nicht das Risiko von Endometriumkarzinomen oder venösen Thromboembolien.

▶ **Merke.**

Die typischen **unerwünschten Wirkungen** der Aromatase-Hemmer sind Folge des Mangels an Estradiol (z. B. Hitzewallungen, trockene Scheide, Osteoporose mit Spontanfrakturen). Als weitere Nebenwirkungen kommen hinzu: Erschöpfung, Anorexie, Kopfschmerzen, Arthralgien und Myalgien. **Kontraindiziert** sind sie grundsätzlich bei Frauen vor der Menopause. Anastrozol darf auch bei Frauen mit schweren Nieren- oder Leberfunktionsstörungen nicht angewendet werden. Die Aromatase-Hemmstoffe werden v. a. metabolisch eliminiert (Tab. **C-2.10**). Beim Abbau von Exemestan und Letrozol ist CYP3A4 beteiligt. Der CYP3A4-Induktor Rifampicin reduziert die Plasmaspiegel und damit auch die Wirksamkeit von Exemestan.

Typische **unerwünschte Wirkungen** sind u. a. Hitzewallungen und Osteoporose sowie Erschöpfung und Arthralgien. **Kontraindiziert** sind Aromatase-Hemmer bei Frauen vor der Menopause, Anastrozol auch bei Nieren- und Leberfunktionsstörungen. Zur Pharmakokinetik s. Tab. **C-2.10**.

2.4.3 Wichtige Anwendungsgebiete für Sexualhormone

Hormonersatztherapie nach der Menopause

Grundlagen: Viele Frauen leiden unter den oft **quälenden Menopausebeschwerden** wie Hitzewallungen, nächtliche Schweißausbrüche, trockene Scheide und Schlafstörungen. Eine **Hormonersatztherapie ist die effektivste Maßnahme** zur Linderung dieser Symptome. Sie ist eine **vorübergehende Therapie sonst gesunder Frauen** und dient der Überbrückung einer physiologischen Anpassungsphase des Organismus an den Hormonmangel. Handelt es sich bei den Betroffenen um **hysterektomierte Frauen**, ist die alleinige Gabe eines Östrogens ausreichend. Die häufigen urogenitalen Beschwerden können auch mit der intravaginalen Gabe von Estriol gelindert werden. Ansonsten werden konjugierte Östrogene oral oder Estradiol in oraler oder transdermaler Form angewendet. Wichtige unerwünschte Wirkungen der systemisch verabreichten Östrogene sind venöse Thromboembolien (orales Estradiol > transdermales Estradiol) und ein leicht erhöhtes Brustkrebsrisiko (orales Estradiol = transdermales Estradiol), das mit der Behandlungsdauer zunimmt. Deshalb besteht die Empfehlung, den Estradiol-Ersatz auf < 5 Jahre zu begrenzen.

2.4.3 Wichtige Anwendungsgebiete für Sexualhormone
Hormonersatztherapie nach der Menopause

Grundlagen: Viele Frauen leiden unter den oft **quälenden Menopausebeschwerden**. Eine **Hormonersatztherapie ist die effektivste Maßnahme** zu deren Linderung. Sie ist eine **vorübergehende Therapie sonst gesunder Frauen** bis sich der Organismus an den Hormonmangel angepasst hat. Bei hysterektomierten Frauen reicht die alleinige Östrogengabe. Unerwünschte Wirkungen sind venöse Thrombembolien und ein leicht erhöhtes Brustkrebsrisiko. Die Behandlung sollte daher auf max. 5 Jahre beschränkt bleiben.

▶ **Merke.** Zur Vermeidung dieser unerwünschten Wirkungen soll stets die **niedrigste wirksame Dosis** für die **kürzest mögliche Behandlungsdauer** angewendet werden.

▶ **Merke.**

Bei **nicht hysterektomierten Frauen** erfolgt die Hormonersatztherapie mit einer Kombination aus Östrogenen und Gestagenen. Die Gestagene (Progesteron oder ein synthetisches Gestagen) unterdrücken die proliferative Wirkung der Östrogene auf das Endometrium und verringern die Gefahr der Entwicklung eines Endometriumkarzinoms. Der kombinierte Hormonersatz erhöht aber auch das Risiko für thromboembolische Ereignisse und Mammakarzinome. Viele klinische Studien zeigen, dass das Brustkrebsrisiko bei der kombinierten Hormonersatztherapie höher ist als bei der alleinigen Östrogenersatztherapie. Die Dauer der Behandlung sollte deshalb auch beim kombinierten Hormonersatz so kurz wie möglich sein.
Bei Frauen mit Mammakarzinom, koronarer Herzkrankheit, Schlaganfall, venöser Thromboembolie oder Demenz darf kein Hormonersatz durchgeführt werden, weil das Risiko für das Wiederauftreten oder die Verschlimmerung dieser Erkrankungen

Bei **nicht hysterektomierten Frauen** behandelt man mit einer Kombination aus Östrogenen und Gestagenen. Die Gestagene unterdrücken die proliferative Wirkung der Östrogene auf das Endometrium. Das Risiko unerwünschter Wirkungen (s. o.) ist bei der Kombinationstherapie allerdings höher (→ Behandlungsdauer so kurz wie möglich).

Kontraindikationen sind Mammakarzinom, KHK, Schlaganfall, venöse Thrombembolie und Demenz. Die Hormonersatztherapie ist

Hormonelle Kontrazeption

Grundlagen

Die Zuverlässigkeit einer Verhütungsmethode wird mithilfe des **Pearl-Index** gemessen. Er entspricht der Anzahl von ungewollten Schwangerschaften, die innerhalb eines Jahres bei 100 Frauen auftreten, die mit einer bestimmten Methode verhüten.

▶ **Merke.** Hormonelle Kontrazeptiva sind sehr sichere und zuverlässige Verhütungsmittel mit niedrigem Pearl-Index.

Zur hormonellen Kontrazeption werden aus Gründen der sicheren systemischen Verfügbarkeit und der relativ langsamen Elimination ausschließlich synthetische Substanzen verwendet, nämlich **Ethinylestradiol** und verschiedene **synthetische Gestagene**. Zu Letzteren gehören z. B. Norethisteron, Dienogest, Levonorgestrel, Norgestimat (das erst nach Abbau zu Norelgestromin wirkt), Gestoden, Desogestrel (das erst nach Abbau zu Etonogestrel wirkt), Etonogestrel und Norelgestromin.

Ethinylestradiol-Gestagen-Kombinationen

Wirkungsweise, Wirkungen und Applikation: Bei **jungen Frauen** ist dies die **gebräuchlichste Verhütungsmethode**. Ethinylestradiol (EE) wirkt zusammen mit einem Gestagen kontrazeptiv, weil es gemeinsam mit dem Gestagen die Ausschüttung von LH und FSH aus dem Hypophysenvorderlappen unterdrückt und dadurch das Heranreifen von Follikeln und die Ovulation verhindert. Die Gestagenkomponente hemmt zudem die für die Nidation erforderliche Transformation des Endometriums, erhöht die Viskosität des Zervixschleims und verhindert so das Eindringen von Spermien in den Uterus. Die Hormone können auf verschiedenen Wegen appliziert werden:

- **Orale Kontrazeption („Pille")**: Die Anwendung orientiert sich am natürlichen Menstruationszyklus (Abb. **C-2.16**) und erfolgt deshalb ebenfalls **zyklisch**, d. h. die Präparate werden in einem 28-tägigen Zyklus für 21 oder 22 Tage eingenommen. Dann folgt eine 6–7-tägige Einnahmepause, in der sich eine Entzugsblutung einstellt. Bei den **Einphasenpräparaten** wird das Gestagen zusammen mit EE (20–35 μg/Pille) an 21 Tagen in gleichbleibender Dosierung eingenommen. Bei den **Zweiphasenpräparaten** enthält die Pille in den ersten 7 Tagen ein niedrig dosiertes Gestagen plus 40–50 μg EE und in den folgenden 15 Tagen das Gestagen hoch dosiert plus 30–50 μg EE. Bei den **Dreiphasenpräparaten** wird die Dosierung des Gestagens in drei Stufen gesteigert. Die unterschiedlichen Typen oraler Kontrazeptiva sind schematisch in Abb. **C-2.17** dargestellt. Der **Pearl-Index** für die orale Kontrazeption beträgt **0,2–0,9**.

▶ **Merke.** Der bei Weitem am häufigsten angewendete Pillentyp ist das Einphasenpräparat.

▶ **Klinischer Bezug.** Bei der Auswahl einer geeigneten Pille sind verschiedene Aspekte zu beachten. Symptome eines Östrogenmangels (z. B. schwache Periode, Mammahypoplasie, Neigung zu Durchbruchsblutungen) oder eines Östrogenüberschusses (z. B. starke Periode, Neigung zur Mastodynie oder zervikalem Fluor) können durch ein Mehr oder Weniger der EE-Dosis relativ zur Gestagen-Dosis korrigiert werden. Bei Frauen mit Akne, Seborrhö oder Hirsutismus sind Pillen mit antiandrogen wirkenden Gestagenen (z. B. Drospirenon, Clormadinonacetat, Cyproteronacetat, Dienogest) besonders geeignet.

- **Transdermale Kontrazeption („Pflaster"**, Abb. **C-2.18a**): Die Pflasterformulierung setzt täglich 20 μg EE und 150 μg Norelgestromin frei. Auf die 3-wöchige Anwendungsphase mit einem Pflasterwechsel pro Woche folgt eine pflasterfreie Woche. Der **Pearl-Index** dieser Methode liegt bei **0,70–0,90**.
- **Vaginale Kontrazeption („Vaginalring"**, Abb. **C-2.18b**): Dabei wird ein flexibler Kunststoffring in die Scheide eingebracht, der täglich 15 μg EE und 120 μg Etono-

C-2.16 Menstruationszyklus

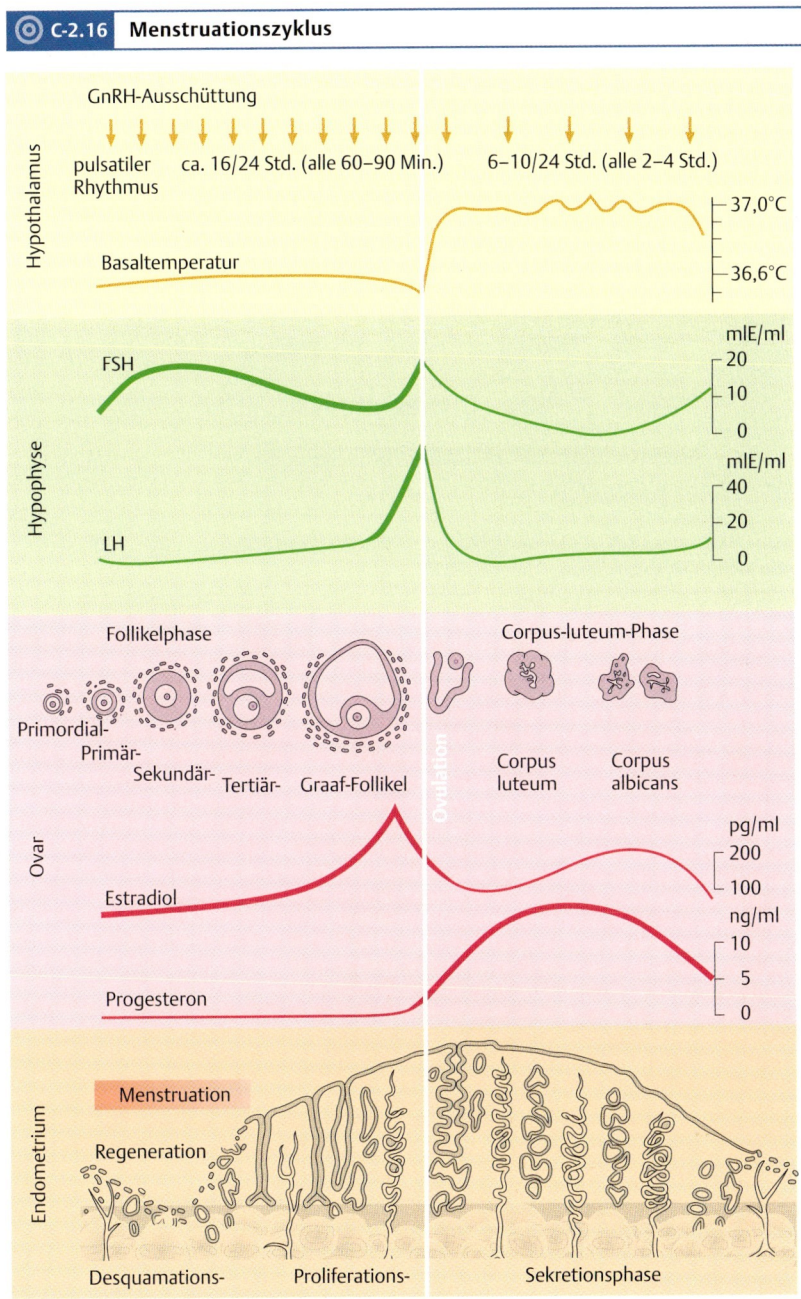

Dargestellt sind die mit dem Menstruationszyklus einhergehenden zyklischen Veränderungen der Körpertemperatur, der Serumspiegel von FSH, LH, Estradiol und Progesteron sowie der Morphologie von Uterusschleimhaut und Ovar (nach Behrends et al., Duale Reihe Physiologie, Thieme, 2009).

gestrel freisetzt. Der Ring bleibt 3 Wochen in der Scheide, anschließend folgt eine anwendungsfreie Woche. Der **Pearl-Index** dieser Methode beträgt **0,6 – 1,7**.
Die Anwendung von EE-Gestagen-Kombinationen hat **mehrere Vorteile**. So werden z. B. Menstruationsblutungen regel- und gleichmäßiger und der monatliche Blutverlust wird reduziert. Dysmenorrhöen, fibrozystische Mastopathien und ovarielle Zysten treten relativ selten auf. Neben dem Ausbleiben ungewollter Schwangerschaften ist die sichere Regulation der Fertilität mit diesen Arzneimitteln ein großer Vorteil für viele Frauen. Außerdem vermindern EE-Gestagen-Kombinationen die Häufigkeit von Endometrium- und Ovarialkarzinomen sowie von kolorektalen Karzinomen.

Unerwünschte Wirkungen:
- **Östrogenbedingte oder gestagenbedingte Störungen (s. S. 389 bzw. S. 386):** Sie können häufig durch Veränderung des EE/Gestagen-Dosisverhältnisses oder durch einen Wechsel des Gestagens korrigiert werden.
- **Andere gynäkologische Störungen:** Hierzu gehören z. B. Blutungen außerhalb der Menstruation **(Durchbruchblutungen)**, die auf einen zu niedrigen EE/Gestagen-

Die Anwendung der Wirkstoffkombinationen hat **mehrere Vorteile:** Neben dem Ausbleiben unerwünschter Schwangerschaften werden u. a. Menstruationsblutungen gleichmäßiger und ovarielle Zysten sowie Endometrium-, Ovarial- und kolorektale Karzinome treten seltener auf.

Unerwünschte Wirkungen:
- **Östrogenbedingte oder gestagenbedingte Störungen:** Sie sind meist durch Präparatewechsel korrigierbar.
- **Andere gynäkologische Störungen**, wie z. B. **Durchbruchblutungen** oder ein er-

C-2.17 Anwendungsschemata und Typen oraler Kontrazeptiva

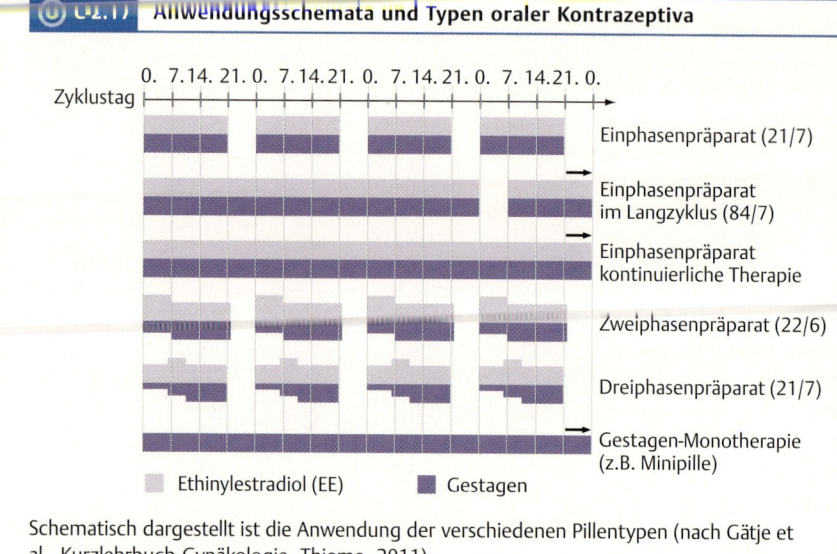

Schematisch dargestellt ist die Anwendung der verschiedenen Pillentypen (nach Gätje et al., Kurzlehrbuch Gynäkologie, Thieme, 2011).

C-2.18 Transdermale und vaginale Kontrazeptionssysteme

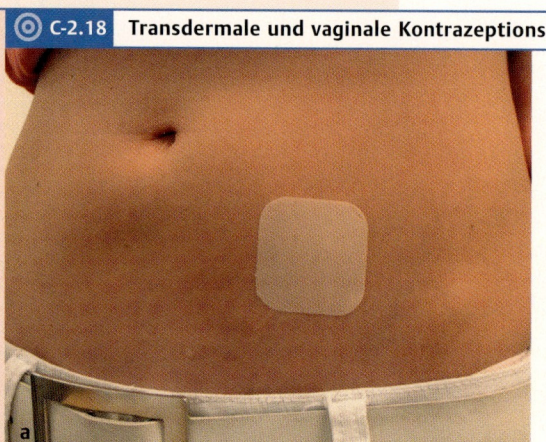

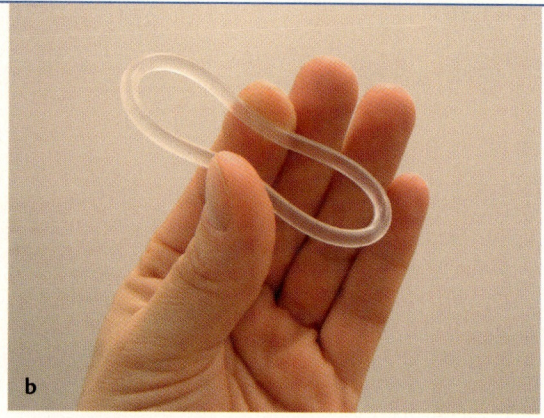

a Pflaster b Vaginalring
(aus Gätje et al., Kurzlehrbuch Gynäkologie, Thieme, 2011)

höhtes Risiko für Zervixkarzinome (bei Einnahme > 5 Jahre + HPV-Infektion).

- **Hepatische Störungen:** Risiko u. a. für Gallenblasenkrankheiten und Leberzelladenome ↑.

- **Metabolische Störungen:** u. a. Glukosetoleranz ↓, Triglyzeride ↑, Gerinnungsfaktoren ↑, Fibrinolyse ↑.

- **Gerinnungsstörungen:** Das Risiko für **venöse Thrombosen und Thromboembolien** steigt, v. a. mit zunehmendem Alter und Gewicht sowie zu Behandlungsbeginn.

Quotienten während des Einnahmezyklus hindeuten. Außerdem beobachtet man hemmende Einflüsse auf die Laktation und ein erhöhtes Risiko für Zervixkarzinome. Letzteres nimmt mit der Dauer der Pillenanwendung zu und gilt nur für Frauen, die die Pille länger als 5 Jahre einnehmen und bei denen eine persistente Infektion mit humanen Papillomaviren besteht.

- **Hepatische Störungen:** Das Risiko für Gallenblasenkrankheiten, Gallensteinleiden, einen cholestatischen Ikterus und für Leberzelladenome ist erhöht. Letztgenannte werden besonders häufig bei Pillen mit Cyproteronacetat als Gestagen beobachtet.

- **Metabolische Störungen:** Die Glukosetoleranz kann sich gestagen- oder östrogenbedingt verschlechtern. Außerdem werden Erhöhungen der Plasma-Triglyzeride, eine Mehrproduktion von hormonbindenden Serumglobulinen und von Gerinnungsfaktoren sowie eine Zunahme der fibrinolytischen Aktivität des Plasmas beobachtet (Tab. **C-2.9**).

- **Gerinnungsstörungen:** Das Risiko für **venöse Thrombosen und Thromboembolien** ist erhöht. Es steigt mit zunehmender EE-Dosis, mit zunehmendem Alter (besonders ≥ 35-jährige Frauen sind betroffen) und zunehmendem Körpergewicht der Frauen. Außerdem ist das Risiko im 1. Anwendungsjahr am höchsten und nimmt in den Folgejahren ab. Die EE-bedingte vermehrte Produktion von Gerinnungsfaktoren kann die erhöhte Thromboseneigung nicht erklären, weil EE neben seiner prothrombotischen Wirkung kompensatorisch auch die fibrinolytische Aktivität des Plasmas steigert (s. S. 389). Der durch Östrogene verursachte Tonusverlust der venösen Gefäße gefolgt von venöser Stase trägt aber auf jeden Fall zum erhöhten Thromboserisiko bei. Vermutet wird auch eine durch EE-Gestagen-Kombinationen hervorgerufene Resistenz der Faktoren V und VIII gegenüber der proteolytischen Aktivität des aktivierten Proteins C (APC-Resistenz). Außerdem scheint das Thromboserisiko auch von der Art der Gestagene in der Pille abzuhängen: bei Kombinationspräparaten mit Gestoden oder Desogestrel als Gestagen ist es höher als bei Präparaten mit Levonorgestrel.

Kontraindikationen: Akute und chronische Lebererkrankungen, Lebertumoren (auch in der Anamnese), Störungen der Gallensekretion oder Cholestasen (auch in der Anamnese); Ikterus, Pruritus oder Herpes gestationis in früheren Schwangerschaften. Blutgerinnungstörungen, Thrombosen, Thromboembolien, Schlaganfall oder Herzinfarkt (auch in der Anamnese), schwer einstellbare Hypertonie. Schwere Fettstoffwechselstörungen, Diabetes mellitus mit Mikroangiopathie; hormonabhängige Mamma- oder Endometriumkarzinome, Otosklerose, Adipositas, Sichelzellanämie, unklare vaginale Blutungen, Schwangerschaft.

Wechselwirkungen: Rauchen (≥ 10 Zigaretten/d) bewirkt eine drastische Zunahme des durch EE-Gestagen-Kombinationen bereits erhöhten Thromboembolierisikos. Die Ursachen dafür sind unklar. Mögliche Gründe sind die gefäßschädigende Wirkung des Rauchens und die Unterdrückung der EE-bedingten Aktivierung der Fibrinolyse.

> ▶ **Merke.** Bei Raucherinnen erhöhen EE-Gestagen-Kombinationen auch das Risiko für **Myokardinfarkte** und **Schlaganfälle**. Deshalb sollten Frauen, die rauchen und älter als 35 Jahre sind, andere Verhütungsmethoden anwenden.

CYP3A4-Induktoren (s. S. 37) vermindern die kontrazeptive Wirkung von EE-Gestagen-Kombinationen. Von großer Bedeutung ist die induzierende Wirkung von **Johanniskraut-Extrakten**, die in der Selbstmedikation von depressiven Verstimmungen und Spannungszuständen häufig angewendet werden. Auch **Antibiotika** wie Aminopenicilline und Doxycyclin können die Wirksamkeit von EE-Gestagen-Kombinationen beeinträchtigen. Sie schädigen die Darmflora, unterbrechen den enterohepatischen Kreislauf von EE und synthetischen Gestagenen und beschleunigen deshalb deren Elimination.

Östrogenfreie Gestagen-Kontrazeptiva

Indikationen für östrogenfreie Kontrazeptiva sind zyklusabhängige Beschwerden (prämenstruelles Syndrom, Dys- und Hypermenorrhö, menstruelle Migräne) und östrogenabhängige Beschwerden (Adipositas, Ödemneigung, Uterus myomatosus, Endometriose). Außerdem werden sie bei Kontraindikationen für Östrogene und EE-Gestagen-Kombinationen und besonders häufig in der Stillzeit angewendet. Gestagene unterdrücken die Verflüssigung der Zervixschleims, wodurch das Aufsteigen der Spermien in den Uterus gestört wird. Sie entfalten auch Wirkungen auf Tube und Endometrium und erschweren dadurch den Eitransport und die Nidation des befruchteten Eis. In höheren Dosierungen haben Gestagene über Progesteronrezeptoren im Hypothalamus und im Hypophysenvorderlappen auch ovulationshemmende Wirkungen, die wesentlich zur Kontrazeption beitragen.

Auch die östrogenfreien Kontrazeptiva stehen in **verschiedenen Applikationsarten** zur Verfügung:

- **Orale Kontrazeption:** Es gibt eine die Ovulation nicht hemmende „Minipille" (Pearl-Index 1,6 – 4,1), die mit 30 µg eine niedrige Dosis von Levonorgestrel enthält. Sie muss möglichst genau immer zur selben Tageszeit eingenommen werden. Der Konzeptionsschutz ist stark gefährdet, wenn der Einnahmezeitpunkt um mehr als 3 h überschritten wird. Daneben gibt es auch eine **ovulationshemmende Gestagen-Pille (Pearl-Index 0,4)**, die mit 75 µg Desogestrel die doppelte ovulationshemmende Dosis enthält. Bei dieser Desogestrel-Pille ist wie bei den EE-Gestagen-Kombinationen eine maximale Zeitüberschreitung von 12 h möglich.

Kontraindikationen: u. a. Lebererkrankungen und -tumoren, Störungen der Gallensekretion, Herpes gestationis in früheren Schwangerschaften, Blutgerinnungsstörungen, Thrombembolien/Thrombosen, Myokardinfarkt, Fettstoffwechselstörungen, Diabetes mellitus, Mamma-/Endometriumkarzinom, Adipositas.

Wechselwirkungen: Rauchen (≥ 10 Zigaretten/d) bewirkt eine drastische Zunahme des bereits erhöhten Thromboembolierisikos.

▶ **Merke.**

CYP3A4-Induktoren, wie z. B. **Johanniskraut-Extrakte**, vermindern die kontrazeptive Wirkung. Dies bewirken auch **Antibiotika** durch Unterbrechung des enterohepatischen Kreislaufs der hormonellen Kontrazeptiva.

Östrogenfreie Gestagen-Kontrazeptiva

Indikationen für östrogenfreie Kontrazeptiva sind Stillzeit, zyklusabhängige und östrogenabhängige Beschwerden. Gestagene hemmen u. a. die Verflüssigung des Zervixschleims (kein Aufsteigen der Spermien möglich) sowie dosisabhängig die Ovulation.

Verschiedene Applikationsarten:

- **Orale Kontrazeption:** „Minipille": keine Ovulationshemmung, Einnahmezeitpunkt beachten, **Pearl-Index 1,6 – 4,1**. Ovulationshemmende Gestagen-Pille: Pearl-Index 0,4.

- **„Pille danach" (postkoitale Notfall-Kontrazeption): Levonorgestrel:** Einnahme spätestens 72 h nach dem ungeschützten Verkehr. Unerwünschte Wirkungen sind u. a. Kopfschmerzen, Übelkeit und vaginale Blutungen. Eine zuverlässigere Alternative ist der partielle Progesteron-Antagonist **Ulipristal**.

- **Intrauterine Kontrazeption (Hormonspirale):** Ein gestagenhaltiger Intrauterinpessar (Tab. **C-2.8**) setzt Levonorgesterel frei und ist 5 Jahre lang wirksam **(Pearl-Index 0,16)**. Die Frauen werden im Laufe der Anwendung zunehmend blutungsfrei und das Endometrium atrophiert.

- **Subkutanes Gestagen-Implantat:** Es wird in den Oberarm eingepflanzt und ist 3 Jahre lang wirksam. **Pearl-Index 0,05.**

- **Intramuskuläre Injektionen von Depot-Gestagenen:** Medroxyprogesteronacetat **(Pearl-Index 0,3)** und Norethisteronacetat **(Pearl-Index 1,4)**.

Bei langjähriger Anwendung können Gestagene die Entwicklung einer Osteoporose begünstigen. Zu unerwünschten Wirkungen, Kontraindikationen und Wechselwirkungen s. S. 386.

- **„Pille danach":** Eine Sonderform der östrogenfreien oralen Kontrazeption ist die **postkoitale Notfall-Kontrazeption** mit 1500 µg **Levonorgestrel**. Dabei müssen so früh wie möglich, spätestens jedoch 72 h nach dem ungeschützten Verkehr 2-mal 750 µg Levonorgestrel auf einmal oder im Abstand von 12 h eingenommen werden. Typische unerwünschte Wirkungen sind Kopfschmerzen, Übelkeit, Erbrechen und vaginale Blutungen. Eine weitere Möglichkeit der Notfall-Kontrazeption ist **Ulipristal**, ein partieller Progesteronrezeptor-Antagonist mit ovulationshemmender Wirkung (s. S. 387). Diese „Pille danach" muss einmalig mit einer Dosis von 30 mg p. o. spätestens 120 h nach einem ungeschützten Verkehr eingenommen werden und soll die Konzeption nach einem ungeschützten Geschlechtsverkehr zuverlässiger unterdrücken als Levonorgestrel.

- **Intrauterine Kontrazeption (Hormonspirale):** Ein gestagenhaltiger Intrauterinpessar (Tab. **C-2.8**) setzt intial 20 µg Levonorgesterel pro Tag und später kontinuierlich mindestens 14 µg Levonorgestrel pro Tag frei und ist 5 Jahre lang wirksam **(Pearl-Index 0,16)**. Im ersten Jahr ist bei 85 % der Anwenderinnen die Ovulation gehemmt und es treten unregelmäßige Blutungen auf. In den Folgejahren nimmt dieser Prozentsatz ab und die Frauen werden zunehmend blutungsfrei. Die hohen lokalen Gestagenspiegel führen zur Atrophie des Endometriums und verhindern so Menstruationsblutungen und die Einnistung der befruchteten Eizelle.

- **Subkutanes Gestagen-Implantat:** Bei dieser Methode wird ein stäbchenförmiges s. c.-Implantat, das kontinuierlich ovulationshemmende Mengen an Etonogestrel abgibt (Tab. **C-2.8**), ins Subkutangewebe des Oberarms eingesetzt. Das Implantat setzt initial 65, am Ende des 1. Jahres 40 und am Ende des 3. Jahres 28 µg Etonogestrel pro Tag frei und ist 3 Jahre lang wirksam **(Pearl-Index 0,05)**.

- **Intramuskuläre Injektionen von Depot-Gestagenen:** Es gibt zwei geeignete Substanzen. Medroxyprogesteronacetat (150 mg) wird als wässrige Suspension i. m. injiziert und ist 12 Wochen lang ovulationshemmend wirksam **(Pearl-Index 0,3)**. Norethisteronacetat (200 mg) wird in öliger Lösung i. m. injiziert und ist 8 – 12 Wochen lang ovulationshemmend wirksam **(Pearl-Index 1,4)**.

Bei langjähriger Anwendung in ovulationshemmender Dosierung können Gestagen-Kontrazeptiva zu einem Östrogenmangel führen und deshalb die Entwicklung einer **Osteoporose** begünstigen. Zu den weiteren unerwünschten Wirkungen sowie zu Kontraindikationen und Wechselwirkungen der Gestagene s. S. 386.

3 Stoffwechsel

- 3.1 Diabetes mellitus 399
- 3.2 Fettstoffwechselstörungen 415
- 3.3 Gicht (Hyperurikämie) 426
- 3.4 Knochenstoffwechselstörungen 430

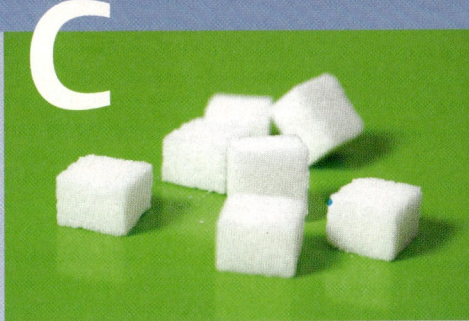

In diesem Kapitel werden die vier wichtigsten Stoffwechselerkrankungen behandelt: **Diabetes mellitus**, **Fettstoffwechselstörungen**, **Gicht** und **Knochenstoffwechselstörungen**. Die beiden erstgenannten gehören zum metabolischen Syndrom (s. S. 404), das als entscheidender Risikofaktor für die koronare Herzkrankheit gilt.

Wichtige Stoffwechselerkrankungen sind: Diabetes mellitus, Fettstoffwechselstörungen, Gicht und Knochenstoffwechselstörungen.

3.1 Diabetes mellitus

3.1 Diabetes mellitus

▶ **Merke.** Der Diabetes mellitus ist gekennzeichnet durch eine **Kohlenhydratintoleranz**, die als Folge eines **absoluten** oder **relativen Insulinmangels** auftritt. Absoluter Insulinmangel führt zum **Typ-1-** und relativer Insulinmangel zum **Typ-2-Diabetes**.

▶ **Merke.**

Neben dem **Gestationsdiabetes** (s. S. 404) gibt es folgende Sonderformen des Diabetes mellitus:
- sog. **MODY-Formen (Maturity-onset Diabetes of the Young)**: bislang 6 bekannte Unterformen, Manifestation typischerweise vor dem 25. Lebensjahr
- **LADA (Latent autoimmune Diabetes of the Adult)**: verzögerte Manifestation eines autoimmunbedingten Insulinmangels im mittleren bis höheren Lebensalter
- **medikamentös induzierter Diabetes**: hervorgerufen z. B. durch atypische Neuroleptika, Thiaziddiuretika oder eine hochaktive antiretrovirale Therapie (HAART) bei HIV-Infektion
- diabetische Stoffwechselstörungen im Rahmen von **endokrinologischen Störungen** (z. B. Hyperthyreose oder Cushing-Syndrom), von **Virusinfektionen** (z. B. Zytomegalievirusinfektion) oder von **neurologischen Erkrankungen** (z. B. Friedreich-Ataxie).

Sonderformen des Diabetes mellitus sind der **Gestationsdiabetes**, die verschiedenen **MODY-Formen**, der **LADA**, der **medikamentös induzierte Diabetes** sowie diabetische Stoffwechselstörungen, die im Rahmen von **endokrinologischen Störungen**, **Virusinfektionen** oder von **neurologischen Erkrankungen** auftreten.

3.1.1 Pathophysiologische Grundlagen

Insulin

Synthese: Insulin wird in den B-Zellen der Langerhans-Inseln des Pankreas gebildet und dort vesikulär gespeichert. Seine Synthese führt zunächst zum **Proinsulin**, bei dem der N-Terminus der **A-Kette des Insulins** und der C-Terminus der **B-Kette des Insulins** über das sog. C-Peptid („connecting peptide") verknüpft ist (Abb. **C-3.1**). Das C-Peptid ermöglicht eine charakteristische Faltung des Peptidhormons und die Bildung von Disulfidbrücken zwischen den beiden Ketten des Insulins. Die Umwandlung von Proinsulin zu Insulin erfolgt innerhalb der Speichervesikel der B-Zellen durch Abspaltung des C-Peptids. Dieser Vorgang wird von Ca^{2+}-abhängigen Endopeptidasen katalysiert. Das saure Milieu, die hohe Insulinkonzentration und die Anwesenheit von Zn^{2+} innerhalb der Speichervesikel fördern die Bildung von **Hexameren**. Dabei handelt es sich um Insulinpolymere, die aus 6 Insulinmolekülen und 2 Zn^{2+}-Ionen bestehen.

3.1.1 Pathophysiologische Grundlagen

Insulin

Synthese: Insulin wird in den B-Zellen den pankreatischen Langerhans-Inseln gebildet und dort in Form von **Proinsulin** gespeichert. Dieses ist aus einer **A-** und einer **B-Kette** aufgebaut, die über das C-Peptid miteinander verknüpft sind (Abb. **C-3.1**). Insulin entsteht durch Abspaltung des C-Peptids und wird zusammen mit 2 Zn^{2+}-Ionen als **Hexamer** gespeichert.

Steuerung der Sekretion: **Glukose** ist neben **Aminosäuren** und **Fettsäuren** der wichtigste Stimulator der exozytotischen Insulinfreisetzung, wobei stets Insulin-Zn^{2+}-Hexamere und das C-Peptid gemeinsam ausgeschüttet werden.

Steuerung der Sekretion: Glukose, Amino- und Fettsäuren stimulieren die Insulinfreisetzung.

C-3.1 Aminosäuresequenz der A- und B-Kette des Humaninsulins und der Humaninsulin-Analoga

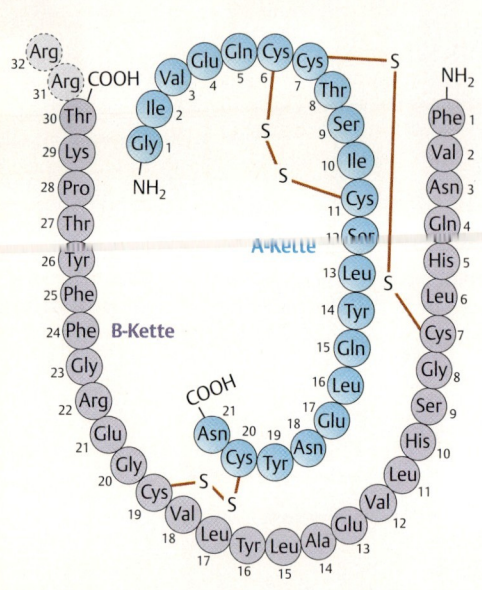

	Humaninsulin-Analoga	Position der Aminosäuren	Austausch oder Ergänzung
kurz wirksam	Insulinlispro	B28	Prolin → Lysin
		B29	Lysin → Prolin
	Insulinaspart	B28	Prolin → Asparaginsäure
	Insulinglulisin	B3	Asparagin → Lysin
		B29	Lysin → Glutaminsäure
lang wirksam	Insulindetemir	B30	Threonin → Myristinsäure
	Insulinglargin	A21	Asparagin → Glycin
		zusätzlich B31	Arginin
		zusätzlich B32	Arginin

Dargestellt ist die **Primärstruktur des Humaninsulins** und in tabellarischer Form die bei den **gentechnisch hergestellten Humaninsulin-Analoga** ausgetauschten bzw. ergänzten Aminosäuren. Die Myristinsäure in Position B30 von Insulindetemir ist keine Aminosäure, sondern eine langkettige Fettsäure.

▶ **Klinischer Bezug.**

▶ **Klinischer Bezug.** Die Tatsache, dass das **C-Peptid** parallel mit Insulin ins Blut gelangt, dient in der klinischen Diagnostik als indirektes Maß für die Einschätzung der Insulinsekretion. Insulin selbst ist aufgrund seiner kurzen Plasma-Halbwertszeit von lediglich 5–6 min diagnostisch nur schwer bzw. aufwendig nachweisbar. Erhöhte C-Peptid-Werte im Serum finden sich z. B. beim Typ-2-Diabetes (als Zeichen der peripheren Insulinresistenz, s. S. 403) oder bei einem Insulinom. Erniedrigte Werte zeigen sich hingegen im Spätstadium des Typ-2-Diabetes – sie sind als Beleg für eine versiegende Insulinproduktion aufzufassen. Beim Typ-1-Diabetes sind die C-Peptid-Serumspiegel anfangs erniedrigt und im weiteren Krankheitsverlauf dann sehr bald nicht mehr nachweisbar.

Folgen eines **Blutzuckeranstiegs** (Abb. C-3.2):

- **GLUT 2**-vermittelte **Glukoseaufnahme** in die B-Zelle
- **Glukokinase-Aktivität** → Bildung von Glukose-6-Phosphat → Anregung des **mitochondrialen Stoffwechsel** und der **ATP-Synthese**
- ATP/ADP-Quotient ↑ → **Deaktivierung ATP-empfindlicher K⁺-Kanäle**
- **Depolarisation** → Öffnung spannungsabhängiger Ca²⁺-Kanäle → **exozytotische Insulinfreisetzung** ↑
- Öffnung **Ca²⁺-aktivierter K_V-Kanäle** → Repolarisation → **pulsatile Insulinfreisetzung** auch bei durchgehend hohem Blutzucker

Die glukoseinduzierte Insulinfreisetzung ist abhängig von der **Art der Glukoseaufnahme** (oral > parenteral) und der **Höhe des Blutzuckers**.

Ein **ansteigender Blutzucker** initiiert folgende Kette von Ereignissen (Abb. C-3.2):

- Der Glukosetransporter **GLUT 2** vermittelt entsprechend der im Plasma vorliegenden Glukosekonzentration eine **Aufnahme von Glukose** in die B-Zelle.
- Die mit GLUT 2 assoziierte **Glukokinase** (Hexokinase IV) phosphoryliert die aufgenommene Glukose und regt durch Bereitstellung eines leicht oxidierbaren Substrats **(Glukose-6-Phosphat)** den **mitochondrialen Stoffwechsel** und die **ATP-Synthese** an.
- Der steigende ATP/ADP-Quotient **deaktiviert ATP-empfindliche K⁺-Kanäle** (K_{ATP}-Kanäle, s. S. 149) in der Plasmamembran der B-Zelle.
- Die Folgen sind eine **Depolarisation** der Plasmamembran, die Öffnung spannungsabhängiger Ca²⁺-Kanäle, der Einstrom von Ca²⁺ und die Stimulation der **exozytotischen Insulinfreisetzung**.
- Der Einstrom von Ca²⁺ öffnet zudem **Ca²⁺-aktivierte K_V-Kanäle** (s. S. 148), die die B-Zelle wieder **repolarisieren** und den Freisetzungsvorgang vorübergehend beenden. Dadurch ist auch bei anhaltend hohen Blutzuckerwerten die **Insulinausschüttung** nicht kontinuierlich erhöht, sondern stets **pulsatil**.

Diese glukoseinduzierte Insulinfreisetzung ist abhängig vom **Weg**, auf dem die Glukose in den Körper gelangt (oral > parenteral, s. u.), und von der **Höhe des Blutzuckers**: Sie ist niedrig beim nüchternen Patienten (basale Freisetzung von etwa 1 I. E. Insulin/h) und hoch bei hohen postprandialen Blutzuckerwerten.

C-3.2 Mechanismen der Insulinfreisetzung aus den B-Zellen der Langerhans-Inseln und die Wirkung einiger Pharmaka

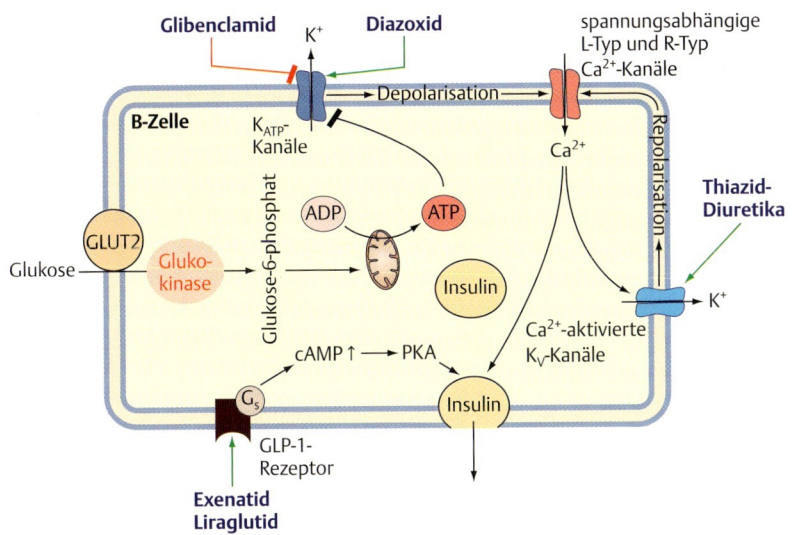

Glibenclamid und **Diazoxid** (s. S. 150) entfalten ihre Wirkung über die ATP-empfindlichen K^+-Kanäle (K_{ATP}-Kanäle). Glibenclamid (und auch ATP) schließt diese Kanäle und fördert dadurch die Insulinfreisetzung. Diazoxid hingegen öffnet die Kanäle und hemmt dadurch die Insulinfreisetzung. **Thiazid-Diuretika** aktivieren (öffnen) die Ca^{2+}-aktivierten K_V-Kanäle (s. S. 148) und haben deshalb wegen der Hemmung der Insulinfreisetzung diabetogene Wirkungen. Die Stimulation von GLP-1-Rezeptoren durch das Inkretin GLP-1 (Glukagon-ähnliches Peptid 1) erhöht G_s-Protein-vermittelt die cAMP-Konzentration, wodurch dann über die Aktivierung der Proteinkinase A (PKA) die glukoseinduzierte Insulinfreisetzung gefördert wird.
GLUT 2: Typ-2-Glukose-Transporter.

Außerdem beeinflusst das **autonome Nervensystem** die Insulinabgabe ins Blut: Die Aktivierung des Sympathikus fördert (über β_2-Rezeptoren) oder hemmt (über α_2-Rezeptoren) die Freisetzung, während eine Aktivierung des Parasympathikus die Freisetzung über M_3-Rezeptoren fördert.

Einige **gastrointestinale Hormone**, sog. Enterohormone oder Inkretine, und **Glukagon**, das von den A-Zellen der Langerhans-Inseln gebildet wird, fördern die Insulinausschüttung. Zu den Inkretinen gehören v. a. GIP (gastrointestinales inhibitorisches Polypeptid) aus Enterozyten des oberen Dünndarms und GLP-1 (Glukagon-ähnliche Peptid 1) aus Enterozyten des unteren Dünndarms und des Dickdarms. Sie erregen G_s-Protein-gekoppelte Rezeptoren in der Zellmembran von B-Zellen (Abb. **C-3.2**), erhöhen die cAMP-Konzentration und fördern so die glukoseinduzierte Insulinfreisetzung. Oral verabreichte Glukose erhöht das Plasmainsulin wesentlich stärker als i. v. verabreichte Glukose, was die Bedeutung der Inkretine für die glukoseinduzierte Insulinfreisetzung unterstreicht. **Somatostatin**, das von den D-Zellen der Langerhans-Inseln produziert wird, hemmt die Insulinfreisetzung.

Wirkungsmechanismus und Wirkungen: Die Wirkungen von Insulin werden vom **Insulinrezeptor** vermittelt, der in den Zellmembranen praktisch aller Zellen vorkommt. Es handelt sich um einen **Enzymrezeptor** bestehend aus **2 extrazellulären α-Untereinheiten** mit Bindungsdomänen für Insulin und **2 transmembranären β-Untereinheiten** mit intrazellulärer Tyrosinkinase-Aktivität. Nur monomeres Insulin bindet an den Rezeptor. Die Bindung von Insulin führt zur Phosphorylierung intrazellulärer Tyrosinreste der β-Untereinheiten. Diese **Autophosphorylierung** aktiviert weitere Kinasedomänen des Rezeptors, die zur **Tyrosin-Phosporylierung** verschiedener intrazelluläre Proteine (Insulinrezeptorsubstrate) führen und eine Kaskade intrazellulärer Signalwege in Gang setzen.

Zu den diversen **zellulären Wirkungen** von Insulin gehören:
- Aktivierung von Enzymen des Zucker-, Fett- und Eiweißstoffwechsels
- vermehrte Expression von Transportern für die zelluläre Aufnahme von Glukose und Aminosäuren

- Aktivierung der Na$^+$/K$^+$-ATPase
- Änderung von Transkriptionsraten zahlreicher Gene
- Zellwachstum und -differenzierung ↑

Wichtigste **Zielgewebe des Insulins** sind Leber, Skelettmuskulatur und Fettgewebe (Tab. **C-3.1**).

▶ **Merke.**

- Stimulation der zellulären K$^+$-Aufnahme durch Aktivierung der Na$^+$/K$^+$-ATPase
- Änderung der Transkriptionsraten zahlreicher Gene
- Anregung von Zellwachstum und Zelldifferenzierung (im Herzmuskel z. B. regt Insulin die Expression des vaskulären endothelialen Wachstumsfaktors [VEGF] an)

Die wichtigsten **Zielgewebe des Insulins** sind die Leber, die Skelettmuskulatur und das Fettgewebe. Tab. **C-3.1** zeigt eine Übersicht über die dort vom Insulinrezeptor vermittelten Wirkungen.

▶ **Merke.** Der wesentliche Effekt der genannten Wirkungen von Insulin ist die **Senkung des Blutzuckerspiegels**.

≣ C-3.1

≣ **C-3.1** Wirkungen von Insulin in den drei wichtigsten Zielgeweben

Zielgewebe	Förderung der	Hemmung der
Leber	• Aufnahme von Glukose (Expression von GLUT 2 ↑) und Aminosäuren • zellulären K$^+$-Aufnahme durch Aktivierung der Na$^+$-K$^+$-ATPase • Synthese von Glykogen, Proteinen und Triglyzeriden • Glykolyse	• Glukoseproduktion (durch Hemmung der Glykogenolyse und Glukoneogenese) • Proteolyse • β-Oxidation freier Fettsäuren
Skelettmuskulatur	• Aufnahme von Glukose (Expression von GLUT 4 ↑) und Aminosäuren • zellulären K$^+$-Aufnahme durch Aktivierung der Na$^+$-K$^+$-ATPase • Glykogen- und Proteinsynthese	• Glykogenolyse • Proteolyse
Fettgewebe	• Aufnahme von Glukose (Expression von GLUT 4 ↑) und Fettsäuren • Triglyzeridsynthese	• Lipolyse

Abhängig von der Insulinkonzentration ändert sich die Zahl der verfügbaren Insulinrezeptoren **(Dynamik des Insulinrezeptors)** und somit auch die Insulinwirkung. Über den **IGF-1-Rezeptor** wirkt Insulin als **schwacher Wachstumsfaktor**.

Pharmakokinetik: Nur ca. 25 – 50 % des ausgeschütteten Insulins passieren die Leber und gelangen in den systemischen Kreislauf. Von dort wird es mit **Halbwertszeiten von 5 – 6 min** in Niere und Leber metabolisch eliminiert. Grund für diese rasche Elimination ist u. a. die geringe **Plasmaeiweißbindung** von nur 10 %.

Bei anhaltend hohen Insulinspiegeln nimmt die Affinität von Insulin zum Insulinrezeptor ab und die Anzahl der Rezeptoren wird durch rasche Internalisierung besetzter Rezeptoren herunterreguliert. Diese **Dynamik des Insulinrezeptors** ist ein wichtiges Regelprinzip für die Wirkungen von Insulin. Über den **Rezeptor von IGF-1** (s. S. 355) wirkt Insulin darüber hinaus als **schwacher Wachstumsfaktor**. Die Affinität von Insulin zu diesem Rezeptor ist allerdings sehr gering.

Pharmakokinetik: Infolge der Verdünnung des freigesetzten Insulins im Blut zerfallen die Insulin-Hexamere in Monomere. 50 – 75 % des ins Pfortaderblut ausgeschütteten Insulins werden in der Leber metabolisch eliminiert und nur 25 – 50 % erreichen den systemischen Kreislauf. Aus dem systemischen Kreislauf wird Insulin dann (wie injiziertes Humaninsulin auch) mit **Halbwertszeiten von 5 – 6 min** metabolisch eliminiert und zwar zu etwa 60 % in den Nierentubuli und zu etwa 40 % in der Leber. Die rasche Elimination ist auch Folge der **geringen Plasmaeiweißbindung** von Insulin (10 %). Die Metabolisierung erfolgt primär durch reduktive Spaltung der Disulfidbindungen und sekundär durch enzymatischen Abbau der A- und B-Kette (Abb. **C-3.1**).

Typ-1-Diabetes

Epidemiologie und Ätiopathogenese: Bei **10 %** aller Diabetiker, v. a. Kindern und Jugendlichen, liegt ein Typ-1-Diabetes vor. Ursache ist ein **absoluter Insulinmangel** infolge der **Zerstörung der B-Zellen**, meist aufgrund **autoimmunologischer Prozesse**. Daneben gibt es **sekundäre Formen**, z. B. nach Pankreatektomie oder chronischer Pankreatitis.

Typ-1-Diabetes

Epidemiologie und Ätiopathogenese: Bei 10 % aller Diabetiker liegt ein Typ-1-Diabetes vor. Bevorzugt sind Kinder, Jugendliche und junge Erwachsene betroffen, aber auch Ältere und Alte können erkranken. Der Typ-1-Diabetes basiert auf einem **absoluten Insulinmangel** infolge einer **Zerstörung der B-Zellen**. Der Untergang der B-Zellen geht meist auf **autoimmunologische Prozesse** zurück, sehr häufig findet man Autoantikörper gegen B-Zellantigene. Bei eineiigen Zwillingen beobachtet man eine 25 – 50 %ige Konkordanz für einen Typ-1-Diabetes. Dies weist auf eine gewisse genetische Disposition für diese Erkrankung hin. Daneben gibt es auch **sekundäre Formen** des Typ-1-Diabetes, z. B. nach Pankreatektomie oder chronischer Pankreatitis.

Klinik und Diagnostik: Typisch ist ein **akuter Beginn** der Erkrankung mit Symptomen einer Ketoazidose sowie Polyurie, Polydipsie, allgemeiner Leistungsminderung, Muskelschwäche, Infektanfälligkeit und Gewichtsverlust. Der Nüchtern-Blutzucker im kapillären Vollblut ist erhöht (> 110 mg/dl), typischerweise finden sich auch hohe Serum-Triglyzeride. Diese Stoffwechselstörung kann nicht nur akut zu **extremen Hyperglykämien** mit Blutzuckerkonzentrationen bis zu 800 mg/dl führen oder in ein **lebensbedrohliches ketoazidotisches Koma** einmünden, sondern langfristig auch **mikrovaskuläre** und **makrovaskuläre Folgeerkrankungen** hervorrufen. Zu den mikrovaskulären Komplikationen gehören die diabetische Polyneuropathie, Nephropathie und Retinopathie (Abb. **C-3.3a**), zu den makrovaskulären Komplikationen der Myokardinfarkt, Schlaganfall und die periphere arterielle Verschlusskrankheit (Abb. **C-3.3b**). Solche Folgeschäden sind bei Diagnosestellung in aller Regel noch nicht nachweisbar. Sie entwickeln sich aber auf der Basis einer **diabetischen Angiopathie** (d. h. einer vorzeitig einsetzenden und rasch fortschreitenden Arteriosklerose), wenn der Blutzucker längerfristig erhöht bleibt.

C-3.3 Mikro- (a) und makrovaskuläre (b) diabetische Folgeschäden

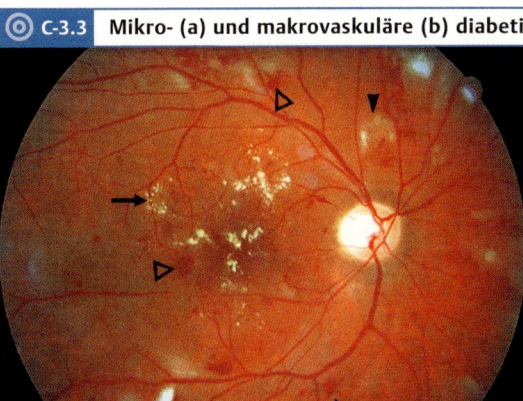
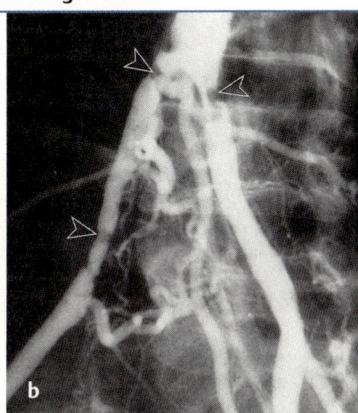

a Retinopathie. Bei dieser nicht proliferativen Form der diabetischen Retinopathie sind bei der Augenspiegelung Mikroaneurysmen, harte Exsudate (= Lipidablagerungen in der Retina; Pfeil), weiche Exsudate (= Nervenfaserinfarkte, Cotton-Wool-Herde; schwarze Pfeilspitzen) und intraretinale Blutungen (offene Pfeilspitzen) nachweisbar.
b Periphere arterielle Verschlusskrankheit (pAVK). Angiografie-Befund der Aorta und der Beckenarterien (seitlich herausgedrehte Aufnahme) mit multiplen Stenosen bei einem 46-jährigen Patienten mit Typ-2-Diabetes.
(aus Greten, Rinninger, Greten; Innere Medizin, Thieme, 2010)

Eine **anhaltende Hyperglykämie** führt durch vermehrte **Bildung osmotisch wirksamer Zucker** (Sorbit, Fruktose) zu osmotischen Endothelschäden sowie durch **nicht enzymatische Protein-Glykierung** zu Funktionsstörungen von Proteinen der kapillären Basalmembranen und vieler anderer Proteine. Die Glykierung von Hämoglobin spiegelt sich in einem erhöhten **HbA$_{1c}$-Wert** (> 6,5 %) wider.

▶ **Klinischer Bezug.** HBA$_{1c}$ ist ein stabiles Glykohämoglobin, das – ausgedrückt in % des normalen Hämoglobins – immer dann ansteigt, wenn der Blutzucker über lange Zeit anhaltend erhöht ist. Die Höhe des **HBA$_{1c}$-Werts** erlaubt Rückschlüsse auf die durchschnittliche Höhe des Blutzuckers in den zurückliegenden 6–8 Wochen. Wegen des üblicherweise stark schwankenden Blutzuckerspiegels eignet sich die Bestimmung des HbA$_{1c}$-Werts zur Kontrolle der Qualität der Blutzuckereinstellung während einer laufenden Diabetes-Therapie.

Typ-2-Diabetes

Epidemiologie und Ätiopathogenese: Etwa **90 %** aller Diabetiker haben einen Typ-2-Diabetes. Erwachsene sind häufiger betroffen als Heranwachsende. Zunehmend erkranken aber auch adipöse Kinder. Der Typ-2-Diabetes geht primär auf einen **relativen Insulinmangel** zurück. Dieser ist Folge einer gestörten B-Zellfunktion und einer Insulinresistenz von Leber, Skelettmuskulatur und Fettgewebe. Der **gestörten B-Zellfunktion** liegt eine verminderte glukoseinduzierte Insulinfreisetzung zugrun-

C 3 Stoffwechsel

de, insbesondere in der schnellen Initialphase der Insulinfreisetzung. Die **Insulinresistenz** entwickelt sich als Folge anhaltend hoher Blutzuckerwerte sowie hoher Serumspiegel von freien Fettsäuren und proinflammatorischen Zytokinen (die aus den Fettzellen der viszeralen Fettspeicher stammen). Sie geht anfangs mit erhöhten Insulinspiegeln im Plasma einher. Der Beitrag einer **genetischen Disposition** zur Entstehung eines Typ-2-Diabetes ist wesentlich höher als beim Typ-1-Diabetes (70–80%ige Konkordanz bei eineiigen Zwillingen, vgl. S. 402).

Klinik: Die Erkrankung beginnt meist mit einer **Zunahme des Körpergewichts** und schreitet **allmählich** ohne Symptome einer Ketoazidose fort. Der Nüchtern-Blutzucker im kapillären Vollblut ist erhöht (≥ 110 mg/dl) und überzufällig häufig treten Symptome eines **metabolischen Syndroms** auf: abdominelle Adipositas mit überfüllten viszeralen Fettspeichern (Taillenumfang ≥ 102 cm bei Männern und ≥ 88 cm bei Frauen), erhöhte Triglyzeride (> 150 mg/dl), erniedrigtes HDL-Cholesterol (< 40 mg/dl bei Männern und < 50 mg/dl bei Frauen), erhöhter Blutdruck, Glukoseintoleranz. Die Erkrankung kann ein **hyperosmolares Koma** hervorrufen und führt abhängig von der Höhe des HbA_{1c} zu **mikro-** und **makrovaskulären Folgeschäden** (s. o.). Vaskuläre Folgeschäden oder deren Vorstufen sind meist schon bei Diagnosestellung nachweisbar.

Diagnostik: Wichtigster Test zur Diagnose des Typ-2-Diabetes ist die **Messung des Nüchtern-Blutzuckers**, der unter 110 mg/dl liegen muss. In unklaren Fällen wird ein **oraler Glukosetoleranztest** durchgeführt. Gemessen wird dabei der Blutzuckerspiegel 2 h nach oraler Gabe von 75 g Glukose. Ab einem Wert von 200 mg/dl liegt ein Diabetes mellitus vor. Bei Werten zwischen 140 und 200 mg/dl spricht man von einer gestörten Glukosetoleranz (Impaired Glucose Tolerance, IGT). Der HBA_{1c}-Wert erlaubt eine Aussage zur Höhe des Blutzuckers in den letzten 6–8 Wochen (s. o.). Zur Diagnostik gehören natürlich auch eine gründliche **Anamnese** und **körperliche Untersuchung** (inkl. der Suche nach Symptomen des metabolischen Syndroms und vaskulären Folgeschäden).

Gestationsdiabetes

In der 2. Hälfte der Schwangerschaft kommt es wegen der diabetogenen Wirkung von **Progesteron** zu einer **zunehmenden Insulinresistenz** mit reaktiven Anstiegen der Insulinfreisetzung. Manchmal kann die Ausschüttung von Insulin nicht mit dem Ausmaß der Insulinresistenz Schritt halten, dann entwickelt sich ein **Diabetes mellitus**. Bei der Mutter erhöht der Schwangerschaftsdiabetes das Risiko für EPH-Gestosen und Harnwegsinfekte, mögliche Komplikationen beim Kind sind Makrosomie, Polyhydramnion und eine höhere perinatale Sterblichkeit.

3.1.2 Wirkstoffe zur Behandlung des Diabetes mellitus

Humaninsulin und seine Analoga

Substanzen: Es gibt zwei Wege, **Humaninsulin** in großtechnischem Maßstab zu produzieren:
- Der eine besteht darin, Humaninsulin auf **enzymatischem Wege** aus **Schweineinsulin** zu gewinnen. Der einzige Unterschied zwischen den beiden Insulinen besteht in der Aminosäure in Position B30 (Abb. **C-3.1** auf S. 400). Das beim Schweineinsulin in dieser Position vorhandene Alanin wird enzymatisch durch Threonin ersetzt.
- Der zweite Weg ist die **gentechnische Herstellung** von Humaninsulin mit **bakteriellen Expressionssystemen**.

Dieser letztgenannte Weg wird auch bei der Herstellung der **Humaninsulin-Analoga** (Insulinlispro, Insulinaspart, Insulinglulisin, Insulindetemir und Insulinglargin) beschritten. Die Primärstruktur der Humaninsulin-Analoga geht aus Abb. **C-3.1** hervor.

Wirkungsmechanismus und Pharmakokinetik: Die meisten der therapeutisch verwendeten Insulinformulierungen enthalten in hohen Konzentrationen **hexameres Insulin** (100 I.E. Insulin/ml) und Zn^{2+} (0,01 – 0,04 mg/100 I.E. Insulin). Sie werden meist **s. c. appliziert**. Normalinsulin kann auch i. v. verabreicht werden. Es ist klar, dass die Injektion von exogenem Insulin (Konzentration in Leber = Konzentration in allen anderen Geweben) die Freisetzung von endogenem Insulin ins Pfortaderblut

C-3.2 Eigenschaften von Humaninsulinen und Humaninsulin-Analoga

Insulin	nach s. c. oder inhalativer Applikation[1]		
	Wirkungsbeginn	Wirkungsmaximum	Wirkdauer[2]
Humaninsuline[3]			
Normalinsulin	30 min	2–3 h	5–7 h
NPH-Insulin[4]	1 h	5 h	10–14 h
Inhalierbares Insulin	15 min	1–2 h	4–5 h
Humaninsulin-Analoga[3]			
kurz wirksame			
Insulinlispro	15 min	1–2 h	3–4 h
Insulinaspart	15 min	1–2 h	3–4 h
Insulinglulisin	15 min	1–1,5 h	3–4 h
lang wirksame			
Insulindetemir	1–2 h	6–8 h	14–20 h
Insulinglargin	2–4 h	10–14 h	≥ 24 h

[1] mit Ausnahme des inhalierbaren Insulins werden alle Insuline s. c. appliziert; [2] die Wirkdauer gilt für übliche Insulindosierungen und nimmt mit steigender Dosis zu; [3] die Aminosäuresequenz des Humaninsulins und die der gentechnisch hergestellten Humaninsulin-Analoga zeigt Abb. **C-3.1**; [4] NPH (neutrales Protamin-Hagedorn)-Insulin: das basische Protein Protamin bildet mit Insulin in Phosphatpuffer und in Gegenwart von Zn^{2+} einen schwer löslichen Komplex, der in wässriger Lösung als Suspension vorliegt und deshalb vor Injektion geschüttelt werden muss.

(Konzentration in Leber > Konzentration in allen anderen Geweben) nicht wirklich nachahmen kann. Trotzdem ist die parenterale Insulinapplikation heute die einzige Möglichkeit, fehlendes endogenes Insulin zu ersetzen. Mit Ausnahme von Insulindetemir (s. u.) werden alle Insuline nach Resorption aus dem Injektionsdepot so schnell aus dem systemischen Kreislauf eliminiert wie endogenes Insulin.

Je nach Art des Insulins führt die s. c.-Injektion zu einer unterschiedlich starken **Verzögerung des Anflutens** von Insulin im systemischen Kreislauf und zu einer unterschiedlich lang anhaltenden **Resorption aus dem Injektionsdepot** (Tab. **C-3.2**):

- **Humaninsuline: Normalinsulin** wird verzögert resorbiert, weil die Insulin-Hexamere nach s. c. Injektion nur im Zuge der Verdünnung in Monomere zerfallen und nur als solche resorbiert werden. **NPH-Insulin** ist ein schwer löslicher Komplex aus Humaninsulin, Zn^{2+} und dem basischen Protein Protamin (neutrales Protamin-Hagedorn), der in wässriger Lösung als Suspension vorliegt und vor jeder Injektion geschüttelt werden muss. Aus dem Injektionsdepot von NPH-Insulin wird Insulin wesentlich langsamer und länger anhaltend resorbiert als aus dem Injektionsdepot von Normalinsulin. Humaninsulin ist auch als **inhalierbares Insulin** verfügbar. Es wird als Trockenpulver verabreicht und hat eine Bioverfügbarkeit von 10 %. Die verbleibenden 90 % werden in den Atemwegen und im Gastrointestinaltrakt abgebaut. Der Zeitverlauf der Wirkung von inhaliertem Insulin ist dem der kurz wirkenden Insulin-Analoga ähnlich (Tab. **C-3.2**).
- **Kurz wirksame Humaninsulin-Analoga:** Der Austausch von Aminosäuren am C-Terminus der B-Kette (**Insulinlispro, Insulinaspart**) oder am C- und N-Terminus der B-Kette (**Insulinglulisin**) beeinträchtigt die Fähigkeit des Moleküls Hexamere zu bilden. So entstehen Hexamere, die weniger stabil sind und schneller in Monomere zerfallen als die des Normalinsulins. Deshalb werden diese Insulinanaloga nach s. c.-Injektion schneller resorbiert und sind kürzer wirksam als Normalinsulin (Tab. **C-3.2**). Der schnelleren Resorption wegen erreichen sie im Vergleich zum Normalinsulin auch deutlich höhere Spitzenkonzentrationen im Plasma. Alle kurz wirksamen Humaninsulin-Analoga haben eine mit Normalinsulin vergleichbare Affinität zum Insulinrezeptor.

Die Dauer bis zur **Anflutung** im systemischen Kreislauf und der **Resorption aus dem Injektionsdepot** nach s. c.-Injektion hängen von der Art des Insulins ab (Tab. **C-3.2**):
- **Humaninsuline: Normalinsulin** wird verzögert resorbiert, weil die Insulin-Hexamere erst in Monomere zerfallen müssen. **NPH-Insulin** ist ein Komplex aus Humaninsulin, Zn^{2+} und Protamin (neutrales Protamin-Hagedorn). Humaninsulin ist auch als **inhalierbares Insulin** verfügbar (Tab. **C-3.2**).

- **Kurz wirksame Humaninsulin-Analoga:** Der Austausch von Aminosäuren in der B-Kette (**Insulinlispro, Insulinaspart, Insulinglulisin**) beeinträchtigt die Hexamerbildung und bewirkt somit eine schnellere Resorption und kürzere Wirkdauer (Tab. **C-3.2**).

- **Lang wirksame Humaninsulin-Analoga:** Wegen der Einführung einer ungesättigten Fettsäure am C-terminalen Ende der B-Kette bindet **Insulindetemir** (Tab. C-3.2) an Albumin und wird somit langsam resorbiert und eliminiert. **Insulinglargin** bildet s. c. amorphe Präzipitate, aus denen es nur langsam resorbiert wird. Es bindet mit geringerer Affinität an den Insulinrezeptor und mit höherer an den IGF-1-Rezeptor als Humaninsulin.

Indikationen: Jede Form des Diabetes mellitus.

Unerwünschte Wirkungen: U.a. Hypoglykämien, Zunahme des Körpergewichts („Insulinmast"), vorübergehende Sehstörungen, Lipodystrophien an den Injektionsstellen. Inhalatives Insulin: u. a. Husten, Dyspnoe, selten Antikörperbildung.

Kontraindikationen: Hypoglykämie, Insulin-Überempfindlichkeit. Inhalierbares Insulin: Rauchen, Asthma, COPD, Schwangerschaft.

Wechselwirkungen: Insulinbedarf ↓ durch Alkohol, β-Rezeptor-Antagonisten, ACE-Hemmer, ASS, Fibrate; Hypothyreose, Niereninsuffizienz, körperliche Belastung.

Insulinbedarf ↑ durch zahlreiche Hormone, β₂-Sympathomimetika, Nikotinsäure-Derivate, atypische Neuroleptika; fieberhafte Infekte, Adipositas. Die Bioverfügbarkeit von **inhaliertem Insulin** steigt nach Inhalation von β₂-Rezeptor-Agonisten oder Zigarettenrauch.

▶ **Kritisch betrachtet.**

- **Lang wirksame Humaninsulin-Analoga:** Beim **Insulindetemir** führt die Einführung einer ungesättigten Fettsäure am C-terminalen Ende der B-Kette zu einem Analogon (Tab. C-3.2), dessen Monomere in der Subkutis und im Plasma mit sehr hoher Affinität an Albumin binden. Deshalb wird es wesentlich langsamer aus dem Injektionsdepot resorbiert und aus dem systemischen Kreislauf eliminiert als Normalinsulin, was seine lang anhaltenden Wirkungen erklärt. **Insulinglargin** ist als Peptid basischer als Humaninsulin und bildet nur bei pH 4 stabile Hexamere. Nach s. c.-Injektion fällt es unter Bildung amorpher Präzipitate aus, aus denen es sehr langsam und mit konstanter Geschwindigkeit resorbiert wird. Der Zeitverlauf des Plasmaspiegels von Insulinglargin zeigt allmählich ansteigende und dann über lange Zeit konstante Insulinspiegel, ohne dass Spitzenkonzentrationen auftreten. Insulinglargin bindet an den Insulinrezeptor mit geringerer und an den IGF-1-Rezeptor mit höherer Affinität als Humaninsulin.

Indikationen: Jede Form des Diabetes mellitus einschließlich des Gestationsdiabetes.

Unerwünschte Wirkungen: Hypoglykämie (besonders häufig bei inhalativer Anwendung), Zunahme des Körpergewichts („Insulinmast"). Vorübergehende Sehstörung durch Änderung des Quellzustands der Linse, die als Folge der Normalisierung des Blutzuckers auftritt. Lipodystrophie an Orten der s. c.-Injektion, vorübergehende Insulin-Ödeme, lokale oder generalisierte allergische Reaktionen. Selten Bildung von neutralisierenden Anti-Humaninsulin-Antikörpern, die bei inhalativer Anwendung von Humaninsulin 7-mal häufiger auftreten als bei s. c.-Injektion. Sehr selten ist das Nachlassen der Insulinwirkung Folge der Bildung dieser Antikörper. Inhaliertes Insulin verursacht zusätzlich Husten mit Auswurf, Dyspnoe und eine Beeinträchtigung der Lungenfunktion (Verminderung des FEV_1-Wertes um > 15 %).

Kontraindikationen: Hypoglykämie und Überempfindlichkeit gegen Insulin. Beim inhalierbaren Insulin zusätzlich Rauchen, schweres Asthma, fortgeschrittene Stadien einer chronisch-obstruktiven Lungenerkrankung und Schwangerschaft.

Wechselwirkungen: Folgende blutzuckersenkende Stoffe **reduzieren** den **Insulinbedarf**: Alkohol und β-Rezeptor-Antagonisten (weil beide die hepatische Glukoseproduktion vermindern), ACE-Hemmstoffe, Acetylsalicylsäure und Fibrate. Eine Hypothyreose, Niereninsuffizienz und jede körperliche Belastung reduzieren ebenfalls den Insulinbedarf.

Folgende blutzuckersteigernde Stoffe **erhöhen** den **Insulinbedarf**: bestimmte Hormone (Glukokortikoide, Thyroxin, Wachstumshormon, Antibabypillen), β₂-Sympathomimetika (weil sie die hepatische Glukoseproduktion erhöhen), Nikotinsäure-Derivate sowie atypische Neuroleptika wie Clozapin und Olanzapin. Außerdem erhöhen fieberhafte Infekte und eine Adipositas den Insulinbedarf. Die Bioverfügbarkeit von **inhaliertem Insulin** nimmt nach Inhalation von β₂-Rezeptor-Agonisten oder Zigarettenrauch zu.

▶ **Kritisch betrachtet.** Humaninsulin-Analoga und das inhalierbare Humaninsulin

Für die gentechnisch hergestellten **Humaninsulin-Analoga** gibt es bisher keine unabhängigen klinischen Studien, die einen therapeutisch relevanten Zusatznutzen (z. B. weniger Hypoglykämien) durch Vergleiche mit Humaninsulin zweifelsfrei belegen. Zudem ist ihre Langzeitsicherheit schlecht dokumentiert. Vergleichsstudien bezüglich des Risikos von vaskulären diabetischen Folgeschäden fehlen völlig. Humaninsulin-Analoga steigern aber die Kosten einer Insulintherapie um 30–60 %. Das **inhalierbare Insulin** verfünffacht sogar die Therapiekosten. Außerdem hat es den Nachteil, dass es die Atemwege unphysiologisch hohen Insulinkonzentrationen aussetzt. Daten zur Langzeitsicherheit von inhalierbarem Insulin fehlen ebenfalls. Deshalb sollte dem Humaninsulin und dem NPH-INsulin der Vorzug gegeben werden.

Orale Antidiabetika und Inkretin-Analoga

Grundlagen

Diese Pharmaka dienen der **Behandlung eines relativen Insulinmangels**, da sie körpereigenes Insulin mobilisieren und in seinen Wirkungen unterstützen. Man unterscheidet **verschiedene Wirkstoffgruppen:**

Orale Antidiabetika und Inkretin-Analoga

Grundlagen

Diese Gruppe von Pharmaka dient der **Behandlung eines relativen Insulinmangels**. Es sind Stoffe, die körpereigene Insulinreserven mobilisieren oder Insulin in seinen Wirkungen unterstützen. Abhängig vom Wirkungsmechanismus werden **verschiedene Wirkstoffgruppen** unterschieden:

- **Steigerung der Insulinfreisetzung:** Sulfonylharnstoffe, Glinide, Inkretin-Analoga, Hemmstoffe des Abbaus endogener Inkretine (Gliptine)
- **Intensivierung der Insulinwirkung:** Metformin, Thiazolidindione
- **Hemmung der enteralen Kohlenhydratresorption:** α-Glukosidase-Hemmstoffe

Sulfonylharnstoffe

Substanzen: In diese Gruppe gehören **Glibenclamid**, **Glimepirid**, **Gliclazid** und **Gliquidon**. Die saure Sulfonamid-Gruppierung in unmittelbarer Nachbarschaft zum aromatischen Ring ist in ihrer deprotonierten Form für die Wirkung dieser Stoffe verantwortlich (Abb. **C-3.4**).

- **Insulinfreisetzung↑:** u. a. Sulfonylharnstoffe, Inkretin-Analoga
- **Insulinwirkung↑:** u. a. Metformin
- **enterale Kohlenhydratresorption↓:** α-Glukosidase-Hemmstoffe

Sulfonylharnstoffe

Substanzen: **Glibenclamid**, **Glimepirid**, **Gliclazid** und **Gliquidon** (Abb. C-3.4).

 C-3.4 Wichtige orale Antidiabetika

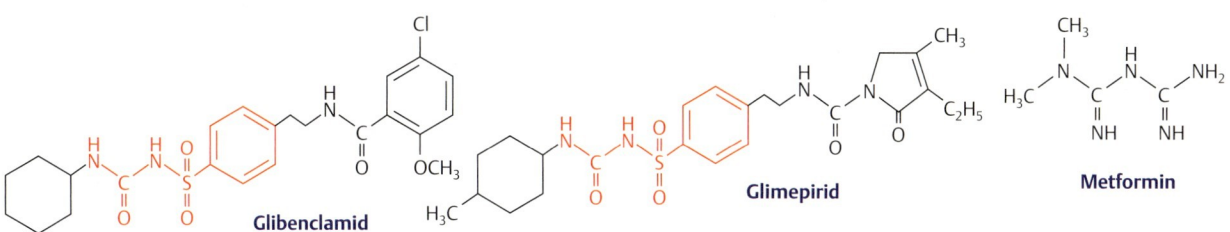

Die rot hervorgehobene Struktur, eine mit Harnstoff verknüpften Arylsulfonsäure, ist für die Wirkung der **Sulfonylharnstoffe** (Glibenclamid, Glimepirid) entscheidend. **Metformin** hat eine vergleichsweise einfache chemische Struktur.

Wirkungsmechanismus: Die blutzuckersenkende Wirkung der Sulfonylharnstoffe setzt das Vorhandensein **insulinproduzierender B-Zellen** voraus. Sulfonylharnstoffe binden nach Diffusion in die B-Zelle an die **regulatorische SHR-Untereinheit** (SHR: Sulfonylharnstoff-Rezeptor) **des K_{ATP}-Kanals** (s. S. 149) und schließen diesen Kanal (Abb. **C-3.2**). Dadurch wird die K^+-Leitfähigkeit des Kanals reduziert und die B-Zelle depolarisiert. In der Folge werden spannungsabhängige Ca^{2+}-Kanäle geöffnet und der dann folgende Ca^{2+}-Einstrom setzt die Insulinausschüttung in Gang.

Wirkungsmechanismus: Sulfonylharnstoffe binden in **insulinproduzierenden B-Zellen** an die **regulatorische SHR-Untereinheit des K_{ATP}-Kanals**. Dadurch bewirken sie die Schließung des Kanals mit konsekutiver Depolarisation und leiten so die Insulinfreisetzungs-Kaskade ein (Abb. C-3.2).

▶ **Merke.** Sulfonylharnstoffe verursachen auch in Abwesenheit von Glukose, d. h. auch bei einer Hypoglykämie, eine Ausschüttung von Insulin. Deshalb addiert sich ihre Wirkung zur glukoseinduzierten Insulinfreisetzung.

▶ **Merke.**

Im Unterschied zur glukoseinduzierten Insulinfreisetzung geht die Insulinfreisetzung als Antwort auf Sulfonylharnstoffe nicht mit einer Aktivierung des mitochondrialen Stoffwechsels und der Insulin-Biosynthese in den B-Zellen einher. Sulfonylharnstoffe stimulieren auch die Freisetzung von Somatostatin und hemmen die von Glukagon.

Der mitochondriale Stoffwechsel und die Insulin-Biosynthese werden durch Sulfonylharnstoffe nicht stimuliert, wohl aber die Freisetzung von Somatostatin und Glukagon.

Pharmakokinetik: Sulfonylharnstoffe werden in hohem Maße in der Leber metabolisiert (Tab. **C-3.3**). Für den Abbau von Glibenclamid und Glimepirid ist CYP2C9 von großer Bedeutung. Wirksame Metabolite spielen keine Rolle.

Pharmakokinetik: Sulfonylharnstoffe werden vorwiegend in der Leber metabolisiert (Tab. C-3.3).

▶ **Klinischer Bezug.** Auch Sulfonylharnstoffe mit relativ kurzer Halbwertszeit haben **lang anhaltende hypoglykämische Wirkungen**. Zur Vermeidung nächtlicher Hypoglykämien sollten Sulfonylharnstoffe deshalb nur einmal pro Tag morgens vor dem Frühstück eingenommen werden.

▶ **Klinischer Bezug.**

Indikationen: Sulfonylharnstoffe sind **nur beim Typ-2-Diabetes** indiziert, da beim Typ-1-Diabetes keine insulinproduzierenden B-Zellen vorhanden sind.

Indikationen: Nur beim Typ-2-Diabetes.

Unerwünschte Wirkungen: Am häufigsten sind **Hypoglykämien**, die v. a. bei älteren Typ-2-Diabetikern besonders lang anhalten können, weil die Insulin-Freisetzung trotz Hypoglykämie persistiert. Daneben beobachtet man eine Zunahme des Körpergewichts, passagere gastrointestinale Störungen wie Übelkeit, Erbrechen, Völlegefühl, Bauchschmerzen und Durchfall, Überempfindlichkeitsreaktionen und selten Störungen der Blutbildung.

Unerwünschte Wirkungen: Häufig sind **Hypoglykämien**, daneben beobachtet man u. a. eine Zunahme des Körpergewichts sowie gastrointestinale Störungen.

C-3.3 Pharmakokinetische Daten und Dosierungen von Antidiabetika zur Behandlung des Typ-2-Diabetes

Wirkstoff	Applikation	Einzeldosis	τ [h]	BV [%]	HWZ [h]	PEB [%]	EE [%]
Sulfonylharnstoffe							
Glibenclamid	p.o.	1,75 – 3,5 mg	24	95	4	98	0
Glimepirid	p.o.	1 – 4 mg	24	100	7	> 99	0
Gliclazid	p.o.	30 – 120 mg	24	n.b.	16	95	0
Gliquidon	p.o.	15 – 60 mg	12 – 24	95	4	99	n.b.
Glinide							
Repaglinid	p.o.	0,5 – 3 mg	5 – 6[1]	60	1	98	1 – 3
Nateglinid	p.o.	60 – 120 mg	5 – 6[1]	70	1,5	98	15
Inkretin-Analoga							
Exenatid	s.c.	5 – 10 µg	12	n.b.	2,4	n.b.	0
Liraglutid	s.c.	0,6 – 1,2 mg	24	55	13	98	0
Hemmstoffe der Inkretin-Proteolyse (Gliptine)							
Saxagliptin[2]	p.o.	5 mg	24	n.b.	2,5 (3,1)	0	24
Sitagliptin	p.o.	100 mg	24	87	12	38	79
Vildagliptin	p.o.	50 mg	12	85	3	9	23
Biguanide							
Metformin	p.o.	500 – 850 mg[3]	8 – 12	~50[4]	2	0	100
Thiazolidindione							
Pioglitazon[2]	p.o.	15 – 45 mg	24	80	11 (27 – 29)	> 99 (> 99)	0
α-Glukosidase-Hemmstoffe							
Acarbose	p.o.	25 – 100 mg[3]	5 – 6[1]	1 – 2	10	n.b.	100[5]
Miglitol	p.o.	25 – 100 mg[3]	5 – 6[1]	60 – 90[4]	2,5	4	100

[1] wird stets unmittelbar vor den Mahlzeiten eingenommen (wenn die Mahlzeit unterbleibt, unterbleibt auch die Tabletteneinnahme);
[2] Angaben in Klammern betreffen wirksame Metabolite; [3] einschleichende Dosierung reduziert gastrointestinale Nebenwirkungen;
[4] nimmt mit steigender Dosis ab (sättigungsfähige enterale Resorption); [5] zur Vorbeugung von Missverständnissen: von der systemisch verfügbaren Dosis (1 – 2 % der verabreichten Dosis) werden 100 % renal eliminiert.

Kontraindikationen: u.a. Sulfonamid-Allergie, Typ-1-Diabetes, diabetisches Koma, Leber-/Niereninsuffizienz sowie Schwangerschaft und Stillzeit.

▶ Exkurs.

Kontraindikationen: Sulfonamid-Allergie (Cave: Carboanhydrase-Hemmstoffe, Thiazide und die meisten Schleifendiuretika!), Typ-1-Diabetes, diabetisches Koma, schwere Leber- oder Niereninsuffizienz sowie Schwangerschaft und Stillzeit. Gliclazid und Miconazol dürfen nicht gleichzeitig angewendet werden.

▶ Exkurs. **Kardiotoxische Wirkungen von Sulfonylharnstoffen**
K_{ATP}-Kanäle kommen in vielen Zellen vor und können mit verschiedenen Isoformen der SHR-Untereinheit assoziiert sein (s. S. 149). SHR1 ist Teil der K_{ATP}-Kanäle von B-Zellen. Sulfonylharnstoffe binden selektiv an **SHR1** und blockieren präferenziell K_{ATP}-Kanäle in B-Zellen. Sie interagieren aber auch (mit geringerer Affinität) mit **SHR2A**, der regulatorischen Untereinheit der K_{ATP}-Kanäle von Kardiomyozyten. Diese Kanäle sind unter normalen Bedingungen wegen relativ hoher intrazellulärer ATP-Konzentrationen geschlossen. Eine myokardiale Ischämie führt jedoch zur Öffnung der Kanäle, wodurch ein Zellschutz vermittelt wird: Die Hyperpolarisation durch Öffnung der K_{ATP}-Kanäle begrenzt nämlich die Depolarisation der Herzmuskelzellen und den Ca^{2+}-Einstrom infolge hypoxischer Zellschäden. Aufgrund der Blockade der myokardialen K_{ATP}-Kanäle gefährden Sulfonylharnstoffe diesen Zellschutz. Studien mit wenigen Patienten zeigen, dass die Mortalität von Typ-2-Diabetikern mit einem akuten Koronarsyndrom ansteigt, wenn sie Sulfonylharnstoffe einnehmen. Die Frage der Kardiotoxizität der Sulfonylharnstoffe muss deshalb weiter untersucht werden.

Wechselwirkungen: Induktoren und Hemmstoffe von **CYP2C 9** beeinflussen die Wirkung von Sulfonylharnstoffen. Eine **Steigerung** der

Wechselwirkungen: Induktoren oder Hemmstoffe von **CYP2C 9** (s. S. 37) vermindern oder verstärken die Wirkungen von Sulfonylharnstoffen. Die **blutzuckersenkende Wirkung** der Sulfonylharnstoffe wird **gesteigert** durch Alkohol, Acetylsalicylsäure, β-Rezeptor-Antagonisten, ACE-Hemmstoffe, Cyclophosphamid, Cumarin-Derivate, MAO-Hemmstoffe und Miconazol. Ihre blutzuckersenkende Wirkung wird **vermindert** durch Glukokortikoide, β$_2$-Sympathomimetika, Thyroxin, Thiazide (durch Öffnen Ca^{2+}-aktivierter K$_v$-Kanäle in den B-Zellen und Hemmung der Insulin-Ausschüttung, Abb. **C-3.2**), Diazoxid (durch Öffnen der K$_{ATP}$-Kanäle in den B-Zellen und Hemmung der Insulin-Ausschüttung, Abb. **C-3.2**), Ca^{2+}-Kanalblocker, Nikotinsäure-Derivate, Isoniazid, atypische Neuroleptika (Clozapin, Olanzapin) und kontrazeptive Östrogen-Gestagen-Kombinationen.

blutzuckersenkenden Wirkungen bewirken u. a. Alkohol, ASS, β-Rezeptor-Antagonisten und Cumarin-Derivate; eine **Verminderung** u. a. Glukokortikoide, Thyroxin, Thiazide (Abb. **C-3.2**), atypische Neuroleptika und einige Kontrazeptiva.

Glinide

Vertreter dieser Gruppe sind **Repaglinid** und **Nateglinid**. Beide werden zur Behandlung des **Typ-2-Diabetes** angewendet, wobei Nateglinid nur in Kombination mit Metformin zugelassen ist. Die insulinfreisetzende Wirkung der Glinide geht wie die der Sulfonylharnstoffe auf die **Blockade von K$_{ATP}$-Kanälen** durch Bindung an den Sulfonylharnstoff-Rezeptor SHR1 zurück. Anders als Sulfonylharnstoffe wirken Glinide **schnell** und **kurz**. Sie werden deshalb unmittelbar vor einer Mahlzeit eingenommen und vermindern den postprandialen Blutzuckeranstieg.

Glinide

Repaglinid und **Nateglinid** werden zur Behandlung des **Typ-2-Diabetes** angewendet (Nateglinid nur in Kombination mit Metformin). Glinide **blockieren** wie Sulfonylharnstoffe **die K$_{ATP}$-Kanäle**, wirken aber **schnell** und **kurz**.

▶ **Merke.** Wenn eine **Mahlzeit ausfällt**, dürfen auch **keine Glinide** eingenommen werden.

▶ **Merke.**

Hypoglykämien treten wegen der kurzen Wirkdauer deutlich seltener auf als bei den Sulfonylharnstoffen. Auch Glinide erhöhen das Körpergewicht und können zu gastrointestinalen Störungen und Überempfindlichkeitsreaktionen führen. Die kardiovaskulären Risiken entsprechen denen der Sulfonylharnstoffe. Bei Typ-1-Diabetes, diabetischer Ketoazidose oder Koma, schwerer Leberinsuffizienz sowie in der Schwangerschaft und Stillzeit sind Glinide **kontraindiziert**. Die Gabe von Repaglinid verbietet sich auch bei Behandlung mit Gemfibrozil und bei Kindern unter 12 Jahren.

Glinide werden rasch metabolisch eliminiert (Tab. **C-3.3**), wobei CYP2C8/2C9 die Hauptrolle spielen. Deshalb müssen Wechselwirkungen mit Hemmstoffen dieser Enzyme (s. S. 37) bedacht werden, die zur Wirkungsverstärkung (Hypoglyämien!) führen können. Die **blutzuckersenkende Wirkung** der Glinide wird außerdem **verstärkt** durch Alkohol, Acetylsalicylsäure, β-Rezeptor-Antagonisten, ACE-Hemmstoffe, MAO-Hemmstoffe. **Vermindert** wird sie durch Glukokortikoide, β$_2$-Sympathomimetika, Thyroxin, Thiazide, Diazoxid, Ca^{2+}-Kanalblocker und kontrazeptive Östrogen-Gestagen-Kombinationen.

Hypoglykämien treten seltener auf. Eine Erhöhung des Körpergewichts und gastrointestinale Störungen werden u. a. auch beobachtet. Die **Kontraindikationen** sind denen der Sulfonylharnstoffe ähnlich (zusätzlich bei Repaglinid: Kombination mit Gemfibrozil und Kinder < 12 Jahren).

Glinide werden rasch metabolisch eliminiert (Tab. **C-3.3**). Wechselwirkungen mit CYP2C8/2C9-Hemmstoffen müssen bedacht werden. Zu **Wirkungsverstärkungen** bzw. **-verminderungen** kommt es durch Interaktion mit ähnlichen Pharmaka wie bei den Sulfonylharnstoffen.

Inkretin-Analoga

Exenatid und **Liraglutid** sind gentechnisch hergestellte Peptidanaloga von GLP-1 (s. S. 401). Sie binden an den GLP-1-Rezeptor der B-Zellen in den Langerhans-Inseln und fördern cAMP-vermittelt die Insulinfreisetzung (Abb. **C-3.2**). Diese Wirkung ist abhängig von der Höhe des Blutzuckers. Sie nimmt nämlich mit steigendem Blutzucker zu und fehlt völlig bei Blutzuckerwerten unter 70 mg/dl. Das bedeutet, dass Inkretin-Analoga **die Glukose-induzierte Insulinsekretion intensivieren**. Zum Wirkspektrum dieser Peptide gehören auch eine Hemmung der Glukagonfreisetzung, eine Verzögerung der Magenentleerung und eine Verminderung des Appetits. Beide Inkretin-Analoga werden metabolisch eliminiert (Tab. **C-3.3**); für Exenatid geschieht das v. a. in den Nierentubuli. Sie dienen in **Kombination mit Metformin oder Sulfonylharnstoffen** der **Behandlung des Typ-2-Diabetes** und werden s. c. injiziert. Bei den unerwünschten Wirkungen stehen Übelkeit, Durchfall, Völlegefühl, ein verminderter Appetit, Infektionen der oberen Atemwege und die Bildung neutralisierender Antikörper im Vordergrund. Mangels Erfahrungen dürfen schwangere oder stillende Frauen nicht mit diesen Stoffen behandelt werden.

Inkretin-Analoga

Exenatid und **Liraglutid** sind gentechnisch hergestellte Peptidanaloga von GLP-1 (Abb. **C-3.2**). Sie **intensivieren die Glukose-induzierte Insulinsekretion**. Die Elimination erfolgt metabolisch (Tab. **C-3.3**). Sie werden s. c. injiziert und sind in Kombination **mit Metformin oder Sulfonylharnstoffen** indiziert zur **Behandlung des Typ-2-Diabetes**. Wichtige unerwünschte Wirkungen sind gastrointestinale Störungen, Infekte der oberen Atemwege und die Bildung neutralisierender Antikörper. Schwangerschaft und Stillzeit sind Kontraindiaktionen.

Hemmstoffe des proteolytischen Inkretinabbaus (Gliptine)

Die Wirkdauer der körpereigenen Inkretine GIP und GLP-1 (s. S. 401) wird durch das proteolytische Enzym Dipeptidyl-Peptidase-4 (DPP-4) begrenzt. Dieses Enzym baut auch einige Neuropeptide ab (z. B. Substanz P, NPY) und findet sich im Blutplasma sowie gebunden auf vaskulären Endothelzellen. Zu den DPP-4-Hemmstoffen gehören die drei Wirkstoffe **Saxagliptin**, **Sitagliptin** und **Vildagliptin**, die alle die Insulin-

Hemmstoffe des proteolytischen Inkretinabbaus (Gliptine)

Die Wirkdauer körpereigener Inkretine (GIP, GLP-1) wird durch das proteolytische Enzym Dipeptidyl-Peptidase-4 (DPP-4) begrenzt. Hemmstoffe dieses Enzyms sind **Saxagliptin**, **Sitagliptin** und **Vildagliptin**, die die Insulinsekretion und Glukosetoleranz verbessern

(Tab. C-3.3). Sie werden stets **mit Metformin oder Sulfonylharnstoffen kombiniert**, um die **Blutzuckerkontrolle beim Typ-2-Diabetiker zu verbessern**. Nebenwirkungen sind u. a. Kopfschmerzen, Kontraindikationen Schwangerschaft und Stillzeit.

sekretion nach oraler Gabe von Glukose verstärken und die Glukosetoleranz verbessern. Sie werden alle p. o. verabreicht (Tab. C-3.3) und stets **mit Metformin oder Sulfonylharnstoffen kombiniert**. Ihre Anwendung hat das Ziel, die **Blutzuckerkontrolle beim Typ-2-Diabetiker zu verbessern**. Häufige unerwünschte Wirkungen sind Kopfschmerzen, Schwindel, Überempfindlichkeitsreaktionen. Außerdem treten gehäuft Infektionen der oberen Atemwege auf. Hypoglykämien sind relativ selten. In der Schwangerschaft und Stillzeit sollen Gliptine nicht angewendet werden.

Metformin

Metformin ist ein Biguanid (Abb. C-3.4) und indiziert zur **Therapie des Typ-2-Diabetes**, v. a. bei übergewichtigen Patienten. Zur Pharmakokinetik s. Tab. C-3.3. Der exakte Wirkungsmechanismus ist noch unklar; Voraussetzung für folgende **Wirkungen** ist u. a. die Aktivierung der AMP-Kinase:

- **Kohlenhydratstoffwechsel:** Hemmung der hepatischen Glukoseproduktion, Steigerung der Glukoseaufnahme in die Skelettmuskulatur. Hypoglykämien kommen praktisch nicht vor.

- **Fettstoffwechsel:** Inaktivierung der Acetyl-CoA-Carboxylase → hepatische Lipidsynthese ↓, Fettsäureoxidation ↑, **Senkung der erhöhten Triglyzerid- und VLDL-Spiegel**

Typische Nebenwirkungen sind gastrointestinale Beschwerden, seltener u. a. Kopfschmerzen, Vitamin B$_{12}$- und Folsäuremangel.

Metformin

Metformin ist ein Biguanid (Abb. C-3.4). Es ist zur **Therapie des Typ-2-Diabetes**, insbesondere bei übergewichtigen Patienten, zugelassen. Es wird oral appliziert und mit kurzer Halbwertszeit ausschließlich renal eliminiert (Tab. C-3.3). Der exakte Wirkungsmechanismus ist noch unklar. Gesichert ist, dass Metformin für seine Wirkungen Insulin benötigt. Es reichert sich intrazellulär innerhalb von Mitochondrien an und stimuliert ein Schlüsselenzym des Zellstoffwechsels, die AMP-aktivierte Proteinkinase (AMP-Kinase). Die Aktivierung dieses Enzyms ist die wesentliche Voraussetzung für folgende, langsam einsetzende **Wirkungen**:

- **Kohlenhydratstoffwechsel:** Die lang anhaltende Aktivierung der AMP-Kinase führt v. a. durch Blockade der Glukoneogenese zur **Hemmung der hepatischen Glukoseproduktion**. Außerdem wird durch die vermehrte Expression von GLUT 4 und der Hexokinase die **Glukoseaufnahme in die Skelettmuskulatur gesteigert**. Dieser Effekt auf die Glukoseaufnahme in der Peripherie addiert sich zu der von Insulin. Der erhöhte Blutzuckerspiegel und der erhöhte Plasma-Insulinspiegel des Typ-2-Diabetikers fallen allmählich ab. Hypoglykämien kommen praktisch nicht vor.

- **Fettstoffwechsel:** Die Aktivierung der AMP-Kinase führt durch Phosphorylierung zur Inaktivierung der Acetyl-CoA-Carboxylase, dem Schrittmacherenzym der Fettsäuresynthese. Die Folgen sind eine Hemmung der hepatischen Lipidsynthese und eine Steigerung der Fettsäureoxidation mit dem Ergebnis einer **Senkung der erhöhten Triglyzerid- und VLDL-Spiegel** bei Typ-2-Diabetikern.

Typische Nebenwirkungen sind gastrointestinale Beschwerden wie Appetitverlust, Bauchschmerzen, Geschmacksstörungen, Übelkeit und Durchfall. Diese Störungen können durch allmähliche, langsame Dosiserhöhung vermieden werden. Seltener werden Kopfschmerzen, Schwindel, Müdigkeit sowie ein Vitamin B$_{12}$- und Folsäuremangel beobachtet.

▶ **Merke.**

▶ **Merke.** Eine sehr seltene, aber gefährliche unerwünschte Wirkung von Metformin ist die **Laktatazidose**. Deshalb darf eine maximale Tagesdosis von 2,5 g nicht überschritten werden.

Kontraindikationen sind Niereninsuffizienz, Erkrankungen, die zu Azidose oder Gewebshypoxie prädisponieren sowie Schwangerschaft und Stillzeit. Pausiert werden muss die Medikation bei Gabe jodhaltiger Kontrastmittel und einer Allgemeinnarkose.

Die Metformin-Wirkung wird u. a. verstärkt durch Alkohol, β-Rezeptor-Antagonisten sowie ACE-Hemmstoffe und vermindert durch Glukokortikoide, β$_2$-Sympathomimetika, Thyroxin und Thiazide.

Bei Niereninsuffizienz, Erkrankungen, die zur Azidose oder Gewebshypoxie prädisponieren (Myokardinfarkt, schwere COPD, Sepsis) sowie in der Schwangerschaft und Stillzeit darf Metformin nicht angewendet werden. Auch für 3 Tage nach Gabe eines jodhaltigen Kontrastmittels und 2 Tage vor einer Allgemeinnarkose ist es kontraindiziert. Die Metformin-Behandlung darf in diesen beiden Fällen erst nach Normalisierung der Nierenfunktion wieder begonnen werden.

Cimetidin und andere kationische Pharmaka (z. B. Triamteren) hemmen die renale Elimination von Metformin. Die **blutzuckersenkende Wirkung** von Metformin wird **verstärkt** durch Alkohol, β-Rezeptor-Antagonisten, ACE-Hemmstoffe und **vermindert** durch durch Glukokortikoide, β$_2$-Sympathomimetika, Thyroxin, Thiazide, Diazoxid und kontrazeptive Östrogen-Gestagen-Kombinationen.

Thiazolidindione (Glitazone)

Pioglitazon ist indiziert zur Behandlung des **Typ-2-Diabetes**. Es wirkt in Anwesenheit von Insulin als **Agonist von PPARγ fördernd** auf die **Transkription von Genen**, die für die Stoffwechselwirkung von Insulin eine entscheidende Rolle spielen (Insulinempfindlichkeit ↑). Neben der Senkung des Blutzuckerspiegels vermindert es auch die Triglyzeride

Thiazolidindione (Glitazone)

Der einzige noch zugelassene Vertreter dieser Gruppe ist **Pioglitazon**. Er ist indiziert zur Behandlung des **Typ-2-Diabetes**. Rosiglitazon wurde 2010 aufgrund seiner kardiovaskulären Nebenwirkungen die Zulassung entzogen. Thiazolidindione wirken über den nukleären Transkriptionsfaktor PPARγ („peroxisome proliferator-activated receptor-γ"). Sie sind künstliche **Agonisten von PPARγ** und wirken nur in Anwesenheit von Insulin. Die natürlichen Agonisten von PPARγ sind mehrfach ungesättigte Fettsäuren und wenig bekannte Prostaglandin-Derivate (z. B. PGJ2). Durch Aktivierung von PPARγ **fördern** Thiazolidindione die **Transkription von Genen**, deren Produkte für die Stoffwechselwirkungen von Insulin wichtig sind. Dies betrifft v. a. das Fettgewebe, weil PPARγ hier in hohen Konzentrationen vorkommt. Thiazolidindione fördern die Fettzelldifferenzierung und das Wachstum von Fettgewebe (Lipogenese). Sie intensivieren aber auch Insulinwirkungen auf Leber (Hemmung der hepatischen Glukoseproduktion) und Muskulatur (Steigerung der Glukoseaufnahme durch vermehrte Expression von GLUT 4). Wie die erhöhte Insulinempfindlichkeit dieser Gewebe nach Gabe von Pioglitazon zustande kommt, ist unklar. Vermutet wird eine Aktivierung der AMP-Kinase. Pioglitazon senkt den Blutzuckerspiegel, die Serumspiegel der Triglyzeride und der freien Fettsäuren und erhöht das HDL-Cholesterol. Pioglitazon wird metabolisch (CYP2C 8/3A4) eliminiert und oral angewendet (Tab. **C-3.3**), meist in Kombination mit anderen oralen Antidiabetika. Mögliche **unerwünschte Wirkungen** sind eine starke **Gewichtszunahme**, Flüssigkeitsretention, **Ödeme**, Anämie, Herzinsuffizienz und Infektionen der oberen Atemwege. Bei Herzinsuffizienz, Leberfunktionsstörungen sowie in der Schwangerschaft und Stillzeit ist Pioglitazon kontraindiziert. Außerdem darf es **nicht mit Insulin kombiniert werden**, weil dadurch das Risiko für Ödeme und die Entwicklung einer Herzinsuffizienz steigt. Die Plasmaspiegel von Pioglitazon werden durch Rifampicin reduziert und durch Gemfibrozil drastisch erhöht. Andere Antidiabetika verstärken die blutzuckersenkende Wirkung von Pioglitazon.

Pioglitazon wird metabolisch eliminiert (Tab. **C-3.3**) und meist in Kombination mit anderen Antidiabetika angewendet. **Unerwünschte Wirkungen** sind u. a. eine starke **Gewichtszunahme**, **Ödeme**, Anämie, Herzinsuffizienz. **Kontraindikationen** sind Herzinsuffizienz, Leberfunktionsstörungen, Schwangerschaft und Stillzeit sowie die **Kombination mit Insulin**.

α-Glukosidase-Hemmstoffe

Acarbose und **Miglitol** (Tab. **C-3.3**) sind stickstoffhaltige Oligosaccharide mikrobiellen Ursprungs. Sie wirken als **kompetitive Hemmstoffe der α-Glukosidase** (Saccharase-Isomaltase) und werden zur Therapie des **Typ-2-Diabetes** verwendet. Die α-Glukosidase spaltet glukosehaltige Disaccharide der Nahrung und findet sich im Bürstensaum des Dünndarmepithels in unmittelbarer Nachbarschaft des Na⁺-abhängigen Glukosetransporters (GLUT 1). Der Transporter ist ein Symporter und vermittelt einen Kotransport von Glukose und 2 Na⁺-Ionen. Er sorgt damit in Zusammenarbeit mit der α-Glukosidase für eine effiziente Glukoseresorption.

Acarbose und Miglitol **verzögern die Glukoseresorption** aus Disacchariden und **verringern den postprandialen Blutzuckeranstieg**. Die Resorption des Monosaccharids Glukose (kommt in der Nahrung kaum vor) ist ungestört. Infolge der Disaccharid-Malabsorption werden die Zucker von Darmbakterien vergoren. Deshalb kommt es zu Blähungen, Bauchschmerzen und Diarrhöen. Die Schwere dieser **gastrointestinalen Störungen** nimmt mit dem Rohrzuckergehalt der Nahrung und der Dosis zu und kann durch eine langsame Dosissteigerung in Grenzen gehalten werden. Acarbose erhöht gelegentlich die leberzellspezifischen Serumenzyme und kann eine Cholestase, eine Hepatitis oder eine Kolitis verursachen. In der Schwangerschaft und Stillzeit, bei Patienten unter 18 Jahren, bei chronisch-entzündlichen Darmerkrankungen und partiellen Darmverschlüssen sowie bei Niereninsuffizienz dürfen α-Glukosidase-Hemmstoffe nicht angewendet werden. Aktivkohle und Colestyramin verringern ihre Wirkungen.

α-Glukosidase-Hemmstoffe

Acarbose und **Miglitol** (Tab. **C-3.3**) wirken als **kompetitive Hemmstoffe der α-Glukosidase** und werden in der Therapie des **Typ-2-Diabetes** verwendet. Sie blockieren die Spaltung glukosehaltiger Dissacharide im Darm.

Sie **verzögern so die Glukoseresorption** aus Disacchariden und **verringern den postprandialen Blutzuckeranstieg**. Infolge der Malabsorption kommt es häufig zu **gastrointestinalen Störungen**. Weitere unerwünschte Wirkungen sind gelegentlich u. a. Leberenzymerhöhungen, Cholestase, Hepatitis und Kolitis. Kontraindikationen sind Schwangerschaft, Stillzeit, Patienten < 18 Jahre, chronisch-entzündliche Darmerkrankungen, partielle Darmverschlüsse sowie Niereninsuffizienz.

▶ **Klinischer Bezug.** Patienten mit **Hypoglykämien**, die α-Glukosidase-Hemmstoffe einnehmen, müssen mit **Traubenzucker** behandelt werden, weil der übliche Rohrzucker unwirksam ist.

▶ **Klinischer Bezug.**

3.1.3 Pharmakotherapie des Diabetes mellitus

Therapie des Typ-1-Diabetes

▶ **Merke.** Da ein Typ-1-Diabetes auf einem absoluten Insulinmangel beruht, erfordert er **immer** eine Substitutionstherapie mit Insulin.

3.1.3 Pharmakotherapie des Diabetes mellitus

Therapie des Typ-1-Diabetes

▶ **Merke.**

Insulinbedarf: Der Insulinbedarf eines Erwachsenen liegt zwischen **0,5 und 0,7 I.E. pro kg und Tag**. Er zeigt **tageszeitliche** – bei vielen Patienten auch jahreszeitliche – **Schwankungen**: frühmorgens und morgens ist er relativ hoch und mittags und nachmittags relativ niedrig.
Fieberhafte Infekte, Traumata, ein überhöhtes Körpergewicht und Adipositas (die mit einer Insulin-Resistenz einhergeht) **erhöhen** den Insulinbedarf. Körperliche Be-

Insulinbedarf: Der **tageszeitlich schwankende** Insulinbedarf eines Erwachsenen liegt zwischen **0,5 und 0,7 I.E. pro kg und Tag**.

Fieberhafte Infekte, Traumata und erhöhtes Körpergewicht **erhöhen** den Insulinbedarf.

Körperliche Bewegung, hohes Alter und Niereninsuffizienz vermindern ihn.

Man unterscheidet den **basalen Bedarf**, der der Unterdrückung der Lipo- und Proteolyse sowie der hepatischen Glukoseproduktion dient, und den **nahrungsbedingten Insulinbedarf**, der der Verarbeitung der Nahrung dient und sich nach der Menge der zugeführten Kohlenhydrate (in **Broteinheiten [BE]**) richtet.

wegung und Belastung, hohes Alter und eine Niereninsuffizienz (die mit einer verlangsamten Insulinelimination einhergeht) vermindern den Insulinbedarf.
Wie beim Gesunden auch, muss zwischen dem basalen Bedarf an Insulin und dem nahrungsbedingten Insulinbedarf unterschieden werden:
- Der **basale Bedarf** spiegelt die basale Insulinausschüttung (etwa 1 I.E./h) wider und sorgt für eine anhaltende Unterdrückung der Lipolyse, Proteolyse und hepatischen Glukoseproduktion.
- Der **nahrungsbedingte Insulinbedarf** dient der Verarbeitung der Nahrung und richtet sich nach der Menge an Kohlenhydraten in den verschiedenen Mahlzeiten. Die Kohlenhydrate werden in **Broteinheiten (BE)** quantifiziert (1 BE = 12 g Kohlenhydrate).

▶ **Klinischer Bezug.** Zur Normalisierung des Blutzuckers muss das fehlende Insulin nach strikten Regeln substituiert werden, um kurzfristig der Gefahr eines **lebensbedrohlichen ketoazidotischen Komas** und langfristig dem Risiko für **mikro- und makrovaskuläre Folgeerkrankungen** vorzubeugen (s. S. 403).

Formen der Insulintherapie:
- **Konventionelle Insulintherapie (Abb. C-3.5a):** Der Tagesbedarf an Insulin wird auf zwei Injektionen eines entsprechenden Gemischs aus NPH- und Normalinsulin verteilt. Meist wird so keine normnahe Blutzucker-Einstellung erreicht. Die konventionelle Insulintherapie dient deshalb bei **sehr jungen oder alten Patienten** lediglich der **Prävention diabetischer Symptome**.

- **Intensivierte Insulintherapie (Abb. C-3.5b):** Grundlage ist das **Basis-Bolus-Prinzip** mit zwei Injektionen von **NPH-Insulin** (Basis) und drei Injektionen von **Normalinsulin** (Bolus). Letzteres wird als **Mahlzeiten-Insulin** entsprechend dem Kohlenhydratgehalt der Mahlzeit und dem aktuellem Insulinbedarf verabreicht.

Formen der Insulintherapie:
- **Konventionelle Insulintherapie (Abb. C-3.5a):** Bei dieser Therapieform wird der Tagesbedarf an Insulin auf **zwei Injektionen** verteilt: die 1. Injektion vor dem Frühstück (etwa ⅔ des Tagesbedarfs) und die 2. Injektion vor dem Abendessen (etwa ⅓ des Tagesbedarfs). Die 1. Injektion enthält meist ein Gemisch aus ⅔ **NPH-** und ⅓ **Normalinsulin** und die 2. ein Gemisch aus ½ NPH- und ½ Normalinsulin. Die Nahrungszufuhr wird den Insulininjektionen angepasst. Wenn die 2. Injektion nicht ausreicht, um einen erhöhten Blutzucker am frühen Morgen zu verhindern, kann der NPH-Anteil der 2. Injektion auch vor dem Zubettgehen appliziert werden. Die konventionelle Insulintherapie kann nur selten eine normnahe Einstellung des Blutzuckers gewährleisten. Sie dient deshalb bei **sehr jungen oder alten Patienten** lediglich der **Prävention diabetischer Symptome** (z. B. Ketoazidose, Polyurie, Polydipsie).

- **Intensivierte Insulintherapie (Abb. C-3.5b):** Dieser Therapieform liegt das **Basis-Bolus-Prinzip** zugrunde. Zwei Injektionen von **NPH-Insulin** (Basis) sollen die basale Insulinfreisetzung imitieren und drei Injektionen von **Normalinsulin** (Bolus) das für die Mahlzeiten erforderliche Insulin liefern. Von den zwei Injektionen NPH-Insulin erfolgt eine vor dem Frühstück und eine weitere spät abends vor dem Zubettgehen. Sie decken 50–60 % des Tagesbedarfs an Insulin ab und sorgen für normnahe präprandiale Blutzuckerwerte. Um eine zusätzliche Verzögerung der Insulinresorption zu ermöglichen, wird NPH-Insulin stets in schlecht durchblutete Hautareale (Außenseite der Oberschenkel) injiziert. Injektionen von Normalinsulin erfolgen 20–30 min vor jeder Mahlzeit und dienen der Begrenzung der postprandialen Blutzuckeranstiege. Dieses **Mahlzeit-Insulin** wird für eine möglichst schnelle Resorption in gut durchblutete Hautareale (Bauchhaut) injiziert. Seine Dosis richtet sich nach dem Kohlenhydratgehalt der Mahlzeit sowie dem aktuellen Insulinbedarf und liegt zwischen 1,0–2,5 I.E./BE.

▶ **Merke.** **Therapieziele** einer intensivierten Insulintherapie: präprandialer Blutzuckerspiegel 90–120 mg/dl, postprandialer Blutzuckerspiegel 2 h nach der Mahlzeit ≤ 150 mg/dl, HbA$_{1c}$ ≤ 7 %.

- **Korrektur der Dosis des Mahlzeit-Insulins:** ±1 I.E. Insulin, wenn präprandialer Blutzucker ±30 mg/dl vom Sollwert abweicht; ggf. Verzicht auf den Spritz-Ess-Abstand. Bei zusätzlichen Zwischenmahlzeiten muss auch zusätzliches Normalinsulin injiziert werden.

- Alternativ kann die intensivierte Insulintherapie mit kurz bzw. lang wirksamen **Humaninsulin-Analoga** durchgeführt werden (Tab. C-3.2).

- Das übliche Vorgehen zur **Korrektur der Dosis des Mahlzeit-Insulins** wegen Über- oder Unterschreitung der Blutzucker-Sollwerts sieht wie folgt aus: Wenn der präprandiale Blutzucker den Sollwert um ≥ 30 mg/dl überschreitet, wird die Dosis des Mahlzeit-Insulins um 1 I.E. pro 30 mg/dl Sollwertüberschreitung nach oben korrigiert; wenn er den Sollwert um 30 mg/dl unterschreitet, wird das Mahlzeit-Insulin um 1 I.E. reduziert und auf den Spritz-Ess-Abstand von 20–30 min verzichtet. Für zusätzliche Mahlzeiten außerhalb des normalen Rhythmus von Hauptmahlzeiten muss stets zusätzliches Normalinsulin injiziert werden. Das gilt auch beim Verzehr sog. Diabetiker-Produkte.

- Die intensivierte Insulintherapie kann natürlich auch mit **Humaninsulin-Analoga** durchgeführt werden. Dabei dienen die kurz wirksamen Analoga als Mahlzeit-Insuline und die lang wirksamen Analoga als Basis-Insuline (Tab. C-3.2). Insulin-

C-3.5 Konventionelle und intensivierte Insulintherapie

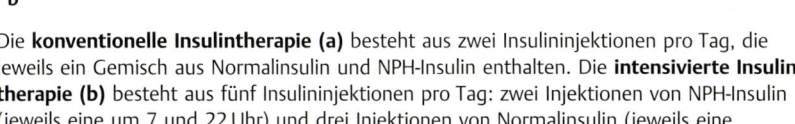

a

b

■ Mahlzeiten
— Normalinsulin
— NPH-Insulin

Die **konventionelle Insulintherapie (a)** besteht aus zwei Insulininjektionen pro Tag, die jeweils ein Gemisch aus Normalinsulin und NPH-Insulin enthalten. Die **intensivierte Insulintherapie (b)** besteht aus fünf Insulininjektionen pro Tag: zwei Injektionen von NPH-Insulin (jeweils eine um 7 und 22 Uhr) und drei Injektionen von Normalinsulin (jeweils eine 20–30 Minuten vor jeder Hauptmahlzeit).

glargin wird als Basis-Insulin nur 1-mal pro Tag (meist abends) injiziert, während Insulindetemir 1- bis 2-mal pro Tag injiziert wird.

Vor- und Nachteile der intensivierten Insulintherapie: Im Vergleich zur konventionellen Insulintherapie wird mittels intensivierter Insulintherapie der **HbA$_{1c}$-Wert stärker reduziert** und die **Mortalität** und das **Risiko für mikro- und makrovaskuläre Komplikationen stärker gesenkt**. Dabei gilt: Je besser die Blutzuckerkontrolle, umso größer ist der Nutzen der Therapie. Es gibt allerdings auch Nachteile: Je intensiver sich der Patient bemüht, den Blutzucker zu normalisieren, umso größer ist leider auch das **Risiko für Hypoglykämien**. Eine gute Schulung der Patienten ist deshalb von großer Bedeutung. Sie muss auch dafür sorgen, dass der Patient den Insulinbedarf und das Optimum der Insulindosis immer wieder neu ermittelt. Denn jede Einheit von Insulin, die mehr als notwendig injiziert wird, führt zur **Zunahme des Körpergewichts** (weil mehr gegessen werden muss), und jede Zunahme des Körpergewichts erhöht den Insulinbedarf.

▶ **Klinischer Bezug.** Für ausgewählte Typ-1-Diabetiker besteht die Möglichkeit der intensivierten Insulintherapie mit einer **Insulinpumpe**, bei der eine kontinuierliche subkutane Insulininfusion (CSII) erfolgt. Dieses komplexe Verfahren ist allerdings teuer und nur für gut geschulte Patienten geeignet, die in der Lage sind, zuverlässig ihre Blutzuckerwerte zu messen und zu dokumentieren und bei Blutzuckerschwankungen adäquat zu reagieren. Bis vor Kurzem hatten diese Systeme keine Rückkopplung zum aktuellen Blutzuckerspiegel, d. h. die Blutzuckermessungen und die Dosisanpassung musste vom Patienten selbst vorgenommen werden. Inzwischen gibt es aber auch sog. **Closed-Loop-Systeme**, die über einen solchen Rückkopplungsmechanismus verfügen. Bei diesen Systemen erfolgt also eine kontinuierliche Insulinabgabe mittels Pumpe bei gleichzeitiger kontinuierlicher Messung der Blutglukose. Die Insulinabgabe wird dann automatisch gemäß eines vorher festgelegten und programmierten Algorithmus an den Blutzuckerspiegel angepasst. Hierdurch können die Einstellung der nächtlichen Blutzuckerwerte verbessert und das Risiko für nächtliche Hypoglyämien reduziert werden.

Vor- und Nachteile der intensivierten Insulintherapie: Bei intensivierter Insulintherapie wird der **HbA$_{1c}$-Wert stärker reduziert** sowie die **Mortalität** und das **Risiko für mikro- und makrovaskuläre Komplikationen stärker gesenkt** als bei konventioneller. Allerdings steigt mit bestmöglicher Blutzuckerkontrolle zum einen das **Risiko für Hypoglykämien**, zum anderen führt jedes Zuviel an Insulin zu vermehrter Nahrungsaufnahme und damit zur **Zunahme des Körpergewichts**.

▶ **Klinischer Bezug.**

Therapie des Typ-2-Diabetes

Prophylaxe: Trotz genetischer Prädisposition kann man die Entwicklung des Typ-2-Diabetes durch Änderung der **Ernährungsgewohnheiten** und durch regelmäßiges **körperliches Training** verhindern.

Stufenplan des therapeutischen Managements: Der manifeste Typ-2-Diabetes ist eine progressive, langsam fortschreitende Erkrankung, die früher oder später zum Sistieren der körpereigenen Insulinproduktion führt. Folglich zeigt jedes orale Antidiabetikum mit der Zeit einen Wirkungsverlust und die Behandlung mündet letztlich in eine Insulintherapie. Das erklärt warum die Therapie des Typ-2-Diabetes einem **Stufenplan** folgt.

- **Stufe I (Basistherapie):** Sie beinhaltet folgende Komponenten:
  - ausführliche ärztliche **Beratung** und intensive **Schulung**
  - **Ernährungstherapie** nach einem Diätplan, der sich am Normalgewicht des Patienten orientiert (Normalgewicht [kg] = Körpergröße [cm] − 100). Da etwa 80 % aller Typ-2-Diabetiker übergewichtig sind, ist die Diät meist niedrigkalorisch. In einem von vielen möglichen Diätplänen wird empfohlen, zur Berechnung des Tagesbedarfs in Kilokalorien das Normalgewicht des Patienten mit 24 zu multiplizieren. Für leichte, mittelschwere oder schwere körperliche Arbeit wird ein Zuschlag von 33, 66 oder 100 % addiert. Die ermittelten Kilokalorien werden dann auf Kohlenhydrate (55 %), Fette (30 %) und Eiweiße (15 %) verteilt.
  - **Bewegungstherapie**: z. B. 45 min forsches Gehen an 5 Tagen in der Woche.
- **Stufe II (Monotherapie):** Patienten mit Übergewicht (d. h. die meisten) werden mit **Metformin** und Normalgewichtige mit **Sulfonylharnstoffen oder Gliniden** behandelt (Tab. C-3.3). Zur Vermeidung gastrointestinaler Störwirkungen muss die Dosierung von Metformin allmählich gesteigert werden (max. Tagesdosis 2,5 g/d). Metformin senkt im Gegensatz zu den Sulfonylharnstoffen und Gliniden den Plasma-Insulinspiegel und verursacht anders als Sulfonylharnstoffe und Glinide keine Zunahme des Körpergewichts. Es ist das einzige orale Antidiabetikum, das die Mortalität und das Risiko makrovaskulärer Folgeerkrankungen des Typ-2-Diabetes senkt. Glinide haben gegenüber den Sulfonylharnstoffen den Vorteil, dass man Mahlzeiten auslassen kann. Das rechtfertigt aber nicht die im Vergleich zu Glibenclamid deutlich höheren Behandlungskosten.
- **Stufe III (Kombinationstherapie):** In dieser Stufe wird Metformin mit Sulfonylharnstoffen oder Gliniden kombiniert. Heute werden zunehmend Gliptine oder Inkretin-Analoga mit Metformin kombiniert, weil diese Stoffe weniger Hypoglykämien und Gewichtszunahme hervorrufen als Sulfonylharnstoffe und Glinide.
- **Stufe IV (Insulintherapie):** Die Insulintherapie beginnt üblicherweise mit der abendlichen Gabe von **NPH-Insulin**. Damit wird der Nüchtern-Blutzucker am frühen Morgen wirkungsvoll kontrolliert und der HbA_{1c}-Wert sinkt. In späteren Erkrankungsstadien ist dann, abhängig vom HbA_{1c}-Wert, die intensivierte Insulintherapie erforderlich (s. S. 412). Die Frage, ob die körpereigene Insulinproduktion zum Erliegen gekommen ist, lässt sich – auch bei Behandlung mit Insulin – mithilfe der Bestimmung des C-Peptids im Serum beantworten (s. S. 399).

▶ **Merke.** Zur Überprüfung des Therapieerfolgs wird alle 2 – 3 Monate der **HbA_{1c}-Wert** bestimmt. Dieser Wert hilft bei der Entscheidung, ob die Behandlungsstufe beibehalten oder verlassen wird: Wenn der HbA_{1c}-Wert 7 % überschreitet, wird die Behandlung in der nächst höheren Stufe fortgesetzt. Die Maßnahmen der Behandlungsstufe I werden allerdings unabhängig vom Erfolg oder Misserfolg der übrigen Behandlungsmaßnahmen als basistherapeutische Aktivitäten fortgeführt.

Neueste internationale Empfehlungen laufen darauf hinaus, die Behandlung mit Metformin schon in der Stufe I zu beginnen und mit Insulin zu kombinieren, sobald das HbA_{1c} die Schwelle von 7 % überschreitet.

► Kritisch betrachtet. Pioglitazon und α-Glukosidase-Hemmer

Beide Stoffgruppen gehören nicht zu den etablierten Behandlungsoptionen beim Typ-2-Diabetes. **Pioglitazon** ist in Bezug auf seine therapeutischen Effekte nicht besser als Metformin. Es erhöht aber im Gegensatz zu Metformin das Risiko einer Herzinsuffizienz. Außerdem ist sein langfristiger therapeutischer Nutzen im Gegensatz zu Metformin nicht gesichert. Trotzdem steigert Pioglitazon die Behandlungskosten um den Faktor 5–6, wenn es anstelle von Metformin verwendet wird. Bei Patienten mit Niereninsuffizienz ist Pioglitazon allerdings eine **Alternative zu Metformin**. In letzter Zeit mehren sich die Hinweise, dass Pioglitazon das Blasenkrebsrisiko beim Menschen erhöht.

Für **α-Glukosidase-Hemmstoffe** ist der therapeutische Nutzen eher fragwürdig, da er nicht durch unabhängige klinische Studien belegt ist. Die mit diesen Stoffen erreichte Senkung des HbA_{1c} ist gering (0,2–0,5%-Punkte). Die Behandlungskosten sind ohne ersichtlichen Grund sehr hoch.

Prophylaxe und Therapie diabetischer Folgeerkrankungen:

► **Merke.** Das übermäßig hohe Mortalitätsrisiko von Patienten mit Typ-2-Diabetes ist direkt abhängig von der Höhe des HbA_{1c}. Deshalb ist die **strikte Blutzuckerkontrolle** ($HbA_{1c} \leq 7\%$) die wichtigste präventive Maßnahme.

Weitere Maßnahmen:
- **Raucherentwöhnung** (s. S. 350)
- Strikte **Blutdruckkontrolle** mit dem Ziel, den Blutdruck auf ≤ 130/80 mmHg zu reduzieren. Man beginnt die Behandlung mit **ACE-Hemmstoffen** oder **AT_1-Rezeptor-Antagonisten** und kombiniert mit **Thiaziden, Amlodipin** und **β-Rezeptor-Antagonisten** (in dieser Reihenfolge) bis der Zielblutdruck erreicht ist.
- Behandlung einer **Mikroproteinurie** (30–300 mg Protein im 24-h-Urin) mit **ACE-Hemmstoffen** oder **AT_1-Rezeptor-Antagonisten**. Diese Pharmaka führen zu einer Regression der Proteinurie und verzögern die Entwicklung einer diabetischen Nephropathie.
- Behandlung einer **Dyslipidämie** mit dem Ziel, das LDL-Cholesterol auf ≤ 100 mg/dl zu begrenzen. Das gelingt am besten mit **Statinen**. Eine strikte Blutzuckerkontrolle normalisiert in aller Regel die Serumtriglyzeride (< 150 mg/dl) und das HDL-Cholesterol (> 40 mg/dl).
- Behandlung und Prophylaxe **mikrovaskulärer Folgeerkrankungen** mit ACE-Hemmstoffen oder AT_1-Rezeptor-Antagonisten.
- Behandlung und Prophylaxe **makrovaskulärer Folgeerkrankungen** mit 100 mg/d **Acetylsalicylsäure**.

Therapie des Gestationsdiabetes

Die Behandlung des Gestationsdiabetes erfolgt mit **Humaninsulin** und **intensivierter Insulintherapie**. Die Behandlungsziele sind anspruchsvoller als bei Nichtschwangeren: < 100 mg/dl für den Blutzucker vor den Mahlzeiten und < 126 mg/dl für den Blutzucker 2 h nach den Mahlzeiten. Der Insulinbedarf ist wesentlich höher als bei Nichtschwangeren.

3.2 Fettstoffwechselstörungen

3.2.1 Pathophysiologische Grundlagen

Für den Transport der Lipide innerhalb des Organismus bedarf es spezieller Strategien. Große Bedeutung haben dabei die verschiedenen **Lipoprotein-Partikel** (Chylomikronen, VDLDL, LDL und HDL; s. u. und Tab. C-3.4). Sie bestehen aus einem hydrophoben Kern, der Triglyzeride und Cholesterolester enthält, und einer Schale, die von den hydrophilen Gruppen des Cholesterols, der Phospholipide und Proteine gebildet werden. Dieser Aufbau erlaubt den Transport der Lipoprotein-Partikel im wässrigen Milieu des Blutes. **Apolipoproteine** sind die Proteine der Lipoprotein-Partikel. Sie fungieren als lipidbindende Strukturproteine und sind für ganz spezifische Funktionen verantwortlich. Der Stoffwechsel der Lipoproteine wird von der Art des Partikels bestimmt (Abb. C-3.6).

C-3.6 Wichtige Aspekte des Stoffwechsels der Lipoproteine

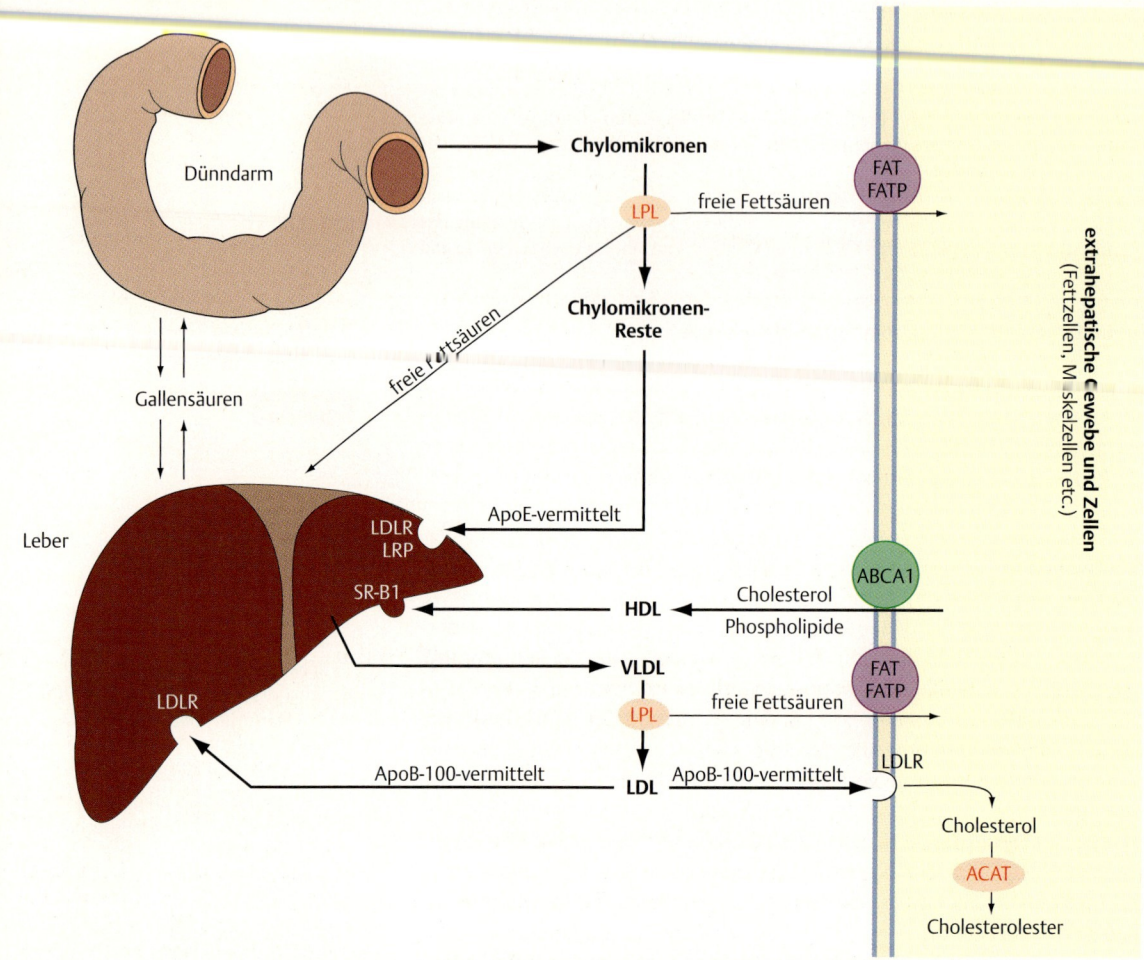

Die Chylomikronen aus dem Dünndarm verlieren im Blut durch die Aktivität der Lipoproteinlipase (LPL) ihre Triglyzeride. Die Chylomikronen-Reste werden rezeptorvermittelt von der Leber aufgenommen. HDL entsteht im Blutplasma und in der Leber und nimmt Cholesterol aus extrahepatischen Geweben auf. Zudem ist es für die Bildung von Cholesterolestern und deren Transfer in Leber und andere Gewebe verantwortlich. VLDL wird in der Leber gebildet und verteilt Lipide auf extrahepatische Gewebe. Aus VLDL entsteht LDL, das Cholesterol im ganzen Organismus verteilt.
FAT/FATP: Transportproteine für freie Fettsäuren; **LDLR**: LDL-Rezeptor; **LRP**: LDL-Rezeptor-verwandtes Protein; **SR-B1**: Scavenger-Rezeptor Klasse B Typ 1 (Rezeptor für HDL); **ApoE**: Apolipoprotein E, das in Chylomikronen und HDL vorkommt; **ABCA1**: ABC (ATP-binding Cassette)-Transporter A1, ein ATP-abhängiger Effluxtransporter für Cholesterol und Phospholipide; **ApoB-100**: Apolipoprotein B-100, ein Strukturprotein von VLDL und LDL und Ligand des LDL-Rezeptors; **ACAT**: Acyl-CoA-Cholesterol-Acyltransferase, ein intrazelluläres mikrosomales Enzym, das Cholesterol mit Fettsäuren verestert.

Chylomikronen: Sie entstehen im Dünndarm und gelangen über das Lymphsystem ins venöse Blut. **Zusammensetzung:** Triglyzeride (90 %), Cholesterol(ester), ApoB-48, ApoC-II, ApoE. **Funktion:** Transport der im Darm aufgenommen Lipide; ApoC-II: Triglyzeridfreisetzung mittels LPL (Abb. **C-3.6**), ApoE: Aufnahme der Chylomikronen-Reste über LDL-Rezeptoren in die Leber.

VLDL (very low density lipoproteins): Bildung in der Leber. **Zusammensetzung:** Triglyzeride (60 %), Cholesterol(ester); ApoB-100, ApoC-I und -II. **Funktion:** Verteilung der in der Leber gebildeten Lipide (Abb. **C-3.6**).

Chylomikronen: Sie entstehen in den Dünndarm-Enterozyten und gelangen über den Ductus thoracicus ins venöse Blut. **Zusammensetzung:** Triglyzeride (90 %), Cholesterol/Cholesterolester (5 %), Apolipoproteine ApoB-48, ApoC-II (Kofaktor der Lipoproteinlipase) und ApoE (Ligand von Rezeptoren auf Leberzellen). **Funktion:** Transport der im Darm aufgenommenen Lipide. Die durch ApoC-II aktivierte Lipoproteinlipase (LPL) sorgt dafür, dass Chylomikronen zunehmend ihre Triglyzeride verlieren. Die auf dem Kapillarendothel lokalisierte LPL hydrolysiert Triglyzeride. Leberzellen und extrahepatische Gewebe nehmen die frei werdenden Fettsäuren auf (Abb. **C-3.6**). Die **Chylomikronen-Reste** werden ApoE-vermittelt über LDL-Rezeptoren und verwandte Proteine endozytotisch von Leberzellen aufgenommen.

VLDL (very low density lipoproteins): Sie werden in der Leber gebildet. **Zusammensetzung:** Triglyzeride (60 %), Cholesterol/Cholesterolester (20 %), Apolipoproteine ApoB-100, ApoC-I (Aktivator der im Blutplasma vorliegenden LCAT: Lecithin-Cholesterol-Acyltransferase) und ApoC-II. **Funktion:** Verteilung der in der Leber gebildeten Lipide auf extrahepatische Gewebe (Abb. **C-3.6**). Durch die LPL-Aktivität im Blut verarmt VLDL mehr und mehr an Triglyzeriden. Zudem wird das Cholesterol in VLDL enzymatisch durch LCAT zunehmend in Cholesterolester überführt. Dieses Enzym verestert die Fettsäuren des Lecithins mit der OH-Gruppe des Cholesterols.

ApoC-II: Triglyzeride ↓ (LPL-vermittelt); ApoC-I: Cholesterol → Cholesterolester (LCAT vermittelt).

LDL (Low Density Lipoproteins): Sie entstehen aus VLDL-Partikeln im Blut (Abb. **C-3.6**). **Zusammensetzung:** Triglyzeride (6 %), Cholesterol/Cholesterolester (52 %), Phospholipide (20 %), Apolipoprotein ApoB-100 (Ligand des LDL-Rezeptors). **Funktion:** Verteilung von Cholesterol auf Leber (70 %) und extrahepatische Gewebe (30 %). ApoB-100 bindet an den LDL-Rezeptor und initiiert die rezeptorvermittelte Endozytose des kompletten LDL-Partikels. Intrazellulär werden die Partikel von Lysosomen zerlegt und das frei werdende Cholesterol wird in Zellmembranen eingebaut oder durch die Acyl-CoA-Cholesterol-Acyltransferase (ACAT) mit Fettsäuren verestert (Abb. **C-3.6**). **Intrazelluläres Cholesterol** wird von Leberzellen für die Synthese von Gallensäuren benötigt, kann als überschüssiges Cholesterol mit der Galle ausgeschieden werden und **hemmt** im Sinne einer negativen Rückkopplung die **Expression von LDL-Rezeptoren und die Neusynthese von Cholesterol.**

LDL (Low Density Lipoproteins): Enstehen aus VLDL im Blut. **Zusammensetzung:** Triglyzeride (6 %), Cholesterol(ester); ApoB-100. **Funktion:** Verteilung von Cholesterol auf Leber (70 %) und extrahepatische Gewebe vermittelt über ApoB-100 und den LDL-Rezeptor (Abb. **C-3.6**). **Intrazelluläres Cholesterol** wird in der Leber zur Gallensäurensynthese benötigt und hemmt **die Expression von LDL-Rezeptoren und die Neusynthese von Cholesterol.**

▶ **Klinischer Bezug.** LDL-Cholesterol ist ein Risikofaktor für die Entwicklung einer Atherosklerose. LDL-Partikel erhalten **atherogene Eigenschaften**, wenn sie oxidativ modifiziert werden. Scavenger-Rezeptoren entsorgen oxidierte LDL durch Aufnahme in subendotheliale Makrophagen (Schaumzellen), die Entzündungszellen anlocken und die Entwicklung einer Atherosklerose fördern.

▶ **Klinischer Bezug.**

HDL (High Density Lipoproteins): Sie entstehen in der Leber und im Blutplasma. **Zusammensetzung:** Triglyzeride (4 %), Cholesterol/Cholesterolester (22 %), Phospholipide (30 %), Apolipoproteine ApoA-1 (ein Kofaktor von LCAT) und ApoE. **Funktion:** Austausch von Lipiden und Apolipoproteinen mit anderen Lipoproteinen, Aufnahme von überschüssigem Cholesterol aus extrahepatischem Gewebe (Abb. **C-3.6**), Veresterung von Cholesterol durch LCAT und Transfer von Cholesterolestern in Leberzellen und andere Zellen mit hohem Cholesterolbedarf (z. B. steroidhormonproduzierende Zellen). Die Abgabe von Cholesterolestern aus HDL erfolgt durch Interaktion mit dem **HDL-Rezeptor SR-B1** (Abb. **C-3.6**), der den Transfer unter Mithilfe von ApoA-1 und ApoE katalysiert. Dieser **„umgekehrte" Cholesteroltransport** von der Peripherie zur Leber erklärt, warum HDL-Partikel **antiatherogene Eigenschaften** haben und die Entwicklung einer Atherosklerose verzögern.

HDL (High Density Lipoproteins): Entstehen in Leber und Blutplasma. **Zusammensetzung:** Triglyzeride (4 %), Cholesterol(ester), Phospholipide; ApoA-I, ApoE. **Funktion:** u. a. Austausch von Lipiden/Apolipoproteinen, Aufnahme von Cholesterol aus extrehepatischem Gewebe (Abb. **C-3.6**). Die Cholesterolabgabe erfolgt mittels Interaktion des **HDL-Rezeptor SR-B1** mit ApoA-1 und ApoE. Dieser **„umgekehrte" Cholesteroltransport** (Peripherie → Leber) erklärt, warum HDL-Partikel **antiatherogene Eigenschaften** besitzen.

C-3.7 Humane Lipoproteine

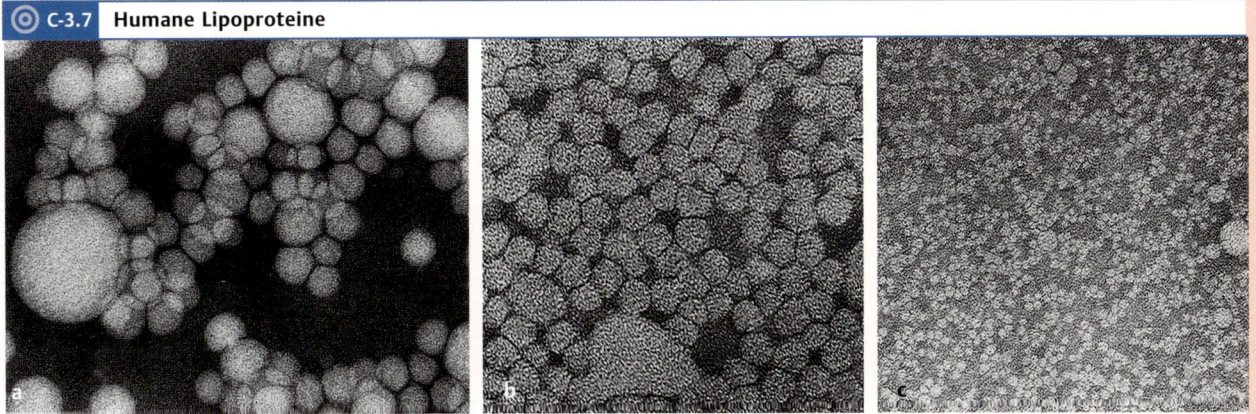

Gezeigt sind elektronenmikroskopische Aufnahmen von VLDL- **(a)**, LDL- **(b)** und HDL-Partikeln **(c)** (aus Riede, Werner, Schaefer; Allgemeine und spezielle Pathologie, Thieme, 2004).

C-3.4 Wesentliche Eigenschaften der Lipoproteine

Lipoprotein	Bildungsort	Zusammensetzung	wichtige Funktionen
Chylomikronen	Enterozyten (Dünndarm)	Triglyzeride 90 % Cholesterol/Cholesterolester 5 %	Transport der im Darm aufgenommenen Lipide
VLDL-Partikel	Leber	Triglyzeride 60 % Cholesterol/Cholesterolester 20 %	Verteilung der in der Leber gebildeten Lipide auf extrahepatische Gewebe
LDL-Partikel	Blut: entstehen aus VLDL-Partikeln	Triglyzeride 6 % Cholesterol/Cholesterolester 52 % Phospholipide 20 %	Verteilung von Cholesterol auf Leber (70 %) und extrahepatische Gewebe (30 %)
HDL-Partikel	Leber, Blutplasma	Triglyzeride 4 % Cholesterol/Cholesterolester 22 % Phospholipide 30 %	Austausch von Lipiden und Apolipoproteinen mit anderen Lipoproteinen; Aufnahme von Cholesterol aus extrahepatischem Gewebe; Veresterung von Cholesterol und Transfer von Cholesterolestern in Leberzellen und andere Zellen mit hohem Cholesterolbedarf

3.2.2 Hemmstoffe der Cholesterolsynthese (Statine)

Wirkstoffe: Einige **Statine** sind mikrobiellen Ursprungs **(Lovastatin, Pravastatin, Simvastatin)**, andere werden vollsynthetisch hergestellt **(Atorvastatin, Fluvastatin Rosuvastatin)**, gemeinsam ist ihnen eine endständige **β-Hydroxycarbonsäure** (Abb. **C-3.8**).

3.2.2 Hemmstoffe der Cholesterolsynthese (Statine)

Wirkstoffe: Einige **Statine** sind mikrobiellen Ursprungs **(Lovastatin, Pravastatin, Simvastatin)**, andere werden vollsynthetisch hergestellt **(Atorvastatin, Fluvastatin Rosuvastatin)**. Trotz komplexer Molekülstruktur (Abb. **C-3.8**) haben alle Statine primär (z. B. Fluvastatin) oder sekundär nach Aktivierung in der Leber (z. B. Simvastatin) ein Molekülteilstück gemeinsam: die endständige **β-Hydroxycarbonsäure**. Dieser Teil des Moleküls ist eine Art Mimikry von HMG-CoA (Abb. **C-3.8**), einem Derivat der aktivierten Glutarsäure, von dem die Synthese von Cholesterol ausgeht.

C-3.8 Prototypische Statine und HMG-CoA

Dargestellt sind die Strukturformeln von **Simvastatin** und **Fluvastatin** sowie von **HMG-CoA** (3-Hydroxy-3-methylglutaryl-Koenzym A), der Ausgangssubstanz der Cholesterolsynthese. Beim Simvastatin ist die für die Wirkung verantwortliche β-Hydroxycarbonsäure in einem lipophilen Laktonring versteckt. Diese Laktonform gelangt durch Diffusion in die Leberzelle und entfaltet dort erst nach Öffnung des Laktonrings und Freilegung der β-Hydroxycarbonsäure ihre Wirkung. Fluvastatin liegt primär als Hydroxycarbonsäure vor.

Wirkungsmechanismus und Wirkungen:

▶ Merke.

Direkte und indirekte Wirkungen der Statine durch Hemmung der HMG-CoA-Reduktase:

- Überexpression von LDL-Rezeptoren auf Leberzellen und Zellen anderer Gewebe

Wirkungsmechanismus und Wirkungen:

▶ Merke. Statine sind **kompetitive Hemmstoffe** des Schlüsselenzyms der Cholesterolsynthese: **der HMG-CoA-Reduktase**.

Die HMG-CoA-Reduktase katalysiert die Umwandlung von HMG-CoA zu Mevalonsäure, der Ausgangssubstanz der Cholesterolsynthese. Die Hemmung der Cholesterolsynthese führt zum Cholesterolmangel, auf den folgende **direkte oder indirekte Wirkungen der Statine** zurückgehen:

- **Überexpression von LDL-Rezeptoren auf Leberzellen und Zellen anderer Gewebe**: Die Folge ist eine Zunahme der LDL-Clearance aus dem Blut, da mehr LDL in Leber und andere Gewebe aufgenommen wird. Deshalb sinkt der Cholesterolspiegel im Serum. Der prozentuale **Abfall des LDL-Cholesterols** ist unabhängig von der Höhe des Ausgangswerts und eindeutig dosisabhängig (Tab. **C-3.5**). Jede Verdopplung der Statindosis reduziert das LDL-Cholesterol um weitere ca. 6 %.

- **Hemmung der Synthese von VLDL-Partikeln in der Leber:** Dadurch **sinken** auch die **Triglyzeridspiegel** im Serum. Dieser Effekt ist besonders ausgeprägt bei hohen Ausgangswerten der Triglyzeride und meist geringer als der Effekt auf die LDL-Cholesterolspiegel.
- **Zunahme der Synthese von ApoA-1:** Dabei handelt es sich um ein Strukturprotein von HDL. Als Folge **steigen** die **HDL-Cholesterolspiegel**. Diese Wirkung ist meist dosisunabhängig und schwach (2–15 %).
- **Weitere, potenziell kardioprotektive Wirkungen:** Verbesserung der endothelialen Funktion durch Förderung der NO-Bildung im vaskulären Endothel. Verringerung der Vulnerabilität atherosklerotischer Plaques und dadurch Hemmung der Bildung arterieller Thromben auf dem Boden atherosklerotischer Intimaschäden. Senkung der Plasmaspiegel des C-reaktiven Proteins, die als Folge der chronischen Entzündung in atherosklerotisch veränderten Gefäßen ansteigen. Verringerung der Empfindlichkeit von LDL gegenüber oxidativen Einflüssen. Es ist allerdings noch völlig unklar, ob es sich bei diesen Wirkungen um eigenständige, von der Senkung des Serumcholesterols unabhängige Wirkungen handelt.

→ LDL-Clearance aus dem Blut ↑ → **Cholesterolspiegel** ↓ (dosisabhängig, Tab. **C-3.5**).

- Synthese von VLDL-Partikeln in der Leber ↓ → Serum-**Triglyzeridspiegel** ↓

- **ApoA-1-Synthese** ↑ → **HDL-Cholesterolspiegel** ↑

- **Weitere, potenziell kardioprotektive Wirkungen:** u. a. verbesserte Endothelfunktion, verringerte Vulnerabilität atherosklerotischer Plaques, wobei noch unklar ist, ob es sich um eigenständige oder von der Höhe des Serumcholesterols abhängige Wirkungen handelt.

C-3.5 Beziehungen zwischen oraler Statindosis und der Verminderung des LDL-Cholesterols im Blutserum

Statin	Verringerung des LDL-Cholesterols um				
	41–50 %	36–40 %	31–35 %	26–30 %	20–25 %
Rosuvastatin	10 mg	5 mg			
Atorvastatin	40 mg	20 mg	10 mg		
Simvastatin	80 mg	40 mg	20 mg	10 mg	
Pravastatin			40 mg	20 mg	10 mg
Lovastatin		80 mg	40 mg	20 mg	10 mg
Fluvastatin			80 mg	40 mg	20 mg

Pharmakokinetik (Tab. C-3.6): Statine haben eine niedrige Bioverfügbarkeit und werden metabolisch eliminiert und/oder biliär sezerniert. Nur Pravastatin wird auch renal eliminiert und kaum metabolisiert. Ein hoher First-Pass-Effekt und im Falle von Simvastatin und Lovastatin auch der Efflux-Transporter P-Gp in den Dünndarm-Enterozyten (s. S. 39) sind für die geringe Bioverfügbarkeit verantwortlich.

Pharmakokinetik (Tab. C-3.6): Statine haben eine niedrige Bioverfügbarkeit, v. a. aufgrund eines hohen First-Pass-Effekts.

▶ **Merke.** Die **niedrige systemische Verfügbarkeit der Statine ist erwünscht**, denn sie beschränkt die Wirkungen der Statine auf die Leber und schützt Gewebe des systemischen Kreislaufs vor gefährlichen unerwünschten Wirkungen (Myopathie, Rhabdomyolyse). Diese treten dann auf, wenn die Hemmung der HMG-CoA-Reduktase im systemischen Kreislauf ein bestimmtes Ausmaß überschreitet.

▶ **Merke.**

Wie bei Simvastatin ist auch bei Lovastatin die wirksame β-Hydroxycarbonsäure in einem lipophilen Laktonring versteckt (vgl. Abb. **C-3.8**). Bei beiden Substanzen handelt es sich also um unwirksame Pharmakon-Vorstufen (Prodrugs). Sie gelangen durch Diffusion in die Leberzelle und entfalten dort erst nach Öffnung des Laktonrings ihre Wirkung. Alle anderen Statine liegen bereits primär in der wirksamen Form mit endständiger Hydroxycarbonsäure vor. Ihre Aufnahme in die Leberzelle wird vom **Transportprotein OATP1B1** (organisches Anionen-Transportprotein 1B1) vermittelt. Die **metabolische Inaktivierung** der Statine erfolgt durch **CYP3A4** (Atorvastatin, Lovastatin, Simvastatin), **CYP2C9** (Fluvastatin, Rosuvastatin) und durch Glukuronidierung.

Simvastatin und Lovastatin diffundieren als Prodrugs in die Leberzellen. Alle anderen Statine liegen direkt in ihrer Wirkform vor und werden vermittelt durch das **Transportprotein OATP1B1** in die Leberzellen aufgenommen. Die **metabolische Inaktivierung** der Statine erfolgt durch **CYP3A4** und **CYP2C9** sowie durch Glukuronidierung.

C-3.6 Pharmakokinetische Daten und Dosierungen von Statinen

Wirkstoff	orale Einzeldosis [mg]	DI [h]	max. Tagesdosis [mg]	BV [%]	First-Pass-Effekt [%]	HWZ [h]	PEB [%]	EF$_{ren}$ [%]
Atorvastatin[1]	10 – 40	24	80	12	60	14 (25)	98	0
Fluvastatin	20 – 40	24	80	24	75	2,3	98	0
Lovastatin[2]	10 – 40	24	80	(5)	83	(1,8)	(95)	0 (10)
Pravastatin	10 – 40	24	80	18	47	1,8	45	47
Rosuvastatin	5 – 20	24	40	20	n.b.	19	88	5
Simvastatin[2]	10 – 40	24	80	(5)	94	(3)	(95)	0 (0)

[1] Daten in Klammern betreffen wirksame Metabolite; [2] unwirksame Pharmakon-Vorstufe, Daten in Klammern betreffen den für die Wirkung verantwortlichen Metaboliten.

Indikationen:

- **Hypercholesterolämie**, wenn diätische Maßnahmen nicht ausreichen (Ausnahme: homozygote familiäre Hypercholesterolämie wg. fehlender LDL-Rezeptoren → keine Wirksamkeit).

- **Sekundärprävention vaskulärer Ereignisse:** Nach schwerwiegenden vaskulären Ereignissen (z. B. Myokardinfarkt, Hirninfarkt, Revaskularisierungseingriffen) werden die vaskulär bedingte Morbidität und Mortalität reduziert. Je stärker der LDL-Cholesterolspiegel im Serum gesenkt wird, desto seltener treten solche Ereignisse auf.

Indikationen: Die Senkung des LDL-Cholesterols ist in zwei Fällen therapeutisch bedeutsam:

- **Hypercholesterolämie:** Wenn eine Diät und andere Maßnahmen zur Gewichtsreduktion bei primären oder sekundären (z. B. beim Diabetes mellitus) Formen einer Hyperchlosterolämie nicht ausreichend wirksam sind, sollten zusätzlich Statine eingenommen werden. Da bei der homozygoten Form der familiären Hypercholestrolämie LDL-Rezeptoren fehlen, ist bei dieser Erkrankung eine Statinwirkung kaum nachweisbar.

- **Sekundärprävention vaskulärer Ereignisse:** Nach schwerwiegenden vaskulären Ereignissen (z. B. Myokardinfarkt, Hirninfarkt, Revaskularisierungseingriffen) reduziert eine kontinuierliche Therapie mit Statinen die vaskulär bedingte Morbidität und Mortalität. Die nicht vaskuläre Morbidität und Mortalität bleiben dagegen unverändert. Je stärker der LDL-Cholesterolspiegel im Serum gesenkt wird, desto seltener treten vaskuläre Ereignisse auf (annähernd lineare Beziehung). Jede Senkung des LDL-Cholesterols um 1, 1,5 oder 2 mmol/l (entsprechend 39, 58,5 oder 78 mg/dl) reduziert die vaskuläre Ereignisrate um 23, 33 bzw. 40 %. Dieser Effekt ist weitgehend unabhängig von der Höhe des Ausgangswerts für LDL-Cholesterol.

▶ Klinischer Bezug.

▶ Klinischer Bezug. Da die hepatische Cholesterolsynthese nachts maximal ist, wird für Statine mit kurzer Halbwertszeit der größte Effekt auf das LDL-Cholesterol dann erreicht, wenn die Tagesdosis abends vor dem Zubettgehen eingenommen wird. Für Atorvastatin und Rosuvastatin (lange Halbwertszeit) ist der Zeitpunkt der Einnahme ohne große Bedeutung. Das Wirkungsmaximum auf das LDL-Cholesterol ist nach 7 – 10 Tagen erreicht.

Unerwünschte Wirkungen: Statine sind **gut verträglich**.
- **Dosisunabhängige Nebenwirkungen:** u. a. gastrointestinale Störungen und Kopfschmerzen.
- **Dosisabhängige Nebenwirkungen: Hepatotoxizität** und **Myopathie** (schlimmstenfalls Rhabdomyolyse). Rosuvastatin kann in Dosierungen > 40 mg eine **Proteinurie** verursachen.

Unerwünschte Wirkungen: Statine sind **gut verträglich**. Trotzdem sind folgende Nebenwirkungen zu nennen:
- **Dosisunabhängig** sind gastrointestinale Störungen, Kopfschmerzen, flüchtige Hautausschläge und selten auftretende Überempfindlichkeitsreaktionen.
- **Dosisabhängige** Störungen sind **Hepatotoxizität** (Anstieg der Serumtransaminasen, cholestatische Hepatitis) und **Myopathie** (Myalgie mit Anstieg der Kreatinkinase, schlimmstenfalls Rhabdomyolyse mit Myoglobinurie und Nierenversagen). Rosuvastatin kann in Dosierungen über 40 mg auch eine **Proteinurie** verursachen.

▶ Exkurs.

▶ Exkurs. Mögliche Ursachen der Myotoxizität von Statinen
Die Myotoxizität geht nicht auf die Hemmung der Cholesterolsynthese in der Muskulatur zurück. Der Mangel an Mevalonsäure führt nämlich zwangsläufig zum Mangel an weiteren intermediären Produkten des Mevalonat-Stoffwechsels, wie z. B. Farnesyldiphosphat. Dieses wird nicht nur für die Cholesterolsynthese, sondern auch für die Synthese von **Ubiquinon** (CoQ$_{10}$) benötigt (Abb. **C-3.14** auf S. 433). Da CoQ$_{10}$ eine wichtige Rolle im mitochondrialen Energiestoffwechsel spielt, könnte ein CoQ$_{10}$-Mangel die Myopathie hervorrufen.

Kontraindikationen: u. a. Lebererkrankungen, Myopathie, Schwangerschaft und Still-

Kontraindikationen: Lebererkrankung mit anhaltender Erhöhung leberzellspezifischer Serumenzyme, Myopathie, Schwangerschaft und Stillzeit. Simvastatin und

Lovastatin dürfen auch nicht gleichzeitig mit Ciclosporin, Itraconazol oder einer Kombination aus Ritonavir und Saquinavir eingenommen werden, weil diese als potente CYP3A4- und P-Gp-Hemmstoffe die systemische Verfügbarkeit von Simvastatin und Lovastatin drastisch erhöhen.

Wechselwirkungen: Potente **Hemmstoffe von CYP3A4** wie z. B. Ciclosporin, Itraconazol, Makrolide, Protease-Inhibitoren, Grapefruitsaft oder Verapamil (vgl. S. 38) hemmen den First-Pass-Effekt und die Elimination der Statine, die von CYP3A4 abgebaut werden (s. o.). Ciclosporin und Gemfibrozil blockieren die **OATP1B1-vermittelte Aufname** von Pravastatin und Rosuvastatin in Leberzellen und erhöhen dadurch ihre systemische Verfügbarkeit.

Colestyramin und Ezetimib intensivieren die Wirkung der Statine auf LDL-Cholesterol und Fibrate die auf die Serum-Triglyzeride. Die **Kombination mit Gemfibrozil** hat aus noch ungeklärten Gründen eine prädisponierende Wirkung für das Auftreten einer Statin-induzierten Myopathie. Auch Nikotinsäure potenziert die Wirkung der Statine und erhöht das Risiko einer Myopathie.

Fluvastatin kann als Hemmstoff von CYP2C9 den Abbau von Glibenclamid und Diclofenac hemmen.

zeit. Simvastatin/Lovastatin: Kombination mit Ciclosporin, Itraconazol oder Ritonavir plus Saquinavir.

Wechselwirkungen: Potente **Hemmstoffe von CYP3A4** wie u. a. Ciclosporin, Makrolide, Grapefruitsaft oder Verapamil (vgl. S. 38) sowie Ciclosporin und Gemfibrozil als **OATP1B1-Blocker** erhöhen die systemischen Statinspiegel.

Colestyramin und Ezetimib intensivieren die Wirkungen der Statine. Die **Kombination mit Gemfibrozil** und Nikotinsäure erhöht das Risiko einer Statin-induzierten Myopathie.

▶ **Exkurs.** Das Lipobay-Problem

Im Jahre 2001 wurde das Statin **Cerivastatin** – in Deutschland wurde es unter dem Handelsnamen **Lipobay** vertrieben – vom Markt genommen, nachdem es in Zusammenhang mit seiner Einnahme zu einigen Todesfällen gekommen war. Die betroffenen Patienten hatten entgegen der Warnungen im Beipackzettel gleichzeitig gemfibrozilhaltige Medikamente eingenommen – Rhabdomyolysen mit konsekutivem Nierenversagen waren die Folge.

▶ **Exkurs.**

3.2.3 Hemmstoffe der intestinalen Cholesterolresorption

Ezetimib und sein Hauptmetabolit **Ezetimibglukuronid** sind die einzigen Vertreter dieser Gruppe. Sie hemmen die intestinale Cholesterolresorption durch Blockade eines Transporters im Bürstensaum von Dünndarm-Enterozyten. Dadurch wird weniger Cholesterol in Chylomikronen inkorporiert und den Leberzellen weniger Cholesterol in Form von Chylomikronen-Resten zugeführt (Abb. **C-3.6**). Ihre Wirkung auf das Serum-LDL (Senkung um 15–20%) addiert sich zu der von Statinen. Das glukuronidierte Ezetimib wird renal, hauptsächlich jedoch biliär sezerniert und im Dünndarm als Ezetimib oder Ezetimibglukuronid rückresorbiert. Der sich daraus ergebende enterohepatische Kreislauf erklärt die lange Halbwertszeit von Ezetimib (29 h). Ezetimib wird bei primären und sekundären Formen der **Hypercholesterolämie** häufig in Kombination mit Statinen angewendet. Es ist auch bei der homozygoten familiären Hypercholesterolämie wirksam. Ein den Statinen vergleichbarer klinischer Nutzen ist für Ezetimib nicht belegt. Typische unerwünschte Wirkungen sind allergische Reaktionen, Kopfschmerzen und ein Anstieg der Transaminasen. In Kombination mit Statinen ist es bei aktiven Lebererkrankungen sowie in der Schwangerschaft und Stillzeit kontraindiziert. Colestyramin hemmt die intestinale Resorption von Ezetimib/Ezetimibglukuronid und Fibrate erhöhen deren Plasmaspiegel.

3.2.3 Hemmstoffe der intestinalen Cholesterolresorption

Ezetimib und sein Hauptmetabolit **Ezetimibglukuronid** hemmen die intestinale Cholesterolresorption. Es wird bei primären und sekundären Formen der **Hypercholesterolämie** häufig in Kombination mit Statinen angewendet (additive Wirkung). Typische Nebenwirkungen sind u. a. allergische Reaktionen und Kopfschmerzen. Die Kombination mit Statinen ist bei Lebererkrankungen sowie in der Schwangerschaft und Stillzeit kontraindiziert.

3.2.4 Colestyramin

Dabei handelt es sich um das Chloridsalz eines basischen Polymers mit zahlreichen Ammoniumstickstoffen.

Wirkungsmechanismus, Wirkungen und Pharmakokinetik: Colestyramin **unterbricht den enterohepatischen Kreislauf der Gallensäuren**, weil es Gallensäuren mit hoher Affinität bindet und deren intestinale Rückresorption hemmt. Die Leber muss deshalb zulasten der Cholesterolsynthese vermehrt Gallensäuren synthetisieren. Die Folge ist eine Zunahme der Expression hepatischer LDL-Rezeptoren und ein Anstieg der LDL-Blutclearance. Die **Senkung des LDL-Cholesterols** tritt verzögert ein (5–7 Tage) und erreicht nach 4–5 Wochen ein Maximum von 20–25%. Das HDL-Cholesterol nimmt geringfügig zu (3–5%). Die gesteigerte Synthese von Gallensäuren kann mit einer Zunahme der hepatischen Triglyzeridsynthese einhergehen und eine **Hypertriglyzeridämie** hervorrufen. Da die hepatische Choleste-

3.2.4 Colestyramin

Wirkungsmechanismus, Wirkungen und Pharmakokinetik: Colestyramin **unterbricht den enterohepatischen Kreislauf der Gallensäuren**. Die vermehrte Gallensäuren-Synthese geht zulasten der Cholesterolsynthese. Folgen: hepatische LDL-Rezeptoren ↑ → LDL-Blutclearance ↑. Die **Senkung des LDL-Cholesterols** tritt verzögert ein, eine **Hypertriglyzeridämie** ist möglich. Die Wirkung von Colestyramin wird durch Kombination mit Statinen beträchtlich gesteigert.

rolsynthese kompensatorisch durch Überexpression der HMG-CoA-Reduktase ansteigt, nimmt die Effektivität von Colestyramin durch Kombination mit Statinen beträchtlich zu (Senkung des LDL-Cholesterols um 50–70%). Die langfristige Behandlung mit Colestyramin allein führt zum Rückgang der Letalität und der Inzidenz akuter koronarer Ereignisse bei der koronaren Herzkrankheit. Colestyramin wird enteral nicht resorbiert und mit dem Stuhl ausgeschieden.

Indikationen, unerwünschte Wirkungen und Kontraindkationen: Colestyramin wird bei heterozygoten Formen der familiären Hypercholesterolämie und anderen primären Hypercholesterolämien besonders im Kindesalter angewendet. Es wird in Dosierungen von ein- bis dreimal 4–8 g pro Tag mit viel Flüssigkeit eingenommen. Weitere Indikationen sind chologene Diarrhöen, Pruritus bei partiellen Gallengangsverschlüssen und – in Kombination mit Statinen – auch schwere Formen der Hypercholesterolämie. Zu den wichtigen **unerwünschten Wirkungen** gehören gastrointestinale Störungen (v. a. Obstipation, Übelkeit, Völlegefühl, Blähungen), verminderte Resorption von fettlöslichen Vitaminen und Folsäure sowie ein initialer Anstieg der alkalischen Phosphatase und der Transaminasen. Beim Ileus und bei einer Gallengangsverlegung ist es **kontraindiziert**.

Wechselwirkungen: Colestyramin verzögert und vermindert die enterale Resorption zahlreicher Pharmaka (z. B. Thiazide, Phenobarbital, Thyroxin, Doxycyclin). Diese Pharmaka müssen 1 h vor oder 4 h nach Colestyramin verabreicht werden. Colestyramin unterbricht den enterohepatischen Kreislauf einiger Pharmaka (z. B. Digitoxin, Antikoagulanzien von Cumarintyp, Ethinylestradiol) und beeinträchtigt dadurch die Wirkungen dieser Pharmaka durch Beschleunigung ihrer Elimination.

Indikationen: Indikationen sind primäre Hypercholesterolämien, chologene Diarrhöe, Pruritus bei Gallengangsverschluss sowie (kombiniert mit Statinen) die schwere Hypercholesterolämie. **Unerwünschte Wirkungen:** gastrointestinale Störungen, Resorption von fettlöslichen Vitaminen und Folsäure ↓. **Kontraindikationen:** Ileus, Gallengangsverlegung.

Wechselwirkungen: Colestyramin vermindert die enterale Resorption zahlreicher Pharmaka (u. a. Phenobarbital, Einnahmeabstand empfohlen!) und unterbricht den enterohepatischen Kreislauf für viele Pharmaka (u. a. bei Antikoagulanzien).

3.2.5 Fibrate

Substanzen, Wirkungsmechanismus und Wirkungen: Fibrate sind veresterte (**Fenofibrat, Etofibrat**) oder nicht veresterte Phenoxycarbonsäuren (**Bezafibrat, Gemfibrozil**). Sie wirken als Agonisten des nukleären Transkriptionsfaktors PPARα (peroxisome proliferator-activated receptor-α), der vorrangig in Leberzellen sowie im Herz- und Skelettmuskel exprimiert wird. Die **Aktivierung von PPARα** führt zur Steigerung der Expression von Genen, die für die Lipoproteinlipase, die Fettsäuren-Transportproteine FAT und FATP, für Enzyme der Fettsäureoxidation und für Apolipoprotein A-1, ein Strukturprotein von HDL, kodieren (Abb. C-3.6). Die Folge ist eine Zunahme der Plasmaclearance von triglyzeridreichen Lipoproteinen (Chylomikronen, VLDL) und eine vermehrte Bildung von HDL-Partikeln. Fibrate bewirken deshalb eine **Senkung der Serumtriglyzeride** (um 25–50%), einen **Anstieg des HDL-Cholesterols** (um 10–35%) und eine Steigerung der biliären Cholesterolsekretion. Die Wirkungen auf Triglyzeride und HDL-Cholesterol sind umso stärker, je höher der Ausgangswert für die Serumtriglyzeride war. Die Effekte auf LDL-Spiegel sind uneinheitlich und schwer vorhersagbar. Fibrate haben auch **antithrombotische Wirkungen**, weil sie die Blutgerinnung hemmen und die Fibrinolyse fördern. Bei Patienten mit koronarer Herzkrankheit reduzieren Fibrate das Auftreten koronarer Ereignisse und Schlaganfälle, ohne die Gesamtmortalität zu verringern.

Substanzen, Wirkungsmechanismus und Wirkungen: Die Fibrate **Fenofibrat, Etofibrat, Bezafibrat** und **Gemfibrozil** wirken als Agonisten des nukleären Transkriptionsfaktors PPARα. Die **Aktivierung von PPARα** führt zur Steigerung der Expression zahlreicher Enzyme, u. a. der LPL und Enzyme der Fettsäureoxidation (Abb. **C-3.6**), was eine **Senkung der Serumtriglyzeride** und einen **Anstieg des HDL-Cholesterols** bewirkt. Zusätzlich wirken Fibrate **antithrombotisch**.

Pharmakokinetik: Fenofibrat muss präsystemisch erst zur wirksamen Fenofibrinsäure und Etofibrat zu Clofibrinsäure hydrolysiert werden. Fenofibrinsäure und Gemfibrozil werden metabolisch, Bezafibrat metabolisch und renal und Clofibrinsäure renal eliminiert (Tab. **C-3.7**). Bei der Metabolisierung spielt die Glukuronidie-

Pharmakokinetik (Tab. C-3.7): Bei der Metabolisierung spielt die Glukuronidierung eine wichtige Rolle.

C-3.7 Pharmakokinetische Daten und Dosierungen von Fibraten

Wirkstoff	orale Einzeldosis [mg]	DI [h]	BV [%]	HWZ [h]	PEB [%]	EF$_{ren}$ [%]
Bezafibrat	400 (retardiert)	24	90	2,5	95	50
Fenofibrat[1]	250 (retardiert)	24	(75)	(22)	(99)	0 (10)
Etofibrat[1]	500 (retardiert)	24	(n.b.)	(16)	(35)	(90)
Gemfibrozil	450–600	12	98	1,5	97	6

[1] Daten in Klammern betreffen die wirksame Säure.

rung eine wichtige Rolle. Gemfibrozil und/oder Gemfibrozil-Glukuronid sind potente Hemmstoffe von CYP2C 8/2C 9 und einiger Glukuronosyltransferasen (UGTA1 und UGTA3).

Indikationen: Massive Hypertriglyzeridämien (Abb. **C-3.9**) mit hohem Pankreatitisrisiko (Serumtriglyzeride > 2000 mg/dl) zusätzlich zur primären Therapie (Alkoholkarenz und diätetische Fettrestriktion). Dyslipidämien mit hohen Triglyzeriden und niedrigem HDL-Cholesterol, wenn diätetische Maßnahmen und Bewegungstherapie nicht ausreichend wirken. Patienten mit familiärer Dysbetalipoproteinämie (früher Typ-III-Hyperlipoproteinämie) reagieren auf Fibrate mit einer drastischen Senkung der erhöhten Triglyzerid- und Cholesterolspiegel im Serum.

Indikationen: Massive Hypertriglyzeridämien mit hohem Pankreatitisrisiko sowie Dyslipidämien mit hohen Triglyzeriden und niedrigem HDL-Cholesterol. Außerdem die familiäre Dybetalipoproteinämie.

⊙ **C-3.9** Blutseren mit unterschiedlichen Lipidkonzentrationen

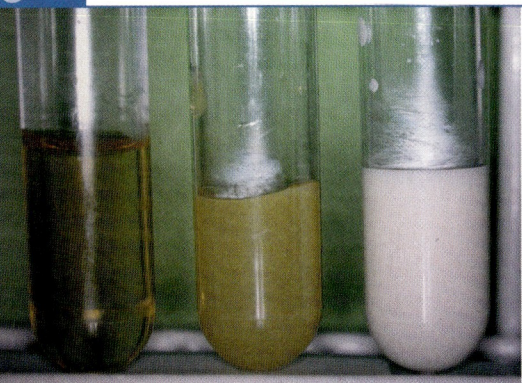

Linkes Röhrchen: Gesamtcholesterin 173 mg/dl und Triglyzeride 121 mg/dl.
Mittleres Röhrchen: Gesamtcholesterin 370 mg/dl und Triglyzeride 897 mg/dl.
Rechtes Röhrchen: Gesamtcholesterin 1008 mg/dl und Triglyzeride 9294 mg/dl.
(mit freundlicher Genehmigung von H. S. Füeßl, Haar)

⊙ **C-3.9**

Unerwünschte Wirkungen: Diverse gastrointestinale Störungen, Schwächegefühl, Schwindel und Kopfschmerzen, Leberfunktionsstörungen (selten cholestatische Hepatitis), Cholelithiasis (Folge der vermehrten biliären Ausscheidung von Cholesterol), Myotoxizität mit hohen Kreatinkinase-Konzentrationen im Serum (Muskelschwäche, Myalgien, Muskelkrämpfe und selten Rhabdomyolyse), immunallergische Reaktionen der Haut oder generalisierte Überempfindlichkeitsreaktionen. Etofibrat verusacht häufig banale Infekte mit grippeähnlicher Symptomatik.

Unerwünschte Wirkungen: U.a. gastrointestinale Störungen, Schwindel, Leberfunktionsstörungen, Cholelithiasis, Myotixizität und Überempfindlichkeitsreaktionen.

Kontraindikationen: Lebererkrankungen (Ausnahme: Fettleber), Niereninsuffizienz, fotoallergische Reaktionen auf Fibrate in der Anamnese, Behandlung mit MAO-Hemmstoffen, Schwangerschaft und Stillzeit. Für Bezafibrat und Gemfibrozil zusätzlich: Cholelithiasis (auch in der Anamnese). Für Gemfibrozil zusätzlich: Behandlung mit Repaglinid (Substrat von CYP2C8). Für Fenofibrat (strukturverwandt mit Ketoprofen) zusätzlich: fotoallergische Reaktion auf Ketoprofen. Für Etofibrat zusätzlich: Herzinsuffizienz, fototoxische Hautreaktionen in der Anamnese.

Kontraindikationen: Lebererkrankungen (Ausnahme: Fettleber), Niereninsuffizienz, fotoallergische Reaktionen auf Fibrate, MAO-Hemmstoffe, Schwangerschaft und Stillzeit sowie spezifische Kontraindikationen für die einzelnen Vertreter.

Wechselwirkungen: Wegen der Hemmwirkung auf CYP2C8/2C9 verstärken Fibrate durch Hemmung der Elimination die Wirkungen von Sulfonylharnstoffen und von Cumarinen (Antikoagulanzien). Gemfibrozil und/oder Gemfibrozil-Glukuronid hemmen CYP2C8/2C9, Glukuronosyltransferasen und hepatische Anionentransporter und erhöhen deshalb die systemische Verfügbarkeit vieler Statine: Das Risiko einer Statin-induzierten Myopathie steigt drastisch, wenn nicht auf niedrige Statindosierungen (d. h. 10 mg Rosuvastatin und 20 mg für alle anderen Statine) geachtet wird. Colestyramin hemmt die intestinale Resorption der Fibrate. MAO-Hemmstoffe erhöhen das Hepatitisrisiko.

Wechselwirkungen: Fibrate verstärken die Wirkung von Sulfonylharnstoffen und Cumarinen. Gemfibrozil erhöht die Verfügbarkeit von Statinen drastisch und steigert damit das Myopathie-Risiko. Colestyramin hemmt wiederum die Resorption der Fibrate und MAO-Hemmer erhöhen das Hepatitisrisiko.

3.2.6 Nikotinsäure und ihre Analoga

Substanzen, Wirkungsmechanismus und Wirkungen: Neben Nikotinsäure ist das Salz Xantinolnicotinat zugelassen. Nikotinsäure aktiviert in Fettzellen und Makrophagen einen G_i-Protein-gekoppelten Rezeptor, dessen Erregung zur Deaktivierung der Adenylatcyclase (cAMP↓) führt. Der endogene Ligand des Rezeptors ist unbekannt. Der Mangel an cAMP führt zur Drosselung der Adrenalin-sensitiven Lipase-

3.2.6 Nikotinsäure und ihre Analoga

Substanzen, Wirkungsmechanismus und Wirkungen: Es gibt Nikotinsäure und deren Salz Xantinolnicotinat. Nikotinsäure senkt zum einen in Fettzellen die cAMP-Konzentration und sorgt so für die Hemmung der Lipolyse (freie Fettsäuren↓). Zum anderen aktiviert sie die Lipoproteinlipase (→ vermehrter Abbau von Chylomikronen und VLDL, Abb. C-3.6). Die **wichtigste Wirkung** ist aber der **Anstieg der HDL-Konzentration**. Die einzelnen Wirkungen sind dosisabhängig.

aktivität sowie zur Hemmung der Lipolyse und der Freisetzung freier Fettsäuren. Das reduzierte Angebot von freien Fettsäuren an die Leber und die Hemmung der hepatischen Triglyzeridsynthese vermindern die Bildung und Sekretion von VLDL-Partikeln. Außerdem erhöht Nikotinsäure die Aktivität der Lipoproteinlipase und fördert so den Abbau von Chylomikronen und VLDL im Blut (Abb. C-3.6). Diese Effekte erklären, warum Nikotinsäure die Triglyzeride und LDL im Serum senkt. Die **wichtigste Wirkung** von Nikotinsäure ist aber der **Anstieg der HDL-Konzentration**. Er ist Folge der Senkung der Triglyzeridspiegel und der Verringerung der hepatischen ApoA-I-Clearance aus HDL-Partikeln. Die heute üblichen Retardformulierungen reduzieren Triglyzeridspiegel um 16–38 %, LDL-Cholesterolspiegel um 7–16 % und steigern HDL-Cholesterol um 15–25 %. Das Ausmaß dieser Effekte ist dosisabhängig. Dosierungen unter 1000 mg pro Tag erhöhen hauptsächlich das HDL-Cholesterol. Höhere Dosierungen werden zur Senkung der Triglyzerid- und LDL-Cholesterolspiegel benötigt.

Pharmakokinetik (Tab. C-3.8): Nikotinsäure wird metabolisch eliminiert. Diese Elimination ist im therapeutischen Bereich sättigungsfähig, d. h. höhere Dosierungen führen zu überproportionalen Anstiegen der Plasmaspiegel.

Pharmakokinetik (Tab. C-3.8): Das Nikotinsäure-Salz Xantinolnicotinat wirkt erst nach präsystemischer Umwandlung zu Nikotinsäure. Diese wird hauptsächlich metabolisch eliminiert. Die metabolische Elimination ist im therapeutischen Dosisbereich sättigungsfähig. Deshalb geht eine Dosissteigerung mit einer Verlängerung der Halbwertszeit und einem disproportionalen Anstieg der Nikotinsäure-Plasmaspiegel einher.

C-3.8 Pharmakokinetische Daten und Dosierungen von Nikotinsäure und ihren Derivaten

Wirkstoff	orale Einzeldosis [mg]	DI [h]	BV [%]	HWZ [h]	PEB [%]	EF$_{ren}$ [%]
Nikotinsäure	500–2000 (retardiert)	24	70	1[1]	20	12
Xantinolnicotinat[2]	1000 (retardiert)	12	0 (n.b.)	(1)	(20)	(12)

[1] nimmt mit steigender Dosis zu; [2] Daten in Klammern betreffen die wirksame Nikotinsäure.

Indikationen: Hypertriglyzeridämien und kombinierte Hyperlipidämien, v. a. in Kombination mit Statinen oder Colestyramin.

Indikationen: Hypertriglyzeridämien und kombinierte Hyperlipidämien, v. a. wenn sie mit niedrigem Serum-HDL einhergehen. Die Kombination mit niedrig dosierten Statinen (10 mg für Rosuvastatin, 20 mg für alle anderen Statine) oder Colestyramin ist sehr wirksam. Nikotinsäure wird oral als Retardpräparat eingenommen. Die abendliche Dosis wird dabei über 6 bis 7 Wochen langsam von 500 auf 2000 mg gesteigert.

Unerwünschte Wirkungen: Häufig sind **Flushsymptomatik**, Kopfschmerzen, Tachykardien und gastrointestinale Störungen. Neuerdings wird Nikotinsäure zur Reduktion dieser Symptome in Kombination mit Laropiprant angewendet. Weitere Nebenwirkungen sind **Hautausschläge** und Akanthosis nigricans, **Hyperurikämie**, **hepatotoxische Wirkungen**, **Insulinresistenz mit Anstieg des Blutzuckers**, **Myopathie** (Gefahr der Rhabdomyolyse).

Unerwünschte Wirkungen und Kontraindikationen: Flushsymptomatik, Kopfschmerzen, Schwindel, Tachykardie, Übelkeit, Diarrhö und Bauchschmerzen sind Folge einer Aktivierung der Prostaglandin(PG)-Synthese. Diese Störungen treten bei den meisten Patienten auf und beeinträchtigen die Compliance erheblich; sie sind bei Anwendung von Retard-Formulierungen geringer ausgeprägt und werden durch ASS-Vorbehandlung gemildert. Neuerdings wird Nikotinsäure nur noch in Form einer fixen Kombination mit Laropiprant (einem PG-Rezeptor-Antagonisten) angewendet. Darüber hinaus können auftreten: **Hautausschläge** und Akanthosis nigricans, **Hyperurikämie** wegen Hemmung der renalen Harnsäure-Clearance, **hepatotoxische Wirkungen** (besonders bei Tagesdosierungen > 2 g) mit der Gefahr einer cholestatischen Hepatitis, **Insulinresistenz mit Anstieg des Blutzuckers**, **Myopathie** einschließlich der Gefahr einer Rhabdomyolyse.

Kontraindikationen: u. a. Leberfunktionsstörungen, Magenulzera, Schwangerschaft und Stillzeit.

Kontraindiziert ist Nikotinsäure bei Leberfunktionsstörungen, Magenulzera, akuter Herz-Kreislauf-Insuffizienz sowie in der Schwangerschaft und Stillzeit.

Wechselwirkungen: Kombinationen mit Statinen erhöhen das Myopathierisiko. Darüber hinaus sind zahlreiche Wechselwirkungen beschrieben. Nikotinsäure vermindert die Wirksamkeit aller Antidiabetika (Insulinresistenz).

Wechselwirkungen: Colestyramin hemmt die enterale Resorption von Nikotinsäure, Alkohol verstärkt die Flushsymptomatik. Die Kombination mit Statinen erhöht das Myopathierisiko, weshalb niedrige Dosierungen beider Kombinationspartner gewählt werden müssen. Nikotinsäure verstärkt die Wirkung von Cumarin-Antikoagulanzien, von Antihypertensiva sowie von Nitrovasodilatatoren und vermindert die Wirksamkeit aller Antidiabetika, weil es eine Insulinresistenz hervorruft.

3.2.7 Pharmakotherapie der Adipositas

Grundlagen

Die Adipositas geht auf eine lang anhaltend positive Energiebilanz zurück, d. h. es werden über lange Zeit mehr Kalorien in Form von Nahrung aufgenommen, als in Form von Wärmeproduktion und körperlicher Aktivität verbraucht werden. Ein solches Missverhältnis führt kurzfristig zur Zunahme des Körpergewichts und langfristig zur Adipositas. Zur Klassifizierung wird der **Body-Mass-Index** (BMI = Körpergewicht in kg : [Körpergröße in m]^2) herangezogen. Von Übergewicht spricht man bei einem BMI zwischen 25,0 und 29,9 kg/m^2, von Adipositas bei einem BMI über 30,0 kg/m^2.

Adipositas erhöht das Risiko für kardiovaskuläre Erkrankungen (koronare Herzkrankheit, arterielle Hypertonie), Typ-2-Diabetes, Osteoarthritis und Karzinome (z. B. Mammakarzinom, kolorektales Karzinom) und verkürzt die Lebenserwartung beträchtlich. Adipositas ist deshalb eine ernstzunehmende Erkrankung, für die es bisher keine wirksame Pharmakotherapie gibt. Die Behandlung besteht in einer Umstellung der Ernährung auf niedrigkalorische und ballaststoffreiche Diät und eine Integration von körperlicher Aktivität bzw. Ausdauertraining in den normalen Tagesablauf. Bei dieser notwendigen, z. T. drastischen Änderung des Lebensstils sind verhaltenstherapeutische Strategien von großer Bedeutung.

▶ **Merke.** Eine zeitlich begrenzte medikamentöse Begleittherapie kann bestenfalls dazu beitragen, vorher definierte Ziele der Gewichtsabnahme leichter zu erreichen. Belege für einen klinischen Nutzen der nachfolgend genannten Pharmaka, z. B. eine Verringerung der mit dem Übergewicht assoziierten kardio- und zerebrovaskulären Morbidität und Mortalität, gibt es nicht.

Wirkstoffe

Für die Behandlung des Übergewichts sind mit **Orlistat** und **Amfepramon** nur zwei Pharmaka zugelassen.

Orlistat

Orlistat ist indiziert zur **Gewichtsreduktion bei Übergewicht** (BMI ≥ 28 kg/m^2). Es ist ein **irreversibler Hemmstoff gastrointestinaler Lipasen**, die Triglyzeride zu resorbierbaren Monoglyzeriden und freien Fettsäuren hydrolysieren. Eine Dosis von 120 mg bewirkt, dass etwa 30 % der Nahrungstriglyzeride unverändert mit dem Stuhl ausgeschieden werden. Auf die Bereitschaft zur Umstellung der Ernährungsgewohnheiten hat Orlistat allerdings keinen Einfluss – die Motivation dazu müssen die Betroffenen selbst aufbringen. Nur ca. 10–20 % der übergewichtigen Patienten gelingt es, ihr Körpergewicht innerhalb eines Jahres um mindestens 10 % zu reduzieren. Durch die Behandlung mit Orlistat wird dieser Anteil etwa verdoppelt. Orlistat wird kaum resorbiert und hauptsächlich unverändert im Stuhl ausgeschieden (Tab. C-3.9). Häufig auftretende **unerwünschte Wirkungen** sind gastrointestinale Störungen als Folge der Malabsorption (fettiger oder öliger Stuhl, Blähungen mit Stuhlabgang, Defäkationsdrang, krampfartige Bauchschmerzen), eine Hemmung der Resorption der fettlöslichen Vitamine A, D, E und K, Kopfschmerzen und Infektionen der oberen Atemwege und der Harnwege. **Kontraindikationen** sind ein chronisches Malabsorptionssyndrom, Cholestase und Stillzeit. Zu den **Wechselwirkungen** gehört die Hemmung der enteralen Ciclosporin-Resorption.

C-3.9	Pharmakokinetische Daten und Dosierungen von Orlistat und Amfepramon					
Wirkstoff	orale Einzeldosis [mg]	DI [h]	BV [%]	HWZ	PEB [%]	EF$_{ren}$ [%]
Orlistat	60–120	6[1]	< 2	n.b.	99	n.b.
Amfepramon	60 (1 Retardkapsel morgens)	24	n.b.	2 h	n.b.	2

[1] wird nur vor Mahlzeiten eingenommen, die auch Fett enthalten.

Amfepramon

Dieses Amphetamin-Derivat ist ein ZNS-gängiges, indirekt wirkendes Sympathomimetikum (s. S. 83). Es wirkt deshalb wie ein „Appetitzügler", weil es wie Amphetamin eine **Serotoninfreisetzung im ZNS** hervorruft. Indiziert ist Amfepramon zur **adjuvanten Behandlung von Personen mit einem BMI über 30 kg/m²**. Wie alle Wirkungen der indirekt wirkenden Sympathomimetika ist auch die appetitmindernde Wirkung von Amfepramon zeitlich begrenzt, da es rasch zur Toleranzentwicklung kommt. Deshalb und wegen des Risikos für die Entwicklung einer pulmonal-arteriellen Hypertonie ist die Anwendung von Amfepramon nicht zu empfehlen.

3.3 Gicht (Hyperurikämie)

3.3.1 Pathophysiologische Grundlagen

Harnsäure: Beim Menschen ist die Harnsäure das **Endprodukt des Purinstoffwechsels**. Sie wird **renal eliminiert** und dabei nach der glomerulären Filtration im proximalen Tubulus gleichzeitig rückresorbiert und sezerniert (Abb. **C-3.10**). Da die Rückresorption bei Weitem effizienter ist als die Sekretion, werden nur 10 % der filtrierten Harnsäure mit dem Urin ausgeschieden.

Gicht: Bei dieser Erkrankung, von der Männer 4–5-mal häufiger betroffen sind als Frauen, steigt aufgrund einer **gestörten renalen Elimination** (90% der Fälle) oder einer **gesteigerten Produktion von Harnsäure** (10%) die Uratkonzentration im Serum auf **> 6,5 mg/dl** an **(Hyperurikämie)**. Die gestörte renale Urat-Elimination ist überwiegend genetisch bedingt, kann aber auch sekundär durch Arzneistoffe wie Diuretika hervorgerufen werden, die mit Harnsäure um renaltubuläre Transporter konkurrieren. Die gesteigerte Uratproduktion ist Folge einer Fehlernährung oder sekundär bedingt (z. B. durch Chemotherapie mit gesteigertem Zellzerfall). Die schlechte Löslichkeit der Harnsäure erklärt, warum oberhalb der Serum-Harnsäurekonzentration von 6,5 mg/dl – v. a. in schlecht durchbluteten Hautarealen und peripheren Gelenken – die Tendenz zur **Ausfällung von Mononatrium-Urat (MNU)-Kristallen** besteht. Es kommt zu intermittierenden Attacken sehr schmerzhafter Monarthritiden **(akuter Gichtanfall,** Abb. **C-3.11a)**, weil die im Gewebe ausgefallenen MNU-Kristalle **(Tophi,** Abb. **C-3.11b)** eine Entzündungsreaktion in Gang setzen, bei der neutrophile Granulozyten eine wichtige Rolle spielen. Letztere unterhalten das Entzündungsgeschehen, indem sie MNU-Kristalle phagozytieren und – ohne sie zu verdauen – unter Freisetzung selbiger Kristalle, lysosomaler Enzyme und proinflammatorischer Zytokine zugrunde gehen. Weitere klinische Manifestationsformen sind die **Uratnephropathie** (chronisch interstitielle Nephritis) und die Entstehung von **Harnsäuresteinen** in den ableitenden Harnwegen.

Die **Pharmakotherapie** einer Hyperurikämie verfolgt **zwei Ziele**:
- die Symptome des akuten Gichtanfalls zu lindern (nichtsteroidale Antiphlogistika)
- das Risiko wiederkehrender Gichtattacken zu vermindern (Urikostatika, Urikosurika).

Darüber hinaus muss der Patient dazu angehalten werden, eine **purinarme Diät** einzuhalten.

3.3.2 Pharmaka mit Wirkung gegen Gicht

Mittel gegen akute Gichtanfälle

Die klinische Erfahrung zeigt, dass **nichtsteroidale Antiphlogistika** (s. S. 241) unterstützt durch **Ruhigstellung** und **Kühlung** des betroffenen Gelenks (meist eines Großzehengrundgelenks, Abb. **C-3.11a**) die Beschwerden wirksam lindern. Häufig sind relativ hohe orale Tagesdosierungen erforderlich: 3 × 800 mg Ibuprofen, 2 × 500 mg Naproxen oder 2 × 75 mg Diclofenac. Die Behandlung ist jedoch meist nur für 3–4 Tage erforderlich und wird danach innerhalb weniger Tage ausschleichend beendet. **Glukokortikoide**, die entweder intraartikulär (z. B. 5–10 mg Triamcinolon) oder systemisch (30–60 mg Prednisolon p. o. für 3 Tage, dann ausschleichende Beendigung über 10–14 Tage) verabreicht werden, sind nur selten erforderlich. Das

C 3.3 Gicht (Hyperurikämie)

C-3.10 Harnsäurestoffwechsel, renales „Urathandling" und die Wirkung von Pharmaka

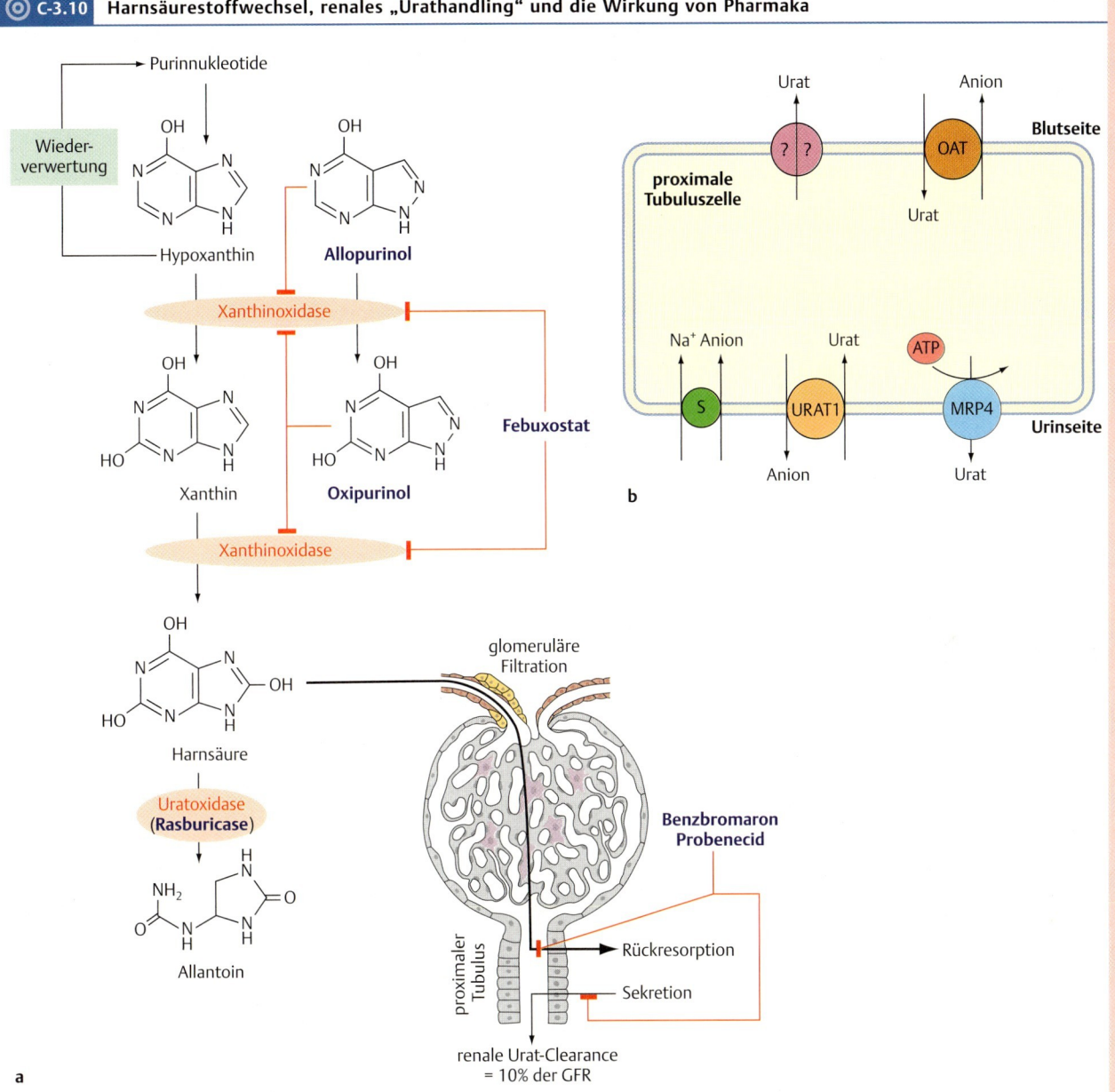

a Stoffwechsel und renale Ausscheidung der Harnsäure.
b An der Rückresorption und Sekretion von Urat beteiligte Transporter im proximalen Nierentubulus.
GFR: glomeruläre Filtrationsrate; OAT: organischer Anionen-Transporter; ?: unbekannter Transporter, der auf der Blutseite Urat sezerniert; S: Symporter für Na⁺ und Anionen; URAT 1: Urat-Anionen-Austauscher; MRP4: Multidrug Resistance-associated Protein, ein ATP-abhängiger Effluxtransporter für Anionen oder Urat. Laktat und α-Ketoglutarsäure sind die endogenen Anionen für diese Transporter.

Gift der Herbstzeitlosen **Colchicin** wird heute wegen seiner Toxizität zur Behandlung des akuten Gichtanfalls nicht mehr verwendet.

Urikostatika

▶ **Definition.** Urikostatika hemmen die Harnsäuresynthese.

Substanzen, Wirkungsmechanismus und Wirkungen: Die beiden verfügbaren Vertreter sind **Allopurinol**, ein Isomer des Hypoxanthins (Abb. **C-3.10**), und **Febuxostat**. Als Substrat der **Xanthinoxidase** ist Allopurinol ein **kompetitiver Antagonist** dieses Enzyms und hemmt die Synthese von Harnsäure. **Oxipurinol**, ein Metabolit von Allopurinol, ist als **nicht-kompetitiver Hemmstoff** der Xanthinoxidase hauptverantwortlich für die Wirkungen von Allopurinol. Nach Hemmung der Xanthinoxidase

Urikostatika

▶ Definition.

Substanzen, Wirkungsmechanismus und Wirkungen: Vetreter sind **Allopurinol** (Abb. C-3.10) und **Febuxostat**. Allopurinol ist als Substrat ein **kompetetiver Antagonist** der **Xanthinoxidase**. **Oxipurinol**, ein Metabolit von Allopurinol, ist als **nicht-kompetitiver Hemmstoff** des Enzyms hauptverantwortlich

C-3.11 Akuter Gichtanfall (Arthritis urica)

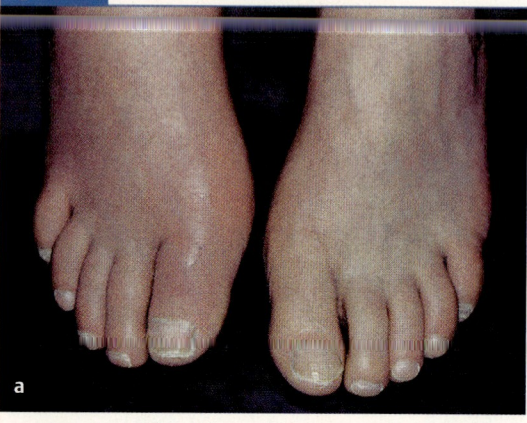
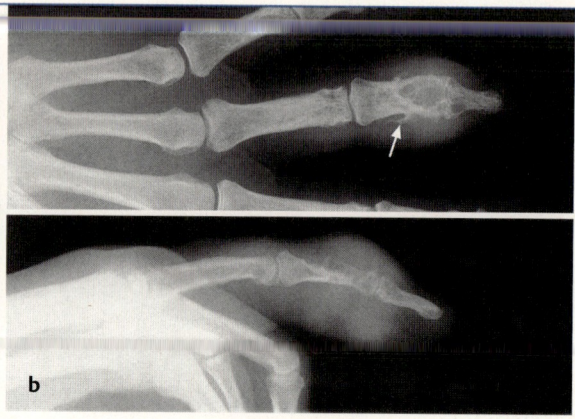

a Klinischer Befund des Großzehengrundgelenks bei akutem Gichtanfall (sog. Podagra): Im Seitenvergleich ist der rechte Vorfuß v. a. im Bereich des Großzehengrundgelenks gerötet, geschwollen und stark druckschmerzhaft (aus Füeßl, Middeke; Duale Reihe Anamnese und Klinische Untersuchung, Thieme, 2010).
b Radiologischer Befund bei Befall des Ringfingers: Scharf begrenzte Osteolysen im Bereich der Mittelphalanx mit Tophusstachel (Pfeil) am proximalen Rand der Läsion. Eine ausgedehnte umgebende Weichteilschwellung und die Gelenkspaltverschmälerung sind Ausdruck der starken Entzündung (aus Reiser, Kuhn, Debus; Duale Reihe Radiologie, Thieme, 2011).

---

für die Allopurinol-Wirkung. Durch Hemmung der Xanthinoxidase wird das gut harngängige **Hypoxanthin** zum Endprodukt des Purinstoffwechsels. **Febuxostat** ist, ohne Substrat zu sein, ein kompetitiver Antagonist der Xanthinoxidase.

wird das gut harngängige **Hypoxanthin** zum Endprodukt des Purinstoffwechsels und die Wiederverwertung von Hypoxanthin gewinnt in der Purinsynthese an Bedeutung. **Febuxostat** ist kein Substrat, aber ebenfalls ein kompetitiver Antagonist der Xanthinoxidase. Allopurinol und Febuxostat bewirken eine Senkung des Serum-Harnsäurespiegels sowie eine Auflösung der Tophi und helfen bei der Prävention der Gichtarthritis und von Uratsteinen in den ableitenden Harnwegen.

Pharmakokinetik (Tab. C-3.10): Oxipurinol entsteht bereits präsystemisch in Dünndarm und Leber und wird renal eliminiert, daher ist eine **Dosisanpassung** an die **Nierenfunktion** erforderlich. Febuxostat wird metabolisch eliminiert.

Pharmakokinetik (Tab. C-3.10): Das für die Wirkung von Allopurinol hauptverantwortliche **Oxipurinol** entsteht schon präsystemisch in Dünndarm und Leber. Da Oxipurinol ausschließlich renal eliminiert wird, muss zur Vermeidung von Intoxikationen die Dosierung der **Nierenfunktion angepasst** werden. Febuxostat wird vorwiegend metabolisch durch Glukuronidierung und CYP-Enzyme (CYP1A2 und CYP2C 8/2C 9) eliminiert.

C-3.10 Pharmakokinetische Daten und Dosierungen von Pharmaka mit Wirkung gegen Gicht

Wirkstoff	orale Einzeldosis [mg]	DI [h]	BV [%]	HWZ [h]	PEB [%]	EF$_{ren}$ [%]
Urikostatika						
Allopurinol[1]	100 – 600[2]	12 – 24[3]	55	1 (24)	0 (0)	20 (100)
Febuxostat[4]	80	24	n.b.	6 – 7	99 (80 – 90)	3
Urikosurika						
Benzbromaron[4]	40 – 80	24	50	4 (17 – 20)	99	2 (0)
Probenecid	250 – 500	8 – 12	100	5 – 10[5]	85 – 95[5]	5 – 17[5]

[1] Daten in Klammern betreffen den für die Wirkung hauptverantwortlichen Metaboliten Oxipurinol; [2] Tagesdosis muss an die Nierenfunktion (Kreatinin-Clearance) angepasst werden; [3] Tagesdosierungen > 300 mg sollten geteilt werden (2 × 150 mg/d); [4] Daten in Klammern betreffen verschiedene wirksame Metaboliten; [5] die große Variabilität ist Folge einer dosisabhängigen Kinetik.

Indikationen: Primäre und sekundäre Hyperurikämien. Zu Dosierungen s. Tab. **C-3.10**.

Indikationen: Hyperurikämie mit Gichtanfällen, Harnsäuresteine oder Uratnephropathie (Ziel: Senkung der Serum-Harnsäure < 6 mg/dl) sowie sekundäre Formen der Hyperurikämie (Dosierungen s. Tab. **C-3.10**).

Unerwünschte Wirkungen. Beide Wirkstoffe: u. a. reaktive Attacken von Gichtarthritis bei Therapiebeginn, Leberfunktionsstörungen. **Allopurinol:** Exantheme, Agranulozy-

Unerwünschte Wirkungen. Beide Wirkstoffe: Reaktive Attacken von Gichtarthritis in den ersten Therapiewochen (bedingt durch Mobilisierung von Harnsäure aus den Geweben), Leberfunktionsstörungen sowie Übelkeit und Durchfälle. **Allopurinol:** Am häufigsten sind dosisabhängig auftretende makulopapulöse oder urtikarielle Exantheme, die eine Beendigung der Therapie erzwingen, da Hautausschläge häufig das erste Zeichen von ernsten immunallergischen Reaktionen sind (v. a. bei Patienten mit Niereninsuffizienz). Außerdem können Agranulozytosen, Thrombozytopenien und aplastische Anämien auftreten. **Febuxostat:** Häufig sind Kopfschmerzen und Hautausschläge.

Kontraindikationen. Allopurinol: schwere Nierenfunktionsstörung (Kreatinin-Clearance < 20 ml/min) und Kinder. **Febuxostat:** Schwangerschaft und Stillzeit.

Wechselwirkungen. Beide Wirkstoffe: Als Hemmstoffe der Xanthinoxidase hemmen sie auch den Abbau von Azathioprin und 6-Mercaptopurin, weshalb diese Zytostatika um 75 % niedriger dosiert werden müssen.
Allopurinol: Es erhöht die Plasmaspiegel von Ciclosporin und verlangsamt die Elimination von Probenecid, Theophyllin und der Antikoagulanzien vom Cumarin-Typ. Probenecid oder Salizylate erhöhen die renale Clearance von Oxipurinol, sodass die Dosierung von Allopurinol angehoben werden muss. Durch Zytostatika bedingte Blutbildveränderungen treten in Gegenwart von Allopurinol gehäuft auf. Aminopenicilline und Captopril erhöhen das Exanthemrisiko von Allopurinol.

Kontraindikationen. Allopurinol: Nierenfunktionsstörung, Kinder. **Febuxostat:** Schwangerschaft und Stillzeit.

Wechselwirkungen. Beide Wirkstoffe: Abbauhemmung von Azathioprin und 6-Mercaptopurin (Dosisreduktion um 75 %!).

Allopurinol: Zahlreiche Wechselwirkungen sind beschrieben, u. a. mit Probenecid, Cumarinen, Salizylaten und Zytostatika.

Urikosurika

▶ **Definition.** **Urikosurika** fördern die renale Harnsäureausscheidung.

Urikosurika

▶ **Definition.**

Substanzen, Wirkungsmechanismus und Wirkungen: Probenecid ist ein Sufonamid-Derivat der Benzoesäure und **Benzbromaron** ein bromsubstituiertes Phenol-Derivat. Beide Substanzen werden als organische Säuren vom proximalen Tubulus sezerniert und wirken als **kompetitive Inhibitoren** der Transporter, die auf der luminalen Seite für die **tubuläre Rückresorption** (URAT 1) und auf der basolateralen Seite für die **tubuläre Sekretion** (noch nicht identifizierter Transporter) von Harnsäure verantwortlich sind (Abb. **C-3.10b**). Der Nettoeffekt ist eine deutliche Zunahme der renalen Urat-Clearance mit nachfolgender Senkung des Serum-Harnsäurespiegels und Auflösung der Uratablagerungen im Gewebe. Mit zunehmender Niereninsuffizienz verlieren Urikosurika an Wirkung.

Substanzen, Wirkungsmechanismus und Wirkungen: Die beiden Substanzen **Probenecid** und **Benzbromaron** wirken als **kompetitive Inhibitoren** auf die renalen Transporter für die **tubuläre Rückresorption** sowie **Sekretion** von Harnsäure (Abb. **C-3.10b**) und bewirken so abhängig von der Nierenfunktion eine Zunahme der renalen Urat-Clearance.

Pharmakokinetik (Tab. C-3.10): Probenecid und Benzbromaron werden hauptsächlich metabolisch und nicht renal eliminiert.

Pharmakokinetik (Tab. C-3.10): Die Elimination erfolgt v. a. metabolisch.

Indikationen: Hyperurikämie und Gicht bei Patienten, deren renale Harnsäure-Ausscheidung 700 mg/d unterschreitet (Dosierung s. Tab. **C-3.10**).

Indikationen: Hyperurikämie bei renaler Harnsäure-Ausscheidung < 700 mg/d.

Unerwünschte Wirkungen und Kontraindikationen: Häufige **Nebenwirkungen** sind akute Gichtanfälle infolge der Mobilisation von Harnsäure aus Ablagerungen im Gewebe, Urat-Urolithiasis wegen erhöhter renaler Uratausscheidung (Trinkmenge deshalb > 2 l/d), Übelkeit, Erbrechen, Völlegefühl, immunallergische Hautausschläge und Haarausfall. Selten sind tödlich verlaufende hepatotoxische Reaktionen nach Gabe von Benzbromaron. **Kontraindiziert** sind Urikosurika bei Gichtanfällen, eingeschränkter Nierenfunktion, einer Neigung zur Bildung von Nierensteinen und bei Kindern unter 2 Jahren. Außerdem darf Benzbromaron bei Lebererkrankungen (auch in der Anamnese) und Bromid-Überempfindlichkeit nicht angewendet werden.

Unerwünschte Wirkungen und Kontraindikationen: Häufige **Nebenwirkungen** sind akute Gichtanfälle, Urat-Urolithiasis und immunallergische Reaktionen. Bei Benzbromaron selten auch tödlich verlaufende hepatotoxische Reaktionen. **Kontraindikationen:** u. a. Gichtanfälle, Nierenfunktion ↓, Kinder < 2 Jahre; Benzbromaron: Lebererkrankungen, Bromid-Überempfindlichkeit.

Wechselwirkungen: Hemmung der tubulären Sekretion der Urikosurika und ihrer urikosurischen Wirkung durch Acetylsalicylsäure, Pyrazinamid und Diuretika (Thiazide, Schleifendiuretika). **Probenecid** (nicht aber Benzbromaron) hemmt die renale Elimination vieler saurer Pharmaka, wie z. B. Penicilline, Cephalosporine, Methotrexat, nichtsteroidale Antiphlogistika und einige Virustatika (z. B. Aciclovir, Ganciclovir, Cidofovir). Probenecid hemmt die biliäre Sekretion von Rifampicin und steigert die renale Clearance von Oxipurinol ähnlich wie die von Harnsäure (Folge: Wirksamkeit von Allopurinol ↓). Potenziell hepatotoxische Pharmaka (z. B. Isoniazid) erhöhen das Risiko tödlicher hepatotoxischer Reaktionen auf **Benzbromaron**.

Wechselwirkungen: Wirkung ↓ durch ASS, Pyrazinamid und Diuretika. **Probenecid** hemmt die renale Elimination zahlreicher Pharmaka, u. a. Penicilline, NSAR und einige Virustatika, sowie die biliäre Sektretion von Rifampicin. Potenziell hepatotoxische Pharmaka erhöhen das Risiko tödlicher hepatotoxischer Reaktionen auf **Benzbromaron**.

▶ **Klinischer Bezug.** **Probenecid** wird z. T. gezielt zur Steigerung der Effektivität von Penicillin G angewendet. Zur Hemmung der renalen Elimination von Penicillin G sind 2 g Probenecid pro Tag erforderlich. Um die Nephrotoxizität des Virustatikums Cidofovir (s. S. 618) zu begrenzen, wird es grundsätzlich mit Probenecid (2 g 3 h vor und 1 g 2 und 8 h nach jeder Cidofovir-Infusion) kombiniert.

▶ **Klinischer Bezug.**

3.3.3 Rasburicase

Rasburicase ist gentechnisch hergestellte **Uratoxidase**. Das Enzym kommt beim Menschen nicht vor. Es katalysiert bei Vögeln den Abbau von Harnsäure zu **Allantoin** (Abb. **C-3.10**), das wesentlich effizienter renal eliminiert werden kann als Harnsäure. Rasburicase wird extrarenal und extrahepatisch mit einer Halbwertszeit von 19 h eliminiert. Es wird i. v. verabreicht (30-min-Infusionen von 0,2 mg/kg pro Tag an 5–7 Tagen) und **beschleunigt die Uratelimination** unter Umgehung des Nadelöhrs der renalen Uratausscheidung.

▶ **Merke.** Rasburicase dient ausschließlich der **Prophylaxe eines akuten Nierenversagens** bei **akuten sekundären Hyperurikämien** zytostatisch behandelter Patienten mit hämatologischen Malignomen und hoher Tumorlast (s. S. 659).

Allergische Reaktionen gegen das Protein sind die wichtigsten **unerwünschten Wirkungen**. Ein genetischer Mangel von Glucose-6-phosphat-Dehydrogenase und andere Zellstoffwechselstörungen, die zu hämolytischen Anämien führen können, stellen **Kontraindikationen** für die Anwendung von Rasburicase dar.

3.4 Knochenstoffwechselstörungen

3.4.1 Physiologische Grundlagen

Der Knochen besteht aus einem Gerüst von Proteinen (Kollagen Typ I), der Knochenmatrix, und den in diesem Gerüst verankerten Hydroxyapatitkristallen ($Ca_{10}[PO_4]_6[OH]_2$), die dem Knochen die notwendige Festigkeit und Steifigkeit verleihen. Neben der Skelettfunktion hat der Knochen auch Aufgaben als Kalzium- und Phosphatspeicher. Er enthält etwa 99 % der im Organismus vorhandenen Menge an Kalzium (ca. 1,2 kg). Die Kalzium- und Phosphathomöostase und der Knochenstoffwechsel sind deshalb eng miteinander verknüpft. Bei der Regulation des Kalzium- und Phosphatstoffwechsels liefern die Hormone Parathormon, Kalzitriol (D-Hormon) und Kalzitonin einen wichtigen Beitrag.

Knochenstoffwechsel

Knochengewebe unterliegt einem kontinuierlichen Prozess von Osteolyse und Knochenneubildung, der als **Knochenumbau** bezeichnet wird. In unzähligen Umbaueinheiten (Abb. **C-3.12**) im gesamten Skelettsystem sorgt ein komplexes Zusammenspiel zwischen Osteoblasten und Osteoklasten für den reibungslosen Ablauf des Knochenumbaus. **Osteoklasten** exprimieren auf ihre Oberfläche das Rezeptorprotein **RANK** („receptor for activation of nuclear factor kappa B"), dessen Erregung durch den RANK-Liganden (RANKL, ein dem Tumor-Nekrose-Faktor ähnliches Zytokin) die Entwicklung und Differenzierung reifer Osteoklasten fördert und Osteoklasten aktiviert. Reife, aktivierte Osteoklasten heften sich an die Knochenoberfläche und bilden knochenseitig eine bürstensaumartige Membran aus, über die sie H^+ (mittels einer ATP-getriebenen H^+-Pumpe) und Cl^- (über einen Cl^--Kanal) sezernieren und lysosomale Proteasen (Kathepsin K) und saure Phosphatasen freisetzen. Da der Rand der Osteoklasten über Schlussleisten mit der Kochenoberfläche fest verbunden ist, entsteht ein abgeschlossener Raum (Resorptionslakune), in dem die HCl und die freigesetzten Enzyme die Knochenoberfläche erodieren (Abb. **C-3.12**). Die durch die Knochenresorption freigesetzten organischen und anorganischen Produkte werden von den Osteoklasten aufgenommen und verarbeitet. Die Neubildung der Knochenmatrix und ihre Mineralisation sind Aufgaben der **Osteoblasten**.
Zudem fungieren sie als „Oberaufseher" der osteoklastischen Knochenresorption, weil sie durch

- **Expression von RANKL** (in membrangebundener und löslicher Form) für die Differenzierung und Aktivierung der Osteoklasten sorgen;
- **Sekretion von M-CSF** (Monozyten/Makrophagen-Kolonien-stimulierender Faktor) die Bildung und Proliferation von Osteoklasten-Vorläuferzellen (Makrophagen) fördern; und durch

C-3.12 Mechanismen der Osteoklasten-Aktivierung und der osteoklastischen Knochenresorption

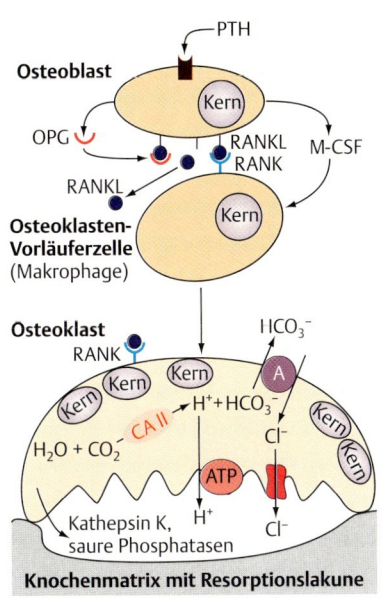

PTH (Parathormon) wirkt über G_s- und G_q-gekoppelte PTH-Rezeptoren auf Osteoblasten und veranlasst diese Zellen, M-CSF (Monozyten/Makrophagen-Kolonien-stimulierender Faktor) zu sezernieren, RANKL (RANK-Liganden) zu exprimieren und die Ausschüttung von OPG (Osteoprotegerin) zu drosseln. **M-CSF** regt die Rekrutierung und Proliferation von Osteoklasten-Vorläuferzellen an. **RANKL** fördert als Agonist von RANK (receptor for activation of nuclear factor kappa B) die Bildung (Fusion zahlreicher Vorläuferzellen) und Differenzierung von Osteoklasten und regt diese Zellen über die Bildung von Resorptionslakunen zur osteoklastischen Knochenresorption an. Da **OPG** als lösliche Variante von RANK agiert, führt eine Verminderung seiner Freisetzung aus Osteoblasten zur Verstärkung des RANKL-vermittelten, aktivierenden Signals auf Osteoklasten. Osteoblasten sind nicht nur für die Kontrolle der Aktivität der Osteoklasten, sondern auch für die Knochenneubildung verantwortlich.
CAII: Carboanhydrase vom Typ II, A: Antiporter für HCO_3^- und Cl^-.

- **Sekretion von OPG** (Osteoprotegerin), einer löslichen Variante von RANK, die Aktivierung von Osteoklasten durch Bindung und Deaktivierung von RANKL hemmen.

Einflussfaktoren auf den Knochenstoffwechsel

Mechanische Belastung

Die mechanische Belastung des Knochens hemmt die osteoklastische Knochenresorption durch Zunahme der Produktion von OPG. Umgekehrt führt Immobilisation zu einer gesteigerten Knochenresorption.

Hormone

17β-Estradiol: Es hemmt die osteoklastische Knochenresorption durch Steigerung der Produktion von OPG und durch Hemmung der Expression/Sekretion von RANKL.

Glukokortikoide: Sie fördern die osteoklastische Knochenresorption durch Hemmung der Produktion von OPG und durch Steigerung der Expression/Sekretion von RANKL. Außerdem induzieren Glukokortikoide eine Apoptose von Osteoblasten und Osteozyten und hemmen so die Neubildung von Knochen.

Parathormon (PTH): Es sorgt für die Aufrechterhaltung einer konstanten extrazellulären Kalziumkonzentration und verhindert eine Hypokalzämie. Ein G-Protein-gekoppelter **Ca^{2+}-fühlender Rezeptor** auf den Drüsenzellen der Nebenschilddrüsen registriert die extrazelluläre Ca^{2+}-Konzentration. Er bewirkt bei Hyperkalzämie eine Hemmung und bei Hypokalzämie eine Steigerung der PTH-Ausschüttung. PTH entfaltet seine Wirkungen über G_i- und G_q-gekoppelte **PTH-Rezeptoren** im Knochen und in der Niere. **Im Knochen** werden Osteoklasten über Osteoblasten aktiviert (Abb. **C-3.12**). PTH regt Osteoblasten an, M-CSF auszuschütten, RANKL zu exprimieren und die Freisetzung von OPG zu drosseln. Die Folgen sind eine vermehrte Rekrutierung von Osteoklasten-Vorläuferzellen, die Aktivierung von Osteoklasten und eine Zunahme der Anzahl osteoklastischer Umbaueinheiten. PTH stimuliert aber auch die Knochenneubildung. **In der Niere** drosselt PTH die Ca^{2+}- und Mg^{2+}-Ausscheidung und steigert die Ausscheidung von Phosphat und die Synthese von Kalzitriol im proximalen Tubulus (s. u.).

Kalzitriol (Vitamin-D-Hormon): Vitamin D_3 (Cholecalciferol) entsteht unter dem Einfluss von UV-Licht aus 7-Dehydrocholesterol in der Haut und wird mit der Nahrung

- **Sekretion von OPG** (lösliche RANK-Variante) zur Deaktivierung von Osteoklasten durch Bindung von RANKL.

Einflussfaktoren auf den Knochenstoffwechsel

Mechanische Belastung

Mechanische Belastung hemmt die osteoklastische Knochenresorption, Immobilisation fördert sie.

Hormone

17β-Estradiol: Es hemmt die osteoklastische Knochenresorption (OPG↑, RANKL↓).

Glukokortikoide: Sie fördern die osteoklastische Knochenresorption (OPG↓, RANKL↑, Osteoblasten-Apoptose↑).

Parathormon (PTH): Dieses Nebenschilddrüsenhormon sorgt für eine konstante extrazelluläre Ca^{2+}-Konzentration durch Erhöhung des Ca^{2+}-Spiegels. Seine Ausschüttung wird gesteuert über einen **Ca^{2+}-fühlenden Rezeptor**. Über **PTH-Rezeporen** entfaltet Parathormon seine Wirkung. **Im Knochen** kommt es u. a. zur Osteoblasten-vermittelten Osteoklastenaktivierung (→ Knochenresorption → Mineralienfreisetzung), aber auch zur Knochenneubildung. **In der Niere** drosselt Parathormon die Ca^{2+}- und Mg^{2+}-Ausscheidung und steigert die Phosphatausscheidung und Kalzitriolsynthese.

Kalzitriol (Vitamin-D-Hormon): Vitamin D_3 (Cholecalciferol) entsteht unter UV-Licht-Ein-

(Fisch > Fleisch, Eigelb, Milchprodukte) aufgenommen. In den ersten zwei Lebensjahren und im höheren Alter muss es supplementiert werden, weil die körpereigene Bildung und die nahrungsbedingte Aufnahme nicht ausreichen. Cholecalciferol ist unwirksam. Es muss durch **zwei Hydroxylierungsschritte** zum Kalzitriol aktiviert werden. Schritt 1 erfolgt **in der Leber**, Schritt 2 **in den proximalen Tubuluszellen der Nieren**. Der erste Schritt führt zum 25-OH-Cholecalciferol, der zweite zum Kalzitriol (1,25-[OH]$_2$-Cholecalciferol, das durch 1α-Hydroxylierung von 25-OH-Cholecalciferol entsteht). Die Aktivität der renalen 1α-Hydroxylase ist eine streng geregelte Größe: PTH und ein Mangel an Cholecalciferol, Kalzium oder Phosphat erhöhen, ein Mangel an PTH und ein Überschuss an Cholecalciferol, Kalzium oder Phosphat vermindern die Enzymaktivität.

▶ **Klinischer Bezug.** Die Konzentration von 25-OH-Cholecalciferol im Serum (15–80 ng/ml) dient als Maß für die Güte der Versorgung mit Vitamin D$_3$.

Die **Wirkungen von Kalzitriol** werden vom Vitamin-D-Rezeptor vermittelt. Nach Bindung von Kalzitriol transloziert der Rezeptor aus dem Zytosol in den Zellkern, um dort nach Bindung an die DNA die Transkription von Genen zu modifizieren. **Hauptwirkort von Kalzitriol ist der Darm**: Es steigert dort die Resorption von Kalzium und Phosphat mit Resorptionsraten, die vom Duodenum zum Kolon progressiv abnehmen. Dadurch wird die Verfügbarkeit von Kalzium und Phosphat für den Knochen erhöht und die Mineralisation des Knochens indirekt gefördert. Die **direkte Wirkung von Kalzitriol auf den Knochen** besteht in der Aktivierung der osteoklastischen Knochenresorption und einer Ca^{2+}- und Phosphat-Mobilisation.

▶ **Merke.** Kalzitriol ist also kein Hormon, das die Knochenneubildung anregt.

Außerdem hat Kalzitriol einen supprimierenden Effekt auf die Nebenschilddrüse und die Proliferation epidermaler Zellen. Auch Wirkungen auf neuromuskuläre Funktionen wurden beobachtet: Verbesserung der Muskelleistung und der neuromuskulären Koordination.

Kalzitonin: Es ist ein Peptidhormon und stammt aus den parafollikulären C-Zellen der Schilddrüse. Seine Freisetzung steigt bei hohen und fällt bei niedrigen Ca^{2+}-Konzentrationen im Plasma. Die hypokalzämischen und hypophosphatämischen Wirkungen von Kalzitonin werden hauptsächlich von einem G$_s$-Protein-gekoppelten Rezeptor auf Osteoklasten vermittelt und gehen auf eine Hemmung der osteoklastischen Knochenresorption zurück. Außerdem steigert Kalzitonin die renale Ausscheidung von Ca^{2+} und Phosphat.

3.4.2 Hemmstoffe der Knochenresorption (antiresorptive Stoffe)

Bisphosphonate

Wirkstoffe: Bisphosphonate sind als **Derivate des Pyrophosphats** saure Verbindungen, bei denen der zentrale Sauerstoff des Pyrophosphats durch einen substituierten Kohlenstoff ersetzt ist (Abb. **C-3.13**). Je nachdem, ob die Kohlenstoff-Substituenten Stickstoff enthalten oder nicht, spricht man von **stickstoffhaltigen** (Alendronat,

---

C-3.13 Bisphosphonate

Pyrophosphat — Bisphosphonate — Etidronat — Alendronat — Zoledronat

Bisphosphonate sind kohlenstoffhaltige Derivate des Pyrophosphats.

Pamidronat, Ibandronat, Risedronat, Zoledronat) oder **stickstofffreien** (Clodronat und Etidronat) **Bisphosphonaten**.

Wirkungsmechanismus und Wirkungen: Bisphosphonate sind toxische Verbindungen, die aus rein pharmakokinetischen Gründen ihre **Wirkung nur in den osteoklastischen Resorptionslakunen des Knochens** entfalten. Sie werden mit hoher Affinität an Hydroxyapatit gebunden und gelangen im Zuge der osteolytischen Aktivität der Osteoklasten in hohen Konzentrationen in die osteoklastischen Baugruben (Abb. **C-3.12**), um von dort von den Osteoklasten aufgenommen zu werden. **Stickstofffreie Bisphosphonate** werden in den Osteoklasten zu zytotoxischen, nicht hydrolysierbaren ATP-Analoga umgewandelt, die infolge Hemmung der Protonenpumpe die Zellfunktion beeinträchtigen und letztendlich zum Zelluntergang führen. Die basisch substituierten, **stickstoffhaltigen Bisphosphonate** reichern sich im sauren Milieu der Resorptionslakunen an und stören nach Aufnahme in die Osteoklasten die Zellfunktion als **Hemmstoffe der Farnesyldiphosphat-Synthase** (Abb. **C-3.14**). Dadurch kommt es zur Hemmung der Synthese von Intermediärprodukten des Mevalonatstoffwechsels (v. a. Farnesyl- und Geranylgeranyldiphosphat), die für die posttranslationale Prenylierung von kleinen GTP-bindenden Proteinen (z. B. Rho, Ras und Rac) benötigt werden. Aktivierte Osteoklasten verlieren dadurch ihre Mobilität und ihre Fähigkeit sich an die Kochenmatrix anzuheften und gehen durch Apoptose zugrunde. In beiden Fällen kommt es zur **Hemmung des Knochenumbaus** mit initialer **Hemmung der osteoklastischen Knochenresorption** und später einsetzender **Hemmung der Knochenneubildung**. Stickstoffhaltige Bisphosphonate sind in ihrer antiresorptiven Wirkung um mehrere Größenordnungen potenter als die stickstofffreien Substanzen. Die Hemmung der osteoklastischen Aktivität erklärt auch die **analgetischen Wirkungen**, die Bisphosphonate bei Knochenerkrankungen (Osteoporose, osteolytische Knochenmetastasen, Morbus Paget) haben. Die stickstoffhaltigen Verbindungen erhöhen die Knochendichte und reduzieren das Risiko von Wirbelfrakturen um 40–50% und das von Schenkelhals- und anderen nicht vertebralen Frakturen um 20–40%.

Wirkungsmechanismus und Wirkungen: Bisphosphonate werden an Hydroxyapatit gebunden und gelangen im Zuge der osteolytischen Aktivität **in die osteoklastischen Resorptionslakunen des Knochens**, wo sie **spezifisch ihre Wirkung** entfalten (Abb. **C-3.12**). **Stickstofffreie Bisphosphonate** werden in den Osteoklasten zu zytotoxischen ATP-Analoga umgewandelt und führen zum Zelltod, **stickstoffhaltige Bisphosphonate** führen als **Hemmstoffe der Farnesyldiphosphat-Synthase** (Abb. **C-3.14**) ebenfalls zur Apoptose. In beiden Fällen kommt es zur **Hemmung des Knochenumbaus** mit initialer **Hemmung der osteoklastischen Knochenresorption** und später einsetzender **Hemmung der Knochenneubildung**, wobei stickstoffhaltige Bisphosphonate wesentlich potenter sind als stickstofffreie. Neben der Erhöhung der Knochendichte **wirken** Bisphosphonate durch Hemmung der osteoklastischen Aktivität auch **analgetisch**.

C-3.14 Metabolisierungsweg der Mevalonsäure und Wirkort der stickstoffhaltigen Bisphosphonate

HMG-CoA → (HMG-CoA-Reduktase / **Statine**) → Mevalonat → Mevalonat-PP → Isopentenyl-PP → (**FPP-Synthase** / **stickstoffhaltige Bisphosphonate**) → Geranyl-PP → (**FPP-Synthase** / **stickstoffhaltige Bisphosphonate**) → Farnesyl-PP

Farnesyl-PP → Geranylgeranyl-PP → Protein-Prenylierung
Farnesyl-PP → Squalen → Cholesterol
Farnesyl-PP ↔ Decaprenyl-PP → Ubiquinon (CoQ$_{10}$)

Die stickstoffhaltigen Bisphosphonate hemmen die Farnesyldiphosphat-Synthase (FPP-Synthase) und reduzieren deshalb die Bildung der wichtigen Intermediärprodukte Farnesyl-PP und Geranylgeranyl-PP. Näheres zu den Statinen s. S. 418.
HMG-CoA: 3-Hydroxy-3-methylglutaryl-Coenzym A; -PP: -diphosphat.

Pharmakokinetik (Tab. C-3.11): Wegen ihrer Polarität haben Bisphosphonate eine **sehr begrenzte orale Bioverfügbarkeit**. Nahrungsaufnahme reduziert diese um weitere 60–70%. Der nicht resorbierte Anteil wird unverändert mit dem Stuhl ausgeschieden. Der enteral resorbierte Anteil wird **renal eliminiert** und der Rest durch Bindung an Hydroxyapatit **im Knochen abgelagert**. Die tubuläre Sekretion ist an der renalen Bisphosphonat-Clearance beteiligt.

Pharmakokinetik (Tab. C-3.11): Aufgrund ihrer Polarität haben Bisphosphonate eine **sehr begrenzte orale Bioverfügbarkeit**. Der nicht **renal eliminierte** Anteil wird durch Bindung an Hydroxyapatit **im Knochen abgelagert**.

▶ **Merke.** Bisphosphonate müssen mit mindestens 200 ml Leitungswasser morgens nüchtern (1–2 h vor dem Frühstück) und in aufrechter Körperhaltung oral eingenommen werden. Die aufrechte Körperhaltung muss mindestens für eine Stunde beibehalten werden, weil die zytotoxische Wirkung dieser Stoffe zu Schleimhautulzerationen im Ösophagus führen kann.

▶ **Merke.**

C-3.11 Pharmakokinetische Daten und Dosierungen von Stoffen mit Wirkung auf den Knochenstoffwechsel

Wirkstoff	Applikation	Einzeldosis	DI	BV [%]	HWZ [h]	PEB [%]	EF$_{ren}$ [%]
Bisphosphonate[1]							
Alendronat	p. o.	70 mg	1 Woche	0,7	1[2]	78	45
Clodronat	p. o.	0,8 – 1,6 g	24 h	3,5	10[2]	n.b.	80
	i. v. (über 4 h)	1,5 g	einmalig	100			
Etidronat	p. o.	400 mg	24 h[3]	4	4[2]	93	50
Ibandronat	p. o.	150 mg	1 Monat	0,6	30[2]	86	55
	i. v. (Bolus)	3 mg	3 Monate	100			
Pamidronat	i. v. (30 min)	30 mg	1 Woche	100	2[2]	50	50
Risedronat	p. o.	35 mg	1 Woche	0,6	1[2]	25	50 – 85
Zoledronat	i. v. (15 min)	4 – 5 mg	1 Jahr	100	2/150[2/4]	56	40
Hormone							
Kalzitonin (vom Lachs)	intranasal	200 I.E.	24 h	8	1	35	0
	s. c./i. m.	100 I.E	24 h	70			
Teriparatid[5]	s. c.	20 µg	24 h	95	1	n.b.	0
humanes Parathormon	s. c.	100 µg	24 h	55	1,5	n.b.	0

[1] Applikation und Dosierungen betreffen die Behandlung der Osteoporose und des Morbus Paget (einzige Ausnahme: Clodronat ist nur zur Behandlung von tumorinduzierten Osteolysen oder Hyperkalzämien zugelassen); [2] die HWZ betrifft den renal eliminierten und nicht den im Knochen abgelagerten Anteil des Stoffes (letzterer wird mit einer HWZ von bis zu 10 Jahren eliminiert); [3] zyklische Behandlung (s. Text); [4] renale Elimination mit zwei HWZ; [5] gentechnisch hergestelltes humanes Parathormon-Analogon.

Indikationen: Osteoporose bei postmenopausalen Frauen und älteren Männern (Dosierungen s. Tab. C-3.11) sowie deren Prophylaxe bei Glukokortikoidtherapie. **Osteodystrophia deformans**, **tumorinduzierte Osteolyse** und **tumorinduzierte Hyperkalzämie**.

Unerwünschte Wirkungen: Typisch sind u. a. gastrointestinale Störungen, Schleimhautulzerationen, muskuloskelettale Schmerzen sowie vorübergehende Hypokalz- und -phosphatämien. Sehr selten können 1 – 3 Jahre nach Beginn der Behandlung aseptische Knochennekrosen (v. a. im Kieferknochen) auftreten. **Kontraindikationen:** Hypokalzämie, Nierenfunktionsstörung, akute Entzündung im Gastrointestinaltrakt, Schwangerschaft und Stillzeit.

Wechselwirkungen: Wirkung der Bisphosphonate ↓ durch Kalziumsalze (auch Milch), Eisenpräparate, Antazida und Kalzitonin.

Kalzitonin

Wirkungsmechanismus und Wirkungen: Über G-Protein-gekoppelte Rezeptoren wirkt Kalzitonin hemmend auf die osteoklastische

Indikationen: Osteoporose bei postmenopausalen Frauen (Alendronat, Etidronat, Ibandronat, Risedronat, Zolidronat) und bei älteren Männern (Risedronat). Da Etidronat nicht nur die osteoklastische Osteolyse, sondern auch die Mineralisation neu gebildeten Knochens hemmt, muss es zyklisch angewendet werden, d. h. alle 3 Monate für jeweils 2 Wochen (Tab. C-3.11). Prophylaxe der Glukokortikoid-induzierten Osteoporose (Etidronat, Risedronat). **Osteodystrophia deformans** (Etidronat, Pamidronat, Risedronat, Zoledronat); **tumorinduzierte Osteolyse** bei Knochenmetastasen solider Tumoren oder beim multiplen Myelom und **tumorinduzierte Hyperkalzämie** (Clodronat, Ibandronat, Pamidronat, Zoledronat).

Unerwünschte Wirkungen und Kontraindikationen: Typische **Nebenwirkungen** sind gastrointestinale Störungen, lokale Erosionen/Ulzerationen der Ösophagusschleimhaut, Schleimhautulzerationen im Mund, Kopfschmerzen, muskuloskelettale Schmerzen sowie vorübergehende Hypokalzämie und Hypophosphatämie. Nach i. v.-Injektion oder Infusion treten häufig grippeähnliche Symptome mit Fieber, Kopf- und Gliederschmerzen auf. Bei Zoledronat-Infusion werden auch Vorhofflimmern und vorübergehende Störungen der Nierenfunktion beobachtet. Ein bis drei Jahre nach dem Beginn einer Bisphosphonat-Behandlung können sehr selten **aseptische Knochennekrosen** in muskulär besonders stark beanspruchten Knochen (Kieferknochen: Unterkiefer > Oberkiefer) auftreten. **Kontraindikationen** für die Anwendung von Bisphosphonaten sind Hypokalzämien, schwere Nierenfunktionsstörungen, akute Entzündungen im Gastrointestinaltrakt, Schwangerschaft und Stillzeit.

Wechselwirkungen: Kalziumsalze (auch Milch und Milchprodukte), Eisenpräparate und Antazida beeinträchtigen die enterale Resorption von Bisphosphonaten. Durch Deaktivierung von Osteoklasten kann Kalzitonin die antiresorptive Wirkung der Bisphosphonate schmälern.

Kalzitonin

Wirkungsmechanismus und Wirkungen: Für die Wirkungen von Kalzitonin (in Deutschland ist nur Kalzitonin vom Lachs erhältlich) sind G-Protein-gekoppelte Rezeptoren verantwortlich, die von Osteoklasten exprimiert werden (s. S. 430). Sie vermitteln hypokalzämische und hypophosphatämische Wirkungen, die durch eine direkte Hemmung der osteoklastischen Knochenresorption zustande kommen. Da eine hohe osteoklastische Aktivität häufig mit Knochenschmerzen einhergeht, hat Kalzitonin auch analgetische Wirkungen. Kalzitonin bewirkt eine Zunahme der Knochendichte und eine Verminderung der Inzidenz von spontanen Wirbelfrakturen bei Osteoporose.

Pharmakokinetik (Tab. C-3.11): Nach s. c.- oder i. m.-Applikation liegt die Bioverfügbarkeit bei 70 %, nach intranasaler Verabreichung ist sie sehr viel niedriger. Kalzitonin wird metabolisch in den Nieren eliminiert. Bei Patienten mit schwerer Niereninsuffizienz ist die Halbwertszeit deshalb deutlich verlängert. Die wirksamen Plasmaspiegel liegen zwischen 200–400 pg/ml.

Indikationen: Osteoporose bei postmenopausalen Frauen (200 I.E./d intranasal), Morbus Paget (50–100 I.E./d s. c./i. m.), Prävention eines akuten Verlustes an Knochenmasse bei plötzlicher, erzwungener Immobilisation älterer Patienten (100 I.E./d s. c./i. m.), tumorinduzierte Hyperkalzämie (3 × 100 I.E./d s. c. oder i. m.).

Unerwünschte Wirkungen und Kontraindikationen: Häufige **Nebenwirkungen** sind Übelkeit, Erbrechen, Bauchschmerzen und Durchfall, Flush-Symptomatik im Gesicht und Oberkörper, Schwindel, Kopfschmerzen, muskuloskelettale Schmerzen und immunallergische Reaktionen. Intranasales Kalzitonin verursacht sehr häufig eine Rhinitis. Eine Toleranzentwicklung ist Folge der Herunterregulierung von Kalzitoninrezeptoren oder der Bildung neutralisierender Antikörper. **Kontraindiziert** ist Kalzitonin bei Hypokalzämie sowie in der Schwangerschaft und Stillzeit (Kalzitonin hemmt die Milchbildung).

Wechselwirkungen: Kalzitonin kann die antiresorptive Wirkung der Bisphosphonate beeinträchtigen, weil es Osteoklasten deaktiviert.

Estradiol und Raloxifen

Estradiol und der selektive Östrogenrezeptor-Modulator Raloxifen sind ab S. 392 ausführlich besprochen. Estradiol, der natürliche Östrogenrezeptor (ER)-Agonist, ist von großer Bedeutung für den Knochenstoffwechsel. Es fördert die Knochenneubildung durch Aktivierung der Osteoblasten und hemmt die Knochenresorption durch Osteoklasten. Seine Hauptwirkung besteht aber in der Drosselung der Aktivität der Osteoklasten und der Verminderung ihrer Anzahl. Estradiol reduziert nämlich die Expression von RANKL, steigert die Produktion von OPG und fördert die Bereitschaft der Osteoklasten, durch Apoptose zugrunde zu gehen. Raloxifen hat ER-agonistische Wirkungen auf den Knochen.

Östrogene: Es gibt eine eindeutige Beziehung zwischen dem Estradiolmangel in der Menopause und der Entwicklung einer Osteoporose. Die vorteilhaften Wirkungen der Östrogene (0,3–0,6 mg/d konjugierte Östrogene p. o. oder 0,25–1,0 mg/d Estradiol p. o. oder 25–50 µg/d Estradiol transdermal) bei postmenopausalen Frauen mit Osteopenie oder Osteoporose sind deshalb unbestritten. Sie erhöhen die Knochendichte und reduzieren die Inzidenz von Knochenfrakturen, die ohne adäquates Trauma zustande kommen. Zwei Probleme trüben allerdings diese positiven Aussagen: 1. Nicht hysterektomierte Frauen müssen wegen des hohen Risikos der Entwicklung eines Endometriumkarzinoms immer auch mit Gestagenen behandelt werden; 2. Die Östrogen-Behandlung erhöht das Risiko von Mammakarzinomen, tiefen Venenthrombosen, Lungenembolien und ischämischen Schlaganfällen.

Raloxifen: Die Wirkungen von Raloxifen auf den Knochen entsprechen denen des Estradiols. Es ist für die Prophylaxe und Therapie der Osteoporose bei postmenopausalen Frauen zugelassen, erhöht die Knochendichte und reduziert das Risiko von Wirbelfrakturen. Das Problem mit Raloxifen ist, dass es wegen ER-agonistischer Wirkungen das Risiko von venösen Thromboembolien erhöht und wegen ER-antagonistischer Wirkungen vasomotorische Symptome und Hitzewallungen hervorruft (s. S. 392).

Aktivität und hat so neben hypokalzämischen und hypophosphatämischen auch analgetische Wirkungen. Die Knochendichte nimmt zu, Spontanfrakturen treten seltener auf.

Pharmakokinetik (Tab. C-3.11): Die Bioverfügbarkeit nach s. c.- oder i. m.-Applikation ist gut und deutlich geringer bei nasaler Gabe. Kalzitonin wird renal eliminiert.

Indikationen: Osteoporose postmenopausaler Frauen, M. Paget, Osteoporose-Prävention bei Immobilisation älterer Patienten, tumorinduzierte Hyperkalziämie.

Unerwünschte Wirkungen: Häufig sind u. a. gastrointestinale Störungen, Flush-Symptomatik, muskuloskelettale Schmerzen und bei nasaler Gabe eine Rhinitis. Oft entwickelt sich eine Toleranz. **Kontraindikationen:** Hypokalzämie, Schwangerschaft und Stillzeit.

Wechselwirkungen: Kalzitonin kann die Wirkung von Bisphosphonaten beeinträchtigen.

Estradiol und Raloxifen

Estradiol und der selektive Östrogenrezeptor-Modulator Raloxifen (s. S. 392) fördern über eine Aktivierung des Östrogenrezeptors die Osteoblasten und vermindern die Aktivität und Anzahl der Osteoklasten.

Östrogene: Der positive Effekt von Östrogenen auf die Knochendichte ist unbestritten. Nachteile: 1.) Hohes Risiko für Endometriumkarzinome bei nicht hysterektomierten Frauen, deshalb hier immer Kombination mit Gestagenen. 2.) Erhöhtes Risiko für Mammakarzinome, tiefe Venenthrombosen, Lungenembolien und ischämische Schlafanfälle.

Raloxifen: Die Wirkungen entsprechen denen des Estradiols. Nebenwirkungen sind ein erhöhtes Risiko tiefer Venenthrombosen sowie vasomotorische Symptome und Hitzewallungen.

3.4.3 Die Knochenneubildung fördernde, anabole Stoffe

Parathormon und Teriparatid

Humanes Parathormon (PTH) und Teriparatid sind gentechnisch hergestellte Peptidhormone. Teriparatid ist ein aminoterminales Fragment von PTH und wirkt wie PTH. Beide Stoffe aktivieren Osteoblasten und über Osteoblasten auch Osteoklasten (Abb. **C-3.12**). Die Folge ist eine **Steigerung der osteoklastischen Knochenresorption** und die **Mobilisation von Kalzium aus dem Knochen**. Solche bevorzugt die osteoklastische Knochenresorption anregenden Wirkungen sind allerdings nur bei anhaltend hohen Plasmaspiegeln von PTH (i. v.-Infusion) zu beobachten. Die intermittierende s. c.-Applikation niedriger Dosierungen von Teriparatid oder PTH (Tab. **C-3.11**) stimuliert hingegen die osteoblastische Knochenneubildung durch eine Anregung der Knochenumbaurate. Die Menge an Knochen, die in jeder einzelnen Umbaueinheit des Skeletts neu gebildet wird, nimmt unter dem Einfluss von PTH zu. Die kurze Halbwertszeit von PTH und Teriparatid sorgt bei einmaliger s. c.-Applikation pro Tag für eine intermittierende Hormon-Exposition des Organismus. Bei postmenopausalen Frauen mit schwerer Osteoporose bewirkt z. B. Teriparatid (20 µg/d s. c.) eine deutliche Zunahme der Knochendichte und eine deutliche Verminderung der Inzidenz vertebraler (um 65 %) und nicht vertebraler (um 53 %) Frakturen. Die einzige **Indikation** für die Anwendung von PTH oder Teriparatid ist die **manifeste Osteoporose mit hohem Frakturrisiko**. Die Therapiekosten sind sehr hoch. Die Behandlungsdauer ist auf 18–24 Monate begrenzt, weil in Langzeit-Tierversuchen die Inzidenz von Osteosarkomen erhöht war.

Als **unerwünschte Wirkungen** werden am häufigsten eine Hyperkalzämie, Kopfschmerzen, Schwindel und Herzklopfen, Übelkeit und Erbrechen, Gliederschmerzen und Muskelkrämpfe beobachtet. **Kontraindikationen** sind Hyperkalzämie, stark eingeschränkte Nieren- oder Leberfunktion, Morbus Paget, ungeklärte Erhöhung der alkalischen Phosphatase, vorausgegangene Strahlentherapie, Schwangerschaft und Stillzeit sowie maligne Knochenerkrankungen oder -metastasen. **Wechselwirkungen:** Die meist vorübergehenden Hyperkalzämien können zur Verstärkung der Wirkung von Herzglykosiden führen.

Fluorid

Natriumfluorid wurde in den 70er bis 90er Jahren des 20. Jahrhunderts in Dosierungen von 30–60 mg pro Tag angewendet, weil es durch Aktivierung von Osteoblasten die Knochenneubildung stimuliert. Fluorid lagert sich im Knochen ab und ersetzt Hydroxyapatit durch Fluoridapatit. Es erhöht die Dichte des spongiösen Knochens (Wirbelkörper), nicht aber die des kompakten Knochens (Schenkelhals). Diese Veränderungen der **Knochendichte** gingen einher mit einer Zunahme der Häufigkeit von extravertebralen Frakturen, waren aber **ohne Einfluss auf die Inzidenz von Wirbelfrakturen**. Weitere Studien bei Frauen mit manifester Osteoporose zeigten, dass die Kombination einer niedrigen Dosis von Fluorid (ca. 20 mg/d) mit 1000 mg Kalzium plus 800 I.E. Vitamin D in der Prävention von Wirbelbrüchen nicht besser war als Kalzium plus Vitamin D allein, obwohl die Knochendichte in den Wirbelkörpern als Folge der Behandlung mit Fluorid deutlich zunahm.

▶ **Merke.** Die Erfahrungen mit Fluorid zeigen, dass eine **Zunahme der Knochendichte** nicht zwangsläufig mit einer **Zunahme der Festigkeit und Stabilität des Knochens** einhergeht. Da Fluorid die Inzidenz osteoporotischer Frakturen nicht vermindert, ist es zur Behandlung der Osteoporose ungeeignet.

3.4.4 Pharmakotherapie ausgewählter Erkrankungen des Knochens

Osteoporose

Diese Erkrankung kommt in aller Regel durch ein Ungleichgewicht im Knochenumbau zustande, bei dem die Knochenresorption im Vergleich zur Knochenneubildung überwiegt und zum Verlust an Knochenmasse führt. Das Sistieren der Östrogenproduktion nach der Menopause der Frau und das langsame, mit dem Alter zunehmende Nachlassen der Produktion von Testosteron und Wachstumshormon beim Mann sind die wichtigsten Ursachen. Als Symptom der Osteoporose treten **gehäuft Knochenfrakturen** ohne adäquates Trauma auf (z. B. Kompressionsfrakturen von Wirbelkörpern, Schenkelhalsfrakturen), die ein wachsendes Problem der zunehmend älter werdenden Bevölkerung darstellen (Abb. **C-3.15**). Grundsätzlich unterscheidet man zwischen primärer und sekundärer Osteoporose. Zur **primären Osteoporose** gehören die **postmenopausale Osteoporose** der Frau, und die **Altersosteoporose**, die bei Mann und Frau mit zunehmendem Alter in Erscheinung tritt. Außerdem unterscheidet man bei der primären Osteoporose auch zwischen **Typ-I-Osteoporose** (Verlust an spongiösem Knochen → spontane Wirbelfrakturen) und **Typ-II-Osteoporose** (Verlust an spongiösem und kompaktem Knochen → Schenkelhalsfrakturen). Die **sekundäre Osteoporose** ist durch andere systemische Erkrankungen (z. B. primärer Hyperparathyreoidismus, Cushing-Syndrom, langfristig unbehandelte Hyperthyreose) oder Pharmaka (z. B. Glukokortikoide, Phenytoin) bedingt. Von **manifester Osteoporose** spricht man, wenn bereits osteoporotische Frakturen aufgetreten sind.

adäquates Trauma (Abb. **C-3.15**). Zur **primären Osteoporose** gehören die **postmenopausale Osteoporose** (♀) und die **Altersosteoporose** (♀ und ♂). Außerdem unterscheidet man **Typ-I-Osteoporosen** (betrifft spongiösen Knochen) von Typ-II-Osteoporosen (betrifft spongiösen + kompakten Knochen). Die **sekundäre Osteoporose** geht auf systemische Erkrankungen oder Pharmaka zurück. Bei Z. n. osteoporotischen Frakturen spricht man von **manifester Osteoporose**.

C-3.15 Veränderungen der spongiösen Knochenstruktur bei Osteoporose

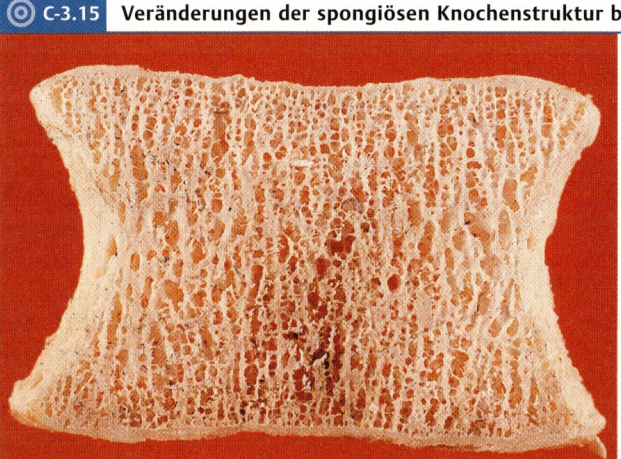
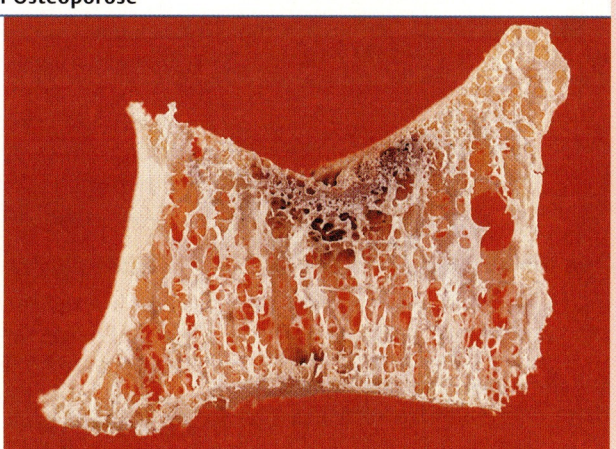

Links normaler Lendenwirbel, **rechts** osteoporotischer Lendenwirbel (aus Niethard, Pfeil, Biberthaler; Duale Reihe Orthopädie und Unfallchirurgie, Thieme, 2009).

Prophylaxe: Bei familiärer Belastung muss die Aufmerksamkeit der Betroffenen lebenslang der Osteoporose-Prävention gewidmet sein. Die Entwicklung einer Osteoporose kann nämlich durch **nicht medikamentöse Maßnahmen** verzögert werden. Dazu gehören ausreichende Druck- und Zugbelastung des Knochens durch regelmäßiges körperliches Training (einschließlich Krafttraining), adäquate Zufuhr von Kalzium und Cholecalciferol mit der Nahrung und das Meiden von Rauchen und Alkohol. Die alimentäre Versorgung mit **Kalzium und Cholecalciferol** wird mit steigendem Alter zunehmend ungenügend. Deshalb muss die Nahrung von postmenopausalen Frauen und von Männern über 60 Jahre grundsätzlich mit **Kalzium (1000 – 1200 mg/d)** und **Cholecalciferol (800 – 1000 I.E./d = 20 – 25 µg/d)** supplementiert werden. Cholecalciferol reduziert in diesen Dosierungen (≤ 400 I.E./d sind nicht ausreichend!) die Inzidenz von Stürzen und Frakturen bei älteren Menschen. Mit der Gefahr einer Hyperkalzämie und Hyperkalziurie muss erst bei 50-fach höheren Dosierungen von Vitamin D_3 gerechnet werden. Bei Patienten, die langfristig mit Glukokortikoiden behandelt werden müssen (z. B. Patienten mit rheumatoider Arthritis), ist zusätzlich zu Kalzium plus Cholecalciferol eine **prophylaktische Therapie mit Bisphosphonaten** angezeigt. Etidronat (400 mg/d für 14 Tage alle 3 Monate) oder Risedronat (35 mg/d) verzögern bei diesen Patienten die Entwicklung einer Osteoporose und reduzieren das Risiko osteoporotischer Frakturen.

Prophylaxe: Die Entwicklung einer Osteoporose kann durch **nicht medikamentöse Maßnahmen** – wie körperliches Training, ausreichende Kalziumzufuhr, etc. – verzögert werden. Ab einem Alter von 60 Jahren sollten **Kalzium (1000 – 1200 mg/d)** und **Cholecalciferol (800 – 1000 I.E./d = 20 – 25 µg/d)** supplementiert werden. Bei Patienten mit langfristiger Glukokortikoidbehandlung ist neben der Kalzium- und Cholecalciferol-Gabe auch eine **prophylaktische Therapie mit Bisphosphonaten** indiziert.

Therapie: Die Pharmakotherapie der manifesten Osteoporose (Wirbelfrakturen bereits nachweisbar!) hat das Ziel, die Stabilität und Festigkeit des Knochens zu verbessern und weitere osteoporotische Frakturen zu verhindern. Zu einer solchen

Therapie: Man unterscheidet **drei Therapiemodalitäten:**

Therapie gehört immer die gleichzeitige Gabe von Kalzium (1000 – 1200 mg/d) und Cholecalciferol (800 – 1000 I.E./d). Man unterscheidet **drei Therapiemodalitäten:**

- **Antiresorptive Therapie:** An erster Stelle steht die Behandlung mit Bisphosphonaten (s. S. 432). Sie sind relativ gut verträglich, wenn bei oraler Anwendung die Vorschriften der Hersteller beachtet werden (s. S. 433). Um dem Risiko gastrointestinaler Nebenwirkungen auszuweichen, besteht die Möglichkeit der i. v.-Applikation. Bisphosphonate reduzieren das Auftreten von Wirbelfrakturen und extravertebralen Frakturen inkl. Schenkelhalsfrakturen. Intranasales Kalzitonin oder 60 mg Raloxifen p. o. sind weniger effektiv. Zusätzliche Nachteile sind, dass Kalzitonin eine Toleranzentwicklung zeigt und dass Raloxifen venöse Thromboembolien verursacht.
- **Anabole Therapie:** An erster Stelle steht hier Teriparatid (s. S. 436). Seine Wirksamkeit bezüglich der Unterdrückung osteoporotischer Frakturen ist mit der der Bisphosphonate vergleichbar. Die hohen Kosten, die Notwendigkeit der täglichen s. c.-Applikation und die Begrenzung der Therapiedauer auf 18 – 24 Monate sind für die Anwendung von Teriparatid limitierende Faktoren.
- **Kombinationstherapie:** In klinischen Studien, in denen Östrogene oder Raloxifen (antiresorptive Wirkung) mit Teriparatid oder PTH (anabole Wirkung) kombiniert wurden, waren die Wirkungen beider Stoffgruppen additiv, wenn die Zunahme der Knochendichte als Maß für die therapeutische Wirkung herangezogen wurde. Eine vorherige oder gleichzeitige antiresorptive Behandlung mit Bisphosphonaten schwächt jedoch die Wirkung von Teriparatid oder PTH auf die Knochendichte ab. Der zeitabhängige Verlust an Knochenmasse, der im Anschluss an die zeitlich begrenzte Behandlung mit Teriparatid oder PTH beobachtet wird, kann allerdings durch eine nachfolgende Behandlung mit Bisphosphonaten verlangsamt werden.

Rachitis und Osteomalazie

Eine inadäquate Versorgung mit Vitamin D_3 führt im Kindesalter zur Rachtitis und beim Erwachsenen zur Osteomalazie. **Cholecalciferol** wird zur **Prophylaxe und Therapie** dieser Erkrankungen verwendet. Zur Prophylaxe erhalten Kinder in den ersten beiden Lebensjahren eine orale Dosis von 400 I.E./d. Diese Prophylaxe ist bei gestillten Kindern besonders wichtig, weil die Muttermilch relativ wenig Cholecalciferol enthält. Eine voll entwickelte Rachitis oder Osteomalazie muss vorübergehend mit wesentlich höheren Dosierungen behandelt werden (1000 – 4000 I.E. Cholecalciferol/d für 3 – 6 Monate).

4 Blutbildendes System

4.1 Erythropoese 439
4.2 Leukopoese 448
4.3 Plasmaersatzstoffe 450

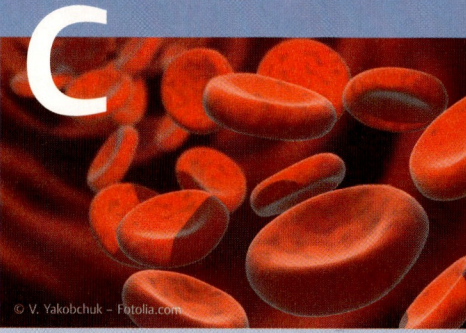

Das Blut setzt sich aus zellulären und plasmatischen Bestandteilen zusammen. Zu den **zellulären Bestandteilen** gehören Erythrozyten, Leukozyten und Thrombozyten. Die **plasmatischen Bestandteile** sind im Wesentlichen Wasser, Elektrolyte, niedermolekulare Nichtelektrolyte und Proteine. Störungen/Erkrankungen können beide Systeme betreffen. In diesem Kapitel werden schwerpunktmäßig die Störungen der Erythropoese/Anämien und deren Pharmakotherapie behandelt. Darüber hinaus kommen Pharmaka mit Einfluss auf die Leukopoese (S. 448) sowie Plasmaersatzstoffe zur Sprache.

Zu den **zellulären Bestandteilen** gehören Erythrozyten, Leukozyten und Thrombozyten. Die **plasmatischen Bestandteile** sind im Wesentlichen Wasser, Elektrolyte, niedermolekulare Nichtelektrolyte und Proteine.

4.1 Erythropoese

Um eine ausreichende **Blutbildung (Erythropoese)** im roten Knochenmark sicherzustellen, sind neben den entsprechenden **Wachstumsfaktoren (Erythropoetin)** vor allem ausreichend **Eisen, Vitamin B_{12}** und **Folsäure** notwendig. Andernfalls droht die Entwicklung einer **Anämie**.

4.1 Erythropoese

Zur **Erythropoese** sind **Wachstumsfaktoren (Erythropoetin)** sowie **Eisen, Vit. B_{12}** und **Folsäure** notwendig. Andernfalls droht die Entwicklung einer **Anämie**.

4.1.1 Pathophysiologische und klinische Grundlagen

Anämie

▶ Definition. Von einer **Anämie** (Blutarmut) spricht man, wenn Hämoglobinkonzentration, Hämatokritwert und/oder Erythrozytenzahl unter eine kritische Grenze absinken.

4.1.1 Pathophysiologische und klinische Grundlagen

Anämie

▶ Definition.

Typische **allgemeine Symptome** einer Anämie sind Blässe (v. a. erkennbar an den Konjunktiven), Abgeschlagenheit, Schwäche, Belastungsdyspnoe, Tachykardie und Konzentrationsstörungen. Ursachen einer Anämie sind entweder eine verminderte Produktion von Erythrozyten oder ein beschleunigter Erythrozyten-Abbau bzw. -Verlust. Selten liegt eine Erythrozytenverteilungsstörung zugrunde. Zu Anämieformen und deren Ursachen s. Tab. C-4.1.

Typische **allgemeine Anämie-Symptome** sind Blässe, Abgeschlagenheit, Belastungsdyspnoe und Tachykardie. Zu Anämieformen und deren Ursachen s. Tab. C-4.1.

C-4.1 Anämieformen und ihre Ursachen (nach Hahn, 2010)

Pathomechanismus	Anämieform	Ursache
gestörte Erythropoese	Eisenmangel-Anämie Vitamin-B_{12}-Mangel-Anämie Folsäuremangel-Anämie	Mangelzustände durch verminderte Zufuhr mit der Nahrung oder Resorptionsstörung
	renale Anämie	Erythropoetinmangel
	aplastische Anämie myelodysplastisches Syndrom	Störung auf der Ebene der erythropoetischen Stammzellen im Knochenmark
	Tumoranämie Infektanämie	Verdrängung der Erythropoese im Knochenmark
Erythrozytenverlust	Blutungsanämie	Blutverlust
	hämolytische Anämien	gesteigerter Erythrozytenabbau
Erythrozyten-Verteilungsstörung	Hypersplensyndrom	massive Anreicherung von Blutzellen in einer vergrößerten Milz

Typische Laborveränderungen: Hämatokrit, Hämoglobin und/oder Erythrozytenzahl ↓ (Normalwerte s. Tab. **C-4.2**). Einteilung anhand von MCH und MCV in:
- hypochrome, mikrozytäre Anämie
- normochrome, normozytäre Anämie
- hyperchrome, makrozytäre Anämie

Typische Laborveränderungen sind eine Verminderung von Hämatokrit, Hämoglobin und/oder Erythrozytenzahl (Normalwerte s. Tab. C-4.2). Anhand der Erythrozytenindizes MCH (mittlerer Hämoglobingehalt des Einzelerythrozyten) und MCV (mittleres zelluläres Volumen) lassen sich Anämien weiter einteilen in:
- **Hypochrome, mikrozytäre Anämie:** MCH ↓, MCV ↓ (z. B. Eisenmangel-Anämie).
- **Normochrome, normozytäre Anämie:** MCH und MCV normal (z. B. Blutungsanämie).
- **Hyperchrome, makrozytäre Anämie:** MCH ↑, MCV ↑ (z. B. megaloblastäre Anämie bei Folsäure- und/oder Vitamin-B$_{12}$-Mangel).

C-4.2 Normalwerte bei der Anämiediagnostik

Parameter	Männer	Frauen
Hämatokrit	41 – 50 %	37 – 46 %
Hämoglobin	14 – 18 g/dl	12 – 16 g/dl
Erythrozytenzahl	4,5 – 5,9 Mio./µl	4,0 – 5,2 Mio./µl
MCH (mittlerer Hb-Gehalt pro Einzelerythrozyt)	27 – 34 pg	
MCV (mittleres erythrozytäres Volumen)	85 – 98 fl	
Eisen (Serum)	80 – 150 µg/dl	60 – 140 µg/dl
Transferrin	200 – 400 mg/dl	
Ferritin (Serum)	30 – 200 µg/l	

4.1.2 Eisen und Eisenmangelanämie

Eisen (Fe) ist sehr wichtig für die **Sauerstoffaufnahme und den -transport** im Hämoglobin. Darüber hinaus ist es in eisenspeichernden Proteinen (z. B. Ferritin), hämfreien Enzymen (z. B. Cytochrome) und im Myoglobin enthalten.

4.1.2 Eisen und Eisenmangelanämie

Eisen (Fe) ist ein Spurenelement, das für die **Sauerstoffaufnahme** und den **Sauerstofftransport** im Hämoglobin sowie im Myoglobin von entscheidender Bedeutung ist. In der Nahrung liegt es als zwei- und als dreiwertiges Eisen-Ion vor (Fe^{2+} bzw. Fe^{3+}). Der Eisenbestand eines gesunden Menschen beträgt durchschnittlich 37 mg/kg bei Frauen und 50 mg/kg bei Männern. Davon sind 65 % im Hämoglobin, 20 % in eisenspeichernden Proteinen (Ferritin, Hämosiderin), 10 % in hämfreien Enzymen (z. B. Cytochrome) und 4 % im Myoglobin enthalten.

Eisenresorption: Der Mensch kann Eisen nicht aktiv ausscheiden. Der Eisenbestand des Körpers wird über die Resorption im Darm reguliert (Abb. **C-4.1**).

Eisenresorption: Die Unfähigkeit des Menschen, Eisen aktiv auszuscheiden, und der begrenzte Eisenverlust von 1 – 2 mg täglich – durch Abschilferung von Darm- und Hautepithelien sowie „physiologische" Blutungen (Menstruationen, Geburten) und Stillzeit – erklären, warum die intestinale Resorption für die Regulation des Eisenbestandes im Organismus von entscheidender Bedeutung ist (Abb. **C-4.1**).

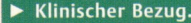 Klinischer Bezug.

▶ **Klinischer Bezug.** **Blutungen** können zu erheblichen Eisenverlusten führen: 1 ml Blut enthält 0,5 mg Eisen. Das gilt auch für unbemerkte gastrointestinale Blutungen, wie sie z. B. nach Einnahme von Acetylsalicylsäure oder anderen nichtsteroidalen Antiphlogistika auftreten.

Das im sauren Magenmilieu gelöste Nahrungseisen wird im Wesentlichen im Duodenum als Fe^{2+} oder Häm-Fe^{3+} resorbiert (Abb. **C-4.1**) und als Fe^{3+} an **Transferrin** gebunden. Die Leber ist entscheidend für die Regulation der Resorptionsquote.

Im sauren Milieu des Magens wird ein großer Teil des Nahrungseisens gelöst und dann im Duodenum und oberen Jejunum mithilfe spezieller Transportenzyme von Enterozyten entweder als Häm-Fe^{3+} oder in Form von Fe^{2+} resorbiert (Abb. **C-4.1**). Nach der Resorption wird Fe^{2+} zu Fe^{3+} oxidiert und an das Glykoprotein **Transferrin** gebunden. Die resorbierte Eisenmenge liegt bei 1 (Mann) bis 1,4 (Frau) mg pro Tag. Das entspricht weniger als 10 % des Nahrungseisens. Bei erhöhtem Bedarf (Säuglinge und Kleinkinder, Schwangerschaft, Stillzeit, Eisenmangel) kann die resorbierte Eisenmenge auf 3 – 4 mg pro Tag und die Resorptionsquote auf 40 – 50 % ansteigen. Die Leber ist für die Regulation der Resorptionsquote von zentraler Bedeutung.

Eisentransport im Blut und zelluläre Eisenaufnahme: Im Blut wird Eisen an **Transferrin** gebunden transportiert (Abb. **C-4.1**). Die Aufnahme in die Zellen erfolgt durch Transferrinrezeptor-vermittelte Endozytose.

Eisentransport im Blut und zelluläre Eisenaufnahme: Im Blut wird Eisen an **Transferrin** gebunden transportiert (Abb. **C-4.1**). Transferrin besteht aus 2 Untereinheiten, die jeweils ein Fe^{3+}-Ion binden. Transferrin schützt Gewebe vor oxidativer Schädigung durch freie Eisen-Ionen und verhindert, dass Eisen in den Urin gelangt. Transferrin ist auch das Vehikel, mit dem Fe^{3+} von den Zellen, die Eisen benötigen, auf-

C-4.1 Intestinale Eisenresorption sowie Stoffwechselwege und Verteilung des Eisens im Organismus

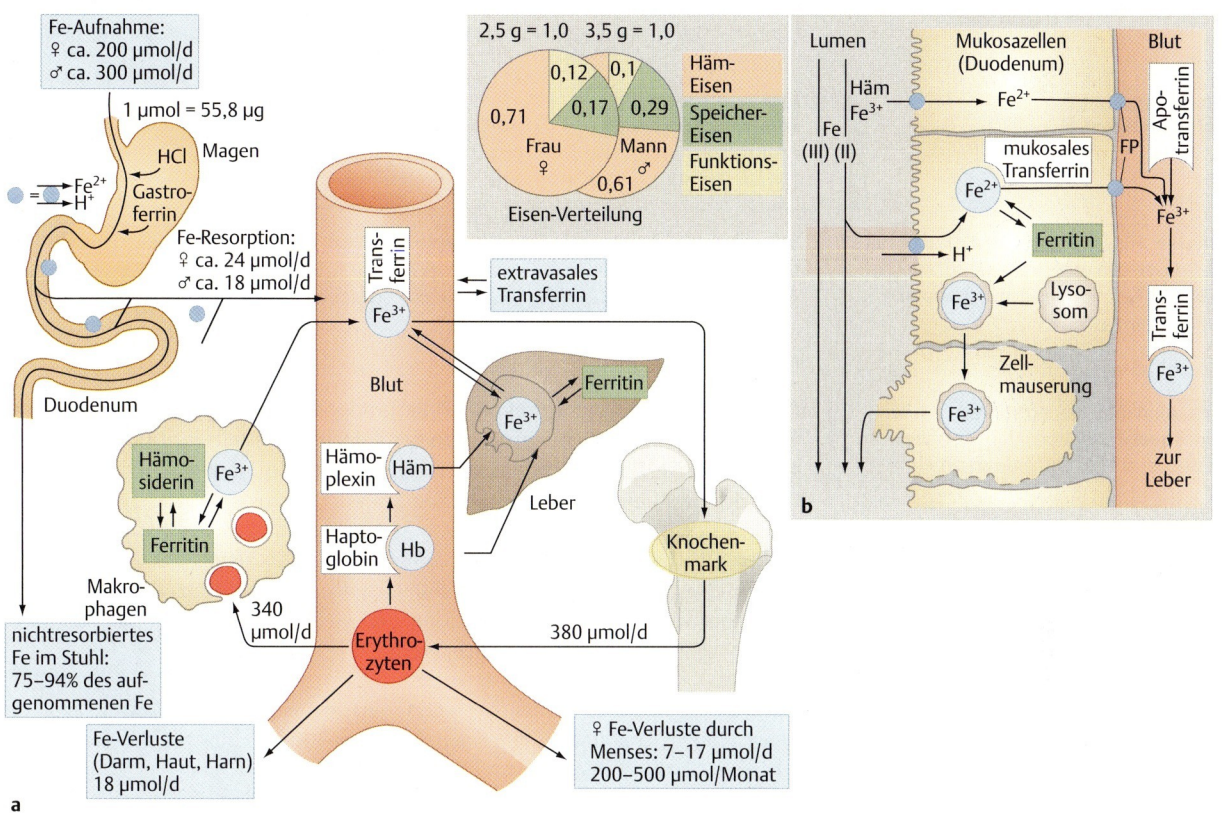

Eisen wird als Häm-gebundenes Fe^{3+} (ca. 30%) oder als Fe^{2+} (ca. 70%) über spezielle Transporter im oberen Dünndarm resorbiert (**a, b**). Nach/ oder während des Auswärtstransports über die basolaterale Membran der Enterozyten wird das resorbierte Fe^{2+} zu Fe^{3+} oxidiert, das dann nach Bindung an **Transferrin** ins Blut gelangt (**a**). Die Zellen, die Eisen benötigen (Erythroblasten, proliferierende Zellen, Hepatozyten und Makrophagen), sind mit Transferrinrezeptoren ausgestattet, über die Transferrin-Fe^{3+} durch rezeptorvermittelte Endozytose von den Zellen aufgenommen wird. Hepatozyten, Makrophagen und die basolaterale Membran der Enterozyten exprimieren das Transportprotein **Ferroportin** (FP, **b**), mit dessen Hilfe diese Zellen zelluläres Fe^{2+} bei erhöhtem Bedarf abgeben können. Dieser zelluläre Eisenexport und die intestinale Eisenresorption werden in Bezug auf ihre Effektivität durch das von der Leber sezernierte Peptid **Hepcidin** reguliert (nach Baenkler et al., Duale Reihe Innere Medizin, Thieme, 2009).

---

genommen wird. Diese Zellen exprimieren nämlich Transferrinrezeptoren, die Transferrin-Fe^{3+} binden und durch rezeptorvermittelte Endozytose für eine zelluläre Fe-Aufnahme sorgen.

Eisenspeicherung: In Enterozyten, Hepatozyten und Makrophagen wird nicht benötigtes Eisen als Fe^{3+} in **Ferritin** gespeichert. Ferritin ist ein großes Protein, das bis zu 4500 Fe^{3+}-Ionen pro Mol binden kann. Bei Bedarf kann dieses Eisen durch eine Ferritin-Reduktase wieder freigesetzt werden. **Hämosiderin** ist eine andere Speicherform, aus der Eisen aber nur schwer mobilisierbar ist. Es besteht aus Ferritin-Aggregaten und anderen Zellbestandteilen.

Eisenmangelanämie: Neben den allgemeinen Anämiesymptomen (s. S. 439) kann es zu brüchigen Haaren und Nägeln sowie zu Mundwinkelrhagaden, Glossitis und Dysphagie kommen. Die Diagnose wird laborchemisch gestellt, wobei das Serum-Ferritin der wichtigste Parameter ist:

- **Latenter Eisenmangel:** Ferritin ↓, Transferrin und löslicher Transferrinrezeptor im Serum (sTFR) ↑, keine Anämie, MCV normal
- **Manifester Eisenmangel:** zusätzlich Blutbild mit mikrozytärer, hypochromer Anämie.

Eisenspeicherung: In Enterozyten, Hepatozyten und Makrophagen wird Eisen in **Ferritin** gespeichert und kann daraus leicht mobilisiert werden. Aus **Hämosiderin** hingegen wird es nur schwer wieder freigesetzt.

Eisenmangelanämie: Neben allgemeinen Symptomen sind Mundwinkelrhagaden und eine Glossitis mögliche Symptome. Wichtigster Laborparameter ist das Serum-Ferritin. Man unterscheidet den **latenten** (Ferritin ↓, Transferrin und sTFR ↑, keine Anämie) vom **manifesten Eisenmangel** (zusätzlich mikrozytäre, hypochrome Anämie).

Pharmakotherapie mit Eisen

Bei Eisenmangel ist in der Regel eine Substitutionstherapie erforderlich.

Aufgrund der begrenzten intestinalen Resorptionskapazität können Verluste durch Blutungen nur bedingt durch die Nahrung ausgeglichen werden. Deshalb ist bei latentem oder manifestem Eisenmangel in der Regel die Substitution mit Eisenpräparaten indiziert.

▶ **Klinischer Bezug.**

▶ **Klinischer Bezug.** Um das **Eisendefizit** (in Gramm) eines Patienten abzuschätzen, multipliziert man die Differenz zwischen dem aktuellen und dem normalen Hb-Gehalt des Blutes (Tab. **C-4.2**) mit 0,255.

Substanzen: Für die **orale Eisentherapie** sind **nur Fe^{2+}-Salze** geeignet, während für die **i. v.-Behandlung Fe^{3+}-Polysaccharid-Komplexe** verwendet werden.

Substanzen: Für die **orale Eisentherapie** sind **nur Fe^{2+}-Salze** geeignet. Die gebräuchlichsten sind Fe^{2+}-Sulfat, -Fumarat, -Succinat und -Glukonat. Zur **i. v.-Behandlung** dienen **Fe^{3+}-Polysaccharid-Komplexe**: Fe^{3+}-Hydroxid-Saccharose-Komplex, Fe^{3+}-Natrium-Gluconat-Komplex, Fe^{3+}-Hydroxid-Polymaltose-Komplex, Fe^{3+}-Hydroxid-Dextran-Komplex.

Pharmakokinetik: Die **intestinale Fe^{2+}-Resorptionsquote** hängt von der Dosis und dem Eisenbedarf des Organismus ab.

Pharmakokinetik: Die **intestinale Fe^{2+}-Resorptionsquote** sinkt mit steigender Dosis, weil die Eisenresorption von Transportproteinen vermittelt wird und daher sättigungsfähig ist. Die Resorptionsquote hängt auch sehr stark vom Eisenbedarf des Organismus ab und schwankt zwischen 2 und 70 %.

▶ **Klinischer Bezug.**

▶ **Klinischer Bezug.** Ascorbinsäure und eine ausreichende HCl-Produktion der Magenschleimhaut verbessern die orale Eisenverfügbarkeit aus Fe^{2+}-Salzen, während eine verminderte HCl-Produktion und gleichzeitige Nahrungsaufnahme die Bioverfügbarkeit von Eisen verschlechtern.

I.v. applizierte **Fe^{3+}-Polysaccharid-Komplexe** werden durch das RES eliminiert.

Nach i. v.-Applikation werden **Fe^{3+}-Polysaccharid-Komplexe** von Makrophagen und Phagozyten des retikuloendothelialen Systems mit einer Halbwertszeit von etwa 6 h aus dem Plasma eliminiert.

Indikationen:
- **Eisenmangel-Anämie** (am wichtigsten): Initial beginnt man mit einer oralen Therapie (100 – 200 mg/d). Bei inadäquater Wirkung oder Intoleranz ist eine **i. v.-Behandlung** indiziert. Eine Eisenüberladung kann durch Kontrolle des Ferritin-Serumspiegels vermieden werden.

Indikationen:
- **Eisenmangel-Anämie** (wichtigste Indikation): Zu typischen Symptomen und Labordiagnostik s. S. 440. Zur **oralen Therapie** werden Tagesdosierungen von 100 – 200 mg Eisen (in 2 bis 4 Einzeldosierungen von je 50 mg) in Form von Fe^{2+}-Salzen verabreicht. Inadäquate Wirkungen (zu geringer Anstieg der Retikulozyten und des Hb-Werts im Blut nach einer Behandlungsdauer von 3 – 4 Wochen) oder eine orale Eisen-Intoleranz aufgrund nicht akzeptabler Nebenwirkungen sind Indikationen für eine **i. v.-Behandlung** mit Fe^{3+}-Polysaccharid-Komplexen (2 × 100 – 200 mg Fe^{3+} pro Woche). Das Risiko einer Eisenüberladung kann durch Bestimmung des Ferritin-Serumspiegels vermieden werden. Bei einem Ferritinspiegel von > 500 µg/l verbietet sich jede parenterale Eisentherapie.

▶ **Merke.**

▶ **Merke.** Systemische Entzündungen unterdrücken die stimulierende Wirkung des Eisens auf die Erythropoese.

- **Prophylaktische Behandlung in der Schwangerschaft** zur Prävention eines Eisenmangels.
- **Begleitende Eisentherapie bei Erythropoetin-Behandlung** im Rahmen einer renalen Anämie zur ausreichenden Bereitstellung von Eisen für die Erythropoese.

- **Prophylaktische Behandlung in der Schwangerschaft:** Zur Prävention eines Eisenmangels werden in der zweiten Hälfte der Schwangerschaft orale Tagesdosen von 20 – 40 mg Eisen empfohlen. Das gilt ganz besonders für Frauen mit einem Ferritinspiegel ≤ 60 – 70 µg/l.
- **Begleitende Eisentherapie bei Erythropoetin-Behandlung:** Die Therapie der renalen Anämie mit Erythropoetin (s. S. 447) geht mit einem stark erhöhten Eisenbedarf einher. Die gleichzeitige i. v.-Gabe von Eisen (25 – 150 mg pro Woche) kann sicherstellen, dass genügend Eisen für die Erythropoese vorhanden ist und dass die Eisenspeicher nicht entleert werden.

Unerwünschte Wirkungen:
- **Orale Eisentherapie:** Im Vordergrund stehen gastrointestinale Symptome wie Sodbrennen, Erbrechen, Durchfall oder Obstipation.

Unerwünschte Wirkungen:
- **Orale Eisentherapie:** Im Vordergrund stehen gastrointestinale Störungen wie Sodbrennen, epigastrisches Drückgefühl, Erbrechen, kolikartige Oberbauchschmerzen, Durchfall oder Obstipation. Diese Symptome sind dosisabhängig und am stärksten, wenn die Einnahme von Eisen auf nüchternen Magen erfolgt (was aber wegen der besseren Fe-Resorption erwünscht ist, s. o.).

> **Merke.** Auch wenn eine gleichzeitige Nahrungsaufnahme die Eisenresorption prinzipiell beeinträchtigt (s. o.), ist Folgendes beachtenswert:
> - Viele Patienten vertragen orales Eisen nur, wenn sie es während oder nach einer Mahlzeit einnehmen.
> - Der hohe Phosphatgehalt einer vegetarischen Kost vermindert die Resorption anorganischen Eisens.
> - Ein hoher Proteingehalt der Nahrung erhöht die orale Bioverfügbarkeit von Eisen.
> - Fleisch enthält nicht nur gut resorbierbares Häm-Eisen, sondern fördert auch die Resorption anorganischen Eisens.

- **Parenterale Eisentherapie:** Im Vordergrund steht die Gefahr eines anaphylaktischen Schocks oder von Überempfindlichkeitsreaktionen mit Übelkeit, Erbrechen, Hypotonie, Bronchospasmus, Bradykardie, Fieber, Hautausschlägen, Muskel- und Gelenkschmerzen. Bei Anwendung des Fe^{3+}-Hydroxid-Dextran-Komplexes werden solche Überempfindlichkeitsreaktionen am häufigsten beobachtet.

Kontraindikationen: Eisenspeicherkrankheiten (Hämochromatose, Hämosiderose), Eisenverwertungsstörungen (Thalassämie, sideroachrestische Anämie), nicht durch Eisenmangel verursachte Anämien.

Wechselwirkungen:
- **Orale Eisentherapie:** Schlechtere Eisenresorption durch Antazida, Protonenpumpenhemmer, H_2-Rezeptor-Antagonisten, Fluorchinolone, Tetrazykline und Bisphosphonate. Ascorbinsäure verbessert die Verfügbarkeit, verschlechtert aber die gastrointestinale Toleranz von oralem Eisen.
- **Parenterale Eisentherapie:** ACE-Hemmstoffe erhöhen die Häufigkeit und den Schweregrad anaphylaktischer Reaktionen auf parenterales Eisen.

4.1.3 Vitamin B_{12} und Vitamin-B_{12}-Mangel-Anämie

Cobalamin (Vitamin B_{12}) kann weder von Pflanzen noch von Tieren gebildet werden, sondern wird ausschließlich **von Mikroorganismen synthetisiert**. Zwar wird es auch von der bakteriellen Flora des menschlichen Dickdarms produziert, kann dort aber nicht resorbiert werden. Das von der Darmflora von Tieren gebildete Cobalamin wird hingegen resorbiert. Deshalb sind Lebensmittel tierischer Herkunft die einzige Möglichkeit, Cobalamin mit der Nahrung aufzunehmen: Leber, Eier und Milchprodukte sind besonders reich an Cobalamin. Zur chemischen Struktur s. Abb. **C-4.2**.

Cobalaminstoffwechsel: Im sauren Milieu des Magensaftes wird Cobalamin aus der Nahrung freigesetzt. Es bindet an den **Intrinsic Factor,** der von den Belegzellen des Magens sezerniert wird. Dieser Cobalamin-Intrinsic-Factor-Komplex wird im unteren Ileum mittels eines Transportproteins resorbiert (Abb. **C-4.3**). In den Lysosomen der Enterozyten wird Cobalamin freigesetzt und für den Transport im Blut an **Transcobalamin II** gebunden. Das so gebundene Cobalamin kann bei Bedarf von allen Zellen des Organismus (v. a. von Leberzellen) aufgenommen werden. Die Leber enthält etwa 90 % des **Gesamtkörperbestandes an Cobalamin (1–10 mg).** Etwa 3–8 µg Cobalamin werden täglich von der Leber biliär sezerniert. Etwa die Hälfte davon wird wieder rückresorbiert, wenn genügend Intrinsic Factor vorhanden ist. Dadurch wird ein **enterohepatischer Kreislauf** unterhalten, der für den Erhalt der hepatischen Vitaminspeicher von großer Bedeutung ist. Der **tägliche Bedarf an Cobalamin** (3–5 µg) muss mit der Nahrung aufgenommen werden.

Bedeutung von Cobalamin für den Organismus: Cobalamin ist erst nach Umwandlung zu Methylcobalamin oder 5′-Desoxyadenosylcobalamin wirksam. Die Umwandlung zu Methylcobalamin erfolgt unter Vermittlung von Methyl-Tetrahydrofolsäure.
- **Methylcobalamin** wirkt als Kofaktor des Enzyms Methionin-Synthase, das die Remethylierung von Homocystein zu Methionin katalysiert. Auf diesem Wege sorgt Cobalamin – gemeinsam mit Folsäure – für die De-novo-Synthese von Purinen und Pyrimidinen und damit für die DNA-Synthese.

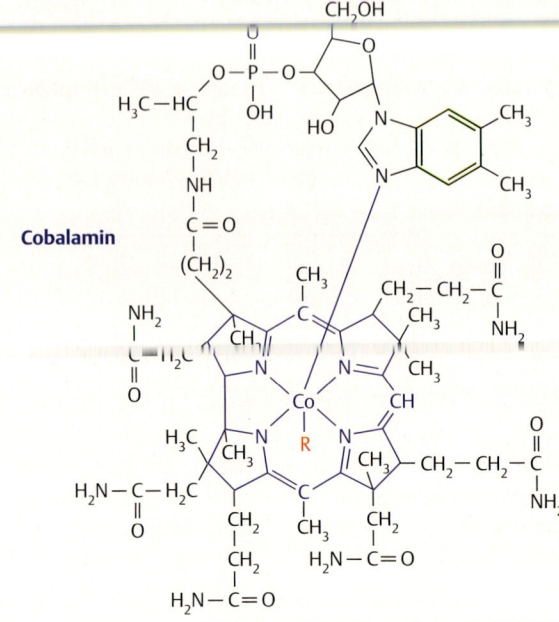

C-4.2 Strukturformel von Cobalamin

Cobalamin besteht aus einem stark substituierten **Tetrapyrrolringsystem** mit einem zentralen Co^{2+}-Ion und 6 Valenzen (blau hervorgehoben). Als Liganden (R) der letzten freien Bindungsstelle von Co^{2+} kann ein Methylrest, ein 5′-Desoxyadenosylrest oder ein Cyanidrest (Cyanocobalamin) fungieren. **Cyanocobalamin** wird therapeutisch verwendet, kommt aber in der Natur nicht vor.

C-4.3 Resorption, Verteilung und Funktion von Cobalamin und Folsäure

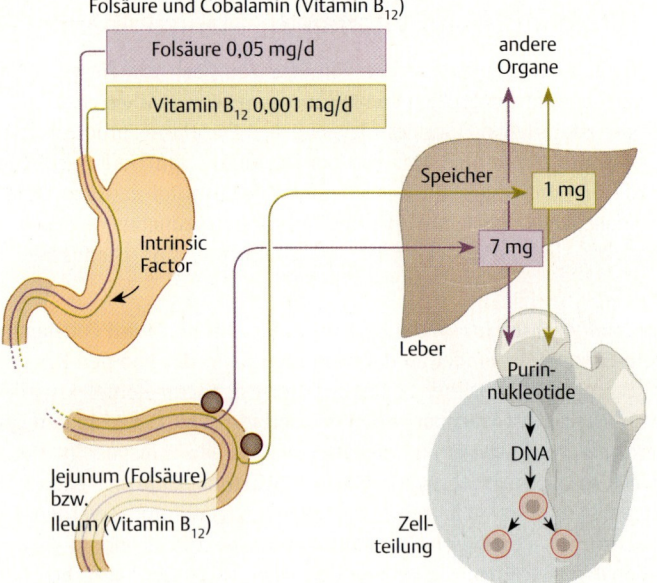

Folsäure wird im Jejunum als Pteroylpolyglutamat über einen Transporter resorbiert, als Pteroylmonoglutamat (s. Abb. C 4.5) in Tetrahydrofolsäure (THF) umgewandelt und in der Leber gespeichert. THF wird als Überträger von Formyl- und Methylgruppen bei der Purin- und Thymidinsynthese benötigt und ist damit für die DNA-Synthese essenziell. **Cobalamin** wird im Magenlumen an Intrinsic Factor gebunden, ausschließlich als Komplex mit diesem Faktor im Ileum resorbiert und in der Leber gespeichert. Cobalamin sorgt als Methyldonator im Zusammenspiel mit THF für die De-novo-Synthese von Purinen und Pyrimidinen. Das ist die Basis für die Bedeutung von THF und Cobalamin bei der DNA-Replikation in der Hämatopoese (nach Baenkler et al., Duale Reihe Innere Medizin, Thieme, 2009).

- **5'-Desoxyadenosylcobalamin** ist der Kofaktor für das Enzym Methylmalonyl-CoA-Mutase, das die Umwandlung von L-Methylmalonyl-CoA zu Succinyl-CoA katalysiert. Diese „Alkylumlagerung" ist von großer Bedeutung für den Zucker- und Fettstoffwechsel.

Ursachen für einen Cobalaminmangel: Eine inadäquate Versorgung mit Cobalamin ist in aller Regel nicht ernährungs-, sondern resorptionsbedingt. Die häufigste Ursache für eine B_{12}-Hypovitaminose ist der mit einer atrophischen Gastritis (Gastritis vom Typ A) oder einer Gastrektomie assoziierte **Mangel an Intrinsic Factor,** der die Resorption von Cobalamin zum Erliegen bringt.

Klinik, Befunde und Diagnostik bei Cobalaminmangel: Gewebe mit hohem Zellumsatz reagieren am frühesten auf den Mangel an Cobalamin. Besonders empfindlich ist das hämatopoetische System. Die Störungen der DNA-Replikation führen zu einer **ineffektiven Hämatopoese** mit Zellreifungsstörungen und der Produktion morphologisch abnormer Blutzellen (Abb. **C-4.4a**). Typische Befunde sind die **megaloblastäre** oder **perniziöse Anämie** und die Übersegmentierung von Granulozyten. Bei schwerem Vitamin-B_{12}-Mangel können sich auch eine Leukopenie und eine Thrombozytopenie entwickeln. Weitere Symptome sind atrophische Veränderungen der Mundschleimhaut **(Hunter-Glossitis,** Abb. **C-4.4b)** sowie diverse **neurologische** und **psychiatrische Störungen.** Die neurologischen Störungen sind Folge der Demyelinisierung von Neuronen des Rückenmarks.

C-4.4 Typische Symptome des Cobalaminmangels

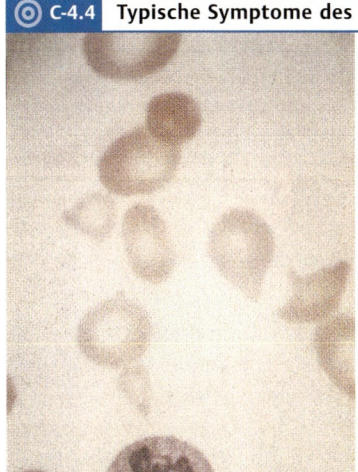
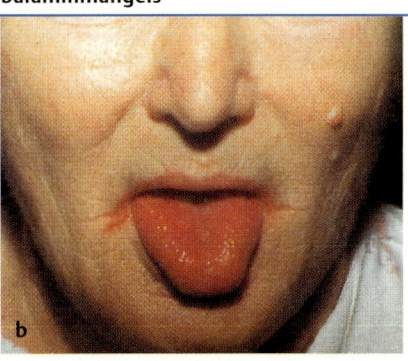

a Megalozyten und ein hypersegmentierter Granulozyt im Blutausstrich.
b Hunter-Glossitis (glatte rote Lackzunge).
(aus Baenkler et al., Duale Reihe Innere Medizin, Thieme, 2009)

Pharmakotherapie mit Cobalamin

Die Behandlung der B_{12}-Hypovitaminose erfolgt mit **Cyanocobalamin.** Da die orale Applikation bei resorptionsbedingtem Cobalaminmangel wirkungslos ist, wird Cyanocobalamin **i. m. oder s. c.** (niemals jedoch i. v.) verabreicht, und zwar in den ersten 2 Wochen täglich und danach monatlich in Dosen von 10–100 µg.

▶ **Merke.** Tagesdosierungen von mehr als 100 µg Cyancobalamin überschreiten die begrenzte Bindungskapazität von Transcobalamin II und sind deshalb unwirksam. Sie werden rasch über die Nieren ausgeschieden und nicht in der Leber gespeichert.

4.1.4 Folsäure und Folsäuremangelanämie

Folsäure (Abb. **C-4.5**) gehört ebenfalls zu den B-Vitaminen und kann nur von Pflanzen und Mikroorganismen synthetisiert werden. Besonders reich an Folsäure sind Blattgemüse wie Spinat, außerdem Salat, Spargel, Getreide und Hefe. Aber auch Leber, Niere und Milch enthalten relativ viel Folsäure.

C-4.5 Strukturformel der Folsäure

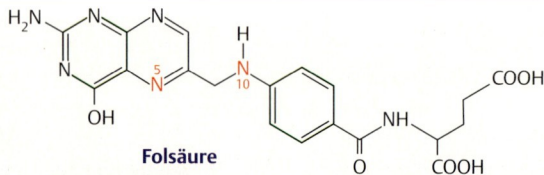

Wichtig für die Funktion des Moleküls sind die beiden Stickstoffatome N^5 und N^{10} (rot hervorgehoben), die besonders leicht mit C_1-Resten substituiert werden können. Bei der **Dihydrofolsäure** fehlt die obere Doppelbindung im rechten der beiden stickstoffhaltigen Ringe; **Tetrahydrofolsäure** hat keine Doppelbindung in diesem Ring.

Folsäurestoffwechsel: Nach der Resorption (Abb. **C-4.3**) wird Folsäure zu **Dihydrofolat (DHF)** und **Tetrahydrofolat (THF)** und zum Schluss zu **N^5-Methyl-THF** methyliert und so im Blut transportiert. Nach zellulärer Aufnahme wird sie in Form von **THF-Polyglutamaten** in begrenztem Ausmaß gespeichert. **Biliär sezernierte Folsäure** wird im Rahmen eines **enterohepatischen Kreislaufs** vollständig rückresorbiert.

▶ Klinischer Bezug.

Der **tägliche Bedarf an Folsäure** ist in der Schwangerschaft sowie bei hohem Zellumsatz (z. B. hämolytische Anämie, Tumoren) erhöht.

Bedeutung von Folsäure für den Organismus: Die aktive Form THF dient als **Kofaktor für enzymatische Reaktionen** zur Übertragung von C 1-Resten. Sie ist u. a. beteiligt an der Methylierung von Cobalamin und Homocystein sowie der Synthese von Bausteinen für die DNA.

Ursachen für einen Folsäuremangel:
- inadäquate diätetische Folsäureversorgung
- verminderte intestinale Folsäureresorption
- funktioneller THF-Mangel
- erhöhter Folsäurebedarf

Klinik und Befunde bei Folsäuremangel: Die Symptome umfassen die **makrozytäre Anämie**, **depressive** und **kognitive Störungen**, ein hohes Risiko für **Neuralrohrdefekte** und **hohe Homocysteinspiegel** im Plasma.

Folsäurestoffwechsel: Die Resorption der Folsäure erfolgt über ein Transportsystem im Duodenum und oberen Jejunum (Abb. **C-4.3**). In den Enterozyten wird sie durch die Folat- und die Dihydrofolat-Reduktase zu **Dihydrofolat (DHF)** und **Tetrahydrofolat (THF)** reduziert und danach zu **N^5-Methyl-THF** methyliert. In dieser Form wird Folsäure im Blut transportiert und von Leberzellen, vielen anderen Zellen sowie von Neuronen im ZNS aufgenommen. Intrazellulär wird N^5-Methyl-THF demethyliert und in Form von **THF-Polyglutamaten** in begrenztem Ausmaß (10 – 20 mg) gespeichert. **Biliär sezernierte Folsäure** (200 μg pro Tag) wird im Dünndarm vollständig rückresorbiert und unterliegt einem **enterohepatischen Kreislauf**.

▶ Klinischer Bezug. **Alkohol (Äthanol)** unterbricht den enterohepatischen Folsäurekreislauf und kann auf diesem Wege einen Folsäuremangel hervorrufen. Folsäuremangel ist deshalb eine typische Folge von Alkoholismus.

Der **tägliche Bedarf an Folsäure** bewegt sich zwischen 400 und 1000 μg. In der Schwangerschaft sowie bei hohem Zellumsatz im Knochenmark (z. B. bei hämolytischer Anämie), bei bösartigen Tumoren und bei chronischer Hämodialyse ist er erhöht.

Bedeutung von Folsäure für den Organismus: Die aktive Form der Folsäure ist THF, die als **Kofaktor enzymatischer Reaktionen** C 1-Reste auf andere Moleküle überträgt. Auf diese Weise ist sie z. B. an folgenden Reaktionen beteiligt:
- Methylierung von Cobalamin
- Umwandlung von Serin in Glycin und umgekehrt
- Methylierung von Homocystein zu Methionin
- De-novo-Synthese von Purinen
- Synthese von Thymidylat für die DNA-Synthese.

Ursachen für einen Folsäuremangel:
- **Inadäquate diätetische Folsäureversorgung** bei Alkoholismus und nach Jejunum-Resektionen.
- **Verminderte intestinale Folsäureresorption** bei Sprue/Zöliakie (dabei ist auch die Resorption von Cobalamin gestört) und Alkoholismus oder infolge Behandlung mit Pharmaka, die die Folatresorption hemmen, wie z. B. Antiepileptika (Phenytoin, Phenobarbital, Primidon), Ethinylestradiolhaltige Kontrazeptiva und Isoniazid.
- **Funktioneller Mangel an THF** durch Hemmstoffe der Dihydrofolat-Reduktase (Methotrexat, Pyrimethamin, Trimethoprim, Triamteren).
- **Erhöhter Folsäurebedarf** in Schwangerschaft und Stillzeit, bei hämolytischer Anämie, rasch wachsenden Malignomen und chronischer Hämodialyse.

Klinik und Befunde bei Folsäuremangel: Die Symptome des Folsäuremangels umfassen die **makrozytäre Anämie** (ähnlich der beim Cobalaminmangel, allerdings ohne die typischen neurologischen Störungen), **depressive** und **kognitive Störungen** beim alten Menschen, ein hohes Risiko für **Neuralrohrdefekte** bei Neugeborenen (z. B. Spina bifida) von Müttern mit Folsäuremangel und **hohe Homocysteinspiegel** im Plasma (> 30 μmol/l; Homocystein gilt als Risikofaktor für kardio- und zerebrovaskuläre Komplikationen).

Pharmakotherapie mit Folsäure-Präparaten

Zur **Behandlung des Folsäuremangels** sind orale Dosen von 500–1000 μg pro Tag in aller Regel ausreichend, um das Blutbild zu normalisieren und die Folsäurespeicher wieder aufzufüllen. Die Zöliakie muss passager mit Folsäure *und* Cobalamin behandelt werden. Zur **Prophylaxe von Neuralrohrdefekten** sollten Frauen im gebärfähigen Alter mit Kinderwunsch täglich 400 μg Folsäure einnehmen und während der Schwangerschaft die Dosis auf 500–600 μg pro Tag erhöhen. Patienten mit **hämolytischer Anämie** oder **erhöhtem Homocysteinspiegel** sollten 1 mg Folsäure pro Tag erhalten. Patienten mit **rheumatoider Arthritis,** die mit niedrigen Dosen von Methotrexat behandelt werden (s. S. 210), erhalten 1 mg/Tag Folsäure p. o., weil dadurch ohne Beeinträchtigung der antiphlogistischen Wirkung die unerwünschten zytotoxischen Wirkungen von Methotrexat antagonisiert werden.

Das **Kalziumsalz der Folinsäure** (N^5-Formyl-THF) hat besondere **Indikationen**:
- Bei der **zytostatischen Therapie** mit sehr hohen Dosen von Methotrexat ist Folinat i. v. zur Prävention zytotoxischer Wirkungen erforderlich (in der Klinik spricht man von „Folinsäure-Rescue")
- Bei der Behandlung des **kolorektalen Karzinoms** wird die zytostatische Wirkung von 5-Fluorouracil durch vorherige i. v. Gabe von Kalziumfolinat verstärkt, weil 5-Fluorouracil folsäureabhängig verstoffwechselt werden muss, um zu wirken.
- Zur Behandlung der megaloblastären Anämie, die als Folge eines **kongenitalen Mangels an Dihydrofolat-Reduktase** auftritt, gibt man 1–5 mg Kalziumfolinat pro Tag p. o.

▶ **Merke.** Zur Behandlung von Folsäuremangelzuständen ist Kalziumfolinat weder notwendig noch geeignet, weil seine Anwendung **mit unverhältnismäßig hohen Kosten** verbunden ist.

4.1.5 Erythropoetin (EPO) und renale Anämie

Grundlagen und Wirkungen: Das Glykoprotein Erythropoetin reguliert die Expansion und Reifung erythroider Vorläuferzellen im Knochenmark und sorgt für die Optimierung der O_2-Transportkapazität des Blutes. Das Hormon wird in Abhängigkeit vom O_2-Partialdruck in der Nierenrinde von peritubulären Kapillarendothelzellen und/oder Fibroblasten sezerniert. Eine Hypoxie stimuliert die Erythropoetin-Ausschüttung ins Blut; Infektionen und systemische Entzündungen hemmen diese Stimulation. Ein Erythropoetinrezeptor auf den erythroiden Vorläuferzellen vermittelt folgende Hormonwirkungen:
- Stimulation der Proliferation und Differenzierung von Vorläuferzellen.
- Hemmung der Apoptose von Vorläuferzellen.
- Freisetzung von Retikulozyten aus dem Knochenmark (nach 7–10 Tagen).
- Zunahme der Hb-Konzentration und des Hämatokritwertes (nach 2–6 Wochen).

Klinik, Befunde und Diagnostik bei renaler Anämie (Erythropoetinmangel): Normalerweise besteht eine inverse Beziehung zwischen dem Hämatokrit und dem Erythropoetinspiegel im Plasma. Bei einer chronischen Niereninsuffizienz geht diese Beziehung verloren – durch die Niereninsuffizienz kommt es zum Versiegen der Erythropoetinquelle und damit zur **renalen Anämie**. Typischerweise entwickeln die Betroffenen neben allgemeinen Anämiesymptomen (s. S. 439) und Zeichen der chronischen Niereninsuffizienz ein grau-bräunliches Hautkolorit, hervorgerufen durch anämische Blässe bei gleichzeitiger Ablagerung von Urochromen in der Haut. Das Blutbild zeigt eine **normochromer Anämie** mit relativ niedriger Retikulozytenzahl.

Pharmakotherapie mit Erythropoetin(derivaten)

Zur Verfügung stehen folgende gentechnisch hergestellte Erythropoetin-Analoga:
- **Epoetin alfa, beta, theta und zeta** unterscheiden sich nur geringfügig vom natürlichen Hormon. Sie werden 3-mal pro Woche bevorzugt s. c. (aber auch i. v.) appliziert.
- **Darbepoetin alfa** unterscheidet sich vom Epoetin durch den Austausch von 4 Aminosäuren und durch 2 zusätzliche N-glykosidisch gebundene Kohlehydratketten. Es wird 1-mal pro Woche s. c. oder i. v. injiziert.

- **MPEG-Epoetin:** s. c.-Applikation, lang anhaltende Wirkung

- **Methoxy-Polyethylenglycol-Epoetin beta (MPEG-Epoetin)** ist ein EPO-Analog, das durch kovalente Verknüpfung mit Polyethylenglycol deutlich verzögert und lang anhaltend wirkt. Es wird in Dosierungen von 1,2 µg/kg einmal pro Monat s. c. appliziert.

Die **Plasma-Halbwertszeit** nach **i. v.**-Gabe variiert je nach Substanz zwischen wenigen Stunden bis Tagen und ist nach **s. c.**-Applikation verlängert. **Systemische Verfügbarkeit** nach s. c.-Injektion: 20–58 %.

Die **Plasma-Halbwertszeit** nach **i. v.**-Gabe beträgt für die Epoetinderivate 6–8 h, für Darbepoetin alfa 21 h und für MPEG-Epoetin 130 h. Nach **s. c.**-Applikation limitiert die lang anhaltende Resorption die Plasma-Halbwertszeit, deshalb ist sie wesentlich länger als nach i. v. Gabe (Epoetine 20–25 h, Darbepoetin alfa 73 h, MPEG-Epoetin 140 h). Die **systemische Verfügbarkeit** nach s. c.-Injektion liegt für die Epoetine bei 20–40 %, für Darbepoetin alfa bei 37 % und für MPEG-Epoetin bei 58 %.

Indikationen und Dosierungen:
- **renale Anämie:** wöchentliche Therapie mit Ziel-Hb von 11–12 g/dl (max. +2 g/dl in 4 Wochen)

Indikationen und Dosierungen:
- **Renale Anämie:** 3-mal pro Woche 60–100 I.E. Epoetin alfa/kg s. c. oder 1-mal pro Woche 0,45 µg Darbepoetin alfa/kg s. c. Therapieziel ist eine Hb-Konzentration von 11–12 g/dl. Ein Anstieg des Hämoglobins um mehr als 2 g/dl innerhalb von 4 Wochen muss vermieden werden.

▶ Klinischer Bezug.

▶ Klinischer Bezug. Bei niedrigem Serum-Ferritin (< 100 ng/ml) ist eine zusätzlich **Eisentherapie** (s. S. 442) empfehlenswert. Viele Hämodialyse-Patienten benötigen aus präventiven Gründen außerdem eine Behandlung mit **Antikoagulanzien** (s. S. 457).

- **chemotherapieassoziierte Anämie:** Therapie 1- bis 3-mal/Woche, Ziel-Hb: max. 12 g/dl
- **Gewinnung von Eigenblut für autologe Bluttransfusionen** bei chirurgischen Eingriffen: 4–5 Wochen vor dem Eingriff wöchentliche Therapie über 3 Wochen.

- **Chemotherapieassoziierte Anämie** bei Patienten mit malignen Erkrankungen: 3-mal pro Woche 150 I.E. Epoetin alfa/kg s. c. oder 1-mal pro Woche 2 µg Darbepoetin alfa/kg s. c.; der Hb-Zielwert liegt bei maximal 12 g/dl.
- **Gewinnung von Eigenblut für autologe Bluttransfusionen** bei großen chirurgischen Eingriffen. Zu diesem Zweck wird etwa 4–5 Wochen vor dem geplanten Eingriff eine dreiwöchige s. c. Behandlung mit 600 I.E. Epoetinalfa/kg s. c. pro Woche durchgeführt.

Unerwünschte Wirkungen und Kontraindikationen: Häufig zeigen sich u. a. Kopfschmerzen, Übelkeit, Blutdruckanstiege und Thromboembolien. Selten wird eine aplastische Anämie infolge der Bildung von Anti-Erythropoetin-Ak beobachtet. Bei Malignompatienten kann EPO die Tumorprogression fördern. Kontraindikationen sind eine schwer kontrollierbare Hypertonie und Patienten mit insuffizienter Thromboseprophylaxe.

Unerwünschte Wirkungen und Kontraindikationen: Häufig kommt es zu Kopfschmerzen, Übelkeit, Erbrechen und Durchfall, dosisabhängigen Blutdruckanstiegen, thromboembolischen und thrombovaskuläre Ereignissen und grippeähnlichen Symptomen (Fieber, Muskel- und Gliederschmerzen). Selten wird eine aplastische Anämie mit sehr niedrigen Retikulozytenwerten beobachtet, die als Folge der Bildung von Anti-Erythropoetin-Antikörpern angesehen wird. Bei Malignom-Patienten besteht zudem ein erhöhtes Risiko, dass EPO die Tumorprogression fördert und die Mortalität erhöht. Bei schwer kontrollierbarer arterieller Hypertonie und chirurgischen Patienten mit inadäquater Thromboseprophylaxe darf EPO bzw. dürfen seine Derivate nicht angewendet werden.

Wechselwirkungen: Bei Hk-Anstieg Dosisanpassung von Ciclosporin.

Wechselwirkungen: Da sich Ciclosporin in Erythrozyten verteilt, muss seine Dosierung überprüft werden, wenn der Hämatokrit im Zuge der EPO-Behandlung ansteigt.

▶ Exkurs.

▶ Exkurs. **EPO-Doping**
Die durch EPO erreichte Vermehrung der roten Blutkörperchen verbessert die Sauerstofftransportkapazität des Blutes und damit die körperliche Leistungsfähigkeit. Aus diesem Grund war und ist EPO sehr „attraktiv" zur **illegalen Leistungssteigerung** v. a. bei Ausdauersportarten. Der Nachweis eines EPO-Missbrauchs ist schwierig, weil die Hormonwirkung deutlich über den Zeitraum der Nachweisbarkeit hinausgeht. Bei den sehr aufwendigen **direkten Nachweisverfahren** macht man sich zunutze, dass sich die Zuckerseitenketten des natürlichen EPO-Moleküls von den Seitenketten synthetischer EPO-Derivate unterscheiden. Bei inzwischen weit über 100 unterschiedlichen, häufig auf dubiosen Wegen vertriebenen EPO-Präparaten, ist es aber so gut wie unmöglich, diesen direkten Nachweis zu führen. Als **indirektes Nachweisverfahren** für EPO-Doping im Sinne eines konkreten Verdachts kommt der **Bestimmung des Hämatokrits** große Bedeutung zu.

4.2 Leukopoese

Die Leukopoese im Knochenmark wird über **koloniestimulierende Faktoren (CSF)** gesteuert; die Bildung neutrophiler Granulozyten v. a. durch Granulozyten-CSF.

Die Leukopoese erfolgt überwiegend im Knochenmark, wobei die Reifung und Differenzierung der Leukozyten und ihrer Vorstufen der Steuerung durch verschiedener Zytokine unterliegt. Dabei handelt es sich in erster Linie um sogenannte **koloniestimulierende Faktoren (CSF)**. Die Bildung neutrophiler Granulozyten wird dabei durch den Granulozyten-koloniestimulierenden Faktor (G-CSF) angeregt, der auch therapeutisch angewendet wird.

4.2.1 Granulozyten-koloniestimulierender Faktor (G-CSF)

Grundlagen und Wirkungen: G-CSF ist ein saures Glykoprotein, das hauptsächlich von Makrophagen und Fibroblasten sezerniert wird und die Proliferation und Differenzierung von Vorläuferzellen der neutrophilen Granulozyten im Knochenmark steigert. Es fördert innerhalb von 24 h nicht nur die **Produktion von Neutrophilen**, die in die Zirkulation abgegeben werden, sondern steigert auch deren **phagozytäre und zytotoxische Aktivität** und verstärkt so die **unspezifische Immunabwehr** des Organismus. G-CSF hat auch noch andere Wirkungen:

- Es hemmt die Wirkung proinflammatorischer Zytokine (TNF-α, IL-1 und IFN-γ) und wirkt deshalb **entzündungshemmend**.
- Es **mobilisiert hämatopoetische Stammzellen** aus dem Knochenmark ins periphere Blut – eine Wirkung, die man sich bei der Durchführung der autologen und der allogenen Stammzelltransplantationen zunutze macht.

Substanzen:
- **Filgrastim** ist ein gentechnisch hergestelltes G-CSF-Analogon, das im Unterschied zum humanen G-CSF ein zusätzliches N-terminales Methionin enthält und nicht glykosyliert ist. Es wird s. c. oder i. v. appliziert.
- **Pegfilgrastim** ist ein Filgrastim-Derivat, das mit Polyethylenglycol konjugiert ist und s. c. injiziert wird.
- **Lenograstim** ist gentechnisch hergestelltes humanes G-CSF, das i. v. oder s. c. verabreicht wird.

Pharmakokinetik: Die **Bioverfügbarkeit** von s. c. appliziertem Filgrastim beträgt 49 %, die von Lenograstim 30 % und die von Pegfilgrastim ist unbekannt. Nach s. c.-Injektion beobachtet man **Plasma-Halbwertszeiten** von ca. 4 h für Filgrastim und Lenograstim sowie etwa 50 h für Pegfilgrastim. Bei der Elimination aus dem Blut spielt die Aufnahme und der nachfolgende Abbau dieser Stoffe in neutrophilen Granulozyten eine wichtige Rolle.

Indikationen und Dosierungen:
- **Verkürzung der Neutropenie-Phasen** nach einer zytotoxischen Chemotherapie bei malignen Erkrankungen (ausgenommen: chronische myeloische Leukämie oder myelodysplastisches Syndrom) oder im Anschluss an eine myeloablative Chemotherapie mit anschließender Knochenmarktransplantation. **Dosierung:** 5 µg/kg/d Filgrastim oder Lenograstim s. c. (Therapiebeginn: 24 h nach Ende der Chemotherapie; Therapiedauer: 14 – 28 Tage).
- **Mobilisierung hämatopoetischer Stammzellen** aus dem Knochenmark ins periphere Blut mit (Tumorpatienten) oder ohne (gesunde Spender) vorherige Chemotherapie. **Dosierung:** 5 – 10 µg/kg/d Filgrastim oder Lenograstim s. c. für 4 – 6 Tage.
- Schwere Formen der **idiopathischen, zyklischen** oder **kongenitalen Neutropenie**. **Dosierung:** 5 – 24 µg/kg/d Filgrastim s. c.

Unerwünschte Wirkungen und Kontraindikationen: Nebenwirkungen sind Kopf-, Knochen-, Gelenk- und Rückenschmerzen, Schmerzen am Injektionsort; Übelkeit, Erbrechen und Durchfall; vorübergehende Hyperurikämie und passagerer Anstieg von LDH, AP, γ-GT, SGOT (ASAT) und SGPT (ALAT); vorübergehende Thrombozytopenie; Milzvergrößerung (häufig nach Pegfilgrastim); Lungeninfiltrate oder interstitielle Pneumonie. Bei malignen myeloischen Erkrankungen einschließlich der akuten myeloischen Leukämie darf G-CSF nicht verabreicht werden.

Wechselwirkungen: Filgrastim verstärkt die durch 5-Fluorouracil hervorgerufenen Myelosuppression, wenn es gemeinsam mit und nicht im Anschluss an das Zytostatikum verabreicht wird.

4.3 Plasmaersatzstoffe

Ein akuter, massiver Blutverlust kann zum **hämorrhagischen Schock** führen. Eine Gefahr für den Organismus stellen dabei der Volumen- und der Hämoglobinmangel dar. Ein reiner Volumenmangel-Schock kann auch aus anderen Gründen auftreten, beispielsweise als Folge von Flüssigkeitsverlusten bei ausgeprägter Diarrhö oder großflächigen Verbrennungen. Die Gefahren des **Hämoglobinmangels** für den Sauerstofftransport können wirksam durch Transfusion von Blut oder von Erythrozytenkonzentraten bekämpft werden. Der **Volumenmangel** kann durch Infusion körpereigener Plasmabestandteile wie z. B. Humanalbumin-Lösungen oder mithilfe körperfremder kolloidaler Plasmaersatzmittel behoben werden. Bei einem akuten Blutverlust steht zunächst der rasche Volumenersatz im Vordergrund.

Einteilung:

- **Kristalloide Lösungen:** Hierbei handelt es sich um isotone **Elektrolytlösungen** (z. B. Ringer-Laktat) oder **Glukoselösungen**. Sie erzeugen keinen onkotischen Druck und werden rasch nach extravasal umverteilt. Im Gegensatz zu den kolloidalen Lösungen (s. u.) ist ihr Volumeneffekt daher gering. Sie werden daher bevorzugt zum Ausgleich interstitieller Flüssigkeitsdefizite verwendet. Vorteile der Kristalloide sind die schnelle Stabilisierung des Patienten, der günstige Preis sowie die fehlenden allergischen Reaktionen und die fehlende Beeinträchtigung der Nierenfunktion.
- **Kolloidale Lösungen:** Sie enthalten langkettige, osmotisch aktive Verbindungen, die nicht nach extravasal diffundieren können. Durch ihre osmotischen Eigenschaften „ziehen" sie Flüssigkeit aus dem Extravasal- in den Intravasalraum. Weil dieser sog. Volumeneffekt des Plasmaersatzmittels größer ist als die infundierte Volumenmenge, spricht man auch von einem **Plasmaexpander**. Zu den künstlichen kolloidalen Lösungen gehören **Gelatine-Lösungen**; körpereigene Kolloide sind Humanalbumin und Frischplasma.

4.3.1 Gelatine

Infundierbare Gelatine wird aus tierischem Kollagen hergestellt. Die gewonnenen Polypeptid-Fragmente werden zu Polymerisaten verknüpft, die ein **Molekulargewicht** von 30–35 kDa haben. Ihre Elimination erfolgt mit einer **Halbwertszeit** von ca. 3 h überwiegend renal durch glomeruläre Filtration. Geringe Gelatine-Mengen werden auch vom Darm ausgeschieden oder verstoffwechselt. **Indikation, Dosierung:** Prophylaxe und Behandlung eines absoluten oder relativen Volumenmangels erfolgen mit 3,5–4 % Gelatine in isotonischer Elektrolyt- oder Glukoselösung (500–1000 ml/d). **Nachteile, unerwünschte Wirkungen:** Nur relativ kurzzeitiger Volumeneffekt, anaphylaktische Reaktionen (11 pro 10 000 Infusionen), beschleunigte Blutkörperchen-Senkungsgeschwindigkeit (durch Begünstigung der Erythrozyten-Aggregation). **Kontraindikationen:** Schwere Herz- oder Niereninsuffizienz.
Eine zusammenfassende Übersicht und Beurteilung der Plasmaersatzstoffe bietet Tab. **C-4.3**.

C-4.3 Übersicht und Beurteilung der Plasmaersatzstoffe				
Ersatzstoffe	*Ausmaß des Volumeneffekts*	*Dauer des Volumeneffekts [h]*	*unerwünschte Wirkungen*	*Kosten*
Kristalloide	gering	kurz	Gefahr der hypoproteinämischen Hyperhydratation	niedrig
Kolloide				
▪ Gelatine	mittel	1–2	Gefahr allergischer Reaktionen	hoch
▪ Humanalbumin	mittel	3–4	potenzielle Infektionsgefahr	sehr hoch

5 Gerinnungssystem

5.1 Physiologische Grundlagen 451
5.2 Hemmstoffe der Thrombozytenaggregation 453
5.3 Antikoagulanzien 457
5.4 Fibrinolytika (Thrombolytika) 463
5.5 Antifibrinolytika 465

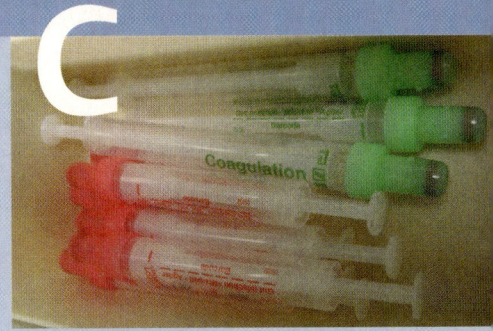

5.1 Physiologische Grundlagen

Die Prozesse der Blutstillung (Hämostase) dienen der Beendigung von Blutverlusten aus verletzten Gefäßen. Die Hämostase ist primär Folge der Aktivierung der Thrombozyten und geht sekundär auf die Blutgerinnung zurück. Die **Aktivierung der Thrombozyten** beginnt mit ihrer Adhäsion am Ort der Gefäßverletzung und führt zur Thrombozytenaggregation („weißer" Thrombus) und durch Freisetzung von TXA$_2$ und Serotonin zur lokalen Vasokonstriktion. Die **Blutgerinnung** führt auf der Basis eines Netzwerkes aus polymerisiertem Fibrin zur Bildung eines Blutgerinnsels („roter" Thrombus).

5.1.1 Thrombozyten-Aktivierung

Thrombozyten binden an das subendotheliale Kollagen, das durch Defekte im Endothel der Blutgefäße freigelegt wird. Für die **Bindung an Kollagen** (Adhäsion) sorgen zwei Glykoprotein (GP)-Rezeptoren auf den Thrombozyten: GPIa/IIa vermittelt eine direkte Bindung an Kollagen, während GP1b an den von-Willebrand-Faktor (vWF) bindet. Der vWF wird von Endothelzellen und Thrombozyten als lösliches Protein ins Blut sezerniert und vermittelt als Adapterprotein die Adhäsion der Thrombozyten an Kollagen.

Neben der Adhäsion an Kollagen können zahlreiche weitere Substanzen Thrombozyten aktivieren, die wichtigsten sind Thromboxan A$_2$, ADP, Thrombin, und Serotonin. Die **Aktivierung der Thrombozyten** umfasst folgende Prozesse:
- **Formveränderung:** Thrombozyten runden sich ab und bilden sternförmig dünne Fortsätze aus.
- **Exozytotische Freisetzung der Inhaltsstoffe von α-Granula** (vWF, Fibrinogen, Gerinnungsfaktor V und VIII, Plättchenfaktor 4, Wachstumsfaktoren) **und δ-Granula** (ADP, Serotonin, Ca^{2+}).
- **Massive Steigerung der Cyclooxygenase (COX)-1-Aktivität in den Thrombozyten:** Das entscheidende thrombozytäre COX-1-Produkt ist Thromboxan A$_2$ (TXA$_2$). Es wird von aktivierten Thrombozyten sezerniert, aktiviert benachbarte Thrombozyten und wirkt damit synergistisch mit ADP und Thrombin. Zudem ist es ein starker Vasokonstriktor und wirkt als solcher synergistisch mit Serotonin.
- **Konformationsänderung des GPIIb/IIIa-Rezeptors auf Thrombozyten:** GPIIb/IIIa wird in den aktiven Zustand versetzt und kann dann Fibrinogen binden.
- **Thrombozytenaggregation:** Die Bindung von Fibrinogen an GPIIb/IIIa führt zur Quervernetzung der Thrombozyten. Die Thrombozytenaggregate exponieren in der Außenschicht der Plättchenmembranen negativ geladene Phospholipide und rufen eine lokale Aktivierung der Blutgerinnung hervor. Die Phospholipide dienen dabei als Matrix für die Ca^{2+}-vermittelte Bindung aktivierter Gerinnungsfaktoren.

5.1.2 Blutgerinnung

Die Blutgerinnung involviert eine Kaskade von Aktivierungsreaktionen, in der auf jeder Stufe ein inaktives Proenzym durch proteolytische Prozessierung zu einem proteolytischen Enzym aktiviert wird (Abb. **C-5.1**). **Die meisten aktiven Gerinnungsfaktoren mit proteolytischer Aktivität sind Serin-Proteasen**: Die Faktoren IIa (Thrombin), VIIa, IXa und Xa. Andere aktive Gerinnungsfaktoren sind **Kofaktoren**

5.1 Physiologische Grundlagen

Die primäre Hämostase erfolgt durch **Aktivierung der Thrombozyten** mit konsekutiver Thrombozytenaggregation und Vasokonstriktion. Die sekundäre Blutstillung beruht auf der **Blutgerinnung** mithilfe von Fibrin.

5.1.1 Thrombozyten-Aktivierung

Bei Endothelverletzungen wird Kollagen freigelegt. Die rezeptorvermittelte Bindung der Thrombozyten an dieses Kollagen führt zur Aktivierung.

Auch andere Substanzen können eine Aktivierung bewirken. Die **Thrombozytenaktivierung** beinhaltet:
- Formveränderung
- exozytotische Freisetzung der Inhaltsstoffe von α- und δ-Granula
- massive Steigerung der COX-1-Aktivität in den Thrombozyten
- Konformationsänderung des GPIIb/IIIa-Rezeptors auf Thrombozyten
- Thrombozytenaggregation

5.1.2 Blutgerinnung

Abb. **C-5.1** zeigt die Kaskade der Blutgerinnung. Die meisten **aktiven Gerinnungsfaktoren** mit proteolytischer Aktivität sind **Serin-Proteasen**, zudem gibt es Kofaktoren ohne enzymatische Aktivität.

Eine zentrale Bedeutung hat die Faktor Va/Xa-vermittelte Aktivierung von Prothrombin zu Thrombin (Abb. C-5.1). **Thrombin-Wirkungen:**
- Katalyse der Fibrinbildung
- Aktivierung diverser Gerinnungsfaktoren
- Thrombomodulin-vermittelte Wirkungen: Aktivierung von Protein C (s. u.).
- Thrombinrezeptor-vermittelte Wirkungen: Aktivierung von Thrombozyten und Sekretion von t-PA.

ohne enzymatische Aktivität: Die Faktoren III (Gewebefaktor, Thromboplastin), Va und VIIIa. Faktor XIIIa ist eine Transglutaminase, die Polymere aus Fibrinmonomeren durch kovalente Quervernetzung stabilisiert.

Im Zentrum der Blutgerinnung steht die Faktor Va/Xa-vermittelte Aktivierung von Prothrombin zu Thrombin (Abb. C-5.1). Die Serin-Protease **Thrombin** ist für eine Vielzahl von **Wirkungen** verantwortlich:
- **Katalyse der Fibrinbildung:** Durch Abspaltung der Fibrinopeptide A und B wird aus Fibrinogen Fibrin. Fibrin-Monomere polymerisieren zunächst durch nicht kovalente Bindungen. Anschließend sorgt Faktor XIIIa für kovalente Bindungen und eine Stabilisierung der Polymerisate.
- **Aktivierung diverser Gerinnungsfaktoren:** Thrombin aktiviert die Faktoren V, VIII, IX und XIII.
- **Thrombomodulin-vermittelte Wirkungen:** Thrombomodulin wird auf Endothelzellen exprimiert und bindet Thrombin mit hoher Affinität. Der Komplex aus Thrombomodulin und Thrombin aktiviert Protein C (s. u.), das in seiner aktivierten Form ebenfalls eine Serin-Protease darstellt.
- **Thrombinrezeptor-vermittelte Wirkungen:** Thrombinrezeptoren (z. B. auf Thrombozyten und Endothelzellen) werden durch Thrombin erst proteolytisch modifiziert und dann erregt. Die Rezeptorerregung hat zur Folge, dass Thrombozyten aktiviert und Endothelzellen angeregt werden, Gewebe-Plasminogen-Aktivator (t-PA) zu sezernieren.

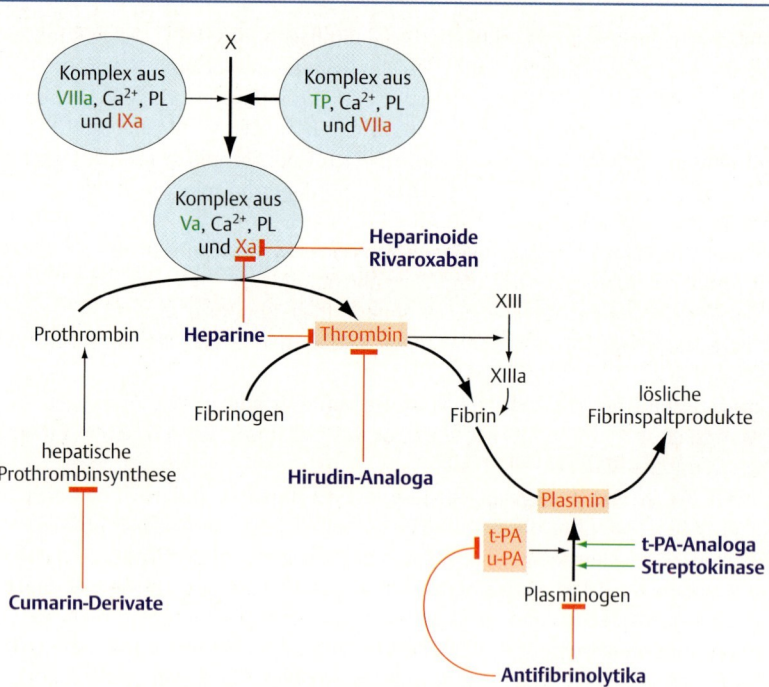

C-5.1 **Die enzymatischen Reaktionen der Blutgerinnung und Fibrinolyse sowie die Wirkungsmechanismen von Arzneistoffen**

Rot markiert: Faktoren der Blutgerinnung und Fibrinolyse, bei denen es sich um **Serin-Proteasen** handelt. Grün markiert: Gerinnungsfaktoren, die als Kofaktoren ohne enzymatische Aktivität agieren. Der Zusatz „a" bei den Gerinnungsfaktoren steht für „aktiviert". Die für die **proteolytische Aktivierung von Faktor X** entscheidende Reaktion ist durch den dicken, horizontalen Pfeil gekennzeichnet; der dünne Pfeil markiert eine weniger wichtige Reaktion, die der Signalverstärkung und der Beschleunigung der Blutgerinnung dient. Faktor VII wird durch Thromboplastin (Faktor III, Gewebefaktor) aktiviert, die Faktoren V, VIII und IX durch Thrombin. An der Aktivierung von Faktor IX sind die Faktoren VIIa und Thromboplastin beteiligt. Die auf die Blutgerinnung und Fibrinolyse einwirkenden Arzneistoffe sind durch blaue Schrift markiert.
TP: Thromboplastin; PL: Phospholipide; t-PA: Gewebe-Plasminogen-Aktivator; u-PA: Urokinase.

Natürliche Mechanismen der Hemmung der Blutgerinnung: Thrombozytenaggregation und Blutgerinnung treten normalerweise in intakten Blutgefäßen nicht auf. Bei einer normalen Funktion von Leber und Endothel der Blutgefäße wird die intravasale Blutgerinnung und Thrombenbildung durch mehrere regulatorische Mechanismen unterdrückt:

- **Antithrombin** ist ein Plasmaprotein, das von Leberzellen synthetisiert und sezerniert wird, an Serin-Proteasen bindet und sie inaktiviert (besonders effizient Thrombin und Faktor Xa).
- **Prostazyklin und Stickstoffmonoxid (NO)** werden vom Gefäßendothel freigesetzt und unterdrücken sehr effizient die Aktivierung von Thrombozyten.
- **Heparansulfat** wird vom intakten Endothel auf der Oberfläche exponiert. Es bindet wie Heparin Antithrombin und aktiviert es.
- **Thrombomodulin** ist ein Rezeptorprotein für Thrombin auf Endothelzellen. An den Rezeptor gebundenes Thrombin aktiviert spezifisch das Proenzym **Protein C**. Zusammen mit Protein S als Kofaktor katalysiert aktiviertes Protein C (APC) den Abbau und die Inaktivierung der Faktoren Va und VIIIa. APC ist deshalb ein **Hemmstoff der Blutgerinnung**. Zudem wirkt es profibrinolytisch, weil es den vom Endothel sezernierten Plasminogen-Aktivator-Inhibitor-1 (PAI-1) inaktiviert.

Fibrinolyse: Die proteolytische Aktivität von **Plasmin** sorgt für die Auflösung der fibrinhaltigen Blutgerinnsel (Abb. **C-5.1**). Wichtigstes Plasmin-Substrat ist Fibrin, das zu löslichen Fibrin-Spaltprodukten abgebaut wird. Das Plasmaprotein **Plasminogen** ist ein inaktives Proenzym hepatischen Ursprungs. Weil es mit hoher Affinität an Fibrin bindet, reichert es sich in Fibringerinnseln an und wird dort durch zwei Serin-Proteasen – den **Gewebe-Plasminogen-Aktivator (t-PA)** und die **Urokinase (u-PA)** – proteolytisch zu Plasmin aktiviert.

- **t-PA:** Nach Freisetzung aus dem Gefäßendothel bindet t-PA an benachbartes Fibrin und aktiviert dort Plasminogen zu Plasmin. Die proteolytische Aktivität des Plasmins beschränkt sich also unter normalen Bedingungen auf fibrinhaltige Gerinnsel. Wenn t-PA in den Kreislauf gelangt, wird es durch zirkulierende Hemmstoffe rasch inaktiviert.
- **u-PA:** In den Hohlräumen des urogenitalen Systems sorgt u-PA für die Aktivierung von Plasminogen und den Abbau hier gebildeter Fibringerinnsel.

Als natürliche **Hemmstoffe der Fibrinolyse** agieren α_2-Antiplasmin und Plasminogen-Aktivator-Inhibitor-1 (PAI-1). In den Kreislauf gelangtes Plasmin (nicht aber an Fibrin gebundenes Plasmin) wird durch α_2-Antiplasmin irreversibel inaktiviert. PAI-1 wird vom Gefäßendothel und von Thrombozyten ins Blut abgegeben und inaktiviert in den Kreislauf gelangtes t-PA und u-PA.

5.2 Hemmstoffe der Thrombozytenaggregation

Die Aktivierung von Thrombozyten ist von entscheidender Bedeutung für die Entstehung arterieller Thrombosen auf dem Boden atherosklerotischer Gefäßveränderungen. Das erklärt den zunehmenden Stellenwert hochwirksamer Hemmstoffe der Thrombozytenaggregation (Abb. **C-5.2**) in der Behandlung kardio- und zerebrovaskulärer Erkrankungen. Erst die Verfügbarkeit solcher Hemmstoffe macht moderne angioplastische Eingriffe mit oder ohne Stentimplantation möglich.

5.2.1 Acetylsalicylsäure (ASS)

Die Aktivierung der Thrombozyten setzt die COX-1-vermittelte Synthese von **TXA$_2$** in Gang. Dieses COX-Produkt wird von aktivierten Thrombozyten sezerniert und induziert eine **Aktivierung benachbarter Thrombozyten**. Vielleicht noch wichtiger ist, dass TXA$_2$ die **thrombozytenaktivierende Wirkung von ADP und Thrombin** verstärkt. Die große Bedeutung von TXA$_2$ für die Thrombozytenaggregation wird durch die klinische Beobachtung unterstrichen, dass die **Behandlung und Sekundärprävention von Herzinfarkten und ischämischen Schlaganfällen** mit dem COX-Hemmstoff ASS einen objektivierbaren Nutzen für die betroffenen Patienten hervorbringt, der sich in einer spürbaren Senkung der Morbidität und Mortalität äußert. Auch in der

---

Natürliche Mechanismen der Blutgerinnungshemmung: Beteiligte Faktoren in intakten Blutgefäßen:
- Antithrombin
- Prostazyklin und Stickstoffmonoxid (NO)
- Heparansulfat
- Thrombomodulin: aktiviert Protein C, einen Hemmstoff der Blutgerinnung

Fibrinolyse: Wichtigstes Substrat von **Plasmin** ist das Fibrin (Abb. **C-5.1**). Das inaktive Proenzym **Plasminogen** wird durch den **Gewebe-Plasminogen-Aktivator (t-PA)** und die **Urokinase (u-PA)** zu Plasmin aktiviert.
- t-PA: wirkt lokal in Blutgefäßen
- u-PA: wirkt im urogenitalen System

Zirkulierendes Plasmin, t-PA und u-PA wird von natürlichen **Hemmstoffen der Fibrinolyse** inaktiviert.

5.2 Hemmstoffe der Thrombozytenaggregation

Besonders bei Atherosklerose können Thrombozytenaggregationshemmer (Abb. **C-5.2**) eine Thrombozytenaktivierung und damit arterielle Thrombosen verhindern.

5.2.1 Acetylsalicylsäure (ASS)

Aktivierte Thrombozyten produzieren COX-1-vermittelt **TXA$_2$**. TXA$_2$ löst eine **Aktivierung benachbarter Thrombozyten** aus und verstärkt die **thrombozytenaktivierende Wirkung von ADP und Thrombin**. Der COX-Hemmstoff ASS dient der **Behandlung und Sekundärprävention von Herzinfarkten und ischämischen Schlaganfällen** sowie der Nachbehandlung von Koronarinterventionen oder Bypass-Operationen, da er die Morbidi-

C-5.2 Wirkprinzipien der Thrombozytenaggregationshemmer

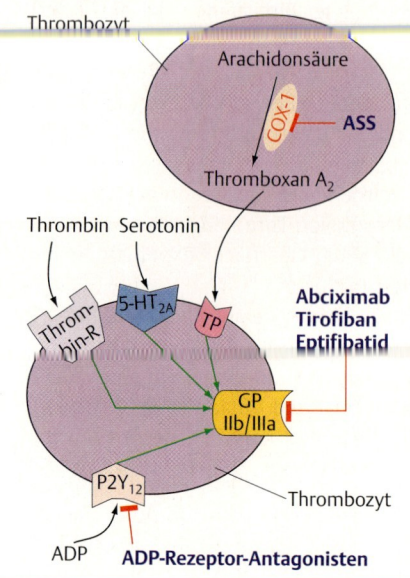

Im Zentrum der Thrombozytenaggregation steht die durch andere Rezeptoren vermittelte **Aktivierung des GPIIa/IIIb-Rezeptors** auf den Thrombozyten. Zu diesen anderen Rezeptoren gehören z. B. der Thrombinrezeptor, der 5-HT_{2A}-Rezeptor, der TP-Rezeptor und der $P2Y_{12}$ (ADP)-Rezeptor. Die Aktivierung des GPIIa/IIIb-Rezeptors führt zu einer Konformationsänderung des Rezeptorproteins, die es befähigt, Fibrinogen zu binden und die Quervernetzung der Thrombozyten (Aggregation) in Gang zu setzen. Die die Thrombozytenaggregation hemmenden Arzneistoffe sind durch blaue Schrift markiert.

tät und Mortalität senkt. Zur **oralen ASS-Dosierung** s. Haupttext. Selten beobachtet man eine ASS-Resistenz (s. S. 245).

Nachbehandlung der koronaren Angioplastie (mit oder ohne Stentimplantation) und von koronaren Bypass-Operationen reduziert ASS das Auftreten ischämischer Folgeerkrankungen und die Mortalität. Die **orale ASS-Dosis** beträgt initial einmalig 300 mg und dann 50 – 100 mg/d (höhere Dosen sind nicht wirksamer!). Warum diese relativ niedrige Dosierung zur Hemmung der Thrombozytenaggregation ausreicht, warum ASS in dieser Dosierung nicht auch die Prostazyklin-Synthese im Gefäßendothel unterdrückt und warum die vielen anderen COX-Hemmstoffe für die Indikation Hemmung der Thrombozytenaggregation ungeeignet sind, wird auf S. 242 ausführlich besprochen. Das wichtigste Hindernis für die Anwendung von ASS ist die ASS-Resistenz (s. S. 245).

5.2.2 ADP-Rezeptor-Antagonisten

Wirkstoffe: Clopidogrel (Abb. **C-5.3**), **Ticlopidin** und **Prasugrel** sind Pharmakon-Vorstufen, **Ticagrelor** ist primär wirksam.

Wirkungsmechanismus und Wirkungen: Die wirksamen Metaboliten der **Thienopyridine** sind Thiolderivate (Abb. **C-5.3**). Sie ant-

5.2.2 ADP-Rezeptor-Antagonisten

Wirkstoffe: Zu den ADP-Rezeptor-Antagonisten gehören die Thienopyridine **Clopidogrel** (Abb. **C-5.3**), **Ticlopidin** und **Prasugrel** sowie das ATP-Analogon **Ticagrelor**. Die Thienopyridine sind unwirksame Pharmakon-Vorstufen. Sie müssen erst metabolisch aktiviert werden, um zu wirken. Ticagrelor ist primär wirksam und muss nicht aktiviert werden.

Wirkungsmechanismus und Wirkungen: Die wirksamen Metaboliten der **Thienopyridine** sind Thiolderivate (Abb. **C-5.3**). Sie binden kovalent an das thrombozytäre ADP-Rezeptorprotein unter Ausbildung einer Disulfidbrücke. Die ADP-induzierte

C-5.3 Metabolisierung von Clopidogrel zum wirksamen Thiolderivat

Clopidogrel wird extensiv in der Leber metabolisiert. Der Hauptmetabolit (hier nicht gezeigt) ist das unwirksame Carboxylsäure-Derivat des Clopidogrels, das durch Esterhydrolyse des Methylesters entsteht. Ein relativ unbedeutender Abbauweg führt zum 2-Oxo-Clopidogrel, aus dem der wirksame Metabolit mit einer freien SH-Gruppe (Thiolderivat) entsteht. Die Oxydation zum 2-Oxo-Derivat wird von mehreren CYP-Enzymen, hauptsächlich jedoch von CYP2C 19 und nachrangig von CYP2B6 und CYP1A2 katalysiert.

C 5.2 Hemmstoffe der Thrombozytenaggregation

Thrombozytenaggregation wird von Purinnucleotid-Rezeptoren des Typs P2Y vermittelt, von denen Thrombozyten v. a. einen Aubtyp auf ihrer Oberfläche exprimieren, den Typ $P2Y_{12}$. Die Antagonisierung dieses Rezeptors hemmt die durch ADP ausgelöste Thrombozytenaggregation. Die Thiolderivate der Thienopyridine unterdrücken die ADP-induzierte Plättchenaggregation, weil sie den $P2Y_{12}$-Rezeptor irreversibel durch kovalente Modifikation des Rezeptorproteins antagonisieren. Die volle Wirkung einer Dosis wird bei täglicher Dosierung erst nach etwa 8 – 11 Tagen beobachtet. Die Wirkdauer beträgt ähnlich wie die von ASS 8 – 10 Tage (Lebensdauer der Thrombozyten). Das Ausmaß der Wirkung üblicher Dosierungen (Tab. **C-5.1**) ist vergleichbar mit der von ASS. Bei der Kombination mit ASS addiert sich ihre Wirkung zu der von ASS.

Das ATP-Analogon **Ticagrelor** ist ein reversibler Antagonist des $P2Y_{12}$-Rezeptors. Es bindet nicht an die ADP-Bindungsstelle des Rezeptorproteins und verhält es sich wie ein nicht-kompetitiver Rezeptorantagonist (s. S. 17).

agonisieren das thrombozytäre ADP-Rezeptorprotein $P2Y_{12}$. Zur Dosierung s. Tab. **C-5.1**. Bei Kombination mit ASS addieren sich die Wirkungen.

Das ATP-Analogon **Ticagrelor** ist ein reversibler nicht-kompetitiver Antagonist des $P2Y_{12}$-Rezeptors (s. S. 17).

C-5.1 Pharmakokinetische Daten und Dosierung von Hemmstoffen der Thrombozytenaggregation

Wirkstoff	Applikation	Einzeldosis	DI [h]	BV [%]	HWZ [h]	PEB [%]	EF_{ren} [%]
ASS	p. o.	50 – 100 mg	24	68	0,25	50	1
ADP-Rezeptor-Antagonisten							
Clopidogrel[1]	p. o.	75 mg	24	n.b.	6	98	0
Ticlopidin[1]	p. o.	250 mg	12	n.b.	40	98	0
Prasugrel[1]	p. o.	10 mg	24	n.b.	(7 – 8)	(98)	0
Ticagrelor[2]	p. o.	90 mg	12	36	7 (8,5)	99 (99)	0 (0)
Glykoprotein (GP)-IIb/IIIa-Antagonisten							
Abciximab	i. v.	initial: 0,25 mg/kg; danach: 0,125 µg/kg/min für 12 – 24 h	–	100	0,5	n.b.	n.b.
Eptifibatid	i. v.	initial: 180 µg/kg; danach: 2 µg/kg/min für bis zu 72 h	–	100	2,5	35	50
Tirofiban	i. v.	initial: 0,4 µg/kg/min (30 min); danach: 0,1 µg/kg/min für 48 h	–	100	1,5	65	55

[1] Pharmakon-Vorstufe, die metabolisch aktiviert werden muss, um zu wirken; pharmakokinetische Daten des wirksamen Metaboliten (für Clopidogrel s. Abb. **C-5.3**) sind für Clopidogrel und Ticlopidin unbekannt und für Prasugrel in Klammern angegeben; [2] wird zu einem wirksamen Metaboliten abgebaut (Daten in Klammern betreffen diesen Metaboliten).

Pharmakokinetik: Zu diesem Thema ist wenig bekannt. Alle ADP-Rezeptor-Anatgonisten werden metabolisch eliminiert (Tab. **C-5.1**). Im Gegensatz zu Prasugrel sind die wirksamen Thiolderivate von Ticlopidin und Clopidogrel im Plasma nicht nachweisbar. Ticagrelor wird v. a. von CYP3A4 abgebaut; einer seiner Metaboliten trägt zur Wirkung bei. Ticagrelor und sein aktiver Metabolit sind P-Gp-Substrate.

Indikationen:
- **Myokardinfarkt** (einige Tage bis 35 Tage zurückliegend), **ischämischer Schlaganfall** (7 Tage bis 6 Monate zurückliegend) und **periphere arterielle Verschlusskrankheit** nur bei Patienten mit ASS-Resistenz oder ASS-Überempfindlichkeit. Bei gastrointestinaler ASS-Unverträglichkeit (blutendes Magenulkus) wird ASS mit Omeprazol (s. S. 543) kombiniert und nicht durch Clopidogrel ersetzt.
- **Akute Koronarsyndrome** (instabile Angina pectoris, Myokardinfarkt ohne ST-Elevation) und **akute Myokardinfarkte mit ST-Elevation** werden mit einer Kombination aus Clopidogrel und ASS für die Dauer von 2 – 3 Monaten behandelt, wenn keine koronare Bypass-Operation vorgesehen ist. Anders als in Tab. **C-5.1** angegeben beträgt die Dosierung von Clopidrogrel in der Hoffnung auf einen rascheren Wirkungsbeginn initial einmalig 300 mg. Auch die anderen ADP-Rezeptor-Antagonisten sind zusammen mit ASS für diese Indikation zugelassen (Dosierung

Pharmakokinetik: Weitgehend unbekannt. ADP-Rezeptor-Anatgonisten werden metabolisch eliminiert (Tab. **C-5.1**).

Indikationen:
- Unkomplizierter **Myokardinfarkt**, **ischämischer Schlaganfall** und **pAVK** (nur bei Patienten mit ASS-Resistenz oder ASS-Überempfindlichkeit).
- **Akute Koronarsyndrome** und **akute Myokardinfarkte mit ST-Elevation:** ADP-Rezeptor-Antagonist zusammen mit ASS (Dosierung s. Tab. **C-5.1**).
- **Perkutane Koronarintervention:** Initial Clopidogrel und ASS, später nur ASS.
- Zur **Sekundärprävention bei kardiovaskulären Risikopatienten** und bei **Schlaganfallpatienten**.

s. Tab. **C-5.1**). Dabei wird, von Ticlopidin abgesehen, ebenfalls initial und einmalig höher als üblich dosiert (Prasugrel 60 mg, Ticagrelor 180 mg).

- **Perkutane Koronarintervention** (Angioplastie mit/ohne Stentimplantation): Clopidogrel (Initialdosis von 300 mg 4–6 h vorher) und ASS; Therapiedauer 9–12 Monate, danach ASS allein.
- In der **Sekundärprävention von kardiovaskulären Risikopatienten** war die Kombination von Clopidogrel und ASS nicht wirksamer als ASS allein, wenn die Reduktion der kardiovaskulären Morbidität (Herzinfarkt, Schlaganfall) und Mortalität gemessen wurde. Auch bei **Patienten mit Schlaganfällen** oder transitorischen ischämischen Attacken war bei der Unterdrückung von Schlaganfällen, Herzinfarkten und vaskulären Todesfällen Clopidogrel plus ASS nicht effektiver als ASS allein.

Unerwünschte Wirkungen: Blutungen (verdoppeltes Blutungsrisiko bei Kombination mit ASS; besonders gefürchtet sind intrakranielle Blutungen; Häufigkeit von Blutungen: Prasugrel > Clopidogrel), Kopfschmerzen und Schwindel, gastrointestinale Störungen, Hautausschläge, immunallergische Reaktionen, thrombotisch-thrombozytopenische Purpura (selten: Ticlopidin > Clopidogrel); **Neutropenien** (Ticlopidin > Clopidogrel > Prasugrel), **Thrombozytopenien** (Ticlopidin > Clopidogrel > Prasugrel). Prasugrel erhöht im Tierversuch die Inzidenz von Lebertumoren. Wegen der schlechteren Verträglichkeit wird Ticlopidin kaum verordnet. Blutungen sind auch das Hauptproblem bei der Anwendung von Ticagrelor.

Kontraindikationen: Schwere Leberfunktionsstörungen, gastrointestinale und intrakranielle Blutungen, hämorrhagische Diathesen, Schwangerschaft und Stillzeit; Thienopyridine werden 8–10 Tage vor operativen Eingriffen abgesetzt. *Ticlopidin zusätzlich:* Neutropenie und Thrombozytopenie (auch in der Anamnese). *Ticagrelor zusätzlich:* zeitgleiche Behandlung mit starken CYP3A4-Inhibitoren (z. B. Clarithromycin, Ritonavir, Atazanavir).

Wechselwirkungen: *Clopidogrel, Ticlopidin, Prasugrel, Ticagrelor:* ASS, Antikoagulanzien und Fibrinolytika (Wirkungsverstärkung, v. a. Blutungsrisiko ↑), COX-Hemmstoffe (gastrointestinales Blutungsrisiko ↑). *Clopidogrel:* Hemmstoffe von CYP2C19 (Wirkung ↓). *Ticlopidin:* Theophyllin-HWZ ↑; Phenytoin-Plasmaspiegel ↑, Ciclosporin-Plasmaspiegel ↓, Leberinsuffizienz (Ticlopidin-HWZ ↑). *Ticagrelor:* Hemmstoffe von CYP3A4 erhöhen und Rifampicin vermindert die Plasmaspiegel von Ticagrelor; Simvastatin-Plasmapiegel ↑, Digoxin-Plasmaspiegel ↑.

5.2.3 Glykoprotein (GP)-IIb/IIIa-Antagonisten

Wirkstoffe: Abciximab ist das Fab-Fragment eines gentechnisch hergestellten, chimären (Maus/Mensch) monoklonalen IgG-Antikörpers gegen GPIIb/IIIa. **Eptifibatid** ist ein zyklisches Peptid und **Tirofiban** eine nicht peptidische Substanz mit Affinität zum GPIIb/IIIa-Rezeptor.

Wirkungsmechanismus und Wirkungen:
GPIIb/IIIa-Rezeptoren werden im Rahmen der Thrombozyten-Aktivierung in einen aktiven Konformationszustand versetzt. Nur in diesem Zustand binden sie Fibrinogen und schaffen so die Voraussetzung (Quervernetzung aktivierter Thrombozyten) für eine wirkungsvolle Plättchenaggregation. GPIIb/IIIa wird häufig als Fibrinogen-Rezeptor bezeichnet, obwohl es neben Fibrinogen auch Fibrin, Fibronektin und den vWF bindet. Alle Vertreter der Gruppe hemmen die Bindung von Fibrinogen an GPIIb/IIIa: **Abciximab** als **Anti-GPIIb/IIIa-Antikörper**, **Eptifibatid und Tirofiban** als **kompetitive Antagonisten**. Sie binden an GPIIb/IIIa, auch wenn sich dieses Protein nicht im aktiven Konformationszustand befindet.

▶ **Merke.** GPIIb/IIIA-Antagonisten sind die wirksamsten Hemmstoffe der Plättchenaggregation, die es gibt.

Bereits wenige Minuten nach Beginn der i. v.-Applikation wird bei 75 % aller Patienten die Aggregation um mehr als 90 % gehemmt. Die hemmende Wirkung überdauert das Ende der Infusion etwa 5 h (Eptifibatid, Tirofiban) bzw. 24–48 h (Abciximab).

Unerwünschte Wirkungen: Blutungen
Kopfschmerzen, Schwindel, gastrointestinale/dermatologische/immunallergische Störungen, thrombotisch-thrombozytopenische Purpura, **Neutropenien**, **Thrombozytopenien**. Prasugrel: im Tierversuch Inzidenz von Lebertumoren ↑.

Kontraindikationen: Alle Stoffe: Leberfunktionsstörungen, Blutungen, hämorrhagische Diathesen, Schwangerschaft/Stillzeit. Näheres zu den Einzelsubstanzen s. Haupttext.

Wechselwirkungen: Zahlreich und je nach Substanz sehr verschieden (Näheres s. Haupttext).

5.2.3 Glykoprotein (GP)-IIb/IIIa-Antagonisten

Wirkstoffe: Abciximab, **Eptifibatid** und **Tirofiban**.

Wirkungsmechanismus und Wirkungen:
Die Thrombozytenaktivierung aktiviert auch die GPIIb/IIIa-Rezeptoren. Die resultierende Plättchenaggregation kann durch den **Anti-GPIIb/IIIa-Antikörper Abciximab** und durch die **kompetitiven Antagonisten Eptifibatid und Tirofiban** gehemmt werden.

▶ **Merke.**

Bei i. v.-Gabe setzt die Wirkung meist schon nach wenigen Minuten ein.

Pharmakokinetik: Die verfügbaren Daten sind in Tab. **C-5.1** zusammengefasst. Die Elimination von Eptifibatid und Tirofiban ist überwiegend renal.

Indikationen: Perkutane Koronarintervention (PCI = Angioplastie mit oder ohne Stentimplantation) bei Patienten mit **akutem Koronarsyndrom** (instabile Angina pectoris, Myokardinfarkt ohne ST-Elevation) oder **akutem Myokardinfarkt** mit ST-Elevation. Bei dieser Indikation werden GPIIb/IIIa-Antagonisten (Dosierung und Therapiedauer s. Tab. **C-5.1**) **zusammen mit ASS, Clopidogrel und Heparin** gegeben. Ihre i.v.-Aplikation sollte eher früh (d. h. schon in der Notfallambulanz) als spät (d. h. erst im Katheterlabor) beginnen, weil die frühe Gabe der Antagonisten für eine schnellere und komplettere Wiederherstellung des Blutflusses im Gefäßbett der thrombosierten Arterie sorgt als die späte Gabe oder die PCI allein. GPIIb/IIIa-Antagonisten verbessern das Ergebnis der PCI auch deshalb, weil sie das Risiko PCI-bedingter Störungen der koronaren Durchblutung reduzieren. Für viele Kardiologen gilt Abciximab als der wirksamste GPIIb/IIIa-Antagonist.

Unerwünschte Wirkungen: Starke **Blutungen** müssen mittels Transfusion von Thrombozytenkonzentraten behandelt werden. **Thrombozytopenie** (Abciximab > Eptifibatid, Tirofiban; bei wiederholter Anwendung besonders häufig), immunallergische Reaktionen, Übelkeit und Erbrechen, Fieber, Kopf- und Rückenschmerzen. Die Gabe von Abciximab führt bei 6 % der Patienten zur Entwicklung von Antikörpern gegen das murine Epitop des Proteins; die Bedeutung und klinische Relevanz ist unklar.

Kontraindikationen: Hämorrhagische Diathese, intrakranielle Tumoren oder zerebrovaskuläre Missbildungen (auch in der Anamnese), schwere Hypertonie, Thrombozytopenie, Blutgerinnungsstörungen, klinisch bedeutsame Leberfunktionsstörung, schwere Niereninsuffizienz (gilt nur für Eptifibatid), hämodialysepflichtige Patienten, gastrointestinale oder urogenitale Blutungen in den letzten 30 Tagen (Eptifibatid, Tirofiban) oder 2 Jahren (Abciximab), größere Operationen oder Traumata in den letzten 6 Wochen (Eptifibatid, Tirofiban) oder 2 Monaten (Abciximab), Schlaganfall in den letzten 30 Tagen.

Wechselwirkungen: Die gleichzeitige Gabe anderer Hemmstoffe der Thrombozytenaggregation, von Antikoagulanzien oder Fibrinolytika erhöht das Blutungsrisiko.

5.3 Antikoagulanzien

▶ **Definition.** **Antikoagulanzien** sind Wirkstoffe zur Hemmung der Blutgerinnung und damit im Unterschied zu den Thrombozytenaggregationshemmern „echte Gerinnungshemmer".

5.3.1 Direkt wirkende Antikoagulanzien

Heparine

Wirkstoffe: Man unterscheidet zwischen dem nativen, **unfraktionierten Heparin (UFH)** und den fraktionierten, **niedermolekularen Heparinen (NMH)**. UFH ist ein polyanionisches Polysaccharid. Es wird aus der Mukosa des Schweinedarms gewonnen und hat ein sehr variables Molekulargewicht (Medianwert 12 kDa). NMH sind Fragmente von UFH (mediane Molmasse 4,5 kDa). Sie werden durch begrenzten Abbau von UFH gewonnen, z. B. Enoxaparin, Nadroparin, Certoparin und Dalteparin. Welche physiologische Bedeutung das **körpereigene Heparin** hat, das in den Speichergranula der Gewebsmastzellen zusammen mit Histamin gespeichert vorliegt, ist völlig unklar.

Wirkungsmechanismus und Wirkungen: Heparine katalysieren die Hemmung der Serin-Proteasen der Blutgerinnung durch Antithrombin, und zwar hauptsächlich die von Thrombin und Faktor Xa. **Antithrombin ist ein „Suizid-Substrat"** der Serin-Proteasen: Es inaktiviert diese Enzyme, weil es im Zuge der Proteolyse kovalent an das katalytische Zentrum der Enzyme gebunden wird. **Heparine binden** mit hoher Affinität **an Antithrombin und beschleunigen** durch Konformationsänderung des Proteins

(UFH, NMH). **Protaminhydrochlorid** dient als Antidot.

die **Antithrombin-vermittelte Hemmung** von Thrombin (UFH) und Faktor Xa (UFH und NMH) um mehr als das Tausendfache. Für die Wirkung der Heparine sind die negativen Ladungen der zahlreichen Schwefelsäurereste des Moleküls verantwortlich. Heparine verlieren nämlich ihre gerinnungshemmende Wirkung nach Gabe von **Protaminhydrochlorid**, einem Polykation, das die negativen Ladungen der Heparine neutralisiert.

▶ **Klinischer Bezug.**

▶ **Klinischer Bezug.**
- Die hemmende Wirkung der Heparine auf die Blutgerinnung tritt nach i. v.-Applikation innerhalb von Sekunden auf und äußert sich in einer Verlängerung der aktivierten partiellen Thromboplastinzeit (aPTT).
- **UFH** wird in I.E. dosiert (1 mg UFH = 160 I.E.), die **NMH** werden in mg oder in I.E. anti-Xa dosiert: 1 mg Enoxaparin = 100 I.E. anti-Xa; 1 mg Nadroparin = 95 I.E. anti-Xa, 1 mg Certoparin = 167 I.E. anti-Xa; 1 mg Dalteparin = 167 I.E. anti-Xa.

Pharmakokinetik: Heparine werden nur parenteral verabreicht aufgenommen. Die **Bioverfügbarkeit nach s. c.-Gabe** liegt für UFH bei 25 % und NMH bei > 90 %. **UFH** wird v. a. **metabolisch** (Tab. C-5.2), **NMH auch renal eliminiert.**

Pharmakokinetik: Heparine sind wegen der vielen freien Säurereste sehr polare Verbindungen. Sie werden nach oraler oder transdermaler Gabe nicht resorbiert und müssen deshalb parenteral appliziert werden. Pharmakokinetische Daten sind nur begrenzt verfügbar (Tab. C-5.2). Die **Bioverfügbarkeit** von UFH liegt **nach s. c.-Applikation** bei 25 – 30 %, die von NMH bei > 90 %. **UFH** wird hauptsächlich **metabolisch** mit dosisabhängiger Halbwertszeit **eliminiert** (Tab. C-5.2), **NMH** werden **auch renal eliminiert**.

Indikationen: Prophylaxe/Therapie venöser Thrombosen/Thromboembolien, Therapie arterieller Thromboembolien, akutes Koronarsyndrom/Myokardinfarkt, Hämodialyse, zu Beginn einer längerfristigen Antikoagulation.

Indikationen: Prophylaxe und Therapie venöser Thrombosen und Thromboembolien, Therapie arterieller Thromboembolien, Begleittherapie akuter Koronarsyndrome und akuter Myokardinfarkte, Hemmung der Blutgerinnung im Rahmen der Hämodialyse. Eine über lange Zeit erforderliche Behandlung mit Antikoagulanzien (z. B. bei Thrombosen der Beinvenen, bei Thromboembolien und beim Vorhofflimmern) wird wegen der sofort einsetzenden Wirkung der Heparine in den ersten 4 – 6 Tagen mit Heparinen und Cumarin-Derivaten durchgeführt und langfristig allein mit Cumarin-Derivaten fortgesetzt. UFH wird nach Wirkung dosiert, wobei eine aPTT angestrebt wird, die um das 1,8 – 2,5-fache der Norm verlängert ist (der Plasmaspiegel von UFH liegt dann bei 0,3 – 0,7 I.E./ml).

▶ **Merke.**

▶ **Merke.** Der Vorteil der NMH ist, dass ihre Wirkungen nach ein- bis zweimaliger s. c.-Injektion pro Tag besser vorhersehbar und sicherer sind als die von UFH und nicht durch Bestimmung der aPTT überprüft werden müssen. Bei eingeschränkter Nierenfunktion ist ggf. eine Überprüfung der **Anti-Xa-Aktivität** erforderlich (Zielwert: 0,4 – 1,1 I.E. anti-Xa/ml), um Blutungen zu vermeiden.

Unerwünschte Wirkungen:
- Blutungen

Unerwünschte Wirkungen:
- **Blutungen** an Haut und Schleimhäuten (inkl. ableitende Harnwege).

▶ **Klinischer Bezug.**

▶ **Klinischer Bezug.** Schwere Blutungen werden mit Protaminhydrochlorid behandelt, das unlösliche, inaktive Komplexe mit Heparin bildet. 1000 I.E. (ca. 10 mg) Protaminhydrochlorid i. v. neutralisieren 1000 I.E. UFH. Die Wirkungen der NMH werden weniger zuverlässig durch Protaminhydrochlorid beseitigt.

- **Heparin-induzierte Thrombozytopenien (HIT):** Die **HIT I** tritt früher und passager auf. Die **HIT II** geht auf **IgG-Antikörper gegen** einen **Komplex** zurück, der **aus Heparin und Plättchenfaktor 4** besteht, und eine Verbrauchskoagulopathie hervorruft. Behandelt wird mit Hirudin-Analoga (s. S. 460).

- **Heparin-induzierte Thrombozytopenien (HIT)** treten in zwei Formen auf: **HIT I** (Häufigkeit 1 – 10 %) ist eine leichte passagere Form, die in den ersten Tagen der Heparintherapie auftritt; **HIT II** (Häufigkeit 2,6 % mit UFH und 0,2 % mit NMH) ist eine schwere Form, die 6 – 10 Tage nach Behandlungsbeginn (bei sensibilisierten Patienten auch akut) in Erscheinung tritt. HIT II ist immunallergisch bedingt und geht auf **IgG-Antikörper gegen** einen **Komplex** zurück, der **aus Heparin und Plättchenfaktor 4** besteht. Komplexgebundene Antikörper aktivieren Thrombozyten und rufen eine Thrombozytenaggregation hervor. Deshalb kann HIT II eine Verbrauchskoagulopathie mit lebensbedrohlichen thromboembolischen Komplikationen hervorrufen. Die Behandlung erfolgt mit Hirudin-Analoga (s. S. 460). Zur „Aufdeckung" einer eventuellen HIT sollte in den ersten Tagen einer Heparintherapie regelmäßig die Thrombozytenzahl kontrolliert werden.

- **Andere:** Transaminasen ↑, Überempfindlichkeitsreaktionen, Haarausfall, Osteoporose, Aldosteronsynthese ↓.

- **Andere:** Reversible Anstiege der Serum-Transaminasen. Deutlich seltener: Überempfindlichkeitsreaktionen (mit Hautausschlägen, Übelkeit und Erbrechen, Blut-

C-5.2 Pharmakokinetische Daten und Dosierung von Heparinen, Heparinoiden und Hirudin-Analoga

Wirkstoff	Applikation	Einzeldosis	DI [h]	HWZ [h]	PEB [%]	EF$_{ren}$ [%]
Heparine						
unfraktioniertes Heparin (UFH)	s. c.	5000 – 7500 I.E.[1]	12	1,5[3]	90	~10
	i. v.	initial: 5000-10 000 I.E.[2] danach: 15 – 20 I.E./kg/h	–			
niedermolekulares Heparin (NMH): Enoxaparin	s. c.	20 – 40 mg[1]	24	3,8	n.b.	40
		1 mg/kg[2]	12			
NMH: Nadroparin	s. c.	2850 I.E. anti-Xa[1]	24	3,5	n.b.	n.b.
		6650 I.E. anti-Xa[2]	12			
NMH: Certoparin	s. c.	3000 I.E. anti-Xa[1]	24	4,3	n.b.	5
		8000 I.E. anti-Xa[2]	12			
NMH: Dalteparin	s. c.	5000 I.E. anti-Xa[1]	24	3,8	n.b.	n.b.
Heparinoide						
Danaparoid	s. c.	750 I.E. anti-Xa[1]	12	25	n.b.	n.b.
	i. v.	initial: 2250 I.E. anti-Xa[2] danach: 200 – 400 I.E. anti-Xa/h	–	7		
Fondaparinux	s. c.	1,5 – 2,5 mg[1]	24	19	0	71
		5 – 7,5 mg[2]	24			
Rivaroxaban	p. o. (BV: 90 %)	10 mg	24	9	94	33
peptidische und nicht peptidische Hirudin-Analoga						
Bivalirudin	i. v.	initial: 0,75 mg/kg danach: 1,75 mg/kg/h	–	0,4	0	20
Dabigatran	p. o. (BV: 6,5 %)	150 – 220 mg	12 – 24	16	35	70 – 80
Argotroban	i. v.	2 µg/kg/min	–	0,9	54	n.b.

[1] peri- und postoperative Prophylaxe von Thromboembolien; [2] Behandlung thromboembolischer Erkrankungen; [3] die HWZ von Heparin ist stark dosisabhängig: bei einer i. v.-Dosis von 100 I.E./kg beträgt sie etwa 1 h und bei 800 I.E./kg 5 h.

druckabfall, Bronchospasmus), reversibler Haarausfall, Osteoporose (nur bei Anwendung > 1 Monat), Hemmung der Aldosteronsynthese.

Kontraindikationen: Heparinallergie einschließlich allergisch bedingte Thrombozytopenie (Typ II der Heparin-induzierten Thrombozytopenie, s. o.), zerebrale Blutungen und Erkrankungen mit erhöhter Blutungsbereitschaft, drohender Abort, i. m.-Injektionen, Lumbalpunktion, Peridural- und Spinalanästhesie.

Wechselwirkungen: Erhöhte Heparin-Wirkung durch Hemmstoffe der Thrombozytenaggregation, COX-Hemmstoffe, Cumarin-Derivate und Fibrinolytika sowie bei Niereninsuffizienz (HWZ aller Heparine ↑; bei schwerer Niereninsuffizienz verdoppelt sich der Plasmaspiegel von Enoxaparin); Propranolol-Wirkung wird durch UFH vorübergehend erhöht infolge Verdrängung aus der Plasmaeiweißbindung.

Heparinoide und Rivaroxaban

Zu den Heparinoiden gehören **Danaparoid** und **Fondaparinux**. Danaparoid ist ein Gemisch aus niedermolekularen, sulfatierten Glykosaminoglykanen, das aus der Schleimhaut des Schweinedarms gewonnen wird. Fondaparinux ist ein sulfatiertes Pentasaccharid, das synthetisch hergestellt wird. Rivaroxaban ist ein synthetisches Molekül, das im Gegensatz zu den Heparinoiden auch oral wirksam ist. **Wirkung:** Die Heparinoide erleichtern als Katalysatoren die antithrombinvermittelte **Inaktivierung von Faktor Xa**, während Rivaroxaban als direkter Hemmstoff von Faktor

Kontraindikationen: Heparinallergie (inkl. HIT II), erhöhtes Blutungsrisiko, drohender Abort, i. m.-/intrathekale Gabe von Arzneistoffen.

Wechselwirkungen: Wirkung ↑ durch Thrombozytenaggregationshemmer, COX-Hemmstoffe, Cumarin-Derivate, Fibrinolytika und bei Niereninsuffizienz. Wirkung von Propranolol ↑.

Heparinoide und Rivaroxaban

Danaparoid und **Fondaparinux** sind nur parenteral, **Rivaroxaban** ist auch oral wirksam. **Wirkung:** Heparinoide verstärken die antithrombinvermittelte **Inaktivierung von Faktor Xa**. Rivaroxaban ist ein direkter Hemmstoff von Faktor Xa. Zu **Pharmakokinetik** und **Dosierung** s. Tab. **C-5.2**. **Indikation:** Prophylaxe/Therapie venöser Thromboembolien. Bei

HIT-II-Patienten muss eine Kreuzreaktivität ausgeschlossen werden.

Xa agiert. Die gerinnungshemmende Wirkung der drei Stoffe geht ohne (Danaparoid, Fondaparinux) oder mit (Rivaroxaban) einer Verlängerung der aPTT einher. Protaminhydrochlorid ist als Antidot nicht sicher wirksam (Danaparoid) oder völlig unwirksam (Fondaparinux, Rivaroxaban). **Pharmakokinetik:** Die Heparinoide werden parenteral und Rivaroxaban oral angewendet. Ihre Elimination erfolgt in unterschiedlichem Ausmaß renal und hepatisch (Tab. **C-5.2**). **Indikation:** Prophylaxe (Danaparoid, Rivaroxaban) und Therapie (Danaparoid, Fondaparinux) venöser thromboembolischer Ereignisse. Die **Dosierung** zeigt Tab. **C-5.2**. Vor der Anwendung von Danaparoid bei HIT II-Patienten muss eine Kreuzreaktivität mit Heparin-induzierten Antikörpern (bei 5% der HIT-II-Patienten) ausgeschlossen werden.

Unerwünschte Wirkungen: Blutungen, Thrombozytopenie, Übelkeit/Erbrechen, Kopfschmerzen, Hautausschläge, Leberenzyme ↑, Überempfindlichkeitsreaktionen, Bronchospasmus. **Kontraindikationen:** Blutungen, diabetische Retinopathie, Endokarditis, Leber-/Niereninsuffizienz, Schwangerschaft/Stillzeit. **Wechselwirkungen:** Blutungsrisiko ↑ durch Thrombozytenaggregationshemmer, COX-Hemmer, Cumarin-Derivate, Fibrinolytika und bei Niereninsuffizienz.

Unerwünschte Wirkungen: Blutungen, Blutungsanämie, Thrombozytopenie (Danaparoid > Fondaparinux, Rivaroxaban), Übelkeit, Erbrechen und Kopfschmerzen, Hautausschläge mit und ohne Pruritus, Anstieg leberzellspezifischer Serumenzyme; Überempfindlichkeitsreaktionen, Bronchospasmus (bei Überempfindlichkeit gegen Sulfit in der Danaparoid-Injektionslösung). **Kontraindikationen:** Klinisch relevante Blutungen, hämorrhagische zerebrovaskuläre Ereignisse in den letzten 3 Monaten, diabetische Retinopathie (Danaparoid), bakterielle Endokarditis (Danaparoid, Fondaparinux), schwere Leberinsuffizienz (Danaparoid), schwere Niereninsuffizienz (Fondaparinux, Rivaroxaban), Schwangerschaft und Stillzeit. **Wechselwirkungen:** Erhöhtes Blutungsrisiko durch Hemmstoffe der Thrombozytenaggregation, COX-Hemmstoffe, Cumarin-Derivate oder Fibrinolytika sowie bei Niereninsuffizienz (HWZ der Heparinoide und Rivaroxaban ↑).

Hirudin-Analoga

Hirudin-Analoga sind **Bivalirudin** (i. v.), **Dabigatran** (oral) und **Argatroban** (i. v.). **Wirkungsmechanismus:** Direkte kompetetive Thrombin-Hemmung. Zu **Pharmakokinetik** und **Dosierung** s. Tab. **C-5.2**. **Indikationen:** HIT II, perkutane Koronarintervention, perioperative Thromboseprophylaxe.

Hirudin-Analoga

Hirudin ist das die Blutgerinnung hemmende Polypeptid im Speichel des Blutegels. **Bivalirudin** ist ein synthetisch hergestelltes peptidisches Hirudin-Analogon, das i. v. angewendet wird. Das oral verabreichte **Dabigatran** und das i. v. applizierte **Argatroban** sind dagegen nicht peptidische Analoga. **Wirkungsmechanismus:** Hirudin-Analoga sind direkte Thrombin-Hemmstoffe. Sie binden mit hoher Affinität an das katalytische Zentrum und die Substrat-Erkennungsdomäne der Protease Thrombin und verhalten sich wie kompetitive Hemmstoffe des Enzyms. Bivalirudin wird als schlechtes Substrat von Thrombin langsam proteolytisch abgebaut, wodurch das Enzym seine Aktivität zurückgewinnt. **Pharmakokinetik:** Hirudin-Analoga werden renal und metabolisch eliminiert (Tab. **C-5.2**). Die Bedeutung der renalen Elimination ist für Argatroban am geringsten. Als P-Gp-Substrat hat Dabigatran eine niedrige orale Bioverfügbarkeit (Tab. **C-5.2**). Wegen der nachlassenden Nierenfunktion nimmt die Halbwertszeit von Bivalirudin und Dabigatran mit zunehmendem Alter zu. **Indikationen:** Hemmung der Blutgerinnung bei Patienten mit HIT II; perkutane Koronarintervention (Bivalirudin oder Argatroban anstelle von Heparin); Prophylaxe von thromboembolischen Ereignissen in der Chrirurgie (Dabigatran). Die **Dosierung** zeigt Tab. **C-5.2**.

Unerwünschte Wirkungen: Blutungen und Anämie, immunallergische/neuropsychiatrische/gastrointestinale Störungen. **Kontraindikationen:** Blutungen und erhöhtes Blutungsrisiko, schwere Hypertonie, Nieren- und Leberfunktionsstörung, Stillzeit. **Wechselwirkungen:** Blutungsrisiko ↑ durch Thrombozytenaggregationshemmer, COX-Hemmer, Cumarin-Derivate, Fibrinolytika und bei Niereninsuffizienz.

Unerwünschte Wirkungen: Blutungen und Anämie ohne erkennbare Blutungsquelle, immunallergische Reaktionen (Bivalirudin > Argatroban, Dabigatran), neuropsychiatrische Störungen (Argatroban), gastrointestinale Störungen (Argatroban, Dabigatran). **Kontraindikationen:** Aktive Blutungen, erhöhtes Blutungsrisiko, schwere Hypertonie (Bivalirudin), fortgeschrittene Nierenfunktionsstörung (Bivalirudin, Dabigatran), schwere Leberfunktionsstörung (Argatroban, Dabigatran). Für Argatroban ist auch die Stillzeit eine absolute Kontraindikationen. **Wechselwirkungen:** Erhöhte Blutungsgefahr bei Kombination mit Hemmstoffen der Thrombozytenaggregation, COX-Hemmstoffen, Cumarin-Derivaten oder Fibrinolytika sowie bei Nierenfunktionsstörungen (HWZ der Hirudin-Analoga ↑). Hemmstoffe von P-Gp verstärken und Induktoren von P-Gp (s. Tab. **A-3.1** auf S. 37) reduzieren die Wirkung von Dabigatran.

5.3.2 Indirekt wirkende Antikoagulanzien (Cumarin-Derivate)

Wirkstoffe: Phenprocoumon und Warfarin (Abb. **C-5.4**).

5.3.2 Indirekt wirkende Antikoagulanzien (Cumarin-Derivate)

Wirkstoffe: Zu den Cumarin-Derivaten gehören **Phenprocoumon** und **Warfarin**, deren chemische Struktur an Vitamin K erinnert (Abb. **C-5.4**).

C-5.4 Wirkungsmechanismus der Cumarinderivate

Details siehe Text. Der Substituent R von Vitamin K steht für eine lange lipophile Seitenkette wie den Phytylrest beim Vitamin K_1 (das von grünen Blattpflanzen gebildet wird) und den Difarnesylrest beim Vitamin K_2 (das von Bakterien der Darmflora gebildet wird). Vitamin K_2 ist die wirksame Form des Vitamins, denn Vitamin K_1 wird im Organismus in Vitamin K_2 umgewandelt. * Markiert das chirale Zentrum in den Cumarin-Molekülen.

Wirkungsmechanismus und Wirkungen: Cumarine interferieren mit dem Stoffwechsel von Vitamin K und werden deshalb auch als **Vitamin-K-Antagonisten** bezeichnet. **Vitamin K dient als Kofaktor** im letzten Schritt der hepatischen Synthese der Faktoren II (Prothrombin), VII, IX, X und der Proteine C und S. In diesem posttranslationalen Syntheseschritt ist die γ-Carboxylierung von Glutamatresten der Proteine und die Oxidation des Vitamins zum Epoxid enzymatisch gekoppelt. Abb. **C-5.4** zeigt das exemplarisch für Prothrombin. Erst die **γ-Carboxylierung der N-terminalen Glutamatreste** verleiht den Proteinen die Fähigkeit, Ca^{2+} zu binden und mit den thrombozytären Phospholipiden zu interagieren. Für eine anhaltende Carboxylierung der Proteine muss Vitamin K regeneriert und das Epoxid wieder reduziert werden. Das dafür erforderliche Enzym ist die **Vitamin-K-Epoxid-Reduktase. Cumarine sind kompetitive Hemmstoffe dieses Enzyms** (Abb. **C-5.4**). Sie verursachen einen Mangel an Vitamin K und hemmen deshalb die Synthese der genannten Proteine der Blutgerinnung.

Pharmakokinetik (Tab. C-5.3): Cumarin-Derivate werden auch wegen der hohen Plasmaeiweißbindung sehr langsam metabolisch eliminiert. Beide Stoffe haben ein chirales Zentrum (Abb. **C-5.4**) und befinden sich als Razemate im Handel. Bei Warfarin ist das S(−)-Enantiomer wesentlich potenter als das R(+)-Enantiomer. Die beiden Warfarin-Enantiomere werden unterschiedlich schnell eliminiert: Der Abbau von S(−)-Warfarin erfolgt durch CYP2C9 und der von R(+)-Warfarin durch CYP1A2, CYP2C19 und CYP3A4. Phenprocoumon wird von den Enzymen CYP2C9 und CYP3A4 abgebaut.

Indikationen: Prophylaxe und Therapie thromboembolischer Erkrankungen.

Wirkungsmechanismus und Wirkungen: Vitamin K ist ein Kofaktor bei der Synthese verschiedener Gerinnungsfaktoren (Abb. **C-5.4**). Die Fähigkeit dieser Gerinnungsfaktoren, Ca^{2+} zu binden und mit den thrombozytären Phospholipiden zu interagieren, wird durch die **γ-Carboxylierung von Glutamatresten** ermöglicht, für die die **Vitamin-K-Epoxid-Reduktase** benötigt wird. **Cumarine sind kompetitive Hemmstoffe dieses Enzyms** (Abb. **C-5.4**) und somit **Vitamin-K-Antagonisten.**

Pharmakokinetik (Tab. C-5.3): Cumarin-Derivate (Abb. **C-5.4**) werden langsam metabolisch durch verschiedene CYP-Enzyme eliminiert.

Indikationen: Prophylaxe und Therapie von Thromboembolien.

C-5.3 Pharmakokinetische Daten und Dosierung von oralen Antikoagulanzien (Cumarine)

Wirkstoff	Applikation	Einzeldosis	DI [h]	BV [%]	HWZ [d]	PEB [%]	EF_{ren} [%]
Phenprocoumon	p. o.	3 – 6 mg	24	100	6	99	0
Warfarin[1]	p. o.	5 – 10 mg	24	93	1,7	99	0

1) die Daten gelten für razemisches Warfarin; die Enantiomere werden unterschiedlich schnell eliminiert: HWZ für das wirksamere S(−)-Enantiomer 32 h und für das R(+)-Enantiomer 43 h.

▶ **Klinischer Bezug.**

▶ **Klinischer Bezug.**
- Zur Kontrolle der Cumarin-Wirkungen dient die Bestimmung der Thromboplastinzeit (Prothrombinzeit), die früher als Quick-Wert in % des Ergebnisses eines Normalplasmapools ausgedrückt wurde (Normwert: 70–120%). Zur Beseitigung der starken laborabhängigen Variation – zu einem bestimmten Zeitpunkt werden bei ein und demselben Patienten u. U. ganz unterschiedliche Quick-Werte gemessen – wird der Quick-Wert heute nach international gültigen Richtlinien standardisiert und in Form der International Normalized Ratio (INR) angegeben (Normwert: 1.0).
- Therapeutische Cumarin-Dosierungen verringern die Plasmaspiegel von Prothrombin, Faktor VII, IX und X sowie Protein C und S um 30–50%. Sie verlängern dadurch die Thromboplastinzeit und erhöhen die **International Normalized Ratio (INR)**. Die volle antithrombotische Wirkung setzt mit einer **Latenz von einigen Tagen** ein, da die betroffenen Gerinnungsfaktoren nicht sofort verschwinden, sondern mit Halbwertszeiten von 6–50 h eliminiert werden.
- Da Cumarine nicht sofort wirken, werden sie in den ersten 4–6 Tagen der Therapie mit Heparinen kombiniert. Der angestrebte INR-Wert bewegt sich je nach Indikation zwischen 2,0 und 3,0, und die Therapiedauer beträgt 6–12 Monate. Bei Patienten mit rezidivierenden systemischen Embolien oder Herzklappenprothesen liegt der angestrebte INR-Zielwert bei 2,5–3,5 und die Behandlungsdauer ist lebenslang.

Unerwünschte Wirkungen: Blutungen sind häufig, **selten** sind immunallergische Reaktionen, gastrointestinale Störungen, Alopezie und Hautnekrosen.

Unerwünschte Wirkungen: Am häufigsten treten **Blutungen** auf. Besonders gefährlich sind intrakranielle Blutungen. Gastrointestinale Blutungen und Blutungen in die ableitenden Harnwege können zu erheblichen Blutverlusten führen. **Seltene Nebenwirkungen** sind immunallergische Reaktionen, gastrointestinale Störungen, reversible Alopezie und schmerzhafte Hautnekrosen (Cumarinnekrosen treten 3–10 Tage nach Beginn der Therapie auf und gehen auf mikrovaskuläre Thrombosen in der Haut zurück; Therapie: die Behandlung mit Cumarinen muss beendet werden).

Kontraindikationen und Wechselwirkungen: Kontraindikationen sind erhöhtes Blutungsrisiko, V. a. Gefäßläsionen, drohender Abort, schwere Hypertonie, Lungen-TBC und Schwangerschaft. Zu Wechselwirkungen s. Tab. **C-5.4**.

Kontraindikationen und Wechselwirkungen: Erhöhte Blutungsbereitschaft (z. B. floride Colitis ulcerosa, schwere Zerebralsklerose), Verdacht auf Läsionen des Gefäßsystems (z. B. Magen-Darm-Ulzera, Apoplexie, Traumen oder große chirurgische Eingriffe, arterielles Aneurysma, schwere Retinopathien, Endocarditis lenta), drohender Abort, schwere arterielle Hypertonie, kavernöse Lungentuberkulose, Schwangerschaft. Die Wechselwirkungen sind in Tab. **C-5.4** zusammengefasst.

C-5.4 Wechselwirkungen mit Cumarin-Derivaten

Verstärkung der Cumarinwirkung	Verringerung der Cumarinwirkung
- Thrombozytenaggregationshemmer, COX-Hemmstoffe, andere Antikoagulanzien (Heparine, Heparinoide und Thrombin-Hemmstoffe), Fibrinolytika - Antibiotika mit Beeinträchtigung der Darmflora (endogene Vit.-K_2-Synthese ↓) - zunehmendes Alter (Cumarin-Empfindlichkeit und Blutungsrisiko ↑) - Synthesestörung von Gerinnungsfaktoren (Leberfunktionsstörung, chronische Herzinsuffizienz) - beschleunigte Elimination von Gerinnungsfaktoren (Hyperthyreose, Behandlung mit Thyroxin) - Hemmung der metabolischen Cumarin-Clearance (z. B. durch Amiodaron, Fluconazol, Miconazol, Cotrimoxazol, Metronidazol, Fluvastatin, Isoniazid) - genetisch beeinträchtigte Aktivität von CYP2C 9 (bei 10–20 % der Kaukasier) - Hemmung der Plasmaeiweißbindung (z. B. durch Schleifendiuretika oder Valproat) mit passagerer Erhöhung der freien Cumarinkonzentration im Plasma	- Colestyramin (intestinale Resorption ↓) - CYP-induzierende Pharmaka (Carbamazepin, Phenobarbital, Phenytoin, Rifampicin) - Hypoproteinämie (z. B. bei nephrotischem Syndrom): Verkürzung der Cumarin-HWZ und Vergrößerung des Verteilungsraums für Cumarine → Konzentration im Plasma fällt

> **▶ Klinischer Bezug.** Als Antidot der Cumarine dient Phytomenadion (Vitamin K₁), das in Dosen von 2 – 10 mg gewöhnlich p. o. verabreicht wird. Der Beginn der Wirkung von Vitamin K₁ ist jedoch verzögert: der INR-Wert fällt innerhalb von 24 – 48 Stunden. Da Protein C schneller nachgebildet wird als die Gerinnungsfaktoren, kann nach Gabe von Vitamin K₁ vorübergehend ein erhöhtes Blutungsrisiko bestehen. Eine prompte Beendigung der Cumarin-Wirkung ist durch Transfusion von Frischplasma (10 – 20 ml/kg) möglich.

5.4 Fibrinolytika (Thrombolytika)

5.4.1 Direkte Fibrinolytika

Wirkstoffe: Neben den gentechnisch hergestellten Analoga des Gewebe-Plasminogenaktivators (t-PA) Alteplase, Reteplase und Tenecteplase gehört die Urokinase (u-PA) (s. Abb. **C-5.1**) zu dieser Stoffgruppe.

Wirkungsmechanismus und Wirkungen: Die Aktivierung von Plasminogen durch t-PA und u-PA führt zu Bildung von **Plasmin** (Abb. **C-5.1**), das als Serin-Protease Fibrin und Fibrinogen proteolytisch abbaut (**Fibrinolyse**) und fibrinhaltige Thromben auflöst (**Thrombolyse**). Die Plasminogenaktivatoren t-PA und u-PA sind ebenfalls Serin-Proteasen, die Plasminogen durch Abspaltung eines Peptids in Plasmin umwandeln. Dabei ist die Bindung von Plasminogen an Fibrin von Bedeutung, weil t-PA optimal zu Plasminogen positioniert ebenfalls an Fibrin bindet, so dass die Aktivierung des Plasminogens auf dem Substrat des Plasmins abläuft. Da t-PA fibringebundenes Plasminogen mehrere hundertmal schneller aktiviert als ungebundenes, zirkulierendes Plasminogen, wirkt **Fibrin wie ein Kofaktor** in diesem Prozess. Das erklärt, warum die **t-PA-Analoga** Alteplase, Reteplase und Tenecteplase **bevorzugt fibringebundenes Plasminogen aktivieren** (fibrinabhängige Wirkung) und eine systemische Plasminbildung nur in begrenztem Umfang stattfindet. Trotzdem werden bei der i. v.-Applikation dieser Stoffe Konzentrationen erreicht, die unvermeidbar auch zur Aktivierung von freiem Plasminogen im Blutplasma führen. Der beobachtete, vorübergehende Abfall der Plasmaspiegel von Plasminogen, α_2-Antiplasmin und Fibrinogen ist ein Beleg dafür. Anders als die t-PA-Analoga aktiviert Urokinase fibringebundenes und freies Plasminogen in gleichem Ausmaß und bewirkt eine **systemische Plasminogen-Aktivierung**.

Pharmakokinetik: Die drei t-PA-Analoga verschwinden aus dem Plasma mit unterschiedlichen Halbwertszeiten (Tab. **C-5.5**). Sie werden wie Urokinase in der Leber proteolytisch abgebaut. Reteplase wird auch in den Nieren abgebaut.

Indikationen: Akuter **Myokardinfarkt** innerhalb 3 – 6 h nach Beginn der Symptomatik (t-PA-Analoga; eine Gesamtdosis von 100 mg Alteplase darf nicht überschritten werden; s. Tab. **C-5.5**); akute **Lungenembolie** (Alteplase); **ischämischer Schlaganfall** bis zu 3 h nach Beginn der Symptomatik (Alteplase). Die Behandlung des Myokard-

5.4 Fibrinolytika (Thrombolytika)

5.4.1 Direkte Fibrinolytika

Wirkstoffe: Alteplase, Reteplase, Tenecteplase sowie Urokinase (s. Abb. **C-5.1**).

Wirkungsmechanismus und Wirkungen: t-PA und u-PA aktivieren Plasminogen zu **Plasmin** (Abb. **C-5.1**), dabei gilt **Fibrin als Kofaktor**. Plasmin löst eine **Fibrinolyse** und **Thrombolyse** aus. Die **t-PA-Analoga aktivieren** ebenso **bevorzugt fibringebundenes Plasminogen**. Die Urokinase bewirkt eine **systemische Plasminogen-Aktivierung**.

Pharmakokinetik: Siehe Tab. **C-5.5**.

Indikationen: Alle t-PA-Analoga: **Myokardinfarkt**; Alteplase zusätzlich: **Lungenembolie, ischämischer Schlaganfall**. Urokinase: Thrombosen und Lungenembolien. Siehe auch Tab. **C-5.5**.

C-5.5 Pharmakokinetische Daten und Dosierung von Fibrinolytika

Wirkstoff	Applikation	Dosierung	HWZ [min]	PEB [%]	EF$_{ren}$ [%]
Alteplase	i. v.	initial: 15 mg als Bolusinjektion danach: 50 mg/30 min gefolgt von 35 mg/60 min als Infusion	5	0	0
Reteplase	i. v.	2 mal 10 – 15 U als Bolus im Abstand von 10 min (U = Units)	18	n.b.	0
Tenecteplase	i. v.	30 – 45 mg als Bolus	24	n.b.	0
Urokinase	i. v.	initial: 2000 – 4400 I.E./kg als Infusion für 10 – 20 min danach: 2000 I.E./kg/h als Infusion für 24 h (Lungenembolie), 4 – 5 d (periphere arterielle Thrombose), 7 – 14 d (tiefe Beinvenenthrombose)	15	n.b.	0
Streptokinase	i. v.	initial: 250 000 I.E. in 30 min danach: 1,0 Mio I.E./h (Infusion für 2 – 5 d)	37	n.b.	0

C-5.5 Thrombolyse der A. basilaris

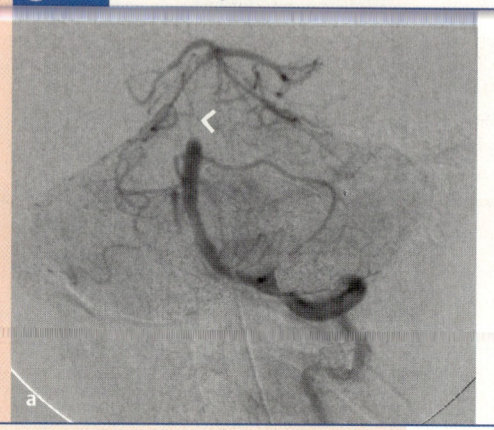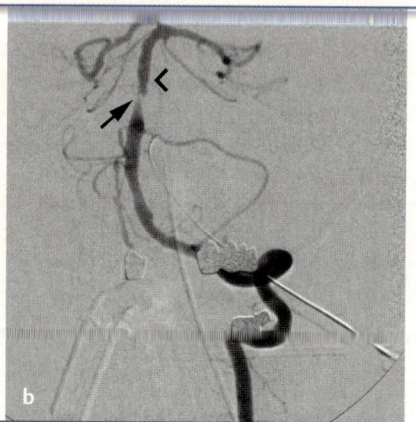

a Verschluss der A. basilaris (Pfeilspitze) nach dem Abgang der Aa. cerebelli anteriores inferiores.
b Nach lokaler Lysetherapie mit 1 000 000 I.E. Urokinase ist das Gefäß rekanalisiert (Pfeilspitze) und es demarkiert sich eine ursächliche arteriosklerotische Stenose der A. basilaris (Pfeil).
(aus Reiser, Kuhn, Debus; Duale Reihe Radiologie, Thieme, 2011)

infarktes mit Alteplase reduziert die Mortalität und das Risiko eines Reinfarktes um etwa 30 %, wenn die Patienten gleichzeitig ASS erhalten. Urokinase ist zur Behandlung arterieller und venöser Thrombosen und bei Lungenembolien zugelassen.

Unerwünschte Wirkungen: Blutungen, Blutdruck↓, Erbrechen, Temperatur↑, immunallergische Reaktionen. **Koronare Ischämien**, **Reperfusionsarrhythmien**, Herzstillstand.

Unerwünschte Wirkungen: Blutungen (Tranexamsäure wirkt als Antidot), Blutdrucksenkung, Übelkeit, Erbrechen, Erhöhung der Körpertemperatur, immunallergische Reaktionen. Fibrinolyse beim Myokardinfarkt: **koronare Ischämien**, Herzinsuffizienz oder **Reperfusionsarrhythmien**, Herzstillstand oder kardiogener Schock; Fibrinolyse beim ischämischen Schlaganfall: intrazerebrale Blutungen.

Kontraindikationen: Blutgerinnungsstörungen, Z. n. OP/Schlaganfall/Entbindung/Punktionen/Biopsien, ZNS-Schädigung, Hypertonie, Pankreatitis, Endokarditis, GI-Ulzera, Lebererkrankungen; < 18 Jahre. Bei Urokinase auch Schwangerschaft.

Kontraindikationen: Blutgerinnungsstörungen in den letzten 6 Monaten, Therapie mit Cumarinen, große chirurgische Eingriffe, Trauma, Schlaganfall oder Blutungen (v. a. intrakranielle) in den letzten 3 Monaten; Entbindung oder Abort in den letzten 4 Wochen; externe Herzdruckmassage, Organbiopsie, Lumbalpunktion oder Punktion nicht komprimierbarer Gefäße in den letzten 10 Tagen, Schädigung des ZNS (Neoplasmen, Epilepsie, Operationen, Trauma), schwere arterielle Hypertonie, Pankreatitis, bakterielle Endo- oder Perikarditis, gastrointestinale Ulzera, schwere Lebererkrankungen; Alter < 18 Jahre. Urokinase: zusätzlich Schwangerschaft.

Wechselwirkungen: Wirkung↓ durch **Antifibrinolytika**. Blutungsrisiko↑ durch **Thrombozytenaggregationshemmer** und **Antikoagulanzien**. Allergische Reaktionen↑ durch **ACE-Hemmer**.

Wechselwirkungen: Antifibrinolytika hemmen kompetitiv die Wirkungen der direkten Fibrinolytika. Erhöhtes Blutungsrisiko bei **Kombination** mit Hemmstoffen der Thrombozytenaggregation oder **Antikoagulanzien**; besonders gefürchtet sind intrakranielle Blutungen und hämorrhagische Schlaganfälle. **ACE-Hemmstoffe** erhöhen das Risiko für immunallergische Reaktionen.

5.4.2 Indirekte Fibrinolytika

Wirkstoff, Wirkungsmechanismus und Wirkungen: Streptokinase kann nur als Komplex mit Plasminogen **(Aktivatorkomplex)** weiteres Plasminogen zu Plasmin aktivieren. Es zeigt sich eine **glockenförmige Dosis-Wirkungs-Kurve**.

Wirkstoff, Wirkungsmechanismus und Wirkungen: Streptokinase ist ein Polypeptid bakteriellen Ursprungs (β-hämolysierende Streptokokken) ohne enzymatische Aktivität. Nach i. v.-Applikation bildet es mit Plasminogen einen Komplex, der als Protease agiert. Nur in dieser Komplexform **(Aktivatorkomplex)** ist Streptokinase in der Lage, zirkulierendes und fibringebundenes Plasminogen zu Plasmin zu aktivieren. Die Injektion von Streptokinase bewirkt einen massiven Abfall der Plasmaspiegel von Plasminogen, Fibrinogen und α_2-Antiplasmin und führt zu hohen Konzentrationen von Fibrin- und Fibrinogenspaltprodukten. Streptokinase hat bezüglich seiner fibrinolytischen Wirkung eine **glockenförmige Dosis-Wirkungs-Kurve**, denn hohe Dosen führen zwar zu hohen Konzentrationen des Aktivatorkomplexes, der aber kaum Plasminogen vorfindet, das er aktivieren könnte.

Pharmakokinetik: Hepatische Elimination (Tab. **C-5.5**).

Pharmakokinetik: Streptokinase wird in der Leber zu Peptiden abgebaut und nicht renal eliminiert (Tab. **C-5.5**).

Indikationen: Myokardinfarkt (zusammen mit ASS), **Lungenembolie**, tiefe **Venenthrombose**, **Thrombosen peripherer** und zentraler **Arterien** der Augen oder der Au-

Indikationen: Akuter **Myokardinfarkt** (bis zu 12 h nach Beginn der Symptomatik); akute **Lungenembolie**; tiefe **Venenthrombosen** (nicht älter als 10 Tage); akute und subakute **Thrombosen peripherer Arterien**; Thrombosen der zentralen Arterien (nicht älter als 8 h) oder Venen (nicht älter als 10 Tage) der Augen. Die Dosierung zeigt Tab. **C-5.5**. Die Behandlung des Myokardinfarktes mit Streptokinase reduziert die Mortalität und das Risiko eines Reinfarkts um etwa 30 %, wenn sie mit ASS kombiniert wird; **Streptokinase und Alteplase** sind als Fibrinolytika/Thrombolytika **beim Herzinfarkt gleich gut wirksam**.

Unerwünschte Wirkungen und Kontraindikationen: Entwicklung von **Antistreptokinase-Antikörpern** (> 10 % der Patienten; Antikörper neutralisieren die Streptokinase-Wirkung und müssen deshalb initial durch Bindung an Streptokinase aus dem Blut entfernt werden), **Blutungen**, **immunallergische Reaktionen** einschließlich Anaphylaxie, **kardiovaskuläre Störungen** (Blutdruckabfall, Tachykardie und Rhythmusstörungen); Übelkeit, Erbrechen, Durchfall; Kopf-, Rücken- und Muskelschmerzen. Die Kontraindikationen entsprechen denen der direkten Fibrinolytika (s. S. 463).

Wechselwirkungen Erhöhtes Blutungsrisiko durch **Kombination** mit Hemmstoffen der Thrombozytenaggregation oder **Antikoagulanzien**. **ACE-Hemmstoffe** erhöhen das Risiko immunallergischer Reaktionen.

genvenen. **Streptokinase und Alteplase wirken beim Herzinfarkt gleich gut.**

Unerwünschte Wirkungen und Kontraindikationen: Antistreptokinase-Antikörper, Blutungen, immunallergische Reaktionen, kardiovaskuläre Störungen, Übelkeit/Erbrechen, Durchfall, Kopf-/Rücken-/Muskelschmerzen.

Wechselwirkungen Blutungsrisiko ↑ durch **Thrombozytenaggregationshemmer** und **Antikoagulanzien**. Allergische Reaktionen ↑ durch **ACE-Hemmer**.

5.5 Antifibrinolytika

Wirkstoffe: Tranexamsäure und **p-Aminomethylbenzoesäure** sind synthetisch hergestellte Stoffe, die strukturell dem Lysin ähneln.

Wirkungsmechanismus und Wirkungen: Tranexamsäure und **p-Aminomethylbenzoesäure** binden als Lysin-Analoga hochaffin an die aminoterminalen Lysin-Bindungsdomänen von Plasminogen. Sie verhindern auf diesem Weg die Bindung von Plasminogen an Fibrin und damit die fibrinabhängige Plasminogen-Aktivierung. Außerdem hemmen sie irreversibel die pysiologischen Plasminaktivatoren (t-PA und u-PA in Abb. **C-5.1**). Die Folge dieser Wirkungen ist eine Blockade der Umwandlung von Plasminogen zu Plasmin.

Pharmakokinetik: Die pharmakokinetischen Daten zeigt Tab. **C-5.6**. Beide Antifibrinolytika werden in unterschiedlichem Ausmaß durch renale Ausscheidung eliminiert.

5.5 Antifibrinolytika

Wirkstoffe: Tranexamsäure und **p-Aminomethylbenzoesäure**.

Wirkungsmechanismus und Wirkungen: Tranexamsäure und **p-Aminomethylbenzoesäure** binden an Plasminogen und verhindern seine Aktivierung zu Plasmin. t-PA und u-PA (Abb. **C-5.1**) werden gehemmt.

Pharmakokinetik: Siehe Tab. **C-5.6**.

C-5.6 Pharmakokinetische Daten und Dosierung von Antifibrinolytika

Wirkstoff	Applikation	Einzeldosis	DI [h]	BV [%]	HWZ [h]	PEB [%]	EF$_{ren}$ [%]
p-Aminomethylbenzoesäure	p. o.	250 mg	8–12	35	1	0	40
Tranexamsäure	p. o.	500–1000 mg	8	35	3	3	95
	i. v.	1000 mg	8	100			

Indikationen: Antifibrinolytika dienen als **Antidota** bei behandlungsbedürftigen Blutungen im Rahmen fibrinolytischer Therapien: Sie sind Antidota für t-PA-Analoga und Urokinase. Prophylaxe und Therapie von hyperfibrinolytischen Blutungen in der Herzchirurgie, der Prostatachirurgie, bei der Promyelozytenleukämie, beim v. Willebrand-Syndrom oder bei der Hämophilie A.

Unerwünschte Wirkungen: Übelkeit, Erbrechen, Durchfall; Kopfschmerzen, Schwindel; ein wichtiges Problem ist die Gefahr der Bildung von Fibringerinnseln oder Thromben in den ableitenden Harnwegen (z. B. bei Hämaturie) mit konsekutiver Obstruktion und Nierenschädigung; Tranexamsäure führt selten zu Störungen des Farbsehens.

Kontraindikationen: Schwere Niereninsuffizienz, Blutungen im oberen Harntrakt (Gefahr der Bildung von Thromben in den ableitenden Harnwegen gefolgt von Harnverhalt und Nierenschädigung), Glaskörperblutungen, Störungen des Farbsehens (Tranexamsäure), Patienten mit akuten Thrombosen, thromboembolischen Erkrankungen oder Verbrauchskoagulopathien, Frühschwangerschaft (Tranexamsäure).

Indikationen: Antidot bei Blutungen durch t-PA-Analoga/Urokinase, Prophylaxe und Therapie von Blutungen in der Chirurgie oder bei bestimmten Blutgerinnungsstörungen.

Unerwünschte Wirkungen: Übelkeit/Erbrechen, Durchfall, Kopfschmerzen, Schwindel, Fibringerinnsel der Harnwege mit Nierenschädigung. Bei Tranexamsäure auch gestörtes Farbsehen.

Kontraindikationen: Niereninsuffizienz, Blutungen Harntrakt/Glaskörper, Thromboembolien. Tranexamsäure auch gestörtes Farbsehen, Frühschwangerschaft.

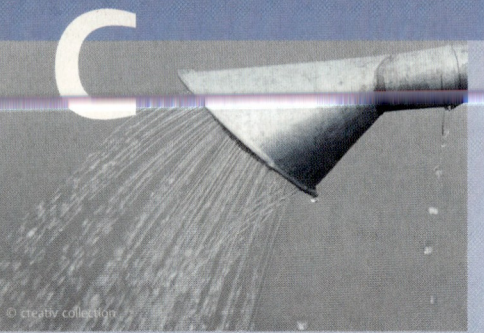

6 Niere

6.1 Grundlagen 466
6.2 Diuretika 467

6.1 Grundlagen

Die Nieren filtern das Blutplasma und produzieren etwa 1 ml Urin pro Minute. **Bedeutendster Inhaltsstoff des Ultrafiltrats sind Na⁺-Ionen**, die im Tubulussystem (Abb. **C-6.1**) fast vollständig rückresorbiert werden. Zu den Mechanismen der Na⁺-Rückresorption s. Abb. **C-6.3**–Abb. **C-6.6**.

6.1 Grundlagen

Die Nieren filtrieren Blutplasma in großen Mengen und haben die Aufgabe, die wichtigen Inhaltsstoffe aus dem Filtrat zu reabsorbieren und die harnpflichtigen Stoffe in einem relativ kleinen Urinvolumen auszuscheiden. Sie produzieren ungefähr 120 ml Ultrafiltrat pro Minute, aus dem etwa 1 ml Urin pro Minute hervorgeht. Der **bedeutendste Inhaltsstoff des Ultrafiltrats sind Natrium-Ionen** (Na⁺). Etwa 99 % der filtrierten Menge an Na⁺ werden im Tubulussystem der Nieren (Abb. **C-6.1**) rückresorbiert: 65 % im proximalen Tubulus, 25 % im dicken aufsteigenden Teil der Henle-Schleife, ca. 6 % im frühdistalen Tubulus und ca. 3 % zusammen im spätdistalen Tubulus und im Sammelrohr. Es wird also nur etwa 1 % des filtrierten Na⁺ im Urin ausgeschieden. Die exakten Mechanismen der Na⁺-Rückresorption in den einzelnen Tubulusabschnitten sind bei den Wirkstoffen (s. u.) und in den Abb. **C-6.3**–Abb. **C-6.6** dargestellt.

⊙ C-6.1

⊙ C-6.1 **Aufbau des Nephrons**

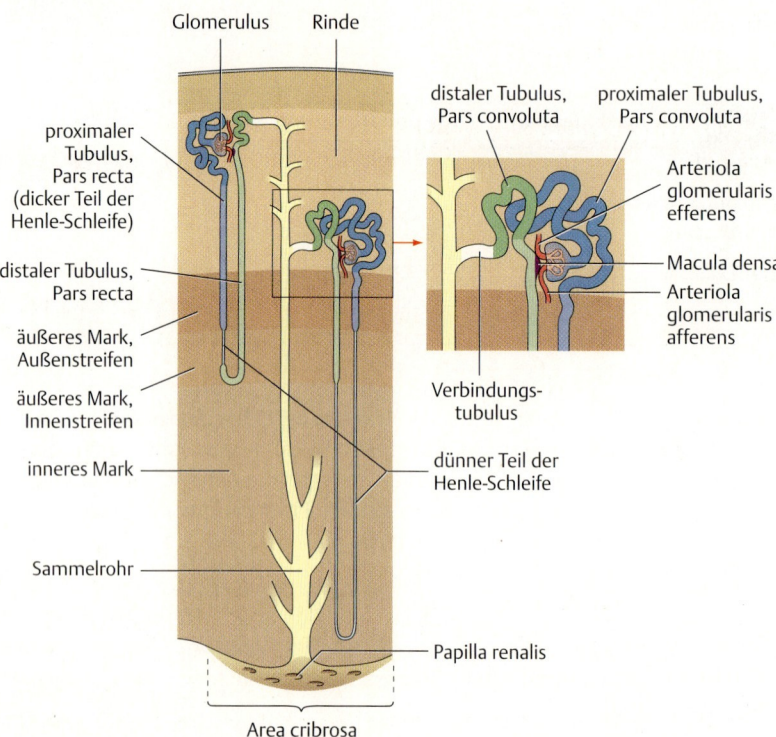

Dargestellt sind die verschiedenen Abschnitte des Tubulussystems eines kapselnahen Nephrons (links im Bild) und eines juxtamedullären Nephrons (rechts im Bild). Beide Nephrone unterscheiden sich v. a. in Bezug auf die Länge der Henle-Schleife (nach Prometheus LernAtlas der Anatomie, Innere Organe, Thieme, 2009; Grafik: M. Voll).

6.2 Diuretika

▶ **Definition.** Diuretika sind Pharmaka, die das Urinvolumen erhöhen.

Die klinisch gebräuchlichen Diuretika sind gleichzeitig auch **Saluretika**, d. h. sie erhöhen nicht nur das Urinvolumen, sondern steigern auch die NaCl-Ausscheidung und verringern so das Extrazellulärvolumen. Auch wenn Saluretika bei kontinuierlicher Einnahme ein anhaltendes Defizit im Na$^+$-Gehalt des Körpers verursachen, ist ihre **natriuretische Wirkung zeitlich begrenzt**. Zahlreiche **Kompensationsmechanismen** sorgen nämlich für eine zunehmende „natriuretische Bremse": Dazu gehören der Anstieg des Sympathikotonus, die Aktivierung des Renin-Angiotensin-Aldosteron-Systems, der Abfall des arteriellen Blutdrucks, der eine reduzierte Drucknatriurese zur Folge hat, und die Hypertrophie der Tubuluszellen der Nieren mit vermehrter Expression epithelialer Transporter.

Diuretika hemmen unterschiedliche Transporter oder Kanäle, die das filtrierte Na$^+$ rückresorbieren. Je nach Wirkort und -mechanismus werden folgende **Wirkstoffgruppen** unterschieden (Abb. **C-6.2**):

- **Carboanhydrase-Hemmstoffe:** Sie entfalten ihre Wirkung im proximalen Tubulus.
- **Schleifendiuretika:** Sie wirken im dicken aufsteigenden Teil der Henle-Schleife.
- **Thiazid-Diuretika:** Sie wirken im frühdistalen Tubulus.
- **Kaliumsparende Diuretika:** Ihre Wirkung erfolgt im spätdistalen Tubulus und Sammelrohr.
- **Aldosteronrezeptor-Antagonisten:** Häufig werden auch sie zu den Diuretika gerechnet. Sie wirken wie die kaliumsparenden Diuretika und entfalten ihre Wirkung auch im spätdistalen Tubulus und im Sammelrohr. Da sie aber nur eine relativ geringe, spät einsetzende diuretische Wirkung haben und bei ihrer Anwendung endokrinologische Indikationen und die Herzinsuffizienz (s. S. 508) im Vordergrund stehen, werden sie im Kap. C-7.4 ab S. 518 behandelt.

Daneben gibt es noch **andere Diuretika**, bei denen die diuretische Wirkung nicht auf eine Hemmung von Transportern und Kanälen zurückgeht. Darunter sind die **Osmodiuretika** die therapeutisch wichtigste Gruppe.

▶ **Definition.**

Diuretika sind gleichzeitig **Saluretika**, d. h. sie steigern die NaCl-Ausscheidung. Aufgrund zahlreicher **Kompensationsmechanismen** ist diese **natriuretische Wirkung** aber **zeitlich begrenzt** („natriuretische Bremse").

Wirkstoffgruppen und deren Wirkort im Tubulussystem (Abb. **C-6.2**):

- **Carboanhydrase-Hemmstoffe** (proximaler Tubulus)
- **Schleifendiuretika** (dicker aufsteigender Teil der Henle-Schleife)
- **Thiazid-Diuretika** (frühdistaler Tubulus)
- **kaliumsparende Diuretika** (spätdistaler Tubulus und Sammelrohr)
- **Aldosteronrezeptor-Antagonisten** (spätdistaler Tubulus und Sammelrohr, s. S. 377)

Außerdem gibt es noch **weitere Diuretika** (v. a. **Osmodiuretika**) mit anderem Wirkungsmechanismus.

⊙ **C-6.2** Leitsubstanzen der verschiedenen Diuretika-Gruppen

Carboanhydrase-Hemmstoffe	Schleifendiuretika	Thiazid-Diuretika	kaliumsparende Diuretika
Acetazolamid	Furosemid	Hydrochlorothiazid	Amilorid

Die Gabe von Diuretika hat nicht nur Auswirkungen auf die Wasser- und Na$^+$-Ausscheidung, sondern betrifft auch andere Elektrolyte wie K$^+$, Ca^{2+}, Mg^{2+} und HCO$_3^-$ (Tab. **C-6.1**). Aus den Wasser- und Elektrolytverlusten ergeben sich viele der typischen Nebenwirkungen der Diuretika (s. u.).

▶ **Klinischer Bezug.** Aus der **seriellen Anordnung** der epithelialen Na$^+$-Transporter und -Kanäle im Nephron, die die Zielstrukturen von Diuretika sind, ergeben sich folgende **therapeutische Konsequenzen** für die Anwendung dieser Arzneistoffe:

- Die diuretische Wirkung von Stoffen mit eher proximalem Wirkort wird durch weiter distal operierende Rückresorptionsmechanismen geschmälert und teilweise kompensiert.

▶ **Klinischer Bezug.**

- Durch Kombination mehrerer Diuretika mit hintereinander liegenden Wirkorten kann eine Steigerung der diuretischen Wirkung erzielt werden. Die sequenzielle Blockade mehrerer in Serie geschalteter Mechanismen der Na^+-Rückresorption führt also zu einer additiven oder synergistischen Diuretikawirkung. Sehr gebräuchlich ist z. B. die Kombination von Thiaziden mit kaliumsparenden Diuretika. Am wirksamsten ist die Kombination von Schleifendiuretika, Thiaziden und kaliumsparenden Diuretika.

C-6.1 Anstiege bzw. Verminderungen der Wasser- und Elektrolytausscheidung nach Gabe der verschiedenen Diuretika

Wirkstoffgruppe	Ausscheidung von						
	Na^+	K^+	Ca^{2+}	Mg^{2+}	Cl^-	HCO_3^-	Wasser
Carboanhydrase-Hemmstoffe	++	+++	±	+/–	+	+++	++
Schleifendiuretika	+++	+++	+++	+++	+++	+	+++
Thiazid-Diuretika	++	++	–	+/–	++	++	++
kaliumsparende Diuretika	++	–	–	–	++	+	+
Osmodiuretika	++	+++	++	+++	++	++	+++

Quantifizierung von Anstiegen (+) und Verminderungen (–) der Ausscheidung: + gering, ++ mittelgradig, +++ stark, ± keine Veränderung, +/– variable Veränderung.

Die wichtigsten **Anwendungsgebiete** für Diuretika sind Ödeme, arterielle Hypertonie, Herz- und Niereninsuffizienz sowie einzelne spezielle Indikationen (s. u.).

Die wichtigsten **gemeinsamen Anwendungsgebiete** für Diuretika sind die Ausschwemmung von Ödemen, die arterielle Hypertonie (s. S. 478), die chronische Herzinsuffizienz (s. S. 518) sowie die Aufrechterhaltung einer ausreichenden Diurese bei Niereninsuffizienz und damit die Prophylaxe eines Nierenversagens. Bei diesen Indikationen werden die Schleifendiuretika, die Thiazid-Diuretika und die kaliumsparenden Diuretika aufgrund ihrer guten saluretischen Wirkung und ausreichend großen therapeutischen Breite bevorzugt angewendet. Die anderen Wirkstoffgruppen kommen v. a. bei **anderen (speziellen) Indikationen** zum Einsatz (Näheres s. u.).

6.2.1 Carboanhydrase-Hemmstoffe

Substanzen und Indikationen: Acetazolamid (Abb. **C-6.2**) ist zur systemischen Behandlung des **Glaukoms** sowie zur Prophylaxe der **Höhenkrankheit** indiziert, **Brinzolamid** und **Dorzolamid** zur topischen Behandlung des **Offenwinkelglaukoms**.

6.2.1 Carboanhydrase-Hemmstoffe

Substanzen und Indikationen: Die prototypische Substanz ist **Acetazolamid** (Abb. **C-6.2**). Sie wird zur vorübergehenden **systemischen Behandlung des Glaukoms** (Näheres s. S. 98) und zur **Prophylaxe der Höhenkrankheit** verwendet. Die Symptome der Höhenkrankheit gehen zum Teil auf eine respiratorische Alkalose (durch Hyperventilation!) zurück. Da Acetazolamid eine metabolische Azidose hervorruft (s. u.), mildert es die Alkalose. Neben Acetazolamid gibt es mit **Brinzolamid** und **Dorzolamid** noch zwei weitere Vertreter, die zur **topischen Behandlung des Offenwinkelglaukoms** indiziert sind.

Physiologische Grundlagen: Luminal werden H^+-Ionen durch den **Na^+-H^+-Antiporter** sezerniert und Glukose, Phosphat, Sulfat sowie weitere Stoffe im Kotransport mit Na^+ über **Na^+-Symporter** reabsorbiert. Triebkraft für beide Transporter ist der Na^+-Konzentrationsgradient, welcher durch die basolaterale **Na^+-K^+-ATPase** und die **Carboanhydrase** in diesem Tubusabschnitt aufrechterhalten wird (Abb. **C-6.3**).

Physiologische Grundlagen: Im proximalen Tubulus ist der luminale **Na^+-H^+-Antiporter** für einen großen Teil der Na^+-Rückresorption verantwortlich (Abb. **C-6.3**). Er wird dabei unterstützt von luminalen **Na^+-Symportern**, die einen einwärts gerichteten Kotransport von Na^+ und diversen lebenswichtigen Stoffen (z. B. Glukose, Galaktose, L-Aminosäuren, Vitamin C, Phosphat, Sulfat) vermitteln. Diese epithelialen Transportsysteme (Abb. **C-6.3**) nutzen die Energie des elektrochemischen Na^+-Gradienten als Triebkraft, um H^+ im Austausch gegen Na^+ zu sezernieren (Na^+-H^+-Antiporter) und Stoffe wie Glukose auch gegen einen Konzentrationsgradienten zusammen mit Na^+ zu reabsorbieren (Na^+-Symporter). Die Voraussetzungen dafür schaffen die basolaterale **Na^+-K^+-ATPase** (Na^+-K^+-Pumpe) und die hohe Aktivität der **Carboanhydrase** in diesem Tubulusabschnitt. Die Na^+-K^+-ATPase sorgt zusammen mit den basolateralen K^+-Kanälen für das Membranpotenzial der Zellen und den erwähnten elektrochemischen Na^+-Gradienten. Die Carboanhydrase stellt H^+-Ionen für den Na^+-H^+-Antiporter und HCO_3^--Ionen für den basolateralen Na^+-HCO_3^--Symporter bereit. Letzterer wird von einem HCO_3^--Gradienten getrieben.

Wirkungsmechanismen und Wirkungen: **Carboanhydrase-Inhibitoren** wirken im pro-

Wirkungsmechanismus und Wirkungen: Acetazolamid, Brinzolamid und Dorzolamid sind sehr potente kompetitive **Carboanhydrase-Inhibitoren** und wirken in

C-6.3 Mechanismen der Na$^+$-Rückresorption im proximalen Tubulus und Wirkungsweise der Carboanhydrase-Hemmstoffe

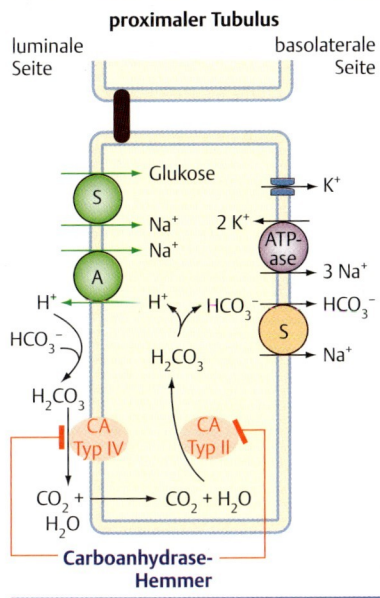

Im proximalen Tubulus sind der luminale **Na$^+$-H$^+$-Antiporter** und verschiedene **Na$^+$-abhängige Symporter** (z. B. für Glukose) für die Na$^+$-Resorption verantwortlich (grün). In diesem Tubulusabschnitt gibt es zwei verschiedene Formen der **Carboanhydrase** (CA): die membrangebundene Form und die zytoplasmatische Form des Enzyms.
A: Antiporter; S: Symporter

---

der Niere v. a. im **proximalen Tubulus**. Sie werden glomerulär filtriert und tubulär sezerniert und entfalten ihre Wirkung auf der luminalen Seite der Tubuluszellen. Von der Hemmung sind beide in Abb. **C-6.3** gezeigten Formen der Carboanhydrase betroffen. Im proximalen Tubulus sorgt das Zusammenspiel des Na$^+$-H$^+$-Antiporters und der Carboanhydrasen für die Rückresorption von NaHCO$_3$. Carboanhydrase-Hemmer interferieren mit diesem Prozess, **erhöhen die renale HCO$_3^-$-Ausscheidung** (v. a. im Form von KHCO$_3$) und verursachen so eine **metabolische Azidose**. Über einen noch unbekannten Wirkungsmechanismus steigern sie auch die renale Phosphatausscheidung. Obwohl durch die Carboanhydrase-Hemmung ein großer Teil der Na$^+$-Rückresorption im proximalen Tubulus unterbleibt, ist die beobachtete **natriuretische Wirkung** der Carboanhydrase-Hemmer **gering**. Sie steigern den Anteil des ausgeschiedenen am filtrierten Na$^+$ (fraktionelle Na$^+$-Ausscheidung) nur auf maximal 5%, weil weiter distal operierende Na$^+$-Transporter die natriuretische Wirkung dieser Stoffe abschwächen. Außerdem begrenzt auch die zunehmende metabolische Azidose die natriuretische Wirkung. Deshalb werden Carboanhydrase-Hemmstoffe heute praktisch nicht mehr als Diuretika genutzt. Therapeutisch macht man sich andere Wirkungen zunutze: Sie **drosseln die Kammerwasserproduktion** im Ziliarkörper des Auges, an der die Carboanhydrase auch beteiligt ist. Die metabolische Azidose sorgt außerdem für eine begrenzte **antikonvulsive Wirkung** dieser Stoffe, die aber wegen einer raschen Toleranzentwicklung nur bei der seltenen Rolando-Epilepsie therapeutisch von Bedeutung ist.

Unerwünschte Wirkungen und Kontraindikationen: Carboanhydrase-Hemmstoffe können bei systemischer Anwendung zu **Störungen des Elektrolytstoffwechsels** wie z. B. Hypokaliämie führen. Daraus kann sich durch Hemmung der Insulinfreisetzung eine **Hyperglykämie** entwickeln. Weitere mögliche metabolische Störungen sind eine **metabolische Azidose** sowie eine **Hyperurikämie**, die auf eine Hemmung der renalen Uratausscheidung zurückgeht. Als Folge der Alkalisierung des Harns und der vermehrten Phosphatausscheidung können sich **Harnsteine** bilden. Weitere Nebenwirkungen sind Blutdruckabfall, Hautausschläge, Lupus erythematodes, hämolytische Anämie, allergisches Lungenödem oder interstitielle Nephritis.
Bei Niereninsuffizienz, Leberzirrhose, Hyponatriämie, hyperchlorämischer Azidose, Sulfonamid-Allergie (Acetazolamid ist ein Sulfonamid!) sowie in der Schwangerschaft und Stillzeit dürfen Carboanhydrase-Hemmstoffe auch topisch nicht angewendet werden.

Pharmakokinetik und Wechselwirkungen: Acetazolamid wird v. a. über die Niere ausgeschieden (Tab. **C-6.2**). Es reduziert die renale Li$^+$-Clearance. Die natriuretische ximalen Tubulus, erhöhen die renale HCO$_3^-$- und Phosphat-Ausscheidung und bewirken dadurch eine **metabolische Azidose**. Die **natriuretische Wirkung** ist **gering**, da sie weiter distal z. T. wieder kompensiert wird. Therapeutisch werden Carboanhydrase-Inhibitoren heute nicht mehr als Diuretika verwendet, sondern im Rahmen ihrer weiteren Wirkungen zur **Drosselung der Kammerwasserproduktion** und im Rahmen der seltenen Rolando-Epilepsie als **Antikonvulsiva**.

Unerwünschte Wirkungen: Bei systemischer Anwendung kann es zu **Störungen des Elektrolythaushalts** (z. B. Hypokaliämien und in der Folge **Hyperglykämien**), **metabolischer Azidose** und **Hyperurikämien** mit **Harnsteinbildung** kommen. Weitere Nebenwirkungen sind möglich.
Kontraindikationen (auch topisch): Niereninsuffizienz, Leberzirrhose, Hyponatriämie, Azidose, Sulfonamid-Allergie, Schwangerschaft und Stillzeit.

Pharmakokinetik und Wechselwirkungen: Acetazolamid wird renal eliminiert (Tab.

C-6.2 Pharmakokinetische Daten und Dosierungen von Saluretika

Wirkstoff	Applikation	Einzeldosis [mg]	DI [h]	BV [%]	HWZ [h]	PEB [%]	UA [%]
Carboanhydrase-Hemmstoffe							
Acetazolamid	p.o.	250	12	70–80	7,5	95	80
	i.v.	500	–	100			
Schleifendiuretika							
Furosemid	p.o.	20–40	12–24	65	1,3	99	70
	i.v.	20–80	–	100			
Piretanid	p.o.	3–6	24	80	1,5	90	55
Torasemid	p.o.	5–10	24	85	3,5	99	24
Thiazid-Diuretika							
Chlortalidon	p.o.	12,5–50	24	65	48[1]	76	65
Hydrochlorothiazid	p.o.	12,5–50	24	70	8	64	95
Indapamid	p.o.	2,5	24	90	17	78	7
Xipamid	p.o.	10–40	24	75	7	98	35
kaliumsparende Diuretika							
Amilorid[2]	p.o.	5	24	20	20	40	50
Triamteren[2, 3]	p.o.	50	12–24	50	4 (3)	60 (90)	52[4]

[1] gemessen nicht im Plasma, sondern im Blut, weil sich Chlortalidon in den Erythrozyten anreichert; [2] ist in Deutschland nur in fixen Kombinationen mit Hydrochlorothiazid auf dem Markt; [3] Daten in Klammern betreffen den wirksamen Metaboliten, der so wirksam ist wie Triamteren; [4] gilt für Triamteren und den wirksamen Metaboliten zusammen.

C-6.2). Wechselwirkungen mit Li$^+$, anderen Diuretika, Laxanzien und Glukokortikoiden sowie mit Antihypertensiva und Antidiabetika kommen vor.

6.2.2 Schleifendiuretika

Leitsubstanz ist **Furosemid**, weitere Vertreter sind **Piretanid** und **Torasemid**.

Physiologische Grundlagen: Mittels luminalem Na$^+$-K$^+$-2Cl$^-$-Symporter (Abb. **C-6.4**) im dicken aufsteigenden Teil der Henle-Schleife und weiteren luminalen und basolateralen Transportern entsteht **ein lumenpositives transepitheliales Potenzial**, welches die parazelluläre Rückresorbtion von K$^+$, Ca^{2+} und Mg^{2+} ermöglicht. Im Bereich der **Macula densa** fungiert der Na$^+$-K$^+$-2Cl$^-$-Symporter als Sensor für die NaCl-Konzentration.

Wirkungsmechanismus und Wirkungen: Schleifendiuretika inhibieren den **Na$^+$-K$^+$-2Cl$^-$-Symporter** (Abb. **C-6.4**). Dadurch steigt die **NaCl-Ausscheidung** deutlich an.

Wirkung von Acetazolamid wird durch Schleifendiuretika, Thiazid-Diuretika und kaliumsparende Diuretika gesteigert. Die Kaliumverluste werden durch Laxanzien und Glukokortikoide verstärkt. Außerdem verstärkt Acetazolamid die Wirkung zahlreicher blutdrucksenkender Pharmaka und vermindert die blutzuckersenkende Wirkung von Antidiabetika.

6.2.2 Schleifendiuretika

Die Leitsubstanz der Schleifendiuretika ist **Furosemid** (Abb. **C-6.2**). Daneben gibt es weitere Vertreter wie **Piretanid** und **Torasemid**. Alle drei Substanzen sind Sulfonamide.

Physiologische Grundlagen: Im dicken aufsteigenden Teil der Henle-Schleife sorgt der luminale **Na$^+$-K$^+$-2Cl$^-$-Symporter** für die Na$^+$-Rückresorption (Abb. **C-6.4**). Dieser Transporter nutzt die Triebkraft des elektrochemischen Na$^+$-Gradienten und katalysiert eine elektroneutrale Aufnahme von 1 Na$^+$, 2 Cl$^-$ und 1 K$^+$. Die Aufnahme von Cl$^-$ und K$^+$ erfolgt dabei gegen vorherrschende Gradienten. Das aufgenommene Na$^+$ verlässt die Zelle basolateral über die Na$^+$-K$^+$-Pumpe. Das aufgenommene Cl$^-$ diffundiert basolateral durch die dortigen Cl$^-$-Kanäle und das aufgenommene K$^+$ durch luminale K$^+$-Kanäle zurück ins Lumen. Die kanalvermittelte Diffusion von K$^+$ zurück ins Lumen hyperpolarisiert die luminale Membran, während die auswärts gerichtete Diffusion von Cl$^-$ durch Cl$^-$-Kanäle die basolaterale Membran depolarisiert. Dadurch entsteht ein **lumenpositives transepitheliales Potenzial**. Entlang dieses Potenzials werden Kationen wie K$^+$, Ca^{2+} und Mg^{2+} parazellulär rückresorbiert. Der luminale Na$^+$-K$^+$-2Cl$^-$-Symporter der Tubuluszellen der **Macula densa** fungiert dort als Sensor für die luminale NaCl-Konzentration (Näheres s. S. 156).

Wirkungsmechanismus und Wirkungen: Schleifendiuretika sind **Inhibitoren des Na$^+$-K$^+$-2Cl$^-$-Symporters** im dicken aufsteigenden Teil der Henle-Schleife (Abb. **C-6.4**). Sie binden an die Cl$^-$-Bindungsstelle des Transportproteins und stören dessen Funk-

C-6.4 Mechanismus der Na⁺-Rückresorption im dicken aufsteigenden Teil der Henle-Schleife und Wirkungsweise der Schleifendiuretika

C-6.4

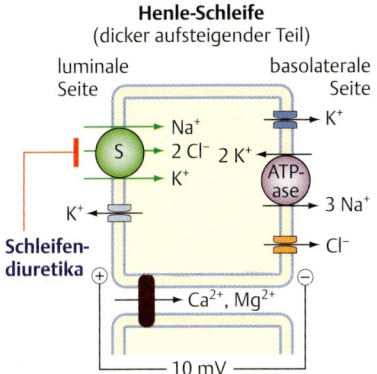

In diesem Tubulusabschnitt erfolgt die Na⁺-Resorption über den luminalen **Na⁺-K⁺-2Cl⁻-Symporter** (grün), der durch Schleifendiuretika gehemmt wird. S: Symporter

tion. Dadurch **steigern sie die NaCl-Ausscheidung** im Urin beträchtlich: die Na⁺-Ausscheidung kann bis auf 25 % des filtrierten Na⁺ ansteigen.

▶ **Merke.** Schleifendiuretika sind die Diuretika mit der **stärksten natriuretischen Wirkung**.

▶ **Merke.**

Die natriuretische Wirkung ist auch für die **antihypertensive Wirkung** der Schleifendiuretika verantwortlich. Sie werden rasch eliminiert (Tab. C-6.2) und haben nur eine relativ kurze Wirkdauer. Die kurze Wirkdauer ist auch Folge der sehr starken natriuretischen Wirkung, die sehr rasch und massiv Kompensationsmechanismen in Gang setzt („natriuretische Bremse", s. S. 467). Deshalb folgt der Phase der gesteigerten Na⁺-Exkretion sehr schnell eine Phase der Na⁺-Retention, ein Phänomen, das als **postdiuretische Na⁺-Retention** bezeichnet wird.

Schleifendiuretika wirken durch die Natriurese zusätzlich **antihypertensiv**. Sie haben allerdings eine kurze Wirkdauer, da Kompensationsmechanismen schnell die natriuretische Wirkung bremsen (sog. **postdiuretische Na⁺-Retention**).

Weitere Wirkungen:
- **Anstieg der renalen Ca²⁺- und Mg²⁺-Ausscheidung** als Folge der Bildung eines transepithelialen Potenzials im dicken aufsteigenden Teil der Henle-Schleife (Abb. **C-6.4**).
- **Anstieg der renalen Ausscheidung von K⁺ und H⁺:** Er geht einerseits auf das überhöhte Angebot von Na⁺ an die K⁺- und H⁺-sezernierenden Tubuluszellen der spätdistalen Tubuli und der Sammelrohre (Abb. **C-6.6**) zurück. Andererseits ist er auch Folge der **Aktivierung des Renin-Angiotensin-Aldosteron-Systems**, denn Schleifendiuretika stimulieren die Reninfreisetzung aus dem juxtaglomerulären Apparat und aktivieren reflektorisch das sympathische Nervensystem.
- **Aktivierung der intrarenalen Prostaglandinsynthese:** Sie ruft eine Zunahme des renalen Blutflusses hervor. Auch Prostazyklin steigert als Mediator die Reninfreisetzung.
- **Blockade der tubuloglomerulären Rückkopplung:** Der Na⁺-K⁺-2Cl⁻-Symporter der Tubuluszellen in der Macula densa dient normalerweise als Fühler zur Messung der tubulären NaCl-Konzentration (Näheres s. S. 156). Durch Hemmung des Symporters fällt diese Sensorfunktion und damit die tubuloglomeruläre Rückkopplung aus.
- **Senkung des zentralvenösen Druckes:** Sie geht mit einer Vorlastsenkung des linken Herzens einher und ist Folge der vermehrten Prostaglandinsynthese in den Nieren. Die gebildeten Prostaglandine reduzieren den Tonus der Kapazitätsgefäße.

Weitere Wirkungen:
- Anstieg der renalen Ca²⁺- und Mg²⁺-Ausscheidung (Abb. **C-6.4**)
- Anstieg der renalen Ausscheidung von K⁺ und H⁺ (u. a. durch Aktivierung des RAAS) (Abb. **C-6.6**)
- Aktivierung der intrarenalen Prostaglandinsynthese
- Blockade der tubuloglomerulären Rückkopplung (Sensorfunktion der Macula densa fällt aus, s. S. 156)
- Senkung des zentralvenösen Druckes

Pharmakokinetik (Tab. C-6.2): Während Furosemid **überwiegend renal ausgeschieden wird**, werden Piretanid und Torasemid renal und metabolisch eliminiert. Wegen der sehr hohen Plasmaeiweißbindung spielt die glomeruläre Filtration bei der renalen Ausscheidung keine Rolle. Vermittelt von Transportern für organische Anionen (s. S. 41) werden Schleifendiuretika **im proximalen Tubulus sezerniert**. Sie liegen im Tubuluslumen, wo sie ihre Wirkung entfalten, in wesentlich höherer Konzentration vor als im Plasma. Eine Niereninsuffizienz verlängert die Halbwertszeit von Furosemid und Piretanid z. T. beträchtlich. Piretanid und besonders Tora-

Pharmakokinetik (Tab. C-6.2): Furosemid wird **überwiegend renal ausgeschieden**, Piretanid und Torasemid werden zusätzlich auch metabolisch eliminiert. Mittels Transportern für organische Anionen werden Schleifendiuretika im **proximalen Tubulus sezerniert** und entfalten luminal ihre Wirkung.

Indikationen:
- kardiale, hepatische und renale Ödeme
- Oligurie bei fortgeschrittener Niereninsuffizienz (Furosemid vorübergehend i. v.)
- kardiales Lungenödem (Furosemid i. v.) (s. S. 521)
- chronische Herzinsuffizienz (s. S. 508)
- arterielle Hypertonie (s. S. 478)
- lebensbedrohliche Hyponatriämien
- Hyperkalzämie
- lebensbedrohliche Hyperkaliämie
- forcierte Diurese bei Vergiftungen

Unerwünschte Wirkungen: Häufigste Nebenwirkungen sind **Störungen des Flüssigkeits- und Elektrolythaushalts** (u. a. Hypokaliämien).

▶ Merke.

Flüssigkeitsverluste können zu **Hypovolämien** mit **erhöhtem Thromboserisiko** führen. **Ototoxische Wirkungen** treten insbesondere bei schneller i. v.-Gabe auf. **Hyperurikämien** und daraus resultierende **Gichtanfälle** werden v. a. bei einer Langzeittherapie beobachtet. Zusätzlich kann es im Rahmen der Therapie zu **metabolischen Störungen** (u. a. Hyperglykämien) und **immunallergischen Reaktionen** kommen.
Kontraindikationen: Sulfonamid-Überempfindlichkeit, Nierenversagen, Leberkoma, schwere Hypokaliämie/Hyponatriämie, Dehydratation/Hypovolämie, Stillzeit.

semid haben eine wesentlich zuverlässigere orale Bioverfügbarkeit als Furosemid. Deshalb und auch wegen seiner längeren Halbwertszeit wird Torasemid bei einigen Indikationen (z. B. Hypertonie, Herzinsuffizienz) bevorzugt angewendet.

Indikationen:
- **Kardiale, hepatische und renale Ödeme:** Hier wird bevorzugt Torasemid angewendet, häufig in Kombination mit Thiaziden.
- **Oligurie bei fortgeschrittener Niereninsuffizienz:** Zur Prophylaxe einer drohenden Anurie kann vorübergehend mit **Furosemid** in sehr hohen Dosierungen (bis zu 1000 mg/d) versucht werden, eine ausreichende Diurese aufrechtzuerhalten.
- **Kardiales Lungenödem:** 40–80 mg **Furosemid** werden **i. v.** verabreicht (Näheres s. S. 521). In dieser Notfallsituation macht man sich auch die vorlastsenkende Wirkung des Furosemids zunutze, die nach i. v. Gabe prompt einsetzt.
- **Chronische Herzinsuffizienz** (Näheres s. S. 508): Bei dieser Indikation werden bevorzugt Thiazid-Diuretika kombiniert mit Schleifendiuretika angewendet. Wenn sich die Stauungssymptomatik (inkl. Ödeme) in Grenzen hält, sollte den Thiaziden alleine der Vorzug gegeben werden.
- **Arterielle Hypertonie** (Näheres s. S. 478): Auch wenn Schleifendiuretika in niedriger Dosierung (z. B. 5 mg/d Torasemid p. o.) durchaus eine therapeutische Option darstellen, werden Thiazid-Diuretika wegen guter Erfahrungen bevorzugt angewendet (z. B. 25 mg/d Chlortalidon p. o.).
- **Lebensbedrohliche Hyponatriämien:** Schleifendiuretika beeinträchtigen die Fähigkeit der Nieren, einen konzentrierten Urin zu produzieren. Deshalb werden sie zusammen mit der Infusion von hypertoner NaCl-Lösung bei schweren Hyponatriämien angewendet.
- **Hyperkalzämie:** Die Behandlung erfolgt mit Furosemid (40–120 mg/d i. v.) und Infusion von physiologischer NaCl-Lösung (4–6 l/d).
- **Lebensbedrohliche Hyperkaliämie:** Bei dieser Indikation wird Furosemid (40 mg i. v.) zusammen mit einer Glukoselösung i. v., Natriumbicarbonat i. v. und Kalziumgluconat i. v. verabreicht.
- **Forcierte Diurese bei Vergiftungen:** Dieses Verfahren dient der Entfernung von Wirkstoffen, die renal eliminiert werden (z. B. Amphetamine, Lithiumsalze). Pro Tag werden ca. 10 l physiologische NaCl-Lösung infundiert und 20–100 mg Furosemid i. v. verabreicht. Bei diesem Verfahren müssen die infundierten und renal ausgeschiedenen Flüssigkeitsmengen bilanziert und wegen der Gefahr einer Hypokaliämie das Serum-Kalium kontrolliert werden.

Unerwünschte Wirkungen und Kontraindikationen: Die häufigsten Nebenwirkungen sind **Störungen des Flüssigkeits- und Elektrolythaushalts**. Mögliche Elektrolytstörungen mit all ihren Auswirkungen sind Hyponatriämie, Hypokaliämie, Hypomagnesiämie und Hypokalzämie.

▶ Merke. Besonders gefährlich sind Hypokaliämien (Laborkontrollen!). Die Kombination mit kaliumsparenden Diuretika, ACE-Hemmstoffen oder AT_1-Rezeptor-Antagonisten reduziert die K^+-Verluste.

Chloridverluste können zu einer hypochlorämischen metabolischen Alkalose führen. Die Hypovolämie äußert sich klinisch in Hypotonie, Kopfschmerzen und Schwindel und führt zur Hämokonzentration, die mit einem **erhöhten Thromboserisiko** einhergeht. Die **ototoxische Wirkung** von Furosemid tritt insbesondere bei rascher i. v.-Injektion auf und geht zurück auf eine Störung der Produktion der Endolymphe des Innenohrs. Die Symptome Tinnitus, Hörverlust, Taubheit oder Schwindel sind meist reversibel. Trotzdem sollten Schleifendiuretika nicht mit anderen ototoxischen Pharmaka wie z. B. Aminoglykosiden kombiniert werden. Als Folge einer Hemmung der renalen Uratausscheidung kann eine Langzeittherapie mit Schleifendiuretika **Hyperurikämien und Gichtanfälle** hervorrufen. Weitere **metabolische Störungen** sind Hyperglykämien (meist mit einer Hypokaliämie assoziiert), ein Anstieg des Cholesterin-, LDL- und Triglyzerid-Spiegels sowie eine Senkung des HDL-Spiegels im Serum. Außerdem können **immunallergische Reaktionen** in verschiedenen Organen auftreten (Haut, Schleimhäute, Gefäße, Nieren, blutbildendes System).

Bei Überempfindlichkeit gegenüber Sulfonamiden, anurischem Nierenversagen, hepatischem Koma, schwerer Hypokaliämie oder Hyponatriämie, Zuständen mit Dehydratation oder Hypovolämie sowie in der Stillzeit sind Schleifendiuretika **kontraindiziert**.

Wechselwirkungen:
- **Wirkung von Schleifendiuretika auf andere Pharmaka:** Als anorganische Säuren hemmen Schleifendiuretika die renale Elimination von **Methotrexat** und **Li$^+$** und die urikosurische Wirkung von **Probenecid** und **Benzbromaron**. Schleifendiuretika verstärken die erwünschten und unerwünschten Wirkungen der **Herzglykoside** (niedrige Kalium-Spiegel!), die ototoxischen Wirkungen von **Aminoglykosiden** und **Cisplatin** sowie die nephrotoxischen Wirkungen von Aminoglykosiden, **Cephalosporinen** und **Amphotericin B**. Sie potenzieren die Wirkung von Antihypertensiva und schwächen die von **Antidiabetika** ab.
- **Wirkung von anderen Pharmaka auf Schleifendiuretika:** Probenecid und **Methotrexat** hemmen die tubuläre Sekretion der Schleifendiuretika und schwächen ihre natriuretische Wirkung ab. **Glukokortikoide, Laxanzien** und **Amphotericin B** erhöhen das Hypokaliämierisiko. **COX-Hemmstoffe** vermindern die natriuretische und die antihypertensive Wirkung der Schleifendiuretika.

Wechselwirkungen: Schleifendiuretika wechselwirken mit renal eliminierten Pharmaka wie **Methotrexat** und **Li$^+$** und mit urikosurischen Medikamenten (**Probenecid** und **Brenzbromaron**). Darüber hinaus gibt es Interaktionen mit **Herzglykosiden** (Kalium-Spiegel↓), einigen Antibiotika und Antimykotika (**Aminoglykoside, Cephalosporine, Amphotericin B**) und **Cisplatin**. Außerdem werden ihre Wirkungen durch **Glukokortikoide, Laxanzien** und **COX-Hemmstoffe** gesteigert oder vermindert.

6.2.3 Thiazid-Diuretika (Thiazide)

Zu dieser Gruppe gehören **Hydrochlorothiazid** (Abb. **C-6.2**) und die Thiazid-Analoga **Chlortalidon**, **Indapamid** und **Ximapid**. Sie haben alle eine saure Sulfonamid-Gruppe und sind Benzothiadiazine oder Analoga.

Physiologische Grundlagen: Im frühdistalen Tubulus ist der luminale **Na$^+$-Cl$^-$-Symporter** für die Na$^+$-Rückresorption verantwortlich (Abb. **C-6.5**). Auch in diesen Tubuluszellen wird die dem elektrochemischen Na$^+$-Gradienten innewohnende freie Energie genutzt, um den Kotransport von 1 Na$^+$- und 1 Cl$^-$-Ion zu treiben, da der Einwärtstransport von Cl$^-$ gegen den elektrochemischen Cl$^-$-Gradienten dieser Zellen erfolgt. Das aufgenommene Cl$^-$ verlässt die Zelle über basolaterale Cl$^-$-Kanäle, das aufgenommene Na$^+$ wird durch die Tätigkeit der Na$^+$-K$^+$-ATPase resorbiert.

Wirkungsmechanismus und Wirkungen: Thiazide wirken als **Inhibitoren des Na$^+$-Cl$^-$-Symporters** im frühdistalen Tubulus (Abb. **C-6.5**). Die Hemmung des Transporters führt zur **Steigerung der NaCl-Ausscheidung** im Urin. Dabei kann die Na$^+$-Ausscheidung bis auf 5–6 % des filtrierten Na$^+$ ansteigen, die natriuretische Wirkung ist also wesentlich schwächer als die der Schleifendiuretika. Deshalb wird das Phänomen der „postdiuretischen Na$^+$-Retention" (s. S. 471) bei Thiaziden nicht beobachtet. Im Gegensatz zu den Schleifendiuretika verlieren Thiazide an Wirksamkeit, wenn die glomeruläre Filtrationsrate unter 30 ml/min sinkt.

6.2.3 Thiazid-Diuretika (Thiazide)

Zu dieser Gruppe gehören **Hydrochlorothiazid** und die Thiazid-Analoga **Chlortalidon**, **Indapamid** und **Ximapid**.

Physiologische Grundlagen: Na$^+$ und Cl$^-$ werden im frühdistalen Tubulus über den luminalen **Na$^+$-Cl$^-$-Symporter** rückresorbiert (Abb. **C-6.5**).

Wirkungsmechanismus und Wirkungen: Thiazide **inhibieren** den **Na$^+$-Cl$^-$-Symporter** und **steigern** dadurch die **NaCl-Ausscheidung** (Abb. **C-6.5**).

⊙ **C-6.5** Mechanismus der Na$^+$-Rückresorption im frühdistalen Tubulus und Wirkungsweise der Thiazide

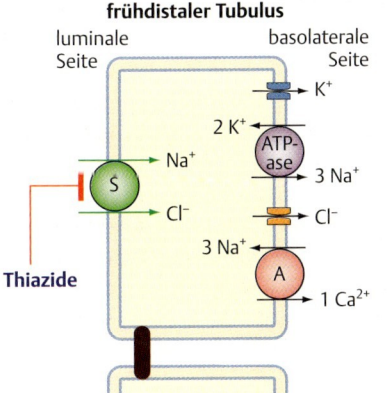

Die Na$^+$-Resorption erfolgt hier über den luminalen **Na$^+$-Cl$^-$-Symporter** (grün), der durch Thiazid-Diuretika gehemmt wird.
S: Symporter; A: Antiporter

⊙ **C-6.5**

Zusätzliche Wirkungen:
- Hemmung der renalen Ca^{2+}-Ausscheidung (Abb. **C-6.5**)
- Anstieg der renalen HCO_3^--Ausscheidung
- Anstieg der renalen Ausscheidung von K^+ und H^+ (Abb. **C-6.6**)
- Relaxation der Widerstandsgefäße im systemischen Kreislauf
- diabetogene Wirkung

Thiazide haben folgende **zusätzliche Wirkungen**:
- **Hemmung der renalen Ca^{2+}-Ausscheidung:** Sie geht auf die Senkung der Na^+-Konzentration in den Epithelzellen des frühdistalen Tubulus zurück. Über den basolateralen Na^+-Ca^{2+}-Antiporter (Abb. **C-6.5**), der getrieben vom Na^+-Gradienten den Na^+-Einstrom mit dem Ca^{2+}-Ausstrom koppelt, wird dann mehr Ca^{2+} rückresorbiert und der renale Ca^{2+}-Verlust gedrosselt.
- **Anstieg der renalen HCO_3^--Ausscheidung:** Thiazide sind schwache Hemmstoffe der Carboanhydrase.
- **Anstieg der renalen Ausscheidung von K^+ und H^+:** Er geht hauptsächlich auf das erhöhte Angebot von Na^+ an die K^+- und H^+-sezernierenden Tubuluszellen der spätdistalen Tubuli und der Sammelrohre zurück (Abb. **C-6.6**).
- **Relaxation der Widerstandsgefäße im systemischen Kreislauf:** Sie trägt zur antihypertensiven Wirkung der Thiazide bei und ist nicht nur Folge der erhöhten Na^+-Ausscheidung, sondern auch der Öffnung Ca^{2+}-aktivierter K_V-Kanäle (s. S. 401) in der glatten Gefäßmuskulatur.
- **Diabetogene Wirkung:** Von der Öffnung Ca^{2+}-aktivierter K_V-Kanäle sind auch die B-Zellen der Langerhans-Inseln betroffen, wodurch die Insulinfreisetzung gehemmt wird.

Pharmakokinetik (Tab. C-6.2): Thiazide werden nur z. T. renal eliminiert und haben wegen ihrer langen Halbwertszeit eine relativ **lange Wirkdauer**.

Pharmakokinetik (Tab. C-6.2): Thiazid-Diuretika werden im unterschiedlichen Ausmaß renal eliminiert. Bei Indapamid und Xipamid überwiegt aber die metabolische Elimination. Eine schwere Niereninsuffizienz verlängert die Plasma-Halbwertszeit einiger Thiazide unterschiedlich stark: Hydrochlorothiazid > Chlortalidon > Xipamid. Thiazide werden als Säuren alle im proximalen Tubulus sezerniert und liegen an ihrem Wirkort (Tubuluslumen) in höherer Konzentration vor als im Plasma. Die relativ lange Halbwertszeit der Thiazide erklärt ihre relativ **lange Wirkdauer** im Vergleich mit den Schleifendiuretika.

Indikationen:
- **kardiale, hepatische oder renale Ödeme** (s. S. 470)
- **chronische Herzinsuffizienz** (s. S. 508)
- **arterielle Hypertonie** (Erstlinien-Antihypertensiva, Reduktion von Morbidität und Mortalität in der Langzeitanwendung, s. S. 478)
- **nephrogener Diabetes insipidus**

Indikationen:
- **Kardiale, hepatische oder renale Ödeme:** Zur Ödemausschwemmung werden Thiazide häufig mit Schleifendiuretika kombiniert (Näheres s. S. 470).
- **Chronische Herzinsuffizienz (Näheres s. S. 508):** Bei dieser Erkrankung werden sie häufig auch in Kombination mit Schleifendiuretika und/oder kaliumsparenden Diuretika angewendet.
- **Arterielle Hypertonie (Näheres s. S. 478):** Thiazide gehören zu den **Erstlinien-Antihypertensiva**, weil sie bei Langzeitanwendung die Morbidität und Mortalität von Hochdruck-Patienten reduzieren.
- **Nephrogener Diabetes insipidus:** Der Wirkungsmechanismus von Thiaziden bei dieser Erkrankung ist unbekannt. Sie reduzieren paradoxerweise das Urinvolumen und unterstützen die sonst üblichen therapeutischen Maßnahmen wie diätetische NaCl-Restriktion und die reichliche Zufuhr von Wasser.

Unerwünschte Wirkungen: Es kommt v. a. zu **Störungen des Wasser- und Elektrolythaushalts** (u. a. Hyperkalzämien, Hypokaliämien, Tab. **C-6.1**), darüber hinaus zu **metabolischen Störungen** (u. a. Hyperglykämien) und **immunallergischen Reaktionen** sowie zu einer **erektilen Dysfunktion**.
Kontraindikationen: Sulfonamid-Allergie, schwere Nierenfunktionsstörungen, Leberkoma, Elektrolytverschiebungen, Schwangerschaft, Stillzeit.

Unerwünschte Wirkungen und Kontraindikationen: Die unerwünschten Wirkungen entsprechen weitgehend denen der Schleifendiuretika (s. S. 470). Am häufigsten sind **Störungen des Wasser- und Elektrolythaushalts** mit all ihren Komplikationen. Anders als bei den Schleifendiuretika kommt es allerdings nicht zu Hypo-, sondern zu Hyperkalzämien (Tab. **C-6.1**), die eine Pankreatitis zur Folge haben können. Des Weiteren können ebenfalls **metabolische Störungen** wie Hyperurikämie, Hyperglykämie und Fettstoffwechselstörungen (LDL und Triglyzeride ↑) sowie **immunallergische Reaktionen** auftreten. Eine zusätzliche Nebenwirkung der Thiazide ist die **erektile Dysfunktion**.

▶ **Merke.**

▶ **Merke.** Wie bei den Schleifendiuretika werden auch bei den Thiaziden die gefürchteten K^+-Verluste durch Kombination mit kaliumsparenden Diuretika, ACE-Hemmstoffen oder AT_1-Rezeptor-Antagonisten reduziert.

Bei Sulfonamid-Allergie, Nierenfunktionsstörungen mit Oligurie oder Anurie, hepatischem Koma, Hypokaliämie, Hyponatriämie, Hyperkalzämie, Hypovolämie sowie in der Schwangerschaft und Stillzeit sind Thiazide kontraindiziert.

Wechselwirkungen:
- **Wirkung von Thiaziden auf andere Pharmaka:** Thiazide vermindern die renale Elimination von **Methotrexat** und **Li$^+$** (Wirkung ↑) und die urikosurische Wirkung von **Probenecid** und **Benzbromaron**. Die erwünschten und unerwünschten Wirkungen der **Herzglykoside** werden wegen der Kalium- und Magnesiumverluste verstärkt. In Kombination mit **Antiarrhythmika**, die das QT-Intervall verlängern (z. B. Chinidin, Sotalol), erhöhen Thiazide durch die Kaliumverluste auch die Gefahr des Auftretens von Torsade-de-pointes-Tachykardien (s. S. 507). Thiazide potenzieren die Wirkung anderer **Antihypertensiva** und schwächen die von **Antidiabetika** ab. Außerdem verstärken sie die Knochenmarkstoxizität einiger **Zytostatika** (Cyclophosphamid, Fluorouracil, Methotrexat).
- **Wirkung von anderen Pharmaka auf Thiazide:** **Probenecid** und **Methotrexat** hemmen die tubuläre Sekretion der Thiazide und damit ihre natriuretische Wirkung. **Colestyramin** reduziert die Bioverfügbarkeit der Thiazide. **Glukokortikoide**, **Laxanzien** und **Amphotericin B** erhöhen das Hypokaliämierisiko, **COX-Hemmstoffe** vermindern die natriuretische und die antihypertensive Wirkung der Thiazide.

6.2.4 Kaliumsparende Diuretika

In diese Gruppe gehören die beiden organischen Kationen **Amilorid** (Abb. **C-6.2**) und **Triamteren**. Auch die Aldosteronrezeptor-Antagonisten **Spironolacton** und **Eplerenon** könnten hier genannt werden. Da bei ihnen therapeutisch aber andere Wirkungen als die diuretische im Vordergrund stehen, werden sie an anderer Stelle besprochen (s. S. 377).

Physiologische Grundlagen: Im spätdistalen Tubulus und im Sammelrohr sorgt ein **epithelialer Na$^+$-Kanal**, der dort Aldosteron-abhängig in die luminale Membran eingebaut wird, für eine elektrogene Na$^+$-Aufnahme in die Hauptzellen dieses Tubulusabschnitts (Abb. **C-6.6**), d. h. der Einstrom von Na$^+$ hat Auswirkungen auf das Membranpotenzial. Er depolarisiert die luminale Membran, da die Schlussleisten hier für Kationen relativ dicht sind. So entsteht ein **lumennegatives transepitheliales Potenzial**, das die Energie für eine K$^+$-Sekretion über luminale K$^+$-Kanäle und für eine parazelluläre Cl$^-$-Rückresorption liefert. Darüber hinaus unterstützt es den Ausstrom von H$^+$-Ionen, der von einer H$^+$-ATPase (H$^+$-Pumpe) in der luminalen Membran der Zwischenzellen vermittelt wird.

▶ **Exkurs** Wirkorte von Aldosteron und natriuretischen Peptiden
Aldosteron entfaltet seine Wirkung über die Aktivierung von Mineralokortikoidrezeptoren. Dadurch steigert es die Expression des Na$^+$-Cl$^-$-Symporters im frühdistalen Tubulus und die Expression epithelialer Na$^+$-Kanäle im spätdistalen Tubulus und im Sammelrohr. Außerdem fördert es in den zuletzt genannten Tubulusabschnitten die Umverteilung bereits gebildeter Na$^+$-Kanäle vom Zytosol in die luminale Membran und steigert deren Aktivität. Deshalb hemmt Aldosteron die renale Ausscheidung von Na$^+$ und steigert die Ausscheidung von K$^+$ und H$^+$.
Der natriuretische Effekt der **natriuretischen Peptide** (s. S. 158) geht auf die Hemmung der kanalvermittelten Na$^+$-Rückresorption im Sammelrohr zurück.

Wirkungsmechanismus und Wirkungen: Amilorid und Triamteren **blockieren den epithelialen Na$^+$-Kanal** im spätdistalen Tubulus und im Sammelrohr (Abb. **C-6.6**). Amilorid ist etwa 10-mal potenter als Triamteren. Die Blockade des Kanals führt zum **Anstieg der Na$^+$-Ausscheidung** auf 2–3 % des filtrierten Na$^+$. Zudem kommt es zur Hyperpolarisation der luminalen Zellmembran und damit zur Verringerung des lumennegativen transepithelialen Potenzials, wodurch die tubuläre K$^+$-Sekretion deutlich absinkt. Die kaliumsparenden Diuretika sind die einzigen Diuretika, die trotz Natriurese auch die renale K$^+$-Exkretion hemmen und damit eine **K$^+$-Retention** hervorzurufen. Die Verringerung des lumennegativen transepithelialen Potenzials ist auch für die verminderte renale Ausscheidung von H$^+$, Ca^{2+} und Mg^{2+} verantwortlich. Triamteren ist als Pteridin-Analogon auch ein schwacher Folsäure-Antagonist.

Pharmakokinetik: Amilorid und Triamteren werden im proximalen Tubulus von Transportern für organische Kationen ins Tubuluslumen sezerniert und entfalten dort ihre Wirkung. Amilorid wird hepatisch und renal eliminiert (Tab. **C-6.2**). Aus

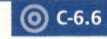 **C-6.6** Mechanismus der Na⁺-Rückresorption im spätdistalen Tubulus und im Sammelrohr und Wirkungsweise der kaliumsparenden Diuretika

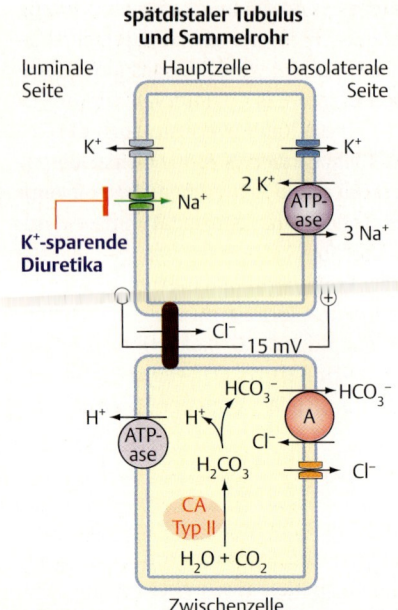

In diesen beiden Tubulusabschnitten ist der luminal gelegene **epitheliale Na⁺-Kanal** (grün) in den Hauptzellen für die Na⁺-Resorption verantwortlich. Er wird durch kaliumsparende Diuretika blockiert. Die Hemmung des Na⁺-Einstroms unterdrückt auch die Entstehung des lumennegativen transepithelialen Potenzials. Die dargestellte Carboanhydrase ist die zytoplasmatische Form des Enzyms.
A: Antiporter

Triamteren entsteht ein wirksamer Metabolit, der mit gleicher Wirksamkeit wie Triamteren den epithelialen Na⁺-Kanal blockiert und sowohl im Urin als auch metabolisch eliminiert wird.

Indikationen: Triamteren und Amilorid stehen in Deutschland nur **in Kombination mit Hydrochlorothiazid** zur Verfügung. Diese Kombinationen haben die gleichen Indikationen wie Thiazid-Diuretika (s. S. 473). Bei schweren hepatischen oder nephrotischen Ödemen werden sie auch zusammen mit **Schleifendiuretika** angewendet. Aus der Kombination mit kaliumsparenden Diuretika ergeben sich günstige **synergistische Effekte**: Zum einen intensivieren sie die natriuretische und die antihypertensive Wirkung der Kombinationspartner, zum anderen unterdrücken sie deren kaliuretische Wirkung und reduzieren so das Risiko einer Hypokaliämie. Amilorid oder Triamteren in Kombination mit Thiaziden dienen außerdem zur Behandlung des **Li⁺-induzierten nephrogenen Diabetes insipidus**, weil diese Stoffe im Sammelrohr nicht nur die Na⁺-, sondern auch die Li⁺-Rückresorption hemmen, die ebenfalls über Na⁺-Kanäle erfolgt.

Unerwünschte Wirkungen und Kontraindikationen: Sie betreffen v. a. den Elektrolythaushalt bzw. Konsequenzen, die sich aus dessen Störung ergeben.

▶ Merke. Die gefährlichste gemeinsame Nebenwirkung von Amilorid und Triamteren ist eine **Hyperkaliämie**, die **bradykarde Herzrhythmusstörungen** bis hin zum **Herzstillstand** nach sich ziehen kann. Die gleichzeitige Gabe von Kaliumsalzen, Aldosteronrezeptor-Antagonisten, ACE-Hemmstoffen und/oder nichtsteroidalen Antiphlogistika erhöht das Hyperkaliämie-Risiko.

Außerdem können eine metabolische Azidose, gastrointestinale Störungen, Müdigkeit, Schwindel und Kopfschmerzen, Muskelkrämpfe sowie Hautausschläge auftreten. Triamteren kann auch die Glukosetoleranz beeinträchtigen und Lichtdermatosen hervorrufen.

Bei Hyperkaliämie, eingeschränkter Nierenfunktion, schwerer Hyponatriämie, Therapie mit Aldosteronrezeptor-Antagonisten (s. S. 377) und/oder mit Kaliumsalzen sowie in der Schwangerschaft und Stillzeit dürfen Amilorid und Triamteren nicht angewendet werden. Amilorid ist auch im Kindesalter und Triamteren bei Verdacht auf einen Folsäuremangel (z. B. Leberzirrhose, Alkoholismus) kontraindiziert.

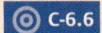

Indikationen: Triamteren und Amilorid stehen nur **in Kombination mit Hydrochlorothiazid** zur Verfügung und haben die gleichen Indikationen wie Thiazid-Diuretika (s. S. 473). Bei schweren Ödemen werden sie auch mit **Schleifendiuretika** kombiniert. Kaliumsparende Diuretika haben dabei **synergistische Effekte** (Natriurese ↑, Hypokaliämien ↓). Ein zusätzliches Anwendungsgebiet in Kombination mit Thiaziden ist der **Li⁺-induzierte nephrogene Diabetes insipidus**.

Unerwünschte Wirkungen: V. a. der Elektrolythaushalt ist betroffen.

▶ Merke.

Zudem können auch Störungen des Säure-Basen-Haushalts, gastrointestinale Störungen, ZNS-Störungen und Hautausschläge auftreten.
Kontraindikationen: Hyperkaliämie, eingeschränkte Nierenfunktion, Therapie mit Aldosteronrezeptor-Antagonisten, Folsäuremangel (bei Triamteren) und weitere.

Wechselwirkungen:
- **Wirkung von Amilorid und Triamteren auf andere Pharmaka:** Beide reduzieren die Wirkungen von **oralen Antidiabetika** und **Herzglykosiden**. Außerdem verstärken sie die blutdrucksenkenden Wirkungen von **Antihypertensiva** sowie die kardio- und neurotoxischen Wirkungen von **Li⁺**. Triamteren erhöht als schwacher Folsäure-Antagonist das Risiko von Störungen der Hämatopoese nach Gabe von **Methotrexat** oder **Trimethoprim**.
- **Wirkung von anderen Pharmaka auf Amilorid und Triamteren: Cimetidin** hemmt die tubuläre Sekretion und damit die Wirkung von Amilorid und Triamteren. **Trimethoprim** verstärkt als schwacher Hemmstoff des epithelialen Na⁺-Kanals die Wirkungen der kaliumsparenden Diuretika.

6.2.5 Andere Diuretika

Osmotische Diuretika (Osmodiuretika)

Die Zuckeralkohole **Mannitol** und **Sorbitol** sind polare Moleküle, die bei i. v.-Anwendung die Osmolalität des Blutplasmas erhöhen. Durch Extraktion von Wasser aus intrazellulären Räumen vergrößern sie das extrazelluläre Flüssigkeitsvolumen, vermindern die Viskosität des Blutes und **steigern die renale Durchblutung**. Mannitol und Sorbitol werden glomerulär filtriert und tubulär nur geringfügig rückresorbiert. Dadurch erhöht sich die Osmolalität des Primärharns und die passive Rückresorption von Wasser nimmt ab. Außerdem beseitigt der stark erhöhte renale Blutfluss die hohe NaCl-Konzentration im Interstitium des Nierenmarks, die die treibende Kraft für die Wasserrückresorption ist. Mannitol und Sorbitol **erhöhen** also **die renale Wasserausscheidung** und beeinträchtigen die passive Rückresorption vieler Anionen und Kationen, wodurch es insbesondere zur **Zunahme der Ausscheidung von Na⁺, K⁺ und Mg²⁺** kommt (Tab. **C-6.1**). Osmodiuretika sind als Diuretika ohne Bedeutung. Sie werden aber angewendet zur **Prävention und Behandlung des akuten Nierenversagens** sowie zur Therapie eines **Hirnödems** und eines **akuten Glaukoms**. Mannitol wird z. B. in 15–20%iger Lösung in Dosierungen von 1–2 g/kg über einen Zeitraum von 1–2 h i. v. infundiert. Da Osmodiuretika zu einer akuten Volumenbelastung des Kreislaufs führen, dürfen sie bei einem Lungenödem und bei einer dekompensierten Herzinsuffizienz nicht angewendet werden. Weitere **Kontraindikationen** sind anhaltende Anurie oder Oligurie nach Probeinfusion kleiner Mannitolmengen, intrakranielle Blutungen sowie Dehydratationszustände.

> ▶ **Exkurs.** **Koffein als Diuretikum?**
>
> **Koffein** ist ein Methylxanthin, das in der Kaffee- und Kakaobohne sowie im Teeblatt vorkommt. Therapeutisch hat es als Diuretikum keine Bedeutung, v. a. Kaffeetrinker wissen aber von seiner **diuretischen Wirkung**. Die Anregung des Harnflusses steht im Zusammenhang mit der **antagonistischen Wirkung des Koffeins an Adenosin-A₁-Rezeptoren**, die in der Niere an der Regulation der glomerulären Filtration und der Na⁺-Rückresorption beteiligt sind (s. u.). Koffein fördert die glomeruläre Filtration durch Vasodilatation der afferenten Arteriole des Glomerulums und steigert die renale Na⁺-Ausscheidung durch Hemmung des basolateralen Na⁺-HCO₃⁻-Symporters im proximalen Tubulus. Seine natriuretische geht nicht mit einer kaliuretischen Wirkung einher.
>
> **Adenosin** fällt in den Nieren in großen Mengen beim intra- und extrazellulären Abbau von ATP an. Adenosin-A₁-Rezeptoren sind G$_i$-gekoppelten Rezeptoren. In der Niere vermitteln sie die **tubuloglomeruläre Rückkopplung**, also die Vasokonstriktion der afferenten Arteriole des Glomerulums, die bei hohem NaCl-Angebot in der Macula densa zur Drosselung der glomerulären Filtration führt (s. S. 156). Die Stimulation von Adenosin-A₁-Rezeptoren senkt die cAMP-Spiegel in den Tubuluszellen des proximalen Tubulus und führt dadurch zur Aktivierung des basolateralen Na⁺-HCO₃⁻-Symporters (Abb. **C-6.3**). So erklärt sich die Adenosin-bedingte Steigerung der Na⁺-Rückresorption und die oben beschriebene Hemmung dieses Prozesses durch Koffein. Näheres zum Koffein, Adenosin und zu Adenosinrezeptoren s. S. 349.

Wechselwirkungen: Amilorid und Triamteren schwächen die Wirkungen von **oralen Antidiabetika** und **Herzglykosiden** und verstärken die Effekte von **Antihypertensiva** und **Li⁺**. Als schwacher Folsäure-Antagonist kann Triamteren die Hämatopoese nach Therapie mit **Methotrexat** oder **Trimethoprim** stören. **Cimetidin** hemmt, **Trimethoprim** verstärkt die Wirkung der kaliumsparenden Diuretika.

6.2.5 Andere Diuretika

Osmotische Diuretika (Osmodiuretika)

Mannitol und Sorbitol erhöhen bei i. v.-Anwendung die Osmolalität des Blutplasmas. Sie **steigern** zum einen die **renale Durchblutung** und werden zum anderen renal filtriert, aber nur geringfügig tubulär resorbiert, sodass sie in der Summe die **renale Wasserausscheidung** sowie die **Ausscheidung von Na⁺, K⁺ und Mg²⁺ erhöhen**. Anwendungsgebiete sind die **Prävention und Behandlung des akuten Nierenversagens** sowie die Therapie des **Hirnödems** und des **akuten Glaukoms**. Als „echte" Diuretika werden Osmodiuretika nicht mehr angewendet. Wichtige **Kontraindikationen** sind ein Lungenödem und eine dekompensierte Herzinsuffizienz.

▶ **Exkurs.**

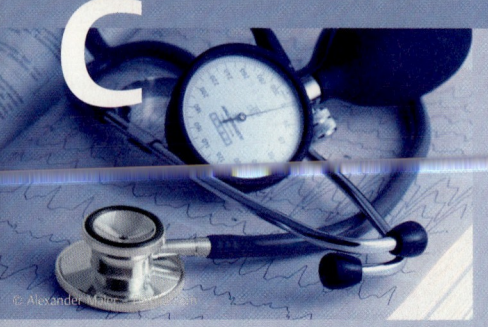

7 Kardiovaskuläres System

7.1 Arterielle Hypertonie 478
7.2 Koronare Herzkrankheit (KHK) 488
7.3 Herzrhythmusstörungen 496
7.4 Herzinsuffizienz 508

7.1 Arterielle Hypertonie

7.1.1 Grundlagen

Mit einer Prävalenz von 25% in der Gesamtbevölkerung und einer deutlichen Zunahme im Alter ist die arterielle Hypertonie eine **Volkskrankheit** mit erheblicher sozialmedizinischer Bedeutung. Sie ist ein **wichtiger Risikofaktor für die kardiovaskuläre Mortalität und Morbidität**, v. a. aufgrund der typischen Folgeerkrankungen.

Ätiopathogenetisch werden **zwei Formen** unterschieden:
- **primäre (essenzielle) Hypertonie:** keine erkennbare Ursache, symptomatische Therapie
- **sekundäre Hypertonie:** erkennbare, z. B. renale oder endokrine Ursache, typischerweise kein nächtlicher Blutdruckabfall, kausale Therapie z. T. möglich

Grundlage der **Schweregradklassifikation** der arteriellen Hypertonie sind wiederholte Blutdruckmessungen beim Arzt an mindestens zwei Tagen. Die genaue Einteilung ist in Tab. **C-7.1** aufgeführt.

7.1 Arterielle Hypertonie

7.1.1 Grundlagen

Die arterielle Hypertonie ist eine **Volkskrankheit** und somit von erheblicher sozialmedizinischer Bedeutung. Ihre Prävalenz liegt bei ca. 25% der Gesamtbevölkerung und nimmt mit dem Alter zu (70% bei Personen mit > 65 Jahren). Sie ist in Deutschland und Europa höher als in Nordamerika. Abhängig von der Blutdruckhöhe ist die arterielle Hypertonie ein **wichtiger Risikofaktor für die kardiovaskuläre Mortalität und Morbidität**. Typische Folgeerkrankungen der Hypertonie sind Schlaganfall, koronare Herzkrankheit (KHK), Herzinsuffizienz, Niereninsuffizienz und periphere arterielle Verschlusskrankheit.

Ätiopathogenetisch lässt sich die arterielle Hypertonie in **zwei Formen** unterteilen:
- **Primäre (essenzielle) Hypertonie** ohne erkennbare Ursachen.
- **Sekundäre Hypertonie** mit z. B. renalen oder endokrinen Ursachen. Hier fehlt im Gegensatz zur primären Hypertonie der zirkadiane Blutdruckrhythmus (kein nächtlicher Blutdruckabfall!).

Eine kausale Therapie ist nur bei einem Teil der relativ seltenen Formen der sekundären Hypertonie (5–10% aller Hypertoniker) möglich. Die primäre Hypertonie ist stets eine Ausschlussdiagnose und erfordert eine symptomatische Therapie (inkl. Pharmakotherapie). Der Anteil der optimal medikamentös behandelten Patienten mit primärer Hypertonie liegt in Deutschland bei nur etwa 30%.

Schweregradklassifikation: Die Einordnung in die verschiedenen Schweregrade der arteriellen Hypertonie (Tab. **C-7.1**) setzt wiederholte Blutdruckmessungen an mindestens zwei Tagen voraus, wobei jeweils nur der systolische oder der diastolische Blutdruckwert die genannten Grenzen erreichen/überschreiten muss. Die in Tab. **C-7.1** genannten Blutdruckwerte basieren auf Messungen beim Arzt. Die ambulante Selbstmessung ergibt um 5 mmHg niedrigere Werte, d. h. die untere Grenze für eine leichte Hypertonie liegt nach Selbstmessung bei ≥ 135/85 mmHg.

C-7.1 Klassifikation der arteriellen Hypertonie

Klassifikation	systolischer Blutdruck	diastolischer Blutdruck
normaler Blutdruck	< 130 mmHg	< 85 mmHg
hochnormaler Blutdruck	130 – 139 mmHg	85 – 89 mmHg
Hypertonie		
- leicht (Schweregrad 1)	140 – 159 mmHg	90 – 99 mmHg
- mittelschwer (Schweregrad 2)	160 – 179 mmHg	100 – 109 mmHg
- schwer (Schweregrad 3)	≥ 180 mmHg	≥ 110 mmHg
- isolierte systolische Hypertonie	≥ 140 mmHg	< 90 mmHg

7.1.2 Allgemeine Therapieoptionen

Bei der Behandlung der arteriellen Hypertonie unterscheidet man zwischen
- nichtmedikamentösen und
- medikamentösen Therapieoptionen.

Nichtmedikamentöse Therapieoptionen: Sie sind ein wichtiges Standbein der Therapie (Tab. **C-7.2**). Ihr therapeutischer Nutzen besteht auch darin, dass sie die blutdrucksenkende Wirkung der medikamentösen Hochdrucktherapie verbessern.

C-7.2 Nichtmedikamentöse Behandlungsmaßnahmen bei der arteriellen Hypertonie

Behandlungsmaßnahmen	beobachtete Senkung des systolischen Blutdrucks um
Beseitigung von Übergewicht und Aufrechterhaltung eines normalen BMI[1] (≤ 25 kg/m^2)	5 – 20 mmHg/10 kg Körpergewichtsreduktion bei Übergewichtigen
mediterrane Kost (Diät reich an Früchten, Gemüse und Fisch sowie arm an tierischen Fetten)	8 – 14 mmHg
regelmäßige körperliche Belastung (z. B. 30 – 45 min forsches Gehen an 4 – 5 Tagen der Woche)	4 – 9 mmHg
Kochsalzrestriktion (≤ 5 g/d)[2]; besonders effektiv bei Patienten < 65 Jahre	2 – 8 mmHg
Alkoholrestriktion (Mann: ≤ 30 g/d; Frau: ≤ 20 g/d)	2 – 4 mmHg
Überprüfung der Indikation für die Einnahme von blutdrucksteigernden Pharmaka[3]	
Verzicht auf Tabak	

[1] Body-Mass-Index: Körpergewicht in kg dividiert durch das Quadrat der Größe in m^2; [2] ist schwer kontrollierbar, weil der NaCl-Gehalt bei vielen Lebensmitteln (z. B. Brot) nicht angegeben wird; [3] dazu gehören z. B. nichtsteroidale Antiphlogistika, Glukokortikoide, hormonale Kontrazeptiva, Erythropoetin, MAO-Hemmer, Ciclosporin und Tacrolimus.

Medikamentöse Therapieoptionen: Eine Vielzahl von Arzneimitteln steht zur Verfügung. Entsprechend ihres Wirkungsmechanismus (Abb. **C-7.1**) kann man **fünf Gruppen von Antihypertensiva** unterscheiden:
- **Gruppe 1** = Stoffe, die die **Aktivität des sympathischen Nervensystems reduzieren** und zwar auf der Ebene der peripheren Neuro-Effektor-Synapse des postganglionären sympathischen Neurons (Tab. **C-7.3**).
- **Gruppe 2** = **Diuretika**, die das zirkulierende Blutvolumen und den Tonus der Widerstandsgefäße vermindern und auf diesem Wege das Herzzeitvolumen und langfristig auch den peripheren Gefäßwiderstand reduzieren (Letzteres gilt besonders für Thiazide; s. S. 473).
- **Gruppe 3** = **Vasodilatatoren**, die den Tonus der glatten Gefäßmuskulatur und damit den peripheren Gefäßwiderstand vermindern (z. B. Ca^{2+}-Kanalblocker, Minoxidil, Dihydralazin). Ca^{2+}-Kanalblocker wirken zusätzlich natriuretisch und hemmen die Angiotensin-II–induzierte Aldosteronfreisetzung.
- **Gruppe 4** = Substanzen, die die Funktion des **Renin-Angiotensin-Systems supprimieren** (Tab. **C-7.4**).
- **Gruppe 5** = Substanzen, die über **zentrale Wirkungsmechanismen** die Aktionspotenzialfrequenz in prä- und postganglionären Neuronen des Sympathikus vermindern (Tab. **C-7.5**).

C-7.3 Antihypertensiva der Gruppe 1

Stoffe	Wirkungsmechanismus
Reserpin (s. S. 91)	hemmt die vesikuläre Noradrenalinaufnahme und entleert die neuronalen Noradrenalinspeicher
α$_2$-Rezeptor-Agonisten (Clonidin, Moxonidin, α-Methyldopa; s. S. 92)	hemmen die pro-Impuls-Freisetzung von Noradrenalin aus den peripheren sympathischen Nervenendigungen durch Akivierung präsynaptischer α$_2$-Rezeptoren
α$_1$-Rezeptor-Antagonisten (z. B. Doxazosin, Prazosin, Urapidil; s. S. 86)	antagonisieren postsynaptische Wirkungen des aus den peripheren sympathischen Neuronen freigesetzten Noradrenalins
β-Rezeptor-Antagonisten (z. B. Metoprolol, Bisoprolol, Carvedilol; s. S. 87)	antagonisieren postsynaptische Wirkungen des aus den peripheren sympathischen Neuronen freigesetzten Noradrenalins und reduzieren v. a. das Herzzeitvolumen

C-7.4 Antihypertensiva der Gruppe 4

Stoffe	Wirkungsmechanismus
β$_1$-Rezeptor-Antagonisten (z. B. Metoprolol, Bisoprolol; s. S. 87)	Hemmung der Reninfreisetzung aus dem juxtaglomerulären Apparat (s. S. 155) der Niere
ACE-Hemmstoffe z. B. Ramipril, Enalapril, Lisinopril; s. S. 162)	Hemmung des Angiotensin-Konversionsenzyms
AT$_1$-Rezeptor-Antagonisten (z. B. Losartan, Valsartan, Irbesartan; s. S. 166)	Antagonisierung des AT$_1$-Rezeptors
Aliskiren (s. S. 168)	Renin-Inhibitor

C-7.5 Antihypertensiva der Gruppe 5

Stoffe	Wirkungsmechanismus
Reserpin (s. S. 91)	entleert die Transmitterspeicher in aminergen Neuronen (d. h. in Neuronen mit Noradrenalin, Adrenalin, Dopamin oder Serotonin als Transmitter) und hat eine zentral-dämpfende Wirkung
α$_2$-Rezeptor-Agonisten (z. B. Clonidin, Moxonidin, α-Methyldopa; s. S. 92)	Hemmung der Aktivität medullärer glutamaterger Neurone, die somatodendritische α$_2$-Rezeptoren exprimieren und das präganglionäre Neuron des Sympathikus innervieren und tonisch aktivieren (Abb. **C-7.1**). Die Deaktivierung der glutamatergen Neurone reduziert die Sympathikusaktivität
5-HT$_{1A}$-Rezeptor-Agonisten (Urapidil; s. S. 126)	Hemmung der Aktivität medullärer serotoninerger Neurone, die somatodendritische 5-HT$_{1A}$-Rezeptoren exprimieren und das präganglionäre Neuron des Sympathikus innervieren und tonisch aktivieren (Abb. **C-7.1**). Die Deaktivierung der serotoninergen Neurone reduziert die Sympathikusaktivität
α$_1$-Rezeptor-Antagonisten (z. B. Doxazosin, Prazosin; s. S. 86)	Hemmung der Aktivität medullärer adrenerger Neurone, die somatodendritische α$_1$-Rezeptoren exprimieren und das präganglionäre Neuron des Sympathikus innervieren und tonisch aktivieren (Abb. **C-7.1**). Die Deaktivierung der adrenergen Neurone reduziert die Sympathikusaktivität

▶ **Merke.** Alle zentral wirkenden Antihypertensiva haben auch eine periphere Wirkkomponente (s. Gruppe 1). Die Bedeutung der zentralen Wirkkomponente, die immer auch eine sedierende Wirkung einschließt, ist groß bei Reserpin und α$_2$-Rezeptor-Agonisten, gering bei Urapidil und sehr gering bei α$_1$-Rezeptor-Antagonisten.

C-7.1 Wirkungsmechanismen von Antihypertensiva

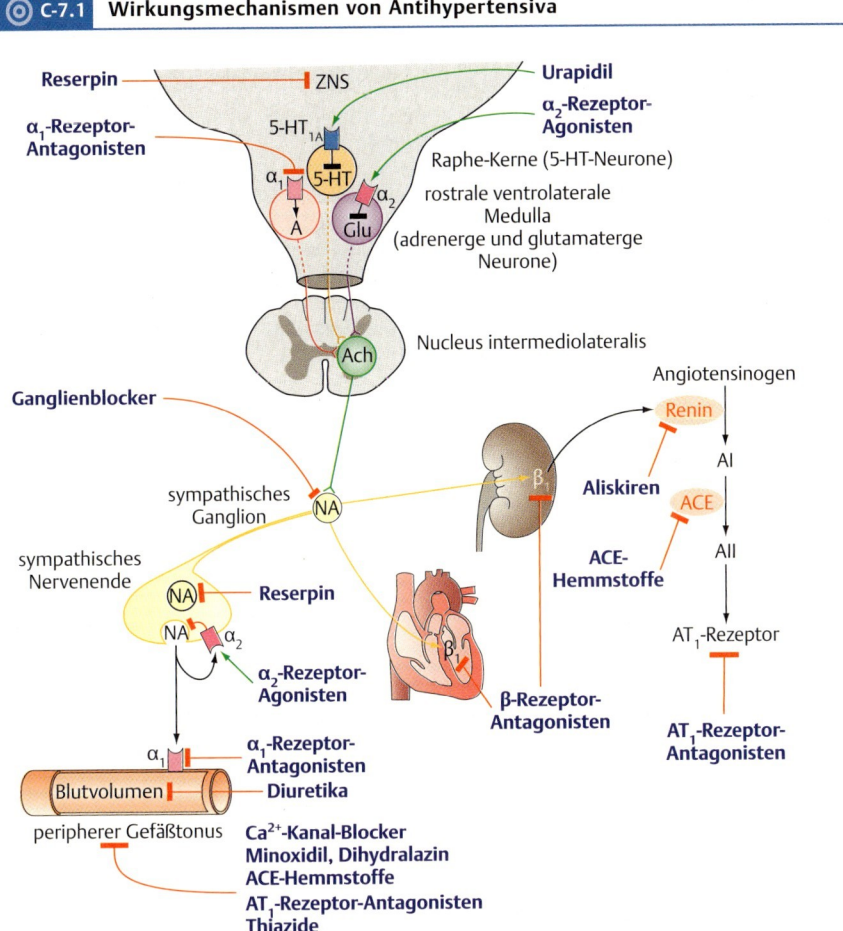

5-HT: Serotonin; A: Adrenalin; GLU: Glutamat; Ach: Acetylcholin; NA: Noradrenalin; AI: Angiotensin I; ACE: Angiotensin-Konversionsenzym; AII: Angiotensin II; 5-HT$_{1A}$: 5-HT$_{1A}$-Rezeptor; α$_1$: α$_1$-Rezeptor; α$_2$: α$_2$-Rezeptor; β$_1$: β$_1$-Rezeptor; AT$_1$-Rezeptor: Angiotensin-II-Rezeptor vom Typ 1.

7.1.3 Klinisch-therapeutisches Vorgehen

Einschätzung des individuellen Risikos

Der erhöhte arterielle Blutdruck ist ein wichtiger, aber nur einer unter vielen Faktoren, die das kardiovaskuläre Gesamtrisiko eines Patienten bestimmen. Weitere Risikofaktoren, hypertoniebedingte Endorganschäden und Folge- oder Begleiterkrankungen, die alle die Wahrscheinlichkeit für das Auftreten kardiovaskulärer Ereignisse erhöhen, sind in Tab. **C-7.6** aufgelistet und definiert. Aus diesen Faktoren und klinischen Befunden sowie der Höhe des Blutdrucks ergibt sich eine **Risikostratifizierung der Hypertonie** (Tab. **C-7.7**). Die in Tab. **C-7.7** genannten drei Kategorien für ein erhöhtes Risiko entsprechen einem absoluten 10-Jahres-Gesamtrisiko für kardiovaskuläre Erkrankungen von < 15 % (**geringgradig erhöhtes Risiko**), 15–20 % (**mittelgradig erhöhtes Risiko**) und > 20 % (**hochgradig erhöhtes Risiko**). Die Entscheidung über die Art der Primärbehandlung und die weitere Behandlungsplanung orientiert sich an diesem kardiovaskulären Gesamtrisiko (Abb. **C-7.2**).

7.1.3 Klinisch-therapeutisches Vorgehen

Einschätzung des individuellen Risikos

Im Rahmen einer **Risikostratifizierung der Hypertonie** (Tab. **C-7.7**) für jeden einzelnen Patienten wird unter Einbeziehung von Risikofaktoren, Endorganschäden, Folge- und Begleiterkrankungen (Tab. **C-7.6**) ein individueller Behandlungsplan entworfen (Abb. **C-7.2**).

C-7.6 Kardiovaskuläre Risikofaktoren, hypertoniebedingte Endorganschäden und Folge- oder Begleiterkrankungen der primären arteriellen Hypertonie

Risikofaktoren	Endorganschäden	Folge- oder Begleiterkrankungen
▪ Blutdruckhöhe ▪ Rauchen ▪ Diabetes mellitus ▪ Dyslipoproteinämie[1] ▪ Bauchumfang ≥ 102 cm (Männer) bzw. ≥ 88 cm (Frauen) ▪ Alter > 55 Jahre (Männer) bzw. > 65 Jahre (Frauen) ▪ positive Familienanamnese[2]	▪ hypertensive Herzerkrankung[3] ▪ Mikroalbuminurie (30 – 300 mg Albumin im 24-h-Urin; 30 – 300 mg Albumin/g Kreatinin im Spontanurin) ▪ leichte Nierenfunktionsstörung (Kreatinin-Clearance < 60 ml/min oder Serumkreatinin 1,2 – 1,5 mg/dl) ▪ Nachweis arteriosklerotischer Plaques ▪ Pulswellengeschwindigkeit zwischen Karotis und A. femoralis > 12 m/s ▪ hypertensive Retinopathie	▪ koronare Herzkrankheit mit all ihren Manifestationen ▪ Herzinsuffizienz ▪ zerebrovaskuläre Erkrankungen: Schlaganfall, TIA oder PRIND ▪ Niereninsuffizienz (Serum-Kreatinin > 1,5 mg/dl) und/oder Proteinurie (> 300 mg Eiweiß im 24-h-Urin) ▪ periphere arterielle Verschlusskrankheit

[1] Gesamtcholesterin ≥ 190 mg/dl, LDL-Cholesterin ≥ 115 mg/dl, HDL-Cholesterin ≤ 40 mg/dl (Männer) oder ≤ 46 mg/dl (Frauen) und/oder Triglyzeride > 150 mg/dl; [2] kardiovaskuläre Erkrankungen vor dem 55. Lebensjahr (Vater) oder vor dem 65. Lebensjahr (Mutter); [3] linksventrikuläre Hypertrophie mit systolischer und/oder diastolischer Dysfunktion sowie Rhythmusstörungen (z. B. Vorhofflimmern).

C-7.7 Risikostratifizierung der primären arteriellen Hypertonie

Risikofaktorenkonstellation[1]	Blutdruck [mmHg]			
	systolisch: 130 – 139 oder diastolisch: 85 – 89	syst.: 140 – 159 oder diast.: 90 – 99	syst.: 160 – 179 oder diast.: 100 – 109	syst.: ≥ 180 oder diast.: ≥ 110
keine zusätzlichen Risikofaktoren (RF)	normales Risiko	geringgradig erhöhtes Risiko	mittelgradig erhöhtes Risiko	hochgradig erhöhtes Risiko
1 – 2 zusätzliche RF (ausgenommen Diabetes mellitus)	geringgradig erhöhtes Risiko	mittelgradig erhöhtes Risiko	mittelgradig erhöhtes Risiko	hochgradig erhöhtes Risiko
≥ 3 zusätzliche RF, Diabetes, Endorganschäden oder Folge- und Begleiterkrankungen	hochgradig erhöhtes Risiko	hochgradig erhöhtes Risiko	hochgradig erhöhtes Risiko	hochgradig erhöhtes Risiko

[1] Risikofaktoren, Endorganschäden sowie Begleit- und Folgeerkrankungen sind in Tab. **C-7.6** aufgelistet.

Definition des Behandlungsziels

Ziel der Behandlung ist die Vermeidung kardiovaskulärer Folgeerkrankungen. Konkret orientiert man sich dabei an der **Höhe des anzustrebenden Blutdruckwerts**, die vom Alter und von Komorbiditäten des Patienten abhängt.

Definition des Behandlungsziels

Die antihypertensive Behandlung hat das Ziel, der Entwicklung kardiovaskulärer Folgekrankheiten der Hypertonie vorzubeugen. Dieses Ziel ist, wie unten dargelegt, nur mit Erstlinien-Antihypertensiva erreichbar. Bei der Definition des Behandlungsziels beschränkt man sich auf die Festlegung der **Höhe des anzustrebenden Blutdruckwerts**, im Normalfall < 140/90 mmHg. Bei Patienten über 65 Jahren kann eine Blutdrucksenkung auf < 160/90 mmHg ausreichend sein. Der Zielblutdruck liegt für Patienten mit Diabetes mellitus, KHK oder Niereninsuffizienz bei < 130/80 mmHg.

Auswahl des Antihypertensivums

Erstlinien-Antihypertensiva

▶ Definition.

Auswahl des Antihypertensivums

Erstlinien-Antihypertensiva

▶ **Definition.** Erstlinien-Antihypertensiva sind Pharmaka, die sich als Monotherapeutika bewährt haben. Für sie wurde eindeutig nachgewiesen, dass sie die Gesamtmortalität oder die kardiovaskuläre Mortalität und Morbidität reduzieren (sog. harte klinische Endpunkte).

▶ Merke.

▶ **Merke.** Es klingt banal, aber der entscheidende Faktor für den therapeutischen Nutzen einer antihypertensiven Therapie ist das Ausmaß der langfristigen Blutdrucksenkung.

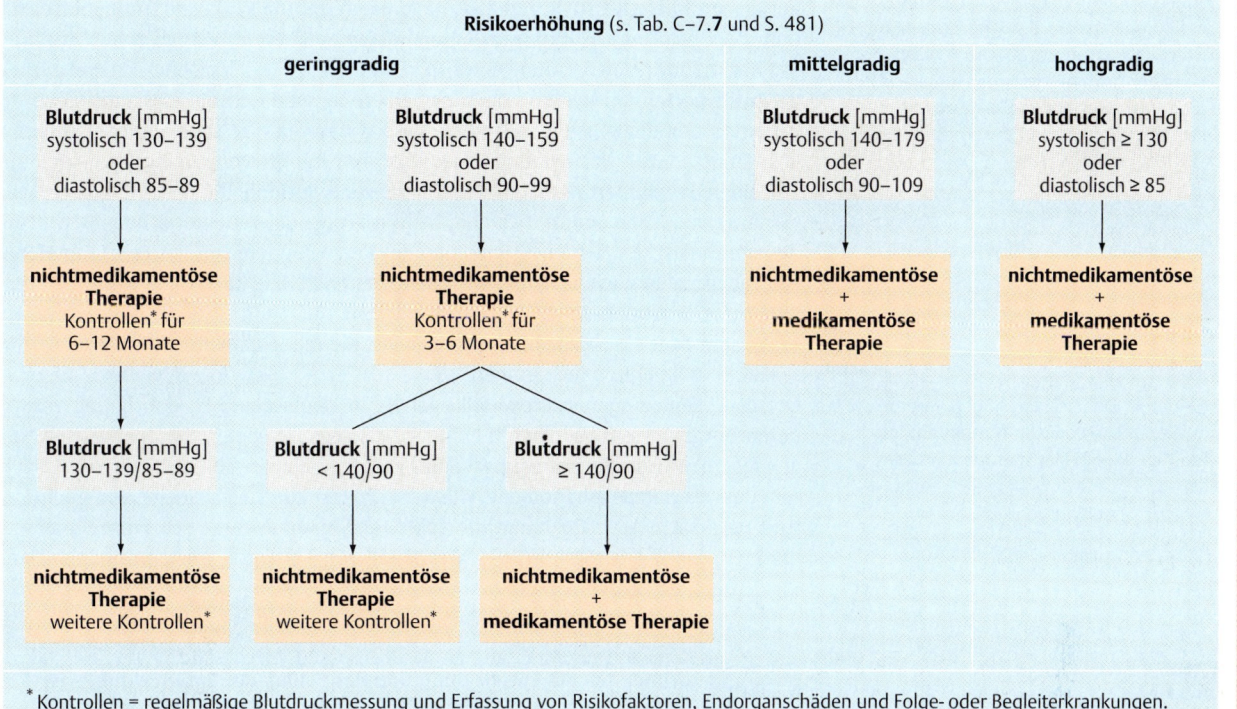

C-7.2 Algorithmus zur Primärbehandlung und weiteren Behandlungsplanung bei der arteriellen Hypertonie in Abhängigkeit vom individuellen kardiovaskulären Gesamtrisiko

*Kontrollen = regelmäßige Blutdruckmessung und Erfassung von Risikofaktoren, Endorganschäden und Folge- oder Begleiterkrankungen.

Es gibt **vier Kategorien von Erstlinien-Antihypertensiva**:
- **Thiazide** (z. B. Chlortalidon),
- **β-Rezeptor-Antagonisten** (bevorzugt Metoprolol, Bisoprolol oder Carvedilol),
- **ACE-Hemmstoffe/AT$_1$-Rezeptor-Antagonisten**,
- **Ca^{2+}-Kanalblocker** (z. B. Amlodipin).

Wichtige Eigenschaften und Unterschiede:
- β-Rezeptor-Antagonisten und Thiazide, besonders aber ihre Kombination, erhöhen das Risiko für die Entwicklung oder Manifestation eines Diabetes mellitus vom Typ 2.
- ACE-Hemmstoffe/AT$_1$-Rezeptor-Antagonisten reduzieren das Risiko für die Entwicklung oder Manifestation eines Diabetes mellitus vom Typ 2. Außerdem sind sie besonders gut zur Prävention des Vorhofflimmerns und zur Regression der hypertensiven Kardiomyopathie geeignet.
- ACE-Hemmstoffe/AT$_1$-Rezeptor-Antagonisten sind bei älteren Patienten und Schwarzafrikanern relativ schwach wirksam, weil bei diesen Patientengruppen die Aktivität des Renin-Angiotensin-Systems häufig supprimiert ist.
- Ca^{2+}-Kanalblocker und Thiazide sind bei Patienten über 65 Jahren und bei solchen mit isolierter systolischer Hypertonie (hohe Blutdruckamplitude!) besonders effektiv, wenn es um die Verhinderung von Schlaganfällen geht. Bezüglich der Vorbeugung von Schlaganfällen nimmt die Wirksamkeit in folgender Reihenfolge ab: Thiazide ≥ Ca^{2+}-Kanalblocker > ACE-Hemmstoffe/AT$_1$-Rezeptor-Antagonisten >> β-Rezeptor-Antagonisten.
- Ca^{2+}-Kanalblocker schützen weniger gut vor der Entwicklung einer Herzinsuffizienz oder einer KHK als andere Erstlinien-Antihypertensiva.

Es gibt **vier Kategorien von Erstlinien-Antihypertensiva**:
- **Thiazide**
- **β-Rezeptor-Antagonisten**
- **ACE-Hemmstoffe/AT$_1$-Rezeptor-Antagonisten**
- **Ca^{2+}-Kanalblocker**

Wichtige Eigenschaften und Unterschiede:
Je nach Medikament müssen spezifische weitere Eigenschaften bedacht werden: Unter anderem das Risiko der Entwicklung eines Typ-2-Diabetes (β-Blocker und Thiazide ↑, ACE-Hemmstoffe/AT$_1$-Rezeptor-Antagonisten ↓) oder die Gefahr von Schlaganfällen bei älteren Patienten (günstig: Ca^{2+}-Kanalblocker und Thiazide, ungünstig: ACE-Hemmstoffe/AT$_1$-Rezeptor-Antagonisten).

▶ **Kritisch betrachtet.** Antihypertensive Wirkung von Atenolol
Atenolol ist als Antihypertensivum offenbar von minderer Qualität, denn trotz ähnlicher blutdrucksenkender Effekte ist es bezüglich der Reduktion der Gesamtmortalität und des Schlaganfallrisikos weniger gut wirksam als alle anderen Erstlinien-Antihypertensiva (inkl. andere β-Rezeptor-Antagonisten).

▶ **Kritisch betrachtet.**

„Andere" Antihypertensiva

Für die Monotherapie mit diesen Substanzen ist eine Reduktion der Gesamtmortalität oder der kardiovaskulären Mortalität und Morbidität nicht nachgewiesen. Das gilt insbesondere für α_1-Rezeptor-Antagonisten, zentral wirkende Antihypertensiva und Vasodilatatoren. α_1-Rezeptor-Antagonisten erhöhen im Vergleich mit Thiaziden das Risiko für die Entwicklung einer Herzinsuffizienz. Hauptsächlich **zentral wirkende Antihypertensiva** wirken alle auch sedierend, wodurch die Einnahmetreue der Patienten ungünstig beeinflusst wird. **Vasodilatatoren** wie Minoxidil oder Dihydralazin müssen zur Vermeidung einer Toleranz mit β-Rezeptor-Antagonisten und Thiaziden kombiniert werden. Die **Toleranzentwicklung** für die antihypertensive Wirkung von Minoxidil und Dihydralazin ist Folge der reflektorischen Aktivierung des sympathischen Nervensystems und des Renin-Angiotensin-Systems (Tab. C-7.8). Die Tabelle zeigt auch, warum eine Toleranzentwicklung nach Gabe vasodilatierend wirkender Erstlinien-Antihypertensiva wie z. B. ACE-Hemmstoffe/AT$_1$-Rezeptor-Antagonisten oder Ca^{2+}-Kanalblocker ausbleibt; die milde natriuretische Wirkung dieser Stoffe mag hierzu beizutragen.

Der α_2-Rezeptor-Agonist **Moxonidin** gehört in Deutschland zu den häufig verordneten Antihypertensiva, obwohl eindeutige Belege für seinen therapeutischen Nutzen fehlen. Moxonidin hat wegen seiner kurzen Halbwertszeit zusätzlich den Nachteil, dass es Entzugsphänomene wie krisenhafte Blutdruckanstiege und Tachykardien verursacht (s. S. 92), wenn die Tabletteneinnahme vergessen wurde. Das mag erklären, warum Moxonidin die Mortalität von Patienten mit chronischer Herzinsuffizienz erhöht.

C-7.8 Gründe für die Entwicklung und das Fehlen der Entwicklung einer Toleranz von vasodilatierend wirkenden Antihypertensiva

Antihypertensiva	reflektorische/kompensatorische Änderung der Aktivität des			
	sympathischen Nervensystems	Renin-Angiotensin-Aldosteron-Systems		
		Plasma-Renin-Aktivität	Angiotensin II-Bildung	Aldosteronfreisetzung[1]
Toleranzentwicklung				
Dihydralazin	↑	↑	↑	↑
Minoxidil	↑	↑	↑	↑
fehlende Toleranzentwicklung				
Ca^{2+}-Kanalblocker	↑	↑	↑	→
ACE-Hemmstoffe	→	↑	↓	↓
AT$_1$-Rezeptor-Antagonisten	→	↑	↑	↓

[1] eine anhaltende Zunahme der Aldosteronfreisetzung durch hohe AII-Spiegel ist verantwortlich für eine Kochsalz- und Wasserretention.

Begleit- oder Folgeerkrankungen berücksichtigen

Bei der Wahl geeigneter Antihypertensiva für den Einzelfall spielen das individuelle Wirkungs- und Verträglichkeitsprofil, mögliche Kontraindikationen sowie das individuelle Risikoprofil und Begleiterkrankungen eine wichtige Rolle (Tab. C-7.9). Bei einigen Indikationen ist der therapeutische Nutzen bestimmter Antihypertensiva besonders gut belegt. Deshalb eignen sich diese Antihypertensiva bei den entsprechenden Erkrankungen besonders gut („erste Wahl") :

- **ACE-Hemmstoffe** z. B. bei Herzinsuffizienz und Diabetes mellitus,
- **AT$_1$-Rezeptor-Antagonisten** bei denselben Erkrankungen, wenn ACE-Hemmstoffen nicht toleriert werden,
- **Thiazide und β$_1$-Rezeptor-Antagonisten** bei Herzinsuffizienz und
- **β$_1$-Rezeptor-Antagonisten** bei KHK und nach überstandenem Myokardinfarkt.

C-7.9 Indikationen, Kontraindikationen und unerwünschte Wirkungen von Erstlinien-Antihypertensiva

Erstlinien-Antihypertensiva	besondere Indikationen[1]	Kontraindikationen	unerwünschte Wirkungen
Thiazide[2]	<ul><li>Patienten > 65 Jahre</li><li>isolierte systolische Hypertonie</li><li>Herzinsuffizienz</li><li>sekundäre Prävention von Schlaganfällen</li></ul>	<ul><li>Gicht</li><li>Hypokaliämie</li><li>Niereninsuffizienz[3]</li><li>Schwangerschaft und Stillzeit</li></ul>	<ul><li>Hypokaliämie</li><li>Hyperurikämie</li><li>Übelkeit</li><li>Schwindel</li><li>Muskelkrämpfe</li><li>erektile Dysfunktion</li></ul>
ACE-Hemmstoffe	<ul><li>Herzinsuffizienz</li><li>linksventrikuläre Dysfunktion nach Myokardinfarkt</li><li>Diabetes mellitus</li><li>diabetische Nephropathie</li><li>Proteinurie</li><li>Niereninsuffizienz</li></ul>	<ul><li>Schwangerschaft und Stillzeit</li><li>beidseitige Nierenarterienstenose</li><li>Zustand nach Nierentransplantation</li></ul>	<ul><li>Reizhusten</li><li>Quincke-Ödem</li><li>Hyperkaliämie</li></ul>
AT_1-Rezeptor-Antagonisten	<ul><li>Intoleranz von ACE-Hemmstoffen</li><li>diabetische Nephropathie</li><li>linksventrikuläre Hypertrophie</li></ul>	<ul><li>Schwangerschaft und Stillzeit</li><li>beidseitige Nierenarterienstenose</li><li>Zustand nach Nierentransplantation</li></ul>	<ul><li>Hyperkaliämie</li></ul>
$β_1$-Rezeptor-Antagonisten	<ul><li>Angina pectoris</li><li>sekundäre Prävention von Myokardinfarkten</li><li>Herzinsuffizienz</li><li>Tachyarrhythmien</li><li>Migräne</li></ul>	<ul><li>Asthma bronchiale</li><li>COPD</li><li>AV-Block II./III. Grades</li><li>Herzfrequenz < 40/min</li><li>Syndrom des kranken Sinusknotens</li><li>pAVK</li><li>vasospastische Angina</li></ul>	<ul><li>kalte Akren</li><li>Müdigkeit</li><li>Übelkeit</li><li>Bronchospasmus</li><li>Bradykardie</li></ul>
herzfrequenzsteigernde Ca^{2+}-Kanalblocker (z. B. Amlodipin, Nifedipin, Nitrendipin)	<ul><li>Patienten > 65 Jahre</li><li>isolierte systolische Hypertonie</li><li>Angina pectoris</li></ul>	<ul><li>akutes Koronarsyndrom mit oder ohne ST-Hebung</li><li>Herzinsuffizienz</li></ul>	<ul><li>Flushing</li><li>Kopfschmerzen</li><li>Herzklopfen</li><li>Schwindel</li><li>Knöchelödeme und prätibiale Ödeme</li><li>paradoxe Angina pectoris</li></ul>
herzfrequenzsenkende Ca^{2+}-Kanalblocker (z. B. Verapamil, Diltiazem)	<ul><li>Angina pectoris</li><li>supraventrikuläre Tachyarrhythmien</li></ul>	<ul><li>AV-Block II./III. Grades</li><li>Syndrom des kranken Sinusknotens</li><li>Herzinsuffizienz</li></ul>	<ul><li>AV-Block</li><li>bradykarde Herzrhythmusstörungen</li><li>Obstipation</li><li>Flushing</li></ul>

[1] Indikationen, bei denen der therapeutische Nutzen eines Antihypertensivums durch klinische Studien besonders gut belegt ist; [2] bei schwerer Niereninsuffizienz (Serum-Kreatinin > 2 mg/dl; glomeruläre Filtrationsrate < 30 ml/min) müssen Thiazide wegen mangelnder Wirkung durch Schleifendiuretika ersetzt werden; [3] Kreatinin-Clearance < 30 ml/min.

Ähnliche Überlegungen haben die britische Hypertoniegesellschaft dazu veranlasst zu empfehlen, Patienten unter 55 Jahren initial mit ACE-Hemmstoffen/AT_1-Rezeptor-Antagonisten oder β-Rezeptor-Antagonisten zu behandeln und die Behandlung von älteren Patienten (≥ 55 Jahre) mit Thiaziden oder Ca^{2+}-Kanalblockern zu beginnen. Der Grund: jüngere Patienten neigen eher zu hohen und ältere zu niedrigen Plasma-Renin-Aktivitäten. Bei jungen Patienten ohne Begleiterkrankungen spricht trotz solcher Empfehlungen nichts gegen und vieles (niedrige Therapiekosten, großer Erfahrungsschatz) für einen Behandlungsbeginn mit Thiaziden.

Behandlungsstrategie

Die **Mono- und Kombinationstherapie** mit Erstlinien-Antihypertensiva sind die beiden wichtigsten Behandlungsstrategien. Antihypertensiva aus den vier Gruppen von Erstlinien-Antihypertensiva sind in **Standarddosierungen** (Tab. **C-7.10**) bezüglich ihrer blutdrucksenkenden Wirkung alle gleich gut wirksam; gemäß großer Metaanalysen vermindern sie den systolischen Blutdruck im Mittel um 9 und den diastolischen Blutdruck im Mittel um 5 – 6 mmHg. Diese Wirkung kann durch Dosiserhöhung gesteigert werden. Allerdings erkauft man sich damit unerwünschte Wirkun-

- **$β_1$-Rezeptor-Antagonisten:** bei KHK und nach Myokardinfarkt

Behandlungsstrategie

Sinnvolle Behandlungsstrategien bei der arteriellen Hypertonie sind die **Mono- und Kombinationstherapie** mit Erstlinien-Antihypertensiva. Da bei Dosissteigerung die unerwünschten Wirkungen in einem stärkeren Maße zunehmen als die blutdrucksenkende Wirkung, empfiehlt sich ein Therapiebeginn mit **halber Standarddosis** (Tab. **C-7.10**) und

eine **frühzeitige Kombination** verschiedener Antihypertensiva.
Die **Kombinationstherapie** bringt folgende Vorteile mit sich:
- **additive Wirkungen** bezüglich der Blutdrucksenkung durch voneinander unabhängige Wirkungsmechanismen
- **synergistische Wirkungen** bezüglich der Blutdrucksenkung durch sich ergänzende Wirkungsmechanismen
- **Verminderung/Aufhebung der unerwünschten Wirkungen**

gen. Die Erfahrung zeigt nämlich, dass die Dosis-Wirkungs-Kurven für die unerwünschten Wirkungen wesentlich steiler sind als die für die blutdrucksenkende Wirkung. Eine Halbierung der Standarddosen vermindert z. B. die blutdrucksenkenden Effekte um etwa 20%, das Auftreten subjektiver unerwünschter Wirkungen (s. Tab. **C-7.9**) aber um etwa 70% (Ausnahme: Reizhusten und Quincke-Ödem nach ACE-Hemmstoffen sind dosisunabhängig. Es ist deshalb empfehlenswert, **Standarddosierungen** von Beginn an zu **halbieren** (um das Auftreten unerwünschter Wirkungen zu minimieren) und bei ungenügender Wirkung **frühzeitig** zu **kombinieren** (Regel: „Kombination vor Substitution oder Dosissteigerung"). Die **Kombinationstherapie** ist auch aus anderen Gründen sinnvoll:
- **Additive Wirkung:** Die blutdrucksenkenden Effekte der verschiedenartigen Erstlinien-Antihypertensiva addieren sich wegen unterschiedlicher Wirkungsmechanismen.
- **Synergistische Wirkung:** Einige Erstlinien-Antihypertensiva ergänzen sich wechselseitig in ihren Wirkungsmechanismen. So ist z. B. die Wirksamkeit einer Monotherapie mit Thiaziden oder Ca^{2+}-Kanalblockern wegen der kompensatorischen Aktivierung des sympathischen Nervensystems und des Renin-Angiotensin-Systems begrenzt. Bei Kombination mit ACE-Hemmstoffen/AT_1-Rezeptor-Antagonisten oder β-Rezeptor-Antagonisten ist dieses Phänomen ohne Bedeutung.
- **Verminderung/Aufhebung unerwünschter Wirkungen:** Nicht immer addieren sich die unerwünschten Wirkungen verschiedener Wirkstoffe. Bei einigen Antihypertensiva-Kombinationen heben sie sich z. T. sogar auf. So wird die Tachykardie nach Gabe von herzfrequenzsteigernden Ca^{2+}-Kanalblockern durch β-Rezeptor-Antagonisten unterdrückt und die Kaliumretention nach ACE-Hemmstoffen/AT_1-Rezeptor-Antagonisten durch Thiazide wegen gegenteiliger Effekte kompensiert.

≡ C-7.10

≡ C-7.10 Standard-Tagesdosis gängiger Erstlinien-Antihypertensiva

Wirkstoffgruppe	Standard-Tagesdosis wichtiger Wirkstoffe
Thiazide	Hydrochlorothiazid 25 mg, Chlortalidon 25 mg, Xipamid 20 mg
β-Rezeptor-Antagonisten	Metoprololsuccinat 95 mg, Bisoprolol 10 mg, Carvedidol 25 mg
ACE-Hemmstoffe	Ramipril 2,5 mg, Enalapril 10 mg, Lisinopril 10 mg, Fosinopril 10 mg
AT_1-Rezeptor-Antagonisten	Losartan 50 mg, Valsartan 80 mg, Irbesartan 150 mg, Candesartan 8 mg
Ca^{2+}-Kanalblocker	Amlodipin 5 mg, retardiertes Nifedipin 40 mg, Nitrendipin 20 mg, retardiertes Verapamil 240 mg

▶ **Merke.**

▶ **Merke.** Das Festhalten an der Monotherapie mit Standarddosierungen oder höheren Dosierungen ist ein häufiger Grund für eine mangelhafte Blutdruckkontrolle und unerwünschte Wirkungen.

Etwa 50% der Hypertoniker benötigen eine Kombinationstherapie.

Etwa die Hälfte aller Patienten brauchen mehr als ein Antihypertensivum, um den Zielblutdruck zu erreichen; das gilt insbesondere für Hochrisikopatienten, die für eine strikte Blutdruckkontrolle häufig drei oder vier Antihypertensiva benötigen.

Regeln für die Kombinationstherapie: Thiazide sind die effektivsten Kombinationspartner. Der Einsatz „anderer" Antihypertensiva ist nur bei Nichterreichen des Zielblutdrucks mit Erstlinien-Antihypertensiva gerechtfertigt. Grundsätzlich können alle Antihypertensiva kombiniert werden außer β-Rezeptor-Antagonisten mit Ca^{2+}-Kanalblockern vom Verapamil/Diltiazem-Typ.

Regeln für die Kombinationstherapie:
- Thiazide gelten als effektivste Partner im Rahmen einer Kombinationstherapie. In Verbindung mit ACE-Hemmstoffen und $β_1$-Rezeptor-Antagonisten gehören sie zu den wirksamsten antihypertensiven Arzneistoffen.
- Eine Kombination mit Antihypertensiva, für die der Nachweis eines langfristigen therapeutischen Nutzens fehlt (s. o. „andere" Antihypertensiva), ist nur dann gerechtfertigt, wenn der Zielblutdruck mit Erstlinien-Antihypertensiva nicht erreichbar ist.
- Grundsätzlich können alle Erstlinien-Antihypertensiva miteinander kombiniert werden, vorausgesetzt sie gehören nicht zur gleichen Kategorie von Antihyper-

tensiva. Einzige Ausnahme von dieser Regel ist die Kombination von Ca^{2+}-Kanalblockern vom Verapamil- oder Diltiazem-Typ mit β-Rezeptor-Antagonisten.

▶ **Merke.** Herzfrequenzsenkende Ca^{2+}-Kanalblocker (Verapamil, Diltiazem) dürfen wegen ihrer kardiodepressiven Wirkungen nicht mit β-Rezeptor-Antagonisten kombiniert werden. Es besteht z. B. die Gefahr eines AV-Blocks!

▶ **Merke.**

Dosierungsintervall (DI)

Um den Patienten die Einnahmetreue zu erleichtern, sollten Antihypertensiva bei **einmaliger Dosierung** pro Tag eine über 24 h anhaltende blutdrucksenkende Wirkung haben. Die morgens eingenommene Tagesdosis sollte auch noch am frühen Morgen des folgenden Tages wirken, denn das ist die Tageszeit, in der üblicherweise die höchsten Blutdruckwerte beobachtet werden. Viele Antihypertensiva werden so langsam eliminiert, dass sie bei Einmaldosierung ausreichend lang wirken; andere (wie z. B. Nifedipin und Verapamil) müssen in retardierter Form verordnet werden, um eine 24-stündige Wirkung zu gewährleisten. Im Gegensatz zur primären Hypertonie muss bei sekundären Hypertonieformen wegen des Ausbleibens des nächtlichen Blutdruckabfalls nicht nur morgens, sondern meist auch abends dosiert werden.

Dosierungsintervall (DI)

Bei einer patientenfreundlichen **einmaligen Dosierung** pro Tag muss sichergestellt werden, dass die Wirkdauer der Antihypertensiva ausreichend lang ist. Dies ist bis auf wenige Ausnahmen (z. B. bei einigen Ca^{2+}-Antagonisten) der Fall.

7.1.4 Antihypertensive Therapie bei besonderen Patientengruppen

Hypertensiver Notfall

Ein hypertensiver Notfall ist gekennzeichnet durch krisenhafte Blutdruckerhöhungen verbunden mit akuten Folgeerkrankungen wie z. B. hypertensiver Enzephalopathie, akuter Linksherzinsuffizienz mit Lungenödem, akutem Koronarsyndrom mit oder ohne ST-Hebung, frischen Blutungen und Papillenödem im Augenhintergrund. Während die Absenkung des erhöhten Blutdrucks auf Werte unter 140/90 mmHg im Normalfall allmählich innerhalb von Wochen bis Monaten erfolgt, wird beim hypertensiven Notfall eine **Blutdrucksenkung innerhalb von Minuten bis Stunden** angestrebt. Folgende Arzneimittel werden empfohlen und bei unzureichender Wirkung auch kombiniert:

- sublinguale Gabe von 1,2 mg Glyceroltrinitrat (indiziert besonders bei kardialem Lungenödem),
- orale Gabe von 5 – 10 mg schnell resorbierbarem Nifedipin (Gelatine-Kapsel) oder 5 mg Nitrendipin (kontraindiziert bei akutem koronaren Syndrom),
- intravenöse Gabe von 20 – 40 mg Furosemid (besonders indiziert beim kardialen Lungenödem); bei inadäquater Wirkung
- 0,075 mg Clonidin langsam i. v. und/oder
- 25 mg Urapidil langsam i. v.

7.1.4 Antihypertensive Therapie bei besonderen Patientengruppen

Hypertensiver Notfall

Der massiv erhöhte Blutdruck im Rahmen eines hypertensiven Notfalls bedarf einer **Blutdrucksenkung innerhalb von Minuten bis Stunden**. Empfohlene Arzneimittel sind Glyceroltrinitrat, Nifedipin (KI: akutes Koronarsyndrom!), Furosemid, Clonidin und Urapidil. Dabei werden meist schnell anflutende Darreichungsformen wie sublinguale oder i. v.-Gabe genutzt.

Schwangerschaft

Eine Hypertonie während der **Schwangerschaft** bedeutet ein hohes Risiko für Mutter und Kind. Das gilt nicht nur für **schwangerschaftsinduzierte Hypertonieformen** (die nach der 20. Schwangerschaftswoche auftreten), sondern auch für die bereits präexistente **schwangerschaftsunabhängige Hypertonie**. Die Senkung des erhöhten Blutdrucks auf normnahe Werte (Zielblutdruck < 160/100 mmHg) dient der Vorbeugung kardiovaskulärer Hochdruckkomplikationen bei der Mutter. Belege dafür, dass Antihypertensiva eine Präklampsie oder kindliche Komplikationen verhindern, gibt es nicht. Eine Reduktion der Kochsalzzufuhr ist in der Schwangerschaft nicht indiziert, weil diese Maßnahme das bei hypertonen Schwangeren ohnehin niedrige Plasmavolumen weiter vermindern. Das gilt auch für die Gabe von Diuretika, die zudem die uteroplazentare Durchblutung verschlechtern. Antihypertensiva, die trotz Blutdrucksenkung die uteroplazentare Durchblutung und damit die fetale Entwicklung nicht ungünstig beeinflussen sind **α-Methyldopa** (2 × 250 – 500 mg/d) und **Metoprolol** (100 mg/d). Metoprolol ist in erster Linie angezeigt, α-Methyldopa in zweiter Linie oder in Kombination mit Metoprolol. α-Methyldopa ist mit dem Makel eines relativ hohen immunogen Potenzials behaftet (hämolytische Anämie, Lupus erythematodes, Hautreaktionen). Die Dosierung sollte bei schwangerschaftsindu-

Schwangerschaft

Hypertensive Blutdruckwerte während der **Schwangerschaft** bergen immer ein hohes Risiko für Mutter und Kind. Das gilt sowohl für **schwangerschaftsinduzierte Hypertonieformen** als auch für eine bereits vorbestehende **schwangerschaftsunabhängige Hypertonie**. Aufgrund der besonderen Situation sind die Behandlungsoptionen eingeschränkt. Unbedenklich sind nur **Metoprolol** (1. Wahl) und **α-Methyldopa** (2. Wahl). ACE-Hemmstoffe/AT$_1$-Rezeptor-Antagonisten sind kontraindiziert, **Ca^{2+}-Kanal-Blocker** (teratogene Effekte) bestenfalls Reservemittel. Auch Therapien, die das Plasmavolumen zusätzlich reduzieren wie Kochsalzrestriktion und Diuretika, sollten vermieden werden. Hypertensive Notfälle werden mit **Dihydralazin** behandelt.

7.2 Koronare Herzkrankheit (KHK)

▶ **Definition.** Die koronare Herzkrankheit ist die klinische Manifestation der Atherosklerose in den Koronararterien. Sie ist gekennzeichnet durch ein Missverhältnis zwischen dem myokardialen Sauerstoffbedarf und dem Sauerstoffangebot an das Myokard (Koronarinsuffizienz).

Die KHK ist die **häufigste Todesursache in den westlichen Industrienationen**. Männer sind etwa doppelt so häufig betroffen wie Frauen. Die Inzidenz nimmt altersabhängig zu. In Deutschland gehen ca. 20 % aller Todesfälle auf eine KHK zurück.

7.2.1 Klinische und pathophysiologische Grundlagen

Regulation der koronaren Durchblutung: Wie in anderen Gefäßgebieten auch, wird der koronare Blutfluss (KBF) von der arteriovenösen Druckdifferenz (ΔP) und dem Gefäßwiderstand (R) bestimmt (KBF = ΔP/R). Die Höhe des Gefäßwiderstands wird u. a. durch **Autoregulation** gesteuert. Die Autoregulation ist dafür verantwortlich, dass eine Verminderung des Perfusionsdrucks hinter einer arteriosklerotischen Stenose zur Weitstellung der koronaren Widerstandgefäße führt (Abb. **C-7.3**a).

▶ **Exkurs.** **Koronares Steal-Phänomen**
Die Autoregulation sorgt für die Weitstellung der Widerstandsgefäße im subendokardialen Myokard. Wenn Pharmaka (z. B. Ca^{2+}-Kanalblocker) die Widerstandsgefäße auch im gut durchbluteten Myokard weitstellen, kann ein Steal-Phänomen zur **Umverteilung des Blutflusses** zu Ungunsten des subendokardialen Myokards führen. Die Folge ist eine **Ischämie** in diesen Myokardabschnitten. Eine generelle Weitstellung der koronaren Widerstandsgefäße kann wegen eines Steal-Phänomens auch die Durchblutung von Myokardarealen verschlechtern, die im Versorgungsgebiet stenosierter Gefäße liegen.

Zwei Besonderheiten zeichnen den koronaren Kreislauf aus:
- **Eine sehr hohe O_2-Extraktion:** Etwa 70 % des arteriell angebotenen O_2 werden im Herzmuskel extrahiert. Ein Mehrbedarf an O_2 (z. B. bei körperlicher Belastung) kann nur durch eine Durchblutungssteigerung gedeckt werden. Der koronare Blutfluss kann um den Faktor 5 ansteigen (Koronarreserve). Myokardabschnitte mit hohem O_2-Verbrauch werden besonders gut durchblutet (metabolische Regulation der Durchblutung mit Adenosin als wichtigem Mediator).
- **Eine extravasale Komponente des Gefäßwiderstands:** Der koronare Widerstand wird nicht nur vom Tonus der Widerstandsgefäße (vasale Komponente des koronaren Widerstandes) bestimmt, sondern auch vom intramuralen Druck (Wandspannung, dem die Koronargefäße ausgesetzt sind (extravasale Komponente des koronaren Widerstands). Die extravasale Widerstandskomponente sorgt dafür, dass die Durchblutung der linken Herzkammer hauptsächlich während der Diastole erfolgt. Die diastolische Wandspannung (Vorlast) und die systolische Wandspannung (Nachlast) sind subepikardial geringer als subendokardial. Dieser transmurale Druckgradient sorgt dafür, dass der extravasale Koronarwiderstand vom subepikardialen zum subendokardialen Myokard hin zunimmt und dass das subendokardiale Myokard bei Durchblutungsstörungen bevorzugt ischämisch geschädigt wird.

Klinische Manifestationsformen: Das **Leitsymptom** einer KHK ist die **Angina pectoris** (AP). Wörtlich übersetzt bedeutet AP „Enge der Brust". Sie äußert sich klinisch in retrosternalem oder linksthorakalem Schmerz oder Druckgefühl, der/das auch in die Schulter oder den linken Arm, den Unterkiefer oder den Oberbauch ausstrahlen kann.

C-7.3 Regulation der koronaren Durchblutung und gefäßspezifische Wirkungen von Vasodilatatoren

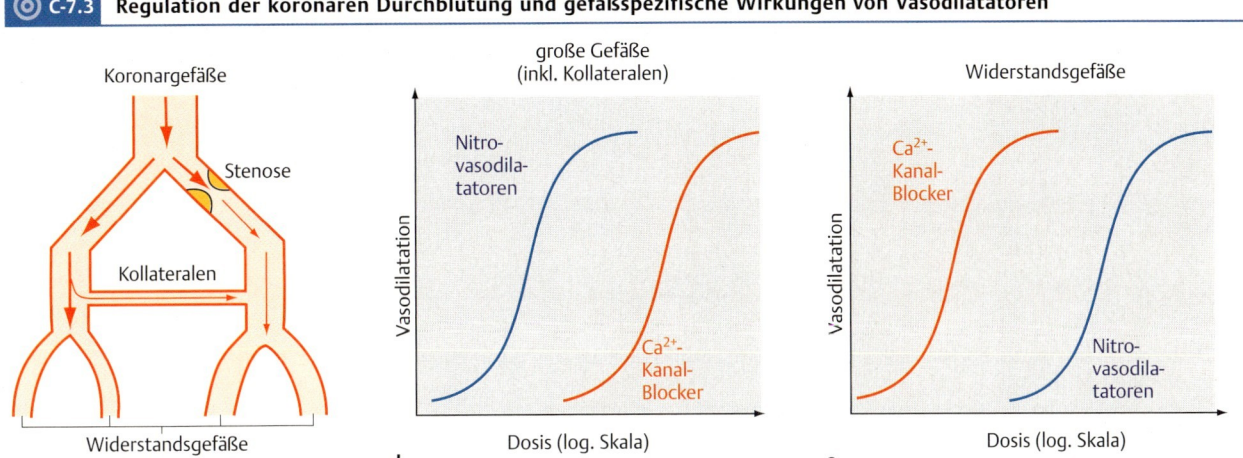

a Koronare Durchblutung bei einer arteriosklerotischen Stenose in einem extramuralen Koronargefäß: Der Blutfluss im poststenotischen Gefäßbett wird durch Dilatation der Widerstandsgefäße (Autoregulation) und durch Öffnung von Kollateralgefäßen aufrechterhalten.
b Dosis-Wirkungs-Kurven für die vasodilatierende Wirkung von Nitrovasodilatatoren und Ca^{2+}-Kanalblockern in den großen extramuralen Koronargefäßen und den intramuralen Kollateralen: Organische Nitrate sind hier als Vasodilatatoren wesentlich potenter als Ca^{2+}-Kanalblocker.
c Dosis-Wirkungs-Kurven für die vasodilatierende Wirkung von Nitrovasodilatatoren und Ca^{2+}-Kanalblockern in den koronaren Widerstandgefäßen: Hier sind Ca^{2+}-Kanalblocker als Vasodilatatoren wesentlich potenter als organische Nitrate.

Je nach Art und Grad der Störung der Koronardurchblutung lässt sich die KHK grob in **drei klinische Manifestationsformen** unterteilen:

- **Stabile Angina pectoris.** Bei dieser Erkrankung werden AP-Beschwerden stets durch körperliche Belastung provoziert und treten „stabil" immer bei einem definierten Grad an körperlicher Anstrengung auf. **Unter Ruhebedingungen ist der Patient beschwerdefrei.** Meist liegt eine atherosklerotische Koronarstenose vor, die bei körperlicher Anstrengung zu einer subendokardialen Ischämie führt. Im EKG äußert sich diese in einer Senkung der ST-Strecke (Abb. **C-7.4a**). Ursache der stabilen Angina ist also meist ein belastungsinduzierter Anstieg des myokardialen O_2-Bedarfs bei atherosklerotisch limitiertem O_2-Angebot. Selten sind angiospastische Episoden (meist früh morgens) mit Reduktion des O_2-Angebots für eine stenokardische Schmerzattacke verantwortlich.
- **Instabile Angina pectoris (akutes Koronarsyndrom):** Bei der **instabilen Angina pectoris** treten stenokardische Beschwerden plötzlich, unvermutet auch in Ruhe auf und nehmen bezüglich Dauer und Frequenz zu. Schmerzattacken, die auch in Ruhe mehr als 20 min anhalten, deuten auf eine instabile Angina hin. Ursächlich sind lokalisierte Plättchenaggregationen und Thrombosen auf dem Boden rupturierter atheromatöser Plaques, die Koronargefäße vorübergehend einengen oder verschließen und eine Perfusionsminderung hervorrufen (Reduktion des O_2-Angebots). Die Übergänge zum Infarkt sind fließend. Zur Abgrenzung vom Myokardinfarkt hat man das Krankheitsbild des **akuten Koronarsyndroms** definiert, zu dem die instabile Angina und der Myokardinfarkt ohne ST-Elevation (aber mit Anstieg des herzmuskelspezifischen Serumenzyms Troponin T) gehören. Letzterer wird klinisch auch NSTEMI genannt (von „**n**on **ST**-segment-**e**levation **m**yocardial **i**nfarction").
- **Myokardinfarkt mit ST-Elevation** (Abb. **C-7.4b**): Ein permanenter thrombotischer Verschluss einer Koronararterie führt zum Myokardinfarkt mit transmuraler Ischämie, die sich im EKG in einer ST-Elevation äußert. Ein solcher Myokardinfarkt wird klinisch auch als STEMI bezeichnet (von „**ST**-segment-**e**levation **m**yocardial **i**nfarction"). Ein sehr seltenes Krankheitsbild ist die **Prinzmetal-Angina**. Ihr liegen Spasmen der Koronargefäße zugrunde, weshalb sie auch als vasospastische Angina bezeichnet wird. Sie geht mit einer vorübergehenden transmuralen Ischämie einher (passagere ST-Elevation).

Man unterscheidet grob zwischen **drei klinischen Manifestationsformen:**
- **Stabile Angina pectoris** (Abb. **C-7.4a**): Beschwerden treten regelhaft („stabil") infolge körperlicher Belastung auf. **Unter Ruhebedingungen ist der Patient beschwerdefrei.** Ursache ist meist eine atherosklerotische Stenose, die bei vermehrtem O_2-Bedarf zu einer Ischämie führt.
- **Instabile Angina pectoris (akutes Koronarsyndrom):** Die Beschwerden treten plötzlich, u. U. auch in Ruhe, auf und nehmen an Intensität zu. Ursache sind meist lokale Thrombosen, die die Koronargefäße einengen oder verschließen. Unter dem Begriff **akutes Koronarsyndrom** werden die **instabile Angina pectoris** und der **NSTEMI** zusammengefasst.
- **Myokardinfarkt mit ST-Elevation** (Abb. **C-7.4b**): Ein permanenter thrombotischer Verschluss eines Koronargefäßes führt zur transmuralen Ischämie, die im EKG als ST-Hebung sichtbar ist. Einen solchen Myokardinfarkt bezeichnet man als **STEMI**. Selten gibt es auch vorübergehende Spasmen der Koronargefäße mit passagerer ST-Hebung, die sog. **Prinzmetal-Angina**.

C-7.4 Charakteristische EKG-Veränderungen bei koronarer Herzkrankheit

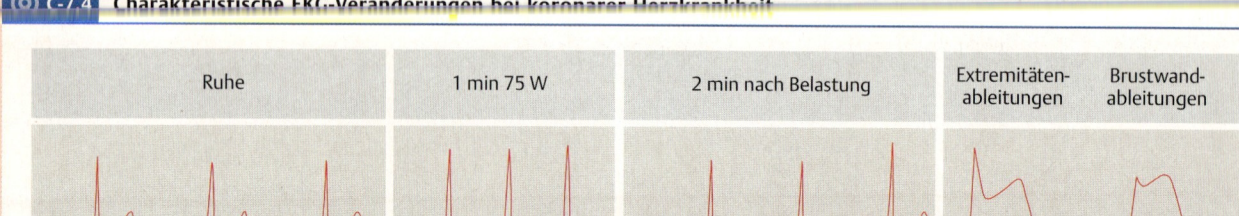

a ST-Strecken-Senkung als Zeichen einer subendokardialen Myokardischämie ausgelöst durch körperliche Belastung bei einem Patienten mit stabiler Angina pectoris.
b ST-Strecken-Hebung als Zeichen eines Myokardinfarkts mit transmuraler Ischämie.
(aus Baenkler et al., Duale Reihe Innere Medizin, Thieme, 2009)

Pharmakotherapeutische Prinzipien: Neben mechanischen Methoden (u. a. Herzkatheter) gibt es **zwei pharmakotherapeutische Prinzipien**: Die Verminderung des O_2-Verbrauchs und die Erhöhung des O_2-Angebots an den Herzmuskel (Tab. **C-7.11**).

Pharmakotherapeutische Prinzipien: Die Ursache der Koronarinsuffizienz ist meist eine Atherosklerose, die im schlimmsten Fall thrombotische Einengungen oder Verschlüsse der Gefäße mit sich bringt. Neben den mechanischen Methoden (Herzkatheterinterventionen, Bypass-Operation) gibt es **zwei pharmakotherapeutische Prinzipien**, um die koronare Durchblutung wiederherzustellen oder zu verbessern: die Verminderung des myokardialen O_2-Verbrauch und die Erhöhung des O_2-Angebots an den Herzmuskel (Tab. **C-7.11**).

C-7.11 Pharmakotherapeutische Möglichkeiten zur Verbesserung der koronaren Durchblutung

pharmakotherapeutisches Prinzip	mögliche Wirkstoffe
Verminderung des myokardialen O_2-Verbrauchs	
Senkung der Herzfrequenz	$β_1$-Rezeptor-Antagonisten oder herzfrequenzsenkende Ca^{2+}-Kanalblocker
Verminderung der Kontraktilität (Kontraktionsgeschwindigkeit der Muskelfasern ↓)	$β_1$-Rezeptor-Antagonisten, Ca^{2+}-Kanalblocker
Senkung der enddiastolischen (Vorlast) und systolischen Wandspannung (Nachlast)	Nitrovasodilatatoren (Vorlast ↓), Ca^{2+}-Kanalblocker (Nachlast ↓)
Steigerung des O_2-Angebots an das Myokard	
Verlängerung der Diastolendauer (= Senkung der Herzfrequenz)	$β_1$-Rezeptor-Antagonisten oder herzfrequenzsenkende Ca^{2+}-Kanalblocker
Dilatation der großen (evtl. stenosierten) Koronargefäße und der Kollateralen (Abb. **C-7.3b**)	Nitrovasodilatatoren
Verminderung der diastolischen Wandspannung (Vorlast ↓)	Nitrovasodilatatoren
Wiederherstellung der koronaren Perfusion bei koronaren Thrombosen	Hemmstoffe der Thrombozytenaggregation, Thrombolytika

Allgemeine Therapieoptionen: Einen Überblick über die wichtigsten Stoffgruppen gibt Tab. **C-7.12**.

Allgemeine Therapieoptionen: Die relevanten Pharmaka wurden an anderer Stelle ausführlich besprochen. Tab. **C-7.12** gibt einen Überblick über die für die Behandlung der KHK wichtigen Stoffgruppen und deren Wirkungen.

C-7.12 Zur Behandlung der KHK geeignete Arzneistoffgruppen, wichtige Vertreter und deren Wirkungen

Stoffgruppen	wichtige Vertreter	Wirkungen bei KHK
Nitrovasodilatatoren (s. S. 169)	Glyceroltrinitrat, Isosorbiddinitrat, Isosorbid-5-mononitrat	▪ Dilatation venöser Kapazitätsgefäße (Vorlast ↓, myokardialer O_2-Bedarf ↓) ▪ Dilatation großer Koronargefäße und intramuraler Kollateralen (koronare Durchblutung ↑) (Abb. **C-7.3b**) ▪ Perfusionsdruck hinter einer Koronarstenose ↑ ▪ Umverteilung des Blutflusses in schlecht durchblutetes Myokard ▪ nur selten koronare Steal-Phänomene
β_1-Rezeptor-Antagonisten (s. S. 87)	Metoprolol, Bisoprolol, Atenolol	▪ Diastolendauer und Koronardurchblutung ↑ ▪ Herzfrequenz und myokardiale Kontraktilität ↓ (myokardialer O_2-Bedarf ↓)
Ca^{2+}-Kanalblocker (s. S. 143)	Nifedipin, Amlodipin, Verapamil, Diltiazem	▪ myokardiale Kontraktilität und systolische Wandspannung ↓ (myokardialer O_2-Bedarf ↓) ▪ Dilatation der koronaren Widerstandsgefäße (Abb. **C-7.3c**) ▪ Herzfrequenz ↓ (nur Verapamil und Diltiazem) ▪ relativ häufig koronare Steal-Phänomene
Hemmstoffe der Thrombozytenaggregation (s. S. 453)	Acetylsalicylsäure, Clopidogrel	▪ Hemmung der Bildung arterieller Thromben ▪ Verbesserung der koronaren Durchblutung
Heparine (s. S. 457)	hochmolekulares oder niedermolekulares Heparin	Hemmung des Wachstums arterieller Thromben durch Aktivierung von Antithrombin
Thrombolytika (Fibrinolytika) (s. S. 463)	Alteplase, Tenecteplase	Wiederherstellung der Koronarperfusion

7.2.2 Pharmakotherapie der koronaren Herzkrankheit

Stabile Angina pectoris

Die Pharmakotherapie der stabilen Angina pectoris hat im Wesentlichen das Ziel, den O_2-Bedarf des Herzmuskels zu reduzieren, um so Angina-pectoris-Anfälle zu unterdrücken. Die Auswahl der Pharmaka und die Art der Anwendung richten sich dabei danach, ob ein **akuter Anfall** behandelt oder eine **Anfallsprophylaxe** durchgeführt werden soll.

Anfallsbehandlung: Die Nitrovasodilatatoren **Glyceroltrinitrat** (GTN) oder **Isosorbiddinitrat** (ISDN) sind die Mittel der ersten Wahl (s. S. 169). Bei oraler Verabreichung als Tablette oder Kapsel und bei sublingualer Anwendung als Spray setzt die Wirkung in der Regel innerhalb weniger Minuten ein (GTN: 0,4–0,8 mg; ISDN: 5–10 mg). ISDN wirkt länger (etwa 1 h) als GTN (15–30 min), aber nicht so zuverlässig wie GTN. Die wirksame Dosis muss in jedem Einzelfall ermittelt werden. Man beginnt mit einer niedrigen Dosierung. Bei inadäquater Wirkung kann die Anwendung ein- bis zweimal wiederholt werden. Eine Überdosierung ist kontraproduktiv, weil Nitrovasodilatatoren in hoher Dosierung auch Widerstandsgefäße dilatieren und so eine reflektorische Sympathikusaktivierung mit Steigerung des myokardialen O_2-Bedarfs hervorrufen. Die Behandlung sollte nicht nur zu Beginn eines Anfalls, sondern bei drohendem Anfall aufgrund physischer oder psychischer Belastungen auch schon im Vorfeld erfolgen.

Anfallsprophylaxe: Indiziert sind **β-Rezeptor-Antagonisten** (s. S. 87), **Nitrovasodilatatoren** oder **Ca^{2+}-Kanalblocker** (s. S. 143) (Tab. **C-7.13**). Diese drei Gruppen von Pharmaka verbessern die Belastungstoleranz und reduzieren die Häufigkeit von AP-Attacken etwa in gleichem Maße.

▶ **Merke.** Nur β-Rezeptor-Antagonisten vermindern auch die Mortalität von Patienten mit KHK. Sie werden deshalb bevorzugt angewendet, sofern sie nicht kontraindiziert sind (Tab. **C-7.13**).

Ca^{2+}-Kanalblocker sind v. a. bei vasospastischer Angina indiziert. Um Konzentrationsspitzen mit starker reflektorischer Sympathikusaktivierung und Anstieg des myokardialen O_2-Bedarfs zu vermeiden, werden Ca^{2+}-Kanalblocker in retardierten oralen Formulierungen verwendet. Nitrovasodilatatoren dürfen wegen des zeit-

---

7.2.2 Pharmakotherapie der koronaren Herzkrankheit

Stabile Angina pectoris

Behandlungsziel ist die Reduktion des O_2-Bedarfs. Man unterscheidet die Therapie im **akuten Anfall** von der langfristigen **Anfallsprophylaxe**.

Anfallsbehandlung: Mittel der 1. Wahl sind **Glyceroltrinitrat** und **Isosorbiddinitrat**, die innerhalb weniger Minuten wirken und deren Gabe bei inadäquatem Ansprechen ein- bis zweimal wiederholt werden kann. Überdosierungen sollten aufgrund der reflektorischen Sympathikusaktivierung aber vermieden werden.

Anfallsprophylaxe: Indiziert sind die ca. gleich gut wirksamen **β-Rezeptor-Antagonisten** (s. S. 87), **Nitrovasodilatatoren** oder **Ca^{2+}-Kanalblocker** (s. S. 143) (Tab. **C-7.13**).

▶ **Merke.**

Ca^{2+}-Kanalblocker eignen sich v. a. zur Therapie der vasospastischen Angina. Um die **Toleranzentwicklung** bei der Therapie mit Nitrovasodilatatoren zu vermeiden, muss ein

C-7.13 Pharmaka zur Anfallsprophylaxe bei stabiler Angina pectoris

Wirkstoff	Dosierung	unerwünschte Wirkungen	Kontraindikationen
β-Rezeptor-Antagonisten			
Atenolol	1 × 50 – 100 mg/d p. o.	• Bradykardie • AV-Block • Bronchokonstriktion • periphere Durchblutungsstörung („kalte" Akren) • Müdigkeit • Depressionen	• Asthma bronchiale • COPD • AV-Block II. oder III. Grades • Syndrom des kranken Sinusknotens • Herzfrequenz <40/min • systolischer Blutdruck <90 mmHg • pAVK • vasospastische Angina
Bisoprolol	1 × 5 – 10 mg/d p. o.		
Metoprolol	2 × 50 – 100 mg/d p. o.[1]		
Nitrovasodilatatoren			
Glyceroltrinitrat	5 mg/d als Pflaster für 12 h	• Flushing • Nitrat-Kopfschmerz • Orthostase • reflektorische Tachykardie • Toleranzentwicklung	• akutes Kreislaufversagen • kardiogener Schock • systolischer Blutdruck <90 mmHg • rechtsventrikulärer Myokardinfarkt • Behandlung mit PDE–Hemmstoffen (z. B. Sildenafil)
Isosorbiddinitrat	2 × 20 – 60 mg/d p. o. (nicht abends)		
Isosorbid-5-mononitrat	2 × 20 – 40 mg/d p. o. (nicht abends)		
Ca²⁺-Kanalblocker			
Amlodipin	1 × 5 – 10 mg/d p. o.	• Flushing • Kopfschmerzen • Tachykardie[2]/Bradykardie[3] • Schwindel • prätibiale Ödeme • paradoxe Angina pectoris[2] • AV-Block[3] • Obstipation[3]	• akutes Koronarsyndrom mit/ohne ST-Elevation • Herzinsuffizienz • Syndrom des kranken Sinusknotens[3] • AV-Block[3] • Schwangerschaft, Stillzeit[2]
Nifedipin (retardiert)	2 × 40 mg/d p. o.		
Verapamil (retardiert)	2 × 120 mg/d p. o.		

[1] in retardierter Form (als Metoprololsuccinat) 190 mg/d; [2] gilt für Amlodipin und Nifedipin; [3] gilt für Verapamil.

nitratfreies Intervall von 8 – 12 h pro Tag (sog. Nitratpause) eingehalten werden.

Kombinationstherapie: Bei inadäquater Kontrolle der AP-Anfälle kann eine Kombinationstherapie sinnvoll sein. Dabei werden **folgende Vorteile** genutzt:
- **β-Rezeptor-Antagonisten** unterdrücken die bei Therapie mit Nifedipin, Amlodipin und einiger Vasodilatatoren auftretende reflektorische Zunahme der Herzfrequenz und myokardialen Kontraktilität.

▶ Merke.

- **Nitrovasodilatatoren** reduzieren die durch β-Rezeptor-Antagonisten und Ca²⁺-Kanalblocker erhöhte Vorlast.
- **Nitrovasodilatatoren** verringern den durch β-Rezeptor-Antagonisten erhöhten koronaren Gefäßwiderstand.
- **Reduktion des myokardialen O₂-Bedarfs:** Nitrovasodilatatoren (Vorlast↓) wirken hier

abhängigen Verlusts ihrer Wirkung (Toleranzentwicklung, s. S. 172) nicht kontinuierlich, sondern nur intermittierend dosiert werden. Die **Toleranzentwicklung** kann durch ein **nitratfreies Intervall von 8 – 12 h pro Tag** (meist nachts) vermieden werden (sog. Nitratpause).

Kombinationstherapie: Bei inadäquater Kontrolle der Angina-pectoris-Anfälle mit β-Rezeptor-Antagonisten allein kann die Effizienz der Anfallsprophylaxe durch Kombination mit Nitrovasodilatatoren und/oder Ca²⁺-Kanalblockern verbessert werden. Die drei genannten Stoffgruppen haben verschiedene, z. T. komplementäre Wirkungsmechanismen. Sie wirken deshalb additiv oder ergänzen sich bezüglich ihrer Wirkungen. Die Kombinationstherapie hat deshalb **folgende Vorteile**:
- **β-Rezeptor-Antagonisten** unterdrücken die reflektorische Zunahme der Herzfrequenz und der myokardialen Kontraktilität, die die Wirksamkeit von Nifedipin/Amlodipin und manchmal auch die von Nitrovasodilatatoren limitieren. Die Kombination von β-Rezeptor-Antagonisten mit Nifedipin oder Amlodipin hat sich als sehr effektiv erwiesen, besonders wenn die Angina eine vasospastische Komponente hat (Symptomatik häufig ausgelöst durch Emotionen oder Kälteexposition).

▶ Merke. Kardiodepressive Ca²⁺-Kanalblocker (Verapamil, Diltiazem) dürfen grundsätzlich nicht mit β-Rezeptor-Antagonisten kombiniert werden.

- **Nitrovasodilatatoren** verringern durch Vorlastsenkung die Zunahme des linksventrikulären enddiastolischen Volumens, die β-Rezeptor-Antagonisten und Ca²⁺-Kanalblocker wegen ihrer negativ inotropen Wirkungen hervorrufen.
- **Nitrovasodilatatoren** reduzieren den durch β-Rezeptor-Antagonisten verursachten Anstieg des koronaren Gefäßwiderstands.
- **Reduktion des myokardialen O₂-Bedarfs:** Diesbezüglich wirken Nitrovasodilatatoren als Vorlastsenker additiv mit den nachlastsenkenden Ca²⁺-Kanalblockern.

Trotz dieser Vorteile besteht die **Gefahr ernster unerwünschter Wirkungen**, wenn die Dosierung der kombinierten Substanzen nicht mit Bedacht gewählt wird: **Tachykardien** können die antianginöse Wirkung der Kombination Nifedipin plus Nitrovasodilatatoren erheblich beeinträchtigen. Die Kombination von β-Rezeptor-Antagonisten mit Nifedipin oder Amlodipin birgt die Gefahr der Entwicklung einer **Herzinsuffizienz**.

Akutes Koronarsyndrom

> ▶ **Merke.** Ziel der Behandlung ist es, die koronare Minderperfusion so schnell wie möglich zu beenden und die Entwicklung eines Myokardinfarkts mit ST-Elevation zu verhindern.

Zum therapeutischen Vorgehen gehören viele verschiedene Maßnahmen, die kombiniert angewendet werden und das O_2-Angebot an den Herzmuskel erhöhen und/oder den myokardialen O_2-Bedarf vermindern.

Strategien zur Steigerung des O_2-Angebots an den Herzmuskel:

- **Sauerstoff** (4–8 l/min) wird für mindestens 6 h über eine Nasensonde verabreicht.
- **ASS** wird initial i. v. (250–500 mg) und danach lebenslang p. o. (1 × 100 mg/d) angewendet.
- **Clopidogrel** wird zunächst vorübergehend zusammen mit ASS verabreicht. Die Initialdosis beträgt 300–600 mg p. o., danach werden 75 mg p. o. 1-mal pro Tag für weitere 14 Tage eingenommen. Bei Patienten über 75 Jahren entfällt die Initialdosis. Nach einer perkutanen Koronarintervention mit Implantation einer Gefäßstütze (Stent) wird die Kombination mit ASS auf 12 Monate ausgedehnt. Wenn eine koronare Bypass-Operation erforderlich wird, muss die Behandlung mit Clopidogrel und ASS 5–7 Tage vor der Operation ausgesetzt werden.
- **Heparin** kann entweder als **unfraktioniertes Heparin (UFH)** oder in Form **niedermolekularer Heparine (NMH)** verabreicht werden (Näheres s. S. 457). Beim UFH werden initial 4000 I.E. als i. v.-Bolus, danach 1000 I.E./h als Infusion für 48 h appliziert. Die Dosierung muss durch Bestimmung der aktivierten partiellen Thromboplastinzeit (aPTT) überprüft und ggf. angepasst werden. Anzustreben ist eine Verlängerung der aPTT um den Faktor 1,5–2,0. Sofern keine Niereninsuffizienz vorliegt, werden NMH bevorzugt angewendet, da bei ihnen keine solche Wirkungskontrolle nötig ist. Verabreicht wird z. B. Enoxaparin s. c. 2 × 1 mg/kg/d für die Dauer der Hospitalisierung. Bei Patienten über 75 Jahren muss niedriger dosiert werden (2 × 0,75 mg/kg/d s. c.), da aufgrund der beeinträchtigten renalen Elimination Kumulationsgefahr besteht.
- Die **perkutane Katheterintervention** dient bei Patienten mit hohem Risiko (Troponin T erhöht) der Wiederherstellung der koronaren Perfusion (Näheres s. S. 494, Myokardinfarkt).

Strategien zur Verminderung des myokardialen O_2-Bedarfs:

- **β-Rezeptor-Antagonisten**, wie z. B. Metoprolol 50–100 mg p. o. 2-mal pro Tag oder als Retardformulierung 190 mg p. o. 1-mal pro Tag. Bei Vorliegen einer Tachykardie oder einer arteriellen Hypertonie kann Metoprolol initial auch i. v. verabreicht werden (max. 3 × 5 mg innerhalb von 15 min). β-Rezeptor-Antagonisten dürfen nicht angewendet werden bei Symptomen einer akuten Herzinsuffizienz oder eines kardiogenen Schocks bzw. bei anderen Kontraindikationen (Tab. C-7.13).
- **Glyceroltrinitrat (GTN)** wird s. l. in Dosierungen von bis zu 3-mal 0,4 mg in Abständen von 5 min verabreicht. Anhaltende oder wiederkehrende ischämische Schmerzen, ein kardiales Lungenödem (akute Linksherzinsuffizienz) oder eine arterielle Hypertonie sind Indikationen für eine i. v.-Infusion (0,5–1,0 mg/h).
- **Schmerztherapie** mit Morphin i. v. (2 × 2–4 mg im Abstand von 5–15 min), bei Bedarf auch in Kombination mit Diazepam (5–10 mg langsam i. v.).

Myokardinfarkt mit ST-Elevation

Beim Myokardinfarkt mit ST-Elevation wird die gleiche kombinierte Pharmakotherapie wie beim akuten Koronarsyndrom angewendet. Zusätzlich erhalten alle Pa-

---

additiv mit Ca^{2+}-Kanalblockern (Nachlast ↓).

Trotz dieser Vorteile besteht die **Gefahr ernster unerwünschter Wirkungen**, wie z. B. **Tachykardien** (bei Nifedipin plus Nitrovasodilatatoren) oder **Herzinsuffizienz** (bei β-Rezeptor-Antagonisten plus Nifedipin/Amlodipin).

Akutes Koronarsyndrom

▶ **Merke.**

Durch kombinierte Maßnahmen soll die koronare Minderperfusion schnellstmöglich wieder aufgehoben werden.

Strategien zur Steigerung des O_2-Angebots an den Herzmuskel:

- **Sauerstoff** (4–8 l/min)
- **ASS** initial 250–500 mg i. v., anschließend lebenslang 100 mg/d
- **Clopidogrel** initial 300–600 mg p. o. bei Patienten ≤ 75 Jahre, anschließend 2 Wochen 75 mg/d
- **Heparin** entweder als **unfraktioniertes Heparin (UFH)** (initial 4000 I.E. als i. v.-Bolus, danach 1000 I.E./h über 48 h) oder **niedermolekularer Heparine (NMH)** (z. B. Enoxaparin s. c. 2 × 1 mg/kg/d für die Dauer der Hospitalisierung)
- **Perkutane Katheterinterventionen** bei Patienten mit hohem Risiko (Troponin T ↑) zur Wiederherstellung der koronaren Perfusion (Näheres s. S. 494, Myokardinfarkt).

Strategien zur Verminderung des myokardialen O_2-Bedarfs:

- **β-Rezeptor-Antagonisten** (z. B. Metoprolol): Kontraindikationen sind u. a. akute Herzinsuffizienz und kardiogener Schock (weitere s. Tab. **C-7.13**).
- **Glycerolnitrat (GTN):** s. l. bis zu 3 × 0,4 mg alle 5 min, bei Eskalation i. v.-Gabe möglich
- **Schmerztherapie** mit Morphin i. v. 2 × 2–4 mg, bei Bedarf zusätzlich Diazepam

Myokardinfarkt mit ST-Elevation

Beim Myokardinfarkt mit ST-Elevation kommt die gleiche **kombinierte Pharmakotherapie** wie beim akuten Koronarsyndrom zum Einsatz. Zusätzlich werden frühzeitig **ACE-Hemmstoffe/AT$_1$-Rezeptor-Antagonisten** verabreicht. Außerdem spielen weitere **Reperfusionsstrategien** wie ein koronarer Bypass und die **Koronarintervention mit Stentimplantation** sowie die **pharmakologische Reperfusion mit Fibrinolytika** eine wesentlich wichtigere Rolle als beim akuten Koronarsyndrom.

tienten mit transmuralem Myokardinfarkt frühzeitig auch ACE-Hemmstoffe, z. B. Enalapril p. o. (zunächst 2,5 mg/d, später 2 × 10 mg/d). Diese Behandlung wird unbegrenzt fortgesetzt, wenn Symptome einer systolischen Funktionsstörung der linken Herzkammer auftreten, wie z. B. ein kardiales Lungenödem oder eine linksventrikuläre Ejektionsfraktion unter 40 %. Bei Unverträglichkeit von ACE-Hemmern werden **AT$_1$-Rezeptor-Antagonisten** verabreicht, z. B. Valsartan p. o. (zunächst 2 × 20 mg/d, später 2 × 40 – 80 mg/d). Außerdem spielen beim Myokardinfarkt mit ST-Elevation Reperfusionsverfahren des verschlossenen Koronargefäßes eine wesentlich wichtigere Rolle als beim akuten Koronarsyndrom. Neben der koronaren Bypass-Operation stehen **zwei weitere Reperfusionsstrategien** zur Verfügung: die **perkutane Koronarintervention mit Stentimplantation** und die **pharmakologische Reperfusion mit Fibrinolytika**.

▶ Merke.

▶ Merke. Die wirksamste Methode mit dem größten Nutzen für den Patienten ist die primäre perkutane Koronarintervention mit Stentimplantation. Sie reduziert die Reinfarktrate etwa viermal effektiver als eine Thrombolyse mit Fibrinolytika.

▶ Klinischer Bezug.

▶ Klinischer Bezug. Reperfusionsmethoden

Perkutane Koronarintervention (PCI) mit Ballondilatation und anschließender Stentimplantation (Abb. C-7.5): Diese mechanische Reperfusionmethode wird grundsätzlich dann angewendet, wenn ein Krankenhaus mit entsprechender Ausrüstung und Kompetenz/Erfahrung in der Nähe ist. Eine isolierte Ballondilatation wird nur noch selten durchgeführt. Neben den reinen Metallstents gibt es auch beschichtete Stents, die zur Verhinderung einer Stentthrombosierung Stoffe wie Everolimus/Sirolimus freisetzen. Die kardiale Sterblichkeit und die Reinfarkthäufigkeit zwei Jahre nach PCI sind aber für nicht beschichtete und beschichtete Stents etwa gleich. Der Faktor Zeit ist bei der PCI von entscheidender Bedeutung: Ziel ist es, die Stentimplantation **innerhalb von 90 min** nach dem ersten Arzt-Patienten-Kontakt durchzuführen. Neben der oben beschriebenen kombinierten Pharmakotherapie wird beginnend mit der PCI ein **Glykoprotein-IIb/IIIa-Antagonist** (s. S. 456) i. v. verabreicht, z. B. **Abciximab** (initial 0,25 µg/kg als Bolus, danach 0,125 µg/kg/min für bis zu 12 h nach Beendigung der PCI) oder **Tirofiban** (initial 0,4 µg/kg/min für 30 min, danach 0,1 µg/kg/min für insgesamt 48 h). Die Begleittherapie mit Glykoprotein-IIb/IIIa-Antagonisten verbessert das Ergebnis der PCI, erhöht aber das Risiko von Blutungen. Der Vorteil von Tirofiban gegenüber Abciximab sind die wesentlich niedrigeren Kosten. Die Wirkung von Abciximab kann mittels Thrombozyten-Transfusion beendet werden, die von Tirofiban nur durch Hämodialyse.

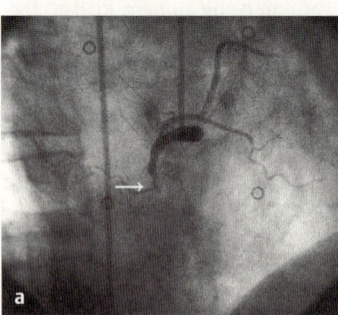
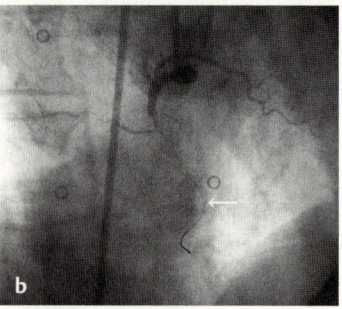
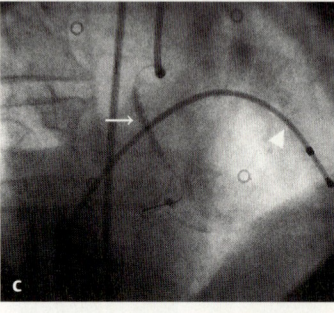

C-7.5 **Mechanische Reperfusion durch Stentimplantation**
a Proximaler Verschluss der rechten Herzkranzarterie (Pfeil).
b Dilatation der Stenose und anschließende Stentimplantation (Pfeil).
c Wiedereröffnete rechte Herzkranzarterie mit Reperfusion des nachgeschalteten Stromgebiets.
(aus Baenkler et al., Duale Reihe Innere Medizin, Thieme, 2009)

Thrombolyse durch Fibrinolytika: Die pharmakologische Reperfusion durch Gabe von Fibrinolytika (s. S. 463) ist dann indiziert, wenn eine PCI nicht innerhalb von 90 min nach dem ersten Arzt-Patienten-Kontakt möglich ist. Die Thrombolyse sollte dann **innerhalb von 30 min** nach dem ersten Arzt-Patienten-Kontakt eingeleitet werden. Bevorzugt werden fibrinspezifische Fibrinolytika verwendet, z. B. **Alteplase** i. v. (15 mg als Bolus gefolgt von 0,75 mg/kg in 30 und 0,5 mg/kg in 60 min). Die Fibrinolyse mit einer einzigen prästationären i. v.-Bolusinjektion von **Tenecteplase** (0,50 – 0,55 mg/kg) wird ebenfalls empfohlen.

7.2.3 Primär- und Sekundärprävention der KHK

Zur Prophylaxe der KHK stehen nichtmedikamentöse und medikamentöse Strategien zur Verfügung.

Nichtmedikamentöse Maßnahmen:
- **Verzicht auf Rauchen:** Diese Maßnahme ist vom Patienten selbst steuerbar und in ihrer Bedeutung nicht zu unterschätzen (50 %ige Reduktion des kardiovaskulären 10-Jahresrisikos).
- **Gewichtsreduktion auf einen normalen Body-Mass-Index (18,5 – 25 kg/m^2)**.
- **Regelmäßige körperliche Belastung:** Kontrolliertes Ausdauertraining für 30 – 60 min an 3 – 5 Tagen in der Woche reduziert das kardiovaskuläre Risiko von KHK-Patienten. In der Sekundärprävention ist die Teilnahme an sog. Koronarsportgruppen zu empfehlen.
- **Ernährungsumstellung:** Eine fettarme, ballaststoffreiche Diät mit viel Gemüse und Früchten (mediterrane Kost) ist besonders für adipöse und hyperlipidämische Patienten eine wichtige Maßnahme. Ziel ist es, die Kalorienaufnahme an die körperliche Aktivität des Patienten anzupassen. Bei konsequenter Umstellung der Ernährung sinkt das kardiovaskuläre 10-Jahres-Risiko um 50 %. Bei einer Tagesdosis von 1 g kann auch die p. o.-Gabe von Omega-3-Fettsäuren nützlich sein (400 mg/d sind ohne Nutzen). Die wichtigsten Omega-3-Fettsäuren sind Eikosapentaensäure und Dokosahexaensäure.
- **Vermeidung von Stress und großer körperlicher Anstrengung.**

Medikamentöse Maßnahmen:
- **Acetylsalicylsäure (ASS):** Alle KHK-Patienten erhalten lebenslang ASS (100 mg/d p. o.). Dadurch wird die Morbidität und Mortalität reduziert. Bei Resistenz oder Überempfindlichkeit gegenüber ASS (s. S. 453) wird mit Clopidogrel behandelt (75 mg/d p. o.). Bei gastrointestinaler Unverträglichkeit (z. B. blutendes Magenulkus) wird ASS mit Omeprazol kombiniert und nicht durch Clopidogrel ersetzt.
- **Clopidogrel:** Nach einem Myokardinfarkt mit ST-Elevation erhalten alle Patienten für 12 Monate Clopidogrel (1 × 75 mg/d p. o.) in Kombination mit ASS.
- **Statine:** Sie werden mit dem Ziel angewendet, die Serumspiegel der „schlechten" Lipide Cholesterol, LDL und Triglyzeride zu senken und des „guten" Lipids HDL zu erhöhen. Verabreicht wird z. B. **Simvastatin** (1 × 10 – 40 mg/d p. o. am späten Abend). Statine reduzieren die Morbidität und Mortalität von KHK-Patienten und sind in der Sekundärprävention ähnlich bedeutsam wie ASS. Wenn durch die Statin-Therapie die in Tab. C-7.14 angegebenen Zielwerte nicht erreicht werden können, sind zusätzliche Pharmaka, wie z. B. **Fibrate** (s. S. 422), indiziert.
- **ACE-Hemmstoffe/AT$_1$-Rezeptor-Antagonisten** (s. S. 162) sind indiziert, wenn sich als Folge eines Myokardinfarkts eine systolische Funktionsstörung der linken Herzkammer (Auswurffraktion < 40 %) entwickelt oder wenn gleichzeitig eine arterielle Hypertonie, ein Diabetes mellitus oder eine chronische Niereninsuffizienz besteht. Die arterielle Hypertonie und der Diabetes mellitus werden so gut wie möglich behandelt (Näheres s. S. 478 bzw. S. 399). Im Falle einer Hypertonie sind Blutdruckwerte < 130/80 mmHg, beim Diabetes mellitus HbA$_{1C}$-Werte ≤ 7 % das Behandlungsziel. Bei Unverträglichkeit werden ACE-Hemmstoffe durch AT$_1$-Rezeptor-Antagonisten ersetzt.
- **β-Rezeptor-Antagonisten:** Nach einem Myokardinfarkt oder einem akuten Koronarsyndrom werden grundsätzlich und lebenslang β$_1$-Rezeptor-Antagonisten angewendet, z. B. **Metoprolol** (100 – 200 mg/d p. o.).

7.2.3 Primär- und Sekundärprävention der KHK

Nichtmedikamentöse Maßnahmen:
- Rauchverzicht
- Gewichtsreduktion auf einen normalen BMI (18,5 – 25 kg/m^2)
- regelmäßige körperliche Belastung (kontrolliertes Ausdauertraining)
- Ernährungsumstellung auf fettarme, ballaststoffreiche Diät
- Vermeidung von Stress und großer körperlicher Anstrengung

Medikamentöse Maßnahmen:
- **Acetylsalicylsäure (ASS):** Unter lebenslanger ASS-Medikation (100 mg/d) sinken die Morbidität und Mortalität. Bei Resistenz oder Überempfindlichkeit Umstellung auf Clopidogrel (s. S. 454), bei gastrointestinaler Unverträglichkeit (z. B. blutendes Magenulkus) wird ASS mit Omeprazol kombiniert.
- **Clopidogrel:** nach STEMI grundsätzlich 75 mg/d für 12 Monate in Kombination mit ASS
- **Statine:** Erfolgreiche Sekundärprophylaxe sowie reduzierte Morbidität und Mortalität unter der Therapie z. B. mit **Simvastatin**. Bei nicht ausreichender Verbesserung der Serumlipidwerte (Tab. C-7.14) Erweiterung des Therapieschemas z. B. durch die zusätzliche Gabe von **Fibraten** (s. S. 422).
- **ACE-Hemmstoffe/AT$_1$-Rezeptor-Antagonisten** (s. S. 162): Sie sind indiziert bei einer systolischen Funktionsstörung der linken Herzkammer oder bei gleichzeitigem Vorliegen einer arteriellen Hypertonie, eines Diabetes mellitus oder einer chronischen Niereninsuffizienz.
- **β-Rezeptor-Antagonisten:** Nach Myokardinfarkt oder akutem Koronarsyndrom erfolgt prinzipiell eine lebenslange Therapie, z. B. mit **Metoprolol**.

- **Aldosteronrezeptor-Antagonisten:** Sie sind indiziert, wenn sich nach einem Myokardinfarkt eine linksventrikuläre systolische Funktionsstörung entwickelt. Verabreicht werden Spironolacton oder Eplerenon (jeweils 25 mg/d p. o.). Wichtige Kontraindikationen in diesem Zusammenhang sind eine Nierenfunktionsstörung und eine Hyperkaliämie.

C-7.14 Zielwerte der unterschiedlichen Lipide im Serum oder Plasma in der KHK-Prävention

Lipid	Zielwert [mg/dl]
Gesamtcholesterin	< 190
LDL	< 100
HDL	> 40 (Männer) und > 46 (Frauen)
Triglyzeride (nüchtern)	< 150

7.3 Herzrhythmusstörungen

Prinzipiell muss zwischen tachykarden und bradykarden Rhythmusstörungen unterschieden werden. Die Pharmakotherapie spielt v. a. bei den **tachykarden Herzrhythmusstörungen** eine Rolle, weshalb nachfolgend schwerpunktmäßig auf diese Störungen eingegangen wird. Die **Methode der Wahl** zur Behandlung von **bradykarden Herzrhythmusstörungen** ist der **Herzschrittmacher**. Pharmaka kommen hier allenfalls vorübergehend zum Einsatz, um die Zeit bis zur Implantation eines Schrittmachers zu überbrücken. In diesem Fall werden Parasympatholytika (z. B. Atropin, s. S. 103) oder direkt wirkende Sympathomimetika wie z. B. Orciprenalin angewendet (s. S. 80).

7.3.1 Tachykarde Rhythmusstörungen

Pathophysiologische Grundlagen

Tachykarde Rhythmusstörungen haben **verschiedene Ursachen**. Die wichtigsten zugrundeliegenden Mechanismen sind:

- **Gesteigerte Automatie heterotoper Schrittmacherzellen:** Die Zellen des myokardialen Erregungsbildungs- und Erregungsleitungssystems (Abb. **C-7.6**) sind durch eine spontane diastolische Depolarisation charakterisiert, das sog. **Schrittmacherpotenzial**. Die **Steilheit des Schrittmacherpotenzials** bestimmt die Automatie einer Schrittmacherzelle, d. h. die Frequenz, mit der diese Zelle Aktionspotenziale feuert (Abb. **C-7.7a**). Durch Aktivierung des sympathischen Nervensystems, durch Hypokaliämie oder durch Herzglykoside kann die Automatie heterotoper (z. B. ventrikulärer) Schrittmacherzellen gesteigert werden. Die Folge ist eine gesteigerte und/oder ungeordnete Impulsbildung. Unter bestimmten Bedingungen können auch Muskelzellen des Arbeitsmyokards Schrittmacherpotenziale bilden, z. B. bei Ischämie oder toxischen Konzentrationen von Herzglykosiden. Dies wird als **abnorme Automatie** bezeichnet.
- **Pathologische Impulsbildung**: Unter bestimmten pathophysiologischen Bedingungen folgen auf normale Aktionspotenziale abnorme Depolarisationen (frühe oder späte Nachpotenziale, Abb. **C-7.7b**). Solche Nachpotenziale können eine pathologische Impulsbildung und -fortleitung in Gang setzen, die auch als **getriggerte Automatie** bezeichnet wird. Mögliche Ursachen früher Nachpotenziale sind eine Hypokaliämie oder Medikamente, die das Aktionspotenzial verlängern. Mögliche Ursachen später Nachpotenziale sind eine Überdosierung von Herzglykosiden, myokardiale Ischämie, chronische Herzinsuffizienz und eine gesteigerte Sympathikusaktivität. Eine klinisch bedeutende Folge früher Nachpotenziale ist die **Torsade-de-pointes- oder Spitzenumkehr-Tachykardie** (s. S. 507).

▶ **Klinischer Bezug.** **Torsade-de-pointes-Tachykardien** treten bevorzugt dann auf, wenn die Aktionspotenzialdauer und damit das QT-Intervall im EKG verlängert ist. Das QT-Intervall ist abhängig von der Herzfrequenz und wird deshalb in frequenzkorrigierter Form (QTc) gemessen. Eine QT-Verlängerung liegt vor, wenn QTc bei Frauen 450 ms und bei Männern 430 ms überschreitet. Besonders kritisch für die Entstehung von Torsade-de-pointes-Tachykardien ist eine QTc-Verlängerung über 500 ms.

- **Wiedereinritt von Erregungen (Reentry-Phänomene):** Fortgeleitete Aktionspotenziale ziehen eine **refraktäre Strecke** hinter sich her, die normalerweise eine geordnete anterograde Erregungsausbreitung gewährleistet. Inhomogenitäten der refraktären Strecke führen häufig zu Rhythmusstörungen, weil Orte mit kurzer refraktärer Strecke viel eher wiedererregbar sind als Orte mit langer refraktärer Strecke. Im Falle einer lokalen Verkürzung der refraktären Strecke können Erre-

▶ **Klinischer Bezug.**

- **Wiedereinritt von Erregungen (Reentry-Phänomene):** Aufgrund von Inhomogenitäten in der einem AP folgenden refraktären Strecke kann es zum retrograden Wiedereintreten der Erregung kommen, sog. **kreisende Erregungen**, die häufig Tachyarrhythmien verursachen. Ursachen dafür

◎ C-7.6 **Das Erregungsbildungs- und -leitungssystem des Herzens mit den ortsspezifisch strukturierten Aktionspotenzialen** (nach Aumüller et al., Duale Reihe Anatomie, Thieme, 2010)

◎ C-7.6

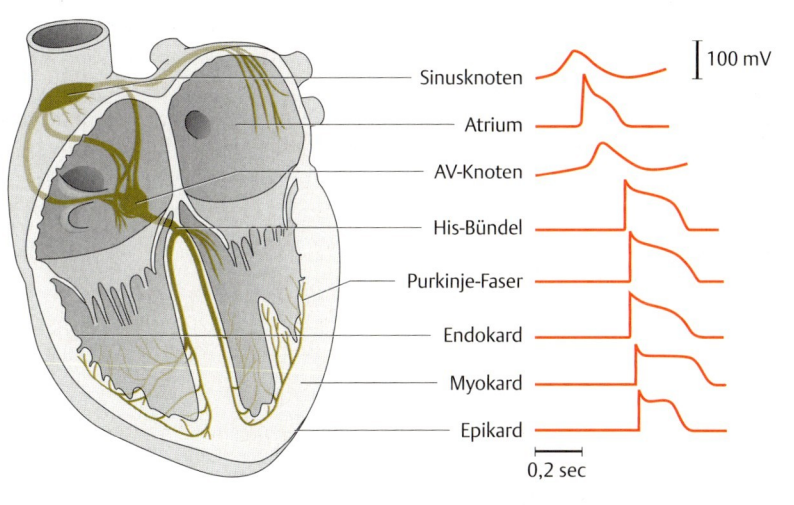

◎ C-7.7 **Ursachen von tachykarden Rhythmusstörungen**

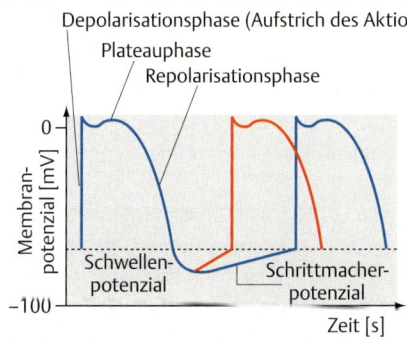
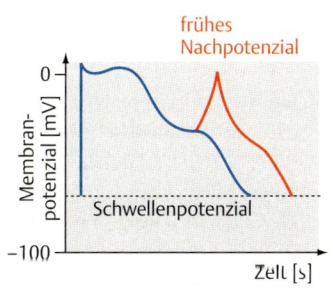
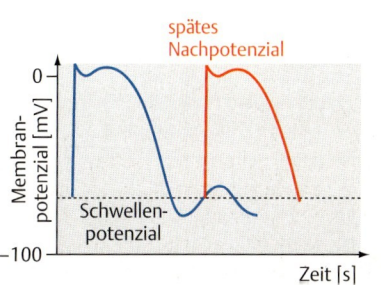

Schematisierte Aktionspotenziale von Herzmuskelzellen aus dem His-Purkinje-System **(blau)**. Die durch gesteigerte Automatie oder abnorme Impulsbildung ausgelösten Aktionspotenziale sind **rot** dargestellt.
a Gesteigerte Automatie: Die langsame diastolische Depolarisation ist das Schrittmacherpotenzial, dessen Steilheit dafür verantwortlich ist, wie rasch das Schwellenpotenzial für die Öffnung der Na^+-Kanäle erreicht und ein neues Aktionspotenzial initiiert wird. Die Steilheit des Schrittmacherpotenzials ist deshalb ein Maß für die Automatie einer Schrittmacherzelle und bestimmt die Frequenz, mit der Schrittmacherzellen Aktionspotenziale erzeugen. Bei gesteigerter Automatie (rote Kurve) ist das Schrittmacherpotenzial erkennbar steiler.
b Abnorme Impulsbildung: Sie geht nicht auf ein Schrittmacherpotenzial, sondern auf getriggerte Aktivität durch pathologische frühe oder späte Nachpotenziale zurück (rote Kurven).

können im ventrikulären Myokard (z. B. infolge von Hypoxien) oder im AV-Knoten liegen (u. a. infolge akzessorischer Leitungsbahnen).

gungen retrograd in ihren Ursprungsort „wiedereintreten" und sog. **kreisende Erregungen** hervorrufen, die häufig Tachyarrythmien verursachen. Inhomogenitäten der refraktären Strecke gehen z. B. auf ischämiebedingte Hypoxien des ventrikulären Myokards zurück, kommen aber auch im AV-Knoten (AV-Knoten-Reentry) oder infolge akzessorischer Leitungsbahnen im AV-Bereich (AV-Reentry) vor.

Wirkstoffe und Einteilung

Abhängig vom Wirkmechanismus werden die Antiarrhythmika nach **Vaughan-Williams** in **vier Klassen** eingeteilt:
- **Klasse I:** Na^+-Kanalblocker
- **Klasse II:** β-Rezeptor-Antagonisten
- **Klasse III:** K^+-Kanalblocker
- **Klasse IV:** Ca^{2+}-Kanalblocker

Wirkstoffe und Einteilung

Nach **Vaughan-Williams** werden die Antiarrhythmika abhängig von ihrem Wirkmechanismus in **vier Klassen** eingeteilt. Obwohl sich einige antiarrythmisch wirkenden Stoffe nicht eindeutig einer Gruppe oder sogar gar keiner Gruppe dieser traditionellen Klassifikation zuordnen lassen, ist sie noch sehr gebräuchlich.
- **Klasse I:** Na^+-Kanalblocker
- **Klasse II:** β-Rezeptor-Antagonisten
- **Klasse III:** K^+-Kanalblocker
- **Klasse IV:** Ca^{2+}-Kanalblocker

Klasse-I-Antiarrhythmika (Na^+-Kanalblocker)

In diese Gruppe gehören u. a. **Lidocain**, **Ajmalin**, **Chinidin**, **Flecainid** und **Propafenon** (Tab. C-7.15).

Klasse-I-Antiarrhythmika (Na^+-Kanalblocker)

In diese heterogene Gruppe gehören viele Substanzen mit z. T. ganz unterschiedlicher Struktur. Die wichtigsten Vertreter sind **Lidocain**, **Ajmalin**, **Prajmalin**, **Chinidin**, **Flecainid** und **Propafenon** (Tab. C-7.15).

C-7.15 Pharmakokinetische Daten und Dosierungen von Antiarrhythmika

Wirkstoff	Applikation	Einzeldosis	DI [h]	BV [%]	HWZ	PEB [%]	EF$_{ren}$ [%]
Klasse-I-Antiarrhythmika							
Lidocain[1]	i. v.	50 – 100 mg	–	35	2 (0,9) h	70 (15)	10
Ajmalin	i. v.	25 – 50 mg	–	< 5	95 min	75	5
Prajmalin	p. o.	20 mg	8	80	6 h	60	40
Chinidin[1]	p. o.	500 mg (ret.)	12	80	7 (11) h	80	20
Flecainid	p. o.	50 – 100 mg	12	70	11 h	60	40
	i. v.	2 mg/kg	–	100			
Propafenon[1]	p. o.	225 – 300 mg	12	~50[2]	6/17 h[3]	90	0
	i. v.	2 mg/kg	–	100			
Klasse-III-Antiarrhythmika							
Amiodaron[1]	p. o.	100 – 200 mg	24	45	25 (61) Tage	99	0 (0)
	i. v.	300 mg	–	100			
Sotalol	p. o.	80 mg	12	85	12 h	0	85
andere Antiarrhythmika							
Adenosin	i. v.	6 mg (als Bolus)	–	100	10 s	0	0

[1] Daten in Klammern betreffen den wirksamen Metaboliten; [2] ist initial wegen eines hohen First-Pass-Effekts sehr niedrig und stellt sich erst nach 3 – 4 Tagen auf etwa 50 % ein; [3] schnelle/langsame Metabolisierer.

Wirkungsmechanismus, Wirkungen und Subklassifizierung:

▶ **Merke.**

Klasse-I-Antiarrhythmika bewirken u. a. eine Verzögerung der Erholung inaktivierter Na^+-Kanäle (Abb. C-7.8), die je nach Affinität des Pharmakons unterschiedlich stark ausgeprägt

Wirkungsmechanismus, Wirkungen und Subklassifizierung:

▶ **Merke.** Klasse-I-Antiarrhythmika wirken wie Lokalanästhetika als Na^+-Kanalblocker (s. S. 139).

Elektrophysiologisch zeigt sich diese Wirkung in einer Verringerung der Steilheit des Aufstrichs des Aktionspotenzials (Abb. C-7.8a) und in einer verzögerten Erholung inaktivierter Na^+-Kanäle (Abb. C-7.8b). Die Zeitkonstante für die Kanalerholung ($\tau_{Erholung}$) ist ein Maß für die Geschwindigkeit, mit der Na^+-Kanäle nach ihrer Inaktivierung wieder reaktiviert werden. In Gegenwart von Klasse-I-Antiarrhythmika

spiegelt $\tau_{Erholung}$ die Affinität wider, mit der diese Stoffe an das Kanalprotein binden. Die Werte für $\tau_{Erholung}$ liegen der **Subklassifizierung der Klasse-I-Antiarrhythmika** zugrunde:
- **Klasse Ia:** Als Leitsubstanz gilt **Chinidin**. **Ajmalin** und **Prajmalin** werden auch dazu gerechnet. Im Gegensatz zu den beiden Letzteren verlängert Chinidin das Aktionspotenzial und QTc.
- **Klasse Ib:** Leitsubstanz ist **Lidocain**. Es verkürzt das Aktionspotenzial.
- **Klasse Ic:** Dazu gehören **Flecainid** und **Propafenon**, die die Aktionspotenzialdauer kaum beeinflussen.

ist und damit die Grundlage einer **Subklassifikation der Klasse-I-Antiarrhythmika** bildet.
- **Klasse Ia: Chinidin** (AP-Dauer↑, QTc↑) sowie Ajmalin und Prajmalin
- **Klasse Ib: Lidocain** (AP-Dauer↓)
- **Klasse Ic: Flenainid** und **Propafenon** (beide: AP-Dauer ↔)

C-7.8 Elektrophysiologische Aspekte der Wirkung von Klasse-I-Antiarrhythmika

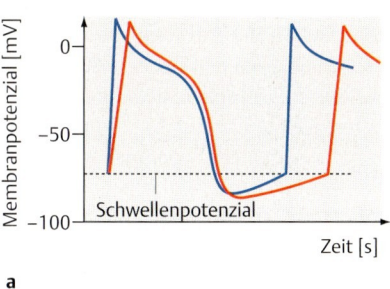
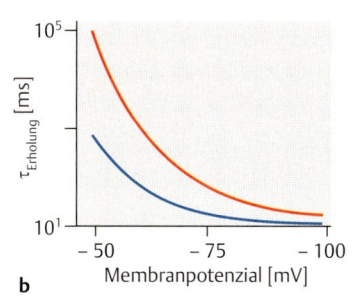

a Schematische Darstellung eines Aktionspotenzials einer Schrittmacherzelle des His-Purkinje-Systems in Abwesenheit (blau) und in Gegenwart (rot) eines Klasse-I-Antiarrhythmikums. Diese Antiarrhythmika vermindern die Steilheit des Aktionspotenzialaufstrichs **(Impulsausbreitungsgeschwindigkeit↓)** und die Steilheit des Schrittmacherpotenzials **(Automatie↓)**.
b Die Zeitkonstante $\tau_{Erholung}$ für die Reaktivierung inaktivierter Na$^+$-Kanäle als Funktion des Membranpotenzials einer Herzmuskelzelle in Abwesenheit (blau) und in Gegenwart eines Klasse-I-Antiarrhythmikums (rot). Diese Antiarrhythmika verlängern $\tau_{Erholung}$ **(Refraktärperiode↑)**.

Vier wichtige **Wirkungen** der Klasse-I-Antiarrhythmika lassen sich aus der Blockade der Na$^+$-Kanäle ableiten: die Verminderung der Impulsausbreitungsgeschwindigkeit, die Verlängerung der Refraktärperiode, die Unterdrückung der pathologischen Impulsbildung und die Reduktion der Automatie heterotoper Schrittmacherzellen (Abb. **C-7.8**).

Wichtige **Wirkungen** sind: Impulsausbreitungsgeschwindigkeit↓, Refraktärperiode↑, pathologische Impulsbildung↓, Automatie heterotoper Schrittmacherzellen↓.

▶ **Klinischer Bezug.** Im EKG sieht man als Folge dieser Wirkungen häufig eine Verlängerung der QRS-Dauer, manchmal eine Verlängerung des PQ-Intervalls und im Falle von Chinidin auch eine Verlängerung des QT-Intervalls.

▶ **Klinischer Bezug.**

Wie bei den Lokalanästhetika sind auch die Wirkungen der Klasse-I-Antiarrhythmika **potenzial- und frequenzabhängig** (Näheres s. S. 141). Ihre Wirkung nimmt mit zunehmender Negativität des Membranpotenzials ab (Abb. **C-7.8b**). Deshalb verstärkt eine Hyperkaliämie (Depolarisation) ihre Wirkung, während eine Hypokaliämie (Hyperpolarisation) ihre Wirkung abschwächt. Die Frequenzabhängigkeit der Wirkung (Use Dependence) äußert sich in einer umso effektiveren Na$^+$-Kanal-Blockade, je höher die Impulsfrequenz in den Herzmuskelzellen ist. Hochfrequente Impulsserien oder früh einfallende Extrasystolen werden deshalb besonders effektiv unterdrückt.

Wie bei den Lokalanästhetika sind die Wirkungen **potenzial- und frequenzabhängig:** Negativierung des Membranpotenzials (z. B. durch Hypokaliämie) → Wirkung↓ (Abb. **C-7.8b**). Impulsfrequenz↑ → Wirkung↑ (Use Dependence).

▶ **Exkurs.** Zusätzliche Wirkungen einzelner Klasse-I-Antiarrhythmika
Chinidin blockiert auch K$^+$-Kanäle, und zwar insbesondere den „verzögerten Gleichrichter" (s. S. 148). Dadurch verlangsamt es die Repolarisation und verlängert die Aktionspotenzialdauer, was sich im EKG als Verlängerung des QT-Intervalls äußert. Außerdem hat Chinidin atropinartige Wirkungen und antagonisiert Muskarinrezeptoren. **Propafenon** wirkt zusätzlich zur Na$^+$-Kanal-Blockade als β-Rezeptor-Antagonist. 5-Hydroxypropafenon, ein wirksamer Metabolit, ist als Na$^+$-Kanalblocker gleich gut wirksam wie Propafenon, als β-Rezeptor-Antagonist jedoch deutlich weniger potent als Propafenon.

▶ **Exkurs.**

Indikationen:
- **AV-Reentrytachykardien:** Das Mittel der Wahl ist Ajmalin.
- **Vorhofflimmern:** Zur medikamentösen Kardioversion wird Flecainid oder Propafenon bevorzugt. Zur Rezidivprophylaxe s. S. 506.
- **Ventrikuläre Tachykardien:** Sie werden bevorzugt mit Ajmalin therapiert.

Unerwünschte Wirkungen:
- **Proarrhythmische (arrhythmogene) Wirkungen** führen zu ventrikulären Tachyarrhythmien, was langfristig eine erhöhte Mortalität und ein erhöhtes Risiko für Kammerflimmern mit sich bringt. **Chinidin** erhöht zusätzlich das Risiko für **Torsade-de-pointes-Tachykardien** (Tab. C-7.16).

▶ Merke.

- **Blutdruckabfall**, v. a. aufgrund **negativ inotroper Wirkung** am Herzen.
- **Gastrointestinale Störungen**, wie z. B. Übelkeit und Bauchschmerzen, selten ist eine intrahepatische Cholestase.
- **Zentralnervöse Störungen**, wie z. B. Parästhesien, Sehstörungen oder Bewusstseinsstörungen.

Kontraindikationen: Alle Stoffe sind kontraindiziert u. a. bei Herzinsuffizienz, nach Myokardinfarkt und bei AV-Block II./III. Grades. Näheres zu den Einzelsubstanzen s. Haupttext.

Wechselwirkungen und Pharmakokinetik (Tab. C-7.15): Die Metabolisierung und Elimination sind meist CYP-vermittelt. Neben der Hemmung des Abbaus vieler CYP2D6-Substrate erhöht **Chinidin** – wie auch Propafenon und Flecainid – den Digoxin-Plasmaspiegel. Darüber hinaus wechselwirken Klasse-I-Antiarrhytmika mit β-Rezeptor-Antagonisten und Ca²⁺-Kanalblockern (kardiodepressive Wirkung ↑) sowie z. T. mit Herzglykosiden (Reizleitungsstörungen ↑).

Indikationen:
- **AV-Reentrytachykardien:** Zur Behandlung und zur Rezidivprophylaxe sind Ajmalin und Prajmalin am besten geeignet. Das Mittel der ersten Wahl ist Ajmalin (50 mg langsam i. v.) gefolgt von Prajmalin oral. Den AV-Reentrytachykardien liegen Präexzitationssyndrome infolge akzessorischer AV-Leitungsbahnen (z. B. WPW-Syndrom) zugrunde.
- **Vorhofflimmern:** Zur medikamentösen Kardioversion wird Flecainid oder Propafenon bevorzugt angewendet. Zur Rezidivprophylaxe sind diese Stoffe höchstens zweite Wahl (s. S. 506).
- **Ventrikuläre Tachykardien:** Lidocain ist wirksam, inzwischen wird bei dieser Indikation aber Ajmalin bevorzugt (s. S. 498).

Unerwünschte Wirkungen:
- **Proarrhythmische (arrhythmogene) Wirkungen:** In einer großen klinischen Studie erhöhten Klasse-I-Antiarrhythmika bei Patienten mit Myokardinfarkt die Mortalität oder das Risiko eines arrhythmiebedingten Herzstillstands infolge ventrikulärer Tachyarrhythmien oder Kammerflimmerns um den Faktor 2,6. **Chinidin** erhöht außerdem das Risiko für die Entwicklung von **Torsade-de-pointes-Tachykardien** (Tab. C-7.16), weil es die Aktionspotenzialdauer und das QT-Intervall im EKG verlängert. Unter diesen Bedingungen mit verzögerter Repolarisation treten besonders bei Hypokaliämien gehäuft frühe Nachpotenziale und getriggerte ventrikuläre Extrasystolen auf, die diese ventrikulären Tachykardien auslösen.

▶ Merke. Wegen der proarrhythmischen Wirkung werden Klasse-I-Antiarrhythmika heute nur noch sehr zurückhaltend und – wenn überhaupt – vorübergehend angewendet.

- **Blutdruckabfall:** Er geht v. a. auf eine **negativ inotrope Wirkung** am Herzen zurück.
- **Gastrointestinale Störungen:** Sodbrennen, Übelkeit, Erbrechen, Durchfall oder Verstopfung, Bauchschmerzen. Selten kommt es zur intrahepatischen Cholestase (Prajmalin > Propafenon).
- **Zentralnervöse Störungen:** Schwindel, Parästhesien, Kopfschmerzen, Sehstörungen, Tinnitus, Nystagmus, deliriumähnliche Bewusstseinsstörungen, Krämpfe.

Kontraindikationen: Alle Stoffe: Herzinsuffizienz, Zustand nach Myokardinfarkt, AV-Block II. und III. Grades, atriale oder ventrikuläre Erregungsleitungsstörungen, Hypotonie. **Chinidin:** Digitalis-Überdosierung, verlängertes QT-Intervall oder Torsade-de-pointes-Tachykardien in der Anamnese, Behandlung mit Stoffen, die das QT-Intervall verlängern (Tab. C-7.16). **Ajmalin/Prajmaliumbitartrat:** tachykarde Rhythmusstörungen bei Digitalis-Überdosierung, Myasthenia gravis, hypertrophe Kardiomyopathie; für Prajmaliumbitartrat auch Niereninsuffizienz. **Propafenon**: Sinusknotensyndrom, Asthma bronchiale, obstruktive Lungenerkrankung, Myasthenia gravis.

Wechselwirkungen und Pharmakokinetik (Tab. C-7.15): Klasse-I-Antiarrhythmika werden v. a. von der Leber metabolisiert, einige aber auch über die Nieren ausgeschieden. Die für die Metabolisierung verantwortlichen Enzyme sind CYP2D6, CYP3A4 und CYP1A2. Dabei entstehen z. T. wirksame Metaboliten. Hemmstoffe und Induktoren von CYP2D6 und von CYP3A4 (s. Tab. A-3.1 auf S. 37) können entsprechend die Plasmaspiegel und somit die Wirkung der Klasse-I-Antiarrhythmika beeinflussen. **Chinidin** hemmt den Abbau vieler CYP2D6-Substrate. Darüber hinaus erhöht es den Plasmaspiegel von Digoxin, weil es durch Hemmung des Effluxtransporters P-Gp seine intestinale Resorption steigert und seine Elimination über den Darm und in der Niere hemmt. Auch Propafenon und Flecainid erhöhen die Digoxin-Plasmaspiegel.

Klasse-I-Antiarrhythmika verstärken die kardiodepressiven Wirkungen von β-Rezeptor-Antagonisten und von Ca²⁺-Kanalblockern. Ajmalin und Prajmaliumbitartrat verschlimmern durch Herzglykoside ausgelöste kardiale Reizleitungsstörungen.

Klasse-II-Antiarrhythmika (β-Rezeptor-Antagonisten)

Die **β-Rezeptor-Antagonisten** werden an anderer Stelle ausführlich besprochen (s. S. 87; s. a. Tab. **C-7.9** auf S. 485 und Tab. **C-7.13** auf S. 492). Die antiarrhythmische Wirkung von β-Rezeptor-Antagonisten geht zurück auf:
- **Reduktion der Automatie** sympathisch innervierter Schrittmacherzellen.
- **Unterdrückung der pathologischen Impulsbildung** durch frühe oder späte Nachpotenziale und der dadurch getriggerten Automatie.
- **Verlängerung der Refraktärperiode** in den Herzkammern und dadurch Verschlechterung der Bedingungen für die Ausbreitung tachykarder Arrhythmien.
- **Blockade der AV-Überleitung** durch Verlängerung der Refraktärperiode und Drosselung der Reizleitungsgeschwindigkeit im AV-Knoten. Folglich wird bei tachykarden, supraventrikulären Rhythmusstörungen die Anzahl der in die Herzkammern fortgeleiteten Erregungen reduziert.

Typische Indikationen für die Anwendung von β-Rezeptor-Antagonisten sind **Vorhofflimmern** und alle Formen von **supraventrikulären Tachykardien**. Außerdem sind ihre antiarrhythmischen Wirkungen für den Überlebensvorteil mitverantwortlich, den Patienten mit überstandenem Myokardinfarkt oder chronischer Herzinsuffizienz erfahren, wenn sie mit β-Rezeptor-Antagonisten behandelt werden.

▶ **Merke.** Im Gegensatz zu allen anderen Antiarrhythmika haben β-Rezeptor-Antagonisten **keine proarrhythmischen Wirkungen**.

Klasse-III-Antiarrhythmika (K⁺-Kanalblocker)

Amiodaron und **Sotalol**, die beiden Vertreter dieser Gruppe, entfalten ihre Wirkung über eine Blockade eines spannungsabhängigen K⁺-Kanals. Dabei handelt es sich um den „verzögerten Gleichrichter" (s. S. 148), der im Herzen für den repolarisierenden K⁺-Strom sorgt und die Aktionspotenzialdauer begrenzt. Die beiden Stoffe verbreitern deshalb das Aktionspotenzial und verlängern die Refraktärperiode in allen Herzabschnitten (Abb. **C-7.9**). Im EKG zeigt sich demzufolge eine Verlängerung des QT-Intervalls. Die Verlängerung der Refraktärperiode führt zur **Unterdrückung tachykarder Rhythmusstörungen**, weil die Wahrscheinlichkeit größer wird, dass Erregungen auf nicht erregbares Myokard treffen und deshalb nicht fortgeleitet werden.

C-7.9 Elektrophysiologische Aspekte der Wirkung von Klasse-III-Antiarrhythmika

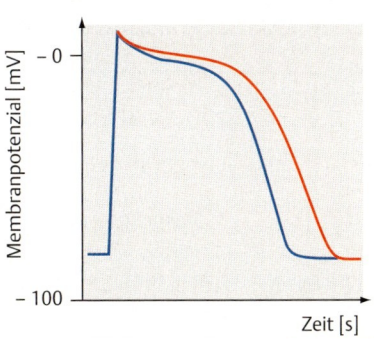

Schematisches Aktionspotenzial einer Herzmuskelzelle in Abwesenheit (blau) und in Gegenwart eines Klasse-III-Antiarrhythmikums (rot). Auffällig ist die Verbreiterung des Aktionspotenzials durch das Antiarrhythmikum.

▶ **Merke.** Klasse-III-Antiarrhythmika haben das **breiteste Indikationsspektrum aller Antiarrhythmika:** Sie sind wirksam bei allen Formen tachykarder Rhythmusstörungen. Das gilt auch für Rhythmusstörungen bei Patienten mit linksventrikulärer systolischer Dysfunktion.

Insgesamt ist **Amiodaron wirksamer als Sotalol**. Deshalb spielt Amiodaron in der klinischen Praxis eine viel größere Rolle und wird nachfolgend auch ausführlicher behandelt. Beim Vorhofflimmern sind beide Klasse-III-Antiarrhythmika bezüglich der Wiederherstellung des Sinusrhythmus gleich gut wirksam, bei der Rückfallprophylaxe ist aber Amiodaron deutlich überlegen.

Das **Nebenwirkungsspektrum** umfasst neben zahlreichen extrakardialen v. a. kardiale Nebenwirkungen, hervorgerufen durch die **negativ inotrope** und **proarrhythmische** Wirkung. Insbesondere kommt es zu dosisabhängigen Verlängerungen der APs und der QT-Zeit, die mit einer erhöhten Gefahr für **ventrikuläre Extrasystolen** und **Torsade-de-pointes-Tachykardien** einhergeht. Außerdem kommt es zu Wechselwirkungen u. a. mit Herzglykosiden, β-Rezeptor-Antagonisten und Antihypertensiva. **Kontraindikationen** sind u. a. Bradykardie, Sinusknotensyndrom, QT-Verlängerung, Hypokaliämie.

Das **Nebenwirkungsspektrum** beider Substanzen umfasst zahlreiche allgemeine, gastrointestinale und zentralnervöse Störwirkungen (extrakardiale Nebenwirkungen). Außerdem können beide Stoffe auch **negativ inotrop** und **proarrhythmisch** wirken. So rufen sie Bradykardien und sinuatriale oder atrioventrikuläre Überleitungsstörungen hervor. Im Vordergrund bei den kardialen Nebenwirkungen steht allerdings die dosisabhängige Verlängerung der Aktionspotenziale und des QT-Intervalls. Dadurch steigt die Gefahr für **ventrikuläre Extrasystolen** und **Torsade-de-pointes-Tachykardien**. Eine Hypokaliämie ist ein wichtiger prädisponierender Faktor für solche Rhythmusstörungen. Deshalb wird das Risiko durch Pharmaka erhöht, die Hypokaliämien hervorrufen können, wie Thiazide, Schleifendiuretika, Laxanzien, Glukokortikoide. Amiodaron und Sotalol verstärken die negativ-chronotropen und -dromotropen Wirkungen der Herzglykoside, β-Rezeptor-Antagonisten und von Verapamil und die blutdrucksenkenden Wirkungen vieler Antihypertensiva. Aus den genannten Wirkungen und Wechselwirkungen lassen sich einige **Kontraindikationen** von Amiodaron und Sotalol direkt ableiten: Bradykardie, Sinusknotensyndrom, kardiale Reizleitungsstörungen, vorbestehende QT-Verlängerung, Hypokaliämie, Kombination mit Digitalisglykosiden oder β-Rezeptor-Antagonisten, Behandlung mit Pharmaka, die das QT-Intervall verlängern und Torsade-de-pointes-Tachykardien verursachen können (Tab. C-7.16).

Amiodaron:

Amiodaron (Abb. **C-7.10**) blockiert neben Ionen-Kanälen, α- und β-Rezeptoren auch die Exozytose von Noradrenalin. Die vielfältigen Angriffspunkte spiegeln sich u. a. in EKG-Veränderungen und Blutdrucksenkungen wider.

Amiodaron:

Amiodaron hat als jodsubstituiertes Molekül Strukturmerkmale, die an Thyroxin erinnern (Abb. **C-7.10**). Neben K^+-Kanälen (s. S. 148) blockiert es auch Na^+- und Ca^{2+}-Kanäle. Außerdem wirkt es als nichtkompetitiver α- und β-Rezeptor-Antagonist und hemmt die Exozytose von Noradrenalin aus den peripheren Nervenendigungen des Sympathikus. Klinisch äußern sich diese Wirkungen in einer Verlängerung der QRS-Dauer und des PQ-Intervalls im EKG, einer Blutdrucksenkung und häufig auch in einer Bradykardie. Ob und in welchem Ausmaß diese zusätzlichen Wirkungen auch zur antiarrhythmischen Wirkung von Amiodaron beitragen, ist unklar.

Amiodaron ist **Mittel der ersten Wahl zur Therapie von ventrikulären Tachykardien**, v. a. nach einem Myokardinfarkt. Darüber hinaus ist es sehr gut wirksam bei **schweren supraventrikulären Tachykardien**. Zusätzlich wird Amiodaron zur Rezidivprophylaxe des Vorhof- und Kammerflimmerns angewendet, v. a. nach elektrischer Kardioversion oder Defibrillation.

Amiodaron ist **Mittel der ersten Wahl in der Therapie von ventrikulären Tachykardien**, insbesondere wenn diese nach einem Myokardinfarkt auftreten, da es im Randbereich des Infarkts die Entwicklung einer abnormen Automatie hemmt. Auch bei **schweren supraventrikulären Tachykardien** gehört es zu den wirksamsten Antiarrhythmika. Nach einer Defibrillation bei Kammerflimmern oder einer elektrischen Kardioversion bei Vorhofflimmern wird in erster Linie Amiodaron zur Rezidivprophylaxe angewendet. Eine präoperative Behandlung mit Amiodaron reduziert die Inzidenz des Vorhofflimmerns nach großen herzchirurgischen Eingriffen.

C-7.10 | Amiodaron

Amiodaron weist eine strukturelle Ähnlichkeit mit dem Schilddrüsenhormon Thyroxin auf. Der jodsubstituierte Benzolring (rot) ist das gemeinsame Strukturelement.

Pharmakokinetik und Dosierung (Tab. C-7.15): Amiodaron wird **sehr langsam eliminiert** und reichert sich aufgrund seiner **ausgeprägten Lipophilie** in vielen Geweben an. Daher ist die **Sättigungsdosis** zu Beginn einer Therapie deutlich höher zu wählen als die **Erhaltungsdosis**. Cave: Bei rascher i. v.-Injektion kann es zu einem **Blutdruckabfall** kommen.

Pharmakokinetik und Dosierung (Tab. C-7.15): Amiodaron wird in der Leber durch CYP3A4 zu einem wirksamen Metaboliten verstoffwechselt. Beide Stoffe werden **sehr langsam eliminiert** und reichern sich wegen ihrer **ausgeprägten Lipophilie** in vielen Geweben an (Kornea, Haut, Lunge, Leber, Nervengewebe). Zur Auffüllung dieser tiefen Kompartimente muss Amiodaron zu Behandlungsbeginn sehr viel höher dosiert werden **(Sättigungsdosis)** als im weiteren Verlauf einer Therapie **(Erhaltungsdosis)**. Die orale Sättigungsdosis beträgt 2-mal tgl. 400 mg für 10–14 Tage, die anschließende orale Erhaltungsdosis 100–200 mg pro Tag. In der Sättigungsphase wird initial häufig eine Dosis von 300 mg als i. v.-Infusion über 0,5–2 h verabreicht. Eine rasche i. v.-Injektion von Amiodaron kann zu einem **Blutdruckabfall** führen.

> **Merke.** Die zahlreichen **charakteristischen unerwünschten Wirkungen** gehen auf die Speicherung (und Ablagerung) von Amiodaron in den Geweben zurück. Das Ausmaß und die Häufigkeit der Nebenwirkungen sind abhängig von der kumulativen Amiodaron-Gesamtdosis. Bei einer lang anhaltenden Therapie sollte deshalb die **Erhaltungsdosis maximal 200 mg pro Tag** betragen.

Besonders häufig, aber in der Regel binnen 6–12 Monaten nach Absetzen vollständig reversibel ist die **Amiodaron-Keratopathie**. Die zugrunde liegenden Ablagerungen in der Hornhaut können zu Sehstörungen führen. An der Haut können die Amiodaron-Ablagerungen eine Photosensibilisierung und Pigmentierungsstörungen verursachen. Eine sehr ernste Komplikation sind alveoläre oder interstitielle Pneumonien, die zur **Lungenfibrose** führen können. Häufig beobachtet man eine isolierte **Erhöhung der Serumtransaminasen**, schwere Leberfunktionsstörungen (Arzneimittelhepatitis, cholestatischer Ikterus, Leberzirrhose) sind aber eher selten. Ablagerungen in Neuronen können verschiedene **neurologische Symptome** hervorrufen wie Tremor, Ataxie, Kopfschmerzen, Dyskinesien und periphere Neuropathien. Besonders gefürchtet ist die seltene **Optikusneuropathie**.

> **Klinischer Bezug.** Häufig beobachtet man nach Gabe von Amiodaron **Hyper- oder Hypothyreosen**, die die klinische Anwendung limitieren können. Vermutlich ist das im Amiodaronmolekül enthaltene Jod hauptverantwortlich für diese extrakardiale Nebenwirkung. Auch wenn nur ein Bruchteil des aufgenommenen Amiodarons dejodiert wird, so werden im Körper doch beträchtliche Jodmengen freigesetzt (eine 200 mg Amiodaron-Tablette enthält 75 mg Jod!). Die Hyperthyreosen überwiegen in Jodmangelgebieten (Risikofaktoren: Knotenstruma und funktionelle Autonomie), die Hypothyreosen in Gegenden mit ausreichender Jodversorgung (Risikofaktoren: Schilddrüsen-Autoantikörper und subklinische Hypothyreose mit erhöhtem TSH). Für die Hypothyreosen ist nicht nur Jod allein ursächlich: Amiodaron und dessen wirksamer Metabolit hemmen nämlich auch die Dejodierung von T_4 zu T_3 und antagonisieren die T_3-Wirkung am Hormonrezeptor. Die Amiodaron-induzierte Hyperthyreose wird mit Thyreostatika oder Glukokortikoiden, die Hypothyreose durch Thyroxinsubstitution behandelt.

Kontraindiziert ist Amiodaron bei Jodallergien, Schilddrüsenerkrankungen, Behandlung mit MAO-Hemmstoffen sowie in der Schwangerschaft und Stillzeit. Zu den allgemeinen Nebenwirkungen und Kontraindikationen der Klasse-III-Antiarrhythmika s. S. 502.

Wechselwirkungen: Amiodaron ist nicht nur ein Substrat von CYP3A4, sondern auch ein Hemmstoff mehrerer CYP-Enzyme (CYP1A2, CYP2C9, CYP2D6 und CYP3A4) und von P-Gp. Es hemmt also die Elimination von Substraten dieser CYP-Enzyme (s. Tab. A-3.1 auf S. 37). Besonders gefährliche Konsequenzen aus diesen Wechselwirkungen ergeben sich für die Kombination von Amiodaron mit **Phenprocoumon/Warfarin**, **Simvastatin**, **Ciclosporin** und **Phenytoin**. Da Amiodaron die Elimination dieser Stoffe hemmt, besteht ein erhöhtes Risiko für Blutungen (Phenprocoumon/Warfarin), für eine Rhabdomyolyse (Simvastatin), für toxische Nebenwirkungen (Ciclosporin) und für kardiale und zentralnervöse Nebenwirkungen (Phenytoin). Durch Hemmung des Effluxtransporters P-Gp beeinträchtigt Amiodaron auch die enterale und renale Elimination von **Digoxin** und erhöht so das Risiko von Intoxikationen. **HIV-Protease-Inhibitoren** hemmen und **Colestyramin** beschleunigt die Elimination von Amiodaron.

Sotalol:
Sotalol ist ein Razemat, dessen Enantiomere gleich gut antiarrhythmisch wirksam sind. Sotalol ist neben seiner Wirkung als **K⁺-Kanalblocker** auch ein kompetitiver **β-Rezeptor-Antagonist**. Bezüglich dieser Wirkung ist das (−)-Enantiomer sehr viel potenter als das (+)-Enantiomer. Im Gegensatz zu Amiodaron ist Sotalol hydrophil und wird renal eliminiert (Tab. C-7.15). Zu den **Nebenwirkungen** gehören proarrhythmische Effekte, die bei Sotalol vier- bis fünfmal häufiger sind als bei Amiodaron. Außerdem treten Seh- oder Hörstörungen, Schlafstörungen, Stimmungsschwankungen, Verwirrtheitszustände, Blutdruckabfall, Dyspnoe, Exantheme und periphere Durchblutungsstörungen auf. **Kontraindiziert** ist Sotalol bei Herzinsuffizienz, Myokardinfarkt, Schock, schwerer Hypotonie, peripheren Durchblutungsstö-

---

> **Merke.**
>
> Eine häufige reversible Nebenwirkung ist die **Amiodaron-Keratopathie**. Sehr ernste Komplikationen sind Pneumonien, die in der Folge zu **Lungenfibrosen** führen können. Häufig wird eine isolierte **Erhöhung der Serumtransaminasen** gefunden. Ablagerungen in Neuronen führen zu verschiedenen **neurologischen Symptomen** wie Tremor und selten einer **Optikusneuropathie**.

> **Klinischer Bezug.**

Kontraindikationen sind u. a. Jodallergie, Schilddrüsenerkrankung, Schwangerschaft und Stillzeit.

Wechselwirkungen treten u. a. auf mit anderen Substraten von CYP-Enzyme, v. a. mit **Phenprocoumon/Warfarin**, **Simvastatin**, **Ciclosporin** und **Phenytoin**, deren Plasmaspiegel und Nebenwirkungsrisiko deutlich erhöht werden. Zusätzlich beeinträchtigt Amiodaron die Elimination von **Digoxin**. Umgekehrt wirken **HIV-Protease-Inhibitoren** (hemmend) und **Colestyramin** (beschleunigend) auf die Elimination von Amiodaron.

Sotalol:
Neben seiner Wirkung als **K⁺-Kanalblocker** ist Sotalol auch ein kompetitiver **β-Rezeptor-Antagonist**. Anders als Amiodaron ist Sotalol hydrophil und wird renal eliminiert (Tab. C-7.15). Zu den **Nebenwirkungen** gehören z. B. ausgeprägte proarrhythmische Effekte und neurologische Störungen. **Kontraindikationen** sind u. a. Herzinsuffizienz, Myokardinfarkt, schwere Hypotonie und Sulfonamid-Allergie.

tiazem sowie bei Überempfindlichkeit gegenüber Sulfonamiden. Sotalol antagonisiert die Wirkung von β_2-Rezeptor-Agonisten in der Asthmatherapie und verstärkt die neuromuskuläre Blockade, die durch curareähnliche Muskelrelaxanzien hervorgerufen wird (s. S. 106).

Klasse-IV-Antiarrhythmika (Ca^{2+}-Kanalblocker)

Verapamil, **Diltiazem** und **Gallopamil** hemmen einen spannungsabhängigen Ca^{2+}-Kanal (s. Tab. **C-7.9**, Tab. **C-7.13**). Ursachen ihrer antiarrhythmischen Wirkung:
- Reduktion der Automatie
- Unterdrückung langsamer APs
- Unterdrückung der pathologischen Impulsbildung durch frühe Nachpotenziale
- Blockade der AV-Überleitung → Weiterleitung supraventrikulärer Tachykardien ↓

Indikationen sind **Vorhofflimmern** und **-flattern**. In der Behandlung von **supraventrikulären Tachykardien** sind Klasse-IV-Antiarrhythmika nur 2. Wahl nach Adenosin, da durch die **proarrhythmische Wirkung** schwere ventrikuläre Tachyarrhythmien entstehen können. Eine absolute **Kontraindikation** ist ein WPW-Syndrom mit Vorhofflimmern.

Sonstige Antiarrhythmika

Adenosin: Über die Erregung von **Adenosin-A$_1$-Rezeptoren** am Herzen hemmt Adenosin rezeptorgesteuerte K$^+$-Kanäle in den Vorhöfen und im AV-Knoten (**AV-blockierende Wirkung**). Dadurch kommt es zu verkürzten APs, verminderter Automatie, gehemmter Impulsfortleitung und verlängerter Refraktärzeit. Adenosin wird aufgrund seiner nur **sehr kurzen Wirkdauer** ausschließlich i. v. injiziert und in der Regel als **Bolus** verabreicht (Tab. **C-7.15**).

Wichtigste **Indikation** sind **AV-Knoten-Reentrytachykardien**. Häufige **unerwünschte Wirkungen** sind u. a. Blutdruckabfall und Bradykardien bis hin zur Asystolie, die innerhalb weniger Minuten in der Regel abklingen. **Kontraindikationen** sind u. a. ein AV-Block II./III. Grades, ein Sinusknotensyndrom, ein Z. n. Herztransplantation und eine COPD. **Wechselwirkungen** treten auf mit Dipyridamol und Methylxanthinen (wie z. B. Koffein).

Klasse-IV-Antiarrhythmika (Ca^{2+}-Kanalblocker)

Zu dieser Gruppe gehören die kardiodepressiven Ca^{2+}-Kanalblocker **Verapamil**, **Diltiazem** und das Verapamilanalogon **Gallopamil**. Sie hemmen den langsamen, spannungsabhängigen L-Typ-Ca^{2+}-Kanal. An anderer Stelle werden sie ausführlich besprochen (s. S. 144; s. a. Tab. **C-7.9** auf S. 485 und Tab. **C-7.13** auf S. 492). Die antiarrhythmische Wirkung dieser Substanzen geht zurück auf:
- **Reduktion der Automatie** im Sinusknoten und AV-Knoten.
- **Unterdrückung langsamer Aktionspotenziale**, denen eine Öffnung von Ca^{2+}-Kanälen zugrunde liegt.
- **Unterdrückung der pathologischen Impulsbildung durch frühe Nachpotenziale**.
- **Blockade der AV-Überleitung** durch Verlängerung der Refraktärperiode und Drosselung der Reizleitungsgeschwindigkeit im AV-Knoten. Folglich reduzieren sie bei tachykarden supraventrikulären Rhythmusstörungen die Anzahl der in die Herzkammern fortgeleiteten Erregungen.

Indikationen für ihre Anwendung sind **Vorhofflimmern** und **Vorhofflattern**. In der Behandlung der **supraventrikulären Tachykardien** vom Typ der AV-Knoten-Reentrytachykardie sind sie nach Adenosin zweite Wahl. Auch Verapamil und Diltiazem haben **proarrhythmische Wirkungen**: Bei Patienten mit AV-Reentrytachykardien können sie die Refraktärperiode in der akzessorischen AV-Leitungsbahn verkürzen, sodass aufgrund der verbesserten AV-Überleitung schwere ventrikuläre Tachyarrhythmien entstehen können. Da sich nach der Beseitigung von AV-Reentrytachykardien durch eine elektrische Kardioversion häufig ein Wolff-Parkinson-White-Syndrom (WPW-Syndrom) mit Vorhofflimmern im EKG zeigt, sind Ca^{2+}-Kanalblocker beim WPW-Syndrom mit Vorhofflimmern **kontraindiziert**.

Sonstige Antiarrhythmika

Hierzu gehören das Nukleosid **Adenosin** und die **Herzglykoside**.

Adenosin: Adenosin erregt am Herzen **Adenosin-A$_1$-Rezeptoren** (Näheres zu Adenosinrezeptoren s. S. 349). Über diese Rezeptoren hemmt es G$_{i/o}$-vermittelt die Adenylatcyclase und öffnet G$_{i/o}$-vermittelt einwärtsgleichrichtende K$^+$-Kanäle in den Vorhöfen und im AV-Knoten. In diesen Herzabschnitten wird dadurch das Aktionspotenzial verkürzt, die Automatie reduziert und die Impulsfortleitung gehemmt. Seine **AV-blockierende Wirkung** geht auf die Verzögerung der Erregungsausbreitung und eine Verlängerung der Refraktärperiode im AV-Knoten zurück. Adenosin wird **ausschließlich i. v.** injiziert und ist **nur sehr kurz wirksam**, da es innerhalb von Sekunden aus dem Plasma eliminiert wird (Tab. **C-7.15**). Es ist deshalb umso wirksamer, je schneller es injiziert wird. Aus diesem Grund wird es als **Bolus** verabreicht: zunächst 6 mg, bei ausbleibender Wirkung nach 2 min nochmals 12 mg. Adenosin wird durch Adenosin-Transporter sehr effizient von Erythrozyten, Neuronen und vielen anderen Zellen aufgenommen und intrazellulär verstoffwechselt.

Die wichtigste **Indikation** für eine Erstlinien-Behandlung mit Adenosin sind **AV-Knoten-Reentrytachykardien**. Hierzu zählen die allermeisten Fälle von paroxysmaler supraventrikulärer Tachykardie. Häufige **unerwünschte Wirkungen** sind Bronchospasmus und Dyspnoe, Hitzegefühl mit Gesichtsrötung, thorakales Druckgefühl, Bradykardie oder über einige Sekunden andauernde Asystolie und Blutdruckabfall. Diese Effekte klingen innerhalb von 1–2 min ab. **Kontraindikationen** für die Adenosin-Gabe sind ein AV-Block II./III. Grades, ein Sinusknoten-Syndrom, Hypotonie, dekompensierte Herzinsuffizienz; Zustand nach Herztransplantation (Risiko: anhaltende Asystolie), instabile Angina pectoris, obstruktive Lungenerkrankungen, verlängertes QT-Intervall, Tachyarrhythmien mit breitem QRS-Komplex und Behandlung mit Verapamil. **Wechselwirkungen** betreffen Dipyridamol, das als Hemmstoff des Adenosin-Transporters die Wirkung von Adenosin erheblich verstärkt und verlängert. Außerdem schwächen Methylxanthine wie Koffein und Theophyllin die Wirkung von Adenosin ab, weil sie Adenosinrezeptoren antagonisieren.

Herzglykoside: Herzglykoside mit den wichtigsten Vertretern Digoxin und Digitoxin werden ab S. 511 ausführlich besprochen. Ihre Anwendung bei Rhythmusstörungen basiert allein auf ihrer **AV-blockierenden Wirkung**: Sie verlängern die Refraktärperiode und verringern die Reizleitungsgeschwindigkeit im AV-Knoten. Herzglykoside eignen sich zur **Kontrolle der Kammerfrequenz beim Vorhofflimmern und Vorhofflattern**, da sie die Anzahl der in die Herzkammern fortgeleiteten Erregungen und damit die Herzfrequenz reduzieren. Diese Wirkung der Herzglykoside kann durch Atropin partiell antagonisiert werden. Offensichtlich erhöhen Herzglykoside den Tonus der vagalen (parasympathischen) Neurone, die die Herzvorhöfe und den AV-Knoten innervieren.

Pharmakotherapie ausgewählter Tachyarrhythmien

Häufig wird behauptet, Antiarrhythmika seien als Arzneimittel heute ohne Bedeutung. Eine so pauschale Aussage ist nicht gerechtfertigt. Lediglich für die Klasse-I-Antiarrhythmika trifft sie wegen deren proarrhythmischer Wirkung zu. Bei bestimmten Rhythmusstörungen spielt die **medikamentöse Therapie** nach wie vor eine Rolle. Die wichtigsten Antiarrhythmika sind dabei Amiodaron, Adenosin, Verapamil und β-Rezeptor-Antagonisten. **Nichtmedikamentöse Behandlungsstrategien** gewinnen zunehmend an Bedeutung. Dazu gehören implantierbare Schrittmacher, die Defibrillation/elektrische Kardioversion mit Gleichstrom, implantierbare Kardioverter-Defibrillatoren und die Ablation von arrhythmogenen (anatomischen) Substraten mithilfe von Kathetern und hochfrequentem Wechselstrom. Eine nichtmedikamentöse Maßnahme ist auch die Vagusaktivierung (z. B. durch den Valsalva-Pressversuch oder die Karotissinus-Massage) zur Beendigung einer AV-Knoten-Reentrytachykardie.

Vorhofflimmern (VHF)

VHF ist mit einer Prävalenz von insgesamt 6 % die **häufigste Herzrhythmusstörung**. Die Häufigkeit steigt von 1 % bei 55 – 59-Jährigen bis auf 18 % bei 85-Jährigen. Elektrophysiologisch liegen einem VHF eine fokale automatische Impulsgenerierung im linken Vorhof und/oder kreisende Erregungen zugrunde. Die Vorhöfe werden mit einer **Frequenz von 350 – 600/min** aktiviert. Da die Vorhofdepolarisationen unorganisiert sind, resultiert daraus keine effektive Vorhofkontraktion und der Beitrag der Vorhöfe zur Füllung der Kammern geht verloren. Von der großen Zahl der auf den AV-Knoten treffenden Aktionspotenziale wird nur ein kleiner Teil in die Kammern fortgeleitet (Filterfunktion). Der Großteil bleibt im AV-Knoten verborgen und verlängert dort die Refraktärperiode. Da sich die Zahl der im AV-Knoten verborgenen Impulse ständig ändert, ist auch die Refraktärperiode der in die Kammern fortgeleiteten Impulse nicht konstant und die Kammern schlagen absolut arrhythmisch **(absolute Arrhythmie;** Abb. **C-7.11a).** Mit zunehmender Flimmerfrequenz nimmt die Kammer- bzw. Herzfrequenz ab und umgekehrt. Chinidin und Flecainid senken z. B. als Antiarrhythmika die Flimmerfrequenz, erhöhen aber die Herzfrequenz. Herzglykoside hingegen erhöhen wegen ihrer vagotonen Wirkung die Flimmerfrequenz und senken (nicht nur wegen der AV-Blockierung) die Herzfrequenz.

Behandlungsstrategien:
- **Frequenz-Kontrolle:** Behandlungsziel ist die Reduktion der Ruhe-Herzfrequenz auf etwa 80 – 100/min. Erreicht wird dieses Ziel durch AV-blockierende Substanzen wie Digitalisglykoside, β-Rezeptor-Antagonisten und/oder Verapamil. Die Frequenz-Kontrolle verbessert die hämodynamische Stabilität durch Verlängerung der Diastolendauer. Je höher nämlich die Herzfrequenz, desto kürzer die Diastole. Eine kurze Diastole geht mit schlechter ventrikulärer Füllung und reduzierter koronarer Durchblutung einher. Der atriale Beitrag zur ventrikulären Füllung fehlt allerdings weiterhin.
- **Rhythmus-Kontrolle:** Behandlungsziel ist die Wiederherstellung des Sinusrhythmus durch medikamentöse oder elektrische Kardioversion und die Aufrechterhaltung des Sinusrhythmus durch Antiarrhythmika.

Die Frequenz-Kontrolle wird von vielen Ärzten bevorzugt angewendet, weil die aufwendige Rhythmus-Kontrolle weder die Mortalität noch die Morbidität (z. B. Schlaganfälle) oder die Lebensqualität verbessert. Wichtig ist bei beiden Strategien

---

Herzglykoside: Die Anwendung von Herzglykosiden in der Therapie von Rhythmusstörungen basiert auf ihrer **AV-blockierenden Wirkung**. Sie sind deshalb geeignet zur **Kontrolle der Kammerfrequenz beim Vorhofflimmern und Vorhofflattern**.

Pharmakotherapie ausgewählter Tachyarrhythmien

Medikamentöse Therapien sind bei bestimmten Rhythmusstörungen keineswegs obsolet, auch wenn vielfältige **nichtmedikamentöse Behandlungsstrategien** zunehmend an Bedeutung gewinnen.

Vorhofflimmern (VHF)

VHF ist insgesamt die **häufigste Herzrhythmusstörung**. Dabei werden die Vorhöfe mit einer **Frequenz von 350 – 600/min** aktiviert, ohne dass eine effektive Kontraktion resultiert. Da nur ein nicht konstanter, unregelmäßiger Anteil der Vorhoferregungen über den AV-Knoten auf die Kammer übergeleitet wird, entwickelt sich dort eine **absolute Arrhythmie** (Abb. C-7.11a). Mit zunehmender Flimmerfrequenz nimmt die Kammerfrequenz ab und umgekehrt. Herzglykoside erhöhen die Flimmerfrequenz (vagotone Wirkung) und senken die Herzfrequenz (u. a. wegen der AV-Blockierung).

Behandlungsstrategien:
- **Frequenz-Kontrolle** mit Reduktion der Ruhefrequenz führt zur hämodynamischen Stabilisierung (→ ventrikuläre Füllung und Koronardurchblutung ↑). Pharmaka: Digitalisglykoside, β-Rezeptor-Antagonisten und/oder Verapamil.
- **Rhythmus-Kontrolle** zur Wiederherstellung des Sinusrhythmus (medikamentös/elektrisch), Aufrechterhaltung durch Antiarrhythmika.

Meist wird die Frequenz-Kontrolle bevorzugt, da die aufwendige Rhythmus-Kontrolle weder Morbidität noch Mortalität senkt. Aufgrund des erhöhten Thrombembolie- und Schlaganfallrisikos durch VHF muss immer begleitend **antikoagulativ therapiert** werden.

die begleitende **Therapie mit Antikoagulanzien**, weil VHF mit einem erhöhten Risiko für Thromboembolien und embolisch bedingten Schlaganfällen verbunden ist.

Formen des VHF und deren konkrete Behandlung:

Paroxysmales VHF: Es tritt anfallsweise auf und ist meist innerhalb von 48 h spontan selbstlimitierend. Die Anfälle können rezidivieren und treten häufig ohne kardiale Grunderkrankung auf. Auch das nach 10–40 % der Herzoperationen auftretende VHF ist meist ein paroxysmales VHF. Seine Inzidenz kann durch Vorbehandlung mit Amiodaron (600 mg/d für 7 Tage) halbiert werden. Bei einer Anfallsdauer über 24 h ist der Versuch einer medikamentösen Kardioversion mit Propafenon (2 mg/kg i. v. in 10 min oder 450–600 mg p. o.) oder Flecainid (2 mg/kg i. v. in 10 min; 200–300 mg p. o.) gerechtfertigt. Eine elektrische Kardioversion ist nur selten erforderlich. Ansonsten beschränkt sich die **Rhythmus-Kontrolle** auf die Rezidivprophylaxe. Amiodaron ist dabei das Mittel der Wahl (s. persistentes VHF). Während der Anfälle ist die **Frequenz-Kontrolle** wichtig. Da das Wiederauftreten von Anfällen medikamentös nicht vollständig verhindert werden kann, muss zur Prävention von Thromboembolien zumindest vorübergehend mit oralen Antikoagulanzien (Phenprocoumon/Warfarin) behandelt werden (INR-Zielwert 2,0–2,5; s. S. 460). Die Katheterablation arrhythmogener Herde im Bereich der Mündung der Lungenvenen im linken Vorhof kann eine Heilung der Erkrankung herbeiführen.

Persistentes VHF: Es tritt gewöhnlich bei herzkranken Patienten auf. Typische zugrundeliegende Erkrankungen sind Mitralklappenvitien, arterielle Hypertonie, chronische Herzinsuffizienz und Hyperthyreose. Herzfrequenzen > 100/min erfordern eine **Frequenz-Kontrolle** mit Verapamil oder β-Rezeptor-Antagonisten in Kombination mit Digoxin (0,5 mg/d für 2 Tage, danach 0,25 mg/d). Die Kombination aus β-Rezeptor-Antagonisten und Digoxin ist besonders günstig, da sie einen überproportionalen Anstieg der Herzfrequenz verhindert, wenn sich die AV-Überleitung bei körperlicher Belastung durch Zunahme des Sympathikotonus verbessert. Wenn das VHF weniger als 48 h besteht, ist nach Injektion von Heparin eine **Rhythmus-Kontrolle** durch sofortige elektrische Kardioversion sinnvoll. Danach muss die Behandlung mit Antikoagulanzien fortgesetzt werden (Heparin für einige Tage und Phenprocoumon/Warfarin für lange Zeit). Patienten, bei denen das VHF schon länger als 48 h andauert, erhalten zunächst für 3 Wochen Phenprocoumon/Warfarin (INR-Zielwert 2,0–2,5), werden dann elektrisch kardiovertiert und anschließend langfristig mit Antikoagulanzien behandelt. Das wirksamste Pharmakon zur **Rezidivprophylaxe** (Aufrechterhaltung des Sinusrhythmus) ist Amiodaron. Es reduziert nach einjähriger Behandlung die Rezidivquote von 82 auf 35 %. Kein anderes Antiarrhythmikum erreicht diese Wirksamkeit. Eine sichere Prävention von Rezidiven ist medikamentös nicht möglich und gelingt nur mittels Katheterablation, die aber hier weniger zuverlässig ist als beim paroxysmalen VHF.

Permanentes VHF: Bei dieser Form ist eine Kardioversion und/oder eine Aufrechterhaltung des Sinusrhythmus nicht mehr möglich, weil eine strukturelle Herzerkrankung vorliegt (z. B. Größe des linken Vorhofs > 5,5 cm, Mitralklappenstenose, chronische linksventrikuläre Dysfunktion), das VHF länger als 12 Monate andauert

Formen des VHF und deren konkrete Behandlung:

Paroxysmales VHF tritt anfallsweise auf und ist binnen 48 h selbstlimitierend. Die **Rhythmus-Kontrolle** beschränkt sich im Wesentlichen auf die Rezidivprophylaxe mit Amiodaron, nur bei einer Anfallsdauer > 24 h sollte der Versuch einer medikamentösen Kardioversion (Propafenon/Flecainid) unternommen werden. Zusätzlich ist während der Anfälle die **Frequenz-Kontrolle** wichtig. Können Anfälle nicht ganz verhindert werden, muss mit oralen Antikoagulanzien behandelt werden.

Persistentes VHF tritt in der Regel bei herzkranken Patienten auf (z. B. mit Klappenvitien, Hypertonie etc.). Herzfrequenzen > 100/min erfordern eine **Frequenz-Kontrolle** mit Verapamil oder β-Rezeptor-Antagonisten und zusätzlich Digoxin. Besteht ein neu aufgetretenes VHF erst weniger als 48 h, ist nach Heparinisierung eine **Rhythmus-Kontrolle** durch elektrische Kardioversion sinnvoll. Besteht das VHF > 48 h, wird vor der elektrischen Kardioversion zunächst 3 Wochen oral antikoaguliert. Wirksamstes Pharmakon zur **Rezidivprophylaxe** ist Amiodaron.

Beim **permanenten VHF** wird der Sinusrhythmus meist nicht mehr erreicht. Die Therapie beschränkt sich dann auf die **Frequenz-Kontrolle** und eine **lebenslange Behandlung mit oralen Antikoagulanzien**.

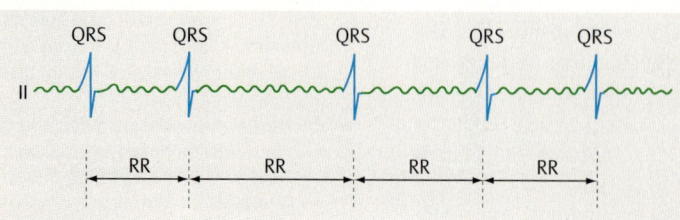

C-7.11 Typische EKG-Veränderungen bei Vorhofflimmern und Torsade-de-pointes-Tachykardie

a Vorhofflimmern mit absoluter Arrhythmie: Dargestellt sind unregelmäßige, schmale QRS-Komplexe und die unregelmäßigen Vorhofflimmerwellen.
b Torsade-de-pointes-Tachykardie: Charakteristisch sind die sich selbst limitierenden tachykarden Salven mit periodisch wechselnden positiven und negativen QRS-Komplexen.
(aus Schuster, Trappe; EKG-Kurs für Isabel, Thieme, 2009)

oder schon mehrere Versuche einer elektrischen Kardioversion erfolglos waren. Bei diesen Patienten beschränkt man sich auf die **Frequenz-Kontrolle** und eine **lebenslange Behandlung mit oralen Antikoagulanzien**.

Torsade-de-pointes-Tachykardien (Spitzenumkehr-Tachykardien)

▶ **Definition.** Bei den **Torsade-de-pointes-Tachykardien (TDP-Tachykardien)** handelt es sich um eine Sonderform ventrikulärer Tachykardien. Sie sind durch ein periodisches An- und Abschwellen der QRS-Komplexe sowie durch wechselnd positive und negative QRS-Vektoren im EKG charakterisiert.

Sie sind zwar selten, aber **potenziell lebensbedrohlich**, da sich aus ihnen ein Kammerflimmern entwickeln kann. Frauen sind etwa doppelt so häufig betroffen wie Männer. Sie werden durch ventrikuläre Extrasystolen mit besonders lang dauernden Aktionspotenzialen ausgelöst, die häufig frühe Nachpotenziale hervorbringen. TDP-Tachykardien halten oft nur für kurze Zeit an und **enden meist spontan** (Abb. **C-7.11**). Sie gehen mit Schwindel und Synkopen einher.

Wichtige Risikofaktoren:
- **Verlängerung des QT-Intervalls:** Sie kann zum einen als angeborene Störung auftreten, der die Mutation eines Gens zugrunde liegt, dessen Produkt – ein K^+-Kanal – für repolarisierende K^+-Ströme verantwortlich ist. Zum anderen kann sie durch Pharmaka bedingt sein, die K^+-Kanäle blockieren und dadurch das Aktionspotenzial verlängern (Tab. **C-7.16**). Am häufigsten gehen medikamentös bedingte Torsade-de-pointes-Tachykardien auf Antiarrhythmika zurück: etwa 4 % der mit Chinidin, 1,8 – 2,3 % der mit Sotalol und 0,5 % der mit Amiodaron behandelten Patienten zeigen solche ventrikulären Tachykardien. Die anderen in Tab. **C-7.16** genannten Pharmaka sind viel seltener dafür verantwortlich, sofern sie nicht kombiniert angewendet werden.
- **Bradykardie.**
- **Hypokaliämie:** Dadurch werden repolarisierende K^+-Ströme gehemmt und Aktionspotenziale der Herzmuskelzellen verlängert.
- **Hypomagnesiämie.**
- **Linksventrikuläre Hypertrophie.**

Torsade-de-pointes-Tachykardien (Spitzenumkehr-Tachykardien)

▶ **Definition.**

Diese seltene Tachykardieform ist **potenziell lebensbedrohlich**, da sie Kammerflimmern auslösen kann. In der Regel **enden** TDP-Tachykardien **meist spontan** (Abb. **C-7.11**).

Wichtige Risikofaktoren:
- **Verlängerung des QT-Intervalls:** angeboren oder medikamenteninduziert (am häufigsten durch Chinidin, Sotalol und Amiodaron, s. Tab. **C-7.16**)
- **Bradykardie**
- **Hypokaliämie**
- **Hypomagnesiämie**
- **linksventrikuläre Hypertrophie**

≡ **C-7.16** Pharmaka, die das frequenzkorrigierte QT-Intervall im EKG (QTc) verlängern und besonders in Kombination das Risiko von Torsade-de-pointes-Tachykardien erhöhen

Wirkstoffgruppe	Wirkstoffe
Antiarrhythmika	Chinidin > Sotalol > Amiodaron ≥ Ajmalin; Adenosin
Antibiotika	**Makrolide:** Clarithromycin > Erythromycin > Azithromycin > Roxithromycin **Fluorchinolone:** Moxifloxacin > Levoflaxacin > Ofloxacin > Ciprofloxacin **Andere Antibiotika:** Clindamycin, Cotrimoxazol
Virostatika	Foscarnet, Amantadin
Antiprotozoen-Mittel	Chinin, Chloroquin, Pentamidin
Psychopharmaka	**Antidepressiva:** Amitriptylin, Imipramin, Maprotilin, Venlafaxin, Sertralin **Neuroleptika:** Thioridazin, Haloperidol, Pimozid, Risperidon, Ziprasidon, Olanzapin
Antihistaminika	Terfenadin, Azelastin, Loratadin
β_2-Rezeptor-Agonisten	Fenoterol, Formoterol, Salmeterol
Diuretika	Indapamid, Triamteren
Chemotherapeutikum	Arsentrioxid
Opioide	Methadon
Migräne-Mittel	Sumatriptan, Zolmitriptan, Naratriptan

≡ **C-7.16**

Therapie:
- **Stopp der Behandlung mit auslösenden Pharmaka.**
- **Erhöhung der basalen Herzfrequenz:** Dadurch verkürzt sich die Aktionspotenzialdauer und das Auftreten früher Nachpotenziale wird unterdrückt. Möglich ist dies z. B. mit Orciprenalin, Atropin oder durch ventrikuläre Überstimulation (Frequenz 120–140/min) über Elektroden mithilfe eines Rechtsherzkatheters.
- **Elektrische Kardioversion**: Sofern das mit anderen Methoden nicht möglich ist, können Rezidive von TDP-Tachykardien mit einem implantierbaren Kardioverter-Defibrillator verhindert werden.
- **Magnesiumsulfat (MgSO$_4$):** Es hemmt die Bildung ventrikulärer Extrasystolen, die auf frühe Nachpotenziale zurückgehen und TDP-Tachykardien initiieren. Verabreicht werden 2 g MgSO$_4$ i. v. über 1–2 min; die Injektion kann bis zu zweimal im Abstand von 10–15 min wiederholt werden.
- **β-Rezeptor-Antagonisten:** Sie sind **bei hereditären Erkrankungen mit langem QT-Intervall** wirksam und reduzieren bei diesen Patienten die Inzidenz von TDP-Tachykardien. Der Wirkungsmechanismus ist unklar. Vermutlich beseitigen sie Inhomogenitäten in der Aktionspotenzialdauer.

7.4 Herzinsuffizienz

7.4.1 Klinische und pathophysiologische Grundlagen

▶ **Definition.** Die **Herzinsuffizienz** ist ein Syndrom, bei dem das Herz seine Fähigkeit eingebüßt hat, die Gewebe ihren Bedürfnissen entsprechend mit Blut und damit mit Sauerstoff zu versorgen.

Epidemiologie: Die chronische Herzinsuffizienz gehört in Deutschland zu den häufigsten Diagnosen bei Krankenhauspatienten. Außerdem ist sie **eine der häufigsten Todesursachen**. Sie ist v. a. eine Erkrankung des höheren Lebensalters, ihre Prävalenz nimmt altersabhängig stark zu. Die chronische Herzinsuffizienz ist eine schwerwiegende Erkrankung, die die Lebensqualität der Betroffenen beeinträchtigt und die **Lebenserwartung stark reduziert**: In höheren Erkrankungsstadien (NYHA III/IV, Näheres s. S. 510) liegt die 1-Jahres-Mortalität bei unbehandelten Patienten zwischen 40 und 50 %.

Einteilung: Nach dem zeitlichen Verlauf wird zwischen einer **akuten Herzinsuffizienz**, die innerhalb von Stunden bis Tagen auftritt, und einer **chronischen Herzinsuffizienz** unterschieden, die sich innerhalb von Monaten bis Jahren entwickelt. Je nachdem, welche Herzkammer betroffen ist, unterscheidet man zwischen **Rechts-** und **Linksherzinsuffizienz** sowie der **globalen Herzinsuffizienz**. Eine Rechtsherzinsuffizienz tritt isoliert eher selten auf (z. B. bei der chronisch-obstruktiven Lungenerkrankung), meist ist sie Folge einer Linksherzinsuffizienz. Funktionell kann schließlich noch zwischen einem **Vorwärtsversagen** mit Verminderung des Herzzeitvolumens und einem **Rückwärtsversagen** mit einem Blutstau vor der jeweiligen Herzhälfte unterschieden werden.

Ätiopathogenese: Meist liegt einer Herzinsuffizienz eine koronare Herzkrankheit, eine arterielle Hypertonie und/oder ein Diabetes mellitus zugrunde. Wesentlich seltenere Ursachen sind idiopathische Kardiomyopathien, Herzklappenvitien und Myokarditiden. Pathophysiologisch ist die Herzinsuffizienz meist Folge einer systolischen Funktionsstörung des linken Herzens. Diese äußert sich in einer Verringerung der Ejektionsfraktion (< 35–40 %) und des Schlagvolumens. Es liegt also eine **systolische Insuffizienz** vor, bei der der linke Ventrikel unfähig ist, sich adäquat zu leeren. Bei älteren Patienten (> 65 Jahre) mit arterieller Hypertonie und/oder Diabetes mellitus geht der systolischen häufig eine diastolische Funktionsstörung voraus. Dabei liegt die Auswurffraktion im Normbereich (50–70 %), das Schlagvolumen ist aber deutlich erniedrigt. Üblicherweise ist dann die Fähigkeit des Herzmuskels zur aktiven Relaxation und passiven Dehnbarkeit während der Diastole beeinträchtigt und die diastolische Ventrikelfüllung reduziert. Es liegt also eine

diastolische Insuffizienz vor, bei der der linke Ventrikel unfähig ist, sich richtig zu füllen.

Kompensationsmechanismen (Abb. C-7.12): Die Mechanismen, die unter physiologischen Bedingungen vorübergehend adäquate Schlagvolumina sicherstellen, kompensieren auch bei der Herzinsuffizienz kurzfristig die mangelhafte kardiale Pumpleistung. Langfristig sind sie aber für die **Verschlechterung der klinischen Symptomatik** und für den zunehmenden **kardiovaskulären Umbau („Remodeling")** verantwortlich, der mit Myokardhypertrophie, myokardialer Fibrose, progredienter Dilatation der Herzkammern, Hyperplasie und Hypertrophie der Gefäßmuskelzellen einhergeht.

Drei Kompensationsmechanismen sind beteiligt:
- **Frank-Starling-Mechansimus**: Durch diesen autoregulativen Mechanismus steigt normalerweise das Schlagvolumen mit zunehmender ventrikulärer Füllung (Vorlast). Eine Erhöhung des enddiastolischen Kammervolumens verstärkt die Vordehnung der Muskelfasern und führt zu einer Erhöhung des Schlagvolumens. Bei der Herzinsuffizienz bringen hingegen selbst starke diastolische Füllungen kaum noch Anstiege des Schlagvolumens hervor.
- **Aktivierung des sympathischen Nervensystems:** Der Abfall des Schlagvolumens erhöht reflektorisch über den Barorezeptorreflex den Sympathikotonus. Dadurch steigen der Noradrenalin-Plasmaspiegel, die Herzfrequenz (Tachykardie!) und der periphere Gefäßwiderstand. Zudem kommt es zur Verstellung der Empfindlichkeit des Barorezeptorreflexes, der auch den vagalen Einfluss auf das Herz reguliert. Der hohe Sympathikotonus leistet einen bedeutenden Beitrag zum kardiovaskulären Umbau: Hypertrophie von Herz- und Gefäßmuskelzellen, erhöhte Apoptose- und Nekroseraten von Herzmuskelzellen, progrediente Verminderung der kardialen β_1-Rezeptorendichte und massive Störungen des myokardialen Ca^{2+}-Haushalts.
- **Aktivierung des Renin-Angiotensin-Aldosteron-Systems:** Der hohe Sympathikotonus und die verringerte Nierendurchblutung fördern die Reninfreisetzung. In der Folge nehmen die Angiotensin-II-Bildung und die Aldosteronfreisetzung zu. Aldosteron wird bei einer Herzinsuffizienz außerdem verlangsamt eliminiert, weil

Kompensationsmechanismen (Abb. C-7.12): Die Kompensationsmechanismen zur Sicherung adäquater Schlagvolumina greifen bei der Herzinsuffizienz nur kurzfristig. Auf lange Sicht **verschlechtern** sie **die klinische Symptomatik** und sind für den **kardiodiovaskulären Umbau („Remodeling")** verantwortlich.

Drei Kompensationsmechanismen sind beteiligt:
- **Frank-Starling-Mechansimus**: Selbst starke diastolische Füllungen führen kaum noch zu einer effektiveren Vordehnung der Muskulatur und der Anstieg des Schlagvolumens bleibt aus.
- **Aktivierung des sympathischen Nervensystems:** Der über den Baroreflex erhöhte Sympathikotonus ist wesentlich für den kardiovaskulären Umbau verantwortlich. Es kommt u. a. zur Hypertrophie von Herz- und Gefäßmuskelzellen und zur Abnahme der Dichte kardialer β_1-Rezeptoren.
- **Aktivierung des Renin-Angiotensin-Aldosteron-Systems:** Einer erhöhten Reninfreisetzung (bei Steigerung des Sympathikotonus und Minderung der Nierendurchblutung) folgt die Angiotensin-II- und Aldosteronfreisetzung. Neben den Wirkungen auf Gefäße und Wasserhaushalt sind auch diese beiden Substanzen am kardialen Umbau beteiligt.

C-7.12 Pathophysiologischer „Teufelskreis" der chronischen Herzinsuffizienz

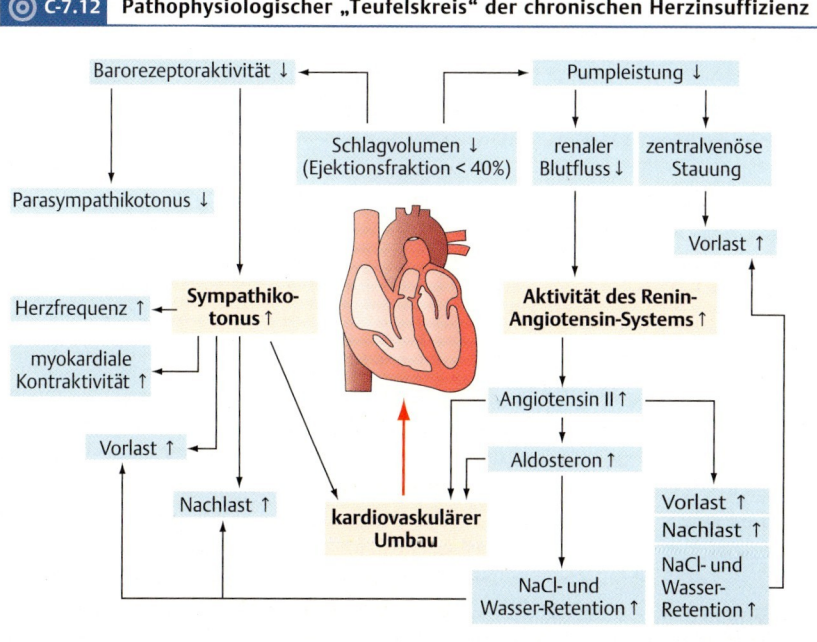

Eine systolische Insuffizienz des linken Ventrikels äußert sich primär in einer Verminderung des Schlagvolumens und der Ejektionsfraktion. Die Folgen sind eine Verminderung der Barorezeptoraktivität und eine inadäquate Pumpleistung des linken Ventrikels, die verschiedene **Kompensationsmechanismen** wie die Aktivierung des Sympathikus und des Renin-Angiotensin-Aldosteron-Systems in Gang setzen. Diese führen langfristig zum **kardiovaskulären Umbau**, der die Situation weiter verschlechtert.

die häufig vorliegende Leberstauung seine hepatische Clearance reduziert. Angiotensin II trägt zur peripheren Vasokonstriktion bei und erhöht die Noradrenalinfreisetzung. Aldosteron führt zur NaCl- und Wasserretention und zu K⁺-Verlusten. Beide Hormone sind auch am kardiovaskulären Umbau beteiligt: Myokardhypertrophie und Hyperplasie glatter Gefäßmuskelzellen (Angiotensin II); myokardiale Fibrose (Aldosteron).

Klinische Symptomatik: Das klinische Bild wird bestimmt durch die Folgen des **Rückwärtsversagens** (u. a. Lungenstauung) und des **Vorwärtsversagens** (u. a. Verminderung der Organperfusion) des insuffizienten Herzmuskels (Abb. **C-7.13**).

Vier Schweregrade der chronischen Herzinsuffizienz werden unterschieden (Tab. **C-7.17**).

Klinische Symptomatik: Das klinische Bild geht auf das **Rückwärtsversagen** und auf das **Vorwärtsversagen** des insuffizienten Herzmuskels zurück. Zeichen des Rückwärtsversagens sind v. a. die Atemnot als Folge der Lungenstauung und die venöse Stauung in den Organen des großen Kreislaufs (z. B. Leber und Nieren). Zeichen des Vorwärtsversagens sind eine inadäquate Organperfusion, Müdigkeit und eine NaCl- und Wasserretention mit Ödembildung (Abb. **C-7.13**).

Nach einer Klassifikation der New York Heart Association (NYHA) lässt sich die **chronische Herzinsuffizienz in vier Schweregrade** unterteilen (Tab. **C-7.17**).

C-7.13 Charakteristische Symptome einer Herzinsuffizienz

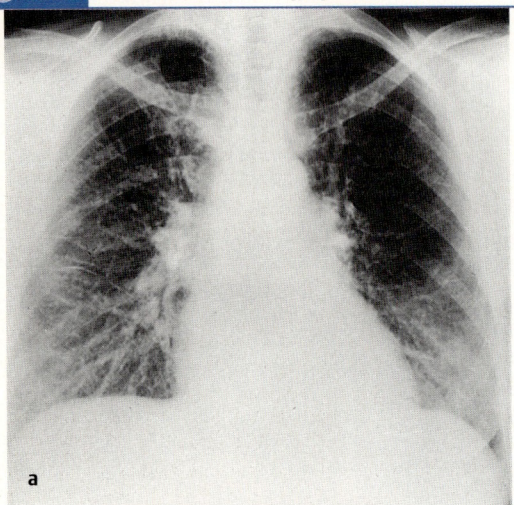
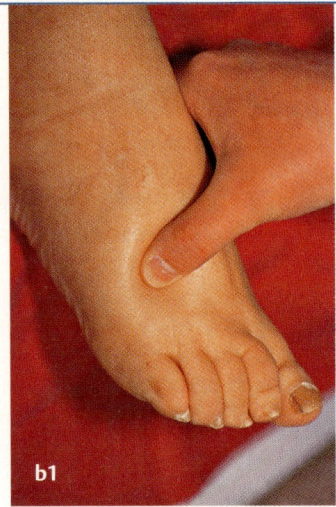
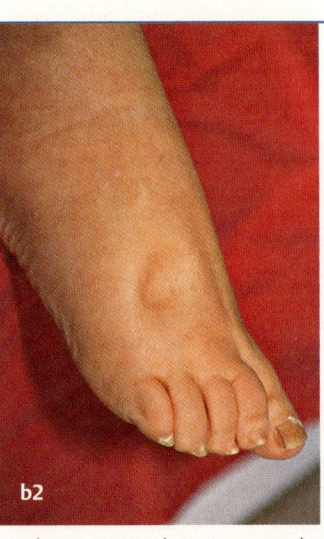

a Röntgenaufnahme bei **akutem Lungenödem** infolge einer Linksherzinsuffizienz. Die beidseitigen Verschattungen in den unteren und mittleren Abschnitten der Lunge gehen auf den Austritt von Flüssigkeit in die Alveolen zurück (aus Baenkler et al., Duale Reihe Innere Medizin, Thieme, 2009).
b Doppelseitiges **Fußrückenödem** (b1), das sich beim Eindrücken in Form einer Delle zeigt, die längere Zeit bestehen bleibt (b2) (aus Frey et al., Krankenpflegehilfe, Thieme, 2002).

C-7.17 Schweregradeinteilung der chronischen Herzinsuffizienz nach NYHA

Schweregrad	Symptome
NYHA I (asymptomatisch)	reduzierte Auswurffraktion ohne Einschränkung der körperlichen Belastbarkeit, alltägliche körperliche Belastung verursacht keine Erschöpfung
NYHA II (leicht)	geringgradige Einschränkung der körperlichen Leistungsfähigkeit, keine Beschwerden in Ruhe und bei geringer Anstrengung, stärkere körperliche Belastung (z. B. Treppensteigen) ruft Erschöpfung und Atemnot hervor
NYHA III (mittelschwer)	höhergradige Einschränkung der körperlichen Leistungsfähigkeit, keine Beschwerden in Ruhe, geringe körperliche Belastung (z. B. Gehen in der Ebene) ruft Erschöpfung und Atemnot hervor
NYHA IV (schwer)	hochgradige Einschränkung der körperlichen Leistungsfähigkeit, Atemnot und Erschöpfung bei minimaler körperlicher Aktivität und in Ruhe

7.4.2 Wirkstoffe

Pharmaka mit positiv inotroper Wirkung

Digitalisglykoside (Herzglykoside)

Struktur: In diese Gruppe gehören **Digoxin**, **Digitoxin** und die beiden Digoxin-Derivate β-**Acetyldigoxin** und β-**Methyldigoxin**. Die charakteristische Struktur der Digitalisglykoside ist in Abb. **C-7.14** am Beispiel des Digoxins gezeigt. Für die Wirkung der Digitalisglykoside sind die zuckerfreien Aglucone Digoxigenin und Digitoxigenin verantwortlich. Ihren Namen haben die Digitalisglykoside von dem Wegerichgewächs Fingerhut (Digitalis), das Digoxin, Digitoxin und Digitoxigenin enthält.

C-7.14 Chemische Struktur von Digoxin

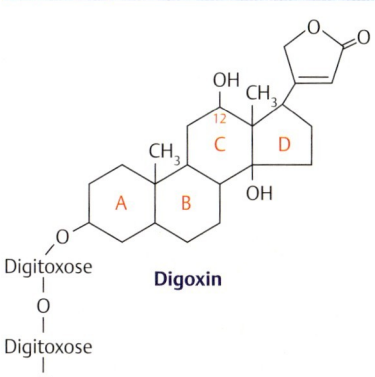

Digitoxin unterscheidet sich von Digoxin nur durch das Fehlen der OH-Gruppe an C 12. Digitoxose ist ein speziell in Digitalisglykosiden vorkommender Zucker. **β-Acetyldigoxin** ist am terminalen Zuckermolekül acetyliert und beim **β-Methyldigoxin** methyliert. Durch Abspaltung der Zuckermoleküle entstehen die **Aglucone** Digoxigenin und Digitoxigenin. Letztere sind allein für die Wirkung der Herzglykoside verantwortlich.

Wirkungen und Wirkungsmechanismen: Prinzipiell kann zwischen kardialen Wirkungen und extrakardialen Wirkungen, die sich z.T. aus den kardialen ergeben, unterschieden werden.

Kardiale Wirkungen:

- **Positiv inotrope Wirkung:** Die membranständige Na$^+$-K$^+$-ATPase ist ganz wesentlich an der Aufrechterhaltung des Membranpotenzials beteiligt. Sie transportiert gegen ein Konzentrationsgefälle Na$^+$-Ionen aus und K$^+$-Ionen in die Zelle (Abb. **C-7.15a**). Digitalisglykoside binden hochselektiv an die **Na$^+$-K$^+$-ATPase** und hemmen Na$^+$-K$^+$-ATPase reversibel. Extrazelluläres K$^+$ hemmt die Bindung an das Enzym, weshalb die Wirkungen der Herzglykoside durch eine Hypokaliämie verstärkt und durch eine Hyperkaliämie abgeschwächt werden. Als Folge der Hemmung der Na$^+$-K$^+$-ATPase steigt die intrazelluläre Na$^+$-Konzentration an. Deshalb stehen während des Aktionspotenzials mehr Na$^+$-Ionen für den Einwärtstransport von Ca^{2+} über den Na$^+$-Ca^{2+}-Antiporter zur Verfügung (Abb. **C-7.15b**). Durch die **erhöhte Ca^{2+}-Verfügbarkeit** in der Zelle wird die elektromechanische Kopplung verbessert: die **Verkürzungsgeschwindigkeit** der Herzmuskelfasern und die **Kontraktionskraft nehmen zu**. Im Gegensatz zur positiv inotropen Wirkung der β-Rezeptor-Agonisten geht die Wirkung der Herzglykoside nicht mit einer Beschleunigung, sondern eher mit einer Verlangsamung der Muskelerschlaffung einher.
- **Negativ dromotrope Wirkung:** In den Vorhöfen und Kammern zeigt sich eine Verlangsamung der Erregungsleitung. Durch Verlangsamung der Impulsfortleitung und Verlängerung der Refraktärperiode im AV-Knoten kommt es auch zur **AV-Blockierung**. Sie kann durch Atropin partiell antagonisiert werden, d. h. die AV-Blockade geht nur z.T. auf eine direkte Wirkung der Herzglykoside zurück.
- **Arrhythmogene Wirkung:** Herzglykoside verkürzen die Refraktärperiode in den Vorhöfen und Kammern (QTc↓), verlangsamen die Erregungsleitung, verursachen eine abnorme Impulsbildung auf dem Boden später Nachpotenziale (s. S. 496) und steigern die Automatie in den ventrikulären Schrittmacherzellen (Abb. **C-7.16**). Außerdem steigern sie die Erregbarkeit von Herzmuskelzellen durch Senkung der Reizschwelle **(positiv bathmotrope Wirkung)**.

C-7.15 Wirkungsmechanismus der Digitalisglykoside

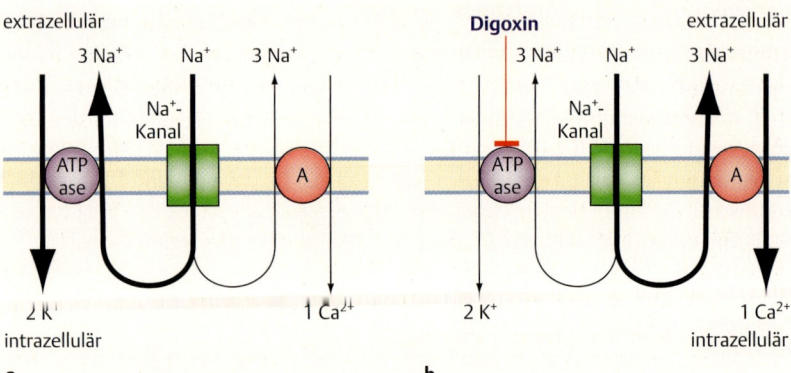

Dargestellt ist das Zusammenspiel der **Na⁺-K⁺-ATPase** (ATPase) und des **Na⁺-Ca²⁺-Antiporters** (A) beim Auswärtstransport von Na⁺-Ionen. Diese strömen während eines Aktionspotenzials über geöffnete spannungsabhängige Na⁺-Kanäle in die Herzmuskelzelle ein. Der elektrochemische Na⁺-Gradient liefert die Energie für den Ca²⁺-Transport über den Na⁺-Ca²⁺-Antiporter und bestimmt auch seine Laufrichtung. Wegen des massiven Na⁺-Einstroms während des Aktionspotenzials ist der Na⁺-Gradient vorübergehend nach außen gerichtet, sodass daraus ein Einwärtstransport von Ca²⁺ resultiert.
a Kontrollbedingungen.
b Hemmung der Na⁺-K⁺-ATPase durch Digoxin. Unter diesen Bedingungen wird das einströmende Na⁺ vermehrt über den Na⁺-Ca²⁺-Antiporter aus der Zelle geschleust. Dadurch gelangt vermehrt Ca²⁺ in die Zelle und die intrazelluläre Ca²⁺-Konzentration steigt an. Dieser Anstieg liegt der positiv inotropen Wirkung der Digitalisglykoside zugrunde.

▶ **Merke.** Die genannten Effekte erklären, warum Herzglykoside stark arrhythmogen wirken und fast jede Art von Rhythmusstörung hervorrufen können. Besonders gefürchtet sind ventrikuläre Tachyarrhythmien. Wegen des Risikos solcher Rhythmusstörungen haben Herzglykoside bei der Therapie der Herzinsuffizienz stark an Bedeutung verloren.

C-7.16 Elektrophysiologische Wirkungen der Digitalisglykoside

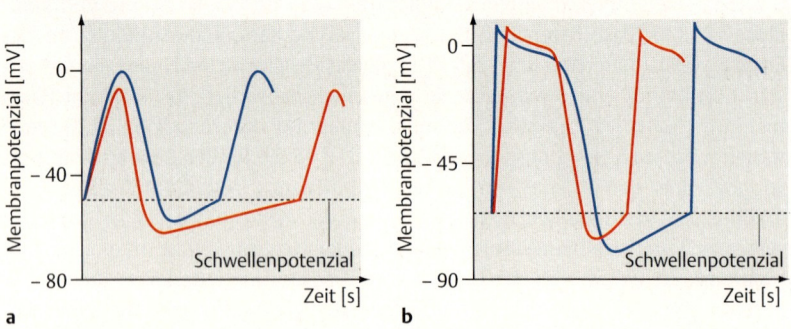

Anhand schematischer Aktionspotenziale sind die vielfältigen Wirkungen von Digoxin auf atriale und ventrikuläre Schrittmacherzellen dargestellt. Blaue Kurven: ohne Digoxin. Rote Kurven: mit Digoxin.
a Schrittmacherzellen des rechten Vorhofs: Digoxin verringert die Aufstrichsteilheit des Aktionspotenzials (Erregungsleitungsgeschwindigkeit ↓), beschleunigt die Repolarisation (Aktionspotenzialdauer ↓), verstärkt die Negativität des maximalen diastolischen Potenzials (Hyperpolarisation) und vermindert die Steilheit des Schrittmacherpotenzials (Automatie ↓). Die letzten drei Wirkungen sind v. a. Folge des gesteigerten Vagotonus.
b Schrittmacherzelle der linken Kammer: Digoxin verringert die Aufstrichsteilheit des Aktionspotenzials (Erregungsleitungsgeschwindigkeit ↓), beschleunigt die Repolarisation (Aktionspotenzialdauer ↓), verringert die Negativität des maximalen diastolischen Potenzials (Depolarisation) und verstärkt die Steilheit des Schrittmacherpotenzials (Automatie ↑). Diese Effekte sind v. a. Folge der erhöhten intrazellulären Na⁺-Konzentration und des relativ hohen zellulären Ca²⁺-Gehalts.

Extrakardiale (systemische) Wirkungen:
- **Negativ chronotrope Wirkung:** Der **Abfall der Herzfrequenz** geht v. a. auf die positiv inotrope Wirkung der Herzglykoside zurück. Die Zunahme des Schlagvolumens führt nämlich zur **Aktivierung der Barorezeptoren** und nachfolgend zur Rückstellung der verstellten Empfindlichkeit des Barorezeptorreflexes (Abb. **C-7.12**). Daraus resultieren eine Zunahme des Parasympathikotonus und eine Abnahme des Sympathikotonus, die beide zu einer Senkung der Herzfrequenz führen. Darüber hinaus erregen Herzglykoside die Vaguskerne aber auch direkt (durch Depolarisation) und erhöhen so den **Tonus der vagalen Neurone**, die die Schrittmacherzellen des rechten Vorhofs innervieren. Dieser Effekt, der im Gegensatz zur Wirkung auf die Barorezeptoren übrigens auch bei Herzgesunden zu beobachten ist, hat ebenfalls eine Senkung der Herzfrequenz zur Folge. Insgesamt haben Herzglykoside aber bei Herzkranken eine wesentlich stärker ausgeprägte negativ chronotrope Wirkung, da hier beide Komponenten zum Tragen kommen.
- **Weitere Folgewirkungen der positiv inotropen Wirkung:** Das erhöhte Schlagvolumen des linken Ventrikels reduziert über den Barorezeptorreflex den Sympathikotonus, sodass nicht nur die Herzfrequenz sondern auch der periphere Gefäßwiderstand abnimmt. Dadurch steigt die Nierendurchblutung, die Aktivität des Renin-Angiotensin-Aldosteron-Systems wird gedrosselt und die Natriurese kommt in Gang. Auf diese Weise können durch Digitalisglykoside Ödeme ausgeschwemmt und das Körpergewicht von Patienten mit Herzinsuffizienz gesenkt werden.

Pharmakokinetik (Tab. C-7.18):

▶ **Merke.** Digoxin wird vorwiegend renal und Digitoxin vorwiegend hepatisch eliminiert. Um einem Anstieg der Serumspiegel in den toxischen Bereich vorzubeugen, sollte deshalb bei Niereninsuffizienz Digitoxin, bei Leberinsuffizienz Digoxin oder eines der beiden Digoxinderivate bevorzugt werden.

β-Acetyldigoxin ist im Blut nicht nachweisbar, da es in der Darmwand nahezu vollständig zu Digoxin deacetyliert wird. Etwa 60 % des systemisch verfügbaren β-Methyldigoxins werden in der Leber zu Digoxin metabolisiert. Auch ein kleinerer Teil (ca. 2 %) des resorbierten Digitoxins wird zu Digoxin metabolisiert. **Digoxin** verteilt sich hauptsächlich in der fettfreien Körpermasse (Muskulatur). Deshalb haben Patienten mit geringem Körpergewicht (< 60 kg), ältere Patienten (> 65 Jahre) und Frauen häufig ein relativ kleines Digoxin-Verteilungsvolumen und neigen zu hohen Plasmaspiegeln und Intoxikationen. Digoxin ist ein Substrat des Effluxtransporters P-Gp (s. S. 41) in Enterozyten des Dünndarms und in Tubuluszellen der Nieren, daraus ergeben sich wichtige Wechselwirkungen (s. S. 515).

Digitoxin verliert im Zuge der Metabolisierung seine Zuckermoleküle. Die dabei entstehenden wirksamen Metaboliten und Digitoxin selbst werden mit Schwefelsäure oder Glucuronsäure konjugiert, biliär sezerniert und im Darm nach Dekonjugation wieder resorbiert. Dieser **enterohepatische Kreislauf** und die hohe Eiweißbindung (Tab. **C-7.18**) sind für die sehr langsame Elimination von Digitoxin verantwortlich. Die hohe Eiweißbindung von Digitoxin erklärt auch die paradoxe Situation, dass das lipophile Digitoxin ein kleineres Verteilungsvolumen hat (0,7 l/kg) als das hydrophile Digoxin (7 l/kg).

Dosierung: Bei den in Tab. **C-7.18** angegebenen Tagesdosierungen handelt es sich jeweils um die **Erhaltungsdosis**. Sie ist altersabhängig und wird bei älteren Patienten (> 60 Jahre) niedriger gewählt (untere angegebene Dosisgrenze) als bei jüngeren Patienten (obere angegebene Dosisgrenze). Bei Digoxin und β-Methyldigoxin wird diese Dosis für die ersten zwei Behandlungstage verdoppelt (sog. **Sättigungsdosis**). β-Acetyldigoxin wird wie Digoxin dosiert. Bei Digitoxin wird während der Sättigungsphase die Erhaltungsdosis für die ersten drei Behandlungstage verdreifacht. Ist eine **schnelle Sättigung** erforderlich, so kann diese bei Digitoxin und Digoxin auch **i. v.** erfolgen. Die Digoxindosis wird bei Niereninsuffizienz an die Nierenfunktion angepasst: Serum-Kreatinin 1,3 – 1,5 mg/dl = 75 % der Erhaltungsdosis; Serum-Kreatinin 1,5 – 2,0 mg/dl = 50 % der Erhaltungsdosis; Serum-Kreatinin > 2,0 mg/dl = 25 – 30 % der Erhaltungsdosis.

Extrakardiale (systemische) Wirkungen:
- **Negativ chronotrope Wirkung:** Der **Abfall der Herzfrequenz** ist Folge der **Aktivierung der Barorezeptoren** und der Korrektur des verstellten Barorezeptorreflexes. Schließlich resultiert daraus eine Senkung der Herzfrequenz (Abb. **C-7.12**). Zusätzlich steigern Herzglykoside den **Tonus der vagalen Neurone** direkt durch die Erregung der Vaguskerne.
- **Weitere Folgewirkungen der positiv inotropen Wirkung:** Durch den reduzierten Sympathikotonus nimmt der periphere Gefäßwiderstand ab und es kommt u. a. zu einer verbesserten Nierendurchblutung. In der Folge sinkt die Aktivität des RAAS → Natriurese mit Ödemausschwemmung.

Pharmakokinetik (Tab. C-7.18):

▶ **Merke.**

Digoxin verteilt sich hauptsächlich in der fettfreien Körpermasse (Muskel), weshalb eine Intoxikationsneigung besonders bei sehr schlanken und älteren Patienten beachtet wird.

Digitoxin wird zunächst hepatisch metabolisiert und dann im Rahmen eines **enterohepatischen Kreislaufs** erneut resorbiert. Neben der hohen Eiweißbindung (Tab. **C-7.18**) erklärt dies die langsame Elimination von Digitoxin.

Dosierung: Die **Erhaltungsdosis** (s. Tab. **C-7.18**) ist altersabhängig und in der Regel deutlich geringer als die **Sättigungsdosis** der ersten Behandlungstage. Ist eine **schnelle Sättigung** erforderlich, kann diese auch durch **i. v.**-Gabe erfolgen. Digoxindosierungen müssen an die Nierenfunktion angepasst werden.

C-7.18 Pharmakokinetische Daten und Dosierungen von positiv inotrop wirkenden Pharmaka

Wirkstoff	Applikation	Dosis	DI [h]	BV [%]	HWZ	PEB [%]	EF_{ren} [%]
Digitalisglykoside							
Digitoxin	p. o./i. v.	0,05 – 0,07 mg/d	24	95 (p. o.)	7 Tage	97	30
Digoxin	p. o./i. v.	0,125 – 0,25 mg/d	24	70 (p. o.)	39 h	25	70
β-Methyldigoxin[1]	p. o.	0,1 – 0,2 mg/d	24	85 (p. o.)	50 (39) h	25 (25)	40 (70)
Katecholamine							
Dopamin	i. v.	2 – 5 µg/kg/min[2]		100	2 – 5 min	10	0
Dobutamin	i. v.	5 – 10 µg/kg/min[2]		100	2 – 3 min	n. b.	0
PDE3-Hemmstoffe							
Milrinon	i. v.	50 µg/kg/10 min[3]		100	2,4 h[4]	70	80
Enoximon	i. v.	90 µg/kg/min[5]		100	4 h	85	0

[1] Daten in Klammern betreffen den Metaboliten Digoxin; [2] die Infusionsdauer richtet sich nach den klinischen Erfordernissen und beträgt 2 – 3 Tage; [3] anschließend an diese Initialdosis werden 0,25 – 1,0 µg/kg/min für maximal 48 h infundiert (Dosisanpassung bei Niereninsuffizienz!); [4] ist bei Patienten mit Herzinsuffizienz deutlich verlängert; [5] Infusion für 20 – 30 min mit nachfolgender Infusion von 2,5 – 7,5 µg/kg/min für maximal 48 h (Dosisanpassung bei Niereninsuffizienz!).

Indikationen:
- **Chronische Herzinsuffizienz mit systolischer Dysfunktion**, wenn gleichzeitig ein Vorhofflimmern oder -flattern vorliegt. Herzglykoside werden als Kombinationspartner angewendet und wirken lediglich symptomatisch.
- **Tachyarrhythmia absoluta bei Vorhofflimmern:** Hier führen Digitalisglykoside in Kombination mit β-Rezeptor-Antagonisten zu einer effektiven Frequenzkontrolle.
- **Vorhofflattern** geht in der Regel einher mit hoher Kammerfrequenz und hämodynamischer Instabilität. Die Frequenzkontrolle erfolgt mit Herzglykosiden (meist Digoxin) plus Verapamil.

Indikationen:
- **Chronische Herzinsuffizienz mit systolischer Dysfunktion:** Sie ist nur dann eine Indikation für Herzglykoside, wenn gleichzeitig ein Vorhofflimmern oder Vorhofflattern vorliegt. Herzglykoside werden dann immer mit anderen Pharmaka kombiniert (s. S. 505). Herzglykoside können die Symptomatik verbessern, eine prognoseverbessernde Wirkung ist allerdings nicht gesichert.
- **Tachyarrhythmia absoluta bei Vorhofflimmern:** Durch die Behandlung mit Digitalisglykosiden in Kombination mit β-Rezeptor-Antagonisten wird bei Kammerfrequenzen > 100/min die Anzahl der in die Kammern übergeleiteten Impulse durch AV-Blockade gesenkt (Frequenzkontrolle, s. S. 505).
- **Vorhofflattern:** Bei dieser Rhythmusstörung wird von den Flatterwellen (ca. 300/min) meist jede zweite Erregung in die Kammern fortgeleitet (2:1-Überleitung). Die Kammern schlagen hochfrequent (150/min) und regelmäßig. Patienten mit Vorhofflattern sind viel häufiger hämodynamisch instabil als solche mit Vorhofflimmern, da beim Vorhofflattern die Kammerfrequenzen meist höher sind. Die Frequenzkontrolle erfolgt nichtmedikamentös mit elektrischen Methoden oder medikamentös mit Herzglykosiden (meist Digoxin) plus Verapamil. Mit Herzglykosiden kann das Vorhofflattern in ein hämodynamisch stabiles Vorhofflimmern überführt werden, da sie den Vagotonus steigern und damit die Aktionspotenzialdauer verkürzen. Ein kurzes Aktionspotenzial begünstigt den Übergang vom Vorhofflattern zum Vorhofflimmern.

Unerwünschte Wirkungen und Kontraindikationen:

 Merke.

 Merke. Digitalisglykoside haben eine **sehr geringe therapeutische Breite**. Bereits die Verdopplung ihres Serumspiegels kann bei optimal eingestellten Patienten mit Herzinsuffizienz eine Digitalis-Intoxikation hervorrufen. Deshalb müssen die Serumspiegel engmaschig kontrolliert werden. Der **therapeutische Serumspiegel** von Digoxin sollte stets unter 1 ng/ml liegen. Für Digitoxin kann nur ein Schätzwert für den therapeutischen Serumspiegel angegeben werden: < 12,5 ng/ml.

Kardial stehen bei den Nebenwirkungen **Herzrhythmusstörungen** im Vordergrund, v. a. bei Überdosierungen (geringe therapeutische Breite). Eine Intoxikation endet in der systolischen Kontraktur des Myokards. **Kontraindikationen** sind Hypokaliämie, AV-Block,

An **kardialen Nebenwirkungen** stehen **Herzrhythmusstörungen** im Vordergrund. Häufig beobachtet man gekoppelte ventrikuläre Extrasystolen (Bigeminus), AV-Block I. oder II. Grades, Vorhofflimmern (mit langsamer Kammerfrequenz) und AV-Knoten-Reentrytachykardien. Bei Überdosierung kann aber jede Art von Rhythmusstörung auftreten. Eine Intoxikation (s. S. 752) endet in der systolischen Kontraktur des Myokards. Die Digitaliswirkung wird verstärkt durch Hypokaliämie,

Hypomagnesiämie oder Hyperkalzämie. Deshalb sind Herzglykoside unter diesen Umständen **kontraindiziert**. Auch bei AV-Block II. oder III. Grades, ventrikulären Tachyarrhythmien und WPW-Syndrom dürfen sie nicht verabreicht werden. **Weitere Kontraindikationen** sind folgende kardiovaskuläre Vorerkrankungen, da bei ihnen eine erhöhte Arrhythmieneigung besteht: frischer Myokardinfarkt, hypertrophe obstruktive Kardiomyopathie, Karotissinus-Syndrom.

Gastrointestinale Nebenwirkungen sind Appetitlosigkeit, Durchfall und Bauchschmerzen. Darüber hinaus beobachtet man auch unerwünschte **zentralnervöse Wirkungen**: Durch Erregung der chemorezeptiven Triggerzone kommt es häufig zu Übelkeit und Erbrechen. Daneben treten Müdigkeit, Kopfschmerzen, Halluzinationen, Verwirrtheitszustände, Neuralgien und Störungen des Farbsehens (Gelb-Grün-Sehen) auf.

ventrikuläre Tachyarrhythmien, WPW-Syndrom und weitere, v. a. kardiovaskuläre Vorerkrankungen mit Arrhythmieneigung.

Darüber hinaus werden **gastrointestinale** und **zentralnervöse Wirkungen** beobachtet, u. a. Durchfall, Übelkeit, Halluzinationen und Störungen des Farbsehens.

▶ **Klinischer Bezug.** Digitalis-Intoxikation

Typische Symptome einer Intoxikation sind v. a. Erbrechen und vielfältige Herzrhythmusstörungen. Wenn lediglich die Zufuhr von Digitalisglykosiden gestoppt wird, dauert es 4–5 Halbwertszeiten (Tab. **C-7.18**), bis die z. T. lebensbedrohlichen Rhythmusstörungen verschwinden. Die Therapie muss deshalb v. a. die Elimination der Glykoside beschleunigen. Dazu sollte zunächst eine Magenspülung durchgeführt und Aktivkohle verabreicht werden. Am besten gelingt die Elimination aber mit den **Fab-Fragmenten eines spezifischen Digitalis-IgG-Antikörpers** vom Schaf. 80 mg dieses Antikörpers neutralisieren 1 mg Digoxin bzw. Digitoxin. Üblicherweise genügt es, 160 mg des Antikörpers innerhalb von 20 min i. v. zu infundieren. Der Antikörper und das gebundene Glykosid werden dann renal eliminiert. Bei einer Digitoxin-Intoxikation kann die Elimination auch mit Colestyramin (4 × 8 g/d p. o.) beschleunigt werden, da es den enterohepatischen Kreislauf unterbricht. Die Hämodialyse ist wegen des großen Verteilungsvolumens (Digoxin) bzw. der hohen Eiweißbindung (Digitoxin) keine sinnvolle Maßnahme. Bei Intoxikationen mit Digitoxin kann eine Hämoperfusion mit beschichteter Aktivkohle helfen. Weitere therapeutische Maßnahmen sind die Behandlung von Herzrhythmusstörungen sowie die Korrektur von Elektrolytstörungen. Sofern keine Kontraindikationen bestehen (AV-Block, Hyperkaliämie), sollte der Serum-Kaliumspiegel auf hochnormale Werte angehoben werden (i. v.-Infusion von 40–80 mmol KCl in 2 h).

▶ **Klinischer Bezug.**

Wechselwirkungen: Alle Digitalisglykoside wirken pharmakodynamisch gleich; sie unterscheiden sich nur in ihrer Pharmakokinetik (s. S. 513). Deshalb sind auch nur die pharmakokinetischen Wechselwirkungen verschieden, wobei sich die beiden Digoxin-Derivate β-Acetyldigoxin und β-Methyldigoxin wie Digoxin verhalten. Eine Übersicht gibt Tab. **C-7.19**.

Wechselwirkungen: Eine Übersicht über die pharmakokinetischen und -dynamischen Wechselwirkungen gibt Tab. **C-7.19**.

C-7.19 Wechselwirkungen der Digitalisglykoside

Wirkstoff	Wechselwirkungen	
	pharmakokinetisch	*pharmakodynamisch*
Digoxin	• Resorption ↓ durch Colestyramin, Aktivkohle, Sulfasalazin, Antazida und Metoclopramid • Resorption ↑ durch Opioide und atropinartig wirkende Stoffe wie Butylscopolamin oder Pirenzepin • orale BV ↑ und Elimination ↓ durch Hemmstoffe von P-Gp (s. S. 39) • orale BV ↓ und Elimination ↑ durch Induktoren von P-Gp (Rifampicin, Johanniskrautextrakte)	• positiv inotrope und arrhythmogene Wirkung ↑ bei Hypokaliämie[1], Hypomagnesiämie oder Hyperkalzämie • positiv inotrope und arrhythmogene Wirkung ↓, AV-blockierende Wirkung ↑ bei Hyperkaliämie[2] • AV-blockierende Wirkung ↑ und positiv inotrope Wirkung ↓ durch β-Rezeptor-Antagonisten und Verapamil • arrhythmogene Wirkung ↑ durch Sympathomimetika, Methylxanthine und trizyklische Antidepressiva
Digitoxin	• Resorption ↓ durch Colestyramin, Aktivkohle, Sulfasalazin und Metoclopramid • Elimination ↑ durch Enzyminduktoren (Phenytoin, Rifampicin, Phenobarbital) oder durch Colestyramin und Aktivkohle • Plasmaspiegel ↑ durch Verapamil, Nifedipin, Diltiazem, Amiodaron und Chinidin	

[1] z. B. durch Behandlung mit Diuretika, Laxanzien, Glukokortikoiden, Amphotericin B; [2] z. B. durch Behandlung mit kaliumsparenden Diuretika oder Aldosteronrezeptor-Antagonisten.

Sympathomimetika

Hierzu gehören die Katecholamine **Dobutamin** und **Dopamin.** Sie wirken als β-Rezeptor-Agonisten positiv inotrop, aber auch positiv chronotrop (s. 3. 81). Beide Substanzen werden kurzzeitig (für einige Tage) zur Behandlung einer **akuten systolischen Herzinsuffizienz** oder einer **akuten Dekompensation einer chronischen Herzinsuffizienz** angewendet und **stets i. v.** infundiert. Sympathomimetika weisen folgende **Nachteile** auf: Erhöhung des myokardialen O_2-Bedarfs, schneller Wirkungsverlust infolge Rezeptor-Desensibilisierung, häufig tachykarde Rhythmusstörungen, Erhöhung der Sterblichkeit von Patienten mit chronischer Herzinsuffizienz bei anhaltender oder wiederholter Anwendung.

Dobutamin wirkt als Agonist von $β_1$-, $β_2$- und $α_1$-Rezeptoren. Es ist das bevorzugte Katecholamin zur vorübergehenden Unterstützung der systolischen Pumpfunktion des linken Ventrikels. Seine positiv inotrope Wirkung wird von $β_1$- und $α_1$-Rezeptoren vermittelt (s. Tab. D 1.2 auf S. 82). Die Aktivierung von vaskulären $α_1$-Rezeptoren maskiert die $β_2$-Rezeptor-vermittelte Vasodilatation, sodass der Gefäßwiderstand im großen Kreislauf nur leicht abfällt und ein reflektorisch bedingter Anstieg der Herzfrequenz weitgehend ausbleibt. Deshalb erhöht Dobutamin in der üblichen Dosierung (Tab. **C-7.18**) die Herzfrequenz nur geringfügig.

Dopamin wirkt in der üblichen Dosis zur Therapie einer akuten Herzinsuffizienz (Tab. **C-7.18**) vorwiegend als $β_1$-Rezeptor-Agonist. Es erhöht das Schlagvolumen aber nicht so stark wie Dobutamin. In Dosierungen > 5 µg/kg/min erhöht es die Herzfrequenz und – infolge Vasokonstriktion – auch den Gefäßwiderstand im systemischen Kreislauf. Außerdem steigt der pulmonale Kapillardruck, weil die Zunahme der Nachlast die linksventrikuläre Pumpfunktion beeinträchtigt. Die periphere Vasokonstriktion als Antwort auf Dosierungen von > 5 µg/kg/min ist $α_1$-Rezeptor-vermittelt und kommt z. T. auch indirekt durch Noradrenalinfreisetzung aus den sympathischen Nervenendigungen zustande.

PDE3-Hemmstoffe

In diese Gruppe gehören **Milrinon** und **Enoximon**. Beide Stoffe sind indiziert zur Kurzzeitbehandlung (≤ 48 h) einer anders nicht beherrschbaren **schweren Herzinsuffizienz** sowie zur Therapie einer **akuten Herzinsuffizienz nach kardiochirurgischen Eingriffen**. Eine dauerhafte Behandlung der chronischen Herzinsuffizienz mit Milrinon oder Enoximon erhöht die Mortalität der Patienten. Milrinon und Enoximon **hemmen die Phosphodiesterase vom Typ 3 (PDE3)**. Dadurch steigt die zelluläre cAMP-Konzentration an, was eine positiv inotrope, positiv chronotrope und eine stark vasodilatierende Wirkung zur Folge hat. Letztere betrifft Widerstandsgefäße und venöse Kapazitätsgefäße, d. h. sowohl die Nachlast als auch die Vorlast sinken. Die kardialen Wirkungen haben auch eine indirekte Komponente, die auf die reflektorische Zunahme des Sympathikotonus infolge der Vasodilatation zurückgeht. Enoximon und Milrinon sind zwar nach oraler Gabe systemisch verfügbar, werden aber **nur parenteral verabreicht** (Tab. **C-7.18**). Da Milrinon und der wirksame Metabolit von Enoximon renal eliminiert werden, muss die Dosierung beider Stoffe bei Niereninsuffizienz angepasst werden. Dobutamin oder andere β-Rezeptor-Agonisten verstärken die positiv inotrope Wirkung der PDE3-Hemmstoffe, Verapamil schwächt sie ab.

Unerwünschte Wirkungen sind (supra-)ventrikuläre Tachyarrhythmien einschließlich Kammerflimmern, Blutdruckabfall, Kopfschmerzen und Thrombozytopenien. **Kontraindikationen** sind Aorten- oder Pulmonalklappenstenose, hypertrophe obstruktive Kardiomyopathie, akuter Myokardinfarkt, Herzwandaneurysma, schwere Hypovolämie, supraventrikuläre Tachyarrhythmie sowie Herzinsuffizienz infolge Myokarditis oder Hyperthyreose. Außerdem dürfen sie nicht bei Kindern unter 12 Jahren und in der Schwangerschaft und Stillzeit angewendet werden.

Pharmaka ohne positiv inotrope Wirkung

Hierzu gehören vier **Wirkstoffgruppen**: ACE-Hemmstoffe/AT_1-Rezeptor-Antagonisten, Diuretika, β-Rezeptor-Antagonisten und Aldosteronrezeptor-Antagonisten.

▶ **Merke.** Diese vier Wirkstoffgruppen spielen bei der Behandlung der chronischen Herzinsuffizienz eine sehr wichtige Rolle, obwohl sie keine positiv inotrope Wirkung haben. Ihr Nutzen für die betroffenen Patienten ist wesentlich größer und langfristiger als der von positiv inotrop wirkenden Pharmaka.

Alle vier Stoffgruppen verbessern die Symptomatik der systolischen Linksherzinsuffizienz, erhöhen die Belastungstoleranz und vermindern die Häufigkeit von Krankenhauseinweisungen sowie die Hospitalisierungsdauer wegen Herzinsuffizienz. Mit Ausnahme von Diuretika reduzieren sie alle auch die Mortalität um jeweils 20–35 %. Bei diesen Zahlen handelt es sich um eine relative Risikominderung, d. h. sie wurden im Vergleich zu unbehandelten oder im Vergleich zu anderweitig behandelten Patienten erhoben. Für eine Kombinationstherapie gibt es solche Vergleichsdaten nicht. Die kombinierte Behandlung mit ACE-Hemmstoffen oder AT_1-Rezeptor-Antagonisten, Diuretika, β-Rezeptor-Antagonisten und Aldosteronrezeptor-Antagonisten vermindert die Mortalität von Patienten mit chronischer systolischer Herzinsuffizienz um schätzungsweise 50–60 %.

▶ **Merke.** Im Vergleich zu unbehandelten oder anderweitig behandelten Patienten verbessern alle vier Stoffgruppen die Symptomatik, zudem sind Krankenhauseinweisungen seltener. Außer Diuretika reduzieren sie alle auch die Mortalität.

ACE-Hemmstoffe und AT_1-Rezeptor-Antagonisten

Diese beiden Stoffgruppen werden auf S. 162 bzw. 166 ausführlich besprochen. Sie sind **die wichtigsten Wirkstoffe bei der Pharmakotherapie der chronischen Herzinsuffizienz**. Mittel der Wahl in allen Erkrankungsstadien sind zunächst ACE-Hemmstoffe. Werden diese nicht vertragen, wird auf die gleich gut wirksamen, aber wesentlich teureren AT_1-Rezeptor-Antagonisten ausgewichen. Herzinsuffiziente Patienten profitieren von beiden Stoffgruppen wegen folgender **Wirkungen:**

- **Vor- und Nachlastsenkung des linken Herzens:** Sie sind Folge der Relaxation der venösen Kapazitätsgefäße und der arteriellen Widerstandsgefäße. Die Vorlastsenkung reduziert die diastolische Wandspannung und verbessert so die Koronardurchblutung; die Nachlastsenkung reduziert die systolische Wandspannung und damit den myokardialen O_2-Bedarf.
- **Zunahme des Schlagvolumens:** Sie geht v. a. auf die Verminderung des peripheren Gefäßwiderstands zurück (Abb. **C-7.17**).
- **Steigerung der Nierendurchblutung und der Natriurese** durch reduzierte Bildung und Wirkung von Angiotensin II.
- **Reduktion der Sympathikusaktivität** durch verminderte Bildung und Wirkung von Angiotensin II.
- **Verlangsamung des kardiovaskulären Umbaus und der Progression der chronischen Herzinsuffizienz** durch Aktivitätsminderung des Renin-Angiotensin-Aldosteron-Systems und des Sympathikus.

ACE-Hemmstoffe und AT_1-Rezeptor-Antagonisten

Sie sind **die wichtigsten Wirkstoffe bei der Pharmakotherapie der chronischen Herzinsuffizienz**. Mittel der Wahl in allen Erkrankungsstadien sind zunächst ACE-Hemmstoffe, bei Unverträglichkeit AT_1-Rezeptor-Antagonisten. **Wirkungen (**Näheres s. S. 162):

- **Vor- und Nachlastsenkung des linken Herzens** → Durchblutung ↑ und myokardialer O_2-Bedarf ↓
- **Zunahme des Schlagvolumens** (Abb. **C-7.17**)
- **Steigerung der Nierendurchblutung und der Natriurese** durch Angiotensin II ↓
- **Reduktion der Sympathikusaktivität**
- **Verlangsamung des kardiovaskulären Umbaus und der Progression der chronischen Herzinsuffizienz** durch RAAS ↓ und Sympathikus ↓

C-7.17 Beziehung zwischen Schlagvolumen und peripherem Gefäßwiderstand

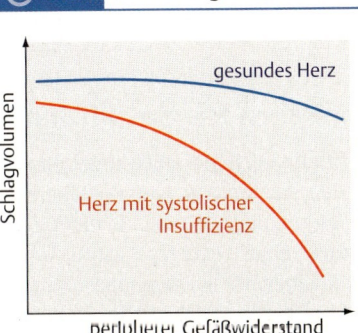

Ein gesundes Herz ist auch bei Änderungen des peripheren Gefäßwiderstands in der Lage, ein weitgehend gleichbleibendes Schlagvolumen auszuwerfen **(Autoregulation des Schlagvolumens)**. Bei einer systolischen Herzinsuffizienz geht diese autoregulative Fähigkeit verloren: das Schlagvolumen sinkt mit zunehmendem peripheren Gefäßwiderstand.

Diuretika

Thiazide und Schleifendiuretika **verbessern die Symptomatik** einer Herzinsuffizienz, indem sie das Herz durch Verminderung des zirkulierenden Blutvolumens und Reduktion des ventrikulären Füllungsdrucks (Vorlast) entlasten (Näheres s. S. 470). Außerdem vermindern sie die NaCl- und Wasserretention und fördern die Ausschwemmung von Ödemen. Dadurch tragen sie zur Verbesserung der Stauungs-

Diuretika

Thiazide und Schleifendiuretika **verbessern die Symptomatik** einer Herzinsuffizienz durch eine effektive Vorlastsenkung und die Ausschwemmung von Ödemen. Aufgrund der für die Herzinsuffizienz ungünstigen weiteren Wirkungen der Diuretika (u. a. Hypokaliämie,

Aktivierung des Sympathikus) empfiehlt sich grundsätzlich eine **Kombination mit ACE-Hemmstoffen/AT₁-Rezeptor-Antagonisten**.

symptomatik im großen und kleinen Kreislauf bei. Es ist nicht nachgewiesen, dass Diuretika die Krankheitsprogression einer Herzinsuffizienz aufhalten oder die Mortalität der Betroffenen senken. Da es ethisch nicht vertretbar wäre, Patienten mit einer Herzinsuffizienz die deutlich symptomverbessernde Wirkung der Diuretika vorzuenthalten, wurden entsprechende vergleichende klinische Studien nie durchgeführt. Eine alleinige Behandlung mit Diuretika ist nicht zu empfehlen, da sich einige ihrer unerwünschten Wirkungen bei einer Herzinsuffizienz besonders ungünstig auswirken würden: Hypokaliämie, Aktivierung des sympathischen Nervensystems und des Renin-Angiotensin-Aldosteron-Systems. Durch **Kombination mit ACE-Hemmstoffen/AT₁-Rezeptor-Antagonisten** werden diese Nebenwirkungen kompensiert bzw. unterdrückt.

β-Rezeptor-Antagonisten

Als besonders wirksam erwiesen haben sich **Bisoprolol** und **Metoprolol** (β₁-selektiv) sowie **Carvedilol** (nichtselektiv + α₁). Der genaue Wirkmechanismus ist noch ungeklärt; positive Auswirkungen haben aber sicherlich die antiarrhythmische und sympatholytische Wirkung.

Unter diesen Stoffen (Näheres s. S. 87) haben sich die beiden β₁-selektiven β-Rezeptor-Antagonisten **Bisoprolol** und **Metoprolol** sowie der nichtselektive β-Rezeptor-Antagonist **Carvedilol** als sehr wirksam erwiesen. Carvedilol antagonisiert auch α₁-Rezeptor-vermittelte Wirkungen. Der Mechanismus ihrer Wirkung bei der chronischen Herzinsuffizienz ist nicht abschließend geklärt. Sicherlich ist aber ihre antiarrhythmische Wirkung mitverantwortlich, denn sie reduzieren das bei der Herzinsuffizienz besonders hohe Risiko des plötzlichen Herztods. Außerdem verbessern sie die Symptomatik und die systolische Funktion und stoppen den kardiovaskulären Umbau, der u. a. auf die hohe Sympathikusaktivität zurückgeht.

▶ **Merke.**

▶ **Merke.** β-Rezeptor-Antagonisten können zu Therapiebeginn aufgrund ihrer kardiodepressiven Wirkung die Symptomatik der Herzinsuffizienz verschlechtern. Deshalb müssen sie sehr vorsichtig einschleichend dosiert werden (s. S. 519).

Aldosteronrezeptor-Antagonisten

Aldosteron verursacht eine myokardiale Fibrose und hat somit eine große Bedeutung in der Pathophysiologie der Herzinsuffizienz. **Spironolacton** und **Eplerenon** sind deshalb ein wichtiger Bestandteil in der Herzinsuffizienz-Therapie.

ACE-Hemmstoffe und AT₁-Rezeptor-Antagonisten reduzieren zwar die Angiotensin-II-induzierte Aldosteronsekretion, sie sind aber ohne Einfluss auf die ACTH- und K⁺-induzierte Aldosteronfreisetzung. Aldosteron hat eine große pathophysiologische Bedeutung bei der Herzinsuffizienz: Es verursacht eine Proliferation von Fibroblasten im Myokard und dadurch eine myokardiale Fibrose. Die Aldosteronrezeptor-Antagonisten **Spironolacton** und **Eplerenon** (Näheres s. S. 377) sind deshalb ein wichtiger Bestandteil der Pharmakotherapie einer Herzinsuffizienz. Ihre Wirkung geht vermutlich auf die Unterdrückung des kardiovaskulären Umbaus zurück.

▶ **Merke.**

▶ **Merke.** Da Aldosteronrezeptor-Antagonisten wie kaliumsparende Diuretika wirken, muss bei gleichzeitiger Gabe von ACE-Hemmstoffen oder AT₁-Rezeptor-Antagonisten der Serum-Kaliumspiegel regelmäßig kontrolliert werden, da diese Stoffe ebenfalls eine Hyperkaliämie herbeiführen können. Eine Kombination aller drei Wirkstoffe ist kontraindiziert.

7.4.3 Pharmakotherapie der chronischen Herzinsuffizienz

Zur **kausalen Therapie** gehört die Behandlung der zugrundeliegenden Erkrankungen wie z. B. einer Hypertonie. Die **symptomatische Therapie** umfasst nichtmedikamentöse und medikamentöse Maßnahmen.

7.4.3 Pharmakotherapie der chronischen Herzinsuffizienz

Bei der Behandlung der chronischen Herzinsuffizienz muss zwischen der kausalen und der symptomatischen Therapie unterschieden werden. Zur **kausalen Therapie** gehört die Behandlung der zugrundeliegenden Erkrankung(en) wie z. B. einer arteriellen Hypertonie, einer koronaren Herzkrankheit, eines Diabetes mellitus, einer Myokarditis, von Rhythmusstörungen und/oder Klappenvitien. Die **symptomatische Therapie** umfasst nichtmedikamentöse und medikamentöse Maßnahmen.

Nichtmedikamentöse Maßnahmen:
- **Regelmäßiges körperliches Training:** Angepasste Belastung bei kompensierter Herzinsuffizienz, dekompensierte Patienten müssen ruhen!
- **Begrenzung der Flüssigkeitszufuhr** (≤ 1,5 l/d)
- **Salzrestriktion:** Na⁺-arme und K⁺-reiche Kost

Nichtmedikamentöse Maßnahmen:
- **Regelmäßiges körperliches Training:** Kontrollierte Belastung mit geringer bis moderater Intensität bei kompensierter Herzinsuffizienz. Dekompensierte Patienten müssen hingegen ruhen!
- **Begrenzung der Flüssigkeitszufuhr** (≤ 1,5 l/d).
- **Salzrestriktion:** Es sollte eine Na⁺-arme und K⁺-reiche Kost (max. 2 – 3 g NaCl/d) und viel Obst und Gemüse zugeführt werden. Übergewicht sollte vermieden bzw. reduziert werden.

7.4 Herzinsuffizienz

- **Überprüfung der Begleitmedikation:** Die gleichzeitige Behandlung mit nichtsteroidalen Antiphlogistika, Glukokortikoiden, trizyklischen Antidepressiva, Metformin und/oder Klasse-I-Antiarrhythmika ist kontraindiziert, da sie einen negativen Einfluss auf die Symptomatik und den Verlauf der chronischen Herzinsuffizienz haben.
- **Prävention von Herzrhythmusstörungen:** Schwerste Rhythmusstörungen (einschließlich Kammerflimmern) sind bei Patienten mit chronischer Herzinsuffizienz eine häufige Todesursache. Mit einem **biventrikulären Herzschrittmacher** mit ICD- und Resynchronisationsfunktion kann unter bestimmten Bedingungen die Belastbarkeit verbessert, die Häufigkeit der Krankenhauseinweisungen reduziert und die Mortalität gesenkt werden (ICD: implantierbarer Kardioverter-Defibrillator). Ein solcher Schrittmacher synchronisiert die Kontraktionen beider Ventrikel, verbessert die Pumpleistung des Herzens und unterdrückt das Auftreten von Kammerflimmern. Er ist indiziert bei NYHA-Stadium III/IV trotz medikamentöser Therapie, einer Ejektionsfraktion < 35 %, einem QRS-Komplex > 120 ms und dyssynchronen Ventrikelkontraktionen.

Medikamentöse Maßnahmen: Die Auswahl der Pharmaka ist abhängig vom Schweregrad der Herzinsuffizienz (nach NYHA-Klassifikation, s. S. 510) und den Begleiterkrankungen. Ab dem Stadium NYHA II ist die Behandlung stets eine Kombinationstherapie. Die Indikationen für die verschiedenen Wirkstoffgruppen sind in Abb. C-7.18 und Tab. C-7.21 zusammengefasst und beziehen sich auf die Linksherzinsuffizienz mit systolischer Dysfunktion (linksventrikuläre Auswurffraktion ≤ 35–40 %). Zur Therapie einer rein diastolischen Dysfunktion s. Exkurs auf S. 521.

- **ACE-Hemmstoffe/AT$_1$-Rezeptor-Antagonisten:** Sie sind die wichtigsten Substanzgruppen in der Pharmakotherapie der chronischen Herzinsuffizienz und kommen in allen Erkrankungsstadien zum Einsatz. **ACE-Hemmstoffe sind erste Wahl**, sie werden nur dann durch AT$_1$-Rezeptor-Antagonisten ersetzt, wenn sie nicht vertragen werden (trockener Husten, angioneurotisches Ödem) oder kontraindiziert sind. Die Kombination beider Stoffgruppen bringt nur einen geringen zusätzlichen Nutzen für die Patienten, erhöht aber die Häufigkeit von unerwünschten Wirkungen (v. a. Hypotension, Hyperkaliämie). Zu Beginn der Behandlung ist bei beiden Stoffgruppen die Gefahr eines **starken Blutdruckabfalls** sehr groß, da bei Patienten mit chronischer Herzinsuffizienz das Renin-Angiotensin-System aktiviert ist. Deshalb werden diese Stoffe einschleichend dosiert: Es wird mit einer **niedrigen Initialdosis** begonnen und diese durch Verdopplung im 2-Wochen-Intervall langsam bis zur **Zieldosis** gesteigert (Tab. C-7.20). Bei einem Serum-Kreatinin > 2 mg/dl wird die Dosis halbiert, bei einem Serum-Kalium > 5 mmol/l dürfen diese Pharmaka nicht angewendet werden.
- **Diuretika:** Es wird stets die niedrigste Dosis verabreicht, die benötigt wird, um das „Trockengewicht" der Patienten (d. h. Körpergewicht ohne Ödeme) zu halten. In den Stadien NYHA II–IV werden meist **Schleifendiuretika und Thiazide kombiniert** (Tab. C-7.21). Von den Schleifendiuretika werden Vertreter mit hoher oraler Bioverfügbarkeit bevorzugt, wie z. B. **Torasemid** (s. S. 470).
- **β-Rezeptor-Antagonisten:** Da zu Behandlungsbeginn die Gefahr einer Dekompensation der Herzinsuffizienz besteht, ist die Dosierung anfangs sehr niedrig. Sie wird dann in 2-Wochen-Intervallen bis zu einer relativ hohen Zieldosis gesteigert (Tab. C-7.20). Grundsätzlich dürfen β-Rezeptor-Antagonisten nur bei hämodynamisch stabilen Patienten angewendet werden. Bei einer dekompensierten Herzinsuffizienz sind sie kontraindiziert.
- **Aldosteronrezeptor-Antagonisten:** Spironolacton und Eplerenon (Dosierung s. Tab. C-7.20) verbessern die Prognose der chronischen Herzinsuffizienz und senken die Mortalität. Wichtige unerwünschte Wirkungen sind die schmerzhafte Gynäkomastie (gilt nur für Spironolacton) und die Hyperkaliämie (Spironolacton, Eplerenon). Patienten mit hohem Serum-Kreatinin (> 2,5 mg/dl) oder hohem Serum-Kaliumspiegeln (> 5 mmol/l) dürfen nicht mit diesen Stoffen behandelt werden. Spironolacton oder Eplerenon sind besonders dann indiziert, wenn trotz Behandlung mit ACE-Hemmern, β-Rezeptor-Antagonisten und Diuretika im Stadium NYHA III/IV die Symptomatik weiter persistiert.
- **Digitalisglykoside:** Sie sind bei der Herzinsuffizienz nur noch als **Zusatzmedikation** bei Vorliegen eines Vorhofflimmerns oder -flatterns indiziert (Tab. C-7.21). Bei

---

- **Überprüfung der Begleitmedikation:** Die gleichzeitige Behandlung mit NSAR, Glukokortikoiden, TZA, Metformin und Klasse-I-Antiarrhythmika ist kontraindiziert.
- **Prävention von Herzrhythmusstörungen:** Mittels eines **biventrikulären Herzschrittmachers** mit ICD- und Resynchronisationsfunktion sollen u. a. schwerste Rhythmusstörungen als eine der häufigen Todesursachen unterdrückt werden.

Medikamentöse Maßnahmen: Abhängig von Schweregrad und Begleiterkrankungen des Patienten wird ein Therapieplan erstellt (s. a. Abb. C-7.18 und Tab. C-7.21). Zur Therapie der rein diastolischen Dysfunktion s. Exkurs auf S. 521.

- **ACE-Hemmstoffe/AT$_1$-Rezeptor-Antagonisten:** ACE-Hemmstoffe sind erste Wahl und kommen in allen Erkrankungsstadien zum Einsatz, sie werden nur bei Unverträglichkeit oder bestehenden Kontraindikationen durch AT$_1$-Rezeptor-Antagonisten ersetzt. Um einen **starken Blutdruckabfall** zu Beginn der Behandlung zu vermeiden, sollte einschleichend dosiert werden: angefangen mit einer **niedrigen Initialdosis** und langsamer Steigerung bis zur **Zieldosis** (Tab. C-7.20). Cave: Serum-Kreatinin und Kalium beachten!
- **Diuretika:** Es wird die niedrigste Dosis zur Erhaltung des „Trockengewichts" des Patienten verabreicht. Ab Stadium NYHA II werden meist **Schleifendiuretika (v. a. Torasemid) und Thiazide** kombiniert (Tab. C-7.21).
- **β-Rezeptor-Antagonisten:** Die initial sehr niedrige Dosierung zur Vermeidung einer Dekompensation wird langsam bis zur relativ hohen Zieldosis gesteigert (Tab. C-7.20). Kontraindikation ist eine dekompensierte Herzinsuffizienz.
- **Aldosteronrezeptor-Antagonisten** verbessern die Prognose und senken die Mortalität. Sie sind v. a. indiziert, wenn trotz Behandlung mit den bisher genannten Pharmaka im Stadium NYHA III/IV die Symptomatik weiter persistiert. Cave: Serum-Kreatinin und Kalium beachten!
- **Digitalisglykoside:** Sie sind nur noch als **Zusatzmedikation** bei gleichzeitigem Vorhofflimmern oder -flattern indiziert (Tab. C-7.21).

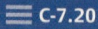

C-7.20 Initial- und Zieldosierungen wichtiger Pharmaka in der Therapie der chronischen Herzinsuffizienz

Wirkstoff	Initialdosis	Zieldosis
ACE-Hemmstoffe		
Enalapril	2 × 2,5 mg/d	2 × 10 mg/d
Lisinopril	1 × 2,5 mg/d	1 × 35 mg/d
Ramipril	2 × 1,25 mg/d	2 × 5 mg/d
AT$_1$-Rezeptor-Antagonisten		
Losartan	1 × 12,5 mg/d	1 × 50 mg/d
Valsartan	1 × 20 mg/d	2 × 160 mg/d
Candesartan	1 × 2 mg/d	1 × 32 mg/d
β-Rezeptor-Antagonisten		
Bisoprolol	1 × 1,25 mg/d	1 × 10 mg/d
Carvedilol	1 × 3,125 mg/d	2 × 25 mg/d
Metoprololsuccinat	1 × 12 mg/d	1 × 190 mg/d
Aldosteronrezeptor-Antagonisten		
Eplerenon	1 × 25 mg/d	1 × 25 – 50 mg/d
Spironolacton	1 × 25 mg/d	1 × 25 mg/d

Patienten mit Sinusrhythmus kann Digoxin zwar die Symptomatik verbessern und die Hospitalisierungshäufigkeit reduzieren, das Risiko von Rhythmusstörungen ist aber zu hoch. Digoxin-Serumspiegel > 1,2 ng/ml erhöhen die Mortalität. Deshalb muss darauf geachtet werden, dass die Digoxinkonzentration einen Wert von 1 ng/ml nicht überschreitet. Die Behandlung mit Digoxin führt zu typischen EKG-Veränderungen: PQ-Zeit↑, QT-Intervall↓, muldenförmige ST-Senkung und T-Abflachung/Negativierung.

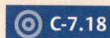

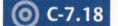 C-7.18 Schema zur Auswahl geeigneter Pharmaka für die Therapie der chronischen Linksherzinsuffizienz

Verbesserung der Prognose und Reduktion der Mortalität

ACE-Hemmer
(bei Intoleranz AT$_1$-Rezeptor-Antagonisten)
+
β-Rezeptor-Antagonisten

bei persistierender Symptomatik

zusätzlich
Aldosteron-Rezeptor-Antagonisten

Verbesserung der Symptomatik

ggf. zusätzlich bei spezifischen Indikationen:

▶ **Diuretika**
(Flüssigkeitsretention)
▶ **Digoxin/Digitoxin**
(Vorhofflimmern oder -flattern)
▶ **orale Antikoagulanzien**
(persistierendes Vorhofflimmern)
▶ **Amlodipin** oder **Felodipin**
(therapierefraktäre arterielle Hypertonie)

Die Abbildung illustriert, welche Pharmaka die Prognose verbessern und die Mortalität vermindern und welche weiteren Arzneistoffe die Symptomatik zusätzlich verbessern.

C-7.21 Pharmakotherapie der chronischen Linksherzinsuffizienz

Wirkstoffgruppe	Schweregrad der Herzinsuffizienz (gemäß der New York Heart Association)			
	NYHA I	NYHA II	NYHA III	NYHA IV
ACE-Hemmstoffe	ja	ja	ja	ja
AT_1-Rezeptor-Antagonisten	bei Unverträglichkeit von ACE-Hemmstoffen	bei Unverträglichkeit von ACE-Hemmstoffen	bei Unverträglichkeit von ACE-Hemmstoffen	bei Unverträglichkeit von ACE-Hemmstoffen
Thiazide	bei Hypertonie	bei NaCl- und Wasserretention	ja	ja
Schleifendiuretika	nein	bei NaCl- und Wasserretention	ja	ja
β-Rezeptor-Antagonisten	nach Myokardinfarkt oder bei Hypertonie	ja	ja	ja
Aldosteronrezeptor-Antagonisten	nur nach Myokardinfarkt	nur nach Myokardinfarkt	ja	ja
Digitalisglykoside	<ul><li>als Zusatzmedikation bei hoher Kammerfrequenz infolge Vorhofflimmerns oder Vorhofflatterns</li><li>bei Sinusrhythmus nur als Reservemittel (dann niedrige Serumspiegel, z. B. 0,5 – 0,8 ng Digoxin/ml)</li></ul>			

▶ **Exkurs.** **Herzinsuffizienz mit alleiniger diastolischer Dysfunktion**

Zur Pharmakotherapie dieser Sonderform der Herzinsuffizienz gibt es keine großen therapeutischen Studien. Den Empfehlungen liegen deshalb hauptsächlich mechanistische Überlegungen zugrunde. Patienten mit diastolischer Insuffizienz sind in viel stärkerem Maße von einer ausreichenden Vorlast abhängig als Patienten mit systolischer Insuffizienz. Deshalb müssen Diuretika und ACE-Hemmstoffe/AT_1-Rezeptor-Antagonisten besonders zu Therapiebeginn vorsichtig dosiert und ihre Wirkungen häufig überprüft werden. Patienten mit diastolischer Dysfunktion profitieren ganz besonders von der Senkung der Herzfrequenz durch **β-Rezeptor-Antagonisten** oder **Verapamil**, weil sich die Ventrikel dann wegen der verlängerten Diastole besser füllen. Wenn bei solchen Patienten zusätzlich Vorhofflimmern auftritt, werden sie auffallend häufig hämodynamisch instabil, da infolge des Vorhofflimmerns die synchronen Vorhofkontraktionen ausbleiben. In diesem Fall ist umgehend eine **elektrische Kardioversion** erforderlich und eine effektive Frequenzkontrolle besonders wichtig. **Digitalisglykoside** sind dann nur **zur Frequenzkontrolle** indiziert. Ihre positiv inotrope Wirkung ist für diese Patienten ohne Nutzen.

▶ **Klinischer Bezug.** **Therapie des kardialen Lungenödems**

Bei einem kardialen Lungenödem stehen die schwere **Atemnot** und die **Tachypnoe** infolge der maximalen Stimulation des Atemzentrums durch die hohen pCO_2-Werte im Vordergrund der klinischen Symptomatik. Weitere Symptome sind Husten, schaumiges Sputum, feuchte Rasselgeräusche, Zyanose und Tachykardie. Es ist meist **Folge einer akuten Linksherzinsuffizienz** oder einer **Dekompensation einer chronischen Linksherzinsuffizienz**.

Die Behandlung hat im Wesentlichen das Ziel, das linke Herz zu entlasten, und beinhaltet mehrere Maßnahmen:

- **Erhöhung der arteriellen Sauerstoffkonzentration** durch O_2-Gabe über eine Nasensonde (3 – 6 l/min).
- **Vorlastsenkung:** Mechanisch wird dies durch die **sitzende Körperhaltung** mit herabhängenden Unterschenkeln erreicht. **Glyceroltrinitrat** ist der wirksamste medikamentöse Vorlastsenker: es können wiederholt 0,4 – 0,8 mg s. l. (1 – 2 Hübe) verabreicht werden; falls erforderlich, kann auch eine i. v.-Infusion (Infusionsrate 2 – 5 mg/h) erfolgen.
- **Verminderung des zirkulierenden Blutvolumens** durch i. v.-Gabe eines Schleifendiuretikums (z. B. 40 – 80 mg Furosemid oder 20 – 40 mg Torasemid). Diese Maßnahme entlastet das linke Herz durch Dilatation der venösen Kapazitätsgefäße und Reduktion des intravasalen Volumens.
- **Sedierung und Atemdepression** durch i. v.-Gabe von Morphin (wiederholte Injektion von 2 – 5 mg). Morphin wirkt sedierend und angstlösend, reduziert die massive Aktivierung des Atemzentrums und verringert die Vorlast durch Weitstellung der großen Venen.

- **Senkung der Nachlast** durch i.v.-Infusion von Nitroprussidnatrium (20–40 µg/min) bei Patienten mit systolischen Blutdruckwerten > 100 mmHg.
- **Unterstützung der systolischen Pumpfunktion** durch i.v.-Infusion von Dobutamin/Dopamin (Dosierung s. Tab. **C-7.18**), falls der systolische Blutdruck 90 mmHg unterschreitet.

8 Respiratorisches System

8.1 Obstruktive Atemwegserkrankungen 523

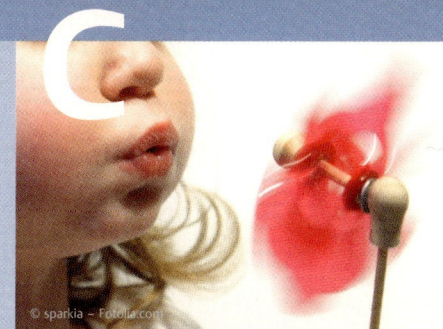

8.1 Obstruktive Atemwegserkrankungen

8.1.1 Pathophysiologische und klinische Grundlagen

Als obstruktive Atemwegserkrankungen bezeichnet man Krankheitsbilder, bei denen der Durchmesser der Atemwege reversibel oder irreversibel verkleinert ist. Zu den obstruktiven Atemwegserkrankungen gehören
- das **Asthma bronchiale** und
- die **chronisch-obstruktive Lungenerkrankung (COPD)**.

Die beiden Erkrankungen unterscheiden sich nicht nur in ihrer Ätiologie, Pathophysiologie sowie im klinischen Bild und Verlauf, sondern auch in ihrer Therapie.

Asthma bronchiale

▶ **Definition.** **Asthma bronchiale** ist eine chronisch-entzündliche Erkrankung der unteren Atemwege, die durch eine bronchiale Hyperreagibilität sowie durch episodisch auftretende, variable und meist reversible Atemwegsobstruktionen charakterisiert ist.

Ätiopathogenese: Grundlage des Asthma bronchiale ist eine chronische **Entzündung der Bronchialschleimhaut**. Die Art der Entzündung, erkennbar an den vorherrschenden Entzündungszellen und -mediatoren, unterscheidet sich dabei deutlich von der COPD (Tab. **C-8.1**).
Abhängig vom Auslöser (Trigger) der Entzündung unterscheidet man **zwei Asthmaformen:**
- **Allergisches (extrinsisches) Asthma:** Es tritt in der Regel bereits im Kindes- oder Jugendalter auf und ist die häufigere Erkrankungsform. Ihr liegt eine **genetische Prädisposition** zugrunde. Allergisches Asthma geht nicht selten mit anderen Erkrankungen aus dem atopischen Formenkreis einher, wie z. B. Neurodermitis oder Heuschnupfen. Die Entzündung beruht auf einer **IgE-vermittelten Reaktion**. Die Allergene binden an IgE-Moleküle auf Mastzellen, die daraufhin ihre Granula entleeren. Die vielen verschiedenen freigesetzten Mediatoren (Tab. **C-8.1**) vermitteln dann die typischen allergischen Reaktionen und Symptome.
- **Nicht allergisches (intrinsisches) Asthma:** Bei dieser Form werden die Krankheitssymptome ohne nachweisbares Allergen ausgelöst und sind **nicht IgE-vermittelt**. Diese Form manifestiert sich meist erst im Erwachsenenalter und wird häufig durch Atemwegsinfektionen getriggert. Gelegentlich besteht bei den Betroffenen gleichzeitig auch eine Sinusitis, Polyposis nasi und eine Unverträglichkeit gegenüber COX-Hemmstoffen (s. S. 234).

Es gibt auch **Mischformen**, die sich meist aus einem allergischen Asthma entwickeln und bei denen im weiteren Verlauf dann die intrinsische Komponente überwiegt.
Bei beiden Erkrankungsformen besteht eine pathogenetisch unklare **Überempfindlichkeit der Bronchialmuskulatur** (bronchiale Hyperreagibilität) gegenüber vielen ganz unterschiedlichen exogenen Stimuli. So können z. B. Methacholin, Histamin, Adenosin, kalte Luft, Tabakrauch und Luftschadstoffe wie Ozon, Stickoxide und Schwefeldioxid Asthmaanfälle hervorrufen. Auch körperliche Anstrengung **(belastungsinduziertes Asthma)**, psychischer Stress und die Einnahme von nichtsteroidalen Antiphlogistika (Analgetika-Asthma) können Anfälle triggern.

8.1 Obstruktive Atemwegserkrankungen

8.1.1 Pathophysiologische und klinische Grundlagen

Zu den obstruktiven Atemwegserkrankungen zählen das **Asthma bronchiale** und die **COPD**.

Asthma bronchiale

▶ **Definition.**

Ätiopathogenese: Asthma bronchiale beruht auf einer **chronischen Entzündung der Bronchialschleimhaut** (Tab. **C-8.1**). Es gibt **zwei Formen:**
- **Allergisches (extrinsisches) Asthma** tritt meist schon im Kindesalter auf. Es besteht eine genetische Prädisposition. Der Entzündung liegt eine **IgE-vermittelten Reaktion** zugrunde.
- **Nicht allergisches (intrinsisches) Asthma** ist eine meist im Erwachsenenalter, ohne Allergen auftretende und **nicht IgE-vermittelte** Form. Auslöser sind häufig Atemwegsinfektionen.

Auch **Mischformen** können auftreten.

Eine Überempfindlichkeit der Bronchialmuskulatur gegenüber exogenen Stimuli, z. B. Luftschadstoffen, besteht bei beiden Formen. Weitere Trigger sind Belastung, Stress und nichtsteroidale Antiphlogistika.

Die **endobronchiale Obstruktion** beruht auf **vier pathogenetischen Faktoren**: Bronchokonstriktion, ödematöse Schwellung, vermehrtes Bronchialsekret und relativ selten auftretende bindegewebige Umbauprozesse.

Die **endobronchiale Obstruktion** und die damit einhergehende Beeinträchtigung des Atemflusses gehen im Wesentlichen auf folgende **vier pathogenetische Faktoren** zurück:
- akute Bronchokonstriktion
- ödematöse Schwellung der Bronchialschleimhaut
- Verlegung der Atemwege durch übermäßige Produktion eines veränderten (hochviskösen) Bronchialsekrets (Hyper- bzw. Dyskrinie)
- mögliche bindegewebige Umbauprozesse der Atemwege (selten).

C-8.1 Vergleich von Asthma bronchiale und COPD

	Asthma bronchiale	COPD
typische Entzündungszellen	- Mastzellen - eosinophile Granulozyten - T-Helfer-Zellen (CD 4-Zellen vom Typ Th 2)	- neutrophile Granulozyten - zytotoxische T-Zellen (CD 8-Zellen) - B-Zellen - Alveolarmakrophagen
typische Entzündungsmediatoren	- Leukotriene - Prostaglandine - Histamin - eosinophiles basisches Protein - Zytokine (IL-4, IL-5, IL-13)	- Leukotriene - chemotaktische Faktoren für neutrophile Granulozyten - TNF-α - IL-8 - Proteasen (z. B. Matrix-Metalloproteinase-9, Elastase)
typische klinische Merkmale	**Erkrankungshäufigkeit** häufig bei Kindern und Jugendlichen; Männer > Frauen	bei Erwachsenen > 50 Jahre; Männer > Frauen
	Ursachen häufig Allergie (IgE-vermittelt), selten Infekte	Rauchen, rezidivierende Atemwegsinfekte
	Symptomatik Atemnotanfälle in Ruhe (auch nachts); Husten mit wenig, sehr zähem Auswurf	Atemnot bei körperlicher Belastung; Husten mit viel Auswurf
	Atemwegsobstruktion episodisch, reversibel (ΔFEV$_1$ nach β$_2$-Agonisten p. i.: > 20 %)	chronisch-progredient, weitgehend irreversibel (ΔFEV$_1$ nach β$_2$-Agonisten p. i.: < 15 %)
	bronchiale Hyperreagibilität typisch	untypisch
	Ansprechen auf Glukokortikoide gut	mäßig bis schlecht

FEV$_1$: forciertes exspiratorisches Volumen in einer Sekunde; p. i.: per inhalationem.

Klinik, Diagnostik und Schweregradeinteilung: Die reversiblen Symptome von Asthmaanfällen sind **Atemnot**, **Husten** und **thorakales Engegefühl** (Tab. C-8.1). Bei der Auskultation hört man trockene Rasselgeräusche. Zur Diagnostik werden v. a. **Lungenfunktionstests** (Spirometrie, Peak-Flow, Abb. C-8.1) und allergologische Untersuchungen herangezogen. **Vier verschiedene Schweregrade** werden anhand der **Einsekundenkapazität** (FEV$_1$), des **maximalen exspiratorischen Atemflusses** (PEF) und der Anfallshäufigkeit unterschieden (Tab. C-8.2).

Klinik, Diagnostik und Schweregradeinteilung: Asthmaanfälle sind gekennzeichnet durch **Atemnot** (Tab. C-8.1) mit exspiratorischem Stridor, **Husten** und **thorakales Engegefühl**. Auskultatorisch finden sich dann meist trockene Rasselgeräusche (Giemen, Brummen, Pfeifen). Die Symptome klingen nach Behandlung und z. T. auch spontan ab, sind also reversibel. Die Diagnostik im Intervall umfasst neben Anamnese und körperlicher Untersuchung insbesondere **Lungenfunktionstests** (v. a. Spirometrie, Peak-Flow-Messungen [Abb. C-8.1a]) und allergologische Untersuchungen. Anhand der Lungenfunktionstests lässt sich der Schweregrad des Asthma bronchiale objektivieren. Die für die Beurteilung entscheidenden Kriterien sind die **Einsekundenkapazität** (FEV$_1$: forciertes exspiratorisches Volumen in einer Sekunde) und der **maximale exspiratorische Atemfluss** (PEF: peak exspiratory flow, Abb. C-8.1b). Abhängig von diesen Messwerten vor Behandlung mit Bronchodilatatoren und der Anfallshäufigkeit unterscheidet man **vier verschiedene Schweregrade** (Tab. C-8.2).

C-8.1 Peak-Flow-Messung

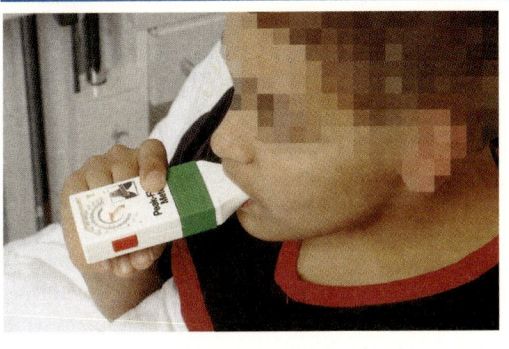
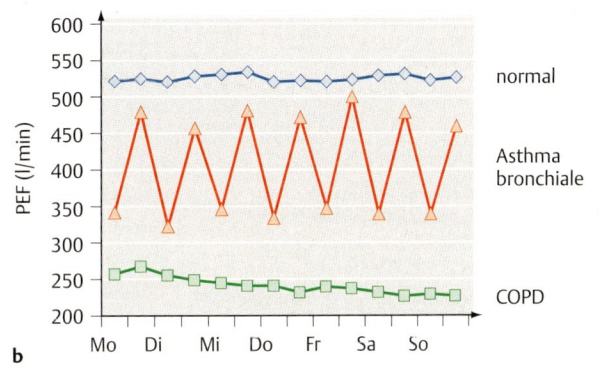

a Durchführung: Mithilfe eines **Peak-Flow-Geräts** (Peak-Flow-Meters) wird die maximale Geschwindigkeit gemessen, mit der der Patient bei forcierter Exspiration Luft aus seiner Lunge ausatmen kann. Die Messungen sollen morgens (meist höchste Werte) und abends (meist niedrigste Werte) vorgenommen werden (aus Hoehl, Kullick; Thiemes Gesundheits- und Kinderkrankenpflege, Thieme, 2008).
b Messergebnis: Typische **Peak-Flow-Protokolle** bei Asthma bronchiale (rot) und bei COPD (grün). Zum Vergleich ist auch das Protokoll eines lungengesunden Patienten dargestellt (blau). Schwanken die Messwerte der morgendlichen und abendlichen Messung um mehr als 20 %, besteht dringender Verdacht auf ein Asthma bronchiale. Bei der COPD sind die zirkadianen Schwankungen nicht stärker als beim lungengesunden Patienten, allerdings ist der Peak-Flow (PEF) insgesamt deutlich vermindert (aus Baenkler et al., Kurzlehrbuch Innere Medizin, Thieme, 2010).

C-8.2 Schweregradeinteilung des Asthma bronchiale (nach Nationaler Versorgungsleitlinie Asthma, 2010)

Schweregrad	Klinik	Symptomatik	FEV_1 oder PEF*
I	intermittierend	Symptome tagsüber: < 1 × pro Woche Symptome nachts: ≤ 2 × pro Monat kurze Exazerbationen (von einigen Stunden bis zu einigen Tagen)	FEV_1 ≥ 80 % PEF ≥ 80 % PEF-Tagesvariabilität < 20 %
II	geringgradig persistierend	Symptome tagsüber: < 1 × pro Tag bis 1 × pro Woche Symptome nachts: > 2 × pro Monat Beeinträchtigung der körperlichen Aktivität und des Schlafes bei Exazerbationen	FEV_1 ≥ 80 % PEF ≥ 80 % PEF-Tagesvariabilität 20 – 30 %
III	mittelgradig persistierend	Symptome tagsüber: täglich Symptome nachts: > 1 × pro Woche Beeinträchtigung der körperlichen Aktivität und des Schlafes bei Exazerbationen tgl. Bedarf an kurz wirksamen inhalativen β₂-Sympathomimetika	FEV_1 61 – 79 % PEF 61 – 79 % PEF-Tagesvariabilität > 30 %
IV	schwergradig persistierend	Symptome tagsüber: anhaltend Symptome nachts: in den meisten Nächten häufig Exazerbationen Einschränkung der körperlichen Aktivität	FEV_1 ≤ 60 % PEF ≤ 60 % Tagesvariabilität > 30 %

*) %-Werte beim FEV_1 beziehen sich auf den Sollwert, beim PEF auf den persönlichen Bestwert.

Chronisch-obstruktive Lungenerkrankung (COPD)

▶ **Definition.** Laut WHO besteht eine **chronische Bronchitis** bei Vorliegen von Husten und Auswurf über wenigstens drei Folgemonate in mindestens zwei aufeinander folgenden Jahren. Eine **chronisch-obstruktive Lungenerkrankung (COPD** = chronic obstructive pulmonary disease) liegt vor, wenn zusätzlich eine Atemwegsobstruktion hinzukommt.

Ätiopathogenese: Dieser Erkrankung liegt eine **chronische Entzündung** zugrunde, die v. a. durch **inhalative Noxen** (insbesondere Tabakrauch) und rezidivierende **Atemwegsinfekte** hervorgerufen und unterhalten wird. Sie tritt bevorzugt bei Personen über 50 Jahren auf.

Chronisch-obstruktive Lungenerkrankung (COPD)

▶ **Definition.**

Ätiopathogenese: Grundlage der COPD ist eine **chronische Entzündung**, die durch **inhalative Noxen** (Tabakrauch!) und rezidivierende **Atemwegsinfekte** hervorgerufen wird. Sie tritt v. a. bei älteren Personen auf.

▶ **Merke.** Die COPD ist mit einer Prävalenz von 10–15% die häufigste obstruktive Atemwegserkrankung. Mehr als 90% aller COPD-Patienten sind aktive oder ehemalige Raucher und etwa 20–30% aller Raucher entwickeln im Laufe ihres Lebens eine COPD. Dies verdeutlicht die wichtige pathogenetische Rolle des Rauchens.

Die Diskrepanz der o. g. Werte verdeutlicht aber auch, dass noch weitere, bisher unbekannte prädisponierende Faktoren für die Entstehung der COPD verantwortlich sind. Die Entzündung betrifft v. a. die **kleinen Bronchien und Bronchiolen**, greift auf das Lungenparenchym über und führt zu dessen progredienter Zerstörung. Im Verlauf entwickelt sich ein **Lungenemphysem**, das mit einer Rarefizierung der Alveolarsepten und einem Verlust von Lungenkapillaren einhergeht. Die Folge ist eine hypoxämiebedingte Vasokonstriktion im kleinen Kreislauf (Euler-Liljestrand-Reflex), die für den Anstieg des pulmonalarteriellen Widerstands und die damit verbundene **pulmonale Hypertonie** verantwortlich ist. Die chronische Druckbelastung des rechten Ventrikels führt langfristig zur Rechtsherzhypertrophie **(Cor pulmonale)**. Die Empfänglichkeit für bakterielle und virale Infektionen ist bei einer COPD sehr hoch. Die Infekte führen zu einer akuten Verschlechterung der COPD-Symptomatik **(COPD-Exazerbationen)**. Dabei kommt es auch zur Aktivierung cholinerger Neurone, die als einzig reversible Komponente der Atemwegsobstruktion in Erscheinung tritt und die gute Wirksamkeit von Muskarinrezeptor-Antagonisten bei der COPD erklärt (s. S. 531). Eine bronchiale Hyperreagibilität wie beim Asthma bronchiale besteht nicht.

▶ **Exkurs.** Schädliche Auswirkungen des Rauchens auf die Lungenfunktion
Tabakrauch schädigt die Lunge auf vielfältige Weise. So sinkt die **Einsekundenkapazität (FEV$_1$)** mit zunehmendem Alter beim Nichtraucher um etwa 20 ml pro Jahr, beim Raucher hingegen um 50–60 ml pro Jahr. Tabakrauch erzeugt **oxidativen Stress im Lungengewebe**, der in alveolären Makrophagen die Histon-Acetylierung aktiviert und so die Transkription inflammatorischer Gene fördert. Das erklärt auch die für die COPD (meist Raucher) so typische Minderung der pulmonalen Wirksamkeit der Glukokortikoide, deren antiphlogistische Wirkung v. a. auf die Hemmung der Transkription von Entzündungsgenen zurückgeht. Außerdem unterdrückt Zigarettenrauch die **Aktivität von Protease-Inhibitoren** und trägt so zur enzymatischen Zerstörung des Lungenparenchyms bei. Bei starken Rauchern ist das respiratorische Epithel der Bronchialschleimhaut nachweislich geschädigt und oft völlig zerstört (Abb. **C-8.2**).

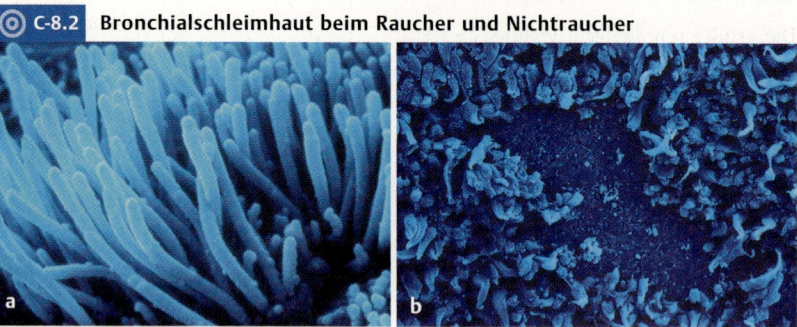

◉ **C-8.2** Bronchialschleimhaut beim Raucher und Nichtraucher

Das elektronenmikroskopische Bild zeigt die Bronchialschleimhaut eines **Nichtrauchers (a)** und eines **starken Rauchers (b)** im Vergleich. Beim Raucher ist der Zilienapparat weitgehend zerstört. In der Mitte der Abbildung ist überhaupt kein respiratorisches Epithel mehr zu erkennen (aus Hof, Dörries; Duale Reihe Medizinische Mikrobiologie, Thieme, 2009).

Die Entzündungen bei der COPD betrifft v. a. **kleinen Bronchien und Bronchiolen**, greift aber auch auf das Lungenparenchym über und kann dieses zerstören. So kann sich ein **Lungenemphysem** mit Rarefizierung der Alveolarsepten und Verlust von Lungenkapillaren entwickeln. Mögliche Folgen sind eine **pulmonale Hypertonie**, die langfristig zur Rechtsherzhypertrophie **(Cor pulmonale)** führen kann. COPD-Patienten neigen zu häufigen viralen und bakteriellen Infektionen, die die COPD-Symptomatik akut verschlechtern **(COPD-Exazerbationen)**. Eine bronchiale Hyperreagibilität besteht nicht.

Klinik, Diagnostik und Schweregradeinteilung: Im Unterschied zum Asthma bronchiale ist die Atemwegsobstruktion **nicht variabel, kaum reversibel** und **chronisch progredient**. Charakteristisch sind die „AHA"-Symptome: **A**uswurf, **H**usten, **A**temnot. Neben dem klinischen Beschwerdebild ist zur Diagnosestellung und zur Zuordnung zu einem der **vier Erkrankungsstadien** (Tab. **C-8.3**) die Spirometrie entscheidend.

Klinik, Diagnostik und Schweregradeinteilung: Anders als beim Asthma bronchiale ist die Atemwegsobstruktion bei der COPD **nicht variabel** (Abb. **C-8.1**b), **kaum reversibel** und **chronisch progredient** (Tab. **C-8.3**). Typische Symptome sind **Husten** und reichlich **Auswurf**, v. a. am Morgen und bei Wetterumschwüngen. In höheren Erkrankungsstadien kommt dann eine zunehmende Belastungsdyspnoe hinzu (sog. „AHA"-Symptome: **A**uswurf, **H**usten, **A**temnot). Neben Anamnese und körperlicher Untersuchung haben Lungenfunktionstests (v. a. Spirometrie) diagnostisch die größte Bedeutung. Wie beim Asthma bronchiale stützt sich die Schweregradeinteilung der COPD neben dem klinischen Beschwerdebild auf die Befunde der Spirome-

C-8.3 Schweregradeinteilung der COPD (nach Deutscher Atemwegsliga, 2007)

Schweregrad	Klinik	Lungenfunktion	
		FEV_1	FEV_1/VC
I (leicht)	mit/ohne chronische Symptome (Husten, Auswurf)	≥ 80 % des Sollwertes	< 70 %
II (mittel)	mit/ohne chronische Symptome (Husten, Auswurf, Belastungsdyspnoe)	50–79 % des Sollwertes	< 70 %
III (schwer)	mit/ohne chronische Symptome (Husten, Auswurf, starke Belastungsdyspnoe)	31–49 % des Sollwertes	< 70 %
IV (sehr schwer)	Ruhedyspnoe; bei chronischer respiratorischer Insuffizienz (pathologische Blutgasanalysen) genügt eine FEV_1 < 50 % für dieses Stadium	≤ 30 % des Sollwertes	< 70 %

FFV_1: forciertes exspiratorisches Volumen in einer Sekunde (Einsekundenkapazität); VC: Vitalkapazität.

trie. Zugrunde gelegt werden hier allerdings die Werte nach Gabe eines Bronchodilatators. **Vier Erkrankungsstadien** werden dabei unterschieden (Tab. C-8.3).

8.1.2 Therapieprinzipien

Die beiden wichtigsten **pharmakotherapeutischen Prinzipien** zur Behandlung obstruktiver Atemwegserkrankungen sind die **Bronchodilatation** und die **Entzündungshemmung**. Dementsprechend werden – häufig auch kombiniert – bronchodilatatorisch und antiphlogistisch wirkende Stoffe angewendet. **Bronchodilatatoren** sind beim Asthma bronchiale und bei der COPD gleichermaßen bedeutsam. **Antiphlogistika** bilden das Fundament der Dauertherapie des Asthma bronchiale, in der COPD-Therapie spielen sie eine weniger bedeutsame Rolle. Bei beiden Erkrankungen werden häufig ergänzende therapeutische Maßnahmen angewendet wie z. B. Gabe von Antibiotika, Sauerstofftherapie, Impfungen oder Hyposensibilisierung. Da sich das pathologische Geschehen bei den obstruktiven Atemwegserkrankungen in erster Linie in Bronchien und Bronchiolen abspielt, werden viele der Wirkstoffe bevorzugt topisch, also **per inhalationem** (p. i.), verabreicht. Man verwendet dazu spezielle Inhalationssysteme (s. S. 528). Bei richtiger Anwendung können dadurch schnell hohe lokale Wirkstoffkonzentrationen erreicht und gleichzeitig systemische Nebenwirkungen minimiert werden.

Grundlagen der inhalativen Pharmakotherapie

Die größte physikalisch-technische Herausforderung in der inhalativen Pharmakotherapie besteht darin, die Wirkstoffe in ausreichender Konzentration an den Wirkort in den unteren Atemwegen zu bringen. Der kritische Faktor ist dabei die Größe der wirkstoffhaltigen Partikel, da sich zu große Partikel bereits in den oberen Atemwegen niederschlagen und zu kleine Partikel wieder ausgeatmet werden. **Optimal ist eine Teilchengröße von 2–5 μm**.

▶ **Merke.** Unabhängig vom verwendeten Inhalationssystem werden nur 10–40 % der inhalierten Wirkstoffdosis bronchopulmonal deponiert und sind therapeutisch wirksam. Der Rest verbleibt typischerweise in Mund und Oropharynx und wird letztlich verschluckt.

Der **verschluckte Dosisanteil (60–90 %)** hat bei den meisten inhalativ angewendeten Arzneistoffen wegen eines hohen First-Pass-Effekts im Darm und in der Leber nur eine geringe Verfügbarkeit im systemischen Kreislauf. Die systemische Verfügbarkeit des **pulmonal deponierten Dosisanteils** ist meistens wesentlich höher, weil Arzneistoffe in der Lunge ohne First-Pass-Effekt resorbiert werden. Trotzdem erreicht man mit den heute verwendeten Inhalationssystemen hohe pulmonale (erwünscht) und niedrige systemische (unerwünscht) Wirkstoffkonzentrationen.

Die **gebräuchlichsten Inhalationssysteme** (Abb. C-8.3), mit denen geeignete Darreichungsformen der Wirkstoffe verabreicht werden können, sind:
- **Dosieraerosol:** Bei diesem System wird der Wirkstoff in Form von feinsten Flüssigkeitströpfchen (Aerosol) in einer Gasphase verteilt zugeführt. Der Wirkstoff wird nach Druck auf einen Knopf mithilfe von Treibgas „vernebelt" und dann

---

8.1.2 Therapieprinzipien

Die wichtigsten **pharmakotherapeutischen Prinzipien** sind **Bronchodilatation** und **Entzündungshemmung**. Die entsprechenden Wirkstoffe (Bronchodilatatoren und Antiphlogistika) werden oft auch kombiniert. **Antiphlogistika** sind essenziell in der Dauertherapie des Asthma bronchiale. Viele Wirkstoffe werden **per inhalationem** verabreicht, weil sie so sehr gut die Bronchien und Bronchiolen erreichen und nur geringe systemische Nebenwirkungen hervorrufen.

Grundlagen der inhalativen Pharmakotherapie

Bei der inhalativen Pharmakotherapie ist eine **Teilchengröße von 2–5 μm optimal**, um die wirkstoffhaltigen Partikel in die unteren Atemwege zu bringen.

▶ **Merke.**

Vom **verschluckten Dosisanteil (60–90 %)** ist nur eine geringe Menge im systemischen Kreislauf verfügbar. Der **pulmonal deponierte Dosisanteil** hat hingegen eine hohe systemische Verfügbarkeit, da die Resorption hier ohne First-Pass-Effekt stattfindet. Mit modernen Systemen erzielt man aber trotzdem hohe pulmonale und niedrige systemische Wirkstoffkonzentrationen.

Die **gebräuchlichsten Inhalationssysteme** sind (Abb. C-8.3):
- **Dosieraerosol:** Der Wirkstoff wird in Form von Flüssigkeitströpfchen „vernebelt" und eingeatmet. Wichtig ist eine **gute zeitliche Koordination** zwischen Auslösung des

Sprühstoßes und Einatmung. Durch einen sog. Spacer kann dieses Problem umgangen werden.
- **Trockenpulverinhalator:** Der pulverisierte Wirkstoff wird hierbei aus dem Inhalator gesaugt. Der Vorteil ist die **einfachere Handhabung**. Der Nachteil ist, dass manche Patienten den erforderlichen, recht kräftigen Sog nicht erzeugen können.
- **Düsen-Ultraschallvernebler:** Das Aerosol des Wirkstoffs wird durch Ultraschall von einem elektrisch betriebenen Gerät erzeugt und kann dann vom Patienten über eine Maske eingeatmet werden. Diese **ortsgebundene** Form der Inhalation ist **für alle Patienten geeignet**, sie dauert allerdings mit 10–15 min recht lange.

vom Patienten eingeatmet. Dazu ist eine **gute zeitliche Koordination** zwischen Auslösung des Sprühstoßes und Einatmung erforderlich, was für viele Patienten (insbesondere Kinder) schwierig ist. Deshalb wird der Aerosolsprühstoß heute oft in einen vorgeschalteten Hohlraum (einen sog. Spacer) abgegeben, aus dem der Patient dann das Aerosol zeitlich unabhängig vom Sprühstoß in mehreren Atemzügen einatmen kann. Dadurch wird auch der verschluckte Dosisanteil reduziert.

- **Trockenpulverinhalator:** Bei diesen Geräten wird durch einen Auslösemechanismus (z. B. Drücken, Drehen) eine definierte Menge des Wirkstoffs in Pulverform freigesetzt. Anschließend wird der pulverisierte Wirkstoff aktiv vom Patienten durch eine gleichmäßige und tiefe Inspiration aus dem Gerät gesaugt. Die **Handhabung** ist verglichen mit dem Dosieraerosol **einfacher**, da die genaue Koordination von Auslösung und Einatmung entfällt. Allerdings ist beim Pulverinhalator ein **ausreichender inspiratorischer Sog erforderlich**, weshalb dieses System für kleine Kinder, alte und schwerkranke Patienten sowie zur Behandlung eines Asthmaanfalls problematisch sein kann.
- **Düsen-Ultraschallvernebler:** Bei diesem System wird von einem meist elektrisch betriebenen Inhalationsgerät durch Ultraschall ein inhalierbares Aerosol des Wirkstoffs erzeugt. Dieses wird dann über ein Mundstück oder eine Maske eingeatmet. Solche Geräte sind in der Regel **ortsgebunden**, da sie wesentlich größer sind als Dosieraerosole oder Pulverinhalatoren und eine Stromquelle benötigen. Außerdem dauert es bei dieser Behandlungsform mit 10–15 Minuten wesentlich länger, bis eine vergleichbare Wirkstoffdosis in die Lungen gelangt. Sie sind aber prinzipiell **für alle Patienten geeignet**, also auch für Säuglinge und Kleinkinder.

C-8.3 Inhalationssysteme

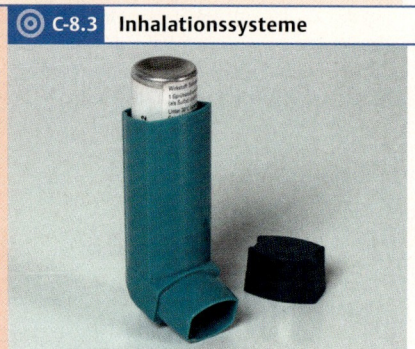
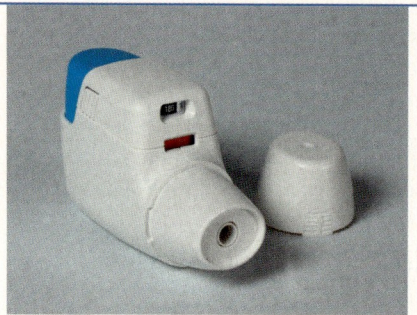
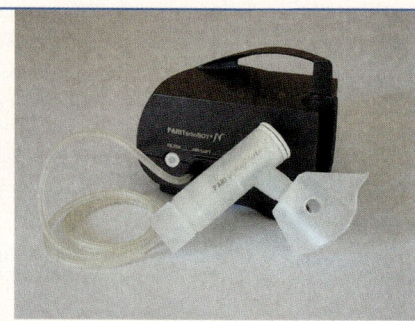

a Dosieraerosol.   **b** Trockenpulverinhalator.   **c** Düsen-Ultraschallvernebler.

8.1.3 Wirkstoffgruppen

Bronchodilatatoren

Drei verschiedene Stoffgruppen werden angewendet, deren bronchienerweiternde Wirkung jeweils auf einen anderen Wirkungsmechanismus zurückgeht:
- β_2-Sympathomimetika
- Muskarinrezeptor-Antagonisten
- Methylxanthine (Theophyllin)

β_2-Sympathomimetika (β_2-Rezeptor-Agonisten)

Im Folgenden wird speziell auf die vorwiegend topische Anwendung von β_2-Sympathomimetika bei obstruktiven Lungenerkrankungen eingegangen. Näheres zu anderen Anwendungsgebieten s. S. 80.

Einteilung: Bei den **inhalativen β_2-Sympathomimetika** muss abhängig von ihrer Wirkdauer zunächst zwischen **zwei Gruppen** unterschieden werden (Tab. **C-8.4**):
- **kurz wirksame Stoffe** (Wirkdauer 4–6 h) mit den Vertretern **Salbutamol**, **Fenoterol** und **Terbutalin**.
- **lang wirksame Stoffe** mit den Vertretern **Formoterol** und **Salmeterol** (Wirkdauer 12 h) sowie **Indacaterol** (Wirkdauer 24 h).

Die lange Wirkdauer hat bei Formoterol und Salmeterol pharmakodynamische Ursachen (langsame Dissoziationskinetik vom pulmonalen β_2-Rezeptor), während bei

---

8.1.3 Wirkstoffgruppen

Bronchodilatatoren

Es gibt drei verschiedene Stoffgruppen:
- β_2-Sympathomimetika
- Muskarinrezeptor-Antagonisten
- Methylxanthine (Theophyllin)

β_2-Sympathomimetika (β_2-Rezeptor-Agonisten)

Einteilung: Sie orientiert sich an der Wirkdauer der inhalativen β_2-Sympathomimetika. Es gibt **zwei Gruppen** (Tab. **C-8.4**):
- **Kurz wirksame Stoffe** (4–6 h): Salbutamol, Fenoterol, Terbutalin.
- **Lang wirksame Stoffe** (12–24 h): Formoterol, Salmeterol und Indacaterol.

Indacaterol auch pharmakokinetische Gründe (langsame Eliminationskinetik) mitbeteiligt sind.

> ▶ **Merke.** Der **Wirkungseintritt** nach Inhalation ist bei den kurz wirksamen Stoffen sowie bei Formoterol und Indacaterol schnell (wenige Minuten). Bei Salmeterol setzt die Wirkung dagegen erst mit erheblicher Verzögerung (20 – 30 min) ein.

▶ **Merke.**

Salbutamol und Terbutalin stehen zusätzlich auch zur oralen Applikation zur Verfügung (Tab. **C-8.4**). Daneben gibt es mit **Bambuterol** ein weiteres lang wirksames β$_2$-Sympathomimetikum, das ausschließlich p. o. verabreicht wird. Bambuterol ist selbst unwirksam und wird zu Terbutalin abgebaut.

Salbutamol und Terbutalin können zusätzlich auch oral appliziert werden, **Bambuterol** wird ausschließlich p. o. appliziert (Tab. **C-8.4**).

≡ **C-8.4** Pharmakokinetische Daten und Dosierungen der bronchospasmolytisch wirkenden Pharmaka zur Behandlung des Asthma bronchiale und der chronisch-obstruktiven Lungenerkrankung

Wirkstoff	Applikation	Einzeldosis	DI [h]	BV [%]	HWZ	PEB [%]	EF$_{ren}$ [%]
kurz wirksame β$_2$-Sympathomimetika							
Salbutamol	p. i.	100 – 200 µg (1 – 2 Sprühstöße)	2 – 4	n.b.	4 h	10	30
	p. o. (Tropfen)	2 – 4 mg	8 – 12	45			
Fenoterol	p. i.	100 – 200 µg (1 – 2 Sprühstöße)	6	19	3 h	48	15
Terbutalin	p. i.	500 µg (1 Sprühstoß)	6 – 8	30	3,5 h	25	10
	p. o. (ret.)	7,5 mg	12	12			
	s. c.	250 – 500 µg	–	100			
lang wirksame β$_2$-Sympathomimetika							
Formoterol	p. i.	12 – 24 µg (1 – 2 Sprühstöße)	12	40 – 50	8 h	63	11
Salmeterol	p. i.	25 – 50 µg (1 – 2 Sprühstöße)	12	n.b.	4 h	93	0
Indacaterol	p. i.	150 – 300 µg (1 – 2 Sprühstöße)	24	43	46 h	95	2
Bambuterol[1]	p. o.	10 – 20 mg	24	(10)	13 (3,5) h	(25)	(10)
Muskarinrezeptor-Antagonisten							
Ipratropiumbromid	p. i.	Aerosol: 20 – 40 µg (1 – 2 Sprühstöße)	6 – 8	17	1,6 h	20	40
		vernebelte Lösung: 250 µg					
Tiotropiumbromid	p. i.	Aerosol: 5 µg (2 Sprühstöße)	24	33	5,5 d	72	74
		Pulver: 10 µg	24	20			
Methylxanthin							
Theophyllin	p. o. (ret.)	11 – 13 mg/kg	24	95	7 – 9 h	60	10
	langsam i. v. (in 30 min)	2 – 3 mg/kg[2] 4 – 5 mg/kg[3]	–	100			

[1] wirkt erst nach Umwandlung zu Terbutalin (Daten in Klammern betreffen Terbutalin); [2] bei Vormedikation mit Theophyllin; [3] ohne Vormedikation mit Theophyllin.

Wirkungsmechanismus und Wirkungen: Von den genannten β$_2$-Sympathomimetika hat nur Salmeterol eine hohe Selektivität für β$_2$-Rezeptoren (s. S. 79). Bei inhalativer Applikation werden aber ohnehin hauptsächlich β$_2$-Rezeptoren aktiviert, da im Bronchialsystem nur dieser Subtyp von β-Rezeptoren vorkommt. Daraus ergeben sich folgende **Wirkungen:**

Wirkungsmechanismus und Wirkungen:
β$_2$-Sympathomimetika aktivieren bei inhalativer Anwendung v. a. β$_2$-Rezeptoren. Die daraus resultierenden **Wirkungen** sind:

- **Bronchospasmolyse** mit Atemwegswiderstandsminderung (Abb. **C-8.4**).

Bronchospasmolyse mit Verminderung des Atemwegswiderstands. Die Mechanismen, die der β$_2$-Rezeptor-vermittelten Bronchospasmolyse zugrunde liegen, sind in Abb. **C-8.4** illustriert. Ein Teil dieser Wirkung geht auf die Öffnung Ca^{2+}-aktivierter K$_V$-Kanäle (s. S. 148) in der Plasmamembran bronchialer Muskelzellen zurück. Die Muskelzellen werden dadurch hyperpolarisiert, was einen verminderten Ca^{2+}-Einstrom über spannungsabhängige Ca^{2+}-Kanäle und schließlich eine Relaxation zur Folge hat.

▶ **Merke.**

▶ **Merke.** Werden β$_2$-Sympathomimetika allein angewendet, kann sich eine **Toleranz** für ihre Wirkungen entwickeln. Durch **Kombination mit Glukokortikoiden** kann dieser entgegengewirkt werden.

- **Aktivierung der mukoziliären Klärfunktion**
- **Hemmung der Mediatorfreisetzung** (antiphlogistische Wirkung)

- **Aktivierung der mukoziliären Klärfunktion** der Bronchialschleimhaut.
- **Hemmung der Mediatorfreisetzung** aus Mastzellen und anderen Entzündungszellen: β$_2$-Sympathomimetika haben also auch eine antiphlogistische Wirkkomponente.

◎ **C-8.4**

◎ **C-8.4** Mechanismen der β$_2$-Rezeptor-vermittelten Bronchodilatation und Angriffspunkte bronchodilatatorisch wirkender Pharmaka

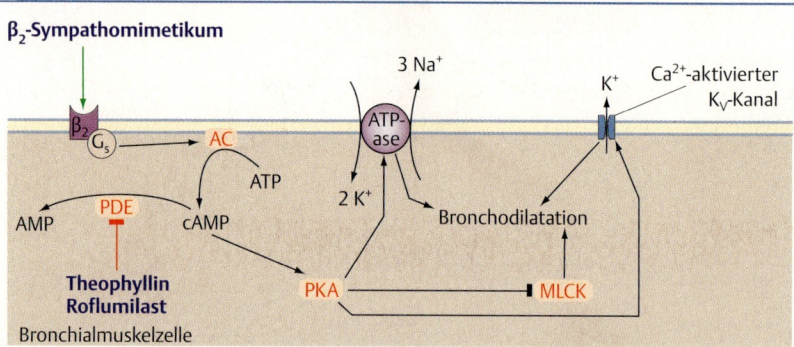

Die cAMP-abhängige **Proteinkinase A** (PKA) phosphoryliert einen Ca^{2+}-aktivierten K$_V$-Kanal und die **Na$^+$-K$^+$-ATPase**, die dadurch beide aktiviert werden. Außerdem phosphoryliert die PKA die **Myosin-Leichtkettenkinase (MLCK)** und deaktiviert dieses Enzym dadurch. Alle drei PKA-vermittelten Wirkungen tragen zur **Relaxation der Bronchialmuskulatur** bei.
AC: Adenylatcyclase; PDE: Phosphodiesterase

Pharmakokinetik (Tab. C-8.4): Die gesamte systemische Verfügbarkeit von inhalierten Wirkstoffen besteht aus einer oralen und einer pulmonalen Komponente. Bei Terbutalin ist sie bei Inhalation größer als bei oraler Gabe.

Pharmakokinetik: Auch bei den inhalativ verabreichten Stoffen ist die orale Bioverfügbarkeit von Interesse, weil der größte Dosisanteil verschluckt wird (s. S. 527). Die gesamte systemische Verfügbarkeit nach inhalativer Applikation dieser Stoffe (BV in Tab. **C-8.4**), also die Summe aus oraler und pulmonaler Komponente der systemischen Verfügbarkeit, ist nicht für alle Wirkstoffe bekannt. Am Beispiel von Terbutalin sieht man aber, dass die systemische Verfügbarkeit nach inhalativer Gabe höher ist als nach oraler Gabe. Das ist v. a. deshalb wichtig, weil die systemische Verfügbarkeit für systemische Nebenwirkungen verantwortlich ist.

Indikationen:
- **Asthma bronchiale** (s. S. 523): Kurz wirksame β$_2$-Sympathomimetika werden als **Bedarfstherapeutika bei einem Anfall** oder zur **Prophylaxe bei belastungsinduziertem Asthma** angewendet. Lang wirksame β$_2$-Sympathomimetika werden in Kombination mit Glukokortikoiden zur **Dauertherapie** verwendet.
- **COPD** (s. S. 525): Lang wirksame inhalative β$_2$-Sympathomimetika sind Basismedikamente bei **stabiler COPD**. Bei **akuter Atemnot** helfen auch kurz wirksame Vertreter.

Indikationen:
- **Asthma bronchiale** (Näheres s. S. 523): Zur **Bedarfstherapie eines Asthmaanfalls** werden kurz wirksame β$_2$-Sympathomimetika inhalativ verabreicht. In der anfallsprophylaktischen **Dauertherapie** werden bei der inhalativen Behandlung höherer Erkrankungsstadien (ab Stufe III) lang wirksame β$_2$-Sympathomimetika in Kombination mit Glukokortikoiden angewendet. Alternativ zur inhalativen Gabe können langwirksame β$_2$-Sympathomimetika evtl. auch oral eingenommen werden (z. B. Bambuterol). Kurz wirksame β$_2$-Sympathomimetika dienen auch der **Prophylaxe des belastungsinduzierten Asthma bronchiale**.
- **COPD** (Näheres s. S. 525): Lang wirksame β$_2$-Sympathomimetika sind inhalative Basismedikamente zur Linderung der Beschwerden einer **stabilen COPD**. Bei **akuter Atemnot** werden auch kurz wirksame inhalative β$_2$-Sympathomimetika angewendet.

Unerwünschte Wirkungen und Kontraindikationen:

▶ **Merke.** Salmeterol und Formoterol erhöhen das Exazerbations- und das Mortalitätsrisiko bei Asthmatikern, wenn sie allein angewendet werden. In Kombination mit Glukokortikoiden verliert sich dieser Effekt. Deshalb werden Salmeterol und Formoterol grundsätzlich mit inhalativen Glukokortikoiden kombiniert.

Bei systemischer Applikation oder bei hohen inhalativen Dosen (z. B. ≥ 100 µg Salmeterol) werden **unerwünschte systemische Wirkungen** wie feinschlägiger Ruhetremor, **Muskelkrämpfe,** Kopfschmerzen, **Tachykardien** und **Herzrhythmusstörungen** beobachtet. Durch $β_2$-Rezeptor-vermittelte Aktivierung der Na^+-K^+-ATPase in den Skelettmuskelzellen entstehen **Hypokaliämien.** Die Aktivierung von $β_2$-Rezeptoren auf Hepatozyten kann zu einer gesteigerten hepatischen Glukoseproduktion und zum **Blutzuckeranstieg** führen. Selten treten allergische Reaktionen und eine pathogenetisch unklare Hypertrophie der Skelettmuskulatur auf. Die v. a. bei systemischer Applikation beobachtete Skelettmuskelhypertrophie ist die Grundlage für die Verwendung der $β_2$-Sympathomimetika als Dopingmittel und in der Kälbermast. **Kontraindikationen** sind schwere Hyperthyreose, tachykarde Herzrhythmusstörungen, WPW-Syndrom oder Syndrom des langen QT, Hypokaliämie, hypertrophe obstruktive Kardiomyopathie und Phäochromozytom.

Wechselwirkungen: $β_2$-Sympathomimetika schwächen die Wirkungen aller **Antidiabetika** ab und verstärken die tachykarden und tachyarrhythmischen Wirkungen von **Katecholaminen, Theophyllin, Muskarinrezeptor-Antagonisten** und **trizyklischen Antidepressiva.** Außerdem erhöhen $β_2$-Sympathomimetika das Risiko für Herzrhythmusstörungen bei Anwendung von halogenierten **Inhalationsnarkotika** und das Hypokaliämie-Risiko nach Gabe von **Diuretika.** **β-Rezeptor-Antagonisten** reduzieren natürlich die Wirkung von $β_2$-Sympathomimetika.

Muskarinrezeptor-Antagonisten

Die beiden Vertreter **Ipratropiumbromid** und **Tiotropiumbromid** sind Atropin-Derivate mit einem quartären Stickstoff. Muskarinrezeptor-Antagonisten wirken **parasympatholytisch,** unterdrücken also die von den verschiedenen Muskarinrezeptor-Subtypen (s. S. 95) vermittelten Wirkungen, einschließlich der hauptsächlich vom M_3-Rezeptor vermittelten Bronchokonstriktion. Sie werden **ausschließlich per inhalationem** angewendet. Tiotropiumbromid ist im Vergleich mit Ipratropiumbromid sehr viel länger wirksam und muss deshalb nur einmal pro Tag verabreicht werden (Tab. **C-8.4**).

▶ **Merke.** In **Kombination mit inhalativen $β_2$-Sympathomimetika** wirken Ipratropiumbromid und Tiotropiumbromid **additiv.**

Die größte Bedeutung haben inhalative Muskarinrezeptor-Antagonisten in der Behandlung der **COPD,** bei der sie gleich gut oder besser bronchospasmolytisch wirksam sind als $β_2$-Sympathomimetika. In der Therapie des **Asthma bronchiale** wurden sie stets als weniger effektiv als $β_2$-Sympathomimetika beschrieben. Sie sind allerdings bei Kindern und Jugendlichen als Alternative oder zusätzlich zu den kurz wirksamen $β_2$-Sympathomimetika zur Bedarfstherapie des Asthma bronchiale indiziert. Neuere Studien zeigen auch, dass die symptomlindernde Wirkung von inhalativem Tiotropium bei mit inhalativen Glukokortikoiden behandelten Asthmapatienten gleich gut ist wie die von inhalativem Salmeterol. In Kombination mit inhalativen $β_2$-Sympathomimetika sind Muskarinrezeptor-Antagonisten auch bei schweren Asthmaanfällen sinnvoll. Patienten mit psychogenen Asthma-Exazerbationen sprechen sehr gut auf diese Stoffe an. **Unerwünschte Wirkungen** sind insgesamt selten. Es können Mundtrockenheit, Obstipation, Tachykardien, Miktionsstörungen mit Harnverhalt, Akkomodationsstörungen und allergische Reaktionen auftreten.

Theophyllin

Struktur, Wirkungsmechanismen und Wirkungen: Das bronchospasmolytisch und antiphlogistisch wirksame Theophyllin gehört wie Koffein zu den Methylxanthinen (s. S. 349). Es ist ein **Phosphodiesterase-Hemmstoff** (Abb. **C-8.4**) und ein **Adenosin-**

Antagonist. Es wirkt dadurch **bronchospasmolytisch** und **antiphlogistisch**. Es hat auch eine **eosinopenische Wirkung**.

rezeptor-Antagonist. Beide Effekte erklären die **bronchospasmolytische Wirkung** von Theophyllin. Durch PDE-Hemmung, insbesondere der Isoformen PDE4 und PDE5, steigt die intrazelluläre cAMP-Konzentration und es kommt zur Relaxation der glatten Bronchialmuskulatur. Die Antagonisierung von bronchialen Adenosin-A_1-Rezeptoren wirkt ebenfalls bronchodilatatorisch, da die Aktivierung dieser Rezeptoren durch endogenes Adenosin beim Asthmatiker eine Bronchokonstriktion hervorruft. Theophyllin wirkt darüber hinaus auch **antiphlogistisch**. Die PDE4-Hemmung senkt die Mediatorfreisetzung aus Mastzellen und anderen Entzündungszellen. Außerdem unterdrückt es die vom Adenosin-A_{2B}-Rezeptor vermittelten proinflammatorischen Effekte von Adenosin und hemmt die Freisetzung eosinophiler Granulozyten aus dem Knochenmark (**eosinopenische Wirkung**).

Pharmakokinetik (Tab. C-8.4): Theophyllin kann **p. o. oder i. v.** verabreicht werden, nicht inhalativ. Seine **Plasma-Halbwertszeit** weist eine **erhebliche interindividuelle Variabilität** auf.

Pharmakokinetik (Tab. C-8.4): Theophyllin wird entweder **p. o. oder i. v.** verabreicht, eine inhalative Anwendung ist nicht möglich. Es wird vorwiegend metabolisch (CYP1A2 > CYP3A4) eliminiert. Die **Plasma-Halbwertszeit** von Theophyllin weist eine **erhebliche interindividuelle Variabilität** auf: Bei Kindern (HWZ 3–4 h) und Rauchern (HWZ 4–5 h) ist sie deutlich verkürzt, bei Patienten über 65 Jahre (HWZ 10–15 h) und Säuglingen (HWZ > 20 h) deutlich verlängert. Bei Patienten mit Herz- oder Leberinsuffizienz kann die Halbwertszeit auf bis zu 24 h verlängert sein.

▶ **Merke.**

▶ **Merke.** Kinder und Raucher benötigen wegen des beschleunigten Theophyllinabbaus höhere Dosierungen als erwachsene Nichtraucher. Bei Herz- und Leberinsuffizienz sowie bei Säuglingen muss hingegen deutlich niedriger dosiert werden.

Indikationen:
- **Asthma bronchiale:** Theophyllin wird bei einem **schweren akuten Asthmaanfall** und beim **Status asthmaticus** i. v. verabreicht (Tab. **C-8.4**). Für die Dauertherapie ist es v. a. wegen seiner geringen therapeutischen Breite weniger geeignet. Regelmäßige Plasmaspiegel-Kontrollen sind daher wichtig.
- **COPD:** Hier kann Theophyllin in der **Langzeittherapie** wirksam sein. Es gilt aber nur als **Bronchodilatator der dritten Wahl**.

Indikationen:
- **Asthma bronchiale:** Bei einem **schweren akuten Asthmaanfall** und beim **Status asthmaticus** wird Theophyllin i. v. verabreicht (Tab. **C-8.4**). In der Dauertherapie des Asthma bronchiale hat Theophyllin nachrangige Bedeutung, weil es zu toxisch ist und sehr viel schwächer wirkt als eine inhalative Kombinationstherapie mit Glukokortikoiden und lang wirkenden $β_2$-Sympathomimetika. Es wird dann p. o. als Retardtablette eingenommen. Wegen der geringen therapeutischen Breite (s. u.) muss in diesem Fall die Serumkonzentration von Theophyllin regelmäßig kontrolliert werden. Sie sollte morgens vor Einnahme gemessen werden und zwischen 8 und 15 mg/l liegen.
- **COPD:** In der **Langzeittherapie** kann Theophyllin wirksam sein. Aufgrund seiner zahlreichen Wechselwirkungen und der relativ geringen therapeutischen Breite (s. u.) wird es aber nur als **Bronchodilatator der dritten Wahl** nach $β_2$-Sympathomimetika und Muskarinrezeptor-Antagonisten angesehen.

Unerwünschte Wirkungen und Kontraindikationen:

Unerwünschte Wirkungen und Kontraindikationen:

▶ **Merke.**

▶ **Merke.** Theophyllin hat wegen seiner prokonvulsiven und arrhythmogenen Wirkungen eine **geringe therapeutische Breite**. Bereits bei Serumkonzentrationen über 20 µg/ml treten toxische Effekte auf.

Nebenwirkungen:
- erregende Wirkung im ZNS
- kardiovaskuläre Nebenwirkungen
- gastrointestinale Nebenwirkungen
- Störungen des Wasser- und Elektrolythaushalts

Kontraindikationen: Myokardinfarkt, tachykarde Herzrhythmusstörungen, Kreislaufschock.

- **Erregende Wirkung im ZNS:** Eine Steigerung der Glutamatfreisetzung durch Antagonisierung präsynaptischer Adenosinrezeptoren führt zu Kopfschmerzen, Tremor, Unruhe, Schlaflosigkeit und generalisierten Krampfanfällen.
- **Kardiovaskuläre Nebenwirkungen:** Tachykardien, ventrikuläre Tachyarrhythmien und plötzlicher Blutdruckabfall. Deshalb ist Theophyllin bei einem frischen Myokardinfarkt, bei akuten tachykarden Herzrhythmusstörungen und bei einem Kreislaufschock **kontraindiziert**.
- **Gastrointestinale Nebenwirkungen:** Übelkeit, Erbrechen, gastroösophagealer Reflux, Durchfall und gastrointestinale Blutungen.
- **Störungen des Wasser- und Elektrolythaushalts:** Hypokaliämie und verstärkte Diurese.

▶ **Klinischer Bezug.** Theophyllin muss bei i. v.-Gabe sehr langsam (innerhalb von 20–30 min) verabreicht werden, da sonst wegen zu hoher Plasmaspiegel generalisierte Krampfanfälle, gefährliche Herzrhythmusstörungen und starke Blutdruckabfälle auftreten können.

Wechselwirkungen: β-Sympathomimetika und Koffein wirken synergistisch mit Theophyllin, verstärken also dessen Wirkungen. Theophyllin verstärkt die diuretische Wirkung von Diuretika und schwächt die Effekte von Benzodiazepinen und Lithium-Salzen ab.

Folgende Stoffe beschleunigen durch Enzyminduktion die Elimination von Theophyllin: Phenobarbital, Carbamazepin, Phenytoin, Rifampicin, Johanniskrautextrakte und Tabakrauch.

Folgende Stoffe verlangsamen die Elimination und erhöhen dadurch die Intoxikationsgefahr: Orale Kontrazeptiva, Makrolide, Imipenem, Fluorchinolone (besonders Ciprofloxacin und Enoxacin), Isoniazid, Ca^{2+}-Kanalblocker, Propranolol, Propafenon, Cimetidin, Ranitidin, Allopurinol und α-Interferon.

Antiphlogistisch wirkende Pharmaka

Verschiedene Wirkstoffgruppen sind prinzipiell zur Kontrolle der chronischen Entzündung bei obstruktiven Atemwegserkrankungen geeignet:
- inhalative Glukokortikoide
- Leukotrien-Rezeptor-Antagonisten
- Mastzellstabilisatoren
- PDE4-Hemmstoffe

Inhalative Glukokortikoide

Glukokortikoide werden an anderer Stelle ausführlich besprochen (s. S. 192 und S. 369). Die Entwicklung besonderer, zur inhalativen Applikation geeigneter Kortisol-Analoga hat die Wirksamkeit und Sicherheit der Therapie von obstruktiven Atemwegserkrankungen mit Glukokortikoiden erheblich verbessert. Wichtige inhalative Glukokortikoide sind **Beclometason-Dipropionat**, **Budesonid**, **Mometason**, **Fluticason** und **Ciclesonid** (Tab. **C-8.5**).

Wirkungsmechanismen und Wirkungen: Die **immunsuppressiven** und **antiphlogistischen Wirkungen** der Glukokortikoide (s. S. 192) treten bei inhalativer Anwendung bevorzugt und mit besonderer Intensität in den Atemwegen auf. Glukokortikoide unterdrücken die Wirkung proinflammatorischer Transkriptionsfaktoren (NF-κB, AP-1) und hemmen so die koordinierte Expression zahlreicher Gene, die in den Entzündungszellen für Zytokine, Chemokine, Adhäsionsmoleküle und inflammatorische Enzyme kodieren und Entzündungsreaktionen in Gang setzen und unterhalten. Zudem führen sie beim Asthma zur Rückbildung der bronchialen Hyperreagibilität und erhöhen die Expression von $β_2$-Rezeptoren, weshalb sie die Wirkung von inhalativen $β_2$-Sympathomimetika verstärken.

▶ **Merke.** Da diesen Wirkungen Änderungen der Gentranskription zugrunde liegen (**genomische Wirkungen**), setzen sie mit einer **Verzögerung von Tagen bis Wochen** ein. Die maximale Verbesserung der Lungenfunktion beim Asthma bronchiale zeigt sich erst nach mehreren Wochen.

Für die antiphlogistische Wirkung der inhalativen Glukokortikoide kann eine **relative Potenz** angegeben werden (Tab. **C-8.5**), die sich auf die Potenz von Kortisol bezieht (Potenz von Kortisol = 1).

Pharmakokinetik (Tab. C-8.5): Von dem bei der Inhalation verschluckten Dosisanteil gelangt nur ein geringer Anteil in den systemischen Kreislauf, da diese Stoffe sehr effektiv präsystemisch eliminiert werden. Für die systemische Verfügbarkeit der inhalierten Wirkstoffe (BV in Tab. **C-8.5**) ist also vorwiegend der in den Lungen deponierte Dosisanteil entscheidend. Bei Ciclesonid und Beclometason-Dipropionat sind aktive Metaboliten für die Wirkung verantwortlich bzw. mitverantwortlich. Der für die Wirkung von Ciclesonid allein verantwortliche Metabolit entsteht erst in den Atemwegen durch enzymatische Aktivierung (Abb. **C-8.5**). Beim hepatischen Abbau des in den systemischen Kreislauf gelangten Anteils der inhalierten Gluko-

C-8.5 Zur pulmonalen Aktivierung von Ciclesonid

Bei inhalativer Anwendung wird vom Ciclesonid der rot markierte Isobutyrylrest durch Esterhydrolyse in den Atemwegen abgespalten. Dabei entsteht der für die Wirkung allein verantwortliche Metabolit Desisobutyryl-Ciclesonid.

C-8.5 Pharmakokinetische Daten und Dosierungen von antiphlogistisch wirkenden Pharmaka zur Behandlung von Asthma bronchiale und COPD

Wirkstoff	Applikation	Einzeldosis	DI [h]	relative Potenz	BV [%]	HWZ [h]	PEB [%]	EF_{ren} [%]
inhalative Glukokortikoide								
Beclometason-Dipropionat[1]	p. i.	250 – 1000 µg	12	150	2 (62)	0,5 (3)	87	0
Budesonid	p. i.	200 – 800 µg	12	250	26 – 38	2,8	88	0
Mometason	p. i.	200 – 800 µg	12	750	n.b.	4,5	99	0
Fluticason	p. i.	125 – 500 µg	12	2000	12 – 24	8 – 14	91	0
Ciclesonid[2]	p. i. (am Abend)	80 – 320 µg	24	n.b.	20 (50)	0,7 (3,5)	99 (98)	0 (0)
Leukotrien-Rezeptor-Antagonisten								
Montelukast	p. o.	4 – 10 mg	24	–	68	4,5	99	0
Mastzellstabilisatoren								
Natriumcromoglicat	p. i.	20 mg	6	–	15	1,3	70	50
PDE4-Hemmstoffe								
Roflumilast[3]	p. o.	500 µg	24	–	80	17 (30)	99 (97)	0

[1] Daten in Klammern betreffen den wirksamen Metaboliten Beclometason-17-propionat; [2] Daten in Klammern betreffen den für die Wirkung allein verantwortlichen Metaboliten (Abb. **C-8.5**); [3] Daten in Klammern betreffen einen wirksamen Metaboliten.

Beim hepatischen Abbau spielt CYP3A4 eine wichtige Rolle.

Indikationen und Dosierung: Inhalative Glukokortikoide können bei Patienten aller Altersstufen angewendet werden, und zwar zur Dauertherapie des **Asthma bronchiale** ab Stufe II und zur Dauertherapie der COPD der Schweregrade III und IV mit wiederkehrenden Exazerbationen. In Tab. **C-8.5** beinhaltet der große Dosisbereich 3 verschiedene Dosierungsstufen für die Asthma-Therapie. Welche angewendet wird, hängt vom Schweregrad der Erkrankung ab.

Unerwünschte Wirkungen und Kontraindikationen: Lokale Nebenwirkungen sind Husten, Bronchospasmus und dosisabhängige Heiserkeit. Durch die lokale Immunsuppression kann es im Mund- und Rachenraum zu **Soormykosen** kommen (Abb. **C-8.6**). Bei

kortikoide spielt CYP3A4 eine wichtige Rolle, was einige der Wechselwirkungen (s. u.) erklärt.

Indikationen und Dosierung: Inhalative Glukokortikoide spielen sowohl in der Therapie des **Asthma bronchiale** als auch der **COPD** eine wichtige Rolle (Näheres s. S. 523 bzw. S. 525). Sie können jeweils bei Patienten aller Altersstufen angewendet werden. Beim Asthma werden sie ab Stufe II zur basistherapeutischen Dauertherapie angewendet, bei der COPD dienen sie der Dauertherapie der Schweregrade III und IV mit wiederkehrenden Exazerbationen. Ihre Hauptwirkung bei der COPD besteht in der Reduktion der Häufigkeit von COPD-Exazerbationen. Der in Tab. **C-8.5** angegebene große Dosisbereich für inhalative Glukokortikoide beinhaltet eine niedrige, eine mittlere (Faktor 2 höher als die niedrige) und eine hohe (Faktor 2 höher als die mittlere) Dosis. Die Dosierungsstufen betreffen das Asthma bronchiale. Welche Dosierungsstufe angewendet wird, hängt ab vom Schweregrad der Erkrankung (Näheres s. S. 524).

Unerwünschte Wirkungen und Kontraindikationen: Zu den **lokalen Nebenwirkungen** gehören Husten, Bronchospasmus und eine dosisabhängige Heiserkeit, die durch eine reversible Myopathie der Stimmbandmuskulatur hervorgerufen wird. Außerdem begünstigt die lokale Immunsuppression die Entstehung von Candida-Pilzinfektionen im Mund- und Rachenraum (Abb. **C-8.6**). Solchen **Soormykosen**

C-8.6 Oropharyngeale Soormykose

Im Rahmen einer inhalativen Behandlung mit Glukokortikoiden können Candida-Pilzinfektionen in Mund und Rachenraum auftreten. Diese äußern sich z. B. durch weiße, abstreifbare Beläge auf leicht geröteter Mundschleimhaut (aus Moll, Duale Reihe Dermatologie, Thieme, 2010).

kann durch Inhalation vor einer Mahlzeit oder durch konsequente Mundspülung oder Zähneputzen nach jeder Inhalation vorgebeugt werden. Bei **Mykosen im Bereich der Atemwege** sind inhalative Glukokortikoide **kontraindiziert**. Bei hohen Dosierungen können langfristig auch bei inhalativer Anwendung die typischen **systemischen Nebenwirkungen** der Glukokortikoide auftreten (s. S. 194). Zum Vergleich: Eine inhalative Tagesdosis von 400 µg Budesonid entspricht hinsichtlich der systemischen Wirkungen einer oralen Tagesdosis von etwa 2,5 mg Prednisolon.

▶ **Klinischer Bezug.** Bei inhalativen Tagesdosierungen unter 500 µg Beclometason-Dipropionat, 400 µg Budesonid oder 250 µg Fluticason sind systemische Wirkungen kaum zu erwarten. Die dauerhafte Anwendung von Tagesdosierungen über 2000 µg Beclometason-Dipropionat, 1600 µg Budesonid oder 1000 µg Fluticason verursacht hingegen regelmäßig systemische Wirkungen. Da **Fluticason** das potenteste und am langsamsten eliminierte inhalative Glukokortikoid ist (Tab. C-8.5), führt es im Gegensatz zu den anderen Wirkstoffen bei Kindern relativ häufig zum Wachstumsstillstand und/oder zu einer **Nebennierenrindeninsuffizienz**. Die Behandlung mit Fluticason darf deshalb nicht abrupt beendet werden, weil sonst eine **Addison-Krise** droht.

Wechselwirkungen: Induktoren von CYP3A4 (z. B. Carbamazepin, Johanniskrautextrakte) vermindern und **Hemmstoffe von CYP3A4** (z. B. Ritonavir, Clarithromycin, Itraconazol; s. S. 37) erhöhen das Risiko unerwünschter systemischer Wirkungen der inhalativen Glukokortikoide. **Tabakrauch** hemmt die antiphlogistische Wirkung inhalativer Glukokortikoide. Inhalative Glukokortikoide verstärken die Wirksamkeit **inhalativer β$_2$-Sympathomimetika** (s. o.).

Leukotrien-Rezeptor-Antagonisten

Einziger in Deutschland zugelassener Vertreter der Leukotrien-Rezeptor-Antagonisten ist **Montelukast** (Tab. C-8.5), das **bronchospasmolytisch** und **antiphlogistisch** wirksam ist. Als kompetitiver Antagonist des Cysteinyl-Leukotrien-Rezeptors (CysLT$_1$-Rezeptor) unterdrückt Montelukast die Wirkungen der Cysteinyl-Leukotriene C$_4$, D$_4$ und E$_4$ (s. S. 132). Hierzu gehören Bronchokonstriktion, die Überproduktion von bronchialem Schleim, die Proliferation bronchialer Muskelzellen sowie die Anlockung von Entzündungszellen in der Bronchialschleimhaut.

▶ **Merke.** Die bronchospasmolytische Wirkung von Montelukast ist wesentlich schwächer als die der β$_2$-Sympathomimetika. Deshalb ist es beim **akuten Asthmaanfall nur ungenügend wirksam**. Die antiphlogistische Wirkung von Montelukast ist wesentlich schwächer als die der inhalativen Glukokortikoide.

Montelukast kann in der Basistherapie von milden (Stufe II) und mittelgradigen Formen (Stufe III) des **Asthma bronchiale** als orales **Zusatztherapeutikum** angewendet werden. Sein therapeutischer Nutzen variiert dabei erheblich. Bei der basistherapeutischen Dauertherapie von Kleinkindern mit mittelgradigem Asthma (Stufe III) wird Montelukast gegenüber den langwirksamen β$_2$-Sympathomimetika bevorzugt. Montelukast ist auch bei der Prävention von belastungsinduziertem Asthma oder Analgetika-Asthma wirksam. Die Tagesdosis wird am Abend eingenommen und

Asthma verwendet sowie bei Patienten > 15 Jahren auch bei allergischer Rhinitis (s. S. 213).

Mastzellstabilisatoren

▶ **Synonym.** Hemmstoffe der Mediatorfreisetzung, Mastzelldegranulationshemmer, Cromone.

Zu dieser Gruppe gehören Cromoglicinsäure und Nedocromil, die therapeutisch in Form ihrer Natriumsalze verwendet werden. Sie sind v. a. in der Therapie der **allergischen Rhinokonjunktivitis** von Bedeutung (s. S. 213). Zur Asthmatherapie ist nur **Natriumcromoglicat** zugelassen (Tab. **C-8.5**). Es spielt dabei aber eine untergeordnete Rolle, da es nur **relativ schwach** und **ausschließlich prophylaktisch** wirkt. Indiziert ist es zur inhalativen Behandlung des **leichten persistierenden Asthma bronchiale** (Stufe II) und des **belastungsinduzierten Asthmas**. Die Wirkung tritt stark verzögert ein und ist erst nach 2–4 Wochen voll ausgeprägt. Mastzellstabilisatoren haben zahlreiche antiphlogistische Effekte, die die Wirksamkeit beim Asthma bronchiale erklären können. Dazu gehören die Hemmung der Freisetzung von Histamin und anderen Entzündungsmediatoren aus Mastzellen und anderen Entzündungszellen, die Unterdrückung der Leukozytenaktivierung, die Hemmung der Einwanderung von Leukozyten und Mastzellen ins Entzündungsgebiet sowie die Unterdrückung des Hustenreflexes. Inhalativ verabreichtes Natriumcromoglicat unterdrückt auch den durch ACE-Hemmer ausgelösten Husten.

PDE4-Hemmstoffe

Der einzige Wirkstoff dieser Gruppe ist **Roflumilast** (Tab. **C-8.5**). Es ist in Deutschland zur **Behandlung der COPD** zugelassen. PDE4 ist das vorherrschende Isoenzym der Phosphodiesterase (PDE) in Entzündungszellen. Roflumilast unterdrückt den PDE4-vermittelten, intrazellulären Abbau von cAMP und cGMP. Dadurch hemmt es die Aktivierung der Entzündungszellen und wirkt **antiphlogistisch**, aber nicht bronchodilatatorisch. Die orale Behandlung mit 500 µg Roflumilast pro Tag reduziert die Ausscheidung von neutrophilen und eosinophilen Granulozyten im Sputum von COPD-Patienten um 40 bis 50 %. Häufige **unerwünschte Wirkungen** sind Magen-Darm-Beschwerden (v. a. Durchfall und Übelkeit), Gewichtsverlust, Kopfschmerzen, Schlafstörungen, Angst und Depressionen. In Tierversuchen traten Karzinome der Nasenschleimhaut auf. Bei mittelschweren bis schweren Leberfunktionsstörungen ist es kontraindiziert. Hemmstoffe von CYP1A2 (v. a. Fluvoxamin und Cimetidin) hemmen die metabolische Elimination von Roflumilast und steigern seine Unverträglichkeit. Rifampicin beschleunigt seine Elimination.

8.1.4 Therapie des Asthma bronchiale

Prinzipien und stadienadaptierte Langzeittherapie

In der Behandlung des Asthma bronchiale unterscheidet man die Bedarfs- und die basistherapeutische Dauertherapie. Die konkrete Pharmakotherapie orientiert sich am Schweregrad der Erkrankung (Tab. **C-8.2**) und ist als **Stufenschema der Asthmatherapie** in Abb. **C-8.7** dargestellt. In den letzten Jahren richtet sich die Therapie zunehmend auch nach dem Grad der erreichten Asthmakontrolle (Tab. **C-8.6**).

Bedarfstherapie: Das Ziel ist die schnellstmögliche **Linderung der Symptome** (v. a. der Atemnot) eines Asthmaanfalls. Die wichtigsten Bedarfsmedikamente (sog. Reliever) sind **kurz wirksame β₂-Sympathomimetika**. Grundsätzlich dienen in allen Schweregradstufen 1–2 Sprühstöße eines kurz wirksamen β₂-Sympathomimetikums (Salbutamol, Fenoterol oder Terbutalin) als Bedarfsmedikation. Falls erforderlich, kann die Gabe nach 10–15 min wiederholt werden. Bei Kindern und Jugendlichen wird alternativ oder auch zusätzlich inhalatives Ipratropiumbromid empfohlen. Kurz wirksame β₂-Sympathomimetika sind auch zur Prophylaxe belastungsinduzierter Asthmaanfälle geeignet.

Basistherapeutische Dauertherapie: Sie dient der **langfristigen Kontrolle der Erkrankung** durch Unterdrückung des Entzündungsprozesses, Rückbildung der bronchia-

C-8.7 Stufenschema zur medikamentösen Langzeittherapie des Asthma bronchiale bei Erwachsenen (nach Nationaler Versorgungsleitlinie Asthma, 2010)

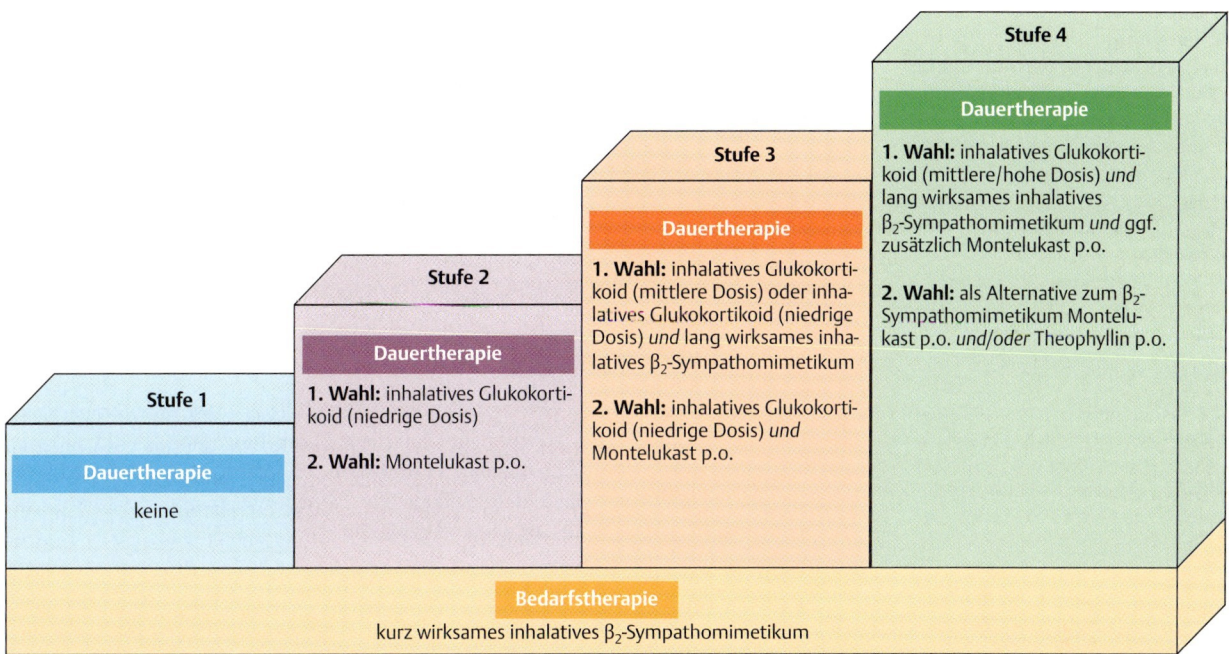

Illustriert ist die vom Schweregrad unabhängige **Bedarfstherapie** und, in Stufenform, die vom Schweregrad der Erkrankung abhängige **Dauertherapie**. Die Behandlungsstufen 1, 2, 3 und 4 beziehen sich jeweils auf die in Tab. **C-8.2** genannten Asthmaschweregrade I, II, III und IV. Die Dosierung der genannten Pharmaka findet sich in den Tabellen Tab. **C-8.4** und Tab. **C-8.5**.

C-8.6 Grade der therapeutisch erreichten Asthmakontrolle (nach Nationaler Versorgungsleitlinie Asthma, 2010)

Kriterium	kontrolliertes Asthma (alle Kriterien erfüllt)	teilweise kontrolliertes Asthma (1–2 Kriterien innerhalb einer Woche erfüllt)	unkontrolliertes Asthma
Symptome tagsüber	≤ 2 × pro Woche	> 2 × pro Woche	drei oder mehr Kriterien des teilweise kontrollierten Asthmas sind innerhalb einer Woche erfüllt
Einschränkung von Alltagsaktivitäten	nein	ja	
nächtliche Symptome	nein	ja	
Bedarfsmedikation/Notfallbehandlung	≤ 2 × pro Woche	> 2 × pro Woche	
Lungenfunktion (FEV_1 oder PEF)	normal	FEV_1 < 80 % des Sollwerts PEF < 80 % des pers. Bestwerts	
Asthma-Exazerbationen*	nein	eine oder mehrere pro Jahr	eine pro Woche

*) Episoden mit Zunahme von Atemnot, Husten, pfeifenden Atemgeräuschen und/oder Brustenge sowie einem Abfall von FEV_1 oder PEF.

len Hyperreagibilität, Besserung der Lungenfunktion und Reduktion des Bedarfs an kurz wirksamen $β_2$-Sympathomimetika. Die wichtigsten Medikamente zur Dauertherapie (sog. Controller) sind die **inhalativen Glukokortikoide**. Sie werden in steigender Dosierung in den Asthma-Stufen II, III und IV angewendet. Auf Stufe III können sie, auf Stufe IV müssen sie mit **lang wirksamen $β_2$-Sympathomimetika** kombiniert werden. Die Dosierung der inhalativen Glukokortikoide wird alle 2–3 Monate überprüft. Wenn sich die Symptomatik bessert (Rückgang des Schweregrads) und der Bedarf an kurz wirksamen $β_2$-Sympathomimetika sinkt, wird die Dosis reduziert. Grundsätzlich sollte die Behandlung mit der jeweils niedrigsten wirksamen Dosis erfolgen. Inhalationsgeräte, die ein Gemisch aus beiden Wirkstofftypen freisetzen, können die Behandlung erleichtern. Lässt sich die Symptomatik mit Inhalationstherapeutika nicht ausreichend kontrollieren, können orale **Zusatztherapeutika** angewendet werden, wie z. B. Montelukast und/oder Theophyllin (Stufe IV in Abb. **C-8.7**). In besonders schweren Fällen kann auch eine vorübergehende dient sie der **langfristigen Kontrolle der Erkrankung.** Die bronchiale Hyperreagibilität bildet sich zurück, die Lungenfunktion bessert sich und der Bedarf an kurz wirksamen $β_2$-Sympathomimetika reduziert sich. **Inhalative Glukokortikoide** sind die wichtigsten Medikamente der Dauertherapie. Sie werden bei höherem Schweregrad durch **lang wirksame $β_2$-Sympathomimetika** ergänzt. Orale **Zusatztherapeutika**, wie z. B. Montelukast und/oder Theophyllin (Stufe IV in Abb. **C-8.7**), können angewandt werden, wenn die Symptomatik sich nicht ausreichend kontrollieren lässt. In besonders schweren Fällen kann auch eine vorübergehende orale Behandlung mit Prednisolon (≤ 50 mg/d) erforderlich sein.

Bei der Behandlung von Kindern und Jugendlichen gibt es nur geringe Unterschiede zu der von Erwachsenen (vgl.Abb. C-8.7):
- Bei Kindern und Jugendlichen können in Stufe III alternativ auch inhalative Glukokortikoide zusammen mit **Montelukast p. o.** angewandt werden.
- Im Kindesalter ist in Stufe IV die Anwendung von **Theophyllin p. o. nicht mehr zu empfehlen.**

Therapie des akuten Anfalls

Leichter Asthmaanfall: Er wird mit einem **Salbutamol-Dosieraerosol** behandelt. Zusätzlich wird **Prednisolon** p. o. verabreicht. **Atmungserleichternde Selbsthilfetechniken** haben sich ebenfalls als sinnvoll erwiesen.

Schwerer Asthmaanfall (Abb. C-8.8): Symptomatik: Sprechdyspnoe, Atemfrequenz > 30/min, Herzfrequenz > 110/min, Pulsus paradoxus, PEF-Wert < 100 l/min. **Behandlung:** O₂ über eine Nasensonde, atmungserleichternde Maßnahmen, Salbutamol-Dosieraerosol gegeben werden, ggf. zusätzlich Ipratropiumbromid p. i. Pulverinhalatoren dürfen bei Asthmaanfällen grundsätzlich nicht verwendet werden, obligatorisch ist hingegen die i. v.- oder p. o.-Gabe von Prednisolon. Eine bereits begonnene Behandlung mit inhalativen Glukokortikoiden wird unverändert fortgeführt. Die Gabe von Theophyllin ist jedoch nicht mehr empfehlenswert.

Status asthmaticus: Hierbei handelt es sich um eine **anhaltende, schwere Atemwegsobstruktion**, die meist **lebensbedrohlich** ist

orale Behandlung mit Prednisolon (≤ 50 mg/d) erforderlich sein. Nach neueren Erkenntnissen ist inhalatives Tiotropium bei mit inhalativen Glukokortikoiden behandelten Patienten gleich gut wirksam wie inhalatives Salmeterol.

Die Empfehlungen für die **Behandlung von Kindern und Jugendlichen** unterscheiden sich von denen für Erwachsene nur geringfügig, und zwar in Stufe III und IV (vgl. Abb. C-8.7):
- Bei Kindern und Jugendlichen sind in Stufe III nicht nur inhalative Glukokortikoide zusammen mit inhalativen lang wirksamen β₂-Sympathomimetika erste Wahl, sondern alternativ auch inhalative Glukokortikoide zusammen mit **Montelukast p.o.**
- Bei Kindern und Jugendlichen sind in Stufe IV inhalative Glukokortikoide grundsätzlich in Kombination mit inhalativen β₂-Sympathomimetika und Montelukast p. o. erste Wahl. Die Anwendung von **Theophyllin p. o.** wird im Kindesalter **nicht mehr empfohlen.**

Therapie des akuten Anfalls

Leichter Asthmaanfall: Er wird mit 2 Sprühstößen (200 μg) eines **Salbutamol-Dosieraerosols** behandelt. Falls erforderlich kann diese Maßnahme nach 10 – 15 min wiederholt werden. Zusätzlich werden **Prednisolon** 25 – 50 mg p. o. verabreicht. **Atmungserleichternde Selbsthilfetechniken** wie Lippenbremse und Aufstützen der Arme haben sich ebenfalls als sinnvoll erwiesen.

Schwerer Asthmaanfall (Abb. C-8.8): Die **Symptomatik** ist gekennzeichnet durch eine Sprechdyspnoe, eine Atemfrequenz > 30/min, eine Herzfrequenz > 110/min, einen Pulsus paradoxus und einen PEF-Wert < 100 l/min. Neben der Verabreichung von Sauerstoff über eine Nasensonde (2 – 4 l/min) und atmungserleichternden Maßnahmen (s. o.) besteht die **Behandlung** in der Gabe von 4 Sprühstößen (400 μg) eines Salbutamol-Dosieraerosols. Diese Maßnahme kann ggf. nach 10 – 15 min und danach alle 20 min für maximal 4 h wiederholt werden. Zusätzlich kann Ipratropiumbromid inhalativ verabreicht werden (8 Sprühstöße zu je 20 μg alle 20 min für bis zu 3 h). Pulverinhalatoren dürfen bei Asthmaanfällen grundsätzlich nicht verwendet werden, da die Patienten dann keinen ausreichenden inspiratorischen Sog erzeugen können. Obligatorisch ist hingegen die i. v.- oder p. o.-Gabe von 50 – 100 mg Prednisolon (Wiederholung nach 4 – 6 h). Die systemische Anwendung von Prednisolon ist zeitlich auf Tage bis Wochen begrenzt; eine bereits begonnene Behandlung mit inhalativen Glukokortikoiden wird unverändert fortgeführt. Die Gabe von Theophyllin ist nicht mehr empfehlenswert, weil dieser Arzneistoff das Risiko für schwere unerwünschte Wirkungen erhöht, ohne wirklich zum Erfolg der Therapie beizutragen.

Status asthmaticus: Es handelt sich um eine **anhaltende, schwere Atemwegsobstruktion**, die in aller Regel **lebensbedrohlich** ist und eine intensivmedizinische Überwachung und Behandlung erfordert. Auskultatorisch fehlt meist ein Atem-

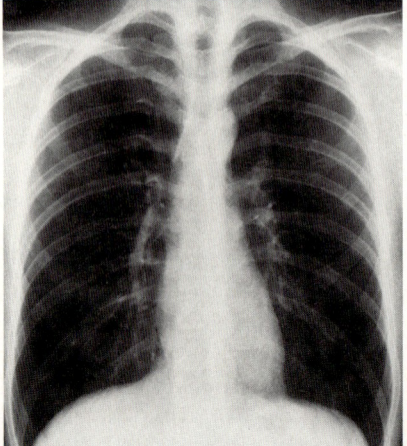

C-8.8 Röntgen-Thorax-Aufnahme im schweren Asthmaanfall

Neben der erhöhten Strahlentransparenz infolge der Lungenüberblähung erkennt man ein schlankes mittelständiges Mediastinum und ein beidseits tief stehendes Zwerchfell (aus Krahe, Bildgebende Diagnostik von Lunge und Pleura, Thieme, 1998).

geräusch („stille Lunge"). Weitere Symptome sind eine Zyanose, eine Bradykardie und eine arterielle Hypotonie. Der PEF-Wert ist meist < 33 % des persönlichen Bestwertes. Die Pharmakotherapie umfasst die i. v.-Gabe von 50 – 100 mg Prednisolon, die ggf. in 4 – 6-stündigen Abständen wiederholt werden kann. Zur Bronchodilatation werden Salbutamol (250 µg) und Ipratropiumbromid (500 µg) in gelöster Form vernebelt und inhaliert, eine Maßnahme, die ggf. in Abständen von 30 – 60 min wiederholt werden kann. Falls erforderlich besteht die Möglichkeit der zusätzlichen parenteralen Gabe von Terbutalin (250 – 500 µg s. c.) und/oder Theophyllin (4 – 5 mg/kg als i. v. Kurzinfusion). Zudem können 2 g Magnesiumsulfat in 20 Minuten i. v. infundiert werden. Zur Vermeidung einer Intoxikation darf Theophyllin nach einer vorausgegangenen Theophyllin-Behandlung erst dann verabreicht werden, wenn Informationen bezüglich des Serumspiegels vorliegen.

und eine intensivmedizinische Überwachung und Behandlung erfordert. Klinik: auskultatorisch kein Atemgeräusch, Zyanose, Bradykardie, arterielle Hypotonie, PEF-Wert ↓. Therapie: Prednisolon i. v., zur Bronchodilatation Salbutamol und Ipratropiumbromid inhalativ. Falls erforderlich, kann Terbutalin s. c. und/oder Theophyllin i. v. gegeben werden, ggf. $MgSO_4$ i. v. als Infusion. Theophyllin darf erst dann verabreicht werden, wenn Informationen bezüglich des Serumspiegels vorliegen (Intoxikationsgefahr!).

8.1.5 Therapie der COPD

Prinzipien und stadienadaptierte Langzeittherapie

Die Langzeittherapie der COPD orientiert sich am Schweregrad der Erkrankung (Tab. **C-8.3**) und ist in Abb. **C-8.9** als **Stufenschema** dargestellt.

Nichtmedikamentöse Maßnahmen: Ganz große Bedeutung haben der **Nikotinverzicht** und die **Raucherentwöhnung** (s. S. 351). Dadurch kann die Krankheitsprogression verlangsamt, die Mortalität gesenkt und die Wirksamkeit inhalativer Glukokortikoide verbessert werden. **Impfungen** reduzieren die Häufigkeit von COPD-Exazerbationen. Besonders wichtig sind dabei die jährliche Grippeschutzimpfung sowie die einmalige Pneumokokkenimpfung mit Polysaccharid-Impfstoff. Ab dem Schweregrad II werden zusätzlich **rehabilitative Maßnahmen** wie Patientenschulung, Atemphysiotherapie und körperliches Training empfohlen.

8.1.5 Therapie der COPD

Prinzipien und stadienadaptierte Langzeittherapie

Es gibt verschiedene Schweregrade der COPD (Tab. **C-8.3**). Zur Langzeittherapie gibt es ein **Stufenschema** (Abb. **C-8.9**).

Nichtmedikamentöse Maßnahmen: Durch **Nikotinverzicht** und die **Raucherentwöhnung** (s. S. 351) kann die Krankheitsprogression verlangsamt werden und die Wirksamkeit inhalativer Glukokortikoide verbessert werden. Durch **Impfungen** kann die Häufigkeit von COPD-Exazerbationen verringert werden. Ab dem Schweregrad II werden zusätzlich **rehabilitative Maßnahmen** empfohlen.

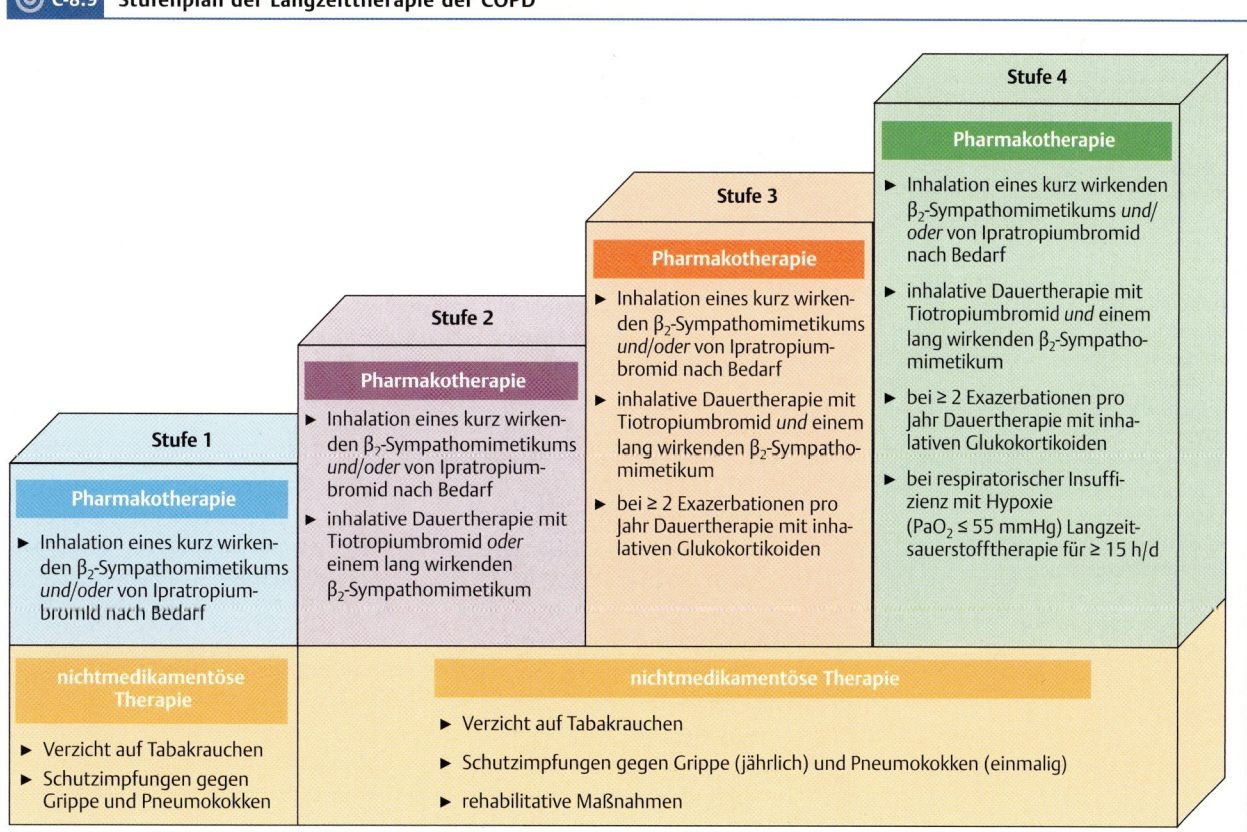

C-8.9 Stufenplan der Langzeittherapie der COPD

Dargestellt ist in Stufenform die vom Schweregrad der Erkrankung abhängige **Bedarfs- und Dauertherapie** der COPD. Die Behandlungsstufen 1, 2, 3 und 4 beziehen sich jeweils auf die Erkrankungsstadien I, II, III und IV (Tab. **C-8.3**). Die Dosierung der genannten Pharmaka findet sich in Tab. **C-8.4** und Tab. **C-8.5**.

Medikamentöse Therapie: Inhalative Bronchodilatatoren verringern bei der COPD die Belastungsdyspnoe und erhöhen die Belastungstoleranz. Sie reduzieren auch die Häufigkeit von COPD-Exazerbationen. **Muskarinrezeptor-Antagonisten** und **β$_2$-Sympathomimetika** werden zur Behandlung verwendet. Die Kombination beider hat einen additiven Effekt. **Inhalative Glukokortikoide** reduzieren die Häufigkeit von COPD-Exazerbationen und verbessern die Wirksamkeit von β$_2$-Sympathomimetika. Sie werden ab Schweregrad III angewendet. Auch die Gabe des antioxidativen Mukolytikums N-Acetylcystein vermindert die Häufigkeit von COPD-Exazerbationen. Eine **Langzeitsauerstofftherapie** über eine Nasensonde ist bei chronischer Hypoxämie im Stadium IV indiziert.

Therapie der akuten COPD-Exazerbation

COPD-Patienten sind **besonders anfällig für Atemwegsinfektionen**, da die Keimelimination aus dem Bronchialsystem gestört ist. Dadurch kommt es immer wieder zu einer infektexazerbierten COPD. Die häufigsten Erreger dabei sind Pneumokokken, Haemophilus influenzae und Moraxella catarrhalis. Es können aber auch virale Infektionen Exazerbationen hervorrufen.

▶ Merke.

Folgende **therapeutische Optionen** stehen zur Verfügung:
- Intensivierung der Therapie mit **Bronchodilatatoren:** zusätzliche Behandlung mit Theophyllin
- orale Gabe von **Glukokortikoiden** (Prednisolon)
- empirische **Antibiotikatherapie:** sinnvoll sind **Cefpodoxim**, **Azithromycin** oder **Moxifloxacin** p. o.
- **Saustofftherapie** über eine Nasensonde
- **nicht invasive Beatmung** mit O$_2$-angereicherter Luft und positivem Ventilationsdruck, wenn eine Hyperkapnie oder eine respiratorische Azidose vorliegt

---

Medikamentöse Therapie: Inhalative Bronchodilatatoren haben einen größeren Stellenwert als beim Asthma bronchiale, obwohl die Verbesserung der Einsekundenkapazität bei der COPD wesentlich geringer ausfällt. Sie verringern aber die Belastungsdyspnoe und erhöhen die Belastungstoleranz. Bronchodilatatoren verbessern außerdem die exspiratorische Entleerung der Lungen und reduzieren die Häufigkeit von COPD-Exazerbationen. **Muskarinrezeptor-Antagonisten** sind gleich gut oder besser wirksam als **β$_2$-Sympathomimetika**, die Kombination beider Wirkstoffgruppen ist wirksamer als die jeweiligen Wirkstoffe allein (additiver Effekt). Lang wirksame Stoffe sind grundsätzlich nützlicher als kurz wirksame. **Inhalative Glukokortikoide** werden ab Schweregrad III zusätzlich angewendet. Ihr therapeutischer Nutzen bei der COPD ist relativ gering. Dabei ist unklar, warum ihre antiphlogistische Wirkung viel schwächer ausgeprägt ist als beim Asthma bronchiale. Das Fortschreiten der Atemwegsobstruktion bei der COPD wird durch inhalative Glukokortikoide nicht verlangsamt. Allerdings reduzieren sie die Häufigkeit von COPD-Exazerbationen und verbessern die Wirksamkeit von β$_2$-Sympathomimetika, da sie die Expression von β$_2$-Rezeptoren in der Lunge erhöhen. Durch Verringerung der Exazerbationshäufigkeit kann die Lebensqualität der betroffenen Patienten verbessert werden. Inhalative Bronchodilatatoren und inhalative Glukokortikoide reduzieren die Exazerbationshäufigkeit jeweils um ca. 20–30%. Bei Patienten, die nicht mit inhalativen Glukokortikoiden behandelten werden, vermindert auch die Gabe des antioxidativen Mukolytikums N-Acetylcystein (600 mg/d p.o. für 3 Jahre) die Häufigkeit von COPD-Exazerbationen. Eine **Langzeitsauerstofftherapie** über eine Nasensonde (2–4 l O$_2$/min) ist bei chronischer Hypoxämie im Stadium IV indiziert. Ziel ist es, den arteriellen Sauerstoff-Partialdruck auf ≥ 60 mmHg zu erhöhen. Dadurch wird die Entwicklung eines Cor pulmonale verzögert und die Letalität gesenkt.

Therapie der akuten COPD-Exazerbation

Bei der COPD ist die Keimelimination aus dem Bronchialsystem gestört. Deshalb sind **COPD-Patienten besonders anfällig für Atemwegsinfektionen**, die zu einer akuten Verschlechterung der COPD-Symptomatik führen. Man spricht dann von einer COPD-Exazerbation oder einer infektexazerbierten COPD. Die häufigsten Erreger sind Pneumokokken, Haemophilus influenzae und Moraxella catarrhalis. Es können aber auch virale Infektionen Exazerbationen hervorrufen. Im Durchschnitt entwickeln COPD-Patienten drei Exazerbationen pro Jahr, wobei Raucher häufiger betroffen sind als Nichtraucher.

▶ Merke. Purulentes Sputum ist ein wichtiger Hinweis auf eine bakterielle Infektion.

Folgende **therapeutische Maßnahmen** kommen in Betracht:
- **Intensivierung der Therapie mit Bronchodilatatoren:** Wenn inhalative kurz wirksame β$_2$-Sympathomimetika und inhalative Muskarinrezeptor-Antagonisten nicht mehr ausreichen, kann die zusätzliche Behandlung mit Theophyllin nützlich sein. Dabei muss aber die geringe therapeutische Breite von Theophyllin beachtet werden (s. S. 532).
- **Orale Gabe von Glukokortikoiden:** Eine Behandlung mit 20–40 mg/d Prednisolon für 10–14 Tage verkürzt die Genesungsdauer und beschleunigt die Verbesserung der Lungenfunktion.
- **Empirische Antibiotikatherapie:** Sie sollte das gesamte oben genannte Erregerspektrum erfassen. Sinnvolle Antibiotika sind **Cefpodoxim** p.o. (2 × 200 mg/d für 10–14 Tage), **Azithromycin** p.o. (1 × 500 mg/d für 3 Tage) oder **Moxifloxacin** p.o. (1 × 400 mg/d für 7–10 Tage). Bei COPD-Patienten sind Resistenzen gegen Amoxicillin oder Doxycyclin sehr häufig; Cotrimoxazol ist in der Regel nur ungenügend wirksam.
- **Saustofftherapie** über eine Nasensonde mit 2–4 l/min für ≥ 15 h/d. Ziel ist es, einen arteriellen Sauerstoff-Partialdruck ≥ 60 mmHg sicherzustellen.
- **Nicht invasive Beatmung mit O$_2$-angereicherter Luft und positivem Ventilationsdruck:** Sie wird bei schweren Exazerbationen angewendet, wenn eine Hyperkapnie (PaCO$_2$ > 45 mmHg) oder eine respiratorische Azidose (pH < 7,3) vorliegt.

9 Gastrointestinales System

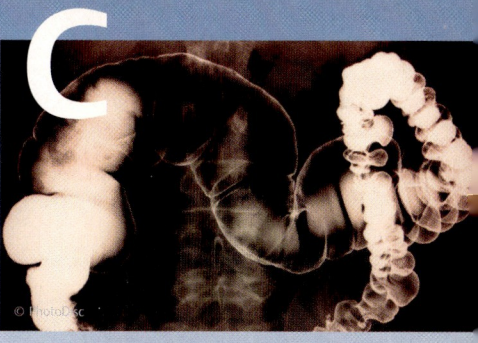

- 9.1 Magensäureassoziierte Erkrankungen ... 541
- 9.2 Gastrointestinale Motilitätsstörungen ... 550
- 9.3 Obstipation ... 550
- 9.4 Diarrhö ... 553
- 9.5 Übelkeit und Erbrechen ... 555
- 9.6 Chronisch-entzündliche Darmerkrankungen ... 560

9.1 Magensäureassoziierte Erkrankungen

In diese Gruppe gehören die **gastroösophageale Refluxkrankheit**, die **Gastritis** und die **gastroduodenale Ulkuskrankheit**. Sie werden auch unter dem Begriff peptische Erkrankungen zusammengefasst.

9.1.1 Physiologische Grundlagen der Magensaftsekretion

Produktion und Regulation: Neben Pepsin, das in Form von Pepsinogen von den Hauptzellen der Magenschleimhaut ausgeschüttet wird, ist **Salzsäure (HCl)** der wichtigste Inhaltsstoff des Magensafts. HCl wird von den **Belegzellen** (Parietalzellen) gebildet. Sie sezernieren die Säure in ihre luminalen Kanalikuli, die mit dem Magenlumen in Verbindung stehen. Der dafür verantwortliche Transporter ist die **Protonenpumpe (H^+-K^+-ATPase)**. Sie vermittelt gegen vorherrschende Konzentrationsgradienten einen elektroneutralen Austausch von intrazellulären H^+-Ionen gegen extrazelluläre K^+-Ionen (Abb. **C-9.1**). Die Effektivität der Protonenpumpe ist enorm: Der intrazelluläre pH-Wert liegt bei 7,3, der intrakanalikuläre bei 1, d. h. sie erzeugt

9.1 Magensäureassoziierte Erkrankungen

Die **gastroösophageale Refluxkrankheit**, **Gastritis** und **gastroduodenale Ulkuskrankheit** werden als peptische Erkrankungen bezeichnet.

9.1.1 Physiologische Grundlagen der Magensaftsekretion

Produktion und Regulation: Neben dem von den Hauptzellen ausgeschütteten Pepsinogen ist die von den **Belegzellen** (Parietalzellen) gebildete **Salzsäure (HCl)** der wichtigste Inhaltsstoff des Magensafts und verantwortlich für dessen niedrigen pH-Wert. Die Sekretion von H^+-Ionen erfolgt mittels einer **Protonenpumpe (H^+-K^+-ATPase)** (Abb. **C-9.1**), deren Aktivität durch komplexe Mechanismen gesteuert wird (Abb. **C-9.2a**):

C-9.1 Die Protonenpumpe der Belegzelle und der Wirkungsmechanismus von Omeprazol

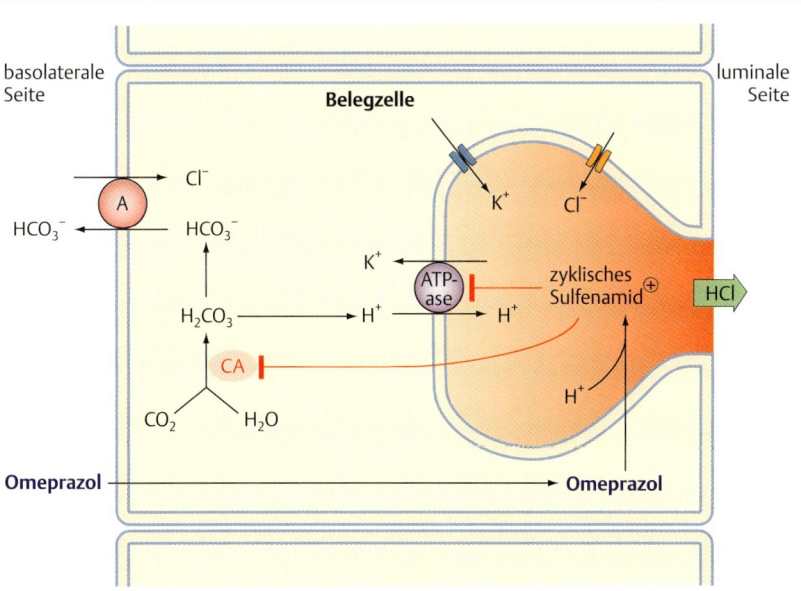

Die HCl-Sekretion in den Kanalikulus (luminale Einbuchtung) geht zurück auf die Aktivität der **Protonenpumpe** (H^+-K^+-ATPase) und der **Carboanhydrase** (CA). Die CA sorgt für die intrazelluläre Bereitstellung von H^+- und HCO_3^--Ionen. HCO_3^--Ionen verursachen auf der basolateralen Seite über den HCO_3^--Cl^--Antiporter (A) eine Aufnahme von Cl^--Ionen, die dann auf der luminalen Seite über Cl^--Kanäle sezerniert werden. Luminale K^+-Kanäle sorgen für die Rezirkulation der über die Protonenpumpe aufgenommenen K^+-Ionen. **Omeprazol** (und jeder andere Protonenpumpen-Inhibitor) gelangt über die basolaterale Membran in die Belegzelle, wird in den Kanalikuli angereichert und dort H^+-vermittelt in die Wirkform, das zyklische Sulfenamid, überführt. Dieses bindet an die Protonenpumpe und hemmt sie irreversibel. Einige Protonenpumpen-Inhibitoren hemmen zusätzlich auch die CA.

C-9.2 Regulation der Salzsäuresekretion in der Magenschleimhaut

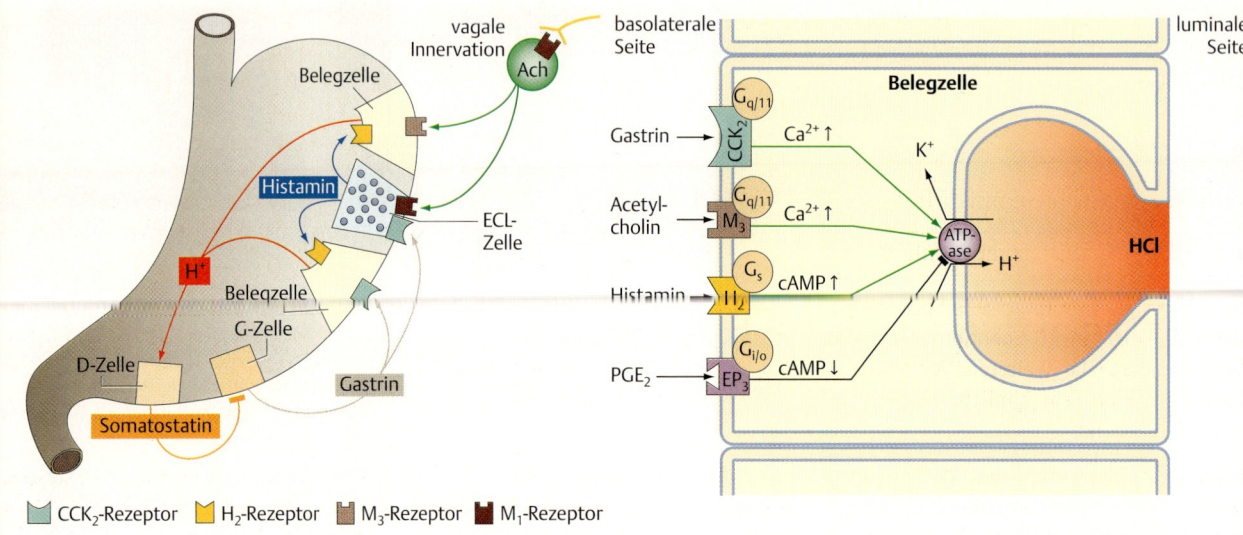

a Die H⁺-Sekretion der Belegzellen der Magenschleimhaut steht unter der Kontrolle **neuronaler** (vagale Innervation), **humoraler** (Somatostatin und Gastrin) und **parakriner** (Histamin) Mechanismen. Ach: Acetylcholin, ECL-Zelle: enterochromaffin-ähnliche Zelle, M_1: Muskarinrezeptoren vom Typ M_1, M_3: Muskarinrezeptoren vom Typ M_3, H_2: Histaminrezeptoren vom Typ H_2, CCK_2: Cholecystokininrezeptor vom Typ CCK_2.
b Rezeptoren in der basolateralen Membran der Belegzelle, ihre natürlichen Agonisten und die jeweiligen Signaltransduktionswege. Alle gezeigten Rezeptoren sind G-Protein-gekoppelt. Die Aktivierung des M_3-Muskarinrezeptors durch Acetylcholin, des H_2-Histaminrezeptors durch Histamin und des CCK_2-Cholecystokininrezeptors durch Gastrin stimuliert die Protonenpumpe. Die Aktivierung des EP_3-Prostaglandinrezeptors durch Prostaglandin E_2 (PGE_2) hemmt hingegen die Protonenpumpe und damit die H⁺-Sekretion.

Protonengradienten von 10^6. Ihre Aktivität wird durch ein komplexes Zusammenspiel von parakrinen, humoralen und neuronalen Mechanismen gesteuert (Abb. C-9.2a):

- **Parakrine Mechanismen:** Benachbarte ECL-Zellen stimulieren Histamin-vermittelt die Belegzellen (Abb. **C-9.2**). Histamin trägt zur basalen und mahlzeiteninduzierten HCl-Sekretion bei.

- **Parakrine Mechanismen:** Sie haben die größte Bedeutung für die Parietalzellaktivierung. Die enterochromaffin-ähnlichen Zellen (ECL-Zellen) der Magenschleimhaut schütten Histamin aus, das die Protonenpumpe in benachbarten Belegzellen über H_2-Rezeptoren stimuliert (Abb. **C-9.2**). Histamin ist für die basale HCl-Sekretion verantwortlich, die z. T. aber auch durch spontane, also Histamin-unabhängige Aktivität der H_2-Rezeptoren (s. S. 115) zustande kommt. Außerdem trägt Histamin zur mahlzeitinduzierten HCl-Sekretion bei.

- **Humorale Mechanismen:** Bei niedrigen pH-Werten hemmen D-Zellen vermittelt durch Somatostatin parakrin die Ausschüttung von Gastrin aus den G-Zellen. Gastrin fördert normalerweise direkt (→ Belegzellen) und indirekt (→ ECL-Zellen: Histamin ↑) die HCl-Sekretion (Abb. **C-9.2a**).

- **Humorale Mechanismen:** Sie sind Teil eines Regelkreises, zu dem die D- und G-Zellen im Antrum gehören (Abb. **C-9.2a**). D-Zellen registrieren den pH-Wert des Magensafts und setzen mit abnehmendem pH zunehmend **Somatostatin** frei. Somatostatin hemmt parakrin in den benachbarten G-Zellen die Ausschüttung von **Gastrin**, das die HCl-Sekretion in den Belegzellen direkt durch Stimulation der Protonenpumpe und indirekt durch Steigerung der Histaminfreisetzung aus ECL-Zellen fördert (Abb. **C-9.2a**). Außerdem steigert Gastrin die Pepsinogenfreisetzung aus den Hauptzellen. Ein hoher pH-Wert, die Dehnung der Magenwand und bestimmte Nahrungsbestandteile wie Peptidfragmente und Ca^{2+} fördern hingegen die Gastrinausschüttung.

- **Neuronale Mechanismen:** Parasympathische Neurone fördern über ihren Transmitter Acetylcholin direkt und indirekt die HCl-Produktion (Abb. **C-9.2a**).

- **Neuronale Mechanismen:** Sie gehen auf die parasympathische (vagale) Innervation des Magens zurück. Das von den präganglionären Neuronen ausgeschüttete Acetylcholin erregt M_1-Rezeptoren auf parasympathischen Ganglien im Plexus myentericus der Magenwand. Das aus den postganglionären Neuronen freigesetzte Acetylcholin aktiviert M_3-Rezeptoren auf Belegzellen und M_1-Rezeptoren auf ECL-Zellen und fördert so direkt bzw. indirekt die HCl-Produktion (Abb. **C-9.2a**).

Eigenschutzmechanismen der Magenschleimhaut: Eine **angemessene Schleimhautdurchblutung** und ein **protektiver Schleim** gehen zurück auf die Wirkungen der durch die konstitutive COX-1 (s. S. 134) syn-

Eigenschutzmechanismen der Magenschleimhaut: Da Protonen zytotoxisch wirken, erfordert die hohe H⁺-Konzentration im Magensaft (pH ≤ 1) sehr effektive Mechanismen zum Schutz der Magenschleimhaut. Dazu gehören eine gute, der hohen metabolischen Aktivität **angemessene Schleimhautdurchblutung** und die Produktion eines bikarbonatreichen, zähen **protektiven Schleims** durch die Nebenzellen. Beides geht auf Wirkungen der Prostaglandine (PG) E_2 und I_2 zurück, die in der Magenschleimhaut von der konstitutiven COX-1 (s. S. 134) synthetisiert werden. PGE_2 hemmt außerdem die Aktivität der Protonenpumpe über EP_3-Rezeptoren (Abb. **C-9.2b**).

thetisierten Prostaglandine E_2 und I_2 (Abb. **C-9.2b**).

9.1.2 Wirkstoffe

Protonenpumpen-Hemmstoffe

▶ **Synonym.** Protonenpumpen-Inhibitoren (PPI).

Substanzen: Die prototypische Substanz ist **Omeprazol** (Abb. **C-9.3**). **Esomeprazol** ist das allein wirksame S-Enantiomer von Omeprazol, das für Patienten jedoch keinen Vorteil bietet. Die weiteren Vertreter **Lansoprazol**, **Pantoprazol** und **Rabeprazol** haben alle eine sehr ähnliche chemische Struktur. Alle Wirkstoffe sind lipophile schwache Basen.

Wirkungsmechanismus und Wirkungen: Protonenpumpen-Hemmstoffe sind unwirksame **Pharmakonvorstufen**, die auf dem Blutweg zur Magenschleimhaut gelangen. Dort werden sie über die basolaterale Membran von Belegzellen aufgenommen, in deren Kanalikuli sie sich als schwache Basen wegen des dort vorherrschenden sauren Milieus stark anreichern (Abb. **C-9.1**). In den Kanalikuli werden sie dann protoniert und in die wirksamen zyklischen Sulfenamide (Abb. **C-9.3**) umgewandelt,

9.1.2 Wirkstoffe

Protonenpumpen-Hemmstoffe

▶ **Synonym.**

Substanzen: Leitsubstanz ist **Omeprazol** (Abb. **C-9.3**), weitere Vertreter sind **Esomeprazol, Lansoprazol, Pantoprazol** und **Rabeprazol**.

Wirkungsmechanismus und Wirkungen: Die schwach basischen PPI sind **Pharmakonvorstufen** und gelangen über den Blutweg in die Belegzellen, wo sie aufgrund des sauren Milieus protoniert werden und verbleiben (**Säurefalle**) (Abb. **C-9.1**, Abb. **C-9.3**). Sie

C-9.3 Omeprazol und seine H⁺-induzierte Aktivierung

Omeprazol → Omeprazol-Sulfenamid → Sulfenamid-ATPase-Addukt

Omeprazol wird in den Kanalikuli der Belegzellen H⁺-katalysiert in seine Wirkform, das zyklische Sulfenamid, überführt. Dieses bindet unter Ausbildung von Disulfidbrücken kovalent an freie SH-Gruppen von Cysteinresten im Molekül der Protonenpumpe, die dadurch irreversibel gehemmt wird.

C-9.1 Pharmakokinetische Daten und Dosierungen der Protonenpumpen-Hemmstoffe

Wirkstoff	Applikation	Einzeldosis [mg]	DI [h]	BV [%]	HWZ [h]	PEB [%]	EF_ren [%]
Omeprazol	p. o.	20	24[1]	60	0,7	95	0
	i. v.	20	24	100			
Esomeprazol	p. o.	20	24[1]	89	1,3	97	0
	i. v.	20	24	100			
Lansoprazol	p. o.	30	24[1]	85	1,0	97	0
Pantoprazol	p. o.	40	24[1]	77	1,0	98	0
	i. v.	40	24	100			
Rabeprazol	p. o.	20	24[1]	52	1,0	97	0

[1] bei Kombination mit Antibiotika (Behandlung des Ulcus ventriculi/duodeni) oder bei hoher Dosierung wird DI auf 12 h verkürzt und die Standarddosis wird morgens und abends verabreicht.

C 9 Gastrointestinales System

die als polare Moleküle im kanalikulären System gefangen bleiben (**Säurefalle**). Die sehr reaktiven Sulfenamide binden kovalent an die Protonenpumpe und hemmen sie **irreversibel**. Einige PPI hemmen auch die Carboanhydrase in den Belegzellen.

> ▶ **Merke.** hemmen die Protonenpumpe **irreversibel**, sodass nur eine Neusynthese des Enzyms die HCl-Sekretion wieder normalisieren kann.

> ▶ **Merke.** Protonenpumpen-Inhibitoren vermindern in Standarddosierungen (Tab. C-9.1) die Nüchternsekretion und die durch Mahlzeiten induzierte Sekretion von HCl um mehr als 90 %.

Nur die Neusynthese des Enzyms kann die HCl-Sekretion wieder normalisieren, sodass die Wirkung einer Einzeldosis 1–2 Tage anhält. Da mit der ersten Dosis einer Behandlung nicht alle Protonenpumpen inaktiviert werden, ist bei täglicher Applikation die maximale Wirkung erst nach 3–4 Tagen erreicht. Genauso lange dauert es auch, bis sich die normale HCl-Sekretion nach Beendigung der Therapie wieder einstellt.

Pharmakokinetik (Tab. C-9.1): Protonenpumpen-Hemmstoffe verlieren ihre Wirkung, wenn sie direkt in den Magensaft gelangen, da sie am falschen Ort zum nicht membrangängigen Sulfenamid aktiviert werden und dann nicht mehr an ihren Wirkort gelangen können. Für die orale Gabe wurden deshalb **Tablettenformulierungen mit magensaftresistentem Überzug** entwickelt, die den Wirkstoff erst im Dünndarm freisetzen. Protonenpumpen-Hemmstoffe werden mit relativ kurzer Halbwertszeit ausschließlich metabolisch eliminiert (CYP2C19 > CYP3A4). Die gleichzeitige Nahrungsaufnahme vermindert die orale Bioverfügbarkeit unterschiedlich stark (bis zu 50 % beim Lansoprazol), was bei täglicher Gabe allerdings kaum klinische Relevanz besitzt. Trotzdem sollten Protonenpumpen-Hemmstoffe **vor einer Mahlzeit eingenommen werden**, am besten 1 Stunde vor dem Frühstück. Der weitgehende Mangel an Wirkung in anderen Zellen, die ebenfalls von H^+-K^+-ATPasen getriebene Protonenpumpen exprimieren (Kolonepithel, Tubuluszellen der Niere, Osteoklasten), geht auf eine **pharmakokinetische Besonderheit** zurück: Omeprazol und seine Analoga werden als schwache Basen selektiv im sauren Milieu der Kanalikuli der Belegzellen angereichert und von den dort reichlich vorhandenen H^+ aktiviert.

Pharmakokinetik (Tab. C-9.1): Um ihren intrazellulären Wirkort zu erreichen, müssen oral verabreichte PPI als **Tablettenformulierungen mit magensaftresistenten Überzug** angewendet werden. Gleichzeitige Nahrungsaufnahme verringert die Bioverfügbarkeit, sodass die **Einnahme vor einer Mahlzeit** erfolgen sollte.

Aufgrund der **pharmakokinetischen Besonderheit** der Anreicherung im sauren Milieu wirken PPI relativ selektiv in den Belegzellen.

Indikationen:
- chronische Gastritis vom Typ B und C
- Ulcus ventriculi und Ulcus duodeni (s. S. 547).
- Eradikationsbehandlung einer Helicobacter-pylori-Infektion (s. S. 548)
- gastroösophageale Refluxkrankheit (s. S. 549)
- **Zollinger-Ellison-Syndrom:** Dabei handelt es sich um einen gastrinproduzierenden Tumor, der meist maligne und im Pankreas oder Duodenum lokalisiert ist. Die übermäßige Gastrinproduktion führt zu multiplen gastroduodenalen Ulzera. Neben der medikamentösen Blockade der Säureproduktion durch Protonenpumpen-Hemmer besteht die Therapie in der chirurgischen Tumorentfernung.
- Prophylaxe von NSAP-assoziierten Ulzera (s. S. 549)

Indikationen:
- chronische Gastritis vom Typ B und C
- Ulcus ventriculi und Ulcus duodeni
- Eradikationsbehandlung einer Helicobacter-pylori-Infektion
- gastroösophageale Refluxkrankheit
- Zollinger-Ellison-Syndrom
- Prophylaxe von NSAP-assoziierten Ulzera

> ▶ **Merke.** Alle Protonenpumpen-Hemmstoffe sind in Standarddosierungen (Tab. C-9.1) gleich gut wirksam und verträglich.

Unerwünschte Wirkungen: Protonenpumpen-Hemmer sind in der Regel gut verträgliche Pharmaka. Trotzdem können Nebenwirkungen und Wechselwirkungen auftreten, weshalb ihre häufig kritiklose Gabe zur Ulkusprophylaxe bei Krankenhauspatienten in vielen Fällen ungerechtfertigt ist. Am häufigsten beobachtet man **zentralnervöse Störungen** wie Kopfschmerzen, Schwindel und Schlafstörungen sowie **gastrointestinale Störungen** wie Bauchschmerzen, Übelkeit, Erbrechen, Durchfall, Obstipation und Blähungen. Diese Symptome zeigen bei fortgesetzter Therapie meist Toleranz. Gelegentlich treten **Hautausschläge**, reversibel erhöhte **Leberenzyme** und reversible **Seh-, Hör- und Geschmacksstörungen** auf. Nach i. v.-Gabe sind diese Beeinträchtigungen von Sinneswahrnehmungen besonders ausgeprägt. Regelmäßig beobachtet man eine **ausgeprägte Hypergastrinämie** mit Hyperplasie der ECL-Zellen.

Unerwünschte Wirkungen: PPI sind in der Regel gut verträglich. Trotzdem sollte ihre Anwendung begründet sein. Die häufigsten Nebenwirkungen sind **zentralnervöse** (u. a. Kopfschmerzen) und **gastrointestinale Störungen** (u. a. Übelkeit). Gelegentlich kommt es zu **Hautausschlägen**, reversiblen **Leberwerterhöhungen** und **Seh-, Hör- und Geschmacksstörungen**. Regelmäßig beobachtet man eine **ausgeprägte Hypergastrinämie** mit ECL-Zell-Hyperplasie.

Bei **Langzeitbehandlungen** für mehr als 1 Jahr erhöht sich das Risiko für **Pneumonien** durch gramnegative Darmbakterien, da die Barrierenfunktion des Magens für aus

Bei **Langzeitbehandlungen** erhöht sich das Risiko für **Pneumonien** durch aufsteigende dem Darm aufsteigende Erreger gestört ist. Außerdem ist auch das Risiko für **Frakturen** ohne adäquates Trauma (Schenkelhals, Wirbelkörper) erhöht, da der H^+-Mangel im Magensaft die Ca^{2+}-Resorption beeinträchtigt und Protonenpumpen-Hemmer möglicherweise auch die Protonenpumpe der Osteoklasten (s. S. 433) hemmen.

Kontraindikationen und Wechselwirkungen: Protonenpumpen-Hemmstoffe dürfen nicht gleichzeitig mit **Atazanavir** und **Nelfinavir** eingenommen werden, weil sie die orale Verfügbarkeit dieser HIV-Proteaseinhibitoren stark beeinträchtigen. Kontraindiziert ist auch die Anwendung bei Kindern unter 2 Jahren und die kombinierte Anwendung von Omeprazol und Clarithromycin bei Patienten mit eingeschränkter Leberfunktion.

Arzneistoffinteraktionen:

- Einige **PPI** (v. a. Omeprazol) sind auch **Hemmstoffe von CYP2C19**. Deshalb hemmen sie die Elimination vieler anderer CYP2C19-Substrate (s. S. 37). Die von diesem Enzym vermittelte metabolische Aktivierung von **Clopidogrel** wird ebenfalls gehemmt, wodurch es zur Abschwächung der Clopidogrel-Wirkung kommt (s. S. 545).
- **Johanniskrautextrakte** und **Rifampicin** verringern die Bioverfügbarkeit und beschleunigen die Elimination von PPI, sodass deren Wirkungen vermindert werden.
- Protonenpumpen-Hemmstoffe reduzieren die pH-abhängige intestinale Resorption und orale Bioverfügbarkeit von Itraconazol, Posaconazol, Vitamin B_{12} und Fe^{2+}, wodurch deren Wirksamkeit beeinträchtigt wird.
- **Omeprazol** ist ein **Induktor von CYP1A2** und beschleunigt so den Abbau von Substraten dieses Enzyms (z. B. Theophyllin).

▶ **Merke.** H_2-Rezeptor-Antagonisten vermindern die Wirksamkeit der Protonenpumpen-Hemmstoffe, weil sie die H^+-Konzentration im kanalikulären System der Belegzellen und damit die H^+-vermittelte Aktivierung der Protonenpumpen-Hemmstoffe reduzieren. Deshalb sollten diese beiden Wirkstoffgruppen nicht kombiniert werden.

Erreger und für **Spontanfrakturen** (u. a. durch Hemmung der Ca^{2+}-Resorption).

Kontraindikationen: Alle PPI sind bei gleichzeitiger Therapie mit **Atazanavir** und **Nelfinavir** und bei Kindern < 2 Jahren kontraindiziert.

Arzneistoffinteraktionen:

- einige **PPI** sind CYP2C19-Hemmstoffe → u. a. **Clopidogrel**-Aktivierung ↓
- PPI-Wirksamkeit ↓ durch **Johanniskraut** und **Rifampicin**
- Resorption einiger Antimykotika, von Vit. B_{12} und Fe^{2+} ↓
- **Omeprazol** induziert CYP1A2 (→ u. a. Theophyllinabbau ↑)

▶ **Merke.**

H_2-Rezeptor-Antagonisten

In Deutschland sind derzeit drei Substanzen zugelassen, die alle kompetitive und hochselektive Antagonisten des H_2-Rezeptors sind: **Cimetidin, Ranitidin** und **Famotidin** (Näheres s. S. 121). Sie unterdrücken sowohl die durch Histamin als auch die durch Gastrin oder Acetylcholin hervorgerufene HCl-Sekretion (Abb. **C-9.2a**). In den üblichen Dosierungen (s. Tab. **B-2.3** auf S. 120) vermindern sie die gesamte Tagessekretion von HCl um 60–70 %, wobei die nächtliche Nüchternsekretion deutlich stärker von der Hemmung betroffen ist (≥ 90 %) als die mahlzeitinduzierte HCl-Sekretion (≤ 50 %). H_2-Rezeptor-Antagonisten beschleunigen die Heilung von peptischen **Magen- und Duodenalulzera** und lindern die Symptome einer **Refluxösophagitis**. Zur **Prävention von Stressulzera**, die vorwiegend unter intensivmedizinischer Behandlung auftreten, werden sie auch parenteral angewendet (z. B. 50 mg Ranitidin i. v. alle 6–8 h).

H_2-Rezeptor-Antagonisten

Die H_2-Rezeptor-Antagonisten **Cimetidin, Ranitidin** und **Famotidin** (s. S. 121 und S. 120) hemmen v. a. die Nüchternsekretion von HCl. Sie beschleunigen die Heilung von peptischen **Magen- und Duodenalulzera** und lindern die Symptome einer **Refluxösophagitis**. Parenteral werden sie angewendet zur **Prävention von Stressulzera**.

▶ **Merke.** Bei allen drei genannten Indikationen werden inzwischen **bevorzugt Protonenpumpen-Hemmstoffe** angewendet, da sie den H_2-Rezeptor-Antagonisten eindeutig überlegen sind.

▶ **Merke.**

Neben der unvollständigen Hemmung der HCl-Sekretion haben H_2-Rezeptor-Antagonisten einen weiteren Nachteil: Für ihre Wirkungen entwickelt sich innerhalb weniger Tage eine **Toleranz**. Sie dürfen deshalb nicht abrupt abgesetzt werden, da es sonst zu einer überschießenden Steigerung der HCl-Sekretion kommt. Das Phänomen der Toleranz wird häufig bei Antagonisten von Rezeptoren beobachtet, die spontan, d. h. auch in Abwesenheit eines Agonisten, aktiv sind (s. S. 12).

Aufgrund einer sich innerhalb weniger Tage entwickelnden **Toleranz** dürfen H_2-Rezeptor-Antagonisten wegen der Gefahr einer überschießenden HCl-Sekretion nicht abrupt abgesetzt werden.

M_1-Rezeptor-Antagonisten

Bei der vagalen Stimulation der HCl-Sekretion spielen Muskarinrezeptoren vom Typ M_1 eine wichtige Rolle (Abb. **C-9.2a**). **Pirenzepin** ist der einzige Muskarinrezeptor-Antagonist mit einer gewissen Selektivität für M_1-Rezeptoren (Näheres s. S. 103).

M_1-Rezeptor-Antagonisten

Pirenzepin ist der einzige Antagonist mit einer gewissen Selektivität für den M_1-Muskarinrezeptor, der an der parasympathisch vermittelten HCl-Sekretion beteiligt ist (Abb. **C-9.2a**). Wegen des nur mäßigen Effekts auf die Magensäuresekretion und ausgeprägter parasympatholytischer Nebenwirkungen spielt es in der Therapie peptischer Erkrankungen keine Rolle.

Mit Tagesdosierungen von 100–150 mg kann die Magensäuresekretion um 40–50% reduziert werden. Dadurch werden aber nicht nur M_1-Rezeptoren, sondern auch M_2- und M_3-Rezeptoren antagonisiert. Die Folge sind typische unerwünschte Wirkungen wie Akkomodationsstörungen, Erhöhung des Augeninnendrucks, Mundtrockenheit, Miktionsstörungen, Obstipation und Herzklopfen. Da Pirenzepin darüber hinaus auch nur einen schwachen Hemmeffekt auf die HCl-Sekretion hat, spielt es bei der Ulkustherapie und der Behandlung anderer peptischen Erkrankungen keine Rolle.

Misoprostol

Misoprostol ist ein PGE_1-Analogon, welches neben seiner PG-ähnlicher Wirkung v. a. über die **Hemmung der Protonenpumpe** in Belegzellen wirkt (Abb. **C-9.2b**). Es ist indiziert zur **Prävention von Magengeschwüren bei Behandlung mit NSAR** und in Deutschland nur in einer fixen Kombination mit Diclofenac erhältlich. Häufige **unerwünschte Wirkungen** sind meist gastrointestinale Beschwerden. **Kontraindikationen:** Schwangerschaft, Stillzeit, chronisch-entzündliche Darmerkrankungen.

Misoprostol

Misoprostol ist ein stabiles **PGE_1-Analogon** (s. S. 135). Es wird oral verabreicht und ist selbst unwirksam. In der Leber wird es in die wirksame Misoprostolsäure überführt, die die Durchblutung der Magenschleimhaut sowie die Schleim- und Bikarbonatsekretion der Nebenzellen steigert. Diese Wirkungen addieren sich zu denen der körpereigenen Prostaglandine (s. o.) und vermitteln einen Schutz der Schleimhaut vor den zellschädigenden Effekten des Magensafts. Die therapeutisch wichtigste Wirkung der Misoprostolsäure ist allerdings die **Hemmung der Protonenpumpe** in Belegzellen, die von EP_3-Rezeptoren vermittelt wird (Abb. **C-9.2b**). Dosierungen von 200 µg Misoprostol vermindern die basale HCl-Sekretion um 85–95% und die mahlzeitinduzierte HCl-Sekretion um 75–85%. Diese Wirkungen halten etwa 3 Stunden an. Misoprostol ist zur **Prävention von Magengeschwüren bei Behandlung mit nichtsteroidalen Antiphlogistika** indiziert. In Deutschland ist es nicht als Einzelsubstanz, sondern nur in einer fixen Kombination mit Diclofenac erhältlich. Diese enthält 0,2 mg Misoprostol und wird 2-mal pro Tag verabreicht. Häufige **unerwünschte Wirkungen** sind Durchfall, kolikartige Bauchschmerzen, Übelkeit und Erbrechen. Selten treten Kopfschmerzen, Uteruskontraktionen und Menstruationsstörungen auf. In der Schwangerschaft und Stillzeit sowie bei chronisch-entzündlichen Darmerkrankungen ist Misoprostol **kontraindiziert**. Antazida reduzieren die ansonsten gute orale Bioverfügbarkeit von Misoprostol.

Antazida

▶ **Definition.**

Antazida

▶ **Definition.** **Antazida** sind Stoffe, die die Salzsäure (HCl) im Magensaft neutralisieren.

Einteilung und Wirkungsmechanismus: Es gibt **drei Gruppen:** Aluminiumverbindungen, Magnesiumverbindungen und Kombinationen aus $Al_2O_3/Al(OH)_3$ und $Mg(OH)_2$ sowie Komplexverbindungen mit Mg und Al (Hydrotalcit, Magaldrat, Almasilat).

Einteilung und Wirkungsmechanismus: Die zahlreichen Vertreter lassen sich in **drei Gruppen** unterteilen:
- **Aluminiumverbindungen:** Aluminiumoxid (Al_2O_3) und Aluminiumhydroxid [$Al(OH)_3$].
- **Magnesiumverbindungen:** Magnesiumoxid (MgO) und Magnesiumhydroxid [$Mg(OH)_2$].
- **Kombinationen aus $Al_2O_3/Al(OH)_3$ und $Mg(OH)_2$** sowie **Komplexverbindungen**, die Magnesium und Aluminium enthalten: **Hydrotalcit** (Aluminium-Magnesiumhydroxid-Carbonathydrat), **Magaldrat** (Aluminium-Magnesiumhydroxid-Sulfathydrat) und **Almasilat** (Aluminium-Magnesium-Silikathydrat).

▶ **Merke.**

▶ **Merke.** Kalziumhaltige Antazida ($CaCO_3$) sollten wegen der Gefahr unerwünschter Wirkungen wie Alkalosen, Hyperkalzämie und Nephrokalzinose nicht angewendet werden. Zudem steigern Ca^{2+}-Ionen die HCl-Sekretion durch Aktivierung der H^+-K^+-ATPase und indirekt durch Freisetzung von Gastrin und Histamin.

Die **neutralisierende Kapazität** schwankt je nach Präparat, meist sind 6–8 Dosiseinheiten pro Mahlzeit erforderlich.

Antazida werden oral als Supension („Magengel") oder als Tablette eingenommen. Manche Vertreter werden bereits als Hydroxide verabreicht, aus anderen entstehen erst im Magen $Mg(OH)_2$ und/oder $Al(OH)_3$. Die Hydroxide reagieren im Magen mit HCl unter Bildung von $MgCl_2$ bzw. $AlCl_3$. Die **neutralisierende Kapazität** der Antazida schwankt zwischen 10 und 30 mmol HCl pro Dosiseinheit. Da die Belegzellen des Magens pro Mahlzeit für mindestens 3 Stunden 45 mmol HCl pro Stunde produzieren, sind 6–8 Dosiseinheiten pro Mahlzeit zur Neutralisation der gebildeten HCl-Menge erforderlich.

Pharmakokinetik: Aus dem leeren Magen verschwinden Antazida etwa binnen 30 min. Der gefüllte Magen entleert sich wesentlich langsamer, sodass 1 – 2 h postprandial eingenommene Antazida ihre Wirkung für 2 – 3 h entfalten können. Aus den Chloridsalzen $MgCl_2$ und $AlCl_3$ entstehen im Dünndarm unlösliche Carbonate und Phosphate, die hauptsächlich mit dem Stuhl ausgeschieden werden. Vom Magnesium werden 5 – 10 % als Mg^{2+} und vom Aluminium etwa 1 – 2 % als Al^{3+} resorbiert. Bei normaler Nierenfunktion sorgen die Nieren für eine rasche Elimination dieser beiden Kationen.

Indikationen: Bei milden Formen des gastroösophagealen Refluxes **(Sodbrennen)** lindern Antazida die Beschwerden wesentlich rascher als H_2-Rezeptor-Antagonisten oder Protonenpumpen-Hemmstoffe. Die Dosiseinheiten sollten 1 – 1,5 Stunden nach den Mahlzeiten und vor dem Schlafengehen eingenommen werden. Zur Behandlung peptischer Ulzera werden Antazida nicht mehr empfohlen, da die für eine sinnvolle Therapie erforderlichen Antazidamengen (s. o.) inakzeptabel hoch sind und ein hohes Nebenwirkungsrisiko bergen.

Unerwünschte Wirkungen: Prinzipiell unterscheiden sich die Nebenwirkungen von magnesiumhaltigen und aluminiumhaltigen Antazida.

▶ **Merke.** **Aluminiumhaltige Antazida** wirken **obstipierend**, da sie auch adstringierende und gallensäurebindende Eigenschaften haben. Außerdem relaxieren sie die glatte Muskulatur des Magens und verzögern die Magenentleerung. **Magnesiumhaltige Antazida** beschleunigen hingegen die Magen-Darm-Passage und wirken aus osmotischen Gründen **laxierend**. Insbesondere bei hohen Dosierungen von magnesiumhaltigen Antazida können deshalb weiche Stühle oder Durchfall auftreten.

Bei **Niereninsuffizienz** dürfen Antazida nur vorübergehend und in **niedriger Dosis** angewendet werden, da sonst systemische Nebenwirkungen auftreten. Magnesiumhaltige Antazida können eine Hypermagnesiämie mit Muskelschwäche, Somnolenz und Blutdruckabfall hervorrufen. Aluminiumhaltige Antazida können hingegen zu einer Hypophosphatämie und Osteomalazie führen, da im Dünndarm unlösliches und deshalb nicht resorbierbares $AlPO_4$ entsteht (Phosphatverluste!). Wenn der Al^{3+}-Spiegel im Serum langfristig 40 ng/ml übersteigt, können sie auch eine Enzephalopathie durch Al^{3+}-Ablagerung im ZNS und eine Osteoporose durch Ablagerung im Knochen verursachen.

Wechselwirkungen: Das **Interaktionspotenzial** von Antazida ist **groß**, da sie die Resorption anderer Pharmaka durch Alkalisierung des Magensafts und Bildung unlöslicher Komplexe stören. Andere Pharmaka müssen deshalb grundsätzlich 2 Stunden vor oder nach der Gabe von Antazida eingenommen werden. Antazida verbessern die Bioverfügbarkeit von Levodopa und Metoprolol (Plasmaspiegel ↑) und verschlechtern die vieler anderer Pharmaka wie z. B. von Isoniazid, Ethambutol, Itraconazol, Benzodiazepinen, Phenothiazinen, Phenytoin, Digoxin, Atenolol, Propranolol, Thyroxin, Fe^{2+}, Tetrazyklinen und von Fluorchinolonen (Plasmaspiegel ↓).

9.1.3 Pharmakotherapie der Ulkuskrankheit

Für die Entwicklung der Ulkuskrankheit gibt es zwei wichtige, voneinander unabhängige Risikofaktoren: Die **Infektion der Magenschleimhaut mit Helicobacter pylori** (HP) und die **Einnahme von nichtsteroidalen Antiphlogistika (NSAP)**. Demnach unterscheidet man das HP-assoziierte Ulkus und das NSAP-assoziierte Ulkus. Daneben gibt es auch noch das peptische Ulkus ohne HP-Infektion.

Helicobacter-pylori-assoziiertes Ulkus

Pathophysiologische Grundlagen: Die Infektion der Magenschleimhaut mit dem gramnegativen Stäbchenbakterium Helicobacter pylori (HP) ist weit verbreitet und nimmt altersabhängig stetig zu: sie findet sich bei ca. 25 % der 30-Jährigen und bei ca. 50 % der 60-Jährigen. Sie verursacht eine sog. **Typ-B-Gastritis** (Abb. **C-9.4**), die mit über 80 % die häufigste Gastritisform darstellt. Auf dem Boden einer Typ-B-Gastritis entwickelt sich häufig ein Ulkus. Die HP-Infektion erhöht das relative Ulkusrisiko massiv (um den Faktor 18!). Bei über 90 % der Patienten mit Duodenal-

C-9.4 Typ-B-Gastritis

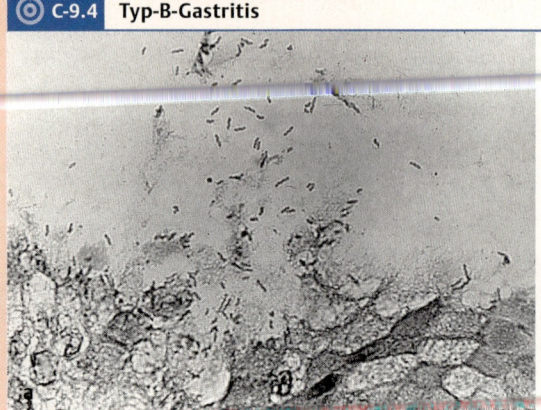
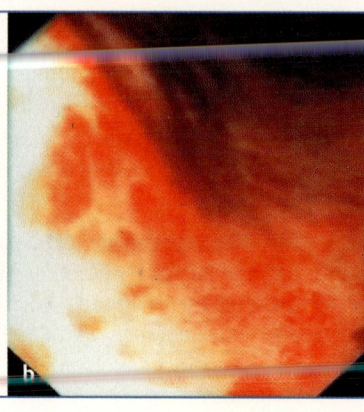

a Helicobacter pylori auf der Magenschleimhaut (HE-Färbung).
b Entzündliche Rötung der Magenschleimhaut bei chronischer Gastritis (endoskopisches Bild).
(aus Baenkler et al., Duale Reihe Innere Medizin, Thieme, 2009)

ulkus und bei ca. 75 % der Patienten mit Magenulkus ist die Schleimhaut mit HP infiziert.

HP besiedelt zunächst die Schleimschicht auf der Magenschleimhaut (Abb. **C-9.4**), wandert dann entlang des pH-Gradienten in Richtung Schleimhautepithel und bindet schließlich an die Epithelzellen. HP überlebt im sauren Milieu des Magens, weil er **Urease** produziert. Dieses Enzym katalysiert die **Bildung von Ammoniak** (NH_3) aus Harnstoff und neutralisiert so die Salzsäure im unmittelbaren Umfeld des Keims. NH_3 stört auch die Sensorfunktion der D-Zellen für die H^+-Konzentration im Magensaft. Normalerweise schütten die D-Zellen bei hohen H^+-Konzentrationen Somatostatin aus, das die Gastrinsekretion in den **G-Zellen** hemmt. Bei einer HP-Infektion findet also keine adäquate Somatostatinausschüttung statt, sodass die G-Zellen ungehemmt Gastrin sezernieren und die Magensäureproduktion anregen (Abb. **C-9.2a**).

HP kann im sauren Magenmilieu überleben, weil er mittels **Urease** aus Harnstoff **Ammoniak bildet** und so HCl in seinem unmittelbaren Umfeld neutralisiert. Der lokal erhöhte pH stört zusätzlich die Sensorfunktion der D-Zellen (→ Somatostatin ↓), sodass es zu einer ungehemmten Gastrinproduktion der **G-Zellen** kommt (Abb. **C-9.2a**).

Therapie: HP-assoziierte Ulzera werden mit PPI und Antibiotika behandelt (**Eradikationstherapie**) (Tab. **C-9.2**).

Therapie: Zur **Behandlung** eines HP-assoziierten Ulkus werden im Rahmen der sog. **Eradikationstherapie** Protonenpumpen-Inhibitoren (PPI) mit Antibiotika kombiniert. Man unterscheidet zwischen Primär- und Alternativtherapie (Tab. **C-9.2**).

C-9.2 Behandlung des HP-assoziierten Ulkus

Wirkstoff	Dosis	Anwendungsdauer [d]	Anschlussbehandlung
Primärtherapie: Tripeltherapie („italienisches Schema")			
PPI	2 × Standarddosis*/d	7	1 × PPI-Standarddosis/d für 4–6 Wochen
Clarithromycin	2 × 500 mg/d	7	
Metronidazol	2 × 500 mg/d	7	
Alternativtherapie: Tripeltherapie („französisches Schema")			
PPI	2 × Standarddosis/d	7	1 × PPI-Standarddosis/d für 4–6 Wochen
Clarithromycin	2 × 500 mg/d	7	
Amoxicillin	2 × 1 g/d	7	
Reservetherapie			
PPI	2 × Standarddosis/d	14	1 × PPI-Standarddosis/d für 4–6 Wochen
Rifabutin	2 × 150 mg/d	14	
Amoxicillin	2 × 1 g/d	14	

* zu Standarddosierungen der PPI s. Tab. **C-9.1**.

Die Primär- oder die Alternativtherapie führt bei ≥ 90 % der Patienten zur Elimination des Keims (Eradikation) und zur Ausheilung des Ulkus. Zudem wird ein Ulkusrezidiv verhindert, das nach Ablauf von einem Jahr mit einer Häufigkeit von 60–80 % auftritt, wenn Patienten allein mit PPI behandelt werden. Die **Kombination der Antibiotika mit PPI** ist aus weiteren Gründen sinnvoll:
- Ein hoher pH im Magensaft verbessert die antibakterielle Wirksamkeit von Amoxicillin und Clarithromycin.
- Außerdem wird HP bei hohem pH orientierungslos (s. o.) und verlässt die Schleimschicht in Richtung Magensaft.

Die simultane **Verabreichung zweier Antibiotika** verringert die Gefahr der Selektion resistenter Keime. Wenn die Primär- oder Alternativtherapie keinen Erfolg hat, wird die Reservetherapie (Tab. C-9.2) durchgeführt. Bei erneutem Therapieversagen (20–30 %) sollte jede weitere Antibiotikatherapie erst nach Resistenztestung erfolgen.

▶ **Exkurs.** Peptisches Ulkus ohne HP-Infektion
Bei dieser Indikation wird die Standarddosis eines Protonenpumpen-Hemmstoffs (Tab. C-9.1) für 4–6 Wochen verabreicht. Nur in Einzelfällen ist die doppelte Standarddosis erforderlich. Beim **Zollinger-Ellison-Syndrom** müssen noch höhere Dosierungen angewendet werden.

NSAP-assoziiertes Ulkus

Pathophysiologische Grundlagen: Die Magenschleimhaut schützt sich durch die kontinuierliche COX-1-vermittelte Synthese von Prostaglandinen vor den zytotoxischen Einflüssen des Magensafts (s. S. 542). **Acetylsalicylsäure** (ASS) und andere **saure nichtsteroidale Antiphlogistika** (NSAP, s. S. 241) hemmen in therapeutischen Dosierungen die Aktivität der COX-1 (ASS auch in Dosierungen < 100 mg/d). Dadurch unterdrücken sie die Biosynthese von Prostaglandinen in der Magenschleimhaut und können Ulzera (meist Magenulzera) hervorrufen (s. Abb. B-6.12). Bedeutende **Risikofaktoren** für das NSAP-assoziierte Ulkus sind:
- Behandlung mit Glukokortikoiden,
- Behandlung mit oralen Antikoagulanzien,
- fortgeschrittenes Lebensalter (> 65 Jahre),
- positive Ulkus-Anamnese und
- Helicobacter-pylori (HP)-Infektion des Magens.

▶ **Merke.** Jede Behandlung mit sauren NSAP erhöht das relative Ulkusrisiko beträchtlich: bei HP-negativen Patienten um den Faktor 19, bei HP-positiven Patienten sogar um den Faktor 61.

Ulkuskomplikationen (gastrointestinale Blutungen oder Perforationen) werden bei 2–4 % der Patienten beobachtet, die saure NSAP über einen langen Zeitraum einnehmen.

Therapie: Wenn die Behandlung mit sauren NSAP beendet wird, führt die Gabe von PPI oder H$_2$-Rezeptor-Antagonisten zur Abheilung des Ulkus. Die fortgesetzte Behandlung mit sauren NSAP beeinträchtigt die Ulkusheilung jedoch erheblich, es sei denn, PPI (1 Standarddosis/d) werden simultan verabreicht. Bei Patienten mit ungünstiger Risikofaktorenkonstellation (s. o.), die eine Behandlung mit sauren NSAP benötigen, müssen diese mit PPI (1 Standarddosis/d) kombiniert werden. Die Wirksamkeit der PPI bei der Prävention von NSAP-assoziierten Ulzera ist gut belegt. Auch mit Misoprostol ist eine erfolgreiche Ulkusprophylaxe bei diesen Patienten möglich. Allerdings ist Omeprazol in der Prophylaxe von NSAP-verursachten Ulzera effektiver als Misoprostol. Unerwünschte Wirkungen sind mit Misoprostol wesentlich häufiger als mit PPI.

9.1.4 Pharmakotherapie der Refluxösophagitis

Die Häufigkeit der Refluxkrankheit nimmt mit dem Alter zu. Bei ca. 9 % der Patienten geht die Erkrankung mit einer Zylinderzell-Metaplasie des Plattenepithels im gastroösophagealen Übergang (Barrett-Ösophagus) und einem erhöhten Risiko für Adenokarzinome einher. In der **Pathogenese** der Refluxerkrankung spielen Motilitätsstörungen des Ösophagus eine wichtige Rolle. Auch strukturelle Veränderungen

9.2 Gastrointestinale Motilitätsstörungen

Für die Regulation der gastrointestinalen Motilität ist eine ausgewogene Balance zwischen motilitätssteigernden und -hemmenden Überträgerstoffen und Gewebshormonen verantwortlich. Zu Ersteren gehören Acetylcholin, Serotonin, Motilin, Cholezystokinin und Substanz P, zu Letzteren ATP, das gastrointestinale Neuropeptid VIP (vasoaktives intestinales Polypeptid), Stickstoffmonoxid und Dopamin. In der Pharmakotherapie haben nur einige wenige **motilitätsfördernde (prokinetisch wirkende) Arzneistoffe** eine gewisse Bedeutung, die sog. **Prokinetika**. Dazu gehören:

- **Parasympathomimetika** (s. S. 98): Die Muskarinrezeptor-Agonisten Carbachol oder Neostigmin spielen bei der Behandlung der **postoperativen Darmatonie** eine Rolle.
- **Metoclopramid** (s. S. 557): Als Agonist von 5-HT$_4$-Rezeptoren fördert es die Magen-Darm-Passage und kann zur Behandlung **funktioneller Motilitätsstörungen** (z. B. bei diabetischer Polyneuropathie) angewendet werden.
- **Prucaloprid** (s. S. 552): Dieser Agonist von 5-HT$_4$-Rezeptoren wirkt auch und v. a. im Dickdarm prokinetisch. Er ist zur Behandlung der **chronischen Obstipation** bei Frauen zugelassen (1 – 2 mg/d p. o.), bei denen Laxanzien unzureichend wirksam sind.
- **Makrolide** (s. S. 583): V. a. Erythromycin kann als Motilinrezeptor-Agonist für kurze Zeit zur **postoperativen Förderung der gastrointestinalen Peristaltik** verabreicht werden.
- **Ceruletid:** Dabei handelt es sich um ein in Deutschland noch nicht zugelassenes Caerulein-Derivat mit Cholezystokinin-ähnlichen Wirkungen. Es stimuliert die Kontraktion der Gallenblase, regt die Darmperistaltik an und ist eine weitere Behandlungsoption bei **schweren Formen der postoperativen Darmatonie**. Hierzu werden mit einem Perfusor 80 μg Ceruletid über eine Zeit von 3 h i. v. infundiert.

9.3 Obstipation

9.3.1 Pathophysiologische Grundlagen

▶ **Definition.** Bei einer **Obstipation** ist die Anzahl der Stuhlentleerungen auf weniger als drei pro Woche vermindert und die Defäkation nur durch starkes Pressen möglich.

Die chronische Obstipation ist eine **Zivilisationskrankheit**, die häufig auf „banale" Ursachen wie ballaststoffarme Ernährung, unzureichende Trinkmenge, Bewegungsmangel und/oder Unterdrückung des Defäkationsreflexes zurückgeht. Bei etwa 60 % der Patienten mit Obstipation ist die analwärts gerichtete Kolonperistaltik nicht beeinträchtigt. Deshalb müssen Obstipationen auch nur selten mit **Abführmitteln (Laxanzien)** behandelt werden; meist ist eine Umstellung der Lebensgewohnheiten ausreichend (Näheres s. S. 552). Auch Arzneimittel können eine Obstipation hervorrufen, wie z. B. Opioid-Analgetika, Antidepressiva, H$_1$-Histaminrezeptor-Antagonisten, aluminiumhydroxidhaltige Antazida, Verapamil, Diuretika oder Laxanzien selbst (Näheres s. S. 553). Der Morbus Parkinson und eine Querschnittslähmung sind wichtige neurologische Ursachen für eine Obstipation.

Das Kolon ist für die **Regulation des Elektrolythaushalts** von großer Bedeutung, der seinerseits wiederum Einfluss auf die Kolonmotilität hat. Die Epithelzellen der Kolonschleimhaut resorbieren über Aldosteron-abhängige luminale Na$^+$-Kanäle den größten Teil der in den Fäzes enthaltenen Na⁺-Ionen. Diese werden auf der basolateralen Seite der Epithelzellen durch die Aktivität der Na⁺-K⁺-Pumpe wieder aus den Zellen entfernt und ins Blut abgegeben. Da die Na⁺-K⁺-Pumpe den Auswärtstransport von Na⁺ mit einem Einwärtstransport von K⁺ koppelt, nehmen die Epithelzellen dabei große K⁺-Mengen auf, die dann über luminale K⁺-Kanäle ins Darmlumen sezerniert werden.

▶ **Merke.** Die K⁺-Sekretion ins Darmlumen ist sehr wichtig für die Kolonmotilität. **Kaliummangel**, häufig hervorgerufen durch massive intestinale (Laxanzienabusus) oder renale (Diuretika) K⁺-Verluste, beeinträchtigt die Kolonmotilität und verursacht eine Obstipation.

▶ **Merke.**

9.3.2 Laxanzien

„Echte" **Indikationen** für die Anwendung von Abführmitteln sind:
- **Darmreinigung/-entleerung vor operativen oder diagnostischen Eingriffen.**
- **Verminderung des erforderlichen intraabdominellen Drucks bei der Bauchpresse:** Dies kann nach großen, v. a. bauchchirurgischen Operationen, bei Hernien und ggf. auch nach einem Herzinfarkt sinnvoll sein.
- **Behandlung der obstipierenden Wirkung anderer Pharmaka (v. a. von Opioiden).**
- **Chronische Analleiden** wie z. B. Analfissuren.

Kontraindikationen für die Anwendung von Laxanzien sind ein paralytischer oder mechanischer Ileus, chronisch-entzündliche Darmerkrankungen wie Morbus Crohn und Colitis ulcerosa sowie schwere Störungen des Wasser- und Elektrolythaushalts. Abhängig vom Wirkungsmechanismus werden **drei Gruppen von Abführmitteln** unterschieden, nämlich darmstimulierende Laxanzien, osmotisch wirkende Laxanzien sowie Füll- und Quellmittel.

Darmstimulierende Laxanzien

Stoffe dieser Gruppe hemmen alle die intestinale Elektrolyt- und Wasserresorption und verursachen außerdem durch Schleimhautreizung eine Flüssigkeits- und Elektrolytsekretion ins Darmlumen. Dadurch wird der Darminhalt aufgeweicht, die Füllung des Darms gesteigert und die Darmpassage durch Aktivierung der Peristaltik beschleunigt. Zu den darmstimulierenden Laxanzien gehören **Rizinusöl**, die **Anthrachinon-Derivate** sowie die Diphenylmethan-Derivate **Bisacodyl** und **Natriumpicosulfat**.

Rizinusöl: Rizinusöl findet sich als Inhaltsstoff in den Samen der Christuspalme. Seine laxierende Wirkung geht auf **Rizinolsäure** zurück, die im Rizinusöl in veresterter Form als Triglyzerid enthalten ist. Rizinolsäure wird durch Einwirkung von Lipasen im Dünndarm freigesetzt, wo sie auch ihre drastische abführende Wirkung entfaltet, die häufig mit kolikartigen Bauchschmerzen einhergeht. Als Abführmittel hat Rizinusöl deshalb keine Bedeutung mehr.

Anthrachinon-Derivate: Sie kommen als Glykoside in Sennesblättern, der Faulbaumrinde und in Rhabarberwurzeln vor und werden meist in pulverisierter Form oral angewendet. Erst im Dickdarm entfalten sie nach mikrobieller Biotransformation ihre Wirkung. Wegen der langsamen Umwandlung tritt die abführende Wirkung mit Verzögerung (8 – 12 h) ein. Die Metaboliten verbleiben überwiegend im Stuhl und werden auf diesem Wege ausgeschieden. Nur ein kleiner Teil wird resorbiert und gelangt in den Urin (Dunkelfärbung).

Bisacodyl und Natriumpicosulfat: Nach oraler Gabe von **Bisacodyl** entsteht die Wirkform Desacetylbisacodyl über einen metabolischen „Umweg" zweimal: Bisacodyl wird nämlich im Dünndarm enzymatisch desacetyliert, als Desacetylbisacodyl sehr effizient resorbiert, in der Leber glucuronidiert und als Glucuronid biliär sezerniert. Im Dickdarm entsteht dann durch bakterielle Spaltung endgültig noch einmal Desacetylbisacodyl, das seine stimulierende Wirkung nur im Dickdarm entfaltet. Bisacodyl wird entweder oral oder rektal verabreicht. Nach oraler Gabe (5 – 10 mg am Abend) wirkt es mit einer Verzögerung von 8 – 12 Stunden, nach rektaler Applikation schon nach 30 Minuten. **Natriumpicosulfat** entspricht chemisch Desacetylbisacodyl, bei dem zwei OH-Gruppen mit Schwefelsäure verestert sind.

9.3.2 Laxanzien

„Echte" **Indikationen** sind:
- Darmreinigung/-entleerung vor operativen oder diagnostischen Eingriffen
- Verminderung des erforderlichen intraabdominellen Drucks bei der Bauchpresse
- Behandlung der obstipierenden Wirkung anderer Pharmaka (v. a. von Opioiden)
- chronische Analleiden

Kontraindikationen sind u. a. Ileus und chronisch-entzündliche Darmerkrankungen.

Es werden **drei Gruppen von Abführmitteln** unterschieden.

Darmstimulierende Laxanzien

Durch Hemmung der intestinalen Elektrolyt- und Wasserresorption wird der Darminhalt aufgeweicht. In diese Gruppe gehören **Rizinusöl**, **Anthrachinon-Derivate**, **Bisacodyl** und **Natriumpicosulfat**.

Rizinusöl: Die stark abführende Wirkung von **Rizinolsäure** geht häufig mit kolikartigen Bauchschmerzen einher. Eine Verwendung als Abführmittel ist daher obsolet.

Anthrachinon-Derivate: Aufgrund der langsamen Umwandlung dieser Glykoside tritt ihre abführende Wirkung erst mit mehrstündiger Verzögerung ein.

Bisacodyl und Natriumpicosulfat: Bisacodyl wirkt nach oraler Gabe mit mehrstündiger Verzögerung, nach rektaler Gabe allerdings relativ schnell. **Natriumpicosulfat** wird nur oral eingenommen und wirkt mit mehrstündiger Verzögerung (→ abendliche Gabe).

Nach oraler Gabe wird es im Kolon langsam bakteriell gespalten, wobei wiederum das wirksame Bisacetyldisacodyl frei wird. Natriumpicosulfat wird ausschließlich oral eingenommen (5 – 10 mg am Abend) und wirkt ebenfalls mit deutlicher Verzögerung.

Osmotisch wirkende Laxanzien

Dabei handelt es sich um unvollständig bzw. schlecht resorbierbare Verbindungen, die aus osmotischen Gründen Wasser im Darmlumen zurückhalten und so eine Eindickung der Fäzes verhindern. Sie erhöhen das Volumen des Darminhalts und fördern die propulsive Darmperistaltik. Es gibt **drei Gruppen**:

- **Salinische Laxanzien:** Dazu gehören **Bittersalz** ($MgSO_4$) und **Glaubersalz** (Na_2SO_4). Das Mg^{2+}-haltige Bittersalz regt die Cholezystokininfreisetzung an und steigert auch auf diese Weise die intestinale Peristaltik und die intestinale Elektrolyt- und Wassersekretion. Bittersalz und Glaubersalz werden in Dosierungen von 10 – 20 g mit viel Wasser eingenommen und wirken innerhalb von 1 – 3 Stunden.
- **Synthetische Zucker:** Der wichtigste Vertreter ist das Disaccharid **Lactulose**. Es besteht aus Galaktose und Fruktose und wirkt nach oraler Gabe (10 – 30 g) innerhalb von 8 – 10 h. Im Dickdarm wird Lactulose teilweise bakteriell verdaut, und zwar zu Milchsäure und Essigsäure. Dadurch sinkt der pH-Wert im Darmlumen. Das saure Milieu regt die Darmmotilität an und verhindert außerdem die Resorption des von Darmbakterien aus Harnstoff gebildeten Ammoniaks (NH_3) im Kolon, da NH_3 bei niedrigem pH-Wert in das nicht resorbierbare Ammoniumion (NH_4^+) umgewandelt wird. Deshalb senkt Lactulose bei Patienten mit **hepatischer Enzephalopathie** den NH_3-Spiegel im Blut und bessert die Symptomatik. Die hohen NH_3-Spiegel bei dieser Erkrankung gehen auf eine gestörte Entgiftungsfunktion der Leber (meist Folge einer Leberzirrhose) für das neurotoxische NH_3 zurück.
- **Polyethylenglykole:** Sie haben ein Molekulargewicht von 3350 – 4000 Da (**Macrogol**), binden große Mengen von Wasser und wirken mit erheblicher Verzögerung (24 – 72 h). Sie werden oral in Dosierungen zwischen 10 und 20 g pro Tag verabreicht.

Füll- und Quellmittel

Zu diesen Stoffen gehören **Methylcellulose**, **Weizenkleie** und **indischer Flohsamen**. Es handelt sich um Ballaststoffe, die in Dosierungen von 20 – 60 g pro Tag mit viel Flüssigkeit eingenommen werden. Sie quellen unter Aufnahme von Wasser und vergrößern so das Volumen des Darminhalts. Die abführende Wirkung beginnt nach einigen Tagen. Ballaststoffe sind definiert als der Teil der Nahrung, der nicht durch Enzyme verdaut wird. Im Kolon werden sie aber in unterschiedlichem Ausmaß bakteriell abgebaut.

Prucaloprid

Dieser erst kürzlich zugelassene Arzneistoff hat als **Agonist von 5-HT$_4$-Rezeptoren** (s. S. 125) motilitätsfördernde und prokinetische Wirkungen im Magen-Darm-Kanal, die auch die komplexe Peristaltik des Dickdarms einschließen. Prucaloprid (1 – 2 mg/d p. o.) ist zur Behandlung der **chronischen Verstopfung nur bei Frauen** zugelassen. Häufig auftretende **unerwünschte Wirkungen** sind Kopfschmerzen, Schwindelgefühl und Müdigkeit sowie Übelkeit, Durchfall und Bauchschmerzen. **Kontraindikationen** für seine Anwendung sind eine dialysepflichtige Beeinträchtigung der Nierenfunktion, ein Ileus und chronisch-entzündliche Darmerkrankungen. Atropinartig wirkende Pharmaka können die Wirkungen von Prucaloprid abschwächen. Die klinischen Erfahrungen mit diesem Stoff sind noch sehr begrenzt.

9.3.3 Behandlung der Obstipation

Zunächst sollten Betroffene darüber aufgeklärt werden, dass Stuhlentleerungen nicht täglich erfolgen müssen und dass die Stuhlfrequenz keine Rückschlüsse auf die Güte der Verdauung erlaubt. Weit verbreitet ist auch der Irrglaube, dass Stuhlentleerungen für die „Blutreinigung" oder die „Entsorgung von Schlacken" verantwortlich sind. Sofern eine Darmobstruktion oder andere kausal behandelbare Ursachen ausgeschlossen sind, beginnt die Therapie **zunächst nichtmedikamentös** mit der Umstellung auf eine ballaststoffreiche Ernährung und ausreichende Zufuhr von Flüssigkeit (> 2 l/d). Falls erforderlich, folgt dann der Einsatz von Weizenkleie oder indischen Flohsamen für 4–6 Wochen. Erst anschließend werden osmotisch wirkende Laxanzien (Lactulose oder Macrogole) oder bei schweren Formen vorübergehend (für 7–10 d) Bisacodyl oder Natriumpicosulfat angewendet.

▶ **Kritisch betrachtet.** **Laxanzienmissbrauch**
Die langfristige und zu häufige Einnahme von Abführmitteln (meist in Selbstmedikation) kann zu **gefährlichen Störungen des Wasser- und Elektrolythaushalts** führen. Im Vordergrund stehen Na^+- und K^+-Verluste. Die Na^+-Verluste rufen einen sekundären Hyperaldosteronismus hervor. Dieser verstärkt die Laxanzien-bedingten intestinalen K^+-Verluste, da Aldosteron eine Zunahme der renalen K^+-Ausscheidung bewirkt. Die daraus resultierende Hypokaliämie verschlimmert die Obstipation im Sinne einer Darmträgheit (s. o.) und kann die Betroffenen dazu verleiten, erneut Laxanzien einzunehmen („**Teufelskreis**"). Eine schwere Hypokaliämie kann zu Muskelschwäche, Herzrhythmusstörungen und Digitalis-Unverträglichkeit führen. Die langfristige Einnahme von Anthrachinon-Derivaten kann eine Braunverfärbung der Kolonschleimhaut (**Pseudomelanosis coli**) hervorrufen, die nicht mit der Hyperpigmentierung beim Peutz-Jeghers-Syndrom oder mit Einblutungen verwechselt werden darf.

⊙ **C-9.5 Pseudomelanosis coli**

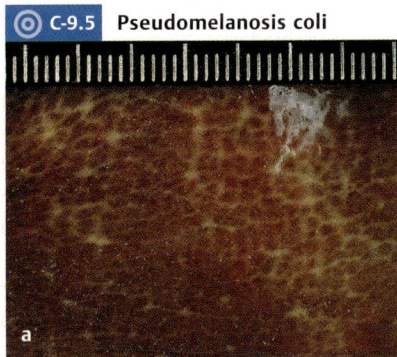 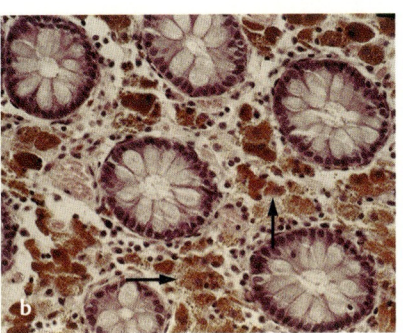

Das Bild zeigt die Braunfärbung der Kolonschleimhaut **(a)** und das braune Pigment, das zusammen mit den apoptotischen Epithelzellen von den submukösen Makrophagen aufgenommen wird **(b)** (aus Riede, Werner, Schaefer; Allgemeine und spezielle Pathologie, Thieme, 2004).

9.4 Diarrhö

9.4.1 Pathophysiologische Grundlagen

▶ **Definition.** Eine **Diarrhö** (Durchfall) ist gekennzeichnet durch mehr als drei Stuhlentleerungen pro Tag. Die Stuhlkonsistenz ist dabei deutlich vermindert, was sich in einem erhöhten Wassergehalt (> 200 ml/Stuhlgang) äußert.

Die Diarrhö ist Folge einer Störung des intestinalen Elektrolyt- und Wassertransports. Der Wassergehalt eines normalen Stuhlgangs ist relativ gering (100–200 ml pro Stuhlgang), weil von der in den Dünndarm gelangten Flüssigkeitsmenge der größte Teil (90 %) im Dünndarm und ein kleinerer Teil (8 %) im Dickdarm rückresorbiert wird. Je nach Pathogenese unterscheidet man **fünf Formen** der Diarrhö:
- **Sekretorische Diarrhö:** Sie wird hervorgerufen durch Laxanzien, durch Enterotoxine aus Escherichia coli, Vibrio cholerae oder Staphylococcus aureus oder durch Fettsäuren bei Pankreasinsuffizienz.
- **Exsudative (entzündliche) Diarrhö:** Ursachen sind Infektionen mit Shigellen, Salmonellen, Amöben, Yersinien oder Lamblien und eine Schädigung der Darmschleimhaut durch Röntgenstrahlen, Zytostatika oder chronisch-entzündliche Darmerkrankungen.
- **Osmotische Diarrhö**, z. B. bei Laktasemangel oder Glutenallergie.
- **Diarrhö infolge intestinaler Motilitätssteigerung**, z. B. bei Hyperthyreose, Karzinoid oder Reizdarmsyndrom.

- **Antibiotikainduzierte Diarrhö:** Antibiotika können die physiologische Darmflora vernichten und so Durchfälle verursachen. Besonders gefährlich ist dabei die **pseudomembranöse Kolitis** durch eine Infektion mit Clostridium difficile. Dieser Keim kann auch eine chronische Enterokolitis hervorrufen, die mit schweren Durchfällen einhergeht.

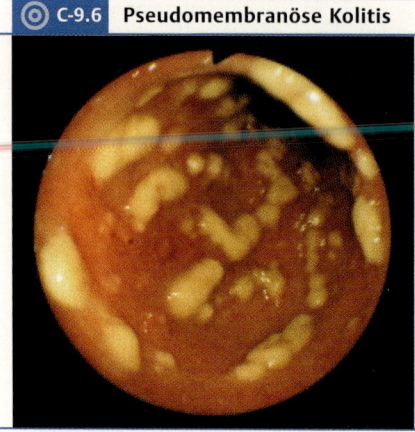

C-9.6 Pseudomembranöse Kolitis

Das endoskopische Bild zeigt gelbliche Fibrinbeläge auf entzündlich geröteter Kolonschleimhaut (aus Baenkler et al., Duale Reihe Innere Medizin, Thieme, 2009).

9.4.2 Antidiarrhoika

Loperamid

Das Opioid Loperamid ist das einzige Pharmakon zur **symptomatischen Therapie einer Diarrhö**. Es entfaltet seine Wirkung v. a. als **Agonist des μ-Opioidrezeptors**, über den es die Ach-Ausschüttung im autonomen Darmnervensystem hemmt und so eine **spastische Obstipation** bewirkt.

Loperamid wird **ausschließlich oral** verabreicht und hat aufgrund seiner vernachlässigbaren Resorption **keine systemischen Opioidwirkungen**. Die **Loperamid-Verträglichkeit ist gut**. **Kontraindikationen** sind u. a. Ileus, pseudomembranöse Enterokolitis und die Anwendung bei Kindern < 2 Jahren.

9.4.2 Antidiarrhoika

Loperamid

Loperamid ist das einzige Pharmakon zur **symptomatischen Therapie einer Diarrhö**. Bei Reisediarrhöen wird es auch zusammen mit Trimethoprim oder Cotrimoxazol angewendet. Es handelt sich um ein **Opioid**, das mit Pethidin strukturell verwandt ist (s. Abb. **B-6.6** auf S. 221). Seine Wirkungen entfaltet Loperamid v. a. als **Agonist des μ-Opioidrezeptors**. Dieser G_i-gekoppelte Rezeptor wird auf Neuronen des autonomen Darmnervensystems exprimiert und vermittelt eine Hemmung der Acetylcholinfreisetzung. Dadurch wird die propulsive Peristaltik im Darm gehemmt und der Tonus von Sphinktermuskeln erhöht (inkl. des glattmuskulären M. sphincter ani). Loperamid bewirkt eine **spastische Obstipation** verbunden mit einer Verzögerung der Magenentleerung und einer deutlichen Verlangsamung der intestinalen Transitzeit. Außerdem hemmt Loperamid die bei der Diarrhö gesteigerte Sekretion von Wasser und Elektrolyten ins Darmlumen.

Loperamid wird **ausschließlich oral** verabreicht. Es wird zwar von der Darmschleimhaut resorbiert, hat aber eine sehr geringe Bioverfügbarkeit (s. S. 43), da es als Substrat des Effluxtransporters P-Gp (s. S. 39) aus den Enterozyten wieder ins Darmlumen zurückgepumpt wird. In Dosierungen von 8–16 mg hat Loperamid **keine systemischen Opioidwirkungen**, weil der kleine Stoffanteil, der resorbiert und nicht von CYP3A4 in der Leber abgebaut wird, nicht ins ZNS gelangt. Auch dafür ist P-Gp verantwortlich, das auch auf der luminalen Seite der Endothelzellen in Hirnkapillaren vorkommt und als Teil der Blut-Hirn-Schranke den Eintritt von Loperamid ins ZNS verhindert. Die **Loperamid-Verträglichkeit ist gut**. Selten treten Kopfschmerzen, Schwindelgefühl, Müdigkeit und kolikartige Bauchschmerzen auf. Bei Überschreitung der Tageshöchstdosis (s. S. 555) können besonders im Kindesalter systemische Opioidwirkungen auftreten. Bei Ileus oder Subileus, pseudomembranöser Enterokolitis, bei Diarrhöen mit Fieber oder blutigem Stuhl, bei Colitis ulcerosa und Kindern unter 2 Jahren ist Loperamid **kontraindiziert**. Durch die Verlangsamung der Magen-Darm-Passage kann Loperamid die orale Bioverfügbarkeit anderer Pharmaka verzögern. Hemmstoffe von P-Gp (s. S. 40) und/oder CYP3A4 (s. S. 37) erhöhen die systemische Verfügbarkeit von Loperamid und können systemische Loperamidwirkungen (einschließlich Atemdepression) hervorrufen.

9.4.3 Behandlung der Diarrhö

Häufig sind Diarrhöen gutartig und selbstlimitierend. Eine Therapie ist erst erforderlich, wenn heftige und persistierende Symptome bestehen. Prinzipiell muss man dann zwischen einer kausalen und einer symptomatischen Therapie unterscheiden.

Kausale Therapie: Sie richtet sich nach der zugrunde liegenden Pathogenese (s. o.) und schließt häufig eine antibiotische Therapie ein. Cotrimoxazol oder Fluorchinolone sind z. B. bei schweren Formen der **Reisediarrhö** indiziert. Die antibiotikaassoziierte **pseudomembranöse Enterokolitis**, die auf eine Selektion von Clostridium difficile zurückgeht, wird in erster Linie mit Metronidazol (3 × 500 mg/d p. o.) und erst in zweiter Linie mit Vancomycin (4 × 125 mg/d p. o.) behandelt.

Symptomatische Therapie: Sie beinhaltet eine **orale Rehydratationstherapie**, um den Wasser- und Elektrolytverlust auszugleichen und eine **vorübergehende Behandlung mit Loperamid**. Für die Rehydratation wird eine Lösung verwendet, die pro Liter Wasser 3,5 g NaCl, 1,5 g KCl, 2,5 g NaHCO$_3$ und 20 g Glukose enthält **(WHO-Empfehlung)**. Die Dosierung von Loperamid beträgt anfangs 2 – 4 mg und danach 2 mg nach jedem dünnen Stuhlgang. Die **Tageshöchstdosis** sollte bei Kindern über 12 Jahren und Erwachsenen 16 mg nicht überschreiten. Bei Kindern unter 12 Jahren ist die Grenzdosis niedriger: 3 mg für Kinder von 2 – 5 Jahren, 4 mg für Kinder von 6 – 8 Jahren und 6 mg für Kinder von 8 – 12 Jahren.

9.5 Übelkeit und Erbrechen

9.5.1 Pathophysiologische Grundlagen

▶ **Definition.** Der **Brechreflex** ist ein Schutzreflex des Körpers, der nach oraler Aufnahme toxischer Stoffe für die Entleerung des Magens und des oberen Dünndarms sorgt und die Resorption dieser Stoffe verhindern soll.

Es handelt sich dabei um ein hoch komplexes reflektorisches Geschehen, das vom **Brechzentrum** koordiniert und von autonomen Symptomen wie Salivation, Schwitzen, Tachykardie und Übelkeit begleitet wird.
Das Brechzentrum steht unter dem erregenden afferenten Einfluss von **vier wichtigen Systemen** (Abb. C-9.7):

- **Chemorezeptive Triggerzone (CTZ):** Sie befindet sich in der **Area postrema** am Boden des 4. Ventrikels. Damit liegt sie außerhalb der Blut-Hirn-Schranke und kann deshalb auf humoralem Wege durch Toxine und andere Stoffe im Blut erregt werden. Daneben wird die CTZ auf neuronalem Wege über afferente vagale Neurone erregt (s. u.). An der Aktivierung sind D$_2$-Rezeptoren, 5-HT$_3$-Rezeptoren und Opioidrezeptoren beteiligt.

▶ **Merke.** Da die CTZ außerhalb der Blut-Hirn-Schranke liegt, müssen Stoffe, die ihre antiemetische Wirkung über die CTZ entfalten, nicht ZNS-gängig sein.

- **Afferente vagale Neurone der Darmschleimhaut:** Deren Nervenendigungen sind mit **5-HT$_3$-Rezeptoren** ausgestattet. Serotonin, das aus den enterochromaffinen Zellen der Darmschleimhaut unter dem Einfluss von Toxinen, Alkaloiden (z. B. Emetin), Röntgenstrahlen und Zytostatika freigesetzt wird, kann diese Rezeptoren stimulieren und eine vagale Erregung hervorrufen. Diese führt unter Zwischenschaltung des Nucleus tractus solitarii (NTS) und der CTZ zur Aktivierung des Brechzentrums. Die **massive Serotoninfreisetzung aus den enterochromaffinen Zellen** kann anhand der vermehrten Ausscheidung von 5-Hydroxyindolessigsäure, dem wichtigsten Metaboliten von Serotonin, im Urin nachgewiesen werden.
- **Vestibuläres System:** Bei der Seekrankheit und anderen **Bewegungskrankheiten (Kinetosen)** ist neben der Aktivierung afferenter Neurone im Innenohr das Gleichgewichtsorgan für die Stimulation des Brechzentrums verantwortlich. Dabei spielt die Aktivierung von Muskarinrezeptoren und H$_1$-Rezeptoren eine wesentliche Rolle.

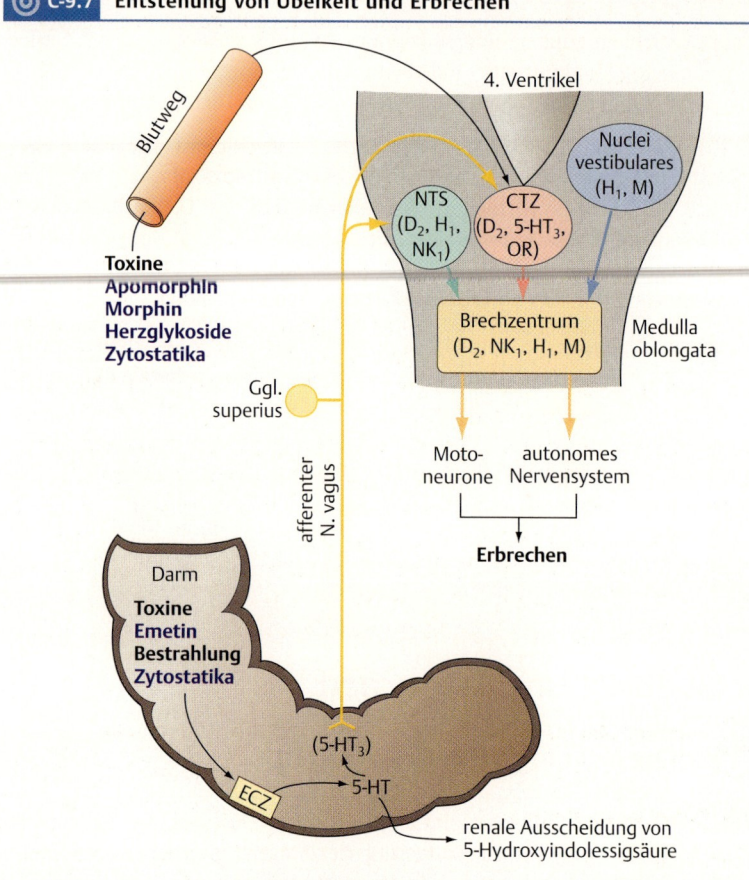

C-9.7 Entstehung von Übelkeit und Erbrechen

Verschiedene humorale und neuronale Einflüsse auf den Hirnstamm werden auf komplexe Weise vom **Brechzentrum** koordiniert und können Erbrechen hervorrufen. NTS: Nucleus tractus solitarii; CTZ: chemorezeptive Triggerzone in der Area postrema am Boden des 4. Ventrikels; ECZ: enterochromaffine Zelle; 5-HT: Serotonin; 5-HT$_3$: 5-HT$_3$-Rezeptor; D$_2$: Dopaminrezeptor vom Typ D$_2$; NK$_1$: Neurokininrezeptor vom Typ NK$_1$; H$_1$: Histaminrezeptor vom Typ H$_1$; M: Muskarinrezeptor; OR: Opioidrezeptoren.

- **Höhere Zentren des ZNS** (fehlen in Abb. **C-9.7**): Z. B. bei **psychiatrischen Erkrankungen**, **Ekel** oder beim **antizipatorischen Erbrechen** vor einer erneuten Chemotherapie stimulieren sie das Brechzentrum.

9.5.2 Wirkstoffe

Emetika

Mit ihnen kann im Rahmen der **primären Giftelimination Erbrechen ausgelöst** werden. Einziges zugelassenes Mittel ist der **Ipecacuanha-Sirup** mit dem Wirkstoff **Emetin** (Abb. **C-9.7**). **Kontraindikationen** sind Krämpfe, Bewusstseinseintrübung, Vergiftung mit organischen Lösungsmitteln oder schäumenden Stoffen.

Antiemetika

Zur **Unterdrückung des Brechreizes** gibt es eine Vielzahl von Pharmaka, die in **vier Gruppen** unterteilt werden (Abb. **C-9.7**):

- **Höhere Zentren des ZNS:** Diese Möglichkeit ist in Abb. **C-9.7** nicht gezeigt. Beispiele sind das Erbrechen bei **psychiatrischen Erkrankungen**, bei **Ekel** und das **antizipatorische Erbrechen** vor einer erneuten Chemotherapie.

9.5.2 Wirkstoffe

Emetika

Mit diesen Stoffen kann **Erbrechen ausgelöst** werden. Bei oraler Aufnahme bestimmter Giftstoffe ist dies eine wirksame Methode zur Giftentfernung aus dem Magen (**primäre Giftelimination**, Näheres s. S. 726). Für diese Indikation ist die Auslösung des Brechreflexes bis zu 1 Stunde nach oraler Giftaufnahme sinnvoll. **Ipecacuanha-Sirup** ist das einzige Arzneimittel, das bei Vergiftungen heute noch als Emetikum angewendet wird. Dieser Sirup wird aus der Brechwurzel (Radix ipecacuanhae) gewonnen und enthält das Alkaloid **Emetin**, dessen Wirkungsweise in Abb. **C-9.7** dargestellt ist. Kinder über 3 Jahren und Erwachsene erhalten 30 ml Sirup; bei jüngeren Kindern liegt die Dosis zwischen 5 und 20 ml. Anschließend muss reichlich Wasser (10 ml/kg KG) getrunken werden. **Kontraindikationen** für diese Methode sind Krämpfe, Eintrübung des Bewusstseins, Vergiftungen mit organischen Lösungsmitteln oder schäumenden Stoffen wie Waschmittel.

Antiemetika

Mit diesen Stoffen kann der **Brechreiz unterdrückt** werden. Die Vielzahl der antiemetisch wirkenden Pharmaka ergibt sich aus der Vielzahl der Rezeptoren, die bei

der Auslösung des Brechreflexes beteiligt sind (Abb. **C-9.7**). Die gängigsten Antiemetika lassen sich nach ihrem pharmakologischen Hauptangriffspunkt in **vier Gruppen** unterteilen:
- D_2-Rezeptor-Antagonisten
- H_1-Rezeptor-Antagonisten
- 5-HT_3-Rezeptor-Antagonisten
- NK_1-Rezeptor-Antagonisten

- D_2-Rezeptor-Antagonisten
- H_1-Rezeptor-Antagonisten
- 5-HT_3-Rezeptor-Antagonisten
- NK_1-Rezeptor-Antagonisten

D_2-Rezeptor-Antagonisten

Der antiemetische Effekt der D_2-Rezeptor-Antagonisten basiert auf **zentralen** und **peripheren Wirkungen**. Die **zentralen Wirkungen** sind Folge der Antagonisierung von D_2-Rezeptoren im Brechzentrum und der CTZ (Abb. **C-9.7**). Die **peripheren Wirkungen** sind nur teilweise durch die Hemmung von D_2-Rezeptoren vermittelt und bestehen in der Förderung der anterograden Peristaltik des Magens und des oberen Dünndarms. Je nach **ZNS-Gängigkeit** werden **zwei Untergruppen** der D_2-Rezeptor-Antagonisten unterschieden: Die große Gruppe der antipsychotisch wirkenden **Neuroleptika** kann die Blut-Hirn-Schranke sehr gut durchdringen. Wichtige, als Antiemetika eingesetzte Vertreter sind **Perphenazin** (Kinetosen), **Alizaprid** (Zytostatika-induziertes Erbrechen) und **Droperidol** (postoperatives Erbrechen). Sie werden ausführlich im Kap. C-1.8.2 ab S. 317 besprochen. Demgegenüber sind die substituierten Benzamide **Metoclopramid** und **Domperidon** nur begrenzt bzw. kaum ZNS-gängig. Bei diesen beiden Substanzen ist die antiemetische Wirkung die Hauptwirkung.

D_2-Rezeptor-Antagonisten

Ihre zentralen Wirkungen sind hauptsächlich, die peripheren Wirkungen nur teilweise durch die Antagonisierung der D_2-Rezeptoren vermittelt (Abb. **C-9.7**). Je nach ZNS-Gängigkeit unterscheidet man Neuroleptika (wichtige Antiemetika-Vetreter sind **Perphenazin, Alizaprid** und **Droperidol**, s. S. 317) und die kaum ZNS-gängigen Benzamide **Metoclopramid** und **Domperidon**.

≡ C-9.3	Pharmakokinetische und Dosierungen wichtiger Antiemetika						
Wirkstoff	**Applikation**	**Einzeldosis [mg]**	**DI [h]**	**BV [%]**	**HWZ [h]**	**PEB [%]**	**EF_{ren} [%]**
D_2-Rezeptor-Antagonisten							
Metoclopramid	p. o./i. v.	10 – 20	6 – 8	76	5	40	20
Domperidon	p. o.	10 – 20	8	15	8	92	0
Alizaprid	p. o.	50 – 100	8	90	3	75	n.b.
Droperidol	i. v.	0,625 – 1,25	einmalig	100	2	n.b.	n.b.
NK_1-Rezeptor-Antagonisten							
Aprepitant	p. o.	80 – 125	24	63	11	95	0
Fosaprepitant[1]	i. v. (Infusion)	115	einmalig	–	–	–	–

[1] ist eine Vorstufe von Aprepitant und wird nach 15-minütiger Infusion rasch zu Aprepitant umgewandelt.

Metoclopramid (MCP) und Domperidon: Metoclopramid ist nicht nur ein D_2-Rezeptor-Antagonist, sondern auch ein 5-HT_3-Rezeptor-Antagonist. Diese Eigenschaft unterstützt seine **antiemetische Wirkung**. Beide Substanzen haben **prokinetische Effekte** auf den Magen (Beschleunigung der Magenentleerung) und den oberen Dünndarm (Beschleunigung der Dünndarmpassage), die ebenfalls zur antiemetischen Wirkung beitragen. Die Motilitätssteigerung im oberen Gastrointestinaltrakt sowie vermutlich auch die Tonuserhöhung des unteren Ösophagussphinkters und die Zunahme der Ösophagusperistaltik gehen auf die Aktivierung von 5-HT_4-Rezeptoren zurück (s. S. 125). Anwendungsgebiete von MCP und Domperidon sind Übelkeit und Erbrechen bei Migräne, Schädel-Hirn-Traumata oder nach Gabe bestimmter Arzneimittel wie z. B. Opioide. Weitere **Indikationen** sind Motilitätsstörungen im oberen Gastrointestinalrakt, wie z. B. gastroösophagealer Reflux und diabetische Gastroparese, sowie für MCP auch milde Formen des Zytostatika-induzierten Erbrechens. Wichtige **unerwünschte Wirkungen** sind extrapyramidalmotorische Bewegungsstörungen, die besonders häufig im Kindesalter und bei MCP wesentlich häufiger als bei Domperidon auftreten. Außerdem beobachtet man zentralnervöse Störungen sowie eine Hyperprolaktinämie mit Gynäkomastie oder Galaktorrhö. Deshalb dürfen Metoclopramid und Domperidon nicht bei prolaktinabhängigen Tumoren angewendet werden. Weitere **Kontraindikationen** sind Phäochromozytom, gastrointesti-

Metoclopramid (MCP) und Domperidon: MCP ist zusätzlich auch 5-HT_3-Rezeptor-Antagonist und 5-HT_4-Rezeptor-Agonist, was die **antiemetische Wirkung** unterstützt. Beide Substanzen haben **prokinetische Effekte** auf den oberen Gastrointestinaltrakt. **Indikationen** sind u. a. Übelkeit und Erbrechen bei Migräne und Schädel-Hirn-Trauma sowie Motilitätsstörungen, z. B. im Rahmen einer diabetischen Gastroparese.

Wichtige **unerwünschte Wirkungen** sind extrapyramidalmotorische Bewegungsstörungen, v. a. im Kindesalter (MCP > Domperidon) sowie eine Hyperprolaktinämie. Kontraindikationen sind u. a. Phäochromozytom, GI-Blutungen, 1. Schwangerschaftstrimenon, Still-

H₁-Rezeptor-Antagonisten und 5-HT₃-Rezeptor-Antagonisten

Bei den H₁-Rezeptor-Antagonisten sind als Antiemetika v.a. **Promethazin** und **Diphenhydramin/Dimenhydrinat** zu nennen, die bei **Kinetosen** und beim **Schwangerschaftserbrechen** angewendet werden. Sie werden ausführlich im Kap. B-2.1.4 ab S. 117 besprochen. Wichtige 5-HT₃-Rezeptor-Antagonisten sind **Ondansetron**, **Granisetron** und **Tropisetron**, die beim **Zytostatika-induzierten Erbrechen** und beim **postoperativen Erbrechen** indiziert sind. Näheres zu dieser Wirkstoffgruppe s. S. 128.

▶ **Merke.** Die 5-HT₃-Rezeptor-Antagonisten gehören zu den wirksamsten Antiemetika. Sie spielen eine zentrale Rolle in der Behandlung des Zytostatika-induzierten Erbrechens.

NK₁-Rezeptor-Antagonisten

Diese Stoffe sind **kompetitive Antagonisten des Neurokininrezeptors** vom Typ 1 (NK₁-Rezeptor) im Nucleus tractus solitarii und im Brechzentrum (Abb. **C-9.7**) und entfalten so ihre antiemetische Wirkung. Der natürliche Agonist dieses Rezeptors ist Substanz P. **Aprepitant** ist der einzige Vertreter dieser Gruppe und Fosaprepitant eine i. v. applizierbare Vorstufe von Aprepitant (Tab. **C-9.3**). Die beiden Substanzen werden prophylaktisch gegen **Zytostatika-induziertes Erbrechen** angewendet, und zwar nur in Kombination mit 5-HT₃-Rezeptor-Antagonisten und Dexamethason (s. S. 559). Mögliche **unerwünschte Wirkungen** sind ein Anstieg leberzellspezifischer Serumenzyme (z. B. GPT), Schluckauf, Müdigkeit und Kopfschmerzen. Während der Schwangerschaft und Stillzeit dürfen Aprepitant und Fosaprepitant nicht verabreicht werden. Außerdem ist die gleichzeitige Behandlung mit Pimozid oder Terfenadin **kontraindiziert**, da diese Stoffe dann lebensbedrohliche ventrikuläre Herzrhythmusstörungen hervorrufen können. Aufgrund ihrer Interaktionen mit CYP3A4 verlangsamt Aprepitant nämlich die hepatische Elimination dieser Stoffe, sodass ihre Plasmaspiegel stark ansteigen können. Die Interaktionen mit CYP-Enzymen (v. a. CYP3A4) erklären auch die **zahlreichen Wechselwirkungen** mit anderen Stoffen. So kann z. B. Aprepitant durch Enzyminduktion die Wirksamkeit von oralen Kontrazeptiva beeinträchtigen und durch Enzymhemmung die Plasmaspiegel von Dexamethason verdoppeln.

Weitere Pharmaka mit antiemetischer Wirkung

Neben den eigentlichen Antiemetika werden in der antiemetischen Therapie auch Substanzen angewendet, bei denen eigentlich andere (Haupt-)Wirkungen im Vordergrund stehen. Bei den **Glukokortikoiden** Dexamethason und Methylprednisolon ist der Mechanismus der antiemetischen Wirkung völlig unklar. Sie beginnt sofort nach Applikation, gehört also nicht zu den genomischen Wirkungen (s. S. 372). Dexamethason ist Teil der antiemetischen Kombinationstherapie, die prophylaktisch bei einer emetogenen Chemotherapie indiziert ist (s. S. 559). **Benzodiazepine** haben auf den ersten Blick keine wirkliche antiemetische Wirkung. Sie können allerdings bei einer Chemotherapie als zentraldämpfende Pharmaka das antizipatorische Erbrechen unterdrücken.

9.5.3 Pharmakotherapie ausgewählter Syndrome mit Übelkeit und Erbrechen

Zahlreiche Erkrankungen können mit Übelkeit und Erbrechen einhergehen. Im Folgenden wird die konkrete Behandlung dieser Symptome bei vier wichtigen Syndromen erläutert. Die Pharmakotherapie von Übelkeit und Erbrechen bei **Kinetosen**, beim durch Anästhetika hervorgerufenen **postoperativen Erbrechen** und beim ätiologisch unklaren **Schwangerschaftserbrechen** (Hyperemesis gravidarum) ist in Tab.

C-9.4 Indikationsspezifische Auswahl von Antiemetika (Empfehlung in der Reihenfolge der Nennung)

Indikationen	Wirkstoff	Dosierung	Bemerkungen
Kinetosen	Diphenhydramin	3 × 25 – 50 mg/d p. o.	meist prophylaktische Therapie; Dosierungen von Perphenazin sind so niedrig, dass mit Nebenwirkungen kaum zu rechnen ist
	Dimenhydrinat	3 × 50 mg/d p. o.	
	Promethazin	3 – 4 × 25 mg/d p. o.	
	Perphenazin	3 × 2 mg p. o.	
postoperatives Erbrechen	Dexamethason	4 – 8 mg i. v.	stets prophylaktische Therapie; Dexamethason, 5-HT$_3$-Rezeptor-Antagonisten und Droperidol sind dabei am wirksamsten; Kombinationstherapie wegen additiver Effekte sinnvoll
	Ondansetron	4 mg i. v.	
	Droperidol	0,625 – 1,25 mg i. v.	
	Dimenhydrinat	62 mg i. v.	
	Metoclopramid	25 – 50 mg i. v.	
Schwangerschaftserbrechen	Diphenhydramin	3 × 25 – 50 mg/d p. o.	Pyridoxin kann auch mit Diphenhydramin oder Doxylamin kombiniert werden
	Pyridoxin (Vit. B$_6$)	3 × 10 – 25 mg/d p. o.	
	Doxylamin	3 × 12,5 – 25 mg/d p. o.	

C-9.4 zusammengefasst. Auf die differenzierte Behandlung des **Zytostatika-induzierten Erbrechens** im Rahmen einer Chemotherapie wird anschließend näher eingegangen.

Zytostatika-induziertes Erbrechen

Übelkeit und Erbrechen im Rahmen einer Chemotherapie stellen eine große therapeutische Herausforderung dar. Die Übelkeit wird von den Betroffenen häufig als unerträglich beschrieben. Um ihnen den kleinen Rest an Lebensqualität zu erhalten, müssen Übelkeit und Erbrechen prophylaktisch unterdrückt werden. Das gilt besonders für Frauen und Kinder, da Zytostatika-induziertes Erbrechen bei ihnen häufiger auftritt als bei Männern. Bei Patienten mit hohem Alkoholkonsum ist das Risiko am niedrigsten. Wenn eine **prophylaktische antiemetische Therapie** unterbleibt oder diese nicht ausreichend wirksam ist, kann zusätzlich ein psychisch bedingtes und konditioniertes Erbrechen vor einer erneuten Chemotherapie auftreten, das sog. **antizipatorische Erbrechen** (s. S. 556). Es kann mit Lorazepam bekämpft werden (2 × 1 – 2 mg/d p. o.).

Emetogenes Potenzial von Zytostatika und Risikostufeneinteilung: Zytostatika können, z. T. auch abhängig von ihrer Dosierung, in die **emetogenen Risikostufen 1 – 4** eingeteilt werden (Tab. **C-9.5**). Die Zuordnung basiert dabei auf der prozentualen Häufigkeit, mit der nach Gabe des betreffenden Zytostatikums bei den untersuchten Patienten Erbrechen auftritt.

▶ **Merke.** Werden Zytostatika kombiniert, so erhöht sich das emetogene Risiko der Chemotherapie.

Nur wenige Beispiele sollen das belegen: Die emetogene Risikostufe steigt z. B. von 2 auf 3, wenn zwei oder drei Zytostatika der Risikostufe 2 kombiniert werden; die Kombination eines Zytostatikums der Risikostufe 3 mit einem oder zwei Zytostatika der Risikostufe 2 führt zur Risikostufe 4. Eine **gleichzeitige Bestrahlung** erhöht das emetogene Risiko prinzipiell um eine Stufe.
Bei den stark emetogenen Zytostatika treten Übelkeit und Erbrechen innerhalb der ersten 24 Stunden nach Applikation besonders stark auf (**akutes Erbrechen**); an den Tagen 2 – 4 nach Applikation lassen die Intensität und die Häufigkeit nach (**verzögertes Erbrechen**).

zierten Erbrechens wird ausführlich behandelt.

Zytostatika-induziertes Erbrechen

Um den belastenden Begleiterscheinungen Übelkeit und Erbrechen im Rahmen einer Chemotherapie vorzubeugen, ist eine **prophylaktische antiemetische Therapie** notwendig, da es ansonsten zusätzlich zum sog. **antizipatorische Erbrechen** (s. S. 556) kommen kann.

Emetogenes Potenzial von Zytostatika und Risikostufeneinteilung: Zytostatika werden z. T. dosisabhängig in die **emetogenen Risikostufen 1 – 4** (Tab. C-9.5) eingeteilt.

▶ **Merke.**

Neben der Kombination mehrerer Zytostatika erhöht auch eine **gleichzeitige Bestrahlung** das emetogene Risiko. Man unterscheidet **akutes Erbrechen** in den ersten 24 h vom später auftretenden, meist weniger intensiven **verzögerten Erbrechen**.

C-9.5 Das emetogenene Potenzial einiger ausgewählter Zytostatika

emeto-gene Risikostufe	Häufigkeit des Erbrechens [% der untersuchten Patienten]	Zytostatika
Stufe 1	< 10	Bleomycin, Busulfan, Cladribin, Fludarabin, Vinblastin, Vincristin, Vinorelbin
Stufe 2	10–30	Bortezomib, Capecitabin, Docetaxel, Etoposid, 5-Fluorouracil (< 1 g/m²), Gemcitabin, Methotrexat (50–250 mg/m²), Mitomycin, Mitoxantron, Paclitaxel, Topotecan, Trastuzumab
Stufe 3	31–90	Cyclophosphamid (≤ 1,5 g/m²), Cytarabin (> 1 g/m²), Doxorubicin (> 60 mg/m²), Daunorubicin, Epirubicin (≥ 90 mg/m²), 5-Fluorouracil (> 1 g/m²), Ifosfamid, Irinotecan, Methotrexat (> 1 g/m²), Carboplatin, Cisplatin (< 50 mg/m²), Oxaliplatin
Stufe 4	> 90	Carmustin (> 250 mg/m²), Cisplatin (≥ 50 mg/m²), Cyclophosphamid (> 1,5 g/m²), Dacarbacin

Therapie: Die Prophylaxe richtet sich nach der emetogenen Risikostufe:
- **Stufe 1:** i. d. R. **keine antiemetische Therapie**
- **Stufe 2:** Dexamethason + MCP vor Beginn der Chemotherapie
- **Stufe 3:** Dexamethason + Granisetron + MCP gestaffelt vom Vorabend bis Tag 3
- **Stufe 4:** ausgedehntes Schema mit Dexamethason + Granisetron + Aprepitant

Therapie: Die antiemetische Prophylaxe richtet sich nach der emetogenen Risikostufe der Chemotherapie:
- **Emetogene Risikostufe 1:** In aller Regel ist **keine antiemetische Therapie** erforderlich.
- **Emetogene Risikostufe 2:** 8 mg Dexamethason plus 20 mg Metoclopramid p. o. etwa 1 h vor Beginn der Chemotherapie; an den Tagen 2–4 erübrigt sich meist eine weitere antiemetische Therapie.
- **Emetogene Risikostufe 3:** 8 mg Dexamethason p. o. am Abend vor der Chemotherapie; 1 h vor Beginn der Chemotherapie 8 mg Dexamethason plus 2 mg Granisetron p. o.; an den Tagen 2 und 3 Dexamethason (1 × 8 mg/d p. o.) plus Metoclopramid (3 × 20–40 mg/d p. o.).
- **Emetogene Risikostufe 4:** 8 mg Dexamethason p. o. am Abend vor der Chemotherapie; 1 h vor Beginn der Chemotherapie 3 mg Granisetron i. v. plus 125 mg Aprepitant p. o.; an Tag 1 zusätzlich morgens und abends 8 mg Dexamethason p. o. An den Tagen 2 und 3 morgens 2 mg Granisetron p. o. plus 80 mg Aprepitant p. o. sowie morgens und abends 8 mg Dexamethason p. o. An Tag 4 morgens 8 mg Dexamethason p. o. In diesem Therapieschema kann am 1. Tag Aprepitant durch 115 mg Fosaprepitant i. v. ersetzt werden.

9.6 Chronisch-entzündliche Darmerkrankungen

9.6.1 Pathophysiologische und klinische Grundlagen

Zu den chronisch-entzündlichen Darmerkrankungen gehören der **Morbus Crohn** und die **Colitis ulcerosa**. Neben **gastrointestinalen Symptomen** wie Diarrhöen und Blutungen können zusätzlich **extraintestinale Manifestationen** auftreten, u. a. Arthritiden. Die Ätiologie beider Erkrankungen ist unklar. Unterschiede und Charakteristika sind in Tab. **C-9.6** dargestellt.

Zu den chronisch-entzündlichen Darmerkrankungen gehören der **Morbus Crohn** und die **Colitis ulcerosa**. Sie manifestieren sich meist im dritten oder vierten Lebensjahrzehnt. Bei diesen Erkrankungen werden **gastrointestinale Symptome** wie Diarrhöen, kolikartige Bauchschmerzen und intestinale Blutungen häufig von Anämie und Gewichtsverlust begleitet. In 10–20 % der Fälle werden zusätzlich **extraintestinale Manifestationen** beobachtet, wie z. B. Arthritis oder Spondylarthritis, Iridozyklitis, Uveitis, Pyoderma gangraenosum oder primär-sklerosierende Cholangitis. Die Ätiologie beider Erkrankungen ist unbekannt. Für die Pathogenese scheinen gestörte Immunreaktionen auf Antigene der bakteriellen Darmflora oder auch systemische Infektionen mit ungewöhnlichen Keimen (z. B. Mycobacterium avium paratuberculosis) von Bedeutung zu sein. Unterschiede und Charakteristika der beiden Erkrankungen zeigt Tab. **C-9.6**.

C-9.6 Unterschiede und Charakteristika der chronisch-entzündlichen Darmerkrankungen

Kriterium	Morbus Crohn	Colitis ulcerosa
Entzündung	<ul><li>betrifft alle Darmwandschichten (transmural) und auch mesenteriale Lymphknoten</li><li>betrifft in ca. 80 % das terminale Ileum (Ileitis terminalis) und das angrenzende Kolon</li><li>prinzipiell in allen Abschnitten des Magen-Darm-Kanals möglich</li><li>Ausbreitung diskontinuierlich und analwärts</li><li>Infiltrate von Th 1-Lymphozyten und Makrophagen</li></ul>	<ul><li>betrifft nur die Kolonschleimhaut, Lymphknoten nicht befallen</li><li>betrifft in ca. 80 % das Rektum und das linksseitige Kolon</li><li>i. d. R. auf das Kolon begrenzt, selten Befall des terminalen Ileums ("backwash ileitis")</li><li>Ausbreitung kontinuierlich von distal nach proximal</li><li>Infiltrate von Th 2-Lymphozyten und neutrophilen Granulozyten</li></ul>
Epidemiologie	<ul><li>Raucher > Nichtraucher</li><li>Männer > Frauen</li><li>familiäre Häufung</li></ul>	<ul><li>Raucher < Nichtraucher</li><li>Männer = Frauen</li><li>frühe Appendektomie vermindert das Erkrankungsrisiko</li></ul>
Komplikationen	<ul><li>submuköse Fibrosen</li><li>narbige Darmstenosen</li><li>Abszesse</li><li>hohes Risiko für enterokutane (z. B. perianal) und interne Fisteln</li><li>erhöhtes Risiko für Dünndarmkarzinome</li></ul>	<ul><li>nichtsteroidale Antiphlogistika verschlimmern die Symptomatik</li><li>Perforationsgefahr und massive Darmblutungen</li><li>toxisches Megakolon</li><li>erhöhtes Risiko für Kolonkarzinome</li></ul>

C-9.8 Endoskopisches Bild chronisch-entzündlicher Darmerkrankungen

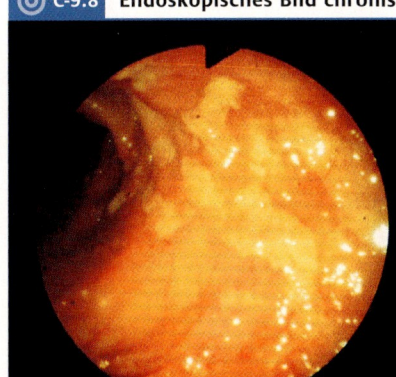 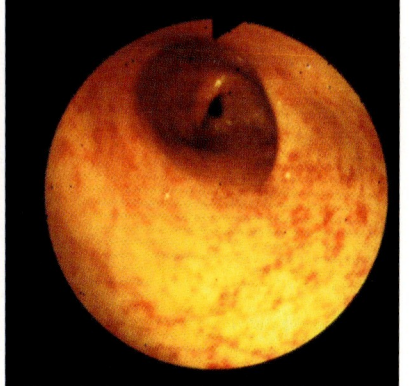

a Morbus Crohn: Typische Crohn-Ulzera in sonst unauffälliger Schleimhaut des terminalen Ileums.
b Colitis ulcerosa: Kleine, diffuse Ulzerationen in hyperämischer Schleimhaut des Kolons.
(aus Baenkler et al., Duale Reihe Innere Medizin, Thieme, 2009)

9.6.2 Wirkstoffe

In der Therapie der chronisch-entzündlichen Darmerkrankungen werden, abhängig vom Schweregrad, verschiedene antiphlogistisch wirkende Stoffe und Immunsuppressiva angewendet (Näheres s. S. 182). Hierzu gehören:

- **Aminosalizylate**
- **Glukokortikoide** (Näheres s. S. 192)
- **zytotoxische Immunsuppressiva** (Azathioprin, Methotrexat; Näheres s. S. 183)
- **TNFα-Antagonisten** (v. a. Infliximab, Näheres s. S. 206)

Antiphlogistika und Immunsuppressiva kommen zum Einsatz (s. S. 182):
- Aminosalizylate
- Glukokortikoide
- zytotoxische Immunsuppressiva
- TNFα-Antagonisten

Bei entsprechendem Befallsmuster können Aminosalizylate und Glukokortikoide auch topisch angewendet werden. **Zäpfchen** erreichen ca. 15 cm des Rektums, **Klysmen** und **Schäume** gelangen bis ins Sigma und ins untere Colon descendens. Auch mit speziellen oralen Formulierungen besteht die Möglichkeit, nahezu selektiv das terminale Ileum und das Kolon zu erreichen. Im Folgenden wird nur näher auf die Aminosalizylate eingegangen, da alle anderen genannten Stoffgruppen an anderer Stelle des Buches ausführlich besprochen werden.

Aminosalizylate

Mesalazin, Olsalazin und Sulfasalazin

Mesalazin, Olsalazin und Sulfasalazin sind vorrangig indiziert zur Behandlung der **Colitis ulcerosa**. Sie sind dabei wirksam sowohl zur Induktion einer Remission als auch zum Remissionserhalt (Näheres s. S. 564).

Struktur und Darreichungsformen: **Mesalazin** ist 5-Aminosalicylsäure (s. Abb. **B-5.10** auf S. 201). Es kann oral und rektal verabreicht werden. Die oralen Formulierungen sind retardiert und haben meist magensaftresistente Überzüge. Es handelt sich dabei entweder um ummantelte Mikrogranula, die den Wirkstoff kontinuierlich im gesamten Magen-Darm-Trakt abgeben, oder um Tabletten, die den Wirkstoff pH-abhängig erst im Ileum (pH 6) oder Kolon (pH > 7) freisetzen. Als rektale Formulierungen werden Zäpfchen, Klysmen oder Rektalschaum angewendet. **Olsalazin** und **Sulfasalazin** sind **Mesalazin-freisetzende Pharmaka**. Bei beiden Wirkstoffen ist ein Mesalazinmolekül entweder mit einem weiteren Mesalazinmolekül (Olsalazin) oder mit dem Sulfonamid Sulfapyridin (Sulfasalazin) über eine Azo-Bindung (–N=N–) verknüpft. Näheres zum Sulfasalazin s. S. 199.

Wirkungsmechanismus: Mesalazin entfaltet seine **antiphlogistische Wirkung** nur bei direktem Kontakt mit der Darmschleimhaut. Die klinische Erfahrung lehrt, dass die Wirkung von der Wirkstoffkonzentration im Darmlumen abhängt. Demnach handelt es sich um eine **topische Wirkung** und nicht um eine systemische. Wie sie zustande kommt ist völlig unklar. In In-vitro-Untersuchungen hemmt Mesalazin die Produktion von IL-1 und TNF-α, unterdrückt durch Hemmung der Lipoxygenase die Leukotrienbildung, hemmt die Aktivität des Transkriptionsfaktors NF-κB (s. S. 192) und neutralisiert freie Sauerstoffradikale. Möglicherweise sind diese Effekte an der antiphlogistischen Wirkung beteiligt.

Pharmakokinetik: Die verschiedenen oralen Retardformulierungen von **Mesalazin** haben eine Resorptionsquote von insgesamt 40–60%. Nach rektaler Applikation werden 20–25% resorbiert. **Olsalazin** und **Sulfasalazin** werden nach oraler Gabe hingegen kaum resorbiert. Erst im Kolon sorgen bakterielle Enzyme für die Spaltung der Azo-Bindung und die Mesalazinfreisetzung. Deshalb können mit diesen beiden Azoverbindungen relativ hohe Mesalazinkonzentrationen im Kolon erreicht werden. Die systemische Verfügbarkeit von Mesalazin ist in jedem Fall gering, weil ein Großteil des resorbierten Wirkstoffanteils in Darm und Leber enzymatisch abgebaut wird. Das verantwortliche Enzym ist die N-Acetyltransferase vom Typ 1; bei der Reaktion entsteht das unwirksame N-Acetylmesalazin. Das im Sulfasalazin enthaltene Sulfapyridin hat ebenfalls antiphlogistische Wirkungen, die aber nicht bei Darmentzündungen, sondern bei systemischen Entzündungen wie z. B. der rheumatoiden Arthritis zum Tragen kommen. Sulfapyridin wird nämlich im Gegensatz zu Mesalazin gut resorbiert und ist systemisch wirksam. Deshalb ist es allerdings auch für das im Vergleich mit Mesalazin relativ große Nebenwirkungsspektrum von Sulfasalazin (s. S. 199) verantwortlich.

Unerwünschte Wirkungen, Kontraindikationen und Wechselwirkungen: Nebenwirkungen sind insgesamt selten und betreffen am häufigsten den **Gastrointestinaltrakt**. Bei 10% der mit Olsalazin behandelten Patienten tritt eine massive Diarrhö auf. Neben Kopfschmerzen und Schwindel werden selten auch **allergische Überempfindlichkeitsreaktionen** oder **Blutbildveränderungen** beobachtet. Sehr seltene, aber für Mesalazin typische Nebenwirkungen sind ebenfalls immunallergisch bedingte **Entzündungsreaktionen innerer Organe**, u. a. eine interstitielle Nephritis und eine Hepatitis. Dies erklärt, warum Mesalazin außer in der Stillzeit auch bei schweren Leber- und Nierenfunktionsstörungen kontraindiziert ist. Die **nephrotoxische Wirkung** von Mesalazin wird durch andere nephrotoxische Stoffe wie z. B. nichtstero-

---

Seitenrand (Marginalien)

Aminosalizylate und Glukokortikoide können auch **topisch** angewendet werden als **Zäpfchen**, **Klysmen** und **Schäume**.

Aminosalizylate

Mesalazin, Olsalazin und Sulfasalazin

Vorrangige Indikation ist die Therapie der **Colitis ulcerosa** (s. S. 564).

Struktur und Darreichungsformen: **Mesalazin** kann oral und rektal verabreicht werden. **Olsalazin** und **Sulfasalazin** sind **Mesalazin-freisetzende Pharmaka**.

Wirkungsmechanismus: Mesalazin entfaltet seine **antiphlogistische Wirkung** nur bei direktem Kontakt mit der Darmschleimhaut. Wie diese **topische Wirkung** zustande kommt, ist völlig unklar.

Pharmakokinetik: **Mesalazin** wird besser resorbiert als **Olsalazin** und **Sulfasalazin**, die wiederum zu höheren Mesalazinkonzentrationen im Kolon führen. Ein rascher enzymatischer Abbau verhindert allerdings systemische Wirkungen des resorbierten Anteils. Das im Sulfasalazin enthaltene Sulfapyridin wird hingegen gut resorbiert und erklärt das größere Nebenwirkungsspektrum von Sulfasalazin (s. S. 199).

Unerwünschte Wirkungen, Kontraindikationen und Wechselwirkungen: Nebenwirkungen betreffen häufig den **Gastrointestinaltrakt** (bei Olsalazin häufig eine massive Diarrhö), selten treten **allergische Überempfindlichkeitsreaktionen** oder **Blutbildveränderungen** auf. Sehr selten kommt es unter Mesalzin zu **Entzündungsreaktionen innerer Organe**, seine nephrotoxische Wirkung wird durch zahlreiche Stoffe verstärkt. **Kont-**

idale Antiphlogistika, Ciclosporin und Aminoglykosid-Antibiotika verstärkt. Mesalazin steigert die Toxizität von Methotrexat. Sulfasalazin hat aufgrund seines Sulfapyridin-Anteils weitere unerwünschte Wirkungen und Kontraindikationen (s. S. 199).

9.6.3 Therapie der chronisch-entzündlichen Darmerkrankungen

Die Pharmakotherapie hat das Ziel, den Entzündungsprozess zurückzudrängen und zu stoppen (Remission) und diesen Zustand möglichst zu erhalten, also ein Rezidiv zu verhindern. Demnach unterscheidet man **zwei Behandlungsphasen**, nämlich die **remissionsinduzierende** und die **remissionserhaltende Therapie**. Bei schweren Erkrankungsverläufen bzw. bei bestimmten Komplikationen ist neben der Pharmakotherapie auch eine chirurgische Therapie erforderlich.

▶ **Kritisch betrachtet.** Plazeboeffekt bei chronisch-entzündlichen Darmerkrankungen
Für die chronisch-entzündlichen Darmerkrankungen ist ein **chronisch-rezidivierender Krankheitsverlauf** charakteristisch. Auch ohne Therapie zeigen beide Erkrankungen erhebliche Schwankungen der Krankheitsaktivität. Das erklärt signifikante Plazeboeffekte in klinischen Studien. Nach Einnahme eines Plazebos überwinden 30–40 % der Patienten mit Morbus Crohn und 30–50 % der Patienten mit Colitis ulcerosa einen akuten Krankheitsschub und gelangen spontan in eine Remission. Der Nutzen von Pharmaka kann deshalb nur mit plazebokontrollierten Studien belegt werden.

Morbus Crohn

Remissionsinduzierende Therapie: Glukokortikoide sind die für die Induktion einer Remission wichtigsten Pharmaka. Beim Remissionserhalt sind sie dagegen unwirksam. Unabhängig vom Grad der Krankheitsaktivität sind in erster Linie **Prednisolon** (40–60 mg/d p. o.) oder **Methylprednisolon** (48 mg/d p. o.) indiziert. Bei leichter bis mittelschwerer Erkrankung ist das Glukokortikoid **Budesonid** (3 × 3 mg/d p. o.) eine Alternative, und zwar in Formulierungen, die den Wirkstoff erst im Ileum und Kolon freisetzen. Budesonid hat im Vergleich zu Prednisolon wegen seiner schlechten systemischen Verfügbarkeit weniger systemische (Neben-)Wirkungen (s. S. 374), ist aber auch im Darm weniger zuverlässig wirksam. Bei vielen Patienten können die akuten Beschwerden in der ersten Behandlungswoche gelindert werden, sodass mit einer stufenweisen Reduktion der Steroiddosierung meist schon nach drei Wochen begonnen werden kann.

Nicht alle Patienten profitieren von einer Glukokortikoid-Therapie: Durch die Steroidtherapie gelangen 50–70 % der Patienten in die Remission. 30–50 % (viele davon Raucher) werden aber entweder „steroidabhängig", d. h. sie entwickeln einen Rückfall beim Versuch, die Dosis zu reduzieren, oder sie erweisen sich als **steroidresistent**. Außerdem kann mit Glukokortikoiden zwar eine klinische Remission, allerdings meist keine Abheilung des Entzündungsprozesses erreicht werden. Wenn eine **Steroidresistenz** auftritt, enterokutane Fisteln vorliegen oder sehr schwere Verlaufsformen mit hoher Krankheitsaktivität das klinische Bild beherrschen, sind i. v.-Infusionen von **Infliximab** indiziert (5 mg/kg in Woche 0, 2 und 6; danach alle 8 Wochen). Die Gabe dieses TNF-α-Antikörper führt bei ca. 60 % der Behandelten innerhalb von 2 Wochen zu einer deutlichen Besserung der klinischen Symptomatik und bei etwa 33 % innerhalb von 4 Wochen zu einer Remission. Die **Nachteile** einer Behandlung mit Infliximab sind die z. T. lebensbedrohlichen unerwünschten Wirkungen (s. S. 208) und die exorbitant hohen Therapiekosten. Gleiches gilt für **Adalimumab**, das beim Morbus Crohn vergleichbare Wirkungen hat wie Infliximab.

Remissionserhaltende Therapie (Rezidivprophylaxe): Die wichtigsten remissionserhaltenden Pharmaka sind die Immunsuppressiva **Azathioprin** (2–3 mg/kg/d p. o.) und **Methotrexat** (initial 25 mg/Woche p. o. oder i. m., später 12,5–20 mg/Woche p. o.). **Azathioprin** gilt als **erste Wahl**, weil für dieses Immunsuppressivum der größte Erfahrungsschatz vorliegt. Zu den unerwünschten Wirkungen dieser Stoffe s. S. 186.

▶ **Merke.** Die remissionserhaltende Wirkung von Azathioprin und Methotrexat setzt erst mit erheblicher Verzögerung ein: bei Azathioprin beginnt sie erst nach 3–5 Monaten, bei Methotrexat nach 1–2 Monaten.

▶ **Merke.**

Aufgrund des verzögerten Wirkeintritts muss die immunsuppressive Behandlung **unbedingt bereits parallel mit der remissionsinduzierenden Steroidtherapie** begonnen werden. Alternativ hat auch eine Weiterbehandlung mit **Infliximab** eine remissionserhaltende Wirkung. Den größten Erfolg verspricht eine **Kombination von Infliximab und Azathioprin**. Neben positiven additiven Wirkungen wird allerdings auch das Risiko maligner Lymphome erhöht.

Deshalb muss die immunsuppressive Behandlung **unbedingt bereits parallel mit der remissionsinduzierenden Steroidtherapie** begonnen werden. Im Vergleich mit Plazebo erhöht Azathioprin die Wahrscheinlichkeit, eine lang anhaltende Remission zu erreichen, um den Faktor 2,5. Die Azathioprintherapie führt zu einer Abheilung und Rückbildung entzündlicher Veränderungen der Darmschleimhaut einschließlich evtl. vorhandener Fisteln. Auch die Weiterbehandlung mit **Infliximab** (5 mg/kg i. v. alle 8 Wochen) über 54 Wochen hat eine remissionserhaltende Wirkung. Im Vergleich zu Plazebo verdoppelt sich dadurch die Wahrscheinlichkeit für einen Remissionserhalt. Außerdem kommt es mit Infliximab 3–4-mal häufiger als mit Plazebo zur Rückbildung der entzündlichen Veränderungen und zur Abheilung von Fisteln. Bezüglich der remissionserhaltenden Wirkung hat die **Kombination von Infliximab mit Azathioprin** einen größeren therapeutischen Nutzen als die alleinige Behandlung mit einem der beiden Wirkstoffe. Die Kombination mit Azathioprin vermindert nämlich die Bildung von neutralisierenden Antikörpern gegen Infliximab und verbessert dadurch die Infliximab-Wirkung. Diese Antikörper erhöhen nicht nur das Risiko für die gefürchteten Infusionsreaktionen, sondern beschleunigen auch die Infliximab-Elimination aus dem Blut und verkürzen so seine Wirkdauer (s. S. 206). Leider wird auch das mit der Infliximab-Therapie verbundene Risiko der Entwicklung von malignen Lymphomen durch Azathioprin erhöht.

Andere therapeutische Aspekte: Beim Morbus Crohn ist **Mesalazin** nicht zuverlässig wirksam. **Antibiotika** sind bei Fisteln sinnvoll. **Diätetische Maßnahmen** bringen keinen Nutzen. Bei Steroidtherapie ist eine **Osteoporoseprophylaxe** indiziert. Die **chirurgische Entfernung** befallener Darmsegmente führt nicht zur Heilung.

Andere therapeutische Aspekte: Beim Morbus Crohn sind **Mesalazin** und Mesalazin-freisetzende Pharmaka – übrigens auch in Kombination mit Prednisolon – nicht zuverlässig wirksam. Eine Ausnahme bilden hohe Dosierungen von Mesalazin (> 4 g/d), die bei reinem Kolonbefall zur Remission führen können. **Antibiotika** wie Metronidazol (2–3 × 500 mg p. o.) oder Ciprofloxacin (2 × 500 mg p. o.) sind nur bei Fisteln sinnvoll. **Diätetische Maßnahmen** sind ohne Nutzen für den Patienten. Die Steroidtherapie sollte immer von einer **Osteoporoseprophylaxe** mit Vitamin D (1000 I.E./d) und Kalzium (1000 mg/d) begleitet sein. Die **chirurgische Entfernung** befallener Darmsegmente heilt die Krankheit nicht.

Colitis ulcerosa

Remissionsinduzierende Therapie: Bei leichten Schüben ist **Mesalazin** Mittel der Wahl. Reicht dies nicht aus, werden **Glukokortikoide** systemisch oder topisch angewendet. Bei Steroidresistenz sollte frühzeitig zu **Azathioprin** gewechselt werden. Schwere Schübe werden mit Hochdosiskortison bzw. **Infliximab** behandelt.

Colitis ulcerosa

Remissionsinduzierende Therapie: Bei leichtem bis mittelschwerem Erkrankungsschub ist **Mesalazin** das Mittel der Wahl. Es wird oral (1,6–4,8 g/d) und rektal (1–2 g/d) verabreicht, wenn die Erkrankung über die linke Kolonflexur fortgeschritten ist. Wenn ausschließlich das linksseitige Kolon und das Rektum betroffen sind, wird es nur rektal (1–4 g/d) appliziert. Ist Mesalazin nicht ausreichend wirksam, werden zusätzlich **Glukokortikoide** angewendet, und zwar systemisch (40–60 mg/d Prednisolon p. o.) oder topisch als Einlauf oder Schaum (100 mg/d Hydrocortison oder 3–6 mg/d Budesonid). Patienten, die steroidabhängig (s. o.) werden oder steroidrefraktär sind, erhalten frühzeitig auch 2–2,5 mg/kg pro Tag **Azathioprin** p. o. Ein schwerer Erkrankungsschub wird mit Prednisolon i. v. (60 mg/d) behandelt. Bei steroidrefraktärem Verlauf und/oder für eine schnelle Induktion einer Remission wird auch mit **Infliximab** (5 mg/kg i. v. in Woche 0, 2 und 6 und danach alle 8 Wochen) behandelt. Glukokortikoide werden so früh wie möglich langsam abgesetzt, da sie keine remissionserhaltende Wirkung haben.

Remissionserhalt (Rezidivprophylaxe): **Sulfasalazin**, alternativ **Mesalazin**, sind in der Prophylaxe wirksam. **Azathioprin** sollte v. a. bei steroidrefraktärem Verlauf frühzeitig angewendet werden. Wurde die Remission durch Infliximab induziert, wird dieses auch zum Remissionserhalt verabreicht.

Remissionserhalt (Rezidivprophylaxe): **Sulfasalazin** (2–4 g/d p. o.) ist in der Rückfallprophylaxe gut wirksam. Mesalazin (1–4 g/d p. o.) erreicht dessen Wirksamkeit nicht, ist aber besser verträglich. Wenn Glukokortikoide in der Remissionsinduktion erforderlich, aber nicht optimal wirksam waren, muss frühzeitig zusätzlich **Azathioprin** angewendet werden (s. o.). Bei mit Sulfasalazin behandelten Patienten verdoppelt Azathioprin (2,5 mg/kg/d) die Chance für einen Remissionserhalt. Azathioprin hat sich grundsätzlich bewährt, wenn der Krankheitsverlauf durch häufige Rezidive gekennzeichnet ist. Wenn eine Remission mit Infliximab induziert wurde, muss es zum Remissionserhalt weiter angewendet werden. Die Infliximab-Behandlung führt zur Abheilung der entzündlichen Veränderungen der Kolonschleimhaut.

Andere therapeutische Aspekte: Antibiotika sind ohne Bedeutung für die Therapie. Bei steroidresistenten Patienten kann mit **Ciclosporin** i. v. eine Remission induziert werden. Das **Probiotikum „E. coli Nissle 1917"** hat remissionserhaltende Wirkungen, die mit denen von Mesalazin vergleichbar sind. Probiotika sind lebende, gesundheitsfördernde Mikroorganismen, die oral aufgenommen werden können, nicht vom Magensaft abgetötet werden und so bis in den Dickdarm gelangen. Die Wirksamkeit von indischem Weihrauch ist nicht zweifelsfrei belegt. Die Behandlung mit Mesalazin/Sulfasalazin senkt das bei der Colitis ulcerosa erhöhte Risiko, an kolorektalen Karzinomen zu erkranken. Eine **Proktokolektomie** heilt die Erkrankung.

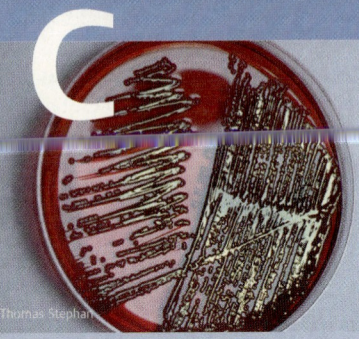

10 Bakterielle Infektionen

10.1 Grundlagen 566
10.2 Antibakterielle Wirkstoffe 570
10.3 Pharmakotherapie ausgewählter bakterieller Infektionen 597

10.1 Grundlagen

10.1 Grundlagen

Bei einer **bakteriellen Infektion** dringen Bakterien in den menschlichen Organismus ein.

Unter einer **bakteriellen Infektion** versteht man das Eindringen von Bakterien in den menschlichen Organismus. Nicht immer ruft eine solche bakterielle Infektion auch Krankheitserscheinungen hervor. Eine bakterielle Besiedlung (Kolonisation) der Haut- und Schleimhautoberfläche ist sogar physiologisch und eine reguläre Flora wichtig für die normale Funktion dieser Organe.

10.1.1 Grundprinzipien einer antibakteriellen Pharmakotherapie

Auswahl geeigneter Pharmaka:
- **Empirische (kalkulierte) antibakterielle Therapie:** Sie zielt auf ein breites Spektrum möglicher Erreger.
- **Gezielte antibakterielle Therapie:** Gewählt wird ein Wirkstoff mit schmalem Wirkspektrum (nach Antibiogramm!).

10.1.1 Grundprinzipien einer antibakteriellen Pharmakotherapie

Auswahl geeigneter Pharmaka: Prinzipiell unterscheidet man zwischen **zwei Therapiearten**:
- **Empirische (kalkulierte) antibakterielle Therapie:** Sie richtet sich gegen ein **breites Spektrum möglicher Erreger** und ist dann sinnvoll, wenn – wie z. B. bei schweren Infektionen – vor einer genauen Erregerbestimmung eine antibakterielle Therapie begonnen werden muss. Ist der Infektionserreger identifiziert und sein Antibiogramm bekannt, kann auf eine gezielte, erregerspezifische Therapie umgestellt werden.
- **Gezielte antibakterielle Therapie:** Verabreicht wird ein Wirkstoff mit möglichst **schmalem Wirkspektrum**, das den verursachenden Keim einschließt (nach Antibiogramm!). Die für die Identifizierung der Erreger erforderliche Probengewinnung (z. B. Blut, Urin, Sputum, Liquor) muss dem Therapiebeginn sinnvollerweise vorangehen.

▶ **Kritisch betrachtet.**

▶ **Kritisch betrachtet.** Rationale Anwendung von antibakteriellen Wirkstoffen
Zunächst muss immer geklärt werden, ob überhaupt eine Indikation für eine antibakterielle Therapie besteht. Fieber allein ist kein Grund für die Anwendung von antibakteriellen Wirkstoffen! Der bedenkenlose und wegen des Fehlens eines Antibiogramms oft ungezielte Einsatz antibakterieller Wirkstoffe ist ein wichtiger Grund für die rasante Zunahme resistenter Erreger (s. S. 567).

Wirkqualität und Wirkungsmechanismen: Antibakterielle Stoffe töten Bakterien entweder ab **(bakterizid)** oder hemmen deren Wachstum und Replikation **(bakteriostatisch)**. Je nach Angriffspunkt unterscheidet man verschiedene **Wirkungsmechanismen** (Abb. **C-10.1**), z. B. die Störung der bakteriellen Zellwand- oder Proteinsynthese oder der DNA-Replikation.

Wirkqualität und Wirkungsmechanismen: Antibakterielle Stoffe haben entweder bakteriostatische oder bakterizide Wirkungen. Während **bakterizide Stoffe** (z. B. Aminoglykoside, β-Laktam-Antibiotika, Vancomycin, Fluorchinolone, Rifampicin) entsprechend empfindliche Bakterien abtöten, stören **bakteriostatische Stoffe** (z. B. Clindamycin, Makrolide, Tetrazykline, Trimethoprim, Linezolid) das Wachstum und die Replikation von Mikroorganismen, ohne sie abzutöten. Die Frage, ob Bakterizidie oder Bakteriostase vorliegt, hängt ganz entscheidend vom Wirkungsmechanismus des antibakteriellen Wirkstoffs ab (Abb. **C-10.1**). Prinzipiell lassen sich antibakterielle Wirkungen auf folgende **Mechanismen** zurückführen:
- Störungen der bakteriellen Zellwandsynthese
- Bildung falscher Poren in der Zytoplasmamembran
- Störung der bakteriellen Proteinsynthese
- Störung der bakteriellen Folsäuresynthese
- Störungen der bakteriellen DNA-Struktur und der DNA-Replikation

C-10.1 Angriffspunkte antibakterieller Wirkstoffe

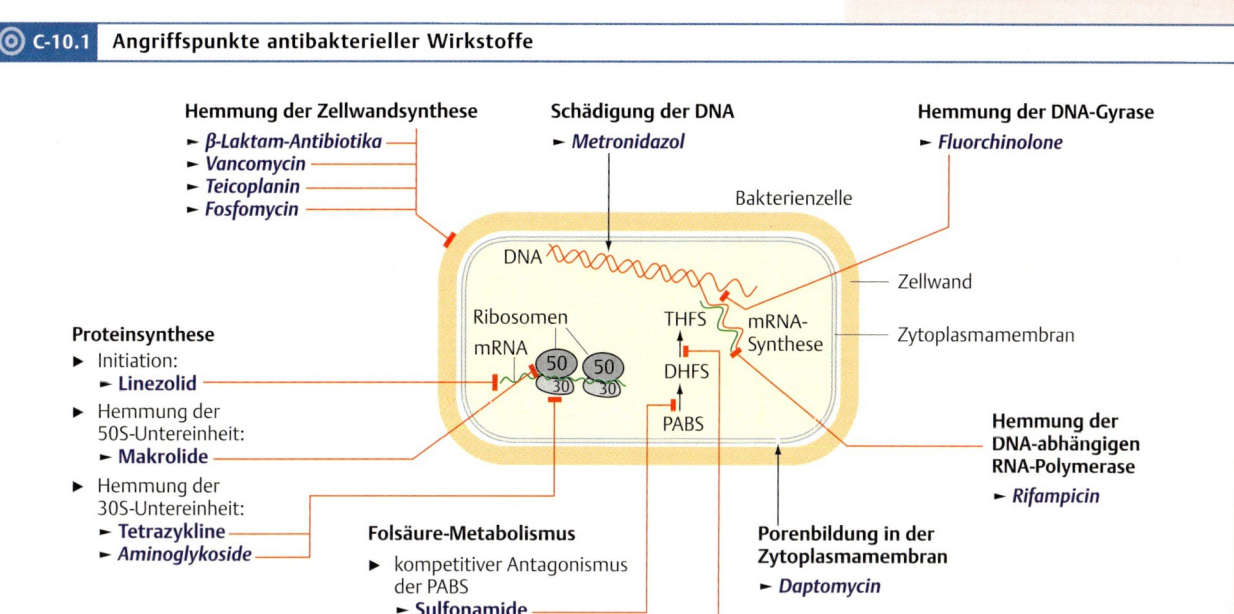

Illustriert sind die wichtigsten Wirkungsmechanismen und jeweils typische Arzneistoffe. Die bakterizid wirkenden Stoffe sind mit kursiver Schrift und die bakteriostatisch wirkenden Substanzen mit gerader Schrift dargestellt (nach Hof, Dörries; Duale Reihe Medizinische Mikrobiologie, Thieme, 2009).
PABS: Para-Aminobenzoesäure; DHFS: Dihydrofolsäure; THFS: Tetrahydrofolsäure.

▶ **Klinischer Bezug.** Bei immunkompetenten Patienten mit bakteriellen Infektionen sind bakterizid und bakteriostatisch wirkende Pharmaka in aller Regel gleich gut wirksam. Bakterizid wirkende Stoffe werden besonders dann bevorzugt, wenn die Immunabwehr beeinträchtigt ist, wie z. B. bei Patienten mit Endokarditis, anderen endovaskulären Infektionen, Meningitis und bei neutropenischen Krebspatienten mit bakteriellen Infektionen.

▶ **Klinischer Bezug.**

Mechanismen der bakteriellen Resistenzentwicklung: Die bakterielle Empfindlichkeit gegenüber antibakteriellen Wirkstoffen wird in vitro, d. h. in der Petrischale, ermittelt.

Mechanismen der bakteriellen Resistenzentwicklung:

▶ **Definition.** Die **minimale Hemmkonzentration (MHK)** ist die niedrigste Konzentration eines Antibiotikums, die das Wachstum eines Erregers gerade noch unterdrückt.

▶ **Definition.**

Die Höhe der MHK-Werte gilt nicht nur als **Maß für die Empfindlichkeit** eines Bakterienstamms gegen den untersuchten Wirkstoff, sondern auch als **Maß für die Potenz** (häufig auch als „Wirkstärke" bezeichnet) des Wirkstoffs. Niedrige MHK-Werte stehen für eine hohe bakterielle Empfindlichkeit und eine hohe Potenz des Wirkstoffs und umgekehrt. Steigende MHK-Werte für einen Wirkstoff signalisieren eine zunehmende Resistenz der untersuchten Bakterien gegenüber diesem Wirkstoff. Die wichtigsten für die Resistenzentwicklung verantwortlichen Mechanismen zeigt Tab. **C-10.1**.

Die in vitro ermittelten MHK-Werte eines Wirkstoffs sind sowohl **Maß für die Empfindlichkeit** eines Bakterienstammes als auch für **die Potenz** des Wirkstoffs. Wichtige Mechanismen für die Resistenzentwicklung zeigt Tab. **C-10.1**.

▶ **Klinischer Bezug.** Der wohl bekannteste resistente Erreger ist **MRSA/ORSA**. Die Abkürzungen benennen denselben Keim und stehen für **„Methicillin-/Oxacillin-resistenter Staphylococcus aureus"**. Methicillin ist ein heute nicht mehr gebräuchliches penicilinasefestes β-Laktam-Antibiotikum. MRSA stellt ein immer größeres Problem in Krankenhäusern dar, da er Resistenzen gegen die meisten gängigen Antibiotika aufweist und nur mit wenigen **Reserveantibiotika** behandelt werden kann (z. B. Vancomycin, Linezolid, Daptomycin). Um eine Verbreitung der multiresistenten Er-

▶ **Klinischer Bezug.**

reger zu verhindern, müssen die betroffenen Patienten isoliert werden, was aufwendig und teuer ist. Da auch das Krankenhauspersonal als Überträger der multiresistenten Erreger infrage kommt, muss bei nachgewiesener MRSA-Infektion auf einer Krankenhausstation auch der MRSA-Status des Personals abgeklärt werden, z. B. durch Nasen- und Rachenabstriche. Bei positivem Test ist eine Sanierung erforderlich, z. B. durch Behandlung mit einer speziellen **Nasensalbe**, die 2 % des topischen Antibiotikums **Mupirocin** enthält.

C-10.1 Ursachen der bakteriellen Resistenzentwicklung

molekulare Mechanismen	Beispiele	Erläuterungen
Produktion bakterieller Enzyme, die antibakterielle Wirkstoffe abbauen	β-Laktamasen	zahlreiche plasmid- oder chromosomal kodierte Varianten (z. B. Penicillinasen, Cefalosporinasen) sorgen für die hydrolytische Spaltung des β-Laktamrings; sie werden z. T. infolge der Behandlung mit β-Laktamen induziert
	Aminoglykosidasen	Inaktivierung der Aminoglykoside durch mehrere bakterielle Enzyme, die v. a. von gramnegativen Erregern gebildet werden
	Acetyltransferasen	enzymatische Inaktivierung von Chloramphenicol durch eine Acetyltransferase, z. B. von Haemophilus influenzae
	Reduktasen	die Behandlung induziert die Expression von Reduktasen, die Metronidazol von einem 5-Nitro- zu einem 5-Aminoimidazol inaktivieren
behandlungsinduzierte **Veränderungen von Zielstrukturen**, über die der antibakterielle Stoff seine Wirkung entfaltet	Penicillin-bindende Proteine	bakterielle Proteine, an die Penicilline binden, um ihre antibakterielle Wirkung zu entfalten, werden umstrukturiert und verlieren ihre Affinität für Penicilline
	Bildung ribosomaler Schutzproteine	dadurch wird die Bindung von Tetrazyklinen an die 30S-Untereinheit der bakteriellen Ribosomen verhindert
	DNA-Gyrase	durch Mutationen der chromosomal kodierten DNA-Gyrase wird das Enzym so verändert, dass Fluorchinolone kaum noch wirken
Permeabilitätsbarrieren, die die bakterielle Aufnahme von antibakteriellen Stoffen behindern	Störung der Aufnahme durch die bakterielle Zellwand und die Zytoplasmamembran	Benzylpenicillin kann die äußeren Membranen gramnegativer Keime nicht durchdringen, während Amoxicillin diese Barrieren gut überwinden kann
Induktion von Transportern, die einen **aktiven Efflux** von antibakteriellen Stoffen vermitteln	in der Zytoplasmamembran lokalisierte Pumpen entfernen antibakterielle Stoffe aus der Bakterienzelle	auf diesem Wege werden z. B. Tetrazykline und Makrolide unwirksam

Kombinationstherapie: Eine Kombinationstherapie ist in folgenden Fällen gerechtfertigt:
- **Verbreiterung des Wirkungsspektrums** im Rahmen einer kalkulierten Therapie schwerer, ambulant erworbener Pneumonien oder zur Behandlung von Mischinfektionen mit anaeroben und aeroben Keimen.
- **Verstärkung der antibakteriellen Wirkung** durch die sinnvolle Kombination synergistisch wirkender Stoffe wie z. B. β-Laktam-Antibiotika + β-Laktamase-Hemmstoffe.
- **Vorbeugung einer Resistenzentwicklung**, da Monotherapien die Selektion resistenter Stämme begünstigen, v. a. bei der Behandlung der Tuberkulose, der Eradikationstherapie von Helicobacter pylori sowie der Behandlung schwerer Staphylokokken-Infektionen.

Kombinationstherapie: Eine **Kombinationstherapie** mit verschiedenen antibakteriellen Stoffen ist nicht grundsätzlich wirksamer als eine Monotherapie. Ihre Anwendung ist aber in folgenden Fällen gerechtfertigt:
- **Verbreiterung des Wirkungsspektrums:** Zur kalkulierten **Therapie schwerer, ambulant erworbener Pneumonien** wird z. B. eine Kombination von Makroliden mit Wirkung gegen atypische Erreger und einem Cefalosporin der Gruppe 2/3 mit Wirkung gegen Pneumokokken und Haemophilus influenzae angewendet. Zur **Behandlung von Mischinfektionen mit anaeroben und aeroben Keimen** werden Metronidazol mit Piperacillin/Cefalosporinen kombiniert, da diese Substanzen additiv bakterizid wirken.
- **Verstärkung der antibakteriellen Wirkung:** Durch Kombination synergistisch wirkender Stoffe kann die antibakterielle Wirksamkeit verbessert werden. **Sinnvolle Kombinationen:** β-Laktam-Antibiotika + β-Laktamase-Hemmstoffe (s. S. 570), Trimethoprim + Sulfamethoxazol (s. S. 586), Aminoglykoside + β-Laktam-Antibiotika (s. S. 578).
- **Vorbeugung einer Resistenzentwicklung:** Eine Monotherapie begünstigt die Selektion resistenter Bakterienstämme. Ein besonderes Problem ist dies bei der **Behandlung der Tuberkulose**, weshalb hier stets mehrere Antituberkulotika zusammen eingenommen werden müssen (s. S. 593). Weitere Beispiele sind die Antibiotika-Kombinationen in der **Eradikationstherapie von Helicobacter pylori**

(s. S. 548) und die Kombination von Rifampicin mit β-Laktam-Antibiotika oder Vancomycin zur **Behandlung schwerer Staphylokokken-Infektionen** (z. B. Endokarditis oder Osteomyelitis).

Antibiotikaprophylaxe: Die prophylaktische Anwendung von Antibiotika oder anderen antibakteriellen Stoffen ist nur in wenigen Fällen indiziert. **Wichtige Beispiele:**
- **Schutz Gesunder vor Infektionen:** Eine solche Umgebungsprophylaxe ist z. B. bei Familienmitgliedern oder engen Kontaktpersonen von Kindern, die an einer Meningokokken- oder H.-influenzae-Meningitis erkrankt sind, sinnvoll. Verabreicht wird Ciprofloxacin bei Erwachsenen (einmalig 500 mg p. o.) oder Rifampicin bei Kindern (2 × 600 mg/d für 2 Tage).
- **Prävention rezidivierender Harnwegsinfektionen bei Frauen:** Empfohlen wird eine intermittierende Behandlung oder Langzeitbehandlung mit Trimethoprim (50 mg/d p. o.).
- **Sekundärprophylaxe einer Pneumocystis-jiroveci-Pneumonie**: Bei HIV-Patienten, die bereits einmal an einer solchen Pneumonie erkrankt waren, wird eine Prophylaxe mit Cotrimoxazol p. o. (1 × 800/160 mg Sulfamethoxazol/Trimethoprim tgl. oder 3-mal pro Woche) durchgeführt.
- **Perioperative Prophylaxe von Wundinfektionen:** In der Abdominalchirurgie kann z. B. das Risiko von postoperativen Infektionen in etwa halbiert werden, wenn ca. 30 min vor Operationsbeginn einmalig 1 g Cefazolin i. v. verabreicht wird.
- **Langzeitprophylaxe von Streptokokken-Infektionen:** Bei Kindern mit rheumatischem Fieber wird Penicillin für mindestens 5 Jahre verabreicht (2 × 0,2 Mio. I.E./d Penicillin V p. o. oder 1 × 1,2 Mio. I.E./Monat Benzathin-Penicillin G i. m.).

Antibiotika in der Schwangerschaft: Einige wenige Antibiotika können in der Schwangerschaft ohne Bedenken angewendet werden. Das gilt für Penicilline, Cefalosporine und für Erythromycin. Bei den gegen Tuberkulose wirksamen Stoffen sind es Ethambutol und Isoniazid (s. S. 593).

Konzentrations- und Zeitabhängigkeit der antibakteriellen Wirkung: Theoretisch gibt bei einer erfolgreichen Therapie die Höhe der Konzentration des verabreichten Wirkstoffs am Infektionsort Auskunft über die Wirksamkeit der antibakteriellen Therapie. In der Praxis hängt die antibakterielle Wirkung beim Patienten dagegen von bestimmten pharmakokinetischen Parametern ab (Abb. **C-10.2**). Einige Antiinfektiva rufen eine vorwiegend **konzentrationsabhängige**, andere eine vorwiegend **zeitabhängige Hemmung des Keimwachstums** hervor. So ist die antibakterielle Wirkung der Aminoglykoside und Fluorchinolone überwiegend konzentrationsabhängig. Im Gegensatz dazu sind die klinischen Wirkungen der β-Laktam-Antibiotika, Glykopeptide und Makrolide sowie die von Vancomycin, Linezolid und Clindamycin stark zeitabhängig. Optimale Wirkungen werden für diese Stoffe nur dann beobachtet, wenn im Dosierungsintervall die Wirkstoffkonzentrationen im Plasma nicht unter die MHK-Werte fallen.

Antibiotikaprophylaxe: Wichtige Anwendungsbeispiele:
- Schutz Gesunder vor Infektionen: z. B. bei Kontaktpersonen von Patienten mit Meningokokkenmeningitis
- Prävention rezidivierender Harnwegsinfektionen bei Frauen
- Sekundärprophylaxe einer Pneumocystis-jiroveci-Pneumonie bei HIV-Patienten
- perioperative Prophylaxe von Wundinfektionen
- Langzeitprophylaxe von Streptokokken-Infektionen bei Kindern mit rheumatischem Fieber

Antibiotika in der Schwangerschaft: Penicilline, Cefalosporine und Erythromycin können in der Schwangerschaft angewendet werden.

Konzentrations- und Zeitabhängigkeit der antibakteriellen Wirkung: Einige Antibiotikaklassen bewirken eine **konzentrationsabhängige**, andere eine **zeitabhängige Hemmung des Keimwachstums** (Abb. **C-10.2**). Bei Letzterer muss die Konzentration im Dosierungsintervall so lang wie möglich über der MHK liegen.

C-10.2 Pharmakokinetische Parameter für die Wirkung von antibakteriellen Stoffen

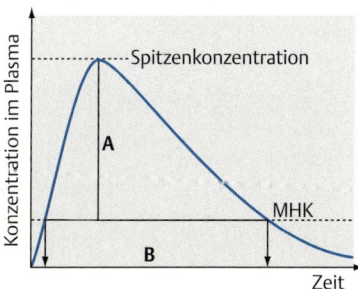

Die Intensität der Wirkung antibakterieller Stoffe ist **konzentrationsabhängig (A)**, wenn sie mit der Höhe des Quotienten „Spitzenkonzentration im Plasma/MHK" zunimmt (optimal ist ein Quotient ≥ 10), oder **zeitabhängig (B)**, wenn sie mit der Zeit zunimmt, in der die Wirkstoffkonzentration im Dosierungsintervall die MHK überschreitet. MHK: minimale Hemmkonzentration.

10.2 Antibakterielle Wirkstoffe

Zu den antibakteriellen Wirkstoffen gehört in erster Linie die große Gruppe der Antibiotika. **Antibiotika** sind Stoffe, die ursprünglich von Mikroorganismen gebildet und in vielen Fällen zur Verbesserung ihrer Wirkung halbsynthetisch modifiziert werden. Daneben gibt es einige rein synthetisch hergestellte Substanzen mit antibakterieller Wirkung, die **antibakteriell wirkenden Chemotherapeutika**, die unabhängig von den Antibiotika entwickelt wurden. Oft werden von diesen beiden Gruppen noch die **antimykobakteriellen Wirkstoffe (Antituberkulotika)** abgegrenzt, von denen einige auch Antibiotika sind.

Man unterscheidet je nach Herkunft **Antibiotika** von **antibakteriell wirkenden Chemotherapeutika**. Davon abgegrenzt werden häufig noch die **antimykobakteriellen Wirkstoffe (Antituberkulotika)**.

10.2.1 Antibiotika

Neben der großen Gruppe der **β-Laktam-Antibiotika**, die alle durch ein gemeinsames Strukturmerkmal gekennzeichnet sind, gibt es eine Vielzahl **weiterer Antibiotika**, die strukturell anders aufgebaut sind.

β-Laktam-Antibiotika

Grundlagen: Zur chemischen Struktur der β-Laktam-Antibiotika gehört ein viergliedriger **β-Laktam-Ring** (Abb. **C-10.3**). Dieses Strukturmerkmal ist für die antibakterielle Wirkung verantwortlich und erklärt, warum alle β-Laktam-Antibiotika den gleichen Wirkungsmechanismus haben (s. u.). Zu den β-Laktam-Antibiotika werden **fünf Wirkstoffgruppen** gezählt:
- **Penicilline**
- **Cefalosporine**
- **Carbapeneme**
- **Monobactame**
- **β-Laktamase-Hemmstoffe**

Der β-Laktam-Ring ist auch die Zielstruktur bestimmter bakterieller Enzyme, der **β-Laktamasen**, die durch Öffnen des Ringes die antibakterielle Wirkung dieser Antibiotika zunichte machen. Bakterien, die β-Laktamasen (Penicillinasen, Cefalosporinasen und Enzyme mit breiterem Substratspektrum) produzieren, sind unempfindlich gegen β-Laktam-Antibiotika (Resistenz). Man spricht von **primärer Resistenz**, wenn diese Enzyme konstitutiv (primär) exprimiert werden, und von **sekundärer Resistenz**, wenn die Enzymexpression erst durch eine antibiotische Therapie induziert wird. Isoxazolylpenicilline und β-Laktamase-Hemmstoffe (z. B. Clavulansäure) sind besonders starke Induktoren der Expression bakterieller β-Laktamasen.

β-Laktam-Antibiotika

Grundlagen: Für die antibakterielle Wirkung verantwortlich ist der **β-Laktam-Ring** (Abb. **C-10.3**), der allen **fünf Wirkstoffgruppen** gemeinsam ist:
- Penicilline
- Cefalosporine
- Carbapeneme
- Monobactame
- β-Laktamase-Hemmstoffe

Resistenzen entstehen häufig über **β-Laktamasen**. Diese bakteriellen Enzyme spalten den β-Laktam-Ring. Man unterscheidet die schon konstitutiv vorhandene Enzymexpression als **primäre Resistenz** von der durch eine antibiotische Therapie induzierten Enzymexpression **(sekundäre Resistenz)**.

C-10.3 Chemische Struktur der β-Laktam-Antibiotika

Die Abbildung zeigt jeweils einen **prototypischen Vertreter** und rot hervorgehoben die chemischen Grundgerüste der **vier Hauptgruppen** der β-Laktam-Antibiotika. Bakterielle β-Laktamasen spalten den viergliedrigen **β-Laktam-Ring** zwischen dem N-Atom und der Carbonylgruppe und inaktivieren so diese Antibiotika.

Wirkungsmechanismus: β-Laktam-Antibiotika **hemmen die Synthese der bakteriellen Zellwand**, die aus einem Peptidoglykan-Gerüst **(Murein)** aufgebaut ist (Abb. **C-10.4**). Die Grundbausteine des Mureingerüsts sind Ketten von acetylierten Aminozuckern (Glykane), die mit Oligopeptiden quervernetzt sind. Die Quervernetzung des Mureingerüsts wird von **Transpeptidasen** enzymatisch katalysiert. β-Laktam-Antibiotika binden nach enzymatischer Öffnung des β-Laktam-Rings kovalent an das katalytische Zentrum dieser bakteriellen Enzyme (auch als **Penicillin-bindende Proteine** bezeichnet) und rufen eine irreversible Enzymhemmung hervor. Die Hemmung der Zellwandsynthese ist die Basis für die **bakterizide** (bakterientötende) **Wirkung** der β-Laktam-Antibiotika.

Wirkungsmechanismus: β-Laktam-Antibiotika **hemmen die Synthese der bakteriellen Zellwand**, die aus einem Peptidoglykan-Gerüst **(Murein)** aufgebaut ist (Abb. **C-10.4**). Dessen Quervernetzung mit Oligopeptiden katalysieren **Transpeptidasen** (syn. **Penicillin-bindende Proteine**), die durch β-Laktam-Antibiotika irreversibel gehemmt werden und somit entscheidend für deren **bakterizide Wirkung** sind.

C-10.4 Zellwandaufbau grampositiver und gramnegativer Bakterien

Dargestellt ist der unterschiedliche Membranaufbau bei grampositiven **(a)** und gramnegativen **(b)** Bakterien. Bei beiden setzt sich die Membran aus der äußeren **Zellwand** und der inneren **Zytoplasmamembran** zusammen.

Penicilline

Einteilung, antibakterielles Wirkspektrum und Indikationen: Die große Gruppe der Penicilline lässt sich in **fünf Wirkstoffgruppen** unterteilen, die sich in ihren Seitenketten (Abb. **C-10.3**) und dadurch auch in ihren physikochemischen Eigenschaften und in ihrem antibakteriellen Wirkspektrum unterscheiden (Tab. **C-10.2**):

- **Penicillin G**: Neben dem „normalen", ausschließlich zur i. v.-Injektion geeigneten Penicillin G gibt es auch noch die **Depotform Benzathin-Penicillin G**. Letzteres wird in Dosierungen von 1,2–2,4 Mio. I.E. alle 4 Wochen i. m. injiziert.
- **Phenoxypenicilline:** Sie werden auch als **Oralpenicilline** bezeichnet, weil sie säurestabil und deshalb nach oraler Gabe bioverfügbar sind. Wichtige Vertreter sind **Penicillin V** und **Propicillin**.
- **Aminopenicilline:** Sie haben ein **breiteres** Wirkspektrum (s. u.), sind allerdings die am stärksten **allergisierenden** Penicilline. Die bekanntesten Vertreter sind **Ampicillin** und **Amoxicillin**. Daneben gibt es mit **Sultamicillin** noch ein Ampicillin-Derivat, bei dem Ampicillin und der β-Laktamase-Hemmstoff Sulbactam (s. S. 577) miteinander verknüpft sind.
- **Acylaminopenicilline:** Die beiden Vertreter **Mezlocillin** und **Piperacillin** haben ein **noch breiteres Wirkspektrum** als die Aminopenicilline (s. u.).
- **Isoxazolylpenicilline:** Sie werden im Gegensatz zu allen anderen Penicillinen nicht von β-Laktamasen abgebaut, weshalb sie auch **β-Laktamase-resistente Penicilline** genannt werden. In diese Gruppe gehören **Oxacillin**, **Dicloxacillin** und **Flucloxacillin**.

Penicilline

Einteilung, antibakterielles Wirkspektrum und Indikationen: Die fünf Wirkstoffgruppen der Penicilline unterscheiden sich in ihrer Struktur und Wirkung (Abb. **C-10.3**):
- **Penicillin G** (i. v.) sowie die **Depotform Benzathin-Penicillin G** (i. m.)
- **Phenoxypenicilline**, syn. **Oralpenicilline**, wie z. B. Penicillin V und Propicillin.
- **Aminopenicilline:** breiteres Wirkspektrum, aber am stärksten allergisierend, z. B. Ampicillin, Amoxicillin sowie Sultamicillin
- **Acylaminopenicilline:** Mezlocillin und Piperacillin mit einem noch breiteren Wirkspektrum
- **Isoxazolylpenicilline:** β-Laktamase-resistent, z. B. Oxacillin, Dicloxacillin und Flucloxacillin

C-10.2 Antibakterielles Wirkspektrum und Indikationen von Penicillinen

Stoff/Gruppe	Wirkspektrum	Indikationen
Penicillin G	- **grampositive Kokken:** α- und β-hämolysierende Streptokokken, Pneumokokken, Staphylokokken ohne Penicillinaseproduktion; anaerobe Kokken - **gramnegative Kokken:** Gonokokken, Meningokokken - **grampositive Stäbchen:** Korynebakterien, Clostridien - **gramnegative Aerobier:** Spirochäten (wie z. B. Treponemen und Borrelien) - **gramnegative Anaerobier:** Fusobakterien	- Endokarditis, Osteomyelitis, Lobärpneumonie oder Meningitis verursacht durch Streptokokken, Pneumokokken oder Meningokokken - Diphtherie - Gasbrand - Syphilis - Borreliose - Erysipel - Gonorrhö - akutes rheumatisches Fieber - Langzeitprophylaxe des rheumatischen Fiebers (Depot-Penicillin G)
Phenoxypenicilline	wie Penicillin G	- Angina tonsillaris - Scharlach - Erysipel - Rezidivprophylaxe des rheumatischen Fiebers (2-mal täglich 0,2 Mio. I.E. Penicillin V)
Aminopenicilline	wie Penicillin G und zusätzlich: - **gramnegative Keime:** Haemophilus influenzae, Escherichia coli, Salmonellen, Shigellen, Helicobacter pylori - **grampositive Keime:** evtl. Listerien und Enterokokken (Testung!) - **Sultamicillin zusätzlich:** Klebsiellen, Proteus, Enterokokken, Moraxella catarrhalis, penicillinasebildende Staphylokokken, anaerobe Keime wie Bacteroides fragilis	- Sinusitis - Otitis media - unkomplizierte Harnwegsinfektionen (Amoxicillin) - Infektionen mit Haemophilus influenzae (Ampicillin, Sultamicillin) - Infektionen mit Moraxella catarrhalis (Sultamicillin) - Staphylokokken-Infektionen (Sultamicillin) - Enterokokken-Endokarditis (Ampicillin in Kombination mit Gentamicin) - Listeriose inkl. Neugeborenen-Meningitis (evtl. in Kombination mit Gentamicin)
Acylaminopenicilline	**breitestes Wirkspektrum:** alle Penicillin-G- und Ampicillin-empfindlichen Bakterien, zusätzlich viele Enterobakterien und Pseudomonaden	nosokomiale Infektionen mit gramnegativen Keimen (v. a. mit Pseudomonas aeruginosa)
Isoxazolylpenicilline	penicillinasebildende Staphylokokken	Staphylokokken-Infektionen

Pharmakokinetik (Tab. C-10.3): Die orale Verfügbarkeit hängt vom Subtyp ab, die Elimination hingegen ist bei den meisten Penicillinen renal. Die Blut-Hirn-Schranke stellt für alle Penicilline eine unüberwindliche Barriere dar, auch Zellmembranen können sie kaum durchdringen.

Pharmakokinetik (Tab. C-10.3): Isoxazolylpenicilline und Aminopenicilline sind wie Oralpenicilline säurestabil und deshalb auch nach oraler Gabe wirksam. Die orale Bioverfügbarkeit von Ampicillin ist unsicher und niedrig, die von Amoxicillin aber gut. Die meisten Penicilline werden vorwiegend durch glomeruläre Filtration und tubuläre Sekretion (Transporter für organische Anionen) renal eliminiert, einige aber auch metabolisch. Penicilline sind polare Verbindungen und haben nur kleine Verteilungsräume. Da sie über Anionen-Effluxtransporter wieder aus dem Liquor entfernt werden, ist die **Blut-Hirn-Schranke** eine für Penicilline nahezu **unüberwindliche Barriere**. Auch Zellmembranen können sie kaum durchdringen. Deshalb haben sie gegen intrazelluläre Bakterien (z. B. Legionellen, Chlamydien, Rickettsien, Brucellen) keine Wirkung.

▶ **Merke.**

▶ **Merke.** Penicilline sind praktisch nicht ZNS-gängig und unwirksam gegen intrazelluläre Erreger. Bei der Meningitis sind Penicilline aber wirksam, weil bei dieser Erkrankung die Barrierefunktion der Blut-Hirn-Schranke gestört ist.

Unerwünschte Wirkungen und Kontraindikationen: Die **häufigste Nebenwirkung** sind **Penicillin-Allergien**, die mit z. T. schwerwiegenden Folgen bis hin zum anaphylaktischen Schock einhergehen können.

Unerwünschte Wirkungen und Kontraindikationen: Die weitaus **häufigste Nebenwirkung** (etwa 1–10%) sind **Penicillin-Allergien**. Sie können sich in Form eines anaphylaktischen Schocks (etwa 10% der Fälle), eines urtikariellen Exanthems, eines Arzneimittelfiebers, eines angioneurotischen Ödems, einer Vaskulitis, einer interstitiellen Nephritis, einer hämolytischen Anämie oder Thrombozytopenie äußern. Bei bekannter Penicillin-Allergie dürfen diese Stoffe nicht verabreicht werden. Bei einem entsprechenden Verdacht muss eine Allergietestung durchgeführt und dem Patienten ggf. ein Allergiepass ausgestellt werden.

C 10.2 Antibakterielle Wirkstoffe

C-10.3 Pharmakokinetische Daten und Dosierungen von Penicillinen

Wirkstoff	Applikation	Einzeldosis	DI [h]	BV [%]	HWZ [min]	PEB [%]	EF_{ren} [%]
Benzylpenicilline							
Penicillin G	i. v.	1 – 5 Mio. I.E.[1]	4 – 6	100	40	48	90
Phenoxypenicilline (Oralpenicilline)							
Penicillin V	p. o.	1 – 1,5 Mio. I.E.	8	50	40	75	40
Propicillin	p. o.	1 Mio. I.E.	8	50	45	85	30
Aminopenicilline							
Ampicillin	i. v.	1 g	8	100	60	20	73
Sultamicillin[2]	p. o.	375 – 750 mg	12	(83/83)	(60/90)	(20/38)	(73/80)
Amoxicillin	p. o.	0,5 – 1,0 g	8	90	100	18	86
Acylaminopenicilline							
Mezlocillin	i. v.	2 – 3 g	8	100	80	30	50
Piperacillin	i. v.	4 g	8	100	60	20	70
Isoxazolylpenicilline (β-Laktamase-resistente Penicilline)							
Oxacillin	i. v.	0,5 – 1,0 g	6	100	30	90	50
Flucloxacillin	p. o.	0,5 – 1,0 g	8	50	60	95	70
	i. v.	0,5 – 1,0 g	8	100			

[1] 1 I.E. von Penicillin G entspricht 0,6 μg des kristallinen Penicillin-Natriumsalzes; [2] Ampicillin-Derivat, in dem Ampicillin und Sulbactam über eine Esterbindung verknüpft sind; Daten in Klammern betreffen Ampicillin/Sulbactam.

▶ **Merke.** Bei 5 – 8 % der Penicillin-Allergien besteht eine Kreuzallergie gegen Cefalosporine.

▶ **Merke.**

Von der Penicillin-Allergie abzugrenzen ist das **Ampicillin-Exanthem**. Dabei handelt es sich um Hautausschläge nicht allergischer Genese nach Gabe von Aminopenicillinen, die besonders häufig und stark auftreten, wenn diese Antibiotika beim **Pfeiffer'schen Drüsenfieber** oder bei einer **chronisch lymphatischen Leukämie** verabreicht werden (Kontraindikationen!). Eine weitere Nebenwirkung ist die **Neurotoxizität**, die sich mit Reflexsteigerungen, Verwirrtheitszuständen, psychotischen Störungen oder sogar Krampfanfällen äußern kann und besonders bei i. v.-Anwendung hoher Dosierungen und/oder bei Niereninsuffizienz beobachtet wird. Wie bei allen Antibiotika kann es bei den Aminopenicillinen zu **Durchfällen** kommen. Sie können auch eine pseudomembranöse Kolitis verursachen. Die Isoxazolylpenicilline sind **hepatotoxisch** und können eine cholestatische Hepatitis hervorrufen (v. a. Flucloxacillin).

Davon abzugrenzen ist das Ampicillin-Exanthem, welches v. a. auftritt, wenn Aminopenicilline bei **Pfeiffer'schem Drüsenfieber** oder einer **chronisch lymphatischen Leukämie** verabreicht werden (KI!). Aufgrund der Neurotoxizität beobachtet man, v. a. bei i. v.-Gabe, auch neurologische Symptome. Wie bei allen Antibiotika kann es bei den Aminopenicillinen zu **Durchfällen** kommen. Isoxazolylpenicilline sind **hepatotoxisch**.

Wechselwirkungen: Probenecid und Methotrexat hemmen die tubuläre Sekretion von Penicillinen und verlängern dadurch deren Wirkdauer. Die kontrazeptive Wirkung von oralen Kontrazeptiva ist wegen Störungen der Darmflora beeinträchtigt. N-Acetylcystein p. o. inaktiviert gleichzeitig eingenommene Oralpenicilline. Allopurinol erhöht das Risiko von Hautausschlägen nach Aminopenicillinen.

Wechselwirkungen: Wirkdauer von Penicillinen ↑ durch Probenecid und Methotrexat; ACC inaktiviert Penicillin V. Wirkung oraler Kontrazeptiva ↓ durch Aminopenicilline. Näheres zu Untergruppen s. Haupttext.

Cefalosporine

Einteilung, antibakterielles Wirkspektrum und Indikationen: Ihren Namen hat diese Wirkstoffgruppe vom Pilz Cephalosporium acremonium, aus dem die ersten Substanzen gewonnen wurden. Die Struktur der Cefalosporine ist durch einen schwefelhaltigen sechsgliedrigen Ring gekennzeichnet, der dem β-Laktam-Ring angelagert ist (Abb. **C-10.3**). Bei dieser großen Antibiotika-Gruppe werden zunächst die **parenteralen** von den **oralen Cefalosporinen** unterschieden. Je nach Wirkspektrum lassen sich diese beiden jeweils weiter unterteilen in **Gruppe 1, 2 und 3**, wobei sich bei den

Cefalosporine

Einteilung, antibakterielles Wirkungsspektrum und Indikationen: Cefalosporine haben zusätzlich zum β-Laktam-Ring einen sechsgliedrigen schwefelhaltigen Ring (Abb. **C-10.3**). Man unterscheidet die **parenteralen** von den **oralen Cefalosporinen**, die jeweils nach ihrem Wirkspektrum nochmals in Generation bzw. **Gruppe 1, 2 und 3** unterteilt werden (Tab. **C-10.4**). Ihre antibakteriellen Wirkspektren und Indikationen sind in Tab. **C-10.5** aufgelistet.

parenteralen Cefalosporinen die Gruppe 3 noch einmal in die zwei Untergruppen 3 a und 3 b aufteilt. In der Klinik wird statt Gruppe 1, 2 und 3 häufig auch von der 1., 2. und 3. Generation der Cefalosporine gesprochen. Die Vertreter der einzelnen Gruppen sind in Tab. **C-10.4** aufgelistet, zu den antibakteriellen Wirkspektren und Indikationen s. Tab. **C-10.5**.

▶ Merke.

▶ Merke. Cefalosporine sind gegen einige wichtige Infektionserreger **wirkungslos**: Enterokokken (**„Enterokokkenlücke"**), Listerien, Penicillin-resistente Pneumokokken, multiresistente Staphylokokken (MRSA), intrazellulär wachsende Bakterien (Legionellen, Chlamydien), Bakterien ohne Zellwand (Mykoplasmen), Campylobacter jejuni, Clostridium difficile.

Stabilität gegenüber β-Laktamasen: Cefalosporine sind gegenüber Penicillinasen weitgehend stabil, von **β-Laktamasen gramnegativer Keime** werden sie allerdings in unterschiedlichem Ausmaß abgebaut.

Stabilität gegenüber β-Laktamasen: Cefalosporine sind weitgehend stabil gegenüber der enzymatischen Aktivität von Penicillinasen, einer Untergruppe der β-Laktamasen. Von den **β-Laktamasen gramnegativer Keime** werden sie allerdings in unterschiedlichem Ausmaß abgebaut. Dort gibt es zum einen plasmidkodierte, konstitutiv exprimierte β-Laktamasen, die v. a. Cefalosporine der Gruppe 1 inaktivieren. Cefalosporine der Gruppen 2 und 3 sind gegenüber der hydrolytischen Aktivität dieser Enzyme wesentlich stabiler. Zum anderen gibt es auch chromosomal kodierte β-Laktamasen, deren Expression in gramnegativen Bakterien durch eine Cefalosporin-Behandlung induziert wird. Diese inaktivieren v. a. Cefalosporine der Gruppen 2 und 3 (sekundäre Resistenz).

C-10.4 Pharmakokinetische Daten und Dosierungen von Cefalosporinen

Wirkstoff	Applikation	Einzeldosis [g]	DI [h]	BV [%]	HWZ [h]	PEB [%]	EF$_{ren}$ [%]
parenterale Cefalosporine							
Gruppe 1 (Basis-Cefalosporine)							
Cefazolin	i. v.	1 – 2	12	100	2,0	89	80
Gruppe 2 (Intermediär-Cefalosporine)							
Cefuroxim	i. v.	0,9 – 1,9	12	100	1,7	33	96
Gruppe 3 a (Breitspektrum-Cefalosporine)							
Cefotaxim[1]	i. v.	1 – 2	12	100	1,1	32	55 (20)
Ceftriaxon	i. v.	1 – 2	12 – 24	100	8,0	90	50
Gruppe 3 b (Pseudomonaden-Cefalosporine)							
Ceftazidim	i. v.	1,5 – 2,0	12	100	1,8	20	90
Cefepim	i. v.	1 – 2	8 – 12	100	2,1	18	85
orale Cefalosporine							
Gruppe 1 (Basis-Cefalosporine)							
Cefaclor	p. o.	0,5 – 1,0	8	90	0,7	40	75
Cefadroxil	p. o.	0,5 – 1,0	12	100	1,4	20	90
Cefalexin	p. o.	0,5 – 1,0	8	90	1,0	14	91
Gruppe 2 (Intermediär-Cefalosporine)							
Cefuroximaxetil[2]	p. o.	0,25 – 0,5[3]	12	(50[4])	(1,7)	(33)	(96)
Gruppe 3 (Breitspektrum-Cefalosporine)							
Cefixim	p. o.	0,2	12	47	3,0	65	41
Cefpodoximproxetil[5]	p. o.	0,1 – 0,2[6]	12	(50[7])	(2,4)	(40)	(80)
Ceftibuten	p. o.	0,2 – 0,4	24	84	3,0	63	65

[1] Daten in Klammern betreffen einen wirksamen Metaboliten; [2] ein Cefuroxim-Ester mit guter oraler BV für Cefuroxim (Daten in Klammern betreffen Cefuroxim); [3] Dosierung bezieht sich auf Cefuroxim; [4] gleichzeitige Nahrungsaufnahme erhöht die orale BV von Cefuroxim aus Cefuroximaxetil; [5] ein Cefpodoxim-Ester mit guter oraler BV für Cefpodoxim (Daten in Klammern betreffen Cefpodoxim); [6] Dosierung bezieht sich auf Cefpodoxim; [7] gleichzeitige Nahrungsaufnahme erhöht die orale BV von Cefpodoxim aus Cefpodoximproxetil.

C-10.5 Antibakterielles Wirkspektrum und Indikationen von Cefalosporinen

Untergruppe	Wirkspektrum	Indikationen
Gruppe 1	v. a. Streptokokken und Staphylokokken	• Staphylokokken- oder Streptokokken-Infektionen • Erkrankungen mit Penicillin-empfindlichen Keimen (bei Penicillin-Allergie) • perioperative Prophylaxe bei Operationen mit Infektionsgefahr (1 g Cefazolin i. v. 30 min vor dem Eingriff)
Gruppe 2	• gramnegative Keime wie Escherichia coli, Klebsiellen, Proteus, Haemophilus influenzae und Moraxella catarrhalis • nicht so gut wirksam gegen grampositive Kokken wie Gruppe 1	Infektionen der Atemwege, der Lunge, der ableitenden Harnwege und der Geschlechtsorgane mit gramnegativen Keimen
Gruppe 3a und Gruppe 3 der Oralcefalosporine	• breiteres Wirkspektrum im gramnegativen Bereich als Gruppe 2 (inkl. Enterobakterien) • gut wirksam gegen Borrelien und gramnegative Kokken (Meningokokken, Gonokokken) • deutlich schlechter wirksam gegen grampositive Kokken als Gruppe 1 • schwache Wirkung gegen Pseudomonaden	• schwere Infektionen und nosokomiale Infektionen mit gramnegativen Erregern wie Klebsiellen, Enterobacter, Serratia, Proteus, Haemophilus influenzae • bakterielle Meningitis (auch im Säuglingsalter): 1. Wahl Ceftriaxon • schwere Formen der Borreliose (z. B. lymphozytäre Meningoradikulitis): 1. Wahl Ceftriaxon • Mischinfektionen mit Anaerobiern: Ceftriaxon + Metronidazol
Gruppe 3b	• ähnliches Wirkspektrum wie Gruppe 3a • stark wirksam gegen Pseudomonaden	nosokomiale Infektionen mit Pseudomonas aeruginosa (auch in Kombination mit Aminoglykosiden)

▶ **Merke.** Cefepim ist gegenüber β-Laktamasen das stabilste Cefalosporin.

Pharmakokinetik: Cefalosporine haben in der Regel eine kurze Halbwertszeit, eine geringe Plasmaeiweißbindung und werden renal eliminiert (Tab. **C-10.4**). Bezüglich dieser **typischen Eigenschaften** gibt es **drei wichtige Ausnahmen**. **Cefotaxim** und **Cefixim** werden auch extrarenal eliminiert, weshalb eine Dosisanpassung bei Niereninsuffizienz meist nicht erforderlich ist. **Ceftriaxon** hat eine lange Halbwertszeit (8 h), wird effektiv über die Galle ausgeschieden und hat eine hohe Eiweißbindung (90%). Daraus ergeben sich folgende Vorteile: Die lange Halbwertszeit ermöglicht eine einmalige Dosierung pro Tag und die biliäre Ausscheidung erübrigt eine Dosisanpassung bei Niereninsuffizienz. Nachteilig sind die Gefahr einer **Pseudocholelithiasis** durch Ausfall von Ceftriaxon-Kalziumsalzen in der Gallenblase und das Risiko eines **Kernikterus bei Neugeborenen**, das sich aus der hohen Eiweißbindung ergibt. Dadurch kann nämlich das gebundene Bilirubin aus seiner Plasmaeiweißbindung verdrängt werden und bei dann erhöhten Plasmaspiegeln vermehrt ins ZNS eindringen.

Unerwünschte Wirkungen und Kontraindikationen: Die häufigsten Nebenwirkungen sind **immunallergische Reaktionen**, die meist die Haut und die Schleimhäute, gelegentlich aber auch das blutbildende System oder anderer Organe betreffen. Anaphylaktische Reaktionen sind selten. Insgesamt ebenfalls häufig sind **gastrointestinale Störungen**. Selten kann dabei eine pseudomembranöse Kolitis durch Selektion von Clostridium difficile auftreten. Nach i.v.-Injektion wird gelegentlich eine **(Thrombo-)Phlebitis** beobachtet. Die **Hepatotoxizität** der Cefalosporine äußert sich

Pharmakokinetik: Typische Eigenschaften sind eine kurze HWZ, geringe Plasmaeiweißbindung und renale Elimination (Cave: bei Niereninsuffizienz!) (Tab. **C-10.4**). Es gibt aber **drei wichtige Ausnahmen**: **Cefotaxim** und **Cefixim** werden auch extrarenal eliminiert. **Ceftriaxon** hat eine lange HWZ und wird biliär eliminiert mit der Gefahr einer **Pseudocholelithiasis**. Außerdem hat Ceftriaxon eine hohe Plasmaeiweißbindung und kann so über eine Verdrängung von Bilirubin zum **Kernikterus bei Neugeborenen** führen.

Unerwünschte Wirkungen und Kontraindikationen: Häufigste Nebenwirkungen sind **immunallergische Reaktionen** und **gastrointestinale Störungen**. Nach i. v.-Gabe wird gelegentlich eine **(Thrombo-)Phlebitis** beobachtet. Die **Hepato- und Nephrotoxizität** zeigen sich meist nur im Anstieg der entsprechenden Serumparameter, bleiben aber in der Regel ohne schwerwiegende Folgen. **Kontraindikationen: Cefalosporin-Allergie** oder Allergie gegen andere β-Laktam-Antibiotika; **Cefazolin**: Frühgeborene, 1. Lebensmonat, Stillzeit; **Ceftriaxon**: Hyperbilirubinämie bei Früh- und Neugeborenen.

in einem gelegentlichen bis häufigen Anstieg leberzellspezifischer Serumenzyme, selten in Cholestase und Hepatitis. **Nephrotoxische Wirkungen** sind dosisabhängig und Folge der Anreicherung von Cefalosporinen in den Tubuluszellen, erkennbar sind sie an einem Anstieg der Kreatinin- und Harnstoffspiegel im Blut. Bei **Cefalosporin-Allergie** oder Allergie gegen einige andere β-Laktam-Antibiotika dürfen Cefalosporine nicht verabreicht werden, **Cefazolin** zusätzlich auch bei Frühgeborenen und Säuglingen im ersten Lebensmonat sowie in der Stillzeit. Eine weitere Kontraindikation für **Ceftriaxon** ist eine Hyperbilirubinämie bei Frühgeborenen und Neugeborenen (s. o.).

Wechselwirkungen: Elimination ↓ durch **Probenecid**. Nephrotoxizität ↑ durch **Aminoglykoside** und **Schleifendiuretika**. Gerinnungshemmende Wirkung von **Cumarinen** ↑, kontrazeptive Wirkung von **hormonellen Kontrazeptiva** ↓. Inaktivierung durch gleichzeitige Einnahme von **ACC**.

Wechselwirkungen: Probenecid hemmt die renale Elimination der Cefalosporine. Die gerinnungshemmende Wirkung von **Antikoagulanzien vom Cumarin-Typ** wird durch Cefalosporine verstärkt, die empfängnisverhütende Wirkung **hormoneller Kontrazeptiva** beeinträchtigt. **Aminoglykoside** und **Schleifendiuretika** steigern die Nephrotoxizität. Die gleichzeitige orale Einnahme von **N-Acetylcystein** und Cefalosporinen führt zur Inaktivierung der Cefalosporine.

Carbapeneme

Zu den Carbapenemen gehören **Imipenem** (Abb. **C-10.3**), **Meropenem**, **Ertapenem** und **Doripenem**. Aufgrund ihres **breiten antibakteriellen Wirkspektrums** sind sie Reserveantibiotika zur **Behandlung von schweren Infektionen bei Krankenhauspatienten**. Alle Carbapeneme werden i. v. angewendet und Imipenem wird zusätzlich immer mit Cilastatin kombiniert, um den ansonsten zu raschen renalen Abbau zu verhindern (Tab. **C-10.6**). Alle Vertreter sind **resistent gegenüber den meisten β-Laktamasen**, Imipenem kann allerdings von bestimmten β-Laktamasen abgebaut werden.

Carbapeneme

Vier Vertreter gehören in diese Gruppe: **Imipenem** (Abb. **C-10.3**), **Meropenem**, **Ertapenem** und **Doripenem**. Sie alle sind durch ein sehr **breites antibakterielles Wirkspektrum** im grampositiven und gramnegativen Bereich charakterisiert, das das der Cefalosporine der Gruppe 3 noch übertrifft. Als Reserveantibiotika sind die Carbapeneme der **Behandlung von schweren Infektionen bei Krankenhauspatienten** vorbehalten. Sie werden nach oraler Gabe nicht resorbiert und müssen deshalb i. v. (Infusion in 20–60 min) angewendet werden (Tab. **C-10.6**). Imipenem wird nur in einer fixen 1:1-Kombination mit **Cilastatin**, einem Hemmstoff der Dihydropeptidase in den proximalen Nierentubuli, verabreicht, weil es sonst in den Nieren sehr effektiv inaktiviert wird und die Plasmaspiegel zu rasch sinken (Tab. **C-10.6**). Ertapenem wird ebenfalls von der renalen Dihydropepidase abgebaut, sodass im Harn v. a. unwirksame Metaboliten erscheinen. Meropenem und Doripenem werden dagegen nicht in den Nieren abgebaut und gelangen unverändert in den Harn, was für die Behandlung schwerer Harnwegsinfektionen wichtig ist. Alle vier Vertreter sind **resistent gegenüber den meisten β-Laktamasen**, einschließlich der plasmidkodierten und chromosomal kodierten β-Laktamasen vieler gramnegativer Bakterien (s. S. 570). Imipenem kann allerdings von bestimmten, bei Klebsiellen, Pseudomonaden und Bacteroides fragilis vorkommenden β-Laktamasen abgebaut werden.

Unerwünschte Wirkungen sind u. a. gastrointestinale und zentralnervöse Störungen,

Die wichtigsten **unerwünschte Wirkungen** sind gastrointestinale Störungen, Überempfindlichkeitsreaktionen der Haut, Blutbildveränderungen und zentralnervöse

C-10.6 Pharmakokinetische Daten und Dosierungen von Carbapenemen, Aztreonam und β-Laktamase-Hemmstoffen

Wirkstoff	Applikation	Einzeldosis [g]	DI [h]	BV [%]	HWZ [h]	PEB [%]	EF$_{ren}$ [%]
Carbapeneme							
Imipenem/Cilastatin	i. v.	0,5[1]	6–8	100	0,9/0,8	20/35	69/70
Meropenem	i. v.	0,5–1,0	8	100	1	2	70
Ertapenem	i. v.	1,0	24	100	4	92	32
Doripenem	i. v.	0,5	24	100	1	8	71
Monobactame							
Aztreonam	i. v.	0,5–2,0	8–12	100	2	56	70
β-Laktamase-Hemmstoffe							
Clavulansäure[2]	p. o.	0,125	8–12	60	60	22	40
Sulbactam[3]	i. v.	0,5–1,0	6–8	100	90	38	80
Tazobactam[4]	i. v.	0,5	8	100	60	30	80

[1] die Dosierung bezieht sich auf Imipenem; [2] wird als fixe Kombination im Verhältnis 125/500 oder 125/875 mg mit Amoxicillin angewendet; [3] ist als einziger Vertreter der Gruppe frei kombinierbar und wird normalerweise im Verhältnis 1:2 g mit Ampicillin, Mezlocillin, Piperacillin oder Cefotaxim kombiniert; [4] wird als fixe Kombination im Verhältnis 0,5:4 g mit Piperacillin verabreicht.

Störungen (bis hin zu generalisierten Krampfanfällen). Hohe Dosierungen sind nephrotoxisch und können im schlimmsten Fall ein akutes Nierenversagen verursachen. Deshalb ist bei Funktionsstörungen der Nieren eine Dosisanpassung erforderlich. Wegen des erhöhen Krampfrisikos ist Imipenem bei Patienten mit Hirnverletzungen oder Krampfanfällen in der Anamnese **kontraindiziert**. Ertapenem darf nicht bei fortgeschrittener Niereninsuffizienz, Meropenem und Ertapenem nicht während der Stillzeit und Doripenem nicht in der Schwangerschaft verabreicht werden. **Wechselwirkungen:** Ganciclovir, Valganciclovir und Theophyllin erhöhen das Risiko von generalisierten Krampfanfällen durch Carbapeneme. Aminoglykoside und Schleifendiuretika erhöhen die Nephrotoxizität von Imipenem und Meropenem. Probenecid hemmt die tubuläre Sekretion von Imipenem und Meropenem (Plasmaspiegel ↑).

hohe Dosierungen wirken nephrotoxisch (ggf. Dosisanpassung). **Kontraindikationen:** Imipenem: Hirnverletzungen, Krampfanfälle; Meropenem: Stillzeit; Ertapenem: Niereninsuffizienz, Stillzeit. **Wechselwirkungen:** Ganciclovir, Valganciclovir und Theophyllin: Risiko für Krampfanfälle ↑; Aminoglykoside und Schleifendiuretika: Nephrotoxizität ↑; Probenecid: Plasmaspiegel ↑.

Aztreonam

Aztreonam ist der einzige Vertreter der **Monobactame** (Abb. C-10.3). Es wirkt ausschließlich gegen gramnegative, aerobe Bakterien (exzellente Wirkung gegen Pseudomonaden!) und ist ein Reserveantibiotikum bei **schweren Infektionen mit gramnegativen Hospitalkeimen**. Aztreonam muss parenteral verabreicht werden (Tab. C-10.6) und ist stabil auch gegenüber β-Laktamasen von gramnegativen Keimen. Die Kombination mit Aminoglykosiden führt zu synergistischen Effekten gegen Pseudomonaden und viele Enterobakterien. Bei deutlich eingeschränkter Nierenfunktion ist eine Dosisreduktion von Aztreonam erforderlich. Die wichtigsten **unerwünschten Wirkungen** betreffen den Gastrointestinaltrakt. Das Risiko für eine pseudomembranöse Kolitis durch Selektion von Clostridium difficile ist hoch. Überempfindlichkeitsreaktionen können ebenfalls auftreten. Kreuzallergien mit anderen β-Laktam-Antibiotika gibt es nicht. In der Schwangerschaft und Stillzeit ist Aztreonam **kontraindiziert**. Das Urikosurikum Probenecid hemmt die tubuläre Sekretion und damit die renale Elimination von Aztreonam (Plasmaspiegel ↑).

Aztreonam

Aztreonam als einziger Vertreter der **Monobactame** (Abb. C-10.3) wirkt ausschließlich gegen gramnegative, aerobe Bakterien (Pseudomonaden!) und ist ein Reserveantibiotikum bei **schweren Infektionen mit gramnegativen Hospitalkeimen**. Es wird i. v. verabreicht (Tab. C-10.6) und häufig mit Aminoglykosiden kombiniert. Die wichtigsten **unerwünschten Wirkungen** sind gastrointestinale Störungen (pseudomembranöse Kolitis). **Kontraindikationen:** Schwangerschaft, Stillzeit.

β-Laktamase-Hemmstoffe (Oxalactame)

Mit **Clavulansäure**, **Sulbactam** und **Tazobactam** stehen drei β-Laktamase-Hemmstoffe zur Verfügung (Tab. C-10.6). Diese Stoffe binden kovalent an β-Laktamasen und unterdrücken deren enzymatische Aktivität irreversibel. Ihre hemmende Wirkung betrifft viele, aber nicht alle β-Laktamasen. Sie sind am wirksamsten gegen plasmidkodierte β-Laktamasen und wirken nur begrenzt gegen chromosomal kodierte β-Laktamasen (s. S. 570). β-Laktamase-Hemmstoffe haben selbst keine antibakteriellen Wirkungen und werden stets mit β-Laktam-Antibiotika kombiniert. Sie **erhöhen die Potenz der Kombinationspartner und erweitern deren Wirkspektrum** um β-Laktamase-produzierende Keime wie z. B. Staphylokokken, Moraxella catarrhalis, Bacteroides fragilis, Haemophilus influenzae und viele Enterobakterien.

β-Laktamase-Hemmstoffe (Oxalactame)

Clavulansäure, **Sulbactam** und **Tazobactam** sind irreversible Hemmstoffe der meisten β-Laktamasen (Tab. C-10.6). Sie haben keine eigene antibakterielle Wirkung, **erhöhen** aber **in Kombination** mit β-Laktam-Antibiotika **deren Potenz** und **erweitern das Wirkspektrum**.

▶ **Klinischer Bezug.** Sinnvolle Kombinationen

Nur **Sulbactam** ist frei **mit jedem beliebigen β-Laktam-Antibiotikum** kombinierbar. Clavulansäure und Tazobactam haben dagegen fixe Kombinationspartner: **Clavulansäure wird nur mit Amoxicillin** und **Tazobactam nur mit Piperacillin** kombiniert. Die Kombination von Piperacillin und Tazobactam hat das breiteste Wirkungsspektrum aller Penicilline und eine klinische Wirksamkeit, die mit der von Carbapenemen durchaus vergleichbar ist. Die antibakterielle Wirkung von Piperacillin gegen Pseudomonaden wird allerdings nicht verbessert, weil diese Keime durch Expression von aktiven Effluxtransportern resistent werden. Auch Penicillin-resistente Pneumokokken und multiresistente Staphylokokken werden durch Gabe von β-Laktamase-Hemmstoffen nicht empfindlicher gegen Penicilline, weil die Resistenzen in diesen Fällen auf den Erwerb (Mutationen?) veränderter Penicillin-bindender Proteine zurückzuführen ist.

▶ **Klinischer Bezug.**

Wie bei den meisten Antibiotika stehen bei den **unerwünschten Wirkungen immunallergische Reaktionen** und **gastrointestinale Störungen** im Vordergrund. Die gleichzeitige Einnahme von Allopurinol begünstigt das Auftreten von Hautausschlägen. Meist kurz nach Behandlungsende, evtl. aber auch einige Wochen danach, treten bei einer Therapie mit Clavulansäure (in Kombination mit Amoxicillin) mit einer Häufigkeit von 1:5000 bis 1:10 000 Symptome **hepatozellulär-toxischer Wirkungen** auf,

Unerwünschte Wirkungen sind v. a. **immunallergische Reaktionen** und **gastrointestinale Störungen**. Eine seltene Komplikation sind die u. U. auch verzögert auftretenden **hepatozellulär-toxischen Wirkungen** von Clavulansäure/Amoxicillin. **Kontraindika-**

tionen: Penicillin-Allergie; Clavulansäure: Leberfunktionsstörungen.

die zu einer lebensbedrohlichen cholestatischen Hepatitis führen können. Bei schweren Leberfunktionsstörungen darf Clavulansäure deshalb nicht verabreicht werden. Eine Kontraindikation für alle β-Laktamase-Hemmstoffe ist eine Penicillin-Allergie.

Andere Antibiotika

Aminoglykoside

Andere Antibiotika

Aminoglykoside

Substanzen und Nomenklatur: Erster Vetreter war das heute nur noch als Tuberkulostatikum verwendete **Streptomycin**. Die drei wichtigsten Vetreter im klinischen Alltag sind **Gentamicin**, **Tobramycin** und **Amikacin**.

Substanzen und Nomenklatur: Diese Gruppe umfasst zahlreiche Substanzen, die von Streptomyces- oder Micromonospora-Arten gebildet werden. Das erste Aminoglykosid-Antibiotikum war **Streptomycin**, das heute nur noch als Tuberkulostatikum verwendet wird (s. S. 600). Die drei wichtigsten Vertreter sind **Gentamicin**, **Tobramycin** und **Amikacin**. Die Schreibweise des Wirkstoffs erlaubt Rückschlüsse auf die Herkunft: Aminoglykoside aus Streptomyces-Arten enden mit „ycin" (z. B. Tobramycin), solche aus Micromonospora-Arten mit „icin"(z. B. Gentamicin). Aminoglykosid-Antibiotika sind hydrophile, basische Verbindungen, die meist aus drei glykosidisch verknüpften Aminozuckern bestehen.

 Exkurs.

 Exkurs. **Weitere Aminoglykoside**
Neben den oben genannten Aminoglykosiden stehen noch einige andere zur Verfügung, die nur topisch angewendet werden. **Kanamycin** wird als 5%ige Salbe bei infektiösen Hauterkrankungen und in Form von Vaginalzäpfchen (21 mg) bei Vulvovaginitis (z. B. infolge einer Trichomonaden-Infektion) verabreicht. **Framycetin** (Salbe oder Puder 2%ig) ist indiziert bei bakteriellen Hautinfektionen. Binde- oder Hornhautinfektionen werden mit **Kanamycin** behandelt (Augensalbe oder -tropfen 0,3 – 0,5%ig). Das nach oraler Gabe nicht resorbierte **Paromomycin** hat zwei Anwendungsbereiche: Reduktion der Darmflora und Eradikation von Entamoeba histolytica aus dem Darmlumen. Es wird in einer oralen Dosierung von 25 – 50 mg/kg pro Tag (verteilt auf 3 Einzeldosierungen) verabreicht.

Wirkungsmechanismus: Aminoglykoside **hemmen die bakterielle Proteinsynthese** und wirken durch die Bildung falscher Proteine konzentrationsabhängig **bakterizid** (Abb. **C-10.2**). Ihre Wirkung persistiert für eine relativ lange Zeit auch nach Absinken der Plasmakonzentration unter die MHK **(postantibiotischer Effekt)**.

Wirkungsmechanismus: Aminoglykoside werden von einem sekundär aktiven Transporter durch bakterielle Zellmembranen geschleust und **hemmen die bakterielle Proteinsynthese**. Sie binden mit hoher Affinität an die 30S-Untereinheit der Ribosomen und rufen Ablesefehler bei der Translation hervor. Daraus resultiert ihre **bakterizide Wirkung**, weil die Bildung falscher Proteine auch zu Störungen beim Aufbau der Plasmamembran führt. Anders als bei den β-Laktam-Antibiotika nimmt die bakterizide Wirkung der Aminoglykoside konzentrationsabhängig zu (Abb. **C-10.2**). Außerdem ist ihre antibakterielle Wirkung durch einen ausgeprägten **postantibiotischen Effekt** gekennzeichnet, d. h. die Wirkung persistiert für eine relativ lange Zeit, auch wenn die Plasmakonzentration unter die MHK (s. S. 567) gefallen ist. Um möglichst hohe Spitzenkonzentrationen zu erreichen, wird die gesamte Tagesdosis morgens verabreicht. Dieses Vorgehen reduziert auch die Toxizität dieser Stoffe. Amikacin verursacht seltener als die anderen Aminoglykoside Resistenzen, weil es stabil gegen viele Enzyme von gramnegativen Erregern ist, die Aminoglykoside inaktivieren.

Antibakterielles Wirkspektrum und Indikationen: Aufgrund starker synergistischer Effekte werden Aminoglykoside **nur noch zusammen mit β-Laktam-Antibiotika** angewendet. V. a. bei **schweren systemischen Infektionen mit gramnegativen Keimen oder Enterokokken** haben diese Kombinationen eine große therapeutische Bedeutung (Tab. **C-10.8**).

Antibakterielles Wirkspektrum und Indikationen: Aminoglykoside werden **nur noch zusammen mit β-Laktam-Antibiotika** angewendet, da diese Kombination mit starken synergistischen Effekten einhergeht. Dafür gibt es zwei Erklärungen: Einerseits können Aminoglykoside wegen der Hemmung der Zellwandsynthese durch β-Laktam-Antibiotika besser in Erreger eindringen. Andererseits wirken sie additiv, da zum gestörten Aufbau der Zytoplasmamembran (Aminoglykoside) die gestörte Zellwandsynthese (β-Laktam-Antibiotika) hinzu kommt. Deshalb haben solche Kombinationen bei **schweren systemischen Infektionen mit gramnegativen Keimen oder Enterokokken** große therapeutische Bedeutung (Tab. **C-10.8**).

 Merke.

 Merke. **Besonders sinnvolle Kombinationen**:
- Aminglykosid + Piperacillin gegen Pseudomonaden
- Aminglykosid + Ampicillin gegen Listerien
- Aminglykosid + Cefalosporine gegen Klebsiellen

Auch die **Kombination Aminoglykoside + Vancomycin** wirkt synergistisch.

Aminoglykoside steigern auch die Wirkung der β-Laktam-Antibiotika gegen grampositive Kokken, obwohl sie alleine gegen diese Keime kaum Wirkungen zeigen. Darüber hinaus sind sie auch in **Kombination mit Vancomycin** synergistisch wirksam.

Pharmakokinetik: Aufgrund ihrer starken Hydrophilie können Aminoglykoside **nur i. v.** verabreicht werden und zwar als Kurzinfusion über 30 – 60 min (Gentamicin, Tobramycin) bzw. 60 min (Amikacin). Sie werden ausschließlich renal eliminiert. Die in Tab. **C-10.7** genannten Halbwertszeiten betreffen die Elimination aus dem Plasma. Lokale Transportmechanismen sorgen für eine **starke Anreicherung in den Tubuluszellen der Nieren und in der Peri- und Endolymphe des Innenohrs**. Von dort werden sie nur sehr langsam eliminiert (terminale Halbwertszeit 50 – 100 h). Die hohen Konzentrationen an diesen Orten wirken zytotoxisch und erklären die typischen nephro- und ototoxischen Nebenwirkungen der Aminoglykoside (s. u.).

Unerwünschte Wirkungen und Kontraindikationen: Die für Aminoglykoside charakteristischen **Nebenwirkungen** betreffen die Nieren und das Innenohr (s. o.):
- **Nephrotoxizität (reversibel):** Sie äußert sich in Proteinurie, Zylindrurie, Hämaturie und Oligurie. Risikofaktoren sind eine hohe kumulative Gesamtdosis, lange Therapiedauer, hohe Plasmaspiegel am Ende des Dosierungsintervalls (sog. Talspiegel).
- **Ototoxizität (irreversibel):** Symptome sind Schwindel, Tinnitus und Minderung des Hörvermögens. Tobramycin verursacht vestibuläre Störungen und Hörstörungen etwa gleich häufig, während Gentamicin bevorzugt vestibuläre Störungen und Amikacin bevorzugt Hörstörungen hervorruft. Risikofaktoren sind eine vorbestehende Niereninsuffizienz, eine hohe kumulative Gesamtdosis, und hohe Talspiegel. Um diese niedrig zu halten, wird nur 1-mal pro Tag dosiert.
- **Störungen der Leberfunktion:** Es handelt sich in der Regel um leichtgradige und reversible Anstiege der Transaminasen und des Bilirubins.
- **Immunallergische Reaktionen:** Hautausschläge, Arzneimittelfieber, Thrombozytopenie, Leukopenie, Eosinophilie.

Bei Vorschädigung des Vestibular- oder Kochlearorgans, bei fortgeschrittener Niereninsuffizienz sowie in der Schwangerschaft und Stillzeit sind Aminoglykoside **kontraindiziert**.

Wechselwirkungen: Cefalosporine, Amphotericin B, Ciclosporin, Cisplatin, Vancomycin und Schleifendiuretika verstärken die Nephrotoxizität und Ototoxizität. Aminoglykoside vertiefen und verlängern die von curareartigen Muskelrelaxanzien hervorgerufene neuromuskuläre Blockade. Eine solche Aminoglykosid-bedingte neuromuskuläre Blockade kann durch Injektion von Calciumchlorid beseitigt werden.

Fosfomycin

Fosfomycin ist ein substituiertes Phosphorsäurederivat mit hydrophilen Eigenschaften. Es wird von Streptomyzeten gebildet, zu therapeutischen Zwecken heute aber synthetisch hergestellt. Nach Aufnahme in die Bakterienzelle über aktive Transportsysteme hemmt Fosfomycin die Phosphoenolpyruvat-Transferase, die die Bildung eines Grundbausteins der bakteriellen Zellwand katalysiert (N-Acetylmuraminsäure). Somit **unterdrückt** Fosfomycin den **Aufbau der Bakterienzellwand**, und zwar auf einer früheren Stufe als die β-Laktam-Antibiotika. Es ist ebenfalls ein **bakterizid** wirkendes Antibiotikum. Allerdings werden die Erreger relativ rasch resistent gegen diesen Stoff.

Fosfomycin wird zur Behandlung **unkomplizierter Harnwegsinfektionen bei Frauen** angewendet. In diesem Fall werden einmalig 3 g oral eingenommen (Tab. **C-10.7**). Ansonsten ist Fosfomycin ein i. v. appliziertes Reserveantibiotikum, vor dessen Anwendung immer die Erregerempfindlichkeit getestet werden muss. Es ist bei **schweren systemischen Staphylokokken-Infektionen** indiziert, wenn eine Penicillin-Allergie vorliegt. In Kombination mit Vancomycin oder Rifampicin ist es auch bei **Infektionen mit MRSA** wirksam (Tab. **C-10.8**). Zu den **unerwünschten Wirkungen** zählen gastrointestinale Störungen, eine vorübergehende Erhöhung der Transaminasen oder der alkalischen Phosphatase sowie Überempfindlichkeitsreaktionen. Da mit Fosfomycin große Natriummengen infundiert werden (14,5 mmol Na$^+$ mit 1 g Fosfomycin), können Hypernatriämien auftreten. Bei schwerer Niereninsuffizienz ist Fosfomycin deshalb auch **kontraindiziert**.

Glykopeptide

Substanzen und Wirkungsmechanismus: Dabei handelt es sich um komplexe polyzyklische Verbindungen. **Vancomycin** ist eine hydrophile Base und **Teicoplanin** eine

C-10.7 Pharmakokinetische Daten und Dosierungen weiterer Antibiotika

Wirkstoff	Applikation	Einzeldosis	DI [h]	BV [%]	HWZ [h]	PEB [%]	EF_{ren} [%]
Aminoglykoside							
Gentamicin	i. v.	3–4 mg/kg	24	100	2,5	10	> 90
Tobramycin	i. v.	3–4 mg/kg	24	100	2,5	10	> 90
Amikacin	i. v.	15 mg/kg	24	100	2,3	4	98
Fosfomycin							
Fosfomycin	i. v.	3–5 g (über 30 min)	8–12	100	2	0	90
	p. o.	3 g	einmalig	41			
Glykopeptide							
Vancomycin	i. v.	1000 mg (über ≥ 60 min)	12 h	100	6	42	85
	p. o.	250–500 mg	6–8 h	100			
Teicoplanin	i. v./i. m.	400 mg	24	100	85	90	85
Lincosamide							
Clindamycin	i. v./i.m	0,4–0,6 g	8	100	3	94	13
	p. o.	0,2–0,6 g	8	87			
Makrolide und Ketolide							
Erythromycin	i. v.	500–750 mg	8	100	2	84	12
	p. o.	500 mg	6	35[1]			
Clarithromycin[2]	i. v.	500 mg (über 30–60 min)	12	100	5[3] (8)	72	25[3]
	p. o.	250–500 mg	12	55			
Roxithromycin	p. o.	150 mg	12	60	12	88	10
Azithromycin	i. v.	500 mg (über 1 h)	24	100	70	12	10
	p. o.	500 mg	24	40			
Telithromycin	p. o.	800 mg	24	60	3	65	12
Tetrazykline							
Doxycyclin	p. o.	1. Tag: 200 mg, danach: 100 mg (Infusion über 2–4 min)	24	90	16	88	41
	i. v.		24	100			
Minocyclin	p. o.	50 mg	12	95	16	73	13
Tigecyclin	i. v.	1. Tag: 100 mg, danach: 50 mg (über 30–60 min)	12	100	42	80	13
Lipopeptide							
Daptomycin	i. v.	4–6 mg/kg (über 30 min)	24	100	8,5	90	50

[1] orale BV der freien Base aus magensaftresistenten Tabletten; [2] Daten in Klammern betreffen einen wirksamen Metaboliten; [3] nimmt mit steigender Dosis zu.

nin verhindern den regelhaften Aufbau der Zellwand und wirken so bakterizid (Ausnahme: Teicoplanin wirkt bei Enterokokken bakteriostatisch). Ihre Wirkung ist stark zeitabhängig (Abb. **C-10.2**).

Antibakterielles Wirkspektrum und Indikationen: Glykopeptide sind **ausschließlich**

lipophile Säure. Glykopeptide stören den regelhaften Aufbau der Bakterienzellwand, indem sie mit hoher Affinität an die Oligopeptide binden, die für die stabilisierende Quervernetzung des Mureingerüsts verantwortlich sind. Daraus resultiert in aller Regel eine **bakterizide Wirkung**. Die einzige Ausnahme stellen Enterokokken dar, gegen die Teicoplanin bakteriostatisch wirkt. Die Wirkung der Glykopeptide ist in starkem Maße zeitabhängig (Abb. **C-10.2**), d. h. je länger die Glykopeptid-Plasmaspiegel während des Dosierungsintervalls die MHK (s. S. 567) überschreiten, desto besser die klinisch beobachtete antibakterielle Wirkung.

Antibakterielles Wirkspektrum und Indikationen: Glykopeptid-Antibiotika sind **ausschließlich gegen grampositive Keime** wirksam. Das Wirkspektrum umfasst Strep-

C-10.8 Antibakterielles Wirkspektrum und Indikationen für die weiteren Antibiotika

Stoff/Gruppe	Wirkspektrum	Indikationen
Aminoglykoside	**nur wirksam gegen aerobe gramnegative Bakterien:** v. a. Enterobakterien wie Enterobacter, Escherichia coli, Listerien, Klebsiellen, Proteus und Serratia; **Tobramycin:** relativ potent gegen Proteus mirabilis; **Amikacin:** relativ potent gegen Pseudomonas aeruginosa; in Kombination mit β-Laktam-Antibiotika auch wirksam gegen grampositive Keime	schwere systemische Infektionen mit gramnegativen Erregern oder Enterokokken immer in Kombination mit β-Laktam-Antibiotika
Fosfomycin	v. a. Staphylokokken, Streptokokken, Pneumokokken, einige gramnegative Erreger (z. B. H. influenzae, E. coli, Proteus, Salmonellen, Yersinien)	• unkomplizierte Harnwegsinfektionen bei Frauen (einmalig 3 g p. o.) • schwere systemische Staphylokokken-Infektionen bei Penicillin-Allergie • Infektionen mit MRSA (in Kombination mit Vancomycin)
Glykopeptide	**ausschließlich wirksam gegen gram-positive Keime:** Streptokokken, Pneumokokken (inkl. Penicillin-resistente Stämme), Staphylokokken (auch MRSA), Enterokokken, Listeria monocytogenes, Clostridium difficile, andere grampositive Anaerobier	• schwere systemische Infektionen mit Staphylokokken, Pneumokokken und Enterokokken (z. B. Osteomyelitis, Pneumonie, Meningitis) • Infektionen mit MRSA: Kombination mit Rifampicin • Enterokokken-Endokarditis: Kombination mit Gentamycin • pseudomembranöse Kolitis (Vancomycin p. o.)
Clindamycin	sehr gut gegen Anaerobier, auch gut wirksam gegen Staphylokokken, Streptokokken und Pneumokokken	Anaerobier- und Staphylokokken-Infektionen (z. B. Lungenabszesse, Leberabszesse und andere intraabdominale Abszesse, Peritonitis, Osteomyelitis)
Makrolide und Ketolide	Streptokokken, Pneumokokken, Corynebacterium diphtheriae, Bordetella pertussis, Listerien, Campylobacter jejuni, Helicobacter pylori (Clarithromycin), Moraxella catarrhalis (Azithromycin und Telithromycin) und Haemophilus influenzae (Azithromycin und Telithromycin); **besonders effektiv** gegen sich intrazellulär vermehrende Keime (Legionellen, Chlamydien) und gegen Bakterien ohne Zellwand (Mykoplasmen)	• bronchopulmonale Infektionen • ambulante Pneumonien mit atypischen Erregern (Legionellen, Chlamydien, Mykoplasmen) • Streptokokken-Infektionen bei Patienten mit Penicillin-Allergie • Magenschleimhautinfektionen mit Helicobacter pylori • urogenitale Chlamydien-Infektionen • Infektionen mit Mycobacterium avium/intracellulare bei HIV-Patienten
Tetrazykline	Brucellen, Propionibactierium acnes, Yersinien, Vibrio cholerae, Listerien, H. influenzae, Moraxella catarrhalis, Helicobacter pylori, Campylobacter jejuni, Leptospiren, Mykoplasmen, Legionellen, Chlamydien, Rickettsien, Borrelien	• Chlamydien-Infektionen (Konjunktivitis, atypische Pneumonien, Urethritis, Zervizitis, Adnexitis), • Mykoplasmen-Infektionen (Urethritis, atypische Pneumonien, Myokarditis) • Rickettsiosen (Q-Fieber, Fleckfieber, Zeckenbissfieber) • Yersiniosen (Enteritis, mesenteriale Lymphadenitis, Pest) • Brucellose (in Kombination mit Rifampicin) • Borreliose • Cholera (einmalig 300 mg Doxycyclin p. o.) • Akne vulgaris und Rosazea (50 mg/d Doxycyclin p. o.) • Leptospirose
Tigecyclin	wirksamer als alle anderen Tetrazykline gegen Streptokokken, Staphylokokken, Enterokokken, Pneumokokken und Bacteroides-Arten; auch wirksam gegen Penicillin-resistente Pneumokokken, multiresistente Staphylokokken, Vancomycin-resistente Enterokokken und Doxycyclin-resistente Keime	Reserveantibiotikum v. a. bei Infektionen mit multiresistenten grampositiven Kokken

tokokken, Pneumokokken (einschließlich Penicillin-resistente Stämme), Staphylokokken (einschließlich multiresistente Stämme), Enterokokken, Listeria monocytogenes, Clostridium difficile und andere grampositive Anaerobier (Tab. C-10.8), Enterokokken werden zunehmend resistent. Glykopeptide dienen als Notfall- und Reserveantibiotika zur i. v.-Behandlung schwerer systemischer Infektionen mit Staphylokokken, Pneumokokken und Enterokokken (z. B. Osteomyelitis, Pneumonie, Meningitis und Endokarditis). Bei Infektionen mit multiresistenten Staphylokokken und Penicillin-resistenten Pneumokokken werden Glykopeptide mit Rifampicin und bei der Enterokokken-Endokarditis mit Gentamicin kombiniert. Vancomycin wird zur Therapie der **pseudomembranösen Kolitis** auch oral verabreicht (Tab. C-10.8).

gegen grampositive Keime wirksam (Tab. C-10.8). Sie sind Reserveantibiotika zur i. v.-Behandlung schwerer **systemischer Infektionen mit Staphylokokken, Pneumokokken und Enterokokken**, ggf. in Kombination mit anderen Antibiotika. Zur Therapie der **pseudomembranösen Kolitis** wird Vancomycin als Wirkstoff der 2. Wahl oral verabreicht (Tab. C-10.8).

> **Merke.** Die Antibiotika-assoziierte **pseudomembranöse Kolitis** sollte bevorzugt mit **Metronidazol** behandelt werden, um eine Selektion Vancomycin-resistenter Enterokokken zu verhindern.

Pharmakokinetik: Nach oraler Gabe sind Glykopeptide nicht systemisch verfügbar, nach parenteraler Gabe werden sie renal eliminiert (Tab. C-10.7).

Pharmakokinetik: Nach oraler Gabe sind Glykopeptide systemisch nicht verfügbar. Sie werden im Darm nicht resorbiert, d. h. die gesamte orale Dosis wird mit den Fäzes wieder ausgeschieden. Nach parenteraler Gabe werden sie nicht metabolisiert und hauptsächlich mit dem Urin ausgeschieden (Tab. C-10.7); nur ein kleiner Teil erscheint in den Fäzes.

Unerwünschte Wirkungen und Kontraindikationen: Nebenwirkungen sind z. B. **Übelkeit** und **immunallergische Reaktionen**. Im Rahmen einer Vancomycin-Therapie kann verzögert eine **reversible Neutropenie** auftreten und bei zu rascher Infusion das sog. **Red-Man-Syndrom** mit Hautrötung und RR↓ infolge Histaminfreisetzung. Beide Glykopeptide wirken in hohen Dosierungen **oto- und nephrotoxisch**. **Kontraindikationen** von Teicoplanin: Schwangerschaft, Stillzeit.

Unerwünschte Wirkungen und Kontraindikationen: Nebenwirkungen von Glykopeptiden sind z. B. **Übelkeit** und **immunallergische Reaktionen**. Besonders nach Überschreiten einer Gesamtdosis von 25 g Vancomycin und erst 1 Woche nach Therapiebeginn oder später kann eine **reversible Neutropenie** auftreten. Eine zu rasche Infusion von Vancomycin verursacht als Folge einer Histaminfreisetzung ein sog. **Red-Man-Syndrom** mit massiver Hautrötung am Oberkörper, Wärmegefühl und Blutdruckabfall. Bei hohen Dosierungen (> 1000 mg Vancomycin oder > 500 mg Teicoplanin) oder hohen Vancomycin-Plasmaspiegeln (mehr als 60 µg/ml) werden **ototoxische Wirkungen** beobachtet. Sie sind reversibel und gehen mit Schwindel, Tinnitus, und einer Beeinträchtigung des Hörvermögens einher. Risikofaktoren sind eine Niereninsuffizienz und die Kombination mit ototoxischen/nephrotoxischen Stoffen. Hohe Dosierungen wirken auch **nephrotoxisch**, erkennbar an erhöhten Kreatinin- oder Harnstoffkonzentrationen im Serum. Teicoplanin ist in der Schwangerschaft und Stillzeit **kontraindiziert**.

Wechselwirkungen: Nephro-/ototoxische Wirkung↑ durch andere nephro-/ototoxische Pharmaka. Wirkung von Muskelrelaxanzien↑ durch Vancomycin.

Wechselwirkungen: Potenziell nephrotoxische Pharmaka (Aminoglykoside, Amphotericin B, Aciclovir, Ciclosporin, Cisplatin) und ototoxische Stoffe (Aminoglykoside, Schleifendiuretika) verstärken die toxischen Wirkungen auf das Innenohr und die Nieren. Vancomycin steigert und verlängert die Wirkung von Muskelrelaxanzien.

Lincosamide

Lincosamide

Der einzige Vetreter **Clindamycin** wirkt **bakteriostatisch** über die Hemmung der Proteinbiosynthese. Clindamycin und Makrolid-Antibiotika beeinträchtigen sich wechselseitig aufgrund ähnlicher Angriffspunkte an bakteriellen Ribosomen. Gegen beide Gruppen bestehen häufig primäre Resistenzen.

Die prototypische Substanz dieser Gruppe ist Lincomycin, ein von Streptomyces-Arten gebildetes Lincosamid, das heute nicht mehr verwendet wird. Der einzige Vertreter der Lincosamide ist **Clindamycin**, ein halbsynthetisch modifiziertes Analogon von Lincomycin. Es ist eine schwache Base mit lipophilen Eigenschaften. Clindamycin bindet an die 50S-Untereinheit der bakteriellen Ribosomen und hemmt die Proteinsynthese. Daraus resultiert eine **bakteriostatische Wirkung**. Da Makrolide in unmittelbarer Nachbarschaft mit dem ribosomalen Protein interagieren, wird die antibakterielle Wirkung von Clindamycin durch Makrolide (und umgekehrt) beeinträchtigt. Bestimmte bakterielle Methylasen vermitteln häufig eine primäre Resistenz gegen Clindamycin und Makrolide, da sie Methylgruppen in das ribosomale Protein einbauen, die mit der Wirkung dieser Antibiotika interferieren.

> **Merke.** Clindamycin ist das wirksamste Antibiotikum gegen Anaerobier. Es wirkt auch hervorragend gegen Staphylokokken und gut gegen Streptokokken und Pneumokokken (Tab. C-10.8).

Indikationen für Clindamycin sind **Anaerobier- und Staphylokokken-Infektionen** (Abszesse, Osteomyelitis, etc.). Clindamycin ist gut systemisch verfügbar und reichert sich in Geweben (inkl. Knochen) sowie Granulozyten und Makrophagen an (Tab. C-10.7). Es ist allerdings **schlecht ZNS-gängig**. **Topische** Anwendungen sind möglich. Unerwünschte Wirkungen sind meist gastrointestinale Störungen, v. a. eine **pseudomembranöse Kolitis** sowie **immunallergische Reaktionen** und ggf. **lokale Reizwirkungen**. **Kontraindikationen**: entzündliche Darmerkrankungen, Früh- und Neugeborene, Schwangerschaft, Stillzeit.

Multiresistente Staphylokokken sind meist auch resistent gegen Clindamycin. **Indikationen** für Clindamycin sind **Anaerobier- und Staphylokokken-Infektionen** (z. B. Lungenabszesse, Leberabszesse und andere intraabdominale Abszesse, Peritonitis, Osteomyelitis). Beim Vorliegen einer Penicillin- oder Cefalosporin-Allergie weicht man häufig auf Clindamycin aus. Clindamycin ist nach oraler Gabe gut systemisch verfügbar und wird v. a. metabolisch eliminiert (Tab. C-10.7). Es verteilt sich ausgezeichnet überall in den Geweben (einschließlich Knochengewebe) und reichert sich in Granulozyten und Makrophagen an. Es ist allerdings **schlecht ZNS-gängig**. Clindamycin wird **auch topisch** angewendet und steht auch zur i. v.- und i. m.-Injektion zur Verfügung. Die **unerwünschten Wirkungen** betreffen häufig den Gastrointestinaltrakt. Dabei sind auch eine Stomatitis oder Ösophagitis möglich. Das Risiko für eine **pseudomembranöse Kolitis** durch Selektion von Clostridium difficile ist bei Clindamycin ausgesprochen hoch. Außerdem kann es zu **immunallergischen Reaktionen** kommen. Nach i. m.-Injektionen beobachtet man manchmal **lokale Reizwirkungen** an der Injektionsstelle und sterile Abszesse. Eine zu rasche i. v.-Injektion kann zu

Blutdruckabfall und vorübergehendem Anstieg der Serumtransaminasen führen. Bei Morbus Crohn oder Colitis ulcerosa, bei Früh- oder Neugeborenen sowie in der Schwangerschaft und Stillzeit ist Clindamycin **kontraindiziert**. Clindamycin verstärkt die durch Muskelrelaxanzien hervorgerufene neuromuskuläre Blockade und kann die empfängnisverhütende Wirkung von oralen Kontrazeptiva beeinträchtigen.

Makrolide und Ketolide

Wirkstoffe: Das prototypische Makrolid ist **Erythromycin**. Es ist ein Stoffwechselprodukt von Streptomyces erythreus. Die anderen Makrolide sind synthetische Erythromycin-Abkömmlinge: **Clarithromycin, Roxithromycin** und **Azithromycin**. Die chemische Struktur der Makrolide ist charakterisiert durch einen makrozyklischen Laktonring. Das einzig verfügbare Ketolid ist **Telithromycin**, ein halbsynthetisches Erythromycin-Derivat, das am Laktonring eine Ketogruppe trägt (daher die Namensgebung).

Wirkungsmechanismus und Wirkungen: Makrolide und Ketolide **hemmen die bakterielle Proteinsynthese** durch Bindung an die 50S-Untereinheit der Ribosomen. Dadurch unterdrücken sie das Weiterrücken des Ribosoms entlang der mRNA und verhindern so die Elongation der neu synthetisierten Peptidkette. Die Folge ist eine **bakteriostatische Wirkung**. Resistenzen gegen Makrolide gehen häufig auf die Bildung von Enzymen zurück, die eine Methylierung des ribosomalen Proteins katalysieren und so die Bindung der Makrolide erschweren. Außerdem sorgen aktive Effluxpumpen für Resistenzen. Wegen seiner modifizierten chemischen Struktur ist Telithromycin weniger von diesen Resistenzmechanismen betroffen. Makrolide (insbesondere Erythromycin) **steigern** auch die **gastrointestinale Motilität**.

Antibakterielles Wirkspektrum und Indikationen (Tab. C-10.8):

▶ **Merke.** Von besonderer Bedeutung ist die hervorragende Wirksamkeit der Makrolide/Ketolide gegen „atypische" Erreger. Hierzu gehören sich intrazellulär vermehrende Bakterien (Legionellen, Chlamydien) und zellwandlose Keime (Mykoplasmen).

Makrolide/Ketolide sind indiziert bei **folgenden Erkrankungen**:
- **Bronchopulmonale Infektionen:** Beim Nachweis von Haemophilus influenzae sollten vorrangig Azithromycin oder Telithromycin und nachrangig die anderen Makrolide angewendet werden.
- **ambulante Pneumonien mit atypischen Erregern (s. o.)**
- **Streptokokken-Infektionen bei Patienten mit Penicillin-Allergie** (Erythromycin/ Clarithromycin).
- **Helicobacter-pylori-Infektionen der Magenschleimhaut:** Eradikationstherapie mit Clarithromycin, Amoxicillin und einem Protonenpumpen-Hemmstoff (Näheres s. S. 548).
- **urogenitale Chlamydien-Infektionen** (z. B. Urethritis, Zervizitis, Salpingitis)
- **Infektionen mit Mycobacterium avium/intracellulare bei HIV-Patienten:** Clarithromycin in Kombination mit Ethambutol.

Pharmakokinetik: Erythromycin ist nach oraler Gabe nur schlecht und unsicher systemisch verfügbar (Tab. **C-10.7**). Die orale Bioverfügbarkeit der anderen Makrolide und von Telithromycin ist besser. Außer im Liquorraum und im ZNS verteilen sich Makrolide und Ketolide gut in den Geweben und **reichern sich intrazellulär an** (z. B. in Makrophagen und Granulozyten). Die Elimination erfolgt hauptsächlich durch Metabolisierung in der Leber (CYP3A4). Makrolide sind Hemmstoffe der Enzyme CYP3A4, CYP1A2 und des Effluxtransporters P-Gp. Telithromycin hemmt ebenfalls CYP3A4.

Unerwünschte Wirkungen und Kontraindikationen: Zu den Nebenwirkungen gehören **gastrointestinale Störungen, Leberfunktionsstörungen, zentralnervöse Störungen** und **Überempfindlichkeitsreaktionen**. Eine pseudomembranöse Kolitis ist selten. Makrolide/Ketolide können das QT-Intervall im EKG verlängern und dadurch Torsade-de-pointes-Tachykardien verursachen. Außerdem werden **Hörstörungen** (Tinnitus, reversible Hörverluste) beobachtet. Erythromycin und Clarithromycin verschlimmern die Symptomatik der Myasthenia gravis. Erythromycin erhöht die

gastrointestinale Motilität und das Risiko für eine spastisch-hypertrophe Pylorusstenose im Säuglingsalter.
Die **Kontraindikationen** sind zahlreich und für die Einzelsubstanzen verschieden. Sie ergeben sich z. T. aus den unerwünschten Wirkungen. V. a. bei vorbestehender QT-Verlängerung und gleichzeitiger Anwendung von Pharmaka mit QT-verlängernder Wirkung dürfen Makrolide nicht verabreicht werden. Wegen der Hemmung von CYP3A4 ist eine Kombination von Makroliden und Statinen nicht erlaubt. Außerdem ist Telithromycin in der Schwangerschaft und Stillzeit kontraindiziert.

Die zahlreichen **Kontraindikationen** sind je nach Einzelsubstanz verschieden. Alle Stoffe: u. a. Kombination mit QT-verlängernden Pharmaka oder Statinen; Telithromycin: Schwangerschaft, Stillzeit.

Wechselwirkungen:
- **Hemmung der metabolischen Elimination zahlreicher Pharmaka:** u. a. einige Antiepileptika
- **Hemmstoffe bzw. Induktoren von CYP3A4:** Elimination der Makrolide/Ketolide ↓ bzw. ↑
- **Omeprazol** und **Ranitidin:** Bioverfügbarkeit von Erythromycin und Clarithromycin ↑
- **QT-verlängernde Pharmaka:** Risiko von TDP-Tachykardien ↑
- **hormonelle Kontrazeptiva:** Wirkung ↓ durch Makrolide/Ketolide

Wechselwirkungen:
- **Hemmung der metabolischen Elimination zahlreicher Pharmaka:** Carbamazepin, Valproinsäure, Clozapin, Theophyllin, Antikoagulanzien vom Cumarin-Typ, Ca^{2+}-Kanalblocker vom Dihydropyridin-Typ, Sildenafil, Midazolam und Triazolam, Ciclosporin und Tacrolimus, Methylprednisolon (Folge: Plasmaspiegel ↑).
- **Hemmstoffe von CYP3A4** verlangsamen die Elimination der Makrolide/Ketolide und **CYP3A4-Induktoren** (s. S. 38) beschleunigen sie.
- **Omeprazol** und **Ranitidin** erhöhen die Bioverfügbarkeit von Erythromycin und Clarithromycin.
- Einige **QT-verlängernde Pharmaka,** deren Kombination mit Makroliden nicht kontraindiziert ist (z. B. trizyklische Antidepressiva), erhöhen das Risiko von Makrolid-induzierten Torsade-de-pointes-Tachykardien.
- **Hormonelle Kontrazeptiva** können durch Makrolide/Ketolide in ihrer empfängnisverhütenden Wirkung beeinträchtigt werden.

Tetrazykline

Wirkstoffe: Vetreter der Tetrazykline (Abb. C-10.5) sind **Doxycyclin, Minocyclin** und **Tigecyclin.**

Tetrazykline

Wirkstoffe: Tetrazykline (Abb. **C**-10.5) sind halbsynthetisch modifizierte Moleküle, die ursprünglich aus Streptomyces-Arten gewonnen wurden. Die beiden wichtigsten Derivate sind **Doxycyclin** und **Minocyclin.** Eine neuere Verbindung ist das Minocyclin-Derivat **Tigecyclin.**

C-10.5 Chemische Struktur der Tetrazykline

Charakteristisches Strukturmerkmal sind die vier zusammenhängenden, unterschiedlich substituierten sechsgliedrigen Ringe.

Wirkungsmechanismus: Tetrazykline wirken **bakteriostatisch** durch **Hemmung der Proteinsynthese.**

Wirkungsmechanismus: Tetrazykline **hemmen die Proteinsynthese** durch Bindung an die 30S-Untereinheit der bakteriellen Ribosomen. Sie verhindern dadurch die Anlagerung der Aminoacyl-tRNA an die ribosomale Akzeptorstelle und unterbrechen die Elongation der Peptidkette. Die Hemmung der Proteinsynthese erklärt ihre **bakteriostatische Wirkung.** Tetrazykline werden über Wasserporen in der bakteriellen Zellwand aufgenommen und mittels aktiver Transporter durch die Plasmamembran ins Innere der Bakterienzelle gepumpt.

Antibakterielles Wirkspektrum und Indikationen (Tab. C-10.8): Aus dem breiten antibakteriellen Spektrum sowohl im grampositiven und als auch gramnegativen Bereich ergibt sich eine Vielzahl von Anwendungsgebieten. Dazu zählen Infektionen mit Chlamydien, Mykoplasmen, Rickettsien und Yersinien sowie die Therapie von Brucellosen, Bor-

Antibakterielles Wirkspektrum und Indikationen (Tab. C-10.8): Das antibakterielle Spektrum umfasst zahlreiche grampositive und gramnegative Bakterien. Deshalb kann auch eine Vielzahl von Infektionserkrankungen mit Tetrazyklinen behandelt werden:
- **Chlamydien-Infektionen:** Konjunktivitis, atypische Pneumonien, Urethritis, Cervicitis, Adnexitis
- **Mykoplasmen-Infektionen:** Urethritis, atypische Pneumonien, Myokarditis

- **Rickettsiosen:** Q-Fieber, Fleckfieber, Zeckenbissfieber
- **Yersiniose:** Enteritis, mesenteriale Lymphadenitis, Pest
- **Brucellose** (in Kombination mit Rifampicin)
- **Borreliose** (alle Stadien): 2 × 100 mg Doxycyclin/d für 10–30 Tage
- **Cholera:** Einmalig 300 mg Doxycyclin
- **Akne vulgaris und Rosazea:** 50 mg Doxycyclin/d für Wochen bis Monate
- **Leptospirose (Morbus Weil):** Akutbehandlung und Prophylaxe

Pharmakokinetik: Tetrazykline haben eine gute orale Bioverfügbarkeit (Tab. **C-10.7**). Sie verteilen sich gut in den verschiedenen Geweben des Körpers, sind aber schlecht liquorgängig. Sie reichern sich in den retikuloendothelialen Zellen der Leber, in der Milz, im Knochenmark und im Knochen (Bildung von Ca^{2+}-Chelatkomplexen) an. Die Elimination erfolgt durch Metabolisierung (Minocyclin > Doxycyclin) sowie durch Ausscheidung in den Fäzes und im Urin.

Unerwünschte Wirkungen und Kontraindikationen: Wie alle Antibiotika können Tetrazykline **gastrointestinale Störungen** und **immunallergische Reaktionen** (Minocyclin > Doxycyclin) verursachen. Eine pseudomembranöse Kolitis ist selten. Häufig beobachtet man **Candida-Infektionen von Schleimhäuten**, v. a. im Mund und bei Frauen im Genitalbereich. Ebenfalls charakteristisch sind **fototoxische Reaktionen der Haut**, eine reversible intrakranielle Drucksteigerung mit Kopfschmerzen, Schwindel und Übelkeit (**Pseudotumor cerebri**) sowie **Störungen des Knochenwachstums** und **Zahnschäden** (Schmelzdefekte und braune Verfärbungen). Die zuletzt genannten Störungen gehen auf die Ablagerung von Ca^{2+}-Chelatkomplexen zurück. Deshalb dürfen Tetrazykline in der Schwangerschaft und Stillzeit, bei Säuglingen und bei Kindern unter 8 Jahre nicht angewendet werden. Eine weitere **Kontraindikation** sind schwere Lebererkrankungen.

Wechselwirkungen: **Milchprodukte** (Ca^{2+}), **Antazida** (Mg^{2+}, Al^{3+}) und **Eisensalze** (Fe^{2+}/Fe^{3+}) beeinträchtigen wegen der Bildung unlöslicher Chelate die Resorption von Tetrazyklinen. Tetrazykline müssen deshalb in einem zeitlichen Abstand von 2–3 h zu solchen Nahrungs- oder Arzneimitteln eingenommen werden. **Aktivkohle** vermindert die enterale Resorption von Tetrazyklinen. **Enzyminduktoren** (Rifampicin, Carbamazepin, Phenytoin, Phenobarbital, chronischer Alkoholabusus) beschleunigen die Tetrazyklin-Elimination. Tetrazykline verlangsamen die Elimination von **Digoxin**, beeinträchtigen durch Störung der Darmflora die Wirksamkeit **hormoneller Kontrazeptiva** und potenzieren die Wirkung der **Antikoagulanzien vom Cumarin-Typ**. Sie verstärken die **Ciclosporin**- und die **Methotrexat**-Toxizität und steigern die blutzuckersenkende Wirkung von Glibenclamid.

Tigecyclin

Das Minocyclin-Derivat **Tigecyclin** soll besonders herausgehoben werden (Abb. **C-10.5**). Es ist nämlich gegen Streptokokken, Staphylokokken, Enterokokken, Pneumokokken und Bacteroides-Arten zuverlässiger wirksam als die anderen Tetrazykline. Außerdem wirkt es gegen Penicillin-resistente Pneumokokken, multiresistente Staphylokokken, Vancomycin-resistente Enterokokken und Doxycyclin-resistente Keime. Deshalb ist es bei **Infektionen mit multiresistenten grampositiven Kokken** indiziert (Tab. **C-10.8**). Die orale Bioverfügbarkeit von Tigecyclin ist schlecht. Deshalb wird es **ausschließlich i. v.** appliziert (Tab. **C-10.7**). Zusätzlich zu den Nebenwirkungen der Tetrazykline verursacht Tigecyclin Gerinnungsstörungen und reversible Leberschäden.

Daptomycin

Daptomycin ist ein neuartiges **Lipopeptid-Antibiotikum**. Es handelt sich um ein zyklisches Polypeptid, das mit einer langkettigen Carbonsäure verestert ist. Als Porenbildner lagert es sich in die bakterielle Zytoplasmamembran ein und stört deren Funktion durch Bildung falscher Membranporen. Dadurch wirkt es bakterizid und zwar ausschließlich gegen grampositive Keime. Die Anwendung erfolgt als i. v.-Infusion. Die Nieren liefern einen wesentlichen Beitrag zu seiner Elimination (Tab. **C-10.7**). Daptomycin ist ein **Reserveantibiotikum zur Behandlung schwerer Staphylokokken-Infektionen** (Weichteilinfektionen, infektiöse Endokarditis im rechten Herzen, Bakteriämie). Häufig auftretende **unerwünschte Wirkungen** sind Muskel-

10.2.2 Antibakteriell wirkende Chemotherapeutika

Cotrimoxazol

Cotrimoxazol ist eine fixe Kombination aus **Sulfamethoxazol und Trimethoprim** (Abb. **C-10.6**).

Wirkungsmechanismus: Sulfamethoxazol und Trimethoprim **unterdrücken die mehrstufige bakterielle Folsäuresynthese** auf zwei Stufen (Abb. **C-10.6**). Die **bakteriostatische Wirkung** wird durch die Kombination der Substanzen um ein Vielfaches gesteigert **(synergistischer Effekt)**.

10.2.2 Antibakteriell wirkende Chemotherapeutika

Cotrimoxazol

Dabei handelt es um eine fixe 5:1-Kombination aus dem Sulfonamid **Sulfamethoxazol und Trimethoprim** (Abb. **C-10.6**). Trimethoprim wird auch allein therapeutisch angewendet (s. u.).

Wirkungsmechanismus: Anders als der Mensch, der Folsäure aus der Nahrung aufnimmt (s. S. 445), müssen die meisten Mikroorganismen Folsäure synthetisieren. Sulfamethoxazol und Trimethoprim **unterdrücken die mehrstufige bakterielle Folsäuresynthese** auf zwei Stufen (Abb. **C-10.6**): Sulfamethoxazol ist ein kompetitiver Hemmstoff des Enzyms DHS-Synthetase, Trimethoprim hemmt kompetitiv die FH_2-Reduktase. Als Einzelsubstanzen haben die beiden Stoffe eine eher mäßige **bakteriostatische Wirkung**. Durch ihre Kombination wird die antibakterielle Wirkung allerdings um ein Vielfaches gesteigert **(synergistischer Effekt)**. Cotrimoxazol hemmt ausschließlich das Wachstum von Mikroorganismen. Humane Zellen sind praktisch nicht betroffen, weil sie einerseits Folsäure aus dem Blut aufnehmen und nicht selbst synthetisieren und weil andererseits für die Hemmung der humanen FH_2-Reduktase 100 000-mal höhere Trimethoprim-Konzentrationen benötigt werden als für die Hemmung des bakteriellen Enzyms.

C-10.6 Bakterielle Folsäuresynthese und Wirkmechanismus von Cotrimoxazol

Cotrimoxazol ist eine fixe Kombination aus Sulfamethoxazol (ein Sulfonamid) und Trimethoprim (ein Diaminopyrimidin-Derivat). Wie alle Sulfonamide ist **Sulfamethoxazol** ein Strukturanalogon von p-Aminobenzoesäure und damit ein kompetitiver Hemmstoff der bakteriellen DHS-Synthase, die den Einbau von p-Aminobenzoesäure in die Dihydrofolsäure (FH_2) katalysiert. p-Aminobenzoesäure ist ein essenzielles Kosubstrat bei der bakteriellen Folsäuresynthese. **Trimethoprim** hemmt kompetitiv die bakterielle FH_2-Reduktase, die FH_2 zu Tetrahydrofolsäure (FH_4) reduziert. FH_4 ist für eukaryontische und bakterielle Zellen ein Wachstumsfaktor, weil sie bei der Synthese von Purinnukleotiden und Thymidin den Transfer aktivierter C 1-Bruchstücke vermittelt und so für die Bildung von DNA und RNA sorgt.
DHS: Dihydropteroinsäure.

Antibakterielles Wirkspektrum und Indikationen: Cotrimoxazol hat ein breites Wirkspektrum (Tab. **C-10.10**), allerdings gibt es häufig Resistenzen. Cotrimoxazol ist bei **folgenden Infektionskrankheiten** indiziert, z. T. nur als Wirkstoff der 2. Wahl:
- **Harnwegsinfektionen** und urogenitale Infektionen
- **Atemwegsinfektionen**
- **Brucellose**
- **Nocardiosen** in Hochdosis
- **Pneumocystis-jiroveci-Pneumonie** in Hochdosis

Antibakterielles Wirkspektrum und Indikationen: Cotrimoxazol ist gegen viele grampositive und gramnegative Erreger wirksam (Tab. **C-10.10**). Leider besteht ein beklagenswerter Trend zur Entwicklung sekundärer Resistenzen. Primär resistent gegen Cotrimoxazol sind zahlreiche Erreger, darunter multiresistente Staphylokokken und alle Anaerobier. Bei **folgenden Infektionskrankheiten** wird Cotrimoxazol angewendet:
- **Harnwegsinfektionen** (Zystitis, Pyelonephritis) und urogenitale Infektionen (z. B. Urethritis, Prostatitis): Meistens ist Cotrimoxazol aber nicht das Mittel der ersten Wahl. Es sollte eine Empfindlichkeitstestung der Erreger erfolgen.
- **Atemwegsinfektionen:** Auch hier werden meist andere antibakteriell wirksame Pharmaka bevorzugt, da nicht alle potenziellen Erreger Cotrimoxazol-empfindlich sind.

- **Brucellose:** Bei Kindern unter 8 Jahren wird Cotrimoxazol in Kombination mit Rifampicin angewendet. Bei Erwachsenen werden in erster Linie Tetrazykline verabreicht.
- **Nocardiosen:** Bei pulmonalen oder systemischen Nocardien-Infektionen wird Cotrimoxazol höher p. o. dosiert als normal (3 × 800/160 mg Sulfamethoxazol/Trimethoprim pro Tag; Tab. **C-10.9**).
- **Pneumocystis-jiroveci-Pneumonie:** Bei HIV-Patienten mit einer solchen Pneumonie wird Cotrimoxazol meist i. v. hoch dosiert (3 × 2000/400 mg Sulfamethoxazol/Trimethoprim pro Tag). Bei leichteren Erkrankungsformen ist auch eine orale Therapie möglich (4 × 1600/320 mg/d).

Trimethoprim allein wird zur Behandlung einer Zystitis bei der Frau angewendet (100 mg p. o. alle 12 h). In niedriger Dosierung (50 mg/d p. o.) dient es auch zur Rezidivprophylaxe von Harnwegsinfektionen bei der Frau.

Resistenzen gegen Cotrimoxazol nehmen stetig zu. Sie sind in aller Regel plasmidvermittelt und sehr vielfältiger Natur. U.a. ändert sich die bakterielle Enzymausstattung, sodass vermehrt p-Aminobenzoesäure gebildet und/oder die Enzymaffinität für die Wirkstoffe reduziert wird.

Pharmakokinetik (Tab. C-10.9): Sulfamethoxazol und Trimethoprim werden aus Cotrimoxazol so freigesetzt, dass sie im Blut und Gewebe etwa im optimalen Konzentrationsverhältnis von 20:1 vorliegen. Der metabolisch eliminierte Anteil ist mit 80 % beim Sulfamethoxazol wesentlich größer als beim Trimethoprim (20 – 30 %). Sulfamethoxazol wird vor allem durch Acetylierung und Glucuronidierung eliminiert. Bei stark verminderter Kreatinin-Clearance (< 15 – 30 ml/min) muss die Dosis von Cotrimoxazol halbiert werden.

Unerwünschte Wirkungen: Neben den üblichen unspezifischen Antibiotika-assoziierten **gastrointestinalen Störungen** werden auch Entzündungen der Zunge und der Mundschleimhaut beobachtet. Selten kann eine pseudomembranöse Kolitis auftreten. Darüber hinaus kann Cotrimoxazol auch **immunallergische Reaktionen**, **Elektrolytstörungen** (**Hyperkaliämien** und Hyponatriämien, weil Trimethoprim wie ein K⁺-sparendes Diuretikum wirkt) und **reversible Knochenmarksdepressionen** infolge des FH₄-Mangels hervorrufen. Letztere treten v. a. bei älteren Menschen und bei mit Zytostatika behandelten Patienten auf.

Kontraindikationen: Überempfindlichkeit (v. a. gegen Sulfonamide), Erythema exsudativum multiforme (auch in der Anamnese), pathologische Blutbildveränderungen, Glucose-6-phosphat-Dehydrogenase-Mangel, Hämoglobinanomalien, schwere Niereninsuffizienz, schwere Leberfunktionsstörungen, akute hepatische Porphyrie, Neugeborene mit Hyperbilirubinämie, Frühgeburtlichkeit, erstes Schwangerschaftstrimenon.

Wechselwirkungen: Cotrimoxazol verstärkt die Wirkungen von Antikoagulanzien vom Cumarin-Typ, Glibenclamid und Phenytoin. Außerdem hemmt es die enterale Resorption von 6-Mercaptopurin, verlangsamt die Elimination von Rifampicin und Digoxin, beeinträchtigt die Wirkung hormoneller Kontrazeptiva und fördert die nephrotoxische Wirkung von Ciclosporin. Antazida vermindern die Resorption von Cotrimoxazol.

Trimethoprim (chemisch verwandt mit Triamteren) verstärkt die Wirkungen K⁺-sparender Diuretika und erhöht so das Hyperkaliämie-Risiko. Dies betrifft v. a. Patienten mit Niereninsuffizienz und solche, die K⁺-sparende Diuretika oder ACE-Hemmstoffe einnehmen. Außerdem potenziert es die Wirkungen anderer FH₂-Reduktase-Hemmstoffe (z. B. Methotrexat) und verstärkt und verlängert die Leukopenie-Phasen bei mit Zytostatika behandelten Patienten. Triamteren potenziert die Trimethoprim-Wirkungen und Thiazide erhöhen das Risiko von Trimethoprim-induzierten Thrombozytopenien.

Fluorchinolone

▶ **Synonym.** Gyrase-Hemmer.

Die drei wichtigsten Wirkstoffe sind **Ofloxacin**, **Ciprofloxacin** und **Moxifloxacin** (Abb. **C-10.7**). Weitere Vertreter sind in Tab. **C-10.9** aufgeführt. Ofloxacin ist ein razemisches Gemisch, von dem nur das S(−)-Enantiomer **(Levofloxacin)** wirksam ist.

C-10.9 Pharmakokinetische Daten und Dosierungen von antibakteriellen Chemotherapeutika

Wirkstoff	Applikation	Einzeldosis [mg]	DI [h]	BV [%]	HWZ [h]	PEB [%]	EF$_{ren}$ [%]
Sulfonamid-Trimethoprim-Kombination							
Cotrimoxazol[1]	p. o.	800/160	12	100/65	10/10	53/37	14/63
Fluorchinolone							
Norfloxacin	p. o.	400	12	40	3,5	14	70
Ciprofloxacin	p. o.	250 – 500	12	60	4	40	50
	i. v.	200 – 400	12	100			
Enoxacin	p. o.	200	12	91	5	30	45
Ofloxacin	p. o.	200 – 400	12	95	6,5	25	85
	i. v.	200	12	100			
Levofloxacin[2]	p. o./i. v.	250 – 500	12 – 24	99	7	30	85
Moxifloxacin	p. o./i. v.	400	24	90/100	15	40	20
Nitroimidazole							
Metronidazol[3]	p. o.	400 – 800	12	99	8,5 (12)	11	10
	i. v.	1000	24	100			
Oxazolidinone							
Linezolid	p. o./i. v.	600	12	100	6	31	30

[1] Dosierung und Daten beziehen sich auf Sulfamethoxazol/Trimethoprim; [2] ist das wirksame S(–)-Enantiomer von Ofloxacin; [3] Daten in Klammern betreffen einen wirksamen Metaboliten.

C-10.7 Die drei wichtigsten Fluorchinolone

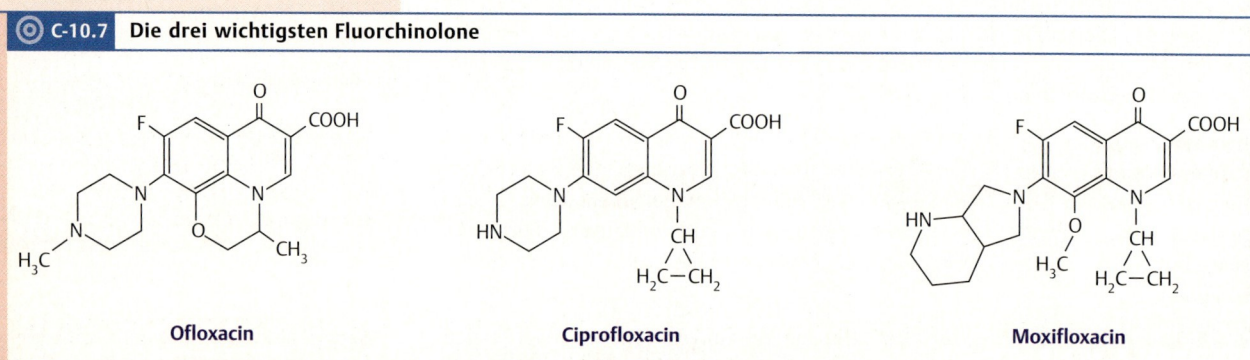

Ofloxacin — Ciprofloxacin — Moxifloxacin

Es handelt sich um unterschiedlich substituierte Derivate der 4-Chinoloncarbonsäure.

Wirkungsmechanismus: Fluorchinolone sind **Topoisomerase-Hemmstoffe** mit konzentrationsabhängiger **bakterizider Wirkung** (Abb. **C-10.2**).

Wirkungsmechanismus: Fluorchinolone sind **Topoisomerase-Hemmstoffe** mit **bakterizider Wirkung**. Sie hemmen die beiden bakteriellen Topoisomerasen II (DNA-Gyrase) und IV. Beide Enzyme sind für die Faltung, Verdrillung und für die richtige Verpackung der doppelsträngigen ringförmigen DNA im bakteriellen Chromosom verantwortlich. Sie gewährleisten einen regelhaften Ablauf der DNA-Replikation und der Transkiption. Fluorchinolone gehören zu den konzentrationsabhängig wirkenden antibakteriellen Stoffen (Abb. **C-10.2**).

Antibakterielles Wirkspektrum und Indikationen (Tab. C-10.10):
- **Gruppe 1: Norfloxacin**: gramnegative Erreger
- **Gruppe 2: Ofloxacin, Enoxacin** und **Ciprofloxacin**: erweitertes gramnegatives Spektrum

Antibakterielles Wirkspektrum und Indikationen: Die Wirkungsspektren der verschiedenen Fluorchinolone sind sehr unterschiedlich (Tab. **C-10.10**). Deshalb hat die Paul-Ehrlich-Gesellschaft die Fluorchinolone in **vier Gruppen** unterteilt:
- **Gruppe 1:** Hierher gehört **Norfloxacin**. Es wirkt v. a. gegen gramnegativen Erreger, die üblicherweise Harnwegsinfektionen hervorrufen.
- **Gruppe 2:** Die Vertreter **Ofloxacin, Enoxacin** und **Ciprofloxacin** wirken mit wesentlich höherer Potenz und breiterem Wirkspektrum gegen gramnegative Bakterien als Norfloxacin.

C-10.10 Antibakterielles Wirkspektrum und Indikationen von antibakteriellen Chemotherapeutika

Stoff/Gruppe	Wirkspektrum	Indikationen
Cotrimoxazol	empfindlich sind z. B. folgende grampositive und gramnegative Erreger: Haemophilus influenzae, Moraxella catarrhalis, Nocardien, Yersinien, Klebsiellen, Listerien, Brucellen, Meningokokken, Pneumocystis jiroveci	- Harnwegsinfektionen und urogenitale Infektionen - Atemwegsinfektionen - Brucellose bei Kindern (in Kombination mit Rifampicin) - pulmonale/systemische Nocardiosen - Pneumocystis-jiroveci-Pneumonie bei HIV-Patienten
Fluorchinolone	- **Gruppe 1:** gramnegative Erreger - **Gruppe 2:** breiteres Wirkspektrum gegen gramnegative Bakterien als Gruppe 1 - **Gruppe 3:** gramnegative Erreger sowie zusätzlich grampositive und atypische Erreger - **Gruppe 4:** breitestes Wirkspektrum gegen gramnegative Erreger, grampositive Erreger (z. B. Pneumokokken, Streptokokken, Staphylokokken und Enterokokken) sowie atypische Erreger und Anaerobier	- Harnwegsinfektionen (inkl. Prostatitis) - Atemwegsinfektionen mit gramnegativen oder atypischen Erregern - Haut-, Weichteil- und Knocheninfektionen mit gramnegativen Erregern - infektiöse Gastroenteritis (auch Typhus abdominalis) - Reisediarrhö - Prophylaxe und Therapie von Milzbrandinfektionen (Ciprofloxacin) - Umgebungsprophylaxe bei Meningitis verursacht durch H. influenzae oder Meningokokken (Ciprofloxacin) - Gallenwegsinfektionen (Moxifloxacin) - Infektionen des weiblichen Genitaltraktes (Moxifloxacin)
Metronidazol	obligat anaerobe Bakterien, mikroaerophile Stäbchen (Helicobacter pylori, Campylobacter) sowie anaerob wachsende Protozoen (z. B. Trichomonas vaginalis, Entamoeba histolytica, Giardia lamblia)	- Anaerobierinfektionen und Mischinfektionen mit aeroben Bakterien (meist in Kombination mit Cefalosporinen) - Eradikationstherapie bei Helicobacter-pylori-Infektionen der Magenschleimhaut - pseudomembranöse Kolitis - vulvovaginale Infektionen mit Gardnerella vaginalis - Infektionen mit den Protozoen Trichomonas vaginalis, Giardia lamblia und Entamoeba histolytica
Linezolid	ausschließlich grampositive Bakterien: z. B. Streptokokken, Pneumokokken, Staphylokokken, Enterokokken, Listerien, Korynebakterien, grampositive Anaerobier; auch wirksam gegen Penicillin-resistente Pneumokokken, multiresistente Staphylokokken, Vancomycin-resistente Enterokokken	- nosokomiale Pneumonien, komplizierte Haut- und Gewebeinfektionen durch multiresistente Staphylokokken - ambulant erworbene Pneumonien hervorgerufen durch Penicillin-resistente Pneumokokken - Bakteriämie oder Infektionen mit Vancomycin-resistenten Enterokokken

- **Gruppe 3:** Einzige Substanz dieser Gruppe ist **Levofloxacin**, das wirksame Enantiomer von Ofloxacin. Es ist 2-mal potenter als Ofloxacin und hat in relativ hoher Dosierung zusätzliche Aktivität gegen grampositive und atypische Erreger.
- **Gruppe 4: Moxifloxacin** repräsentiert diese Gruppe. Verglichen mit Gruppe 2 und 3 ist es noch potenter und breiter gegen gramnegative Erreger wirksam. Darüber hinaus wirkt es auch gegen grampositive Bakterien (z. B. Pneumokokken, Streptokokken, Staphylokokken und Enterokokken), atypische Erreger und Anaerobier.

▶ **Merke.** Fluorchinolone sind in aller Regel nahezu wirkungslos gegen Pseudomonaden, multiresistente Staphylokokken und Vancomycin-resistente Enterokokken.

Fluorchinolone werden angewendet zur **Therapie folgender Erkrankungen:**
- **Harnwegsinfektionen** (Norfloxacin, Enoxacin, Ciprofloxacin) inkl. Prostatitis (Ciprofloxacin).
- **Atemwegsinfektionen** mit gramnegativen Erregern wie z. B. Haemophilus influenzae, Moraxella catarrhalis oder Enterobakterien (Ciprofloxacin); ambulant erworbene Pneumonien hervorgerufen durch atypische Erreger (Moxifloxacin).
- **Haut-, Weichteil- und Knocheninfektionen** mit gramnegativen Erregern (Ciprofloxacin).
- **Gastrointestinale Infektionen:** Ciprofloxacin ist wirksam bei infektiöser Gastroenteritis (auch Typhus abdominalis) und Reisediarrhö.

- **Gruppe 3: Levofloxacin** ist potenter als Ofloxacin

- **Gruppe 4: Moxifloxacin** hat ein breites Wirkspektrum gegen gramnegative Erreger und erfasst zusätzlich grampositive und atypische Erreger sowie Anaerobier.

▶ **Merke.**

Anwendungsgebiete:
- **Harnwegsinfektionen** inkl. Prostatitis
- **Atemwegsinfektionen** mit gramnegativen Erregern sowie ambulant erworbene Pneumonien mit atypischen Erregern
- **Haut-, Weichteil- und Knocheninfektionen**
- **gastrointestinale Infektionen:** infektiöse Gastroenteritis, Reisediarrhö
- **Milzbrand-Infektionen:** Therapie und Prophylaxe

- Umgebungsprophylaxe bei Meningitis
- Gallenwegsinfektionen
- Infektionen des weiblichen Genitaltrakts

- **Milzbrand-Infektionen:** Ciprofloxacin dient der Therapie und Prophylaxe, insbesondere des durch Milzbrand-Sporen hervorgerufenen Inhalationsmilzbrands.
- **Umgebungsprophylaxe bei Meningitis** durch Haemophilus influenzae oder Meningokokken (bei Erwachsenen einmalig 500 mg Ciprofloxacin p. o.).
- **Gallenwegsinfektionen** (Moxifloxacin)
- **Infektionen des weiblichen Genitaltrakts** (Moxifloxacin)

Sekundäre **Resistenzen** gegen Fluorchinolone entwickeln sich relativ langsam und gehen auf Mutationen der chromosomal kodierten Topoisomerasen zurück.

Pharmakokinetik (Tab. C-10.9): Bis auf Norfloxacin sind Fluorchinolone gut oral verfügbar, sie werden v. a. renal, z. T. aber auch hepatisch oder biliär ausgeschieden.

Pharmakokinetik (Tab. C-10.9): Abgesehen von Norfloxacin haben Fluorchinolone eine ausreichende bis sehr gute orale Verfügbarkeit. Sie verteilen sich sehr gut in die meisten Gewebe, die Wirkstoffkonzentrationen im Knochen, in der Prostata und im Liquor sind allerdings eher niedrig. Sie werden überwiegend renal, z. T. aber auch hepatisch durch CYP3A4 und CYP1A2 eliminiert. Ciprofloxacin wird auch durch enterale Sekretion und Moxifloxacin durch biliäre Sekretion ausgeschieden. Enoxacin wirkt als Hemmstoff von CYP1A2 und Ciprofloxacin als Hemmstoff von CYP1A2 und CYP3A4.

▶ Klinischer Bezug.

▶ **Klinischer Bezug.** Wichtige **Dosisanpassungen bei eingeschränkter Nierenfunktion:**
- **Ciprofloxacin:** Maximaldosis 1000 mg/d bei einer Kreatinin-Clearance von 31–60 ml/min und 500 mg/d bei einer Kreatinin-Clearance ≤ 30 ml/min.
- **Ofloxacin/Levofloxacin:** Erstdosis 500 mg. Anschließend 250 mg/12 h bei einer Kreatinin-Clearance (Cl_{Krea}) von ≥ 20 ml/min, 125 mg/12 h bei einer Cl_{Krea} von 10–19 ml/min und 125 mg/24 h bei einer Cl_{Krea} < 10 ml/min.

Unerwünschte Wirkungen und Kontraindikationen: Häufig sind **gastrointestinale** und **zentralnervöse Störungen** mit erniedrigter Krampfschwelle (→ KI: Epilepsie), des Weiteren **immunallergische Reaktionen**, **fototoxische Hautreaktionen** und **Leberfunktionsstörungen**. V. a. bei älteren Patienten kann es zu **Tendopathien** bis hin zur **Sehnenruptur** kommen.

Kontraindiziert sind Fluorchinolone in Schwangerschaft und Stillzeit sowie bei Kindern bis zum Abschluss des Knochenwachstums, da im Tierversuch schwerwiegende **Knorpel- und Gelenkschäden** auftraten. **Kardiotoxische Wirkungen** sind v. a. für **Moxifloxacin** beschrieben, sodass dieser Wirkstoff bei einigen Vorbelastungen wie QT-Verlängerung, Hypokaliämie, Rhythmusstörungen etc. **kontraindiziert** ist.

Unerwünschte Wirkungen und Kontraindikationen: Gastrointestinale Störungen sind am häufigsten; eine pseudomembranöse Kolitis wird dabei selten bis gelegentlich beobachtet. Auch **zentralnervöse Störungen** treten häufig auf. Dazu gehören Erregungszustände und Krampfanfälle, da Fluorchinolone die Krampfschwelle senken. Bei Epilepsie sind sie deshalb kontraindiziert. Viele der ZNS-Symptome können durch Benzodiazepine abgeschwächt werden. Weitere Nebenwirkungen sind diverse **immunallergische Reaktionen**, **fototoxische Hautreaktionen** und meist reversible **Leberfunktionsstörungen**. Besonders bei älteren Patienten beobachtet man **Tendopathien** und z. T. auch **Sehnenrupturen**, die vermutlich durch Einlagerung der Fluorchinolone ins Sehnengewebe zustande kommen.

Da in Tierversuchen bei heranwachsenden Tieren **Knorpel- und Gelenkschäden** an den Epiphysenfugen mit irreversibler Hemmung des Knochenwachstums beobachtet wurden, dürfen Fluorchinolone weder in der Schwangerschaft und Stillzeit noch bei Kindern bis zum Abschluss des Knochenwachstums verordnet werden. V. a. für Moxifloxacin sind **kardiotoxische Wirkungen** beschrieben. Sie gehen mit einer Verlängerung des QT-Intervalls im EKG einher und erhöhen dadurch die Gefahr für gefährliche Torsade-de-pointes-Tachykardien. Spezielle **Kontraindikationen für Moxifloxacin** sind daher ein verlängertes QT-Intervall im EKG, eine Behandlung mit QT-verlängernden Pharmaka, Hypokaliämie, Bradykardie, symptomatische Herzrhythmusstörungen und Linksherzinsuffizienz. Moxifloxacin kann auch Leberfunktionsstörungen mit stark erhöhten Transaminasewerten hervorrufen.

Wechselwirkungen:
- **Resorption** ↓ durch Milch, Antazida und Aktivkohle
- enterale Resorption ↑ durch **Metoclopramid**, ↓ durch **Opioid-Analgetika**
- renale Elimination ↓ durch **Probenecid**, renale **Methotrexat-Ausscheidung** ↓ durch Ciprofloxacin.
- metabolische Elimination zahlreicher Pharmaka ↓ durch Ciprofloxacin/Enoxacin
- **Tachyarrhythmie-Risiko von Moxifloxacin** ↑ durch QT-verlängernde Pharmaka
- **Krampfneigung** ↑ durch **Theophyllin** und **Koffein**

Wechselwirkungen:
- **Hemmung der Resorption von Fluorchinolonen** durch Milch/Milchprodukte, aluminiumhaltige Antazida und Aktivkohle.
- **Metoclopramid** beschleunigt, **Opioid-Analgetika** verlangsamen die enterale Resorption.
- **Renale Elimination:** Probenecid hemmt die Ausscheidung von Norfloxacin, Ofloxacin, Levofloxacin und Ciprofloxacin. Ciprofloxacin hemmt die renale **Methotrexat**-Ausscheidung.
- **Metabolische Elimination:** Ciprofloxacin und Enoxacin verlangsamen die metabolische Elimination zahlreicher Arzneistoffe (z. B. Amiodaron, trizyklische Antidepressiva, Glibenclamid, Clozapin, Diazepam, Midazolam und Theophyllin).
- **Erhöhung das Tachyarrhythmie-Risikos von Moxifloxacin** durch Antiarrhythmika, trizyklische Antidepressiva, bestimmte Neuroleptika und Erythromycin.
- **Theophyllin** und **Koffein** steigern die durch Fluorchinolone hervorgerufene zentralnervöse Erregung und fördern die Krampfneigung.

- **Andere Antibiotika:** Bakteriostatisch wirkende Stoffe (z. B. Makrolide und Tetrazykline) vermindern die antibakterielle Wirkung der Fluorchinolone. Piperacillin und Ciprofloxacin haben dagegen additive antibakterielle Wirkungen.

Metronidazol

Wirkungsmechanismus: Metronidazol ist ein **Nitroimidazol** und eine Pharmakon-Vorstufe (Abb. **C-10.8**). Aus Metronidazol entstehen unter anaeroben Stoffwechselbedingungen und katalysiert von mikrobiellen Enzymen hochreaktive Nitroso-Radikale, die kovalente Addukte mit Basenpaaren der DNA bilden. Diese führen zu DNA-Strangbrüchen und schließlich zum Tod Metronidazol-empfindlicher Mikroorganismen. Die zelltötende Wirkung betrifft nicht nur Bakterien **(bakterizide Wirkung)**, sondern auch **einige Protozoen** (s. S. 589). Sauerstoff hemmt die zytotoxische Wirkung von Metronidazol, weil er die reduktive Aktivierung von Nitroimidazolen unterdrückt.

- **Andere Antibiotika:** Fluorchinolon-Wirkung ↓ durch Makrolide/Tetrazykline; Piperacillin und Ciprofloxacin wirken additiv.

Metronidazol

Wirkungsmechanismus: Metronidazol ist ein **Nitroimidazol** (Abb. **C-10.8**), aus dem Radikale entstehen, welche zu DNA-Strangbrüchen führen. Diese zelltötende Wirkung ist nicht auf Bakterien beschränkt **(bakterizid)**, sondern erfasst auch **einige Protozoen**.

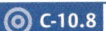

Metronidazol

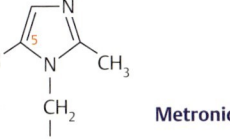

Diese Substanz ist ein substituiertes Imidazol-Derivat mit einer freien Nitrogruppe in der C 5-Position des Imidazolrings **(Nitroimidazol)**.

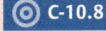

Antibakterielles Wirkspektrum und Indikationen (Tab. C-10.10): Metronidazol ist besonders stark wirksam gegen obligat anaerobe Bakterien sowie gegen anaerob wachsende Protozoen wie z. B. Trichomonas vaginalis, Entamoeba histolytica und Giardia lamblia. Es wirkt auch gegen einige mikroaerophile Stäbchenbakterien (Helicobacter pylori und einige Campylobacter-Arten). Bei anaeroben Bakterien entwickeln sich **sekundäre Resistenzen** gegen Metronidazol durch Expression von Reduktasen, die das 5-Nitroimidazol Metronidazol in ein 5-Aminoimidazol umwandeln und es dadurch inaktivieren. Bei anaeroben Protozoen ensthehen Resistenzen durch Überexpression von Enzymen, die die reduktive Aktivierung von Metronidazol unterdrücken.

Bei **folgenden Erkrankungen** wird Metronidazol angewendet:
- **Anaerobierinfektionen und Mischinfektionen mit aeroben Bakterien** (Peritonitis, Leber- und Hirnabszesse, Aspirationspneumonien, Wochenbettinfektionen, Puerperalsepsis): Metronidazol wird meist in Kombination mit Cefalosporinen oder Piperacillin verabreicht.
- **Helicobacter-pylori-Infektionen der Magenschleimhaut:** Eradikationstherapie mit Metronidazol in Kombination mit Clarithromycin und einem Protonenpumpen-Inhibitor (Näheres s. S. 548).
- **Pseudomembranöse Kolitis:** Um eine Selektion von Vancomycin-resistenten Enterokokken zu vermeiden, ist Metronidazol (3 × 250 – 500 mg/d p. o.) erste Wahl zur Behandlung dieser gefährlichen, Antibiotika-assoziierten Erkrankung. Das oral angewendete Vancomycin (s. S. 579) ist zweite Wahl.
- **Infektionen mit Gardnerella vaginalis:** Diese unspezifische Vulvovaginitis wird für 7 Tage mit 2 × 500 mg/d Metronidazol p. o. behandelt.
- **Protozoeninfektionen:** Bei einer Vulvovaginitis durch Infektionen mit Trichomonas vaginalis (3 × 1000 mg p. o. im Abstand von 12 h), einer Enteritis durch Giardia lamblia (3 × 250 mg/d p. o. für 6 Tage) und einer Amöbenruhr durch Entamoeba histolytica (3 × 750 mg/d p. o. für 5 – 10 Tage) wird ebenfalls Metronidazol verabreicht.

Antibakterielles Wirkspektrum und Indikationen (Tab. C-10.10): Metronidazol wirkt besonders stark gegen anaerobe Bakterien und anaerob wachsende Protozoen. **Resistenzen** entwickeln sich sowohl bei Bakterien (i. d. R. **sekundär**) als auch bei Protozoen.

Indikationen:
- **Anaerobierinfektionen und Mischinfektionen mit aeroben Bakterien**, meist in Kombination mit Cefalosporinen oder Piperacillin
- **Helicobacter-pylori-Infektionen der Magenschleimhaut:** Eradikationstherapie s. S. 548
- **pseudomembranöse Kolitis:** 1. Wahl, 2. Wahl: Vancomycin
- **Infektionen mit Gardnerella vaginalis**
- **Protozoeninfektionen**

Pharmakokinetik (Tab. C-10.9): Verschiedene pharmazeutische Zubereitungen erlauben eine intravenöse, orale, intravaginale und topische epidermale Applikation von Metronidazol. Nach oraler Gabe ist die systemische Verfügbarkeit optimal, nach intravaginaler Applikation ist sie deutlich geringer (20 %). Metronidazol verteilt sich im extra- und intrazellulären Wasser und wird kaum an extra- und intrazelluläre

Pharmakokinetik (Tab. C-10.9): Für Metronidazol stehen zahlreiche Applikationsformen zur Verfügung. Seine Elimination erfolgt metabolisch und ist bei Leberinsuffizienz u. U. deutlich verlängert.

Proteine gebunden. Die Elimination erfolgt überwiegend metabolisch. Bei Leberinsuffizienz ist sie verzögert, sodass die Halbwertszeit von Metronidazol bis auf 30 h verlängert sein kann.

Unerwünschte Wirkungen und Kontraindikationen: Ähnlich wie Disulfiram hemmt Metronidazol die Aldehyd-Dehydrogenase und induziert so eine **Alkoholintoleranz**. Es verursacht häufig **gastrointestinale Störungen** (inkl. Stomatitis und Glossitis); recht charakteristisch ist ein metallischer Geschmack im Mund. **Periphere Neuropathien** mit Sensibilitätsstörungen an den Extremitäten sind oft ein dosislimitierendes Problem. Darüber hinaus beobachtet man gelegentlich **zentralnervöse Störungen**, **Leberfunktionsstörungen**, **Blutbildveränderungen** und **immunallergische Reaktionen**. **Kontraindiziert** ist Metronidazol im 1. Schwangerschaftstrimenon.

> ▶ **Merke.** Grundsätzlich soll eine Metronidazol-Behandlung nicht länger als 10 Tage dauern und so selten wie möglich wiederholt werden, da neben der neurotoxischen Wirkung (s. o.) eine Schädigung menschlicher Keimzellen nicht sicher ausgeschlossen werden kann. Außerdem wirkt Metronidazol im Tierversuch kanzerogen und bei Bakterien mutagen (positiver Ames-Test).

Wechselwirkungen: Antazida und Colestyramin hemmen die orale Bioverfügbarkeit von Metronidazol. Phenobarbital, Phenytoin und Rifampicin beschleunigen seine Elimination, Cimetidin verlangsamt sie. Metronidazol erhöht die Li⁺-Plasmaspiegel (Mechanismus unklar) und hemmt die metabolische Elimination von Warfarin, Ciclosporin und Tacrolimus.

Linezolid

Linezolid ist ein Oxazolidinon. Es bindet an die 50S-Untereinheit der bakteriellen Ribosomen und verhindert die Anlagerung der 30S-Untereinheit sowie die Bindung der mRNA und der tRNA. Linezolid interferiert damit auf einzigartige Weise mit der Initiation der bakteriellen Proteinsynthese. Deshalb kommen Kreuzresistenzen mit anderen antibakteriell wirkenden Stoffen nicht vor. Linezolid wirkt überwiegend **bakteriostatisch** und hat lang anhaltende **postantibiotische Effekte** (s. S. 578). Seine antibakterielle Wirkung ist stark zeitabhängig (Abb. **C-10.2**).

Die Wirksamkeit von Linezolid beschränkt sich auf **grampositive Bakterien** (Tab. **C-10.10**). Es ist auch gegen Penicillin-resistente Pneumokokken, multiresistente Staphylokokken und Vancomycin-resistente Enterokokken wirksam. Linezolid ist ein **Reservewirkstoff** und wird zur Therapie von nosokomialen Pneumonien und komplizierten Haut- und Gewebeinfektionen durch multiresistente Staphylokokken angewendet. Weitere Indikationen sind ambulant erworbene Pneumonien durch Penicillin-resistente Pneumokokken sowie Infektionen mit Vancomycin-resistenten Enterokokken. Linezolid wird entweder oral oder i. v. verabreicht. Seine orale Bioverfügbarkeit ist sehr gut; die Elimination erfolgt vorrangig durch nicht enzymatischen Abbau (Tab. **C-10.9**). **Resistenzen** gegen Linezolid entwickeln sich v. a. bei lang dauernden Therapiezyklen. Sie gehen auf Punktmutationen in den für die ribosomale 50S-Untereinheit verantwortlichen Genen zurück.

Neben seiner antibakteriellen Wirkung ist Linezolid auch ein schwacher MAO-Hemmstoff. Dadurch erklärt sich eine typische Nebenwirkung, der **Blutdruckanstieg**, der auch und insbesondere beim Verzehr tyraminhaltiger Lebensmittel (reifer Käse, Hefeextrakte, Rotwein, Sojasoße) in Erscheinung treten kann (sog. Käse-Reaktion, s. S. 338) oder bei gleichzeitiger Behandlung mit anderen Sympathomimetika (z. B. Pseudoephedrin/Phenylpropanolamin in „Grippemitteln") beobachtet wird. Weitere **unerwünschte Wirkungen** sind gastrointestinale Störungen, Candida-Infektionen der Mund- oder Vaginalschleimhaut, Leberfunktionsstörungen, zentralnervöse Störungen und Kopfschmerzen. Außerdem können eine reversible Myelosuppression, Hautausschläge und bei länger dauernder Anwendung auch neurotoxische Wirkungen auftreten. Für die Gabe von Linezolid gibt es zahlreiche **Kontraindikationen**, die im Wesentlichen mit denen der MAO-Hemmer übereinstimmen (s. S. 308) und die Schwangerschaft und Stillzeit betreffen.

Unerwünschte Wirkungen: Alkoholintoleranz, gastrointestinale Störungen (u. a. metallischer Geschmack), periphere Neuropathien, ZNS- und Leberfunktionsstörungen, BB-Veränderungen, immunallergische Reaktionen. **Kontraindikation:** 1. Schwangerschaftstrimenon.

▶ **Merke.**

Wechselwirkungen: Metronidazol-Verfügbarkeit ↓ u. a. durch Antazida und Antikonvulsiva; Li⁺-Plasmaspiegel ↑, Elimination von Warfarin, Ciclosporin und Tacrolimus ↓ durch Metronidazol.

Linezolid

Linezolid wirkt zeitabhängig **bakteriostatisch** mit lang anhaltendem **postantibiotischem Effekt** (Abb. **C-10.2**). Es gibt keine Kreuzresistenzen mit anderen Antibiotika.

Linezolid ist wirksam gegen **grampositive Bakterien** (Tab. **C-10.10**) sowie einige Stämme mit Resistenzen gegenüber anderen Antibiotika (**Reservewirkstoff**). Die orale Bioverfügbarkeit von Linezolid ist gut. Es wird vorrangig durch nicht enzymatischen Abbau eliminiert (Tab. **C-10.9**). **Resistenzen** entwickeln sich v. a. bei lang dauernden Therapiezyklen.

Unerwünschte Wirkungen sind u. a. ein **Blutdruckanstieg** (schwacher MAO-Hemmstoff), Kopfschmerzen, gastrointestinale Störungen, Candida-Infektionen sowie eine reversible Myelosuppression. **Kontraindikationen** sind zahlreich (u. a. Schwangerschaft und Stillzeit) und stimmen mit denen der MAO-Hemmer überein (s. S. 338)

10.2.3 Antimykobakterielle Stoffe

▶ **Synonym.** Antituberkulotika, Tuberkulostatika.

Das wichtigste humanpathogene Mykobakterium ist der Erreger der Tuberkulose, das **Mycobacterium tuberculosis** (M. tuberculosis) (Abb. **C-10.9**). Daneben gibt es andere humanpathogene Mykobakterien (M. bovis, M. microti, M. leprae) und atypische Mykobakterien (z. B. M. avium/intracellulare, M. kansasii, M. marinum, M. xenopi), die unter besonderen Bedingungen, wie z. B. bei einer Immunschwäche, für den Menschen pathogen werden können.

Aufgrund zweier Besonderheiten der Mykobakterien müssen antimykobakterielle Wirkstoffe **besondere Anforderungen** erfüllen:

- Der hohe Wachs- und Lipidanteil der mykobakteriellen Zellwand und die intrazelluläre Lokalisation der Mykobakterien (Abb. **C-10.9**) – sie halten sich typischerweise in den sauren Phagozytosevakuolen von nicht aktivierten Makrophagen auf und vermehren sich dort – erfordert ein besonders **gutes Permeationsvermögen** dieser Wirkstoffe.
- Mykobakterien sind durch eine sehr **geringe Vermehrungsgeschwindigkeit** charakterisiert. Diese geht mit einer ausgeprägten Unempfindlichkeit gegen wachstumshemmende Stoffe einher.

Die Pharmakotherapie von mykobakteriellen Infektionen ist deshalb in aller Regel langwierig und stellt besondere Anforderungen an die Verträglichkeit der Wirkstoffe und die Einnahmetreue der Patienten.

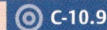

Mycobacterium tuberculosis im Sputum (aus Herdegen, Kurzlehrbuch Pharmakologie und Toxikologie, Thieme, 2010)

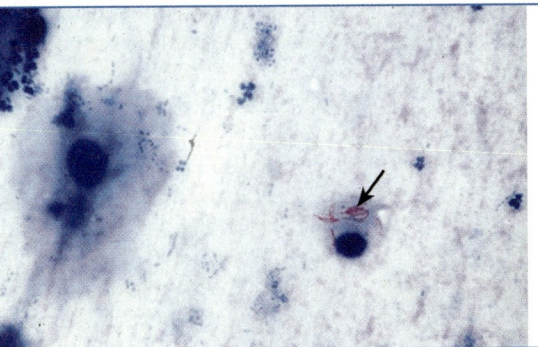

Isoniazid (INH)

Isoniazid ist eine rein synthetisch hergestellte Substanz und ein Abkömmling der Isonikotinsäure (Abb. **C-10.10**). Es ist das **wichtigste Pharmakon in der Tuberkulose-Therapie.**

Wirkungsmechanismus: Isoniazid wird erst innerhalb der Mykobakterien von der Katalase-Peroxidase enzymatisch aktiviert und an das Nicotinamid-Adenin-Dinukleotid (NAD^+) gekoppelt. Das Kopplungsprodukt **hemmt die Biosynthese der Mykolsäure**, eines wichtigen, nur in der mykobakteriellen Zellwand vorkommenden Bausteins. Die wachstumshemmende Wirkung von Isoniazid betrifft deshalb ausschließlich Mykobakterien. Isoniazid soll auch die mykobakterielle DNA-, RNA- und Proteinsynthese hemmen. Die Wirkung ist bakterizid bei proliferierenden Erregern und bakteriostatisch bei sich nicht teilenden Erregern. Bei einer Monotherapie entwickeln sich schnell **Resistenzen** gegen Isoniazid. Dafür sind meist Mutationen in dem Gen verantwortlich, das für die mykobakterielle Katalase-Peroxidase kodiert. Kreuzresistenzen mit anderen Antituberkulotika treten nicht auf.

Wirkspektrum und Indikationen: Isoniazid ist wirksam gegen M. tuberculosis und M. bovis. Einige atypische Mykobakterien (M. kansasii, M. xenopi) sind nur begrenzt empfindlich. Somit ist es indiziert zur **Kombinationstherapie bei allen Formen der Tuberkulose** (Näheres s. S. 599) sowie bei **Infektionen mit M. kansasii** (in Kombination mit Rifampicin und Ethambutol).

Pharmakokinetik (Tab. C-10.11): Isoniazid wird in der Leber sehr effektiv abgebaut. Das verantwortliche Enzym zeigt einen **genetischen Polymorphismus** mit u. U. deutlich beschleunigtem Abbau, sodass ggf. eine Dosisanpassung erforderlich ist (Tab. C-10.11).

Pharmakokinetik (Tab. C-10.11): Isoniazid hat nach oraler Gabe eine gute systemische Verfügbarkeit, die allerdings durch Nahrungsaufnahme reduziert wird. Die Tagesdosis wird deshalb vor dem Frühstück eingenommen. Es verteilt sich im extra- und intrazellulären Wasser, tötet also extra- und intrazellulär lokalisierte Erreger ab. Isoniazid wird in der Leber sehr effektiv abgebaut. Lebererkrankungen verlängern deshalb die Plasma-Halbwertszeit. Das verantwortliche Enzym, die N-Acetyltransferase II, zeigt einen **genetischen Polymorphismus**: von der kaukasischen Bevölkerung sind etwa 40% schnelle und 60% langsame Acetylierer. Die Isoniazid-Plasmaspiegel sind bei schnellen Acetylierern etwa 60% niedriger als die von langsamen Acetylierern, eine Dosisanpassung ist aber nicht erforderlich. Der Acetyliererstatus hat auch Einfluss auf andere pharmakokinetische Parameter (Tab. C-10.11).

Unerwünschte Wirkungen: Isoniazid kann u. a. gastrointestinale Störungen, BB-Veränderungen und **Leberfunktionsstörungen** sowie eine Reduktion der Alkoholtoleranz hervorrufen. **Kontraindikationen:** Lebererkrankungen, Epilepsie, Psychosen und PNP.

Unerwünschte Wirkungen und Kontraindikationen: Isoniazid kann gastrointestinale Störungen, Überempfindlichkeitsreaktionen, Blutbildveränderungen und **Leberfunktionsstörungen** hervorrufen. Die Hepatotoxizität wird einem Metaboliten zugeschrieben, aus dem radikale, hepatotoxische Stoffwechselprodukte entstehen. Die Inzidenz hepatotoxischer Nebenwirkungen steigt mit dem Lebensalter und der konsumierten Alkoholmenge. Isoniazid reduziert außerdem die Alkoholtoleranz.

▶ Klinischer Bezug.

▶ Klinischer Bezug. Eine weitere Nebenwirkung von Isoniazid sind **neurotoxische Effekte**. Sie beinhalten periphere Neuropathien mit Parästhesien an Händen/Füßen, Kopfschmerzen, Optikusneuritis, Schwindel, Ataxien, psychotische Reaktionen und auch **generalisierte Krämpfe**. Die Neurotoxizität ist dosisabhängig und dosislimitierend und tritt häufiger bei langsamen als bei schnellen Acetylierern auf. Isoniazid bindet in Form eines Kopplungsprodukts kovalent an Pyridoxal (Vitamin B_6) und führt so zu einem Mangel an Pyridoxalphosphat. Dieser ruft eine Hemmung der Synthese von Neurotransmittern (GABA, Serotonin, Noradrenalin) und dadurch die zentralnervösen Symptome hervor. Deshalb erhalten behandelte Patienten **prophylaktisch 20–40 mg Pyridoxin pro Tag.**

C-10.10 Antituberkulotika

Isoniazid — Ethambutol — Pyrazinamid — Protionamid

Dargestellt sind synthetische, einfach strukturierte Antituberkulotika. **Isoniazid** ist das Hydrazid der Isonikotinsäure. **Ethambutol** ist ein synthetisches Ethylendiamin-Derivat, von dem nur das R-Enantiomer angewendet wird. **Pyrazinamid** ist das Säureamid der Pyrazincarbonsäure. **Protionamid** ist ein synthetisch gewonnenes Pyridin-Derivat.

C-10.11 Pharmakokinetische Daten und Dosierungen von Antituberkulotika

Wirkstoff	Applikation	Einzeldosis	DI [h]	BV [%]	HWZ [h]	PEB [%]	EF_{ren} [%]
Isoniazid	p. o./i. v.	5 mg/kg	24	80[1]	3,1/1,1[2]	0	29/7[2]
Rifampicin[3]	p. o./i. v.	450–600 mg	24	93[1]	3 (3,5)	85 (75)	15 (7)
Ethambutol	p. o.	15–20 mg/kg	24	77	4	10	79
Pyrazinamid[3]	p. o.	15–30 mg/kg	24	70	9	50	5 (40)
Streptomycin	i. v./i. m.	15–20 mg/kg	24–48	100	3	40	96
Protionamid[4]	p. o.	7,5–15 mg/kg	24	n.b.	2 (2)	10	1

[1] Antazida und Nahrungsaufnahme reduzieren BV; [2] Daten beziehen sich auf langsame/schnelle Acetylierer (s. S. 53); [3] Daten in Klammern betreffen einen wirksamen Metaboliten; [4] ist eine unwirksame Pharmakonvorstufe, die in Leberzellen und in Mykobakterien zum wirksamen Protionamidsulfoxid umgewandelt wird (Daten in Klammern betreffen diesen Metaboliten).

Aus den genannten Nebenwirkungen ergeben sich die **Kontraindikationen** für Isoniazid: akute Lebererkrankungen, Epilepsie, Psychosen und peripheren Neuropathien.

Wechselwirkungen:
- **Wirkung von Isoniazid auf andere Pharmaka:** Als Inhibitor von CYP2C19 und CYP3A4 hemmt es die metabolische Elimination zahlreicher Pharmaka, z. B. Carbamazepin, Haloperidol, Paracetamol, Antikoagulanzien vom Cumarin-Typ, Vitamin D und Protionamid. Dagegen beschleunigt Isoniazid die metabolische Elimination von Itraconazol. Isoniazid verstärkt die Hepatotoxizität von Rifampicin/Pyrazinamid und die zentral-erregenden Wirkungen von Theophyllin.
- **Wirkung anderer Pharmaka auf Isoniazid:** Antazida hemmen die enterale Resorption. Aminosalicylate, hormonale Kontrazeptiva und Chlorpromazin verlangsamen, Prednisolon beschleunigt die metabolische Elimination. Chloroquin beeinträchtigt die Wirkung von Isoniazid. Alkohol verstärkt die Hepatotoxizität von Isoniazid.

Rifampicin

Wirkstoff und Wirkungsmechanismus: Rifampicin ist ein halbsynthetisch modifiziertes Antibiotikum. Zusammen mit Isoniazid ist es das effektivste Antituberkulotikum. Es bindet mit hoher Affinität an die bakterielle RNA-Polymerase und unterdrückt dadurch die bakterielle RNA- und Proteinsynthese. Die Folge ist eine **bakterizide Wirkung** gegen zahlreiche Bakterien.

Antibakterielles Wirkspektrum und Indikationen: Rifampicin hat ein **breites Wirkspektrum**, das neben M. tuberculosis, M. bovis, M. leprae und einigen atypischen Mykobakterien (M. kansasii, M. avium/intracellulare, M. marinum) auch einige grampositive und gramnegative Bakterien umfasst. In Kombination mit anderen Stoffen ist Rifampicin bei allen Formen der **Tuberkulose** und bei **Lepra** indiziert. Außerdem werden **Infektionen mit atypischen Mykobakterien** (z. B. M. avium/intracellulare) bei HIV-Patienten behandelt. **Weitere Indikationen** für Rifampicin in Kombination mit anderen Antibiotika (z. B. Vancomycin) sind schwere Staphylokokken-Infektionen (z. B. Endokarditis, Osteomyelitis), schwere Legionellen-Infektionen und durch Penicillin-resistente Pneumokokken verursachte Meningitiden. Außerdem wird es zur Umgebungsprophylaxe bei Kontaktpersonen von Kindern mit Meningokokken- oder H.-influenzae-Meningitiden verwendet (s. S. 569).

Pharmakokinetik (Tab. C-10.11): Rifampicin ist nach oraler Gabe gut systemisch verfügbar. Es verteilt sich im ganzen Körper (einschließlich des Liquors) und reichert sich in vielen Organen intrazellulär an. Rifampicin wird vorwiegend metabolisch eliminiert, dabei entsteht ein antibakteriell wirksamer Metabolit. Rifampicin und sein wirksamer Metabolit unterliegen einem regen enterohepatischen Kreislauf. Rifampicin induziert die Expression einer Reihe von CYP-Enzymen und Transportern (s. S. 37), was viele der Wechselwirkungen (s. u.), aber auch die Beschleunigung der eigenen Elimination zur Folge hat. Diese **Autoinduktion** führt während der Behandlung zur Verkürzung der Halbwertszeit (von 3 auf 2 h) und zur Abnahme der oralen Bioverfügbarkeit (von 93 auf 68 %).

Unerwünschte Wirkungen und Kontraindikationen: Unerwünscht sind v. a. **hepatotoxische Effekte** (schwere Lebererkrankungen sind eine Kontraindikation!), **gastrointestinale Störungen** und **Überempfindlichkeitsreaktionen**. Eine pseudomembranöse Kolitis ist selten. Bei unregelmäßiger Anwendung von Rifampicin kann es zu einem **grippeähnlichen Syndrom** kommen. Rifampicin-bedingte orange bis rote **Verfärbungen** von Urin, Speichel, Schweiß und Tränenflüssigkeit sind unbedenklich und dienen z. T. der Überprüfung der Patienten-Compliance. Bei schweren Leberfunktionsstörungen ist Rifampicin kontraindiziert. Seine parenterale Anwendung ist bei Säuglingen und Kindern unter 2 Jahren sowie in der Schwangerschaft und Stillzeit nicht erlaubt.

Wechselwirkungen: **Antazida** und **Opioid-Analgetika** hemmen die enterale Resorption von Rifampicin. **Cotrimoxazol** hemmt die Elimination von Rifampicin. **Rifampicin beschleunigt** durch Enzyminduktion und Induktion von P-Gp die **Elimination zahlreicher Pharmaka**, darunter Antibiotika, Antidepressiva, Benzodiazepine, Neuroleptika, hormonale Kontrazeptiva, orale Antikoagulanzien, viele herzwirksame Wirkstoffe, Immunsuppressiva etc. (s. S. 37 und S. 40). Außerdem kommt es durch die Enzyminduktion zur Zunahme der Bildung hepatotoxischer Metaboliten aus Paracetamol, Isoniazid, Pyrazinamid und Protionamid.

Ethambutol

Ethambutol (Abb. **C-10.10**) ist ein **bakteriostatisches Antituberkulotikum**. Es ist zur **Kombinationstherapie der Tuberkulose** in der Initialphase indiziert und wirkt auch gegen Isoniazid- oder Streptomycin-resistente Stämme.

Etambutol reichert sich intrazellulär an und wird v. a. renal eliminiert (Tab. **C-10.11**). Häufig beobachtet man einen **Anstieg der Harnsäurekonzentration**. Nebenwirkungen sind **ZNS-Störungen** und **immunallergischen Reaktionen** sowie dosisabhängige **neurotoxische Effekte** (u. a. **Optikusneuritis**). **Kontraindikationen:** Vorschädigung des N. opticus, Kinder < 6 Jahren.

Ethambutol

Ethambutol (Abb. **C-10.10**) ist ein **bakteriostatisches Antituberkulotikum** mit antimykobakterieller Wirkung gegen M. tuberculosis sowie M. kansasii und M. avium/intracellulare. Es ist zur **Kombinationstherapie der Tuberkulose** in der Initialphase indiziert (s. S. 599). Es unterdrückt auch das Wachstum von M.-tuberculosis-Stämmen, die gegen Isoniazid und Streptomycin resistent sind. Ethambutol wird von Mykobakterien rasch aufgenommen, unterdrückt ihr Wachstum aber mit deutlicher Verzögerung. Es hemmt das Enzym Arabinosyl-Transferase und unterbindet so den Einbau von Arabinogalactan in die mykobakterielle Zellwand. Resistenzen gehen auf eine Mutation des Gens zurück, das für dieses mykobakterielle Enzym kodiert.
Ethambutol hat eine hohe orale Verfügbarkeit und wird hauptsächlich renal eliminiert (Tab. **C-10.11**). Es verteilt sich sehr gut im ganzen Körper und reichert sich intrazellulär an. Bei eingeschränkter Nierenfunktion muss die Dosis reduziert werden. Bei etwa 50 % der behandelten Patienten beobachtet man einen **Anstieg der Harnsäurekonzentration** im Plasma (Mechanismus unklar). Neben **zentralnervösen Störungen** und **immunallergischen Reaktionen** sind dosisabhängige **neurotoxische Effekte** ein großes Problem. Dazu gehört eine meist reversible **Optikusneuritis** mit Störungen des Farbsehens, der Sehschärfe und Gesichtsfeldausfällen. Bei Vorschädigung des N. opticus und bei Kindern unter 6 Jahren, bei denen zuverlässige Visuskontrollen nicht möglich sind, darf Ethambutol deshalb nicht angewendet werden.

Pyrazinamid

Pyrazinamid (Abb. **C-10.10**) ist ein **bakterizides Antituberkulotikum**, das nur aktiv proliferierende Erreger erfasst. Es ist zur **Kombinationstherapie der Tuberkulose** in der Initialphase indiziert und verkürzt die Gesamtbehandlungsdauer. Pyrazinamid **stört den Aufbau der mykobakteriellen Zellwand**. Es wird v. a. hepatisch metabolisiert (Tab. **C-10.11**) und dann renal ausgeschieden. Dabei hemmt sein Metabolit die Harnsäureelimination **(Hyperurikämie-Gefahr)**. Unerwünschte Wirkungen sind **gastrointestinale Störungen, fototoxische Hautreaktionen** und **hepatotoxische Wirkungen**. **Kontraindikationen:** Leberfunktionsstörungen, Hepatitis.

Pyrazinamid

Pyrazinamid (Abb. **C-10.10**) ist ein **bakterizides Antituberkulotikum**, dessen Wirkung sich ausschließlich gegen M. tuberculosis richtet und dabei nur aktiv proliferierende Erreger erfasst. Es ist zur **Kombinationstherapie der Tuberkulose** in der Initialphase indiziert und verkürzt die Gesamtbehandlungsdauer (s. S. 599). Die antimykobakterielle Wirkung ist besonders gut im sauren Milieu und erfasst deshalb bevorzugt phagozytierte Mykobakterien in Phagozytosevakuolen von Makrophagen. Pyrazinamid hemmt eine mykobakterielle Fettsäure-Synthase, die an der Biosynthese der Mykolsäure beteiligt ist und **stört** deshalb den **Aufbau der mykobakteriellen Zellwand**. Um Resistenzen zu verhindern, muss es mit anderen Antituberkulotika kombiniert werden. Ein Großteil der verfügbaren Pyrazinamid-Dosis wird in der Leber verstoffwechselt (Tab. **C-10.11**). Dabei entsteht ein wirksamer Metabolit, die Pyrazincarbonsäure, die partiell über die Nieren ausgeschieden wird. Bei schweren Störungen der Nierenfunktion muss deshalb das Dosisintervall für Pyrazinamid verlängert werden. Pyrazincarbonsäure hemmt die renale Harnsäureelimination und kann so eine **Hyperurikämie** verursachen. **Hepatotoxische Wirkungen** begrenzen häufig seine therapeutische Anwendung. Die hepatozellulären Schäden sind dosisabhängig und treten bei Dosierungen über 40 mg/kg bei etwa 15 % der Patienten auf. Deshalb sollten während der Behandlung regelmäßig Kontrollen der Leberwerte erfolgen. Pyrazinamid ist bei schweren Lebererfunktionsstörungen und bei Hepatitis kontraindiziert. Weitere unerwünschte Wirkungen sind **gastrointestinale Störungen** und **fototoxische Hautreaktionen**.

Streptomycin

Das **Aminoglykosid** Streptomycin wirkt **bakterizid**, allerdings nur auf extrazellulär lokalisierte Erreger. Es ist indiziert als Kombinationspartner in der Initialphase der Tuberkulose und wird **i. v. oder i. m.** injiziert (Tab. **C-10.11**). Zu beachten sind seine **ausgeprägte Nephro- und Ototoxizität**.

Streptomycin

Streptomycin gehört zu den **Aminoglykosid-Antibiotika** (Näheres s. S. 578). Es wird über sekundär-aktive Transportmechanismen von Mykobakterien aufgenommen, bindet dort an die ribosomale 30S-Untereinheit und stört die Proteinsynthese. Dadurch werden auch falsche Proteine gebildet, die einen regelhaften Aufbau der mykobakteriellen Plasmamembran unmöglich machen und die **bakterizide Wirkung** von Streptomycin erklären. Es ist indiziert in der Initialphase der Kombinationstherapie der Tuberkulose (s. S. 599). Da es nicht membrangängig ist, beschränkt sich seine Wirkung auf extrazellulär lokalisierte Erreger. Streptomycin wird wegen seiner ausgeprägten Hydrophilie nach oraler Gabe nicht resorbiert und muss deshalb **i. v. oder i. m.** injiziert werden (Tab. **C-10.11**). In den meisten Geweben werden nur niedrige Konzentrationen erreicht. Angereichert wird Streptomycin allerdings in der Nierenrinde und im Innenohr, was seine **ausgeprägte Nephro- und Ototoxizität** erklärt.

Protionamid

Protionamid (Abb. **C-10.10**, Tab. **C-10.11**) ist ein **Antituberkulotikum der zweiten Wahl** (Reservemittel). Es wird zur Kombinationsbehandlung einer Tuberkulose nur dann angewendet, wenn andere Stoffe unwirksam oder kontraindiziert sind. Protionamid ist eine unwirksame Pharmakonvorstufe und wird in der Leber und in Mykobakterien zum vermutlich wirksamen Protionamidsulfoxid verstoffwechselt. Sein Wirkungsmechanismus entspricht dem von Pyrazinamid (s. S. 596). Protionamid wirkt **bakteriostatisch** auf ruhende und **bakterizid** auf proliferierende Keime. Mutationsbedingte Resistenzen entwickeln sich rasch, wenn es nicht kombiniert wird. **Unerwünschte Wirkungen** betreffen die Leber, den Gastrointestinaltrakt, das ZNS und das Hormonsystem. So können z. B. eine Gynäkomastie und Menstruationsstörungen auftreten. Bei schweren Lebererkrankungen, bei Epilepsie und bei Psychosen ist Protionamid kontraindiziert. Eine **wichtige Wechselwirkung** von Protionamid betrifft **Isoniazid**: Protionamid hemmt dessen Acetylierung und verdoppelt die Isoniazid-Konzentrationen im Plasma. Deshalb sollte die Protionamid-Dosis bei Kombination mit Isoniazid halbiert werden. Außerdem steigert Protionamid die blutzuckersenkenden Wirkungen von Insulin und Glibenclamid.

10.3 Pharmakotherapie ausgewählter bakterieller Infektionen

10.3.1 Pneumonien

Ambulant erworbene Pneumonie: Da die Symptomatik dieses akut beginnenden Krankheitsbilds lebensbedrohlich sein kann, muss sofort mit einer **empirischen (kalkulierten) Therapie** (s. S. 566) begonnen werden, die die üblicherweise verantwortlichen Erreger erfasst.

▶ **Merke.** Mit abnehmender Häufigkeit sind dies: Pneumokokken (Abb. **C-10.11a**), atypische Bakterien (Mykoplasmen, Chlamydia pneumoniae, Legionellen), Haemophilus influenzae und wesentlich seltener Staphylokokken und Klebsiellen.

Die Fachgesellschaften empfehlen eine Therapie mit **Amoxicillin** (3–4 × 1000 mg/d p. o. oder i. v. für 7–10 Tage). Da dieses Antibiotikum aber gegen atypische Erreger unwirksam ist und atypische Erreger zunehmend an Bedeutung gewinnen, kann von Anfang an auch eine Behandlung gewählt werden, die diese Erreger mit erfasst. Eine solche Behandlung ist die **Kombination aus Cefuroxim und Clarithromycin** in folgenden **Dosierungen**:
- **Cefuroxim:** Initial 3 × 1–1,5 g/d i. v. für 2–3 Tage, dann 2 × 500 mg/d p. o.
- **Clarithromycin:** Initial 2 × 500 mg/d i. v. für 2–3 Tage, dann 2 × 500 mg/d p. o.

Die Gesamtdauer der Behandlung beträgt 8–10 Tage. Vor Umstellung auf die orale Therapie muss erkennbar sein, dass die Behandlung erfolgreich ist (Entfieberung, Atemfrequenz < 26/min, Sauerstoffsättigung > 89 %). Wenn ein Ansprechen auf die Behandlung nicht erkennbar ist, muss eine gezielte Therapie gegen den verursachenden Erreger erfolgen.

Atypische (interstitielle) Pneumonie: Sie beginnt meist schleichend und nimmt häufig einen protrahierten Verlauf. Normalerweise wird sie von Mykoplasmen oder Chlamydien, seltener auch von Legionellen hervorgerufen (Abb. **C-10.11b**). Antibiotika der Wahl sind **Makrolide** (2 × 500 mg/d Clarithromycin p. o. für 8–10 Tage oder 1 × 500 mg/d Azithromycin p. o. für 3 Tage).

Akute bakterielle Bronchitis/Bronchopneumonie: Diese Erkrankung tritt meist bei Rauchern und bei Patienten mit chronischer Bronchitis oder chronisch-obstruktiver Lungenerkrankung auf. Die verantwortlichen Erreger, z. T. auch als Mischinfektionen, sind Pneumokokken, Haemophilus influenzae und Moraxella catarrhalis, seltener auch Staphylokokken oder Klebsiellen. Die empirische Behandlung erfolgt mit **Cefpodoxim** (2 × 200 mg/d p. o.), **Ceftibuten** (1 × 400 mg/d p. o.) oder **Moxifloxacin**

Protionamid

Protionamid (Abb. **C-10.10**, Tab. **C-10.11**) ist ein **Antituberkulotikum der 2. Wahl**. Seine Wirkung ist wie bei Pyrazinamid **bakteriostatisch** auf ruhende und **bakterizid** auf proliferierende Keime. **Unerwünschte Wirkungen** betreffen die Leber, den Gastrointestinaltrakt, das ZNS und das Hormonsystem. Kontraindikationen: Lebererkrankung, Epilepsie, Psychosen. Protionamid **wechselwirkt** mit **INH** und verdoppelt dessen Plasmaspiegel, sodass die Protionamid-Dosis (Tab. **C-10.11**) bei Kombination mit Isoniazid halbiert wird.

10.3 Pharmakotherapie ausgewählter bakterieller Infektionen

10.3.1 Pneumonien

Ambulant erworbene Pneumonie: Dieses u. U. lebensbedrohliche Krankheitsbild muss sofort mit einer **empirischen (kalkulierten) Therapie** behandelt werden.

▶ **Merke.**

Die Fachgesellschaften empfehlen eine Therapie mit **Amoxicillin**. Um atypische Erreger besser zu erfassen, kann alternativ auch mit einer Kombination aus **Cefuroxim und Clarithromycin** begonnen werden.

Atypische (interstitielle) Pneumonie: Antibiotika der Wahl zur Behandlung dieser meist durch Mykoplasmen hervorgerufenen Pneumonie sind **Makrolide** (Abb. **C-10.11b**).

Akute bakterielle Bronchitis/Bronchopneumonie: Diese häufig bei Rauchern und COPD-Patienten auftretende Erkrankung wird mit **Cefpodoxim**, **Ceftibuten** oder **Moxifloxacin** sowie alternativ mit Sultimacillin behandelt. Bei nicht ausreichendem Ansprechen der

C-10.11 Röntgen-Thorax-Aufnahmen bei Pneumonien

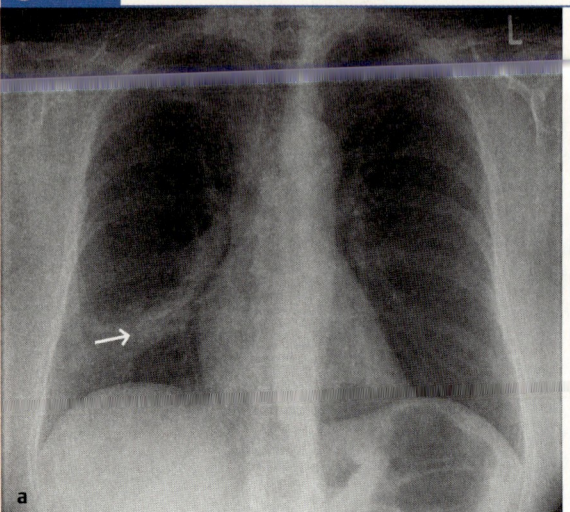
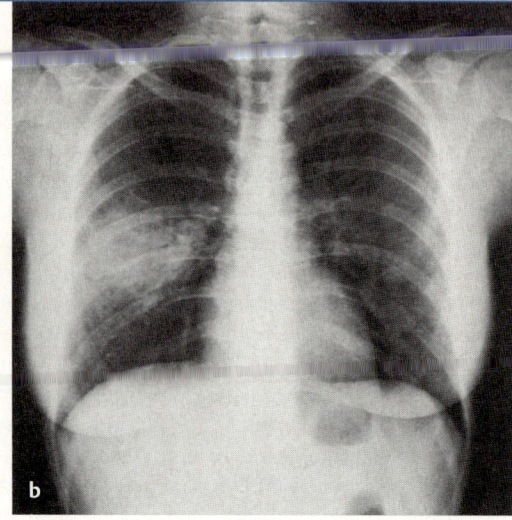

a Bronchopneumonie durch Pneumokokken: Man erkennt ein flächiges Infiltrat im rechten Unterlappen (aus Baenkler et al., Duale Reihe Innere Medizin, Thieme, 2009).
b Atypische Pneumonie durch Mykoplasmen: Im rechten Mittellappen zeigt sich eine deutliche streifige Verschattung, die eher auf eine interstitielle Lokalisation der Entzündung hinweist. Mykoplasmen-Pneumonien können aber durchaus auch in Form einer Lobärpneumonie verlaufen (aus Hof, Dörries; Duale Reihe Medizinische Mikrobiologie, Thieme, 2009).

Therapie muss je nach Antibiogramm umgestellt werden.

Nosokomiale Pneumonie: Diese häufigste Infektion auf der Intensivstation ist durch eine **hohe Sterblichkeit (30 – 50 %)** gekennzeichnet. Man unterscheidet einen sog. **frühen Beginn**, d. h. innerhalb von 4 Tagen nach Krankenhauseinlieferung, von einem **späten Beginn** mit entsprechend verändertem **vorherrschendem Erregerspektrum**.

Zur **empirischen Behandlung** dient **Ceftriaxon i. v.** oder **Meropenem i. v.** Bei V. a. eine Pseudomonaden-Infektion ist **Cefepim i. v.** indiziert, dessen Wirksamkeit durch eine **Kombination mit Ciprofloxacin i. v.** gesteigert werden kann. Bei MRSA wird mit **Linezolid p. o./i. v.** oder der **Kombination von Vancomycin und Rifampicin** behandelt.

10.3.2 Harnwegsinfektionen

Unkomplizierte Harnwegsinfektionen (Zystitis): In der überwiegenden Zahl der Fälle ist **E. coli** für die Erkrankung verantwortlich. Mittel der 1. Wahl ist **Trimethoprim**, wichtige Alternativen sind **Ciprofloxacin** und **Levofloxacin**. Bei Rezidiven kann ggf. eine prophylaktische Therapie überlegt werden.

(1 × 400 mg/d p. o.) für jeweils 7 – 10 Tage. Auch Kombinationen von Aminopenicillinen mit β-Laktamase-Hemmstoffen sind bei dieser Indikation wirksam, z. B. Sultamicillin p. o. (2 × 750 mg/d). Wenn die Therapie nicht ausreichend wirkt, wird gezielt nach Antibiogramm weiterbehandelt.

Nosokomiale Pneumonie: Sie ist die häufigste Krankenhausinfektion in der Intensivmedizin und gekennzeichnet durch eine **hohe Sterblichkeit (30 – 50 %)**. Gefährdet sind vor allem Patienten, die maschinell beatmet werden, älter als 65 Jahre sind, an einer strukturellen Lungenerkrankung leiden, antibiotisch vorbehandelt sind oder zusätzlich mit einem extrapulmonalen Organversagen belastet sind. Das **vorherrschende Erregerspektrum** ist abhängig vom Erkrankungsbeginn nach Einlieferung ins Krankenhaus:
- **Früher Beginn** (≤ 4 Tage): Es dominieren Staphylokokken, Pneumokokken, Haemophilus influenzae und Enterobakterien.
- **Später Beginn** (> 4 Tage): Je später die Pneumonie auftritt, desto häufiger sind gramnegative Enterobakterien, Pseudomonas aeruginosa und zunehmend auch multiresistente Staphylokokken verantwortlich.

Zur **empirischen Behandlung** dient **Ceftriaxon i. v.** (2 × 2 g/d) oder **Meropenem i. v.** (4 × 1 g/d). Bei Verdacht auf eine Pseudomonaden-Infektion ist **Cefepim i. v.** (3 × 2 g/d) das Mittel der Wahl. Dessen Wirksamkeit kann durch eine **Kombination mit Ciprofloxacin i. v.** (3 × 400 mg/d), dem einzigen Fluorchinolon mit Wirkung gegen Pseudomonaden, noch gesteigert werden. Wenn multiresistente Staphylokokken als Erreger auftreten, wird **Linezolid p. o./i. v.** (2 × 600 mg/d) der Vorzug gegeben. Als Alternative gilt die **Kombination von Vancomycin** (2 × 15 mg/kg/d i. v.) **mit Rifampicin** (1 × 600 mg/d i. v.). Die Behandlungsdauer ist abhängig vom Erkrankungsverlauf.

10.3.2 Harnwegsinfektionen

Unkomplizierte Harnwegsinfektionen (Zystitis): Meist sind junge oder postmenopausale Frauen betroffen. Der wichtigste Risikofaktor, v. a. bei jungen Frauen, ist sexuelle Aktivität. Typische Symptome sind Dysurie und suprapubischer Druckschmerz ohne Fieber. In 70 – 95 % der Fälle sind Stämme von **Escherichia coli** für die Erkrankung verantwortlich (Abb. **C-10.12**). Weitere Erreger (mit abnehmender Häufigkeit) sind Staphylococcus saprophyticus, Proteus mirabilis und Klebsiellen sowie bei Kindern auch Enterokokken. Mittel der ersten Wahl ist **Trimethoprim** (2 × 100 mg/d p. o. für 2 – 3 Tage, bei älteren Frauen für 3 – 5 Tage). Wichtige Alter-

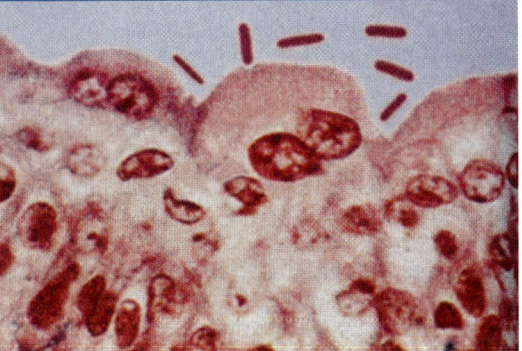

C-10.12 Adhäsion von E. coli an das Harnblasenepithel

Der erste Schritt einer Infektion ist die Bindung der gramnegativen Stäbchen an das Urothel. Bakterielle Toxine können dann das Epithel zerstören und eine Entzündung der Blasenschleimhaut hervorrufen (aus Hof, Dörries; Duale Reihe Medizinische Mikrobiologie, Thieme, 2009).

nativen sind **Ciprofloxacin** (2 × 250 mg/d p. o. für 1 – 3 Tage) oder **Levofloxacin** (1 × 250 mg/d p. o. für 1 – 3 Tage). Da unkomplizierte Harnwegsinfektionen häufig rezidivieren, kann ggf. präventiv eine intermittierende (z. B. postkoital) oder eine kontinuierliche (≥ 1 – 2 Monate) Gabe von Trimethoprim (50 mg p. o. abends) erfolgen. Bei Frauen in der Menopause reduzieren intravaginal applizierte Östrogene das Rezidivrisiko.

Pyelonephritis: Typische Symptome sind Fieber, eitriger Urin und druckschmerzhafte Nierenlager. Das Erregerspektrum ist dem der Zystitis ähnlich. **Fluorchinolone** gelten als **Mittel der Wahl** (2 × 500 mg/d Ciprofloxacin p. o. oder 2 × 250 mg/d Levofloxacin p. o.). Sind diese kontraindiziert, werden Cefalosporine der Gruppe 3 angewendet (2 × 200 mg/d Cefpodoxim p. o. oder 1 × 400 mg/d Ceftibuten p. o.). Kinder erhalten direkt Cefalosporine der Gruppe 3. Die Behandlungsdauer bei Frauen beträgt 7 – 14 Tage und bei Männern 21 – 28 Tage. Wenn nach 2 – 3 Tagen keine Entfieberung und keine Keimfreiheit des Urins eintritt, wird gezielt nach dem Antibiogramm des aus dem Urin isolierten Erregers behandelt.

Harnwegsinfektionen in der Schwangerschaft: Unbedenklich sind **Amoxicillin** (3 × 500 – 1000 mg/d p. o.) oder **Cefpodoxim** (2 × 200 mg/d p. o.). Zur Prävention rezidivierender Zystitiden wird mit **Cefalexin** (125 mg/d p. o.) behandelt.

Asymptomatische Bakteriurie: In der Regel bedarf dieses Symptom keiner antibakteriellen Behandlung. Ausnahmen sind schwangere Frauen und Patienten vor großen urologischen Eingriffen, da bei ihnen die Bakteriurie als Vorbote einer schweren Pyelonephritis gilt. In diesen Fällen muss deshalb antibakteriell behandelt werden, bis der Urin keimfrei ist. Der geeignete Wirkstoff ergibt sich aus dem Antibiogramm des Erregers.

10.3.3 Tuberkulose

▶ **Merke.** Die Behandlung der Tuberkulose ist **immer eine Kombinationstherapie** mit mehreren Antituberkulotika.

Mehrfachkombinationen sind aus folgenden Gründen sinnvoll und notwendig:
- Die miteinander kombinierten Pharmaka wirken aufgrund ihrer unterschiedlichen Wirkungsmechanismen additiv antimykobakteriell.
- Die verschiedenen Substanzen erfassen wegen ihrer unterschiedlichen pharmakokinetischen Eigenschaften auch versteckte und wenig aktive extra- und intrazellulär lokalisierte Erreger.
- Die kombinierte Anwendung beugt der Selektion resistenter Erregerstämme vor, hemmt also die Entwicklung bakterieller Resistenzen.

WHO-Behandlungsregime: Bei einer infektiösen unkomplizierten Lungentuberkulose (Abb. **C-10.13**) erfolgt die Behandlung in **zwei Therapiephasen** über eine Gesamtdauer von 6 Monaten:
- **Initialphase** (2 Monate): Die Patienten erhalten 1-mal täglich Isoniazid p. o. (5 mg/kg), Rifampicin p. o. (600 mg), Pyrazinamid p. o. (20 mg/kg) und im täglichen

weder Ethambutol p. o. oder Streptomycin i. m., jeweils unter Beachtung der Tageshöchstdosierungen.

- **Konsolidierungsphase** (4 Mon.): Isoniazid plus Rifampicin

- Die Besserung der klinischen Symptomatik beginnt rasch, objektiver Indikator für die erfolgreiche Therapie ist aber die **Sputumkonversion**.

▶ Exkurs.

Wechsel entweder Ethambutol p. o. (20 mg/kg) oder Streptomycin i. m. (15 mg/kg). Bei der Berechnung der Tagesdosis muss darauf geachtet werden, dass folgende Tagesdosierungen nicht überschritten werden: 300 mg für Isoniazid, 2 g für Pyrazinamid, 2,5 g für Ethambutol und 1 g für Streptomycin.

- **Konsolidierungsphase** (4 Monate): Die Behandlung wird mit einmal täglich Isoniazid p. o. (5 mg/kg) und Rifampicin p. o. (600 mg) fortgesetzt.

- Die Besserung der klinischen Symptomatik (z. B. Entfieberung) beginnt nach etwa 14 Tagen. Der einzige objektive Befund für eine erfolgreiche Therapie ist die **Sputumkonversion**, die nach 4–8 Wochen auftritt. Darunter versteht man das Verschwinden der Tuberkulosebakterien im Sputum.

▶ Exkurs. **Klinische Erfahrungen mit Antituberkulotika**
Die Erkenntnisse aus klinischen Studien haben zum heute üblichen Behandlungsregime geführt. Die Kombination von Isoniazid und Rifampicin zeigt z. B. bei empfindlichen Erregern erst nach 9 Monaten kurative Wirkungen. Die zusätzliche Anwendung von Pyrazinamid verkürzt die für eine Heilung erforderliche Therapiedauer auf etwa 6 Monate. Wenn Rifampicin nicht angewendet werden kann, muss die Behandlungsdauer auf mindestens 18 Monate ausgedehnt werden.

C-10.13 **Röntgen-Thoraxaufnahme bei Primärtuberkulose der Lungen**

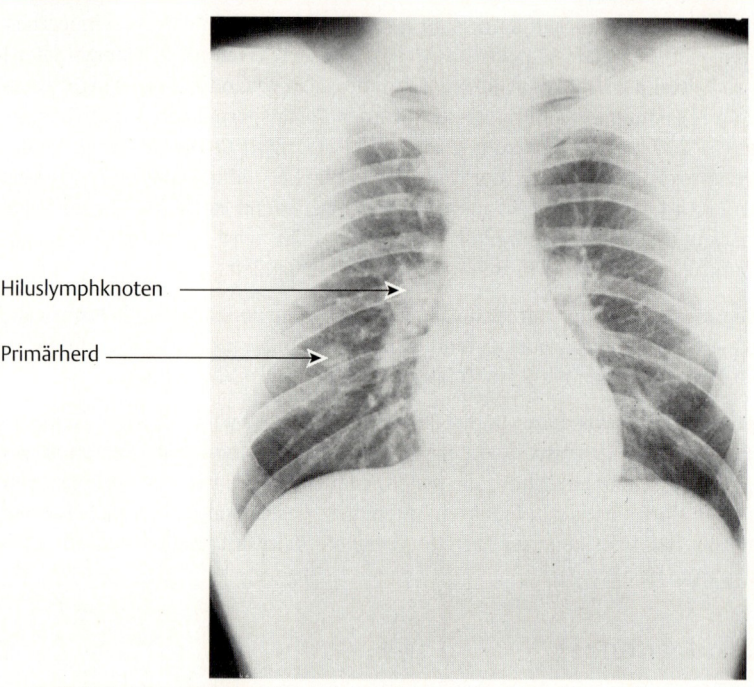

Lungentuberkulose mit Ausbreitung der Entzündung entlang der Lymphbahnen in die regionalen Hiluslymphknoten (aus Hof, Dörries; Duale Reihe Medizinische Mikrobiologie, Thieme, 2009).

Schwangerschaft: Streptomycin ist in der Schwangerschaft **kontraindiziert**. Protionamid wird mangels Erfahrungen nicht angewendet. Alle anderen Antituberkulotika können in Schwangerschaft und Stillzeit gegeben werden.

Prophylaktische Behandlung mit Antituberkulotika: Sie ist indiziert bei
- Kindern oder ältere Personen mit negativem Tuberkulintest, die mit einem Patienten mit infektiöser Lungentuberkulose in engen Kontakt kommen,

Schwangerschaft: Isoniazid, Rifampicin, Ethambutol und Pyrazinamid sind ohne teratogene Wirkungen. Deshalb wird die Behandlung bei schwangeren Frauen mit Isoniazid, Rifampicin und Ethambutol in den oben genannten Dosierungen durchgeführt. **Streptomycin** ist in der Schwangerschaft **kontraindiziert**. Protionamid wird mangels Erfahrungen in der Schwangerschaft nicht angewendet. Die genannten Antituberkulotika können auch bei stillenden Müttern ohne Bedenken angewendet werden.

Prophylaktische Behandlung mit Antituberkulotika: In bestimmten Fällen ist eine prophylaktische Gabe von Antituberkulotika indiziert:
- **Kinder oder ältere Personen mit negativem Tuberkulintest, die mit einem Patienten mit infektiöser Lungentuberkulose in engen Kontakt kommen:** Sie erhalten für mindestens 3 Monate Isoniazid (Kinder: 10 mg/kg/d, aber nicht mehr als

300 mg/d; Erwachsene: 300 mg/d). Die Behandlung ist nach dieser Zeit beendet, falls der Tuberkulintest weiterhin negativ ist.
- **Kinder mit erstmalig positivem Tuberkulintest:** Sie werden für 6 Monate mit Isoniazid (Dosis s. o.) behandelt.
- **Patienten mit einer latenten Tuberkulose oder einer nicht aktiven, vernarbten Lungentuberkulose, mit hohem Risiko für eine Reaktivierung oder Progression der Infektion:** In diese Gruppe gehören z. B. immunsuppressiv behandelte Personen, HIV-Positive oder Drogenabhängige. Sie werden für 9 Monate mit Isoniazid (Dosis s. o.) behandelt. Als Alternative gilt die kombinierte Behandlung mit Rifampicin p. o. (600 mg/d) und Pyrazinamid p. o. (20 mg/kg/d) für 2 Monate.

- Kindern mit erstmalig positivem Tuberkulintest und
- Patienten mit einer latenten Tuberkulose oder einer nicht aktiven, vernarbten Lungentuberkulose mit hohem Risiko für eine Reaktivierung oder Progression der Infektion, u. a. HIV-Patienten.

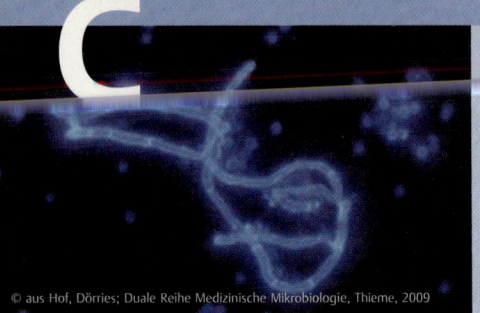

11 Pilzinfektionen

11.1 Grundlagen ... 602
11.2 Antimykotika ... 602
11.3 Pharmakotherapie ausgewählter Pilzinfektionen ... 609

11.1 Grundlagen

11.1 Grundlagen

Pilze werden als **eukaryontische Lebewesen** zusätzlich zur Zytoplasmamembran von einer **Zellwand** umgeben. Der vorherrschende Lipidkörper der Plasmamembran ist **Ergosterol**.

Im abwehrgeschwächten Organismus können Pilze lebensbedrohliche Infektionen verursachen.

Pilze gehören zu den **eukaryontischen Lebewesen**. Ihre Zellen sind nicht nur von einer Zytoplasmamembran, sondern zusätzlich auch von einer der Plasmamembran aufliegenden **Zellwand** umhüllt. Die Zellwand enthält als Bausteine u. a. Chitin und Glykane. Die Glykanfibrillen verleihen ihr die notwendige Struktur und Stabilität. Anders als in der menschlichen und tierischen Zelle ist der in der Plasmamembran vorherrschende Lipidkörper nicht Cholesterol sondern **Ergosterol** (Mykosterol).

Meist verursachen humanpathogene Pilze nur oberflächliche Infektionen der Haut und der Schleimhäute, da ein intaktes Immunsystem die in der Regel wenig pathogenen Pilze abwehren und dadurch systemische (invasive) Infektionen verhindern kann. Trotzdem gewinnen diese zunehmend an Bedeutung, da bestimmte Erkrankungen immer häufiger mit zytotoxischen und immunsuppressiven Arzneistoffen behandelt werden.

▶ **Klinischer Bezug.**

▶ **Klinischer Bezug.** In der Klinik hat sich die Einteilung der humanpathogenen Pilze nach dem **DHS-System** in **D**ermatophyten, **H**efe- und **S**chimmelpilze bewährt, wenngleich sich nach diesem System nicht alle Pilze eindeutig zuordnen lassen (v. a. dimorphe Pilze wie Histoplasmen und Kokzidien).
Dermatophyten sind Fadenpilze der Gattungen Trichophyton, Microsporum und Epidermophyton, die spezifische Infektionen der Haut und Hautanhangsgebilde, die sog. Tinea-Erkrankungen hervorrufen. **Hefepilze (Sprosspilze)** können sowohl lokale als auch systemische Infektionen verursachen. Die bei Weitem wichtigsten humanpathogenen Hefepilze sind Candida-Arten. Unter bestimmten Umständen sind beim Menschen auch Infektionen mit **Schimmelpilzen** möglich. Schimmelpilze sind außerdem häufig Auslöser von Allergien und können durch ihre Toxine Vergiftungen verursachen. Die wichtigste humanpathogene Schimmelpilzgattung ist Aspergillus.

Pharmaka zur Behandlung von Pilzinfektionen werden Antimykotika genannt.

11.2 Antimykotika

11.2 Antimykotika

Antimykotika wirken fungistatisch oder fungizid. Es gibt verschiedene Präparate zur **lokalen** oder **systemischen Anwendung** (Abb. **C-11.1**), darunter folgende Wirkstoffgruppen und Wirkstoffe:
- Polyen-Makrolide
- Azol-Derivate
- Echinocandine
- Flucytosin

Antimykotika hemmen entweder das Wachstum und die Vermehrung von Pilzen **(fungistatische Wirkung)** oder sie töten die Pilze ab **(fungizide Wirkung)**. Neben Antimykotika, die ausschließlich zur **lokalen Anwendung** geeignet sind, wurden wegen der Zunahme systemischer Pilzinfektionen (s. o.) in den letzten Jahren vermehrt Pilzmittel entwickelt, die auch oder nur **systemisch** angewendet werden und sehr unterschiedliche Wirkmechanismen haben (Abb. **C-11.1**). Hierzu gehören **folgende Wirkstoffgruppen und Wirkstoffe:**
- Polyen-Makrolide
- Azol-Derivate
- Echinocandine
- Flucytosin

C-11.1 Angriffspunkte der verschiedenen Antimykotika

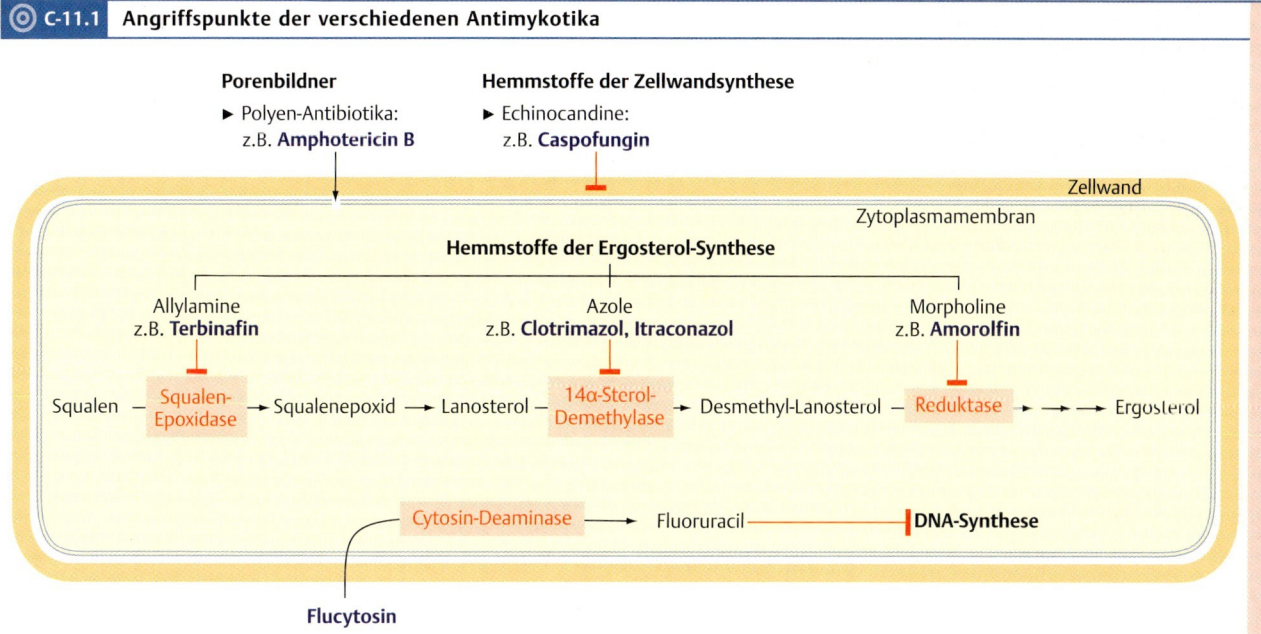

Antimykotika hemmen die Zellwandsynthese, stören die Funktion der Zytoplasmamembran durch Bildung falscher Poren oder hemmen die Ergosterol- oder DNA-Synthese.

11.2.1 Polyen-Makrolide

Zu den Polyen-Makroliden gehören das systemisch und topisch anwendbare **Amphotericin B** und die topischen Antimykotika **Nystatin** und **Natamycin**. Es handelt sich um substituierte makrozyklische Laktone mit einem lipophilen und einem hydrophilen Molekülteil. Bei physiologischem pH sind sie absolut wasserunlöslich.

Wirkungsmechanismus: Polyen-Makrolide **binden mit hoher Affinität an Ergosterol**, das dominierende Membranlipid in der Plasmamembran von Pilzzellen. Dadurch entstehen Oligomere, die sich unter Bildung von **Membranporen** in die Plasmamembran integrieren (Abb. **C-11.1**). Dies führt zur Steigerung der Membranpermeabilität für kleine Moleküle (z. B. H$^+$, K$^+$) und zu drastischen **Störungen der Membranfunktion**. Die Folge ist eine **fungizide Wirkung**. Mit niedriger Affinität bindet Amphotericin B auch an das Cholesterol menschlicher Zellmembranen, was seine Nephrotoxizität erklärt (s. u.).

Amphotericin B

Antimykotisches Wirkspektrum: Amphotericin B entfaltet fungizide Wirkungen gegen die **meisten Pilzarten**, insbesondere jene, die systemische Pilzinfektionen hervorrufen. Außerdem wirkt es gegen Leishmanien, eine Protozoenart (s. S. 645). Unwirksam ist es jedoch gegen Dermatophyten und gegen Pneumocystis jiroveci, einen saprophytären Pilz, der bei AIDS-Kranken eine schwere interstitielle Pneumonie verursacht.

Pharmakokinetik (Tab. C-11.1): Amphotericin B wird enteral nicht resorbiert und muss deshalb **i. v. infundiert** werden (über 2–4 h). Die höchsten Konzentrationen finden sich in Leber, Milz und Lungen, eine Penetration in den Liquorraum findet nicht statt. Die Mechanismen der Elimination sind nicht bekannt. Von Amphotericin B stehen **drei verschiedene Darreichungsformen** zur Verfügung: die **konventionelle Formulierung (KF)** mit Amphotericin-B-Desoxycholat, die **liposomale Formulierung (LF)** und die **Lipid-Komplex-Formulierung (LKF)**. Bei Letzteren beiden ist Amphotericin B in Lipidpartikel eingeschlossen. Da sie 5–7-mal teurer sind als die konventionelle Formulierung, sind sie speziellen Indikationen vorbehalten (s. u.). In den Lipid-Formulierungen wird Amphotericin B glomerulär nicht filtriert und stattdessen von Makrophagen und retikuloendothelialen Zellen aus dem Plasma eliminiert. Die Lipid-Formulierungen müssen höher dosiert werden als das konventionelle Amphotericin-B-Desoxycholat.

11.2.1 Polyen-Makrolide

Amphotericin B wird systemisch und topisch, **Nystatin** sowie **Natamycin** werden nur topisch angewendet.

Wirkungsmechanismus: Polyen-Makrolide **binden mit hoher Affinität an Ergosterol**. Die entstehenden **Membranporen** (Abb. C-11.1) verursachen eine **Störung der Membranfunktion** und erklären die **fungizide Wirkung**.

Amphotericin B

Antimykotisches Wirkspektrum: Es wirkt gegen die **meisten Pilzarten** und zudem gegen Leishmanien (s. S. 645). Unwirksam ist es gegen Dermatophyten und Pneumocystis jiroveci.

Pharmakokinetik (Tab. C-11.1): Amphotericin B muss **i. v. infundiert** werden. Es gibt **drei verschiedene Darreichungsformen:** die konventionelle Formulierung (KF), die liposomale Formulierung (LF) und die Lipid-Komplex-Formulierung (LKF).

Indikationen: Amphotericin B ist bei **systemischen Pilzinfektionen und Organmykosen** indiziert wie z. B. bei invasiven Candida-Infektionen, Kryptokokkosen, Aspergillosen, Mukormykosen, Sporotrichose und Histoplasmose; die Behandlungsdauer beträgt 4–8 Wochen. Seine Wirksamkeit bei Candida- und Kryptokokkus-Infektionen wird durch Kombination mit Flucytosin verbessert. Die Lipid-Formulierungen (LF und LKF in Tab. C-11.1) sind indiziert bei Versagen oder Unverträglichkeit der konventionellen Formulierung, bei drohendem Nierenversagen oder zur empirischen (kalkulierten) Therapie bei immunsupprimierten Patienten mit Fieber und Granulozytopenie, die auf eine adäquate antibakterielle Therapie nicht ansprechen. Bei **oberflächlichen Candida-Infektionen der Mund- und Rachenraumschleimhaut** wird Amphotericin B **topisch** in Form von Lutschtabletten oder als Suspension angewendet (Dosis 4 × 100 mg/d).

Unerwünschte Wirkungen und Kontraindikationen:

- **Infusionsbedingte Reaktionen:** Häufig kommt es vorübergehend zu Fieber, Schüttelfrost, Übelkeit, Erbrechen, kolikartigen Bauchschmerzen, Muskel- und Gelenkschmerzen, Kopfschmerzen und Blutdruckabfall sowie Schmerzen am Infusionsort. Die Schwere dieser Reaktionen lässt im Laufe der Therapie nach. Eine Prämedikation mit Paracetamol (500–1000 mg p. o.) oder Prednisolon (0,25 mg/kg i. v.) verringert die Beschwerden. Infusionsassoziierte Reaktionen sind bei den Lipid-Formulierungen von Amphotericin B seltener als bei der konventionellen Formulierung.
- **Nephrotoxizität:** Amphotericin B kann dosisabhängig glomeruläre und tubuläre Schädigungen verursachen, die mit einer deutlichen Steigerung der renalen Ausscheidung von K^+ (hohes Hypokaliämie-Risiko!), Na^+, Mg^{2+}, Harnsäure und Albumin sowie einer Erhöhung der Harnstoff- und Kreatinin-Werte im Blut einhergehen. Eine kumulative Gesamtdosis über 4–5 g Amphotericin B führt zu bleibenden Nierenschäden. Tägliche Infusionen von 1–1,5 l physiologischer NaCl-Lösung verringern die nierenschädigende Wirkung. Die Lipid-Formulierungen (LF und LKF in Tab. C-11.1) sind weniger nephrotoxisch als die konventionelle Formulierung. Schwere Nierenfunktionsstörungen sind eine Kontraindikation für die systemische Anwendung von Amphotericin B.
- **Anämie:** Sie tritt häufig auf und ist meist Folge einer verminderten renalen Erythropoetinbildung, kann aber auch auf gastrointestinale Blutungen zurückgehen.
- **Hepatotoxizität:** Pathologische Leberwerte sind häufig, schwere hepatozelluläre Schäden hingegen selten. Bei schweren Leberfunktionsstörungen darf Amphotericin B nicht systemisch verabreicht werden.

Wechselwirkungen: Amphotericin B hemmt die renale Flucytosin-Elimination und steigert dadurch dessen Toxizität. Die gleichzeitige Gabe von Ciclosporin, Aminoglykosiden, Cisplatin, Pentamidin, Foscarnet und Ganciclovir verstärkt die Nephrotoxizität von Amphotericin B. Diuretika und Glukokortikoide potenzieren die hypokaliämische Wirkung von Amphotericin B und Flucytosin seine antimykotische Wirkung. Die Amphotericin-B-induzierte Hypokaliämie verstärkt die Wirkungen von Herzglykosiden und von curareartigen Muskelrelaxanzien.

Nystatin und Natamycin

Diese Stoffe sind wie Amphotericin B Antibiotika bakteriellen Ursprungs. Sie werden weder über die Haut noch über Schleimhäute resorbiert und nur topisch angewendet. **Nystatin** dient ausschließlich der Behandlung oberflächlicher Candidainfektionen der Haut, der Schleimhäute des Magen-Darm-Kanals und der Vagina, wobei bei vaginaler Candidiasis Azol-Antimykotika (s. u.) besser wirksam sind als Nystatin. **Natamycin** wird in Form von Lutschtabletten zur Therapie von Candidainfektionen des Mund- und Rachenraums und in Form von Augensalben bei konjunktivalen Pilzinfektionen angewendet.

11.2.2 Azole

Das charakteristische Merkmal der Azole ist der fünfgliedrige heterozyklische Ring, der komplex substituiert ist. Je nach Anzahl der Stickstoffatome im Ring unterscheidet man die **Imidazole** (zwei N-Atome) und die **Triazole** (drei N-Atome) (Abb.

C-11.1 Pharmakokinetische Daten und Dosierungen systemischer Antimykotika

Wirkstoff		Applikation	Einzeldosis	DI [h]	BV [%]	HWZ [h]	PEB [%]	EF_{ren} [%]
Polyen-Makrolide								
Amphotericin B	KF[1]	i. v.	0,5 – 1 mg/kg (über 2 – 4 h)	24	100	18/250[2]	95	4
	LF[1]	i. v.	1 – 3 mg/kg (über 0,5 – 1 h)	24	100	11/130[2]	95	0
	LKF[1]	i. v.	3 – 5 mg/kg (über 1 – 2 h)	24	100	170	95	0
Triazol-Derivate								
Fluconazol		p. o.	200 – 400 mg	24	90	32	11	85
		i. v.	200 – 400 mg	24	100			
Itraconazol		p. o.	100 – 200 mg	12 – 24	55	38	99,8	0
		i. v.	200 mg	12 – 24	100			
Posaconazol		p. o.	200 mg	6 – 24	n.b.	35	98	0
Voriconazol		p. o.	200 – 400 mg	12	96	6[3]	58	2
		i. v.	4 – 6 mg/kg	12	100			
Echinocandine								
Caspofungin		i. v.	50 – 70 mg (über 1 h)	24	100	10/45[2]	95	1
Anidulafungin		i. v.	100 – 200 mg (über 1,5 – 3 h)	24	100	24/45[2]	> 99	0
Micafungin		i. v.	50 – 150 mg (über 1 h)	24	100	14	> 99	0
sonstige Antimykotika								
Flucytosin		i. v.	25 – 35 mg/kg	6	100	4 – 5[4]	4	95
Terbinafin		p. o.	250 mg	24	50	30	99	0

[1] unterschiedliche Darreichungsformen von Amphotericin B: konventionelle Formulierung (KF), liposomale Formulierung (LF), Lipid-Komplex-Formulierung (LKF); [2] zwei HWZ aufgrund biphasischer Elimination; [3] nimmt mit steigender Dosis zu (nicht lineare Elimination); [4] bei Niereninsuffizienz Verlängerung auf 30 – 250 h.

C-11.2). Imidazole werden nur topisch angewendet, Triazole dagegen v. a. systemisch.

Wirkungsmechanismus: Azol-Antimykotika hemmen das mikrosomale Enzym 14α-Sterol-Demethylase, ein Cytochrom-P_{450}(CYP)-Isoenzym der Pilze, das eine wichtige Rolle bei der Ergosterol-Biosynthese spielt (Abb. **C-11.1**). Der Ergosterolmangel führt zu massiven Störungen der Membranfunktion und erklärt die **fungistatische Wirkung** der Azole. Mit geringerer Potenz hemmen Azole auch humane CYP-Enzyme und einige Vertreter auch die Synthese von Sexualhormonen. So ist z. B. das Imidazol-Derivat **Ketoconazol** auch ein Hemmstoff der Testosteronsynthese, weshalb es heute **nur noch topisch** angewendet wird.

Wirkungsmechanismus: Azol-Antimykotika hemmen die Ergosterol-Biosynthese (Abb. **C-11.1**) und wirken **fungistatisch**. Da Ketoconazol auch die Testosteronsynthese hemmt, wird es **nur noch topisch** angewendet.

Imidazole

Wichtige Vertreter sind **Bifonazol**, **Clotrimazol**, **Ketoconazol**, **Econazol**, **Miconazol**, **Oxiconazol** und **Sertaconazol**. Sie werden alle in Konzentrationen von 1 – 2 % in diversen galenischen Zubereitungen topisch angewendet. Ihr antimykotisches Wirkspektrum umfasst Dermatophyten, Candida albicans und Hefepilze der Gattung

Imidazole

Die Substanzen **Bifonazol**, **Clotrimazol**, **Ketoconazol**, **Econazol**, **Miconazol**, **Oxiconazol** und **Sertaconazol** werden topisch angewendet. Indikationen sind **oberflächliche Pilz-**

C-11.2 Azol-Antimykotika

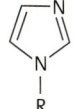
Imidazol-Derivate

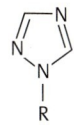
Triazol-Derivate

Dargestellt ist jeweils der charakteristische fünfgliedrige Ring der **Imidazole** und **Triazole**, der bei den einzelnen Substanzen in unterschiedlicher Weise substituiert ist.

infektionen der Haut (Dermatophyten), Infektionen der oropharyngealen oder vaginalen Schleimhaut (Candida) und die Pityriasis versicolor (Malassezia furfur).

Malassezia furfur (Erreger der Pityriasis versicolor). Typische Indikationen für ihre Anwendung sind **oberflächliche Pilzinfektionen der Haut**, die meist von Dermatophyten verursacht sind, und **Infektionen der oropharyngealen oder vaginalen Schleimhaut** (meist verursacht von Candida). Bei den Dermatomykosen werden sie 2-mal täglich für 3–6 Wochen angewendet. Die Resorption über die intakte Haut ist minimal (< 1 % der aufgetragenen Dosis). Bei Nagelmykosen führen sie nur selten zur Heilung. Zur Behandlung einer vaginalen Candidiasis (Vulvovaginitis candidomycetica) werden Imidazole in Form von Cremes/Vaginaltabletten/Zäpfchen 1-mal täglich abends für 3–7 Tage verabreicht. Die Resorption über die Vaginalschleimhaut liegt bei 3–10 % der angewendeten Dosis.

Triazole

Triazole

Die Stoffe **Fluconazol**, **Itraconazol**, **Posaconazol** und **Voriconazol** dienen der systemischen Behandlung (Tab. C-11.1) von invasiven Mykosen.

Das **antimykotische Wirkspektrum** der Triazole umfasst sowohl Dermatophyten als auch Hefe- und Schimmelpilze, wobei die einzelnen Wirkstoffe jeweils gegen verschiedene Pilzarten aus diesen Gruppen wirksam sind.

Die Vertreter dieser Gruppe sind **Fluconazol**, **Itraconazol**, **Posaconazol** und **Voriconazol**. Sie werden systemisch angewendet (Tab. **C-11.1**) und sind von großer Bedeutung für die Behandlung tiefer und invasiver (systemischer) Mykosen.

Antimykotisches Wirkspektrum:
- **Dermatophyten:** Gegen Trichophyton-Arten sind Fluconazol, Itraconazol und Voriconazol wirksam, gegen Microsporum- und Epidermophyton-Arten Itraconazol und Voriconazol.
- **Hefepilze:** Gegen Candida- und Cryptococcus-Arten sind alle Triazole wirksam. Gegen die Gattung Trichosporon wirken Posaconazol und Voriconazol, gegen Malassezia-Arten wirkt insbesondere Itraconazol.
- **Schimmelpilze:** Gegen die Gattungen Aspergillus, Penicillium und Fusarium sowie gegen Schwärzepilze sind Posaconazol und Voriconazol wirksam.

▶ Merke.

▶ Merke. Das Triazol mit dem breitesten Wirkungsspektrum ist Voriconazol. Unwirksam sind die Triazole gegen Pneumocystis jiroveci und gegen die opportunistischen Zygomyzeten, die Erreger der Mukormykosen.

Pharmakokinetik (Tab. C-11.1): Die Elimination erfolgt je nach Substanz renal oder metabolisch. Itraconazol verteilt sich gut in Haut und Nägeln. Für eine **i. v.-Anwendung** müssen Itraconazol und Voriconazol zuvor in Lösung gebracht werden. Die metabolische Elimination läuft über CYP3A4, CYP2C9/2C19 oder Glucuronidierung. Triazole haben ein **hohes Interaktionspotenzial**.

Pharmakokinetik (Tab. C-11.1): Das hydrophile Fluconazol wird vorrangig renal eliminiert, die stark lipophilen Stoffe Itraconazol, Posaconazol und Voriconazol dagegen nahezu ausschließlich metabolisch. Von Posaconazol werden 66 % der oralen Dosis unverändert im Stuhl ausgeschieden, vermutlich weil es wie Itraconazol über P-Gp ins Darmlumen zurücksezerniert wird. Die Bioverfügbarkeit von Posaconazol wird erheblich verbessert, wenn es sofort nach dem Essen eingenommen wird. Itraconazol verteilt sich besonders gut in der Haut und ihren keratinhaltigen Anhangsgebilden (z. B. Nägel). Für die **i. v.-Anwendung** müssen Itraconazol und Voriconazol mittels Cyclodextrin in Lösung gebracht werden, einer makrozyklischen hydrophilen Verbindung, die hydrophobe Stoffe einschließt und dadurch wasserlöslich macht. Die metabolische Elimination der Triazole erfolgt in unterschiedlichem Ausmaß durch CYP3A4, CYP2C9/2C19 oder Glucuronidierung. Triazole wirken auch als Hemmstoffe der genannten CYP-Enzyme und haben deshalb ein **hohes Interaktionspotenzial**.

Indikationen:
- oberflächliche oropharyngeale und ösophageale Candida-Infektionen
- vulvovaginale Candidiasis
- **Tinea-Erkrankungen,** Nagelmykosen
- Pityriasis versicolor
- **systemische Mykosen:** Kandidosen, Kryptokokkosen, Aspergillosen und Chromomykosen. Initial **Itraconazol** i. v., anschließend längerfristig **Posaconazol** oder **Voriconazol** p. o.
- **Empirische antimykotische Therapie** bei neutropenen Patienten mit Fieber trotz adäquater Antibiose.

Indikationen:
- **Oberflächliche oropharyngeale und ösophageale Candida-Infektionen:** 100–200 mg/d Fluconazol p. o. für 2–4 Wochen oder 100–200 mg/d Itraconazol p. o. für 2 Wochen.
- **Vulvovaginale Candidiasis:** einmalig Fluconazol 200 mg p. o. oder 2 × 200 mg Itraconazol p. o. im Abstand von 12 h.
- **Tinea-Erkrankungen:** *Tinea corporis/inguinalis/capitis:* 100 mg/d Itraconazol p. o. für 2 Wochen; *Tinea pedis:* 2 × 100 mg/d Itraconazol p. o. für 2 Wochen; *Nagelmykosen:* 3 Behandlungszyklen von 2 × 200 mg Itraconazol p. o. für 7 Tage im Abstand von 3 Wochen, alternativ 200 mg/d Itraconazol p. o. für 3 Monate.
- **Pityriasis versicolor:** 200 mg/d Itraconazol p. o. für 1 Woche.
- **Systemische Mykosen:** Wichtige Beispiele sind Kandidosen, Kryptokokkosen (inkl. Meningitis), Aspergillosen und Chromomykosen. **Itraconazol** (2 × 200 mg/d) wird in den ersten beiden Behandlungstagen als i. v.-Infusion gegeben, anschließend über Wochen bis Monate oral. **Posaconazol** (2 × 400 mg/d p. o.) wird für mindestens 18 Wochen verabreicht oder **Voriconazol** (1. Tag: 2 × 200–400 mg p. o., danach: 2 × 100–200 mg p. o.) für mindestens 12 Wochen.

- **Empirische antimykotische Therapie** bei Patienten mit Neutropenie, die trotz adäquater antibakterieller Therapie weiterhin Fieber haben. Infrage kommen Itraconazol, Posaconazol und Voriconazol.

Unerwünschte Wirkungen und Kontraindikationen: Im Vordergrund stehen **gastrointestinale Störungen** und **hepatotoxische Effekte**, **Hautausschläge** und **kardiotoxische Wirkungen**. Letztere gehen mit einer Verlängerung des QTc-Intervalls im EKG, vielfältigen Rhythmusstörungen und Herzinsuffizienz einher. Beim Posaconazol und Voriconazol kommen neurotoxische und zentralnervöse Störungen sowie Blutbildungsstörungen hinzu.

Unerwünschte Wirkungen: Gastrointestinale Störungen, hepatotoxische/kardiotoxische Effekte, **Hautausschläge**. Neurotoxische, zentralnervöse und Blutbildungsstörungen (Posaconazol, Voriconazol).

▶ **Merke.** **Voriconazol** verursacht sehr häufig (30–40%) **Sehstörungen** (verschwommenes Sehen, Störungen des Farbsehens), die meist reversibel sind.

▶ **Merke.**

Alle Triazole sind in der **Schwangerschaft** und **Stillzeit** kontraindiziert. Ebenfalls kontraindiziert ist die Kombination mit Pharmaka, die von CYP3A4 abgebaut werden und gleichzeitig das QTc-Intervall im EKG verlängern (z. B. Chinidin, Pimozid, Sertindol, Mizolastin und Terfenadin).

Kontraindikationen: Schwangerschaft/Stillzeit; CYP3A4-verstoffwechselte Pharmaka.

Wechselwirkungen: Die meisten der zahlreichen Wechselwirkungen gehen auf **Interaktionen mit CYP-Enzymen und P-Glykoprotein** (P-Gp) zurück. Die verschiedenen Triazole hemmen in unterschiedlichem Ausmaß CYP3A4 und CYP2C9/2C19. So können sie die Toxizität zahlreicher Pharmaka erhöhen, die über diese Enzyme abgebaut werden. Itraconazol und Posaconazol sind Hemmstoffe von P-Gp und erhöhen die Toxizität von Digoxin. Induktoren der o. g. CYP-Enzyme führen zu einem Wirkungsverlust der Triazole, Hemmstoffe dieser Enzyme steigern dagegen ihre Toxizität. Näheres zu Hemmstoffen und Induktoren wichtiger CYP-Enzyme s. S. 37, zu Hemmstoffen von P-Gp s. S. 40.

Wechselwirkungen: Zahlreich und meist Folge von **Interaktionen mit CYP-Enzymen und P-Gp**. Toxizität von Digoxin ↑ durch Itraconazol und Posaconazol. Triazol-Wirkung ↓ durch Induktoren, Toxizität ↑ durch Hemmstoffe bestimmter CYP-Enzyme.

11.2.3 Echinocandine

In diese Wirkstoffgruppe gehören **Caspofungin**, **Anidulafungin** und **Micafungin**. Echinocandine werden aus Pilzkulturen gewonnen und anschließend chemisch modifiziert. Da es sich um lipophil substituierte zyklische Polypeptide handelt, werden sie auch als **Lipopeptide** bezeichnet. Echinocandine sind **Hemmstoffe der Glykansynthase**. Dieses Enzym in der Plasmamembran von Pilzzellen ist für die Bildung der Glykanfibrillen verantwortlich, die zusammen mit Chitin das Grundgerüst der Pilzzellwand bilden (Abb. C-11.1). Der Mangel an Glykanfibrillen führt zu Störungen im Zellwandgefüge. Das antimykotische Wirkspektrum der Echinocandine ist auf Candida- und Aspergillus-Spezies begrenzt und umfasst auch Azol-resistente Candida-Arten. Auf Candida-Arten wirken sie **fungizid**, auf Aspergillus-Arten **fungistatisch**. Von klinischer Bedeutung ist auch ihre Wirksamkeit gegen den Pilz Pneumocystis jiroveci. Echinocandine werden nach oraler Gabe nicht resorbiert und müssen deshalb **i. v. verabreicht** werden. Sie werden langsam metabolisch eliminiert. Bei Caspofungin muss deshalb im Falle einer Leberinsuffizienz die Dosis reduziert werden. Indikationen für die Anwendung von Echinocandinen sind **schwere ösophageale Kandidosen** und die **invasive Candidiasis** mit Candidämie. Caspofungin wird auch bei **invasiver Aspergillose** verabreicht. Zur empirischen Therapie von zytostatisch behandelten Patienten mit Neutropenie und Fieber werden Caspofungin und Micafungin verabreicht. Die Behandlungsdauer bewegt sich prinzipiell zwischen 2 und 4 Wochen. Die Dosierungen zeigt Tab. C-11.1. Von Caspofungin werden am 1. Tag 70 mg, an den Folgetagen dann jeweils 50 mg über 1 Stunde infundiert. Die Anidulafungin-Dosis beträgt 200 mg am 1. Tag und 100 mg an den Folgetagen (Infusionsrate jeweils ≤ 1,1 mg/min). Bei Micafungin ist die Dosierung vom Alter und Körpergewicht (KG) abhängig: Patienten über 16 Jahren erhalten Infusionen mit 50–150 mg pro Tag (bei KG ≤ 40 kg 1–3 mg/kg), bei jüngeren Patienten werden 50–100 mg pro Tag (bei KG ≤ 40 kg 1–2 mg/kg) infundiert. Die Infusionsdauer beträgt dabei jeweils 1 Stunde.

11.2.3 Echinocandine

Caspofungin, **Anidulafungin** und **Micafungin** sind **Lipopeptide** und müssen **i. v. verabreicht** werden. Die **Hemmstoffe der Glykansynthase** (Abb. C-11.1) wirken auf Candida-Arten **fungizid** und auf Aspergillus-Arten **fungistatisch**. Sie wirken zudem gegen Pneumocystis jiroveci. Bei Leberinsuffizienz muss ggf. die Dosis reduziert werden.

Indikationen: Schwere ösophageale Kandidosen, **invasive Candidiasis**, **invasive Aspergillose** (Caspofungin), zytostatisch behandelte Patienten mit Neutropenie und Fieber (Caspofungin, Micafungin). Tab. C-11.1 zeigt die Dosierungen.

Im Vergleich mit Amphotericin B und den Triazolen sind Echinocandine **gut verträglich**. Mögliche **Nebenwirkungen** sind infusionsassoziierte Störungen, die Folge einer Histaminfreisetzung sind und im schlimmsten Fall bis hin zu anaphylaktoiden Reaktionen reichen können. Auch Fieber, Schüttelfrost und Schmerzen am Infusions-

Echinocandine sind meist **gut verträglich**. Mögliche **Nebenwirkungen**: infusionsassoziierte/gastrointestinale Störungen, Kopfschmerzen, Leberfunktionsstörungen, Hautausschläge, Hypokaliämie, Blutbildverände-

ort (Phlebitis) werden beobachtet. Hinzu kommen gastrointestinale Störungen, Kopfschmerzen, Leberfunktionsstörungen, Hautausschläge und Hypokaliämie. Caspofungin und Micafungin können auch Blutbildveränderungen hervorrufen. **Kontraindiziert** sind Echinocandine in der Schwangerschaft und Stillzeit. **Wechselwirkungen:** Ciclosporin erhöht und Rifampicin senkt die Plasmaspiegel von Caspofungin. Caspofungin reduziert die Plasmaspiegel von Tacrolimus, Micafungin erhöht die Plasmaspiegel von Itraconazol und Sirolimus.

11.2.4 Flucytosin

Flucytosin ist ein fluorsubstituiertes Pyrimidinanalogon. Es wird von Pilzen aufgenommen und durch das pilzspezifische Enzym Cytosin-Desaminase zu **5-Fluorouracil** (5-FU) umgewandelt. Als Zytostatikum (s. S. 662) wirkt 5-FU auf Pilzzellen genauso zytotoxisch wie auf humane Tumorzellen. Es hemmt die DNA- und Protein-Synthese und wirkt dadurch **fungizid und fungistatisch** (Abb. **C-11.1**). Das antimykotische Wirkspektrum von Flucytosin umfasst diverse Candida-Arten, einige Aspergillus-Arten und Cryptococcus neoformans. Es wird ausschließlich renal eliminiert. Bei Niereninsuffizienz verlängert sich die HWZ massiv (Tab. **C-11.1**). Deshalb muss bei Störungen der Nierenfunktion das Dosierungsintervall verlängert und ggf. auch die Dosis reduziert werden. Flucytosin wird **nur i. v.** angewendet. Trotz guter oraler Bioverfügbarkeit darf es nicht oral eingenommen werden, weil es von der bakteriellen Darmflora teilweise in das zytotoxische 5-FU umgewandelt wird. Um einer Resistenzentwicklung vorzubeugen, wird Flucytosin stets zusammen mit Amphotericin B verabreicht. **Indikationen** für diese Kombination sind invasive Candida-Infektionen, Kryptokokken-Meningitiden und Chromomykosen. Bei den **Nebenwirkungen** stehen myelotoxische und hepatotoxische Wirkungen sowie gastrointestinale Störungen im Vordergrund. Flucytosin ist **kontraindiziert** im 1. Trimenon der Schwangerschaft und darf nicht mit Brivudin kombiniert werden. Als wichtige **Wechselwirkungen** sind die Hemmung der renalen Elimination von Flucytosin durch Amphotericin B und die Unterdrückung seiner antimykotischen Wirkung durch Cytarabin zu nennen.

11.2.5 Terbinafin

Terbinafin ist ein Allylamin, das sowohl oral als auch topisch angewendet wird. Als Hemmstoff der Squalen-Epoxidase **unterdrückt es die Ergosterol-Synthese**, und zwar auf einer früheren Stufe als die Azol-Antimykotika (Abb. **C-11.1**). Der Ergosterolmangel erklärt die fungistatische Wirkung auf viele Pilze. Auf **Dermatophyten**, gegen die es besonders gut wirksam ist, hat es auch **fungizide Effekte**. Diese sind auf die intrazelluläre Anhäufung von Squalen zurückzuführen. Als lipophile Verbindung wird Terbinafin gut resorbiert, ist aber wegen eines hohen First-Pass-Effekts unvollständig oral bioverfügbar (Tab. **C-11.1**). Ein großer Teil des im Körper verteilten Stoffs gelangt in die Haut und ihre Anhangsgebilde. **Indikationen** für die systemische Anwendung von Terbinafin sind Pilzinfektionen der Haut wie Tinea corporis, cruris und pedis sowie Nagelmykosen.

▶ **Merke.** Bei der **Pityriasis versicolor**, einer Hautinfektion durch Malassezia furfur (s. S. 610), ist Terbinafin nur bei topischer Anwendung (1 %ige Creme) wirksam, nicht jedoch bei systemischer. Um in der Haut gleich hohe Konzentrationen zu erreichen wie bei der topischen Applikation, müsste Terbinafin oral so hoch dosiert werden, dass es nicht mehr vertragen wird.

An der metabolischen Elimination von Terbinafin sind viele CYP-Enzyme beteiligt. Funktionsstörungen der Nieren oder der Leber reduzieren die totale Terbinafin-Clearance um bis zu 50 %, weshalb es bei stark eingeschränkter Nieren- oder Leberfunktion kontraindiziert ist. Außerdem darf es nicht in der Schwangerschaft und Stillzeit verabreicht werden. Die wichtigsten **unerwünschten Wirkungen** nach oraler Gabe sind gastrointestinale Störungen, Hautausschläge, Kopfschmerzen, Myalgien und Arthralgien. Selten kommt es zu hepatotoxischen Wirkungen. Die topische Anwendung kann zu Juckreiz, Brennen und zur Hautrötung führen. Terbinafin hemmt die Elimination von Theophyllin und von zahlreichen CYP2D6-Substraten

---

rungen (Caspofungin, Micafungin). **Kontraindikationen:** Schwangerschaft/Stillzeit. **Wechselwirkungen:** Caspofungin mit Ciclosporin/Rifampicin/Tacrolimus; Micafungin mit Itraconazol/Sirolimus.

11.2.4 Flucytosin

Flucytosin wird von Pilzen zu **5-Fluorouracil** (5-FU) umgewandelt (s. S. 662) und wirkt **fungizid und fungistatisch** (Abb. **C-11.1**). Es wird renal eliminiert (Tab. **C-11.1**). Flucytosin darf nur i. v. appliziert werden und wird immer zusammen mit Amphotericin B gegeben. **Indikationen:** invasive Candida-Infektionen, Kryptokokken-Meningitiden und Chromomykosen. **Nebenwirkungen:** myelotoxische/hepatotoxische/gastrointestinale Störungen. **Kontraindikationen:** 1. Trimenon Schwangerschaft, Kombination mit Brivudin. **Wechselwirkungen:** mit Amphotericin B und Cytarabin.

11.2.5 Terbinafin

Terbinafin wird oral (Tab. **C-11.1**) oder topisch appliziert. Es **unterdrückt die Ergosterol-Synthese** (Abb. **C-11.1**) und wirkt fungistatisch auf viele Pilze. Auf **Dermatophyten** hat es zudem **fungizide Effekte**. **Indikationen:** Tinea corporis/cruris/pedis, Nagelmykosen.

▶ **Merke.**

Kontraindikationen: Nieren-/Leberinsuffizienz, Schwangerschaft/Stillzeit. **Unerwünschte Wirkungen:** *p. o.*: gastrointestinale Störungen, Hautausschläge, Kopfschmerzen, Myalgien, Arthralgien, selten Hepatotoxizität; *topisch*: Juckreiz, Brennen, Hautrötung. **Wechselwirkungen:** mit Theophyllin, CYP2D6-Substraten (s. S. 37), Rifampicin, Cimetidin.

(s. S. 37). Rifampicin beschleunigt und Cimetidin verlangsamt die metabolische Elimination von Terbinafin.

11.2.6 Weitere topische Antimykotika

Ciclopirox: Dieser Stoff ist gegen **Dermatophyten** und **Candida** wirksam. Seine fungizide Wirkung ist Folge der Bildung reaktiver Sauerstoffspezies. Verschiedene 1%-ige Formulierungen (Cremes, Lösungen, Puder) werden bei Pilzerkrankungen der Haut und bei Candida-Infektionen der vulvovaginalen Schleimhaut angewendet. Ein Nagellack mit 8% Ciclopirox dient der oft ungenügend wirksamen topischen Behandlung von Nagelmykosen.

Amorolfin: Dabei handelt es sich um ein Morpholin-Derivat, das die Ergosterol-Synthese hemmt und gegen Dermatophyten und Candida wirksam ist. Es wird als 0,25%ige Creme bei **Pilzinfektionen der Haut** und als 5%iger Nagellack zur Therapie von **Nagelmykosen** angewendet.

11.3 Pharmakotherapie ausgewählter Pilzinfektionen

11.3.1 Dermatomykosen

Drei klinisch wichtige Arten von Hautmykosen werden im Folgenden ausführlicher behandelt: die Dermatophytosen (Tinea-Erkrankungen) inkl. der Nagelmykosen, die Candida-Infektionen und die Pityriasis versicolor.

Dermatophytosen: Klinisch werden Dermatophyten-Infektionen auch als **Tinea** bezeichnet. Sie können viele Körperregionen betreffen und z. B. als Tinea superficialis (Abb. **C-11.3a**), faciei, corporis, manuum, pedis oder als Tinea unguium (Abb. **C-11.3b**) in Erscheinung treten. Bei einem typischen klinischen Befund erübrigt sich meist die Identifikation der für die Erkrankung verantwortlichen Erregergattung (Trichophyton, Microsporum, Epidermophyton). Umschriebene Dermatophytosen werden für 2–3 Wochen 2-mal täglich **topisch** mit Imidazolen (Bifonazol, Clotrimazol, Ketoconazol) oder Ciclopirox behandelt. Schwere ausgedehnte Formen erfordern oft eine **systemische Behandlung** mit Itraconazol (200 mg/d p.o. für 2–4 Wochen) oder Terbinafin (250 mg/d p.o. für 4–6 Wochen).

Nagelmykosen (Onychomykosen): Die Häufigkeit dieser Erkrankung nimmt mit dem Alter zu. Am häufigsten sind die Fußnägel betroffen. In 80–90% der Fälle sind Dermatophyten die verursachenden Keime, dann spricht man von einer **Tinea unguium** (Abb. **C-11.3b**). In den übrigen Fällen sind Candida-Spezies die Erreger, wobei auch Mischinfektionen möglich sind. Zur topischen Behandlung, die

---

Ciclopirox: Es wirkt fungizid gegen **Dermatophyten** und **Candida**. Indikationen sind dermale Pilzerkrankungen, vulvovaginale Candida-Infektionen und Nagelmykosen.

Amorolfin: Indikationen sind **Pilzinfektionen der Haut** und **Nagelmykosen**.

11.3 Pharmakotherapie ausgewählter Pilzinfektionen

11.3.1 Dermatomykosen

Dermatophytosen: Dermatophyten-Infektionen werden auch als **Tinea** bezeichnet und können zahlreiche Körperregionen betreffen (Abb. **C-11.3**). Die Behandlung erfolgt meist **topisch** mit Imidazolen oder Ciclopirox. Bei schweren Formen ist eine **systemische Behandlung** mit Itraconazol erforderlich.

Nagelmykosen (Onychomykosen): Meist sind Dermatophyten die Erreger (**Tinea unguium**, Abb. **C-11.3b**). Die Therapie muss über einen langen Zeitraum erfolgen, entweder topisch mittels **Nagellack** mit **Ciclopirox**

C-11.3 Dermatomykosen

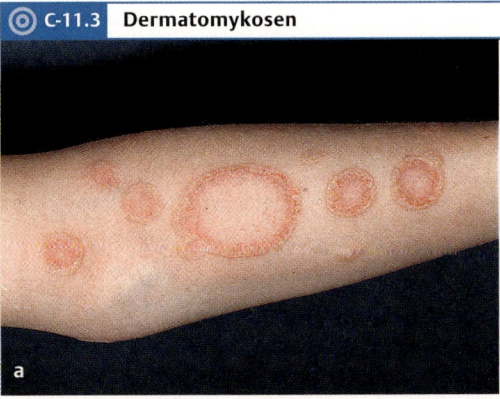
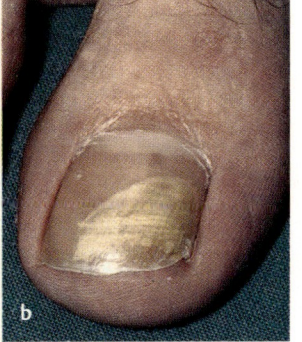

a Tinea superficialis an der Haut des Arms. Charakteristisch sind die randbetonten schuppigen Entzündungsherde.
b Nagelmykose (Tinea unguium) der Großzehe.
(aus Moll, Duale Reihe Dermatologie, Thieme, 2010)

oder **Amorolfin** oder systemisch durch **Terbinafin** oder **Itraconazol**. Systemisch verabreichtes Terbinafin kann hepatotoxisch wirken, systemisch appliziertes Itraconazol verursacht zahlreiche Wechselwirkungen.

Candida-Infektionen der Haut: Typische Krankheitsbilder sind chronische Paronychie, Intertrigo, Perianalekzem, Windeldermatitis, Balanitis oder Otitis externa. Die Behandlung erfolgt topisch mit **Nystatin** oder **Imidazolen**, bei schweren Infektionen mit **Fluconazol p. o.**

Pityriasis versicolor: Der Erreger ist Malassezia furfur. In den von diesem Hefepilz befallenen Hautarealen zeigen sich nach Sonneneinstrahlung braune Flecken. Die topische Behandlung erfolgt mit **Bifonazol**, **Ketoconazol** oder **Terbinafin**. Bei zusätzlicher Follikulitis ist **Fluconazol** oder **Itraconazol** p. o. indiziert.

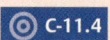

6 – 12 Monate andauern sollte, dient **Nagellack** mit 8 % **Ciclopirox** oder 5 % **Amorolfin**. Eine Heilung (normale Nägel) wird aber nur bei weniger als 10 % der Patienten erreicht. Für die systemische Therapie werden **Terbinafin** (250 mg/d p. o.) oder **Itraconazol** (200 mg/d p. o.) für die Dauer von mindestens 16 Wochen verabreicht. Mit Terbinafin werden dabei höhere Heilungsraten (55 %) erzielt als mit Itraconazol (26 %). Eine zusätzliche topische Behandlung verbessert die Ergebnisse nicht. Bei einer so lang dauernden systemischen Therapie muss besonders auf die unerwünschten Wirkungen geachtet werden. Das entscheidende therapeutische Problem von Terbinafin ist seine, wenn auch selten auftretende, hepatotoxische Wirkung (regelmäßige Kontrollen der Leberwerte!), bei Itraconazol stehen die Wechselwirkungen mit anderen Pharmaka im Vordergrund.

Candida-Infektionen der Haut: Krankheitsbilder wie die chronische Paronychie (Nagelwallentzündung, „Umlauf"), Intertrigo (Abb. **C-11.4**), Perianalekzem, Windeldermatitis, Balanitis und Otitis externa sind oft durch Candida albicans verursacht. Der Erregernachweis ist wichtig, weil manche Hautpilzmittel (z. B. Terbinafin) nicht oder nur unzureichend gegen Candida wirken. Behandelt wird zunächst topisch mit **Nystatin** oder **Imidazolen** (Clotrimazol, Bifonazol, Ketoconazol). Die Heilungsraten sind hoch. Bei schweren Infektionen wird **Fluconazol p. o.** (100 – 200 mg/d für 2 Wochen) angewendet.

Pityriasis versicolor: Der verursachende Keim ist Malassezia furfur. Dieser Hefepilz gehört als Saprophyt zur normalen Hautflora und findet sich v. a. im behaarten Kopfbereich. Der Pilz bildet zu seinem Schutz Pigmente, die UV-Licht absorbieren. Die Haut wird deshalb in den befallenen Arealen nach Sonneneinstrahlung fleckig braun. Zur topischen Behandlung werden 1- bis 2-mal täglich **Bifonazol** (1 %), **Ketoconazol** (2 %) oder **Terbinafin** (1 %) für 2 Wochen aufgetragen. Wenn sich durch Pilzbefall der Haarwurzeln eine Follikulitis in den betroffenen Hautarealen entwickelt, ist eine systemische Behandlung mit **Fluconazol** p. o. (50 – 100 mg/d für 5 – 7 Tage) oder **Itraconazol** p. o. (200 – 400 mg/d für 7 Tage) indiziert.

C-11.4 Candida-Intertrigo („Hautwolf")

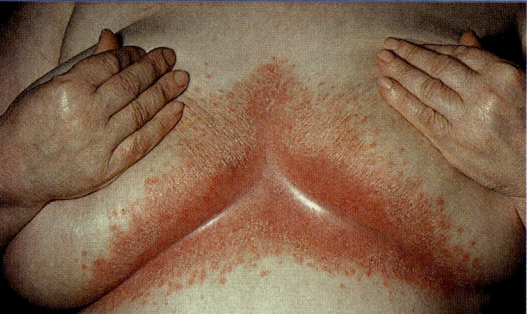

Das Bild zeigt eine submammäre Kandidose mit starker Entzündung und Mazeration der Haut sowie Papelbildung im Randbereich. Pathogenetisch entscheidend sind neben der Candida-Besiedlung die Okklusion und Reibung durch die direkt aufeinanderliegenden Hautflächen. Neben der lokalen antimykotischen Behandlung sollten deshalb Mullkompressen oder Leinenläppchen in die betroffenen Hautfalten eingelegt werden, damit die mechanischen Reize abgemildert werden und die Feuchtigkeit aufgenommen wird (aus Moll, Duale Reihe Dermatologie, Thieme, 2010).

11.3.2 Pilzinfektionen der Schleimhäute

Candida-Spezies sind **fakultativ pathogene Keime,** die nur beim geschwächten Organismus zu **opportunistischen Infektionen** führen. Der häufigste Erreger ist Candida albicans.

11.3.2 Pilzinfektionen der Schleimhäute

Hefepilze der Gattung Candida finden sich auf der oralen, gastrointestinalen und vaginalen Schleimhaut vieler Menschen als Teil der normalen Flora. Candida ist deshalb ein **fakultativ pathogener Keim**, der nur unter bestimmten Bedingungen **opportunistische Infektionen** hervorruft, z. B. während einer Therapie mit Antibiotika oder Ovulationshemmern, bei Diabetes oder bei immunsupprimierten Patienten. Meist ist Candida albicans der verantwortliche Erreger. Bei HIV-Patienten treten aber auch andere Candida-Arten (C. glabrata, C. krusei) als Erreger in Erscheinung.

Vulvovaginale Candidiasis: Meist tritt die Vulvovaginitis in der **unkomplizierten Form** mit den Symptomen vaginaler Pruritus und Ausfluss auf. Sie wird topisch mit Clotrimazol oder Miconazol behandelt, die als Vaginaltabletten oder Zäpfchen mit 100–200 mg Wirkstoff für 3–7 Tage abends vor dem Schlafengehen angewendet werden. Eine Alternative ist die systemische Behandlung mit Fluconazol (2-mal 150 mg p. o. im Abstand von 3 Tagen) oder Itraconazol (2 × 100 mg p. o. im Abstand von 12 h). Bei **komplizierten Formen** (häufig rezidivierend, schwere Symptomatik, Erreger oft C. glabrata) unterscheidet man zwischen Induktions- und Erhaltungstherapie. In der Induktionstherapie (14 Tage) wird mit Imidazolen topisch und/oder mit Fluconazol systemisch (2 × 150 mg p. o. im Abstand von 3 Tagen) behandelt. In der Erhaltungstherapie (6 Monate) werden Fluconazol p. o. (150 mg/Woche) oder Itraconazol p. o. (100 mg/d) angewendet.

Oropharyngeale Candidiasis: Wenn Symptome einer Stomatitis auftreten, muss direkt ohne Erregernachweis antimykotisch behandelt werden. Die Therapie erfolgt topisch mit Suspensionen von **Nystatin** (4 × 0,5 Mill. Einheiten/d) oder **Amphotericin B** (4 × 100 mg/d) oder mit **Miconazol** (4 × 2%iges Mundgel/d) und wird nach klinischer Besserung für 7–14 Tage fortgesetzt. Rezidive sind häufig. Immunsupprimierte Patienten müssen oft über einen langen Zeitraum mit Fluconazol (200 mg/d p. o.) behandelt werden.

Candida-Ösophagitis: Diese Erkrankung tritt meist bei immunsupprimierten Patienten auf und äußert sich in den Symptomen retrosternales Druckgefühl und Dysphagie. Sie kann den Beginn einer invasiven Candida-Infektion anzeigen. Etwa 10% der HIV-Patienten werden primär wegen einer ösophagealen Candidiasis auffällig. Die Behandlung ist immer systemisch. Oft erfordern die ausgeprägten Schmerzen beim Schlucken (Odynophagie) eine parenterale Behandlung. Primär werden **Fluconazol** (200 mg/d i. v.) oder **Itraconazol** (2 × 100 mg/d i. v.) angewendet. Nach Besserung der klinischen Symptomatik wird für die Dauer von 2–3 Wochen oral weiterbehandelt. Wenn die Erreger Triazol-resistent sind, ist **Caspofungin** (am 1. Tag 70 mg i. v. und an den Folgetagen 50 mg i. v.) angezeigt.

11.3.3 Systemische Mykosen

Systemische invasive Pilzinfektionen werden **nur bei immunsupprimierten Patienten** beobachtet. Neben HIV-Infizierten sind das zunehmend auch onkologische Patienten, die mit Zytostatika behandelt werden, oder Patienten, die nach einer allogenen Transplantation Immunsuppressiva erhalten. Die Sicherung der Diagnose ist oft schwierig.

Candidämie und systemische Candidiasis: Die Eintrittspforte ist häufig ein zentraler Venenkatheter. Gastrointestinale Candida-Kulturen können aber auch die Quelle für eine invasive Infektion sein. Eine disseminierte Candidiasis liegt vor, wenn die Invasion zu Herden in Leber, Milz und vielen anderen Organen (inkl. Retina, Lunge und ZNS) führt. Patienten **ohne Neutropenie** werden mit **Amphotericin B** i. v. in konventioneller Formulierung (0,7–1,0 mg/kg/d) und/oder **Fluconazol** i. v./p. o. (1. Tag: 800 mg, Folgetage: 400 mg) behandelt. Patienten **mit Neutropenie** erhalten liposomales **Amphotericin B** i. v. (3–5 mg/kg/d) in Kombination mit **Flucytosin** i. v. (4 × 35 mg/kg/d). Die Behandlung wird für mindestens 14 Tage nach der letzten positiven Blutkultur fortgesetzt. Bei Nierenbeteiligung, erkennbar an einer Candidurie, sollte nur die konventionelle Formulierung von Amphotericin B zur Therapie verwendet werden, weil nur daraus Amphotericin B im Primärharn erscheint.

Invasive Aspergillose: Diese Erkrankung ist nach der systemischen Candidiasis die zweithäufigste invasive Mykose. Die Eintrittspforte ist meist die Lunge durch Inhalation von Schimmelpilzsporen. Diese können aber auch über offene Wunden eindringen. Das erste Symptom ist häufig ein über lange Zeit anhaltendes Antibiotika-resistentes Fieber. Bei 80–90% der Patienten sind die Lungen befallen (interstitielle Pneumonie). Infektionen der Nasennebenhöhlen und des ZNS werden bei jeweils 5–10% der Patienten beobachtet. Die antimykotische Behandlung erfolgt primär mit **Voriconazol** (1. Tag: 2 × 6 mg/kg; Folgetage: 2 × 4 mg/kg/d), das anfangs i. v. und

Kryptokokkus-Meningitis: Sie findet sich v. a. bei AIDS-Patienten und wird durch den Hefepilz Cryptococcus neoformans aus Tauben- oder Vogelkot verursacht. Eintrittspforte ist die Lunge, bei abwehrgeschwächten Personen kann der Pilz dann hämatogen ins ZNS gelangen. Die Behandlung erfolgt zunächst mit **Amphotericin B** und **Flucytosin** i. v., anschließend z. T. lebenslang mit **Fluconazol** p. o.

später für mindestens 12 Wochen p. o. appliziert wird. Anders als Amphotericin B wirkt Voriconazol auch bei einer Aspergillus-Invasion ins ZNS.

Kryptokokkus-Meningitis: Sie ist eine wichtige opportunistische Infektion, die weltweit und v. a. bei AIDS-Patienten auftritt. Der Erreger ist der Hefepilz Cryptococcus neoformans. Er wird von Tauben und anderen Vögeln, die pilzbesiedelte Gräser und Samen aufnehmen, über ihren Kot verbreitet. Durch Inhalation gelangt der Pilz in die menschliche Lunge, wo er bei immunkompetenten Personen asymptomatische Infektionen hervorruft, die problemlos ausheilen. Bei abwehrgeschwächten Personen verbreitet sich der Pilz hingegen hämatogen und gelangt so sehr häufig ins ZNS. Deshalb ist eine subakute oder chronische Meningitis/Meningoenzephalitis die häufigste Manifestation der systemischen Kryptokokkose. Zur Behandlung werden **Amphotericin B** in konventioneller Formulierung (0,7 – 1,0 mg/kg/d) und **Flucytosin** (4 × 25 – 35 mg/kg/d) kombiniert und für mindestens 2 Wochen i. v. verabreicht. Danach wird die Behandlung für mindestens 12 Wochen mit **Fluconazol** p. o. (400 mg/d) fortgesetzt. Die Elimination der Pilze aus dem Liquorraum erfordert häufig eine lebenslange Behandlung mit Fluconazol p. o. (200 mg/d).

12 Virusinfektionen

12.1 Grundlagen 613
12.2 Virustatika 614
12.3 Pharmakotherapie ausgewählter Virusinfektionen 630

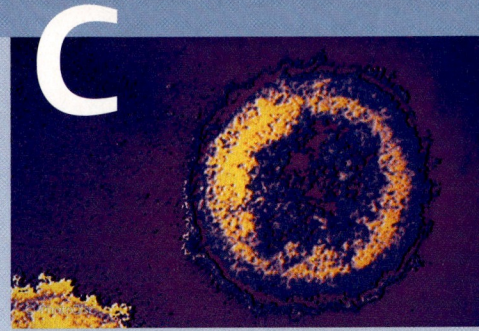

12.1 Grundlagen

Viren sind neben Bakterien die wichtigsten Erreger von Infektionskrankheiten. Sie bestehen lediglich aus Erbinformationen in Form einer einzigen **Nukleinsäure** (entweder DNA oder RNA) und einer umgebenden **Proteinhülle (Kapsid)**. Die Einheit aus Nukleinsäure und Kapsid wird **Nukleokapsid** genannt. Bei manchen Viren ist das Nukleokapsid zusätzlich noch von einer lipidhaltigen Membran umhüllt, der sog. **Virushülle**. Aufgrund ihrer azellulären Struktur können Viren sich nicht selbst vermehren, sie sind dafür auf den **Stoffwechselapparat einer Wirtszelle** angewiesen.

12.1 Grundlagen

Alle Viren enthalten eine **Nukleinsäure** mit **Proteinhülle (Kapsid)**, zusammen **Nukleokapsid** genannt. Dieses ist bei manchen Viren zusätzlich von einer lipidhaltigen **Virushülle** umgeben. Zur Vermehrung benötigen Viren den **Stoffwechselapparat einer Wirtszelle**. Antivirale Wirkstoffe (Virustatika) greifen an verschiedenen Stellen des viralen **Replikationszyklus** an (Abb. **C-12.1**).

C-12.1 Replikationszyklus eines Virus

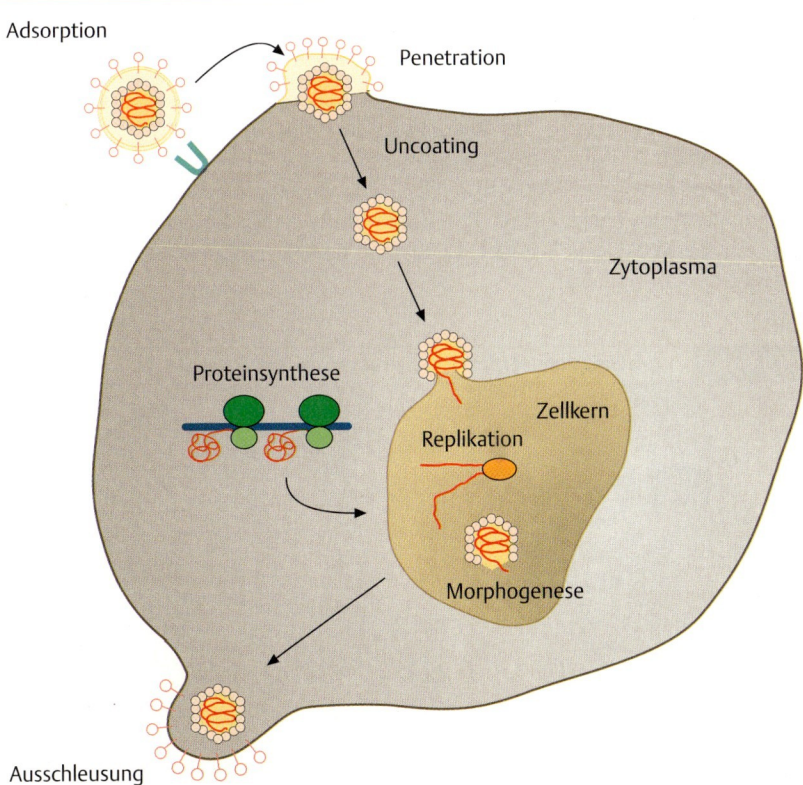

C-12.1

Am Beispiel eines **DNA-Virus**, z. B. Influenza-Virus, ist der typische Replikationszyklus dargestellt. Das Virus bindet zunächst an die Zelloberfläche (**Adsorption**) und durchdringt die Zellmembran (**Penetration**). Innerhalb der Zelle wird die Virushülle abgestreift (**Uncoating**) und das Nukleokapsid bindet an die Kernmembran, um die virale Nukleinsäure in den Kern freizusetzen. Dort kommt es zur Vervielfältigung des viralen Genoms (**Replikation**). Gleichzeitig wird durch Transkription und Translation der viralen Erbinformation die Expression viraler Proteine in Gang gesetzt, die für den Zusammenbau und die Reifung neuer Viruspartikel (**Morphogenese**) benötigt werden. Nach Verlassen des Zellkerns sorgen dann verschiedene Mechanismen für die Freisetzung der fertigen Viruspartikel an die Umgebung der infizierten Zelle (**Ausschleusung**). Im Unterschied dazu erfolgen bei **RNA-Viren** die Freisetzung und die weitere Prozessierung des Genoms schon im Zytoplasma der infizierten Zellen (aus Hof, Dörries; Duale Reihe Medizinische Mikrobiologie, Thieme, 2009).

12.2 Virustatika

Aufgrund vieler Neuentwicklungen hat die Zahl der Virustatika in den vergangenen Jahren sehr stark zugenommen. Sie **hemmen bestimmte Schritte der Virusreplikation** in den Wirtszellen und sind deshalb gegen virale Infektionen wirksam. Von Ribavirin abgesehen ist das Wirkspektrum der meisten Virustatika sehr begrenzt. Wegen ihrer Virusselektivität ist es sinnvoll, die Virustatika auf der Basis der Infektionserreger zu ordnen, auf die sich ihre antivirale Wirkung beschränkt.

▶ **Merke.** Virustatika sind gegen nicht replizierende (z. B. latent persistierende) Viren unwirksam. Viruzide Wirkstoffe gibt es nicht.

Da Virustatika in aller Regel die Funktion singulärer viraler Zielproteine unterdrücken, kommt es durch Punktmutationen in dem das Zielprotein kodierenden viralen Gen sehr häufig zu einer raschen Resistenzentwicklung.

12.2.1 Wirkstoffe gegen Herpesviren

Grundlagen

Diese Familie von Viren gehört zu den DNA-Viren und umfasst die Herpes-simplex-Viren HSV-1 und HSV-2, das Varicella-Zoster-Virus (VZV), das Cytomegalievirus (CMV) und das Epstein-Barr-Virus (EBV). HSV-1 ist der Erreger des Herpes labialis und einiger anderer Infektionen wie z. B. Gingivostomatitis (Abb. C-12.2a), Keratokonjunktivitis und Enzephalitis. HSV-2 ist verantwortlich für den Herpes genitalis, VZV für die Windpocken (Abb. C-12.2b) und den Herpes zoster und EBV für das Pfeiffersche Drüsenfieber.

C-12.2 Typische, von Herpesviren verursachte Krankheitsbilder

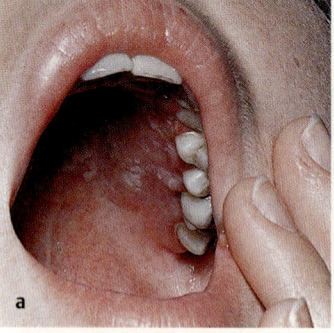
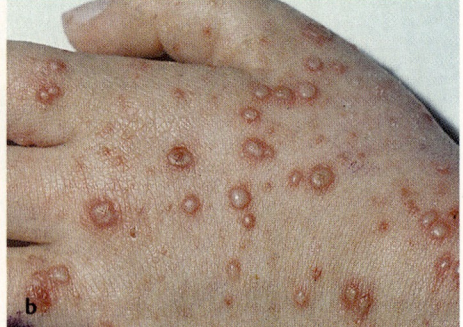

a Gingivostomatitis herpetica: Am Gaumen erkennt man gruppiert stehende, weiße Bläschen auf geröteter Schleimhaut. Erreger dieser Erkrankung sind meist Herpes-simplex-Viren vom Typ 1.
b Windpocken: Der Erreger dieser Erkrankung ist das Varicella-zoster-Virus. Charakteristisch für das Windpockenexanthem ist das polymorphe Erscheinungsbild mit roten Flecken, Papeln und z. T. nässenden oder verkrusteten Bläschen. Dieses sog. Sternhimmelbild geht auf das unterschiedliche Alter der Effloreszenzen zurück.
(aus Moll, Duale Reihe Dermatologie, Thieme, 2010)

Aciclovir und Valaciclovir

Aciclovir ist ein Nukleosidanalogon, bei dem Guanin mit einer azyklischen Seitenkette verknüpft ist (Abb. C-12.3). **Valaciclovir** ist eine Pharmakon-Vorstufe, die in Darm und Leber zu Aciclovir umgewandelt wird. Aciclovir ist ein **selektiver Hemm-**

stoff der **DNA-Synthese von Herpes-simplex-Viren**. Es wird zunächst durch virale Thymidinkinasen zum Aciclovirmonophosphat und anschließend durch zelluläre Kinasen zum Aciclovirtriphosphat umgewandelt. Aciclovirtriphosphat hemmt kompetitiv die virale DNA-Polymerase. Es wird zunächst als falsches Substrat in die Virus-DNA eingebaut. Da aber in der azyklischen Seitenkette eine zweite OH-Grup-

simplex-Viren. Es wird als falsches Substrat in die Virus-DNA eingebaut (Abb. **C-12.4**) und führt zur Inaktivierung der viralen DNA-Polymerase. Für die Wirksamkeit gilt: HSV-1 > HSV-2 >> VZV >> EBV > CMV.

C-12.3 Strukturformeln der Virustatika mit Wirkung gegen Herpesviren

Aciclovir ist ein Guanin-Nukleosidanalogon mit einer hydroxylierten azyklischen Seitenkette. **Famciclovir** wird als Pharmakon-Vorstufe präsystemisch zu **Penciclovir** umgewandelt. Penciclovir und **Ganciclovir** sind ebenfalls Guanin-Nukleosidanaloga. Bei ihnen trägt Guanin eine azyklische Seitenkette mit zwei Hydroxylgruppen. **Brivudin** ist ein Nukleosidanalogon, das aus einem Pyrimidinderivat und Desoxyribose besteht. **Cidofovir** besteht aus Cytosin und einer hydroxylierten Seitenkette, die mit einer Phosphonatgruppe endet. **Foscarnet** ist das Natriumsalz eines organischen Pyrophosphatanalogons.

C-12.4 Wirkungsmechanismus von Aciclovir

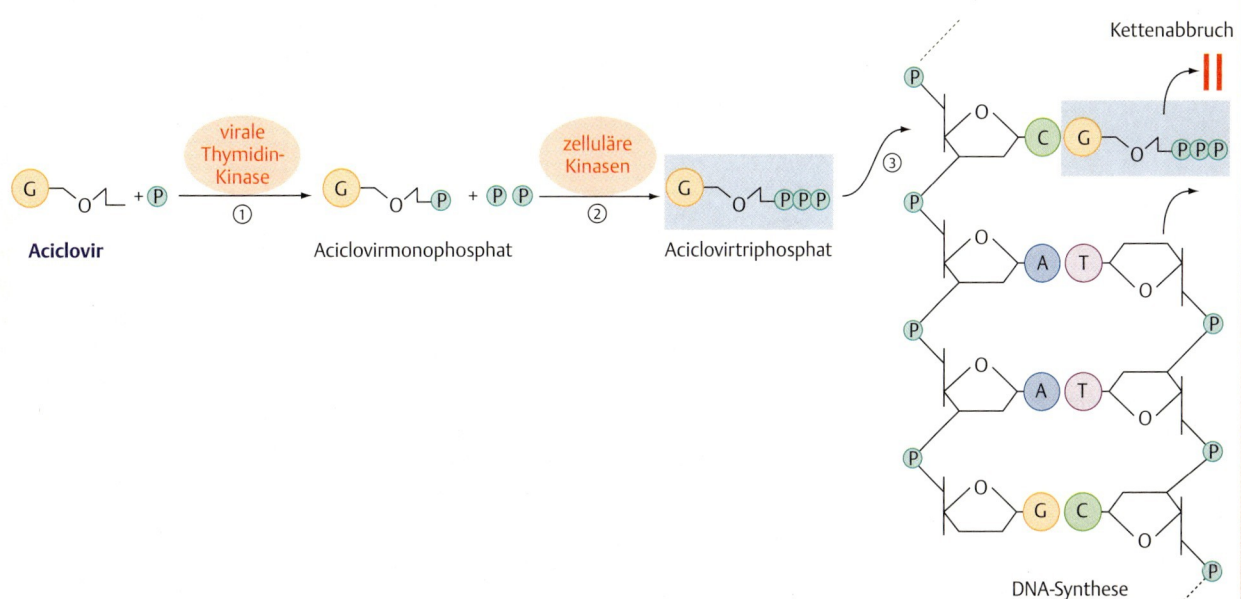

Das Guanosinanalogon wird zunächst durch die virale Thymidinkinase zum Aciclovirmonophosphat phosphoryliert (1) und danach durch zelluläre Kinasen zum Triphosphat umgewandelt (2). Aciclovirtriphosphat ist ein falsches Substrat für die virale DNA-Polymerase (3) und verursacht wegen des Fehlens einer weiteren OH-Gruppe in der azyklischen Seitenkette einen Abbruch der neu synthetisierten viralen DNA-Kette (nach Hof, Dörries; Duale Reihe Medizinische Mikrobiologie, Thieme, 2009).

C-12.1 Pharmakokinetische Daten und Dosierung von Wirkstoffen gegen Herpesviren

Wirkstoff	Applikation	Einzeldosis	DI	BV [%]	HWZ [h]	PEB [%]	ELIM [%]
Aciclovir	p. o.	100–800 mg	4–6 h	20	2,5[1]	21	75–87
	i. v.-Infusion	5–10 mg/kg (über 1 h)	8 h	100			
	topisch	3–5%ig	4 h	n.b.			
Valaciclovir[2]	p. o.	1000 mg	8–12 h	(70)	–	–	–
Famciclovir[2]	p. o.	250–500 mg	8 h	(77)	(2)	(20)	(90)
Brivudin	p. o.	125 mg	24 h	30	16	95	1
Ganciclovir	i. v.-Infusion	5 mg/kg (über 1 h)	12 h	100	3,1	1,5	91
Valganciclovir[2]	p. o.	900 mg	12 h	(61)	–	–	–
Cidofovir[3]	i. v.-Infusion	5 mg/kg (über 1 h)	1–2 Wochen	100	2,3	10	70
Foscarnet	i. v.-Infusion	40–60 mg/kg (über 1–2 h)	8 h	100	6/80[4]	16	95

[1] bei Neugeborenen 4 h und bei anurischen Patienten 20 h; [2] Daten in Klammern betreffen jeweils den wirksamen Metaboliten: Valaciclovir → Aciclovir, Famciclovir → Penciclovir, Valganciclovir → Ganciclovir; [3] pharmakokinetische Daten betreffen Cidofovir in Gegenwart von Probenecid; [4] zwei HWZ aufgrund biphasischer Elimination.

C-12.2 Indikationen und Dosierung von Aciclovir und Valaciclovir

Indikation	Dosierung	Behandlungsdauer
Herpes labialis	4 × 400 mg/d Aciclovir p. o.	10 Tage
HSV-Keratokonjunktivitis		
HSV-Gingivostomatitis		
Herpes genitalis	3–4 × 400 mg/d Aciclovir p. o. oder 2–3 × 1000 mg/d Valaciclovir p. o.	7–10 Tage
HSV-Enzephalitis	3 × 10 mg/kg/d Aciclovir i. v.	mindestens 10 Tage
Herpes zoster	6 × 800 mg/d Aciclovir p. o. oder 3 × 1000 mg/d Valaciclovir p. o.	7 Tage
systemische VZV-Infektion (mit Pneumonie oder Enzephalitis)	4 × 10 mg/kg/d Aciclovir i. v.	7–14 Tage

Bei schweren Herpesvirus-Infektionen ist eine i. v.-Gabe nötig. Weitere pharmakokinetische Daten siehe Tab. **C-12.1**. **Indikationen:** Infektionen mit Herpesviren und Varizella-zoster-Virus (Tab. **C-12.2**). Es existieren keine Kontraindikationen.

Werden höhere Dosierungen i. v. gegeben, können **nephrotoxische Wirkungen**, passagere **zentralnervöse Störungen** oder Phlebi-

pe fehlt, kommt es zum Kettenabbruch bei der Replikation (Abb. **C-12.4**). Die DNA-Polymerase bleibt am inkompletten DNA-Strang fixiert und damit irreversibel inaktiviert. Für die antivirale Wirksamkeit von Aciclovir auf die verschiedenen Herpesviren gilt folgende Reihenfolge: HSV-1 > HSV-2 >> VZV >> EBV > CMV. EBV- und CMV-Viren sind wenig empfindlich, da sie nur geringe Mengen an Thymidinkinasen exprimieren.

Die orale Bioverfügbarkeit von Aciclovir ist gering (Tab. **C-12.1**). Wenn bei schweren Herpesvirus-Infektionen (z. B. HSV-Enzephalitis) hohe Plasmaspiegel erforderlich sind, muss es deshalb i. v. verabreicht werden. Aus Valaciclovir ist Aciclovir sehr viel besser oral verfügbar als aus Aciclovir-Formulierungen. Da es renal ausgeschieden wird, muss bei Niereninsuffizienz die Dosis angepasst werden. **Indikationen** für die Behandlung mit Aciclovir oder Valaciclovir sind neben den verschiedenen Formen der Herpesinfektion (Herpes labialis, Herpes genitalis u. a.) auch Infektionen mit dem Varizella-zoster-Virus. Die einzelnen Erkrankungen und die konkrete Dosierung von Aciclovir und Valaciclovir sind in Tab. **C-12.2** zusammengestellt. Aciclovir und Valaciclovir sind ohne Kontraindikation.

Aciclovir ist an sich gut verträglich. Bei i. v.-Anwendung höherer Dosierungen treten allerdings **nephrotoxische Wirkungen** auf, da Aciclovir in den Nierentubuli auskristallisiert, wenn die Plasmaspiegel 25 µg/ml übersteigen. Eine Nierenschädigung äu-

parcourir /paʀkuʀiʀ/ *vt* (11) ۱. پیمودن، طی کردن، زیر پا گذاشتن، درنوردیدن ۲. نظر انداختن به، از نظر گذراندن

parcours /paʀkuʀ/ *nm* ۱. مسیر، خط سیر ۲. مسافت

par-derrière¹ /paʀdɛʀjɛʀ/ *prép, adv*
→ **derrière**¹

par-dessous¹ /paʀdəsu/ *prép, adv*
→ **dessous**¹

par-dessus¹ /paʀdəsy/ *prép, adv*
→ **dessus**¹

pardessus² /paʀdəsy/ *nm* پالتو

par-devant /paʀdəvɑ̃/ *nm* → **devant**¹

pardi /paʀdi/ *interj* [خودمانی] البته! معلومه!

pardon /paʀdɔ̃/ *nm, interj* ۱. بخشش، بخشایش، عفو، گذشت ۲. معذرت، عذر، پوزش ۳. ببخشید! عذر می‌خواهم! معذرت می‌خواهم! ۴. بله؟ چی فرمودید؟

pardonnable /paʀdɔnabl/ *adj* بخشودنی، قابل بخشش، قابل گذشت، قابل اغماض

pardonner /paʀdɔne/ *vt* (1) بخشیدن، عفو کردن، گذشت کردن، چشم پوشیدن
Pardonnez-moi! معذرت می‌خواهم! عذر می‌خواهم! (مرا) ببخشید!

pare-balles /paʀbal/ *adj. inv*, *gilet pare-balles* جلیقهٔ ضدگلوله

pare-boue /paʀbu/ *nm. inv* گلگیر

pare-brise /paʀbʀiz/ *nm. inv* [وسایل نقلیه] شیشهٔ جلو

pare-chocs /paʀʃɔk/ *nm. inv* [وسایل نقلیه] سپر

pare-étincelles /paʀetɛ̃sɛl/ *nm. inv* حائل آتش، حفاظ

pare-feu /paʀfø/ *nm. inv* حائل آتش، حفاظ

pareil,eille /paʀɛj/ *adj* ۱. همانند، شبیه، مثل، نظیر ۲. یک‌جور، یکسان، یکی ۳. چنین، اینگونه
C'est pareil. همان است. فرقی نمی‌کند.
en pareil cas در چنین موردی، در اینگونه موارد
sans pareil بی‌مانند، بی‌نظیر، بی‌همتا

pareillement /paʀɛjmɑ̃/ *adv* ۱. هم، همچنین، نیز ۲. به همان شکل، مثل هم

parement /paʀmɑ̃/ *nm* ۱. روکار، نما ۲. [لباس] رویه، رو

parenchyme /paʀɑ̃ʃim/ *nm* [گیاه‌شناسی،کالبدشناسی] پارانشیم

parent,e /paʀɑ̃,t/ *adj, n* خویشاوند، قوم و خویش، فامیل

parents /paʀɑ̃/ *nm. pl* پدر و مادر، والدین

parental,e,aux /paʀɑ̃tal,o/ *adj* پدر و مادری، (مربوط به) والدین

parenté /paʀɑ̃te/ *nf* ۱. خویشاوندی، خویشی، نسبت ۲. خویشاوندان

parenthèse /paʀɑ̃tɛz/ *nf* ۱. پرانتز ۲. جملهٔ معترضه

parer¹ /paʀe/ *vt* (1) ۱. آراستن، تزیین کردن، زینت دادن ۲. [پارچه و غیره] آماده کردن ۳. [گوشت] پاک کردن ۴. نسبت دادن به
se parer *vp* ۱. خود را آراستن ۲. به خود نسبت دادن، به خود بستن ۳. [قدیمی یا ادبی] مزین بودن

parer² /paʀe/ *vt* (1) ۱. [ضربه] جاخالی دادن ۲. [حمله] دفع کردن ۳. چاره کردن، علاج کردن، جلوگیری کردن
se parer *vp* از خود دفاع کردن

pare-soleil /paʀsɔlɛj/ *nm. inv* [اتومبیل] آفتاب‌گیر

paresse /paʀɛs/ *nf* ۱. تنبلی، کاهلی، تن‌پروری ۲. کُندی، کم‌تحرکی

paresser /paʀese/ *vi* (1) تنبلی کردن

paresseusement /paʀɛsøzmɑ̃/ *adv* ۱. با تنبلی ۲. آرام، به آرامی، به کندی

---

a = bas, plat	e = blé, jouer	ɛ = lait, jouet, merci	i = il, lyre	o = mot, dôme, eau, gauche	ɔ = mort
u = roue	y = rue	ø = peu	œ = peur	ə = le, premier	ɑ̃ = sans, vent	ɛ̃ = matin, plein, lundi
ɔ̃ = bon, ombre		ʃ = chat, tache	ʒ = je, gilet	j = yeux, paille, pied	w = oui, nouer	ɥ = huile, lui

12.2 Virustatika

de Flüssigkeitszufuhr, langsame Infusion (über 1 h) und eine Dosisreduktion bei Niereninsuffizienz reduzieren das Risiko. Bei i. v.-Infusion kommt es dosisabhängig zur Immunsuppression. Injektion werden schwere Entzündungen beobachtet. Wechselwirkungen treten auf mit Pyrimidin-Dehydrogenase. Dieses Enzym hat große Bedeutung beim Abbau von Pyrimidinanaloga, die als Pharmaka angewendet werden, wie z. B. 5-Fluorouracil, Capezitabin, Tegafur und Flucytosin. Deshalb hemmt Brivudin die Elimination und stärkt die antivirale Wirksamkeit von Aciclovir. Ciclosporin erhöht das nephrotoxische Risiko.

Famciclovir (Penciclovir)

Famciclovir (Tab. C-12.1) wird als unwirksame Pharmakon-Vorstufe, die oral eingenommen und in Penciclovir umgewandelt wird. Es hat einen ähnlichen **Wirkungsmechanismus wie Aciclovir** (s. o.) und wird bei **Herpes genitalis** und **Herpes zoster** angewendet. Bei Niereninsuffizienz ist eine Dosisreduktion nötig. Penciclovir ist dann mit einer zweiten hydroxylierten Seitenkette verknüpft. Penciclovir hat einen sehr ähnlichen Wirkmechanismus wie Aciclovir (s. o.). Es wird zwar auch in Form seines Triphosphats Hemmstoff von viralen DNA-Polymerasen. Die zellulären DNA-Polymerasen sind davon wesentlich weniger betroffen. Cidofovir wird **ausschließlich als i. v.-Infusion** verabreicht (Tab. C-12.1) und dabei stets mit Probenecid p. o. kombiniert. Probenecid hemmt nämlich die tubuläre Sekretion und begrenzt die damit verbundene **nephrotoxische Wirkung** von Cidofovir. Weitere unerwünschte Wirkungen sind Neutropenie, Kopfschmerzen, Iritis/Uveitis, Übelkeit und Erbrechen, Fieber, Hautausschläge und Alopezie. Bei Niereninsuffizienz, gleichzeitiger Behandlung mit anderen nephrotoxischen Pharmaka sowie in der Schwangerschaft und Stillzeit ist Cidofovir kontraindiziert.

Foscarnet

Das Pyrophosphatanalogon Foscarnet (Abb. C-12.3) ist ein **Hemmstoff der DNA-Polymerase** von Herpesviren (HSV, VZV und CMV) **und der reversen Transkriptase** von HI-Viren. Es bindet direkt an die Pyrophosphat-Bindungsstelle der beiden Enzyme. Viruskodierte DNA-Polymerasen sind etwa 100-mal empfindlicher gegenüber Foscarnet als zelluläre DNA-Polymerasen. Foscarnet wird **nur i. v. als Infusion** verabreicht (Tab. C-12.1). Wichtige Indikationen sind **schwere CMV-Infektionen** und **Herpesinfektionen** mit aciclovirresistenten HSV (3 × 60 mg/kg pro Tag für 2 – 3 Wochen). Zahlreiche und z. T. schwerwiegende **unerwünschte Wirkungen** können auftreten: nephrotoxische Effekte, Störungen des Elektrolythaushalts (Hypokaliämie!) und der Blutbildung, neuropsychiatrische und gastrointestinale Störungen, Fieber und Schüttelfrost sowie schmerzhafte Ulzerationen im Genitalbereich. In der Schwangerschaft und Stillzeit sowie bei gleichzeitiger Behandlung mit dem nephrotoxischen Pentamidin ist Foscarnet kontraindiziert. Es wird ausschließlich renal eliminiert (Tab. C-12.1). Ciclosporin, Amphotericin B, Cisplatin, Aminoglykoside und Vancomycin verstärken seine nephrotoxischen Wirkungen, Cotrimoxazol seine myelosuppressive Wirkung.

Topische Herpesmittel

Für die topische Anwendung stehen Aciclovir und Trifluridin zur Verfügung. Neuere Präparate wie Idoxuridin werden kaum noch genutzt, da bei denen eine Uracilstruktur vorliegt, die mit Iod (Idoxuridin) oder mit einem Trifluormethyl-Rest (Trifluridin) substituiert ist. Idoxuridin wird als Salbe (0,2%) oder Lösung (5%) zur Behandlung von kutanen HSV- oder VZV-Infektionen angewendet. Trifluridin (1%) in Form von Augentropfen zur Therapie der HSV-Keratitis.

Brivudin

12.2.2 Wirkstoffe gegen Influenzaviren

Brivudin (Abb. C-12.3) ist ein **Hemmstoff der viralen DNA-Polymerase**. Indikationen sind **Herpes zoster und schwere mukokutane Infektionen mit HSV-1**. Unerwünschte Wirkungen sind vor allem gastrointestinale Störungen. Da beim Abbau (Tab. C-12.1) ein Metabolit entsteht, der die Elimination von Pyrimidinanaloga hemmt, ist eine

- **Hämagglutinin (H):** Es ist für die Bindung des Virus an Rezeptoren auf den Epithelzellen der Atemwege (Adsorption) verantwortlich und vermittelt den Eintritt des Virus in diese Zellen.
- **Neuraminidase (N):** Dieses Enzym entfernt terminale Sialinsäurereste von den o. g. Membranrezeptoren der Wirtszellen und verhindert so die Adsorption neu gebildeter Viruspartikel an die Zellmembran. Die Viruspartikel können sich dadurch von der infizierten Zelle lösen und benachbarte Zellen infizieren. So erleichtert die Neuraminidase den Influenzaviren die Invasion in die Schleimhaut der Atemwege.

Das Influenzavirus A kann 14 verschiedene Hämagglutinine (H1–14) und 9 verschiedene Neuraminidasen (N1–9) exprimieren. Die Vielzahl der möglichen Kombinationen führt zu **zahlreichen Virustypen**: Prominente Beispiele sind der Erreger der asiatischen Grippe von 1957 (H2N2), der Erreger der Hongkong-Grippe von 1968 (H3N2), der Erreger der Vogelgrippe (H5N1) und der Erreger der Schweinegrippe von 2009 (H1N1). H1N1 war übrigens auch der Erreger der spanischen Grippe, der 1918 große Teile der europäischen Bevölkerung zum Opfer fielen.

- **Hämagglutinin (H)** vermittelt den Viruseintritt in die Epithelzellen der Atemwege.
- **Neuraminidase (N)** vermittelt die Ablösung von Viruspartikeln von der infizierten Zelle. Es erleichtert so die Virusinvasion in die Schleimhaut der Atemwege.

Das Influenzavirus A kann H1–14 und N1–9 exprimieren, was **zahlreiche Virustypen** ermöglicht, wie z. B. den Erreger der Vogelgrippe (H5N1) oder der Schweinegrippe von 2009 (H1N1).

Amantadin

Amantadin ist ein einzigartig konfiguriertes trizyklisches Amin. Es **hemmt die Freisetzung der viralen RNA ins Zytoplasma infizierter Zellen**, weil es den in der Lipidhülle der Viren lokalisierten Protonenkanal (M_2-Protein) blockiert (Abb. **C-12.5**). Die einströmenden H^+-Ionen sind normalerweise für die Fusion der Virushülle mit der zellulären Endosomen-Membran verantwortlich, die die Freisetzung des viralen Genoms ins Zytoplasma der Wirtszelle ermöglicht. Darüber hinaus hat Amantadin auch **ZNS-Wirkungen**, die beim **Morbus Parkinson** therapeutisch ausgenutzt werden (Näheres s. S. 311).

Amantadin

Das trizyklische Amin **hemmt die Freisetzung der viralen RNA ins Zytoplasma infizierter Zellen** (Abb. **C-12.5**). Amantadin wird wegen seiner **ZNS-Wirkungen** auch bei **Morbus Parkinson** angewendet (s. S. 311).

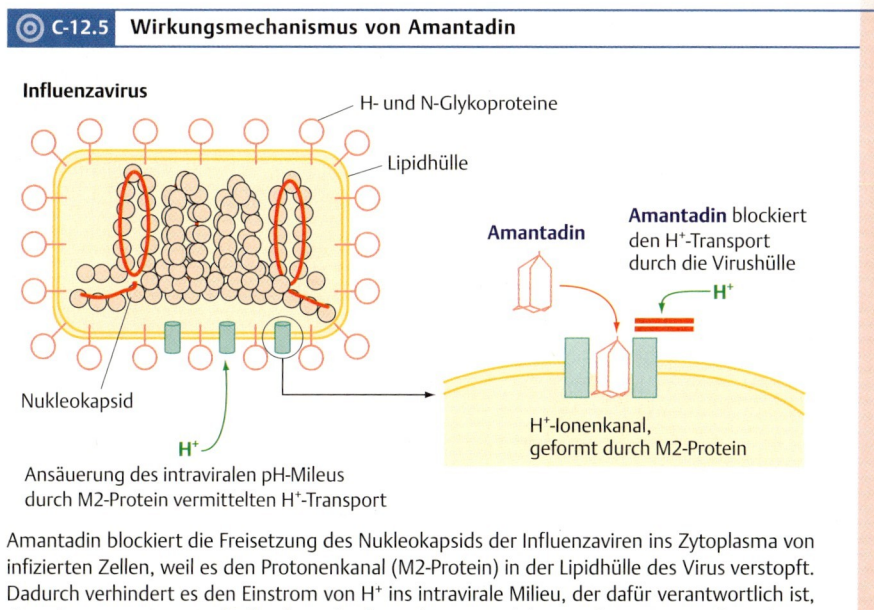

C-12.5 Wirkungsmechanismus von Amantadin

Amantadin blockiert die Freisetzung des Nukleokapsids der Influenzaviren ins Zytoplasma von infizierten Zellen, weil es den Protonenkanal (M_2-Protein) in der Lipidhülle des Virus verstopft. Dadurch verhindert es den Einstrom von H^+ ins intravirale Milieu, der dafür verantwortlich ist, dass das Virus seine Lipidhülle abstreifen kann (Uncoating) (aus Hof, Dörries; Duale Reihe Medizinische Mikrobiologie, Thieme, 2009).

▶ **Merke.** In üblicher Dosierung (Tab. **C-12.3**) hemmt Amantadin nur die Replikation des Influenza-A-Virus, wobei es gegen die Erreger der Vogelgrippe (H5N1) unwirksam ist.

▶ **Merke.**

Amantadin wird zur **Prophylaxe und Therapie einer Influenza-A-Grippe** angewendet. Die Prophylaxe mit 2-mal 100 mg pro Tag p. o. während einer Risikoperiode ist bei 70–90 % der Betroffenen wirksam, wenn sie sofort nach dem ersten Kontakt mit einem Kranken eingeleitet wird. Die Therapie mit 2-mal 100 mg pro Tag p. o. für 5–7 Tage ist nur dann sinnvoll, wenn sie innerhalb von 48 h nach Auftreten der ersten Symptome beginnt. Die **unerwünschten Wirkungen** gehen z. T. auf die Ant-

Indikation ist die **Prophylaxe und Therapie einer Influenza-A-Grippe**. Wichtig ist ein frühzeitiger Behandlungsbeginn. **Unerwünschte Wirkungen:** gastrointestinale/zentralnervöse/kardiovaskuläre Störungen, atropinartige Symptome. **Kontraindikationen:** diverse Herzerkrankungen, Gabe QT-verlän-

Pharmakokinetische Daten und Dosierungen von Wirkstoffen gegen Influenzaviren

Wirkstoff	Applikation	Einzeldosis	DI [h]	BV [%]	HWZ [h]	PEB [%]	EF_{ren} [%]
Amantadin	p.o.	100 mg	12	90	15[1]	67	90
Zanamivir	Inhalation	10 mg	12	10	4	10	100
Oseltamivir[2]	p.o.	75 mg	12	5 (80)	2 (8)	(3)	(95)

[1] 30 h bei Patienten zwischen 62 und 72 Jahren und 68 h bei Patienten mit Niereninsuffizienz; [2] Daten in Klammern betreffen den für die Wirkung verantwortlichen Metaboliten (Oseltamivircarboxylat).

gernder Pharmaka, Elektrolytstörungen, Alter < 5 Jahren. Niereninsuffizienz → Dosisreduktion (Tab. **C-12.3**). **Wechselwirkungen:** mit Thiazid-Diuretika, Triamteren, einigen Antiparkinsonmitteln, atropinartigen Pharmaka, Alkohol.

agonisierung von NMDA- und Muskarinrezeptoren zurück: Es werden u. a. gastrointestinale Störungen, zentralnervöse und kardiovaskuläre Beschwerden sowie weitere atropinartige Symptome beobachtet. Bei zahlreichen Herzerkrankungen, gleichzeitiger Behandlung mit QT-verlängernden Pharmaka (s. S. 507), Elektrolytstörungen sowie bei Kindern unter 5 Jahren ist Amantadin **kontraindiziert**. Da Amantadin v. a. renal eliminiert wird (Tab. **C-12.3**), muss bei älteren Patienten und bei Patienten mit Niereninsuffizienz die Dosis reduziert werden (durch Verdopplung des Dosierungsintervalls). **Wechselwirkungen:** Thiazid-Diuretika und Triamteren vermindern die renale Amantadin-Ausscheidung. Amantadin verstärkt die Wirkung vieler Antiparkinsonmittel und atropinartig wirkender Pharmaka und vermindert die Alkoholtoleranz.

Neuraminidase-Hemmstoffe

Zanamivir wird inhaliert, die Pharmakon-Vorstufe **Oseltamivir** oral appliziert (Tab. **C-12.3**). Beide wirken als **hochpotente Neuraminidase-Hemmstoffe**. Sie unterdrücken die Freisetzung von Viruspartikeln aus infizierten Epithelzellen.

Neuraminidase-Hemmstoffe

Die beiden Vertreter **Zanamivir** und **Oseltamivir** sind Analoga der Sialinsäure. Zanamivir wird als Pulver inhaliert, Oseltamivir ist eine unwirksame Pharmakon-Vorstufe und wird oral angewendet (Tab. **C-12.3**). Durch Esterasen wird es präsystemisch zum für die Wirkung verantwortlichen Oseltamivircarboxylat umgewandelt. Zanamivir und der wirksame Metabolit von Oseltamivir sind **hochpotente Neuraminidase-Hemmstoffe**. Sie binden mit ihrer Carboxylgruppe an basische Aminosäuren im katalytischen Zentrum dieses viralen Enzyms. Dadurch wird in erster Linie die Freisetzung neu gebildeter Viruspartikel aus infizierten Epithelzellen unterdrückt und so die weitere Ausbreitung von Influenzaviren im Respirationstrakt begrenzt.

▶ **Merke.**

▶ **Merke.** Zanamivir und Oseltamivir sind gegen Influenza A und B wirksam. Sie werden sowohl zur Therapie als auch zur Prophylaxe von Influenza-A- und Influenza-B-Virusinfektionen angewendet. Bei 4 % der untersuchten Patienten wurden Mutationen der Neuraminidase mit Resistenzen gegen Oseltamivir beobachtet (in Japan sogar bei 16 – 18 %).

Die Therapie sollte binnen 48 h beginnen. Zur **Prophylaxe** reichen niedrigere Dosierungen. Eine **Postexpositionsprophylaxe** reduziert die Wahrscheinlichkeit einer Virusinfektion. **Unerwünschte Wirkungen** sind **neuropsychiatrische Symptome**, bei Zanamivir zusätzlich Bronchospasmus, bei **Oseltamivir** zusätzlich gastrointestinale Beschwerden und Kopfschmerzen. Beide Stoffe werden renal eliminiert (Tab. **C-12.3**), aber nur bei Oseltamivir ist eine Dosisreduktion bei schwerer Niereninsuffizienz notwendig.

Die Therapie muss bei Erwachsenen innerhalb von 48 h und bei Kindern innerhalb von 36 h nach Einsetzen der ersten Grippesymptome beginnen. Unter diesen Bedingungen und bei einer Behandlungsdauer von 5 Tagen wird die Erkrankungsdauer lediglich um 1 – 2 Tage verkürzt. Zur **Prophylaxe** werden niedrigere Dosierungen benötigt als zur Therapie. Die **Postexpositionsprophylaxe**, die innerhalb von 48 h nach Kontakt mit einem Kranken beginnen und dann für 10 Tage fortgesetzt werden muss, reduziert die Häufigkeit des Auftretens einer Virusinfektion deutlich (Zanamivir: 79 – 81 %, Oseltamivir: 60 – 90 %). Bei den **unerwünschten Wirkungen** stehen bei Zanamivir reversible **neuropsychiatrische Symptome** (inkl. Doppeltsehen, Krampfanfälle, Suizidgedanken, Panikattacken!) im Vordergrund. Davon sind v. a. Kinder und Jugendliche betroffen. Die einmalige Gabe von 5 – 10 mg Diazepam p. o. kann solche Störungen mildern. Seltener kommt es zum Bronchospasmus als Folge der Pulver-Inhalation. Bei Oseltamivir sind gastrointestinale Beschwerden am häufigsten, gefolgt von Kopfschmerzen und neuropsychiatrischen Störungen. Zanamivir und Oseltamivircarboxylat werden renal eliminiert (Tab. **C-12.3**). Für Zanamivir ist bei Niereninsuffizienz keine Anpassung der Dosierung erforderlich, die Oseltamivir-Dosis muss aber bei schwerer Niereninsuffizienz halbiert werden.

12.2.3 Wirkstoffe gegen hepatotrope Viren

Grundlagen

Hepatitis-B-Viren (HBV) und **Hepatitis-C-Viren** (HCV) sind klinisch besonders wichtige hepatotrope Erreger, da sich aus den von ihnen hervorgerufenen Virushepatitiden schwere Folgeerkrankungen entwickeln können. HBV ist ein DNA-Virus, HCV ein RNA-Virus. Die DNA-Polymerase von HBV ist ein Enzym mit einzigartigen Eigenschaften: Sie vereint in sich die Aktivität einer DNA-abhängigen und die einer RNA-abhängigen DNA-Polymerase (= reverse Transkriptase). Diese Enzymaktivitäten sind für die Synthese jeweils eines Stranges der doppelsträngigen HBV-DNA verantwortlich. Deshalb sind sowohl Hemmstoffe der viralen DNA-Polymerase als auch Hemmstoffe der reversen Transkriptase gegen HBV wirksam.

Lamivudin

Lamivudin (Abb. **C-12.6**) hemmt die Replikation von HBV und die des HI-Virus (HIV-1 und 2). Zur Behandlung der **chronischen HBV-Hepatitis** sind wesentlich niedrigere Dosierungen erforderlich als zur Behandlung einer **HIV-Infektion**. Es wird oral eingenommen. Nach Aufnahme aus dem Darm muss Lamivudin zunächst durch zelluläre Kinasen zum wirksamen Lamivudintriphosphat umgewandelt werden. Als Triphosphat hemmt es die DNA-Polymerase/reverse Transkriptase von HBV und die reverse Transkriptase von HIV. Lamivudin-Triphosphat wirkt dabei als kompetitiver Hemmstoff dieser Enzyme und verursacht als falsches Substrat Kettenabbrüche bei der viralen Nukleinsäuresynthese. Die Affinität zur viralen DNA-Polymerase ist wesentlich höher als die zu den zellulären Enzymen.

▶ **Merke.** Bei der Behandlung der HBV-Hepatitis sind Resistenzen gegen Lamivudin sehr häufig; die Resistenzrate nimmt mit der Behandlungsdauer zu. Erkennbar ist eine Lamivudin-Resistenz am Wiederanstieg der HBV-DNA im Serum. Eine Kombination mit anderen gegen HBV wirksamen Virustatika reduziert die Neigung zur Resistenzentwicklung (s. S. 614).

Lamivudin ist v. a. in der niedrigen Dosierung zur Behandlung der chronischen HBV-Hepatitis **gut verträglich**. Am häufigsten klagen Patienten über schnelle Ermüdbarkeit, körperliche Schwäche, Schlaflosigkeit, Infektionen der oberen Atemwege, Kopfschmerzen, gastrointestinale Störungen und Hautausschläge. Dazu werden relativ

C-12.6 Strukturformeln der Virustatika mit Wirkung gegen hepatotrope Viren

Lamivudin ist ein Desoxycytidin-Analogon mit einem S-Atom anstelle eines hydroxylierten C-Atoms in der 3´-Position. **Ribavirin** ist ein atypisches Nukleosid, bei dem die Ribose mit der Base Triazolcarboxamid verknüpft ist. **Adefovir** und **Tenofovir** sind Purinnukleotid-Analoga, die aus Adenin und einer azyklischen Seitenkette bestehen. Bei den entsprechenden Pharmakon-Vorstufen (Adefovirdipivoxil, Tenofovirdisoproxil) sind die OH-Gruppen verestert. **Entecavir** besteht aus Guanin und einer chemisch modifizierten Desoxyribose, **Telbivudin** ist das unphysiologische L-Enantiomer von Thymidin.

le Störungen, Hautausschläge, erhöhte CK-Werte. **Kontraindikationen:** 1. Schwangerschaftstrimenon, Stillzeit. Niereninsuffizienz → Dosierungreduktion.

▶ **Klinischer Bezug.**

häufig erhöhte Werte für Kreatinkinase beobachtet. Im ersten Schwangerschaftstrimenon und in der Stillzeit ist Lamivudin kontraindiziert. Lamivudin wird vorwiegend renal ausgeschieden (Tab. **C-12.4**). Bei Patienten mit Niereninsuffizienz muss deshalb die Dosis reduziert werden. Trimethoprim oder Cotrimoxazol hemmen die renale Elimination von Lamivudin (Plasmaspiegel ↑).

▶ **Klinischer Bezug.** Wird eine chronische HBV-Hepatitis für 1 Jahr mit Lamivudin behandelt, sinken die Viruslast (Konzentration der HBV-DNA-Kopien im Blut) und das GPT im Serum bei ca. 40 % der Patienten. Bei mindestens 50 % der Patienten gehen außerdem die histologischen Zeichen der Hepatitis zurück. Falls sich keine Resistenz gegen Lamivudin entwickelt, zeigen sich bei fortgesetzter Therapie weitere Verbesserungen, die bis hin zum völligen Verschwinden von HBV-DNA-Kopien und von HBeAg aus dem Blut reichen können.

C-12.4 Pharmakokinetische Daten und Dosierung von Wirkstoffen gegen Hepatitis-Viren

Wirkstoff	Applikation	Einzeldosis	DI [h]	BV [%]	HWZ [h]	PEB [%]	EF$_{ren}$ [%]
Lamivudin	p. o.	100 mg[1]	24	86	7	36	70
Ribavirin	p. o.	400 – 700 mg[2]	12	50[3]	28/150[4]	0	40
Adefovir	p. o.	10 mg	24	59	7	4	50
Tenofovir	p. o.	245 – 300 mg[5]	24	25[3]	16	7	75
Entecavir	p. o.	0,5 – 1,0 mg	24	70	24/135[4]	13	75
Telbivudin	p. o.	600 mg	24	n.b.	42	3	42

[1] gilt für Erwachsene; bei HIV-Infektion 300 mg; [2] wird ans Körpergewicht angepasst; [3] steigt bei Einnahme mit einer Mahlzeit; [4] zwei HWZ aufgrund biphasischer Elimination; [5] auch zur Therapie einer HIV-Infektion.

Ribavirin

Ribavirin (Abb. **C-12.6**; Tab. **C-12.4**) hat ein **breites Wirkspektrum**. Indikationen sind u. a. die **chronische Hepatitis C** (mit Interferonen, s. S. 623) und **schwere Infektionen der unteren Atemwege mit RSV**. Es wirkt als kompetitiver **Hemmstoff der Guanylattransferase** und der **Inosinmonophosphat-Dehydrogenase**. **Unerwünschte Wirkungen**: Anämie, Myelotoxizität, Infektionsrisiko ↑, neuropsychiatrische/gastrointestinale/dermatologische Störungen. Empfängnisverhütung bis 6 Monate nach Behandlungsende! **Kontraindikationen**: schwere Herzerkrankungen, Niereninsuffizienz, Leberzirrhose, Hämoglobinopathien, Schwangerschaft/Stillzeit. Wechselwirkungen: mit Antazida, Zidovudin, Stavudin, Didanosin.

Ribavirin

Ribavirin ist ein atypisches Nukleosid, bei dem die Ribose mit einer abnormen Base verknüpft ist (Abb. **C-12.6**). Es hat ein **breites Wirkspektrum**, das viele RNA- und DNA-Viren einschließt. Klinisch bedeutsam ist seine Wirksamkeit gegen HCV, Hepatitis-A-Virus, Influenzavirus A und B, Respiratory syncytial Virus (RSV), Masernvirus und Lassa-Virus. Indikationen sind die **chronische Hepatitis C**, bei der es oral verabreicht und stets mit pegylierten Interferonen (Näheres s. S. 623) kombiniert wird, und **schwere Infektionen der unteren Atemwege mit RSV**, bei denen es als Aerosol inhaliert wird. Der Wirkungsmechanismus von Ribavirin ist noch nicht eindeutig geklärt. Nach Phosphorylierung durch zelluläre Kinasen wirkt es als kompetitiver **Hemmstoff der Guanylattransferase** und der **Inosinmonophosphat-Dehydrogenase**. Dadurch hemmt es die virale Proteinsynthese und unterdrückt so die Virusreplikation. Ribavirin hat bereits in üblicher Dosierung (Tab. **C-12.4**) eine ganze Reihe von **unerwünschten Wirkungen**. Beobachtet werden eine dosisabhängige, reversible hämolytische Anämie (sehr häufig), myelotoxische Wirkungen, ein erhöhtes Infektionsrisiko, neuropsychiatrische und gastrointestinale Beschwerden sowie Hauterkrankungen. Im Tierversuch wirkt Ribavirin teratogen, embryotoxisch und kanzerogen, weshalb eine Empfängnisverhütung bis 6 Monate nach Behandlungsende sichergestellt sein muss. **Kontraindikationen** sind schwere Herzerkrankungen (auch in der Anamnese), Niereninsuffizienz, Leberzirrhose, Hämoglobinopathien, Schwangerschaft und Stillzeit. Antazida vermindern die orale Bioverfügbarkeit von Ribavirin. Ribavirin hemmt die antiretrovirale Wirkung von Zidovudin und Stavudin und steigert die antiretrovirale Wirkung von Didanosin. Die gleichzeitige Anwendung von Ribavirin und Zidovudin erhöht das Anämierisiko.

Adefovir und Tenofovir

Appliziert werden die **besser resorbierbaren Vorstufen Adefovirdipivoxil und Tenofovirdisoproxil** (Abb. **C-12.6**, Tab. **C-12.4**). Sie wirken gegen HBV und HIV. Beide Stoffe

Adefovir und Tenofovir

Die Virustatika Adefovir und Tenofovir (Abb. **C-12.6**) werden in Form der **besser resorbierbaren Vorstufen Adefovirdipivoxil und Tenofovirdisoproxil** oral appliziert. Sie sind wirksam gegen HBV und gegen HIV-1 und HIV-2. Ihre antivirale Aktivität richtet sich auch gegen HBV-Varianten, die resistent gegen Lamivudin sind, wobei sich mit zunehmender Behandlungsdauer auch Resistenzen gegen Adefovir entwickeln. Adefovir und Tenofovir werden intrazellulär phophoryliert und dadurch aktiviert. Die entstehenden Diphosphate hemmen dann kompetitiv die HBV-Polymerase/reverse Transkriptase. Außerdem werden sie in die neu gebildete Nukleinsäurekette eingebaut und verursachen einen Kettenabbruch. Ihre Affinität zur viralen DNA-Polymerase ist deutlich höher als zu den zellulären Enzymen, weshalb ihre zytotoxischen Wirkungen begrenzt sind. Adefovir und Tenofovir sind zur Behandlung der **chronischen Hepatitis B** indiziert, wobei Tenofovir in der gängigen Dosierung (Tab. **C-12.4**) die Virusreplikation stärker unterdrückt als Adefovir. Tenofovir wird in Kombination mit anderen antiretroviralen Stoffen auch zur Behandlung von **HIV-Infektionen** angewendet. Die beiden Virustatika sind prinzipiell **gut verträglich**. Insbesondere Adefovir hat aber nephrotoxische Wirkungen. Bei beiden Substanzen beobachtet man gelegentlich gastrointestinale und zentralnervöse Störungen. Nach Beendigung der Therapie mit Adefovir/Tenofovir besteht die Gefahr der Exazerbation der HBV-Hepatitis mit massivem Anstieg der HBV-DNA-Kopien im Blut. In der Stillzeit sind Adefovir und Tenofovir kontraindiziert. Bei Niereninsuffizienz muss die Dosis beider Substanzen reduziert werden.

hemmen kompetitiv die HBV-Polymerase/reverse Transkriptase und verursachen einen Kettenabbruch. Indikationen sind für beide Stoffe die **chronische Hepatitis B**, für Tenofovir auch **HIV-Infektionen.** Beide Virustatika sind prinzipiell **gut verträglich**. Nebenwirkungen: gastrointestinale/zentralnervöse Störungen, nach Therapieende Gefahr der Exazerbation einer HBV-Hepatitis; Adefovir zusätzlich: Nephrotoxizität. Kontraindikation: Stillzeit. Niereninsuffizienz → Dosisreduktion.

Entecavir

Entecavir ist ein Analogon des Guanosins (Abb. **C-12.6**). Es unterdrückt sehr effizient die HBV-Replikation und ist auch wirksam gegen Lamivudin- oder Adefovir-resistente HBV-Mutanten. Deshalb ist es indiziert zur **Behandlung der chronischen Hepatitis B** und ist dabei wirksamer als Lamivudin. Entecavir wird oral eingenommen (Tab. **C-12.4**). Von zellulären Kinasen wird es zum Triphosphat umgewandelt, das mit dem natürlichen Nukleotid Desoxyguanosintriphosphat um die Bindungsstelle an der HBV-Polymerase/reversen Transkriptase konkurriert und als kompetitiver Inhibitor dieses Enzyms wirkt. Die Affinität von Entecavirtriphosphat zur HBV-Polymerase ist 20 000-mal höher als die zu den zellulären DNA-Polymerasen. Außerdem hemmt es die Primase-Funktion der HBV-Polymerase und unterbindet die Bildung von RNA-Oligonukleotiden, die als Primer für die DNA-Synthese fungieren. **Resistenzmutationen** sind relativ selten und werden v. a. bei Lamivudin-resistenten HBV-Mutanten beobachtet. Entecavir ist **relativ gut verträglich**. Bei den unerwünschten Wirkungen stehen gastrointestinale und neuropsychiatrische Symptome im Vordergrund. Nach Abbruch der Behandlung muss mit einer Exazerbation der Hepatitis gerechnet werden. Bei Niereninsuffizienz ist eine Dosisreduktion erforderlich.

Entecavir

Entecavir (Abb. **C-12.6**; Tab. **C-12.4**) unterdrückt die HBV-Replikation und ist indiziert zur **Behandlung der chronischen Hepatitis B**. Es wirkt als Hemmer der HBV-Polymerase/reversen Transkriptase und unterbindet die Bildung von RNA-Oligonukleotiden (Primer für DNA-Synthese). **Resistenzmutationen** sind eher selten. Entecavir ist **relativ gut verträglich**. Nebenwirkungen: gastrointestinale/neuropsychiatrische Störungen, bei Therapieabbruch Gefahr der Exazerbation einer Hepatitis. Niereninsuffizienz → Dosisreduktion.

Telbivudin

Telbivudin ist das unphysiologische L-Enantiomer von Thymidin (Abb. **C-12.6**). Es wird zur Therapie der **chronischen Hepatitis B** angewendet und ist dabei in der üblichen Dosierung (Tab. **C-12.4**) wirksamer als Lamivudin. Nach Phosphorylierung zum Triphosphat hemmt es die DNA-Polymerase von HBV durch Kompetition mit dem natürlichen Substrat Thymidintriphosphat. Es wird auch als falsches Substrat in die HBV-DNA eingebaut und verursacht einen Kettenabbruch. Im Gegensatz zu Lamivudin, Adefovir, Tenofovir und Entecavir beeinträchtigt Telbivudin die Reverse-Transkriptase-Funktion der HBV-Polymerase nicht (s. o.). Eine Resistenzentwicklung gegen Telbivudin ist relativ häufig bei Patienten mit HBeAg-positiver Hepatitis. Telbivudin kann **Myopathien** hervorrufen, die zur Beendigung der Therapie zwingen. Weitere Nebenwirkungen sind u. a. gastrointestinale und neurologische Störungen. Zu Letzteren gehören periphere Neuropathien, die besonders häufig bei Kombination mit pegyliertem Interferon-α auftreten. Nach Ende der Telbivudin-Therapie kann es zur Exazerbation der Hepatitis kommen. Bei Leberzirrhose und in der Stillzeit ist Telbivudin kontraindiziert.

Telbivudin

Telbivudin (Abb. **C-12.6**) wird bei **chronischer Hepatitis B** angewendet (Dosierung s. Tab. **C-12.4**). Es hemmt die HBV-DNA-Polymerase und verursacht als falsches Substrat Kettenabbrüche in der HBV-DNA. Telbivudin beeinträchtigt nicht die Reverse-Transkriptase-Funktion der HBV-Polymerase (s. o.). Nebenwirkungen: **Myopathien**, gastrointestinale/neurologische Störungen, nach Therapieende Gefahr der Exazerbation der Hepatitis. Kontraindikationen: Leberzirrhose, Stillzeit.

Interferon-α (IFN-α)

Interferone (IFN) sind Proteine, die von vielen Zellen des Körpers als Antwort auf Virusinfektionen produziert werden, die Virusreplikation hemmen und nicht infizierte Zellen vor einer Virusinfektion schützen. Die gentechnisch hergestellten Interferone IFN-α2 a und IFN-α2 b sowie ihre durch Konjugation mit Polyethylenglykol („Pegylierung") chemisch modifizierten und stabileren Derivate PegIFN-α2 a und PegIFN-α2 b sind von großer Bedeutung für die Behandlung der **chronischen Hepatitis B und C**. IFN-α wird grundsätzlich **s. c. appliziert** und zur Therapie der

Interferon-α (IFN-α)

Interferone (IFN) hemmen die Virusreplikation und schützen vor einer Ausbreitung der Virusinfektion. Gentechnisch hergestellte Interferone werden bei **chronischer Hepatitis B und C s. c. appliziert** (Näheres s. Kap. B-5.4 ab S. 204).

12.2.4 Antiretrovirale Wirkstoffe

Grundlagen

▶ **Definition.** Retroviren sind RNA-Viren, deren Erbinformation im Rahmen des Infektionszyklus zunächst durch das virale Enzym **Reverse Transkriptase** in eine doppelsträngige provirale DNA umgeschrieben und als solche ins Genom der Wirtszelle eingebaut wird.

In die Hülle des **humanen Immundefizienz-Virus (HIV)** sind **zwei Glykoproteine** eingebettet: **gp41** und **gp120** (Abb. C-12.7a). Letzteres verankert HIV auf CD 4-positiven Zellen und ermöglicht eine Interaktion mit den **Chemokinrezeptoren CCR5 oder CXCR4** (Abb. **C-12.7b**) und die Freisetzung des viralen Genoms ins Zytoplasma. Nach der reversen Transkription der viralen RNA in die provirale DNA wird diese in den Zellkern integriert und über die reguläre Transkription folgt die HIV-Replikation. Die virale **Protease** ist für die Neubildung infektiöser HIV-Partikel verantwortlich.

Das wichtigste humanpathogene Retrovirus ist das **humane Immundefizienz-Virus (HIV)**, der Erreger von AIDS. Von HIV gibt es die zwei Subtypen HIV-1 und HIV-2. Während HIV-1 weltweit vorkommt und für die AIDS-Pandemie verantwortlich ist, konzentriert sich HIV-2 auf Westafrika. In die Virushülle von HIV sind **zwei Glykoproteine** eingebettet: **gp41** und **gp120** (Abb. **C-12.7a**). Letzteres bindet an den CD 4-Rezeptor und verankert HIV auf der Oberfläche von CD 4-positiven Zellen (T-Zellen, Makrophagen, Langerhanszellen oder Mikrogliazellen). Das ermöglicht auch eine Interaktion von gp120 mit einem der beiden **Chemokinrezeptoren CCR5 oder CXCR4**, die als Korezeptoren von gp120 zur Aktivierung von gp41 führen, das dann die Verschmelzung von Virushülle und Zellmembran vermittelt (Abb. **C-12.7b**). Die Folgen sind die Internalisierung des Virus und die Freisetzung des viralen Genoms (zwei einzelsträngige RNAs) ins Zytoplasma. Dort beginnt die HIV-Replikation

C-12.7 Struktur und Replikationszyklus von HIV sowie Angriffspunkte antiretroviraler Wirkstoffe

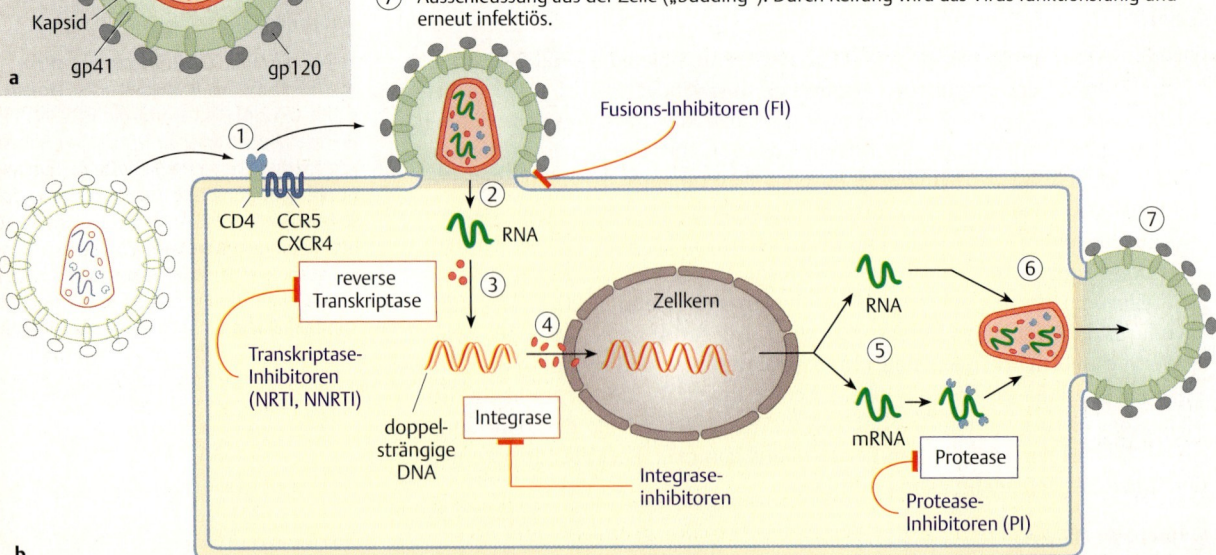

① Anlagerung an die Zielzelle und Fusion mit deren Zellmembran.
② Freisetzung des viralen Genmaterials.
③ Durch die **reverse Transkriptase** wird aus der Virus-RNA eine doppelsträngige DNA gebildet.
④ Diese wird dann durch das Enzym **Integrase** als Provirus in die DNA des Zellkerns integriert.
⑤ Durch Transkription entstehen virale RNA (Genom für neues Virus) und mRNA (Translation neuer Virusproteine, die noch von einer **Protease** zerschnitten werden müssen).
⑥ Virusentwicklung, die mit einer Kapsidbildung abschließt.
⑦ Ausschleusung aus der Zelle ("budding"). Durch Reifung wird das Virus funktionsfähig und erneut infektiös.

a Struktur und Zusammensetzung von HIV: Die Virushülle enthält die beiden für die Infektion der Wirtszelle wichtigen Glykoproteine gp41 und gp120.
b Die wichtigsten Schritte der HIV-Replikation und die Angriffspunkte der wichtigsten antiretroviralen Wirkstoffe: gp120 bindet an den CD 4-Rezeptor und an einen der beiden Korezeptoren CCR5 und CXCR4, deren Erregung gp41 aktiviert und zur Fusion der Virushülle mit der Zellmembran CD 4-positiver Zellen führt. NRTI: nukleosidische reverse Transkriptase-Inhibitoren; NNRTI: nicht nukleosidische reverse Transkriptase-Inhibitoren.
(aus Baenkler et al., Duale Reihe Innere Medizin, Thieme, 2009)

mit der reversen Transkription der viralen RNA in eine doppelsträngige provirale DNA, die nach Translokation in den Kern kovalent in die zelluläre DNA integriert wird. Die Aktivierung infizierter Zellen führt dann zur regulären Transkription in virale RNA und mRNA und zur Translation in virale Proteine. Die virale **Protease** (Aspartylprotease) ist für die Bildung neuer, infektiöser HIV-Partikel besonders wichtig. Die ausgeprägte Mobilität der CD 4-positiven Zellen sorgt für die Verbreitung der Infektion im Körper.

Weitere humanpathogene Retroviren sind die **humanen T-Zell-Leukämie-Viren (HTLV)**, von denen es ebenfalls zwei Subtypen gibt (HTLV-1 und HTLV-2). Sie verursachen eine T-Zell-Leukämie, die besonders häufig in Japan vorkommt.

Bei den antiretroviralen Wirkstoffen werden **mehrere Gruppen** unterschieden:
- nukleosidische Hemmstoffe der reversen Transkriptase
- nicht nukleosidische Hemmstoffe der reversen Transkriptase
- Protease-Hemmstoffe
- Eintrittsinhibitoren (Fusionsinhibitoren)
- Integrase-Hemmstoffe

Weitere humanpathogene Retroviren sind die **humanen T-Zell-Leukämie-Viren (HTLV)**.

Bei den antiretroviralen Stoffen werden **mehrere Gruppen** unterschieden, die nachfolgend dargestellt werden.

Nukleosidische Hemmstoffe der reversen Transkriptase

In diese Gruppe gehören **Abacavir, Emtricitabin, Didanosin, Stavudin** und **Zidovudin**. Es handelt sich dabei um Analoga verschiedener Desoxynukleoside (Abb. **C-12.8**). Emtricitabin ist chemisch nahe mit **Lamivudin** (Abb. **C-12.6**) verwandt, das ebenfalls zu dieser Stoffgruppe gehört. Sie sind indiziert zur **Kombinationstherapie von HIV-Infektionen** (s. S. 632). Didanosin und Zidovudin sind darüber hinaus auch gegen HTLV-1 und 2 wirksam, Emtricitabin wirkt auch gegen HBV.

Nukleosidische Hemmstoffe der reversen Transkriptase

Abacavir, Emtricitabin, Didanosin, Stavudin und **Zidovudin** sind Desoxynukleosid-Analoga (Abb. **C-12.8**). Emtricitabin ist mit **Lamivudin** (Abb. **C-12.6**) verwandt. Indikation: **Kombinationstherapie von HIV-Infektionen** (s. S. 632).

C-12.8 Strukturformeln der nukleosidischen Hemmstoffe der reversen Transkriptase

Es handelt sich um Analoga von Desoxyadenosin (**Abacavir**), Desoxycytidin (**Emtricitabin**), Desoxyinosin (**Didanosin**) und Thymidin (**Stavudin** und **Zidovudin**).

Um ihre Wirkung entfalten zu können, müssen diese Wirkstoffe in CD 4-positiven Zellen zunächst phosphoryliert und in **aktive Triphosphat-Metaboliten** umgewandelt werden. Diese Metaboliten wirken alle als kompetitive Hemmstoffe der reversen Transkriptase. Außerdem werden sie von der reversen Transkriptase in die entstehende provirale DNA eingebaut, wo sie als falsches Substrat einen Kettenabbruch hervorrufen, da ihnen die für die Kettenverlängerung notwendige 3´-OH-Gruppe fehlt. Die wirksamen Metaboliten haben kaum Einfluss auf die Aktivität der DNA-Polymerasen der Wirtszellen. Einige von ihnen hemmen aber die mitochondriale DNA-Polymerase, was die mitochondriale Toxizität einiger der Wirkstoffe dieser Gruppe erklärt. Die intrazelluläre HWZ der für die Wirkung verantwortlichen Triphosphate ist wesentlich länger als die Plasma-HWZ der ursprünglichen Arzneistoffe (Tab. **C-12.5**). Sie ist deshalb für die therapeutische Anwendung viel wichtiger als die Plasma-HWZ der Wirkstoffe (Dosierungsintervall richtet sich nach der HWZ der Triphosphate).

In CD 4-positiven Zellen entstehen die **aktiven Triphosphat-Metaboliten**, die als kompetitive Hemmstoffe der reversen Transkriptase wirken und als falsche Substrate zum Kettenabbruch führen. Einige Stoffe wirken toxisch auf die Mitochondrien der Wirtszelle. Das Dosierungsintervall richtet sich nach der intrazellulären HWZ der Triphosphate, die länger ist als die Plasma-HWZ der ursprünglichen Stoffe (Tab. **C-12.5**).

▶ **Merke.** Hemmstoffe der reversen Transkriptase (und viele andere antiretrovirale Wirkstoffe) entfalten ihre Wirkung ausschließlich in nicht infizierten Zellen. So verhindern sie eine HIV-Infektion dieser Zellen.

▶ **Merke.**

Resistenzen gegen Nukleosidanaloga sind sehr häufig und vielfältig. Sie führen zu einer unterschiedlich stark ausgeprägten Beeinträchtigung der antiviralen Wirk-

C-12.5 Pharmakokinetische Daten und Dosierung von Hemmstoffen der reversen Transkriptase

Wirkstoff	Applikation	Einzeldosis	DI [h]	BV [%]	HWZ [h]	PEB [%]	EF$_{ren}$ [%]
nukleosidische Hemmstoffe							
Abacavir	p. o.	600 mg	24	83	1,5	50	2
Emtricitabin	p. o.	240 mg	24	93/75[1)]	10	4	86
Didanosin	p. o.	250 – 400 mg[2)]	24	47	1,5	5	50
Stavudin	p. o.	30 – 40 mg[2)]	12	86	1,3	5	40
Zidovudin	p. o.	250 – 300 mg	12	65	1	35	14
	i. v.	1 – 2 mg/kg	6	100			
nicht nukleosidische Hemmstoffe							
Efavirenz	p. o.	720 mg	24	50	48	99,5	< 3
Etravirin	p. o.	200 mg	12	n.b.	35	99,6	0
Nevirapin	p. o.	200 mg	12 – 24[3)]	92	28	60	< 3

[1)] aus Kapselformulierung/oraler Lösung; [2)] abhängig vom Körpergewicht; [3)] in den ersten 14 Behandlungstagen 24 h, danach 12 h.

Resistenzen gegen Nukleosidanaloga sind häufig. Oft entstehen HIV-Mutanten mit Kreuzresistenzen. Tab. C-12.6 zeigt u. a. Nebenwirkungen und Kontraindikationen. Zahlreiche Wechselwirkungen müssen beachtet werden.

Nicht nukleosidische Hemmstoffe der reversen Transkriptase

Efavirenz, **Etravirin** und **Nevirapin** senken bei einer **HIV-Infektion** die Viruslast.

▶ **Merke.**

Die **nicht-kompetitiven Hemmstoffe** der reversen Transkriptase wirken **additiv/synergistisch mit den nukleosidischen Hemmstoffen** der reversen Transkriptase. Weitere Eigenschaften s. Tab. C-12.5 und Tab. C-12.6. Die Interaktion mit verschiedenen CYP-Enzymen führt zu **zahlreichen Wechselwirkungen mit anderen Pharmaka** und z. T. auch zur **Autoinduktion**.

Protease-Hemmstoffe

Durch Hemmstoffe der HIV-Protease werden lediglich unreife, nicht infektiöse HIV-Varianten gebildet. Eine peptidische Grundstruktur haben: **Atazanavir**, **Indinavir**, **Lopinavir**, **Ritonavir** und **Saquinavir**. Nicht peptidische Vertreter sind: **Darunavir**, **Fosamprenavir**, **Nelfinavir** und **Tipranavir**. Alle sind sie indiziert zur **Kombinationstherapie von HIV-In-**

samkeit. Häufig entstehen dabei HIV-Mutanten, die resistent gegen viele dieser Stoffe sind (Kreuzresistenz). Die wichtigsten unerwünschten Wirkungen, Kontraindikationen und weitere Besonderheiten sind in Tab. **C-12.6** zusammengefasst. Bei der Anwendung dieser Stoffe müssen auch zahlreiche Wechselwirkungen mit anderen Pharmaka berücksichtigt werden.

Nicht nukleosidische Hemmstoffe der reversen Transkriptase

Die Wirkstoffe **Efavirenz**, **Etravirin** und **Nevirapin** sind strukturell sehr verschieden. Ihre antivirale Wirkung beschränkt sich auf HIV-1. Bei einer **HIV-Infektion** senken sie sehr effektiv die Viruslast.

▶ **Merke.** Zur Behandlung einer HIV-Infektion werden nicht nukleosidische Hemmstoffe der reversen Transkriptase stets mit anderen antiretroviralen Wirkstoffen kombiniert, da sich bei Monotherapie häufig und sehr schnell Resistenzen entwickeln. Kreuzresistenzen gegen alle Vertreter der Gruppe sind dann die Regel.

Efavirenz, Etravirin und Nevirapin sind **nicht-kompetitive Hemmstoffe** der reversen Transkriptase. Sie binden direkt (d. h. ohne vorherige chemische Modifikation) und mit hoher Affinität an das Enzym. Die Bindung erfolgt in unmittelbarer Nähe des katalytischen Zentrums, wodurch sie eine Konformationsänderung des Enzyms bewirken und dessen Aktivität drastisch vermindern. Aufgrund des anderen Wirkungsmechanismus wirken sie **additiv/synergistisch mit den nukleosidischen Hemmstoffen** der reversen Transkriptase. Zur Pharmakokinetik und Dosierung der einzelnen Stoffe s. Tab. **C-12.5**. Die wichtigsten unerwünschten Wirkungen, Kontraindikationen und weitere Besonderheiten sind in Tab. **C-12.6** zusammengefasst. Alle drei Stoffe interagieren mit verschiedenen CYP-Enzymen, was **zahlreiche Wechselwirkungen mit anderen Pharmaka** erklärt. Sie sind u. a. Induktoren von CYP3A4 und beschleunigen dadurch z. T. auch ihren eigenen Abbau (**Autoinduktion**).

Protease-Hemmstoffe

Die HIV-Protease sorgt für die Prozessierung der primär gebildeten viralen Proteine und ist von entscheidender Bedeutung für das Heranreifen infektiöser Viruspartikel. Hemmstoffe der HIV-Protease binden an das katalytische Zentrum des Enzyms und hemmen es kompetitiv, was zur Bildung unreifer, nicht infektiöser HIV-Varianten führt. Humane Proteasen (z. B. Renin, Pepsin und die Kathepsine D und E) sind von der Hemmung nicht betroffen. Alle Protease-Hemmstoffe sind lipophile, basische (kationische) Substanzen mit komplexem chemischem Aufbau. Die meisten haben

C-12.6 Wichtige unerwünschte Wirkungen, Kontraindikationen und Besonderheiten der Hemmstoffe der reversen Transkriptase

Wirkstoff	unerwünschte Wirkungen	Kontraindikationen	Besonderheiten
nukleosidische Hemmstoffe NRTI			
Abacavir	immunallergische Reaktionen	schwere Leber- und Nierenerkrankungen, Neutropenie, Stillzeit	ZNS-gängig
Emtricitabin	Hyperpigmentation der Haut, gastrointestinale Störungen	Stillzeit	Dosisreduktion bei Niereninsuffizienz
Didanosin	periphere Neuropathien, Pankreatitis, Transaminasen ↑	Behandlung mit Ribavirin, Alter < 6 Jahre, Schwangerschaft, Stillzeit	sollte nicht mit einer Mahlzeit eingenommen werden (orale BV ↓), Dosisreduktion bei Niereninsuffizienz, das säurelabile Didanosin muss mit Antazida kombiniert werden
Stavudin	gastrointestinale und zentralnervöse Störungen, periphere Neuropathien, Laktatazidose	Stillzeit	Dosisreduktion bei Niereninsuffizienz
Zidovudin	Myelotoxizität, zentralnervöse und gastrointestinale Störungen, Myopathien und Myalgien infolge mitochondrialer Toxizität	Neutropenie, Anämie, Neugeborene mit Hyperbilirubinämie/hohen Transaminase-Werten	ZNS-gängig
nicht nukleosidische Hemmstoffe NNRTI			
Efavirenz	diverse zentralnervöse Störungen, Hautausschläge (inkl. Stevens-Johnson-Syndrom), gastrointestinale Störungen, Leberwerte ↑, teratogene Wirkungen	Leberfunktionsstörungen; Behandlung mit Terfenadin/Midazolam/Triazolam/Pimozid/Mutterkornalkaloiden/Johanniskrautextrakten; Alter < 3 Jahre; Schwangerschaft und Stillzeit	möglichst Einnahme mit einer Mahlzeit (orale BV ↑), Autoinduktion, ausgeprägte Resistenzentwicklung
Etravirin	Hautausschläge, Leberwerte ↑	Stillzeit	möglichst Einnahme mit einer Mahlzeit (orale BV ↑), ausgeprägte Resistenzentwicklung
Nevirapin	Hautausschläge (inkl. Stevens-Johnson-Syndrom), Leberwerte ↑, zentralnervöse Störungen	Leberfunktionsstörungen (inkl. Hepatitis), Behandlung mit Johanniskrautextrakten/Rifampicin, Schwangerschaft und Stillzeit	Autoinduktion, ausgeprägte Resistenzentwicklung

eine peptidische Grundstruktur: **Atazanavir**, **Indinavir**, **Lopinavir**, **Ritonavir** und **Saquinavir**. Daneben gibt es aber auch nicht peptidische Vertreter: **Darunavir**, **Fosamprenavir**, **Nelfinavir** und **Tipranavir**. Das antivirale Wirkspektrum der Protease-Hemmstoffe beschränkt sich auf HIV-1 und HIV-2. Sie sind indiziert zur **Kombinationstherapie von HIV-Infektionen**. Dabei werden sie zusammen mit zwei nukleosidischen Hemmstoffen der reversen Transkriptase (z. B. Zidovudin und Lamivudin/Emtricitabin, s. S. 625) angewendet.

Die Kombination mit anderen antiretroviralen Wirkstoffen verzögert die Selektion resistenter Mutanten erheblich. Bei Monotherapie mit Protease-Hemmstoffen entwickeln sich innerhalb von 3–5 Monaten Resistenzen. Kreuzresistenzen sind dabei nicht sehr häufig, wobei der Empfindlichkeitsverlust für die einzelnen Protease-Inhibitoren meist sehr unterschiedlich ausgeprägt ist. Häufige unerwünschte Wirkungen aller Protease-Inhibitoren sind **gastrointestinale Störungen**, Kopfschmerzen, Schlafstörungen, körperliche Erschöpfung und Hautausschläge. Je nach Einzelsubstanz sind weitere Nebenwirkungen beschrieben: Hyperbilirubinämien (Atazanavir, Indinavir), hohe Transaminasenwerte (Atazanavir, Darunavir, Nelfinavir, Ritonavir, Tipranavir), periphere und/oder periorale Parästhesien (Ritonavir) und eine Neigung zu Nephrolithiasis (Indinavir).

Die **Kontraindikationen** sind vielfältig und abhängig vom Wirkstoff: In erster Linie betreffen sie die Kombination mit anderen Pharmaka. Darüber hinaus dürfen viele Protease-Hemmstoffe nicht bei Leberfunktionsstörungen verabreicht werden. Atzanavir ist im Säuglings- und Kleinkindalter, Darunavir und Nelfinavir sind während der Stillzeit kontraindiziert. Die orale Bioverfügbarkeit der Protease-Inhibitoren schwankt sehr stark und ist nicht für alle Substanzen bekannt (Tab. **C-12.7**).

fektionen, zusammen mit zwei nukleosidischen Hemmstoffen der reversen Transkriptase (s. S. 625).

Die Resistenzentwicklung kann durch Kombinationstherapien deutlich verzögert werden. Nebenwirkungen: **gastrointestinale Störungen**, Kopfschmerzen, Schlafstörungen, körperliche Erschöpfung, Hautausschläge. Je nach Einzelsubstanz sind zahlreiche weitere unerwünschte Wirkungen beschrieben.

Kontraindikationen: die Kombination mit bestimmten Pharmaka, oft auch Leberfunktionsstörungen, Atazanavir: Säuglings- und Kleinkindalter, Darunavir/Nelfinavir: Stillzeit. Die orale Bioverfügbarkeit (Tab. **C-12.7**) ist z. T. abhängig vom Zeitpunkt der Nahrungsaufnahme. Protease-Hemmstoffe sind als Substrate von P-Gp (s. S. 40) nur schlecht ZNS-gängig. Ihre Elimination erfolgt über CYP-Enzyme.

▶ Klinischer Bezug.

Der Abbau über CYP-Enzyme führt zu **vielfältigen und oft nicht vorhersehbaren Wechselwirkungen**.

Durch Einnahme mit einer Mahlzeit kann sie für die meisten Stoffe verbessert werden. Eine Ausnahme bildet Indinavir, dessen Bioverfügbarkeit drastisch sinkt, wenn es mit einer Mahlzeit eingenommen wird. Protease-Hemmstoffe sind als Substrate von P-Gp (s. S. 40) nur schlecht ZNS-gängig. Ihre Elimination erfolgt metabolisch in Leber und Darm und wird katalysiert von CYP3A4 und einigen anderen CYP-Enzymen. Viele Protease-Inhibitoren hemmen und/oder induzieren diese Enzyme, sodass sie ihren eigenen Abbau oder den anderer Gruppenvertreter hemmen oder beschleunigen.

▶ Klinischer Bezug. Ein besonders potenter CYP3A4-Hemmstoff ist **Ritonavir**. Bereits in niedrigen Dosierungen hemmt es die Metabolisierung anderer Protease-Inhibitoren, erhöht dadurch deren Plasmaspiegel und verstärkt bzw. verlängert ihre Wirkung. Diesen Effekt macht man sich therapeutisch zunutze: Die meisten Protease-Inhibitoren werden routinemäßig mit niedrig dosiertem Ritonavir (50–200 mg) kombiniert, um ihre antivirale Wirkung zu verbessern. Dieses Vorgehen wird auch als **„Boosterung"** bezeichnet. Die betroffenen Substanzen sind in Tab. **C-12.7** durch die an den Wirkstoffnamen angehängte Endung „.../r" kenntlich gemacht.

Aus den genannten Interaktionen mit CYP-Enzymen ergeben sich **vielfältige und oft nicht vorhersehbare Wechselwirkungen** mit anderen Pharmaka.

C-12.7 Pharmakokinetische Daten und Dosierungen der HIV-Protease-Hemmstoffe

Wirkstoff	Applikation	Einzeldosis [mg]	DI [h]	BV [%]	HWZ [h]	PEB [%]	EF$_{ren}$ [%]
Atazanavir/r[1]	p.o.	300	24	14	7	86	7
Darunavir/r[1]	p.o.	600	12	37/82	15	95	8
Amprenavir/r[1,2]	p.o.	700	12	n.b.	9/19	90	1
Indinavir	p.o.	800	8	65	2	60	10
Lopinavir/r[1]	p.o.	400	12	n.b.	6	99	2
Nelfinavir	p.o.	750	8	n.b.	4	98	2
Ritonavir	p.o.	600	12	60	4	99	3
Saquinavir/r[1]	p.o.	1000	12	13	2	97	0
Tipranavir/r[1]	p.o.	500	12	≤ 20	5	99,9	0

[1] die Endung „.../r" zeigt an, dass dieser Stoff stets mit Ritonavir (50–200 mg) kombiniert wird, um die BV zu erhöhen und die HWZ zu verlängern; sind bei den pharmakokinetischen Daten zwei Werte (getrennt durch einen Schrägstrich) angegeben, so betreffen diese den genannten Wirkstoff ohne/mit Ritonavir; ist nur ein Wert angegeben, so gilt dieser für die Kombination, die Daten ohne Ritonavir sind dann nicht bekannt; [2] wird als Phosphorsäure-Ester Fosamprenavir eingenommen.

Eintrittsinhibitoren

Enfuvirtid

Enfuvirtid ist nur **wirksam gegen HIV-1** und wird als **Reservemittel** in Kombination mit anderen antiretroviralen Wirkstoffen angewendet. Enfuvirtid ist ein sog. **Fusionsinhibitor**. Es bindet an gp41 von HIV-1 (s. S. 624) und verhindert so die Fusion der Virushülle mit CD 4-positiven Zellen. Zur Pharmakokinetik s. Tab. **C-12.8**. Unerwünschte Wirkungen: Reaktionen am Injektionsort; Lymphadenopathien, Infektionen, periphere Neuropathien, allergische Reaktionen.

Eintrittsinhibitoren

Enfuvirtid

Enfuvirtid ist ein synthetisches Peptid. Es ist nur **wirksam gegen HIV-1** und dient der Behandlung von HIV-1-infizierten Patienten, bei denen andere antiretrovirale Therapien nicht oder infolge Resistenzentwicklung nicht mehr ausreichend wirksam sind **(Reservemittel)**. Enfuvirtid muss stets mit anderen antiretroviralen Wirkstoffen kombiniert werden. Die Therapiekosten sind sehr hoch. Enfuvirtid ist ein sog. **Fusionsinhibitor**. Es bindet an das Glykoprotein gp41 von HIV-1 (s. S. 624) und verhindert die gp41-vermittelte Fusion der Virushülle mit der Zellmembran CD 4-positiver Zellen. Es hemmt dadurch die HIV-Infektion dieser Zellen durch freie Viruspartikel und verhindert die HIV-Transmission von Zelle zu Zelle. Als Peptid kann es nur parenteral s.c. angewendet werden (Tab. **C-12.8**). Bis zu 90 % der behandelten Patienten klagen über nicht entzündliche oder entzündliche Reaktionen am Injektionsort mit Schmerzen, Erythem, Verhärtungen und Entzündungen. Weniger häufig treten Lymphadenopathien, grippeähnliche Beschwerden, Infektionen (z. B. Konjunktivitis, Sinusitis, Pneumonien), periphere Neuropathien und allergische Reaktionen auf.

C-12.9 | Strukturformeln neuartiger antiretroviraler Wirkstoffe

Maraviroc ist ein tropinsubstituiertes Triazolderivat und **Raltegravir** ein Hydroxypyrimidinon-Derivat.

Maraviroc

Maraviroc (Abb. **C-12.9**) ist ein selektiver nicht-kompetitiver (allosterischer) **Antagonist des Chemokinrezeptors CCR5** auf humanen CD 4-positiven Zellen. Im Rahmen einer HIV-Infektion spielt CCR5 als Korezeptor für gp120 eine wichtige Rolle bei der Fusion von HIV mit der Plasmamembran infizierter Zellen. Maraviroc unterdrückt die Interaktion zwischen gp120 von HIV und CCR5 (s. S. 624) und **verhindert so den Eintritt von HIV** in CD 4-positive Zellen. Die antiretrovirale Wirkung von Maraviroc ist nur für HIV-1 nachgewiesen, und zwar nur für solche Stämme, die CCR5 als Korezeptor nutzen (R5-trope Viren). Daneben gibt es auch noch HIV-1-Stämme, bei denen CXCR4 als Korezeptor dient (X4-trope Viren) und gegen die Maraviroc unwirksam ist. Bei **Infektionen mit R5-tropen HIV-1** ist Maraviroc ein **Reservetherapeutikum**. Es wird dabei stets mit anderen antiretroviralen Wirkstoffen kombiniert. Wenn Efavirenz, Atazanavir/r, Darunavir/r, Lopinavir/r oder Saquinavir/r die Kombinationspartner sind, ist eine Dosisanpassung von Maraviroc erforderlich (Tab. **C-12.8**; Dosis↑ bei Kombination mit Efavirenz, Dosis↓ bei Kombination mit den anderen Stoffen). Resistenzen gegen Maraviroc kommen relativ häufig vor, Kreuzresistenzen mit anderen antiretroviralen Wirkstoffen treten nicht auf. Maraviroc wird oral appliziert, seine Bioverfügbarkeit ist mäßig, weil es schlecht resorbiert wird (Tab. **C-12.8**). Es wird v. a. metabolisch durch CYP3A4 eliminiert. Die Wechselwirkungen betreffen deshalb v. a. Inhibitoren oder Induktoren dieses CYP-Enzyms. Es ist prinzipiell gut verträglich. Mögliche **Nebenwirkungen** sind gastrointestinale und neuropsychiatrische Störungen, Hautausschläge, hepatotoxische Wirkungen und Atemwegsentzündungen. Bei Kindern sowie bei Überempfindlichkeit gegen Soja oder Erdnüsse ist Maraviroc kontraindiziert.

Maraviroc

Maraviroc (Abb. **C-12.9**) ist ein selektiver nicht-kompetitiver **Antagonist des Chemokinrezeptors CCR5** (s. S. 624) auf humanen CD 4-positiven Zellen und **verhindert den Eintritt von HIV**. Bei **Infektionen mit R5-tropen HIV-1** kann Maraviroc als **Reservetherapeutikum** verwendet werden (Näheres s. Tab. **C-12.8**), dazu wird es mit anderen antiretroviralen Wirkstoffen kombiniert. Es wird auch über CYP3A4 eliminiert, was viele der Wechselwirkungen bedingt. **Nebenwirkungen**: gastrointestinale/neuropsychiatrische Störungen, Hautausschläge, Hepatotoxizität, Atemwegsentzündungen. Kontraindikationen: Kinder, Überempfindlichkeit gegen Soja/Erdnüsse.

C-12.8 | Pharmakokinetische Daten und Dosierungen von weiteren antiretroviralen Wirkstoffen

Wirkstoff	Applikation	Einzeldosis [mg]	DI [h]	BV [%]	HWZ [h]	PEB [%]	EF$_{ren}$ [%]
Eintrittsinhibitoren							
Enfuvirtid	s. c.	90	12	84	3,8	92	0
Maraviroc	p. o.	300	12	33[1]	16	76	8[2]
Hemmstoffe der HIV-Integrase							
Raltegravir	p. o.	400	12	32	9	83	9

[1] dosisabhängig: steigt wegen Sättigung des Effluxtransporters P-Gp von 23 % (Dosis: 100 mg) auf 33 % (Dosis: 300 mg); [2] nimmt in Gegenwart von starken CYP3A4-Hemmstoffen (z. B. Ritonavir, Saquinavir) bis auf 70 % zu.

Integrase-Hemmstoffe

Raltegravir

Die reverse Transkription der HIV-RNA in CD 4-positiven Zellen führt zur Bildung einer doppelsträngigen proviralen DNA, die aus dem Zytoplasma in den Zellkern gelangt und dort in die zelluläre DNA eingebaut wird. Für den aktiven Transport in den Zellkern und für die Integration ins Genom der Wirtszelle ist die **virale Integrase** von zentraler Bedeutung. Raltegravir (Abb. **C-12.9**) hemmt dieses Enzym und damit die Integration der proviralen in die zelluläre DNA und unterdrückt so die Replikation von HIV-1. Es wirkt dabei auch gegen Virusstämme, die gegen die drei großen antiretroviralen Wirkstoffklassen, nämlich die nukleosidischen und nicht nukleosidischen Hemmstoffe der reversen Transkriptase sowie die Protease-Inhibitoren, resistent sind. Da das Integrase-Gen zu Mutationen neigt, sind auch HIV-Mutanten mit **Resistenz gegen Raltegravir relativ häufig**. Zur Behandlung von HIV-Infektionen wird es deshalb stets mit anderen antiretroviralen Wirkstoffen kombiniert. Raltegravir wird oral verabreicht (Tab. **C-12.8**). Es ist kaum ZNS-gängig. Häufig auftretende **unerwünschte Wirkungen** sind gastrointestinale und zentralnervöse Symptome, Thrombozytopenie, Hautausschläge, Pruritus, Erhöhungen der Blutfett- und Leberwerte sowie der Kreatininkinase.

▶ **Merke.** Da Raltegravir im Tierversuch embryotoxische und teratogene Wirkungen zeigte, darf es in der Schwangerschaft nicht angewendet werden.

Der wichtigste Eliminationsweg für Raltegravir ist die Glukuronidierung durch das UGT-Isoenzym UGT1A1 (s. S. 669). CYP-Enzyme sind an der Elimination nicht beteiligt. Deshalb treten Wechselwirkungen v. a. mit Stoffen auf, die ebenfalls durch UGT1A1 abgebaut werden, wie z. B. Atazanavir, Tipranavir, Efavirenz und Rifampicin.

12.3 Pharmakotherapie ausgewählter Virusinfektionen

12.3.1 Chronische Hepatitis B

Grundlagen

Die Hepatitis B ist **weltweit die häufigste Virusinfektion**. Die Übertragung erfolgt parenteral oder sexuell durch infektiöse Körperflüssigkeiten. Entscheidend für den Verlauf einer Hepatitis B ist das zelluläre Immunsystem. Es sorgt bei 90–95 % der immunkompetenten Erwachsenen für die HBV-Elimination und hält die Immunantwort gegen infizierte Leberzellen in Grenzen. Nur bei wenigen Erwachsenen manifestiert sich aufgrund einer massiven Immunantwort eine akute Hepatitis und etwa 5 % entwickeln eine chronische Hepatitis B. Eine perinatal oder im Säuglingsalter von der Mutter erworbene Infektion verläuft ohne akute Hepatitis, jedoch entwickeln über 90 % der Betroffenen eine chronische Hepatitis B. Deshalb müssen Neugeborene und Säuglinge von infizierten Müttern passiv (mit Hepatitis-B-Immunglobulin) und aktiv (mit Hepatitis-B-Impfstoff) immunisiert werden.

Im Rahmen einer HBV-Infektion sind einige virale Proteine von besonderer Bedeutung, da sie selbst oder die gegen sie gebildeten Antikörper als **Serummarker** diagnostisch genutzt werden:

- **HBsAg:** Hüllprotein Hepatitis-B-**S**urface-Antigen, Antikörper: **Anti-HBs**
- **HBcAg:** strukturelles Nukleokapsid-**C**ore-Antigen, Antikörper: **Anti-HBc**
- **HBeAg:** lösliches Nukleokapsid-Antigen („e" steht für „envelope"), Antikörper: **Anti-HBe**

Anti-HBc-Antikörper finden sich bei akuter, chronischer oder ausgeheilter Hepatitis B. Eine **chronische Hepatitis B** ist über einen langen Zeitraum HBsAg-positiv (> 6 Monate). Zudem ist sie durch > 10^4 HBV-DNA-Kopien pro ml Serum und erhöhte GPT-Werte gekennzeichnet.

Therapie

> ▶ **Merke.** Da sich aus einer chronischen Hepatitis B eine Leberzirrhose und im weiteren Verlauf auch ein Leberzellkarzinom entwickeln kann, muss sie im Gegensatz zur akuten Infektion stets behandelt werden.

Ein wichtiger Parameter für die Progression der Leberzellschädigung bei einer chronischen Hepatitis B ist die **HBV-Replikation**. HBV-DNA-Serumspiegel über 10^5 Kopien/ml sind ein entscheidender Risikofaktor für die Entwicklung einer Leberzirrhose und eines Leberzellkarzinoms. Das Karzinomrisiko, nicht aber das Zirrhoserisiko, wird durch die Expression von HBeAg weiter erhöht. Nur in 1–8 % der Fälle kommt es zur spontanen oder therapiebedingten **Ausheilung der chronischen Hepatitis B**, erkennbar am **Verlust des HBsAg**. Zur Ausheilung gehören außerdem das Erscheinen von Anti-HBs (≥ 10 I.E./l Serum), das Verschwinden der HBV-DNA aus dem Serum (≤ 60 Kopien/ml) und normale GPT-Werte. Dem Verlust des HBsAg geht meist das Verschwinden des HBeAg und das Auftreten von Anti-HBe voraus. Diese sog. **HBeAg-Serokonversion** bedeutet aber keine Heilung, sondern den Übergang in eine neue Erkrankungsphase, in der HBV-Mutanten selektioniert werden, die kein HBeAg mehr exprimieren. Dabei sinken die HBV-DNA-Spiegel zwar unter 10^5 Kopien/ml, die Infektion schreitet aber fort. Bei der Therapie wird deshalb zwischen HBeAg-positiver und HBeAg-negativer chronischer Hepatitis B unterschieden.

HBeAg-positive Hepatitis B: Die Indikation zur Behandlung besteht bei HBV-DNA-Spiegeln ≥ 10^5 Kopien/ml Serum und erhöhten GPT-Werten (≥ 2-Fache der Normobergrenze). Wenn die Histologie Zeichen der Entzündung und Fibrose zeigt, werden auch Patienten mit normalen GPT-Werten behandelt. Behandlungsziele sind die HBeAg-Serokonversion und eine anhaltende Senkung der HBV-DNA-Spiegel < 300 Kopien/ml. **Pharmaka der ersten Wahl** sind **PegIFN-α2a**, **Entecavir** oder **Tenofovir**. Wenn die HBV-DNA-Konzentrationen eher niedrig sind, wird PegIFN-α2a bevorzugt, bei hohen HBV-DNA-Spiegeln Entecavir oder Tenofovir. Die Behandlungsdauer mit PegIFN-α2a beträgt 1 Jahr. Die Therapie mit Entecavir/Tenofovir erstreckt sich über mehrere Jahre und sollte nach Erreichen der HBeAg-Serokonversion und nach Reduktion der HBV-DNA-Serumspiegel < 300 Kopien/ml noch für weitere 12 Monate fortgeführt werden. Eine HBsAg-Serokonversion wird relativ selten erreicht: 8 % 3 Jahre nach Behandlung mit PegIFN-α2a und 5 % nach 2-jähriger Behandlung mit Entecavir oder 64-wöchiger Behandlung mit Tenofovir.

HBeAg-negative Hepatitis B: Die Indikation zur Behandlung besteht bei HBV-DNA-Spiegeln ≥ 10^4 Kopien/ml Serum und erhöhten GPT-Werten (≥ 2-Fache der Normobergrenze). Behandlungsziele sind eine anhaltende Senkung der HBV-DNA-Spiegel < 300 Kopien/ml und eine Normalisierung der GPT-Werte. Auch bei HBeAg-negativer Hepatitis sind **PegIFN-α2a**, **Entecavir** und **Tenofovir** die bevorzugten Pharmaka. Bei dieser Erkrankungsform ist eine Reaktivierung der HBV-Infektion relativ häufig, wobei die Häufigkeit mit der Behandlungsdauer abnimmt. Deshalb werden Entecavir oder Tenofovir über sehr lange Zeit verabreicht (≥ 5 Jahre).

Kombinationstherapie: Die Kombination von Wirkstoffen erhöht nicht die Quote der HBeAg- oder HBsAg-Serokonversion, reduziert aber die Neigung zur Resistenzentwicklung. Das gilt auch für die Kombination von PegIFN-α2a und Lamivudin. Von den p. o. applizierbaren Wirkstoffen sollen nukleosidische Substanzen (Lamivudin, Entecavir, Telbivudin) nicht mit nukleotidischen Substanzen (Adefovir, Tenofovir) kombiniert werden. Ausnahme: Bei einer Entecavir-Resistenz soll Entecavir nicht abgesetzt, sondern mit Adefovir oder Tenofovir kombiniert werden. Ähnlich verfährt man bei einer Adefovir-Resistenz und kombiniert mit Entecavir oder Telbivudin.

12.3.2 Chronische Hepatitis C

Grundlagen: HCV wird v. a. perkutan durch kontaminiertes Blut übertragen. Die perinatale Übertragung von der Mutter auf das Kind ist deutlich seltener als bei der Hepatitis B. Das Virus existiert in 6 klinisch relevanten Genotypen. In Mitteleuropa sind mit abnehmender Häufigkeit die Genotypen 1 > 3 > 2 am häufigsten. Bei 15–30 % der Infizierten heilt die Erkrankung infolge einer spontanen Viruselimina-

---

Therapie

> ▶ **Merke.**

Die **HBV-Replikation** bestimmt die Progression. Ein hoher HBV-DNA-Serumspiegel ist ein Risikofaktor für eine Leberzirrhose bzw. ein Leberzellkarzinom. Nur selten kommt es zur **Ausheilung der chronischen Hepatitis B**, erkennbar am **Verlust des HBsAg**. Eine sog. **HBeAg-Serokonversion** zeigt den Übergang in eine neue Erkrankungsphase mit HBV-Mutanten ohne HBeAg an. Bei der Therapie wird deshalb zwischen HBeAg-positiver und HBeAg-negativer chronischer Hepatitis B unterschieden.

HBeAg-positive Hepatitis B: Behandelt wird bei HBV-DNA-Spiegeln ≥ 10^5 Kopien/ml Serum und GPT-Werte ↑ bzw. bei histologischen Zeichen für Entzündung oder Fibrose. Behandlungsziele: HBeAg-Serokonversion und HBV-DNA-Spiegel ↓. **Pharmaka der 1. Wahl** sind **PegIFN-α2a**, **Entecavir** oder **Tenofovir**. Die Behandlung dauert meist mehrere Jahre, eine HBsAg-Serokonversion wird nur selten erreicht.

HBeAg-negative Hepatitis B: Behandelt wird bei HBV-DNA-Spiegeln ≥ 10^4 Kopien/ml Serum und GPT-Werte ↑. Behandlungsziele: HBV-DNA-Spiegel ↓ und GPT-Werte ↓. **PegIFN-α2a**, **Entecavir** und **Tenofovir** werden bevorzugt angewendet, die beiden Letzteren über viele Jahre.

Kombinationstherapie: Die Kombination von Wirkstoffen senkt das Risiko der Resistenzentwicklung. Außer bei Entecavir- und Adefovir-Resistenz sollen orale nukleosidische und orale nukleotidische Substanzen nicht kombiniert werden.

12.3.2 Chronische Hepatitis C

Grundlagen: HCV wird v. a. durch kontaminiertes Blut übertragen. Eine perinatale Übertragung ist erheblich seltener als bei der Hepatitis B. Von dem Virus gibt es 6 klinisch relevante Genotypen. ⅔ der Infizierten entwickeln eine chronische Hepatitis C.

tion aus, die anderen 70–05% entwickeln eine chronische HCV-Hepatitis. Von einer chronischen Hepatitis C spricht man, wenn im Serum HCV-RNA und HCV-Antikörper länger als 6 Monate nachweisbar sind.

▶ **Merke.** 20–30 % der Patienten mit chronischer Hepatitis C entwickeln innerhalb von 20–30 Jahren eine Leberzirrhose. Auf der Basis der Leberzirrhose ist auch das Risiko eines hepatozellulären Karzinoms stark erhöht.

Therapie: Eine **Kombination von Ribavirin** (s. a. Tab. **C-12.4**) mit **PegIFN-α2a** oder **PegIFN-α2b** wird über mehrere Monate gegeben. Positive Prädiktoren für den Therapieerfolg sind: Genotyp 2/3, niedrige Viruslast, weibliches Geschlecht, geringgradige Fibrose in der Histologie, Alter < 40. **Broceprevir**, ein Protease-Hemmer mit Wirksamkeit gegen HCV-1, steht kurz vor der Zulassung.

Therapie: Als wirksamste Therapieform hat sich die **Kombination von Ribavirin** (Dosierung s. Tab. **C-12.4**) mit **PegIFN-α2a** (180 µg/Woche s. c.) **oder PegIFN-α2b** (1,5 µg/kg pro Woche) erwiesen. Die optimale Behandlungsdauer beträgt 24 (Genotyp 2/3) oder 48 (Genotyp 1) Wochen. Eine solche Behandlung führt bei 42–46 % der Patienten mit HCV-1-Infektion und bei 72–88 % der Patienten mit HCV-2/3-Infektion zur dauerhaften Viruselimination. Positive Prädiktoren für eine erfolgreiche Therapie: HCV-Genotyp 2/3, niedrige Viruslast im Serum, weibliches Geschlecht, geringgradige Fibrose in der Histologie, Alter < 40 Jahren. Eine Monotherapie mit Ribavirin ist unwirksam. Der relativ schlechte Behandlungserfolg bei Patienten mit Genotyp-1-Infektionen führte zur Entwicklung eines Protease-Hemmstoffs mit Wirkung gegen HCV. Dieser Wirkstoff, **Broceprevir**, steht kurz vor der Zulassung, weil er in Kombination mit PegIFN-α2 b und Ribavirin die Heilungschancen bei dieser Patientengruppe erheblich verbessert.

12.3.3 HIV-Infektion

Grundlagen

HIV wird durch infektiöse Körperflüssigkeiten oder Blut, intrauterin oder durch Stillen übertragen. HIV dezimiert CD 4-positive Zellen und führt damit zu einer **massiven Beeinträchtigung des Immunsystems** mit **opportunistischen Infektionen** und weiteren sog. **AIDS-definierenden Erkrankungen.**

12.3.3 HIV-Infektion

Grundlagen

HIV wird über die Haut oder die Schleimhäute durch infektiöse Körperflüssigkeiten oder durch direkte Inokulation von Blut (z. B. durch Bluttransfusionen, Nadelstichverletzungen, „Needle Sharing") übertragen. Das Ansteckungsrisiko bei einer Nadelstichverletzung ist für HIV mit 0,3 % verhältnismäßig niedrig (zum Vergleich: HCV 3 % und HBV 30 %!). Besondere Infektionswege sind die vertikale Übertragung von der unbehandelten, HIV-infizierten Mutter auf das Kind (meist im letzten Trimenon, Risiko 15–20 %) oder die Übertragung durch Stillen (Risiko 5–15 %). Da HIV CD 4-positive Zellen befällt und letztlich deren Untergang bewirkt, führt es zu einer **massiven Beeinträchtigung der Funktion des Immunsystems**. Die Folge sind **opportunistische Infektionen** und andere sog. **AIDS-definierende Erkrankungen.**

▶ **Merke.**

▶ **Merke.** Da HIV auch unter einer effektiven antiretroviralen Therapie im Genom CD 4-positiver Zellen persistiert, ist eine lebenslange Behandlung ohne Therapiepausen erforderlich.

Therapie der HIV-Infektion

Behandelt wird bei AIDS-definierenden Erkrankungen bzw. bei < 350 CD 4-positiven T-Zellen/µl Blut. Behandlungsziele: HIV-RNA-Plasmaspiegel ↓ und CD 4-Zellzahl ↑. Die hohe Mutationsrate von HIV macht eine dreifache **Kombinationstherapie**, d. h. eine **hochaktive antiretrovirale Therapie (HAART)** erforderlich, z. B. nach den **beiden folgenden Therapieschemata:**

- **Schema A:** Efavirenz + Lamivudin oder Emtricitabin + Zidovudin oder Tenofovir
- **Schema B:** Lopinavir/Ritonavir + Lamivudin oder Emtricitabin + Zidovudin

Eine Senkung der HIV-RNA-Spiegel im mütterlichen Plasma vermindert das Risiko einer vertikalen HIV-Transmission. Wichtig ist die **regelmäßige Medikamenteneinnahme.** Fol-

Therapie der HIV-Infektion

Eine Behandlung ist bei HIV-Positiven mit AIDS-definierenden Erkrankungen und bei asymptomatischen Patienten mit weniger als 350 CD 4-positiven T-Zellen pro µl Blut (unabhängig von der Viruslast) indiziert. Behandlungsziel ist es, den HIV-RNA-Plasmaspiegel auf < 50 Kopien/ml zu senken und die CD 4-Zellzahl zu steigern. Die Pharmakotherapie einer HIV-Infektion erfordert Spezialkenntnisse und sollte Ärzten mit entsprechender Erfahrung vorbehalten bleiben. Die hohe Mutationsrate von HIV macht eine **Kombinationstherapie** mit mindestens drei antiretroviralen Wirkstoffen aus mindestens zwei verschiedenen Wirkstoffklassen erforderlich. Eine solche Behandlung wird als **hochaktive antiretrovirale Therapie (HAART)** bezeichnet. Empfehlenswert sind z. B. die **beiden folgenden Therapieschemata:**

- **Schema A: Efavirenz** (1 × 600–720 mg/d) + **Lamivudin** (1 × 300 mg/d) + **Zidovudin** (2 × 250 mg/d). Lamivudin kann dabei auch durch Emtricitabin (1 × 200–240 mg/d) und Zidovudin durch Tenofovir (1 × 300 mg/d) ersetzt werden.
- **Schema B: Lopinavir/Ritonavir** (2 × 400/100 mg/d) + **Lamivudin** (1 × 300 mg/d) + **Zidovudin** (2 × 250 mg/d). Lamivudin kann dabei auch durch Emtricitabin (1 × 200–240 mg/d) ersetzt werden.

Eine solche Behandlung führt bei ca. 90 % der Patienten innerhalb von 32 Wochen zur Senkung der HIV-RNA-Plasmaspiegel unter die Nachweisgrenze (< 50 Kopien/ml). Bei einer konsequenten Senkung der HIV-RNA-Spiegel im mütterlichen Plasma unter diese Grenze ist auch das Risiko einer vertikalen HIV-Transmission auf Neugeborene und Säuglinge am geringsten. Ganz entscheidend ist grundsätzlich die **regelmäßige Medikamenteneinnahme**, worauf die Patienten unbedingt hingewiesen werden müssen. Folgende Kombination sollte vermieden werden: Zidovudin plus Stavudin, Kombination von verschiedenen nicht nukleosidischen Hemmstoffen der reversen Transkriptase, Kombination von verschiedenen Protease-Inhibitoren (Ausnahme: die übliche Kombination mit niedrig dosiertem Ritonavir). Ein Problem der HAART ist das **HIV-Lipodystrophiesyndrom**, das bei 10–40% der behandelten Patienten auftritt. Es handelt sich um eine Kombination aus Fettstoffwechselstörungen (Hypercholesterinämie, Hypertriglyzeridämie), Zuckerstoffwechselstörung (mit Glukoseintoleranz und Insulinresistenz) und einer Umverteilung des Fettgewebes mit Lipatrophie im Gesicht und an den Extremitäten und Stammfettsucht. Diese Störung muss symptomatisch behandelt werden.

gende Kombinationen sollten vermieden werden: Zidovudin + Stavudin, verschiedene nicht nukleosidische Hemmstoffe der reversen Transkriptase, verschiedene Protease-Inhibitoren. Mögliche Nebenwirkung einer HAART: **HIV-Lipodystrophiesyndrom**.

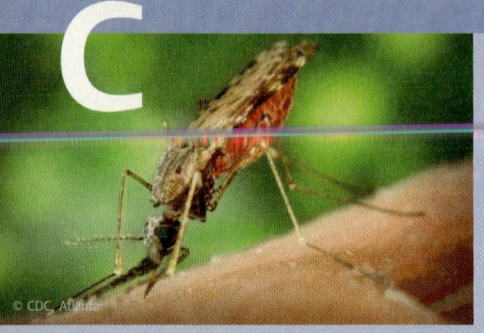

13 Protozoeninfektionen

13.1 Malaria 634
13.2 Toxoplasmose 641
13.3 Amöbiasis 643
13.4 Flagellateninfektionen 644

Protozoen sind **eukaryontische einzellige Lebewesen**, von denen einige humanpathogene Vertreter als Erreger wichtiger Infektionserkrankungen große Bedeutung haben. Protozoen kommen weltweit vor. Aufgrund ihrer Fortbewegungsweise können sie unterteilt werden in:

- **Sporozoen (Sporentierchen):** Die wichtigsten humanpathogenen Vertreter sind **Plasmodien**, die Erreger der Malaria, und **Toxoplasmen**, die Erreger der Toxoplasmose.
- **Rhizopoden (Wurzelfüßler):** Von Bedeutung ist **Entamoeba histolytica** als Erreger der Amöbenruhr.
- **Flagellaten (Geißeltierchen):** Humanpathogen sind in dieser Gruppe **Trypanosomen** (Schlafkrankheit, Chagas-Krankheit), **Leishmanien** (Orientbeule, Kala-Azar, Hautleishmaniose), **Trichomonaden** (Trichomoniasis) und **Giardia duodenalis** (Giardiasis/Lambliasis).
- **Ziliaten (Wimpertierchen):** Diese Protozoengruppe spielt in der Humanmedizin die geringste Rolle. Der einzige nennenswerte Vertreter ist **Balantidium coli**, der Erreger der Balantidienruhr.

Im Folgenden werden die wichtigsten dieser Erkrankungen, die entsprechenden Arzneistoffe und die konkrete Pharmakotherapie behandelt.

13.1 Malaria

13.1.1 Grundlagen

Malaria ist **global die bedeutendste Infektionskrankheit**. Weltweit infizieren sich pro Jahr 300 – 500 Millionen Menschen mit ihren Erregern, den Plasmodien, und etwa 2 Million sterben jährlich an dieser Erkrankung. In Deutschland ist die Malaria eine meldepflichtige Erkrankung. Es werden pro Jahr ca. 1000 Malariainfektionen gemeldet, von denen etwa 1 % tödlich verläuft. Der Mensch ist für die Plasmodien Zwischenwirt, in dem sich die Parasiten nur asexuell vermehren. Auf den Menschen übertragen werden sie durch den Stich einer weiblichen **Anophelesmücke**. Sie ist der Endwirt, in dessen Darm die sexuelle Vermehrung stattfindet. Den exakten Infektions- und Entwicklungszyklus der Plasmodien zeigt Abb. **C-13.1**.

Wenn der Anteil der infizierten Erythrozyten ein bestimmtes Ausmaß erreicht hat, beginnt eine Synchronisierung des erythrozytären Vermehrungszyklus: im Abstand von 48 h **(Malaria tertiana)**, 72 h **(Malaria quartana)** oder ohne jede Rhythmik **(Malaria tropica)** zerfallen infizierte Erythrozyten und Merozoiten überschwemmen die Zirkulation. Entsprechend treten auch die für die Malaria typischen Anfälle mit Schüttelfrost und Fieber auf. Die Erreger, die Symptomatik und weitere Besonderheiten der verschiedenen Malaria-Formen zeigt Tab. **C-13.1**.

13.1.2 Antimalariamittel

Zu den Antimalariamitteln gehören die vier Chinolinderivate **Chinin**, **Chloroquin**, **Mefloquin** und **Primaquin** sowie vier weitere Wirkstoffe, von denen jeweils zwei als fixe Kombinationen oral angewendet werden, nämlich **Atovaquon/Proguanil** und **Artemether/Lumefantrin** (Abb. **C-13.2**).

C-13.1 Entwicklungszyklus der Malariaplasmodien

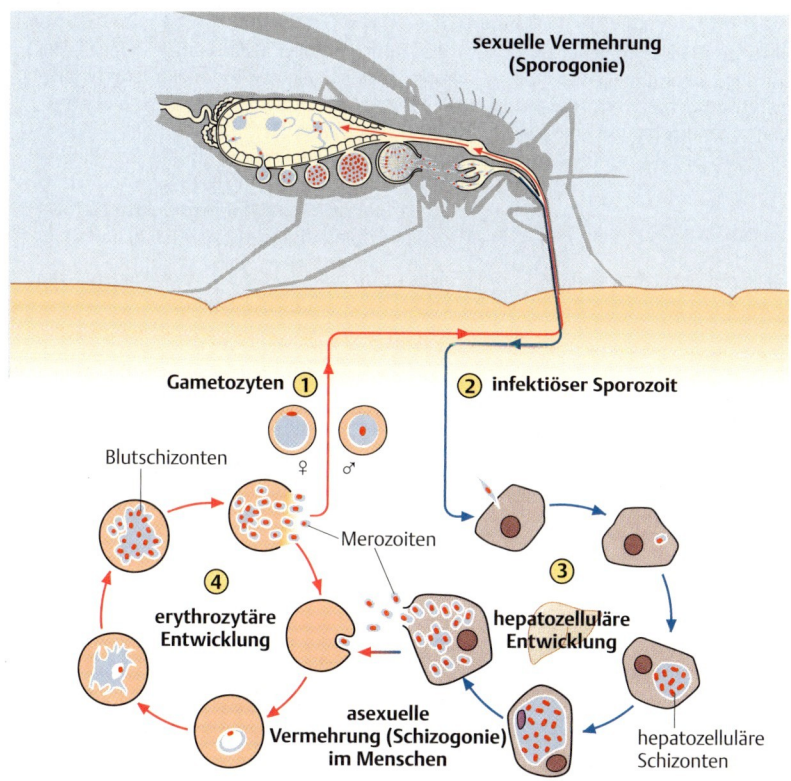

Sexueller Teil des Entwicklungszyklus (Anophelesmücke): Mit dem Blut infizierter Menschen nimmt die Anophelesmücke die sexuellen Plasmodienformen, die **Gametozyten**, auf (1). Diese verschmelzen im Darm der Mücke miteinander und reifen zur **Oozyste** mit Tausenden **Sporozoiten** heran. Letztere gelangen über die Speicheldrüse der Mücke und den Mückenstich ins Blut des Menschen.
Asexueller Teil des Entwicklungszyklus (Mensch): Die Sporozoiten (2) werden von Leberzellen aufgenommen und das symptomlose **hepatozelluläre Stadium der Entwicklung** beginnt (3). Aus den Sporozoiten werden hepatozelluläre **Schizonten**, die im reifen Zustand rupturieren und Tausende **Merozoiten** ins Blut abgeben. Leberzellen, die mit P. falciparum oder malariae (Tab. **C-13.1**) infiziert sind, gehen dabei zugrunde. Inaktive Schizonten von P. vivax und ovale persistieren jedoch als **Hypnozoiten** in der Leber und können über Jahre hinaus Malariarezidive hervorrufen. Mittels artspezifischer Bindungsproteine haften Merozoiten an Erythrozyten und infizieren sie. Damit beginnt des **erythrozytäre Stadium der Entwicklung**, das die Malaria-Symptomatik hervorruft (4). In den Erythrozyten entstehen die **Blutschizonten**. Diese rupturieren im reifen Zustand und setzen **Merozoiten** frei, die andere Erythrozyten infizieren. Einzelne Merozoiten werden zu **Gametozyten**, die im Blut des Menschen entweder zugrunden gehen oder in den Darm der Anophelesmücke gelangen (1) (aus Hof, Dörries; Duale Reihe Medizinische Mikrobiologie, Thieme, 2009).

Chinin

Chinin ist das Hauptalkaloid des Chinarindenbaums. Sein ebenfalls in der Chinarinde enthaltenes Diastereomer, das Antiarrhythmikum Chinidin (s. S. 498), wirkt wie Chinin, ist aber toxischer. Chinin ist tödlich für Blutschizonten aller Plasmodienarten und wirkt auch gegen die Gametozyten von P. vivax und malariae. Es reichert sich als basisches Molekül in den sauren Verdauungsvakuolen an, in denen die Plasmodien Hämoglobin verdauen. Dort **hemmt** es das parasitäre Enzym **Hämpolymerase**, die das toxische Abbauprodukt Häm durch Polymerisation entsorgt. Chinin wird zur Behandlung der **Malaria tropica** zunächst i. v. und später p. o. verabreicht (Tab. **C-13.2**, s. S. 636).
Chinin hat **eine ganze Reihe unerwünschter Wirkungen**. Neben allergischen Reaktionen werden häufig gastrointestinale Störungen, Gerinnungsstörungen und Hypoglykämien beobachtet. Wie das Antiarrhythmikum Chinidin hat auch Chinin kardiotoxische Wirkungen und kann **gefährliche Herzrhythmusstörungen** hervorrufen. Bei zu rascher i. v.-Verabreichung kann es auch zum Blutdruckabfall kommen.

Chinin

Chinin ist das Hauptalkaloid des Chinarindenbaums. Es **hemmt** das parasitäre Enzym **Hämopolymerase** und verhindert damit den Abbau des toxischen Häms. Chinin wird zur Behandlung der **Malaria tropica** verabreicht (Tab. **C-13.2**).

Chinin hat **eine ganze Reihe unerwünschter Wirkungen**: u. a. gastrointestinale und Gerinnungsstörungen sowie kardiotoxische Wirkungen bis hin zu **gefährlichen Herzrhythmusstörungen** und darüber hinaus **neuro-**

C-13.1 Verschiedene Formen der Malaria

Krankheitsbild	Plasmodienart	Symptomatik	Besonderheiten
Malaria tropica	P. falciparum	schwerste Anfälle mit Schüttelfrost und Fieber ohne jede Rhythmik; Schwarzwasserfieber wegen Hämoglobinurie; massive Störungen der Mikrozirkulation	• ist global für 15 % aller Malariaanfälle, aber für die meisten malariabedingten Todesfälle verantwortlich • sehr hohe Anzahl infizierter Erythrozyten in allen Entwicklungsstadien • Expression adhäsiver Proteine auf der Oberfläche infizierter Erythrozyten → Verklebung von Erythrozyten untereinander und mit dem Gefäßendothel → Mikrozirkulationsstörungen
Malaria tertiana	P. vivax/ovale	Anfälle mit Schüttelfrost und Fieber im Abstand von 48 h	• P. vivax ist für etwa 80 % aller Erkrankungen verantwortlich • die Anzahl infizierter Erythrozyten ist relativ gering, da nur Retikulozyten (P. vivax) oder junge Erythrozyten (P. ovale) infiziert werden • Schizonten von P. vivax und ovale persistieren als Hypnozoiten in der Leber → Malariarezidive
Malaria quartana	P. malariae	Anfälle mit Schüttelfrost und Fieber im Abstand von 72 h	die Anzahl infizierter Erythrozyten ist relativ gering, da nur alte Erythrozyten befallen werden

C-13.2 Applikation und Dosierung von Antimalariamitteln

Wirkstoff	Applikation	Dosierung
Chinin	i. v.	initial Infusion von 20 mg/kg **Chininhydrochlorid** über 4 h, danach 10 mg/kg/4 h alle 8 h, bis die orale Gabe von Chininsulfat möglich ist
	p. o.	3 × 650 mg/d **Chininsulfat** (bei Kindern 3 × 10 mg/kg/d); Behandlungsdauer: 3 Tage, bei Infektion in Südostasien 7 Tage
Chloroquin	p. o.	nach einer Initialdosis von 600 mg folgt nach 6, 24 und 48 h jeweils eine Dosis von 300 mg; Kinder erhalten initial 10 mg/kg und nach 6, 24 und 48 h dann jeweils 5 mg/kg (Behandlungsdauer 48 h)
Mefloquin	p. o.	nach einer Initialdosis von 684 mg folgt nach 6 – 12 h eine Dosis von 456 mg; Kinder erhalten initial 13,7 mg/kg und nach 8 – 24 h 9,1 mg/kg (Behandlungsdauer 6 – 12 h, bei Kindern 8 – 24 h)
Primaquin	p. o.	Erwachsene: 1 × 30 mg/d für 7 – 14 Tage; Kinder: 1 × 0,6 mg/kg/d für 7 – 14 Tage
Atovaquon + Proguanil	p. o.	Erwachsene und Kinder ≥ 41 kg erhalten die fixe Kombination in Dosierungen von 1 × 1000 + 400 mg/d für 3 Tage; bei Kindern < 41 kg wird niedriger dosiert
Artemether + Lumefantrin	p. o.	Erwachsene und Kinder ≥ 35 kg erhalten 80 + 480 mg der fixen Kombination zu den Zeitpunkten 0, 8, 24, 36, 48 und 60 h; bei Kindern < 35 kg wird niedriger dosiert

toxische Wirkungen. Kontraindikationen sind Tinnitus, Optikusneuritis, Myasthenia gravis, GPD-Mangel und thrombozytopenische Purpurea. Chinin wird metabolisch und renal eliminiert (Tab. **C-13.3**) und zeigt Wechselwirkungen mit einigen Pharmaka, z. B. Digoxin.

Typisch für Chinin sind außerdem **neurotoxische Wirkungen**, die sich u. a. in Kopfschmerzen, Taubheit, Sehstörungen, Schwindel und Verwirrtheitszuständen äußern können. Bei Tinnitus, Optikusneuritis, Myasthenia gravis, Glukose-6-phosphat-Dehydrogenase-Mangel, thrombozytopenischer Purpura ist es **kontraindiziert**. Chinin wird vorwiegend metabolisch (CYP3A4) eliminiert, wobei der renal eliminierte Anteil (Tab. **C-13.3**) im sauren Urin zu- und nach Gabe von Bikarbonat abnimmt. Chinin ist schlecht ZNS-gängig. Es verstärkt die Wirkungen der Muskelrelaxanzien, der oralen Antikoagulanzien und die Effekte von Digoxin (renale Elimination ↓). Außerdem wird die QT-verlängernde Wirkung einiger Pharmaka verstärkt (s. S. 507).

C-13.2 Strukturformeln der Antimalariamittel

Chinin, Chloroquin, Mefloquin und Primaquin sind Chinolinderivate. Atovaquon und Proguanil sowie Artemether und Lumefantrin werden jeweils als fixe Kombinationen angewendet.

C-13.3 Pharmakokinetische Daten von Antimalariamitteln

Wirkstoff	orale BV [%]	HWZ	PEB [%]	EF_{ren} [%]
Chinin	76	14 h	94	20
Chloroquin[1]	80	17 (15) d	60	55 (25)
Mefloquin	n.b.	21 d	98	9
Primaquin[2]	96	7 h	75	1
Atovaquon	21[3]	2,5/1,5 d[4]	99	1
Proguanil[1]	90 (20)	16 (12) h	75	50 (80)
Artemether[1]	43	2 (1,5) h	95 (60)	n.b.
Lumefantrin	n.b.	3,2 d	99	n.b.

[1] Daten in Klammern betreffen den wirksamen Metaboliten; [2] in Deutschland nicht zugelassen; [3] ermittelt nach oraler Gabe mit einer Mahlzeit (BV steigt um den Faktor 2 – 3); [4] Erwachsene/Kinder.

Chloroquin (Hydroxychloroquin)

Chloroquin und auch das gleich gut wirksame Derivat Hydroxychloroquin sind chemisch mit Chinin verwandt (Abb. **C-13.2**). Wie dieses tötet es Blutschizonten ab. Außerdem ist es wirksam gegen Gametozyten von P. vivax, ovale und malariae. Der Wirkungsmechanismus entspricht dem des Chinins (s. o.). Es ist indiziert zur **Malariaprophylaxe und zur Behandlung der akuten Malaria** (Tab. **C-13.2**).

▶ **Merke.** Allerdings sind **Chloroquin-resistente Plasmodienarten** weit verbreitet (v. a. P. falciparum und P. vivax), sodass eine Behandlung mit Chloroquin nur in Malariagebieten sinnvoll ist, in denen nach aktuellem Wissensstand keine Resistenzen gegen Chloroquin vorkommen. Wenn der Therapieerfolg innerhalb der ersten beiden Tage ausbleibt, muss an eine Resistenz gedacht und die Medikation umgestellt werden.

Chloroquin (Hydroxychloroquin)

Chloroquin und Hydrochloroquin wirken wie das chemisch verwandte Chinin (Abb. **C-13.2**) und sind indiziert zur **Malariaprophylaxe und zur Behandlung der akuten Malaria** (Tab. **C-13.2**).

▶ **Merke.**

Chloroquin ist außerdem wirksam in der **Therapie der extraintestinalen Amöbiasis** sowie der **Therapie der rheumatoiden Arthritis und des systemischen Lupus erythematodes** (s. S. 212).

Unerwünschte Wirkungen sind kardiovaskuläre, zentralnervöse und gastrointestinale Störungen sowie v. a. **Augenerkrankungen** (u. a. eine irreversible Retinopathie). Letztere entstehen infolge der Wirkstoffanreicherung in der Retina, weswegen eine **kumulative Gesamtdosis von 1 g/kg** nicht überschritten werden darf. **Kontraindikationen** sind u. a. Retinopathien, GPD-Mangel, Erkrankungen des blutbildenden Systems und die Stillzeit. Wechselwirkungen sind u. a. beschrieben mit Antazida und Digoxin.

Die Chloroquinresistenz geht auf die Expression von Effluxtransportern in der Membran der parasitären Verdauungsvakuolen zurück. Chloroquin wirkt auch auf Entamoeba histolytica hochtoxisch, weshalb es auch zur **Therapie der extraintestinalen Amöbiasis** angewendet wird. Da es darüber hinaus in den Lysosomen von Entzündungszellen angereichert wird, hat es auch antiphlogistische Wirkungen, die man sich in der **Therapie der rheumatoiden Arthritis und des systemischen Lupus erythematodes** zunutze macht (Näheres s. S. 212).

Mögliche **unerwünschte Wirkungen** von Chloroquin sind **kardiovaskuläre Störungen** (u. a. Blutdruckabfall, myokardiale Kontraktilität ↓, Herzrhythmusstörungen), zentralnervöse und gastrointestinale Störungen, Hautausschläge und **Augenerkrankungen**. Letztere umfassen Hornhauttrübungen, Störungen des Farbsehens und eine irreversible Retinopathie infolge massiver Anreicherung des Wirkstoffs in melaninhaltigen Retinazellen. Deshalb darf eine **kumulative Gesamtdosis von 1 g/kg** nicht überschritten werden (WHO-Empfehlung). Eine Retinopathie oder Gesichtfeldeinschränkungen sind **Kontraindikationen** für die Anwendung von Chloroquin. Außerdem darf es nicht gleichzeitig mit hepatotoxischen Stoffen oder MAO-Hemmstoffen, bei Myasthenia gravis, bei Glukose-6-phosphat-Dehydrogenase-Mangel, Erkrankungen des blutbildenden Systems, stark eingeschränkter Nierenfunktion und in der Stillzeit eingenommen werden. Antazida reduzieren die gute orale Bioverfügbarkeit von Chloroquin (Tab. **C-13.3**). Als Base wird es umso stärker renal eliminiert, je saurer der Urin ist. Chloroquin erhöht die Plasmaspiegel von Digoxin und Ciclosporin und erniedrigt die von Praziquantel.

Mefloquin

Mefloquin (Abb. **C-13.2**) **wirkt nur auf Blutschizonten** abtötend, v. a. gegen multiresistente Arten und ist dementsprechend v. a. für deren **Therapie und Prophylaxe** indiziert (Tab. **C-13.2** und Tab. **C-13.4**). In Südostasien treten **zunehmend Resistenzen** auf. Mefloquin wird v. a. metabolisch eliminiert (Tab. **C-13.3**).

Häufige unerwünschte Wirkungen sind **neuropsychiatrische Störungen**, die sich u. a. in Depressionen und paranoiden Reaktionen äußern können. Darüber hinaus treten **gastrointestinale Störungen, kardiotoxische Effekte** und **Hautausschläge** auf. **Kontraindikationen** sind u. a. kardiale Reizleitungsstörungen, Schwangerschaft und Stillzeit, Einnahme hepatotoxischer Medikamente. Wechselwirkungen sind u. a. beschrieben mit Antikonvulsiva und QT-verlängernden Pharmaka.

Mefloquin

Mefloquin hat Chinin-ähnliche Strukturmerkmale (Abb. **C-13.2**). Es **wirkt nur auf Blutschizonten** abtötend und ist dabei besonders effektiv gegen multiresistente Arten von P. falciparum und P. vivax. Deshalb ist es indiziert zur **Therapie und Prophylaxe einer Malaria**, die von multiresistenten Plasmodienarten verursacht wird (Tab. **C-13.2** und Tab. **C-13.4**). Der exakte Wirkungsmechanismus ist unbekannt, vermutlich wirkt es aber ähnlich wie Chinin und Chloroquin. In Südostasien treten **zunehmend Resistenzen** gegen Mefloquin auf. Mefloquin wird am besten mit einer Mahlzeit oral eingenommen, da sich dann seine relative orale Verfügbarkeit deutlich bessert. Es wird sehr langsam und vorwiegend metabolisch (CYP3A4) eliminiert (Tab. **C-13.3**).

Typische und gefürchtete unerwünschte Wirkungen sind **neuropsychiatrische Störungen**, die sich u. a. in Kopfschmerzen, Schlafstörungen, Schwindel, Angststörungen, Depressionen und paranoiden Reaktionen äußern können (Häufigkeit 10–30 %). Daneben beobachtet man **gastrointestinale Störungen, kardiotoxische Effekte** (Rhythmusstörungen) und **Hautausschläge**. Mefloquin darf deshalb bei psychiatrischen Erkrankungen oder Epilepsie, Alkohol- oder Drogenabusus und kardialen Reizleitungsstörungen nicht angewendet werden. Weitere **Kontraindikationen** sind Schwangerschaft und Stillzeit sowie die Kombination mit hepatotoxischen Pharmaka oder MAO-Hemmstoffen. Mefloquin vermindert die Plasmaspiegel einiger Antikonvulsiva (z. B. Valproinsäure, Carbamazepin) und verstärkt die QT-verlängernde Wirkung von z. B. Terfenadin, Klasse III-Antiarrhythmika, Phenothiazinen und Makroliden. Rifampicin erniedrigt die Mefloquin-Plasmaspiegel.

C-13.4 Chemoprophylaxe von Malariainfektionen mit Chloroquin-resistenten Plasmodien

Wirkstoff	orale Dosierung*	DI	Behandlungsbeginn	Behandlungsende
Mefloquin	228 mg (Erwachsene und Kinder > 45 kg)	1 Woche	1–2 Wochen vor Eintritt ins Malariagebiet	4 Wochen nach Verlassen des Malariagebiets
Atovaquon + Proguanil	250 + 100 mg (Erwachsene und Kinder > 40 kg)	1 Tag	1–2 Tage vor Eintritt ins Malariagebiet	7 Tage nach Verlassen des Malariagebiets
Doxycyclin	100 mg (Erwachsene)	1 Tag	1 Tag vor Eintritt ins Malariagebiet	4 Wochen nach Verlassen des Malariagebiets

* Kinder erhalten abhängig vom Körpergewicht niedrigere Dosierungen und im Falle von Doxycyclin bei einem Alter ≥ 8 Jahren 2 mg/kg

Primaquin

Primaquin (Abb. C-13.2) ist in Deutschland nicht zugelassen. Sein exakter Wirkungsmechanismus ist unbekannt, aber sein **Wirkspektrum einzigartig**, da es als einziges Antimalariamittel hepatozelluläre Schizonten *und* Hypnozoiten von P. vivax und ovale (Abb. C-13.1 und Tab. C-13.1) sowie die Gametozyten aller Plasmodienarten einschließt. Gegen Blutschizonten ist es allerdings unwirksam. Deshalb ist es zur Behandlung akuter Malariaanfälle ungeeignet und v. a. indiziert zur **Rezidivprophylaxe einer Malaria tertiana** (Tab. C-13.2). Es ist fast vollständig oral bioverfügbar, hat eine relativ kurze Plasma-Halbwertszeit und wird hepatisch eliminiert (Tab. C-13.3). Die wichtigsten Nebenwirkungen sind gastrointestinale Störungen, Methämoglobinämien (Risiko bei Kombination mit Chloroquin erhöht), hämolytische Anämien und Leukozytosen. Bei **Glucose-6-phosphat-Dehydrogenase-Mangel**, Zuständen mit Granulozytopenie, Zytostatika-Behandlung sowie in der Schwangerschaft und Stillzeit ist Primaquin **kontraindiziert**.

Atovaquon/Proguanil

Diese beiden Stoffe (Abb. C-13.2) werden oral als **fixe Kombination zur Behandlung und Prophylaxe einer Malaria** angewendet, die durch multiresistente Arten von P. falciparum oder P. vivax hervorgerufen wird (Tab. C-13.2 und Tab. C-13.4). Atovaquon hemmt selektiv ein für den mitochondrialen Elektronentransport verantwortliches Cytochrom der Plasmodien. Die Folge ist ein **Kollaps der mitochondrialen Funktion**. Proguanil und sein Metabolit Cycloguanil hemmen das parasitäre Enzym Dihydrofolatreduktase-Thymidylatsynthetase. Die Kombination beider Stoffe führt zum Untergang hepatozellulärer und erythrozytärer Schizonten. Sie soll mit dem Essen eingenommen werden, weil die orale Verfügbarkeit von Atovaquon dadurch deutlich steigt (Tab. C-13.3). Atovaquon wird nicht metabolisiert, biliär sezerniert und vorwiegend mit den Fäzes ausgeschieden. Proguanil wird dagegen metabolisch und renal eliminiert. **Unerwünschte Wirkungen** sind v. a. Kopfschmerzen und gastrointestinale Störungen. Außerdem werden Schlaflosigkeit, Anorexie, Depressionen, erhöhte Leberwerte, Hautausschläge und Neutropenien beobachtet. **Kontraindiziert** ist die Kombination bei Nierenfunktionsstörungen und mangels Erfahrungen auch in der Schwangerschaft.

Artemether/Lumefantrin

Die **fixe Kombination** aus Artemether und Lumefantrin (Abb. C-13.2) ist für die orale **Behandlung von unkomplizierten Malariainfektionen mit multiresistenten Plasmodienarten** von großer Bedeutung (Tab. C-13.2). Der exakte Wirkungsmechanismus ist unbekannt. Lumefantrin soll die Hämpolymerisation hemmen. Artemether bildet vermutlich als Folge einer Wechselwirkung mit dem Häm-Eisen stark reaktive Metaboliten, die Blutschizonten und Gametozyten abtöten.

▶ **Merke.** Artemether ist das potenteste und am schnellsten wirkende Antimalariamittel. Es ist wirksam gegen Blutschizonten und somit für die Akuttherapie geeignet, nicht hingegen für die Malariaprophylaxe.

Die orale Bioverfügbarkeit (Tab. C-13.3) beider Stoffe nimmt bei Einnahme mit einer Mahlzeit zu. Bei ihrer Elimination spielt CYP3A4 eine wichtige Rolle. Artemether induziert auch CYP3A4 und 2C19 und verursacht deshalb Interaktionen mit anderen Arzneistoffen. Typische **Nebenwirkungen** sind zentralnervöse, neurotoxische oder gastrointestinale Störungen. **Kontraindikationen** sind eine Behandlung mit CYP2D6-Substraten (s. S. 37), eine QT-Verlängerung im EKG (s. S. 507), Bradykardie, Linksherzinsuffizienz, Herzrhythmusstörungen und auch eine Schwangerschaft, da Artemether im Tierversuch embryotoxisch ist und kongenitale Fehlbildungen hervorruft.

Doxycyclin

Das Antibiotikum Doxycyclin (s. S. 584) ist auch gegen Plasmodien wirksam und führt zum Untergang der Blutschizonten. Seine schizontozide Wirkung entwickelt sich allerdings sehr langsam. Für die **Malariatherapie/-prophylaxe** ist Doxycyclin in Deutschland nicht zugelassen. Trotzdem wird es im Sinne eines **Off-Label-Use** (s. S. 64) zur Prophylaxe von Infektionen mit multiresistenten P. falciparum-/vivax-

13.1.3 Pharmakotherapie/-prophylaxe der Malaria

Malariaprophylaxe

Ein wichtiger Bestandteil der Malariaprophylaxe ist die **Prävention von Mückenstichen**, z. B. durch Repellenzien und mit Insektiziden imprägnierten Moskitonetzen. Die Chemoprophylaxe richtet sich nach der Resistenzsituation:

- **Chloroquin-empfindliche Plasmodien:** Solche Erreger finden sich nur noch in wenigen Endemiegebieten (z. B. Mexiko und mittelamerikanische Länder nordwestlich des Panamakanals, Hispaniola, viele Länder des Mittleren Ostens). **Chloroquin** ist das Mittel der Wahl. Es wird 1-mal pro Woche in oralen Dosierungen von 300 mg (Erwachsene) bzw. 5 mg/kg (Kinder) eingenommen. Die Behandlung beginnt 1–2 Wochen vor Betreten und endet 4 Wochen nach Verlassen des Endemiegebiets.
- **Chloroquin-resistente Plasmodien** (Tab. C-13.4): Als Pharmaka der Wahl gelten **Mefloquin** und **Atovaquon/Proguanil**. Mefloquin wird bei Kindern unter 5 kg, Atovaquon/Proguanil bei Kindern unter 11 kg nicht empfohlen. Wenn Mefloquin und Atovaquon/Proguanil kontraindiziert sind, ist **Doxycyclin** eine Alternative. Mefloquin und Doxycyclin müssen nach Ausreise aus dem Malariagebiet wesentlich länger angewendet werden als Atovaquon/Proguanil, weil sie nicht gegen die hepatozellulären Schizonten wirksam sind. Die Chemoprophylaxe eines Rückfalls durch Aktivierung von Hypnozoiten von P. vivax/ovale erfolgt mit **Primaquin** (Tab. C-13.2) für die Dauer von 7 Tagen nach Verlassen des Malariagebietes.

Malariatherapie

Die Auswahl des Wirkstoffs richtet sich nach der Plasmodienart und der Resistenzlage im Reisegebiet, in dem die Infektion erworben wurde. Im Folgenden wird die Therapie verschiedener Malariaerkrankungen besprochen. Zu Dosierungen und Behandlungsschemata s. Tab. C-13.2.

Schwere, lebensbedrohliche Malaria tropica: Da solche Erkrankungen rasch zum Tode führen können, muss die Behandlung bereits beim geringsten Verdacht schnellstmöglich begonnen werden. Therapie der Wahl ist die i. v.-Behandlung mit **Chininhydrochlorid**. Sie wird so lange fortgesetzt, bis eine orale Medikation mit **Chininsulfat** möglich ist. Die Behandlungsdauer ist 3–7 Tage. Der Behandlungserfolg wird optimiert durch **Kombination mit Doxycyclin** (2 × 100 mg/d p. o. für 7 Tage) oder bei Kindern unter 8 Jahren mit Clindamycin (3 × 7 mg/kg/d p. o. für 7 Tage).

Unkomplizierte Malaria tropica oder tertiana durch Chloroquin-resistente P. falciparum bzw. vivax: Diese Malariaform ist weltweit am weitesten verbreitet. Schwere neuropsychiatrische Störungen begrenzen die Anwendung von Mefloquin. Deshalb wird heute in erster Linie **Atovaquon/Proguanil** oder **Artemether/Lumefantrin** verabreicht.

Unkomplizierte Malaria tropica durch Chloroquin-empfindliche P. falciparum: Sie wird bei **Erwachsenen** und Kindern mit **Chloroquin** behandelt.

Unkomplizierte Malaria tertiana: Die Pharmaka der Wahl sind **Chloroquin** zusammen mit **Primaquin**. Erkrankungen mit Chloroquin-resistenten P. vivax (meist erworben in Papua-Neuguinea oder Indonesien) werden mit Chinin plus Primaquin plus Doxycyclin (2 × 100 mg/d p. o. für 7 Tage) oder mit Atovaquon/Proguanil plus Primaquin oral behandelt.

Unkomplizierte Malaria bei Schwangeren: Bei Chloroquin-empfindlichen Erregern wird für 3 Tage mit Chloroquin, bei Chloroquin-resistenten Erregern für 7 Tage mit Chininsulfat p. o. plus Clindamycin (3 × 7 mg/kg/d p. o.) behandelt.

13.2 Toxoplasmose

13.2.1 Grundlagen

Der Erreger **Toxoplasma gondii** ist ein intrazellulärer Parasit und gehört wie die Plasmodien zu den Sporozoen. Der Endwirt der Toxoplasmen ist die Katze, in deren Dünndarm sich die Parasiten sexuell vermehren (Gamogonie). Die asexuelle Vermehrung (Schizogonie) erfolgt im Zwischenwirt: Mensch, andere Säugetiere und Vögel. Die Gamogonie führt zu **Oozysten**, die Katzen im Kot ausscheiden. Aus den Oozysten werden im Zwischenwirt **Sporozysten**, die **Sporozoiten** freisetzen und als solche die Darmwand penetrieren und Makrophagen infizieren. Dort teilen sie sich in Tochterzellen, die andere Gewebezellen infizieren, sich als **Tachyzoiten** vermehren und in vielen Organen Zysten bilden. Die Ruptur der Zysten führt zur Ausbreitung der Erkrankung, die durch das Immunsystem gedrosselt wird. Aus Tachyzoiten werden in der Folge **Bradyzoiten**, die zugrunde gehen oder inaktiv in Zysten überleben.

Drei Formen der Toxoplasmose werden unterschieden:
- **Postnatale Toxoplasmose:** Nach Genuss von unvollständig gegartem Fleisch, das erregerhaltige Zysten enthält, oder von mit Oozysten kontaminiertem Gemüse verläuft die Infektion bei immunkompetenten Personen meist inapparent oder mit unspezifischen, grippeähnlichen Symptomen. Selten kommt es zu einer fieberhaften Erkrankung.
- **Reaktivierte Toxoplasmose:** Bei gestörter Immunabwehr (z. B. bei AIDS) kann es durch Reaktivierung von Zysten mit Bradyzoiten zur endogenen Reinfektion kommen. Häufige Manifestationen sind eine Enzephalitis (Abb. **C-13.3**), Myokarditis oder Pneumonie.
- **Konnatale Toxoplasmose:** Erstinfektionen in der Schwangerschaft können eine transplazentare Infektion des Feten mit Tachyzoiten hervorrufen. Im ersten Trimenon kommt es meist zum Abort. Im zweiten oder dritten Trimenon sind schwere Fetopathien die Folge. Besonders gefürchtet sind die Enzephalitis und ihre Folgeschäden (Großhirnatrophie, geistige Retardierung, Hydrozephalus und intrazerebrale Verkalkungen) sowie eine Chorioretinitis oder Optikusatrophie.

C-13.3 Reaktivierte Toxoplasmose

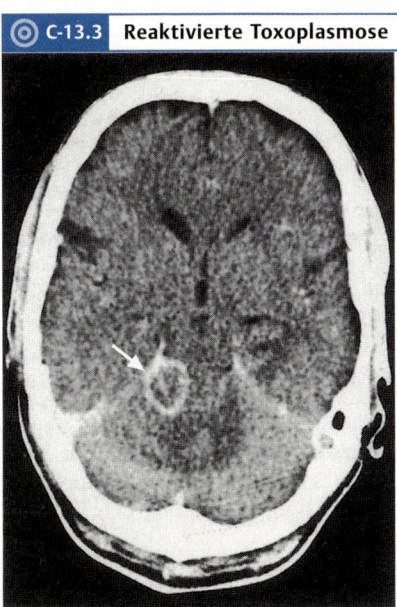

Die Schädel-CT-Aufnahme zeigt einen ringförmigen Entzündungsherd in der rechten Kleinhirnhemisphäre (Pfeil) bei einem AIDS-Kranken (aus Masuhr, Neumann; Duale Reihe Neurologie, Thieme, 2007).

13.2.2 Wirkstoffe gegen Toxoplasmen

Pyrimethamin

Pyrimethamin (Abb. **C-13.4**) wirkt als **Hemmstoff der Dihydrofolat-Reduktase**. Dieses Enzym katalysiert die Reduktion der Dihydrofolsäure (DHF) zu Tetrahydrofolsäure (THF). Die Unterdrückung der Folsäuresynthese stoppt die Vermehrung der Toxoplasmen und führt zu ihrem Untergang. Durch Kombination mit dem Sulfon-

oralen Therapie der Toxoplasmose wird Pyrimethamin mit Sulfadiazin und – zur Prävention von Blutbildungsstörungen – mit Calciumfolinat kombiniert (Tab. **C-13.5**). **Unerwünschte Wirkungen** sind u. a. Störungen der Hämatopoese sowie zentralnervöse und gastrointestinale Störungen. Kontraindikationen sind Blutbildveränderungen, das 1. Schwangerschaftstrimenon und die Stillzeit.

amid Sulfadiazin (s. u.) wird die Wirkung von Pyrimethamin synergistisch verstärkt. Neben Toxoplasmen richtet sich die toxische Wirkung von Pyrimethamin auch gegen Blutschizonten (Abb. C-13.1). Zur **oralen Therapie der Toxoplasmose** wird Pyrimethamin mit Sulfadiazin und auch mit Calciumfolinat kombiniert (Tab. **C-13.5**). Letzteres dient der Prävention von Blutbildungsstörungen. **Unerwünschte Wirkungen** von Pyrimethamin sind v. a. Störungen der Hämatopoese. Außerdem treten zentralnervöse und gastrointestinale Störungen sowie relativ häufig auch Hautausschläge auf. In Tierversuchen wirkt Pyrimethamin neurotoxisch und teratogen. Bei schweren Blutbildveränderungen sowie im ersten Schwangerschaftstrimenon und in der Stillzeit ist es deshalb kontraindiziert. Pyrimethamin hat zahlreiche Wechselwirkungen mit anderen Arzneistoffen.

C-13.4 Strukturformeln von Wirkstoffen gegen Toxoplasmen und Flagellaten

Pyrimethamin und Sulfadiazin dienen der Behandlung der Toxoplasmose. **Pentamidin**, **Eflornithin** sowie **Nifurtimox** werden zur Pharmakotherapie der Trypanosomiasis und **Miltefosin** zur Therapie der Leishmaniosen angewendet.

C-13.5 Pharmakokinetische Daten und Dosierungen für Wirkstoffe gegen Toxoplasmose

Wirkstoff	Applikation	Einzeldosis	DI [h]	BV [%]	HWZ	PEB [%]	EF$_{ren}$ [%]
Pyrimethamin[1]	p. o.	50 – 75 mg[2]	24	90	3,5/2,7 d[3]	87	4
Sulfadiazin	p. o.	37,5 mg/kg[2]	6	100	10 h	55	60
Spiramycin	p. o.	1000 mg	8	36	7 h	30	15

[1] wird stets mit Sulfadiazin und Calciumfolinat p. o. (10 – 15 mg/d) kombiniert; [2] die Dosierung ist bei Kindern niedriger und hängt vom Alter ab; [3] Erwachsene/Kinder.

Sulfadiazin

Sulfadiazin ist ein Sulfonamid (Abb. **C-13.4**) und **hemmt kompetitiv die Dihydropteroat-Synthase**. Es wird stets mit Pyrimethamin kombiniert (Abb. **C-10.6** auf S. 586), bei der Therapie der Toxoplasmose zusätzlich durch Calciumfolinat ergänzt (s. o.). **Nebenwirkungen** sind u. a. Blutbildungsstörungen, gastrointestinale und zentralnervöse Störungen sowie Nierenschäden, denen durch eine Trinkmenge > 2 l/d vorgebeugt werden kann. Kontraindikationen sind u. a. Blutbildungsstörungen, GPD-Mangel, Leber- und Nierenfunktionsstörungen.

Sulfadiazin

Sulfadiazin ist ein Sulfonamid (Abb. **C-13.4**). Als solches **hemmt es kompetitiv die Dihydropteroat-Synthase**, die in vielen Mikroorganismen die Bildung von Dihydropteroinsäure katalysiert und so die Synthese von DHF ermöglicht. Sulfadiazin wird stets mit Pyrimethamin kombiniert, wodurch sequenziell zwei Schritte der mehrstufigen THF-Synthese gehemmt werden (Abb. **C-10.6** auf S. 586). Der THF-Mangel unterdrückt die Vermehrung der Toxoplasmen, sodass sie zugrunde gehen. Zur **Therapie der Toxoplasmose** wird Sulfadiazin nicht nur mit Pyrimethamin, sondern auch mit Calciumfolinat kombiniert (s. o.). Neben Blutbildungsstörungen werden allergische Reaktionen sowie gastrointestinale und zentralnervöse Störungen als **Nebenwirkungen** beobachtet. Zur Verhinderung der Auskristallisation von Sulfadiazin und seiner Metaboliten in den Nierentubuli (besonders bei saurem Urin) und zur Prävention renaler Folgeschäden müssen mindestens 2 l pro Tag getrunken werden. **Kontraindikationen** für die Sulfadiazin-Gabe sind allergische Hautreaktionen in der Anamnese, Blutbildungsstörungen, Glukose-6-phosphat-Dehydrogenase-Mangel, schwere Nieren- und Leberfunktionsstörungen sowie akute hepatische Porphyrien.

Spiramycin

Spiramycin ist ein Makrolid-Antibiotikum (s. S. 583), das auch gegen Toxoplasmen wirkt (Tab. **C-13.5**). Die Anwendung von Spiramycin beschränkt sich auf die **Behandlung einer frisch erworbenen Toxoplasmose im ersten Schwangerschaftstrimenon**. Spiramycin reichert sich nämlich in der Plazenta an und kann dadurch eine transplazentare Infektion des Feten verhindern. Leider ist diese präventive Wirkung in der Frühschwangerschaft nicht in jedem Falle zuverlässig. Zur Behandlung einer Toxoplasmose reicht die Wirksamkeit von Spiramycin nicht aus.

13.2.3 Pharmakotherapie der Toxoplasmose

Postnatale Toxoplasmose: Die erworbene Toxoplasmose erfordert meist keine Behandlung, weil die Erkrankung bei intaktem Immunsystem **gewöhnlich selbstlimitierend** ist. Infektionen bei immunsupprimierten Patienten müssen mit **Pyrimethamin, Sulfadiazin** (Dosierungen s. Tab. **C-13.5**) **und Calciumfolinat** (1 × 10 – 15 mg/d p. o.) behandelt werden. Wenn Kontraindikationen für Sulfadiazin bestehen, wird es durch Clindamycin p. o. (3 × 7 mg/kg/d) ersetzt. Üblich ist eine Behandlungsdauer von 4 – 6 Wochen. Für eine länger anhaltende suppressive Therapie genügen niedrigere Dosierungen (1 × 25 – 50 mg/d Pyrimethamin p. o. + 4 × 800 mg/d Sulfadiazin + 1 × 10 mg/d Calciumfolinat). Eine **während der Schwangerschaft erworbene Toxoplasmose** wird im 1. Trimenon mit Spiramycin (3 × 1000 mg/d p. o.) behandelt, um das Risiko einer fetalen Infektion zu reduzieren. Nur bei einer sicher nachgewiesenen Infektion des Feten im 2. und 3. Trimenon wird die Mutter mit Pyrimethamin (1 × 25 – 50 mg/d p. o.), Sulfadiazin (4 × 500 mg/d p. o.) und Calciumfolinat (10 mg/d p. o.) behandelt.

Reaktivierte Toxoplasmose: AIDS-Patienten oder Patienten, die eine immunsuppressive Behandlung benötigen, haben ein hohes Risiko, an einer endogenen Reinfektion (Reaktivierung von Bradyzoiten) zu erkranken. Reinfektionen manifestieren sich mit Enzephalitiden, Pneumonien, Myokarditiden oder mit einer Chorioretinitis. Behandelt wird wie bei der postnatalen Toxoplasmose. Zur Prävention eines Rezidivs einer Hirntoxoplasmose müssen AIDS-Patienten über längere Zeit Pyrimethamin (1 × 25 mg/d p. o.) und Clindamycin (3 × 400 mg/d p. o.) erhalten.

Konnatale Toxoplasmose: Jedes nachweislich mit Toxoplasmen infizierte Neugeborene muss behandelt werden, auch wenn Symptome einer Infektion fehlen. Die klinischen Manifestationen einer konnatalen Toxoplasmose variieren erheblich. Eine Chorioretinitis kann auch Jahrzehnte nach einer transplazentaren oder perinatalen Infektion des Feten noch manifest werden. Deshalb erhalten **Neugeborene mit serologisch gesicherter Infektion** Pyrimethamin p. o. (2 mg/kg am 1. Tag, danach 1 mg/kg/d), Sulfadiazin p. o. (4 × 25 mg/kg/d) und Folinsäure p. o. (2 × 5 mg/kg pro Woche) für die Dauer von 1 Jahr.

13.3 Amöbiasis

13.3.1 Grundlagen

Entamoeba histolytica ist ein anaerobes Protozoon. Infektionen durch Entamoeba histolytica kommen am häufigsten in tropischen und subtropischen Regionen vor. Sie sind Folge der oralen Aufnahme von Amöben-Zysten aus fäkal verunreinigter Nahrung. Die Zysten überleben die Passage von Magen und Dünndarm, gelangen ins Kolon und setzen dort Trophozoiten frei. Diese vermehren sich asexuell, bilden wieder Zysten und werden als solche mit dem Stuhl ausgeschieden. Trophozoiten können aber auch in die Kolonschleimhaut eindringen und Entzündungen mit Ulzerationen (Amöbenkolitis) hervorrufen. Die Folge sind blutig-schleimige Durchfälle (Amöbenruhr), die als typische Symptome der **intestinalen Amöbiasis** gelten. Bei etwa 30 % der Infizierten kommt es zur hämatogenen Streuung in andere Gewebe. Die wichtigste Manifestation einer solchen **extraintestinalen Amöbiasis** sind Amöbenabszesse in der Leber (Abb. **C-13.5**).

Amöbenleberabszesse

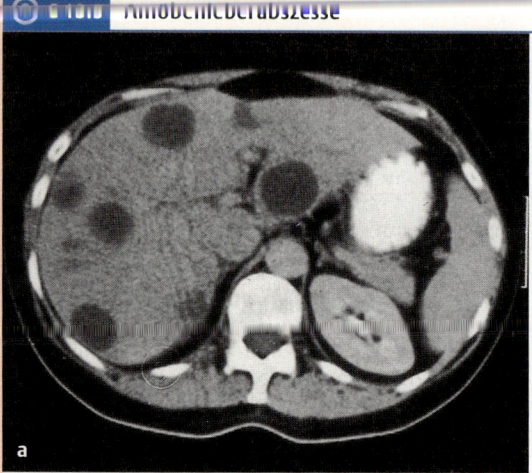
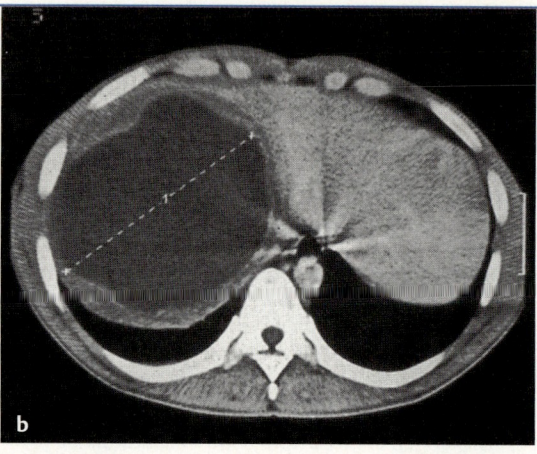

Die beiden CT-Aufnahmen zeigen multiple Abszesse (a) und einen großen singulären Abszess (b) in der Leber. Bei Letzterem besteht die Gefahr der Ruptur mit Ausbreitung des Abszessinhalts in die freie Bauchhöhle (aus Löscher, Burchard; Tropenmedizin in Klinik und Praxis, Thieme, 2010).

13.3.2 Wirkstoffe

Metronidazol

Metronidazol ist ein antibakteriell wirkendes Chemotherapeutikum (Näheres s. S. 591). Seine bakterizide Wirkung erfasst nur obligat anaerobe Bakterien, da die für die antimikrobielle Wirkung aus Metronidazol gebildeten, hochreaktiven Nitroso-Radikale nur unter anaeroben Stoffwechselbedingungen enstehen. Darüber hinaus wirkt Metronidazol auch gegen anaerobe Protozoen wie Entamoeba histolytica, Trichomonas vaginalis und Giardia duodenalis.

Paromomycin

Paromomycin ist ein Aminoglykosid-Antibiotikum (s. S. 578), das oral angewendet wird. Wie alle Aminoglykoside wird es nach oraler Gabe nicht resorbiert und ist deshalb nur im Gastrointestinaltrakt wirksam. Es ist indiziert zur **Behandlung der intestinalen Amöbiasis** und **der Giardiasis** (Tab. **C-13.6**). Paromomycin hemmt die Proteinsynthese und verursacht massive Störungen beim Aufbau der Zellmembranen von Protozoen. Typische unerwünschte Wirkungen nach oraler Gabe sind gastrointestinale Störungen. Bei Obstipation oder Ileus, Myasthenia gravis, Vorschädigung des Vestibular- und Kochleaorgans sowie in der Schwangerschaft und Stillzeit ist Paromomycin kontraindiziert.

13.3.3 Pharmakotherapie der Amöbiasis

Eine intestinale Amöbiasis wird mit **Metronidazol** behandelt (3 × 750 mg/d p. o. für 7 – 10 Tage). Etwa 90 % der Patienten können so symptomatisch geheilt werden. Da die Parasiten bei 40 – 60 % der Patienten im Kolon persistieren, muss zur Eradikation der luminalen Amöbenbesiedelung mit **Paromomycin** nachbehandelt werden (3 × 8 – 12 mg/kg p. o. für 7 Tage). Die Therapie einer extraintestinalen Amöbiasis erfolgt mit Metronidazol wie oben beschrieben. Amöbenabszesse der Leber müssen häufig zusätzlich chirurgisch behandelt werden.

13.4 Flagellateninfektionen

13.4.1 Wirkstoffe und Pharmakotherapie

Einige Wirkstoffe, die prinzipiell zur Therapie von Flagellateninfektionen geeignet sind, sind in Deutschland nicht zugelassen (Tab. **C-13.6**). In Tab. **C-13.7** sind die wichtigsten Infektionskrankheiten durch Flagellaten, ihre charakteristischen Merkmale sowie ihre exakte Pharmakotherapie zusammengefasst.

C 13.4 Flagellateninfektionen

C-13.6 Pharmakokinetische Daten und Dosierungen für Wirkstoffe gegen Flagellaten und Amöben

Wirkstoff	Applikation	Einzeldosis	DI	BV [%]	HWZ	PEB [%]	EF$_{ren}$ [%]
Trypanosomen							
Pentamidin	i. v.	2 – 4 mg/kg	24 – 48 h	100	24 h/14 d[1]	70	4
Suramin[2]	i. v.	1,0 g	3 – 7 d	100	90 d	99	80
Eflornithin[2]	i. v.	100 mg/kg	6 h	100	3,5 h	0	> 80
Nifurtimox[2]	p. o.	2 – 2,5 mg/kg	6 h	n.b.	3 h	n.b.	< 1
Leishmanien							
Amphotericin B[3]	i. v.	10 mg/kg	24 h	100	11/130 h[1]	95	0
Miltefosin	p. o.	2,0 – 2,5 mg/kg	24 h	n.b.	7/30 d[1]	95	< 1
andere Flagellaten (Trichomonaden, Giardien) und Entamoeba histolytica							
Metronidazol[4]	p. o.	0,25 – 1,0 g[5]	8 – 12 h	99[6]	8,5 (12) h	11	10
Paromomycin	p. o.	8 – 12 mg/kg	8 h	< 2	3 h	33	> 90

[1] zwei HWZ aufgrund biphasischer Elimination; [2] in Deutschland nicht zugelassen; [3] in Liposomen verpackter Wirkstoff; [4] Daten in Klammern betreffen einen wirksamen Metaboliten; [5] Behandlungsdauer 5 – 10 Tage; orale Dosis für Kinder 30 – 50 mg/kg; [6] nach rektaler Applikation 75 %.

C-13.7 Die wichtigsten Flagellateninfektionen und ihre Pharmakotherapie

Erkrankung	charakteristische Merkmale	Pharmakotherapie
Trypanosomiasis		
ostafrikanische Schlafkrankheit (T. brucei rhodesiense)	die Erreger werden durch den Stich der Tsetse-Fliege übertragen; zunächst lokale Infektionen und hämatogene Verbreitung in verschiedene Gewebe; innerhalb von Wochen (Ostafrika) oder Monaten (Westafrika) kommt es im Endstadium zur Meningoenzephalitis	**Suramin i. v.:** 1 g (bei Kindern 20 mg/kg) an den Tagen 1, 3, 7, 14 und 21 (zum Ausschluss einer Allergie: Testdosis von 100 – 200 mg)
westafrikanische Schlafkrankheit (T. brucei gambiense)		initial **Pentamidin i. v.:** 10 – 14 Infusionen (über 1 h) von 2 – 4 mg/kg im Abstand von 24 – 48 h; im Endstadium **Eflornithin i. v.:** 100 mg/kg alle 6 h für 14 Tage
Chagas-Krankheit (T. cruzi)	die Erreger gelangen bei Wanzenbissen in Mittel- und Südamerika mit dem Kot von Raubwanzen ins Blut des Menschen; infizieren bevorzugt glatte Muskel- und Herzmuskelzellen, Makrophagen und Neurone; chronisches Stadium: Kardiomyopathie, Megakolon, Megaösophagus	**Nifurtimox p. o.:** 4 × 2,0 – 2,5 mg/kg/d für 90 – 120 Tage; ist bei der akuten Krankheit deutlich wirksamer als bei der chronischen
andere Flagellateninfektionen		
Leishmaniosen	die Erreger werden durch den Stich von Sandmücken in Mittel- und Südamerika, Afrika oder Asien übertragen; infizieren zunächst Makrophagen oder Monozyten und führen zu kutanen/mukokutanen und später zu viszeralen Leishmaniosen	**liposomales Amphotericin B i. v.:** Infusion von 10 mg/kg über 1 h (einmalig oder 2-mal im Abstand von 24 h); Alternative: **Miltefosin p. o.:** 1 × 2,0 – 2,5 mg/kg/d für 4 Wochen
Trichomoniasis	Infektionen mit Trichomonas vaginalis führen zu Urogenitalinfektionen, die durch Geschlechtsverkehr übertragen werden; der männliche Geschlechtspartner muss auch behandelt werden	**Metronidazol p. o.:** 3 × 1 g im Abstand von 12 h; bei schlechter Verträglichkeit der hohen Dosis: 3 × 250 mg/d für 7 Tage; bei Frauen evtl. zusätzlich 250 – 500 mg als Vaginalzäpfchen
Giardiasis	Giardiasis duodenalis ist ein Dünndarmparasit und ruft eine Enteritis hervor; die Erreger werden mit den Fäzes ausgeschieden und verbreiten sich über verunreinigte Lebensmittel/Trinkwasser; die Infektion bleibt auf das Darmlumen beschränkt	**Metronidazol p. o.:** 3 × 250 mg/d für 6 Tage; bei Frauen im 1. Schwangerschaftstrimenon **Paromomycin p. o.:** 3 × 500 mg/d für 10 Tage

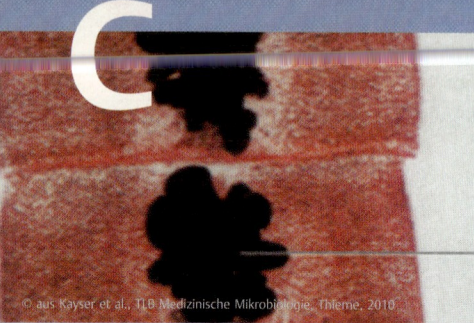

C

14 Wurmerkrankungen

14.1 Grundlagen 646
14.2 Wirkstoffe gegen Würmer (Anthelminthika) 647
14.3 Pharmakotherapie ausgewählter Wurmerkrankungen 649

14.1 Grundlagen

Im Folgenden wird auf Wurmerkrankungen eingegangen, die v. a. in Europa vorkommen. Man spricht bei den Wurmerkrankungen von **Infestationen** und unterscheidet zwischen **intestinalen** und **extraintestinalen Infestationen**.

Nematoden (Faden- oder Rundwürmer): Zu dieser Gruppe getrenntgeschlechtlicher Würmer gehören die Maden- **(Oxyuren)**, die Spul- **(Askariden)**, die Peitschenwürmer **(Trichuridae)** und die **Trichinen (Trichinellen)**, zu denen auch der Erreger der Trichinose zählt.

Zestoden (Bandwürmer): Die Bandwürmer verursachen intestinale und extraintestinale Infestationen, da ihre Larven die Darmwand penetrieren können und über den Blutweg in verschiedene Organe gelangen, wo sie zu sog. Finnen heranreifen. Humanpathogene Zestoden sind z. B. der **Fisch- und Rinderbandwurm** sowie der **Schweinebandwurm**, für dessen Larven (Zystizerken) der Mensch ein Fehlwirt ist. Kommt es zu extraintestinalen Infestation **(Zystizerkose)** verläuft diese mit deutlichen Symptomen bis hin zu tödlichen Verläufen bei ZNS-Befall. Weitere humanpathogene Zestoden sind **Fuchs- und Hundebandwurm**.

Trematoden (Saugwürmer oder Egel): Neben den **Pärchenegeln** (Schistosoma), gehören die **Leber-, Darm- und Lungenegel** in diese Gruppe. Aus den vom adulten Wurm im Endwirt (u. a. der Mensch) gelegten Eiern schlüpfen **Wimpernlarven (Mirazidien)**, die den 1. Zwischenwirt (Wasserschnecke) infizieren (Abb. **C-14.4**) und dort **infektiöse Gabelschwanzlarven (Zerkarien)** bilden, welche nun direkt über die Haut in den Endwirt eindringen oder von diesem durch den Verzehr 2. Zwischenwirte, wie Krabben, aufgenommen werden.

14.1 Grundlagen

Unter den parasitär lebenden Würmern sind nur einige für den Menschen pathogen. Im Folgenden wird schwerpunktmäßig auf Wurmerkrankungen eingegangen, die auch oder v. a. in Europa vorkommen. Im Gegensatz zu den Infektionen durch Mikroorganismen spricht man bei den Wurmerkrankungen von **Infestationen** und unterscheidet zwischen **intestinalen** und **extraintestinalen Infestationen**. Zu den humanpathogenen Würmern gehören die Nematoden, Zestoden und Trematoden.

Nematoden (Faden- oder Rundwürmer): Diese getrenntgeschlechtlichen fadenförmigen Würmer werden wenige Millimeter bis viele Zentimeter lang und bewegen sich schlängelnd fort. Die weiblichen Tiere legen Eier, aus denen über verschiedene Larvenstadien geschlechtsreife Tiere entstehen. Zu dieser Gruppe gehören die Madenwürmer **(Oxyuren)** mit dem wichtigsten Vertreter Enterobius vermicularis, die Spulwürmer **(Askariden)**, zu denen Ascaris lumbricoides gehört, die Peitschenwürmer **(Trichuridae)** mit dem medizinisch bedeutsamen Erreger Trichuris trichiura und die **Trichinen (Trichinellen)**, zu denen Trichinella spiralis, der Erreger der Trichinose zählt.

Zestoden (Bandwürmer): Die dorsoventral abgeplatteten Bandwürmer verursachen intestinale und extraintestinale Infestationen. Sie haben keinen Darmtrakt und resorbieren Nährstoffe über ihre Körperoberfläche. Sie bestehen aus einem Kopfabschnitt (Scolex) mit speziellen Haftorganen sowie verschieden vielen Gliedern (Proglottiden) und leben im Darm des Endwirts. Bandwürmer sind Zwitter. Die reifen Proglottiden am Ende des Wurmes enthalten einen stark verzweigten Uterus mit zahlreichen befruchteten Eiern, die mit dem Stuhl ausgeschieden werden. Die vom Zwischenwirt aufgenommenen Eier entwickeln sich im Darm zu Larven, die sich nach Penetration der Darmwand auf dem Blutweg in verschiedene Organe verteilen. Dort reifen sie zu infektiösen Blasenlarven (Finnen) heran. Zahlreiche Krankheitserreger beim Menschen gehören zu den Zestoden, z. B. der **Fischbandwurm** (Diphyllobothrium latum), der **Rinderbandwurm** (Taenia saginata) und der **Schweinebandwurm** (Taenia solium), dessen Larven (Zystizerken) die Darmwand penetrieren und in verschiedene Organe und Gewebe gelangen können. Anders als bei einer intestinalen Infestation mit Taenia solium, die klinisch meist stumm verläuft, ist der Mensch bei einer solchen **Zystizerkose** Zwischenwirt. Deshalb kann sie mit deutlichen Symptomen einhergehen und bei ZNS-Befall sogar tödlich enden. Weitere humanpathogene Zestoden sind der **Fuchsbandwurm** (Echinococcus multilocularis) und der **Hundebandwurm** (Echinococcus granulosus) (Näheres s. S. 650).

Trematoden (Saugwürmer oder Egel): Neben den Erregern der Bilharziose, den **Pärchenegeln** (Schistosoma-Arten), gehören die **Leberegel** (u. a. Opisthorchis felineus), **Darmegel** (Fasciolopsis buski) **und Lungenegel** (Paragonimus westermani) in diese Gruppe. Trematoden haften mittels zweier Saugnäpfe (Mund- und Bauchsaugnapf) in großen Venen (Pfortader-, Mesenterial- oder Beckenvenen) oder verschiedenen Organen (Darm, Gallengänge, Lunge) des Endwirts. Die vom adulten Wurm abgegebenen Eier gelangen über die Ausscheidungen des Endwirts (Mensch, andere Säugetiere und Vögel) in die Umwelt. Aus den Eiern entwickeln sich im Süßwasser **Wimperlarven (Mirazidien)**, die Wasserschnecken (1. Zwischenwirt) infizieren. Dort bilden sich **infektiöse Gabelschwanzlarven (Zerkarien)**, die aus dem Wasser über die Haut des Endwirts direkt in diesen eindringen können. Andere-

14.2 Wirkstoffe gegen Würmer (Anthelminthika)

14.2.1 Praziquantel

Praziquantel ist ein **relativ gut verträgliches Pharmakon**, das bei intestinalen **Zestoden-Infestationen** sowie bei intestinalen und extraintestinalen **Trematoden-Infestationen** wirksam ist. Fasciola hepatica (eine besondere Art des Leberegels), die Finnen des Hunde- und Fuchsbandwurms sowie die Nematoden sind resistent gegen Praziquantel. Die verschiedenen Indikationen und die jeweiligen Dosierungen sind in Tab. **C-14.1** zusammengefasst. Obwohl bei intestinalen Zestoden-Infestationen in der Regel eine einmalige Gabe ausreichend ist, sollte die Behandlung sicherheitshalber nach 7–10 Tagen wiederholt werden. Der exakte Wirkungsmechanismus von Praziquantel ist unbekannt. Es wird sehr effektiv über die hautähnliche Oberfläche von Würmern aufgenommen und schädigt dieses sog. Integument so sehr, dass die Würmer zugrunde gehen **(vermizide Wirkung)**. Bei Schistosomen verursachen bereits sehr niedrige Praziquantel-Konzentrationen einen massiven Ca^{2+}-Einstrom über das Integument, sodass die Muskelzellen der Würmer aktiviert werden und spastische Lähmungen resultieren. Dadurch verlieren die Würmer ihre Fähigkeit, sich in Gefäßen, Gallengängen oder im Darm festzuhalten. Praziquantel wird nach oraler Gabe gut resorbiert, wegen eines ausgeprägten First-Pass-Metabolismus in der Leber ist es aber schlecht im systemischen Kreislauf verfügbar. Seine Halbwertszeit nimmt mit steigender Dosis (Tab. **C-14.2**) und auch bei Leberfunktionsstörungen zu. Häufig auftretende **unerwünschte Wirkungen** sind Kopfschmerzen, Schwindel, Benommenheit, Schläfrigkeit, gastrointestinale Störungen, Urtikaria und Myalgien. Kontraindiziert ist die gleichzeitige Anwendung des Enzyminduktors Rifampicin, weil Praziquantel dann seine Wirkung verliert. Wegen eines hohen Risikos für immunologisch bedingte Augenschäden darf es außerdem bei intraokulärer Zystizerkose nicht angewendet werden. Die Enzyminduktoren Carbamazepin, Phenobarbital und Rifampicin vermindern und Cimetidin erhöht die orale Bioverfügbarkeit von Praziquantel. Dexamethason verringert die Praziquantel-Blutspiegel.

Praziquantel ist ein **relativ gut verträgliches Pharmakon**, das bei intestinalen **Zestoden-Infestationen** sowie intestinalen und extra intestinalen Trematoden-Infestationen wirksam ist. U.a. die Finnen des Hunde- und Fuchsbandwurms sind allerdings resistent. Zu den verschiedenen Indikationen und Dosierungen s. Tab. **C-14.1**. Praziquantel wirkt **vermizid** und ist wegen eines ausgeprägten First-Pass-Metabolismus systemisch je nach Dosis (Tab. **C-14.2**) nur gering verfügbar. Häufige **Nebenwirkungen** sind u. a. Kopfschmerzen, Schläfrigkeit und Myalgien. KI: gleichzeitige Therapie mit Rifampicin; intraokuläre Zystizerkose. Wechselwirkungen auf den Praziquantel-Plasmaspiegel werden beobachtet unter Carbamazepin, Phenobarbital, Rifampicin und Dexamethason (↓) sowie unter Cimetidin (↑).

C-14.1 Strukturformeln wichtiger Anthelminthika

Dargestellt ist die chemische Struktur von **Praziquantel**, **Albendazol** und **Mebendazol**. Praziquantel ist ein Isochinolin-Derivat, Albendazol und Mebendazol sind Benzimidazol-Derivate.

14.2.2 Mebendazol und Albendazol

Diese beiden Wirkstoffe sind Benzimidazole (Abb. **C-14.1**). Ihre vermizide Wirkung geht im Wesentlichen auf die selektive hochaffine Bindung an das β-Tubulin der Würmer zurück, über die sie die Polymerisation des zytosolischen Mikrotubulussystems hemmen. Dadurch beeinträchtigen sie den Aufbau des Zytoskeletts und den zellulären Stofftransport einschließlich der zellulären Glukoseaufnahme. Außerdem führen sie zu einer Entkopplung der oxidativen Phosphorylierung. Sie sind **insbesondere gegen Nematoden** wirksam und erfassen dabei sowohl die adul-

Diese beiden Benzimidazole (Abb. **C-14.1**) wirken vermizid und sind **insbesondere gegen Nematoden** wirksam. Darüber hinaus können sie auch angewendet werden zur Abtötung der Finnen des Fuchs- und Hundebandwurms sowie der Larven des Schweinebandwurms.

C-14.1 Indikationen und Dosierung von Anthelminthika

Wirkstoff	Applikation	Indikation	Einzeldosis	DI	Behandlungsdauer
Praziquantel	p. o.	Bilharziose	20–30 mg/kg	4–6 h	3 Dosierungen
		Leber-/Lungenegel	25 mg/kg	8 h	2–3 d
		intestinale Zestoden[1]	10–20 mg/kg	–	einmalig
		Zystizerkose[2]	17 mg/kg	8 h	15 d[3]
Mebendazol	p. o.	Oxyuriasis	100 mg	2 Wochen	2 Dosierungen
		Askariasis	100 mg	12 h	3 d
		Trichinose	200–400 mg	8 h	3 d
		Trichuriasis	100 mg	12 h	3 d
Albendazol	p. o.	Oxyuriasis	400 mg	–	einmalig
		Askariasis	400 mg	–	einmalig
		Trichuriasis	400 mg	–	einmalig
		Trichinose	400 mg	12 h	14 d
		Zystizerkose[2]	400 mg	12 h	21 d[3]
		Echinokokkose	400 mg	12 h	2–6 Monate[3]
Niclosamid	p. o.	intestinale Zestoden[1]	1–2 g	–	einmalig
Pyrviniumhemiembonat	p. o.	Oxyuriasis	7,5 mg/kg	–	einmalig
Pyrantelembonat	p. o.	Oxyuriasis	10 mg/kg	–	einmalig
		Askariasis	10 mg/kg	–	einmalig

[1] intestinale Zestoden: alle im Darm lebenden Bandwürmer (inkl. Hundebandwürmer beim Hund); [2] evtl. zusätzliche Behandlung mit Dexamethason p. o. (4–8 mg/d); [3] Behandlung erfolgt prä- und postoperativ.

C-14.2 Pharmakokinetische Daten für Anthelminthika

Wirkstoff	orale BV [%]	HWZ [h]	PEB [%]	EF_{ren} [%]
Praziquantel	n.b.	1–3[1]	83	0
Mebendazol	20	5	95	0
Albendazol[2]	n.b.	8 (10)	(70)	0
Niclosamid	12	n.b.	n.b.	n.b.
Pyrviniumhemiembonat	0	n.b.	n.b.	0
Pyrantelembonat	~15	n.b.	n.b.	n.b.

[1] nimmt dosisabhängig zu; [2] Daten in Klammern betreffen den wirksamen Metaboliten Albendazolsulfoxid.

ten Würmer, die Larvenstadien als auch die Wurmeier. Ihre vermizide Wirkung betrifft darüber hinaus aber auch die Finnen des Fuchs- und Hundebandwurms und die Larven (Zystizerken) des Schweinebandwurms.

▶ Merke. Albendazol ist insgesamt wirksamer als Mebendazol. Deshalb hat es ein breiteres Indikationsspektrum als Mebendazol. So wird Albendazol z. B. auch zur Behandlung der **Echinokokkose** angewendet (Tab. **C-14.1**). Bei dieser Wurmerkrankung ist es gegen die zystische Form wirksamer als gegen die alveoläre.

▶ Merke.

Wegen eines hohen First-Pass-Effekts ist die orale Bioverfügbarkeit von Mebendazol und Albendazol gering (Tab. **C-14.2**). Beide Pharmaka sind **relativ gut verträglich**, häufige

Wegen eines hohen First-Pass-Effekts ist die orale Bioverfügbarkeit von Mebendazol und Albendazol gering bzw. unbekannt (Tab. **C-14.2**). Bei Applikation während einer Mahlzeit wird sie gesteigert. Albendazol wird zu dem Metaboliten Albendazolsulfoxid abgebaut, der ganz wesentlich zu seiner systemischen vermiziden Wirkung beiträgt. Mebendazol und Albendazol sind **relativ gut verträglich**. Am häufigsten werden gastrointestinale Störungen, Kopfschmerzen und Schwindel beobachtet. Selten treten reversible Neutropenien und Anstiege der Leberenzyme auf. Im Tierversuch haben sie embryotoxische und teratogene Wirkungen. Im ersten Schwangerschaftstrimenon und während der Stillzeit dürfen Mebendazol und Albendazol deshalb nicht eingenommen werden. Dexamethason induziert die Bildung des wirksamen Albendazolsulfoxids, eine Dosisreduktion ist aber nicht erforderlich.

14.2.3 Niclosamid

Niclosamid ist ein Derivat der Salicylsäure und ein gut wirksames Mittel gegen **intestinale Bandwurminfestationen**. Es wird kaum resorbiert und entfaltet seine vermizide Wirkung ausschließlich im Darm. Niclosamid hemmt die oxidative Phosphorylierung in den Mitochondrien der Würmer, wodurch diese absterben und mit dem Stuhl ausgeschieden werden. Zur Behandlung des Schweinebandwurm-Befalls ist es nur zweite Wahl, weil aus den sterbenden Schweinebandwürmern Eier freigesetzt werden, die sich zu Larven entwickeln und eine Zystizerkose verursachen können. Gegen diese ist Niclosamid dann aufgrund der fehlenden Resorption nicht wirksam. Zur Dosierung s. Tab. **C-14.1**.

14.2.4 Pyrviniumhemiembonat

Pyrvinium ist ein Cyanin-Farbstoff. Es wird in Salzform eingenommen, kaum resorbiert und tötet deshalb nur im Darm lebende Würmer. Indiziert ist es zur Behandlung von **intestinalen Madenwurminfestationen** (Tab. **C-14.1**). Pyrvinium blockiert die Glukoseresorption des Madenwurms und hemmt Enzyme seines Glukosestoffwechsels. Unerwünschte Wirkungen sind selten und betreffen v. a. den Gastrointestinaltrakt oder die Haut (allergische Reaktionen). Auffällig ist die harmlose orangerote Färbung der Fäzes.

14.2.5 Pyrantelembonat

Pyrantelembonat ist für die Behandlung von **Madenwurm- oder Askarideninfestationen** zugelassen (Tab. **C-14.1**). Trotz guter Verträglichkeit ist es bei diesen Erkrankungen allerdings nicht erste Wahl. Bei der Trichuriasis, einer weiteren häufigen Nematodeninfestation, ist Pyrantelembonat unwirksam. Seine Wirkung beruht auf seinen agonistischen Wirkungen an nikotinischen Acetylcholinrezeptoren. Dadurch ruft es eine spastische Lähmung der Wurmmuskulatur hervor, wodurch die gelähmten, lebenden Würmer mit dem Stuhl ausgeschieden werden. Als unerwünschte Wirkungen können gastrointestinale Störungen, Kopfschmerzen, Schwindel und Erhöhungen der Leberenzyme auftreten.

14.3 Pharmakotherapie ausgewählter Wurmerkrankungen

14.3.1 Askariasis

Die Askariasis gehört mit über 1 Milliarde Infestationen zu den häufigsten Infektionskrankheiten weltweit. Der Erreger **Ascaris lumbricoides** lebt im Dünndarm des Menschen. Die Weibchen produzieren Eier, die mit den Fäzes in die Umwelt gelangen. Aus den oral aufgenommenen Eiern schlüpfen im Dünndarm Larven, die in die Darmwand eindringen und auf dem Blutweg bis in die Lungen gelangen. Dabei durchlaufen die Larven mehrere Entwicklungsstadien. Das letzte Larvenstadium wandert über die Atemwege in den Pharynx, wird verschluckt und reift im Dünndarm zum fertigen Wurm heran. Würmer und Eier erscheinen im Stuhl. Die wandernden Larven können entzündliche, eosinophile Lungeninfiltrate hervorrufen. Auch ein Wurmileus oder eine Gallengangsobstruktion können durch Konglomerate adulter Würmer verursacht werden (Abb. **C-14.2**). Für die Behandlung der Askariasis gibt es verschiedene pharmakotherapeutische Optionen (Tab. **C-14.1**).

Nebenwirkungen sind gastrointestinale Störungen und Kopfschmerzen, selten treten reversible Neutropenien und Transaminasenerhöhungen auf. Im Tierversuch haben sie embryotoxische und teratogene Wirkungen. Im 1. Schwangerschaftstrimenon und in der Stillzeit sind Mebendazol und Albendazol kontraindiziert. Wechselwirkungen sind mit Dexamethason beschrieben.

14.2.3 Niclosamid

Niclosamid ist gut wirksam gegen **intestinale Bandwurminfestinationen**, allerdings nur als zweite Wahl empfohlen. Zur Dosierung s. Tab. **C-14.1**.

14.2.4 Pyrviniumhemiembonat

Das nebenwirkungsarme Pyrvinium ist indiziert zur Behandlung von **intestinalen Madenwurminfestationen** (Tab. **C-14.1**).

14.2.5 Pyrantelembonat

Pyrantelembonat ist zugelassen zur Behandlung von **Madenwurm- oder Askarideninfestationen** (Tab. **C-14.1**), allerdings nicht als erste Wahl. Unerwünschte Wirkungen sind u. a. gastrointestinale Störungen und Kopfschmerzen.

14.3 Pharmakotherapie ausgewählter Wurmerkrankungen

14.3.1 Askariasis

Die Übertragung des Erregers **Ascaris lumbricoides** erfolg fäkal-oral. Die Larven wandern aus dem Darm über den Blutweg bis in die Lunge, von dort in den Pharynx, werden verschluckt und reifen im Darm zum fertigen Wurm heran. In der Lunge rufen die Larven entzündliche, eosinophile Lungeninfiltrate hervor, in Darm und Gallengang kann es zu Obstruktionen bis hin zum Ileus kommen (Abb. **C-14.2**).

C-14.2 Ascaris lumbricoides

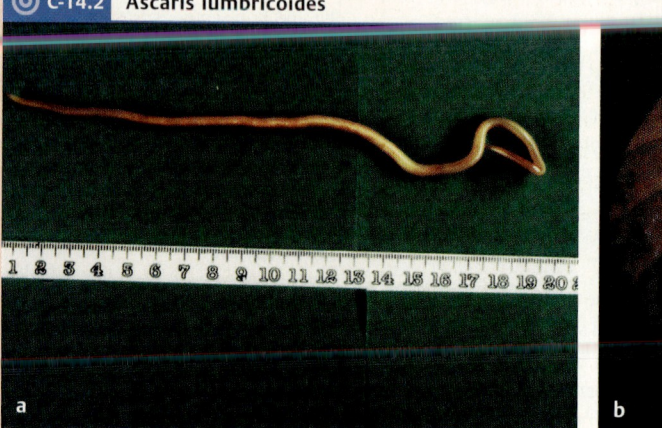
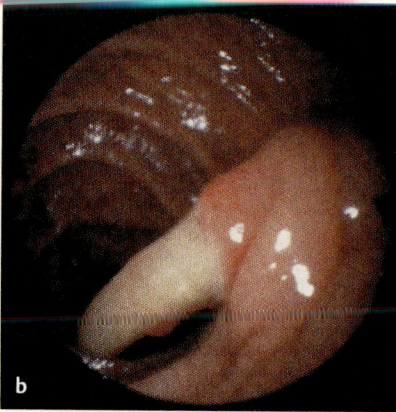

a Die adulten Spulwürmer können bis zu 40 cm lang werden (aus Hof, Dörries; Duale Reihe Medizinische Mikrobiologie, Thieme, 2009).
b Die endoskopische Aufnahme zeigt einen adulten Wurm, der aus dem Duodenum in den Ductus choledochus eindringt und auf diese Weise eine Gallengangsobstruktion verursachen kann (aus Thiemes Innere Medizin (TIM), 1999).

14.3.2 Echinokokkose

Es gibt zwei Erreger und entsprechend zwei klinische Erscheinungsformen:
- **Fuchsbandwurm (Echinococcus multilocularis):** Der Zwischenwirt Mensch infiziert sich meist durch Verzehr kontaminierter Waldbeeren. Die zystischen Finnen **(alveoläre Echinokokkose)** vermehren sich in zahlreichen Organen, v. a. der Leber, und zeigen ein tumorähnliches Wachstum (Abb. **C-14.3a**). Therapie der Wahl ist die radikale operative Entfernung. Anschließend sowie bei Inoperabilität initial erfolgt eine Therapie mit Albendazol (Tab. **C-14.1**). Unbehandelt verläuft die alveoläre Echinokokkose letal.
- **Hundebandwurm (Echinococcus granulosus):** Im Zwischenwirt Mensch bilden die Larven in Leber und Lunge flüssigkeitsgefüllte Zysten (Abb. **C-14.3b**), sog. Hyatiden **(zystische Echinokokkose)**. Gefährliche Komplikation ist die Hyatidenruptur mit Dissemination der Larven und ggf.

14.3.2 Echinokokkose

Bei der Echinokokkose muss zwischen zwei möglichen Erregern unterschieden werden, die ein unterschiedliches klinisches Bild der Erkrankung verursachen:
- **Fuchsbandwurm (Echinococcus multilocularis):** Er ist 1 – 3 mm lang, besteht aus 3 – 5 Proglottiden und lebt im Darm des Fuchses (Endwirt). Zwischenwirte sind der Mensch, Mäuse und andere Kleinnager. Menschen infizieren sich meist durch den Genuss von mit Eiern kontaminierten Waldbeeren. Im Darm schlüpfen aus den Eiern Hakenlarven, die die Darmwand penetrieren und mit dem Blut Leber, Lungen oder Organe des systemischen Kreislaufs erreichen. Dort reifen sie zu haselnussgroßen zystischen Finnen heran **(alveoläre Echinokokkose)**, die sich stark vermehren und ein infiltratives (tumorähnliches) Wachstum zeigen (meist in der Leber; Abb. **C-14.3a**). Therapeutisch wird die radikale operative Entfernung des befallenen Gewebes angestrebt, was bei fortgeschrittener Erkrankung oft nicht möglich ist. Bei Inoperabilität, aber auch im Anschluss an eine Operation, muss dauerhaft mit Albendazol (Tab. **C-14.1**) behandelt werden. Unbehandelt endet die alveoläre Echinokokkose meist tödlich.
- **Hundebandwurm (Echinococcus granulosus):** Der Wurm ist 3 – 6 mm lang und hat 3 – 4 Proglottiden. Endwirt ist der Hund. Menschen, Rinder, Schafe und Schweine fungieren als Zwischenwirte. Im Unterschied zum Fuchsbandwurm entwickeln sich aus den Larven in Leber und/oder Lungen flüssigkeitsgefüllte

C-14.3 Echinokokkose

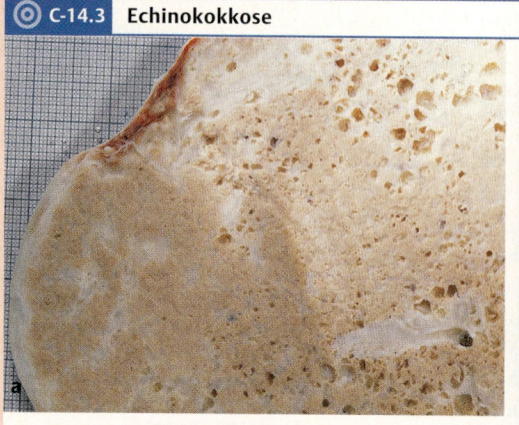
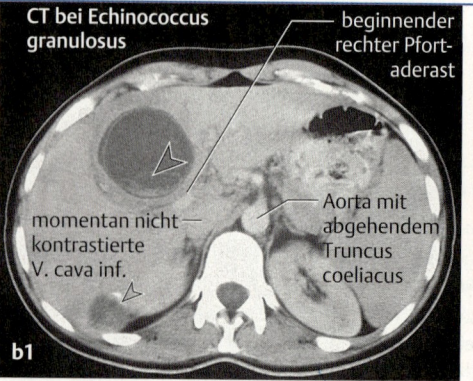
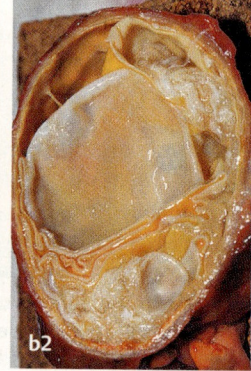

a Alveoläre Echinokokkose: Das makroskopische Bild zeigt formalinfixiertes Lebergewebe. Der Fuchsbandwurmbefall zerstört langsam aber kontinuierlich das Lebergewebe, erkennbar an den multiplen kleinen zystischen Hohlräumen.
b Zystische Echinokokkose: Im Abdomen-CT erkennt man scharf abgegrenzte Zysten von Echinococcus granulosus (**b1**, Pfeile). Das Resektat der Leber (**b2**) zeigt eine eröffnete Hyatide mit glattwandig begrenzten Hohlräumen.
(aus Hirner, Weise; Chirurgie, Thieme, 2008)

Zysten (Abb. **C-14.3b**), die auch Hydatiden genannt werden **(zystische Echinokokkose)**. Diese Hydatiden werden zunehmend größer und verursachen Symptome durch Verdrängung benachbarter Gewebe und Organe. Gefährlich ist die Hydatidenruptur, da die austretende Flüssigkeit zu einer Dissemination von Echinokokkus-Larven und zum anaphylaktischen Schock führen kann. Die Therapie besteht in der möglichst vollständigen Resektion der Hydatiden. Bei Inoperabilität oder Hydatidenruptur ist eine Pharmakotherapie mit Albendazol (Tab. **C-14.1**) indiziert. Eine minimal invasive Behandlungsmöglichkeit ist das sog. **PAIR-Verfahren**. „PAIR" steht für **P**unktion, **A**spiration, **I**njektion und **R**easpiration. Dabei wird die Zyste unter sonografischer Kontrolle punktiert, die Flüssigkeit aspiriert, dann Alkohol oder hypertone NaCl-Lösung zur Abtötung der Larven injiziert und anschließend wieder abgezogen. Die Prognose der zystischen Echinokokkose ist v. a. wegen des fehlenden infiltrativen Wachstums deutlich besser als die der alveolären Echinokokkose.

einem anaphylaktischen Schock. Therapie der Wahl ist die Hyatiden-Resektion. Bei Inoperabilität und Ruptur wird mit Albendazol therapiert (Tab. **C-14.1**). Eine recht neue Alternative ist das **PAIR-Verfahren** mit Injektion von Alkohol oder NaCl zur Abtötung der Larven. Die Prognose ist besser als bei der alveolären Echinokokkose.

14.3.3 Schistosomiasis (Bilharziose)

Die Schistosomiasis ist eine in tropischen und subtropischen Ländern weit verbreitete Wurmerkrankung, von der weltweit schätzungsweise über 300 Millionen Menschen betroffen sind. Am häufigsten tritt sie in Ägypten entlang des Nils auf. Der häufig verwendete Name „Bilharziose" geht auf den deutschen Arzt Theodor Bilharz zurück, der 1851 Schistosomen als Krankheitserreger beim Menschen erstmals beschrieb. Es gibt verschiedene Schistosoma-Arten, die geografisch unterschiedlich verbreitet sind und z. T. zu verschiedenen klinischen Verlaufsformen der Erkrankung führen: u. a. Schistosoma haematobium, mansoni, japonicum. Den Infestationszyklus zeigt Abb. **C-14.4a**. Nach dem klinischen Bild bzw. den bevorzugt befallenen Organen unterscheidet man die Darm-, die Leber- und die Blasenbilharziose (Abb. **C-14.4b**). Das **Mittel der Wahl** zur Therapie der Bilharziose ist **Praziquantel** (Tab. **C-14.1**).

14.3.3 Schistosomiasis (Bilharziose)

Die Schistosomiasis, syn. Bilharziose, ist eine in tropischen Gebieten weit verbreitete Wurmerkrankung. Den Infestationszyklus zeigt Abb. **C-14.4a**. Je nach klinischem Bild unterscheidet man die Darm-, Leber- und Blasenbilharziose (Abb. **C-14.4b**). Das Mittel der Wahl zur Therapie der Bilharziose ist Praziquantel (Tab. **C-14.1**).

⊚ **C-14.4 Schistosomiasis**

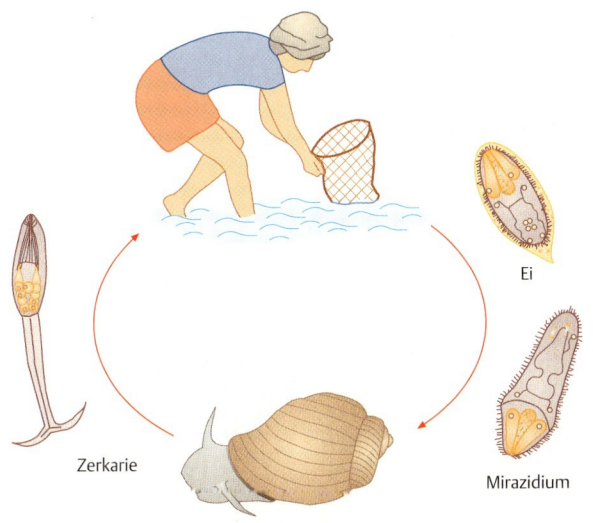
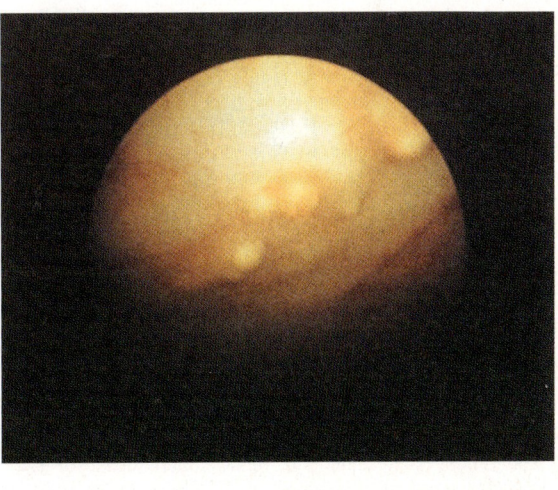

a   b

a Entwicklungszyklus der Schistosomen: Aus den vom Endwirt (z. B. Mensch) ausgeschiedenen Schistosomen-Eiern schlüpfen im Süßwasser sog. Mirazidien, die bestimmte Wasserschnecken als Zwischenwirt befallen. In der Schnecke entwickeln sich aus den Mirazidien infektiöse Zerkarien, die die menschliche Haut durchdringen können (aus Hof, Dörries; Duale Reihe Medizinische Mikrobiologie, Thieme, 2009).
b Zystoskopischer Befund bei Blasenbilharziose: Die kleinen knotigen Vorwölbungen in der Blasenwand gehen auf die Eier von Schistosoma haematobium zurück, die ins Blasengewebe eindringen können. Die Blasenbilharziose äußert sich klinisch in Dysurie und Makrohämaturie und kann als Spätfolge Blasenkrebs verursachen (aus Löscher, Burchard; Tropenmedizin in Klinik und Praxis, Thieme, 2010).

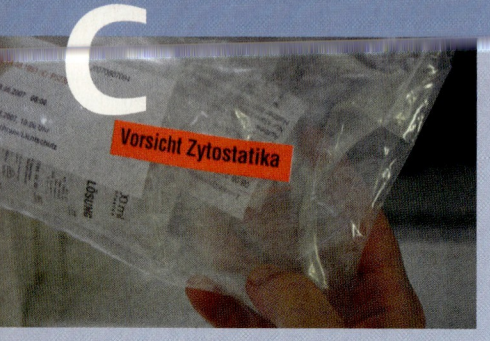

15 Maligne Tumoren

15.1 Grundlagen 653
15.2 Unselektiv zytotoxische Chemotherapeutika (Zytostatika) 656
15.3 Zielgerichtete Tumortherapeutika 673
15.4 Sonstige Tumortherapeutika 679
15.5 Pharmakotherapie ausgewählter Tumorerkrankungen 680

Bösartige Tumoren sind die **zweithäufigste Todesursache** in Industrieländern. Die häufigste Krebsneuerkrankung ist das **Mammakarzinom** bei Frauen und das **Prostatakarzinom** bei Männern. Bei Kindern stehen **Leukämien** an erster Stelle.

Bösartige Tumoren (maligne Neoplasien, Krebs) sind nach den Herz-Kreislauf-Erkrankungen die **zweithäufigste Todesursache** in den industrialisierten Ländern. Nach Erhebungen des Robert-Koch-Instituts erkrankten in Deutschland im Jahr 2006 ca. 427 000 Patienten neu an Krebs. Bei den Frauen ist das **Mammakarzinom** (mit ca. 58 000 Fällen) und bei den Männern das **Prostatakarzinom** (mit ca. 60 100 Fällen) die häufigste Krebsneuerkrankung; an 2. und 3. Stelle folgen bei beiden Geschlechtern Darm- bzw. Lungenkrebs (Abb. **C-15.1**). Bei Kindern stehen **Leukämien** (ca. 34%), ZNS-Tumoren (ca. 23%) und Lymphome (ca. 11%) an vorderster Stelle.

C-15.1 Häufigkeit maligner Tumoren

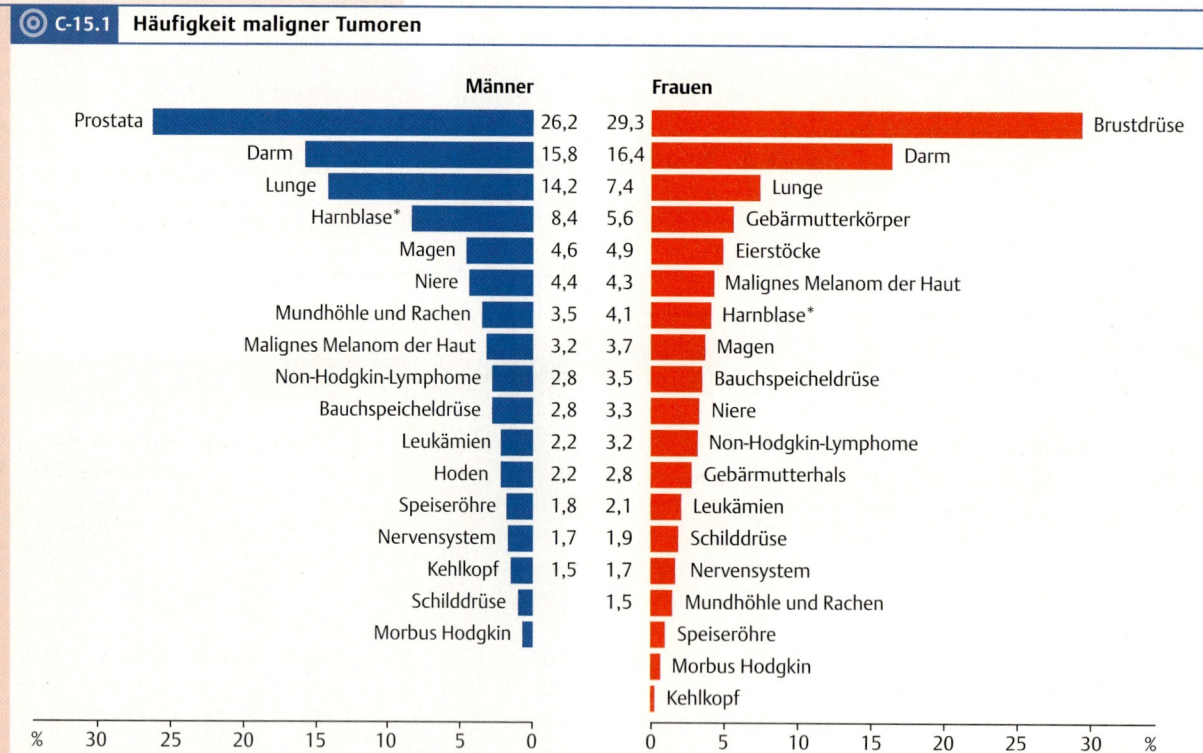

Prozentualer Anteil ausgewählter Tumorlokalisationen an allen Krebsneuerkrankungen in Deutschland im Jahr 2006 (aus Krebs in Deutschland 2005/2006, Häufigkeiten und Trends, Robert-Koch-Institut, 2010).
* inkl. Carcinomata in situ und Neubildungen unsicheren Verhaltens

Neben operativen Verfahren und ionisierender Strahlung werden Chemotherapeutika zur Krebsbehandlung eingesetzt. Eine **kurative** Therapie mit alleiniger Chemotherapie ist nur bei bestimmten Tumoren möglich, meist wird die Chemotherapie ergänzend eingesetzt, und zwar nach **(adjuvant)** oder vor **(neoadjuvant)** operativen Eingriffen. Bei infauster Prognose kann eine **palliative** Therapie die krankheitsbedingten Beschwerden lindern.

Zur Krebsbehandlung werden operative Verfahren, ionisierende Strahlen und Chemotherapeutika entweder allein oder in Kombination eingesetzt. Ziel jeder Tumortherapie ist, sofern möglich, eine vollständige Elimination aller Tumorzellen (Heilung), um Rezidive zu verhindern. Eine solche **kurative Therapie** gelingt mit alleiniger Chemotherapie nur bei bestimmten disseminierten Tumoren (z. B. akute lymphatische Leukämie) oder auch bei anderen chemosensitiven Tumoren (z. B. Morbus Hodgkin oder Osteosarkome). Häufig kommt die Chemotherapie nach vollständiger operativer Tumorentfernung **adjuvant** (ergänzend) zum Einsatz, um evtl. noch nicht nachweisbare Mikrometastasen zu bekämpfen mit dem Ziel einer vollständigen

Remission. Eine präoperative Chemotherapie (**neoadjuvant**) soll einen Tumor verkleinern und damit besser operierbar machen (z. B. bei Osteosarkomen). Ist eine Heilung nicht möglich (z. B. in fortgeschrittenen Stadien), wird zur Linderung der krankheitsbedingten Beschwerden und zur Verbesserung der Lebensqualität eine **palliative** Therapie durchgeführt.

15.1 Grundlagen

▶ **Definitionen und Einteilung.** Antineoplastische Tumortherapeutika sind Substanzen, die das Zellwachstum bzw. die Zellteilung hemmen. Man unterscheidet grundsätzlich:

- Tumortherapeutika, die eine eher unspezifische/**unselektive zytotoxische** Wirkung auf proliferierende Zellen haben, d. h. auch gesundes Gewebe beeinträchtigen (konventionelle **Zytostatika**):
  - Antimetabolite
  - alkylierende Zytostatika
  - Topoisomerase-Hemmer
  - Mitosehemmer
  - zytostatisch wirkende Antibiotika
  - Asparaginase, Hydroxyharnstoff
- Tumortherapeutika, die sich **gezielt** gegen tumorspezifische Eigenschaften (z. B. Rezeptoren) richten:
  - monoklonale Antikörper
  - Tyrosinkinase-Hemmer
  - Hormone und Hormon-Antagonisten

Phasen des Zellzyklus: Der Zellzyklus läuft bei der Tumorzelle nach dem gleichen Muster ab wie bei der normalen Zelle (Abb. **C-15.2**): Er besteht aus der **Mitose** (Kern- bzw. Zellteilung) und der Interphase mit **G1-, S-** und **G2-Phase**. Auch Tumorzellen können aus der G1- in die **G0-Phase** (Ruhephase) übertreten und nach Anregung durch Wachstumsfaktoren wieder zurück in die G1-Phase gelangen.

▶ **Merke.** Tumorzellen sind in der G0-Phase gegen die meisten Zytostatika wenig empfindlich.

Regulation des Zellzyklus: Der Zellzyklus wird an **Kontrollpunkten** (sog. **Check Points**) beim Übergang von der G1- zur S-Phase und von der G2- zur M-Phase auf Fehler überprüft (Abb. **C-15.2**). Hier wird entschieden, ob die nächste Phase beginnt oder nicht. Werden am Ende der G1-Phase DNA-Schäden (ausgelöst z. B. durch energiereiche Strahlung oder mutagene Substanzen) erkannt, so kommt es zur **DNA-Reparatur** oder bei irreparablen Schäden zur Einleitung des programmierten Zelltods (**Apoptose**).
Die **Steuerung der Check Points** erfolgt durch Zykline und zyklinabhängige Kinasen (CDK), die durch Protoonkogene bzw. deren Produkte aktiviert werden. **Protoonkogene** sind Gene normaler Zellen und kodieren für Proteine, die am Zellwachstum beteiligt sind:

- Wachstumsfaktoren, z. B. EGF (epidermal growth factor), VEGF (vascular endothelial growth factor)
- Wachstumsfaktor-Rezeptoren, z. B. EGFR (R = Rezeptor), VEGFR, IGFR (insulin-like growth factor receptor),
- Kinasen, die an der Signaltransduktion beteiligt sind, z. B. die Serin-Threonin-Kinase RAF oder mTOR
- GTP-bindendes Protein RAS
- DNA-Bindungsproteine (MYC, FOS und MYB).

Neben den Protoonkogenen spielen bei den Check Points auch **Tumorsuppressorgene** eine wichtige Rolle, insbesondere das Produkt des Tumorsuppressorgens p53. Das **p53-Protein** ist ein Transkriptionsfaktor, der eine Unterbrechung (Arretierung) des Zellzyklus für eine DNA-Reparatur oder einen gezielten Zelltod (Apoptose) vermittelt.

15.1 Grundlagen

▶ **Definitionen und Einteilung.**

Phasen des Zellzyklus: Der Zellzyklus in Tumorzellen durchläuft wie in normalen Zellen auch (Abb. **C-15.2**) Mitose und Interphase mit **G1-, S-** und **G2-Phase**; sowie ggf. eine Ruhephase (**G0-Phase**).

▶ **Merke.**

Regulation des Zellzyklus: Der Zellzyklus wird an **Kontrollpunkten** (sog. **Check Points**) auf Fehler überprüft (Abb. **C-15.2**) und ggf. mit **DNA-Reparatur** oder gar **Apoptose** beantwortet.

Die **Steuerung der Check Points** erfolgt durch Zykline und zyklinabhängige Kinasen. **Protoonkogene** sind Gene normaler Zellen und kodieren für Proteine, die am Zellwachstum beteiligt sind. Dies sind u. a. Wachstumsfaktoren, Wachstumsfaktor-Rezeptoren, Kinasen der Signaltransduktion, das GTP-bindende Protein RAS sowie DNA-Bindungsproteine (z. B. MYC).

Neben den Protoonkogenen spielen **Tumorsuppressorgene**, v. a. das **p53-Protein**, eine wichtige Rolle.

C-15.2 Regulation des Zellzyklus

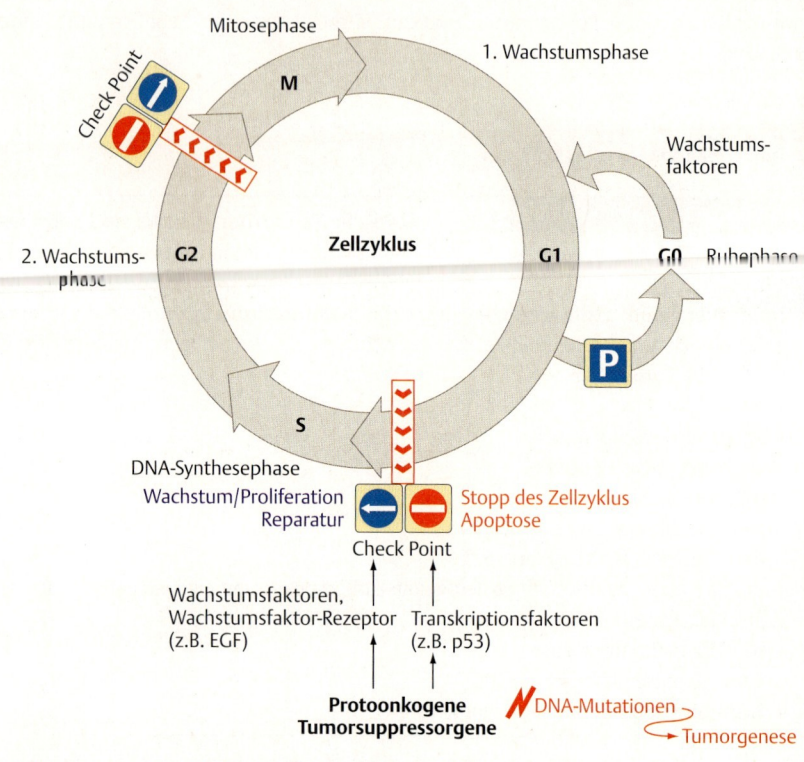

G1-Phase: Protein- und RNA-Synthese (Ergänzung der Zellbestandteile)
S-Phase: DNA-Synthese und DNA-Replikation
G2-Phase: Vorbereitung der Mitosephase
M-Phase: Ausbildung des Spindelapparats, Kern- bzw. Zellteilung

▶ **Merke.** Protoonkogene (wachstums**fördernd**) und Tumorsuppressorgene (wachstums**hemmend**) sorgen unter physiologischen Bedingungen für ein Gleichgewicht zwischen Zellwachstum und Zelltod.

Tumorgenese: Bei Tumorzellen ist das Gleichgewicht zwischen Zellwachstum und -tod gestört. Durch **Mutationen** entstehen **Onkogene** und mutierte **Apoptose-Gene**, sodass es in der Folge zu unkontrolliertem Zellwachstum kommt.

Tumorgenese: Bei Tumorzellen ist das Gleichgewicht zwischen Zellwachstum und Zelltod gestört, da die Kontrollmechanismen an den Check Points nicht mehr korrekt funktionieren. Durch **Mutationen** von Protoonkogenen entstehen sog. **Onkogene**, die die Wachstumsprozesse von Tumoren stimulieren. Treten zusätzlich Mutationen von **Apoptose-Genen** (häufig p53) auf, dann kommt es in den nächsten Zellzyklen zu weiteren DNA-Kopierfehlern, da der Zellzyklus aufgrund fehlender Kontrollmechanismen nicht mehr für DNA-Reparaturen und ggf. Apoptose angehalten wird. Folge: Der Tumor wächst unkontrolliert und die Krebszelle wird unsterblich.

▶ **Merke.** Maligne Neoplasien weisen folgende Eigenschaften auf:
- autonomes (ungehemmtes) Wachstum, unbegrenztes Replikationspotenzial
- Verlust der normalen Apoptose
- Gewebeinvasion
- Metastasierung (über Blut- und Lymphwege bzw. Körperhöhlen)
- Fähigkeit zur Gefäßneubildung (Angiogenese)

Tumorwachstum: Die Geschwindigkeit des Tumorwachstums, z. B. die **Verdopplungszeit**, hängt von der **Generationszeit** und der **Wachstumsfraktion** ab.

Tumorwachstum: Die Geschwindigkeit des Tumorwachstums hängt von der **Generationszeit** ab, d. h. von der Dauer des Zellzyklus, der wiederum durch den Gewebetyp determiniert wird. Eine wesentliche Rolle spielt die sog. **Wachstumsfraktion** – das ist der Anteil der sich teilenden (proliferierenden) Zellen von der Gesamtzellzahl des Tumors. Als **Verdopplungszeit** wird die Zeit bezeichnet, die ein Tumor benötigt, um sich in seiner Größe zu verdoppeln.

▶ **Merke.** Nur Krebsarten mit sehr kurzen Verdopplungszeiten (z. B. akute lymphatische Leukämie [beim Kind]) können mit alleiniger Chemotherapie geheilt werden.

Zu Beginn des Tumorwachstums ist die Wachstumsfraktion meist relativ hoch, sie wird aber mit größer werdender Tumormasse immer kleiner, sodass die anfangs exponentiell verlaufende Wachstumskurve zunehmend abflacht (sog. **Gombertz-Kinetik**; Abb. **C-15.3**). Diese Abnahme ist durch einen Nährstoffmangel und durch einen Übertritt in die G0-Ruhephase bedingt.

Die Wachstumsfraktion nimmt mit zunehmender Tumormasse ab (sog. **Gombertz-Kinetik**; Abb. **C-15.3**).

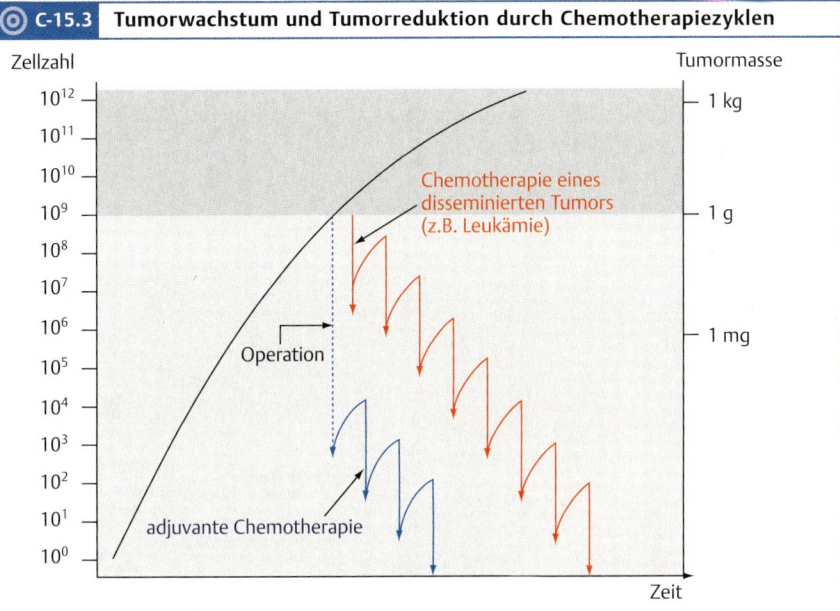

C-15.3 Tumorwachstum und Tumorreduktion durch Chemotherapiezyklen

Oberhalb von 1 g Tumormasse (10^9 Zellen) wird der Tumor in der Regel erkennbar. Durch eine adjuvante Chemotherapie sollen die nach einer Operation verbliebenen Tumorreste eliminiert werden. Jeder Chemotherapiezyklus vermindert die Tumorzellzahl um den gleichen Prozentsatz (s. a. S. 659), solange keine Resistenz auftritt.

Therapieansätze: Zytostatika wirken praktisch ausschließlich auf **proliferierende** Zellen (d. h. auf Zellen, die sich im Zellzyklus befinden) und damit besonders gut gegen Tumoren mit einer hohen Wachstumsfraktion und einer kurzen Verdopplungszeit.
- **Phasenspezifische** Zytostatika wirken nur in bestimmten Zellzyklusphasen. So greifen z. B. Antimetabolite vorwiegend in der S-Phase an, während Mitosehemmstoffe nur in der M-Phase wirken.
- **Phasenunspezifische** Zytostatika sind dagegen praktisch in allen Phasen des Zellzyklus wirksam. Zu dieser Gruppe zählen die meisten alkylierenden Zytostatika.

Therapieansätze: Zytostatika wirken praktisch ausschließlich auf **proliferierende** Zellen. Man unterscheidet **phasenspezifische** Zytostatika, z. B. Mitosehemmstoffe, von **phasenunspezifischen** Zytostatika, z. B. alkylierende Zytostatika.

▶ **Merke.** Durch die Kombination mehrerer Zytostatika können Tumorzellen in unterschiedlichen Zyklusphasen abgetötet werden. Auch einer Resistenzentwicklung kann dadurch entgegengewirkt werden.

Die Wirkung der **zielgerichteten Tumortherapeutika** erfolgt unabhängig von der Zellzyklusphase (s. u.). Angriffspunkte sind hier biologische Besonderheiten der Tumorzellen, wie die Überexpression von membranständigen Rezeptoren (z. B. HER-2 beim Mammakarzinom).

Zielgerichtete Tumortherapeutika wirken nicht auf den Zellzyklus, sondern auf biologische Besonderheiten der Tumorzellen, z. B. Rezeptoren (s. u.).

Resistenz gegenüber Tumortherapeutika: Die Unempfindlichkeit von Tumorzellen gegenüber Tumortherapeutika entsteht in der Regel durch **Mutationen** und die anschließende therapiebedingte **Selektion** der Tumorzellen mit Überlebensvorteil. Für die Resistenzentwicklung gibt es unterschiedliche Mechanismen (Abb. **C-15.4**):

Resistenz gegenüber Tumortherapeutika: Die Unempfindlichkeit gegenüber Tumortherapeutika entsteht meist durch **Mutationen** und anschließende therapiebedingte **Selektion**. Es gibt eine Vielzahl von Mechanismen

(Abb. **C-15.4**), u. a. **erhöhte DNA-Reparatur, Überexpression von Zielproteinen** und **höher aktiver Auswärtstransport**. Darüber hinaus können auch Polymorphismen, z. B. von Zielproteinen, eine Resistenz bedingen.

- **verminderte Aufnahme** des Zytostatikums (z. B. durch verminderte Expression des Folattransporters bei Methotrexat)
- **erhöhte DNA-Reparatur** zytostatikainduzierter Schäden (z. B. alkylierende Zytostatika)
- **Überexpression von Zielproteinen** für Zytostatika (z. B. Dihydrofolat-Reduktase bei Methothrexat)
- **verminderte Aktivierung** einer Vorstufe (z. B. bei Antimetaboliten)
- **erhöhte Inaktivierung** des Zytostatikums
- **Hemmung der Apoptose** durch die Überexpression von antiapoptotischen Proteinen
- **erhöhter aktiver Auswärtstransport** des Zytostatikums durch Überexpression von ABC-Transportern wie P-Gp = P-Glykoprotein (transportiert z. B. Anthrazykline und Mitosehemmstoffe); häufigste Ursache einer Mehrfachresistenz.

Bekannt sind auch Polymorphismen von z. B. Zielproteinen für den Tyrosinkinase-Hemmer Imatinib oder von Tamoxifen. Solche Polymorphismen bewirken eine Resistenz. Mithilfe von Gentests kann diese Resistenz bei Patienten überprüft und die Therapie ggf. angepasst werden.

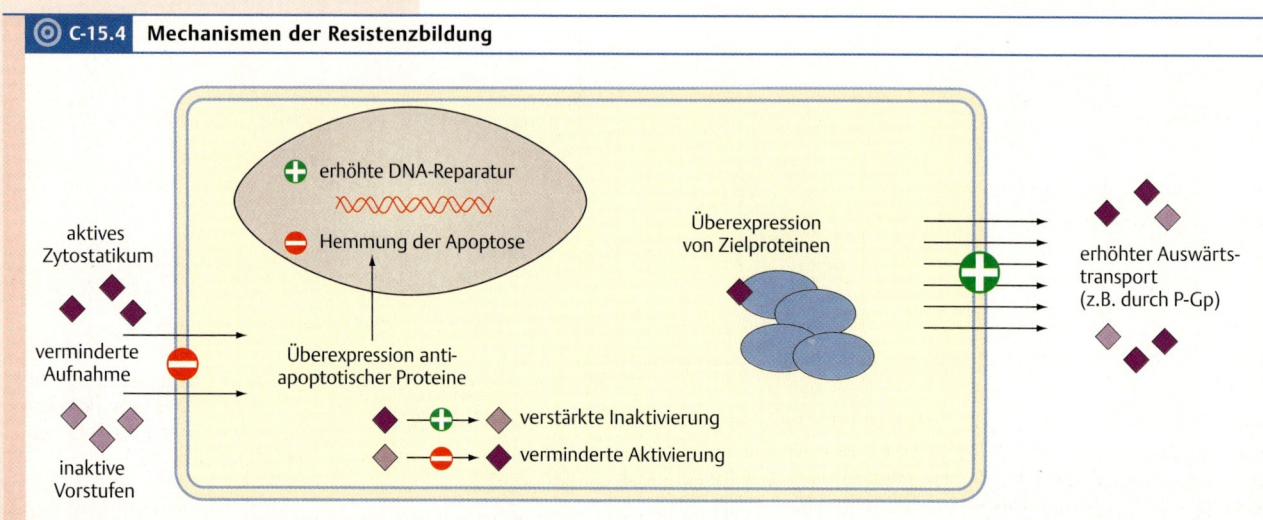

C-15.4 Mechanismen der Resistenzbildung

Von **scheinbarer Resistenz** spricht man, wenn aufgrund von Nebenwirkungen oder schlechter Penetration die benötigte Dosis nicht verabreicht werden kann.

Tumormarker: Zur Diagnostik und Therapiekontrolle stehen einige Tumormarker wie z. B. **CEA** und **PSA** zur Verfügung.

Scheinbare Resistenzen liegen vor, wenn aufgrund toxischer Nebenwirkungen die benötigte Dosis nicht verabreicht werden kann oder wenn aufgrund schlechter Penetration (z. B. schlechte Tumordurchblutung oder zu geringe Blut-Hirn-Schranken-Gängigkeit) keine ausreichende Konzentration im Tumorgewebe möglich ist.

Tumormarker: Für die klinische Diagnostik und die Kontrolle des Therapieerfolges stehen für einige Tumorerkrankungen im Blut messbare Tumormarker zur Verfügung, wie z. B. **CEA** (karzinoembryonales Antigen, ein Glykoprotein) beim Kolonkarzinom oder **PSA** (Prostata-spezifisches Antigen, eine Serin-Protease) beim Prostatakarzinom.

15.2 Unselektiv zytotoxische Chemotherapeutika (Zytostatika)

Unter einer Krebs-Chemotherapie versteht man meist den Einsatz **unselektiv** auf proliferierende Zellen wirkender konventioneller Zytostatika.

Wirkungsmechanismus: Die meisten Zytostatika interagieren mit der DNA oder DNA-Bausteinen. Weitere Angriffspunkte sind die

Unter einer Krebs-Chemotherapie versteht man in der Regel den Einsatz der konventionellen Zytostatika. Diese hemmen **unselektiv** das Wachstum proliferierender Zellen und wirken dadurch nicht nur auf Tumorzellen zytotoxisch, sondern auch auf gesunde Zellen mit einer hohen Proliferationsrate (s. Nebenwirkungen).

Wirkungsmechanismus: Die meisten Zytostatika erzielen ihre zytotoxische Wirkung durch Interaktion mit der **DNA** bzw. mit **DNA-Bausteinen** und deren Synthese. Hier wirken Antimetabolite (Folsäure-, Purin-, Pyrimidin-Analoga), alkylierende Zytosta-

C-15.5 Therapieansätze der Zytostatika

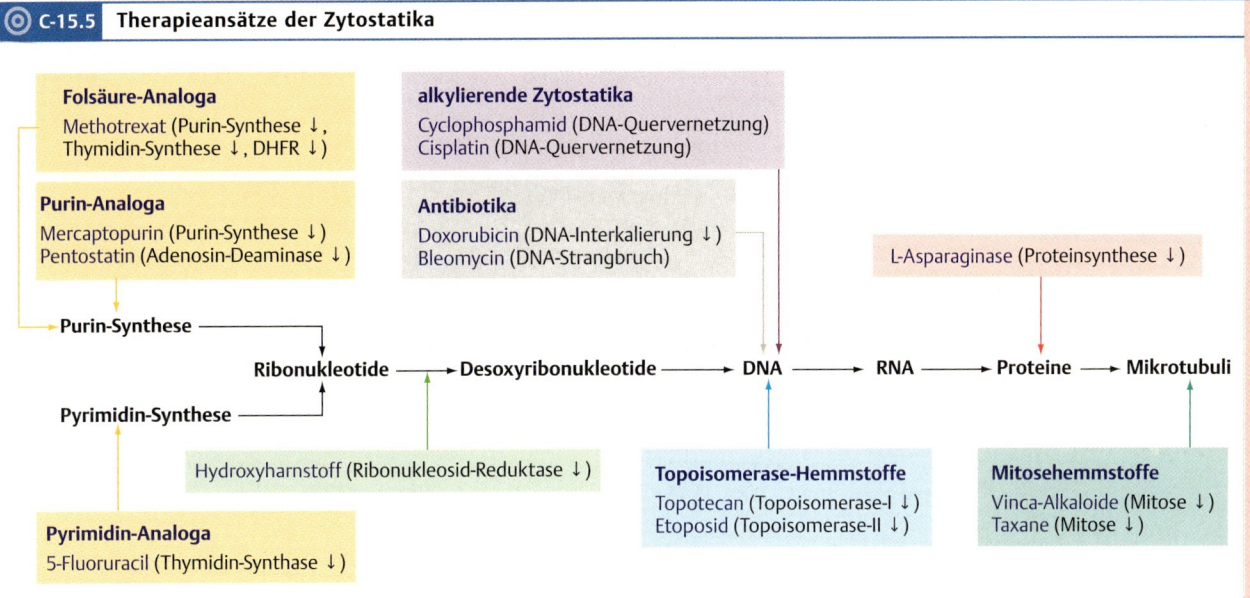

Der Wirkungsmechanismus der beispielhaft genannten Substanzen ist in Klammer angegeben, wobei eine Hemmung durch einen Pfeil nach unten gekennzeichnet wird.

tika, Topoisomerase-Hemmer, zytostatisch wirkende Antibiotika und Hydroxyharnstoff. Die **Proteinsynthese** wird durch Asparaginase gehemmt, die **Mitose** kommt durch das Eingreifen der Mitosehemmer (Vinca-Alkaloide, Taxane) zum Stillstand. Die Angriffspunkte wesentlicher Zytostatika sind in Abb. **C-15.5** dargestellt.

Unerwünschte Wirkungen: Die Wirkung der Zytostatika richtet sich auch **gegen gesundes Gewebe** mit einem hohen Zellumsatz, sog. **Wechselgewebe** (Schleimhäute des Verdauungstraktes, Haarfollikel, Knochenmark). Die Nebenwirkungen sind z. T. schwerwiegend und hängen nicht nur von der Dosis und dem eingesetzten Zystostatikum ab, sondern auch von der Komedikation, dem Allgemeinzustand (Nieren- und Leberfunktion) und den Begleiterkrankungen des Patienten sowie von vorausgegangenen Chemotherapien.

Die **Nebenwirkungen** der Zytostatika betreffen so gut wie alle Organsysteme (Tab. **C-15.1**). Am häufigsten sind:
- Müdigkeit, Erschöpfung **(Fatigue-Syndrom)**
- **Übelkeit, Erbrechen**
- **Haarausfall**
- **Schleimhautschäden** des Verdauungstraktes: Mukositis, Stomatitis, Ösophagitis, Enteritis
- **Knochenmarksuppression** (Myelosuppression): Granulozytopenie → Lymphopenie → Thrombopenie → Anämie. Problematisch sind insbesondere die Leukopenie (Infektionsgefahr!) und die Thrombopenie (Blutungsgefahr!).

▶ **Klinischer Bezug.** Die Wirkmechanismen und die geringe therapeutische Breite bedingen, dass sich die z. T. schweren Nebenwirkungen nicht vermeiden lassen und häufig in Kauf genommen werden. Umso wichtiger sind daher **regelmäßige Kontrolluntersuchungen** und eine entsprechende **supportive Therapie** (s. u.).

Besondere Vorsichtsmaßnahmen gelten auch beim Umgang mit Zytostatika, da einige Subtanzen (z. B. Vinblastin und zytostatische Antibiotika) bei versehentlicher paravenöser Gabe Nekrosen und Ulzerationen auslösen können.

▶ **Merke.** Da die meisten Zytostatika aufgrund ihres Wirkmechanismus **mutagen** und **embryotoxisch** wirken, sollten sie nicht in der Schwangerschaft verabreicht werden (zumindest nicht im 1. Trimenon).

Proteinsynthese oder die Mitose (Abb. **C-15.5**).

Unerwünschte Wirkungen:
- Die Wirkung der Zytostatika richtet sich auch **gegen gesundes Gewebe** mit einem hohen Zellumsatz, sog. **Wechselgewebe** (Schleimhäute des Verdauungstraktes, Haarfollikel, Knochenmark).

Nebenwirkungen sind (Tab. **C-15.1**):
- Fatigue-Syndrom
- Übelkeit, Erbrechen
- Haarausfall
- Schleimhautschäden
- Knochenmarksuppression mit z. B. Leukopenie, Thrombopenie

▶ **Klinischer Bezug.**

Bei paravenöser Gabe verursachen Zytostatika z. T. Nekrosen.

▶ **Merke.**

C-15.1 Nebenwirkungen der Zytostatika

Nebenwirkung	auslösende(r) Wirkstoff(e)
Sofortreaktionen (innerhalb von Stunden; reversibel)	
- Übelkeit, Erbrechen, Diarrhö	alle Zytostatika - **hoch** emetogen: Cisplatin, Dacarbazin, Stickstoff-Lost-Derivate - **gering** emetogen: z. B. Bleomycin und Vinca-Alkaloide
- allergische Reaktionen	Asparaginase, Bleomycin
- Fieber	viele Zytostatika
- Blutdruckabfall	viele Zytostatika
Frühreaktionen (innerhalb mehrerer Tage; reversibel)	
- Knochenmarksuppression (Leukopenie, Thrombozytopenie, Anämie)	induziert von den meisten Zytostatika (oft dosislimitierend) Ausnahmen: Vincristin und Bleomycin
- Immunsuppression	fast alle Zytostatika
- Schleimhautschäden (Mukositis, Stomatitis)	Methotrexat, 5-Fluorouracil, Nitrosoharnstoffe
- Haarausfall (Alopezie)	viele Zytostatika
- Dermatitis	Bleomycin
- Leberschädigung	v. a. Methotrexat und Nitrosoharnstoffe
- Nierenschädigung	Platin-Verbindungen, hoch dosiertes Methotrexat
- hämorrhagische Zystitis	Cyclophosphamid, Ifosfamid, Trofosfamid
- Hyperurikämie (durch Tumorzerfall infolge der Chemotherapie)	Cladribin (und viele andere Zytostatika)
verzögerte oder späte Nebenwirkungen (nach Monaten bis Jahren; z. T. irreversibel)	
- verzögerte Leukopenie und Anämie	Nitrosoharnstoffe, Mitomycin
- Kardiomyopathie, Herzversagen	Anthrazykline
- Polyneuropathien	Vinca-Alkaloide, Platin-Verbindungen
- interstitielle Pneumonie und Lungenfibrose	Methotrexat, Bleomycin, Nitrosoharnstoffe
- Azoospermie, Amenorrhö	viele Zytostatika
- Wachstumshemmung bei Kindern	viele Zytostatika
- Induktion von Zweittumoren	alkylierende Zytostatika

Supportivtherapie:
- **Übelkeit und Erbrechen:** stets antiemetische Prophylaxe und Therapie u. a. mit MCP, Ondansetron
- **Knochenmarksuppression:** Antibiotika/Antimykotika bei Neutropenie oder Infektion; Granulozytenkonzentrate oder G-CSF; Thrombozytenkonzentrate, Erythrozytenkonzentrate, ggf. EPO.
- **Diarrhö:** z. B. Loperamid
- **Mundschleimhautschäden:** Adstringenzien; in schwersten Fällen Gabe von Keratozyten-Wachstumsfaktoren

Supportivtherapie:
- **Übelkeit und Erbrechen:** Bereits beim ersten Chemotherapiezyklus muss eine antiemetische Prophylaxe und Therapie erfolgen. Zum Einsatz kommen Metoclopramid, 5-HT$_3$-Antagonisten (z. B. Ondansetron), Dexamethason, der NK$_1$-Antagonist Aprepitant oder Kombinationen davon (s. S. 559).
- **Knochenmarksuppression:**
  - Antibiotika/Antimykotika (z. B. Levofloxacin, Amphotericin B): bei länger dauernder Neutropenie oder Zeichen einer Infektion
  - Granulozytenkonzentrate oder G-CSF (Granulozyten-Kolonie-stimulierender Faktor, z. B. Lenograstim): bei Neutropenie (Granulozytopenie + Lymphopenie), v. a. bei akuter Agranulozytose
  - Thrombozytenkonzentrate: bei Thrombopenie (Gerinnungsstörung mit Blutungsneigung)

- Erythrozytenkonzentrate, evtl. Erythropoetin (z. B. Epoetin alfa): bei ausgeprägter Anämie.
- **Diarrhö:** z. B. Loperamid
- **Mundschleimhautschäden** (Mukositis, Stomatitis): Adstringenzien; in schwersten Fällen, wie z. B. bei einer Hochdosis-Chemotherapie, Gabe von Palifermin (Keratozyten-Wachstumsfaktor)
- **Tumorlyse-Syndrom** (Hyperurikämien und Harnsäurenephropathien): Zufuhr von reichlich Flüssigkeit und Gabe von Allopurinol oder ggf. Rasburicase.
- **Tumorschmerz:** nach WHO-Schema s. S. 251.

Therapieprinzipien: Zytostatika werden in der Regel **intermittierend** (d. h. in mehreren **Therapiezyklen**) verabreicht, um die Wirkung ohne Erhöhung der Toxizität zu steigern. Jeder Therapiezyklus führt dabei zu einer schrittweisen Reduktion der Tumormasse (solange keine Resistenz auftritt). Im therapiefreien Intervall kommt es wieder zu einem leichten Anstieg der Tumorzellzahl, wodurch ein sägezahnartiger Abfall der Wachstumskurve entsteht (Abb. **C-15.3**, S. 655). Auch normales schnell proliferierendes Gewebe (v. a. Knochenmark, Darmepithel) bekommt so die Gelegenheit, sich zwischen den Zyklen zu erholen. Zur Verzögerung einer Resistenzentwicklung erfolgt die Therapie in der Regel als Polychemotherapie bzw. **Kombinationschemotherapie** unter Einsatz von Chemotherapeutika mit unterschiedlichen Wirkmechanismen. Im Rahmen einer **Hochdosis-Chemotherapie** werden zur Tumorbeseitigung und Resistenzüberwindung kurzfristig bis zu 10-fach höhere Zytostatikadosen verabreicht. Da dies zu einer kompletten Zerstörung des blutbildenden Systems im Knochenmark führt, wird im Anschluss – sofern möglich – eine autologe Blutstammzell- oder Knochenmarktransplantation durchgeführt.

- **Tumorlyse-Syndrom** (Hyperurikämien, Harnsäurenephropathien): ++ Flüssigkeit und Gabe von Allopurinol oder ggf. Rasburicase
- **Tumorschmerz:** nach WHO-Schema

Therapieprinzipien: Zytostatika werden in der Regel **intermittierend** (d. h. in mehreren **Therapiezyklen**) verabreicht, um die Wirkung ohne Erhöhung der Toxizität zu steigern (Abb. **C-15.3**, S. 655). Um die Resistenzentwicklung zu verzögern, wird meist eine **Kombinationschemotherapie** eingesetzt. Im Rahmen einer **Hochdosis-Chemotherapie** werden kurzfristig bis zu 10-fach höhere Zytostatikadosen verabreicht. Im Anschluss daran muss meist eine autologe Blutstammzell- oder Knochenmarktransplantation durchgeführt werden.

15.2.1 Antimetabolite

Antimetabolite sind den natürlichen Nukleinsäurebausteinen strukturell sehr ähnlich (Abb. **C-15.6**). Im Einzelnen handelt es sich um **Analoga der Folsäure**, **der Purine** Adenin und Guanin sowie **der Pyrimidine** Cytosin, Uracil und Thymin (Tab. **C-15.2**). Die Purin- und Pyrimidin-Analoga werden entweder als falsche Bausteine in die RNA bzw. DNA eingebaut oder verhindern den korrekten Einbau der natürlichen Bausteine. Hierdurch stören sie phasenspezifisch (vorwiegend in der S-Phase) die Zellteilung.

15.2.1 Antimetabolite

Antimetabolite sind **Analoga von Folsäure**, **Purinen** und **Pyrimidinen** (Tab. **C-15.2**), die als falsche Bausteine verarbeitet werden und in der Folge phasenspezifisch die Zellteilung stören.

C-15.6 Chemische Struktur der Antimetabolite

Folsäure-Analoga

Reste	R_1	R_2
Folsäure	OH	H
Methotrexat	NH_2	CH_3

Purin-Analoga

Reste	R_1	R_2
Adenin	NH_2	H
Guanin	OH	NH_2
6-Mercaptopurin	SH	H
6-Thioguanin	SH	NH_2

Pyrimidin-Analoga

Reste	R_1	R_2	R_3	R_4	R_5
Cytosin	H	OH	NH_2	H	H
Thymin	H	OH	OH	CH_3	H
Uracil	H	OH	OH	H	H
Cytarabin	Arabinose	OH	NH_2	H	H
5-Fluorouracil	H	OH	OH	F	H

a   b   c

C-15.2 Antimetabolite (Auswahl)

Substanzen	Indikationen	Dosierungen*	Unerwünschte Wirkungen
Folsäure-Analoga			
Methotrexat	ALL, NHL, Mammakarzinom, Lymphome, Osteosarkom	> 1000 mg/m² i. v.	Myelosuppression, Mukositis, leber-/lungentoxisch
Pemetrexed	Pleuramesotheliom, nichtkleinzelliges Bronchialkarzinom	500 mg/m² i. v.	Myelosuppression, neurotoxisch, nephrotoxisch
Purin-Analoga			
6-Mercaptopurin	ALL	50 – 75 mg/kg/d p. o.	Myelosuppression, Stomatitis, lebertoxisch, Hyperurikämie
Pentostatin	Haarzell-Leukämie	4 mg/m² i. v. 14-tägig	Myelosuppression, starke Unterdrückung der CD_4^+-Lymphozyten
Cladribin	Haarzell-Leukämie (Mittel der Wahl)	0,09 mg/kg/d i. v. für 7 Tage	Myelosuppression, Hyperurikämie
Pyrimidin-Analoga			
5-Fluorouracil (5-FU)	kolorektales Karzinom, Mammakarzinom	200 – 750 mg/m²/d i. v. für 5 Tage	Myelosuppression, Mukositis, palmoplantare Erythrodysästhesie (Hand-Fuß-Syndrom)
Capecitabin	kolorektales Karzinom, Mammakarzinom	initial 2 × 1250 mg/m²/d p. o. für 2 Wochen	s. 5-FU
Gemcitabin	Pankreas- und Harnblasenkarzinom, nichtkleinzeliges Bronchialkarzinom	1 × 1000 mg/m²/Woche i. v.	Myelosuppression, Dyspnoe, Hautausschlag

* Angaben in m² beziehen sich auf m² Körperoberfläche; ALL = akute lymphatische Leukämie, NHL = Non-Hodgkin-Lymphom.

Folsäure-Analoga

Methotrexat (MTX)

Struktur, Wirkungsmechanismus und Wirkungen: MTX (Abb. **C-15.6a**) **hemmt** das Enzym **Dihydrofolsäure-Reduktase** und wirkt **zytotoxisch**. In niedrigen Dosierungen wirkt MTX **immunsuppressiv**.

Pharmakokinetik: MTX wird in Dosierungen **bis 30 mg/m² oral**, in höheren Dosen (Hochdosis **bis zu 20 g**) **intravenös** verabreicht.

▶ **Klinischer Bezug.**

Indikationen: ALL, Non-Hodgkin-Lymphome, Osteosarkome, Mamma-CA, andere Lymphome.

Unerwünschte Wirkungen: Neben Zytostatika-typischen Nebenwirkungen kann es zu **Leber-** und **Nierenfunktionsstörungen** kommen. Bei Auftreten einer bedrohlichen Leukopenie wird **Folinsäure** als Antidot verabreicht.

Folsäure-Analoga

Methotrexat (MTX)

Struktur, Wirkungsmechanismus und Wirkungen: Methotrexat (MTX) **hemmt** als Folsäure-Analogon (Abb. **C-15.6a**) und falsches Substrat das Enzym **Dihydrofolsäure-Reduktase**, welche Folsäure in die biologisch wichtige Tetrahydrofolsäure (FH_4) überführt (Abb. B-5.4 auf S. 187). Der Mangel an FH_4 führt zu einer Hemmung der Purin- und Thymidinsynthese und beeinträchtigt damit die DNA- und RNA-Synthese. Neben den **zytotoxischen** Effekten entfaltet MTX in niedrigen Dosierungen auch eine **immunsuppressive** Wirkung.

Pharmakokinetik: Methotrexat kann in Dosierungen **bis 30 mg/m² oral** verabreicht werden und wird dann relativ gut über Folsäuretransporter resorbiert. Hohe Dosen werden zunehmend schlechter resorbiert und deshalb **intravenös** verabreicht (in Hochdosierung **bis zu 20 g**). Methotrexat und der aktive Hauptmetabolit 7-OH-Methotrexat werden überwiegend renal ausgeschieden.

▶ **Klinischer Bezug.** Da MTX bei Krebserkrankungen fast immer **hochdosiert** in Kombination mit anderen Zytostatika (z. B. bei Mammakarzinom mit Cyclophosphamid und 5-Fluoruracil) verabreicht wird, muss dies als **intravenöse** Infusion erfolgen.

Indikationen: Akute lymphatische Leukämie, Non-Hodgkin-Lymphome, Osteosarkome, Mammakarzinom und andere Lymphome. Zur Anwendung als Immunsuppressivum s. S. 187.

Unerwünschte Wirkungen: Neben den typischen unerwünschten Wirkungen der Zytostatika (s. o.) stehen **Leber-** und **Nierenfunktionsstörungen** im Vordergrund. Bei hohen Dosierungen kann es zu Ausfällungen von 7-OH-Methotrexat in der Niere kommen, weshalb bei Niereninsuffizienz ein Monitoring der Methotrexatspiegel mit Dosisanpassung notwendig ist. Bei Auftreten einer bedrohlichen Leukopenie wird das Antidot **Folinsäure** (Leukovorin, $CHO-FH_4$) verabreicht.

> **▶ Klinischer Bezug.** Folinsäure wird 24 Stunden nach Beendigung der Methotrexat-Infusion alle 6 Stunden so lange gegeben, bis der Methotrexatspiegel < 0,1 μM ist.

Pemetrexed

Pemetrexed zeigt ähnliche Wirkungen und Nebenwirkungen wie Methotrexat. Neben der Dihydrofolat-Reduktase hemmt es auch die folatabhängigen Schlüsselenzyme der Thymidin- und Purinnukleotid-Synthese. Es ist indiziert zur Behandlung des **nichtkleinzelligen Bronchialkarzinoms** und (in Kombination mit Cisplatin) zur Therapie des **Pleuramesothelioms**. Näheres s. Tab. **C-15.2**.

Purin-Analoga

6-Mercaptopurin, 6-Thioguanin

Struktur, Wirkungsmechanismus und Wirkungen: Die Purin-Analoga 6-Mercaptopurin (auch ein **Azathioprin-Metabolit**, Näheres s. S. 185) und 6-Thioguanin (Abb. **C-15.6b**) sind Prodrugs und können erst nach intrazellulärer Umwandlung in die entsprechenden Ribonukleotide die **Purinsynthese hemmen**. 6-Mercaptopurin wird in Thioinosin-Monophosphat (TIMP) und 6-Thioguanin in Thioguanosin-Monophosphat (TGMP) umgewandelt. Diese aktivierten Wirkstoffe führen zu einem Mangel der natürlichen Purin-Nukleotide ATP und GTP. Durch den Einbau der falschen Nukleotide (TIMP, TGMP) kommt es schließlich zu **DNA-Strangbrüchen**.

Pharmakokinetik: 6-Mercaptopurin und 6-Thioguanin werden oral verabreicht und besitzen eine geringe orale Bioverfügbarkeit (6-Thioguanin: ca. 20–30%). Bei der Inaktivierung sind zwei Enzyme bedeutsam: die **TPMT** (Thiopurin-S-Methyltransferase) und die allopurinolsensitive **Xanthinoxidase** (s. a. S. 427). Beim Abbauweg über die Xanthinoxidase wird 6-Mercaptopurin zu 6-Thioharnsäure metabolisiert; 6-Thioguanin wird dagegen zunächst mittels Guanase zum bereits inaktiven Thioxanthin desaminiert und dann erst mittels Xanthinoxidase zu 6-Thioharnsäure abgebaut.

> **▶ Klinischer Bezug.** Im Gegensatz zu 6-Mercaptopurin führt die gleichzeitige Gabe von **Allopurinol** (Xanthinoxidase-Hemmstoff) bei 6-Thioguanin nicht zu klinisch relevanten Wechselwirkungen, sodass keine Verringerung der Dosis erforderlich ist.

Indikationen: Beide Wirkstoffe werden zur Therapie der akuten lymphatischen Leukämie, 6-Thioguanin zusätzlich auch bei akuter myeloischer Leukämie eingesetzt. Zur Anwendung von 6-Mercaptopurin als Immunsuppressivum s. S. 185.

Unerwünschte Wirkungen:
- 6-Mercaptopurin: s. Tab. **C-15.2** und S. 185.
- 6-Thioguanin: sehr häufig Myelosuppression (Leukozytopenie, Thrombozytopenie), gastrointestinale Intoleranz sowie Leber- und Nierenfunktionsstörungen.
- Beide: massive Wirkungsverstärkung bei genetisch bedingtem TPMT-Mangel.

Pentostatin

Pentostatin ist ein **Inhibitor der Adenosin-Deaminase** (ADA) – ein Enzym, das mit hoher Aktivität im lymphatischen Gewebe (v. a. in T-Zellen) vorkommt. Die Hemmung des Enzyms führt zur Anreicherung von Desoxy-ATP, das die Ribonukleotid-Reduktase und damit die DNA-Synthese blockiert. Es ist indiziert zur **Behandlung einer Haarzell-Leukämie**, ein niedrig-malignes B-Zell-Lymphom. Mögliche **unerwünschte Wirkungen** sind eine Myelosuppression mit ausgeprägter Unterdrückung der CD_4^+-Lymphozyten, häufiges Auftreten von Herpes-zoster-Infektionen, Hautexanthemen, Müdigkeit und Verschlechterung der Nierenfunktion.

> **▶ Merke.** Während der Behandlung muss auf eine ausreichende Flüssigkeitszufuhr geachtet werden. Bei einer Kreatinin-Clearance < 60 ml/min ist Pentostatin kontraindiziert.

Cladribin, Fludarabin

Cladribin und **Fludarabin** werden nach intrazellulärer Phosphorylierung in die DNA eingebaut und lösen DNA-Strangbrüche mit Apoptose aus. Darüber hinaus hemmen sie die Ribonukleotid-Reduktase und Fludarabin zusätzlich die DNA-Polymerase und -Ligase. Da sowohl die DNA-Synthese als auch die DNA-Reparatur blockiert wird, ist die zytotoxische Wirkung unabhängig von der Zellzyklusphase. Cladribin ist Mittel der Wahl bei **Haarzell-Leukämie**, Fludarabin kommt bei der **chronischen lymphatischen Leukämie** zum Einsatz. Als unerwünschte Wirkung kann eine **Myelosuppression** mit ausgeprägter Unterdrückung der CD_4^+-Lymphozyten auftreten, wobei diese Nebenwirkungen aber geringer ausgeprägt ist als bei Pentostatin.

▶ **Merke.** Keine Kombination von Fludarabin mit Pentostatin (→ tödliche Lungenschäden!).

Pyrimidin-Analoga

5-Fluorouracil (5-FU)

Struktur, Wirkungsmechanismus und Wirkungen: 5-Fluorouracil (5-FU; Abb. C-15.6c) wird intrazellulär durch Verknüpfung mit Ribose bzw. Desoxyribose und Phosphorylierung zu 5-Fluorodesoxyuridin-Monophosphat (5-FdUMP) umgewandelt. 5-FdUMP hemmt als „Suizid"-Substrat irreversibel die **Thymidilat-Synthase** und damit die Bildung von Thymidinnukleotiden für die DNA-Synthese.

▶ **Merke.** Die gleichzeitige Gabe von **Folinsäure** erhöht die Hemmung der Thymidylat-Synthetase und damit die zytotoxische Wirkung von 5-FU.

Zusätzlich werden die Metabolite 5-Fluorouridin-Triphosphat und 5-Fluorodesoxyuridin-Triphosphat als falsches Nukleotid in die RNA bzw. DNA eingebaut und stören so deren Funktion.

Pharmakokinetik: 5-FU wird **intravenös** verabreicht und ist gut liquorgängig. Der Abbau erfolgt über die Dihydropyrimidin-Dehydrogenase (DPD).

Indikationen: Fortgeschrittene Stadien von **kolorektalem Karzinom**, Magenkarzinom, Pankreaskarzinom und **Mammakarzinom**.

Unerwünschte Wirkungen: Dosislimitierende Myelosuppression (Neutropenien, Thrombozytopenien, Anämie) sowie Hyperurikämie, Bronchospasmen, Mukositis und Alopezie. Bei i. v.-Dauerinfusion kann es zu einem **„Hand-Fuß-Syndrom"** (palmoplantare Erythrodysästhesie) kommen. Bei Patienten mit einem **genetisch bedingten DPD-Mangel** (häufig Punktmutation im DPD-Gen) besteht aufgrund des gestörten 5-FU-Abbaus ein hohes Risiko für lebensbedrohliche Nebenwirkungen. Deshalb wird vor Therapiebeginn eine Testung auf diese Mutation empfohlen.

Wechselwirkungen: 5-FU darf nicht zusammen mit DPD-Inhibitoren wie Brivudin, Sorivudin und Analoga eingenommen werden (→ drastische Erhöhung der 5-FU-Plasmakonzentration und Toxizität).

▶ **Exkurs.** **Orale 5-FU-Prodrugs**
Capecitabin und **Tegafur** sind Vorstufen (Prodrugs) des zytotoxischen Metaboliten 5-Fluorouracil (5-FU). Da sie eine gute enterale Resorption zeigen, können sie **oral** zugeführt werden (Tegafur in Kombination mit Uracil). Indikationen sind kolorektale Tumoren und das Mammakarzinom. Beide Substanzen zeigen bei ähnlich guter Wirksamkeit z. T. weniger stark ausgeprägte Nebenwirkungen wie 5-FU; das Fuß-Hand-Syndrom wird bei Capecitabin häufiger beobachtet.

Gemcitabin, Cytarabin

Gemcitabin ist ein Desoxycytidin-Analogon, das nach intrazellulärer Bildung des Triphosphats als falsche Base in die DNA eingebaut wird und dadurch eine Hemmung der DNA-Replikation auslöst. Zusätzlich hemmt es die Ribonukleotid-Reduktase. Gemcitabin wird intravenös zur Behandlung von **Pankreaskarzinomen**, nichtkleinzelligen Bronchialkarzinomen und Harnblasenkarzinomen verabreicht. Nebenwirkungen s. Tab. **C-15.2**.

Cytarabin ist ein Isomer des Nukleosids Cytidin (Abb. **C-15.6c**). Es wird nach Phosphorylierung als falscher Baustein (Cytosinarabinosidtriphosphat) in die DNA eingebaut. Zusätzlich hemmt Cytarabin auch DNA-Reparaturmechanismen und wirkt fast ausschließlich während der S-Phase des Zellzyklus zytotoxisch. Cytarabin wird insbesondere zur Therapie der akuten myeloischen und der akuten lymphoblastischen Leukämie eingesetzt. Nebenwirkungen sind: Myelosuppression, Mukositis, Alopezie, Neurotoxizität (Cerebellitis), Konjunktivitis, Dyspnoe und Leberschädigung.

Cytarabin (Abb. **C-15.6c**) wird v. a. zur Behandlung der AML und ALL eingesetzt. Nebenwirkungen sind u. a. Myelosuppression, Neurotoxizität und Leberschädigung.

15.2.2 Alkylierende Zytostatika

Die alkylierenden Zytostatika (Alkylanzien; s. Tab. **C-15.3**) sind sehr reaktionsfähige Substanzen, die kovalent an **nukleophile Gruppen** der DNA (z. B. mit dem N7-Stickstoff im Guanin), der RNA und von Proteinen binden und diese **alkylieren**. Sie können durch eine Vernetzung **(Cross Linking)** gegenüberliegender DNA-Stränge, abnorme DNA-Basenpaarung oder durch Induktion von DNA-Strangbrüchen die DNA-Replikation und damit die Zellteilung hemmen sowie zusätzlich mit funktionell wichtigen Proteinen interagieren.

15.2.2 Alkylierende Zytostatika

Alkylanzien (Tab. **C-15.3**) sind sehr reaktionsfähige Substanzen, die kovalent an **nukleophile Gruppen** von DNA, RNA und Proteinen binden und diese **alkylieren**. Sie können durch Vernetzung **(Cross Linking)**, die DNA-Replikation hemmen und mit Proteinen interagieren.

C-15.3 Alkylierende Zytostatika (Auswahl)

Substanzen	Indikationen	Dosierungen*	unerwünschte Wirkungen
Stickstoff-Lost-Derivate			
Cyclophosphamid	Morbus Hodgkin, NHL, Leukosen, Bronchial-, Ovarial- und Mammakarzinom, Plasmozytom	200 – 300 mg/m² /d i. v. oder p. o.	Myelosuppression, hämorrhagische Zystitis (Prophylaxe mit Mesna)
Trofosfamid	NHL (palliativ; nach Versagen der Standardtherapie)	100 mg/d p. o.	wie Cyclophosphamid
Ifosfamid	Hodentumoren, Weich-teilsarkome, Bronchial-, Zervix- und Ovarialkarzinom	60 mg/kg/d i. v. für 5 Tage	wie Cyclophosphamid, Enzephalopathie (30 %)
Chlorambucil	CLL, NHL	initial 0,4 mg/kg 14-tägig p. o.	Myelosuppression, reversible Lungenfibrose
Melphalan	multiples Myelom, Seminom, Melanom, Mamma- und Ovarialkarzinom	0,2 mg/kg/d p. o. für 4 – 5 Tage oder 15 mg/m² i. v.	wie Chlorambucil
Ethylenimine			
Thiotepa	lokal: Harnblasenkarzinom systemisch: Mamma- und Ovarialkarzinom	bis 60 mg lokal bzw. i. v. pro Woche	Myelosuppression, neurotoxisch, Hautveränderungen
Nitrosoharnstoffe			
Carmustin (BCNU)	Medulloblastom, Glioblastom, Astrozytom, Morbus Hodgkin	100 – 200 mg/m² i. v.	Myelosuppression, lungentoxisch
Lomustin (CCNU)	wie Carmustin, zusätzlich kleinzelliges Bronchialkarzinom	70 – 100 mg/m² p. o. alle 6 Wochen	Myelosuppression, Leber- und Nierenschäden
Platinverbindungen			
Carboplatin	Ovarialkarzinom, kleinzelliges Bronchialkarzinom	400 mg/m² i. v. alle 4 Wochen	Myelosuppression, neurotoxisch, nephrotoxisch
Oxaliplatin	kolorektales Karzinom	85 mg/m² i. v. alle 2 Wochen + 5-FU + Folinsäure	Mukositis, periphere sensorische Neuropathien
andere alkylierende Substanzen			
Procarbazin	Morbus Hodgkin	100 mg/m² p. o. für 7 – 14 Tage	Myelosuppression, neurotoxisch, mutagen, teratogen, gonadotoxisch
Temozolomid	Hirntumoren, Glioblastome	75 – 200 mg/m²/d p. o., viele Wochen	Thrombozytopenie, Neutropenie

* Angaben in m² beziehen sich auf m² Körperoberfläche; NHL = Non-Hodgkin-Lymphom, CLL = chronische lymphatische Leukämie.

Stickstoff-Lost-Derivate

Stickstoff-Lost (Lost = Abkürzung der Namen der Entwickler Lommel und Steinkopf) wurde 1942 als erstes Krebstherapeutikum eingesetzt und ist eine in den USA noch heute zugelassene Substanz. Durch die Weiterentwicklung des Stickstoff-Lost konnten die stark toxischen Nebenwirkungen reduziert werden. Charakteristisch für die Stickstoff-Lost-Verbindungen (und auch für die Nitrosoharnstoffe) ist die **Chlorethylgruppe** (-CH$_2$CH$_2$Cl), die durch Abgabe des Chlorid-Ions das hochreaktive **Carbonium**- bzw. **Aziridium-Ion** bildet.

Cyclophosphamid

Cyclophosphamid ist das am häufigsten angewendete alkylierende Zytostatikum (Tab. **C 15.3**). Darüber hinaus wird es auch als Immunsuppressivum angewendet (Näheres hierzu s. S. 184).

Struktur, Wirkungsmechanismus und Wirkungen: Cyclophosphamid ist eine Vorstufe ohne alkylierende Fähigkeiten und muss erst in der Leber zu **4-Hydroxy-Cyclophosphamid** aktiviert werden. Dieser Metabolit gelangt über den Blutweg zum Wirkort und wird dort durch Abspaltung von Acrolein in das alkylierende Agens Chlorethylphosphorsäureamid (**Phosphorsäureamid-Lost**) umgewandelt (Abb. **B-5.3**, S. 183). Seine reaktiven Chlorethylgruppen binden kovalent an nukleophile Gruppen (z. B. Amino-, Hydroxyl- und Carboxylgruppen) in Nukleinsäuren und Proteinen und alkylieren diese. So kommt es zu **Intra**- und **Interstrang-Quervernetzungen** der DNA (meist über den N7-Stickstoff des Guanins) und DNA-Strangabbrüchen mit Hemmung der DNA-Replikation.

Pharmakokinetik: Cyclophosphamid wird oral oder parenteral verabreicht und hauptsächlich in der Leber metabolisiert (s. S. 35). Dort entstehen die toxischen Nebenprodukte **Acrolein** (urotoxisch) und **Chloracetaldehyd** (neurotoxisch).

Indikationen: Cyclophosphamid ist bei zahlreichen Malignomen wirksam: akute und chronische lymphatische und myeloische Leukämien, maligne Lymphome (Morbus Hodgkin, Non-Hodgkin-Lymphome, Plasmozytom), maligne solide Tumoren (Ovarialkarzinom, Mammakarzinom, kleinzelliges Bronchialkarzinom, Neuroblastom, Ewing-Sarkom). Zur Anwendung als Immunsuppressivum s. S. 184.

Unerwünschte Wirkungen: Myelosuppressionen, Leukozytopenie, Neutropenie und Hämaturie. Das urotoxische Acrolein kann eine **hämorrhagische Zystitis** auslösen. Selten Enzephalopathie (s. a. bei Ifosfamid).

▶ **Klinischer Bezug.** Die Acrolein-induzierte hämorrhagische Zystitis kann durch die Gabe von **Mesna** (**m**ercapto**e**than**s**ulfonsaures **Na**trium) verhindert werden.

Kontraindikationen: Schwere Beeinträchtigung der Knochenmarkfunktion, schwere Infektionen, eingeschränkte Nierenfunktion, Harnabflussbehinderungen oder Zystitis.

Ifosfamid, Trofosfamid

Ifosfamid und Trofosfamid sind zwei Cyclophosphamid-Analoga und werden in ähnlicher Weise bioaktiviert und eliminiert. Trofosfamid besitzt im Gegensatz zu Ifosfamid und Cyclophosphamid eine zusätzliche dritte Chlorethyl-Seitenkette (Abb. **C-15.7a**). Ifosfamid kann nur i. v., Trofosfamid nur oral verabreicht werden. Beide Substanzen haben im Wesentlichen das gleiche Wirkungs- und Nebenwirkungsspektrum wie Cyclophosphamid. Allerdings ist bei Ifosfamid die durch Chloracetaldehyd ausgelöste, reversible **Enzephalopathie** mit Somnolenz, Verwirrtheit, Halluzination und Krampfanfällen häufiger (30 %) zu beobachten. Indikationen s. Tab. **C-15.3**.

Chlorambucil, Melphalan

Chlorambucil und das nahe verwandte Melphalan wirken ähnlich wie Cyclophosphamid (s. dort). Beide Substanzen werden oral verabreicht, Melphalan zusätzlich auch als i. v. Bolus im Rahmen einer Hochdosis-Therapie. Chlorambucil wird insbesondere bei chronischer lymphatischer Leukämie und Non-Hodgkin-Lymphomen eingesetzt sowie aufgrund der guten Verträglichkeit auch bei der Waldenström-Makroglobulinämie. Melphalan ist beim multiplen Myelom (Plasmozytom) sowie

C-15.7 Chemische Struktur der alkylierenden Zytostatika

a Stickstoff-Lost-Derivate: Stickstoff-Lost, Ifosfamid, Trofosfamid
b Ethylenimine und Alkylsulfonate: Thiotepa, Busulfan
c Nitrosoharnstoffe: Carmustin, Lomustin
d Platin-Verbindungen: Cisplatin, Carboplatin, Oxaliplatin

---

nach Versagen der Standardtherapie auch beim fortgeschrittenen Ovarialkarzinom indiziert. Als Nebenwirkung tritt sehr häufig eine Myelosuppression auf. Selten kann es nach Langzeitbehandlung (kumulative Dosis > 2000 mg) zu einer schweren, **reversiblen Lungenfibrose** kommen.

▶ **Merke.** Chlorambucil und Melphalan können **therapieinduzierte hämatologische Malignitäten** (insbesondere akute myeloische Leukämie und myelodysplastisches Syndrom) auslösen, die etwa 3–7 Jahre nach Abschluss der Chemotherapie auftreten. Das Leukämie-Risiko muss daher gegen den zu erwartenden therapeutischen Nutzen abgewogen werden!

Ethylenimine und Alkylsulfonate

Thiotepa

Thiotepa (Abb. **C-15.7b**) ist eine Ethylenimin-Verbindung, die bereits drei reaktive Aziridiniumgruppen (sehr instabiler Dreiring mit einem N-Atom und zwei CH₂-Gruppen) enthält und diese nicht erst intermediär, wie die Stickstoff-Lost-Derivate, bilden muss. Seine Wirkungen kommen ebenfalls durch kovalente Interaktion mit Nukleinsäuren und Proteinen zustande.

▶ **Klinischer Bezug.** Da Thiotepa bereits in einer wirksamen Form vorliegt, ist es insbesondere auch für die **lokale** Instillation geeignet.

Thiotepa wird parenteral oder zur lokalen Instillation angewendet. Bei lokaler Applikation (v. a. auf ausgedehnten Wundflächen) findet eine nicht unbeträchtliche Resorption statt. Es kann in die zerebrospinale Flüssigkeit penetrieren, wo nahezu identische Konzentrationen wie im Plasma erreicht werden. Die **Indikationen** für Thiotepa sind abhängig von der Applikationsart:
- **lokal:** Harnblasenkarzinome, maligne Pleuraergüsse
- **systemisch:** Mamma- und Ovarialkarzinom, chronische Leukämien, Morbus Hodgkin. Neuerdings wurden auch Erfolge bei der Hochdosis-Behandlung von Hirntumoren beobachtet.

handlung zu einer schweren, **reversiblen Lungenfibrose** kommen.

▶ **Merke.**

Ethylenimine und Alkylsulfonate

Thiotepa

Thiotepa (Abb. **C-15.7b**) enthält a priori drei reaktive Gruppen und wirkt ohne weitere Metabolisierung durch kovalente Interaktion mit Nukleinsäuren und Proteinen.

▶ **Klinischer Bezug.**

Thiotepa wird parenteral appliziert oder lokal angewendet und ist sehr gut liquorgängig. **Indikationen** für die lokale Anwendung sind Harnblasenkarzinome und maligne Pleuraergüsse. Systemisch wird es beim Mamma- und Ovarialkarzinom, bei M. Hodgkin und Hirntumoren verabreicht.

- **Typische Nebenwirkungen** sind die der Alkylanzien (s. S. 185), bei Hochdosis-Therapie u. a. auch neurotoxische Störungen und Hautveränderungen. Muskelrelaxanzien vom Succinylcholin-Typ verstärken die Thiotepa-Wirkung.

Bei der Anwendung von Thiotepa können die **typischen Nebenwirkungen** der Alkylanzien auftreten (s. S. 185, Cyclophosphamid). Bei Hochdosis-Therapie treten neurotoxische Störungen (ähnlich dem organischen Hirnsyndrom), akute Erythrodermie, chronische Dunkel- und Bronzefärbung der Haut und Nierenschäden auf. Die Wirkung von Thiotepa wird durch Muskelrelaxanzien vom Succinylcholin-Typ verstärkt.

Busulfan

Busulfan ist ein Sulfonsäure-Alkylester (Abb. **C-15.7b**) und kann oral oder i. v. appliziert werden.

Busulfan

Busulfan ist ein Sulfonsäure-Alkylester (Abb. **C-15.7b**), der unter Abspaltung der Methansulfonatgruppen Nukleinsäuren und Proteine in der Zelle alkyliert. Die Substanz kann oral oder auch als intravenöse Infusion appliziert werden. Sie ist oral zur Palliativbehandlung der chronischen myeloischen Leukämie (CML) zugelassen. Bei CML wird heute aber mit Erfolg der Tyrosinkinase-Inhibitor Imatinib eingesetzt (s. S. 676).

▶ **Klinischer Bezug.**

▶ **Klinischer Bezug.** Da Busulfan eine **ausgeprägte Myelosuppression** mit Neutropenie hervorruft, wird es hochdosiert in Kombination mit Cyclophosphamid zur Konditionierungsbehandlung **vor** einer hämatopoetischen **Stammzelltransplantation** eingesetzt, um das Knochenmark von sämtlichen Tumorzellen zu befreien.

Nebenwirkungen sind eine ausgeprägte Myelosuppression, **Leberfunktionsstörungen**, Lungenfibrose (**„Busulfan-Lunge"**) und eine **Hyperpigmentierung** der Haut.

Neben der ausgeprägten Myelosuppression können folgende Nebenwirkungen auftreten: häufig **Leberfunktionsstörungen** (Hyperbilirubinämie, Ikterus, Lebervenenverschluss, Fibrose mit hepatozellulärer Atrophie und Nekrose), interstitielle Pneumonie und Lungenfibrose (**„Busulfan-Lunge"**), **Hyperpigmentierung** der Haut.

Nitrosoharnstoffe

Carmustin, Lomustin

Struktur, Wirkungsmechanismus und Wirkungen: Die Nitrosoharnstoffe Carmustin und Lomustin (Abb. **C-15.7c**) zerfallen spontan und setzen alkylierende **Ethylcarbonium-Ionen** frei. Zusätzlich entstehen **Isocyanate**, die die DNA-Polymerase hemmen. Sie wirken somit phasenunspezifisch.

Nitrosoharnstoffe

Carmustin, Lomustin

Struktur, Wirkungsmechanismus und Wirkungen: Die Nitrosoharnstoffe Carmustin (**BCNU** = Bis-Chlorethyl-Nitroso-Urea) und Lomustin (**CCNU** Chlorethyl-Cyclohexyl-Nitroso-Urea) enthalten in ihrem Molekül – ähnlich wie die Stickstoff-Lost-Derivate – Chlorethylreste sowie zusätzlich eine sehr lipophile Nitrosogruppe (Abb. **C-15.7c**). Die Substanzen zerfallen spontan und setzen dabei u. a. das alkylierende **Ethylcarbonium-Ion** frei, das durch eine Alkylierung des Guanins (O6-Sauerstoff) und des Cytosins (N3-Stickstoffs) zu einer DNA-Quervernetzung führt. Zusätzlich entstehen **Isocyanate**, die durch Carbamylierung der DNA-Polymerase auch die DNA-Reparatur hemmen. Carmustin und Lomustin wirken phasenunspezifisch und damit auch auf ruhende Zellen zytozid.

Indikationen: Hirntumoren, M. Hodgkin; Lomustin: kleinzelliges Bronchial-CA

Indikationen: Da beide Sustanzen ZNS-gängig sind, können sie zur Therapie von Hirntumoren (z. B. Glioblastom, Medulloblastom, Astrozytom) eingesetzt werden. Weitere Indikationen sind Morbus Hodgkin und bei Lomustin das kleinzellige Bronchialkarzinom.

▶ **Klinischer Bezug.**

▶ **Klinischer Bezug.** Bei Hirntumoren wird Carmustin heute auch in Form von **Implantaten** in die Tumor-Resektionshöhle eingesetzt.

Unerwünschte Wirkungen: Eine häufige und schwere Nebenwirkung ist die reversible, **verzögert** einsetzende **Myelosuppression**. Darüber hinaus ist Carmustin lungentoxisch, Lomustin hepato- und nephrotoxisch.

Unerwünschte Wirkungen: Eine häufige und schwere Nebenwirkung ist die reversible, **verzögert** einsetzende **Myelosuppression**, die gewöhnlich nach 4–6 Wochen auftritt und deren Schweregrad dosisabhängig ist. Die Thrombozytopenie ist dabei meist ausgeprägter als die Leukozytopenie. Carmustin wirkt darüber hinaus lungentoxisch (pulmonale Infiltrate, interstitielle Pneumonie, Lungenfibrose); bei Lomustin können Leber- und Nierenschäden auftreten.

Platin-Verbindungen

Cisplatin, Carboplatin

Struktur, Wirkungsmechanismus und Wirkungen: Cisplatin ist ein planarer Komplex (Abb. **C-15.7d**), der ähnlich wie bifunktionelle Alkylanzien zur **Quervernetzung** der DNA führt sowie die **DNA-Reparatur** und die **Telomerase-Aktivität** hemmt.

Platin-Verbindungen

Cisplatin, Carboplatin

Struktur, Wirkungsmechanismus und Wirkungen: Cisplatin ist ein planarer Komplex, der am zentralen Platin-Atom 2 Chlor-Liganden und 2 NH_3-Gruppen gebunden hat (Abb. **C-15.7d**). Nach Diffusion in die Zelle werden die Chlor-Liganden durch Wasser ersetzt, wodurch ein reaktiver, 2-fach positiv geladener Aquo-Komplex entsteht. Dieser wirkt ähnlich wie bifunktionelle Alkylanzien und führt zu einer **Quervernetzung** (v. a. Intrastrangvernetzungen) von DNA-Strängen, wobei der Aquo-

Komplex bevorzugt mit dem N7-Atom von Guanin und Adenin reagiert. Zusätzlich kann Cisplatin Punktmutationen auslösen und die **DNA-Reparatur** sowie die **Telomerase-Aktivität hemmen**.

Bei **Carboplatin** (Abb. C-15.7d) sind die Chlor-Liganden durch Dicarboxylatgruppen ersetzt, die das Molekül stabilisieren. Daher läuft die Aktivierung langsamer ab und hält länger an. Der Wirkmechanismus gleicht dem von Cisplatin.

Pharmakokinetik: Cisplatin und Carboplatin werden i. v. verabreicht und hauptsächlich renal eliminiert. Cisplatin reichert sich besonders in Nieren, Leber und Gonaden an. Die zelluläre Aufnahme erfolgt mithilfe von Transportern.

Indikationen: Cisplatin wird vor allem zur Therapie von **Tumoren des Urogenitaltrakts** (Hodentumor, Ovarial-, Zervix-, Endometrium-, Harnblasenkarzinom) angewendet. In Kombination mit Bleomycin, Etoposid, Ifosfamid oder Vinblastin können damit 90% der Hodenkarzinome geheilt werden. Weitere Indikationen sind Ösophagus- und Bronchialkarzinome sowie Plattenepithelkarinome im Kopf-Hals-Bereich. **Carboplatin** wird insbesondere bei epithelialen Ovarialkarzinomen und beim kleinzelligen Bronchialkarzinom eingesetzt.

Unerwünschte Wirkungen: Die zwei Wochen nach Therapiebeginn auftretende **Nephrotoxizität** ist die dosislimitierende Hauptnebenwirkung von Cisplatin.

▶ **Klinischer Bezug.** Die nephrotoxische Wirkung kann durch Diuretika-Gabe und verstärkte Flüssigkeitszufuhr sowie durch Amifostin reduziert werden.

Cisplatin ist ein **stark emetogenes** Tumortherapeutikum und löst besonders starkes und lang anhaltendes Erbrechen aus (Behandlung s. S. 559). Darüber hinaus wirkt es stark **ototoxisch** (häufig irreversible Hörschäden) und neurotoxisch. Vor allem bei längerer Gabe treten periphere Neuropathien mit Sensibilitätsstörungen, Krämpfen und Lähmungen auf.

Bei Carboplatin ist die **Myelosuppression** dosislimitierend. Die anderen Nebenwirkungen von Cisplatin sind weniger stark ausgeprägt.

Oxaliplatin

Oxaliplatin gehört zu einer neuen Klasse von Platinderivaten, bei denen das Platin-Atom mit 1,2-Diaminocyclohexan (DACH) und einer Oxalatgruppe komplexiert ist (Abb. C-15.7d). Es interagiert ähnlich wie Cisplatin und Carboplatin mit der DNA (s. o.), hemmt die DNA-Synthese aber stärker. Oxaliplatin dient in Kombination mit **5-FU** und **Folinsäure** (sog. FOLFOX4-Schema) in erster Linie zur Therapie des **kolorektalen Karzinoms**, bei dem die anderen beiden Platinverbindungen nicht wirksam sind.

▶ **Klinischer Bezug.** Neuere Studien zeigen, dass die zusätzliche Verabreichung des monoklonalen Antikörpers **Bevacizumab** (s. S. 675) die Überlebensrate um 17% erhöht und das Sterberisiko um 26% reduziert.

Bei den Nebenwirkungen stehen Entzündungen der Schleimhäute **(Mukositis)** und **sensorische Neuropathien** an Händen und Füßen im Vordergrund. Letztere sind häufig dosislimitierend und machen sich (besonders bei Kälte) in Form von Dys- und Parästhesien an den Extremitäten und im Mundbereich bemerkbar, die über Monate bis Jahre andauern können. Oxaliplatin ist nicht nephrotoxisch!

Andere alkylierende Substanzen

Alle Substanzen dieser Gruppe wirken **monofunktionell alkylierend** und verursachen daher keine DNA-Quervernetzung.

Procarbazin, ein Methylhydrazin-Derivat, ist ein Prodrug und muss im Organismus erst in das alkylierende (methylierende) Diazomethan umgewandelt werden. Es ist ein **phasenspezifisches** Zytostatikum (S-Phase) und führt zu DNA-Einzelstrangbrüchen und Störungen der DNA-, RNA- und Proteinsynthese. Hauptindikation ist der **Morbus Hodgkin** (im Rahmen einer Kombinationstherapie). Als Nebenwirkung tritt häufig eine **dosislimitierende Myelosuppression** auf. Darüber hinaus wirkt Procarbazin neurotoxisch (Agitiertheit, Depression), mutagen, karzinogen, teratogen und gonadotoxisch.

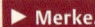 **Merke.** Procarbazin ist auch ein schwacher Hemmstoff der Monoaminoxidase. Daher kann es bei Verzehr tyraminreicher Nahrung zu **Blutdruckkrisen** kommen und auch die Wirkung von Katecholaminen, Sympathomimetika und Antidepressiva kann verstärkt werden.

Dacarbazin (ebenfalls ein Prodrug) entfaltet seine **phasenunspezifische** antineoplastische Wirkung durch DNA-Alkylierung. Es ist ist eine der wenigen, beim **malignen Melanom** wirksamen Substanzen. Weitere Indikationen sind fortgeschrittener Morbus Hodgkin oder fortgeschrittene Weichteilsarkome. Dosislimitierend ist die **Myelosuppression**. Typisch ist außerdem eine sehr **ausgeprägte Übelkeit** mit Erbrechen; darüber hinaus werden Lebernekrosen, Exantheme und grippeähnliche Symptome beobachtet.

Temozolomid ist ein relativ neues Dacarbazin-Derivat mit gleichem Wirkprinzip (DNA-Methylierung). Aufgrund seiner Liquorgängigkeit ist es beim **malignen Glioblastom** indiziert (begleitend zur Radiotherapie und danach als Monotherapie). Während der Behandlung treten sehr häufig Thrombozytopenie und Neutropenie auf.

15.2.3 Topoisomerase-Hemmer

Topoisomerasen sind Zellkern-Enzyme, welche die räumliche **Anordnung** (Topologie) **der DNA-Doppelstränge** im Verlauf der Replikation kontrollieren und aufrechterhalten. Bei der DNA-Replikation (S-Phase) verhindert die starke Verdrillung des DNA-Doppelstrangs vor der Replikationsgabel die Anlagerung der DNA-Polymerasen, die für die Synthese des Tochterstranges notwendig sind. Topoisomerasen bewirken eine **Entspannung der DNA**, indem sie reversibel DNA-Stränge durchtrennen und nach erfolgreicher DNA-Replikation wieder zusammenfügen. Während die **Topoisomerase I** nur einen Strang der Doppelhelix vorübergehend spaltet, sind **Topoisomerasen II** in der Lage, beide DNA-Stränge zu trennen. Bestimmte Tumoren mit stark erhöhter Topoisomerase-Aktivität sprechen auf Hemmstoffe dieser Enzyme gut an, weshalb Topoisomerase-Hemmer eine gewisse Tumorselektivität zeigen (Tab. **C-15.4**).

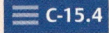 **C-15.4 Topoisomerase-Hemmer (Auswahl)**

Substanzen	Indikationen	Dosierungen*	unerwünschte Wirkungen
Topotecan	Ovarialkarzinom, kleinzelliges Bronchialkarzinom	1,5 mg/m²/d i. v. 5 × pro Woche (alle 3 Wochen)	Mukositis, Myelosuppression
Irinotecan	kolorektales Karzinom	180 mg/m² i. v. 1 × alle 2 Wochen (+ 5-FU + Folinsäure)	Spät-Diarrhö, cholinerges Syndrom, Myelosuppression
Etoposid	AML, Bronchial-, Hoden- und Ovarialkarzinom, Lymphome	50 – 120 mg/m² i. v. für 3 – 5 Tage (alle 3 – 4 Wochen)	Myelosuppression, Induktion eines Zweittumors bzw. einer Leukämie

* Angaben in m² beziehen sich auf m² Körperoberfläche; AML = akute myeloische Leukämie.

Hemmstoffe der Topoisomerase I

Struktur, Wirkungsmechanismus und Wirkungen: **Topotecan** und **Irinotecan** sind halbsynthetische Derivate des Camptothecins, ein Alkaloid, das in den Früchten eines chinesischen Baumes vorkommt. Beide hemmen reversibel die Topoisomerase I. Sie lassen die DNA-Spaltung zu, stabilisieren den Topoisomerase-DNA-Komplex und verhindern, dass das Enzym die Schnittstelle wieder verschließt, wodurch **DNA-Einstrangbrüche** bestehen bleiben. Wenn anschließend der Bereich des Einzel-

C-15.8 Wirkungsmechanismus der Topoisomerase-I-Hemmer

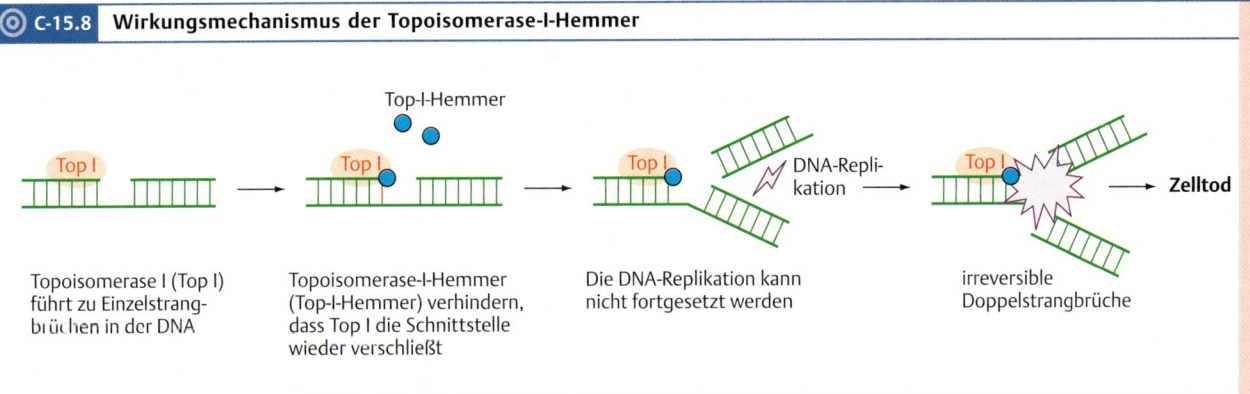

strangbruchs repliziert wird, kommt es zu irreversiblen Doppelstrangbrüchen, die zum Abbruch der Replikation und schließlich zur Apoptose führen (Abb. **C-15.8**). Die Topoisomerase-I-Hemmer entfalten die stärkste antineoplastische Wirkung in der **S-Phase**.

Pharmakokinetik: Topotecan wird renal ausgeschieden. Irinotecan wird überwiegend hepatisch verstoffwechselt und biliär ausgeschieden. Dabei spielt das Enzym Glucuronyltransferase UGT1A1 eine entscheidende Rolle.

Pharmakokinetik: Topotecan wird renal ausgeschieden, Irinotecan überwiegend hepatisch verstoffwechselt.

▶ **Merke.** Ein Polymorphismus von UGT1A1 (z. B. bei Gilbert-Syndrom) erhöht die Toxizität von Irinotecan. Vor Therapiebeginn kann eine Bestimmung des UGT1A1-Genotyps erfolgen und ggf. die Dosis individuell angepasst werden.

▶ **Merke.**

Indikationen:
- **Topotecan:** metastasiertes **Ovarialkarzinom** (nach Versagen einer Primär- oder Folgetherapie) und rezidiviertes kleinzelliges Bronchialkarzinom
- **Irinotecan:** fortgeschrittenes **kolorektales Karzinom** (meist in Kombination mit 5-FU + Folinsäure).

Unerwünschte Wirkungen: Bei beiden Substanzen ist die **Myelosuppression** dosislimitierend. Typisch für Irinotecan ist eine nach ca. 5 Tagen einsetzende schwere Diarrhö (**Spät-Diarrhö**), die mit Loperamid therapiert wird. Zusätzlich kann Irinotecan innerhalb von 24 Stunden ein **cholinerges Syndrom** auslösen, das durch Diarrhö, Bauchschmerzen, Schwitzen, Miosis sowie erhöhten Tränen- und Speichelfluss gekennzeichnet ist (Therapie mit Atropin).

Indikationen:
- **Topotecan:** metastasiertes **Ovarialkarzinom**, rezidiviertes kleinzelliges Bronchialkarzinom.
- **Irinotecan:** fortgeschrittenes **kolorektales Karzinom**.

Unerwünschte Wirkungen: Dosislimitierend ist die **Myelosuppression**. Irinotecan kann zu einer schweren sog. **Spät-Diarrhö** sowie zu einem **cholinergen Syndrom** führen.

Hemmstoffe der Topoisomerase II

Etoposid

Etoposid ist ein partialsynthetisches Podophyllotoxin-Derivat. Es bildet mit der Topoisomerase II und der DNA einen stabilen Komplex, der nur die **Spaltung des DNA-Doppelstrangs** zulässt, aber keinen anschließenden Wiederverschluss der DNA-Lücke. Das Enzym bleibt am freien DNA-Ende gebunden, was schließlich zum Zelltod führt. Etoposid ist besonders wirksam in der **S- und G2-Phase** des Zellzyklus. Etoposid wird bei **akuter myeloischer Leukämie** und **Lymphomen** sowie bei **soliden Tumoren** (Bronchial-, Hoden- und Ovarialkarzinom) eingesetzt. Auch bei Etoposid ist die **Myelosuppression** dosislimitierend. Weitere spezifische Nebenwirkungen sind **Blutdruckabfall** und **anaphylaktoide Reaktionen**. Zudem kann Etoposid einen **Zweittumor** und 1–3 Jahre nach Therapieende eine ungewöhnliche Form einer nicht lymphatischen Leukämie („**mixed lineage leucemia**") induzieren.

Hemmstoffe der Topoisomerase II

Etoposid

Etoposid bewirkt eine **Spaltung des DNA-Doppelstrangs** durch die Topoisomerase ohne Wiederverschluss. Besonders wirksam ist es in der **S- und G2-Phase**. Indikationen: AML, Lymphome, bestimmte solide Tumoren. Unerwünschte Wirkungen sind **Myelosuppression**, **Blutdruckabfall** und **anaphylaktoide Reaktionen**. Zudem kann Etoposid einen **Zweittumor** in Form einer „**mixed lineage leucemia**" verursachen.

15.2.4 Mitosehemmer

Die Mitose kann entweder durch **Blockierung des Aufbaus** (Vinca-Alkaloide) oder durch Blockierung des **Abbaus der Kernspindel** (Taxane) gehemmt werden. Die Kernspindel besteht aus Mikrotubuli, d. h. aus röhrenförmig aggregierten Tubulindimeren (α- und β-Tubulin). Gemeinsamer Angriffspunkt der Mitosehemmer ist

15.2.4 Mitosehemmer

Die Mitose kann durch **Blockierung des Aufbaus** (Vinca-Alkaloide) oder des **Abbaus der Kernspindel** (Taxane) gehemmt werden. Angriffspunkt ist meist die **β-Untereinheit** der Tubulindimere. Neurotoxische Wirkungen

C-15.5 Mitosehemmer (Auswahl)

Substanzen	Indikationen	Dosierungen*	unerwünschte Wirkungen
Vinblastin	Morbus Hodgkin, Hodenkarzinom, Kaposi-Sarkom	6 mg/m² i. v. 1 × pro Woche	Myelosuppression, neurotoxisch (Nekrosen bei Paravasaten!)
Paclitaxel	Ovarial- und Mammakarzinom, nichtkleinzelliges Bronchialkarzinom, Kaposi-Sarkom	175 mg/m² alle 3 Wochen	Myelosuppression, Neuropathien (Überempfindlichkeitsreaktionen!)

*Angaben in m² beziehen sich auf m² Körperoberfläche.

sind vermutlich auf eine Störung des **axonalen Transports** zurückzuführen.

hier die **β-Untereinheit**. Mikrotubuli sind auch an der Erhaltung der Zellform und am intrazellulären Stofftransport (z. B. in Nervenaxonen) beteiligt. Neurotoxische Wirkungen (z. B. von Vinblastin) sind vermutlich auf eine Störung des **axonalen Transports** zurückzuführen.

Vinca-Alkaloide

Wirkungsmechanismus und Wirkungen: Vinblastin und Vincristin blockieren die Polymerisation von β- mit α-Tubulin (Abb. **C-15.9**). Der Zellzyklus wird in der Metaphase unterbrochen und es kommt zur Apoptose.

Vinca-Alkaloide

Wirkungsmechanismus und Wirkungen: Die chemisch sehr nahe verwandten Vinca-Alkaloide **Vinblastin** und **Vincristin** werden aus einer Immergrün-Art gewonnen. Sie binden spezifisch an β-Tubulin und **blockieren** die **Polymerisation** mit α-Tubulin zu Mikrotubuli und damit die Ausbildung des Spindelapparates (Abb. **C-15.9**). Diese Spindelgifte fördern auch die Auflösung des bereits bestehenden mikrotubulären Systems der Zelle. Durch diese Vorgänge wird der Zellzyklus in der Metaphase unterbrochen und es kommt zum Zelluntergang durch Apoptose.

Indikationen: Vinblastin (Tab. **C-15.5**): Lymphome, Hodenkarzinom, Kaposi-Sarkom. Vincristin: u. a. Melanome, Mammakarzinom, ZNS-Tumore.

Unerwünschte Wirkungen: Myelosuppression und neurotoxische Wirkungen bei Vinblastin.

Indikationen: Vinblastin (Tab. **C-15.5**) wird bei Lymphomen (Morbus Hodgkin), Hodenkarzinom und Kaposi-Sarkom (bei AIDS) eingesetzt. Vincristin ist bei Leukämien (ALL), Lymphomen, Melanomen, Mammakarzinom und ZNS-Tumoren indiziert.

Unerwünschte Wirkungen: Bei Vinblastin steht die **Myelosuppression** im Vordergrund. Neurotoxische Wirkungen (Parästhesien, Ausfälle der tiefen Sehnenreflexe) sind insbesondere bei längerer Hochdosistherapie zu erwarten.

▶ **Merke.**

Bei Vincristin v. a. **neurotoxischen Wirkungen** wie PNP und Störungen des autonomen Nervensystems.

▶ **Merke.** Paravasate führen zu ausgedehnten **Nekrosen**.

Vincristin führt sehr häufig zu **neurotoxischen Wirkungen** (dosislimitierend) wie periphere Neuropathien mit Parästhesien an Fingern und Zehen, Reflexverlust und Muskelschwäche sowie Störungen des autonomen Nervensystems mit schwerer Obstipation, abdominellen Krämpfen und Blasenatonie.

C-15.9 Wirkungsmechanismus der Mitosehemmer

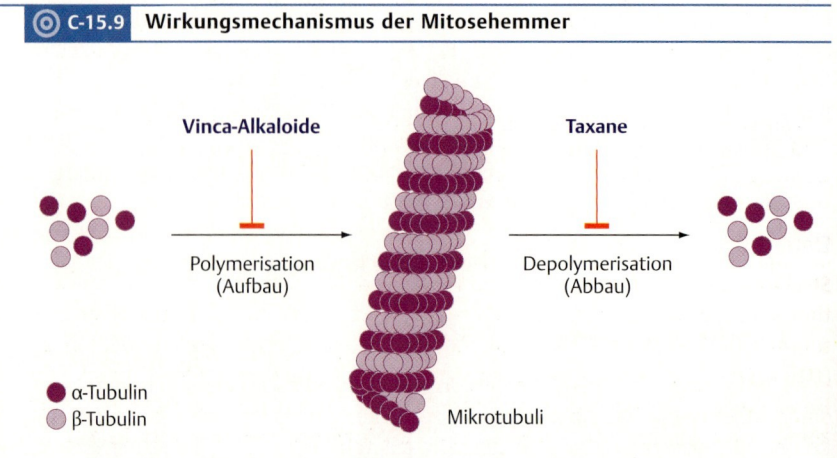

Taxane

Wirkungsmechanismus und Wirkungen: Das Taxan **Paclitaxel** ist ein Alkaloid, das ursprünglich aus der Rinde der pazifischen Eibe (Taxus brevifolia), heute jedoch partialsynthetisch aus anderen Taxus-Arten gewonnen wird. Paclitaxel lagert sich an die β-Tubulin-Untereinheiten der Mikrotubuli an und stabilisiert sie. Hierdurch **hemmt** es die **Depolymerisation** von Mikrotubuli und fördert die Bildung atypischer, funktionsunfähiger Mikrotubuli, die eine Mitosehemmung auslösen. Paclitaxel hemmt die Auflösung des bestehenden mikrotubulären Zytoskeletts in der Mitose-Phase und verhindert damit den Aufbau der Mitosespindel. Es kommt zu einer Blockierung des Zellzyklus in der G2- bzw. M-Phase mit nachfolgendem Zelltod.

Indikationen: Paclitaxel (Tab. **C-15.5**) kommt bei Ovarial- und Mammakarzinom, beim nichtkleinzelligen Bronchialkarzinom (NSCLC) und beim AIDS-assoziierten Kaposi-Sarkom zum Einsatz.

Unerwünschte Wirkungen: Paclitaxel verursacht häufig eine **Myelosuppression** (wobei die ausgeprägte Neutropenie durch Gabe von G-CSF vermindert werden kann), periphere dosislimitierende **Neuropathien** (z. B. ausgeprägte Sensibilitätsstörungen der Hand) sowie Arthralgien und Myalgien.

▶ **Klinischer Bezug.** Zur Unterdrückung schwerer **Überempfindlichkeitsreaktionen** mit Hypotonie, Bronchospasmus und Urtikaria wird eine Prämedikation mit **Kortikosteroiden** und **H$_1$- und H$_2$-Antagonisten** durchgeführt.

15.2.5 Zytostatisch wirkende Antibiotika

Es handelt sich um Antibiotika, die von Actinomyces-Arten (Anthrazykline: **Doxorubicin, Daunorubicin**) oder Streptomyces-Arten **(Bleomycin)** gebildet werden (Tab. **C-15.6**), aber wegen ihrer Toxizität zur Behandlung bakterieller Infektionen ungeeignet sind. Ihre zytostatische Wirkung entfalten sie u. a. durch die **Interkalation** in die DNA, d. h. durch Einlagerung in die DNA-Stränge.

C-15.6 Zytostatisch wirkende Antibiotika

Substanzen	Indikationen	Dosierungen*	unerwünschte Wirkungen
Daunorubicin	ALL, AML, Kaposi-Sarkom	30–60 mg/m² i. v. für 5 Tage	Myelosuppression, Kardiotoxizität (durch Dexrazoxan vermindert)
Doxorubicin	Bronchial-, Ovarial-, Mammakarzinom, Lymphome, Weichteilsarkome	50–75 mg/m² i. v. alle 3 Wochen	wie Daunorubicin
Bleomycin	Hodentumoren! Morbus Hodgkin, NHL	1 × 30 mg/Woche i. v. bzw. 15 mg/m² i. v. für 3–4 Wochen	Haut- und insbesondere Lungentoxizität

* Angaben in m² beziehen sich auf m² Körperoberfläche; ALL = akute lymphatische Leukämie, AML = akute myeloische Leukämie, NHL = Non-Hodgkin-Lymphom.

Daunorubicin, Doxorubicin

Struktur, Wirkungsmechanismus und Wirkungen: Die chemisch sehr ähnlichen Anthrazykline Daunorubicin und Doxorubicin haben eine tetrazyklische Grundstruktur (Abb. **C-15.10**). Diese Ringsysteme schieben sich zwischen zwei DNA-Basenpaare (**Interkalation**), bevorzugt zwischen Guanin und Cytosin, und stören durch eine Hemmung der DNA- und RNA-Polymerasen die DNA- und RNA-Synthese. Zusätzlich kommt es zu Strangbrüchen, die auf eine **Inhibition der Topoisomerase II** sowie auf die **Bildung von Radikalen** (reaktive Sauerstoffspezies) zurückgeführt werden. Die zytostatische Wirkung ist unabhängig vom Zellzyklus.

C-15.10 Chemische Struktur der zytostatischen Antibiotika

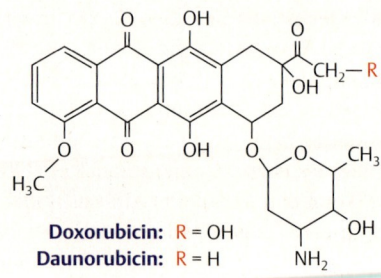

Doxorubicin: R = OH
Daunorubicin: R = H

Indikationen: Daunorubicin: ALL, AML; in liposomaler Form beim Kaposi-Sarkom. **Doxorubicin:** solide Tumoren (u. a. Weichteilsarkom, Mamma- und Ovarialkarzinom); bei Kaposi-Sarkom.

Unerwünschte Wirkungen: Dosislimitierend sind **Myelosuppression** und **Kardiotoxizität**. Verzögert können irreversible Myokardschäden entstehen.

▶ **Merke.**

Indikationen:
- **Daunorubicin**: akute lymphatische und akute myeloische Leukämie (in Kombination mit anderen Zytostatika); in liposomaler Form nur beim Kaposi-Sarkom (die liposomale Form soll die Kreislaufzirkulation verlängern)
- **Doxorubicin**: viele solide Tumoren (Bronchial-, Mamma- und Ovarialkarzinom, Lymphome, Weichteilsarkome); sowie beim AIDS-assoziierten Kaposi-Sarkom.

Unerwünschte Wirkungen: Dosislimitierend sind **Myelosuppression** (v. a. bei Daunorubicin) und **Kardiotoxizität** (v. a. bei Doxorubicin). Die Akutreaktion ist durch EKG-Veränderungen und reversible Herzrhythmusstörungen charakterisiert. Verzögert (z. T. erst nach Jahren) können eine irreversible Myokardschädigung (kongestive Kardiomyopathie) und eine digitalisresistente Myokardinsuffizienz auftreten. Daunorubicin kann erbgutschädigend wirken.

▶ **Merke.** Während und nach einer Anthrazyklin-Therapie sind **EKG-Kontrollen** erforderlich. Durch die Gabe von **Dexrazoxan** kann die Kardiotoxizität gemindert werden.

Die Extravasation von Anthrazyklinen führt zu einer schweren lokalen Gewebenekrose.

Bleomycin

Bleomycin

Struktur, Wirkungsmechanismus und Wirkungen: Bleomycin besteht aus Glykopeptiden (**Bleomycin A₂ und B₂**), die mit Eisenionen **Bleomycin-Fe^{2+}-Komplexe** bilden, welche durch **Interkalation** und **Bildung freier Radikale** zur Unterbrechung des Zellzyklus führen.

Pharmakokinetik: Bleomycin wird parenteral verabreicht und im Gewebe durch die Bleomycin-Hydrolase inaktiviert.

Indikationen: Hodentumoren sowie **Hodgkin-** und **Non-Hodgkin-Lymphome** in der Kombinationstherapie; als Monotherapeutikum zur palliativen Behandlung maligner Pleuraergüsse.

Unerwünschte Wirkungen: Möglich sind Fieber und allergische Reaktionen, im Vordergrund stehen aber die **Lungen-** und **Hauttoxizität** (bis hin zur **Lungenfibrose** und Ulzerationen).

Struktur, Wirkungsmechanismus und Wirkungen: Bleomycin besteht aus den strukturell ähnlichen Glykopeptiden **Bleomycin A₂ und B₂**, die mit Eisenionen **Bleomycin-Fe^{2+}-Komplexe** bilden. Ähnlich wie bei den Anthrazyklinen beruht seine zytostatische Wirkung auf der **Interkalation** in die DNA und der **Bildung freier Radikale**, was zur DNA-Fragmentierung und DNA-Synthesehemmung mit Unterbrechung des Zellzyklus in der G2-Phase führt. Zusätzlich kommt es zu Translokationen der Chromosomen.

Pharmakokinetik: Bleomycin wird parenteral (i. v. oder i. m.) verabreicht. Seine Inaktivierung erfolgt durch Deamidierung mithilfe einer spezifischen Hydrolase (Bleomycin-Hydrolase). Daher ist die Substanz in Geweben mit niedriger Aktivität der Bleomycin-Hydrolase (Lunge, Plattenepithel) besonders gut wirksam.

Indikationen: Eine besonders gute Wirksamkeit zeigt sich bei **Hodentumoren** sowie bei **Hodgkin-** und **Non-Hodgkin-Lymphomen**. Da Bleomycin nur eine geringe Myelosuppression verursacht, wird es üblicherweise in Kombination mit anderen Zytostatika verwendet (z. B. bei Hodentumoren im Rahmen des PEB-Protokolls: Cisplatin, Etoposid, Bleomycin). Zusätzlich wird es als Monotherapie intrapleural zur palliativen Therapie **maligner Pleuraergüsse** eingesetzt.

Unerwünschte Wirkungen: Neben Fieber, Kopfschmerzen und allergischen Reaktionen (bis zur Schocksymtomatik) stehen die **Lungen-** und **Hauttoxizität** im Vordergrund. Die lungentoxische Wirkung äußert sich durch Husten, Dyspnoe und eine interstitielle Pneumonitis, die bei fehlender Behandlung in eine **Lungenfibrose** (Bleomycin-Lunge) fortschreiten kann. An der Haut induziert Bleomycin Hyperkeratosen, Abschälen der Haut, Schwellungen und Ulzerationen. Diese Veränderungen sind wahrscheinlich durch die geringe Hydrolase-Aktivität in der Haut bedingt.

▶ **Merke.** Die pulmonale Toxizität erhöht sich durch eine thorakale Strahlentherapie.

15.2.6 Sonstige Zytostatika

Asparaginase

Wirkungsmechanismus und Wirkungen: Asparaginase (L-Asparaginase) ist ein gentechnisch aus Bakterien gewonnenes Enzym, das L-Asparagin unter Bildung von Ammoniak und L-Asparaginsäure spaltet. Asparagin ist für **lymphozytäre Zellen** (Lymphoblasten) eine essenzielle Aminosäure, da sie diese selbst nicht synthetisieren können. Die Gabe von Asparaginase führt zu einer Senkung des Asparagin-Blutspiegels. Der **Asparaginmangel** bewirkt eine **Hemmung der Proteinsynthese**, wodurch asparaginabhängige Zellen geschädigt oder abgetötet werden.

Indikationen: Asparaginase wird zur Behandlung verschiedener **Leukämien** (z. B. ALL) und Lymphome eingesetzt, insbesondere im Bereich der pädiatrischen Onkologie.

Unerwünschte Wirkungen: Häufig sind **Überempfindlichkeitsreaktionen** mit Urtikaria, Bronchospasmus, Atemnot bis hin zum anaphylaktischen Schock.

▶ **Klinischer Bezug.** Wegen der Gefahr allergischer Reaktionen wird 1 Stunde vor Behandlungsbeginn die Gabe einer intravenösen Testdosis empfohlen.

Durch die Hemmung der Proteinsynthese kann es zu Störungen der Synthese von Gerinnungsfaktoren, Hypoalbuminämie und Hyperglykämie sowie hämorrhagischen Pankreatitiden kommen.

Hydroxyharnstoff

Hydroxyharnstoff (Hydroxyurea, Hydroxycarbamid) **hemmt** die **Ribonukleotid-Reduktase**, welche Ribonukleotide in Desoxyribonukleotide (Bausteine der DNA) umwandelt. Dies verhindert den Übergang der Zellen von der G1- in die S-Phase. Hydroxyharnstoff ist somit ein **phasenspezifisches** Zytostatikum. Die Arretierung in der G1-/S-Phase erhöht zudem die Empfindlichkeit auf Bestrahlung.
Die wichtigsten Indikationen sind die **chronische myeloische Leukämie** (CML) und Melanome. Bei der CML wird Hydroxyharnstoff allerdings heute meist durch Imatinib ersetzt (s. S. 676). Bei den Nebenwirkungen steht die Knochenmarksuppression (dosislimitierend) im Vordergrund.

15.3 Zielgerichtete Tumortherapeutika

Maligne entartete Zellen können sich von normalen Zellen durch einige biologische Besonderheiten unterscheiden, die Angriffspunkte für gezielte antineoplastische Therapien („targeted therapies") bieten. Um das unkontrollierte Wachstum maligner Zellen zu unterbinden, richten sich die meisten dieser relativ neuen Tumortherapeutika gezielt gegen Proteine, die an der **Signalkaskade der Zellproliferation** beteiligt sind: Signalfaktor (z. B. Wachstumsfaktor) → membranständiger Rezeptor (z. B. Wachstumsfaktor-Rezeptor, Oberflächen-Antigen) → intrazellulärer Signaltransduktionsweg (z. B. Phosporylierung von intrazellulären Zielproteinen).

Besonderheiten maligner Zellen: Die Zielproteine der Tumorzellen können sich gegenüber denen gesunder Zellen durch folgende Besonderheiten unterscheiden:
- **Überexpression** eines membranständigen **Rezeptors** (z. B. einer Rezeptor-Tyrosinkinase für Wachstumsfaktoren oder eines CD-Antigens). *Beispiel:* Überexpression des als HER-2 bekannten EGF-Rezeptors beim Mammakarzinom.
- **Mutation** eines solchen **Rezeptors** (z. B. einer Rezeptor-Tyrosinkinase, die zu einer dauernden Kinase-Aktivität führt). *Beispiel:* mutierte Form der Rezeptor-Tyrosinkinase c-Kit in gastrointestinalen Stromatumoren (GIST).

- **Chromosomale Translokationen**, die intrazelluläre Fusionsproteine mit veränderter Tyrosinkinase-Aktivität generieren. *Beispiel:* Generierung der intrazellulären Nicht-Rezeptor-Tyrosinkinase des BCR-ABL-Fusionsgens bei chronischer myeloischer Leukämie (s. Abb. C-15.12, S. 677).

Wirkungsmechanismen: Zur **Verminderung der erhöhten Zellproliferation** und/oder **Angiogenese** werden zwei Wirkstoffklassen angewendet:
- **monoklonale Antikörper:** Sie binden und inaktivieren **Wachstumsfaktoren** direkt oder blockieren die **extrazelluläre** Domäne von **Wachstumsfaktor-Rezeptoren** oder **CD-Antigenen** (Abb. C-15.11).
- **Tyrosinkinase-Hemmer:** Sie binden an Tyrosinkinasen und **blockieren** deren **Phosphorylierung** und Aktivierung (Abb. C-15.11 und Abb. C-15.12).

Wirkungsmechanismen: Zur **Verminderung der erhöhten Zellproliferation** und/oder **Angiogenese** werden zwei Wirkstoffklassen eingesetzt:
- **monoklonale Antikörper:** Sie binden entweder den **Wachstumsfaktor** und inaktivieren diesen oder sie blockieren die **extrazelluläre** Domäne von **Wachstumsfaktor-Rezeptoren** oder **CD-Antigenen** und verhindern dadurch die Bindung des entsprechenden Wachstums- bzw. Signalfaktors. Die Bindung der Antikörper an membranständige Zielproteine führt über Apoptose, komplementvermittelte Lyse oder Aktivierung von Killerzellen und Makrophagen zum Zelltod (Abb. C-15.11).
- **Tyrosinkinase-Hemmer:** Diese sind niedermolekulare Substanzen („Small Molecules"). Sie binden an die **intrazelluläre** Domäne (Kinasedomäne) einer Rezeptor-Tyrosinkinase oder einer Nicht-Rezeptor-Tyrosinkinase und **blockieren** die Phosphorylierung und Aktivierung durch ATP (Abb. C-15.11 und Abb. C-15.12).

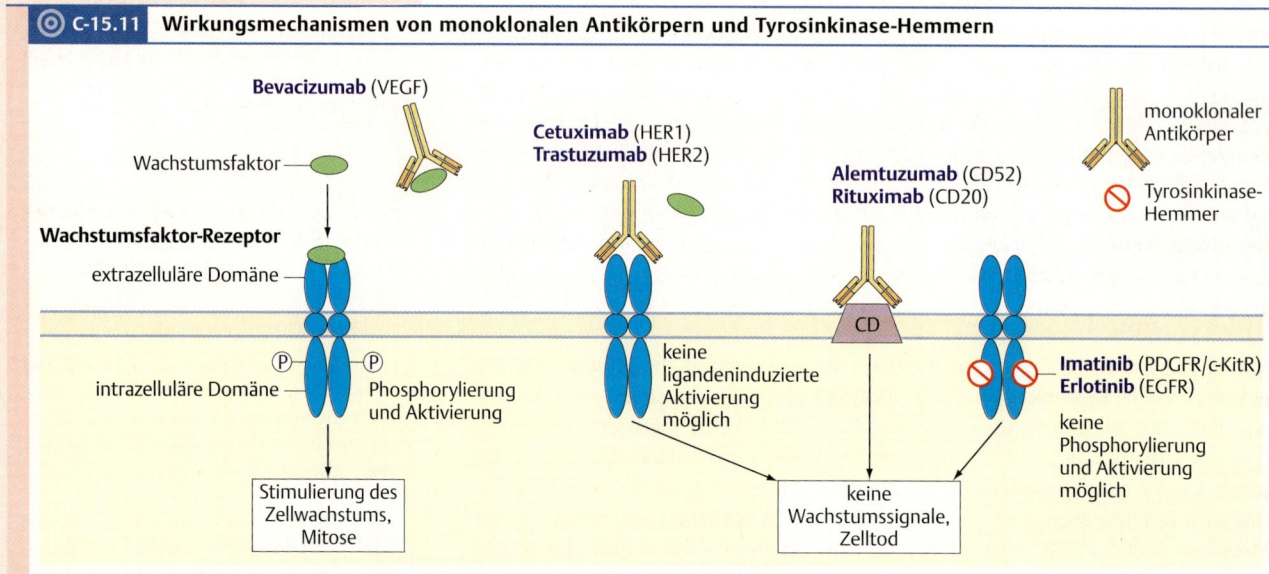

C-15.11 Wirkungsmechanismen von monoklonalen Antikörpern und Tyrosinkinase-Hemmern

Hormone und **Hormon-Antagonisten** können zielgerichtete Tumortherapeutika für hormonsensitive Tumoren sein.

Das Tumorwachstum kann auch durch ein **Hormon** besonders stimuliert werden, d. h. der Tumor wächst hormonabhängig (z. B. Mammakarzinom, Prostatakarzinom). Zielgerichtete Tumortherapeutika für solche Tumoren sind dann **Hormone** und **Hormon-Antagonisten**.

15.3.1 Monoklonale Antikörper

15.3.1 Monoklonale Antikörper

Alle monoklonalen Antikörper müssen intravenös verabreicht werden (Tab. C-15.7). Näheres zum Aufbau und zur Nomenklatur dieser Antikörper s. S. 196.

C-15.7 Monoklonale Antikörper (Auswahl)

Substanzen	Indikationen	Zielstrukturen	Dosierungen	unerwünschte Wirkungen
Bevacizumab	kolorektales Karzinom, Mamma- und Nierenzellkarzinom, nichtkleinzelliges Bronchialkarzinom	VEGF	5 – 15 mg/kg i. v. alle 2 – 3 Wochen	Hypertonie, Darmperforation, Hämorrhagien
Cetuximab	kolorektales Karzinom, Plattenepithelkarzinom	HER1	250 – 400 mg/m²/Woche i. v.	Hautreaktionen, Allergie
Trastuzumab	HER2-positives Mammakarzinom	HER2	2 – 4 mg/kg/Woche i. v.	Allergie, Kardiotoxizität
Panitumumab	kolorektales Karzinom	HER1/c-ErbB-1	6 mg/kg alle 2 Wochen	Hautreaktionen

Bevacizumab

Bevacizumab bindet den **vaskulären** endothelialen Wachstumsfaktor **VEGF** (vascular endothelial growth factor) und inaktiviert diesen. VEGF wird in soliden Tumoren freigesetzt und fördert die Einsprossung neuer Blutgefäße, die für das Tumorwachstum und die Metastasierung sehr wichtig ist. Bevacizumab verhindert die Bindung des VEGF an den endothelialen VEGF-Rezeporen. Als Folge der VEGF-Inaktivierung wird der Tumor nicht vaskularisiert und bereits entwickelte Gefäße bilden sich zurück. Anwendungsgebiete sind vorwiegend metastasierte bzw. fortgeschrittene Tumoren, hier insbesondere das **kolorektale Karzinom** (in Kombination mit 5-FU/Folinsäure [bzw. Irinotecan] sowie Oxaliplatin), aber auch Mammakarzinom (meist mit Paclitaxel), nichtkleinzelliges Bronchialkarzinom (meist mit Platin-Verbindung) und Nierenzellkarzinom. Als unerwünschte Wirkung tritt bei bis zu 34% der Patienten eine **arterielle Hypertonie** auf; außerdem kommen Magen-Darm-Perforationen, tumorassoziierte Blutungen, Hämorrhagien, arterielle Thrombembolien und Wundheilungsstörungen vor.

Cetuximab, Trastuzumab

Diese monoklonalen Antikörper richten sich gegen humane epidermale Wachstumsfaktor-Rezeptoren **(HER)** und binden an die **extrazelluläre** Domäne des Rezeptors. Es gibt 4 Subtypen dieser Rezeptoren: HER1–4. Mit Ausnahme von HER3 weisen alle Rezeptoren eine intrazelluläre Domäne mit Tyrosinkinase-Aktivität auf. Durch die Bindung der monoklonalen Antikörper an die HER unterbleibt die Homodimer- (HER1/HER1) oder Heterodimerbildung (HER1/HER2), die wesentlich für die Aktivierung der Tyrosinkinase und die Stimulierung der Zellteilung ist.
Cetuximab richtet sich gegen die extrazelluläre Domäne des **HER1-Rezeptors**, der häufig bei kolorektalen Karzinomen überexprimiert ist. Daher ist dieser Antikörper zur Therapie des metastasierten **kolorektalen Karzinoms** indiziert; weitere Indikationen sind Plattenepithelkarzinome im Kopf-Hals-Bereich. Die Therapieerfolge sind jedoch eher mäßig.
Trastuzumab bindet an den **HER2-Rezeptor** und wird bei metastasiertem **Mammakarzinom** (mit Überexpression von HER2) als Monotherapie bei vorangegangener zytostatischer Therapie eingesetzt.

▶ **Merke.** Vor der Behandlung mit diesen Antikörpern ist der Nachweis des entsprechenden HER-Rezeptors in den Tumorzellen erforderlich.

Neben allergischen Reaktionen können bei Cetuximab akneforme Hautreaktionen und bei Trastuzumab **kardiotoxische Effekte** (Tachykardie, Kardiomyopathie, Herzinsuffizienz) auftreten, Letztere insbesondere nach einer Anthrazyklin-Chemotherapie.

Alemtuzumab, Rituximab

Es handelt sich um monoklonale IgG-Antikörper, die gegen **CD-Oberflächen-Antigene** gerichtet sind.
- **Alemtuzumab** gegen **CD 52**, das auf B- und T-Lymphozyten sowie Monozyten, nicht jedoch auf Vorläufer- und Stammzellen vorkommt. Die Bindung dieses Oberflächenantigens führt durch Komplementfixierung und eine antikörperabhängige, zellvermittelte Zytotoxizität zur Lyse der Lymphozyten.
- **Rituximab** gegen das **CD 20** von B-Lymphozyten. Da hämatopoetische Stammzellen und Gewebszellen kein CD 20-Antigen exprimieren, werden diese durch Rituximab nicht angegriffen.

Beide Antikörper kommen bei der **chronischen lymphatischen Leukämie** zum Einsatz, Rituximab darüber hinaus auch bei Non-Hodgkin-Lymphomen und auch bei schwerer rheumatoider Arthitis (s. S. 210). Rituximab wird häufig in Kombination mit einer Chemotherapie angewendet (z. B. CHOP: Cyclophosphamid, Doxorubicin, Vincristin, Prednisolon).
Folgende unerwünschten Wirkungen werden beobachtet: Immunsuppression mit Gefahr schwerer opportunistischer Infektionen, außerdem Fieber, Blutdruckabfall, Bronchospasmus, Exantheme und andere Unverträglichkeitserscheinungen.

▶ Klinischer Bezug.

▶ Klinischer Bezug. Zur Reduktion der Nebenwirkungen wird eine Prämedikation mit einem Glukokortikoid empfohlen; zusätzlich kann die Gabe von Paracetamol und einem H1-Antihistaminikum notwendig sein. Während einer Alemtuzumab-Therapie wird auch die prophylaktische Gabe von Antibiotika und antiviralen Substanzen empfohlen.

Weitere monoklonale Antikörper

^{20}Y-Ibritumomab-Tiuxetan: Dieser CD 20-Antikörper ist mit einem β-Strahler gekoppelt und wird zur Radioimmuntherapie bei follikulärem Non-Hodgkin-Lymphom eingesetzt.

Catumaxomab ist ein trifunktionaler Antikörper gegen EpCAM, CD 3 und den Fc-Rezeptor. Er ist indiziert zur Behandlung eines malignen Aszites.

Weitere monoklonale Antikörper

^{20}Y-Ibritumomab-Tiuxetan: Es handelt sich um einen Antikörper (gegen CD 20), der mit dem β-Strahler ^{20}Y gekoppelt ist. Er wird zur Radioimmuntherapie bei follikulärem Non-Hodgkin-Lymphom eingesetzt. Durch die Strahlung (Reichweite von ca. 5 mm) werden relativ zielgerichtet CD 20-positive Lymphomzellen im Knochenmark vernichtet.

Catumaxomab ist ein trifunktionaler Antikörper gegen das EpCAM (ein Tumorantigen auf Karzinomzellen), CD 3 (ein Antigen auf T-Killerzellen) und den Fc-Rezeptor (auf akzessorischen Zellen des natürlichen Immunsystems). Die simultane Bindung an diese Zelltypen bewirkt eine verstärkte Immunantwort mit Zerstörung der Krebszellen. Indikation: intraperitoneale Behandlung eines malignen Aszites.

15.3.2 Tyrosinkinase-Hemmer

Kinaseabhängige Signalwege sind in vielen Tumorzellen überaktiv. Die Inhibitoren werden nach dem häufigsten Kinasetyp meist als Tyrosinkinase-Hemmer bezeichnet. Wirken sie auch z. B. auf die Serin-Threonin-Kinasen, spricht man von „Multikinase-Hemmern". (Tab. C-15.8).

15.3.2 Tyrosinkinase-Hemmer

Kinaseabhängige Signalwege sind in vielen proliferierenden Tumorzellen überaktiv. Ihr Wachstum lässt sich daher durch Hemmung der Kinasen bremsen. Die Kinase-Hemmer binden typischerweise in unmittelbarer Nähe zur ATP-Bindungsstelle der Kinase und behindern damit die ATP-Bindung. Bei den Kinasen handelt es sich in der Regel um Tyrosinkinasen, weshalb diese Inhibitoren meist als Tyrosinkinase-Hemmer bezeichnet werden. Einige dieser chemischen Substanzen hemmen aber auch Serin-Threonin-Kinasen und werden dann oft „Multikinase-Hemmer" genannt (Tab. C-15.8).

▶ Merke.

▶ Merke. Tyrosinkinase-Hemmer sind neuartige Pharmaka, welche die therapeutischen Möglichkeiten bei Krebserkrankungen deutlich bereichern. Dennoch handelt es sich meist nur um „Zusatz"- oder „Reserve"-Pharmaka, die den Einsatz „klassischer" Tumortherapeutika nicht ersetzen können.

C-15.8 Tyrosinkinase-Hemmer (Auswahl)

Substanz	Indikationen	Zielstrukturen	Dosierungen	unerwünschte Wirkungen
Imatinib	CML, ALL, GIST	BCR-ABL-Tyrosinkinase (= intrazelluläres Protein), PDGFR, c-Kit	100–800 mg/d p. o.	Neutro- und Thrombozytopenie, Anämie
Erlotinib	nichtkleinzelliges Bronchialkarzinom, Pankreaskarzinom	EGFR	150 mg/d p. o.	Erythem, Diarrhö
Sunitinib	GIST, Nierenzellkarzinom, pankreatische neuroendokrine Tumoren	PDGFR, VEGFR, c-Kit, einige Serin-Threonin-Kinasen	50 mg/d p. o.	Hypertonie, Neutro- und Thrombozytopenie, Fatigue, (Depigmentierung)

ALL = akute lymphatische Leukämie, CML = chronische myeloische Leukämie, GIST = gastrointestinale Stromazelltumoren.

Imatinib

Wirkungsmechanismus und Wirkungen: Imatinib hemmt die intrazelluläre BCR-ABL-Tyrosinkinase bei CML (Abb. C-15.12b). Das kodierende Gen liegt auf dem sog. Philadelphia-Chromosom (Abb. C-15.12a).

Außerdem hemmt Imatinib die c-Kit-Rezeptor-Tyrosinkinase, die im Rahmen der GIST von Bedeutung ist, sowie den PDGFR, der

Imatinib

Wirkungsmechanismus und Wirkungen: Imatinib hemmt die intrazellulär lokalisierte BCR-ABL-Tyrosinkinase, eine Nicht-Rezeptor-Tyrosinkinase, die von Leukämiezellen bei chronischer myeloischer Leukämie (CML) produziert wird und für das unkontrollierte Wachstum verantwortlich ist (Abb. C-15.12b). Das kodierende Gen der Kinase (BCR-ABL-Gen) ist auf dem Philadelphia-Chromosom (Ph$^+$) lokalisiert, das durch Chromosomentranslokation entsteht (Abb. C-15.12a).

Imatinib hemmt auch die in der Plasmamembran lokalisierte c-Kit-Rezeptor-Tyrosinkinase (für den Wachstumsfaktor CSF „cytokine stem cell factor"), die in mutierter Form für das Wachstum gastrointestinaler Stromazelltumoren (GIST) von Bedeu-

C-15.12 BCR-ABL-Tyrosinkinase und deren Hemmung durch Imatinib

a Durch Translokation zwischen Chromosomen 9 und 22 entsteht das für die CML typische **Philadelphia-Chromosom** mit dem BCR-ABL-Gen.
b Imatinib blockiert den Zugang des Phosphatgruppendonators ATP zur ATP-Bindungsstelle der Kinase, wodurch die Phosphorylierung von zellulären Substrat-Proteinen und damit die Aktivierung von Proliferationsprozessen bei der CML unterbrochen wird.

tung ist. Darüber hinaus blockiert Imatinib den Rezeptor **PDGFR** (platelet-derived growth factor receptor), der u. a. bei myelodysplastischen/myeloproliferativen Erkrankungen (MDS/MPD) eine Rolle spielt.

Indikationen: Imatinib wirkt bei der Ph-positiven (Ph+) **chronisch-myeloischen Leukämie** (in allen Erkrankungsphasen) und bei Ph+ akuter lymphatischer Leukämie; außerdem bei gastrointestinalen Stromazelltumoren (GIST), myelodysplastischen/myeloproliferativen Erkrankungen (MDS/MPD) u. a.

▶ **Exkurs.** Dasatinib und Nilotinib sind später zugelassene Substanzen mit vergleichbaren pharmakologischen Eigenschaften wie Imatinib. Sie kommen zur Behandlung der CML bei ungenügender Wirksamkeit oder Unverträglichkeit von Imatinib als Reservesubstanzen zum Einsatz.

Unerwünschte Wirkungen: Häufig beobachtete Nebenwirkungen sind: Neutro- und Thrombozytopenie (dosislimitierend), Anämie, gastrointestinale Beschwerden, Muskelspasmen, Flüssigkeitsretention, periorbitale Ödeme, Kopfschmerzen und Dermatitis. Gelegentlich bis selten kann Imatinib Leberfunktionsstörungen, Lungenödem sowie z. T. schwere kardiale Störungen auslösen.

Erlotinib, Lapatinib

Beide Substanzen blockieren die in der **intrazellulären Domäne** lokalisierte Tyrosinkinase humaner epidermaler Wachstumsfaktor-Rezeptoren **(EGFR)** und hemmen damit deren Phosphorylierung bzw. die Tumorprogression.

Erlotinib ist ein Inhibitor des EGFR vom Subtyp 1 **(HER1)**. Dieser Rezeptor wird z. B. beim nichtkleinzelligen Bronchialkarzinom (NSCLC), Prostata-, Ovarial-, Pankreas- und kolorektalen Karzinom sowie bei Kopf-Hals-Tumoren überexprimiert. Anwendungsgebiete sind daher das fortgeschrittene oder metastasierte **NSCLC** (nach Versagen einer vorausgegangenen Chemotherapie) sowie das metastasierte **Pankreaskarzinom** (in Kombination mit Gemcitabin). Als unerwünschte Wirkungen können Erythem, Diarrhö, gastrointestinale Blutungen, Transaminasenerhöhung oder Keratitis auftreten.

Lapatinib hemmt die Subtypen 1 **(HER1)** und 2 **(HER2)**. HER2 (auch als HER2/neu oder ErbB2 bekannt) ist bei ca. 30 % der Mammakarzinome überexprimiert. Lapatinib wird in Kombination mit Capecitabin (s. S. 662) bei fortgeschrittenem oder metastasiertem und HER2-positivem **Mammakarzinom** eingesetzt (nach Vorbehandlung mit Anthracyclinen, Taxanen und Trastuzumab). Nebenwirkungen sind Übelkeit, Diarrhö, Erythem, Hand-Fuß-Syndrom, Transaminasenerhöhung, Müdigkeit sowie selten Kardiotoxizität (verringerte linksventrikuläre Auswurffraktion).

---

u. a. bei myelodysplastischen/myeloproliferativen Erkrankungen eine Rolle spielt.

Indikationen: CML (Ph+) und ALL (Ph+), außerdem GIST, MDS/MPD u. a.

▶ **Exkurs.**

Unerwünschte Wirkungen: Häufig sind u. a. Neutro- und Thrombozytopenien, Muskelspasmen und periorbitale Ödeme.

Erlotinib, Lapatinib

Beide Substanzen blockieren die in der **intrazellulären Domäne** lokalisierte Tyrosinkinase humaner **EGFR**.

Erlotinib inhibiert den EGFR vom Subtyp 1 und wird angewendet u. a. in der Therapie des **NSCLC** sowie des **Pankreaskarzinoms**. Mögliche unerwünschte Wirkungen sind Erythem, Diarrhö, Keratitis.

Lapatinib hemmt die Subtypen **HER1** und **HER2** (syn. HER2/neu). Indikation ist das HER2-positive **Mammakarzinom**. Nebenwirkungen sind u. a. Übelkeit, Hand-Fuß-Syndrom und selten Kardiotoxizität.

Sunitinib, Sorafenib

Sunitinib und **Sorafenib** blockieren die Tyrosinkinase der Rezeptoren **PDGFR** (platelet-derived growth factor receptor), **VEGFR** (vascular endothelial growth factor receptor) und **c-Kit** sowie auch einige Serin-Threonin-Kinasen, die an der intrazellulären Signaltransduktionskaskade beteiligt sind. Dadurch unterdrücken beide Substanzen sowohl die Tumorzellproliferation als auch die Angiogenese bei diversen soliden Tumoren. Indikationen von Sunitinib sind **gastrointestinale Stromatumoren** (bei Versagen von Imatinib) sowie das fortgeschrittene metastasierte **Nierenzellkarzinom**. Sorafenib wird ebenfalls beim Nierenzellkarzinom eingesetzt sowie zusätzlich beim Leberzellkarzinom. Die häufigsten Nebenwirkungen sind Erschöpfungszustände (Fatigue) und gastrointestinale Beschwerden. Außerdem kann es zu erhöhter Lipase, Thrombozytopenie, Neutropenie, Hypertonie, Alopezie, Hand-Fuß-Syndrom sowie (bei Sunitinib) Depigmentierung von Haut und Haaren (Patienten aufklären!) kommen.

15.3.3 Hormone und Hormon-Antagonisten

Das Tumorwachstum kann bei bestimmten Neoplasien durch ein Hormon besonders stimuliert sein. Zu diesen hormonabhängigen Neoplasien zählen viele **Mammakarzinome** (stimuliert durch Östrogen und Progesteron) sowie die meisten **Prostatakarzinome** (stimuliert durch Testosteron). Die wachstumstimulierende Wirkung erfolgt über intrazelluläre Hormonrezeptoren, die wiederum eine vermehrte Synthese von Wachstumsfaktoren induzieren. Es können nur solche Tumorzellen stimuliert werden, die noch nicht zu weit entdifferenziert sind und daher auch noch Hormon-Rezeptoren exprimieren.

Nachfolgend werden Substanzen vorgestellt, die im engeren Sinn nicht direkt zytotoxisch wirken, sondern die Hormonwirkung auf das Tumorwachstum blockieren und einen „Hormonentzug" verursachen, wodurch in der Tumorzelle eine Apoptose eingeleitet wird. Diese Substanzen entfalten ihre Wirkung entweder durch die **Blockierung des Hormonrezeptors** oder durch die **Unterdrückung der Hormonbildung**.

Substanzen mit antiöstrogener Wirkung (Mammakarzinom)

Die Antiöstrogene werden ausführlich auf S. 391 behandelt. Beim **hormonabhängigen Mammakarzinom** kommen folgende Substanzen zum Einsatz:
- **Östrogenrezeptor-Antagonisten:** blockieren die Östrogenrezeptoren.
  Wirkstoffe: Tamoxifen, Toremifen, Fulvestrant.
- **Aromatase-Hemmer:** unterdrücken die Synthese von Östrogen. Die Aromatase ist essenziell für die Synthese von Östrogen und wird im Ovar, in peripheren Geweben (Muskelzellen und Fettzellen) und auch in Mammakarzinomzellen exprimiert.
  Wirkstoffe: Anastrozol, Letrozol, Exemestan.

▶ **Merke.** Bei der Behandlung mit Aromatase-Hemmern treten als **unerwünschte Wirkungen** im Vergleich zu Östrogenrezeptor-Antagonisten weniger **Hitzewallungen**, **thromboembolische Ereignisse** und **Endometriumkarzinome** auf. Die Rate an Arthralgien und Myalgien ist aber höher und darüber hinaus kommt es zu einem höheren **Verlust der Knochendichte** und häufiger zu osteoporotischen Frakturen.

Tamoxifen wird im Rahmen einer **adjuvanten** Therapie (oral 20–40 mg/d) sowohl vor als auch nach der Menopause für mehrere Jahre eingesetzt. Die Schutzwirkung von Tamoxifen geht jedoch oft nach einigen Jahren verloren (sog. Tamoxifen-Resistenz), wodurch ein beschleunigtes Wachstum residualer Tumorzellen und Endometriumkarzinome auftreten können. Bei familiär sehr gehäuft auftretenden Mammakarzinomen kann Tamoxifen auch **prophylaktisch** zum Einsatz kommen.
Toremifen (oral) ist chemisch mit Tamoxifen nahe verwandt und kommt beim metastasierten Mammakarzinom zum Einsatz. **Fulvestrant** (i. m.), **Anastrozol** (oral), **Letrozol** (oral) und **Exemestan** (oral) sind zur Behandlung des fortgeschrittenen und/oder metastasierten Mammakarzinoms bei postmenopausalen Patientinnen zugelassen.

Substanzen mit antiandrogener Wirkung (Prostatakarzinom)

Diese Wirkstoffgruppe ist ausführlich auf S. 382 beschrieben. Bei der Behandlung des **hormonabhängigen Prostatakarzinoms** werden folgende Substanzen eingesetzt:
- **Androgenrezeptor-Antagonisten** (Syn.: Antiandrogene): blockieren die Androgenrezeptoren.
  Wirkstoffe: Flutamid, Bicalutamid.
- **Gonadorelinrezeptor-Agonisten** (Syn.: GnRH-Agonisten, GnRH- oder LHRH-Analoga): unterdrücken über einen Eingriff in den hormonellen Regelkreis die Testosteronsynthese.
  Wirkstoffe: Buserelin, Leuprorelin, Goserelin, Triptorelin.
- **Gonadorelinrezeptor-Antagonisten:** blockieren die GnRH-Rezeptoren.
  Wirkstoffe: Abarelix, Degarelix.

Unerwünschte Wirkungen sind depressive Zustände, Anämie, Muskelabbau, Libidoverlust und erektile Dysfunktion sowie Osteoporose.

Flutamid und **Bicalutamid** werden oral (Flutamid 750 mg/d, Bicalutamid 150 mg/d) zur adjuvanten und palliativen Therapie des lokal fortgeschrittenen Prostatakarzinoms eingesetzt.

Gonadorelinrezeptor-Agonisten sind Analoga des Gonadorelins (= Gonadotropin-Releasing-Hormon, GnRH) und steigern die Freisetzung von LH/FSH. Nach einer initialen Stimulation der LH/FSH-Freisetzung (bis 20 Tage) führt die lang dauernde Besetzung der hypophysären GnRH-Rezeptoren zu einer Down-Regulation der Rezeptoren. Dadurch versiegt die LH/FSH-Freisetzung, was ein Absinken (auf Kastrationsniveau) der Testosteronspiegels beim Mann zur Folge hat. Die o. g. Substanzen werden nasal oder subkutan (als Implantat) zur Therapie des fortgeschrittenen Prostatakarzinoms eingesetzt.

Abarelix und **Degarelix** senken innerhalb einer Woche den Serum-Testosteronspiegel auf Kastrationsniveau (< 50 ng/dl). Abarelix wird monatlich als intramuskuläres Depot, Degarelix monatlich als subkutanes Depot gespritzt. Beide Substanzen sind zur Behandlung des fortgeschrittenen Prostatakarzinoms zugelassen.

15.4 Sonstige Tumortherapeutika

Bortezomib löst über eine **Proteasomen-Hemmung** in Tumorzellen die **Apoptose** aus. Durch die Blockierung des 26S-Proteasoms wird der Abbau von IκB gehemmt und die Aktivierung von NFκB verhindert. Dadurch kann **NFκB** keine vermehrte Expression von Bcl-2 auslösen, ein Apoptose-hemmendes Protoonkogen, das in Tumorzellen häufig überexprimiert wird. NFκB induziert auch die Bildung von Angiogenesefaktoren, Interleukin-6 und von Cyclin-D 1, das an der Regulation des Zellzyklus beteiligt ist. Bortezomib (i. v.) ist zur Behandlung des **multiplen Myeloms** zugelassen. Wichtige unerwünschte Wirkungen sind Diarrhö, Thrombopenie, Neutropenie und periphere Neuropathien.

Temsirolimus und sein aktiver Metabolit Sirolimus (s. S. 196) hemmen die intrazelluläre Serin-Threonin-Kinase mTOR, die an der Kontrolle der Zellteilung beteiligt ist. Temsirolimus (i. v.) kommt bei der Behandlung des **fortgeschrittenen Nierenzellkarzinoms** zum Einsatz.

Thalidomid (s. S. 287) und sein Derivat **Lenalidomid** sind seit kurzer Zeit zur oralen Behandlung des **multiplen Myeloms** zugelassen. Die Antitumor-Aktivität dieser bekannt teratogenen Substanzen soll auf folgenden Wirkungen beruhen: Blockade des Tumorzellwachstums durch Unterdrückung der Wirkung von Zelladhäsionsmolekülen, Antiangiogenese durch Interferenz mit Interleukin-6 (IL-6) sowie Immunmodulation durch Steigerung der Zytotoxizität von NK- und T-Killerzellen. Die Wirksamkeit wird durch Glukokortikoide und Bortezomib gesteigert. Thalidomid und Lenalidomid dürfen Frauen im gebährfähigen Alter nur nach Kontrazeption und für begrenzte Zeit auf Sonderrezept (T-Rezept) verordnet werden.

Weitere Wirkstoffe zur Pharmakotherapie von Tumoren:
- **Glukokortikoide** (s. S. 192): **Prednisolon** wird in der Therapie steroidsensitiver **Lymphome** eingesetzt, **Dexamethason** zur lokalen antiödematösen Therapie vor und während der Bestrahlungstherapie bei **Hirnmetastasen**. Zusätzlich wird die **antiemetische** Wirkung von Glukokortikoiden genutzt.

- **Interleukin 2** bei **Nierenzellkarzinomen**
- **Interferon α** bei **Nierenzellkarzinomen**, **Haarzell-Leukämie** und weiteren Neoplasien; **Interferon-β** bei **Nasopharinxtumoren**
- **Tumornekrosefaktor TNF-α 1a** bei **Weichteilsarkomen**

- **Interleukin 2** (Aldesleukin, s. S. 206): Indikation sind **Nierenzellkarzinome**. Aldesleukin steigert die Produktion von Interferon-γ und die Zytotoxizität natürlicher Killerzellen.
- **Interferone: Interferon-α** wird in Kombination mit konventionellen Zytostatika zur Therapie von **Nierenzellkarzinomen**, **Haarzell-Leukämie** und weiteren Neoplasien eingesetzt, **Interferon-β** ist beim undifferenzierten **Nasopharinxtumor** wirksam.
- **Tumornekrosefaktor TNF-α 1a:** Dieser Apoptose-induzierende Faktor wird in Kombination mit Melphalan bei **Weichteilsarkomen** in Form einer isolierten Extremitätenperfusion angewendet.

15.5 Pharmakotherapie ausgewählter Tumorerkrankungen

Viele Pharmakotherapien basieren auf S 3-Leitlinien von Fachgesellschaften. Sie werden laufend aktualisiert und sind im Internet erhältlich (www.senologie.org, www.krebsgesellschaft.de, www.dgvs.de). Anhand von Fallbeispielen wird im Folgenden kurz auf die Therapie des Mammakarzinoms und des kolorektalen Karzinoms eingegangen.

▶ **Fallbeispiel.**

▶ **Fallbeispiel.** **Mammakarzinom**
Bei einer 63-jährigen Frau (BMI 30), die etwa 8 Jahre eine Hormonersatztherapie erhalten und diese wegen eines thromboembolischen Ereignisses abgesetzt hatte, wird im Rahmen des Mammografie-Screenings im äußeren oberen Quadranten der linken Brust ein Knoten (1,3 cm Durchmesser) festgestellt (BIRADS 5 = hochgradig karzinomverdächtig, > 95 %) (Abb. **C-15.13**). Die Stanzbiopsie ergibt neben Mikroverkalkungen folgendes histologisches Bild: Infiltrate eines mäßig differenzierten, invasiv-duktalen Karzinoms; Grading: G1; Hormonrezeptorstatus: ER-positiv, PR-positiv; HER-2-Status: negativ. Die im Rahmen der **brusterhaltenden Operation** durchgeführte Sentinel-Lymphknoten-Biopsie ergibt keinen Hinweis auf die Beteiligung von Wächterlymphknoten (sn- 0/1). Die pathologische Untersuchung des entfernten Knotens bestätigt den Biopsiebefund. Die Tumorformel lautet: pT 1 c pN0 (sn- 0/1) M0, R0, G1, ER+, PR+, HER-2 negativ. Nach der OP erhält die Patientin als **adjuvante Therapie** eine gezielte **Bestrahlung** der linken Brust und einen **oralen Aromatase-Hemmer** (Anastrozol [1 mg/d] plus Vitamin D und Kalzium). Diese orale Pharmakotherapie wird für 5 Jahre durchgeführt. Unter der Anastrozol-Therapie kommt es zu Hitzewallungen, Gelenkschmerzen, Müdigkeit und Stimmungsschwankungen.

⊙ **C-15.13** Radiologische Befunde bei Mammakarzinom

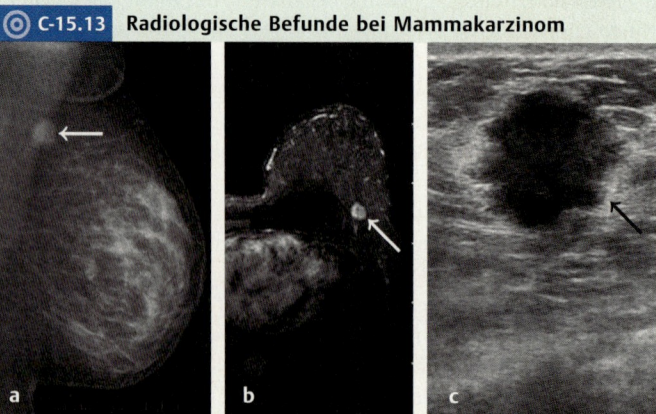

In der **Mammografie (a)** zeigt sich das Mammakarzinom als knotiger Herdbefund im oberen Bereich des Brustdrüsenkörpers. Im **MRT (b)** erkennt man die fasziennahe Lage des Knotens im oberen äußeren Quadranten der linken Brust. **Sonografisch (c)** stellt sich der Tumor als echoarme Struktur mit unscharfer Randbegrenzung dar. Der Tumor ist jeweils durch einen Pfeil gekennzeichnet (aus Reiser, Kuhn, Debus; Duale Reihe Radiologie, Thieme, 2011).

Die **Pharmakotherapie des Mammakarzinoms** ist abhängig von der Größe des Primärtumors, des Lymphknotenbefalls, dem Tumorstadium, dem Alter der Patientin (prä- oder postmenopausal), der Expression von Östrogenrezeptoren (ER) oder Progesteronrezeptoren (PR) und (bei Metastasen) des HER2-Proteins (HER2). Die **adjuvante Pharmakotherapie** der invasiven Karzinome erfolgt nach Konsensus-Richtlinien (St. Gallen 2007). Die Patientinnen werden drei Risikogruppen (unter Berücksichtigung von Lymphknotenstatus, Tumorgröße und Differenzierung) zugeordnet: niedrig (ER/PR$^+$, HER2$^-$), mittel (ER/PR$^+$, HER2$^+$) und hoch (ER$^-$/PR$^-$, HER2$^+$). Bei der **niedrigen Risikogruppe** kommen bei ER/PR-positiven Tumoren Tamoxifen oder Aromatasehemmer zum Einsatz, bei ER/PR-negativen Tumoren prämenopausal bereits eine Chemotherapie. Bei **höheren Risikogruppen** erfolgt stets eine adjuvante **Kombinationschemotherapie** unter Einsatz von Cyclophosphamid + Doxorubicin bzw. Epirubicin + 5-FU und evtl. zusätzlich Taxanen. Bei **HER2-positiven metastasierten Tumoren** werden Trastuzumab und Lapatinib, bei HER2-negativen Bevacizumab eingesetzt.

▶ **Fallbeispiel.** Kolorektales Karzinom

Bei der Aufnahmeuntersuchung im Krankenhaus berichtet ein 65-jähriger Patient (BMI 31) über Unregelmäßigkeiten im Stuhlgang, die seit ca. 5 Monaten bestehen. Hierbei wechseln sich Phasen der Obstipation mit solchen der Diarrhö (mit häufiger Stuhlfrequenz, bis zu 6-mal pro Tag) ab. Zusätzlich berichtet er über einen Gewichtsverlust von 4 kg in diesem Zeitraum. Der Patient wurde vom Hausarzt nach Auffinden von okkultem Blut im Stuhl mit der Verdachtsdiagnose „kolorektales Karzinom" in die Klinik überwiesen. Die weiteren körperlichen Untersuchungen (Palpation, Auskultation) ergeben keine pathologischen Befunde von Herz, Lunge und Abdomen sowie keine auffallenden Darmgeräusche; die rektale Untersuchung ist unauffällig (kein pathologischer Tastbefund). Eine Leber- oder Niereninsuffizienz kann ausgeschlossen werden. Bei der Koloskopie wird im Kolon linksseitig eine flächige polypöse Schleimhautveränderung gefunden (Abb. **C-15.14**). Aus der entnommenen Biopsie kann histologisch ein Adenokarzinom gesichert werden. In der Oberbauchsonografie, im CT des Abdomens und in der Röntgenaufnahme des Thorax ergeben sich keine Hinweise auf Fernmetastasen. Zur postoperativen Verlaufskontrolle wird der Tumormarker CEA bestimmt.

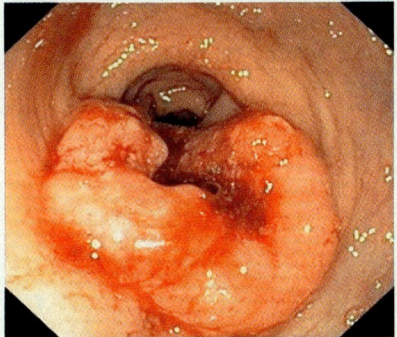

C-15.14 Kolonkarzinom

Koloskopische Darstellung eines schüsselförmig wachsenden Tumors im linksseitigen Kolon (aus Siegenthalers Differenzialdiagnose, Thieme, 2005).

Bei dem Patienten wird eine **linksseitige Hemikolektomie** mit Entfernung regionaler Lymphabflussgebiete vorgenommen. Histologisch zeigen sich im Resektat ein Überschreiten der Darmwand und ein Lymphknotenbefall. Von 15 gefundenen Lymphknoten sind 2 von Tumor befallen. Die Tumorformel lautet: pT 4 pN1 (2/15) M0, G2, R0 (UICC-Stadium III = Dukes C). Postoperativ erfolgt eine **adjuvante Chemotherapie** nach dem FOLFOX-4-Schema (entsprechend der MOSAIC-Studie) in 12 Zyklen über 6 Monate: Folinsäure 200 mg/m^2 (2 Stunden) an Tag 1 und 2 (alle 14 Tage), 5-FU 400 mg/m^2 als Bolus an Tag 1 und 2 (alle 14 Tage) sowie 5-FU 600 mg/m^2 als 22-Stunden-Infusion an Tag 1 und 2 (alle 14 Tage) und Oxaliplatin 85 mg/m^2 (als 2-Stunden-Infusion) an Tag 1 (alle 14 Tage). Unter dieser Therapie kommt es zum Auftreten typischer Nebenwirkungen von Oxaliplatin (Neuropathie an den Extremitäten, Neutropenie) und 5-FU (Mukositis, Diarrhö). Der Patient befindet sich heute beschwerdefrei in der Nachsorge.

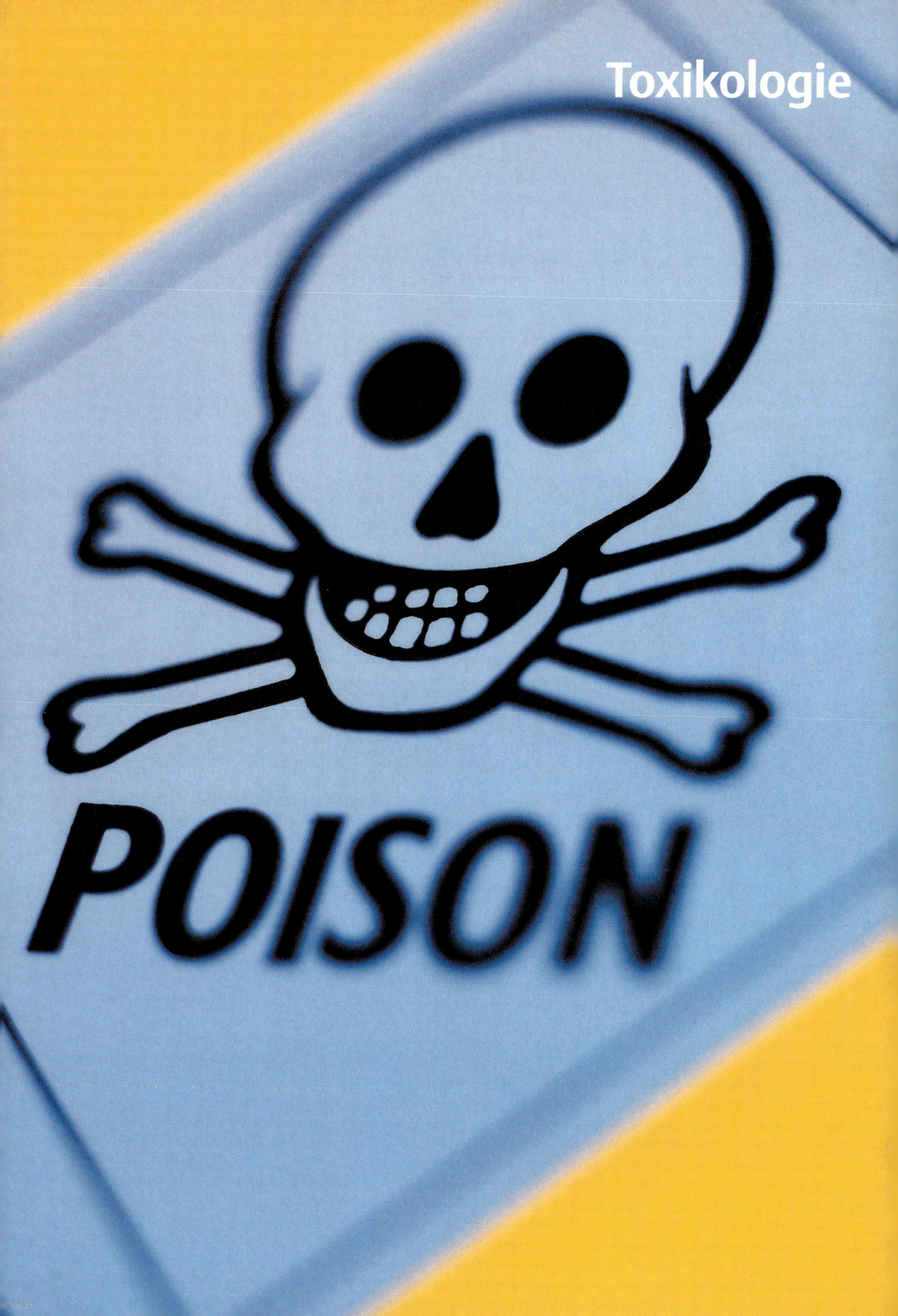
Toxikologie

1 **Allgemeine Toxikologie** 685

2 **Mechanismen toxischer Wirkung** 704

3 **Grundlagen der Vergiftungsbehandlung** 724

4 **Akute Vergiftungen** 745

5 **Chronische Belastungen** 779

1 Allgemeine Toxikologie

1.1 Übersicht 685
1.2 Grundlegende Begriffe 685
1.3 Erkennen von Gefahrstoffen 686
1.4 Toxikologische Risikocharakterisierung 688
1.5 Begrenzung von Gefahrstoffbelastungen 694
1.6 Biomarker 699

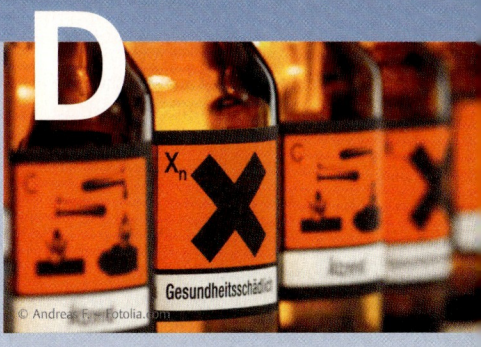

1.1 Übersicht

▶ **Definition.** **Toxikologie** ist die Lehre von der Schadwirkung von Stoffen. Die **Allgemeine Toxikologie** beschreibt Mechanismen toxischer Wirkungen und Grundsätze der Erkennung und Begrenzung von Gefahrstoffbelastungen. Die **Spezielle Toxikologie** befasst sich mit Häufigkeit, Symptomatik und Therapie bei Überdosierungen und Vergiftungen.

1.1 Übersicht

▶ **Definition.**

Im **Kapitel D-1** werden **allgemeine Fragestellungen** erläutert wie toxikologische Risikobewertungen, Festlegung und Interpretation von Grenzwerten sowie Möglichkeiten zur Abklärung der individuellen Belastung und Reaktion. **Kapitel D-2** führt auf Basis der Interaktion eines Gefahrstoffs mit seinem biologischen Ziel in die **Mechanismen toxischer Wirkungen** ein. Beispielhaft werden anhand einzelner Stoffe wichtige akute Vergiftungsformen sowie Möglichkeiten irreversibler Schädigungen dargestellt. **Kapitel D-3** vermittelt **Grundlagen der Vergiftungsbehandlung** unter besonderer Berücksichtigung von **Symptomkomplexen** und **Antidoten**. Dieses Kapitel ist zur Vorbereitung auf Examina zentral und wird dabei durch die Übersichtstabellen „Von der Vergiftung zur Therapie" (s. S. 739) und „Übersicht über Antidote und deren Anwendung" (s. S. 741) abgerundet. In **Kapitel D-4** sind praktisch wichtige **akute Vergiftungen** aus den Bereichen Medikamente, Drogen, Haushalt und Gewerbe, Gase und Rauch, landwirtschaftliche Produkte, Pflanzen, Pilze, Tiere und Nahrungsmittel zusammengestellt. Hier stehen stoffspezifische Symptomatik und Therapieoptionen im Vordergrund. Für Informationen zum Wirkungsmechanismus wird auf Kapitel D-2 verwiesen. **Kapitel D-5** befasst sich mit **chronischen Belastungen**, die oft erst nach längerer Latenzzeit klinisch manifeste Folgen haben. Im Zentrum stehen kanzerogene Stoffe, Metallverbindungen und unspezifische Reaktionen auf Umweltfaktoren.
Für Nebenwirkungen und unerwünschte Wirkungen von **Arzneimitteln im therapeutischen Einsatz** sei auf die pharmakologischen Teile B und C verwiesen.

1.2 Grundlegende Begriffe

Anstelle des im folgenden Kapitel verwendeten Begriffs „**Gefahrstoff**" wird oft auch von „Schadstoffen", „Giftstoffen" oder „Noxen" gesprochen. Der Begriff „**Toxin**" ist im Prinzip für Gefahrstoffe biologischer Herkunft reserviert (z. B. Schlangengift oder Mykotoxin).
Die Exposition durch Gefahrstoffe erfolgt oral (**Ingestion**), über die Atemwege (**Inhalation**) oder die Haut (**dermal**), selten am Auge. Die in der Pharmakotherapie wichtige **parenterale Applikation** durch Injektion ist in der Toxikologie im Wesentlichen auf Bisse und Stiche von Tieren und Pflanzen beschränkt (Ausnahmen: i. v.-Verabreichung von Drogen bzw. therapeutische Gabe von Antidoten).
Eine **akute Belastung** ist einmalig oder – über die Luft – kurzfristig (Stunden), ihre Toxizität äußert sich mit Symptomen spätestens innerhalb weniger Tage. Eine **chronische Belastung** erstreckt sich hingegen über Jahre, die Latenzzeit bis zur Entwicklung von Symptomen kann Jahrzehnte betragen (z. B. Krebserzeugung). Dazwischen gelten die Bezeichnungen **subakut** (täglich über 28 Tage) und **subchronisch** (über 90 Tage).

1.2 Grundlegende Begriffe

„**Gefahrstoffe**" = „Schadstoffe" = „Giftstoffe" = „Noxen". „**Toxin**" steht prinzipiell für biologische Gefahrstoffe.

Die Aufnahme erfolgt durch **Ingestion, Inhalation, dermal** und selten über das Auge. Die **parenterale Applikation** in der Toxikologie findet durch Bisse/Stiche von Tieren und Pflanzen oder durch i. v.-Drogenabusus statt.

Eine **akute Belastung** ist einmalig bzw. kurzfristig mit Symptomen innerhalb von Tagen. Eine **chronische Belastung** und resultierende Symptome erstrecken sich über Jahre. „**Subakut**" und „**subchronisch**" sind Zwischenformen.

Toxische Effekte können als **Messwerte an Individuen** (z. B. Konzentration von Leberenzymen im Plasma bei Paracetamolvergiftung) oder als **Häufigkeit innerhalb einer Population** (Inzidenzen, z. B. Krebsinzidenz; „Ja-nein"-Unterscheidung) quantifiziert werden.

1.3 Erkennen von Gefahrstoffen

Zur Erkennung von Gefahrstoffen stehen verschiedene Möglichkeiten zur Verfügung. Nachfolgend wird auf **epidemiologische Studien**, **Fallberichte** und **Toxizitätsprüfungen am Tier** genauer eingegangen. Experimente „in vitro" (im Reagenzglas bzw. an Zellen) und „in silico" (Voraussage einer möglichen Toxizität aufgrund von chemischen oder physikalischen Eigenschaften) sind weniger aussagekräftig.

1.3.1 Epidemiologische Studien

In der Epidemiologie wird die Frage gestellt, ob sich **exponierte** Menschen in Bezug auf die Häufigkeit von toxischen Effekten von **nicht exponierten** Menschen („Kontrollen") unterscheiden. Solche Untersuchungen sind besonders wertvoll, da sie keine Übertragung von Daten aus Tierversuchen (s. u.) benötigen.
Grundsätzlich sind bei epidemiologischen Studien die **Bradford-Hill-Kriterien** für Kausalität zu erfüllen, dazu gehören:
- zeitlicher Bezug zwischen Ursache und Wirkung
- biologische Plausibilität (Mechanismus der Wirkung)
- Bezug zwischen Dosis und Häufigkeit
- Übereinstimmung mit experimentellen Erfahrungen

In der **Toxikologie** kommen darüber hinaus folgende **spezielle Probleme** hinzu:
- Die beiden **Teilkollektive** „exponiert" oder „nicht exponiert" sollten **klar unterscheidbar** bezüglich der Belastung durch den zu beurteilenden Gefahrstoff sein, sollten sich aber in Bezug auf alle anderen Variablen (Alter, Geschlecht, Lebensstil) **nicht unterscheiden**.
Diese Bedingungen mögen relativ gut erfüllt sein bei **definierten Expositionen** an Arbeitsplätzen, bei speziellen Ernährungsgewohnheiten oder bei Suchtmitteln wie Zigarettenrauchen.
Schwierig wird es bei **allgemeinen Umweltbelastungen** durch Luftschadstoffe (z. B. Ozon, Stickoxide, Stäube, ^{222}Radon) oder bei Stoffen, die auch **endogen** gebildet werden (z. B. kanzerogene Nitrosoverbindungen): Für solche Belastungen existiert kein gänzlich unbelastetes Vergleichskollektiv.
- Für ein statistisch signifikantes Erkennen von schwachen Effekten sind **große Kollektive** erforderlich. Für chronische Belastungen und Effekte mit Latenzzeit sind zudem **lange Beobachtungszeiträume** erforderlich. Beides ist mit hohen Studienkosten verbunden. (Beispiel Krebsrisiko durch Passivrauchen: Die Lungenkrebsinzidenz von Nichtrauchern über eine 75-jährige Lebensspanne liegt im Bereich von 2 %, diejenige von Durchschnittsrauchern bei 20 %. Möchte man eine Zunahme der Inzidenz bei Nichtrauchern durch Passivrauchen um 30 % – also von 2 % auf 2,6 % – erfassen, müssten in beiden Gruppen je etwa 10 000 Menschen über Jahrzehnte begleitet werden.)
- „**Healthy worker effect**": Es kommt nicht selten vor, dass Arbeitsplatzkollektive niedrigere Inzidenzen aufweisen als die Vergleichskollektive, die dem untersuchten Stoff nicht ausgesetzt sind. Dies wird als Selektion eines gesunden Teilkollektivs interpretiert, welches trotz Belastung am Arbeitsplatz weniger häufig Toxizitätssymptome ausprägt.

1.3.2 Fallberichte

Belastungen am Arbeitsplatz: Fallberichte über Belastungen am Arbeitsplatz nahmen in der Vergangenheit einen hohen Stellenwert ein. Dies galt nicht nur für akute Belastungen, sondern konnte auch entscheidende Hinweise auf die chronische Toxizität von Stoffen, z. B. bei chemisch induzierten Krebserkrankungen, geben.

D 1.3 Erkennen von Gefahrstoffen

▶ **Klinischer Bezug.** Ein frühes Beispiel dazu war die Erkennung des Zusammenhangs zwischen der Belastung von **Kaminfegern** durch Ruß bzw. Teer und **Karzinomen am Skrotum**. Heute sind die verantwortlichen Stoffe (polyzyklische aromatische Kohlenwasserstoffe mit dem Leitstoff Benz[a]pyren) wohl bekannt. Später folgten Berichte über Blasenkrebs bei Arbeitern in der Farbenindustrie (aromatische Amine), über die Induktion von Hämangiosarkomen in der Leber durch Vinylchlorid oder von Mesotheliomen durch Asbestfasern.

Dank der hohen Aufmerksamkeit, die dem Arbeitsschutz und präventiven Maßnahmen in der industrialisierten Welt heute gewidmet wird (s. S. 694), nimmt die Anzahl der betroffenen Arbeiter erfreulicherweise laufend ab. Gleichzeitig können deshalb aber auch immer seltener Erkenntnisse zur Toxizität neuer Gefahrstoffe aus diesem Lebensbereich gewonnen werden.

▶ **Klinischer Bezug.**

Durch zunehmenden Arbeitsschutz (s. S. 694) sinkt die Zahl betroffener Arbeiter, allerdings werden dadurch auch weniger Erkenntnisse zur Toxizität gewonnen.

Unfälle und Suizidversuche: Eine weitere Informationsquelle stellen akute Vergiftungen im Zusammenhang mit Unfällen oder Suizidversuchen dar. Solche Berichte werden von toxikologischen Informationszentren systematisch gesammelt, ausgewertet und veröffentlicht. Entsprechende Informationen und Publikationen aus dem Schweizerischen Toxikologischen Informationszentrum in Zürich (STIZ, http://www.toxi.ch) bilden eine wesentliche Grundlage für die nachfolgenden Kapitel D-3 und D-4.

Unfälle und Suizidversuche: Damit verbundene Vergiftungen bieten eine weitere Informationsquelle.

1.3.3 Toxizitätsprüfung am Tier

1.3.3 Toxizitätsprüfung am Tier

▶ **Merke.** Bei **neu für den Markt bestimmten Stoffen** sind vor ihrer Einführung toxikologische Prüfungen im **Tierversuch** notwendig (vgl. hierzu auch die Testung von Pharmaka in der präklinischen Phase ihrer Entwicklung, S. 61).

▶ **Merke.**

Eine entsprechende **EU-Verordnung** zur Registrierung, Bewertung, Zulassung und Beschränkung chemischer Stoffe (**„REACH"** – **R**egistration, **E**valuation, **A**uthorisation and **R**estriction of **Ch**emicals; http://ec.europa.eu/enterprise/sectors/chemicals/reach/) ist seit dem 1. Juni 2007 in Kraft. Der Umfang der experimentellen Prüfungen ist von der geplanten Anwendung und der jährlichen Produktionsmenge abhängig (für Chemikalien: Stufen bis 1, 10, 100, 1000 Tonnen).

Die **EU-Verordnung „REACH"** regelt Prüfung und Zulassung von Chemikalien.

Für Chemikalien mit einer **Jahresproduktion unter 100 Tonnen** sind beispielsweise Prüfungen an Laboratoriumsnagetieren auf folgende Aspekte hin erforderlich:
- akute Toxizität nach einmaliger Applikation (inkl. Haut- und Augenreizung, Sensibilisierung)
- Toxizität bei wiederholter Gabe über 28 Tage
- Gentoxizität und Mutagenität
- Eigenschaften der Stoffe im Ökosystem (z. B. Abbau in der Umwelt, Wirkung auf das Algenwachstum oder Toxizität an Daphnien, d. h. Krebstieren)
- Screeningtest zur Reproduktionstoxizität

Bei einer höheren Jahresproduktion von Chemikalien sind weitere Untersuchungen (z. B. 90-Tage-Studie oder 2-Generationen-Studie zur Reproduktionstoxizität) notwendig.

Für Chemikalien mit einer **Jahresproduktion < 100 Tonnen** müssen u. a. an Tieren geprüft werden:
- akute Toxizität
- Toxizität bei wiederholter Gabe
- Gentoxizität und Mutagenität
- Eigenschaften im Ökosystem
- Reproduktionstoxizität

Bei einer höheren Jahresproduktion sind weitere Untersuchungen notwendig.

Umfassend sind die Anforderungen für Stoffe, die beim Menschen über Jahre eingesetzt werden sollen, d. h. für Arzneistoffe bei chronischen Erkrankungen sowie für Lebensmittelzusatzstoffe und Pflanzenschutzmittel, bei denen mit Rückständen zu rechnen ist. Zu den zusätzlich notwendigen Untersuchungen gehört die **Prüfung auf krebserzeugende Wirkung an Ratten und Mäusen**. Diese Langzeituntersuchung ist immer verbunden mit regelmäßigen klinischen Untersuchungen der Tiere, Analyse klinisch-chemischer und hämatologischer Variablen sowie einer umfassenden pathologischen und histopathologischen Untersuchung der Tiere am Versuchsende. Im Bereich der Ökotoxikologie kommen **Studien an Mikroorganismen, Würmern und Fischen** dazu.

Für Stoffe, die beim Menschen über Jahre eingesetzt werden sollen, sind zusätzliche Untersuchungen vorgeschrieben, wie z. B. die langfristige **Prüfung auf krebserzeugende Wirkung an Ratten und Mäusen**; in der Ökotoxikologie zusätzlich **Studien an Mikroorganismen, Würmern und Fischen**.

Da eine dosisabhängige Wirkung ein wichtiges Kriterium für die Beurteilung eines beobachteten Effektes darstellt, umfassen alle Toxizitätsprüfungen **mehrere Dosisstufen**. Der Dosisbereich sollte auch Dosen beinhalten, die keinerlei Effekte bewirken, damit diese als Ausgangspunkt für eine Risikoextrapolation genutzt werden können.

Alle Toxizitätsprüfungen umfassen **mehrere Dosisstufen**, um auch dosisabhängige Effekte zu erkennen.

1.4 Toxikologische Risikocharakterisierung

Ein toxikologisches Risiko wird durch **drei Kriterien** charakterisiert:
- Gefahrenpotenzial des Stoffes
- Dosis und Dauer der Belastung
- Dosis-Wirkungs-Beziehung

1.4.1 Abgrenzung der Begriffe „Gefahr" und „Risiko"

▶ **Definition.** Das **Gefahrenpotenzial** (oder die **Gefahr**, engl. hazard) eines Stoffes charakterisiert die **Art** der toxischen Wirkung bzw. eines Wirkungsmechanismus (s. S. 704) und ist ein qualitativer Begriff. Ein **Risiko** (engl. risk) dagegen beschreibt die **Wahrscheinlichkeit des Eintritts** bzw. das Ausmaß einer toxischen Wirkung für ein definiertes Szenario.

▶ **Merke.** Solange ein Arzneimittel oder ein Gefahrstoff **unter sicherem Verschluss** steht, wird in der Toxikologie nicht von einem Risiko, sondern lediglich von einer **Gefahr** oder einem **Gefahrenpotenzial** gesprochen. Ein toxikologisches **Risiko** ergibt sich erst dann, wenn ein **Kontakt** oder eine **Aufnahme** erfolgt ist.

1.4.2 Abschätzung einer toxischen Wirkstärke

Dosismaß

▶ **Definition.** Die **Dosis** wird im Allgemeinen als „Stoffmenge pro kg Körpergewicht (KG)" definiert, bei wiederholter Belastung als „Stoffmenge pro kg KG pro Tag".

Der Bezug auf das **Körpergewicht** berücksichtigt die Tatsache, dass die **systemisch erreichbare Konzentration** eines Stoffs im Körper bei Einnahme einer definierten Menge mit zunehmendem Körpergewicht sinkt. Allgemein bekannt ist dieses Phänomen, wenn es darum geht, die Blutalkoholkonzentration und damit die Fahrtüchtigkeit einer 50 kg schweren Frau oder eines 100 kg schweren Mannes abzuschätzen, wenn beide die gleiche Menge Wein trinken.
Bei **lokalen Wirkungen** an der Haut, in den Atemwegen, an der Speiseröhre oder im Gastrointestinaltrakt macht ein Bezug auf das Körpergewicht wenig Sinn. Für die **Haut** ist die **Belastung pro Fläche** zu definieren, bei **Inhalation** ist das **Konzentrations-Zeit-Integral** in der Luft zusammen mit dem **Atemvolumen** maßgeblich, beim **Verschlucken** lokal ätzender Stoffe die **absolute Menge**.

Letalität bei einmaliger Belastung: LD_{50}

▶ **Definition.** Analog der Abschätzung einer erwünschten pharmakologischen Wirkstärke mittels der ED_{50} (s. S. 14) ist die LD_{50} als die Dosis pro kg KG definiert, die bei der Hälfte eines Kollektivs innerhalb weniger Tage zum Tode führt.

Da die LD_{50} beim Menschen selbstverständlich nicht experimentell bestimmt werden kann, sind Einzelbefunde aus **Suiziden und Unfällen mit Todesfolge** als grobes Maß für die akute Toxizität von Nutzen. Sie können einen Anhaltspunkt zur **minimalen tödlichen Dosis** geben (LD_{lo} = lowest observed lethal dose).
Im **Tierversuch** wurden LD_{50}-Werte früher gezielt bestimmt, allerdings dürfen solche Zahlen bezüglich ihrer Aussagekraft für den Menschen nicht überbewertet werden. Wegen großer Unterschiede zwischen verschiedenen Spezies und Stämmen können die Werte lediglich als **Größenordnung** verstanden werden.
LD_{50}-Werte von **Giftstoffen** umfassen einen mehr als milliardenfachen Bereich. Beispielsweise beträgt die intravenöse LD_{50} von Botulinustoxin (s. S. 776) bei der Maus ca. 0,0003 µg/kg KG, für das schwach toxische Äthanol (s. S. 755) wird die intravenöse LD_{50} bei der Maus mit 2 g/kg KG beschrieben – der Unterschied in der letalen Wirkstärke beträgt also ca. Faktor 10^{10}.

Arzneistoffe haben im Allgemeinen eine geringe akute Toxizität, Ausnahmen mit hoher toxischer Wirkstärke müssen – neben Botulinustoxin – allerdings beachtet werden. Potenziell letale Dosen von Digoxin (s. S. 752) liegen beim Menschen beispielsweise im Bereich von 5 – 10 mg, entsprechend ca. 100 µg/kg KG. Diese Wirkstärke ist höher als diejenige von Natriumzyanid (s. S. 763), bei dem für die meisten Säugetierarten LD_{50}-Werte im Bereich von 2 – 5 mg/kg KG gelten.

Toxische Wirkstärke bei wiederholter Belastung: LOAEL und NOAEL

▶ **Definition.** Die niedrigste Dosis, die im Tierversuch einen gegenüber der Kontrollgruppe signifikant häufigeren toxischen Effekt bewirkt, wird als **LOAEL** (lowest observed adverse effect level) bezeichnet. Die unter dem LOAEL liegende Dosis, die keinen signifikanten adversen Effekt mehr ergab, wird als **NOAEL** (no observed adverse effect level) bezeichnet.
Die LOAEL- und NOAEL-Werte werden statistisch ermittelt (s. u.) und als Ausgangspunkt für die Festlegung von Grenz- und Richtwerten genutzt (s. S. 694).

Die **statistische Erfassungsgrenze** einer toxischen Wirkung (LOAEL) ist von der **Größe der Dosisgruppen** abhängig. Bei der Prüfung von Stoffen auf krebserzeugende Wirkung werden beispielsweise 50 Tiere pro Dosisgruppe eingesetzt. Wenn – im Vergleich zur Kontrollgruppe – weniger als 5 Tiere (10 %) eine Krebsdiagnose haben, gilt eine Kanzerogenität als statistisch nicht belegt.
Ein Bevölkerungsanteil von 10 %, der von der krebserzeugenden Wirkung eines Stoffes betroffen wäre, ist jedoch bei der menschlichen Population nicht tolerierbar. Eine wichtige Aufgabe der Toxikologie besteht deshalb darin, auf der Basis von Überlegungen zum Mechanismus der toxischen Wirkung (s. S. 704) nicht nur die Übertragung vom Tier auf den Menschen, sondern auch die **Extrapolation in den niedrigen Dosisbereich** bestmöglich durchzuführen.

Kanzerogene Wirkstärke: TD_{50}

Bei kanzerogenen Wirkungen, die unter **Akkumulation von Mutationen** erst nach längerer Zeit manifest werden, muss auch die **Dauer der Belastung** festgelegt sein.

▶ **Definition.** Die aus dem Tierversuch abgeleitete kanzerogene Wirkstärke, die tumorerzeugende Dosis TD_{50}, ist deshalb definiert als Dosis, die im Tierversuch nach täglicher Gabe über die gesamte Studiendauer (bei Maus und Ratte üblicherweise 18 bzw. 24 Monate) bei der Hälfte der Tiere Krebs induziert.

Der Spanne kanzerogener Wirkstärken TD_{50} ist nicht ganz so breit wie die von LD_{50}-Werten für akute Toxizität, umfasst aber immerhin einen mehr als millionenfachen Bereich. Während beispielsweise das Schimmelpilzgift Aflatoxin B_1 (s. S. 786) bereits bei einer täglichen Aufnahme von 1 µg/kg KG bei der Ratte Krebs induziert, werden mit dem Fungizid Captan bei Mäusen Gramm-Mengen pro kg KG benötigt.

▶ **Kritisch betrachtet.** Schlagzeilen dank Krebsangst
In Presseberichten zu Krebsrisiken fehlen quantitative Angaben zu Wirkstärken und täglichen Aufnahmen praktisch immer, entsprechende Information wird dem Leser vorenthalten. Eine Schlagzeile wäre oft nicht mehr gerechtfertigt, wenn der Leser erführe, dass die tatsächliche Belastung des Menschen millionenfach niedriger liegt als die im Tierversuch ermittelte TD_{50}.

1.4.3 Probleme bei Persistenz von Gefahrstoffen

Akkumulation im Körper

Bei **chronischer Belastung** durch Stoffe mit Eliminationshalbwertszeiten $t_{1/2}$ (s. S. 43) von Wochen oder sogar Jahren erreicht der Stoff erst nach etwa fünffacher Halbwertszeit eine Serumkonzentration im Fließgleichgewicht. In solchen Fällen ist die tägliche Dosis (s. o.) ein schlechtes Dosismaß für Toxizität, da letztlich der **Blutspiegel** für chronische Wirkungen verantwortlich ist.
Diesbezüglich klassische Problemfälle sind halogenierte Dioxine und Furane. Es handelt sich dabei um Stoffe, die bei allen Verbrennungsprozessen in Anwesenheit von Kohlenstoff und Chlor oder Brom entstehen und über die Nahrungskette zu

sodass bei chronischer Belastung die Konzentration über Jahrzehnte ansteigt. Die Toxizität entsteht erst durch vielfache Akkumulation im Körper.

einer unvermeidlichen Belastung führen. Schlagzeilen machten diese Stoffe unter anderem durch kontaminierte Futtermittel. Der giftigste Vertreter dieser Stoffklasse ist 2,3,7,8-Tetrachlordibenzo[p]dioxin TCDD. Dieser Stoff hat beim Menschen eine Eliminationshalbwertszeit $t_{1/2}$ von mehreren Jahren, bei chronischer Belastung steigt die Konzentration deshalb über Jahrzehnte an. Eine aus einmaliger Gabe abgeschätzte Wirkstärke kann in solchen Fällen die Gesundheitsgefährdung durch chronische Belastung nicht bewerten. Die Toxizität kommt erst durch vielfache Akkumulation des Stoffs im Körper zum Tragen. Eine täglich wiederholte Belastung von Ratten mit nur 10 ng TCDD/kg KG ist toxisch, während für die akute Toxizität Dosen im µg/kg KG-Bereich notwendig sind.

Verbleib von Gefahrstoffen in der Umwelt

Verbleib von Gefahrstoffen in der Umwelt

Viele Probleme der **Umwelttoxikologie** entstehen durch Stoffe mit **hoher Persistenz**, wie z. B. das Insektizid DDT (s. S. 767).

Auch viele Probleme der **Umwelttoxikologie** beruhen auf Stoffen mit **hoher Persistenz**. Über Jahre stetig steigende Konzentrationen in der Natur werden irgendwann an der empfindlichsten Stelle des Ökosystems zur toxischen Wirkung kommen. Ein Beispiel ist das Insektizid DDT (s. S. 767): Erst viele Jahre nach seinem weltweiten Einsatz wurde eine durch DDT verursachte Störung bei der Eierschalenbildung von Vögeln erkannt.

In den **Standardanforderungen der Toxizitätsprüfung** sind deshalb Untersuchungen zum Verhalten in der Umwelt festgelegt (s. S. 687).

Wenn die weltweite Verbreitung solcher Stoffe bereits stattgefunden hat, kann es für Verbote und Abwehrmaßnahmen bereits zu spät sein. In den **Standardanforderungen der Toxizitätsprüfung** sind deshalb zu Recht Untersuchungen zum Verbleib und Verhalten in der Umwelt enthalten (s. S. 687).

▶ Kritisch betrachtet.

▶ **Kritisch betrachtet.** „Drum prüfe, wer sich ewig bindet"
Der Problematik der Persistenz muss auch bei der toxikologischen Prüfung von **Partikeln im Nanometerbereich** besondere Beachtung geschenkt werden. Die Erfahrungen mit Asbestfasern, die über Jahrzehnte im Brustfell verbleiben und dort Mesotheliome induzieren können (s. S. 787), dürfen sich nicht wiederholen. Es ist zu hoffen, dass die Behörden vor einer Zulassung von **Nanomaterialien**, welche eine systemische Belastung des Menschen verursachen können, den Nachweis von Abbau und Ausscheidung im Tierversuch verlangen.

1.4.4 Dosis-Wirkungs-Beziehungen

1.4.4 Dosis-Wirkungs-Beziehungen

ED_{50}, UD_{50} und LD_{50}

ED_{50}, UD_{50} und LD_{50}

Die **qualitative Dosis-Wirkungs-Kurve** (Dosis-Häufigkeits-Beziehung, s. S. 18) gibt die **Variabilität** der Wirkung **innerhalb einer Population** an.

In Kapitel A-2 wurden quantitative und qualitative Dosis-Wirkungs-Kurven unterschieden (s. S. 9). Für die Toxikologie steht die **qualitative Dosis-Wirkungs-Kurve** (d. h. die Dosis-Häufigkeits-Beziehung, s. S. 18) im Vordergrund, bei der die **Variabilität** der Wirkung **innerhalb einer Population** beschrieben wird.

▶ Definition.

▶ **Definition.** Die Dosis eines Arzneistoffs, die bei der Hälfte der Patienten eine definierte **erwünschte** Wirkung bringt, wird als ED_{50} bezeichnet (s. S. 14). Analog beschreibt die UD_{50} die Wirkstärke für eine **unerwünschten** Effekt, die LD_{50} steht für die **letale** Wirkstärke (Abb. D-1.1 bzw. s. auch S. 688).

Die „Dosis-Häufigkeits-Kurve" kann für jedes Individuum die persönliche (Schwellen-)Dosis von „noch kein Effekt" zu „Effekt ja" angeben.

Bei einer „Dosis-Häufigkeits-Kurve" handelt es sich im Grunde eigentlich um eine Treppe, auf der jedes Individuum bei seiner persönlichen (Schwellen-)Dosis von „noch kein Effekt" zu „Effekt ja" wechselt. Dies gilt gleichermaßen für den therapeutisch erwünschten Effekt, einen unerwünschten oder toxischen Effekt wie auch für die tödliche Dosis.

Bei **logarithmischer Skalierung** der Dosisachse hat die „Kurve" eine **sigmoide Form**.

Die „Kurve" zeigt häufig eine **sigmoide Form**, wenn die Dosisachse **logarithmisch skaliert** ist. Begründet wird der Logarithmus durch die multiplikative Verknüpfung mehrerer Faktoren, welche die individuelle Empfindlichkeit bestimmen.

Das individuelle Ansprechen bestimmt die individuell niedrigste Dosis, die Wirkung zeigt. Das heißt, dass empfindliche Individuen einen unerwünschten Effekt in einem Dosisbereich zeigen können, in dem andere noch nicht einmal den erwünschten Effekt haben. Das **Verhältnis von UD_{50} zu ED_{50}** gibt deshalb nur einen vagen Hinweis auf die therapeutische Sicherheit eines Arzneistoffs (Bsp. s. Abb. **D-1.1**).

Je größer die „Mensch-zu-Mensch"-Unterschiede im Ansprechen sind, desto größer sind auch die Unterschiede in der Dosis, die beim empfindlichsten oder beim resistentesten Individuum den Effekt auslösen – die „Kurven" werden flacher. Damit steigt die Wahrscheinlichkeit, dass empfindliche Individuen einen unerwünschten Effekt in einem Dosisbereich zeigen, in dem noch nicht einmal alle den erwünschten Effekt haben. Das **Verhältnis von UD_{50} zu ED_{50}** gibt deshalb nur einen ersten Hinweis auf die therapeutische Sicherheit eines Arzneistoffs. Der im Beispiel in Abb. **D-1.1** abgeleitete Quotient 100/10 = 10 lässt vorerst eine gute Sicherheit erwarten.

D-1.1 Vergleich verschiedener Dosis-Häufigkeits-Kurven eines Pharmakons

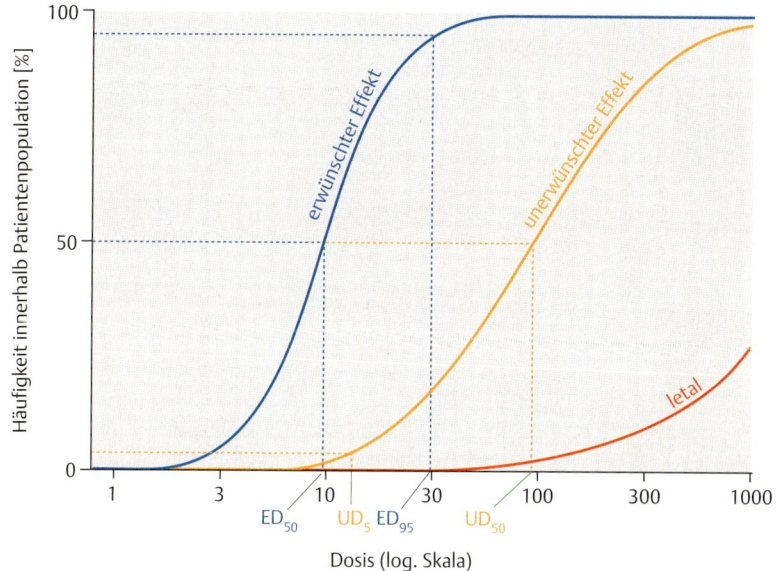

ED_x: Dosis mit erwünschter Wirkung bei x% der Patienten; UD_x: Dosis mit unerwünschter Wirkung bei x% der Patienten.

Zur genaueren Beschreibung der therapeutischen Sicherheit muss neben dem Verhältnis UD_{50} zu ED_{50} auch die **Steilheit der Kurven** beachtet werden. Im Beispiel in Abb. **D-1.1** zeigen bei der als UD_5 bezeichneten Dosis die empfindlichsten 5% der Patientengruppe bereits den unerwünschten Effekt. Bei dieser Dosis haben aber erst etwas mehr als die Hälfte der Gruppe den erwünschten Effekt erfahren. Theoretisch kann dieses Problem durch den **Quotienten UD_5/ED_{95}** quantitativ erfasst werden, in der Praxis können solche Daten allerdings nicht erhoben werden. Im Beispiel von Abb. **D-1.1** wäre dieser Quotient (15/30 = 0,5) inakzeptabel klein.

Zum Abschätzen der therapeutischen Sicherheit muss zudem die **Steilheit der Kurven** betrachtet werden. Der **Quotient UD_5/ED_{95}** allein reicht nicht aus; im Beispiel von Abb. **D-1.1** wäre dieser Quotient (15/30 = 0,5) inakzeptabel klein.

Komplexe Dosis-Häufigkeits-Beziehungen

Im „echten" Leben sind sigmoide Dosis-Häufigkeits-Beziehungen, die sich über die gesamte Ausdehnung der y-Achse von 0% (niemand) bis 100% (alle) erstrecken, allerdings eher die Ausnahme als die Regel. Einige Möglichkeiten der deutlich häufiger vorkommenden **komplexen Beziehungen** zeigt Abb. **D-1.2**, wesentliche Beobachtungen dabei sind:

- Die Kurve startet nicht bei einer Häufigkeit von 0, sondern aufgrund eines **spontanen Prozesses** bei einer gewissen **Basis-Häufigkeit** (auch als „Prävalenz" bezeichnet), das untersuchte/erfragte Ereignis tritt also aufgrund anderer Auslöser auch ohne Einwirken des untersuchten Gefahrstoffs auf (Beispiele in Abb. **D-1.2**: Lungenkrebs beim Nichtraucher [grüne Kurve]; kardiovaskuläre Mortalität auch ohne Alkoholkonsum [blaue Kurve].
- Die Kurve geht nicht bis ganz nach oben (→ erreicht nicht 100%), wenn nur **ein Teil der Bevölkerung anspricht** (z. B. bei allergischen Reaktionen) oder wenn **konkurrierende Todesursachen** der expositionsbedingten Inzidenz „zuvorkommen" (Beispiel: Rauchen und Lungenkrebs, grüne Kurve in Abb. **D-1.2**).
- Die Kurve verläuft über „Höcker", z. B. bei **Polymorphismen** von Enzymen oder Rezeptoren, welche die Empfindlichkeit modulieren (Beispiel: CYP2D 6-Polymorphismus mit 8% „langsamen Metabolisierern" bei der Elimination verschiedener trizyklischer Antidepressiva [s. S. 53]: Die anticholinerge Nebenwirkung tritt bei den Betroffenen [→ Einnahme von Trimipramin] bereits bei niedriger Dosierung ein, rote Kurve in Abb. **D-1.2**).
- Die Kurve startet bei einer spontanen Inzidenz (s. o.), sinkt im niedrigen Dosisbereich und steigt erst mit höheren Dosen über die spontane Inzidenz hinaus (Beispiel: kardiovaskuläre Mortalität durch alkoholische Getränke, blaue Kurve in

Komplexe Dosis-Häufigkeits-Beziehungen

In der Praxis sind sigmoide Dosis-Häufigkeits-Beziehungen über den Bereich 0 – 100% eher selten. Abb. **D-1.2** zeigt die häufiger vorkommenden **komplexen Beziehungen**, mit wesentlichen Eigenschaften:

- Die Kurve startet aufgrund eines **spontanen Prozesses** bei einer gewissen **Basis-Häufigkeit** („Prävalenz").
- Die Kurve geht nicht bis ganz oben, wenn nur **ein Teil der Bevölkerung anspricht** oder wenn **konkurrierende Todesursachen** „zuvorkommen".
- Die Kurve enthält „Höcker", z. B. bei **Polymorphismen** von Enzymen oder Rezeptoren, welche die Empfindlichkeit modulieren.
- Nach dem Start (s. o.) sinkt die Kurve im niedrigen Dosisbereich und steigt erst mit höheren Dosen über die spontane Inzidenz hinaus.

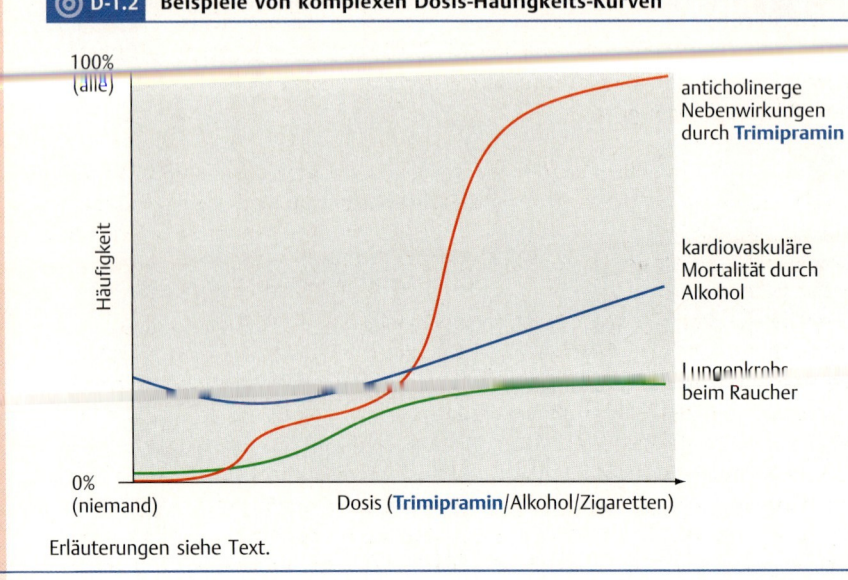

D-1.2 Beispiele von komplexen Dosis-Häufigkeits-Kurven

Erläuterungen siehe Text.

Abb. **D-1.2**; als mechanistische Arbeitshypothese werden antioxidative Wirkungen diskutiert, s. S. 783).

1.4.5 Individuelle Empfindlichkeit

Pharmakodynamische und pharmakokinetische Ursachen der Variabilität von Pharmakonwirkungen wurden in den Kapiteln A-2 und A-3 beschrieben (s. S. 4 bzw. S. 23). In der Toxikologie kommt der Erkennung und dem Schutz besonders empfindlicher Teilkollektive und Individuen spezielle Bedeutung zu, da die unterschiedliche Empfindlichkeit jedem Menschen letztlich seine **individuelle Schwellendosis** zum toxischen Effekt zuweist. Biomarker für die frühzeitige Erkennung empfindlicher Individuen sind wegen der multifaktoriellen Genese der meisten toxischen Effekte allerdings schwierig zu finden.

Spezialfall: Idiosynkratische Hepatotoxizität von Arzneistoffen stellt in diesem Zusammenhang eine sehr seltene, aber erhebliche Komplikation mit teilweise schweren bis letalen Folgen dar. Die Genese ist unklar, eine Dosisabhängigkeit nicht erkennbar. Beim betroffenen Patienten scheint ein zeitliches Zusammentreffen verschiedener Empfindlichkeitsfaktoren aus den Bereichen Metabolismus, Rezeptorinteraktion und Immunologie vorzuliegen. Da sie so selten ist (1 Fall auf mehrere Tausend Patienten), wird diese Form der Arzneimitteltoxizität meist erst nach der Markteinführung des Pharmakons erkannt. Maßnahmen zur Verhinderung weiterer Fälle gehen vom **Warnhinweis** (z. B. Diclofenac – Leberwerte sollen regelmäßig überprüft werden) über **Einschränkungen** (z. B. Valproinsäure – positive Familienanamnese bezüglich Lebererkrankungen) bis zum **Rückzug vom Markt** (z. B. Bromfenac, Troglitazon).

▶ Klinischer Bezug. Etwa 15 % der Fälle **akuten Leberversagens** werden auf **idiosynkratische Reaktionen** zurückgeführt.

1.4.6 Zeitfenster der Empfindlichkeit

Kapitel A-4 (ab S. 56) behandelt die Besonderheiten der Pharmakotherapie in **bestimmten Lebensabschnitten**: Für Schwangerschaft/Stillperiode, Kinder und alte Menschen bestehen spezifische Einschränkungen und Kontraindikationen.

▶ Merke. Auch in der Toxikologie muss der **gesamten Entwicklung** von der Reifung der Keimzellen bis zur Pubertät besondere Beachtung geschenkt werden.

Bezüglich **Fruchtschädigung in der Schwangerschaft** (s. S. 718) ist zwischen den verschiedenen Phasen der **embryonalen** (bis zum Abschluss der 8. Schwangerschaftswoche) und **fetalen Entwicklung** (bis zur Geburt) zu unterscheiden. Im ersten Abschnitt ist das heranwachsende Kind besonders sensibel für die Anlage grober Missbildungen **(Teratogenese)**.

Fruchtschädigung in der Schwangerschaft kann in der **embryonalen** und/oder **fetalen Entwicklung** geschehen (s. S. 718). Im ersten Abschnitt sind Anlagen grober Missbildungen häufig **(Teratogenese)**.

▶ **Klinischer Bezug.** Eine Verstümmelung der Glieder durch **Thalidomid** (s. S. 287) wurde beispielsweise nur beobachtet, wenn dieses Schlafmittel zwischen dem **20. und 35. Tag** nach der Konzeption eingenommen wurde. Bei Einnahme vor oder nach diesem Zeitfenster traten keine derartigen Missbildungen auf.

▶ **Klinischer Bezug.**

In der **fetalen Phase** treten **Störungen von Wachstum und Differenzierung** in den Vordergrund. Das fetale Alkoholsyndrom mit Mikrozephalie z. B. ist die traurige Konsequenz eines Alkoholmissbrauchs in der Schwangerschaft. Auch **postnatal** sind Wachstum und Entwicklung Phasen besonderer Empfindlichkeit, da einerseits **Zellteilung** ein Risikofaktor für die Akkumulation von Mutationen (und damit für die Krebsentstehung, s. S. 720) darstellt, andererseits eine Störung der **Zelldifferenzierung und hormonellen Homöostase** irreversible Schäden bei der Organentwicklung verursachen kann. Darüber hinaus muss bei Säuglingen und Kindern deren teilweise noch **eingeschränkte Kapazität der metabolischen Elimination** berücksichtigt werden.

Fetale Phase → v. a. **Störungen von Wachstum und Differenzierung**. Postnatal: **Zellteilung** → Risikofaktor für Akkumulation von Mutationen (s. S. 720); Störung der **Zelldifferenzierung und hormonellen Homöostase** → Schäden bei der Organentwicklung. Säuglinge/Kinder: **eingeschränkte Kapazität der metabolischen Elimination**.

1.4.7 Toxizität von Gemischen

Die bei der Toxizitätsprüfung vorgenommene Prüfung von **Einzelstoffen** wird häufig als ungenügend beurteilt, da Belastungen durch Gefahrstoffe am Arbeitsplatz und in der Umwelt meist auf **Gemischen** beruhen. Tatsächlich ist davon auszugehen, dass eine subtoxische Belastung durch zwei Stoffe – jeder knapp unter seinem LOAEL (s. S. 689) – zusammen eine erkennbare toxische Wirkung zeigen können, wenn sich die Wirkungen **addieren** lassen.

Schwieriger vorauszusagen und damit problematischer sind Situationen, bei denen es sich nicht um eine Addition gleicher Wirkung handelt, sondern um die **Beeinflussung der Wirkstärke** der einen oder anderen Gemischkomponente. Eine häufig beobachtete, klinisch relevante Wechselwirkung beruht auf der Verzögerung der Elimination eines Arzneistoffs durch einen zweiten Stoff, meist durch Inhibition von Enzymen des Fremdstoffmetabolismus (s. a. S. 52).

Abb. **D-1.3** zeigt schematisch, dass **Enzyminhibition** oder **Enzyminduktion** die kinetischen Parameter in dreifacher Hinsicht beeinflussen: Neben der entscheidenden

1.4.7 Toxizität von Gemischen

Die Prüfung von **Einzelstoffen** ist häufig ungenügend, da die Belastungen meist auf **Gemischen** beruhen. Dabei können sich zwei subtoxische Stoffe zu einer toxischen Wirkung **addieren**.

Die **Beeinflussung der Wirkstärke** durch Gemischkomponenten ist schwierig vorherzusagen und beruht u. a. auf einer wechselseitigen verzögerten Elimination (s. a. S. 52).

Enzyminhibition und **Enzyminduktion** beeinflussen folgende Parameter (Abb. **D-1.3**):

⊚ **D-1.3** Unterschiedliche kinetische Wechselwirkungen zwischen Arzneimitteln

⊚ **D-1.3**

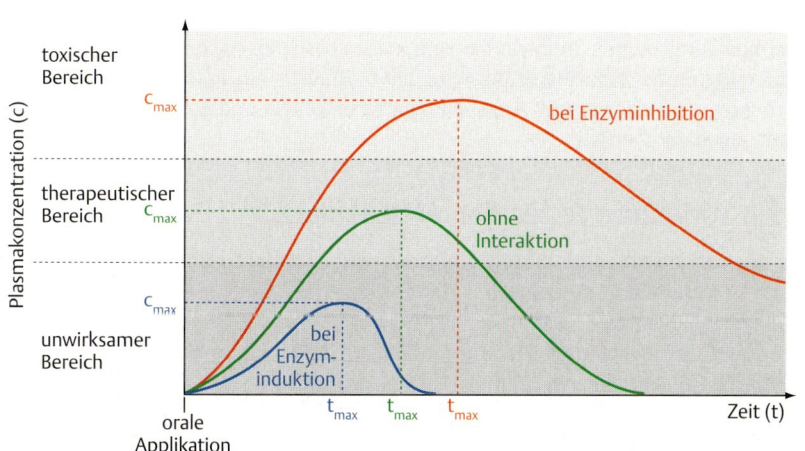

Verlauf der Plasmakonzentration nach oraler Einnahme eines Arzneistoffs ohne Interaktion mit dem weiteren Pharmakon (mittlere Kurve), bei Induktion von Enzymen der Biotransformation (untere Kurve) und bei Enzyminhibition (obere Kurve).
c_{max}: maximale Plasmakonzentration; t_{max}: Zeit bis zum Erreichen von c_{max}.

Veränderung der maximalen Plasmakonzentration (c_{max}) wird die Zeit bis zum Erreichen dieser maximalen Konzentration (t_{max}) verschoben und die Eliminationshalbwertszeit ($t_{1/2}$) beeinflusst. Bei Enzyminhibition überschreitet ein Arzneistoff die Grenze zur Toxizität, bei Enzyminduktion wird ggf. gar keine therapeutische Wirkung mehr erreicht. Für die Toxikologie bedeutet dies, dass ein zweiter Stoff die toxische Wirkstärke eines ersten Stoffes verstärken oder auch vermindern kann.

1.5 Begrenzung von Gefahrstoffbelastungen

1.5.1 Bereiche der Grenzwertsetzung

Für viele **Lebensbereiche** werden Grenzwerte für Gefahrstoffe festgelegt:
- Belastungen am Arbeitsplatz
- Lebensmittel
- Trinkwasser
- Luft
- Bedarfsgegenstände, deren Kontakt oder Verwendung eine Belastung vermitteln kann.

Mit der Festlegung von toxikologischen Grenzwerten kann eine **maximal zulässige Konzentration** eines Gefahrstoffs (z. B. in der Luft) oder eine **maximal duldbare tägliche Dosis** definiert werden. Zur Abklärung einer **individuellen** Belastung durch einen Gefahrstoff kann die Konzentration eines Stoffs in einem Körpermedium (meist Blut oder Urin; ggf. Körperfett) gemessen und begrenzt werden (**Expositionsbiomonitoring**, s. S. 699).

▶ **Klinischer Bezug.** Für Arzneistoffe ist die Bestimmung der Plasmakonzentration unter dem Begriff **„Therapeutisches Drug Monitoring"** (TDM) eine etablierte Möglichkeit, fehlendes Ansprechen oder eine unerwartet starke Wirkung bei einzelnen Patienten abzuklären. Dies ist bei Arzneistoffen mit geringer therapeutischer Sicherheit besonders wichtig. Bei Überdosierungen mit toxischer Symptomatik erlaubt ein Biomonitoring eine Anpassung der Dosis an die individuelle Situation.

In der Toxikologie ist das Biomonitoring von Gefahrstoffexpositionen für **Belastungen am Arbeitsplatz** sowie für die allgemeine Belastung der ganzen Bevölkerung durch **persistente Umweltkontaminanten** (Referenzwerte, s. u.) besonders wichtig. Konsequenzen bei einer **Überschreitung eines Grenzwerts** sind unterschiedlich und werden nachfolgend jeweils in den einzelnen Kapiteln besprochen. Zusammenfassend kann gesagt werden, dass Überschreitungen am Arbeitsplatz am schärfsten geregelt sind, da hier einerseits Sicherheitsmargen knapp bemessen sind und im Gegensatz zu unvermeidlichen Umweltbelastungen immer Möglichkeiten zur Verbesserung einer unbefriedigenden Situation bestehen.

In den folgenden Abschnitten werden einige für die ärztliche Tätigkeit und Beratung wichtige Bereiche der Grenzwertsetzung näher beschrieben. Auf die Nennung von Zahlenwerten für einzelne Stoffe wird unter Hinweis auf entsprechende Quellen verzichtet, da die jeweiligen Angaben laufend erweitert und ggf. an neue Erkenntnisse angepasst werden.

1.5.2 Grenzwerte für den Arbeitsplatz

Für den Bereich **Arbeitsplatz** sei als Informationsquelle das Institut für Arbeitsschutz (IFA) der Deutschen Gesetzlichen Unfallversicherung empfohlen (http://www.dguv.de/ifa → Publikationen → BGIA-Report 6/2008 – Grenzwerteliste 2008). Dort können sowohl Arbeitsplatzgrenzwerte für die Luft (AGW) als auch Biologische Grenzwerte (BGW) abgerufen werden.

Grenzwerte für die Luft (AGW)

Die für die **Luft** am Arbeitsplatz gesetzten Grenzwerte werden als **Arbeitsplatzgrenzwert** (AGW; früher „MAK-Werte") bezeichnet und sind in den **Technischen Regeln für Gefahrstoffe** (TRGS 900) zusammengestellt. Die gesetzlich verankerte Grenzwertsetzung am Arbeitsplatz war von besonders hoher präventiver Relevanz, da vor deren Einführung die Expositionen oft im Bereich manifester toxischer Wirkungen lagen. Entsprechende Befunde und Berichte waren für die Forschung wiederum sehr wertvoll, da sie an Menschen erhoben wurden und keine Übertragung aus einer Studie am Tier notwendig war. Viele Erkenntnisse aus dieser Zeit bilden auch heute noch die Basis der aktuell gültigen AGW. Zur **Analyse der Luft** stehen für eine Vielzahl flüchtiger Stoffe **kommerzielle Spür- und Messsysteme** zur Verfügung.

Menschen am Arbeitsplatz stellen ein **Teilkollektiv** der Gesamtbevölkerung dar, das aus **erwachsenen** Menschen besteht, die im Sinne einer entsprechenden Arbeitsfähigkeit **gesund** sind. Kinder, kranke und ältere Menschen müssen nicht berücksichtigt werden, deshalb genügen relativ **niedrige Sicherheitsfaktoren** bei der Festlegung von Grenzwerten. Im Gegenzug kann allerdings eine **Überschreitung** nicht toleriert werden.

flüchtiger Stoffe gibt es **kommerzielle Spür- und Messsysteme**.

Menschen am Arbeitsplatz stellen jedoch ein **erwachsenes** und weitgehend **gesundes Teilkollektiv** dar, weshalb relativ **niedrige Sicherheitsfaktoren** bei den Grenzwerten genügen. Eine **Überschreitung** kann aber nicht toleriert werden.

▶ **Merke.** Der Arbeitgeber ist **verpflichtet**, bei Überschreitung eines AGW die **Konzentration in der Luft zu senken** und/oder die **persönliche Schutzausrüstung** des Arbeitnehmers **zu verbessern**.

▶ **Merke.**

Wichtig ist hier der Hinweis, dass **Sensibilisierung und Auslösung allergischer Reaktionen** (s. S. 714) auch unter Einhaltung der AGW nicht ausgeschlossen werden können. Ein weiteres Problem stellen die **krebserzeugenden Arbeitsstoffe** dar: Bei einem gentoxischen Wirkmechanismus geht man im Allgemeinen davon aus, dass jede noch so geringe Belastung mit einem – ebenso geringen – Krebsrisiko verbunden ist (s. S. 698). Unter dieser Prämisse muss ein Konsens zur Akzeptanz eines gewissen Krebsrisikos am Arbeitsplatz gefunden werden, als Messlatte könnte die allgemeine Krebsinzidenz (s. Abb. **D-5.1**, S. 780) berücksichtigt werden.

Sensibilisierung und Auslösung allergischer Reaktionen können allerdings auch bei erlaubten AGW auftreten. Bei **krebserzeugenden Arbeitsstoffen** könnte die Risikofestlegung auf der Basis der allgemeinen Krebsinzidenz erfolgen (s. Abb. **D-5.1**, S. 780).

Biologische Grenzwerte (BGW)

Im Arbeitsplatzbereich sind nicht nur Grenzwerte für die Luft, sondern auch **biologische Grenzwerte (BGW)** für die **innere Belastung** definiert (Messungen vorwiegend in Blutplasma oder Urin, s. S. 699). Dieses Biomonitoring ist am Arbeitsplatz besonders wichtig, weil damit auch **dermale** und ggf. **orale Belastungen** erkannt werden können. Darüber hinaus unterliegen die Konzentrationen in der Luft und das Atemminutenvolumen dort oft **starken Schwankungen**, was eine Einschränkung der Anwendbarkeit der o. g. AGW zur Folge hat.

Biologische Grenzwerte (BGW)

Am Arbeitsplatz sind zudem **biologische Grenzwerte (BGW)** für die **innere Belastung** festgelegt (s. S. 699). Das Biomonitoring kann auch **dermale** oder **orale Belastungen** erfassen und berücksichtigt **Schwankungen** in der Luft und beim Atemminutenvolumen.

▶ **Merke.** Analog zur Situation bei den AGW-Werten ist der Arbeitgeber **verpflichtet**, bei einer Überschreitung eines BGW-Wertes die **Belastung** des Arbeitnehmers durch geeignete Maßnahmen **zu reduzieren**.

▶ **Merke.**

1.5.3 Referenzdosen für Lebensmittel

Für den Bereich **Lebensmittel und Bedarfsgegenstände** ist in Deutschland das Bundesinstitut für Risikobewertung (BfR, http://www.bfr.bund.de) zuständig.

1.5.3 Referenzdosen für Lebensmittel

Lebensmittel und Bedarfsgegenstände: → BfR (www.bfr.bund.de).

ADI-Werte für Pflanzenschutzmittel

Bei Pflanzenschutzmitteln, von denen Rückstände in **Lebensmitteln** und im **Trinkwasser** auftreten können, bilden die **NOAEL** (s. S. 689) aus den Toxizitätsprüfungen am Tier die Basis für die Grenzwerte beim Menschen. Auf diese Werte werden **Sicherheitsfaktoren** angewandt, um erstens eine möglicherweise höhere Empfindlichkeit des Menschen im Vergleich zum Tier (Faktor 10) und zweitens Unterschiede innerhalb der menschlichen Population (Faktor 10) zu berücksichtigen.

ADI-Werte für Pflanzenschutzmittel

Bei Pflanzenschutzmitteln in **Lebensmitteln** und im **Trinkwasser** bilden die **NOAEL** (s. S. 689) aus Tierversuchen die Basis für die Grenzwerte beim Menschen. **Sicherheitsfaktoren** berücksichtigen die Unterschiede von Mensch und Tier.

▶ **Merke.** In diesem Sinne gelten Belastungen durch Pflanzenschutzmittel als **ungefährlich**, solange die Dosis ein **Hundertstel** des NOAEL-Wertes aus Tierversuchen (tägliche Menge pro kg KG) nicht übersteigt.

▶ **Merke.**

Die Verwendung eines Sicherheitsfaktors von 100 bedeutet, dass eine geringe Überschreitung des ADI-Werts oder eines Konzentrationsgrenzwerts keineswegs mit einem toxikologischen Risiko beim Verzehr eines solchen Lebensmittels gleich-

Der Sicherheitsfaktor von 100 gewährleistet, dass eine geringe Überschreitung des Grenzwerts gefahrlos ist. Ein **Verkaufsverbot** ist dann nur **vorsorgliche Maßnahme**.

sorgliche Maßnahme.

▶ **Kritisch betrachtet.** Unnötige Panikmache?
In Medienberichten findet sich bei Meldungen über **Rückstände von zugelassenen Pflanzenschutzmitteln** nie ein Hinweis auf diese Sicherheitsfaktoren, sodass beim Publikum oft unnötigerweise Verunsicherung und Angst ausgelöst werden.

▶ **Kritisch betrachtet.**

Die **WHO** empfiehlt **ADI-Werte**. Für einzelne Lebensmittel und Trinkwasser können, bezogen auf den durchschnittlichen Verzehr (sog. „**Warenkorb**"), nationale **Konzentrationsgrenzwerte** festgelegt werden.

Die von der **WHO** auf Basis der geschilderten Untersuchungen berechneten Werte werden als **ADI-Werte** bezeichnet („acceptable daily intake"), sie wurden von den meisten Staaten übernommen. Nationale Behörden – in Deutschland das BfR – können unter Berücksichtigung des durchschnittlichen Verzehrs verschiedener Lebensmittel, die diese Stoffe enthalten (sog. „**Warenkorb**"), für einzelne Lebensmittel und Trinkwasser **Konzentrationsgrenzwerte** festlegen.

Kontaminanten in Lebensmitteln

Für **ubiquitäre** und damit **unvermeidliche** Gefahrstoffe gibt es weder ADI-Werte noch einen verlässlichen Sicherheitsfaktor 100.

Solche **Kontaminanten** sind:
- durch **hohe Hitze** entstehende Produkte
- **persistente organische Stoffe**
- **Metalle**
- **Naturstoffe** in pflanzlichen Lebensmitteln
- **Mykotoxine**

Schutzmaßnahmen: Quellen von **Spitzenwerten** eliminieren oder die Belastung durch **abwechslungsreiche und maßvolle Ernährung** senken.

Kontaminanten in Lebensmitteln

Für **ubiquitär** vorkommende und damit **unvermeidliche** Gefahrstoffe in Umwelt und Lebensmitteln werden keine ADI-Werte definiert, da man hier nicht von einer „akzeptablen" Belastung sprechen kann. Zudem könnte ein Sicherheitsfaktor von 100 (s. o.) oft gar nicht eingehalten werden.
Wichtige Gruppen dieser **Kontaminanten** sind:
- beim Kochen unter **hoher Hitze** entstehende Produkte (Acrylamid, aromatische Amine und aromatische Kohlenwasserstoffe)
- **persistente organische Stoffe** (z. B. Dioxine, polychlorierte Biphenyle [PCB] oder halogenierte Insektizide wie DDT)
- **Metalle** und deren Verbindungen (z. B. Cadmium, Blei, Arsen oder Quecksilber)
- **Naturstoffe** in pflanzlichen Lebensmitteln (z. B. Senföle, Furocoumarine)
- **Mykotoxine** (z. B. Aflatoxine)

In solchen Fällen kann es nur darum gehen, **Spitzenwerte** zu erkennen und die entsprechenden Quellen gezielt zu eliminieren oder die Belastung durch **abwechslungsreiche und maßvolle Ernährung** zu minimieren.

Die von der **WHO** empfohlenen **TDI-Werte** bzw. **PTWI-Werte** helfen bei der Festlegung von **Konzentrationsgrenzwerten**, wie sie z. B. in der **Rückstands-Höchstmengenverordnung (RHmV)** enthalten sind.

Die **WHO** schlägt hierzu **TDI-Werte** („tolerable daily intake") oder **PTWI-Werte** („provisional [= provisorisch] tolerable weekly intake") vor, welche von staatlichen Behörden dann als Grundlage für die Festlegung von **Konzentrationsgrenzwerten** herangezogen werden. Dazu gehören beispielsweise die **Rückstands-Höchstmengenverordnung (RHmV)** und weitere Verordnungen für einzelne wichtige Stoffe und Stoffklassen.

1.5.4 Gefahrstoffe in Bedarfsgegenständen

Bedarfsgegenstände fallen immer wieder durch Kontamination auf. So z. B. Trinkgefäße aus dem Auslandsurlaub, deren Glasuren ggf. toxische Mengen an Blei abgeben können.

Aufsehen erregt auch die Belastung von **Säuglingen und Kleinkindern** durch Stoffe mit **endokriner Wirkung** (z. B. Weichmacher) oder **Metallverbindungen**.

1.5.4 Gefahrstoffe in Bedarfsgegenständen

Berichte über Kontaminationen von **Bedarfsgegenständen** sind in den letzten Jahren häufiger geworden – insbesondere auch bei Produkten aus dem Ausland. Ein klassisches Beispiel sind Trinkgefäße, die als Souvenirs aus dem Urlaub nach Hause genommen werden. Oft besteht die Oberfläche aus einer Bleiglasur, welche toxische Mengen an Blei freigibt, v. a. wenn saure Getränke wie Fruchtsäfte oder Cola daraus getrunken werden.
Aktuell richtet sich das Augenmerk besonders auf Gegenstände, die zu Belastungen von **Säuglingen und Kleinkindern** durch Stoffe mit **endokriner Wirkung** (z. B. Weichmacher aus Kunststoffgefäßen) oder **Metallverbindungen** (z. B. Spielzeuge mit Cadmium-haltigen Farben) führen. Es bestehen Bestrebungen, die für Erwachsene bestehenden Grenzwerte in diesen Fällen um einen weiteren Faktor 10 zu senken. Dies kann allerdings nur dann Sinn machen, wenn die Grundbelastung durch andere Quellen nicht bereits höher ist.

▶ **Kritisch betrachtet.**

▶ **Kritisch betrachtet.** Belastung messen, nicht meckern
Bei Gefahrstoffen in Bedarfsgegenständen ist die Unterscheidung zwischen Gefahr und Risiko (s. S. 688) besonders wichtig. Forschungsbedarf besteht bei der Messung **effektiver Belastungen**, da Modellrechnungen immer auf ungünstigsten Annahmen beruhen. Medienberichte wie „100 µg Tributylzinn pro kg Unterwäsche" weisen zunächst lediglich auf eine Gefahr hin. Erst in Kombination mit einer effektiven Aufnahme über die Haut kann ein Risiko abgeschätzt werden. **Humanbiomonitoring** (s. S. 699) mittels Analyse der Stoffe in Plasma- oder Urinproben kann auch hier Klarheit schaffen.

1.5.5 Grenzwerte für die Luft (exkl. Arbeitsplatz)

Fragen der **allgemeinen Luftreinhaltung** (inkl. **Innenraum**) fallen in den Bereich des Bundesministeriums für Umwelt, Naturschutz und Reaktorsicherheit (http://www.bmu.de) und des Umweltbundesamtes (Bereich Gesundheit und Umwelthygiene, http://www.umweltbundesamt.de).

▶ **Definition.** **Emission:** Abgabe von gasförmigen Gefahrstoffen und luftverunreinigenden Partikeln, im weiteren Sinne aber auch von Lärm, Licht, ionisierenden Strahlenquellen, Erschütterungen oder ähnlichen Vorgängen.
Immision: Einwirken dieser emittierten, schädlichen Umwelteinflüsse auf Menschen, Tiere, Pflanzen oder Sachen.

Die Konzentration von Luftschadstoffen in der Außenluft kann Werte erreichen, die eine epidemiologisch fassbare Wirkung haben (**z. B. Ozon, Feinstaub**). Grenzwerte zur allgemeinen Luftreinhaltung müssen deshalb vorrangig bei der **Emission** angreifen. Für **industrielle Anlagen** kann die Einhaltung von Grenzwerten für eine Reihe von flüchtigen Stoffen, Staub und Metallen eingefordert werden, wohingegen Maßnahmen beim **Individualverkehr** (Autoabgase) und im eigenen **Haushalt** (Kaminofen) oft am Widerstand großer Teile der Bevölkerung scheitern.

Für Innenräume machen auch **Immissionsgrenzwerte** Sinn, da viele Gefahrstoffe in der Innenraumluft aus **Baumaterialen** jeder Art (z. B. Anstriche), **Möbeln und Textilien** (z. B. Formaldehyd), **Haushaltschemikalien** oder **Kosmetika** stammen. Das Umweltbundesamt gibt sog. **Richtwerte** für die Innenraumluft vor:

- Der **Richtwert II** stützt sich auf eine aus toxikologischen und epidemiologischen Daten abgeleitete **Wirkungsschwelle** ohne wesentlichen Sicherheitsfaktor. Wenn die gemessene Konzentration den Richtwert II übersteigt, besteht **Prüfbedarf** im Hinblick auf eine Sanierung zur Verringerung der Exposition, da diese Konzentration bei empfindlichen Personen eine **gesundheitliche Gefährdung** darstellen kann.
- Der **Richtwert I** liegt konventionell um einen Faktor 10 unter dem Richtwert II und gilt als Konzentration, bei der **keine** Beeinträchtigung zu erwarten ist.
- Bei Konzentrationen zwischen Richtwert II und Richtwert I soll aus Vorsorgegründen ebenfalls eine **Reduktion** angestrebt werden.

▶ **Merke.** Im Gegensatz zum Arbeitsplatz betrifft die Belastung in Innenräumen **alle Menschen** und die Dauer der Exposition von Gefahrstoffen in der Luft ist **nicht** auf eine Arbeitsschicht **beschränkt**. Entsprechende Immissionsrichtwerte müssen deshalb **unter** den Arbeitsplatzgrenzwerten (AGW, s. S. 694) liegen.

Richtwerte I und II für die Innenraumluft liegen bisher vor für: Toluol, Dichlormethan, Kohlenmonoxid (CO), Pentachlorphenol, Stickstoffdioxid (NO_2), Styrol, Quecksilber-„Dampf", Tris(2-chlorethyl)-phosphat, bizyklische Terpene (Leitsubstanz α-Pinen), Naphthalin und aliphatische Kohlenwasserstoffgemische (C 9 – C 14).

1.5.6 Analysen

Verschiedene Stellen bieten Analysen und Messungen von Gefahrstoffen an, dazu gehört z. B. auch die Stiftung Warentest (http://www.test.de → Tests + Themen → Umwelt + Energie → Analysen). Dank dem Fragebogen, der jedem Auftrag beigelegt werden muss, können die Daten später **nach verschiedenen Kriterien ausgewertet** und **zusammenfassend publiziert** werden. Beispiele für solche Analysen sind:

- Schwermetalle im Trinkwasser (z. B. Blei, Cadmium)
- Schwermetalle im Gartenboden
- Weichmacher und Organozinnverbindungen in Kunststoffen (Böden, Tapeten)
- Holzschutzmittel in Holzproben (z. B. Lindan, DDT, Pentachlorphenol)
- Chlorverbindungen in Materialproben aus Gebäuden (z. B. PCB)
- Gefahrstoffe in alten Parkettklebern (z. B. Benz[a]pyren, PCB)
- Asbest in Bodenbelägen oder Platten
- flüchtige Wohngifte in Luft (z. B. Lösungsmittel, Aldehyde) oder Hausstaub
- Schimmelproben aus dem Wohnbereich

1.5.7 Probleme der Grenzwertsetzung

Risikowahrnehmung und Akzeptanz von Grenzwerten

Unterschiede zwischen der **statistischen Häufigkeit** und der **Wahrnehmung** von Risiken jeder Art sind aus der Psychologie wohl bekannt. Viele Kriterien gelten auch für Gefahrstoffbelastungen:

- Ist die **Belastung**
  - aufgezwungen oder freiwillig?
  - nutzlos oder mit einem Nutzen bzw. Genuss verbunden?
  - industrieller oder natürlicher Herkunft?
- Ist der **Effekt**
  - katastrophal oder begrenzt (Einzelfälle)?
  - irreversibel oder reversibel?
- **Wer** ist betroffen?
  - auch ich oder nur andere?
  - auch Kinder oder nur Erwachsene?
- Sind die **Informationsquellen**
  - suspekt oder Vertrauen erweckend?

Trifft aus der Sicht des Individuums das jeweils Erstgenannte zu, wird das Risiko als höher eingestuft, als es tatsächlich ist, und der Ruf nach strenger Begrenzung wird laut.

▶ **Merke.** Aufgabe der Toxikologie ist es deshalb, Risiken auf möglichst **quantitativer Basis** zu kommunizieren.

▶ **Kritisch betrachtet. Zweierlei Maß**
Nicht immer bildet quantitative Information dann auch die Grundlage für adäquate Regelungen durch Politiker und Behörden. Beispielsweise werden Maßnahmen zur Reduktion von Luftschadstoffen nur zögerlich ergriffen, obwohl die Gesundheitsgefährdung unbestritten ist. Andererseits können Rückstände von Pflanzenschutzmitteln in Lebensmitteln Schlagzeilen machen, auch wenn entsprechende Belastungen um mehrere Zehnerpotenzen von einer erfassbaren Wirkungsschwelle im Tier entfernt sind und im Vergleich mit Problemen der Überernährung vernachlässigbar sind.

Empfindliche Subpopulationen

Eine Grenzwertsetzung kann nicht immer verhindern, dass **besonders empfindliche Individuen** auch bei Belastungen **unterhalb** eines Grenzwertes den unerwünschten Effekt zeigen (z. B. allergische Sensibilisierung, S. 714). Dieses Problem muss auch im Zusammenhang mit **genetisch bedingter Prädisposition für Krebserkrankungen** berücksichtigt werden. Der Grenzwert „Null" für Gefahrstoffbelastungen ist selten realisierbar, bei ubiquitären Umweltgefahrstoffen (s. S. 696) unmöglich. Es wird vielmehr darum gehen müssen, besonders empfindliche Individuen und Subpopulationen mittels **Biomarkern der Empfindlichkeit** (s. S. 702) so früh wie möglich zu erkennen und durch individualisierte Maßnahmen möglichst gut zu schützen und zu überwachen.

Krebserzeugende Stoffe

▶ **Merke.** Für die krebserzeugende Wirkung **gentoxischer Stoffe** kann nach heutiger Auffassung **keine** Dosis definiert werden, die **ohne** Wirkung ist.

Diese Interpretation beruht auf der theoretischen Möglichkeit, dass ein einziges Molekül zu einer Mutation in einem für die Krebsentstehung kritischen Gen führen kann. Dies verletzt allerdings die Grundannahme für die Dosis-Häufigkeits-Beziehung (s. S. 18 bzw. S. 690) und führt im Spurenbereich einer Belastung zur Überschätzung des Risikos.

1.6 Biomarker

Mit den beschriebenen individuellen Unterschieden in Belastung und Empfindlichkeit (s. S. 690 bzw. S. 698) erhalten **„Biomarker"**, d. h. Erkenntnisse und Daten zum Individuum, einen hohen Stellenwert.

▶ **Defintion.** **Biomarker** sind bei Individuen erhobene Messwerte, die als Indikatoren für Belastungen oder Vorstufen von Krankheiten dienen. Dabei wird unterschieden zwischen Markern, die das **Ausmaß der Exposition** mit dem Stoff widerspiegeln, solchen, die einen **biochemischen oder biologischen Effekt** auf das Individuum messen, und solchen, die dessen **persönliche Empfindlichkeit** kennzeichnen.

1.6.1 Biomarker der Exposition

Geeignetes Probenmaterial für das Biomonitoring

▶ **Merke.** Als wichtigstes **Maß für die innere Belastung** eines Menschen gilt die Konzentration eines Stoffes im **Blut**.

Meist wird **Plasma** untersucht, Ausnahmen sind Stoffe, die eine hohe Affinität zu anderen Blutbestandteilen haben (z. B. CO als Carboxyhämoglobin [CO-Hb] oder Blei in den Erythrozyten).

Messungen im **Urin** sind bei **chronischen Belastungen** ebenfalls möglich, da sich hier in der Regel ein Fließgleichgewicht zwischen täglicher Aufnahme und Ausscheidung eingestellt hat. Dank ihrer chemischen Stabilität eignen sich auch **Metalle** und deren Verbindungen gut für ein Biomonitoring durch Bestimmung ihrer Urinkonzentration. Für **Arzneistoffe** geben Messungen im Urin hingegen meist keinen zuverlässigen Anhaltspunkt, da bei kurzen Eliminationshalbwertszeiten die Konzentrationen im Urin nach der Einnahme stark schwanken.

Bei Stoffen, die einer **schnellen metabolischen Elimination** unterliegen, wird oft nicht der aufgenommene Stoff, sondern ein davon **abgeleiteter Metabolit** im Urin gemessen, z. B. Mandelsäure bei Styrol-Exposition, 1-Hydroxypyren als Marker der Belastung durch polyzyklische aromatische Kohlenwasserstoffe oder Merkaptursäuren als Folgeprodukte einer Reaktion von chemisch reaktiven Stoffen oder Metaboliten mit Glutathion.

Neben Vollblut, Plasma und Urin können in Einzelfällen auch andere Proben untersucht werden: **Haare** eignen sich für Methylquecksilber, Blei und Arsen und können bei Kokain zumindest einen qualitativen Hinweis geben. Weitere Proben sind **Alveolarluft oder Fett**. Lipophile Stoffe mit langer Eliminationshalbwertszeit reichern sich im Körperfett an. Die Belastung durch solche Stoffe kann auch über die Messung der Konzentration im **Serumfett** erfasst werden (z. B. chlorierte Dibenzodioxine wie TCDD).

Schwierig oder unmöglich ist das Biomonitoring bei Stoffen mit **hoher chemischer Reaktivität**, da diese unmittelbar am Ort des ersten Kontaktes mit zellulären Bestandteilen reagieren und deshalb nur teilweise systemisch verfügbar werden (z. B. Aldehyde wie Formaldehyd, Ozon oder die Stickoxide NO_2 und NO_3).

▶ **Kritisch betrachtet.** **An den Haaren herbeigezogen?**
Im Internet und in manchen Apotheken wird eine **Mineralstoffanalyse von Haaren** angeboten. Abweichungen der Messwerte von einem „Normbereich" nach unten oder oben werden dann von vielfältigen „unverbindlichen" Vorschlägen zur Ergänzung essenzieller Elemente oder Ausleitung unerwünschter Stoffe begleitet. Für chronische Belastung durch **Schwermetalle** mögen die Werte im Haar einen Hinweis auf eine hohe Belastung geben, verlässlich ist aber nur die Analyse von Plasma unter Vergleich mit dem entsprechenden Referenzwert (s. S. 794). Für die **Elektrolyte** Na^+, Mg^{2+}, K^+, Ca^{2+} sind Haarwerte nutzlos, hier können ebenfalls nur Plasmaspiegel diagnostisch und therapeutisch relevante Information geben.

1.6 Biomarker
„Biomarker" helfen, individuelle Unterschiede in Belastung und Empfindlichkeit aufzuzeigen.

▶ **Defintion.**

1.6.1 Biomarker der Exposition
Geeignetes Probenmaterial für das Biomonitoring

▶ **Merke.**

Die meisten Analysen können im **Plasma** durchgeführt werden.

Der **Urin** kann Informationen über **chronische Belastungen** und über die Belastung durch **Metalle** liefern. Für die Messung von **Arzneistoffen** ist der Urin meist **ungeeignet**.

Stoffe mit **schneller metabolischer Elimination** sind oft nur über **abgeleitete Metabolite** im Urin messbar.

Haare eignen sich zum Nachweis von Methylquecksilber, Blei, Arsen und Kokain. Weitere Untersuchungssubstrate sind **Alveolarluft oder Körperfett**, alternativ **Serumfett** (Letzteres z. B. für TCDD).

Nahezu unmöglich ist das Biomonitoring von Stoffen mit **hoher chemischer Reaktivität**, da diese nur unvollständig systemisch vorliegen.

▶ **Kritisch betrachtet.**

Grenzwerte beim Biomonitoring

Arbeitsplatz (BGW)

Zu den biologischen Grenzwerten am Arbeitsplatz (BGW) s. S. 695.

Umweltstoffe (HBM-Werte)

Die Kommission „Human-Biomonitoring" des Umweltbundesamtes legt die Human-Biomonitoring-Werte (**HBM-Werte I und II**) für Konzentrationen in Plasma oder Urin fest (http://www.umweltbundesamt.de → Gesundheit und Umwelthygiene – Aktuelles → Gesundheitsbezogene Umweltbeobachtung → Kommission Human-Biomonitoring → HBM- und Referenzwerte). Ihre Interpretation entspricht der der Richtwerte I und II für die Innenraumluft (s. S. 697): Die Überschreitung des HBM-II-Wertes erfordert eine Reduktion der Belastung, Werte unter dem HBM-I-Werte gelten nach derzeitiger Bewertung als unbedenklich. Messwerte zwischen I und II sollten über die Zeit verfolgt werden und können eine Suche nach speziellen Quellen nahelegen.

Erste HBM-Werte liegen vor für Cadmium, Quecksilber, Pentachlorphenol und Metabolite des Weichmachers Di-(2-ethylhexyl-)phthalat (DEHP) in Blut oder Urin. Weitere sollen laufend dazukommen.

Referenzwerte bei ubiquitären Umweltstoffen

Wie bereits angedeutet sind viele Belastungen durch **Gefahrstoffe in Nahrung und Luft** unvermeidlich, sodass alle Menschen Konzentrationswerte > 0 haben (s. S. 696). Für diese Fälle ist es wichtig zu erkennen, ob ein Individuum aus irgendeinem Grund **weit überdurchschnittlich hoch** exponiert ist. Zur Beantwortung dieser Frage wurden sog. **Referenzwerte** definiert. Messwerte von Hunderten von Analysen an großen Kollektiven ohne zusätzliche Belastung am Arbeitsplatz wurden statistisch analysiert.

▶ **Definition.** Der **Referenzwert** ist diejenige Konzentration des Stoffs im Blutplasma oder Urin, die nur von 5 % einer nicht am Arbeitsplatz belasteten Personengruppe überschritten wird, d. h., 95 % des Kollektivs weisen Messwerte unterhalb des Referenzwertes aus (der Statistiker spricht von der „Perzentile 95" der Verteilung der Messwerte in der untersuchten Gruppe).

▶ **Merke.** Der **Referenzwert** einer Belastung durch einen Umweltgefahrstoff ist eine **statistische Größe** und nicht toxikologisch abgeleitet. Eine Überschreitung kann deshalb **nicht** mit einer Gesundheitsgefährdung gleichgesetzt werden.

Der Wert ermöglicht aber die **Erfassung von Personen**, die aus zunächst unbekannten Gründen überdurchschnittlich hoch belastet sind, und kann die Suche nach den dafür **verantwortlichen Quellen** im Lebensumfeld des Individuums (Ernährungsgewohnheiten, Innenraumluft) initiieren.

In den Datenbanken der **Umweltbundesamtes** liegen bislang für folgende Stoffe **Referenzwerte** vor (siehe auch Internetlink bei HBM-Werten, s. o.):
- perfluorierte Verbindungen (PFOA, PFOS) im Blutplasma
- Chlorphenole im Urin und Pentachlorphenol im Serum
- Organochlorverbindungen im Vollblut (PCB-138, -153, -180 und deren Summe; α-HCH, HCB sowie für DDE)
- DEHP-Metabolite (5oxo-MEHP und 5OH-MEHP) im Urin
- Organophosphat-Metabolite (DMP, DMTP, DEP) im Urin
- Pyrethroid-Metabolite (cis-Cl2CA, trans-Cl2CA und 3-PBA) im Urin
- 1-Hydroxypyren im Urin als Leitmetabolit von polyzyklischen aromatischen Kohlenwasserstoffen (PAK)
- PCB, α-HCH, HCB und Gesamt-DDT in Frauenmilch
- Metalle (Pb, Cd, Ni, Hg, Pt, Tl und U) sowie Antimon und Arsen in Blut oder Urin

Bei diesen ubiquitären Umweltkontaminanten in Luft und/oder Lebensmitteln ist die **Grenzwertfrage** besonders problematisch, da eine gegebene Belastung der Umwelt nicht einfach per Gesetz vermindert werden kann. Hier muss mit **langfristigen Maßnahmen** an den Quellen angesetzt werden. Das Verbot der persistenten polychlorierten Biphenyle (PCB) vor etwa 20 Jahren oder das Verbot von bleihaltigen

Zusätzen zum Benzin hat beispielsweise dazu geführt, dass nicht nur die tägliche Aufnahme, sondern auch die innere Belastung laufend sinkt. Die Abnahme der Belastung durch PCB hat auch dazu geführt, dass die Referenzwerte bei jüngeren Menschen markant niedriger sind als bei älteren.

Analysen und Interpretation

▶ **Klinischer Bezug.** Wenn ein Patient eine Symptomatik auf die **Belastung durch Fremdstoffe** zurückführt, kann es sinnvoll sein, Plasma oder Urin auf entsprechende Stoffe hin analysieren zu lassen.

Wichtig ist es dabei, ein **zertifiziertes Labor** zu wählen. Gute Laboratorien stellen auch **geeignete Gefäße** zur Verfügung und beraten bezüglich **Probenahme, Lagerung** und **Versand**. Wenn ein gemessener Wert über dem Referenzwert für die entsprechende Altersklasse liegt, empfiehlt sich zuerst eine **zweite Probenahme** und Analyse, wenn möglich durch ein **anderes Labor**. Erst dann sollten weitere Abklärungen und Maßnahmen zur Reduktion der Belastung ins Auge gefasst werden. In vielen Fällen ist der Patient beruhigt, wenn die persönlichen Messwerte nicht über dem Referenzwert für seine Altersklasse liegen. Wichtig ist auch die Aufklärung, dass Referenzwerte rein statistische Werte sind (s.o.) und keinen direkten Bezug zur Wirkungsschwelle des Stoffes haben.

Nocebo-Effekte

Da Berichte in den Medien über Gefahrstoffrisiken meist keine Angaben zu Dosis und Wirkstärke enthalten (s. S. 689), bekommen Leser/Zuhörer/Zuschauer keine Information zu den Relationen zwischen Grenzwerten, einer mutmaßlichen Belastung des Menschen und der Dosis, die in der Toxizitätsprüfung Effekte verursacht hat. Dies kann auch ohne relevante Belastung **Ängste** und eine Palette von meist **unspezifischen Symptomen** auslösen.

▶ **Klinischer Bezug.** Oft stellt sich in der Sprechstunde deshalb die Frage, ob ein Symptom in **ursächlichem Zusammenhang** mit einer stofflichen Belastung stehen kann.

Genauso wie bei Verabreichung eines Placebos ein therapeutischer Effekt auch ohne Wirkstoff beobachtet werden kann, werden Symptome unerwünschter Wirkung auch ohne Belastung durch einen toxischen Stoff beobachtet. Dieser sog. **Nocebo-Effekt** bewirkt am häufigsten Kopfschmerzen und Übelkeit, daneben auch Schwindel und Sehstörungen sowie Diarrhö und Menstruationsbeschwerden. Hautausschläge dagegen sind selten psychosomatischer Natur und in vielen Fällen – auch bei systemischer Belastung – durch Gefahr- oder Arzneistoffe verursacht.

1.6.2 Biomarker für Effekte

Strukturelle Veränderung an Protein und DNA

Kovalente Bindung von Gefahrstoffen oder deren Metaboliten an **biologische Makromoleküle** (Proteine oder DNA) gilt als Biomarker für Zytotoxizität oder Gentoxizität (s. S. 705).

Protein-Addukte: Beispiele für Protein-Addukte, die als Indikatoren für **Belastungen am Arbeitsplatz** durch reaktive, potenziell mutagene und krebserzeugende Stoffe infrage kommen, sind die Bindung von aromatischen Aminen, Nitroaromaten oder Isocyanaten an das Hämoglobin.

▶ **Klinischer Bezug.** In der Klinik dient nach demselben Prinzip die Bindung von Zuckerderivaten an Hämoglobin unter Bildung von **HbA$_{1c}$** der Diagnostik und Verlaufskontrolle beim **Diabetes mellitus**.

DNA-Addukte: Auch kovalent an Nukleotide gebundene Gefahrstoffe (DNA-Addukte) können im Rahmen eines Humanbiomonitorings gemessen werden. Mögliche Anwendungen sind allerdings noch auf die **Forschung** beschränkt, z. B. auf poly-

ist allerdings noch auf die **Forschung** beschränkt.

zyklische aromatische Kohlenwasserstoffe aus Zigarettenrauch und Umwelt, auf alkylierende Zytostatika oder oxidativen Stress. Leukozyten bilden dabei die wichtigste Quelle von DNA.

Zytogenetische Marker: Mittels **Chromosomenaberrationen oder Mikrokernen** lassen sich DNA-Schäden in peripheren Lymphozyten untersuchen. Beim sog. **Comet-Assay** reichen wenige Zellen für das Effektbiomonitoring aus.

Zytogenetische Marker: Schon seit Längerem werden DNA-Schäden mittels zytogenetischer Marker **(Chromosomenaberrationen, Mikrokerne)** in peripheren Lymphozyten untersucht. Beim sog. **Comet-Assay**, basierend auf einer Einzelzell-Gelelektrophorese von DNA-Bruchstücken, genügen einige wenige Zellen für das Effektbiomonitoring am Menschen (z. B. Zellen aus Abstrichen der Mundschleimhaut oder im Urin ausgeschiedene Zellen des Urothels).

Funktionelle Biomarker

Funktionelle („klinische") Marker können zur Therapieüberwachung eingesetzt werden.

Funktionelle Biomarker

Wenn Plasmaspiegel von Arzneistoffen wenig über die Wirkung aussagen, z. B. bei verzögert auftretender Wirkung, können **funktionelle („klinische") Marker** zur Überwachung eines Therapieerfolges eingesetzt werden.

▶ **Klinischer Bezug.**

▶ **Klinischer Bezug.** Beispiele für den Einsatz solcher funktioneller Biomarker im Klinikalltag sind die orale Antikoagulation, wo nicht die Konzentration von Phenprocoumon im Plasma, sondern die **INR** (International Normalized Ratio) als Maß für die Hemmung der Blutgerinnung verwendet wird, die **Blutzuckermessung** bei Diabetikern zur Dosierung von Insulin oder die **Bestimmung von TSH** zur Kontrolle der Wirkung von Levothyroxin.

Änderungen von Enzymaktivitäten oder von **Konzentrationen beteiligter Substrate und Produkte** in Plasma oder Urin können Hinweise auf Interaktionen von Gefahrstoffen mit Enzymen geben.

In der Toxikologie können Interaktionen von Gefahrstoffen mit Enzymen über die **Änderung von Enzymaktivitäten** oder von **Konzentrationen beteiligter Substrate und Produkte** im Plasma oder im Urin verfolgt werden. Beispielsweise dient die Messung der Aktivität der Cholinesterase im Blut als Marker für den Grad einer Vergiftung durch Organophosphate. Eine Bleibelastung kann mittels Messung der Konzentration der δ-Aminolävulinsäure im Urin erfasst werden.

▶ **Exkurs.**

▶ **Exkurs.** Blei hat eine hohe Affinität zu den Erythrozyten und inaktiviert relativ spezifisch die **δ-Aminolävulinsäure-Dehydrogenase (ALAD)**, ein Enzym, das einen Schritt in der Porphyrinbiosynthese katalysiert. Als charakteristisches Zeichen bei chronischer Bleivergiftung kommt es deshalb zur Anämie. Das Substrat der ALAD, die δ-Aminolävulinsäure, reichert sich an und wird vermehrt im Urin ausgeschieden. Dies hat als empfindlicher und spezifischer Effekt-Biomarker für Blei auch in der biologischen Grenzwertsetzung für den Arbeitsplatz Eingang gefunden.

1.6.3 Biomarker der Empfindlichkeit

Genetische Typisierung

Zu Polymorphismen des **Arzneistoffmetabolismus** s. S. 53. Genetisch bedingte Unterschiede der Biotransformation beeinflussen auch die **Empfindlichkeit gegenüber Gefahrstoffen**. Beispielsweise führt die Belastung mit aromatischen Aminen bei „schnellen Acetylierern" seltener zu Harnblasenkrebs.

1.6.3 Biomarker der Empfindlichkeit

Genetische Typisierung

Genetische Polymorphismen für den **Arzneistoffmetabolismus** werden ab S. 53 erläutert. Die klinische Relevanz solcher Polymorphismen ergibt sich aus der Häufigkeit der verschiedenen Allele in der Bevölkerung, dem Unterschied in der enzymatischen Aktivität der daraus abgeleiteten Genprodukte (Stichwort „schnelle" und „langsame Metabolisierer") sowie der Frage nach dem Beitrag alternativer Wege der Elimination. Genetisch determinierte Unterschiede bezüglich Biotransformation spielen auch bei der **Empfindlichkeit gegenüber Gefahrstoffen** eine wichtige Rolle. Beispielsweise verursacht die Exposition mit aromatischen Aminen bei „schnellen Acetylierern" (N-Acetyltransferase Typ II) weniger häufig Harnblasenkrebs, da diese Acetylierung eine Entgiftung vermittelt.

▶ **Klinischer Bezug.**

▶ **Klinischer Bezug.** Ein weiteres bekanntes toxikogenetisches Beispiel ist die besondere Empfindlichkeit von Asiaten gegenüber **Äthanol**. Sie beruht auf der Inaktivität der Aldehyddehydrogenase 2 (AldDH 2) bei etwa der Hälfte dieser Ethnie. Da bei ihnen der aus Ethanol im ersten Schritt gebildete Acetaldehyd nicht schnell genug zur Essigsäure oxidiert wird, kommt es bereits bei Konsum kleiner Alkoholmengen zu unangenehmen Symptomen wie Hautrötung (Flush-Syndrom), Kopfschmerzen, Kältegefühl in den Extremitäten und Übelkeit, gelegentlich auch Herz-Kreislauf-Beschwerden.

Phänotypisierung

Die **Aktivität** von Enzymen und Rezeptoren ist nicht nur von Mutationen der sie kodierenden DNA-Sequenzen und damit ihrer Proteinstruktur abhängig, sondern auch von der letztendlich vorhandenen **Menge** (Induktion?) und einer möglichen **Inhibition** durch andere Stoffe.

▶ **Merke.** Die aktuell vorhandene **Aktivität** eines Enzyms stellt ein **direkteres Maß** dar als die Kenntnis des entsprechenden Genotyps.

▶ **Definition.** Als **Phänotypisierung** wird in diesem Zusammenhang die Bestimmung der individuellen metabolischen Aktivität durch Bestimmung des Verhältnisses der Konzentrationen eines Prüfstoffs (engl. probe drug) und seines Metaboliten bezeichnet.

Von den in Kapitel A-3 (s. S. 53) genannten Beispielen wird dieses Verfahren zum Nachweis von **CYP2D6-Polymorphismen** (Prüfstoff: Dextromethorphan; Metabolit Dextrorphan) und **Thiopurin-Methyltransferase-Polymorphismen** (Methylierung von 6-Thioguanin in Erythrozyten) klinisch genutzt.

Phänotypisierung

Die **Aktivität** von Enzymen und Rezeptoren wird von der vorhandenen **Menge** sowie durch **Inhibition** oder **Induktion** durch andere Stoffe bestimmt.

▶ **Merke.**

▶ **Definition.**

Dieses Verfahren dient dem Nachweis von **CYP2D6-Polymorphismen** und **Thiopurin-Methyltransferase-Polymorphismen** (s. a. S. 53).

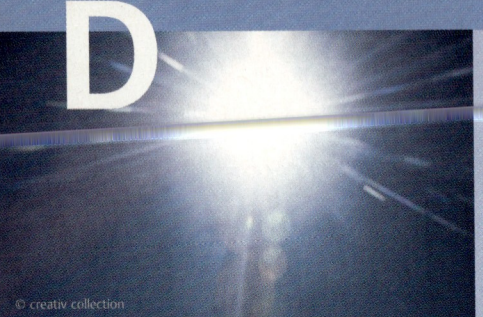

D 2 Mechanismen toxischer Wirkung

- 2.1 Interaktionen zwischen Gefahrstoff und Zielstruktur 704
- 2.2 Toxikokinetik 705
- 2.3 Mechanismen akuter Toxizität 709
- 2.4 Mechanismen irreversibler Wirkungen 718

Dieses Kapitel verknüpft **toxikokinetische Prinzipien** mit **Wirkungsmechanismen**, geordnet nach Zielstruktur, und mit **Angriffspunkten im Organismus**. Näheres zu Krankheitsbildern s. Kap D-4 ab S. 745 und D-5 ab S. 779.

In diesem Kapitel werden im Anschluss an die Erläuterung wesentlicher **toxikokinetischer Prinzipien** die den verschiedenen Vergiftungsformen zugrunde liegenden **Wirkungsmechanismen** anhand ihrer **Angriffspunkte im Organismus** beschrieben. Die Erläuterung der speziellen Krankheitsbilder erfolgt in den entsprechenden Kapiteln D-4 (akute Vergiftungen, ab S. 745) und D-5 (chronische Belastungen, ab S. 779).

2.1 Interaktionen zwischen Gefahrstoff und Zielstruktur

2.1.1 Nicht kovalente Bindung

Zielstruktur eines **Gefahrstoffs** ist oft ein Protein, dessen Funktion dadurch beeinflusst wird. Durch **passgenaue Bindung** entsteht Spezifität. Gleiches gilt für **Arzneistoffe**. Eine Bindung an **mehrere Proteine** kann Nebenwirkungen und Toxizität auslösen.

Natürliche Gifte sind oft **hoch selektiv** für lebenswichtige biologische Funktionen und haben damit eine maximale Wirkstärke.

Bei **allgemeinen Gefahrstoffen** stehen **lokale Reaktionen am Ort des ersten Kontaktes** im Vordergrund, häufig vermittelt über **Schädigung von Membranen**.

Organische Lösungsmittel und Alkohole stören die **Fluidität eingelagerter Proteine** und wirken dadurch zentral narkotisch. **Reaktive Metaboliten** wirken zusätzlich toxisch.

Schwermetalle wirken meist toxisch durch **Komplexbildungsreaktionen an Aminosäureseitenketten** von Proteinen. Organspezifität kann durch **Akkumulation** in bestimmten Geweben oder durch **Präferenz für spezifische Polypeptidketten** entstehen.

Das erste mechanistisch bedeutsame Ziel eines **Gefahrstoffs** im Organismus ist häufig ein Protein (Rezeptor, Enzym). Spezifität wird durch **passgenaue Bindung** (→ nicht kovalente physikochemische Assoziation) erreicht, wodurch das betroffene Protein in seiner Funktion beeinflusst wird. Analoges gilt auch für **Arzneistoffe** innerhalb eines therapeutischen Konzentrationsbereichs (s. S. 4). Eine Bindung an **unterschiedliche Proteine** kann – insbesondere bei Überdosierung des Arzneistoffs – zu Nebenwirkungen und Toxizität führen (z. B. anticholinerge Wirkungen von trizyklischen Antidepressiva oder sedierend wirkende Antihistaminika).

Die biologische Evolution hat **natürliche Gifte mit hoher Selektivität** für lebenswichtige biologische Funktionen und damit höchster Wirkstärke hervorgebracht. Bei aktiv giftigen Tieren (s. S. 773) geht es im Wesentlichen darum, Konkurrenz und Feinde abzuwehren oder Beute mit minimalem stofflichem Aufwand zu erlegen.

In der Toxikologie **allgemeiner Gefahrstoffe** aus Industrie, Haushalt und Umwelt sind Interaktionen mit den biologischen Angriffspunkten meist weniger spezifisch als bei Natur- oder Arzneistoffen. Im Vordergrund stehen **lokale Reaktionen am Ort des ersten Kontaktes**, häufig vermittelt über **Schädigung von Membranen**. Beispiele sind lokale Reizungen im Magen-Darm-Trakt und auf der Haut durch saure oder basische Stoffe und Detergenzien. Bei Umweltschadstoffen in der Luft (z. B. Ozon, nitrose Gase oder Schwefeldioxid) steht die Reizung der Atemwege mit Entzündungsreaktionen im Vordergrund.

Organische Lösungsmittel inklusive Alkohole haben ebenfalls eine Affinität zu Membranen und stören die **Fluidität eingelagerter Proteine**. Ihre narkotische Wirkung ist Ausdruck einer besonderen Empfindlichkeit des zentralen Nervensystems gegenüber solchen Veränderungen. Bei diesen Stoffgruppen sind zusätzlich toxische Wirkungen **reaktiver Metaboliten** zu erwarten.

Die Toxizität von Schwermetallen beruht oft auf **Komplexbildungsreaktionen an Aminosäureseitenketten** von Proteinen (häufig an HS- und S-S-Gruppen von Cystein und Cystin). Eine gewisse Organspezifität kann sich bei **Akkumulation** in spezifischen Geweben ergeben (z. B. Bindung von Cadmium durch Metallothionein in der Niere) oder wenn ein Protein aus strukturellen Gründen besonders **stabile Komplexe** bilden kann (z. B. Hemmung der δ-Aminolävulinsäure-Dehydrogenase durch Blei mit Störung der Porphyrinbiosynthese).

2.1.2 Kovalente (chemische) Bindung

Die kovalente Bindung oder kovalente Übertragung eines Teils eines Stoffes ist von der entsprechenden **chemischen Reaktivität** abhängig. Die Konsequenz einer kovalenten Bindung ist, dass die Funktion des Zielmoleküls **irreversibel beeinträchtigt** wird. Die Beeinträchtigung bleibt bis zur Neusynthese des Zielmoleküls erhalten und dauert entsprechend lang an.

▶ **Klinischer Bezug.** Die Acetylierung der COX-1 in Thrombozyten durch **Acetylsalicylsäure** erklärt beispielsweise die über längere Zeit persistierende Aggregationshemmung nach Einnahme des Präparates (s. S. 234). Die Wirkung wird erst nach etwa einer Woche durch die Bildung neuer Thrombozyten beendet. Analog ist die Situation bei **Protonenpumpenhemmern** bezüglich Hemmung der H$^+$/K$^+$-ATPase (s. S. 543).

▶ **Merke.** In der **Toxikologie** ist die kovalente Bindung an Protein oder Nukleinsäuren ein **zentraler Mechanismus** für eine Reihe wichtiger Wirkungen. Die Bindung kann den Gefahrstoff, dessen Metaboliten oder Teile davon betreffen und umfasst auch oxidative Prozesse.

Zu den Wirkungen gehören die Auslösung allergischer Reaktionen durch **Haptenbildung** (s. S. 714), Zytotoxizität durch **Bindung an Proteine** (s. S. 712) sowie Mutagenese und Kanzerogenese durch **Reaktion mit DNA** (s. S. 721). Im Bereich der Neurotoxizität an cholinergen Synapsen ist die Reaktion von Organophosphaten mit der Acetylcholinesterase (s. S. 711) zu nennen. In der Pharmakologie ist dieser Wirkungsmechanismus hingegen weniger verbreitet als die nicht kovalente Bindung (s. o.).

2.1.3 Photoaktivierung

Durch Sonnenlicht können biologische Makromoleküle direkt oder indirekt – d. h. über eine Aktivierung von Gefahrstoffen – geschädigt werden. Die kovalente Vernetzung von zwei Thyminbasen in DNA **(Thymidindimerbildung)** ist ein wichtiges Beispiel für die Auslösung von Mutagenese und Kanzerogenese durch Sonnenlicht. Da die **Photoaktivierung** in engem Zusammenhang mit Reaktionen der Haut steht, sei für weitere Beispiele auf S. 715 verwiesen.

2.1.4 Radikalbildung

Für die homolytische Spaltung von organischen Bindungen mit Bildung von **freien Radikalen** wird hohe Energie benötigt. Diese wird durch **ionisierende Strahlung** sowie beim **Zerfall radioaktiver Elemente** freigesetzt. Eine physiologische Möglichkeit der Radikalbildung ergibt sich im Zusammenhang mit der **Reduktion von Sauerstoff durch Elektronenübertragung** (s. S. 708). Freie Radikale sind wegen ihrer hohen Reaktivität unspezifisch in Bezug auf ihre primären Angriffspunkte, die Konsequenzen können sowohl zytotoxischer als auch gentoxischer Art sein.

2.2 Toxikokinetik

▶ **Definition.** Die **Toxikokinetik** beschreibt den zeitlichen Ablauf von Konzentrationsänderungen eines Gefahrstoffs und seiner Stoffwechselprodukte in verschiedenen Kompartimenten des Körpers (inklusive der Ausscheidung). Strukturelle Veränderungen umfassen sowohl chemisch-spontane als auch enzymatisch-katalysierte Prozesse. Die Ausscheidung umfasst nicht nur Stuhl und Harn, sondern auch Exhalation, Haut und Haar sowie ggf. Muttermilch.

2.2.1 Aufnahme von Gefahrstoffen

Orale Aufnahme

Die für Arzneistoffe bekannten Kriterien bezüglich oraler Bioverfügbarkeit gelten auch für Gefahrstoffe (s. S. 26). Kleine **amphiphile** Stoffe wie Methanol oder Äthanol diffundieren praktisch ungehindert durch Plasmamembranen, während stark **hydrophile** Stoffe durch die Lipidphase, große **lipophile** Stoffe durch die Phosphatgruppen der Phospholipidschicht gebremst werden. Auch für Metallionen und -verbindungen ist die **chemische Struktur** für ihre Bioverfügbarkeit entscheidend. Bei Ionen vermittelt die **Hydrathülle** (→ Anlagerung von Wassermolekülen) die hydrophilen Eigenschaften.

▶ **Klinischer Bezug.** Beispielsweise hat **Quecksilber** in Form von metallischen Tröpfchen wegen deren Größe nur eine minimale orale Bioverfügbarkeit (BV). Quecksilberionen (Hg^{2+}) haben wegen der Hydrathülle eine orale BV im niedrigen Prozentbereich, während das Methylquecksilberion (CH_3Hg^+) besser resorbiert wird und auch die Blut-Hirn-Schranke überwindet. Quecksilberatome (Hg^0, s. u.) diffundieren am schnellsten.

Aufnahme über die Atemwege

Inhalation von Partikeln: Bei der Inhalation von Partikeln entscheidet die **Größe** über die Eindringtiefe in die Atemwege: Je **kleiner**, desto **tiefer** dringen diese ein (s. S. 29).

▶ **Merke.** Partikel bis **1 µm Durchmesser** (Größenvergleich: Kokken) können mit dem Luftstrom bis in die **Alveolen** gelangen.

Das bedeutet, dass „**Nanopartikel**", die per definitionem höchstens 100 nm (0,1 µm) als längste Ausdehnung haben dürfen, bis in die Alveolen vordringen können.

Inhalation gasförmiger Stoffe: Für die Eindringtiefe gasförmiger Stoffe in die Atemwege ist ihre **Wasserlöslichkeit** entscheidend: Je **niedriger** diese ist, desto **tiefer** dringen sie ein (s. Reizgase, S. 766). Diese Einteilung nach Wasserlöslichkeit ist jedoch nicht absolut: Je höher ihre **Konzentration** und **Strömungsgeschwindigkeit** (Atemminutenvolumen) sind, desto tiefer können die gasförmigen Stoffe eindringen.

▶ **Klinischer Bezug.** Das flüssige Quecksilbermetall (s. o.) hat eine gewisse Flüchtigkeit, sodass sich über jeder Metalloberfläche atomares Hg^0 als „**Quecksilberdampf**" in der Luft bildet. Dieser kann bei Inhalation bis in die Alveolen gelangen und wird dort auch schnell bioverfügbar (s. S. 765).

Weitere parenterale Aufnahmepfade

Dermale Aufnahme: Für eine dermale Aufnahme ist die **Keratinschicht** zu überwinden (s. S. 29). Dies kann für große Moleküle ein wesentliches Hindernis darstellen, doch muss immer damit gerechnet werden, dass Läsionen der Haut eine Umgehung dieses Hindernisses ermöglichen.

Aufnahme über die Schleimhaut: Bei Drogen ist Aufnahme über die Schleimhaut von Mund und Nase zu nennen (z. B. Schnupftabak, Kokain).

Aufnahme durch Injektion: Aktiv giftige Tiere applizieren das Gift durch Biss oder Stich meist **intra-/subkutan**, wodurch die höchstmögliche systemische Giftwirkung erreicht wird (s. S. 29). **Intravasale** und **intramuskuläre** Applikation kommt bei Drogen häufig vor.

2.2.2 Metabolische Aktivierung/Inaktivierung

Strukturelle Veränderung durch **Biotransformation** bedeutet für die Mehrzahl der Arzneistoffe **Inaktivierung**, d. h. Verlust der therapeutischen Wirkung (s. S. 35). Bei Konjugationsreaktionen der Phase II ist dies grundsätzlich der Fall, wobei Kreisläufe mit Konjugatspaltung beachtet werden müssen. Bei Phase-I-Reaktionen gibt es hingegen Ausnahmen, wie z. B. bei „Prodrugs" sowie Stoffen, deren Metaboliten die therapeutische Aktivität beibehalten (z. B. Diazepam, s. S. 35).

Elektrophile Metaboliten

▶ **Merke.** In der Toxikologie können Phase-I-Reaktionen häufig eine **Aktivierung** („**Toxifizierung**") bedeuten. Konjugationsreaktionen mit Glukuronsäure oder Glutathion (→ Phase-II-Reaktion, s. S. 38) führen dagegen meist zur **Inaktivierung** („**Detoxifizierung**").

Metabolische Aktivierung durch Monooxygenasen: Benötigt ein Stoff vor einer Phase-II-Reaktion eine **Oxidation** als Phase I, können intermediär chemisch **reaktive (meist elektrophile) Stoffe** mit sensibilisierender, zytotoxischer, mutagener und kanzerogener Wirkung entstehen. Wichtige Beispiele hierfür sind:
- Bildung von **Epoxiden** bei aromatischen Kohlenwasserstoffen (z. B. Benzol oder Benz[a]pyren, Abb. **D-2.1a**) oder substituierten C=C-Doppelbindungen (z. B. Acrylamid, Aflatoxine, Trichlorethylen oder Vinylchlorid, Abb. **D-2.1b**)
- Bildung von **Nitreniumionen** aus aromatischen Aminen (z. B. β-Naphthylamin, Abb. **D-2.1c**)
- Bildung von **Alkyldiazoniumionen** (R-N$^+$≡N) aus N-Nitrosoverbindungen (z. B. Dimethylnitrosamin, s. S. 722).

Für diese Beispiele metabolischer Aktivierung sind die **Cytochrom-P450-abhängigen Monooxygenasen** (CYP-Genprodukte) hauptverantwortlich.

Entstehende elektrophile Metabolite werden zwar durch Reaktion mit Wasser oder nukleophilen Zentren in Aminosäuren (z. B. die Thiolgruppe von Cystein oder des Tripeptides Glutathion [GSH]) zum größten Teil in **chemisch inerte Konjugate** umgewandelt, doch kann nie ganz verhindert werden, dass ein Teil der reaktiven Intermediate mit nukleophilen Zentren in Proteinen oder DNA reagieren (Abb. **D-2.1**, rechte Bildhälfte). Quantitativ steht die Bildung von **Protein-Addukten** im

Elektrophile Metaboliten

▶ **Merke.**

Metabolische Aktivierung durch Monooxygenasen: Bei einer **Oxidation** als Phase-I-Reaktion können **reaktive (meist elektrophile) Stoffe** mit toxischer Wirkung entstehen. Beispiele sind:
- Epoxide (Abb. **D-2.1a,b**)
- Nitreniumionen (Abb. **D-2.1c**)
- Alkyldiazoniumionen (s. S. 722).

Hier sind **Cytochrom-P450-abhängige Monooxygenasen** verantwortlich.

Entstehende elektrophile Metabolite werden zwar größtenteils in **chemisch inerte Konjugate** umgewandelt, trotzdem können Reaktionen mit Proteinen oder DNA auftreten (Abb. **D-2.1**, rechts). Gebildet werden v. a. **Protein-Addukte. Addukte an DNA** können zu Mutationen und Krebs führen (s. S. 721).

⊙ **D-2.1** Metabolische Aktivierung von chemischen Kanzerogenen zu reaktiven Metaboliten (Intermediaten) mit anschließender Bildung von DNA-Addukten am Beispiel von 2'-Desoxyguanosin

a Benz[a]pyren

b Vinylchlorid

c β-Naphthylamin

Die an Monooxygenasen reiche **Leber** ist besonders von Toxizität durch reaktive Metaboliten betroffen, wie z. B. bei Paracetamol-Überdosierung (Glutathion ↓; s. S. 749).

Vordergrund. Bezüglich der Konsequenzen sind **Addukte an DNA** besonders gefährlich, da Fehler bei der Replikation zu irreversiblen Schäden im Sinne von Mutationen und Krebs führen können (s. S. 721).
Wegen des hohen Gehaltes an Monooxygenasen ist die **Leber** besonders stark von Toxizität durch reaktive Metaboliten betroffen. Dies erklärt z. B. auch die durch Paracetamol verursachte Hepatotoxizität (s. S. 749), wenn die Konzentration des reaktiven Metaboliten bei Überdosierung höher ist als die für die Detoxifizierung verfügbare Konzentration von Glutathion.

▶ **Klinischer Bezug.**

▶ **Klinischer Bezug.** Akutes Leberversagen ist bei **idiosynkratischen Reaktionen** auf Arzneistoffe eine gefürchtete Komplikation (s. S. 692). Die Bildung reaktiver Metaboliten scheint auch hier beteiligt zu sein, die individuelle Suszeptibilität (d. h. „Anfälligkeit") zur akuten Reaktion bedarf aber noch der synergistischen Beteiligung weiterer, bislang nicht fassbarer Faktoren.

Metabolische Toxifizierung kann **in weiteren Organen** mit CYP-Enzymen des **Grundstoffwechsels** stattfinden. Hohe Aktivitäten haben **Niere, Nebenniere, Haut oder Lunge**.

Metabolische Toxifizierung findet allerdings nicht ausschließlich in der Leber statt. Entsprechende Enzyme sind grundsätzlich **in allen Organen** vorhanden, welche an Reaktionen des **Grundstoffwechsels** beteiligt sind. Relativ hohe Aktivitäten sind in **Niere, Nebenniere, Haut oder Lunge** zu finden. Die metabolische Aktivierung von kanzerogenen Stoffen im Zigarettenrauch kann beispielsweise bereits in den Clara-Zellen der Lunge erfolgen, dermal applizierte Stoffe können bereits in der Haut toxifiziert werden.

Metabolische Aktivierung durch Dehydrogenasen: Durch die **Oxidation von Alkoholen durch Dehydrogenasen** werden elektrophile Aldehyde gebildet.

Metabolische Aktivierung durch Dehydrogenasen: Neben der Aktivierung durch Monooxygenasen ist auch die **Oxidation von Alkoholen durch Dehydrogenasen** als Möglichkeit zur Bildung von Aldehyden, die als elektrophile Zwischenprodukte auftreten, zu erwähnen.

Oxidativer Stress

Enzymatische Bildung von Sauerstoffradikalen: Bei der Energiegewinnung und beim oxidativen Fremdstoffmetabolismus entsteht intermediär das **Superoxidanionradikal $O_2^{-\cdot}$** (Abb. D-2.2).

Enzymatische Bildung von Sauerstoffradikalen: Im Zuge der mitochondrialen Energiegewinnung im Grundstoffwechsel und des oxidativen Fremdstoffmetabolismus wird Sauerstoff (O_2) zu Wasser (H_2O) reduziert. Der Übergang von der Oxidationsstufe 0 zu –2 erfolgt in zwei gekoppelten Schritten, wobei intermediär das **Superoxidanionradikal $O_2^{-\cdot}$** (auch „Hyperoxid" genannt) entsteht (Abb. D-2.2). Dieses kann in geringem Umfang noch vor der zweiten Elektronenübertragung dem Enzymkomplex entweichen.

Zum Schutz vor den **freien Radikalen** werden Superoxidanionen zu **Wasserstoffperoxid (H_2O_2)** und Sauerstoff disproportioniert. Allerdings wirkt Wasserstoffperoxid selbst oxidierend und durch die sog. **Fenton-Reaktion** (Abb. D-2.2, rechts oben) entstehen reaktive **Hydroxylradikale $HO^\cdot$**. Metallionen katalysieren diese Reaktion.

Zum Schutz der Zelle vor diesen **freien Radikalen** werden zwei Superoxidanion-Moleküle (katalysiert durch das Enzym Superoxiddismutase) zu **Wasserstoffperoxid (H_2O_2)** und Sauerstoff disproportioniert. Damit ist das Problem von reaktiven Sauerstoffverbindungen allerdings noch nicht gelöst, da Wasserstoffperoxid einerseits selbst oxidierend wirkt und andererseits in der sog. **Fenton-Reaktion** (Abb. D-2.2, rechts oben) zur Bildung des äußerst reaktiven **Hydroxylradikals $HO^\cdot$** führt. Diese Reaktion wird durch Metallionen (z. B. Eisen und Kupfer) katalysiert, was auch die Toxizität dieser essenziellen Elemente teilweise erklärt.

Zur Gegensteuerung können die **Katalase** und **Peroxidasen** H_2O_2 zu Wasser reduzieren (Abb. D-2.2, rechts unten). Andernfalls entstehen **Schäden an Proteinen** oder **Nukleinsäuren** mit Zytotoxizität oder Gentoxizität.

Um dies möglichst zu vermeiden, können **Katalase** und **Peroxidasen** H_2O_2 zu Wasser reduzieren (Abb. D-2.2, rechts unten). Gelingt das nicht ausreichend, gerät die Zelle unter oxidativen Stress, da das Hydroxylradikal innerhalb von Sekundenbruchteilen umliegende Moleküle angreift und damit eine Kette von Radikalreaktionen startet. Resultierende **Schäden an Proteinen** oder **Nukleinsäuren** sind verantwortlich für daraus folgende Zytotoxizität oder Gentoxizität.

▶ **Klinischer Bezug.**

▶ **Klinischer Bezug.** Die hohe Toxizität des Nagergiftes **Zinkphosphid** beruht auf der Bildung von Phosphin (H_3P), das auf multiple Weise zur Entstehung von oxidativem Stress beiträgt. Es beeinflusst die mitochondriale Zellatmung, kann durch Reaktion mit Wasserstoffperoxid bei der Bildung des Hydroxylradikals mitwirken und inhibiert Katalase und Peroxidasen. Eine generelle „histotoxische Hypoxidose" (→ Störung der oxidativen Energiegewinnung, die auf einer Blockierung der Atmungskette beruht) ist die Folge. Bei leichten Vergiftungen treten unspezifische Symptome auf, z. T. kommt es zu charakteristischen Schmerzen hinter dem Brustbein.

Abb. **D-2.2** zeigt die Bildung des Hydroxylradikals: **Weitere beteiligte Prozesse** sind:

In Abb. **D-2.2** ist der Grundprozess zur Bildung des Hydroxylradikals schematisch dargestellt und durch **weitere beteiligte Prozesse** ergänzt:

D-2.2 Enzymatische Bildung des Hydroxylradikals

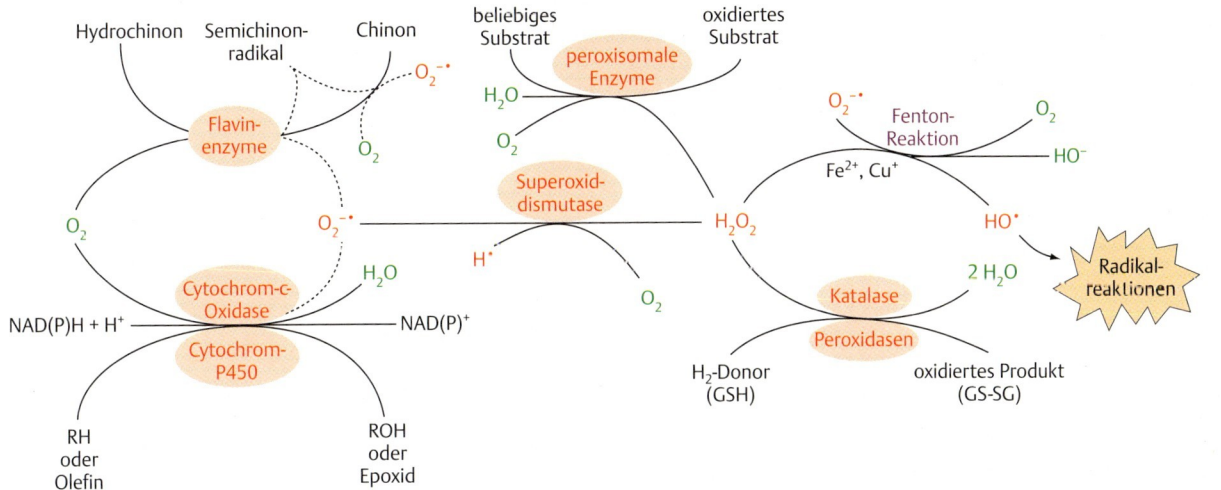

Enzymatisch katalysierte Reaktionen führen vom Sauerstoffmolekül O_2 zum höchst reaktiven Hydroxylradikal $HO^\bullet$. Weiterhin sind Begleitreaktionen dargestellt, die die Konzentration des Hydroxylradikals beeinflussen bzw. zur Bildung elektrophiler Produkte (z. B. Chinone oder Epoxide) beitragen. Weitere Erläuterungen siehe Text.
$O_2^{-\bullet}$: Superoxidanion; H_2O_2: Wasserstoffperoxid; $HO^\bullet$: Hydroxylradikal; RH: organische Verbindung mit aliphatischer C-H-Bindung; ROH: organische Verbindung mit C-O-H-Gruppe; Olefin: Verbindung mit C=C-Doppelbindung (aliphatisch oder aromatisch); GSH: Glutathion; GS-SG: dimeres Glutathiondisulfid nach Oxidation.

- Neben der Cytochrom-c-Oxidase tragen auch Cytochrom-P450-abhängige Monooxygenasen und der Redoxzyklus Chinon-Hydrochinon zur Bildung von **Superoxidanionradikalen** bei (Abb. **D-2.2**, links).
- In Peroxisomen generieren Oxidationsprozesse auf direkte Weise **Wasserstoffperoxid** (Abb. **D-2.2** mittig oben).
- Die Detoxifizierung von **Wasserstoffperoxid** mittels Katalase und Peroxidasen ist von einer genügend hohen Konzentration an **Glutathion** (GSH, s. S. 38) abhängig (Abb. **D-2.2**, rechts unten). Depletion (d. h. gesteigerter Verbrauch) von Glutathion durch chemisch reaktive Stoffe oder deren Metaboliten kann den oxidativen Stress deshalb verstärken.

Biologisch hat der Prozess der Bildung von Superoxidanionen nicht nur negative Seiten: Immunzellen können mit dem sog. „oxidative burst" Peroxide und Radikale gezielt zur Abwehr von fremden Strukturen generieren und einsetzen. Für andere Zellen bedeutet ein Ungleichgewicht zwischen Bildung und Abbau von reaktiven Sauerstoffspezies hingegen „oxidativen Stress" (s. o.).

Weitere Formen der Bildung von Sauerstoffradikalen: Neben der o. g. enzymatischen Bildung von Sauerstoffradikalen trägt auch die homolytische Spaltung einer O-H-Bindung im Wassermolekül durch **ionisierende Strahlung** und beim Zerfall von **Radioisotopen** zu ihrer Entstehung bei.

2.3 Mechanismen akuter Toxizität

2.3.1 Organotropie toxischer Wirkungen

▶ **Definition.** Unter **Organotropie** versteht man Prozesse, die die Wirkung von Gefahrstoffen auf bestimmte Organe, Gewebe oder Zellen fokussieren oder beschränken.

Die Reaktion einer Zelle auf einen Gefahrstoff ist von verschiedenen Faktoren abhängig: der **Konzentration des Stoffes** (Akkumulation?), der **Biotransformation** (Toxifizierung vs. Detoxifizierung?) und der **Differenzierung** (Ausstattung der Zelle mit Zielproteinen für die Ausprägung der toxischen Wirkung).

Akkumulation

Stark lipophile Stoffe, die durch Biotransformation nur sehr langsam eliminiert werden, reichern sich im **Fettgewebe** von Tier und Mensch an. Dies ist bei vielen Kontaminanten aus der Umwelt der Fall und besonders charakteristisch für **chlorierte aromatische Verbindungen** wie Dibenzodioxine (z. B. TCDD, s. S. 690), Dibenzofurane und polychlorierte Biphenyle (PCB) sowie für **chlorierte Pestizide** wie z. B. DDT, Lindan und Dieldrin. Bei besonders langen Eliminationshalbwertszeiten von Jahren (z. B. TCDD) nehmen die Blutspiegel bei chronischer Belastung über viele Jahre zu. Akkumulation kann zwar in Einzelfällen eine **Organotropie** erklären (z. B. von Cadmium in der Niere durch Bindung an Metallothionein), doch ist dies keine Regel: Blei vermittelt trotz Akkumulation im Knochen keine diesbezügliche Toxizität, Gleiches gilt für halogenierte Pestizide sowie Umweltkontaminanten und Fettgewebe (s. o.).

Biotransformation

Stoffe, deren Biotransformation über **reaktive Intermediate** läuft, sind häufig **hepatotoxisch**, da die Leber gut mit den entsprechenden Enzymen ausgestattet ist (siehe S. 707 für Beispiele).

Zelldifferenzierung

Auch Gefahrstoffe, die relativ **homogen** im Körper verteilt sind (also nicht in bestimmten Geweben akkumulieren), können zelltypspezifisch wirken, wenn **Zielstrukturen** der toxischen Wirkung in **hoher Dichte** vorliegen oder wenn eine Zelle **besonders empfindlich** auf einen Eingriff in die Genexpression reagiert.

▶ **Klinischer Bezug.** Das zytotoxische und mutagene **Cyclophosphamid** kann aufgrund der jeweils verschiedenen Zelleigenschaften und entsprechend vorhandenen Proteinen in der Harnblase eine Entzündung verursachen, in der Haut Dunkelfärbung und Haarausfall, an den Fingernägeln Rillenbildung, in Mund und Darm Geschwüre, in der Lunge eine Fibrose, im Knochenmark Störungen der Blutbildung.

2.3.2 Akute Neurotoxizität

▶ **Merke.** Die **höchste akute Toxizität und Wirkstärke** bezüglich Letalität weisen Stoffe aus, die auf das **Nervensystem** und dessen Reizübertragung und Reizleitung wirken.

Wirkungen an Synapsen

Synapsen ermöglichen vielfältige Angriffsmöglichkeiten von Arzneistoffen, Drogen und Gefahrstoffen, Beispiele sind **prä- und postsynaptische Rezeptoren** (agonistische und antagonistische Wirkungen) und die Beeinflussung der **Transmitterkonzentration im synaptischen Spalt** (Ausschüttung, Abbau und Wiederaufnahme).
Neuronal wirkende Stoffe haben im Allgemeinen einen **definierten Mechanismus**, die Symptomatik wird aber oft von **weiteren Faktoren** geprägt – diese umfassen:
- Bindung an weitere Rezeptoren und Transporter
- Lokalisation der betroffenen neuronalen Struktur
- Konzentrations-Zeitverlauf (z. B. hat Nikotin seine größte Wirkung im Zeitfenster der Anflutung)

Nachfolgend sollen die **wesentlichen Mechanismen** der akuten Neurotoxizität im Bereich von Synapsen anhand von konkreten Stoffbeispielen veranschaulicht werden:

Hemmung der Freisetzung von Neurotransmittern: Das bakterielle Botulinustoxin (s. S. 776) wirkt als hochspezifische Protease und inaktiviert Proteine, die für die Exozytose von Acetylcholin notwendig sind. Dies verursacht eine schlaffe Lähmung der quergestreiften Muskulatur, was über eine periphere Atemlähmung zum Tode führen kann.

D 2.3 Mechanismen akuter Toxizität

Agonisten und Antagonisten: Die Wirkung vieler natürlicher Gifte beruht auf der Bindung an Rezeptoren für Neurotransmitter. Beispiele für Wirkungen an Acetylcholinrezeptoren zeigt Tab. **D-2.1**. Strychnin aus der Brechnuss wirkt durch Blockade von Glycinrezeptoren inhibitorischer Neurone, die Symptomatik wird von Krämpfen dominiert.

Agonisten und Antagonisten: Acetylcholinrezeptoren s. Tab. **D-2.1**; Strychnin → Blockade von Glycinrezeptoren inhibitorischer Neuronen → Krämpfe.

D-2.1 Beispiele für Agonisten und Antagonisten an den beiden Acetycholinrezeptortypen

Rezeptortyp	Agonist		Antagonist	
	Stoffe	Wirkung	Stoffe	Wirkung
muskarinerger Acetylcholinrezeptor	Muscarin (Risspilz [Inocybe-Arten])	cholinerges Syndrom (s. S. 729)	Atropin (Tollkirsche, Stechapfel)	anticholinerges Syndrom (s. S. 729)
nikotinerger Acetylcholinrezeptor	pflanzliche Alkaloide (z. B. Nikotin aus Tabak oder Cytisin aus dem Goldregen)	nach schnell einsetzender Übelkeit komplexes cholinerges Bild (zentral und peripher)	α-Bungarotoxin (Schlangengift), α-Conotoxin (Gift aus Kegelschnecken)	Curare-ähnliche Wirkung mit schneller Lähmung des Beutetiers

Hemmung des Abbaus von Neurotransmittern: Ein wichtiges Beispiel ist die kovalente Modifikation und damit praktisch irreversible Hemmung der Acetylcholinesterase durch die Gruppe der Organophosphate. In der Folge wird Acetylcholin im synaptischen Spalt nicht mehr abgebaut, was sich als Dauerstimulation der cholinergen Zielzelle äußert. Unter Anwendungen dieses Prinzips im Pflanzenschutz wurden Stoffe entwickelt, die für Insekten möglichst hohe, für den Menschen möglichst niedrige Toxizität ausweisen. Der Unterschied in der akuten Toxizität zwischen dem älteren Parathion (LD$_{50}$ Ratte oral: 2 mg/kg) und den neueren Stoffen wie Dimethoat oder Malathion (LD$_{50}$ Ratte oral: ca. 1 g/kg) belegt den Erfolg bei der Entwicklung von Insektiziden (s. S. 767).

Hemmung des Abbaus von Neurotransmittern: Beispiel: Organophosphate → Hemmung der Acetylcholinesterase → Dauerstimulation. Ideal als Insektizide sind Stoffe, die für den Menschen wenig toxisch sind, wie z. B. Dimethoat oder Malathion, die Parathion abgelöst haben.

Komplexe Wirkungen: Mehrfache Angriffspunkte sind insbesondere für die Symptomatik von Drogen charakteristisch. Zur groben Einteilung möge jeweils die Nennung eines charakteristischen Mechanismus genügen (Näheres zu den einzelnen Stoffen siehe ab S. 755):

- LSD und Psilocybin (aus dem Zauberpilz): Agonisten an Serotonin-Rezeptoren
- „Ecstasy" (3,4-Methylendioxymethamphetamin): Förderung der Ausschüttung von Serotonin
- Kokain und Amphetamine: Hemmung der Wiederaufnahme von Dopamin
- GHB (Gammahydroxybutyrat; „K.O.-Tropfen"): Agonist am GABA$_B$-Rezeptor
- Ibotensäure und Muscimol aus Pilzen der Amanita-Familie (z. B. Fliegen- und Pantherpilz): Agonisten am GABA$_A$-Rezeptor
- THC (Cannabinoide): Agonisten an THC-Rezeptoren

Komplexe Wirkungen: Drogen mit beispielhaftem Mechanismus (Näheres s. S. 755):
- LSD/Psilocybin: Serotonin-Rezeptor-Agonisten
- „Ecstasy": Serotonin-Ausschüttung ↑
- Kokain/Amphetamine: Dopamin-Wiederaufnahme ↓
- „K.O.-Tropfen": GABA$_B$-Rezeptor-Agonist
- Ibotensäure/Muscimol: GABA$_A$-Rezeptor-Agonisten
- THC: THC-Rezeptor-Agonist

Effekte auf die Reizleitung

Eine Interaktion am **spannungsgesteuerten Na$^+$-Kanal** kann wegen der zentralen Rolle bei der neuronalen Reizleitung eine hohe toxische Wirkstärke von Arzneistoffen (z. B. Lokalanästhetika → Blockade, s. S. 139) und Gefahrstoffen vermitteln und wird von Mikroorganismen, Pflanzen und Tieren zur Abwehr von Konkurrenten und Feinden vielfältig genutzt. Die Symptomatik wird durch die **fehlende Reizleitung** bestimmt, was sich je nach betroffenem Nerv **sensorisch** (→ z. B. Taubheitsgefühl), **motorisch** (→ Lähmungen), **kardial** (→ Erregungsleitungsstörungen bis hin zur Asystolie) oder **zentral** (→ z. B. Bewusstseinsstörungen) ausprägen kann. Bei oraler Aufnahme kann es bereits im Mund-Rachen-Raum zu einem Brennen kommen, die Wirkung im Magen-Darm-Trakt zeigt sich meist früh durch Erbrechen. Grundsätzlich kann der spannungsabhängige Na$^+$-Kanal entweder **blockiert** oder **aktiviert** werden, beides hat langfristig eine fehlende Reizleitung (s.o.) zur Folge:

- Eine **Blockade** des Na$^+$-Kanals wird beispielsweise vermittelt durch das Purinderivat Saxitoxin (aus Algen, die sich in Muscheln anreichern, s. S. 776) oder durch das Guanidinalkaloid Tetrodotoxin aus Bakterien, die den Darm verschiedener Meerestiere (z. B. beim Kugelfisch, s. S. 777) besiedeln.
- Stoffe, die den Na$^+$-Kanal **aktivieren und offenhalten**, können unterschiedliche chemische Grundstrukturen aufweisen. Ciguatoxin ist ein Polyether aus Algen

Effekte auf die Reizleitung

Spannungsgesteuerte Na$^+$-Kanäle können eine toxische Wirkung von Arznei- (z. B. Lokalanästhetika, s. S. 139) und Gefahrstoffen vermitteln. Die **fehlende Reizleitung** bringt **sensorische**, **motorische**, **kardiale** oder **zentrale** Symptome mit sich. Nach oraler Aufnahme kann es zu Brennen im Mund bzw. zu Erbrechen kommen.

Die **Blockade** oder **Aktivierung** spannungsabhängiger Na$^+$-Kanäle führt zu fehlender Reizleitung:
- **Blockade:** z. B. durch Saxitoxin oder Tetrodotoxin
- **Aktivierung und Offenhalten:** Hierzu gibt es zahlreiche Beispiele aus dem Pflanzen- (Ciguatoxin, Aconitin, Veratridin, Pyrethrum) oder Tierreich (Batrachotoxin,

2.3.3 Zytotoxizität

Schädigung der Zellmembran

Viele Stoffe, die von Pflanzen als Fraßschutz gebildet werden, reizen die **Schleimhäute des Magen-Darm-Trakts** über ihre Wirkung an der Membran:

- Vertreter der Saponine (s. S. 777) wirken dank Amphiphilie durch einen lipophilen Rest an einem Zuckermolekül wie Detergenzien.
- Eine zweite wichtige Gruppe sind die Anthrachinon-Glykoside. In niedriger Dosierung werden diese auch als Abführmittel eingesetzt (Senna-Anthranoide, s. S. 551).
- Auch viele Wildpilze (s. S. 772) enthalten Stoffe, die relativ kurz nach oraler Aufnahme vorwiegend lokale Wirkung mit Reizung, Durchfall und Erbrechen auslösen.

> ▶ **Merke.** **Schwere Vergiftungen** durch unspezifische Interaktion mit der Zellmembran im Bereich des Magen-Darm-Traktes sind **selten** – auch deshalb, weil die Einnahme großer Mengen wegen des schlechten Geschmacks und des schnellen Wirkungseintritts unwahrscheinlich ist.

Gefährlicher sind Situationen, in denen die Interaktion mit der Zellmembran nur eine **erste Phase** der Wirkung darstellt und noch **weitere Effekte in nachgeschalteten Bereichen** folgen:

- Solanin (s. S. 777) aus der Kartoffel und anderen Solanum-Arten ist ein glykosidisch gebundenes Steroidalkaloid. Es schädigt primär die Schleimhaut (s. o.), kann aber nach Abspaltung des Kohlehydratteils und in höheren Dosierungen auch **systemisch neurotoxisch** wirken.
- Bakterielle Exotoxine können eine **Zytolyse** verursachen, z. B. bilden Staphylokokken-Toxine Poren in Zellmembranen, durch die lebenswichtige Stoffe wie ATP, GTP oder NAD austreten können – **Nekrosen** sind die Folge. Da Lebensmittelvergiftungen durch bakterielle Kontamination (s. S. 775) zu den häufigsten Vergiftungen überhaupt gehören, ist diese Wirkung von großer praktischer Relevanz.
- Das α-Toxin des Gasbrand-Erregers ist eine **Phospholipase**, auch Spinnen- und Bienengift kann Phospholipasen enthalten. Membranen werden durchlässig, im Falle der Erythrozytenmembran tritt **Hämolyse** ein. Das Bienengift Melittin lagert sich in Membranen ein, die Freisetzung von intrazellulärem Kalium mit **Hyperkaliämie** gilt als gefährlichste Folge.
- Die Bindung an **ATP-abhängige Ionentransporter** in der Zellmembran ist durch das Beispiel der Hemmung der Na$^+$-K$^+$-ATPase durch Herzglykoside (z. B. aus dem Fingerhut, s. S. 511 bzw. S. 752) wohlbekannt. Die geringe therapeutische Breite belegt deren Toxizität. Das in Algen gebildete Palytoxin greift ebenfalls an diesem Transporter an: Es verformt den Kanal zu einer permanenten Öffnung. Die hohe Toxizität ist auf einen **Zusammenbruch der Elektrolythomöostase** zurückzuführen.

Interaktion mit Protein

Die **Thiolgruppe (-SH) von Cystein** hat eine hohe nukleophile Reaktivität, sodass auch schwach elektrophile Metabolite wie β-Lactone und β-Lactame kovalent an cysteinhaltige Proteine binden. Diese **kovalente Bindung** kann einerseits zu Bildung von Haptenen und Allergisierung führen (typisches Beispiel: Lactam-Antibiotika, s. S. 577), andererseits zur funktionellen Inaktivierung, lokalen Reizung und möglicherweise Zelltod. Viele Proteine enthalten über **S-S-Gruppen vernetzte Cysteinseitenketten** innerhalb oder zwischen Polypeptidketten. **Reduktive Öffnung** dieser Cystin-Bindung verändert die Konformation der betroffenen Proteine und kann ihre Funktion stören, was beispielsweise das Wirkprinzip für die Toxizität von Schwefelwasserstoffgas (H_2S) darstellt. Auch die Toxizität von Schwermetallionen kann auf der Interaktion mit HS- und S-S-Gruppen von Proteinen beruhen. Diese Interaktion der Metallionen kann durchaus spezifisch sein: Bleiionen beispielsweise reagieren präferenziell mit der δ-Aminolävulinsäure-Dehydrogenase (ALAD), einem Enzym, das an der Synthese von Porphyrinen beteiligt ist (s. S. 702).

Störungen des Zellstoffwechsels

Energiehaushalt: Stoffe, die in den **Zitronensäurezyklus** und die **mitochondriale Atmungskette** eingreifen, stören den Energiehaushalt. Verschiedene Angriffspunkte sind möglich, z. B. Inhibition des Pyruvat-Dehydrogenase-Komplexes durch Arsen III, Enzyme des Zitronensäurezyklus (Aconitase: Hemmung durch Fluoracetat, s. S. 770) oder die **Cytochrom-c-Oxidase** (Verdrängung von Sauerstoff durch Zyanid, s. u. bzw. S. 763). **Entkopplung der oxidativen Phosphorylierung** ist eine weitere Möglichkeit der Interaktion (z. B. durch das Fungizid Pentachlorphenol, s. S. 770 oder Salicylate, s. S. 453).

Hemmung der RNA-Synthese: Dies vermittelt hohe Toxizität in Zellen mit hohem Proteinumsatz. Bindung an die **RNA-Polymerase** ist der Wirkungsmechanismus von Amanitinen aus dem Knollenblätterpilz (s. S. 773), was die RNA-Synthese etwa hundertfach verlangsamt. Der auftretende Mangel an in der Leber produzierten Gerinnungsfaktoren führt zu Gerinnungsstörungen, gefolgt von Leber- und Nierenversagen.

Spindelgifte: Pflanzengifte wie Colchicin aus der Herbstzeitlosen oder Vinca-Alkaloide der Hundsgiftgewächse wirken durch **Störungen im Auf- und Abbau der Mikrotubuli**, die als Baustoff der Spindel bei der Chromosomensegregation während der Zellteilung notwendig sind. Für normale Zellen bedeutet dies Toxizität, bei Tumorzellen wird der Effekt therapeutisch genutzt (s. S. 670).

Sauerstoffbindung, -transport und -verwertung

Kohlenstoffoxide CO und CO_2: Der Gasaustausch in den Alveolen, d. h. Abgabe von Kohlendioxid (CO_2) und Aufnahme von Sauerstoff (O_2), wird erschwert, wenn die Konzentration von CO_2 in der Außenluft 3-4 % erreicht (z. B. in Gärkellern; normal sind ca. 0,04 %). **Kohlenmonoxid** (CO) hat eine etwa 200-fach höhere Affinität zum Häm als Sauerstoff, verdrängt diesen bereits bei niedriger Konzentration und verursacht einen Mangel an Sauerstoff im Blut.

Oxidationsstufen von Eisen in der Hämgruppe: Korrekte Oxidationsstufen des Eisenions in der Hämgruppe sind Voraussetzung für die Funktion von Hämproteinen beim Transport und bei der Nutzung von Sauerstoff. In der **mitochondrialen Cytochrom-c-Oxidase** muss ein Redoxzyklus $Fe^{2+} \leftrightarrow Fe^{3+}$ möglich sein, im **Hämoglobin** muss Eisen im zweiwertigen Zustand (Fe^{2+}) vorliegen:

- Im dreiwertigen Zustand des Eisens hat Häm eine hohe Affinität zum Anion der Blausäure (Zyanid [CN^-], s. S. 763). Bei einer entsprechenden Intoxikation ist der mitochondriale Redoxzyklus nicht mehr möglich, sodass Sauerstoff nicht mehr von der Zelle übernommen werden kann und die Energieversorgung abbricht.
- Wird das zweiwertige Eisenion im Hämoglobin zum dreiwertigen Zustand oxidiert entsteht Ferrihämoglobin, auch **Methämoglobin (Met-Hb)** genannt. Dadurch verliert der Sauerstoff seine Bindungsaffinität. Die Oxidation erfolgt durch sog. Methämoglobinbildner mittels Redoxzyklen von aromatischen Aminen oder Nitroaromaten. Auch Redoxreaktionen zwischen Nitrat und Nitrit können diesen Prozess katalysieren. Met-Hb-Konzentrationen bis 15 % bleiben in der Regel asymptomatisch. Obwohl auch viele Arzneistoffe in der Lage sind, Met-Hb zu bilden, ist deren Beitrag in aller Regel ohne toxischen Belang.

---

führt zu Haptenbildung, Inaktivierung, Reizung und ggf. Zelltod. Die **reduktive Öffnung** der S-S-Gruppen vernetzter Cysteinseitenketten kann die Proteinfunktion stören, wie bei toxischem Schwefelwasserstoffgas (H_2S) oder Schwermetallionen. So stören z. B. Bleiionen über die ALAD die Porphyrin-Synthese (s. S. 702).

Störungen des Zellstoffwechsels

Energiehaushalt: Angriffspunkte: Zitronensäurezyklus; mitochondriale Atmungskette z. B. Cytochrom-c-Oxidase ($O_2 \leftrightarrow$ Zyanid); Entkopplung der oxidativen Phosphorylierung.

Hemmung der RNA-Synthese: Sie ist z. B. die Folge einer Bindung an die **RNA-Polymerase**, durch Amanitine aus dem Knollenblätterpilz mit Gerinnungsstörung, Leber- und Nierenversagen (s. S. 773).

Spindelgifte: Colchicin oder Vinca-Alkaloide stören den Auf- und Abbau der Mikrotubuli während der Zellteilung. Diese Toxizität wird bei Tumorzellen therapeutisch genutzt (s. S. 670).

Sauerstoffbindung, -transport und -verwertung

Kohlenstoffoxide CO und CO_2: Der alveoläre Austausch von **Kohlendioxid** (CO_2) und Sauerstoff (O_2) wird ab einer CO_2-Konzentration > 3 % erschwert. **Kohlenmonoxid** (CO) hat eine etwa 200-fach höhere Affinität zu Häm als O_2.

Oxidationsstufen von Eisen in der Hämgruppe: Für Transport und Nutzung von O_2 muss in der **mitochondrialen Cytochrom-c-Oxidase** $Fe^{2+} \leftrightarrow Fe^{3+}$, im **Hämoglobin** ein Fe^{2+} vorliegen:

- Häm mit Fe^{3+} hat eine hohe Affinität zu Zyanid (CN^-). Intoxikation → **mitochondrialer Redoxzyklus** ↓ → Energieversorgung ↓.
- Wird im Hämoglobin $Fe^{2+} \to Fe^{3+}$, entsteht **Methämoglobin (Met-Hb)** → O_2-Bindungsaffinität ↓. Die Oxidation erfolgt durch sog. Methämoglobinbildner mittels Redoxzyklen. Met-Hb-Konzentrationen < 15 % sind meist asymptomatisch.

▶ **Klinischer Bezug.** Die Tatsache, dass Met-Hb in der Lage ist, Zyanidionen zu binden (s. o.), wird wiederum auch therapeutisch genutzt: Bei Zyanidvergiftungen setzt man die Bildung von Met-Hb durch **4-Dimethylaminophenol (4-DMAP)** gezielt im Sinne einer Antidottherapie ein (s. S. 764).

2.3.4 Enzyme als Toxine

Tierische Toxine: Die Produktion und der Einsatz von Enzymen als natürliche Gifte sind in der Tierwelt weit verbreitet. Schlangengift (s. S. 774) enthält eine Vielzahl von Proteinen mit enzymatischer, meist hydrolytischer Aktivität. Dies dient der Schlange zur Lyse des Beutetieres und ist beim Menschen für die Toxizität bei Schlangenbiss verantwortlich:
- In der Gruppe der **Phospholipasen** gibt es unterschiedliche Wirkprofile, die spezifisch neuronale oder neuromuskuläre Synapsen zerstören und damit den Gewebsuntergang einleiten.
- **Proteasen** können Störungen der Gerinnung, der Gefäßpermeabilität und der Gewebeintegrität verursachen. Innere Blutungen sind die letztlich tödliche Folge.
- Abbau der Hyaluronsäure durch **Hyaluronidasen** erhöht die Durchlässigkeit des Interstitiums und beschleunigt die Verteilung des Giftes.

Bakterielle Toxine: Bakterielle Exotoxine besitzen ebenfalls häufig enzymatische Aktivität. Ein Teil des Toxins vermittelt die initiale Bindung an die Zellmembran. Nach Translokation in das Zytosol können durch spezifische **Modifizierung oder Spaltung zentraler intrazellulärer Regulatorproteine** vielfältige Wirkungen in unterschiedlichen Zielorganen entfaltet werden (z. B. als **Endoprotease** [Botulinum-Neurotoxine, s. S. 776] oder **ADP-Ribosyltransferase** [Diphtherie, Cholera, Pertussis]).

Pflanzliche Toxine: Die thermolabilen pflanzlichen Proteintoxine Ricin aus dem Wunderbaum (s. S. 770), Abrin aus der Paternostererbse oder Phasin aus der Gartenbohne (s. S. 777) blockieren durch **Spaltung der ribosomalen RNA** letztlich die Proteinsynthese. Nekrosen sind die Folge, Blutungen der intestinalen Mukosa eine mögliche Todesursache bei oraler Aufnahme.

Aufnahmewege: Da Enzyme als Proteine im Allgemeinen eine niedrige orale Bioverfügbarkeit aufweisen, ist für systemische Wirkungen eine **parenterale Applikation** wirkungsvoller. Bei tierischen Giften erfolgt dies durch Biss oder Stich (s. S. 706). Aber auch die **orale Aufnahme** von Enzymen kann systemische Toxizität vermitteln (z. B. Botulinustoxin): Proteine können zum einen gegen Säure und Peptidasen im Gastrointestinaltrakt teilweise resistent sein und zum anderen stellt das Magen-Darm-Epithel kein absolutes Hindernis dar. Mikroläsionen oder Persorption und Pinozytose können eine systemische Verfügbarkeit vermitteln.

2.3.5 Immunreaktionen

Allergische Reaktion

▶ **Merke.** **Sensibilisierung** und **allergische Reaktion** beim Zweitkontakt sind die aus toxikologischer Sicht wichtigsten Wirkungen von Fremdstoffen auf das Immunsystem.

Individuelle Unterschiede in der Empfindlichkeit: Diese sind hier besonders ausgeprägt. In den Listen der Arbeitsplatzgrenzwerte sind sensibilisierende Stoffe besonders gekennzeichnet, da Immunreaktionen bei prädisponierten Menschen auch unter Einhaltung der Grenzwerte nicht ausgeschlossen werden können (s. S. 695).

Arten von Immunogenen: Die wichtigsten Immunogene sind **Proteine**, die als **fremd** erkannt werden. Dies können **echte Fremdproteine** von anderen Organismen sein oder eigene Proteine, die durch chemische Modifikation „fremde" Strukturelemente präsentieren. Kovalente Bindung von niedermolekularen Stoffen an Aminosäureseitenketten kann aus einem eigenen Protein ein scheinbar fremdes machen **(Haptenbildung)**. Das bedeutet auch, dass alle chemisch reaktiven Fremdstoffe und alle Stoffe, die im Rahmen der Biotransformation reaktive Zwischenstufen durchlaufen und Proteinaddukte bilden, grundsätzlich auch ein Risiko der Sensibilisierung beinhalten.

Aufnahmewege: Sowohl die Sensibilisierung als auch die Auslösung der allergischen Reaktion können über **alle möglichen Aufnahmewege** zustande kommen, da entsprechend kompetente Immunzellen überall anzutreffen sind:
- **Atemwege:** Wichtige natürlich vorkommende proteinhaltige Allergene sind Pollen, Milben, Tierhaare, Tierschuppen oder Exkremente von Tieren, welche oft zusammen mit Hausstaub eingeatmet werden und über die Atemwege bioverfügbar werden. Am Arbeitsplatz sind Stäube von Getreide, Holz und Metallen sowie chemisch reaktive flüchtige Stoffe wie Isocyanate, Anhydride, Acrylate und Epoxide (Glycidylverbindungen) zu nennen.
- **Hautkontakt:** Für medizinisches Personal ist die Verwendung von Latexhandschuhen bei schlechter Qualität (d. h. mit hohem Proteingehalt) ein Problem geworden. Die für den Arbeitsplatz genannten flüchtigen Stoffe (s. Atemwege) können in flüssiger Form auch über die Haut wirken. Bei den Metallen sind Nickel, Kobalt und Chromverbindungen zu nennen. Für das wichtige allergische Kontaktekzem sei auf S. 716 verwiesen.
- **Parenterale Aufnahme:** Bei Stichen und Bissen werden ebenfalls Fremdproteine übertragen. Allergische Reaktionen auf Insektenstiche nach vorgängiger Sensibilisierung stellen die häufigsten lebensbedrohlichen Situationen eines anaphylaktischen Schocks dar.
- **Orale Aufnahme:** Allergien durch Lebensmittel stehen hier im Vordergrund (s. u.).

Lebensmittelallergie und -unverträglichkeit

Lebensmittel, die häufig im Zusammenhang mit **allergischen Reaktionen** genannt werden, sind Milch, Eier, Fische, Krustentiere, Nüsse, Soja, Weizen und Sesamsamen. Versteckte Gehalte in Produkten sollten deshalb auf der Packung deklariert sein. Oft sind Erdnüsse, Baumnüsse, Haselnüsse und Mandeln trotz fehlender Angabe enthalten.

Von allergischen Mechanismen sind **Nahrungsmittelunverträglichkeiten (Intoleranzen)** abzugrenzen. Dies betrifft z. B. spezifische Kohlenhydrate (Laktose, Fruktose, Galaktose), die wegen Enzymmangels von einzelnen Menschen nicht verdaut werden können, oder biogene Amine, die im Einzelfall besonders starke pharmakologische Reaktionen auslösen (Histamin, Tryptamin, Phenylethylamin und Tyramin). **Pseudoallergische Reaktionen** mit immunologischem Hintergrund durch unspezifische Aktivierung von Mastzellen wurden beschrieben nach Verzehr von Erdbeeren, Äpfeln und Aprikosen (Salicylsäure in vielen Beeren und Früchten) sowie durch verschiedene Lebensmittelzusatzstoffe.

Immunsuppression

In der Toxizitätsprüfung wird Immunsuppression mangels eines universellen Parameters vorwiegend mittels **histopathologischer Untersuchung** von Organen des Immunsystems sowie über **Blutzellparameter** (Zytokine) erfasst. Neben Tributylzinn, einem allgemeinen Pestizid für Schiffsanstriche, zählen chlorierte Umweltkontaminanten und Pestizide (s. S. 767) zu den immunsuppremierenden Stoffen.

▶ **Klinischer Bezug.** Von großem pharmakotherapeutischem Interesse ist die Immunsuppression beispielsweise zur **Verhinderung einer Transplantatabstoßung** (s. S. 182).

2.3.6 Reaktionen der Haut

Reaktionen der Haut auf Fremdstoffbelastung sind **sehr häufig**. Sie können nicht nur bei **dermaler Applikation**, sondern auch bei **anderen Arten der Exposition** (z. B. oral) auftreten. Dies gilt gleichermaßen für Arzneistoffe (z. B. Arzneimittelexanthem, s. u.) wie für allgemeine Gefahrstoffe (z. B. phototoxische Reaktion nach Verzehr von Sellerie [Furocumarine, s. S. 717]). **Immunologische Prozesse** sind oft beteiligt, doch muss dies nicht immer im Sinne einer Sensibilisierung mit der Gefahr einer allergischen Reaktion geschehen. Darüber hinaus muss die Sensibilisierung nicht obligat nach dem **ersten Kontakt** stattfinden, sondern kann auch erst nach mehrmaliger symptomloser Belastung erfolgen. **Sonnenlicht** (zumeist der UVA-Anteil) kann an phototoxischen oder photoallergischen Reaktionen (s. u.) beteiligt sein. Eine Beurteilung des Risikos von Hautreaktionen wird dadurch erschwert, dass Menschen **individuell sehr unterschiedlich** reagieren.

▶ **Merke.** Es kann bei **keinem** Fremdstoff ausgeschlossen werden, dass speziell prädisponierte Menschen eine **Hautreaktion** zeigen könnten.

Irritation und Allergie

In der Toxikologie wird bei Hautkontakt entsprechend den in Tab. **D-2.2** genannten Kriterien primär zwischen **Reizstoffen** (→ Irritation) und **sensibilisierenden Stoffen** (→ Allergie) unterschieden. Die Zuweisung eines Stoffes zur einen oder anderen mechanistischen Gruppe ist nicht immer eindeutig. Aldehyde beispielsweise können je nach Expositionsbedingungen und individueller Prädisposition als Reizstoffe und/oder als Kontaktallergene wirken.

≡ **D-2.2** Unterscheidung zwischen Reizstoffen (→ Irritation) und Stoffen, die sensibilisierend wirken (→ Allergie)

Kriterium	Irritation	Allergie
Entzündungsreaktion	direkt	immunologisch
Reaktion bei Erstkontakt	ja	nein
Inkubationszeit	nein	ja
Kreuzreaktion	nein	ja

Irritation

Irritationen der Haut (d. h. **Entzündungsreaktionen mit lokaler Hyperämie** ohne Gewebedefekt) werden im Haushalt durch saure und basische Stoffe sowie durch synthetische und natürliche Detergenzien (z. B. Natriumlaurylsulfat [SDS] bzw. Saponine) ausgelöst. Im Zusammenhang mit Nahrungsmitteln werden solche Reaktionen gelegentlich auch bei Kontakt der Haut mit Zitronensaft, Radieschen, Senf, Knoblauch, Zwiebeln, Ananassaft oder Pfeffer beobachtet.

Allergisches Kontaktekzem und Arzneimittelexanthem

Allergisches Kontaktekzem: Nach erfolgter Sensibilisierung können durch niedrigste Dosierungen eines Stoffes ein allergisches Kontaktekzem (an der Stelle des Kontakts, Abb. **D-2.3a**) provoziert und gelegentlich auch generalisierte Krankheitsbilder (z. B. Arzneimittelexanthem, s. u.) bis hin zum **allergischen Schock** verursacht werden.

▶ **Merke.** Immunreaktionen der Haut unter Auslösung eines **allergischen Kontaktekzems** treten **nicht bei allen** Menschen auf.

Folgende Stoffe werden im **Epikutantest** jedoch häufig **positiv** getestet: Nickelsulfat, Duftstoffgemisch, Perubalsam, Kobaltsalze, Kaliumdichromat, Formaldehyd, Phenylendiamin (aus Haarfärbemitteln), Neomycinsulfat, Benzocain, pflanzliche Wachse und Harze. Zunehmend werden auch phytogene Kontaktallergien durch **pflanzliche Externa** beobachtet. Und auch bei Hautkontakt mit **Nahrungsmitteln** können allergische Reaktionen auftreten, zu nennen sind diesbezüglich: Mango, Artischocke, Spargel, Kohl, Sellerie, Pilze, Zitrusfrüchte und Tomaten. Darüber hinaus ist an potenziell allergene Stoffe in **Parfümen** zu denken (z. B. Geraniol oder Eugenol).

Arzneimittelexanthem: Das Arzneimittelexanthem (Abb. **D-2.3b**) ist eine häufige unerwünschte Wirkung von Arzneistoffen und kann **alle Stoffklassen** betreffen. Es tritt bei **erstmaliger Einnahme** des Präparats typischerweise am **7. bis 12. Behandlungstag** auf, nach bereits erfolgter Sensibilisierung in der Regel **innerhalb von 48 h**. Wichtige Auslöser sind Ampicillin und Sulfamethoxazol-Trimethoprim (Cotrimoxazol). Etwa jeder 20. behandelte Patient zeigt diese Reaktion. Als Auslöser kommen

D-2.3 Allergische Reaktionen der Haut

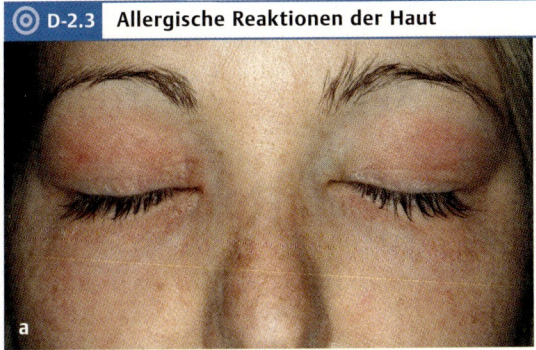

a **Kontaktekzem nach Anwendung einer Augencreme** (aus Sterry, Kurzlehrbuch Dermatologie, Thieme, 2011).

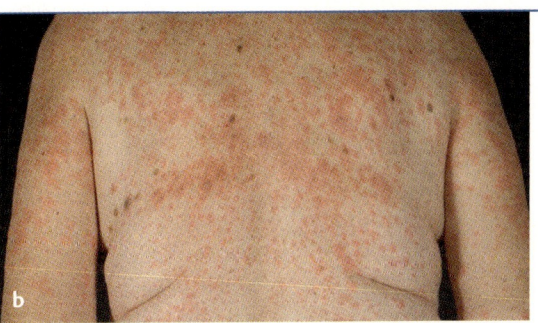

b **Arzneimittelexanthem** (aus Moll, Duale Reihe Dermatologie, Thieme, 2010).

auch andere Penicilline und Cephalosporine, gelegentlich auch Pyrazolone (z. B. Propyphenazon), Salicylate und Phenytoin infrage. Ein **immunologischer Mechanismus** ist wahrscheinlich. Gegen eine obligate Sensibilisierung spricht allerdings die Erfahrung, dass eine erneute orale Aufnahme im Einzelfall folgenlos bleiben kann.

Phototoxizität

In Kombination mit **UVA-Licht** wirken viele pflanzliche Stoffe **phototoxisch**. Die Reaktion ist nicht auf **Hautkontakt** beschränkt, sondern kann auch bei **systemischer Aufnahme** dort auftreten, wo die Haut bestrahlt wurde. Doldengewächse und Rautengewächse mit den Arten Riesenbärenklau (Herkulesstaude), Bischofskraut, Schafgarbe, Engelwurz und Feigenbaum bilden die potentesten Photoirritanzien der Gruppe der Furocumarine vom Psoralen- und Angelicin-Typ (Abb. **D-2.4**). Weitere photosensibilisierende Stoffe sind die Naphthodianthron-Derivate (z. B. Hypericin, ein Inhaltsstoff des Johanniskrauts). Auch Sellerie kann bei Lagerung Furocumarine als Abwehrstoffe gegen Pilzbefall bilden. Entsprechender Verzehr, gefolgt von einem Sonnenbad, kann einen schweren Sonnenbrand auslösen.

ist wahrscheinlich, wohl aber ohne obligate Sensibilisierung.

Phototoxizität

Durch Einwirkung von **UVA-Licht** entwickeln viele pflanzliche Stoffe eine toxische Wirkung **(Phototoxizität)**, und zwar entweder an der Stelle des **Hautkontakts** oder bei **systemischer Aufnahme** am Ort der Bestrahlung. Photoirritanzien sind Furocumarine (Abb. **D-2.4**), Naphthodianthron-Derivate (Johanniskraut) und Sellerie, deren Verzehr bei anschließender Sonnenexposition zu einem schweren Sonnenbrand führen kann.

D-2.4 Wiesengräserdermatitis

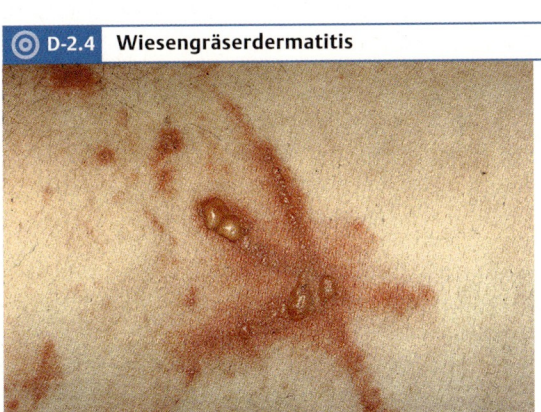

Im Bereich der Kontaktstellen mit den Pflanzenextrakten kommt es nach UVA-Bestrahlung zur streifigen Rötung der Haut mit Blasenbildung (aus Moll, Duale Reihe Dermatologie, Thieme, 2010).

D-2.4

▶ **Klinischer Bezug.** Bei den Arzneistoffen ist die phototoxische Wirkung der **PUVA-Behandlung** mit 8-Methoxypsoralen/UVA therapeutisch erwünscht. Als unerwünschte Wirkung wird Phototoxizität hingegen beispielsweise bei **Phenothiazinen**, **Tetrazyklinen** und **NSAR** beobachtet.

▶ **Klinischer Bezug.**

Chlorakne

Chlorakne ist ein akneähnliches Krankheitsbild, welches von **polyhalogenierten Kohlenwasserstoffen** ausgelöst werden kann. Beim Störfall im italienischen Seveso, wo vergleichsweise hohe Mengen von TCDD in die Umwelt gelangten, waren viele Menschen im Umkreis weniger Kilometer betroffen und wiesen die entsprechende

Chlorakne

Chlorakne wird z. B. durch **polyhalogenierte Kohlenwasserstoffe** ausgelöst (Bsp. TCDD, s. S. 690). Prominentes Beispiel ist der ukrainische Politiker Wiktor Juschtschenko.

Symptomatik aus (s. S. 690). Bilder des entstellten Gesichtes des ukrainischen Politikers Wiktor Juschtschenko nach dessen Vergiftung durch TCDD im Jahr 2004 gingen durch die Weltpresse.

2.4 Mechanismen irreversibler Wirkungen

In der toxikologischen Forschung sind Mechanismen akuter Toxizität etwas in den Hintergrund gerückt. Im Brennpunkt stehen heute Fragen zu **chronischen Belastungen im niedrigen Dosisbereich**, die zwar keine akute Reaktion auslösen, aber nach teilweise **langer Latenzzeit** toxische Reaktionen vermitteln. Informationen bezüglich der zugrunde liegenden Mechanismen werden in diesen Fällen zur Beantwortung der Frage nach speziell empfindlichen Populationen und Individuen beitragen. Spätfolgen mit Latenz sind im Allgemeinen **irreversibel** und basieren meistens auf **Störungen der Zelldifferenzierung**, des **Gleichgewichtes zwischen Zellteilung und Zelltod** (Mitose und Apoptose) oder auf Mutationen und epigenetischen Prozessen der **malignen Zellentartung**. Konsequenzen sind neurodegenerative Erkrankungen, Missbildungen und Fertilitätsstörungen sowie Krebs.

2.4.1 Neurotoxizität

Das Nervensystem reagiert wegen seiner eingeschränkten Fähigkeit zur Regeneration besonders häufig mit **irreversiblen Veränderungen**. Bei einmaligen Belastungen mag neuronaler Zelltod dank der Plastizität der Gehirnfunktionen noch symptomlos bleiben, wogegen sich chronische Belastungen bereits im niedrigen Dosisbereich klinisch manifestieren können (s. S. 794). Ist das Gehirn betroffen, spricht man von „Enzephalopathie", bei peripheren Schäden von „Neuropathien" (s. u.). Belastungen durch Fremdstoffe können diese Erkrankungen **verursachen** oder – im Zusammenhang mit normalen Alterungsprozessen – zumindest **beschleunigen**.

Chemisch induzierte **Enzephalopathien** sind im Vergleich zu Neuropathien selten. Es kommt dabei zum Auftreten von Allgemeinsymptomen wie Kopfschmerzen und Erbrechen, später folgen Bewusstseinsstörungen und psychische Veränderungen.

Die häufigeren **peripheren Neuropathien** können auf unterschiedlichen zellulären Angriffspunkten beruhen (s. S. 794) und äußern sich durch Störungen der Sinneswahrnehmung (Verlust des Tastsinns und Schmerzempfindung) und/oder Beeinträchtigung der Bewegungsfunktionen.

▶ **Merke.** Zu beachten ist, dass Stoffe, die bei **chronisch** niedriger Belastung das **periphere** Nervensystem schädigen, bei **akuten** Vergiftungen auch **zentrale Effekte** auslösen können.

Ein typisches Beispiel dafür ist Schwefelkohlenstoff (CS_2): Bei chronischer Belastung kommt es zu Muskelsymptomen oder Parästhesien, im Gegensatz zu Depression, Halluzination und Verwirrung bei einer akuten Intoxikation.

2.4.2 Entwicklungsstörungen

Schwangerschaft

Expositionen mit Arzneimitteln oder Gefahrstoffen in der Schwangerschaft können Fruchttod, Missbildungen (Teratogenese), Wachstumsstörungen, Probleme bei Enddifferenzierung und Geburt sowie postnatale funktionelle Defizite verursachen (s. a. S. 692). Tab. **D-2.3** zeigt hierzu Beispiele und ist nicht als abschließende Darstellung aufzufassen.

Für Entwicklungsstörungen in der Schwangerschaft stellen **Arzneimittel** eine besondere Gefahr dar. Die Dosierung von Arzneistoffen muss so hoch sein, dass zumindest bei der Mehrzahl der Patientinnen eine pharmakologische Wirkung erreicht wird. Unter Berücksichtigung der Dosis-Häufigkeits-Beziehungen für erwünschte und unerwünschte Effekte (s. S. 690) ist das Risiko einer Fruchtschädigung deshalb höher als bei niedrigen Belastungen aus der Umwelt.

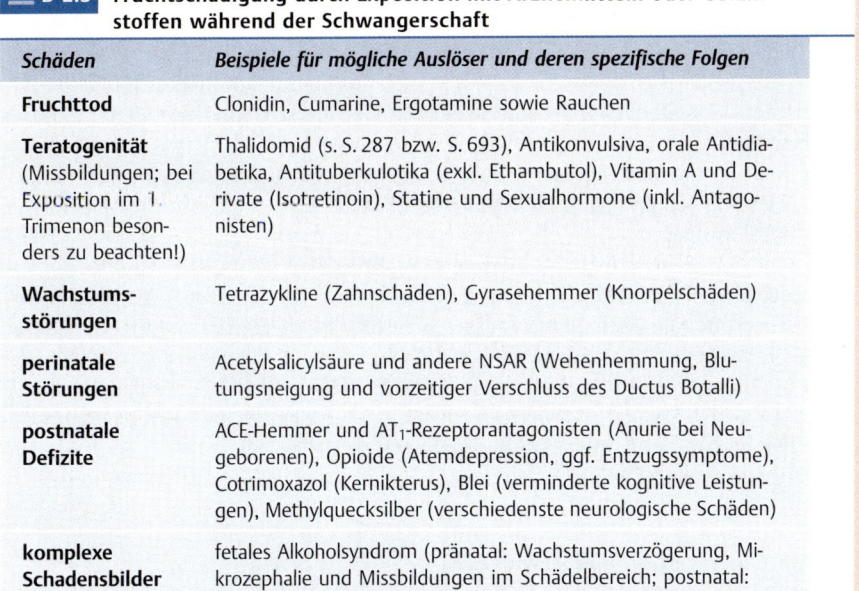

D-2.3 Fruchtschädigung durch Exposition mit Arzneimitteln oder Gefahrstoffen während der Schwangerschaft

Schäden	Beispiele für mögliche Auslöser und deren spezifische Folgen
Fruchttod	Clonidin, Cumarine, Ergotamine sowie Rauchen
Teratogenität (Missbildungen; bei Exposition im 1. Trimenon besonders zu beachten!)	Thalidomid (s. S. 287 bzw. S. 693), Antikonvulsiva, orale Antidiabetika, Antituberkulotika (exkl. Ethambutol), Vitamin A und Derivate (Isotretinoin), Statine und Sexualhormone (inkl. Antagonisten)
Wachstumsstörungen	Tetrazykline (Zahnschäden), Gyrasehemmer (Knorpelschäden)
perinatale Störungen	Acetylsalicylsäure und andere NSAR (Wehenhemmung, Blutungsneigung und vorzeitiger Verschluss des Ductus Botalli)
postnatale Defizite	ACE-Hemmer und AT_1-Rezeptorantagonisten (Anurie bei Neugeborenen), Opioide (Atemdepression, ggf. Entzugssymptome), Cotrimoxazol (Kernikterus), Blei (verminderte kognitive Leistungen), Methylquecksilber (verschiedenste neurologische Schäden)
komplexe Schadensbilder	fetales Alkoholsyndrom (pränatal: Wachstumsverzögerung, Mikrozephalie und Missbildungen im Schädelbereich; postnatal: Verhaltensstörungen [u. a. Hyperaktivität] und verschiedene Grade der geistigen Behinderung)

▶ **Merke.** Eine Schwangerschaft ist deshalb **absolute** oder **relative Kontraindikation** bei der Mehrzahl der Arzneimittel.

Stoffklassen, die in den Prozess der **Zellteilung und -differenzierung** eingreifen, sind besonders problematisch – dazu zählen ausnahmslos Zytostatika sämtlicher Klassen. Nur wenige Stoffe gelten als eher unbedenklich (s. Tab. **A-4.1**, S. 57). Im Übrigen müssen die Fachinformationen der Arzneimittelhersteller (www.fachinfo.de) berücksichtigt werden.

Besonders problematisch sind Stoffe, die in **Zellteilung und -differenzierung** eingreifen, wie z. B. Zytostatika. Tab. **A-4.1**, S. 57 zeigt als unbedenklich geltende Substanzen.

Beeinträchtigungen der hormonellen Regulation („endocrine disruption")

▶ **Exkurs.** Beobachtungen im Tierreich
Die öffentliche Diskussion von Stoffen, welche die hormonelle Regulation stören, wurde ausgelöst durch die Beobachtung anatomischer und funktioneller Störungen der Reproduktionssysteme bei Alligatoren im Lake Apopka in Florida. Das Pestizid Dicofol und seine Abbauprodukte lagen in besonders hohen Konzentrationen vor und wurden für diese Wirkungen im Sinne einer **Störung des Gegenspiels Östrogen – Androgen** verantwortlich gemacht.
Befunde einer **Verschiebung des Geschlechterverhältnisses**, **Entwicklungsstörungen** und **embryonale Mortalität** bei Wasservögeln, die sich von kontaminiertem Fisch aus den Großen Seen in den USA ernährten, ergaben weitere Hinweise auf irreversible endokrine Wirkungen von anthropogenen Stoffen.
In Abläufen von Kläranlagen wurde eine **Verweiblichung** von Fischen beobachtet. Die als Biomarker erkennbare Induktion von Vitellogenin wurde auf eine östrogene Wirkung verschiedener Einträge von Chemikalien zurückgeführt.

Meldungen über eine **Abnahme der Spermienzahl** in den letzten Jahrzehnten scheinen die Erkenntnisse aus hoch belasteten Tierpopulationen auch für den **Menschen** zu bestätigen. Die epidemiologische Datenlage kann strengen Kriterien bezüglich Stoffbezug und Kausalität allerdings nicht genügen. Eine Störung der Spermatogenese ist bislang einzig bei hoher Belastung am Arbeitsplatz durch das Nematozid 1,2-Dibrom-3-chlorpropan (Pestizid zur Bekämpfung von Fadenwürmern = Nematoden) belegt. Dies weist auf die noch ungenügenden Kenntnisse bezüglich Schädigung der Spermienentwicklung beim Menschen hin.

Eine **Abnahme der Spermienzahl** scheint sowohl in hoch belasteten Tierpopulationen als auch beim **Menschen** aufzutreten.

Interaktion mit Sexualhormonrezeptoren

Die Befunde am Tier lösten zusammen mit Anhaltspunkten beim Menschen eine intensive Suche nach Stoffen mit einer Affinität zu Sexualhormonrezeptoren aus. Mittlerweile ist eine lange Liste von Stoffen aus dem Pflanzenbereich und synthetischer Herkunft entstanden, die **Sexualhormone imitieren** und/oder deren **Wirkung hemmen**:

- Bei den **Phytoöstrogenen** stehen Isoflavone in Soja (Genistein, Daidzein), Coumestane (Coumestrol), Lignane (Enterolacton), Stilbenderivate (Resveratrol) im Vordergrund.
- Bei den **Xenoöstrogenen** sind dies Pestizide (o,p'-DDT), Kunststoffmonomere (Bisphenol A), Detergenzien auf Alkylphenolbasis (Nonylphenol) und die chlorierten Kontaminanten PCB und Dioxine. Phthalat-Weichmacher (z. B. Di[n-butyl]phthalat) stehen ebenfalls zur Diskussion.
- Inhibitoren an Androgenrezeptoren (**Antiandrogene**) können ebenfalls östrogenähnliche Wirkungen vermitteln. Hier wären aus dem Pflanzenbereich Phytobenzophenon und Xanthone, als anthropogene Quellen Insektizide (p,p'-DDE), Fungizide (Vinclozolinmetabolit) oder Herbizide (Phenylharnstoff-Verbindungen) zu nennen.

Folgende Stoffe imitieren Sexualhormone und/oder wirken hemmend:
- **Phytoöstrogene:** v. a. Isoflavone, Coumestane, Lignane, Stilbenderivate
- **Xenoöstrogene:** Pestizide, Kunststoffmonomere, Alkylphenol-Detergenzien, chlorierte Kontaminanten PCB und Dioxine, Phthalat-Weichmacher.
- **Antiandrogene:** Phytobenzophenon, Xanthone; Insektizide, Fungizide, Herbizide.

Störungen der Hormonbiosynthese

Neben Interaktion von Fremdstoffen an Hormonrezeptoren kann die hormonelle Homöostase auch durch Einwirkung auf die **endogene Hormonsynthese** gestört werden. Im Naturstoffbereich ist diesbezüglich Glycyrrhizin in der Süßholzwurzel (für Lakritzwaren) zu nennen. Dieses Zuckerderivat hemmt die **Dehydrogenase**, welche die Bildung von Kortison aus Kortisol katalysiert. Ein Übergewicht an Kortisol kann im Zusammenwirken mit Aldosteron am Mineralokortikoidrezeptor eine Hypokaliämie als Symptom eines (Pseudo-)Hyperaldosteronismus auslösen. Die Hemmung der **Jodaufnahme in der Schilddrüse** durch Glucosinolate (z. B. in Rosenkohl und Broccoli) erklärt deren strumigene Wirkung: Aufgrund des Mangels an T 3 und T 4 wird von der Hypophyse reaktiv vermehrt TSH ausgeschüttet, welches die Schilddrüse wiederum stimuliert.

Auch die **endogene Hormonsynthese** kann gestört werden. Beispiele: Glycyrrhizin (in Lakritz): Hemmung der **Dehydrogenase** → Umwandlung Kortisol zu Kortison ↓ → Kortisol ↑ → (Pseudo-)Hyperaldosteronismus mit Hypokaliämie. Glucosinolate (z. B. in Rosenkohl/Broccoli): Hemmung der **Jodaufnahme in der Schilddrüse** → T 3 und T 4 ↓ → TSH ↑ → strumigene Wirkung.

▶ **Klinischer Bezug.** Arzneitherapeutisch wird die Möglichkeit eines Eingriffs in die hormonelle Homöostase z. B. durch Hemmung der Bildung von Tetrahydrotestosteron durch **5α-Reduktase-Inhibitoren** (z. B. Finasterid, s. S. 381) oder der Östrogensynthese durch **Aromatasehemmer** (z. B. Anastrozol, s. S. 390) genutzt.
Als unerwünschte Nebenwirkung gilt hingegen die Hemmung dieser **Aromatase** durch Azol-Antimykotika (s. S. 604), da diese darüber hinaus mit der Inhibition der **Lanosteroldemethylase** einen frühen Schritt in der Steroidbiosynthese stören.

▶ Klinischer Bezug.

2.4.3 Mutagenese und Kanzerogenese

Maligne Zelltransformation

Die Krebszelle unterscheidet sich von der „gesunden" Zelle in mehrfacher Weise durch **ungeregelte Zellteilung**, **infiltrativ-destruktives Wachstum** und **metastasierendes Potenzial** (Näheres s. S. 653). Es handelt sich bei der malignen Entartung also um einen **mehrstufigen Prozess**. Da die neuen Eigenschaften auf die Tochterzellen übertragen werden können, geht man davon aus, dass es sich um eine **Akkumulation vererbbarer Veränderungen im Genom** handelt. Am einfachsten ist dies mit **Mutationen** (s. u.) zu erklären, doch mehren sich die Befunde, dass auch **epigenetische Prozesse** beteiligt sein können, die zwar ebenfalls teilweise vererbbar sind, aber nicht die DNA-Basen-Sequenz, sondern die Genexpression und Chromosomenstruktur betreffen (z. B. 5-Cytosin-Methylierung).

Die normale Zellteilung wird von stimulierenden bzw. inhibierenden Proteinen reguliert. Diese Proteine werden von sog. Protoonkogenen bzw. Tumorsuppressorgenen kodiert. Mutationen zu **permanenter Aktivität von Onkogenen** bzw. zum **Verlust der Aktivität von Tumorsuppressorgenen** stellen deshalb entscheidende irreversible Schritte im Prozess der Kanzerogenese dar.

Krebszellen zeigen **ungeregelte Zellteilung**, **infiltrativ-destruktives Wachstum** und **metastasierendes Potenzial** (s. S. 653). Die Entartung ist ein **mehrstufiger Prozess**. Die vermutet zugrunde liegende **Akkumulation vererbbarer Veränderungen im Genom** ist am ehesten durch **Mutationen**, evtl. aber auch durch **epigenetische Prozesse** zu erklären.

Die für die Kanzerogenese entscheidenden Schritte sind Mutationen, die zu **permanenter Aktivität von Onkogenen** bzw. zum **Verlust der Aktivität von Tumorsuppressorgenen** führen.

Gentoxische Kanzerogenese

Gentoxische (DNA-schädigende) Stoffe können über die Auslösung von **Mutationen** direkt in den Prozess der Kanzerogenese eingreifen. In Abb. **D-2.5** ist dies am Beispiel eines 4-stufigen Prozesses vom Kanzerogen über den wiederholt gesetzten DNA-Schaden und die daraus resultierende Aufsummierung von Mutationen dargestellt. Dieser Prozess wird beeinflusst durch **individuelle Faktoren** (z. B. metabolische Aktivierung der Stoffe, Fähigkeit zur Detoxifizierung oder DNA-Reparatur, Geschwindigkeit der Zellteilung, vererbte Mutationen) und kann durch **endogene DNA-Schäden** oder **spontan auftretende DNA-Replikationsfehler** auch ohne exogene Einwirkung in Gang gesetzt werden.

Gentoxische Kanzerogenese

Gentoxische Stoffe greifen über **Mutationen** direkt in die Kanzerogenese ein (Abb. **D-2.5**). Der Prozess wird von **individuellen Faktoren** beeinflusst und kann auch durch **endogene DNA-Schäden** oder **spontan auftretende DNA-Replikationsfehler** aktiviert werden.

D-2.5 Mechanismen der Krebsinduktion

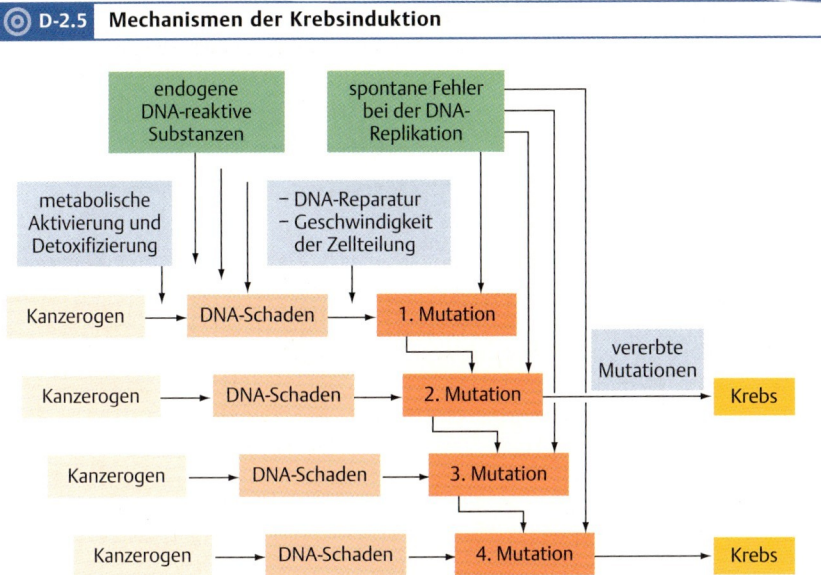

Kanzerogene Stoffe können über das Verursachen von DNA-Schäden zu **Mutationen** führen. Nach Erreichen einer kritischen Stufe (hier: Aufsummierung von 4 Mutationen) kommt es zur Entstehung von Krebs.
Individuelle Faktoren, welche den Prozess beschleunigen oder bremsen und damit die Wahrscheinlichkeit beeinflussen, dass ein Individuum an Krebs erkrankt, sind blau hinterlegt (siehe auch Abb. **D-5.3**, S. 792). Darüber hinaus können endogene DNA-Schäden und spontane Fehler bei der DNA-Replikation (→ DNA-Polymerase) auch ohne exogene Einwirkung Mutationen induzieren.
Rechts ist auch eine Situation dargestellt, in welcher ein Individuum von den Eltern zwei **Mutationen** in kritischen Genen **geerbt** hat. Im Schema wird die Zahl weiterer notwendiger Schritte dadurch um zwei vermindert, was die Latenzzeit bis zur manifesten Erkrankung maßgeblich verkürzt.

▶ **Klinischer Bezug.** Die Entstehung von Vaginalkarzinomen bereits in der Pubertät bei Mädchen, deren Mütter in der Schwangerschaft mit dem östrogen wirksamen Stoff **Diethylstilbestrol** behandelt worden waren, ließ den Schluss zu, dass einzelne Schritte zur malignen Entartung bereits in der Schwangerschaft ablaufen können. Damit verkürzt sich die Latenzzeit nach der Geburt. Dies könnte auch für andere Tumorarten, die bereits im Kindes- und Jugendlichenalter eine Häufigkeitsspitze haben, zutreffen (Leukämien, Tumore von Hoden und Hirn).

▶ **Klinischer Bezug.**

Mutationen durch Bildung von DNA-Addukten: Viele bekannte chemische Kanzerogene induzieren Mutationen über **kovalente Bindung an DNA** und Bildung von sog. **DNA-Addukten**. Alle in Abschnitt D-2.2.2 (s. S. 706) genannten Beispiele metabolischer Aktivierung zu chemisch reaktiven Intermediaten sind dazu in der Lage. Zwar reagieren die meisten dieser reaktiven Intermediate mit Wasser oder anderen kleinen Molekülen (z. B. Aminosäuren oder Zucker) und werden damit auf harmlose Weise neutralisiert, ein geringer Anteil kann aber auch die DNA im Zellkern erreichen und DNA-Addukte bilden.

Mutationen durch Bildung von DNA-Addukten: Die Mutation erfolgt bei vielen chemischen Kanzerogenen durch **kovalente Bindung an die DNA** mit Bildung sog. **DNA-Addukte**. Beispiele s. S. 706.

▶ **Exkurs.** Kanzerogenese durch DNA-Adduktbildung (hier Methylierung von Guanin zu O^6-Methylguanin)

Der Weg vom kanzerogenen Stoff zur Mutation ist in Abb. **D-2.6** am Beispiel der Nitrosoverbindung **Dimethylnitrosamin** gezeigt. Das chemisch inerte Molekül wird in einer ersten Phase enzymatisch zum Methylnitrosamin oxidativ demethyliert, wonach es sich spontan in das reaktive Methyldiazonium-Ion umwandelt (Abb. **D-2.6a**). Dieses kann DNA an verschiedenen Stellen methylieren. In Abb. **D-2.6b** ist dies für den Sauerstoff der DNA-Base Guanin (G) gezeigt. Die schadhafte Base O^6-Methylguanin (als O^6-mG oder G* bezeichnet) paart sich bei der DNA-Replikation nun nicht mit dem korrekten Partner Cytosin (C; oberes Basenpaar in Abb. **D-2.6b**), sondern mit Thymin (T; unteres Basenpaar Abb. **D-2.6b**), was zum fehlerhaften G*-T-Basenpaar führt (sog. Fehlpaarung bzw. „mismatch"). Falls dieser Fehler nicht rechtzeitig erkannt und repariert wird, wird bei der folgenden Replikation eine der beiden Zellen an dieser Stelle eine TA-Basenpaarung anstelle der CG-Basenpaarung aufweisen (sog. Transitionsmutation, Abb. **D-2.6c**). Dies kann zu einer Änderung der Aminosäuresequenz des Proteins und damit Störung der Funktion führen. Ist dabei ein für die maligne Entartung kritisches Protein betroffen, kann es einen Schritt in Richtung Krebs bedeuten.

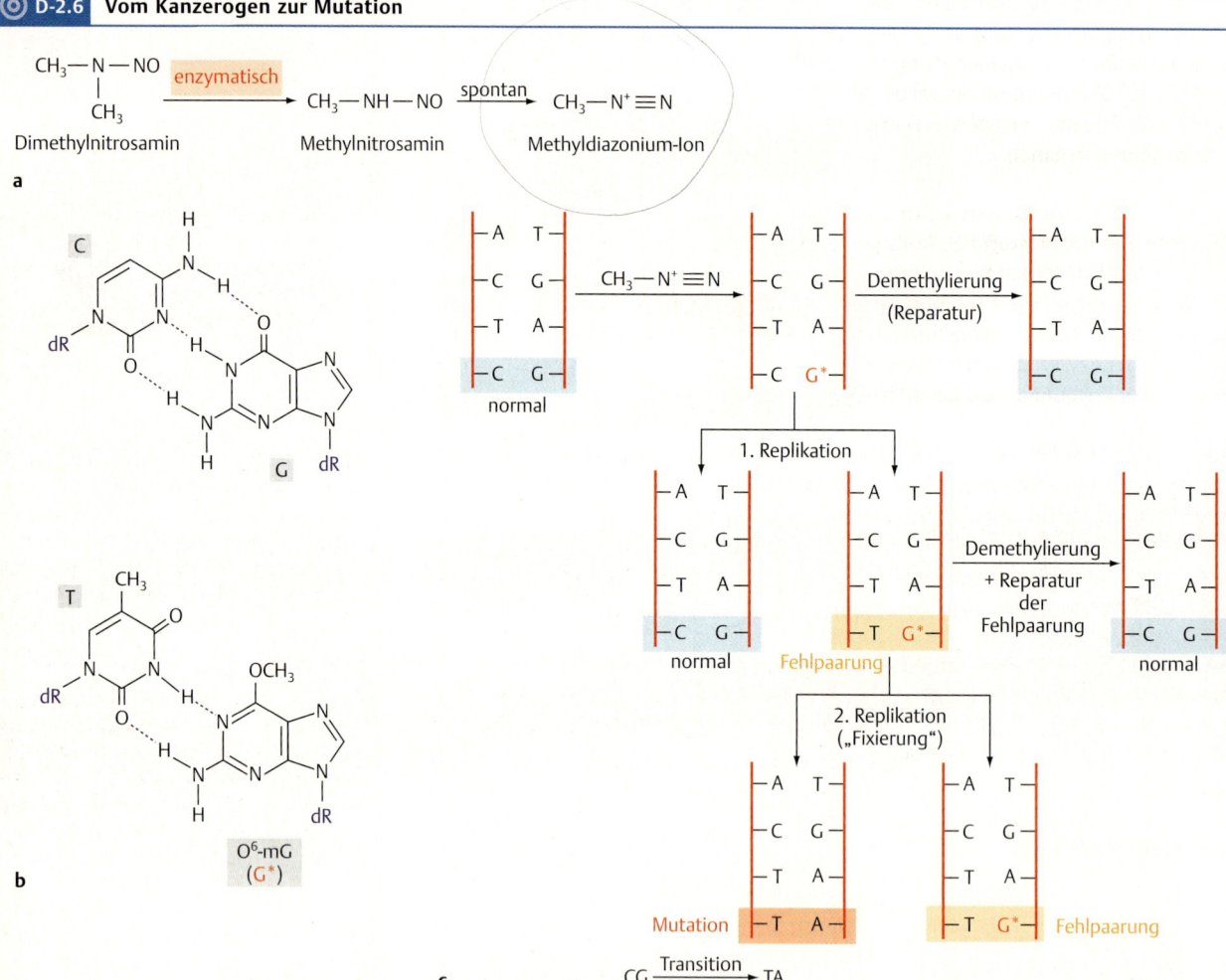

D-2.6 Vom Kanzerogen zur Mutation

a Metabolische Aktivierung von Dimethylnitrosamin zum elektrophilen Methyldiazonium-Ion.
b Fehlpaarung der methylierten Base O^6-Methylguanin (O^6-mG, entspricht G* in **c**) mit Thymin (T) anstelle von Cytosin (C) (→ findet bei 1. Replikation in **c** statt).
c „Fixierung" des DNA-Schadens als Transitionsmutation (CG → TA) durch erneute DNA-Replikation.

▶ **Merke.** Ein **DNA-Schaden** allein bedeutet nicht Krebs und ist auch nicht mit Mutation gleichzusetzen.

Oxidative DNA-Schäden, die wie DNA-Addukte wirken: Neben der Bildung von DNA-Addukten durch chemische Kanzerogene kann **oxidativer Stress durch Sauerstoffradikale** zu mutagenen DNA-Schäden (z. B. 8-Oxo-2'-desoxyguanosin) beitragen (s. S. 708). Dies ist im Zusammenhang mit immunologischen Abwehrreaktionen („oxidative burst"; s. S. 709) und chronischer Entzündung ein wichtiger Krebsrisikofaktor (s. S. 790).

Tumorpromovierende Prozesse

Beschleunigung der Zellteilung: Die Wahrscheinlichkeit, dass ein DNA-Addukt eine Mutation verursacht, ist abhängig von der Art des Adduktes und von den relativen Geschwindigkeiten von DNA-Reparatur und Zellteilung: Je langsamer die Reparatur und je schneller die Zellteilung, desto wahrscheinlicher ist die Entstehung einer Mutation. Die **Beschleunigung der Zellteilung** ist also eine Möglichkeit, DNA-Addukte vermehrt als Mutationen zu fixieren. Diese kann durch **endogene Wachstumsfaktoren, hormonell wirksame exogene Stoffe** oder auch durch **regenerative Hyperplasie** nach Zytotoxizität (s. S. 712) erreicht werden.

▶ **Klinischer Bezug.** Über einen Eingriff in die **hypothalamisch-hypophysäre Rückkopplung** kann eine übermäßige Ausschüttung stimulierender Hormone an den entsprechenden Zielorganen (Schilddrüse, Ovar/Testis, Brust, Prostata, Nebenniere) deshalb zur Tumorgenese beitragen. Beispielsweise ist die Hyperplasie von Schilddrüse oder Prostata nachgewiesenermaßen ein Risikofaktor der Krebsentstehung in diesen beiden Organen.

Eingriffe in die Genexpression: Schon früh wurde erkannt, dass auch **Induktoren von Enzymen des Fremdstoffmetabolismus** (z. B. Phenobarbital, halogenierte Verbindungen und Umweltkontaminanten) die Kanzerogenität von gentoxischen Stoffen verstärken können. Diese als **Tumorpromotion** bezeichnete Wirkung wurde im Nagetier auch bei Peroxisomenstimulatoren (z. B. Phthalat-Weichmacher und Fibrate) festgestellt. Enzyminduktoren wirken auf den Prozess der Kanzerogenese mittels Einfluss auf **Zellteilung und Zelldifferenzierung** (s. o.).

Kanzerogene Metalle

Die Kanzerogenität von Metallen und ihren Verbindungen (Arsen, Beryllium, Cadmium, Chrom, Nickel) kann über verschiedene Mechanismen laufen. Erwähnt seien direkte Interaktion mit der DNA-Struktur durch Komplexbildung, Katalyse der Bildung von Sauerstoffradikalen oder Störungen der an DNA-Reparatur und -Replikation beteiligten Proteine (DNA-Polymerase).

Spontaner Prozess der Kanzerogenese

Neben der Einwirkung von exogenen Kanzerogenen sind, wie in Abb. **D-2.5** bereits dargestellt, **endogene DNA-schädigende Stoffe** unvermeidlich. Beispiele sind das Hydroxylradikal (s. S. 708), das methylierende Agens S-Adenosylmethionin, Zuckermoleküle in der Aldehydkonfiguration oder Epoxide von Stoffen mit C=C-Doppelbindungen (s. S. 707). Praktisch unvermeidlich ist auch die Belastung durch manche natürlichen oder beim Kochen gebildeten gentoxischen Stoffe (s. S. 696). Auch die unvermeidliche Schädigung der DNA durch **Photoaktivierung** (Thymindimerbildung, s. S. 705) oder durch **ionisierende Strahlung** und **Radioisotopen** (z. B. Radon, s. S. 789) trägt zum gesamten DNA Schaden bei.

Aus der Tatsache, dass sowohl DNA-Schäden als auch tumorpromovierende Einflüsse als teilweise endogene Prozesse in einem gewissen Umfang unumgänglich sind, folgt, dass **Krebs** als Krankheit **nicht vermeidbar** ist, auch wenn man kanzerogenen Fremdstoffen aus dem Weg gehen könnte. Im Falle von ungünstigen Voraussetzungen bezüglich der Vererbung von Krebsgenen und Empfindlichkeitsfaktoren (z. B. verminderte DNA-Reparatur) kann Krebs auch bei **jüngeren Menschen** und **gesundem Lebensstil** auftreten (s. S. 720).

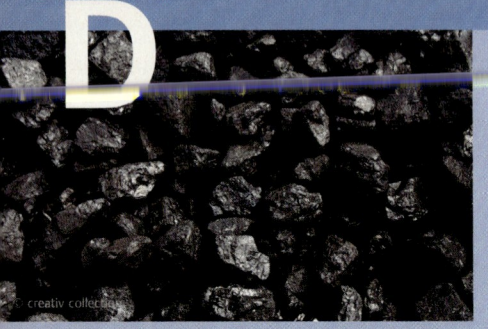

3 Grundlagen der Vergiftungsbehandlung

3.1 Einleitung 724
3.2 Diagnostik und symptomatische Behandlung 727
3.3 Vom Symptom zum Gefahrstoff 729
3.4 Prinzipien der Vergiftungsbehandlung 732
3.5 Übersicht konkreter Therapiemaßnahmen bei Vergiftungen 738

Vorgestellt werden **allgemeine Prinzipien der Vergiftungsbehandlung** mit den entsprechenden **epidemiologischen Daten**.

In diesem Kapitel werden unter Berücksichtigung wichtiger Stoffbeispiele **allgemeine Prinzipien der Vergiftungsbehandlung** vorgestellt. Um die Relevanz der verschiedenen Vergiftungsformen besser einordnen zu können, werden darüber hinaus einleitend entsprechende **epidemiologische Daten** kurz dargestellt.

3.1 Einleitung

3.1.1 Vergiftungsepidemiologie

Am häufigsten erkundigen sich Personen beim Schweizerischen Toxikologischen Informationszentrum nach **Medikamenten**, **Haushaltprodukten** und **Pflanzen**, seltener nach gewerblichen Stoffen, Kosmetika, Nahrungsmitteln oder Drogen.

Unterteilt nach Gefahrstoffgruppen ergibt sich aus der Statistik des Schweizerischen Toxikologischen Informationszentrums in Zürich (STIZ), dass **Medikamente** mit mehr als einem Drittel, **Haushaltprodukte** mit einem Viertel, **Pflanzen** mit etwa 10 % aller Anrufe (ca. 100 pro Tag, davon ca. zwei Drittel von Laien) der **Grund einer Anfrage** waren. Der Rest verteilte sich – in absteigender Häufigkeit – auf technisch-gewerbliche Stoffe, Körperpflegemittel und Kosmetika, Nahrungsmittel und Getränke, Genussmittel und Drogen, Landwirtschaft und Gartenbau, Pilze, Tiere sowie andere Gründe.

Dies gibt aber lediglich Hinweise auf die **Ereignishäufigkeit** und das **Bedürfnis nach Auskunft**. Aussagen über die **Gefährlichkeit** erlaubt die Statistik über **schwere und tödliche Vergiftungen** (Tab. D-3.1) aus ärztlichen Verlaufsrückmeldungen.

Diese Anrufdaten spiegeln jedoch lediglich die **Ereignishäufigkeit** und das **Bedürfnis nach Auskunft** wider. Information in Bezug auf die **Gefährlichkeit** der verschiedenen Gefahrstoffgruppen ergibt sich aus der Statistik **schwerer und tödlicher Vergiftungen** (Tab. D-3.1), wie sie aus den auswertbaren **ärztlichen Verlaufsrückmeldungen** abgeleitet wurde. Bei schwerer Vergiftung war ausnahmslos eine ärztliche Behandlung notwendig.

D-3.1 Häufigkeit von schweren und tödlichen Vergiftungen in den Statistiken 2006–2009 des Schweizerischen Toxikologischen Informationszentrums (STIZ)

Gefahrstoffgruppe	Erwachsene		Kinder < 16 J
	schwere Vergiftungen	tödliche Vergiftungen	schwere Vergiftungen[1]
Fälle total (ärztliche Rückmeldungen)	1107	46	73
Medikamente	824 (74 %)	35 (75 %)	51 (69 %)
Genussmittel, Drogen und Alkohol	162 (15 %)	2	7
Haushaltsprodukte	26	0	2
technisch-gewerbliche Produkte	30	3	3
Produkte für Landwirtschaft und Gartenbau; Silo- und Jauchegase	15	1	4
Pflanzen	12	1	1
Pilze	14	1	1
(Gift-)Tiere	11	0	3
Rauchgase, andere und unbekannte Gefahrstoffe	11	3	1
Nahrungsmittel	2	0	0

[1] Bei Kindern wurde in dieser Zeitspanne keine tödliche Vergiftung registriert.

Für tödliche und schwere Vergiftungen standen nicht nur bei Erwachsenen, sondern auch bei Kindern die **Medikamente** im Vordergrund. Aufgrund des niedrigen Körpergewichts von Kindern sind auch therapeutische Mengen für Erwachsene beim Kind überdosiert.

Schwerwiegende Vergiftungen werden meist durch **Medikamente** verursacht, v. a. auch beim Kind.

▶ Merke.

- Es kann nicht oft genug darauf hingewiesen werden, dass Medikamente für **Kinder nicht erreichbar** sein dürfen und dass die Medikamente **nie im Beisein von Kindern** eingenommen werden sollen!
- Grundsätzlich kann **jedes** Medikament bei ungünstiger Konstellation **zum Tode** führen.

▶ Merke.

Als ungünstig hat sich insbesondere **höheres Alter** des Patienten herausgestellt: Die Letalität liegt bei den über 65-Jährigen mehrfach höher als bei den unter 65-Jährigen.

Je älter der Patient, desto höher die Letalität bei einer Medikamentenintoxikation.

In den Jahren 2006–2009 umfasste die Liste der durch ein **einziges Medikament** verursachten **Todesfälle** Acetylsalicylsäure, Clozapin, Doxepin, Fentanyl, Flunitrazepam, Fondaparinux, Insulin, Lidocain, Maprotilin, ein Morphinpräparat, Sotalol, Tramadol und Venlafaxin.

Bereits ein **einziges Medikament** kann **Todesfälle** verursachen, wie z. B. Acetylsalicylsäure, Insulin, Lidocain u. a.

Oft handelt es sich bei **Suiziden** allerdings um **Kombinationen von Medikamenten** (auch mit Alkohol), wobei Psychopharmaka und Kreislaufmittel häufig beteiligt sind. Bei Multimorbidität werden nicht selten alle verordneten Medikamente gleichzeitig eingenommen, als Beispiele für derartige Suizide seien genannt:

Suizide werden oft mit **Medikamentenkombinationen** begangen. Bei Multimorbidität treten oft Vergiftungen bei gleichzeitiger Einnahme aller verordneten Medikamente auf.

- Verapamil + Cilazapril + Hydrochlorothiazid + Trimipramin + Ibuprofen + Zolpidem
- Flunitrazepam + Clomethiazol + Haloperidol + Äthanol.

Gefahrstoffgruppen **außerhalb von Medikamenten und Drogen/Alkohol** sind seltener für tödliche Vergiftungen verantwortlich. Die bei Erwachsenen 2006–2009 diesbezüglich **registrierten Todesfälle** wurden durch ein Insektizid (Cholinesterase-Hemmstoff), Silogase, Taxus baccata (Eibe), einen Amatoxin-haltigen Pilz, Methanol, Kaliumzyanid, Kalziumhydroxid, Quecksilberoxyzyanid oder Rauchgase verursacht.

Durch Gefahrstoffgruppen **außerhalb von Medikamenten und Drogen/Alkohol** gibt es deutlich seltener **registrierte Todesfälle**.

Bei **Kindern** werden schwere, im Allgemeinen akzidentelle Vergiftungen am ehesten durch Brennstoffe (Lampenöl), Reinigungs- und Lösungsmittel, Laugen und Säuren sowie Insektizide, Silogase und Schlangenbisse verursacht. Aus der Gefahrstoffgruppe der Körperpflegemittel und Kosmetika wurde in der o. g. Beobachtungsperiode kein schwerer Fall registriert, dennoch soll hier auf die Gefahren alkoholhaltiger Produkte sowie Shampoo (Schaumbildung im Magen mit Erbrechen und Aspiration) hingewiesen werden.

Bei **Kindern** treten schwere Vergiftungen v. a. durch Brennstoffe, Reinigungs- oder Lösungsmittel auf. Gefährlich ist auch Shampoo, da die Schaumbildung zu Erbrechen mit Aspiration führen kann.

Werden auch **symptomlos verlaufende** sowie **leichte und mittlere Vergiftungen** berücksichtigt, ergeben sich ebenfalls große Unterschiede zwischen Erwachsenen und Kindern: Bei Erwachsenen verlief nur jeder siebte Fall (Anruf) symptomlos, im Gegensatz zu jedem zweiten bei den Kindern. Für diesen Unterschied ist die besondere Vorsicht und damit Häufigkeit von Anrufen im Zusammenhang mit im Prinzip harmlosen Situationen bei Kindern hauptverantwortlich.

Symptomlose Verläufe sind bei Kindern deutlich häufiger als bei Erwachsenen. Das hängt v. a. mit der stärker ausgeprägten Besorgnis und dem intensiveren Beratungsbedürfnis bei Eltern zusammen.

3.1.2 Erste Schritte bei Vergiftungen

Informationsbeschaffung

Die Informationsbeschaffung bei den **Giftinformationszentren** (Tab. **D-3.2**) ist bereits anlässlich der geringsten Unsicherheit angezeigt, damit bestmöglich reagiert, in vielen Fällen auch entwarnt werden kann. Beim Anruf sollte man auf folgende Fragen antworten können:
- **Wer** ist betroffen?
  - Alter/Gewicht/Geschlecht
  - Telefonnummer für Rückruf
- **Welche Art** von Vergiftung?
  - Anhaltspunkte zum Stoff oder Produkt (bei Medikamenten z. B. Name des Arzneimittels)
- **Wie hoch** ist die mögliche Belastung?
  - Anhaltspunkte zur Dosis (z. B. Tablettenanzahl oder Flüssigkeitsmenge)

3.1.2 Erste Schritte bei Vergiftungen

Informationsbeschaffung

Giftinformationszentren (Tab. **D-3.2**) brauchen folgende Informationen:
- **Wer?**
- **Welche Art** von Vergiftung?
- **Wie hoch** ist die mögliche Belastung?
- **Wann?**
- **Was** wurde beobachtet und unternommen?

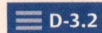

D-3.2 Giftinformationszentren im deutschsprachigen Raum

Zentrum	Notfall-Telefonnummer	Website
Berlin	+49 30 19 240	http://www.giftnotruf.de
Bonn	+49 228 19 240	http://www.giftzentrale-bonn.de/
Erfurt	+49 361 730 730	http://www.ggiz-erfurt.de
Freiburg	+49 761 19 240	http://www.giftberatung.de
Göttingen	+49 551 19 240	http://www.giz-nord.de
Homburg/Saar	+69 6841 19 240	http://www.uniklinikum-saarland.de/giftzentrale
Mainz	+49 6131 19 240	http://www.giftinfo.uni-mainz.de
München	+49 89 19 240	http://www.toxinfo.org
Nürnberg	+49 911 398 2451	
Wien	+43 1 406 43 43	http://www.giftinfo.org
Zürich	+41 44 251 51 51 145 (für Anrufe aus der Schweiz)	http://www.toxi.ch

- **Wann** ist es passiert?
  – Zeit seit dem Vorfall
- **Was** wurde beobachtet und unternommen?
  – Symptome
  – Erste Hilfe.

Erste Hilfe vor Ort

Ersthelfer vor Ort können folgende Maßnahmen ergreifen:
- Bei **oraler Einnahme** kann die schluckweise Verabreichung von **Flüssigkeit** (z. B. Tee) zur Reinigung der Speiseröhre dienen. Von großen Mengen muss abgeraten werden, da dies Erbrechen (Emesis) auslösen kann.

Erste Hilfe vor Ort

Erste Hilfe:
- orale Einnahme → schluckweise Flüssigkeit

▶ **Merke.** Das gezielte **Herbeiführen von Erbrechen** ist in vielen Fällen **kontraindiziert** (→ Gefahr der Aspiration und erneute Schädigung der Speiseröhre)!

▶ **Merke.**

- Inhalation → frische Luft
- Hautkontakt → Kleider entfernen, Haut gründlich waschen
- Auge → mit lauwarmem Wasser auswaschen

- Bei **Inhalation** von Gefahrstoffen ist **frische Luft** entscheidend.
- Bei **Hautkontakt** müssen betroffene Kleider entfernt und die **Haut gründlich gewaschen** werden.
- Bei Spritzern ins **Auge** dieses mind. 10 min mit **lauwarmem Wasser auswaschen**.

Weitere **lebensrettende Sofortmaßnahmen** folgen den üblichen **ABC-Regeln**, ggf. mit **stabiler Seitenlagerung**.

Alle weiteren **lebensrettenden Sofortmaßnahmen** unterscheiden sich nicht von der sonst üblichen präklinischen Versorgung durch Ersthelfer (**ABC-Regel**, d. h. Kontrolle und bei Bedarf Ergreifen geeigneter Maßnahmen: „Airway" → Atemwege freimachen und offenhalten, „Breathing" → Beatmung, „Circulation" → Thoraxkompression; bei bewusstlosen oder bewusstseinsgetrübten Patienten ggf. **stabile Seitenlagerung**).

Probenahme (Asservierung)

Stoffreste sollten aufgehoben, **Erbrochenes** tiefgekühlt werden.

Probenahme (Asservierung)

Stoffreste, die mit der Vergiftung in Zusammenhang stehen könnten, sind inklusive Verpackungen sicherzustellen. **Erbrochenes** kann tiefgekühlt werden und in unklaren Fällen später zur Aufklärung mittels chemischer Analytik beitragen.

3.3.4 Sympathomimetisches Syndrom

D-3.7 Sympathomimetisches Syndrom – mögliche Auslöser und typische Klinik

Auslöser	Symptome
• Kokain, Amphetamine, Appetitzügler (z. B. Phenylpropanolamin) • Theophyllin, Koffein • sympathomimetische Pharmaka	• Agitation • Hypertonie, Tachykardie • Krampfanfälle, Hyperthermie • Rhabdomyolyse • Koma

Beim sympathomimetischen Syndrom sei an die enge therapeutische Sicherheit von **Theophyllin** erinnert (s. S. 531 bzw. S. 754). Bezüglich Häufigkeit stehen ursächlich **Drogen** im Vordergrund (Tab. **D-3.7**).

Symptomatik: Die Symptome von **ZNS-Stimulanzien** wurden schon bei den zentralen Aspekten des anticholinergen Syndroms (s. S. 729) beschrieben. Charakteristische Unterschiede zwischen den beiden Syndromen zeigen sich bei den anticholinergen **peripheren Wirkungen** an Drüsen und im Gastrointestinaltrakt.

Therapie: Die Behandlung erfolgt **symptomatisch**; gegen die arterielle Hypertonie kommt ggf. der α-adrenerge Antagonist **Phentolamin** infrage.

3.3.5 Weitere Toxidrome

Serotoninsyndrom

Nicht nur **Serotoninergika** wie Antidepressiva und Lithium, sondern auch **Triptane** und **Tramadol** können ein sog. Serotoninsydrom mit vielfältiger Symptomatik zur Folge haben.

Symptomatik:
- Übelkeit, Erbrechen, Diarrhö (→ Serotoninrezeptoren im Darm)
- Tachykardie, Schwitzen
- Myoklonus, Rigidität und Hyperreflexie
- mentale Alteration (Benommenheit, ZNS-Depression)
- bei schweren Vergiftungen auch Kardiotoxizität und Koma mit Krampfanfällen.

Therapie: Die Behandlung erfolgt **symptomatisch**. Bei schweren Vergiftungen kann die Gabe eines **Serotonin-Antagonisten** im Sinne eines Antidots in Erwägung gezogen werden.

Neuroleptikasyndrom

Neuroleptika wirken an verschiedenen Rezeptoren **antagonistisch**, primär gegen Dopamin und Serotonin, daneben mit unterschiedlicher Affinität und Aktivität auch gegen Acetylcholin, Noradrenalin und Histamin. Dies ergibt ein vielfältiges Spektrum an Nebenwirkungen mit stoffspezifisch unterschiedlicher Gewichtung von **zentralnervösen**, **anticholinergen**, **extrapyramidalen** und **kardiotoxischen** Wirkungen. Durch Gegenregulation der unterschiedlichen Teile des **autonomen Nervensystems** ist eine **Instabilität mit fluktuierender Symptomatik** charakteristisch (z. B. Agitation und Sedation; Blutdruckschwankungen).

Symptomatik:
- autonome Instabilität (s. o.)
- Tachykardie
- Muskelrigidität
- Hyperthermie, profuses Schwitzen, Blässe.

Therapie: Die Behandlung erfolgt **symptomatisch**.

3.3.6 Prädiktivität von Toxidromen

▶ **Merke.** Die Einteilung in verschiedene Syndrome ist insbesondere im Anfangsstadium einer leichten bis mittleren Vergiftung hilfreich.

Folgende Faktoren können eine klare Differenzierung der Toxidrome jedoch beeinträchtigen:
- Bei **schweren Vergiftungen** wird die Zuordnung v. a. in fortgeschrittenen Stadien erschwert, da bei lebensbedrohlichen Verläufen stoffspezifische Wirkungen von einer eher **allgemeinen Symptomatik** (z. B. Arrhythmien, Krampfanfälle, ZNS-Depression, Koma oder Atemstillstand) überdeckt werden.
- Auch das **Gegenspiel physiologischer Regelkreise** des autonomen Nervensystems kann eine Zuordnung erschweren. Als Beispiel sei eine Intoxikation mit Nikotin genannt, wo nikotinisch-cholinerge Reaktionen mit anticholinerger Gegenregulation abwechseln, was sich in einem Wechselspiel Miosis – Mydriasis, Tremor – Muskelschwäche, Bradykardie – Tachykardie, Blutdrucksteigerung – Senkung oder Harnverhaltung – Inkontinenz ausprägen kann.
- **Mischintoxikationen:** Bei Drogenmissbrauch und Suizidversuchen ist häufig zusätzlich **Alkohol** beteiligt. In etwa jedem fünften Fall wurden sogar drei und mehr Stoffe eingenommen, häufig **Benzodiazepine** (z. B. Flunitrazepam) und **sedierende Antihistaminika**, die als rezeptfreie Schlafmittel verwendet werden (z. B. Diphenhydramin). Eine Überlagerung der zugehörigen Symptome erschwert die Erhebung einer sicheren Verdachtsdiagnose.
- **Vorbestehende Erkrankungen:** Bei diesen können sich aufgrund von Auswirkungen der **zugehörigen Medikation** ebenfalls Abweichungen von der klassischen Einzelstoffsymptomatik ergeben.
- **Besondere Lebensabschnitte:** Auch bei **Kindern** und **alten Menschen** kann der Vergiftungsverlauf uncharakteristisch sein.

▶ **Klinischer Bezug.** Die Beratung durch Fachleute in den **Toxikologischen Informationszentren** (s. Tab. **D-3.2**, S. 726) ist sehr wichtig. Mittels zielgerichteter Fragen zur Symptomatik kann erfahrenes Personal oft auch in komplexen Fällen eine **Verdachtsdiagnose** stellen.

3.4 Prinzipien der Vergiftungsbehandlung

Maßnahmen zur Verminderung der Giftaufnahme bei inhalativer Exposition sowie Dekontamination bei Belastung von Haut und Auge wurden auf S. 726 im Abschnitt „Erste Hilfe vor Ort" erwähnt. Bei der weiteren Behandlung von Vergiftungspatienten werden Methoden der **primären** von solchen der **sekundären Dekontamination** (Giftentfernung) unterschieden. Darüber hinaus können **funktionelle Antidota** verabreicht und andere **spezifische Maßnahmen** (z. B. symptomatische Behandlung oder Ausgleich eines Mangels) ergriffen werden. Die in der sog. „**TOX-BOX**" im Notarztwagen in Deutschland vorhandenen Stoffe sind nachfolgend mit dem entsprechenden Zusatz versehen.

3.4.1 Primäre Dekontamination bei oraler Aufnahme

▶ **Definition.** Bei der **primären Dekontamination** geht es darum, die Resorption des Gefahrstoffs aus dem Magen-Darm-Trakt durch Adsorption an nicht resorbierbare Stoffe (z. B. Aktivkohle) bzw. durch beschleunigte Ausscheidung (→ Emesis, Laxanzien, Magenspülung, orthograde Darmspülung) zu vermindern.

Für diese Dekontaminationsverfahren nach oraler Giftaufnahme gelten die „**Position Statements**" der „Joint Activities" der American Academy of Clinical Toxicology **(AACT)** und der European Association of Poisons Centres and Clinical Toxicologists **(EAPCCT)** als Referenz (http://www.eapcct.org → Joint Activities). Die dort abrufbaren Dokumente zu den verschiedenen Dekontaminationsmethoden enthalten jeweils auch einen Appendix zur Dosierung und Durchführung. Im Folgenden werden die wichtigsten Indikationen und Limitierungen zusammengefasst.

▶ **Merke.** Grundsätzlich ist bei **Vergiftungen**, bei denen **nicht** mit dem Auftreten **schwerer Symptome** gerechnet werden muss oder gute Anhaltspunkte zu einer **geringen maximalen Dosis** bestehen, eine primäre Dekontamination **nicht** indiziert.

Aktivkohle als unspezifisches Adsorbens

Aktivkohle (Carbo medicinalis) wird als Gel oder wässrige, gut geschüttelte Aufschlämmung eines Pulvers [TOX-BOX] oral oder mittels nasogastraler Sonde verabreicht. Aktivierte Kohle ist bei den meisten Arzneistoffen als **Adsorbens** wirksam. Die Dosis sollte um **1 g/kg KG** liegen. Je früher die Behandlung erfolgen kann, desto höher ist der Prozentsatz des gebundenen Stoffes: Während nach einer Stunde Werte von durchschnittlich 40 % erreicht werden, sinkt dieser Wert nach einer weiteren Stunde bereits auf die Hälfte. Die Behandlung sollte deshalb **innerhalb der ersten Stunde** nach der Vergiftung erfolgen.

Einschränkungen: Aktivkohle kann allerdings **nicht als Routinemethode** gelten, da eine Verbesserung des klinischen Verlaufs nicht bei allen Vergiftungen nachgewiesen ist und auch Gegenanzeigen bestehen. In **Tablettenform** kommt Kohle nicht ausreichend schnell zur Wirkung. Die Bindung an Aktivkohle ist ungenügend bei **gut wasserlöslichen Alkoholen** (z. B. Äthanol, Methanol, Glykole) und **Metallionen** (z. B. Lithium, Eisen). Alternativ wird beispielsweise bei einer Lithium-Intoxikation Polystyrolsulfonat (z. B. Resonium A) als Ionenaustauscher zur primären Dekontamination angewendet (s. S. 748). Auch bei **starken Säuren** und **Laugen** nützt Aktivkohle wenig, bei größeren Mengen **organischer Lösungsmittel** ist die Bindungskapazität von 50 – 100 g Aktivkohle schnell erschöpft.

▶ **Klinischer Bezug.** Probleme mit Aktivkohle können sich ergeben, wenn der Gefahrstoff **Erbrechen** auslöst und die Gefahr der **Aspiration** von Aktivkohle besteht. Bewusstseinsgetrübte Patienten müssen deshalb **intubiert** sein, die Aktivkohle muss dann mittels **Magensonde** appliziert werden. Eine **endoskopische Abklärung der Schleimhaut** kann durch den gebildeten schwarzen Belag erschwert sein.

Emesis durch Ipecac-Sirup

▶ **Merke.** Das Auslösen von Erbrechen durch Ipecac-Sirup wird heute **nicht mehr** empfohlen.

Die Wirkung ist sehr variabel und auch bei früher Anwendung meist nur gering (→ im Bereich von 20 % des aufgenommenen Stoffes). Da Ipecac oft repetitives Erbrechen über 2 – 3 h hervorruft, können ggf. indizierte Aktivkohle und orale Antidote nicht sofort verabreicht werden und die Aspirationsgefahr ist erhöht.

Kontraindikationen: Viele Kontraindikationen sind zu beachten, z. B. **Bewusstseinstrübung**, Intoxikationen mit **Lösungsmitteln** und **Schaumbildnern** (→ Aspirationspneumonie), **ätzenden** (Laugen, Säuren) oder **krampfauslösenden Stoffen** (z. B. Amphetamine, Ecstasy).

Laxanzien

▶ **Merke.** Laxanzien haben zur Dekontamination des Intestinaltraktes bei Vergiftungen **keine Bedeutung**.

Klinische Studien, die eine maßgebliche Reduktion der Bioverfügbarkeit von Gefahrstoffen durch Laxanzien (engl.: cathartics; z. B. Sorbitol oder Magnesiumzitrat, s. S. 551) zeigen würden, liegen nicht vor. Darüber hinaus können unerwünschte Wirkungen, insbesondere bezüglich Wasser- und Elektrolythaushalt, im Zusammenwirken mit dem Gefahrstoff den klinischen Verlauf einer Vergiftung verschlechtern. Die Kombination von Laxanzien mit Aktivkohle zeigte widersprüchliche Wirkungen und kann deshalb ebenfalls nicht empfohlen werden.

▶ **Merke.**

Aktivkohle als unspezifisches Adsorbens

Aktivkohle (Carbo medicinalis) wirkt bei den meisten Arzneistoffen in einer Dosis von **1 g/kg KG** als **Adsorbens**. Die Behandlung sollte **innerhalb der ersten Stunde** nach der Vergiftung einsetzen.

Einschränkungen: Aktivkohle ist **keine Routinemethode**. In **Tablettenform** wirkt es zu langsam. Bei **gut wasserlöslichen Alkoholen** und **Metallionen** sowie bei **starken Säuren** und **Laugen** oder **organischen Lösungsmitteln** nützt es wenig. Bei Li-Intoxikationen ist Polystyrolsulfonat sinnvoller (s. S. 748).

▶ **Klinischer Bezug.**

Emesis durch Ipecac-Sirup

▶ **Merke.**

Der Effekt ist sehr variabel und nur gering. Rezidivierendes Erbrechen erschwert die Anwendung von Aktivkohle und oralen Antidoten.

Kontraindikationen: Bewusstseinstrübung, Intoxikationen mit Lösungsmitteln und Schaumbildnern, ätzenden oder krampfauslösenden Stoffen.

Laxanzien

▶ **Merke.**

Klinische Studien zu Laxanzien (s. S. 551) bei Vergiftungen liegen nicht vor. Zum Teil können sie den klinischen Verlauf sogar verschlechtern.

Magenspülung

Aufgrund ihrer **eingeschränkten Wirksamkeit** wurde die Magenspülung zur primären Giftentfernung in den letzten 20 Jahren immer seltener angewendet, ohne dass die Vergiftungsmortalität sich erkennbar erhöht hätte. Ein vorteilhafter Effekt ist allerdings nicht ausgeschlossen, wenn die Spülung **innerhalb 1 Stunde** nach Einnahme erfolgt und bei Stoffen angewandt wird, bei denen Aktivkohle nur ungenügend wirkt (z. B. Methanol, Eisen, Lithium, s. o.).

Einschränkungen: Bei Ingestion von **großen Tabletten** oder bei Bildung von **Tablettenklumpen** im Magen ist eine gastroskopische Entfernung vorzuziehen.

Die Prozedur (Einspülung/Rückfluss mehrerer Portionen von ca. 250 ml körperwarmer physiologischer Kochsalzlösung mittels Magensonde) kann Laryngospasmus, Perforation, Aspirationspneumonitis, Hypoxie, Herzrhythmusstörungen und Störungen im Wasser- und Elektrolythaushalt verursachen. Für die Magenspülung sind deshalb die **Infrastruktur eines Krankenhauses** und **erfahrenes Personal** notwendig (vgl. Appendix der entsprechenden EAPCCT-Empfehlungen).

Orthograde Darmspülung

Die orthograde Darmspülung mittels **elektrolytbalancierter Polyethylenglykollösung** (z. B. Macrogol) ist als Maßnahme zur Vorbereitung von Darmspiegelungen (z. B. im Rahmen der Krebsvorsorge) weit verbreitet. Bei Vergiftungen wird die Lösung im Allgemeinen nicht geschluckt, sondern durch eine **nasogastrale Sonde** verabreicht (1,5 – 2 l/h bei Erwachsenen; möglichst auf einem Toilettenstuhl sitzend). Bei **Retardpräparaten** sowie bei hohen Dosen von Substanzen, die schlecht an Aktivkohle binden (**Eisen**, **Lithium**, s. o.), kann diese Methode auch noch > 2 h nach der Vergiftung sinnvoll sein. Im forensischen Bereich wird die Methode auch zur forcierten Ausscheidung von **in Plastikschläuchen geschluckten Drogen** eingesetzt.

Einschränkungen: Als unerwünschte Begleiterscheinungen wurde über Abdominalkrämpfe und Erbrechen berichtet. Vorher applizierte Aktivkohle verliert durch die Verdünnung und beschleunigte Ausscheidung an Wirkung.

Kontraindikationen: Als Gegenanzeigen gelten gastrointestinale Blutungen, Perforation oder Passagebehinderungen sowie hämodynamische Instabilität.

3.4.2 Sekundäre Dekontamination und Dekorporationsantidote

▶ **Definition.** Bei der **sekundären Dekontamination** geht es darum, Stoffe, die bereits systemisch zirkulieren, mittels Dekorporationsantidote zu binden und auszuscheiden oder in eine nicht-toxische Form zu überführen.

Bindung von Ionen

Durch **Komplexbildung** werden Metallionen in eine Form überführt, in der sie **nicht in freier Form toxisch** wirken können und als Komplexe vorwiegend **renal ausgeschieden** werden. Klassische Dekorporationsantidote zur Bindung von toxischen Metallionen sind die **Chelatoren**, Tab. D-3.8 zeigt hierzu einige Beispiele.
Umgekehrt können negativ geladene Stoffe durch **Metallionen** gebunden werden. Ein Beispiel ist die Bindung von Zyanid (CN^-) an Kobalt in Vitamin B_{12a} (**Hydroxocobalamin** [TOX-BOX]) oder an das dreiwertige Eisen in **Methämoglobin**. Letzeres wird durch Oxidation des zweiwertigen Eisens im Hämoglobin im notwendigen Ausmaß mittels 4-Dimethylaminophenol (**4-DMAP** [TOX-BOX]) oder **Amylnitrit** generiert, s. S. 763). Ein weiteres Beispiel ist die Bindung von Fluoridionen (F^-) aus Flusssäure (HF) oder Fluoridsalzen an **Kalziumionen** unter Bildung des praktisch unlöslichen Kalziumfluorids (CaF_2, s. S. 763).

D-3.8 Beispiele für Chelatoren zur Bindung von toxischen Metallionen

Chelatoren	Metallionen
Dimercaptosuccinat (DMSA, Succimer)	Blei, evtl. Quecksilber
Dimercaptopropansulfonat (DMPS)	Quecksilber, Arsen, evtl. Blei
Deferoxamin	Eisen
Penicillamin	Kupfer, Blei
Eisen(III)-Hexacyanoferrat(II)	Thallium, ^{137}Cäsium (Radioisotop; Reaktorunfälle)
Kalzium-Dinatrium-EDTA	verschiedene zweiwertige Schwermetallionen

Komplexierung von organischen Gefahrstoffen

Immunglobuline können als „Komplexbildner" für organische Verbindungen gesehen werden. Verfügbar sind **Antisera** gegen Schlangengift und Botulinustoxin (s. S. 774 bzw. S. 776) sowie die von Immunglobulinen abgeleiteten Fragmente **(Fab-Fragmente)** gegen Schlangengift und Digitalis (s. S. 752). Die therapeutische Wirkung besteht darin, dass die freie und damit toxisch wirksame Konzentration von Toxinen und Herzglykosiden durch die Bindung reduziert wird, in einer zweiten Phase wird das gebundene Toxin durch Abbau und Ausscheidung eliminiert.

Ein weiteres Beispiel einer Inaktivierung durch nicht-kovalente Interaktion organischer Moleküle ist die Bindung von Heparin (Säuregruppen) durch das basische **Protamin bei Überdosierung des Antikoagulans** (s. S. 458).

Immunglobuline werden als **Antisera** zur Komplexbildung gegen Schlangengift und Botulinustoxin oder als **Fab-Fragmente** gegen Schlangengift und Digitalis eingesetzt.

Ähnlich funktioniert **Protamin bei Überdosierung des Antikoagulans** Heparin.

Aktivkohle repetitiv

Unterbrechung des enterohepatischen Kreislaufs und „gastrointestinale Dialyse" durch **wiederholte Gabe von Aktivkohle** (3–4-mal alle 2–4 h 25–50 g) kann die Clearance von Stoffen beschleunigen, die über die Galle oder das Darmepithel in das Darmlumen gelangen.

Indikationen: Nach Einnahme lebensbedrohlicher Mengen von **Carbamazepin**, **Phenobarbital**, **Dapson**, **Chinin** oder **Theophyllin** kann diese Maßnahme indiziert sein.

Die Elimination von Amitriptylin, Digitoxin, Digoxin, Disopyramid, Nadolol, Phenylbutazon, Phenytoin, Piroxicam und Sotalol wurde in Versuchen mit therapeutischen Dosierungen ebenfalls beschleunigt, doch sind die klinischen Daten für eine generelle Empfehlung bei Vergiftungen noch unzureichend.

Kontraindikationen: Es gelten die gleichen Gegenanzeigen wie bei einmaliger Gabe von Aktivkohle (s. S. 733).

Eine **wiederholte Gabe von Aktivkohle** kann einen enterohepatischen Kreislauf unterbrechen.

Indikationen: Überdosierung von Carbamazepin, Phenobarbital, Dapson, Chinin oder Theophyllin.

Vermutlich hilft Aktivkohle auch bei weiteren Intoxikationen.

Kontraindikationen: Entsprechen der einmaligen Aktivkohlegabe.

▶ **Exkurs.** **Colestyramin**
Der basische, nicht aus dem Darm resorbierbare Anionenaustauscher Colestyramin hat als Alternative zur repetitiven Gabe von Aktivkohle wenig praktische Bedeutung bei der Behandlung von Intoxikationen und birgt bei mehrtägiger Anwendung die Gefahr einer Hypokaliämie. Zum klinischen Einsatz kommt es jedoch z. B. bei der Therapie von Hypercholesterinämien (s. S. 421).

▶ **Exkurs.**

Beschleunigung der renalen Ausscheidung von sauren Stoffen

Bei sauren Stoffen kann durch **Alkalisierung des Urins** auf pH > 7,5 mittels Infusion einer 1-molaren **Natriumhydrogencarbonatlösung** (syn. Natriumbicarbonat) das Gleichgewicht zugunsten des Säureanions verschoben werden, wodurch die Rückdiffusion in das Urothel vermindert wird.

Indikationen: Methode der Wahl bei mittelschweren **Salicylatvergiftungen**, falls Hämodialyse nicht indiziert ist. Wird fortgeführt, bis die Salicylatkonzentration beim Erwachsenen < 350 mg/l Plasma gefallen ist (s. S. 750). Die Methode ist ebenfalls wirksam bei **Methotrexat** und **Phenobarbital**, bei den Herbiziden **2,4-Dichlorophenoxyessigsäure (2,4-D)** und **Mecoprop**.

Eine **Alkalisierung des Urins** durch **Natriumhydrogencarbonatlösung** vermindert die Rückdiffusion von sauren Stoffen.

Indikationen: Vergiftungen mit Salicylaten, Methotrexat, Phenobarbital, 2,4-Dichlorophenoxyessigsäure (2,4-D), Mecoprop.

Einschränkungen: Als potenziell lebensbedrohliche unerwünschte Wirkung der Urinalkalisierung muss eine **schwere Hypokaliämie** durch renalen Verlust beachtet werden. **Engmaschige Kontrolle** und entsprechende **Korrektur** sind erforderlich. Die durch Natriumbicarbonat induzierte (kurzfristige) **Alkalose** (→ Anstieg des pH-Wertes im Blut) ist dagegen weniger problematisch.

Extrakorporelle Elimination

Hämodialyse: Diese Form der extrakorporellen Entgiftung basiert auf dem **Übertritt** von kleinen, wasserlöslichen Stoffen **durch eine Membran** auf die Seite der Dialyselösung (Abb. **D-3.1**). Die verhältnismäßig aufwändige und invasive Methode kann bei Stoffen, die anderweitig nicht entfernt werden konnten, infrage kommen. Beispiele sind schwere Intoxikationen durch **Lithium**, **Salicylate**, **Äthanol**, **Methanol** oder **Äthylenglykol**.

Da die Dialysemembran nur niedermolekulare Stoffe durchlässt, ist die Methode bei Stoffen mit hoher Plasmaeiweißbindung ineffizient. Weiterhin kann ein hohes Verteilungsvolumen eines Stoffes mit niedrigem Anteil des Stoffes im Plasma die Wirksamkeit der Methode stark einschränken.

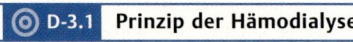

D-3.1 Prinzip der Hämodialyse

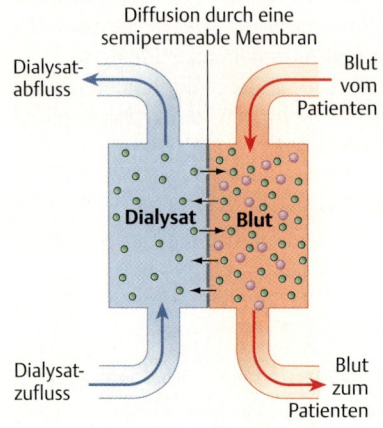

Durch die Poren der Membran des Dialysators gelangen die gelösten Stoffe entlang des Konzentrationsgradienten durch Diffusion aus dem Blut des Patienten in die Dialysatlösung.

Hämoperfusion: Bei der extrakorporellen Hämoperfusion werden Gefahrstoffe durch **Adsorption an polymere Trägermaterialien** (z. B. beschichtete Aktivkohle oder das Neutralharz Amberlite XAD-4) aus dem Blut entfernt. Dies gelingt auch bei Stoffen mit hoher Eiweißbindung. Hämoperfusion ist nur bei schwersten Vergiftungen gerechtfertigt, wenn die Gefahrstoffe auf keine andere Weise ausreichend eliminiert werden können und sich der Zustand trotz suffizienter Intensivtherapie kontinuierlich verschlechtert. Wegen mangelhafter Spezifität für das Ausfiltern des Gefahrstoffs wird Hämoperfusion heute kaum mehr durchgeführt und ist teilweise durch spezifische Dialysetechniken (s. o.) abgelöst worden.

3.4.3 Funktionelle Antidote

▶ **Definition.** **Funktionelle Antidote** interagieren – im Gegensatz zu den Dekorporationsantidoten (s. o.) – nicht mit dem Gefahrstoff, sondern wirken am Rezeptor oder Enzym, dessen Aktivität durch den Gefahrstoff beeinflusst wird.

Für Hinweise zur praktischen Anwendung und Dosierung der Antidote sei auf Tab. **D-3.10** (s. S. 741) verwiesen.

Antagonistische Wirkung an Rezeptoren

Unter diese Rubrik fällt eine Reihe wichtiger Rezeptor-Antagonisten, die die **agonistisch-toxische Wirkung** des Gefahrstoffes über den entsprechenden Rezeptor **unterbrechen**.

D 3.4 Prinzipien der Vergiftungsbehandlung

▶ **Klinischer Bezug.** Die Anwendung dieser Rezeptorantagonisten erfolgt oft über einen **intravenösen Zugang**, was eine gute Steuerung ermöglicht (→ **„Titration"** bis zum gewünschten Effekt unter Vermeidung einer Überdosierung).

▶ **Klinischer Bezug.**

Beispielhaft seien nachfolgend einige solcher **antagonistisch wirksamer Antidote** genannt:

- **Flumazenil** [TOX-BOX] antagonisiert die Wirkung von Benzodiazepinen am GABA$_A$-Rezeptor und kann insbesondere bei Überdosierung von Triazolam und Flunitrazepam Koma und Atemdepression verhindern (s. S. 747).
- **Naloxon** [TOX-BOX] antagonisiert Opioide an allen Rezeptorsubtypen und hat dabei selbst keine intrinsische Wirkung (s. S. 751). Die Titration der i. v. Dosis erfolgt bis zur Verbesserung der Atmung. Das oral bioverfügbare **Naltrexon** ist bei der Behandlung von Vergiftungen wegen fehlender Möglichkeit schneller Dosisanpassung ungeeignet.
- **Atropinsulfat** [TOX-BOX] ist ein Antagonist am muskarinischen Rezeptor und erste Wahl bei Vergiftung durch Organophosphat- und Carbamat-Insektizide (s. S. 768). Die Titration erfolgt in diesem Fall bis zur Reduktion von Speichelfluss und bronchialer Hypersekretion.

Beispiele:
- **Flumazenil:** wirkt gegen Benzodiazepine am GABA$_A$-Rezeptor
- **Naloxon:** wirkt gegen Opioide, **Naltrexon** oral ist wegen schlechterer Steuerbarkeit ungeeignet
- **Atropinsulfat:** wirkt gegen Organophosphat- und Carbamat-Insektizide

▶ **Klinischer Bezug.** Zu bedenken ist, dass **Atropin** die Wirkung von Acetylcholin nur an den muskarinischen Rezeptoren, nicht hingegen an den nikotinischen Rezeptoren der muskulären Endplatte aufhebt. Deshalb ist bei schweren Vergiftungen mit **Cholinesterasehemmern** ggf. auch eine **Beatmung** notwendig (s. S. 768).

▶ **Klinischer Bezug.**

- Das als Antiparkinsonmittel verschriebene **Biperiden** [TOX-BOX] hat ebenfalls eine antimuskarinische Wirkung. Dank der im Vergleich zu Atropin besseren Hirngängigkeit und zusätzlicher Wirkung an nikotinischen Rezeptoren kann es gegen extrapyramidalmotorische Störungen durch Neuroleptika (s. S. 748) eingesetzt werden.

- **Biperiden:** wirkt gegen extrapyramidalmotorische Störungen durch Neuroleptika

Agonistische Wirkung an blockierten Rezeptoren oder Enzymen

Unter diese Rubrik fallen Antidote, die kompetitiv den inhibierenden Gefahrstoff vom betroffenen Rezeptor oder Enzym verdrängen und deren **Aktivität** wieder **herstellen**. Nachfolgend werden zwei Beispiele kurz umschrieben:

- **Physostigmin bei Atropinvergiftung:** Das pflanzliche Alkaloid Atropin ist nicht nur ein Antidot (s. o.), sondern kann selbst als Gefahrstoff in Erscheinung treten. Um die anticholinergen Wirkungen von Atropin zu antagonisieren, kommt das Cholinergikum **Physostigmin** [TOX-BOX] zur Anwendung. Dieses wird auch zur Unterdrückung der anticholinergen Nebenwirkungen bei Überdosierung von Antihistaminika (s. S. 753) und Antidepressiva (s. S. 101) eingesetzt. Bei trizyklischen Antidepressiva ist Physostigmin wegen der Hemmung der Reizleitung am Myokard allerdings kontraindiziert.
- **Phytomenadion bei Cumarinvergiftung/-überdosierung:** Orale Antikoagulanzien des Cumarintyps hemmen die Carboxylierung von Gerinnungsfaktoren durch Verdrängung des Kofaktors Vitamin K$_1$ (**Phytomenadion**, s. S. 463). Substitution dieses Vitamins kann die Synthese der Gerinnungsfaktoren wieder in Gang bringen, allerdings benötigt die funktionelle Restitution viele Stunden. Bei lebensbedrohlichen Blutungen müssen deshalb direkt auch **Gerinnungsfaktoren** substituiert werden.

Agonistische Wirkung an blockierten Rezeptoren oder Enzymen

Durch Verdrängung des inhibierenden Gefahrstoffs vom Rezeptor/Enzym ermöglichen sie deren ursprüngliche Wirkung.

- **Physostigmin** kann als Anitdot gegen Atropin, Antihistaminika und Antidepressiva eingesetzt werden. Bei trizyklischen Antidepressiva ist es kontraindiziert.

- Die Antagonisierung von Cumarin-Antikoagulanzien durch Vitamin K$_1$ (**Phytomenadion**) dauert Stunden, bei lebensbedrohlichen Blutungen werden deshalb **Gerinnungsfaktoren** substituiert.

3.4.4 Spezifische Therapieansätze

Hemmung der Aufnahme des Gefahrstoffs in die Zielzelle

Silibinin vermindert die Aufnahme von Amatoxinen des Knollenblätterpilzes in die Leberzelle (s. S. 773).

Verlangsamung der „Giftung"

Die Toxizität von Methanol beruht maßgeblich auf der Wirkung von Ameisensäure, die als Sekundärmetabolit via Formaldehyd entsteht (s. Abb. **D-4.4**, S. 762). Inhibition der Alkoholdehydrogenase (ADH), z. B. durch **Fomepizol (4-Methylpyrazol)**, ver-

3.4.4 Spezifische Therapieansätze

Hemmung der Aufnahme des Gefahrstoffs in die Zielzelle

Silibinin: Amatoxin-Aufnahme in Leberzelle ↓

Verlangsamung der „Giftung"

Beim Methanol wirkt v. a. der Metabolit Ameisensäure toxisch (s. Abb. **D-4.4**, S. 762). **Fomepizol (4-Methylpyrazol)** hemmt die

ADH, wodurch Methanol vermehrt ausgeschieden wird. Auch **Äthanol** kann die Oxidation von Methanol verzögern.

zögert den ersten Oxidationsschritt von Methanol und Äthylenglykol, sodass andere Wege der Elimination (Ausscheidung in unveränderter Form im Urin oder Abatmung von Methanol) vermehrt zum Zuge kommen. Alternativ zur Inhibition der ADH durch Fomepizol kann die ADH auch mit **Äthanol** [TOX-BOX] „beschäftigt" werden, sodass Methanol nicht oxidiert wird. Hierzu ist eine langfristige Plasma-Alkoholkonzentration von etwa 1‰ Äthanol notwendig.

Beschleunigung der Entgiftung

Natriumthiosulfat dient der Entgiftung von Zyaniden und Blausäuregas.

Natriumthiosulfat [TOX-BOX] kann zur Entgiftung des Zyanid-Ions (CN^-) und des Blausäuregases (HCN) eingesetzt werden. Natriumthiosulfat zerfällt spontan unter Abgabe von Schwefelatomen, welche CN^- zum untoxischen Thiocyanat (^-SCN) umwandeln.

N-Acetylcystein (NAC) wird als Antidot bei Paracetamol-Vergiftungen angewendet, es verhindert dessen Reaktion mit Leberzellproteinen (s. a. Abb. **B-6.13**, S. 239). Experimentell wird NAC auch bei Vergiftungen durch Acrylverbindungen, Methylbromid und bestimmten chlorierten Lösungsmitteln eingesetzt.

N-Acetylcystein (NAC) ist das Antidot der Wahl bei Überdosierung von Paracetamol (s. S. 239 bzw. S. 749). Die SH-Gruppe von NAC reagiert mit dem reaktiven Paracetamolmetaboliten Chinonimin und verhindert so die Reaktion mit SH-Gruppen von Leberzellproteinen (siehe auch Abb. **B-6.13**, S. 239). NAC wird – allerdings mit bislang ungenügend abgesicherter Wirkung – auch bei Vergiftung durch Acrylverbindungen und Methylbromid sowie durch chlorierte Lösungsmittel, die reaktive Metaboliten bilden (z. B. Trichloräthylen, Tetrachlorkohlenstoff, s. S. 761) oder oxidativen Stress auslösen, zum Schutz von Leber und Niere eingesetzt.

Restituierung eines Enzyms/Proteins

Die Bindung von Organophosphat-Insektiziden an Cholinesterasen kann durch **Oxime** teilweise wieder gespalten werden (s. S. 768).
Sauerstoff wird bei Vergiftung durch Kohlenmonoxid eingesetzt (s. S. 765).
Die Wirkung von Methämoglobinbildnern (s. S. 764) kann durch **Methylenblau** oder **Toloniumchlorid** antagonisiert werden: $Fe^{3+} \rightarrow Fe^{2+}$.

Die Reaktion von Insektiziden aus der Gruppe der Organophosphate mit Cholinesterasen ergibt eine kovalente Bindung, die mithilfe von **Oximen** (z. B. Obidoximchlorid [TOX-BOX]) teilweise wieder gespalten werden kann (s. S. 768). Dabei wird das Enzym in seiner aktiven Form wieder frei.
Sauerstoff wird bei Vergiftung durch Kohlenmonoxid für die Verdrängung von CO aus der Hämgruppe des Carboxyhämoglobins (COHb) eingesetzt (s. S. 765).
Zur Reduktion des Fe^{3+}-Ions im Methämoglobin zum Fe^{2+} des Hämoglobins werden **Methylenblau** oder **Toloniumchlorid** [TOX-BOX] eingesetzt. Damit kann die Wirkung von Methämoglobinbildnern (z. B. aromatische Amine, Nitroaromate, Nitrit oder Primaquin, s. S. 764) rückgängig gemacht werden.

Schaumbrechende Behandlung

Handgeschirrspülmittel, Haarshampoos und Schaumbäder führen im Magen zu ausgeprägter Schaumbildung. Bei Erbrechen kann es zu einer Aspirationspneumonie kommen. Das Antidot **Simeticon** „entschäumt".

Handgeschirrspülmittel, Haarshampoos und Schaumbäder enthalten Schaumstabilisatoren. Orale Einnahme dieser Produkte führt zu intensiver Schaumbildung im Magen (weniger bei Seifen und Waschmitteln). Durch Erbrechen gelangt Schaum in die Atemwege und kann eine Aspirationspneumonie verursachen. „Entschäumer" zerstören die Gasbläschen, sodass der Schaum in sich zusammenfällt. Zu diesem Zwecke wird im Sinne eines Antidots **Simeticon** (ein Gemisch von Dimethylpolysiloxan und Siliziumdioxid) p. o. eingesetzt.

Korrektur einer Defizienz

- Vergiftungen durch Ca^{2+}-Kanalblocker: **Ca^{2+}-Verbindungen** und/oder **Glukagon**
- Vergiftungen durch β-Rezeptor-Antagonisten: **Glukagon**
- Vergiftungen mit Methotrexat: **Folinsäure** bzw. **Kalziumfolinat**
- Vergiftungen mit Isoniazid: **Pyridoxin**

Bei Vergiftung durch Ca^{2+}-Kanalblocker kann durch Gabe von **Ca^{2+}-Verbindungen** und/oder **Glukagon** die intrazelluläre Ca^{2+}-Konzentration gesteigert werden (s. S. 752). Bei Intoxikation durch β-Rezeptor-Antagonisten kann **Glukagon** durch Stimulation der cAMP-Bildung unter Umgehung der β-Blockade ebenfalls von Nutzen sein (s. S. 753).
Die Toxizität des zytostatisch wirksamen Folsäure-Analogons Methotrexat (MTX) kann durch **Folinsäure** bzw. **Kalziumfolinat** vermindert werden (s. S. 187 bzw. S. 660), bei Überdosierung des Tuberkulostatikums Isoniazid (INH) ist **Pyridoxin** (Vit. B_6) indiziert (s. S. 599).

3.5 Übersicht konkreter Therapiemaßnahmen bei Vergiftungen

Die beiden Übersichten Tab. **D-3.9** und Tab. **D-3.10** basieren auf den Tabellen D2 und D1 im Heft 7/2010 des frei erhältlichen „**Bulletins des Schweizerischen Bundesamtes für Gesundheit**" (BAG), Bern. Unter Leitung von Dr. med. H. Kupferschmidt werden diese Zusammenfassungen durch die Arbeitsgruppe „Antidota" des Schwei-

D-3.9 Von der Vergiftung zur Therapie (nach dem „Bulletin des Schweizerischen Bundesamtes für Gesundheit", 2011)

Gefahrstoff, Gruppe, Symptom	Therapieoptionen
allgemein zur Dekorporierung	Aktivkohle
Amatoxine	Silibinin, N-Acetylcystein (NAC)
Amiodaron	Colestyramin
Amphetamin, amphetaminartige Stoffe	Magnesium, Phentolamin
anticholinerges Syndrom, zentrale Effekte	Physostigmin(-salicylat)
Antidepressiva (trizyklische)	Natriumhydrogenkarbonat, Magnesium
Arsen	N-Acetylcystein (NAC), DMSA[1], DMPS[2]
Äthylenglykol	Fomepizol, Äthanol 96%, Kalziumglukonat
Azidose, metabolische	Natriumhydrogenkarbonat
Benzodiazepine	Flumazenil
β-Rezeptor-Antagonisten	Glukagon
Blei	Kalzium-dinatrium-EDTA, DMSA[1]
Ca^{2+}-Kanalblocker	Kalzium, Glukagon, Insulin/Glukose
Carbamate	Atropin
chlorierte Kohlenwasserstoffe	Colestyramin
Chloroform	N-Acetylcystein (NAC)
Cumarine	Phytomenadion (Vit. K)
Digitalisglykoside (Digitoxin, Digoxin)	Atropin, Colestyramin, Digitalis-Antikörper (Fab-Fragmente)
Eisen	Deferoxamin
extrapyramidale Symptome bei Neuroleptika, Antiemetika, Antihistaminika	Biperiden
Extravasation bei Anthrazyklinen	Dexrazoxan
Fluoride Flusssäure	Kalziumglukonat
Flusssäure (äußerlich)	Kalziumglukonat-Hydrogel
Hydrazin, Methylhydrazin	Pyridoxin (Vit. B_6)
Hyperthermie, maligne	Dantrolen
INH (Isoniazid)	Pyridoxin (Vit. B_6)
Iod	Natriumthiosulfat
Knollenblätterpilze	Silibinin, N-Acetylcystein (NAC)
Kohlenmonoxid (CO)	Sauerstoff (O_2)
Kokain	Magnesium, Phentolamin
Lithium	Polystyrolsulfonat, (Natrium-, Kalzium-)
Lokalanästhetika	Lipidemulsion
Methämoglobinämie (>30%)	Methylenblau
Methanol	Fomepizol, Äthanol 96%
Neuroleptika, extrapyramidale Symptome	Biperiden
Nikotin	Atropin
Opiate, Opioide	Naloxon
Oxalsäure	Kalzium

Fortsetzung ▶

D-3.9 Fortsetzung

Gefahrstoff, Gruppe, Symptom	Therapieoptionen
oxidativer Stress	N-Acetylcystein (NAC)
Paracetamol	N-Acetylcystein (NAC)
Phosphorsäureester	Atropin, Obidoxim
Psychostimulanzien	Magnesium
Quecksilber	DMPS, DMSA
Radikalbildung	N-Acetylcystein (NAC)
Radionuklide	Calcium-dinatrium-EDTA, DMSA[1], DMPS[2]
Salicylate	Natriumhydrogencarbonat
schäumende Produkte	Simeticon
Schwermetalle	Calcium-dinatrium-EDTA, DMSA[1], DMPS[2]
Sulfonylharnstoffe	Octreotid
Tetrachlorkohlenstoff	N-Acetylcystein (NAC)
Thallium	Eisen-III-Hexacyanoferrat (Berliner Blau)
Torsade de pointes	Magnesium
Zolpidem, Zopiclon, Zaleplon	Flumazenil
Zyanide	Amylnitrit, 4-DMAP[3], Hydroxocobalamin, Natriumthiosulfat

[1] DMSA: Dimercaptosuccinat; [2] DMPS: Dimercaptopropansulfonat; [3] 4-DMAP: 4-Dimethylaminophenol

zerischen Toxikologischen Informationszentrums (STIZ) und der Gesellschaft der Schweizerischen Amts- und Spitalapotheker (GSASA) jährlich überprüft, auf den neuesten Stand gebracht und im Bulletin publiziert. Der Nachdruck (mit wenigen Änderungen und Ergänzungen) erfolgte mit freundlicher Genehmigung.

3.5.1 Übersicht: Gefahrstoffe und Therapieoptionen

Um bei Vergiftungen durch bekannte Gefahrstoffe einen schnellen Zugriff auf Information bezüglich der Therapieoptionen zu erleichtern, sind die Gefahrstoffe in Tab. **D-3.9** alphabetisch gelistet.

3.5.2 Übersicht: Antidote und ihre Anwendung

In Tab. **D-3.10** sind – im Prinzip als Gegenstück zur Darstellung in Tab. **D-3.9** – Antidote zusammen mit ihrer Indikation und Angaben zur Dosierung alphabetisch gelistet. Wie oft ein Antidot eingesetzt wird, ist von der Häufigkeit der entsprechenden Indikation abhängig. Die Statistik des STIZ zeigt mit abnehmender Häufigkeit folgende Reihung: Flumazenil, N-Acetylcystein, Naloxon, Simeticon, Natriumhydrogencarbonat und Biperiden. Mit Abstand folgen: Phytomenadion, Kalziumsalze, Sauerstoff, Physostigmin, Atropin, Silibinin und Deferoxamin. Da klinische Untersuchungen zur Wirkung von selten eingesetzten Antidoten Mangelware sind, ist die Qualität der Angaben unterschiedlich.

▶ **Merke.** Bei **selten eingesetzten Antidoten** und v. a. auch bei **Kindern** müssen die in Tab. **D-3.10** gemachten Angaben **mit besonderer Vorsicht** umgesetzt werden.

3.5.1 Übersicht: Gefahrstoffe und Therapieoptionen

Die Gefahrstoffe in Tab. **D-3.9** sind alphabetisch gelistet.

3.5.2 Übersicht: Antidote und ihre Anwendung

Tab. **D-3.10** zeigt – als Gegenstück zu Tab. **D-3.9** – die Antidote zusammen mit Indikation und Dosierung. Die klinischen Daten zur Wirkung von Antidoten sind allerdings spärlich.

▶ **Merke**

D-3.10 Antidote und ihre Anwendung (nach dem „Bulletin des Schweizerischen Bundesamtes für Gesundheit", 2011)

Substanz	Indikation	Dosierung	Wirkung
Aktivkohle[1]	„universelles Antidot" zur Bindung vieler Noxen (mit Ausnahme von Alkoholen, Lösungsmitteln, Säuren und Laugen sowie Eisen, Lithium und anderen Metallen)	• Erw.: initial 50 – 100 g, dann 25 – 50 g alle 2 – 4 h • Kinder: initial 1 – 2 g/kg, dann 0,25 – 0,5 g/kg alle 2 – 4 h	• Verhinderung der Absorption • bei wiederholter Gabe: Erhöhung der nicht renalen Clearance
Amylnitrit	Soforthilfe bei Zyanidvergiftung	0,3 ml (= 1 Amp.) auf ein Taschentuch zum Einatmen; alle 2 min für je 30 s wiederholen	Bildung von Methämoglobin, welches CN-Ionen bindet
Äthanol 96%[1] (Konzentration ca. 20 mol/l)	Intoxikationen mit Methanol und Äthylenglykol	0,7 g/kg initial als verdünnte Lösung i. v. (wenn kein Fomepizol verfügbar, auch p. o.), dann 0,15 g/kg/h; auf etwa 1 ‰ Alkoholblutspiegel einstellen	kompetitive Hemmung der Alkoholdehydrogenase
Atropin[1]	Vergiftung mit Phosphorsäureestern („Organophosphaten") und Carbamaten	Erw.: 2 – 5 mg, Kinder: 0,05 mg/kg i. v.; danach Verdoppelung der Dosis alle 5 – 10 min bis zum Verschwinden der muskarinischen Symptome (Hypersekretion)	Blockierung der muskarinartigen Wirkungen an den parasympathischen Nervenendungen
	Nikotinvergiftung	Erw.: 0,5 mg, Kinder: 0,02 mg/kg i. v.; bei Bedarf mehr	Antagonismus an den Muskarinrezeptoren
	Digitalisvergiftung	Erw.: 0,5 mg, Kinder: 0,02 – 0,04 mg/kg i. v.; bei Bedarf mehr	Bekämpfung der Bradykardie und der AV-Überleitungsstörungen
Biperiden[1]	extrapyramidale Symptomatik, z. B. bei Neuroleptika-, Antihistaminika- und Antiemetika-Intoxikationen	• Erw.: 2,5 – 5 mg i. v., bei Bedarf wiederholen bis max. 20 mg/24 h; p. o.: 1 – 4 mg 1 – 4 ×/24 h • Kinder: 0,04 mg/kg i. v. bis 4 ×/24 h wiederholen; p. o.: 1 – 2 mg 1 – 3 ×/24 h	zentral anticholinerg mit geringen peripheren parasympatholytischen Eigenschaften
Colestyramin	Intoxikationen mit Digitoxin, Digoxin, Amiodaron und chlorierten Kohlenwasserstoffen	4 g 3 × täglich p. o. während 3 – 5 Tagen	Erhöhung der nicht-renalen Clearance
Dantrolen	maligne Hyperthermie im Rahmen einer Inhalationsnarkose	1 – 2,5 mg/kg i. v.; evtl. wiederholt bis max. 10 mg/kg	Kontrolle der Kalziumfreisetzung aus dem sarkoplasmatischen Retikulum der Muskelzellen
Deferoxamin	Eisenvergiftung	15 mg/kg/h i. v.; max. Tagesdosis 80 mg/kg	Komplexbildung mit dreiwertigem Eisen (Fe^{3+})
Dexrazoxan	Extravasation von Anthrazyklinen	Tag 1 und Tag 2: 1000 mg/m² i. v., Tag 3: 500 mg/m² i. v.; Infusion über 1 – 2 h	Verminderung der gewebetoxischen Wirkung durch Chelation von Eisen und Hemmung der DNA-Topoisomerase II
Digitalis-bindende Fab-Fragmente	Vergiftungen mit Digoxin, Digitoxin und anderen Digitalisglykosiden	• **unbekannte Glykosiddosis:** 400 – 500 mg i. v. über 15 – 30 min, evtl. wiederholen, bis Rhythmusstörungen verschwinden; bei schweren Intoxikationen 800 – 1000 mg • **bekannte Glykosiddosis:** pro mg Digoxin 64 mg Fab; pro mg Digitoxin 80 mg Fab • **bekannter Plasmaspiegel:** Fab (mg/kg) = [Digoxin] (nmol/l) × 0,35 bzw. = [Digitoxin] (nmol/l) × 0,034	Bindung von extra-zellulärer Noxe durch Fab-Antikörperfragmente
4-DMAP[1] (Dimethylaminophenol)	Zyanidvergiftung	Erw.: 250 mg, Kinder: 3 mg/kg langsam i. v.	Bildung von Methämoglobin, welches CN-Ionen bindet

Fortsetzung ▶

D-3.10 Fortsetzung

Substanz	Indikation	Dosierung	Wirkung
DMPS (Dimercaptopropansulfonat, Unithiol)	Quecksilber- und andere Schwermetallvergiftungen, Vergiftungen mit Radionukliden	• **p. o.:** initial 300 mg, dann zweistündlich 200 mg am 1. und 2. Tag; ab 3. Tag 4 × 100 mg/24 h; max. Gesamtdosis 200 mg/kg; • **i. v.:** erste 48 h 250 mg vierstündlich, nächste 48 h 250 mg sechsstündlich; danach 250 mg achtstündlich oder Wechsel auf orale Gabe	Chelatbildung über die SH-Gruppen
DMSA (Dimercaptosuccinat, Succimer)	Blei- und andere Schwermetallvergiftungen, Vergiftungen mit Radionukliden	30 mg/kg p. o. täglich über 5 Tage, später 20 mg/kg täglich über 14 Tage	Chelatbildung über die SH-Gruppen
Eisen-III-Hexacyanoferrat (Berliner Blau)	Thalliumvergiftung	täglich 250 mg/kg p. o. (oder durch die Magensonde), verteilt auf 2–4 Dosen	Bindung von Thallium im Magen-Darm-Trakt und Verhinderung der Absorption
Flumazenil[1]	Intoxikation mit Benzodiazepinen, Zolpidem, Zopiclon, Zaleplon	• Erw.: 0,3 mg i. v. initial, dann frakt. in 60 s-Intervallen bis max. 10 mg; Erhaltungsdosis: 0,1–0,4 mg/h als Infusion • Kinder: 0,01 mg/kg; Erhaltungsdosis 0,01 mg/kg/h	kompetitive Hemmung der Wirkung am Benzodiazepinrezeptor
Fomepizol (4-Methylpyrazol)	Intoxikation mit Äthylenglykol, Methanol	• Erw.: 15 mg/kg i. v. initial; Erhaltungsdosis: 10 mg/kg alle 12 h • Kinder: 15 mg/kg i. v. initial; Erhaltungsdosis: 10 mg/kg alle 12 h • verdünnt applizieren	Verhinderung der Bildung toxischer Metabolite durch kompetitive Hemmung der Alkoholdehydrogenase
Glukagon	Intoxikation mit β-Rezeptor-Antagonisten	• Erw.: initial bis 5–10 mg i. v. über 15 min in 5% Glukose, gefolgt von einer Dauerinfusion von 2–5 mg/h • Kinder: initial 50–150 µg/kg i. v. über 15 min, gefolgt von einer Dauerinfusion von 50 µg/kg pro h	Umgehung der Betablockade durch Stimulation der cAMP-Bildung
	Vergiftungen mit Ca^{2+}-Kanalblockern		Erhöhung der intrazellulären Ca^{2+}-Konzentration durch Stimulation der Glukagon-Rezeptoren
Hydroxocobalamin[1]	Zyanidvergiftung	5 g in Kurzinfusion; Infusion vor Licht schützen!	Bildung eines stabilen Cobalt-Komplexes
Insulin (kurz wirksames)	Vergiftungen mit Ca^{2+}-Kanalblockern	• Erw. und Kinder: initial Bolus von 1,0 IU/kg i. v., gefolgt von einer Dauerinfusion von 0,5 IU/kg/h • zur Gewährleistung der Euglykämie muss gleichzeitig **Glukose** i. v. gegeben werden: initial Bolus von 0,5–1 g/kg, danach Dauerinfusion von 0,5–1,0 g/kg/h • engmaschige Blutzuckermessung!	positiv inotrope Wirkung am Myokard
Kalzium Kalziumglukonat (monohydrat) (10 ml 10%-Lösung enthalten 2,22 mmol Ca^{2+}) Kalziumglubionat (monohydrat) (10 ml 13,75%-Lösung enthalten 2,25 mmol Ca^{2+})	Vergiftung mit Ca^{2+}-Kanalblockern	Erw.: 7–14 mmol, Kinder: 0,125–0,175 mmol/kg langsam i. v., wiederholen unter engmaschiger Überwachung des Ca^{2+}-Blutspiegels	Erhöhung der intrazellulären Ca^{2+}-Konzentration über nicht blockierte Ca^{2+}-Kanalsubtypen
	Vergiftungen mit Äthylenglykol, Fluoriden und Oxalsäure		Therapie der Hypokalzämie
	Flusssäure-Verätzungen	**lokale Therapie:** • Infiltration: ca. 0,1 mmol/cm² Haut; (≈ 0,5 ml Kalziumglubionat 13,75% pro cm²) • intraarteriell: 2,2 mmol mit 40 ml 0,9% NaCl verdünnen (= 0,044 mmol/ml).	Bindung der Fluoridionen
	Flusssäure-Vergiftungen	**systemische Therapie**[2]: Erw.: 10 ml Kalziumglukonat 10% (2,2 mmol) i. v. über 5 min zusammen mit Magnesium; in schweren Fällen ohne vorherige Diagnostik (lebensrettend!)	Korrektur der Hypokalzämie, Therapie der dadurch bedingten Herzrhythmusstörung

Fortsetzung ▶

D-3.10 Fortsetzung

Substanz	Indikation	Dosierung	Wirkung
Kalzium-dinatrium EDTA (CaNa$_2$-EDTA)	Blei- und andere Schwermetallvergiftungen Vergiftung mit Radionukleiden	1000–1500 mg/m²/24 h i. v., auf 2–6 Einzeldosen pro Tag verteilt, nach max. 5 Tagen: Unterbrechung für mehrere Tage	Chelatbildung durch Austausch von Kalzium gegen Metallionen
Kalziumglukonat-Hydrogel	Flusssäure-Verätzungen	0,5 cm dick auf betroffene Stellen auftragen, nach 2 min abwaschen und nochmals auftragen, trocknen lassen	Bindung der Fluoridionen
Lipidemulsion 20 %	kardiovaskuläre Toxizität von lipophilen Lokalanästhetika	Erw. und Kinder: initial Bolus von 1,5 ml/kg über 1 min, gefolgt von 0,25 ml/kg/min über 30–60 min	„Lipid sink" mit Umverteilung lipidlöslicher Medikamente in die Lipidpartikel, Verbesserung des mitochondrialen Fettsäuretransportes
Magnesium (1 g Magnesiumsulfat-heptahydrat enthalten ca. 4 mmol Mg^{2+})	Torsade de pointes (z. B. bei Intoxikationen mit trizyklischen Antidepressiva, Kokain, Amphetamin, amphetaminartigen Substanzen und weiteren Psychostimulanzien)	8 mmol langsam i. v., evtl. nach 10–15 min wiederholen; evtl. gefolgt von einer Dauerinfusion 0,6–4,8 mmol/h	antiarrhythmische Wirkung
	Flusssäure-Verätzungen	systemische Therapie (Erw.): 16 mmol Magnesium (4 g, z. B. 20 ml Magnesiumsulfat 20 %) i. v., zusammen mit Kalzium; in schweren Fällen ohne vorherige Diagnostik (lebensrettend!)	Bekämpfung der Hypomagnesiämie
Methylenblau[3]	Methämoglobinämie (>30 %), z. B. bei Intoxikationen mit aromatischen Amino- und Nitroverbindungen Toxizität von Ifosfamid	1–2 mg/kg langsam i. v., evtl. wiederholen bis max. 7 mg/kg	Reduktion von MetHb zu Hb bei normaler Aktivität der MetHb-Reduktase und der Glukose-6-phosphat-Dehydrogenase
N-Acetylcystein (NAC)	Paracetamol-Intoxikation experimentell bei Chloroform, Tetrachlorkohlenstoff, Arsen und generell bei oxidativem Stress infolge von Vergiftungen	• **p. o.:** 140 mg/kg initial als verdünnte Lösung, dann 17 × 70 mg/kg alle 4 h • **i. v.:** 150 mg/kg über 15 min, dann 50 mg/kg über 4 h, dann 100 mg/kg über 16 h	SH-Donor und Vorstufe zur Bildung von Glutathion Bindung reaktiver Metabolite und Radikale durch Glutathion. Sicherstellen des Glutathion-Pools als primärer antioxidativer Schutzmechanismus der Zelle
Naloxon[1]	Vergiftungen mit Opiaten und Opioiden	Erw.: 0,4–2,0 mg, Kinder: 0,01–0,1 mg/kg i. v.; evtl. alle 2–3 min mehrmals wiederholen	Antagonist an allen Subtypen von Opiatrezeptoren
Natriumhydrogenkarbonat („Natriumbikarbonat", HCO$_3^-$)	Vergiftungen mit trizyklischen Antidepressiva bei kardiotoxischen Zeichen (Alkalinisieren des Blutes)	Erw.: 50–100 mmol, Kinder: 1–2 mmol/kg i. v. als Bolus (über <5 min) unter engmaschiger Kontrolle der arteriellen Blutgasanalyse (ABGA), wiederholen, bis Ziel-pH 7,50–7,55 erreicht ist	antagonisiert die kardiotoxischen Wirkungen der trizyklischen Antidepressiva
	Vergiftungen mit Salizylaten (Alkalinisieren des Urins)	100 mmol in 1000 ml Glukose 5 %, plus 40 mmol KCl als Dauerinfusion (Geschwindigkeit 1 mmol HCO$_3$/kg/h)	fördert die renale Elimination der Salizylate (Ziel Urin-pH >8,0)
	Korrektur einer vergiftungsbedingten metabolischen Azidose	1–2 mmol/kg/h	Azidosekorrektur durch Basenzufuhr
Natriumthiosulfat (sulfitfrei)[1]	Zyanidvergiftung Iodvergiftung	Erw.: 10–15 g, Kinder: 0,3–0,5 g/kg langsam i. v. während 10–20 min 5–10 g in 200 ml Wasser p. o.	Schwefeldonor für die enzymatische Thiocyanatbildung Umwandlung von Iod zu Iodid
Obidoxim[1]	Intoxikationen mit Phosphorsäureestern	• **Ladedosis:** Erw.: 0,25 g, Kinder: 4–8 mg/kg i. v. (max. 0,25 g) • **Erhaltungsdosis** (solange Reaktivierbarkeit vorhanden): Erw.: 0,75 g/24 h, Kinder: 10–20 mg/kg/24 h (max. 0,75 g/24 h)	Cholinesterasereaktivator; die Dauer der Therapie ist abhängig von der Art des beteiligten Phosphorsäureesters

Fortsetzung ▶

D-3.10 Fortsetzung

Substanz	Indikation	Dosierung	Wirkung
Octreotid	Intoxikation mit oralen Antidiabetika vom Sulfonylharnstoff-Typ	- Erw.: 50–100 µg i. v. oder s. c., alle 6–12 h max. 3 ×, oder als Dauerinfusion 30 ng/kg/min - Kinder: 25–50 µg i. v. oder s. c., alle 6–12 h max. 3 ×, oder als Dauerinfusion 15 ng/kg/min	hemmt die Insulinausschüttung der pankreatischen Betazellen
Phentolamin	Intoxikationen mit Kokain, Amphetamin und amphetaminartigen Substanzen	5 mg i. v., evtl. wiederholt	Behandlung von Tachykardie und art. Hypertonie durch α-adrenerge Blockade
Physostigmin-Salizylat[1] (3 mg Physostigmin-Salizylat entsprechen 2 mg Physostigmin-Base)	zentrales anticholinerges Syndrom	Erw.: 2–3 mg, Kinder: 0,75 mg langsam i. v.; alle 10–30 min wiederholen	Cholinesterase-Hemmstoff
Phytomenadion (Vit. K)	Intoxikation mit Cumarinderivaten	Erw.: 5–20 mg, Kinder: 0,25 mg/kg langsam i. v.; nach Bedarf wiederholen; später p. o. unter Kontrolle der Prothrombinzeit	Cumarinderivate sind Phytomenadion-Antagonisten
Polystyrolsulfonat (als Natrium- oder Kalziumsalz)	Lithium-Intoxikation	30 g	verhindert bei zeitgerechter Gabe die Absorption von Lithium
Pyridoxin (Vit. B_6)	Vergiftung mit Isoniazid (INH) oder Frühjahrslorchel *Gyromitra esculenta* (Hydrazin, Monomethylhydrazin)	- 1 g pro g eingenommenes INH - **bei unbekannter Dosis:** 5 g i. v. über 30–60 min - **Kinder:** initial 40 mg/kg	Bekämpfung der Hemmung der Pyridoxal-5'-Phosphat-abhängigen Stoffwechselwege (v. a. Protein- und Neurotransmittersynthese)
Silibinin	Intoxikationen mit *Amanita phalloides*, Phalloides-Syndrom	20 mg/kg und Tag in 4 Infusionen von mind. 2 h Dauer	verminderte Aufnahme von Amatoxin in die Leber, Deblockierung der ribosomalen RNS
Simeticon (= Dimeticon + Siliciumdioxid; Dimeticon = Dimethylpolysiloxan)	Einnahme von schäumenden Produkten	Erw.: 100 mg, Kinder: 40–100 mg p. o.; bei Bedarf wiederholt	bricht Schaumblasen auf durch Erniedrigung der wässrigen Oberflächenspannung

[1] Diese Antidote sind in Deutschland in der **TOX-BOX** eines Notarztwagens vorhanden (vgl. Hinweise im Text); [2] für die systemische Therapie von Flusssäure-Vergiftungen kann auch **Kalziumchlorid** (über eine zentrale Vene) verwendet werden (10 ml 10 %-Kalziumchlorid ($CaCl_2$)-dihydrat enthalten 6,8 mmol Ca^{2+}; [3] zur Behandlung der Methämoglobinämie ist in Deutschland **Toloniumchlorid** anstelle von Methylenblau vorgesehen (s. S. 738).
/kg bedeutet: pro kg Körpergewicht
/m^2 bedeutet: pro m^2 Körperoberfläche

4 Akute Vergiftungen

4.1	Medikamente	745
4.2	Drogen	755
4.3	Produkte und Stoffe in Haushalt und Gewerbe	759
4.4	Vergiftungen durch Gase und Rauch	765
4.5	Landwirtschaft und Gartenbau	767
4.6	Pflanzliche Gift- und Inhaltsstoffe	770
4.7	Giftpilze, Pilzgifte	772
4.8	(Gift-)Tiere	773
4.9	Nahrungsmittel (akute Ereignisse)	775

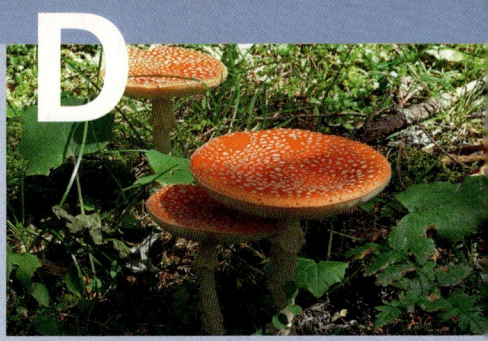

In diesem Kapitel werden vorwiegend Gefahrstoffe und Produkte berücksichtigt, die bezüglich Häufigkeit und Schweregrad akuter Vergiftungen im Vordergrund stehen. Aus diesem Grund wird den **Medikamenten** der größte Platz eingeräumt (vgl. hierzu epidemiologische Daten, S. 724). Diesen folgen nach der Häufigkeit der durch sie verursachten mittelschweren bis schweren Vergiftungen – mit großem Abstand – **Drogen** und **Produkte aus Haushalt und Gewerbe**.

Nachfolgend werden häufige Vergiftungen und die ursächlichen **Medikamente, Drogen** und **Haushalts- und Gewerbeprodukte** erläutert.

4.1 Medikamente

Unter den Medikamenten stehen bezüglich akuter Intoxikationen Anxiolytika/Hypnotika, Antidepressiva, Neuroleptika und Analgetika mit etwa 70 % im Vordergrund. Antikonvulsiva, Medikamente des kardiovaskulären Systems und der Atemwege sowie Antirheumatika teilen sich weitere 20 %.

Die wesentlichen Aspekte von Vergiftungen mit bestimmten Wirkstoffen und Wirkstoffgruppen werden im Anschluss steckbriefartig unter Berücksichtigung folgender Kriterien dargestellt:

- **Stoffbeispiele und kritische Dosierungen:** Einnahmemengen, bei denen ein schwerer Verlauf zu befürchten ist, sind – falls verfügbar – als „kritische Dosierungen" erwähnt, meist unter Angabe eines zugehörigen schweren Symptoms. Die Angaben beziehen sich auf **Monointoxikationen** bei erwachsenen Patienten ohne Risikofaktoren und basieren auf retrospektiven Analysen der Fallkasuistik des Schweizerischen Toxikologischen Informationszentrums sowie auf Erfahrungswerten aus der Literatur.

4.1 Medikamente

Am häufigsten sind Medikamentenintoxikationen mit Anxiolytika/Hypnotika, Antidepressiva, Neuroleptika oder Analgetika.

Kenndaten bei Vergiftungen sind:

- **Stoffbeispiele und kritische Dosierungen:** Die Angaben beziehen sich auf **Monointoxikationen** bei erwachsenen Patienten ohne Risikofaktoren.

▶ **Klinischer Bezug.** Wenn bei einer Vergiftung Anhaltspunkte zur **Einnahmemenge** bestehen, kann dies eine frühzeitige **Optimierung der Therapie** ermöglichen.

▶ **Klinischer Bezug.**

▶ **Merke.** Die Angaben zu den **kritischen Dosierungen** können wegen individueller Unterschiede in der Empfindlichkeit nur als **Richtwerte** verstanden werden.

▶ **Merke.**

- **Symptomatik:** Die Beschreibung des klinischen Bildes ist – mit Ausnahmen bei wichtigen Fällen – auf eine ggf. schwere Symptomatik beschränkt, da leichtere Symptome als unerwünschte Wirkungen in den entsprechenden Kapiteln im B- und C-Teil des Buches bereits ausführlich beschrieben werden. Als **schwer** gelten Koma, Krampfanfälle, respiratorische Insuffizienz, kardiovaskulärer Schock, kardiale Rhythmusstörungen (AV-Blockierungen II–III, Bradykardien [HF < 40/min], ventrikuläre und supraventrikuläre Tachyarrhythmien), Elektrolytstörungen (Serum-Na^+ < 120 mmol/l, Serum-K^+ < 3 mmol/l), metabolische Azidose (pH < 7,25) sowie Leber- und Niereninsuffizienz.

- **Spezifische Risikofaktoren:** In diesem Abschnitt werden jeweils nur Risikofaktoren erwähnt, die es speziell bei den verschiedenen Stoffgruppen und Stoffen zu berücksichtigen gilt. **Individuelle Risikofaktoren** genereller Art, wie Leber- und Nierenfunktionsstörungen, bestehende Herzkrankheiten und Kombinationsvergiftungen, sind grundsätzlich zu beachten und werden jeweils nicht noch einmal wiederholt.

- **Symptomatik:** Als **schwer** gelten Koma, Krampfanfälle, respiratorische Insuffizienz, kardiovaskulärer Schock, kardiale Rhythmusstörungen, Elektrolytstörungen, metabolische Azidose sowie Leber- und Niereninsuffizienz.

- **Spezifische Risikofaktoren:** Es werden jeweils die speziellen Risikofaktoren genannt. **Generelle Risikofaktoren** sind grundsätzlich zu beachten.

4.1.1 Antidepressiva

Tri- und tetrazyklische Antidepressiva, Venlafaxin (s. S. 334)

Stoffbeispiele und kritische Dosierungen: Amitriptylin 500 mg (Koma), ab 1,5 g: Kardiotoxizität, Krampfanfälle; **Clomipramin** 750 mg (Koma, Kardiotoxizität, Krampfanfälle); **Maprotilin** 375 mg (Krampfanfälle, Koma, Kardiotoxizität); **Trimipramin** 750 mg (Koma, Kardiotoxizität, Krampfanfälle); **Opipramol** 1,5 g (Krampfanfälle, Kardiotoxizität); **Venlafaxin** 750 mg (Koma, Krampfanfälle); ferner: Doxepin.

Symptomatik:
- **leicht:** Somnolenz, anticholinerge Symptome (Sinustachykardie, Mundtrockenheit, Mydriasis, Obstipation, Harnretention, s. S. 729), Dysarthrie, Tremor, Reflexstörungen, Halluzinationen.
- **schwer:** Koma, Krampfanfälle, Kardiotoxizität mit Arrhythmien (Frühzeichen im EKG: QRS-Verbreiterung > 0,12 s, QT-Verlängerung und Rechtsdrehung der Herzachse), selten Torsade-de-pointes-Tachykardie; hohe Dosierungen können zu Atemdepression, metabolischer Azidose und kardiovaskulärem Schock führen.

Die z. T. unterschiedliche Reihenfolge der schweren Symptome (s. Stoffbeispiele) spiegelt in diesem Fall **stoffspezifische Dosis-Wirkungs-Beziehungen** wider.

Spezifische Risikofaktoren: Generalisierte Arteriosklerose, Epilepsie, Hypokaliämie, Hyperthyreose, Phäochromozytom.

Therapie:
- bei kardialen Rhythmusstörungen und verbreitertem QRS-Komplex > 0,12 s: Alkalisierung des Blutes mit **Natriumhydrogencarbonat** (1 mmol/kg KG bolusweise bis zu einem arteriellen pH von maximal 7,55; cave: schwere Alkalose möglich bei gleichzeitiger Hyperventilation von künstlich Beatmeten)
- bei Torsade-de-pointes-Tachykardie (s. S. 507): **Magnesiumsulfat**
- bei Krampfanfällen: **Benzodiazepine** i. v.

Selektive Serotonin-Wiederaufnahmehemmer (SSRI, s. S. 336)

Stoffbeispiele und kritische Dosierungen: Citalopram 560 mg (Krampfanfälle, Kardiotoxizität); **Fluoxetin** 240 mg (Krampfanfälle); **Fluvoxamin** 1,5 g (Koma, Krampfanfälle); ferner: Paroxetin, Sertralin.

Symptomatik:
- **leicht:** Übelkeit, Erbrechen, Agitation, Schwindel, Mydriase, Somnolenz, Sinustachykardie, Dyskinesien, Elektrolytstörungen, erhöhte Transaminasen.
- **schwer:** Koma, Krampfanfälle, Hyperthermie („Serotoninsyndrom", s. S. 337 bzw. S. 731), ST-Senkungen und QRS-Verbreiterung im EKG, Bradykardie, arterielle Hypotonie.
- **Kardiale Effekte** sind bei den SSRI weniger stark ausgeprägt als bei den trizyklischen Antidepressiva.

Spezifische Risikofaktoren: Epilepsie, gleichzeitige Einnahme von Lithium und irreversiblen MAO-Hemmern.

Therapie: Bei ventrikulären Rhythmusstörungen und QRS-Verbreiterung: Gabe von **Natriumhydrogencarbonat** bolusweise (s. o.).

4.1.2 Hypnotika

Benzodiazepine und Zolpidem bzw. Zopiclon (s. S. 277)

Hierbei handelt es sich um eine häufige Gefahrstoffgruppe bezüglicher akuter Vergiftungen. Außer bei Mischintoxikationen (zusammen mit Alkohol oder weiteren sedierenden Stoffe) besteht unter suffizienter Behandlung jedoch eine geringe Letalität.

Stoffbeispiele und kritische Dosierungen (→ Koma): Alprazolam 10 – 20 mg; **Diazepam** 200 mg; **Flunitrazepam** 20 mg (auch Atemdepression); **Lorazepam** 20 mg; **Midazolam** 250 mg (auch Atemdepression); **Nitrazepam** 150 mg; **Triazolam** 2 mg (auch Atemdepression); **Zolpidem** 300 mg (in Einzelfällen 100 mg); **Zopiclon** 450 mg.

Symptomatik:
- **leicht:** Benommenheit, Somnolenz oder auch Sopor, Muskelhypotonie mit Ataxie, Dysarthrie, Blutdruckabfall, Schwindel, Erbrechen; in seltenen Fällen Agitiertheit, Verwirrung oder Halluzinationen (häufig bei Kindern); Amnesie für einige Stunden nach dem Aufwachen.
- **schwer:** Koma mit Hyporeflexie bei erhaltener Schmerzreaktion.

Spezifische Risikofaktoren: Bei einigen Benzodiazepinen zeigt sich ein deutlich schwererer Verlauf bei **> 60 Jahre alten Patienten** (z. T. paradoxe Reaktionen, s. S. 282) und bei solchen mit chronisch obstruktiver Pneumopathie (**COPD**, s. S. 525).

Therapie: Flumazenil zur raschen Aufhebung eines Komas (cave: Flumazenil kann bei Kombinationsvergiftungen generalisierte Krampfanfälle auslösen, s. S. 283 bzw. S. 730).

Barbiturate (s. S. 273)

Stoffbeispiele: Barbitursäurederivate werden aufgrund ihrer Toxizität und Suchtgefahr nicht mehr als orale Schlafmittel, sondern nur noch als **Injektionsnarkotika** verwendet (Thiopental, Methohexital). Phenobarbital ist noch als **Antiepileptikum** im Gebrauch (s. S. 751).

Symptomatik:
- **leicht:** Somnolenz, arterielle Hypotension und Dysarthrie
- **schwer:** tiefes Koma mit Atemdepression und Hypothermie.

▶ **Klinischer Bezug**. Die **Pupillen** sind in den Frühstadien einer Barbituratintoxikation eng, dann dilatiert, reagieren aber in der Regel durchgängig auf Licht.

Therapie:
- **Stabilisierung von Kreislauf** (Volumenersatz) und **Atmung** (ggf. Intubation/Beatmung).
- Zur Elimination der kurz- und mittellang wirkenden Barbiturate sind weder forcierte Diurese noch Hämodialyse effizient wirksam, da am GABA-Rezeptor gebundener und in der Muskulatur befindlicher Wirkstoff nicht erfasst wird.

Chloralhydrat (s. S. 286)

Kritische Dosis: Letale Verläufe wurden bei 4 – 10 g beschrieben.

Symptomatik: Ähnlich wie bei den Barbituraten (s. o.), zusätzlich können ventrikuläre Rhythmusstörungen und – als chemisch reaktives Aldehyderivat – gastrointestinale Verätzungen verursacht werden.

Spezifische Risikofaktoren: s. Haupttext

Therapie: Rhythmusstörungen: **Natriumhydrogencarbonat**

4.1.2 Hypnotika

Benzodiazepine und Zolpidem bzw. Zopiclon (s. S. 277)

Selbst bei Mischintoxikationen besteht bei suffizienter Behandlung eine geringe Letalität.

Stoffbeispiele und kritische Dosierungen (→ Koma): Alprazolam 15 mg; **Diazepam** 200 mg; **Flunitrazepam/Lorazepam** 20 mg; **Midazolam** 250 mg; **Nitrazepam** 150 mg; **Triazolam** 2 mg; **Zolpidem** 300 mg; **Zopiclon** 450 mg.

Symptomatik:
- **leicht:** Somnolenz, Sopor, Ataxie, Dysarthrie, Blutdruck ↓, Erbrechen; Halluzinationen; Amnesie
- **schwer:** Koma, Hyporeflexie

Spezifische Risikofaktoren: > 60 Jahre, COPD

Therapie: Flumazenil: Zur Aufhebung eines Komas

Barbiturate (s. S. 273)

Stoffbeispiele: Barbitursäurederivate: **Injektionsnarkotika**, Phenobarbital: **Antikonvulsivum**

Symptomatik:
- **leicht:** Somnolenz, Blutdruck ↓
- **schwer:** Koma, Atemdepression

▶ **Klinischer Bezug**

Therapie:
- **Stabilisierung von Kreislauf** und **Atmung**
- wirkungslos sind forcierte Diurese oder Hämodialyse

Chloralhydrat (s. S. 286)

Kritische Dosis: 4 – 10 g

Symptomatik: Rhythmusstörungen, gastrointestinale Verätzungen

Therapie:
- symptomatisch (Kreislauf und Atmung)
- bei ventrikulären Rhythmusstörungen: **Propranolol**.

4.1.3 Neuroleptika

Organische Verbindungen (s. S. 317)

Stoffbeispiele und kritische Dosierungen:
- **Phenothiazine:** Chlorprothixen 750 mg (Koma); Chlorpromazin 2,0 g (Koma); Levomepromazin 2,5 g (Koma, Krampfanfälle); Thioridazin 2,0 g (Koma, Kardiotoxizität); Promethazin 15 mg/kg KG (toxisches Delirium)
- ferner **Butyrophenon:** Haloperidol
- **atypisches Neuroleptikum:** Clozapin 600 mg (Koma, Krampfanfälle).

Symptomatik:
- **leicht:** Somnolenz, Tremor, Ataxie, Dysarthrie, Reflexstörungen; bei **Phenothiazinen:** anticholinerge Symptome wie Sinustachykardie, Mundtrockenheit, Mydriasis sowie Überleitungsstörungen im EKG; bei **Haloperidol:** extrapyramidale Störungen (inkl. Torticollis und orolinguale Dyskinesien).
- **schwer:** Bewusstseinsstörungen bis zum Koma, Krampfanfälle, Hypothermie, arterielle Hypotonie, ventrikuläre Rhythmusstörungen; bei **Thioridazin:** QT-Verlängerung.

Vergiftungen mit **Phenothiazinen** verlaufen im Allgemeinen leichter als jene mit den strukturell verwandten, trizyklischen Antidepressiva (s. S. 746). Bei **Haloperidol** wurden selten schwere Allgemeinsymptome beobachtet, aber z. T. sehr ausgeprägte extrapyramidale Symptome. Bei **Chlorprothixen**-Überdosierung kam es teilweise zur interstitiellen Nephritis.

Spezifische Risikofaktoren: Vorbestehende kardiale Störungen, Epilepsie.

Therapie:
- bei Rhythmusstörungen: Korrektur von Hypoxie, Azidose und Elektrolytstörungen, dann Alkalisierung des Blutes mit **Natriumhydrogencarbonat** bolusweise (max. arterieller pH von 7,55)
- bei Torsade-de-pointes-Tachykardien: **Magnesiumsulfat**
- bei extrapyramidalen Störungen: **Biperiden**.

Lithium (s. S. 342)

Kritische Dosis: Lithium besitzt eine **niedrige therapeutische Sicherheit**: therapeutische Plasmakonzentration um 1 mmol/l, toxisch ab 1,5 – 2 mmol/l.

Symptomatik:
- **leicht:** Übelkeit, Erbrechen, Diarrhö, Somnolenz, Tremor, Ataxie.
- **schwer:** Nystagmus, Muskelrigidität, Hyperreflexie, Krampfanfälle, Koma, selten Herzrhythmusstörungen, Polyurie (Diabetes insipidus), Elektrolytstörungen (Hypernatriämie).

Die Symptomvielfalt der Lithiumintoxikation lässt sich durch seine Interferenz mit dem **Natriumhaushalt** erklären (s. S. 342).

Spezifische Risikofaktoren: Vorbehandlung mit Lithium, Diuretikatherapie, kochsalzarme Diät, Nierenfunktionsstörungen. Flüssigkeits- und Elektrolytverluste begünstigen eine chronische Lithiumvergiftung.

Analytik: Eine **Serumkonzentrationsmessung** hilft zur „Standortbestimmung" bei schweren Lithiumvergiftungen.

Therapie:
- In Frühfällen evtl. **Magenspülung**, da Lithium nicht an Aktivkohle adsorbiert.
- Bei Einnahme von Retardpräparaten kommt auch eine **orthograde Darmspülung** infrage.
- **Polystyrolsulfonat** (als Natrium- oder Kalziumsalz, z. B. Resonium A) vermindert als Ionenaustauscher die Resorption.
- Kontrolle und Therapie von Wasser- und Elektrolytstörungen.

- Bei schweren Symptomen oder Niereninsuffizienz gelten bereits Spiegel > 2,5 mmol/l als Indikation für eine **Hämodialyse**.

4.1.4 Analgetika

Paracetamol (s. S. 239)

▶ **Merke.** Paracetamol kann bei vermeintlich therapeutischer Anwendung gefährlich werden, wenn **Kinder** mit Tabletten oder Zäpfchen für Erwachsene behandelt werden.

Kritische Dosis: 7,5 g bzw. 150 mg/kg KG (Hepatotoxizität) bzw. > 12 g bzw. > 250 mg/kg KG (schweres Leberversagen).

Symptomatik:
- leicht: Übelkeit, Erbrechen, andere gastrointestinale Beschwerden.
- schwer: ausgedehnte Leberzellnekrosen (bis hin zur akuten Leberdystrophie), selten Tubulusnekrosen mit Nierenversagen.

Spezifische Risikofaktoren: Chronischer Alkoholabusus, vorbestehender Leberschaden, Vorbehandlung mit Arzneimitteln, die Monoxygenasen (CYP-Enzyme) in der Leber induzieren, Hungerzustand.

Analytik: Es gibt notfalltaugliche **Immunoassays** und **enzymatische Tests** (Probenmaterial: Serum und Plasma). Mithilfe dieser Konzentrationsbestimmungen kann die Wahrscheinlichkeit einer Leberschädigung ermittelt werden (Abb. **D-4.1**).

D-4.1 Nomogramm zur Wahrscheinlichkeit eines Leberschadens bei Paracetamolintoxikation

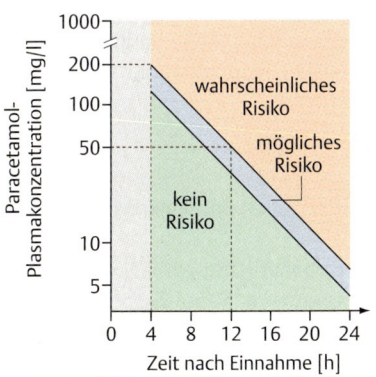

Eine hepatotoxische Reaktion ist wahrscheinlich, wenn in dem semilogarithmischen Nomogramm die Plasmakonzentration oberhalb einer Linie zwischen 200 mg/l (1,32 mmol/l) bei 4 h und 50 mg/l (0,33 mmol/l) bei 12 h liegt. Bei Werten in diesem rot hinterlegten Bereich ist die Gabe von N-Acetylcystein indiziert, im blau hinterlegten Bereich mit möglichem Risiko wird sie empfohlen. Messungen vor 4 h nach Einnahme sind noch nicht voll aussagekräftig.

▶ **Klinischer Bezug.** Aufgrund der prognostischen Bedeutung und der Verfügbarkeit einer wirksamen und weitgehend nebenwirkungsfreien Antidottherapie sollte bei jedem Verdacht auf eine **Paracetamolintoxikation** eine möglichst **frühzeitige, quantitative Bestimmung der Noxe** im Serum oder Plasma veranlasst werden. Der Beginn der Antidottherapie darf jedoch durch die Serum-/Plasmaanalytik nicht verzögert werden!

Laborchemische Zeichen der toxischen Leberzellschädigung (Anstieg der **Transaminasen** im Serum) treten bei einer Paracetamolintoxikation charakteristischerweise erst nach einer symptomarmen Phase von 1 – 4 Tagen auf. Aufgrund dieser **leicht verzögerten Lebertoxizität** sollte die Bestimmung der Leberenzyme bei Eintreffen im Krankenhaus und zur Nachbeobachtung noch einmal im weiteren Verlauf erfolgen.

Therapie: Durch frühzeitige Verabreichung von **N-Acetylcystein (NAC)** kann die Hepatotoxizität weitgehend verhindert werden. Diese Antidottherapie ist am wirksamsten, wenn sie innerhalb 8 – 12 h nach der Intoxikation mit Paracetamol ver-

richtet sich nach dem Serum-/Plasmaspiegel (Abb. D-4.1).

Bei schwerem Leberversagen: **Lebertransplantation**

Acetylsalicylsäure (s. S. 243)

Kritische Dosis: 300 mg/kg KG bzw. Serumspiegel > 400 mg/l (2,9 mmol/l)

▶ Merke.

Symptomatik:
- **leicht:** Erbrechen, Unruhe, Tinnitus, Tremor, Hyperventilation
- **schwer:** Hyperthermie, Krampfanfälle, Koma, toxisches Lungenödem, Störungen von Säure-Basen-Haushalt und Elektrolyte; Gerinnungsstörungen, Hirnödem, Leber- und Nierenversagen, Myokardinsuffizienz

▶ Klinischer Bezug.

Analytik: Wiederholte **Serum- oder Plasmaspiegelbestimmungen**. Zur Orientierung dienen **Nomogramme** (vgl. Paracetamol Abb. **D-4.1**).

Therapie:
- **Aktivkohle**
- Flüssigkeits- und Glukosezufuhr, Azidose- und Elektrolytkorrektur
- **Natriumhydrogencarbonat** (Urin-pH > 7,5)
- ggf. **Hämodialyse**

▶ Klinischer Bezug.

Opiate und Opioide (s. S. 220)

Stoffbeispiele und kritische Dosierungen:
Codein: 200 mg, Kinder: 5 mg/kg KG; **Methadon:** 40 mg; **Morphin:** abhängig von Vorbehandlung

Symptomatik:
- **leicht:** Somnolenz, Miosis, Erbrechen, Obstipation
- **schwer:** Koma, Ateminsuffizienz, Azidose, Blutdruck↓, Hypothermie, Rhabdomyolyse

---

abreicht wird. Eine reduzierte Wirksamkeit ist aber auch noch bei späterem Therapiebeginn nachweisbar. Liegt der ersthestimmte Serum- oder Plasmaspiegel deutlich unter dem nomografisch ermittelten Hepatotoxizitätsbereich (Abb. D-4.1), kann eine bereits begonnene N-Acetylcystein-Therapie wieder abgebrochen werden.
Bei schwerem und progredientem Leberversagen sollte frühzeitig eine **Lebertransplantation** erwogen werden.

Acetylsalicylsäure (s. S. 243)

Kritische Dosis: 300 mg/kg KG bzw. Serumkonzentration von > 400 mg/l (2,9 mmol/l) (Säure-Basen-Störungen, Hyperthermie, Koma).

▶ **Merke.** Einnahmedosierungen **> 500 mg/kg KG** Acetylsalicylsäure respektive Serum-/Plasmaspiegel von > 700 mg/l (5 mmol/l) sind potenziell **letal**.

Symptomatik:
- **leicht:** Zeichen des „Salicylismus" mit Übelkeit, Erbrechen, motorischer Unruhe, Schwindel, Tinnitus, Tremor und Hyperventilation.
- **schwer:** Hyperthermie, Krampfanfälle, Bewusstseinstrübung bis zum Koma, toxisches Lungenödem. Störungen des Säure-Basen-Haushaltes äußern sich in den ersten 12 h typischerweise als Mischbild aus vorwiegend respiratorischer Alkalose (Stimulation des Atemzentrums) mit metabolischer Azidose, später dominiert zunehmend die metabolische Azidose mit massivem Kalium- und Hydrogencarbonatverlust im Urin. Als Komplikationen können Gerinnungsstörungen, Hirnödem, Leber- und Nierenversagen und Myokardinsuffizienz auftreten.

▶ **Klinischer Bezug.** Auch bei großflächiger **dermaler Anwendung** von Salicylsäure und deren Derivate in hoher Konzentration (> 3 %) kann systemische Toxizität auftreten.

Analytik: Bei schweren Intoxikationen sind wiederholte **Serum- oder Plasmaspiegelbestimmungen** zur Beurteilung des Risikos sowie zur Festlegung und Kontrolle der Therapiemaßnahmen wichtig. Hierzu stehen ähnliche **Nomogramme** wie bei der Paracetamolintoxikation (vgl. Abb. **D-4.1**) zur Verfügung.

Therapie:
- repetitive **Kohlegabe**
- ausreichende Flüssigkeits- und Glukosezufuhr, Azidose- und Elektrolytkorrektur (K$^+$)
- Alkalisierung des Urins mit **Natriumhydrogencarbonat** (Urin-pH > 7,5)
- Bei progredienten ZNS-Symptomen, unkorrigierbaren Säure-Basen-Störungen und hochtoxischen Blutspiegeln ist eine **Hämodialyse** zu erwägen.

▶ **Klinischer Bezug.** Neben Acetylsalicylsäure ist als ebenfalls frei verkäufliches Analgetikum **Ibuprofen** in vielen Haushalten vorhanden und oft an Suizidversuchen beteiligt. Seine kritische Dosis liegt bei 20 g, mögliche schwere Symptome sind Koma bzw. Hypotension.

Opiate und Opioide (s. S. 220)

Stoffbeispiele und kritische Dosierungen: Codein 200 mg (Koma, Ateminsuffizienz), Kinder: 5 mg/kg KG; **Methadon** (für nicht Opioidgewöhnte) 40 mg (Koma, Ateminsuffizienz); **Morphin**: kritische Dosis ist abhängig von der Vorbehandlung.

Symptomatik: Der Schweregrad von akuten Vergiftungen hängt neben Substanz und Einnahmedosis auch von der „Gewöhnung" (Toleranz) bei chronischem Opioid- und Opiatabusus ab.
- **leicht:** Somnolenz, Dysphorie, Miosis, Übelkeit, Erbrechen, Obstipation.
- **schwer:** Koma, respiratorische Insuffizienz, Azidose (bei Hypoxie und Azidose ist auch Mydriasis möglich), Blutdruckabfall, Hypothermie, Lungenödem (v. a. bei Heroin), Rhabdomyolyse.

▶ **Merke.** Charakteristisch ist die Symptomtrias **Miosis – Koma – Ateminsuffizienz** mit langsamer, unregelmäßiger Atmung (bei 2–4 Atemzügen pro Minute).

Therapie: Naloxon ist ein kompetitiver Antagonist an den Opiatrezeptoren und wird deshalb i. v. als Antidot eingesetzt. Bei reinen Opioid- und Opiatvergiftungen tritt die Naloxon-Wirkung typischerweise innerhalb von 2 min ein. In schweren Fällen kann die Dosis alle 2–3 min wiederholt werden bis zu einer Maximaldosis von 10 mg. Die Wirkdauer von Naloxon beträgt ca. 1 h.

Therapie: Das Antidot **Naloxon** wirkt typischerweise innerhalb von 2 min. Die Wirkdauer beträgt ca. 1 h.

4.1.5 Antikonvulsiva

Durch **Senkung neuronaler Aktivität** ergibt sich eine vielfältige Symptomatik an Nebenwirkungen und Komplikationen.

Die **Senkung neuronaler Aktivität** bestimmt die vielfältige Symptomatik.

▶ **Klinischer Bezug.** Bei Epileptikern ist eine ggf. angewandte, wiederholte Anwendung von **Aktivkohle** durch Messung der Serumkonzentration zu **begrenzen**, damit der zur Anfallsprophylaxe notwendige therapeutische Bereich nicht unterschritten wird.

▶ **Klinischer Bezug.**

Phenobarbital (s. S. 289)

Kritische Dosis: 0,5 g (Koma); Kinder: 10 mg/kg KG.

Symptomatik:
- **leicht:** Somnolenz, arterielle Hypotension, Dysarthrie.
- **schwer:** tiefes Koma mit Hypo- oder Areflexie, Atemdepression, Myokarddepression, Hypothermie.

Komplikationen: Metabolische Azidose, Aspirationspneumonie, Dekubitus, Hautblasen, Rhabdomyolyse und Niereninsuffizienz, Schock, Hirnödem.

Therapie: Phenobarbital wird – auch nach i. v. Applikation – durch wiederholte orale **Kohlegabe** beschleunigt ausgeschieden. Weniger wirksam sind Alkalisierung des Urins, Hämoperfusion oder Hämodialyse.

Phenobarbital (s. S. 289)

Kritische Dosis: 0,5 g; Kinder: 10 mg/kg KG

Symptomatik:
- **leicht:** Somnolenz, Blutdruck ↓, Dysarthrie
- **schwer:** Koma, Atem-/Myokarddepression, Hypothermie

Komplikationen: s. Haupttext

Therapie: Aktivkohle (wiederholt), 2. Wahl: Urin-Alkalisierung, Hämoperfusion/-dialyse

Carbamazepin (s. S. 293)

Kritische Dosis: 3,0 g (Koma).

Symptomatik:
- **leicht:** Übelkeit, Erbrechen, Somnolenz oder Agitation, Dysarthrie, Nystagmus, Schwindel, Tremor, Ataxie, arterielle Hypotonie, Sinusbradykardie.
- **schwer:** Koma, Krampfanfälle.

Therapie: Die wiederholte orale Verabreichung von **Aktivkohle** ist gleich gut wirksam wie die **Hämoperfusion**.

Carbamazepin (s. S. 293)

Kritische Dosis: 3,0 g

Symptomatik:
- **leicht:** Erbrechen, Somnolenz, Nystagmus, Ataxie, Blutdruck ↓, Bradykardie
- **schwer:** Koma, Krampfanfälle

Therapie: Aktivkohle (wiederholt)

Phenytoin (s. S. 297)

Kritische Dosis: 3,0 g (Koma, Krampfanfälle).

Symptomatik:
- **leicht:** Somnolenz, Nystagmus, Ataxie, Übelkeit, Erbrechen, Dysarthrie, unwillkürliche Bewegungen, Halluzinationen.
- **schwer:** Koma, Krampfanfälle.

Es besteht eine Korrelation zwischen Serum-/Plasmaspiegel und spezifischen Vergiftungssymptomen. Nystagmus > 20 mg/l, Ataxie > 30 mg/l, Bewusstseinsstörungen > 40 mg/l, Koma > 50 mg/l.

Therapie: Die Ausscheidung kann durch die wiederholte orale Verabreichung von **Aktivkohle** wirksam beschleunigt werden.

Phenytoin (s. S. 297)

Kritische Dosis: 3,0 g

Symptomatik:
- **leicht:** Somnolenz, Nystagmus, Ataxie, Erbrechen, Dysarthrie, Halluzinationen
- **schwer:** Koma, Krampfanfälle

Der Serum-/Plasmaspiegel korreliert mit spezifischen Vergiftungssymptomen.

Therapie: Aktivkohle (wiederholt)

Valproinsäure (s. S. 298)

Kritische Dosis: 25 g (Koma, Krampfanfälle).

Valproinsäure (s. S. 298)

Kritische Dosis: 25 g

Symptomatik:
- **leicht:** Übelkeit, Somnolenz, Tachykardie, Miosis
- **schwer:** Koma, Krampfanfälle, Hyperammonämie, Knochenmarksdepression u. a.

▶ **Merke.**

Therapie: Elektrolytkorrektur; ggf. **Hämodialyse**

4.1.6 Kardiovaskuläres System

Digitalisglykoside (s. S. 511)

Stoffbeispiele und kritische Dosis: Digoxin 2,5 mg (Kinder 0,06 mg/kg)

Symptomatik:
- **leicht:** Erbrechen, Diarrhö, Müdigkeit, Verwirrtheit, gestörtes Farbsehen
- **schwer:** zahlreiche Rhythmusstörungen, Blutdruck ↓

▶ **Klinischer Bezug.**

Spezifische Risikofaktoren: s. Haupttext

Analytik: Immunoassays: Zuverlässige Spiegelbestimmungen sind erst nach 6–8 h möglich. Intoxikationssymptome zeigen sich erst ab 2–3 ng/ml Digoxin oder 40–45 ng/ml Digitoxin im Blut.

▶ **Merke.**

Eine Antikörpergabe beeinträchtigt die Spiegelbestimmung. Charakteristische **EKG**-Veränderungen zeigt Abb. **D-4.2**.

Therapie: Schwere Rhythmusstörung oder Hyperkaliämie: **Fab-Antikörper** als Digitalis-Antidot. Die Dosierung richtet sich nach Einnahmemenge oder Blutspiegel (s. Tab. **D-3.10**, S. 741).

Ca^{2+}-Kanalblocker (s. S. 143)

Stoffbeispiele und kritische Dosierungen (→ **Kardiotoxizität**): **Verapamil** 800 mg; **Diltiazem/Nifedipin**: 300 mg

Symptomatik:
- **leicht:** Blutdruck ↓, AV-Block I, Somnolenz, Hypokaliämie, Hypoglykämie

---

Symptomatik:
- **leicht:** Übelkeit, Somnolenz, Verwirrung, Tachykardie, Miosis.
- **schwer:** Koma, Atemstillstand, arterielle Hypotension, paradoxe Krampfanfälle, Hyperammonämie (ohne Leberfunktionsstörung, mit oder ohne Enzephalopathie), Hypernatriämie, Hypokalzämie, metabolische Azidose mit erhöhter Anionenlücke. Knochenmarksdepression (nach 3–5 Tagen).

▶ **Merke.** **Idiosynkratisches Leberversagen** (s. S. 692) wird bei **chronischer Therapie** mit Valproinsäure beobachtet, nicht aber bei akuten Vergiftungen.

Therapie: Elektrolytkorrektur; bei sehr hohen Blutspiegeln kann eine **Hämodialyse** nützlich sein, da die Plasmaproteinbindung mit steigenden Spiegeln abnimmt.

4.1.6 Kardiovaskuläres System

Digitalisglykoside (s. S. 511)

Stoffbeispiele und kritische Dosis: Digoxin 2,5 mg (Herzrhythmusstörungen; bei Kindern ab 0,06 mg/kg KG beobachtet).

Symptomatik:
- **leicht:** Übelkeit, Erbrechen, Diarrhö, Müdigkeit, Schwindel, Verwirrtheit, Störungen des Farbsehens.
- **schwer:** jede Art von Herzrhythmusstörung (ausgehend von Vorhof und/oder Kammer, sowohl brady- als auch tachykard; z. B. Vorhoftachykardie, Sinusbradykardie, AV-Blockierung, ventrikulärer Bigeminus, ventrikuläre Tachyarrhythmie etc.), arterielle Hypotension.

▶ **Klinischer Bezug.** Komplikationen wie Azidose oder periphere Minderdurchblutung gelten zusammen mit Hyperkaliämie sowie ventrikulären Tachyarrhythmien als **prognostisch schlechte Zeichen** einer Digitalis-Intoxikation.

Spezifische Risikofaktoren: Vorbestehende Herzkrankheiten, Elektrolytstörungen (z. B. Hypokaliämie), Leberinsuffizienz bei Digitoxin, Niereninsuffizienz bei Digoxin; Komedikation mit Diuretika, Ca^{2+}-Kanalblocker (Verapamil) und Antiarrhythmika (Amiodaron).

Analytik: Mittels spezifischer **Immunoassays** lassen sich auch notfallmäßig Konzentrationen im Plasma oder Serum bestimmen. Vor Abschluss der Verteilungsphase, d. h. früher als 6–8 h nach Einnahme, ergibt die Digoxin-Blutspiegelbestimmung allerdings kein zuverlässiges Resultat. Ab 2–3 ng/ml Digoxin oder 40–45 ng/ml Digitoxin im Blut sind Intoxikationserscheinungen zu erwarten.

▶ **Merke.** Die **Digoxin-Blutspiegel** korrelieren bei Erwachsenen besser mit dem Schweregrad der Vergiftung als bei Kindern.

Nach therapeutischer Antikörpergabe (Fab-Antikörper, s. u.) ist die quantitative Bestimmung (freies Digoxin) nur noch mit speziellen Methoden aussagekräftig. Im **EKG** lassen sich z. T. charakteristische Veränderungen nachweisen (z. B. eine muldenförmige ST-Strecken-Senkung, Abb. **D-4.2**).

Therapie: Bei therapieresistenten lebensbedrohlichen Rhythmusstörungen oder Hyperkaliämie sollten **Fab-Antikörper** (Digitalis-Antidot) verabreicht werden. Die Dosierung erfolgt entsprechend der Einnahmemenge des Glykosids oder anhand des gemessenen Blutspiegels (s. Tab. **D-3.10**, S. 741). Näheres zur Therapie einer Digitalis-Intoxikation s. S. 515.

Ca^{2+}-Kanalblocker (s. S. 143)

Stoffbeispiele und kritische Dosierungen (→ **Kardiotoxizität**): **Verapamil** 800 mg; **Diltiazem**, **Nifedipin**: beide um 300 mg.

Symptomatik:
- **leicht:** Vasodilatation mit Blutdruckabfall, Bradykardie, AV-Blockierung Grad I, Somnolenz, Hypokaliämie, Tendenz zur Hypoglykämie.

D-4.2 Digitalis-Intoxikation

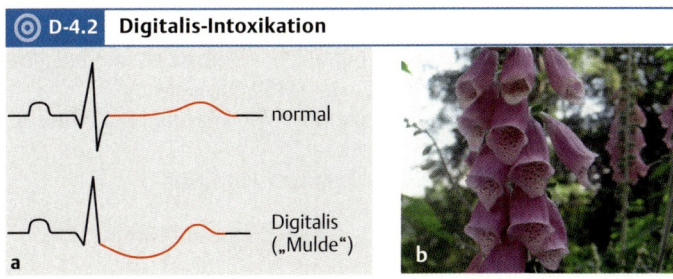

a Muldenförmige ST-Strecken-Senkung als typische EKG-Veränderung bei Digitalis-Therapie/ Überdosierung (aus Schuster, Trappe; EKG für Isabel, Thieme, 2009).
b Fingerhut (Digitalis purpurea).

- **schwer:** AV-Block II–III, Bradyarrhythmien, Myokarddepression bis zum kardiogenen Schock, Krampfanfälle und Koma.

Spezifische Risikofaktoren: Vorbestehende kardiale Störungen, gleichzeitige Einnahme von β-Rezeptor-Antagonisten (bei Verapamil), Digitalispräparaten oder Antiarrhythmika.

Therapie:
- bei leichter Bradykardie: **Atropin**
- bei leichter Hypotonie: **Volumen**
- bei schwerer Bradykardie (< 40/min) oder Hypotonie (< 80 mm Hg systolisch): 1. **Kalzium**, 2. **Insulin/Glukose**, 3. **Glukagon**; auch Kombinationen sind möglich (zu den Wirkungsmechanismen dieser 3 Therapieoptionen siehe Tab. **D-3.10**, S. 742).

β-Rezeptor-Antagonisten (s. S. 87)

Stoffbeispiele und kritische Dosierungen: Zu Stoffbeispielen s. S. 88, kritische Dosierungen sind nicht publiziert.

Symptomatik: Bei Überdosierung stehen **Kreislaufsymptome** im Vordergrund (Abnahme von Blutdruck und Puls), dazu kommen **gastrointestinale Beschwerden**.

Therapie:
- bei leichter Bradykardie: **Atropin**
- bei leichter Hypotonie: **Volumen**
- bei schwerer Bradykardie (< 40/min) oder Hypotonie (< 80 mm Hg systolisch): 1. **Glukagon**, 2. **Kalzium**, 3. **Insulin/Glukose**; auch Kombinationen sind möglich.

4.1.7 H$_1$-Antihistaminika (s. S. 117)

H$_1$-Antihistaminika der ersten Generation sind dank ihrer sedierenden Nebenwirkung als **rezeptfreie Schlafmittel** weit verbreitet und bei Kombinationsvergiftungen im Rahmen von Suizidversuchen häufig beteiligt.

Stoffbeispiele und kritische Dosierungen: Dimenhydrinat 3,0 g (toxisches Delirium); **Diphenhydramin** 1,0 g (Krampfanfälle, Koma, Delirium); **Doxylamin** 500 mg (Rhabdomyolyse) bzw. 1,0 g (Koma); **Cinnarizin** 750 mg (Krampfanfälle, Koma); ferner: Hydroxyzin, Meclozin, Pheniramin, Promethazin u. a.

Symptomatik:
- **leicht:** anticholinerge Symptome (s. S. 729) wie Mydriasis, warme und trockene Haut, trockene Schleimhäute, Hemmung der Darmperistaltik, Harnretention, Tachykardie, arterielle Hypertension, Hyperreflexie.
- **schwer:** Hyperthermie, Agitation, Desorientierung, Delirium, Krampfanfälle, extrapyramidale Störungen, Koma, Herzrhythmusstörungen.

▶ **Merke.** Antihistaminika der **2. Generation** (z. B. Cetirizin, Loratadin) wirken weniger stark anticholinerg und sedativ (s. S. 729).

Spezifische Risikofaktoren: Kombinationsvergiftungen mit anderen anticholinerg wirkenden Stoffen.

Therapie:
- je nach Symptomen: **Physostigmin**, **Alkalisierung** des Blutes, **Magnesiumsulfat**

Therapie:
- bei schweren zentralen anticholinergen Symptomen: Antagonisierung mit **Physostigmin** (Kontraindikationen: Bradykardie oder QRS-Verbreiterung).
- bei kardialen Arrhythmien mit QRS-Verbreiterung: **Alkalisierung** des Blutes (s. Antidepressiva, s. S. 746)
- bei Torsade-de-pointes-Tachykardie (s. S. 507): **Magnesiumsulfat**.

4.1.8 Weitere Wirkstoffe

Theophyllin (s. S. 531)

Kritische Dosis: Der **Blutspiegel** (s. u.) korreliert mit dem Vergiftungsausmaß.

4.1.8 Weitere Wirkstoffe

Theophyllin (s. S. 531)

Kritische Dosis: Da zwischen der eingenommenen Dosis und dem Schweregrad der Vergiftung keine gute Korrelation besteht, ist der **Blutspiegel** (s. u.) ein besseres Kriterium zur Beurteilung des Vergiftungsausmaßes. Die in Kaffee oder Tee enthaltenen Mengen sind im Vergleich zu den mehreren Hundert Milligramm einer therapeutischen Dosis vernachlässigbar.

Symptomatik:
- **leicht** (>20 mg/l): Erbrechen, Diarrhö, Bauchschmerzen; Tremor, Mydriasis, Muskelhypertonie, Blutdruck↑, Tachykardie
- **schwer** (>60 bis >100 mg/l): Hämatemesis, Krampfanfälle, Rhythmusstörungen, Hypokaliämie, Azidose, Blutdruck↓
- **Komplikationen** unabhängig vom Plasmaspiegel: Rhabdomyolyse, Hyperthermie, Hyperglykämie

Symptomatik:
- **leicht** (>20 mg/l): Übelkeit, Erbrechen, Diarrhö, Abdominalschmerzen; Nervosität, Tremor, Agitation, Mydriasis, Hyperreflexie, Muskelhypertonie, arterielle Hypertension, Sinustachykardie.
- **schwer** (>60 mg/l bei chronischer Vorbehandlung mit Theophyllin, >100 mg/l ohne Vorbehandlung): Hämatemesis, Benommenheit, epileptiforme Krampfanfälle, supraventrikuläre und – v. a. bei bestehender Herzkrankheit – ventrikuläre Herzrhythmusstörungen, Hypokaliämie <2,5 mmol/l, metabolische Azidose, Blutdruckabfall
- Unabhängig vom Plasmaspiegel wurden darüber hinaus bei Theophyllin-Intoxikationen folgende **Komplikationen** beobachtet: Rhabdomyolyse, Hyperthermie, Hyperglykämie.

Spezifische Risikofaktoren: s. Haupttext

Spezifische Risikofaktoren: Vorbehandlung mit Theophyllin (erhöht die Empfindlichkeit, s. o.), Leber- oder Herzinsuffizienz, Früh- und Neugeborene (verlängerte Halbwertszeit), Alter >50 Jahre, Hemmung des Arzneimittelabbaus (CYP1A2-Enzym) durch Komedikation mit z. B. Cimetidin, Ciprofloxacin.

Analytik: **Immunoassay** zur Festlegung von Schweregrad und Therapiemaßnahmen.

Analytik: Die notfallmäßige quantitative Bestimmung des Theophyllin-Spiegels in Serum oder Plasma mittels **Immunoassay** erlaubt zusammen mit der Symptomatik die Beurteilung des Schweregrades und kann bei der Festlegung adäquater Therapiemaßnahmen helfen.

Therapie:
- Tachykardie: **β-Rezeptor-Antagonisten**
- epileptische Krämpfe: **Benzodiazepine** bis zu **Narkose und Beatmung**
- **Aktivkohle**
- ggf. **Kohle-Hämoperfusion**

Therapie:
- bei massiver Tachykardie: **β-Rezeptor-Antagonisten** (cave: Asthma bronchiale und arterielle Hypertension durch α-Stimulation)
- bei epileptischen Krämpfen: **Benzodiazepine** (in leichten Fällen), **Narkose und Beatmung** (in schweren Fällen)
- wiederholte orale **Kohlegaben** können den Verlauf günstig beeinflussen
- bei schwerer Symptomatik und entsprechenden Plasmaspiegeln: **Kohle-Hämoperfusion** (→ beschichte Aktivkohle als Trägermaterial) in Betracht ziehen.

Antiarrhythmika (s. S. 498)

Antiarrhythmika der **Klassen II** und **IV** s. S. 752. Vertreter der **Klassen I** oder **III** wirken bei Überdosierung stark **proarrhythmisch**. Vital bedrohlich sind Torsade-de-pointes-Arrhythmien.

Antiarrhythmika (s. S. 498)

Antiarrhythmika der **Klassen II** (β-Rezeptor-Antagonisten) und **IV** (Ca^{2+}-Kanalblocker) wurden bereits bei den kardiovaskulär wirksamen Stoffen erwähnt (s. S. 752). Vertreter der **Klassen I** (Na^+-Kanalblocker, z. B. Lidocain, Chinidin) oder **III** (K^+-Kanalblocker, z. B. Amiodaron, Sotalol) wirken bei Überdosierung stark **proarrhythmisch** und zeigen eine niedrige therapeutische Sicherheit. Besondere Gefährdung besteht für Kinder. Vital bedrohlich sind Torsade-de-pointes-Arrhythmien (v. a. Sotalol → Mischform Klasse II/III).

▶ Klinischer Bezug.

▶ Klinischer Bezug. Im Gegenzug gilt deshalb, dass Antiarrhythmika gegen **vergiftungsbedingte Herzrhythmusstörungen** wegen ihrer Eigentoxizität nur **äußerst selten** infrage kommen.

4.2 Drogen

4.2.1 Grundlagen

Epidemiologie

Bei den Drogen liegt bei **Erwachsenen** Alkohol auf Platz 1, Halluzinogene/Psychotomimetika und Kokain/Crack teilen sich Rang 2, gefolgt von den übrigen Drogen. Bei **Jugendlichen** ist Kokain seltener vertreten; Cannabinoide und „Partydrogen" (z. B. Ecstasy und GABA-verwandte Stoffe) sowie Inhalation von Alkylnitriten sind hier häufiger anzutreffen. Auch chemisch modifizierte Derivate bekannter Drogen („research drugs"), deren Einstufung als illegal immer nur mit Verzögerung erfolgen kann, sind in der Partyszene beliebt.

Formen der Intoxikation

Bei Überdosierung **einzelner Stoffe** sind schwere Komplikationen relativ selten. Gefährlich sind **Kombinationen**, insbesondere mit Alkohol und ZNS-wirksamen Pharmaka. Ein Problem besteht auch durch **beigemischte Stoffe**. Der wahre Gehalt eines Präparates ist dem Verbraucher beim ersten Gebrauch nicht bekannt, sodass sowohl Unter- als auch Überdosierungen vorkommen. Besonders tückisch ist die Beimischung von Stoffen, die eine Abhängigkeit vermitteln (z. B. Kokain), oder von pharmakologisch wirksamen Stoffen mit Interaktionspotential (z. B. Codein).

Behandlung von Drogenpatienten

▶ **Merke.** Die **Aufrechterhaltung der Vitalfunktionen** (s. S. 728) hat generelle Priorität, da nur bei Opioiden eine stoffspezifische Therapiemöglichkeit (s. u.) besteht.

Darüber hinaus haben folgende Maßnahmen eine **übergreifende Indikation** bei Drogen und werden nachfolgend bei der Behandlung der einzelnen Wirkstoffgruppen nicht wiederholt:
- Aufenthalt in **ruhiger Umgebung**
- **Benzodiazepine** bei ängstlicher Verstimmung, Agitation, oder epileptiformen Krämpfen
- **Haloperidol** bei psychotischen Reaktionen und Halluzinationen
- **psychiatrische Behandlung** bei depressiver Verstimmung und massivem Craving.

Weiterhin sind bei Kokain, Amphetamin und Derivaten häufig therapeutische Maßnahmen gegen das **sympathomimetische Syndrom** (s. S. 731) zu treffen, z. B.:
- bei exzessiver arterieller Hypertonie: z. B. **α-Antagonisten** (z. B. Phentolamin)
- bei Hyperthermie: **Kühlung**, evtl. **Magnesiumsulfat** i. v.

Ein **spezifisches Antidot** ist nur bei den Opiaten/Opioiden verfügbar (Naloxon). Für Einzelheiten zur Behandlung beim **Entzug** und Probleme der **Langzeitbetreuung von Abhängigen** wird auf entsprechende Fachliteratur verwiesen.

4.2.2 Wirkstoffe und Gruppen

Äthanol

▶ **Merke.** **Äthanol** ist der häufigste Grund für den **Einsatz eines Notarztes** im Zusammenhang mit Drogen.

Zum Metabolismus s. S. 761 bzw. Abb. **D-4.4**.

Kritische Dosis und Symptomatik: Äthanol (Äthylalkohol) hat im Prinzip eine geringe akut-toxische Wirkstärke, zeigen sich doch erst bei Dosierungen im hohen Grammbereich und Blutalkoholkonzentrationen > 0,3 g EtOH pro kg Vollblut (= 0,3 ‰ [Promille] gemäß Maßeinheit für die Blutkonzentration [BAK] in der Rechtsmedizin) **erste Effekte** zentralnervöser Art (Gangstörungen) sowie Diurese und gesteigerter Grundumsatz mit Hypoglykämie (→ Alkohol hemmt die Glukoneogenese). **Schwere Symptomatik** im hohen Dosisbereich sind Koma und Atemdepression (ab 3 ‰). **Letalität** ist bei Kindern ab 3 g/kg KG, bei Erwachsenen ab 5 g/kg KG zu erwarten (→ bei einem 80 kg schweren Mann also ab 400 g = 500 ml Äthanol,

d. h. mehr als eine Flasche einer 40 %-igen Spirituose). Aufgrund von Gewöhnungsprozessen ist mit großen individuellen Unterschieden zu rechnen.

Therapie: Neben der **Stabilisierung von Atmung, Kreislauf und Elektrolythaushalt** (Kalzium und Magnesium) Infusion von **Glukose** bei Hypoglykämie (häufig bei Kindern notwendig), **Vitamin B$_1$** (Thiamin) zur Reduzierung der Ketoazidose sowie ggf. **Hämodialyse** (ab 5 ‰ BAK bei „Nichtgewöhnten").

Opiate, Opioide

Stoffbeispiele:
- **Opiate** (Alkaloide, die im Opium vorkommen): Morphin, Codein, Heroin
- **Opioide** (s. a. S. 750): Methadon; Missbrauch von Fentanyl und davon abgeleiteten Stoffen (Methylfentanyl); Designerdroge MPPP (Pethidinderivat)

Wirkungsmechanismus: Über Opioidrezeptoren wird präsynaptisch die Synthese und Ausschüttung von Noradrenalin gehemmt. Der euphorisierende Effekt von Opioiden ist von der Geschwindigkeit des Anflutens im ZNS abhängig. In der Entzugsphase ergibt sich eine überschießende Noradrenalinwirkung.

▶ **Klinischer Bezug.** Dem Hustenmittel **Dextromethorphan** wird bei Überdosierung ein psychotroper Effekt zugeschrieben. Pharmakogenetisch langsame Metabolisierer bezüglich CYP2D6 (8 % der Population in Mitteleuropa, s. S. 53) reagieren bei starken Überdosierungen vermehrt mit Krampfanfällen und Koma.

Symptomatik:
- s. hierzu auch S. 750
- Verunreinigungen von MPPP durch MTPT können ein **irreversibles Parkinson-Syndrom** (s. S. 302) auslösen.
- Wegen der extrem hohen Wirkstärke von Fentanyl und seinen Derivaten führen bereits geringe Überdosierungen zu **Thoraxstarre**, **Atemdepression** und nicht selten zum **Tod**.

Therapie: Therapieoptionen bei Opioidabhängigen: **Naloxon** in kleinen Schritten, evtl. Infusion; **Clonidin** bei Entzugsymptomen; **Ca^{2+}-Kanalblocker** oder **Magnesium** bei Vasospasmen; **PEEP-Beatmung** bei toxischem Lungenödem.

▶ **Klinischer Bezug.** Die beschriebene vorsichtige Vorgehensweise beim **Naloxon** ist dadurch begründet, dass sein therapeutischer Einsatz bei Opiattoleranz Entzugssymptome auslösen kann. Bei Kombinationsvergiftungen mit Kokain ist nach Gabe von Naloxon das Auftreten von Kammerflimmern beschrieben worden.

Cannabinoide

Stoffbeispiele: Tetrahydrocannabinol (THC) als Marihuana (getrocknete Teile der weiblichen Hanfpflanze, Abb. **D-4.3**); **Haschisch** (Harz, Haschischöl).

Wirkungsmechanismus: Interaktion mit Neurotransmittersystemen durch agonistische Wirkung an THC-Rezeptoren.

Symptomatik:
- bei niedrigen Dosierungen: Euphorie, Entspannung, Schläfrigkeit
- mit höherer Dosis: Veränderung des Raum- und Zeitempfindens
- bei hohen Dosierungen: Angst und Erregungszustände bis zu Halluzinationen und Psychosen
- bei chronischer Verwendung: Dosissteigerung wegen Toleranzentwicklung für die angenehme Wirkungen, jedoch keine Toleranz für vegetative Nebenwirkungen (Übelkeit und Erbrechen trotz antiemetischer Eigenschaften).

Therapie: Zu allgemeinen Maßnahmen s. S. 755, spezifische Maßnahmen sind weder verfügbar noch notwendig.

Kokain

Stoffbeispiele: Pflanzliches Alkaloid in Coca-Blättern, Verwendung als: **Hydrochlorid** zum Schnupfen sowie für orale Aufnahme oder Injektion; **Hydrogencarbonat** zum Rauchen (→ Freisetzung der freien Base beim Erhitzen, „Crack").

D-4.3 Hanfpflanze (Cannabis, a) und getrocknete Teile (Marihuana, b)

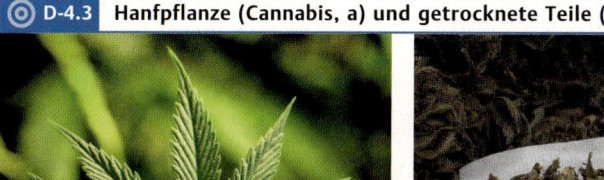

(© yellowj [a] und tomasyr [b] – Fotolia.com)

Wirkungsmechanismus: Kokain ist ein zentrales indirektes Sympathomimetikum und Euphorikum mit hohem Suchtpotenzial. Neben einem lokalanästhetischem Effekt (Na⁺-Kanäle) kommt es im ZNS zur Hemmung der Wiederaufnahme von Neurotransmittern, eine initiale Überschwemmung geht dann in eine Verarmung über.

Symptomatik:
- nach abklingender Euphorie Angstgefühle, Halluzinationen, Verlangen nach erneuter Applikation
- bei akuter Intoxikation ausgeprägte adrenerge Symptomatik

Therapie:
- bei Arrhythmien: **Nitroglycerin**
- bei Lebertoxizität: **N-Acetylcystein, Vitamine C und E**

▶ **Merke.** Bei Arrhythmien dürfen **keine** Typ-I-Antiarrhythmika (s. S. 754) verabreicht werden, da Kokain ebenfalls Na⁺-Kanäle blockiert (s. o.)!

Amphetamin und Derivate

Stoffbeispiele: Amphetamin (α-Methylphenethylamin, „Speed"); **Methylendioxymetamphetamin** (MDMA, „Ecstasy"); **Metamphetamin** („Ice", „Crystal"); **para-Methoxyamphetamin** (PMA); chemisch nicht verwandt, aber mit ähnlichen Eigenschaften: **Benzylpiperazin** (BZP, „A2").

Wirkungsmechanismus: Amphetamine besitzen dopaminerge und adrenerge Eigenschaften. Bei höherer Dosierung kommt es zur Freisetzung von Serotonin und zur Hemmung der Wiederaufnahme verschiedener Neurotransmitter. Letztlich erschöpfen sich die Aminspeicher.

Symptomatik: Die vielfältigen **zentralen** und **kardiovaskulären Wirkungen** von Amphetamin beruhen auf unterschiedlichen Wirkorten: Appetithemmung (→ Hypothalamus), Aktivitätssteigerung mit Euphorie, je nach Patient auch dysphorischen Angstzuständen, motorischer Unruhe, gesteigerter Erregbarkeit bis zur Aggressivität (→ Formatio reticularis), Stereotypien (→ nigrostriatale Neurone), vegetative Symptome wie Mydriasis, Tremor, Schwitzen, Tachykardie und arterielle Hypertonie (→ peripheres sympathisches Nervensystem).
Typisch für **akute Intoxikationen** sind darüber hinaus Halluzinationen, die zusammen mit Störungen des Urteilsvermögens, der Orientierung, des Gedächtnisses und des Bewusstseins Teil eines **Amphetamindelirs** sein können.

▶ **Klinischer Bezug.** **Prognostisch ungünstige Zeichen** einer Amphetamin-Intoxikation sind Hyperthermie, disseminierte intravasale Gerinnung (DIC), Rhabdomyolyse und Niereninsuffizienz.

Therapie:
- allgemeine Maßnahmen s. S. 755
- bei exzessiver arterieller Hypertonie: **Phentolamin**, **Nifedipin** oder **Nitroprussid-Natrium**
- bei Hyperthermie: **physikalische Kühlung, gekühlte Infusionen, Magnesiumsulfat**.

Phencyclidin, Ketamin

Das Kurznarkotikum **Ketamin** wird wegen seiner psychotropen Nebenwirkungen auch als Partydroge missbraucht. Der pharmakodynamisch verwandte Vorläufer **Phencyclidin** (PCP) wird als Arzneimittel nicht mehr eingesetzt, ist aber in der Drogenszene noch vertreten.

Wirkungsmechanismus: Blockade des Ionenkanals vom NMDA-Typ des Glutamatrezeptors in der postsynaptischen Membran an einer spezifischen Bindungsstelle für die Modellsubstanz N-Methyl-D-Aspartat.

Symptomatik: Als „dissoziatives Anästhetikum" werden Patienten ohne Bewusstseinsverlust von der Realität abgekoppelt und verspüren keinen Schmerz (hohe Suchtgefahr!).
Bei **akuter Intoxikation** treten typischerweise folgende Symptome auf: enge Pupillen (Miosis), Nystagmus, Sympathikusaktivierung, Agitation und Panik, in der Folge Dysphorie. Teilweise kommt es zu **schweren Verläufen** mit Hyperthermie, Rhabdomyolyse und Koma.

Therapie:
- allgemeine Maßnahmen s. S. 755
- bei massiv ausgeprägter Tachykardie und arterieller Hypertonie: **Labetalol** (β-Rezeptorantagonist mit zusätzlicher α-blockierender Wirkung)
- bei ausgeprägter Rhabdomyolyse: **Diurese sicherstellen** und **Alkalisierung des Urins** erwägen
- bei depressiven Zuständen: **Antidepressiva** (nach Abklingen anticholinerger Intoxikationszeichen!).

Halluzinogene

Stoffbeispiele:
- Strukturelement **Indol** und Ähnlichkeit mit **Serotonin**: Lysergsäurediethylamid (LSD), Dimethyltryptamin, Psilocybin
- Derivate von **Phenethylamin** und verwandt mit **Dopamin**: Meskalin, Dimethoxymethylamphetamin (DOM).

Wirkungsmechanismus: Die psychotropen Wirkungen basieren auf einer Verminderung des Serotonin-Turnovers. Im Gegensatz zu den „echten" Halluzinationen unter Amphetamin und Kokain (s. o.) bleibt sich der Patient bewusst, dass die Verzerrungen und Wahrnehmungen unter der Drogenwirkung nicht real sind.

Symptomatik: Die klinischen Zeichen sind durch **sympathomimetische Effekte** (s. S. 731) charakterisiert. Lebensbedrohliche Zustände sind selten, ggf. verursacht durch Unfälle im Zusammenhang mit Halluzinationen, insbesondere bei bestehenden psychischen Störungen (Panikattacken).

Therapie:
- allgemeine Maßnahmen s. S. 755
- bei selbstdestruktivem Verhalten: beständiges, ruhiges Zusprechen in einer ruhigen, von plötzlich auftretenden Außenreizen abgeschirmten Umgebung (**„Talkdown"**).

GABA-verwandte Stoffe

Stoffbeispiele und Symptomatik:
- **γ-Hydroxybuttersäure (GHB)** wird als „Liquid Ecstasy" bezeichnet, obwohl es kein Amphetaminderivat ist. Medizinisch als i. v.-Narkotikum verfügbar wird der Agonist am GABA$_B$-Rezeptor in der Drogenszene als Mittel zur Erzeugung eines distanzierten Wohlbefindens geschluckt. In höheren Dosierungen erzeugt er Schläfrigkeit und Amnesie und wird deshalb als „K.-o.-Mittel" und „Rape Drug" bezeichnet. Bei Intoxikation kommt es zu Übelkeit, Atemnot und Koma.

- **γ-Butyrolacton (GBL)** wird industriell vielseitig eingesetzt, als Lösungsmittel, Zusatzstoff und Ausgangsmaterial für Kunststoffe. Im Körper wird es durch eine Serumlactonase schnell in GHB umgewandelt.
- **1,4-Butandiol (BD)** wird als wichtiges Zwischenprodukt großindustriell hergestellt. Im Körper wird es über zwei Stufen in GHB umgewandelt und kann deshalb ebenfalls als Droge missbraucht werden.

Therapie: Allgemeine Maßnahmen s. S. 755; spezifische Maßnahmen sind nicht verfügbar.

- **γ-Butyrolacton:** wird im Körper in GHB umgewandelt
- **1,4-Butandiol:** wird im Körper in GHB umgewandelt

Therapie: Nur allgemeine Maßnahmen (s. S. 755).

Lösungsmittel und Gase

Stoffbeispiele und Symptomatik: Flüchtige **organische Lösungsmittel** aller Art sowie **Brenn- und Treibgase** (z. B. Butan oder Lachgas [N_2O] aus Sahnebläsern) vermitteln bei Einatmung hoher Konzentrationen einen schnell einsetzenden Rausch mit vielfältigen ZNS-Symptomen. Komplikationen bestehen kardial und für die Leber, v. a. bei halogenierten Kohlenwasserstoffen. Bei Toluol sind Muskelschwäche und Rhabdomyolyse bekannt. Eine akute Lachgaseinnahme hat wenig toxische Wirkungen.

Lösungsmittel und Gase

Stoffbeispiele und Symptomatik: Organische Lösungsmittel sowie **Brenn- und Treibgase** lösen nach Einatmung einen Rausch mit vielfältigen ZNS-Symptomen aus. Komplikationen betreffen das Herz und die Leber. Toluol: Muskelschwäche und Rhabdomyolyse.

▶ **Klinischer Bezug:** **Lachgas** wurde lange Zeit auch als analgetisch wirksames Narkosemittel (z. B. in der Geburtshilfe) eingesetzt. Obwohl N_2O insgesamt verhältnismäßig nebenwirkungsarm ist, kann es durch Diffusion in luftgefüllte Körperhohlräume bei der Narkoseausleitung zu einer sog. **Diffusionshypoxie** der Lunge kommen (→ das aus dem Organismus zurückströmende N_2O verdrängt den O_2 aus den Alveolen). Eine weitere unerwünschte Folge ist die mögliche Ausbildung einer **perniziösen Anämie** aufgrund der Störung des Vitamin-B_{12}- und Folsäure-Metabolismus. Mittlerweile ist der medizinische Gebrauch deshalb eher rückläufig.

▶ **Klinischer Bezug:**

Therapie: Spezifische Behandlung durch Beatmung mit **Sauerstoff**, der das Gas wieder aus den Alveolen und Hohlräumen verdrängt.

Therapie: Sauerstoffbeatmung

Alkylnitrite

Stoffbeispiele: Amylnitrit, Butylnitrit und Isobutylnitrit fallen unter die Gruppenbezeichnung „Poppers" und werden auf dem Schwarzmarkt als „Luftverbesserer" angepriesen.

Symptomatik: Die erwünschte Symptomatik umfasst eine Vasodilatation mit Steigerung der sexuellen Aktivität. Nebenwirkungen sind orthostatische Hypotonie, Tachykardie, Kopfschmerzen und Übelkeit. Bei Überdosierung: Hypotonie bis hin zum Koma, Methämoglobinämie und hämolytische Anämie.

Therapie: Behandlung der Methämoglobinämie: bei > 30 % MetHb **Methylenblau**, Toloniumchlorid (s. S. 764).

Alkylnitrite

Stoffbeispiele: Amylnitrit, Butylnitrit, Isobutylnitrit

Symptomatik: Vasodilatation → sexuelle Aktivität ↑. Nebenwirkungen: Hypotonie, Tachykardie, Kopfschmerzen, Übelkeit. Intoxikation: Koma, Methämoglobinämie, hämolytische Anämie

Therapie: Methämoglobinämie: **Methylenblau**, Toloniumchlorid

4.3 Produkte und Stoffe in Haushalt und Gewerbe

4.3.1 Grundlagen

▶ **Merke.** Unbeabsichtigte Belastungen durch **Reinigungs- und Waschmittel** sind im Haushalt **häufig**, verlaufen aber – auch bei Kindern – meist **symptomlos oder leicht**.

4.3 Produkte und Stoffe in Haushalt und Gewerbe

4.3.1 Grundlagen

▶ **Merke.**

Verantwortlich für mittelschwere und schwere Vergiftungen sind wegen ihrer Ätzwirkung oft **Säuren** (in Entkalkungsmitteln), **Laugen** (in Backofenreinigern) und **Oxidanzien** (in Bleichmitteln), daneben auch **Kohlenwasserstoffe** (in Brenn- und Leuchtstoffen). Dies trifft auch im Hobbybereich und am Arbeitsplatz zu, wo **Reinigungsmittel** meist hoch konzentriert und **Lösungsmittel** in reiner Form verwendet werden. Als Ausgangs- oder Zwischenprodukte **industriell verwendete Chemikalien** erscheinen sie in den Statistiken der Toxikologischen Zentren seltener (außer bei Suizidversuchen). Teilweise ist dies darauf zurückzuführen, dass unbeabsichtig-

Schwere Fälle treten bei **Säuren, Laugen, Oxidanzien** und **Kohlenwasserstoffen** auf. Meist passiert dies durch konzentrierte **Reinigungs-** oder **Lösungsmittel**, deutlich seltener durch **industriell verwendete Chemikalien**.

4.3.2 Produkte

Wasch- und Reinigungsmittel

Die Grundlage von Wasch- und Geschirrspülmitteln sind **Tenside (Detergenzien)**, verwendet werden **anionische** Tenside (z. B. Alkylbenzolsulfonate) und **nicht ionische** Tenside (z. B. Zuckertenside). Die Systemtoxizität nach dem Verschlucken ist gering, der Verlauf in den meisten Fällen symptomlos. Die Wahrscheinlichkeit von Erbrechen mit der Gefahr einer Aspiration kann durch Gabe von „Entschäumer" (z. B. Simeticon) reduziert werden (s. S. 738).

Mittel für Geschirrspülmaschinen enthielten früher Laugen mit hoher Ätzwirkung. Dank Verwendung schwächerer Basen sind Ösophagusverätzungen seltener geworden (Näheres zu Laugenverätzungen s. S. 763).

Zur Entfernung unerwünschter Färbungen aus Textilien mithilfe von **Bleichmitteln** werden die Farbstoffe durch Oxidation oder Reduktion zerstört. Die wichtigsten Oxidationsmittel sind Wasserstoffperoxid und Hypochloritsalze (z. B. KClO im „Eau de Javel"). Toxizität ergibt sich am Ort des ersten Kontaktes in Form einer Entzündungsreaktion, die Behandlung erfolgt **symptomatisch**.

Für **Entkalkungsmittel** sind Ameisensäure und Zitronensäure die am häufigsten verwendeten Stoffe. Mit Ameisensäure entstehen bei Konzentrationen ab 10 % Verätzungen, ab 30 % schweren Grades, eine lebenslang bestehende Ösophagusverengung kann beim Verschlucken die Folge sein. Wegen der Flüchtigkeit können bei oraler Aufnahme auch die Atemwege betroffen sein. Außer Nekrosen sind systemische Effekte wie Azidose, Hämolyse und Schock möglich. Die Behandlung erfolgt auch hier **symptomatisch** (Analgesie, Kortikoide gegen eine Stenose der Atemwege).

Lampenöl und Grillanzünder

Die Kohlenwasserstoffe in **Lampenölen** (syn. Leuchtöle: Erdöldestillate mit einem Siedepunkt zwischen 130 – 280 °C) und flüssigen Grillanzündern **(Paraffine)** bergen die Gefahr der akzidentellen Einnahme durch Kinder, z. B. auch durch Saugen am Docht einer Petroleumlampe. Enteral resorbierter Stoff ist aus toxikologischer Sicht vergleichsweise harmlos, die wichtigste Toxizitätsform ist Lungenschädigung nach Aspiration. Beim Verschlucken verbreitet sich ein feiner Film sehr schnell auch über die Schleimhaut der Atemwege. Eine diffuse alveoläre Schädigung mit Perfusionsstörungen kann zu Hypoxie führen (→ „Acute Respiratory Distress Syndrome", ARDS). Aus der direkten Schädigung der Kapillaren können eine chemische Pneumonie (Pneumonitis), ein Lungenödem mit Infiltraten sowie eine periphere Atemwegsobstruktion mit Überblähung resultieren. Zur Therapie genügt im Allgemeinen **Sauerstoff** (Antibiose und Steroide nur bei Komplikationen).

4.3.3 Stoffgruppen

Aliphatische Kohlenwasserstoffe

Diese Stoffgruppe umfasst (mit steigender Molmasse) **Petrolether** (niedrig siedende Benzinfraktion → C 5 – C 6), **Benzin**, **Kerosin** und **Paraffin**.

Bei **Inhalation** der flüchtigen Vertreter steht die **narkotische Wirkung** im Vordergrund der toxischen Effekte, dies wird auch zu Rauschzwecken missbraucht. Bei **oraler Aufnahme** von niedrig viskösen Vertretern ist die **Aspirationsgefahr** dominierend. Im Haushalt finden sich die flüchtigen Stoffe vorwiegend in **Fleckentfernern**, die Paraffine als flüssige **Grillanzünder**.

Die gefährlichste Komponente der Benzinfraktion ist **n-Hexan**. Durch Hydroxylierungen und anschließende Oxidationen zum Diketon entsteht 2,5-Hexandion, welches über eine Pyrrolbildung mit Aminogruppen Proteine vernetzt. Besonders empfindlich sind Axone von Neuronen, was die bei chronischer Belastung beobachteten **Neuropathien** (s. S. 794) erklärt. Erste Taubheitsgefühle in Fingern und Zehen können noch reversibel sein, sich entwickelnde Muskelschwäche bei chronischer Exposition gilt als Zeichen einer irreversiblen Degeneration. Reines n-Hexan sollte als Lösungs- oder Extraktionsmittel vermieden werden.

Die Therapie beschränkt sich – wie auch bei den folgenden beiden Stoffgruppen – auf **symptomatische Maßnahmen**.

Die Therapie ist **symptomatisch**.

Aromatische Kohlenwasserstoffe

Bei den monozyklischen Aromaten kommt dem **Benzol** besondere Bedeutung zu, da es bei chronisch hoher Belastung **Leukämien** induzieren kann. Benzol ist mit niedrigem Prozentanteil um Benzinkraftstoff enthalten, sodass v. a. im Bereich von Tankstellen und Garagen mit Benzolexposition gerechnet werden muss.

Die Alkylbenzole **Toluol** (Methylbenzol) und **Xylole** (Dimethylbenzole) sind sinnvolle Ersatzstoffe für Benzol, da die oxidative Biotransformation hier überwiegend an der Methylgruppe erfolgt. Dies führt nicht zur Bildung gentoxischer Metaboliten.

Aromatische Kohlenwasserstoffe

Benzol kann bei chronischer Belastung **Leukämien** hervorrufen. Es findet sich im Benzinkraftstoff.

Die Alkylbenzole **Toluol** und **Xylole** sind sinnvolle Ersatzstoffe für Benzol. Therapie: symptomatisch.

Chlorierte Kohlenwasserstoffe

Vertreter dieser Gruppe mit einem Kohlenstoffatom sind **Dichlormethan** (syn. Methylenchlorid), **Chloroform** und **Tetrachlorkohlenstoff**. Vertreter mit einer C=C Doppelbindung sind **Vinylchlorid**, **Trichloräthylen** und **Tetrachloräthylen** (syn. Perchloräthylen oder „Per"). Die Einführung von Chlor vermittelt einerseits besseres Fettlösungsvermögen und geringere Brennbarkeit, andererseits ist die höhere narkotische Wirkstärke und die Bildung reaktiver Metaboliten mit Zytotoxizität und Gentoxizität in Leber und Niere zu beachten. Chronisch niedrige Exposition kann unspezifische zentralnervöse Symptome wie Schlaflosigkeit auslösen. Wegen der niedrigen Molmasse und hohen Fettlöslichkeit werden diese Stoffe auch gut über die Haut aufgenommen.

Chlorierte Kohlenwasserstoffe

Vertreter sind **Dichlormethan**, **Chloroform** und **Tetrachlorkohlenstoff** sowie **Vinylchlorid**, **Trichloräthylen** und **Tetrachloräthylen**. Chlor schädigt Leber und Niere und kann unspezifische Symptome wie Schlaflosigkeit verursachen. Eine Aufnahme ist auch über die Haut möglich. Therapie: symptomatisch.

Alkohole

Sowohl die **narkotische** als auch die **keimtötende Wirkung** von kurzkettigen Alkoholen steigt mit der Kettenlänge. Deshalb hat Isopropanol im Vergleich zu Äthanol oder Methanol eine stärker desinfizierende Wirkung. Im Haushalt finden sich Alkohole z. B. in **Fußboden- und Teppichreinigern**; Glykole (1,2-Diole) sind als Äthylenglykol Hauptbestandteil von **Frostschutzmitteln**. Die narkotische Wirkung wird von den Alkoholen vermittelt, für andere Arten der Toxizität sind Metaboliten verantwortlich (Ameisensäure bei Methanol, Oxalsäure bei Äthylenglykol, s. u.).

Alkohole

Die **narkotische** sowie die **keimtötende Wirkung** steigt mit der Kettenlänge. Alkohole finden sich z. B. in **Fußboden- und Teppichreinigern** oder **Frostschutzmitteln**. Die toxische Wirkung geht auf Metaboliten zurück.

▶ **Merke.** Bei schwersten Verläufen ist die **Hämodialyse** eine generelle Therapieoption von Alkoholintoxikationen.

▶ **Merke.**

Methanol

Methanol (Methylalkohol) wird in großen Mengen produziert und als Zusatz zu Lösungsmitteln auch in **Reinigungsmitteln** im Haushalt verwendet. Rein oder als Zusatz wird es als **Kraftstoff** für Motoren eingesetzt (auch für Modellflugzeuge). Darüber hinaus entsteht es als Nebenprodukt von Äthanol bei der **Gärung** oder wird zur Vortäuschung eines hohen Äthanolgehaltes von alkoholischen Getränken missbraucht (**„Panschen"**).

Symptomatik: Für toxische Wirkungen sind die Metaboliten **Formaldehyd** (s. S. 737) und **Ameisensäure** verantwortlich (s. Abb. D-4.4a). Übelkeit, Kopfschmerzen und Schwindel sind erste Symptome. Die durch die Ameisensäure induzierte **metabolische Azidose** kann unbehandelt bei Methanoldosen im Bereich von 50 ml zum Tode führen. Ameisensäure ist auch verantwortlich für die **Schädigung am Auge**: Nach initialen Sehstörungen und Ödemen an der Netzhaut kann die irreversible Degeneration des Sehnervs zur **Erblindung** führen.

Therapie: Die Therapie bei Vergiftungen basiert auf der Hemmung der metabolischen Bildung von Ameisensäure durch Hemmung der Alkoholdehydrogenase (i. v. Gabe von **Fomepizol** [Off-Label-Use, in Deutschland offiziell nur zur Behandlung einer Äthylenglykolvergiftung zugelassen, s. u.] oder **Äthanol** [angestrebte BAK:

Methanol

Methanol ist z. B. in **Reinigungsmitteln** oder im **Kraftstoff** für Motoren enthalten bzw. entsteht als Nebenprodukt von Äthanol bei der **Gärung**. Es wird zum **„Panschen"** von alkoholischen Getränken missbraucht.

Symptomatik: Toxisch sind die Metabolite **Formaldehyd** (s. S. 737) und **Ameisensäure**. Symptome: Übelkeit, Kopfschmerzen, Schwindel, **metabolische Azidose** (unbehandelt lebensbedrohlich), **Schädigung am Auge** bis zur **Erblindung**.

Therapie: Hemmung der Alkoholdehydrogenase durch **Fomepizol** (Off-Label-Use) oder **Äthanol** (Abb. D-4.4a). Bei Azidose **Natriumhydrogencarbonat**, bei Methanolblutspiegel > 500 mg/l **Hämodialyse**.

Äthanol

Äthanol wird als Lösungsvermittler z. B. als **Träger für Geruchsstoffe** und **Reinigungsmittel** oder als **rußfreier Brennstoff** verwendet. Näheres s. S. 755 und S. 778 sowie Abb. **D-4.4b**.

Äthanol

Dank der vollen Mischbarkeit mit Wasser und niedrigeren Toxizität als Methanol wird Äthanol als Lösungsvermittler vielseitig verwendet, so als **Träger für Geruchsstoffe** (Parfüm, Deodorant, Duftspray), als **Reinigungsmittel** oder auch als **rußfreier Brennstoff** in Rechaudbrennern und Campingkochern. Näheres bezüglich kritischer Dosierungen, Symptomatik und therapeutischen Maßnahmen s. S. 755, bezüglich des Vorkommens von Äthanol als Fermentationsprodukt s. S. 778. Die Verstoffwechslung zeigt Abb. **D-4.4b**.

Glykole

Äthylenglykol ist gebräuchlich als **Frostschutzmittel** und **Lösungsvermittler**.

Glykole

Der zweiwertige Alkohol Äthylenglykol ist als **Frostschutzmittel** (bis 100 %) und **Lösungsvermittler** weit verbreitet. Missbrauch im Zusammenhang mit Wein – eine ölige Benetzung am Glas vermittelt den Eindruck eines hohen Alkoholgehaltes – hat schon schwere Vergiftungen verursacht.

Symptomatik: Der Metabolit **Oxalsäure** schädigt die Nierentubuli → **Tod im urämischen Koma**.

Symptomatik: Für die Niereninsuffizienz verantwortlich ist der Metabolit Oxalsäure, dessen toxische Wirkung auf die Nierentubuli verzögert eintritt (1–3 Tage; Funktionseinschränkung bis hin zum Nierenversagen). Dosierungen im Bereich von 100-200 ml können zum **Tode im urämischen Koma** führen.

Therapie: Mageninhalt absaugen, Antidote **Fomepizol** oder **Äthanol** (Abb. **D-4.4c**), ggf. **Hämodialyse** bzw. Thiamin und Pyridoxin.

Therapie: Folgende Therapiemaßnahmen kommen zur Anwendung: Magenflüssigkeit absaugen (in der ersten Stunde), Antidote **Fomepizol** oder **Äthanol** (s. Methanol bzw. Abb. **D-4.4c**), Hämodialyse bzw. Thiamin und Pyridoxin gegen die Ketoazidose. Grundlegend wird eine symptomatische Behandlung durchgeführt, die Durchführung einer **Hämodialyse** ist möglich.

D-4.4 Metabolisierung von Alkoholen

a) CH_3-OH (Methanol) →[ADH, gehemmt durch Fomepizol/Äthanol]→ $H-C(=O)-H$ (Formaldehyd) →[AldDH]→ $H-C(=O)-OH$ (Ameisensäure) → Urin
Methanol → Urin, Atemluft

b) CH_3-CH_2-OH (Äthanol) →[ADH]→ $CH_3-C(=O)-H$ (Acetaldehyd) →[AldDH]→ $CH_3-C(=O)-OH$ (Essigsäure) → Grundstoffwechsel
Äthanol → Urin, Atemluft

c) $OH-CH_2-CH_2-OH$ (Äthylenglykol) →[ADH, gehemmt durch Fomepizol/Äthanol]→ $HO-CH_2-C(=O)-H$ (Glykolaldehyd) →[AldDH]→ $OH-CH_2-C(=O)-OH$ (Glykolsäure) →[ADH, gehemmt durch Fomepizol/Äthanol]→ Glyoxylsäure →[AldDH]→ $HO-C(=O)-C(=O)-OH$ (Oxalsäure) → Urin
Äthylenglykol → Urin

Die für die toxische Wirkung wichtigsten Substanzen sind blau hinterlegt, die gelb hinterlegten Aldehyde weisen auf weitere Formen der Toxizität hin (→ bedingt durch ihre chemische Reaktivität). Therapeutisch kommen die Hemmung der verschiedenen Angriffspunkte der ADH durch Fomepizol (4-Methylpyrazol) oder deren „Beschäftigung" durch Äthanol zum Einsatz. Hierdurch werden die ersten Oxidationsschritte von Methanol und Äthylenglykol verzögert und andere Wege der Elimination (Ausscheidung in unveränderter Form im Urin oder Abatmung von Methanol) vermehrt genutzt (grün hinterlegt).
ADH: Alkoholdehydrogenase; AldDH: Aldehyddehydrogenase.

D 4.6 Pflanzliche Gift- und Inhaltsstoffe

D-4.5 Giftige Pflanzen, bei denen Verwechslungsgefahr zum Bärlauch besteht.

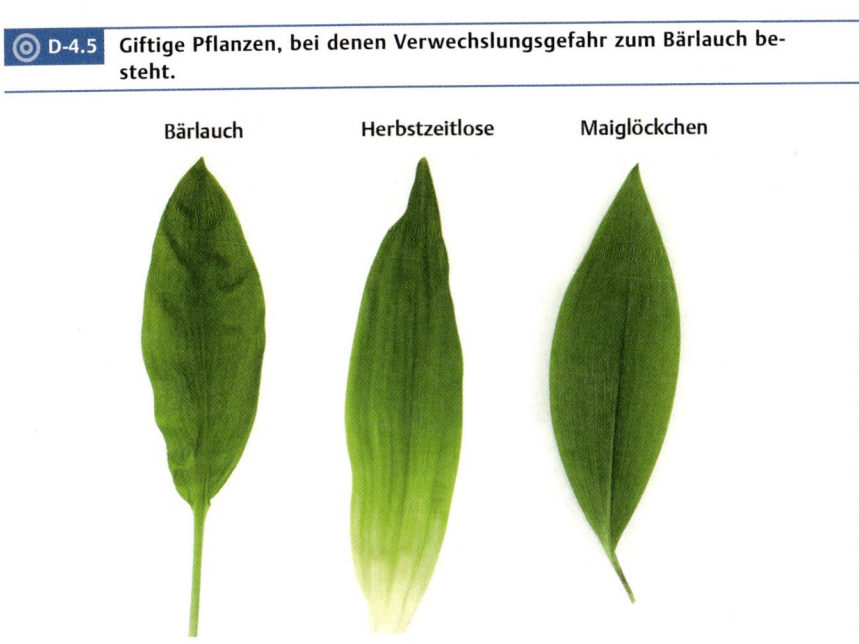

(© emer – Fotolia.com)

Für weitere Informationen siehe: http://www.toxi.ch → Wissenswertes → Gefahren durch Pflanzen → Pflanzenlisten.

▶ **Merke.** Der **Weihnachtsstern** (Euphorbia pulcherrima) gehört zur Gattung der Wolfsmilchgewächse, die häufig Giftstoffe enthalten. Die neuen kultivierten Sorten enthalten aber **keine** relevanten Konzentrationen mehr.

4.6.2 Koffein, Theobromin, Theophyllin in Getränken

Die in vielen Pflanzen vorkommenden Purin-Alkaloide **Koffein** (1,3,7-Trimethylxanthin), **Theobromin** (3,7-Dimethylxanthin) und **Theophyllin** (1,3-Dimethylxanthin) wirken in vielfältiger Weise, u. a. über eine Inhibition von Adenosinrezeptoren (Koffein und Theobromin) oder Hemmung von Phosphodiesterasen (Theophyllin) auf ZNS, Herz, und Gefäße. Dies wird teils therapeutisch (Theophyllin: Bronchodilatation, s. S. 531 bzw. S. 754), teils im Rahmen des Konsums von Genussmitteln (Kaffee und Tee, zentrale Erregung) genutzt.

In einer Tasse Kaffee oder Schwarztee (fermentiert) können die Mengen an **Koffein** etwa gleich hoch sein (um 50 mg, mit großen Unterschieden je nach Sorte und Stärke des Getränks). Schwere Vergiftungen kommen in der Praxis nicht vor. **Theobromin** ist in der Schokolade (Kakao) der Hauptvertreter, hat aber von den drei Stoffen die geringste pharmakologische Wirkstärke. **Theophyllin** ist in den Getränken nicht in pharmakologisch wirksamer Konzentration vorhanden.

4.7 Giftpilze, Pilzgifte

> ▶ **Merke.** Von den Tausenden von Pilzarten sind nur **wenige** essbar. Die meisten sind **ungenießbar** oder sogar **giftig**.

Schwere Pilzvergiftungen kommen saisonal gehäuft vor (Juli bis Oktober) und sind vergleichsweise selten (ca. 2 % der Rückmeldungen an Giftinformationszentren, vgl. Tab. **D-3.2**, S. 726). Sie beruhen oft auf **Verwechslung mit essbaren Pilzen**, z. B. von Steinpilzen (Boletus edulis, Abb. **D-4.6a**) mit giftigen oder ungenießbaren Röhrlingen (Satansröhrling, Boletus satanas, Abb. **D-4.6b**) oder von Champignons (Agaricus campestris) mit dem Grünen Knollenblätterpilz (Amanita phalloides). Vergiftungen durch **beabsichtigte Einnahme** von Pilzen mit **psychoaktiven Inhaltsstoffen** (Gruppe 3, s. u.) kommen während des ganzen Jahres vor.

(z. B. Paraquat), **Chloracetanilide** (z. B. Metolachlor, Alachlor), **Triazin-Derivate** (z. B. Atrazin) und **Harnstoffderivate** (z. B. Diuron).

Die Belastung von Menschen durch Herbizide betrifft v. a. in der Landwirtschaft tätige Menschen. Mit der Ausnahme von Paraquat haben Herbizide im Allgemeinen eine geringe akute Toxizität beim Menschen. Rückstände in Nahrungsmitteln liegen selten über den mit hohen Sicherheitsfaktoren festgelegten Grenzwerten.

Die hohe Toxizität von **Paraquat** (20–40 mg/kg KG können tödlich sein) beruht auf oxidativem Stress durch katalytische Bildung von freien Radikalen.

Symptomatik: Nach der Einnahme verstreicht bis zum Auftreten von gastrointestinalen Symptomen eine mehrstündige Latenzzeit. Später kommt es zu einer Schädigung von Niere und Leber, einem therapieresistenten Lungenödem mit progressiver Fibrose, was nach Tagen bis Wochen durch Ersticken tödlich endet.

Therapie: Es kann keine spezifische Therapie empfohlen werden.

Abgesehen vom hoch toxischen Paraquat haben Herbizide eine geringe akute Toxizität beim Menschen.

Symptomatik: Nach Stunden: Gastrointestinale Symptome. Nach Tagen bis Wochen: Schädigung von Niere und Leber, Lungenödem mit progressiver Fibrose, Erstickungstod.

Therapie: symptomatisch

4.5.3 Fungizide

Die Anwendung von pilzvernichtend wirksamen Stoffen im Pflanzenschutz hat mit **Schwefelkalkbrühe** und **Kupfersulfat** eine 200-jährige Geschichte – beides wird heute noch angewandt. **Quecksilberorganische Verbindungen** kamen 1915 dazu, sind heute aber wegen hoher Toxizität verboten. Auch **Hexachlorbenzol** wurde wegen der Akkumulation in der Nahrungskette und tumorpromovierender Wirkung mittlerweile verboten, aufgrund seiner Persistenz in der Umwelt ist es allerdings in der Bevölkerung noch immer im Blut nachweisbar.

Die heute eingesetzten Fungizide aus den Klassen der **Azole** (z. B. Flusilazol), **Dithiocarbamate** (z. B. Mancozeb, Ziram), **Strobulurine** (z. B. Azoxystrubin), **Benzimidazole** (z. B. Carbendazim) stellen – nicht zuletzt dank ihrer auf Pilze hin ausgerichteten Wirkung und umfassenden toxikologischen Prüfung – für den Menschen keine große Gefährdung dar. Bezüglich Reizung von Haut und Augen sowie sensibilisierendem Potenzial sind einige Vertreter allerdings aktiver als Insektizide und Herbizide. Dies bedingt beim Anwender geeignete Schutzmaßnahmen (entsprechend Sicherheitsdatenblätter).

Schwefelkalkbrühe und **Kupfersulfat** werden seit 200 Jahren angewendet. **Quecksilberorganische Verbindungen** sowie **Hexachlorbenzol** sind heute verboten.

Heute gebräuchliche Fungizide wie **Azole**, **Dithiocarbamate**, **Strobulurine**, **Benzimidazole** sind für den Menschen keine große Gefahr. Einige Vertreter sind allerdings aggressiv bezüglich Reizung von Haut und Augen oder haben ein sensibilisierendes Potenzial.

4.5.4 Rodentizide

Stoffe, die zur Tötung von Nagetieren im Bereich von Landwirtschaft, Kanalisation und Haushalt eingesetzt werden, sind problematisch, da sie alle auch für Haustiere und Menschen toxisch sind. Sowohl Unfälle als auch missbräuchlicher Einsatz (Hunde) und Suizid kommen deshalb vor.

Stoffe zur Tötung von Nagetieren sind auch für Haustiere und Menschen toxisch.

Zinkphosphid

Wirkungsmechanismus: Zn_3P_2 bildet nicht nur mit Wasser, sondern bereits mit der Luftfeuchtigkeit das flüchtige hochtoxische Phosphin (H_3P). Dieses ist die Wirkform für die Anwendung in Erdgängen, z. B. gegen Maulwürfe. Mechanistisch ist die Bildung von reaktiven Sauerstoffspezies für die Toxizität maßgeblich (oxidativer Stress).

Symptomatik: Beim Einatmen zeigt sich allgemeine Übelkeit mit sowohl gastrointestinalen als auch pulmonalen Symptomen (Atemnot). Bei oraler Aufnahme steht Toxizität am Magen-Darm-Trakt initial im Vordergrund. Nach einem symptomarmen Intervall kann Lebertoxizität und Herz-Kreislauf-Versagen zum Tode führen.

Therapie: Sicherung der **Vitalfunktionen**.

Zinkphosphid

Wirkungsmechanismus: Zn_3P_2 bildet mit Wasser (und auch mit Luftfeuchtigkeit) das flüchtige hochtoxische Phosphin (H_3P).

Symptomatik: Bei Inhalation: Übelkeit und Atemnot. Bei Verschlucken: Toxizität am Magen-Darm-Trakt. Spätfolgen: Lebertoxizität, Herz-Kreislauf-Versagen, Tod.

Therapie: Sicherung der **Vitalfunktionen**.

Cumarinderivate

Wirkungsmechanismus: Cumarinderivate hemmen die Bildung von Vitamin-K-abhängigen Gerinnungsfaktoren (s. S. 460).

Symptomatik: Da diese Hemmung für eine toxische Wirkung (Blutungsgefahr) länger andauern muss, ist die Toxizität einer einmaligen Gabe eines zur **antithrombotischen Therapie** zugelassenen Antikoagulanz gering. Als **Rodentizide** werden jedoch vermehrt lang wirksame Antikoagulanzien eingesetzt (z. B. das 4-Hydroxycumarin

Cumarinderivate

Wirkungsmechanismus: Hemmung von Vitamin-K-abhängigen Gerinnungsfaktoren.

Symptomatik: Die kurzwirksamen Substanzen zur **antithrombotischen Therapie** haben nur eine geringe Toxizität. Als **Rodentizide** werden lang wirksame Antikoagulanzien eingesetzt. Für **Suizidversuche** sind mehrere

Packungen Rattengift notwendig. Eine versehentliche Einnahme weniger Körner bleibt auch bei **Kindern** symptomlos.

Therapie: Gerinnungsfaktoren, Phytomenadion

Fluoracetat

Wirkungsmechanismus: 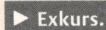 Fluoressigsäure wird zu Fluorzitrat metabolisiert und hemmt damit den Zitronensäurezyklus mit Störung der Zellatmung und Zusammenbruch der Energieversorgung.

Symptomatik: Rhythmusstörungen, Blutdruck↓, Krampfanfälle, Koma

Therapie: Sicherung der **Vitalfunktionen**.

▶ Exkurs.

4.6 Pflanzliche Gift- und Inhaltsstoffe

Akzidentell sind schwere Verläufe selten, außer bei gezielter **suizidaler Absicht** (z. B. Eibe) oder bei **Verwechslung mit einem Wildgemüse** (s. S. 752 und Abb. **D-4.5**).

Mittelschwere Verläufe finden sich vorwiegend bei **Nachtschattengewächsen** wie **Tollkirsche, Stechapfel, Tabak** oder **Alraune**. Aus anderen Pflanzenfamilien wurden Vergiftungen durch **Oleander**, **Blauer Eisenhut** und **Wunderbaum** registriert.

Das Verschlucken von Pflanzenteilen durch **Kinder** verläuft meist symptomlos, limitierend ist hier häufig der bittere Geschmack und das lokale Brennen. Trotzdem sollte in der Umgebung von Kindern auf **stark giftige Pflanzen** verzichtet werden.

Gefährlich ist giftiges **Saatgut**, da es leicht von Kleinkindern verschluckt werden kann.

Brodifacoum oder das Indandionderivat Chlorphacinon). Deren Wirkung auf die Synthese der Gerinnungsfaktoren kann auch beim Menschen wochenlang anhalten. Der Gehalt solcher Wirkstoffe in den Ködern ist allerdings sehr niedrig, sodass die Auslösung einer schweren Koagulopathie nur im Zusammenhang mit einem **Suizidversuch** mit mehreren Packungen Rattengift beobachtet wird. Versehentliche Einnahme weniger Körner bleibt auch bei **Kindern** symptomlos, ggf. wird eine geringe Erhöhung der INR verursacht.

Therapie: Als spezifische Behandlungsmaßnahmen kommen bei schweren Fällen die Substitution von **Gerinnungsfaktoren** sowie die Gabe von **Phytomenadion** (Vitamin K) zum Einsatz.

Fluoracetat

Wirkungsmechanismus: Das Anion der Fluoressigsäure wird anstelle von Essigsäure (Acetat) im Zitronensäurezyklus zu Fluorzitrat metabolisiert (s. S. 713). Dieses bindet zwar an das Enzym des nächsten Schrittes, kann aber nicht weiterverarbeitet werden. Die damit verbundene indirekte Hemmung des Zitronensäurezyklus verhindert letztlich die Zellatmung und führt zum Zusammenbruch der Energieversorgung.

Symptomatik: Die Symptomatik mit Herzrhythmusstörungen, Blutdruckabfall, Krampfanfällen und letztlich Koma ist deshalb mit der von Zyanid grundsätzlich vergleichbar (s. S. 763), allerdings langsamer im Ablauf.

Therapie: Sicherung der **Vitalfunktionen**, spezifische Therapiemaßnahmen gibt es nicht.

▶ **Exkurs. Pentachlorphenol**
Pentachlorphenol (PCP) wurde als Entkoppler der oxidativen Phosphorylierung als Insektizid, Herbizid, Fungizid, Desinfektionsmittel und Holzschutzmittel im Innenbereich eingesetzt. Der Stoff ist wegen seiner Persistenz in der Umwelt und Toxizität seit 1989 in Deutschland verboten, doch ist die Bevölkerung über Altlasten und Import belasteter Lebensmittel noch immer belastet.

4.6 Pflanzliche Gift- und Inhaltsstoffe

In toxikologischen Informationszentren sind über hundert Pflanzenarten als toxisch registriert, ein schwerer Verlauf ist allerdings sehr selten. Ausnahmen bilden die Einnahme in **suizidaler Absicht** (z. B. Auszug von Nadeln der Eibe [Taxus baccata → Taxan-Diterpene]) oder **Verwechslung mit einem Wildgemüse** (z. B. von Bärlauch [Allium ursinum] mit der toxischen Herbstzeitlosen [Colchicum autumnale → Colchicin als Mitosehemmstoff] oder Maiglöckchen [Cardenolide → herzwirksame Glykoside ähnlich Digitalis, s. S. 752], Abb. **D-4.5**).

Gemäß Statistik ergab sich mittelschwerer Verlauf bei Erwachsenen vorwiegend mit Arten der Familie der **Nachtschattengewächse** (Solanaceae). Deren Toxizität beruht auf Alkaloiden, wie z. B. der Gattungen Atropa (**Tollkirschen**; Atropin als mACh-R-Antagonist), Datura (syn. Brugmansia; z. B. **Stechapfel**), Nicotiana (**Tabak**: Nikotin) oder Mandragora (**Alraune**; Zauberpflanze). Bei Vergiftungen sind oft Überdosierungen durch die psychotropen Pflanzeninhaltsstoffe aus eigenem Anbau verantwortlich. Aus anderen Pflanzenfamilien wurden Vergiftungen durch **Oleander** (Nerium oleander), **Blauer Eisenhut** (Aconitum napellus) und **Wunderbaum** (Ricinus communis) registriert.

Bei Einnahme von Pflanzenteilen durch **Kinder** ist der Verlauf in den meisten Fällen symptomlos oder leicht, nicht zuletzt wegen des häufig bitteren Geschmacks und lokalen Brennens. Im Sinne einer Vorsichtsmaßnahme sollte trotzdem v. a. im Innenraumbereich, ggf. auch in Gärten und auf Kinderspielplätzen auf bestimmte, **stark giftige Pflanzen** verzichtet werden (z. B. Engelstrompete, Oleander, Tollkirsche, Herbstzeitlose, Fingerhut, Goldregen oder Eibe).

Spezielle Vorsicht ist geboten, wenn **Saatgut** besonders hohe Giftgehalte aufweist, da kleine Pflanzensamen von Kleinkindern leicht verschluckt werden können (z. B. Kirschlorbeer [Prunus laurocerasus; zyanogene Stoffe]).

D-4.1 Einteilung der Pilzvergiftungen anhand der charakteristischen Hauptsymptome

Gruppe	Charakteristika der Vergiftung	Wirkstoffe	Beispiele	Symptomatik	Therapieoptionen
1	Magen-Darm-Symptome (am häufigsten)	Phenole und Terpene (kochstabil)	Riesenrötling (Entoloma sinuatum), Grünblättriger Schwefelkopf (Hypholoma fasciculare), Rotstieliger Ledertäubling (Russula olivacea).	Magen-Darm-Reizung mit Durchfall und Erbrechen	symptomatisch
2	vegetative Symptome	Muscarin	alle Inocybe spp. (Risspilze), einige Clitocybe spp. (Trichterlinge)	cholinerges Syndrom (s. S. 729) kurz nach Einnahme (teilweise bereits nach 15 min) mit Schweißausbruch, Tränenfluss, Bronchorrhö, Bradykardie und Miosis	Atropin, ggf. Elektrolytersatz
3	neuropsychiatrische Symptome	Psilocybin und Psilocin	Kahlköpfe (Psilocybe), Risspilze (Inocybe) und Düngerlinge (Panaeolus), Stropharia spp. und Conocybe spp.	▪ ZNS-Symptomatik mit psychotropen (→ Halluzinationen) und vegetativen Zeichen ▪ Verletzungsgefahr durch Selbst- und Fremdgefährdung	s. Behandlung von Drogenpatienten (S. 755)
		Ibotensäure	Fliegenpilz (Amanita muscaria) und Pantherpilz (Amanita patherina)		
4	Toxizität für Leber und/oder Niere (am gefährlichsten, Latenzzeit!)	A Amatoxine	Amanita spp. (insbesondere der Grüne Knollenblätterpilz: A. phalloides), Galerina spp. (Häublinge) und Lepiota spp. (Giftschirmlinge)	▪ nach Latenzzeit von > 5 h: Magen-Darm-Symptomatik, Blutdruckabfall durch Salz- und Wasserverlust ▪ nachfolgend trügerisch scheinbare Erholung (→ Schädigung von Leber und Niere durch Hemmung der RNA-Polymerase II setzt erst nach 1-2 Tagen ein) ▪ ohne Behandlung tödlicher Verlauf mit Ikterus, Anurie und Gerinnungsstörung möglich	bei geringstem V. a. Grünen Knollenblätterpilz: ▪ aggressive Dekontamination (auch nach Stunden noch Aktivkohle und Magenspülung) ▪ Antidotgabe (Silibinin und N-Acetylcystein) ▪ Resultat einer Urinanalyse auf Amatoxin darf nicht abgewartet werden ▪ bei schwerem Verlauf kann Nierenersatzbehandlung (Dialyse) und ggf. Lebertransplantation notwendig werden
		B Orellanin	Cortinarius orellanus (Orangefuchsiger Raukopf) und weitere Cortinaria spp.	unter Auslösung von oxidativem Stress nach Latenzzeit von mehreren Tagen Nierenversagen möglich	Hämoperfusion
		C Gyromitrin	Frühjahrslorchel (Gyromitra esculenta; „falsche Morchel", Vorkommen März bis Mai)	nach Latenzzeit von 6–24 h Gastroenteritis, danach auch Leber und Nierenschäden (weniger toxisch als Amatoxine)	bei schweren Symptomen: Pyridoxin und Folsäure

4.8 (Gift-)Tiere

Vergiftungen durch Stiche von **Bienen** und **Wespen** werden in Giftinformationszentren nicht umfassend registriert. Bei schweren Fällen handelt es sich in der Regel um eine **allergische Reaktion** sensibilisierter Menschen. Diese sind meist mit der Gefahr vertraut und entsprechend mit Notfallmedikation (Glukokortikoid, Antihistaminikum und Adrenalin-Autoinjektor) ausgerüstet.

Im Folgenden werden nur die wichtigsten Gefahren in **Europa** besprochen:
- Auf dem europäischen Festland sind Bisse von einheimischen **Vipern** (Aspisviper und Kreuzotter) die häufigsten Ereignisse. **Skorpionstiche** südlich der Alpen sind schmerzhaft, bedürfen aber keiner intensivmedizinischen Behandlung.

4.8 (Gift-)Tiere

Schwere Fälle sind meist **allergische Reaktionen** durch **Bienen-** und **Wespenstiche**.

Weitere Gefahren in Europa sind **Vipernbisse** und **Skorpionstiche** sowie Kontakte mit **Quallen** und **Stachelhäutern (Seeigel)**. Von den Quallen ist meist nur die Portugiesische Galeere wirklich gefährlich.

- In den angrenzenden Meeren sind Kontakte mit **Quallen** und Stiche von **Stachelhäutern (Seeigel)** am häufigsten. Mit Ausnahme allergischer Reaktionen und seltenen Kontakten mit der Portugiesischen Galeere (Qualle) ist der Verlauf in aller Regel gut.

▶ **Merke.**

▶ **Merke.** **Weltreisen**, v. a. in tropische Regionen und nach Australien, bedürfen der **spezifischen Information** bezüglich spezifischer Gefahren an Land und im Wasser (Taucher). Lokale Warnhinweise sind unbedingt ernst zu nehmen!

4.8.1 Giftschlangen

Schlangengifte enthalten **niedermolekulare Toxine**, **Polypeptide** und **Enzyme** mit verschiedenen Angriffspunkten:

- Ionenkanäle (Na^+, Ca^{2+}): **Reizleitung**
- Na^+-K^+-ATPase:
- **Exozytose von Transmittern**
- **Gerinnungshemmer**

Besondere Vorsicht ist bei Kindern < 30 kg und bei älteren Menschen geboten.

Schlangengifte sind Gemische von **niedermolekularen Toxinen**, **Polypeptiden** und **Enzymen** mit verschiedenen Angriffspunkten:

- Ionenkanäle (Na^+, Ca^{2+}): **Reizleitung**
- Na^+-K^+-ATPase: **Elektrolythomöostase**
- **Exozytose von Transmittern**
- **Gerinnungshemmer**

Viele Bisse, die eine Schlange zur Verteidigung und nicht gegen eine Beute setzt, verlaufen glimpflich, weil sie wenig oder kein Gift enthalten. Die Giftmenge der Vipern ist zudem beschränkt, sodass ein Biss für einen gesunden Erwachsenen kaum tödlich verlaufen kann. Bei Kindern, die weniger als ca. 30 kg schwer sind, oder älteren Menschen (sowie bei Haustieren) ist allerdings Vorsicht geboten.

Symptomatik bei Vergiftung: Ödem (Ausbreitung nach proximal), gastrointestinale Symptome, starke Schmerzen, Kreislaufstörungen, Leukozytose und Thrombozytopenie.

Symptomatik bei Vergiftung: Lokal ist ein nach proximal fortschreitendes Ödem charakteristisch. Gastrointestinale Symptome mit teilweise sehr starken Schmerzen und Kreislaufstörungen mit Blutdruckabfall und Aktivierung vasoaktiver Stoffe (Schock, auch über allergische Reaktion möglich) kommen dazu. Bei schweren Vergiftungen haben Leukozytose und Thrombozytopenie prognostischen Wert.

Verhaltensregeln:

- ruhige Lagerung im Schatten
- Gliedmasse ruhig stellen
- ohne Hast Transport zum Arzt

Verhaltensregeln:

- Ruhe bewahren, Lagerung im Schatten (→ Panikreaktionen führen rasch zu vegetativen Symptomen, auch wenn gar kein Gift injiziert wurde)
- Gliedmasse ruhig stellen (wie bei Knochenbruch), nicht abbinden
- ohne Hast Transport zum Arzt

▶ **Merke.**

▶ **Merke.** Wenn innerhalb von **6 Stunden** weder lokale noch systemische Symptome auftreten, ist **keine medizinisch relevante Giftmenge** injiziert worden.

Diagnostik: Überwachung von Lokalbefund, Vitalfunktionen, Gerinnung, Blutbild und Serum-Kreatinin.

Diagnostik: Folgende Parameter gilt es nach einem Schlangenbiss zu überwachen: Lokalbefund, Vitalfunktionen, Gerinnung, vollständiges Blutbild und Serum-Kreatinin.

Therapie: Aufrechterhaltung der Vitalfunktionen, ggf. Schmerzbehandlung, Tranquillanzien, Antibiose, Hämodialyse. **Antivenine** bei Leukozytose, Azidose, Hämolyse, EKG-Veränderungen oder Gerinnungsstörungen.

Therapie: Neben der **Aufrechterhaltung der Vitalfunktionen** kommen ggf. zum Einsatz: Schmerzbehandlung, Tranquillanzien, Antibiose sowie Hämodialyse bei Nierenversagen. Für die Anwendung von **Antiveninen** gibt es folgende Entscheidungshilfen: Leukozytose (> 20 Mio/ml), metabolische Azidose, Hämolyse, EKG-Veränderungen oder Gerinnungsstörungen.

4.8.2 Nesseltiere und Stachelhäuter

Quallen

Die gefährliche **Portugiesische Galeere** (Abb. **D-4.7a**) verursacht sofortige schmerzhafte Muskelkontraktionen bis hin zur Bewegungsunfähigkeit. Berührungen mit **Leuchtquallen** (Abb. **D-4.7b**), deren lange Tentakel giftige Nesselkapseln tragen, lösen stechende Schmerzen und Bläschen aus.

4.8.2 Nesseltiere und Stachelhäuter

Quallen

Bei Belastung von Stränden durch gefährliche oder in großer Zahl auftretende Quallen werden die Strände in der Badesaison in der Regel gesperrt oder durch Netze gesichert. Die gefährliche **Portugiesische Galeere** (Physalia physalis, Abb. **D-4.7a**) kann nicht nur in tropischen Gewässern, sondern auch an südeuropäischen Atlantikstränden vorkommen. Schmerzhafte Muskelkontraktionen können zur Bewegungsunfähigkeit führen, sodass die Betroffenen ertrinken können. Häufiger sind Berührungen mit kleinen **Leuchtquallen** (Pelagia noctiluca, Abb. **D-4.7b**) im Mittelmeer und um die Britischen Inseln. Zu beachten ist, dass die Schirme (5 – 7 cm) beim Schwimmen oft erkennbar sind, wogegen die bis zu 1 m langen, mit den giftigen Nesselkapseln ausgerüsteten Tentakel nicht bemerkt werden. Das Nesselgift

D-4.7 In Europa vorkommende Quallenarten

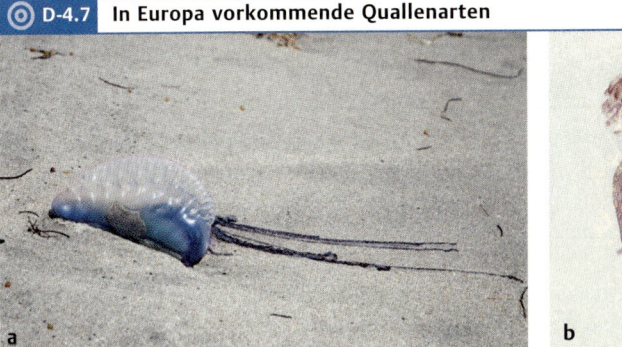
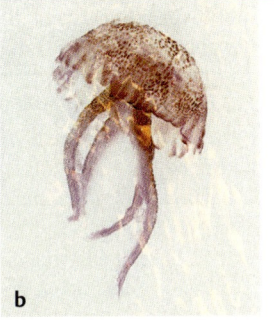

a Portugiesische Galeere (Physalia physalis) (© UgputuLf FT – Fotolia.com).
b Leuchtqualle (Pelagia noctiluca) (© lunamarina – Fotolia.com).

löst stechende Schmerzen aus und es können sich Bläschen bilden, die nach 2–4 Wochen abheilen.

Erste Hilfe:
- Nesselkapseln, die noch aktiv auf der Haut haften mit **Meerwasser** abspülen und mit **Sand** bedecken.
- Sandteig nach dem Eintrocknen mit einem Messer abschaben.
- Vorsicht: Behandlung mit Süßwasser oder Alkohol sowie Reiben der Haut führt zur Entladung und damit zur weiteren Giftapplikation.
- Bei Allgemeinsymptomen (starke Schmerzen, Schwellungen, Unwohlsein) ist **ärztlicher Rat** einzuholen.

Erste Hilfe:
- Nesselkapseln mit **Meerwasser** abspülen und mit **Sand** bedecken
- getrockneten Sandteig abschaben
- kein Süßwasser, Alkohol oder Reiben
- bei Allgemeinsymptomen: **ärztlicher Rat**

Seeigel

Giftige Stachelhäuter findet man vorwiegend im tropischen Raum. Die meisten Seeigel im europäischen Raum sind im Gegensatz dazu ungiftig, Verletzungen mit deren Stacheln sind jedoch wegen abgebrochener Teile schmerzhaft.

Erste Hilfe:
- **Borsten** mit einer Pinzette **herauszupfen** (wegen der Widerhaken und Brüchigkeit der Stacheln brechen diese dabei meistens ab).
- **Desinfektion** wegen Entzündungsgefahr.
- Tief eingedrungene Stacheln müssen **ärztlich behandelt** werden. Dies gilt auch bei starken Schmerzen, Schwellungen und Unwohlsein (allergische Reaktion?).

Seeigel

Im europäischen Raum sind Seeigel meist ungiftig, aber sehr schmerzhaft.

Erste Hilfe:
- **Borsten** mit Pinzette **herauszupfen**
- **Desinfektion**
- **ärztliche Behandlung** bei tiefen Stacheln, Schmerzen, Schwellungen und Unwohlsein

4.9 Nahrungsmittel (akute Ereignisse)

Im Zusammenhang mit Lebensmitteln werden – mit Ausnahme von Pilzgerichten (s. S. 772) – Notarzt oder Giftinformationszentralen selten beansprucht. Andererseits stößt die Lebensmitteltoxikologie in der Bevölkerung und bei den Medien auf großes Interesse und führt immer wieder zu Anfragen und Berichten. Für die toxikologisch bedeutsamere Frage der **Krebsentstehung** im Zusammenhang mit Über- und Fehlernährung sei auf den entsprechenden Abschnitt in Kapitel D-5 verwiesen (s. S. 783).

4.9 Nahrungsmittel (akute Ereignisse)

Akute Ereignisse sind außer bei Pilzen selten. Näheres zur **Krebsentstehung** durch Fehlernährung s. S. 783.

4.9.1 Mikrobielle Kontamination

Eine **Kontamination mit bakteriellem Toxin** oder eine **bakterielle Infektion** durch die Nahrung wird selten als toxikologischer Notfall im Zusammenhang mit einer „Vergiftung" gesehen, darf aber nicht unterschätzt werden. Besonders gefährliche Erkrankungen (z. B. Cholera und Typhus/Paratyphus) sowie weitere durch Lebensmittel übertragbare Krankheitserreger (z. B. Brucella abortus oder Mycobacterium bovis → Tuberkulose) sind in Mitteleuropa weitgehend eliminiert. Andere Erreger sind in den Vordergrund gerückt, die im Folgenden beispielhaft genannt werden.

4.9.1 Mikrobielle Kontamination

Eine **Kontamination mit bakteriellem Toxin** oder eine **bakterielle Infektion** durch die Nahrung wird selten als „Vergiftung" gesehen, darf aber auch nicht unterschätzt werden.

▶ **Klinischer Bezug.**

Unterschiede zwischen bakterieller Infektion und mikrobieller Toxinkontamination zeigen sich im Vorhandensein von **Fieber** und in der **Latenzzeit:**
- **bakterielle Infektionen:** Fieber, längere Latenzzeit; Therapie: Volumen- und Elektrolytersatz, ggf. Antibiotika
- **Kontamination mit bakteriellen Toxinen:** kein Fieber; kurze Latenzzeit; Therapie: Flüssigkeitszufuhr

▶ **Klinischer Bezug.**

▶ **Exkurs.**

4.9.2 Toxine in Muscheln und Fischen

Algentoxine

Phasenweise kommt es zu epidemischer Vermehrung von **Dinoflagellaten**, deren Toxine sich in Muscheln bzw. Fischen anreichern.

- **Saxitoxine:** Diese hitzestabilen Nervengifte verursachen über **Miesmuscheln**, **Pfahlmuscheln** oder **Austern** „Muschelvergiftungen" **(Mytilismus)**. Symptome durch **Blockade von Na⁺-Kanälen** sind Kopfschmerzen, Benommenheit, Schwindel und Muskelschwäche bis zur Paralyse.

▶ **Klinischer Bezug.** Bei Infektion durch bakteriell verdorbene Nahrungsmittel ist die **Gastroenteritis** mit Bauchschmerzen und Durchfall, meistens auch Erbrechen, die **erste Hauptsymptomatik**.

Zur Differenzierung zwischen einer bakteriellen Infektion und einer Kontamination mit mikrobiellen Toxinen liefern das Vorhandensein von **Fieber** und die **Latenzzeit** zwischen Nahrungsaufnahme und Auftreten erster Symptome wichtige Hinweise:
- **Bakterielle Infektionen:** Bei **Fieber** als Begleitsymptom und **längerer Latenzzeit** (> 8 h, meist 1–3 Tage) kommen eher Infektionen durch Bakterien in Frage (z. B. Salmonella spp., Shigella spp., Campylobacter spp., Listeria monocytogenes, invasive Escherichia coli, Vibrio parahämolyticus oder Yersinia spp.) Therapeutisch sind bei Fieber neben **Volumen- und Elektrolytersatz auch Antibiotika** zu erwägen.
- **Kontamination mit bakteriellen Toxinen:** Bei **kurzer Latenzzeit** (2–6 h) und Verlauf **ohne Fieber** sind meist Toxine dafür verantwortlich, häufig gebildet von Staphylococcus aureus oder Bacillus spp. Therapeutisch genügt bei Abwesenheit von Fieber die **Zufuhr von Flüssigkeit**.

▶ **Klinischer Bezug.** Um einen Spezialfall handelt es sich in diesem Zusammenhang beim **Botulinustoxin**. Es wird von dem Bakterium Clostridium botulinum in unsachgemäß konservierten Nahrungsmitteln (vorwiegend Gemüse, Fisch und Fleisch) gebildet. Das Toxin hemmt die Freisetzung von Acetylcholin, indem es hochspezifisch Proteine inaktiviert, die für die Exozytose von Acetylcholin in den synaptischen Spalt notwendig sind. Folge davon sind entsprechende zentralnervöse und neuromuskuläre Symptome: Nach Schluckschmerzen und abdominalen Schmerzen mit Erbrechen zeigen sich Hirnnervensymptome, gefolgt von einer deszendierenden Paralyse. Charakteristisch ist das Fehlen von sensorischen Ausfällen.

Minimale Dosierungen Botulinustoxin, subkutan als peripher wirkendes Muskelrelaxans zur Verminderung der Hautfaltenbildung appliziert (s. Abb. **B-1.12**, S. 110), entfalten keine systemische Wirkung. Die in den drei Injektionsflaschen BOTOX® enthaltene Gesamtdosis von 300 Einheiten könnte bei intravenöser Gabe für einen Menschen allerdings tödlich sein. Die LD_{50} bei intravenöser Applikation an Mäuse beträgt ca. 0,01 ng (Milliardstel Gramm).

Therapeutisch steht die **symptomatische Intensivmedizin** (inkl. Intubation und Beatmung bei Ateminsuffizienz) im Vordergrund. Prinzipiell gibt es ein spezifisches **Botulinus-Antiserum**. Dieses ist jedoch meist nicht kurzfristig zu beschaffen und muss ständig gekühlt (2–8 °C) werden.

▶ **Exkurs.** Stoffwechselprodukte von Schimmelpilzen

Sekundärmetaboliten von Schimmelpilzen in verschimmelten Nahrungsmitteln verursachen in der Regel keine akuten Vergiftungen, da befallene Lebensmittel erkannt und meist als Ganzes entsorgt werden können. Chronische Belastung ist hingegen aufgrund der Kanzerogenität verschiedener Schimmelpilztoxine von Bedeutung (s. S. 786).

4.9.2 Toxine in Muscheln und Fischen

Algentoxine

Bei hohem Nährstoffangebot und optimaler Temperatur kommt es immer wieder zur sog. „Algenblüte" mit epidemischer Vermehrung von **Dinoflagellaten** (→ Bestandteil des Planktons). Diese können verschiedene Toxine bilden. Muscheln nehmen die Algen auf und akkumulieren die Toxine, was beim Verzehr der Muscheln – und über die Nahrungskette teilweise auch der Fische – zu Vergiftungen führen kann.

- **Saxitoxine:** Als Saxitoxine (Syn. Mytilotoxin; „paralytic shellfish poisoning", PSP) bezeichnet man hitzestabile Nervengifte, die in **Miesmuscheln**, **Pfahlmuscheln** oder **Austern** angereichert werden und beim Verzehr eine „Muschelvergiftung" **(Mytilismus)** verursachen können. Quelle der Toxine sind Dinoflagellaten (s. o.), seltener auch Süßwasser-Zyanobakterien. Ein Gehalt von mehr als 10 mg Saxitoxin pro 100 g Muschelfleisch sind möglich. Symptome wie Kopfschmerzen, Benommenheit, Schwindel, Muskelschwäche (z. T. über Wochen) bis zur Paralyse können bereits 30 min nach Einnahme auftreten und beruhen auf der **Blockade von Na$^+$-Kanälen**. Bei Unterstützung der Atmung ist die Prognose in der Regel jedoch gut.

Neben dem „paralytischen" Typ der Vergiftung durch Blockierung ist auch eine **Aktivierung von Na$^+$-Kanälen** möglich **(Brevetoxin)**. Ein weiterer Typ der Muschelvergiftung wird durch das Glutaminsäurederivat **Domoinsäure** aus Kieselalgen vermittelt **(Neuroexzitation)**.

- **Ciguatoxin:** Genuss von Fischen aus äquatornahen, warmen Meeren kann zu gewissen Zeiten **Ciguatera-Infektionen** verursachen. Das hitzestabile Ciguatoxin stammt aus einem Dinoflagellaten und wird in vielen hundert Fischarten gefunden. Problematisch für den Menschen ist die Akkumulation in Raubfischen am Ende der Nahrungskette (z. B. Zackenbarsch, Barrakuda). Vielfältige Wirkungen an Ionenkanälen und cholinergen Rezeptoren vermitteln langwierige kardiovaskuläre und/oder neurologische Beschwerden, die aber nur selten tödlich verlaufen.

Therapie: ggf. Sicherung der Atmung. Zudem ist auch eine **Aktivierung von Na$^+$-Kanälen** möglich **(Brevetoxin)** oder eine **Neuroexzitation** durch **Domoinsäure**.

- **Ciguatoxin:** Der Verzehr von Fischen kann phasenweise **Ciguatera-Infektionen** verursachen. Symptome sind vielfältige kardiovaskuläre oder neurologische Beschwerden, die aber nur selten tödlich verlaufen.

Bakterielle Toxine

Bakterien, die das hoch toxische Guanidinalkaloid **Tetrodotoxin** synthetisieren, besiedeln verschiedene Meerestiere (z. B. **Kugelfisch**). Bei sachgemäßer Zubereitung dieses Fisches ist die Konzentration im Muskelfleisch ist so gering, dass der durch die Blockade spannungsabhängiger Na$^+$-Kanäle (s. S. 139) hervorgerufene Effekt nur gerade als angenehmes Kitzeln im Mundbereich empfunden wird. Dosierungen im Mikrogrammbereich, z. B. aus den Ovarien, können allerdings durch Lähmung der Atemmuskulatur zum Tode führen.

Bakterielle Toxine

Bakterien, die **Tetrodotoxin** synthetisieren, besiedeln z. B. den **Kugelfisch**. Bei sachgemäßer Zubereitung führt das Toxin durch Blockade spannungsabhängiger Na$^+$-Kanäle nur zu einem Kitzeln im Mundbereich. Höhere Dosierungen verursachen jedoch Atemlähmung und Tod.

4.9.3 Glykoside

Manche Esspflanzen enthalten giftige Glykosid-Derivate, die meistens der **Abwehr von phyto-pathogenen Organismen** (Fäulniserregern) oder **Fressfeinden** dienen. Beim Menschen können diese bei falscher Zubereitung (rohe Bohnen) oder wenn die Pflanzen unreif gegessen werden (Tomaten) bzw. unsachgemäß gelagert werden (Kartoffeln) zu Vergiftungssymptomen führen:

- **Phasin in Bohnen:** Das hitzelabile Glykoprotein Phasin mit Affinität zu Saccharidresten von Biomolekülen (ein „Lektin") kommt in der Gartenbohne (Phaseolus vulgaris) vor und stört die zelluläre Ionenhomöostase durch Interaktion mit Ionenkanälen der Mitochondrienmembran. Verzehr von rohen Bohnen (auch getrocknete weiße Bohnen!) oder ungenügend lange gekochten Bohnen können z. T. eine schwere Gastroenteritis verursachen.
- **Solanin in der Kartoffel:** Dieses hitzestabile Glykosid eines Steroidalkaloides kommt hauptsächlich in Nachtschattengewächsen (Solanaceae) vor. Die Konzentrationen sind in den modernen Zuchtgemüsen allerdings gering. Höhere Konzentrationen sind noch möglich in lange im Licht gelagerten oder keimenden Kartoffeln sowie in den grünen Teilen von Tomaten, doch muss auch dann lediglich ein „schwerer Magen" befürchtet werden.
- **Zyanidbildende Glykoside:** Zyanogene Stoffe kommen in Leinsamen und in Kernen der Prunus-Arten (z. B. Aprikose, Pfirsich, Kirsche), in Bittermandeln und im Wolfsmilchgewächs Maniok vor. Da die Glykoside beim Kochen und Backen hydrolysiert werden und Blausäure sich mehrheitlich verflüchtigt, sind akute Vergiftungen (s. S. 763) sehr selten. Verschluckte intakte Fruchtsteine werden unverändert ausgeschieden und stellen keine Gefahr dar. Die Freisetzung und systemische Verfügbarkeit von Zyanid aus diesen Glykosiden erfolgt so langsam, dass auch bei 100 g Leinsamen keine symptomatischen Blutspiegel erreicht werden.
- **Senfölglykoside** kommen in vielen Kohlarten (Brassicaceae) vor. Deren Aglykone (z. B. Isothiocyanate) sind zytotoxisch und hemmen die Synthese von Schilddrüsenhormonen. Bei ausgewogener Ernährung bleibt dies asymptomatisch, bei einseitiger Ernährung mit einem länger dauernden Übermaß an Kohl (Weißkohl, Rotkohl, Brokkoli, Blumenkohl, Rosenkohl, Kohlrabi) kann sich hingegen eine Struma (Kropf, s. S. 360) ausbilden.

4.9.3 Glykoside

Einige Esspflanzen enthalten zur **Abwehr von phyto-pathogenen Organismen** oder **Fressfeinden** giftige Stoffe, die beim Menschen zu Vergiftungssymptomen führen:

- **Phasin in Bohnen:** Der Verzehr von rohen oder ungenügend gekochten Bohnen kann eine schwere Gastroenteritis verursachen.

- **Solanin in der Kartoffel:** Modernes Zuchtgemüse enthält nur geringe Konzentrationen. Höhere Werte enthalten im Licht gelagerte bzw. keimende Kartoffeln sowie grüne Tomaten. Symptome: „schwerer Magen".

- **Zyanidbildende Glykoside:** Vorkommen: Leinsamen, Kerne der Prunus-Arten, Bittermandeln, Maniok. Die Freisetzung ist allerdings extrem langsam und durch Kochen verflüchtigt sich die Blausäure. Verschluckte intakte Fruchtsteine werden unverändert ausgeschieden.

- **Senfölglykoside:** Kommen in vielen Kohlarten vor und hemmen die Synthese von Schilddrüsenhormonen. Bei einseitiger Ernährung kann sich eine Struma ausbilden.

4.9.4 Fermentationsprodukte, Glutamat

Biogene Amine entstehen durch Decarboxylierung von Aminosäuren (Histamin aus Histidin, Tyramin aus Tyrosin, Phenethylamin aus Phenylalanin). Dieser Prozess wird durch Fermentationsprozesse von Nahrungsmitteln bei Lagerung und Produktion beschleunigt (Fisch; Käse, Wein):

- **Histamin („Scombroidvergiftung"):** Vertreter der Fischfamilie der Scombridae („Makrelen und Thunfische") enthalten höhere Konzentrationen von Histidin, welches bei langer Lagerung ohne Kühlung zu Histamin decarboxyliert und zu weiteren biogenen Aminen („Skombrotoxine") umgewandelt wird. Klinisch gleicht die Histaminüberdosierung einer allergischen Reaktion, mit Übelkeit und gastrointestinalen Symptomen, Hautrötung und -kribbeln, Urtikaria, evtl. Blutdruckabfall, Angioödem und Bronchospasmus.
- **Tyramin** fördert die Freisetzung von Noradrenalin und wirkt als indirektes Sympathomimetikum. Da Tyramin durch endogene Monoaminoxidasen rasch abgebaut werden, kommt es allerdings nur zusammen mit irreversiblen MAO-Inhibitoren zu Gefäßkonstriktion mit Hypertonie und Kopfschmerzen.

Äthanol ist nicht nur Bestandteil alkoholischer Getränke, sondern kommt auch in „alkoholfreien" Getränken sowie in fermentierten Produkten oder reifen Früchten vor: Apfelsaft (bis 0,4% Vol.), Traubensaft (bis 0,6% Vol.), alkoholfreies Bier (bis 0,5% Vol.), Brot (bis 0,3% Vol.), Sauerkraut 0,5% Vol.), Bananen (bis 1% Vol. bei voller Reife). Symptomatische Blutalkoholkonzentrationen werden mit diesen Nahrungsmitteln allerdings nicht erreicht.

▶ **Kritisch betrachtet.** **Erröten im Chinarestaurant ist kaum toxikologisch begründet**
Gerötete Hautpartien (z. B. Wangen), Hitzeempfindung und gelegentlich Kopfschmerzen, die mit dem Essen auftreten, werden häufig **Glutamat** zugewiesen. Chinesische Gerichte haben traditionell einen hohen Gehalt an Glutamaten, da sowohl Sojasauce als auch Fischsauce einen hohen natürlichen Glutamatgehalt haben, außerdem wird Glutamat als Geschmacksverstärker (E-Nummern 620–625) verwendet.
In mehreren Doppelblindstudien und verschiedenen Untersuchungen konnte bislang in keinem Fall ein Zusammenhang zwischen der Aufnahme von Glutamat mit dem Essen und diesen akuten, zeitlich begrenzten klinischen Symptomen nachgewiesen werden. Das Syndrom beruht wahrscheinlich auf Vasodilatation und kann bei speziell empfindlichen Menschen auch durch andere Speisen ausgelöst werden.

5 Chronische Belastungen

5.1 Krebs und kanzerogene Stoffe 779
5.2 Neurotoxische Belastungen 794
5.3 Metallverbindungen 794
5.4 „Umweltkrankheiten" 797

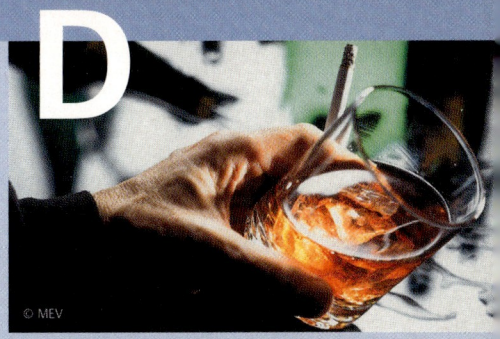

Bei chronischen Belastungen aus der Umwelt in einem Dosisbereich ohne akute Symptomatik stehen **kanzerogene und neurotoxische Stoffe** im Vordergrund. Entsprechende Mechanismen wurden bereits vorgestellt (s. S. 720 bzw. S. 718). Als Stoffklasse tragen **Metalle und deren Verbindungen** maßgeblich zu beiden Wirkungen bei. Sogenannte **„Umweltkrankheiten"** werden als Problematik ohne klar definierte Belastung am Ende dieses Kapitels diskutiert.

Für chronisch irreversible Toxizität sind v. a. **kanzerogene und neurotoxische Stoffe** verantwortlich.

5.1 Krebs und kanzerogene Stoffe

5.1 Krebs und kanzerogene Stoffe

5.1.1 Krebsepidemiologie

5.1.1 Krebsepidemiologie

▶ **Merke.** Nach Erkrankungen des Herz-Kreislauf-Systems (42%) ist Krebs mit 26% derzeit die **zweithäufigste Todesursache** in Deutschland (s. S. 652).

▶ **Merke.**

Die nachfolgenden epidemiologischen Angaben zum Auftreten von Krebs in Deutschland basieren auf Erhebungen des Robert-Koch-Instituts (RKI) bzw. der Gesellschaft der epidemiologischen Krebsregister in Deutschland e. V. (GEKID) aus den Jahren 1980–2006 (weitere Einzelheiten unter: www.rki.de/krebs).

Organverteilung und Altersverlauf

Organverteilung: Der Vergleich zwischen dem prozentualen Anteil bestimmter Tumorlokalisationen an allen Krebsneuerkrankungen (s. Abb. C-15.1, S. 652) und deren Anteil an den durch Krebs verursachten Sterbefällen (Abb. D-5.1) lässt Rückschlüsse auf **Prognose** und **Behandlungsoptionen** von Krebserkrankungen dieser Organe zu.

Organverteilung und Altersverlauf

Organverteilung: Vergleiche zwischen Neuerkrankungen (s. Abb. C-15.1, S. 652) und Sterbefällen (Abb. D-5.1) ermöglichen Aussagen über **Prognose** und **Behandlungsoptionen**.

▶ **Merke.** Ein **großer Unterschied** zwischen Krebshäufigkeit und Mortalität weist auf eine **gute Prognose** von Verlauf und/oder Therapie hin; **geringe Unterschiede** sind ein Zeichen **hoher Malignität** und **begrenzter Behandlungsoptionen**.

▶ **Merke.**

Die bei Männern häufigste Krebserkrankung **Prostatakrebs** (26% aller Neuerkrankungen) verursachte 2006 „nur" 10% der männlichen Krebssterbefälle. Die mit Abstand häufigste Krebstodesursache war wie in den Jahren zuvor **Lungenkrebs** mit einem Anteil von 26%. Auch **Darmkrebs** weist eine höhere Mortalität auf als Prostatakrebs, was die Bedeutung der entsprechenden Krebsvorsorgeuntersuchung unterstreicht. Bei Frauen war **Brustkrebs** gleichzeitig die Lokalisation mit den häufigsten Krebsneuerkrankungen (29%) und die mit den häufigsten Sterbefällen (18%). Krebserkrankungen von **Lunge** und **Bauchspeicheldrüse** sowie das **maligne Melanom der Haut** hatten 2006 jeweils einen etwa doppelt so hohen Anteil in Bezug auf ihre Mortalität im Vergleich zu ihrer anteiligen Häufigkeit, was die schlechte Prognose für Krebserkrankungen dieser Lokalisationen widerspiegelt. Auch die selteneren Krebskrankheiten wie etwa von **Leber**, **Knochen** oder **Weichteilen** zeigen in der Regel einen ungünstigen Verlauf.

Prostatakrebs ist die häufigste Krebserkrankung bei Männern, steht aber nur auf Rang drei bezüglich der Sterbefälle. Die häufigste Krebstodesursache ist **Lungenkrebs**. Auch **Darmkrebs** hat eine hohe Mortalität. Bei Frauen ist **Brustkrebs** die häufigste Krebserkrankung und gleichzeitig die häufigste Krebstodesursache. **Lungen-** und **Bauchspeicheldrüsenkrebs** sowie das **maligne Melanom der Haut** haben eine schlechte Prognose. Auch Krebserkrankungen von **Leber**, **Knochen** oder **Weichteilen** zeigen meist einen schlechten Verlauf.

Altersverlauf: Für die meisten häufig betroffenen Organe ist Krebs eine **Alterskrankheit**: Die Wahrscheinlichkeit, an Krebs zu erkranken, beträgt in den 10 Jahren nach dem 70. Lebensjahr beim **Mann** 25% und ist damit etwa gleich hoch wie in der gesamten vorherigen Lebensspanne (von der Geburt bis zum 70. Lebensjahr). Bei **Frauen** ist die Zunahme im Alter nicht so steil, da die Wahrscheinlichkeit von Tumoren der Geschlechtsorgane bereits ab dem 40. Lebensjahr ansteigt. **Ausnahmen**

Altersverlauf: Für die meisten Organe ist Krebs eine **Alterskrankheit**: Beim **Mann** > 70 Jahre steigt die Wahrscheinlichkeit steil an; bei **Frauen** nimmt die Krebsrate bereits ab dem 40. Lebensjahr zu. Altersunabhängige

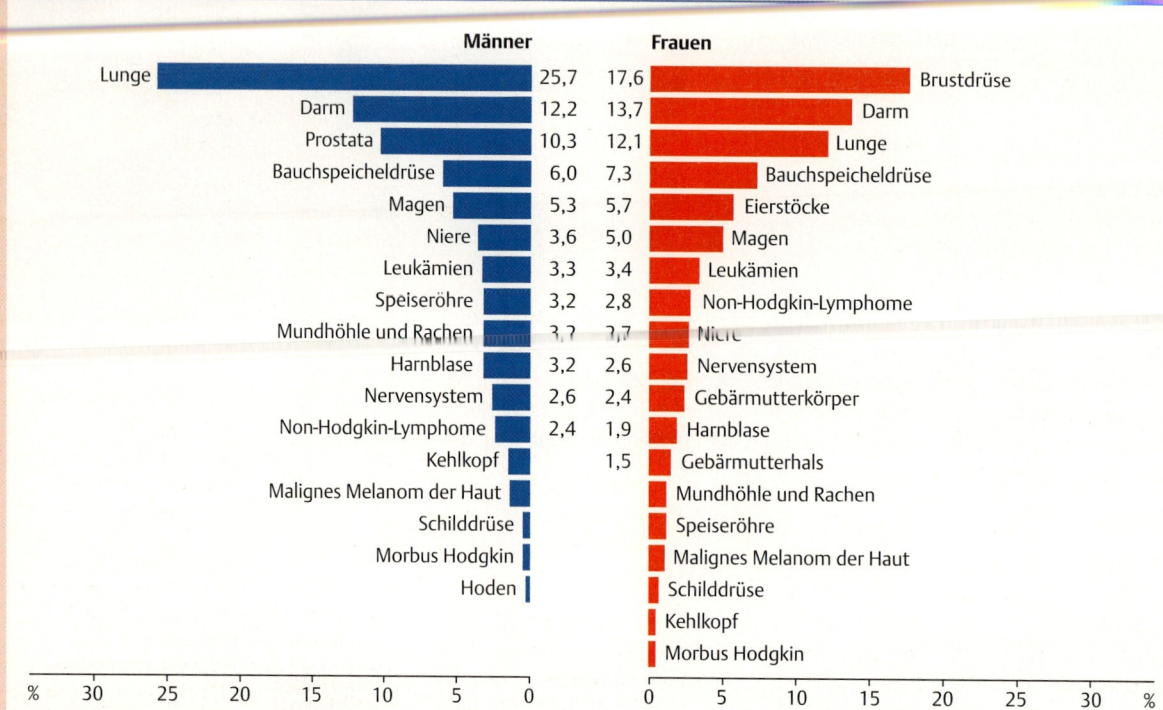

D-5.1 Organverteilung der durch Krebs verursachten Todesfälle

Prozentualer Anteil ausgewählter Tumorlokalisationen an allen Krebssterbefällen in Deutschland in den Jahren 1980 – 2006 (aus Krebs in Deutschland 2005/2006, Häufigkeiten und Trends, Robert-Koch-Institut, 2010; Datenquelle: Amtliche Todesursachenstatistik, Statistisches Bundesamt, Wiesbaden). Zum Vergleich der Anteile an den Krebsneuerkrankungen s. Abb. **C-15.1** auf S. 652.

Ausnahmen sind Leukämien, Lymphome, ZNS-Tumoren und Hodenkrebs.

Verlauf der Neuerkrankungen über die letzten Jahrzehnte

Nach einem Anstieg der **Krebsneuerkrankungen** bis zum Jahr 2000 zeigte sich danach **keine weitere Zunahme** mehr. Die **Sterberaten** waren in den letzten 20 Jahren **rückläufig**.

Tab. **D-5.1** zeigt den **organspezifischen Verlauf von Neuerkrankungen**.

Die Belastung durch **Sonnenlicht** steigt. Beim **Rauchen** findet sich bei Männern eine Abnahme, bei Frauen eine Zunahme der Lungenkrebszahlen. **Überernährung** könnte an der Zunahme bei Darm- und Brustkrebs beteiligt sein, wobei **Vorsorgemaßnahmen** diesen Trend z. T. ausgleichen. Die Einführung des **Kühlschranks** (optimale Lebensmittelkonservierung) korreliert mit der Abnahme des Magenkarzinoms.

Die IARC-Listen kanzerogener Stoffe

Die „**International Agency for Research on Cancer**" (IARC) analysiert **kanzerogene Stoffe und Arbeitsprozesse**. Die Einteilung erfolgt nach **Qualität der Evidenz**:

vom allgemeinen Alterstrend bilden Leukämien, Lymphome, ZNS-Tumoren und Hodenkrebs.

Verlauf der Neuerkrankungen über die letzten Jahrzehnte

Nach einem Anstieg der in Deutschland erfassten **Krebsneuerkrankungen** bis etwa zum Jahr 2000 (→ Gesamtrate bei Männern ca. 440 pro 100 000 Einwohner pro Jahr, bei Frauen ca. 320 pro 100 000) zeigte sich in den letzten Jahren **keine weitere Zunahme** mehr. Die **Sterberaten** waren in den letzten 20 Jahren – als Hinweis auf verbesserte Früherkennung und Therapie – **rückläufig**.

Tab. **D-5.1** beschreibt den **organspezifischen Verlauf von Neuerkrankungen** über die letzten Jahrzehnte. Bei kontinuierlichen Zu- oder Abnahmen können sinnvolle Hypothesen zu möglicherweise ursächlich beteiligten Faktoren aufgestellt werden, bei wechselndem Trend ist dies schwieriger.

Verändertes Freizeitverhalten mit Urlaub in sonnigen Regionen ist mit einer höheren Belastung durch **Sonnenlicht** verbunden. Beim **Rauchen** setzte nach 1950 bei Männern eine Abnahme, bei Frauen eine Zunahme ein. Unter Berücksichtigung der bekannten Latenzzeit von 20 – 30 Jahren war deshalb eine entsprechende Abnahme/Zunahme beim Lungenkrebs um 1980 zu verzeichnen. **Überernährung** mit steigendem Wohlstand könnte an der Zunahme von Krebserkrankungen im Bereich von Darm und Brust beteiligt sein; eine gewisse Kompensation des weiteren Anstiegs erfolgte dank häufiger zum Einsatz kommender **Vorsorgemaßnahmen**. Die Abnahme beim Magenkarzinom folgte zeitlich versetzt zur Einführung des **Kühlschranks** als optimaler Möglichkeit der Konservierung von Lebensmitteln.

Die IARC-Listen kanzerogener Stoffe

Seit 1972 publiziert die „**International Agency for Research on Cancer**" (IARC) der WHO Monografien zur Analyse von Krebsrisiken durch **kanzerogene Stoffe und Arbeitsprozesse** auf der Basis von epidemiologischen Daten, Tierversuchen und mechanistischen Informationen (http//:www.iarc.fr → Publications → IARC-Monographs). In den bislang 100 Bänden wurden fast 1000 Stoffe und Expositionen beurteilt und nach **Qualität der Evidenz** in verschiedene Gruppen eingeteilt:

5.1.4 Ernährung

Der Ernährung wird ein **Drittel der vermeidbaren Krebsmortalität** zugeschrieben. Die Unsicherheit bei diesem Schätzwert ist allerdings hoch. Eine Aufsummierung von Krebsrisiken durch anerkannte Kanzerogene in der Nahrung lässt in der Tat eine große Lücke offen.

Tab. **D-5.3** zeigt eine Auswahl von ernährungsbezogenen Faktoren, welche die Wahrscheinlichkeit einer organspezifischen Krebserkrankung günstig oder ungünstig beeinflussen.

Günstige Ernährungsfaktoren

Bei den günstigen Faktoren, die erwiesenermaßen zu einer Erniedrigung des Krebsrisikos führen, treten **kohlenhydratarme Gemüse und Salate**, **Früchte** sowie **körperliche Aktivität** durch multiple Wirkung hervor. Die pflanzlichen Lebensmittel können nach Pflanzengattung bzw. Gehalt an Inhaltsstoffen weiter unterteilt werden: So wurde beispielsweise Zwiebeln und Knoblauch ein positiver Effekt bezüglich **Magenkrebs** zugewiesen, dem Knoblauch zusätzlich für das **Kolorektum**.

Durch Korrelation von **Serumkonzentrationen** von **Vitaminen und Spurenelementen** mit Krebshäufigkeit zeigen sich weitere positive Assoziationen: Carotinoide für **Kopf/Hals-** und **Lungentumoren**, β-Carotin und Vitamin C für **Speiseröhren-**, Folat für **Pankreas-**, Selen für **Prostatatumoren**. Für oft genannte, **vermeintlich positive Faktoren** wie Karotten, Fisch, Vitamin D oder Vitamin E liegt hingegen nur eine begrenzte Evidenz vor.

▶ **Exkurs.** Nahrungmittelergänzung zur „Chemoprävention" von Krebs?

In den meisten Industrieländern gehören isolierte „Vitalstoffe" für viele Menschen zur normalen Ernährung. Weder Nutzen noch Risiken dieser weiten Verbreitung von Vitaminen und Mineralstoffen können derzeit ausreichend beurteilt werden. Die Mehrzahl der Vitamine und Mineralstoffe sind nicht als geprüfte Arzneimittel auf dem Markt, sondern als sog. Nahrungsergänzungsmittel. Immer häufiger werden Lebensmittel entsprechend beworben. Vom ACE-Saft über die Frühstücksflocken bis zum Kinderbonbon gibt es kaum noch eine Produktgruppe, die nicht supplementiert ist, obwohl weder ein Nutzen noch die Risiken ausreichend abgeklärt sind.

Eine Analyse von insgesamt 68 Studien zur Wirkung von **Einzelstoffsupplementen**, darunter β-Carotin, die Vitamine A, C, E und Selen, ergab in keiner Studie den erhofften günstigen Effekt. Im Gegenteil: In der Gruppe der Studienteilnehmer, die Vitamin A und E oder β-Carotin einnahmen, war eine höhere allgemeine Sterblichkeitsrate zu finden. Es muss deshalb davor gewarnt werden, die positiven Assoziationen mit Serumkonzentrationen (s.o.) dahin gehend zu interpretieren, dass Supplemente zwangsläufig einen günstigen Einfluss haben müssten.

Ein Risiko bei **Überdosierung** besteht nicht nur bei den Vitaminen A und E sowie β-Carotin, sondern auch bei Vitamin D, Nicotinsäure, Eisen, Jod, Zink, Kupfer und Mangan. Hier genügt bereits eine Überdosierung um weniger als Faktor 5 zur Auslösung unerwünschter Wirkungen. Unter speziellen physiologischen Umständen oder bei regionalem Mangel kann hingegen auch eine **Supplementierung** von Vitamin D, Eisen oder Jod sinnvoll sein.

vität											
negative Einflüsse											
alkoholische Getränke	↑↑	↑↑			↑	↑↑	↑↑	↑↑			
Körperfett[2]		↑↑		↑↑	↑		↑↑	↓	↑↑	↑↑	↑↑
rotes Fleisch					↑↑						
Fleischprodukte					↑↑						
Aflatoxine				↑↑							
Salz, gesalzene Lebensmittel			↑								
Arsen im Wasser (regional)		↑↑									↑

[1] unterschiedliche Signifikanz der epidemiologischen Evidenz wird durch den einfachen (wahrscheinliche Assoziation) oder doppelten Pfeil (überzeugende Evidenz) gekennzeichnet; [2] als Konsequenz von Übergewicht (BMI > 25) oder Adipositas (BMI > 30, s. S. 785).

▶ **Merke.**  Für **Vitamine und Spurenelemente** gilt: Sowohl zu wenig als auch zu viel von ihnen ist ungünstig. Die **empfohlenen Aufnahmemengen** werden in aller Regel durch eine **ausgewogene Ernährung** mit pflanzlichen und tierischen Produkten erreicht.

Kalorische Überernährung

Die **kalorische Überlastung** mit Zunahme des **Körperfetts** ist ein Risikofaktor für Krebserkrankungen von **Speiseröhre**, **Gallenblase**, **Niere**, **Endometrium**, **Pankreas** und **Kolorektum**, in geringerem Maße auch für die weibliche **Brust** in der Postmenopause.

Kalorische Überernährung

Heute wird die **kalorische Überlastung** für den Hauptteil der durch Fehlernährung verursachten Krebserkrankungen verantwortlich gemacht. **Körperfett** als Zeichen eines Ungleichgewichts zwischen kalorischer Aufnahme und Verbrauch durch körperliche Aktivität wird unabhängig von der Quelle – Fette oder Kohlenhydrate – als klarer Risikofaktor erkannt für **Speiseröhre**, **Gallenblase**, **Niere** und **Endometrium**. Ein Einfluss ist auch bei **Pankreas** und **Kolorektum** gegeben, für die **Brust** der Frau ist die Assoziation nur schwach ausgeprägt und gilt ausschließlich für postmenopausale Neuerkrankungen.

- Halogenkohlenwasserstoffe (Vinylchlorid, 2-Chlorethyl-Verbindungen, Bis[chlormethyl]ether)
- Dioxine (2,3,7,8-Tetrachlorodibenzo-p-dioxin TCDD)
- Benzol
- Kokereirohgase, Ruße und Teere bei Hautkontakt
- Holzstäube (Eiche und Buche)
- ionisierende Strahlung im Bergbau (Hämatit, Erionit).

Ferner gehören folgende Stoffe und Prozesse zur **IARC-Gruppe 1** (s. S. 781) von Kanzerogenen:
- 1,3-Butadien
- Ethylenoxid
- Formaldehyd
- N-Nitrosoverbindungen
- Eisenschmelze und Aluminiumproduktion.

Nicht vergessen darf man Belastungen am **Hobby-Arbeitsplatz**, wo notwendige Schutzmaßnahmen eher locker gehandhabt werden. Ein Beispiel ist das Einbringen von Polyurethanschaum am Haus: **Isocyanate** als Monomerkomponenten sind nicht nur potente Allergene („Isocyanat-Asthma"), sondern auch schwach gentoxisch. Bei nur gelegentlicher Exposition ist das Krebsrisiko entsprechend gering, die Gefahr der Sensibilisierung bleibt.

Eine noch ungenügend beachtete Gefahr der Zukunft liegt in der **Nanotechnologie**. Für Hunderte unterschiedlicher Nanomaterialien müsste vor der Einführung untersucht werden, ob und in welcher Form diese metabolisiert und/oder ausgeschieden werden. Das Beispiel **Asbest**, dessen Fasern im Körper persistieren und nach langer Latenzzeit zu Krebs führen (s. u.), darf sich nicht wiederholen.

- Dioxine
- Benzol
- Kokereirohgase, Ruße, Teere
- Holzstäube
- ionisierende Strahlung im Bergbau

Zur **IARC-Gruppe 1** (s. S. 781) gehören:
- 1,3-Butadien
- Ethylenoxid
- Formaldehyd
- N-Nitrosoverbindungen
- Eisenschmelze, Aluminiumproduktion

Auch Belastungen am **Hobby-Arbeitsplatz** können relevant werden. Beispiel: Polyurethanschaum, der hoch allergene und schwach gentoxische **Isocyanate** enthält.

Hohes Gefahrenpotenzial birgt die **Nanotechnologie**. Nanomaterialien müssen sorgfältig geprüft werden, um Vorkommnisse wie mit **Asbest** zu vermeiden.

▶ **Klinischer Bezug.** Durch Inhalation von Asbestfasern (kritische Größe: > 5 µm Länge und < 3 µm Durchmesser) können folgende vier, als Berufserkrankungen anerkannte Krankheiten verursacht werden: **Pleuraasbestose** (hyaline Plaques in der Pleura, die später verkalken; häufigste Manifestationsform, Abb. **D-5.2**), **Lungenasbestose** (Asbeststaublunge, interstitielle Lungenfibrose), **Bronchial- oder Kehlkopfkarzinom** (durch Rauchen um ein Vielfaches potenziertes Risiko) und **Pleuramesotheliom** (maligner Tumor der Pleura, Latenz bis zur Manifestation bis zu 30 Jahre). In den Alveolen werden die Asbestfasern von Makrophagen aufgenommen, welche daran zugrunde gehen – es resultiert eine chronische Entzündungsreaktion. Aufgrund ihrer nadelförmigen Gestalt können die Fasern bis in den Pleuraraum penetrieren. Klinische Symptome sind trockener Husten, Thoraxschmerzen und zunehmende Dyspnoe bis hin zur respiratorischen Insuffizienz. Typische Expositionsformen stellen die Produktion und Anwendung von Asbestzement, Isolationsmaterial, Bremsbelägen oder feuerfesten Textilien dar. In Deutschland sind asbesthaltige Materialien seit 1993 verboten, aufgrund der langen Latenzzeit bis zum Auftreten der Mesotheliome wird jedoch noch bis zum Jahr 2020 mit einem Anstieg der Tumorinzidenz gerechnet und erst danach mit einer Abnahme.

▶ **Klinischer Bezug.**

D-5.2 Diagnostische Befunde bei Asbestose

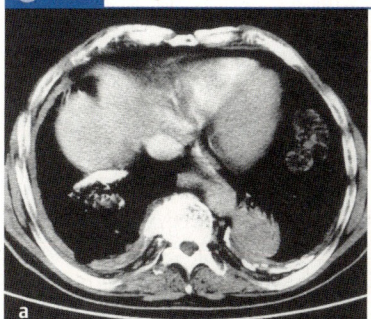
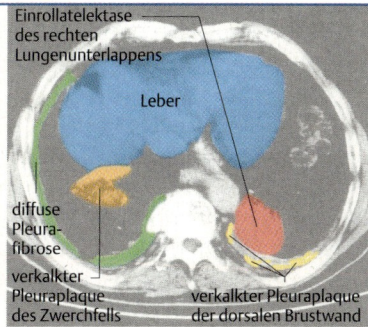
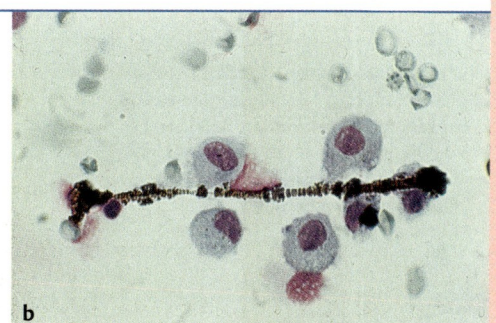

a CT-Befund bei ausgedehnter Pleuraasbestose.
b Mikroskopischer Befund von Spülflüssigkeit einer sog. **bronchoalveolären Lavage** mit von Alveolarmakrophagen umgebenem Asbestkörperchen (Giemsa-Färbung).
(aus Greten, Rinninger, Greten; Innere Medizin, Thieme, 2010)

5.1.6 Luftverschmutzung

▶ **Merke.** Der **allgemeinen Luftverschmutzung** wird ein Anteil von **2 %** an der gesamten Krebsmortalität zugeschrieben (s. Tab. D-5.2, S. 782).

Grundsätzlich können alle Stoffe, die am **Arbeitsplatz** (s. o.) als inhalatorische Kanzerogene bekannt sind, auch in die Außenluft gelangen. Sie werden dort allerdings so stark verdünnt, dass ein Risiko für die Bevölkerung kaum gegeben ist. Wichtigere Quellen sind **Abgase aus Verbrennungsprozessen** durch Heizung und Verkehr (s. a. S. 697). Die größte Bedeutung wird hierbei den Partikeln beigemessen. Auf Rang zwei folgen polyzyklische aromatische Kohlenwasserstoffe, dann Benzol, Arsen, Cadmium und Asbest.

Zusätzlich zum immer stattfindenden Eintrag von Außenluft kommen im **Innenraumbereich** noch weitere kanzerogene Stoffe hinzu: Die wichtigste Quelle ist das **Rauchen** (s. S. 782), daneben spielt eine Vielzahl von **flüchtigen Stoffen** aus den verschiedensten Quellen eine Rolle. Für **Formaldehyd** stehen heute nach Pressspan auf Platz eins der „Emittenten" knitterfreie Dekostoffe und Kleider im Vordergrund. Die bezüglich Schleimhautreizung sichere Formaldehydkonzentration von 0,1 ppm wird allerdings nur in wenigen Haushalten überschritten.

5.1.7 Geophysik/Strahlung

▶ **Merke.** Etwa **3 %** der Krebsmortalität werden der **Strahlung** angelastet.

Dieses Risiko ist dem am Arbeitsplatz (s. o.) vergleichbar, erhält aber nie die entsprechende Aufmerksamkeit in der Bevölkerung. Der Grund dafür liegt darin, dass ein großer Teil der Belastung als unvermeidlich hingenommen wird. Für **Krebserkrankungen** wäre darüber hinaus der durch Strahlung verursachte Anteil noch viel höher als die zur Sterblichkeit genannten 3 %, da auch **nicht melanotische Tumoren der Haut** strahlenabhängig sind, aber nur wenig zur Mortalität beitragen.

Sonnenlicht

Die **UV-Strahlung** im Sonnenlicht ist hauptverantwortlich für die Entstehung von **Hautkrebs**. Haut, die dem Sonnenlicht ständig ausgesetzt ist, kann durch Bräunung einen gewissen Schutz aufbauen. Besonders gefährlich ist dagegen eine **intermittierende intensive Bestrahlung**. Ein Sonnenbrand zu Beginn jedes Urlaubs ist der wichtigste Risikofaktor für die Entstehung des malignen Melanoms.

Ionisierende Strahlung und Radioisotopen in der Umwelt

Die verschiedenen Formen der Strahlung von **Radioisotopen** (α-, β- und γ-Strahlung) sowie **Röntgenstrahlung** und **Neutronen** schädigen die DNA, einerseits über eine Spaltung von kovalenten Bindungen (**Strangbrüche**), andererseits indirekt über induzierte **Radikale** und deren Reaktionen.

▶ **Definition.** Die **Dosis** ionisierender Strahlung wird als **deponierte Energie pro Gewebemasse** definiert und mit der Einheit **Gray** (1 Gy = 1 J/kg) gemessen.

Da die verschiedenen Formen der ionisierenden Strahlung (s. o.) unterschiedliche Wirkstärken aufweisen und verschiedene Gewebe bei gleichen Dosen unterschiedlich empfindlich sind, wurden von der Internationalen Strahlenschutzkommission (ICRP) bestimmte Faktoren definiert, die bei der Beurteilung der **biologisch relevanten Belastung** miteinbezogen werden. Das Resultat ist eine entsprechend **gewichtete Strahlendosis**, die unter der Bezeichnung „**Äquivalentdosis**", „**Effektivdosis**" oder „**Organdosis**" mit der Einheit **Sievert (Sv)** beziffert wird.

Umweltbedingte Strahlenbelastung:

▶ **Merke.** Die **mittlere jährliche Strahlenbelastung** aus der **Umwelt** liegt bei **2 mSv/Jahr**.

Etwa 50% dieser umweltbedingten Strahlenbelastung entfallen auf die Einatmung des α-Strahlers ^{222}Radon aus der Zerfallsreihe von ^{238}Uran und die Belastung durch dessen Zerfallsprodukte. Die andere Hälfte wird durch terrestrische und kosmische Strahlung sowie Bestrahlung durch weitere Radionuklide im Körper verursacht:

- Individuelle Unterschiede sind insbesondere beim Anteil **Radon** groß, sodass Belastungen bis zu 10 mSv/Jahr vorkommen können. Die Konzentration ist von der Zusammensetzung und Permeabilität des Bodens abhängig. Entscheidend ist der natürliche Gehalt von Uran und Radium, der in kristallinem Gestein in der Regel höher ist als in Sedimenten. Die Radon-Konzentration ist im Keller etwa doppelt so hoch wie in den darüberliegenden Räumen und kann durch regelmäßige Belüftung reduziert werden.
- Die **terrestrische Strahlung** ist vom Gestein des Bodens abhängig (s. o.), die **Höhenstrahlung** von der Höhe über Normalnull. Pro Höhenzunahme um 1000 m nimmt die Strahlenbelastung um etwa 0,4 mSv/Jahr zu, sodass beispielsweise Urlaub in den Bergen oder Langstreckenflüge in 10 000 m Höhe eine messbare Zusatzbelastung darstellen.
- In allen Nahrungsmitteln kommen **natürliche Radionuklide** vor. Den größten Beitrag liefert das Kaliumisotop ^{40}K, daneben die langlebigen Radionuklide der Uran-Radium- und der Thorium-Zerfallsreihe (z. B. ^{210}Polonium im Zigarettenrauch). Die Konzentrationen werden von der Radioaktivität der genutzten Quellen (Böden, Wasser [auch Mineralwasser]) bestimmt und sind ebenfalls abhängig vom Gestein.

Für **beruflich strahlenexponierte Personen** beträgt der Grenzwert in den europäischen Ländern **20 mSv/Jahr**, liegt also mehrfach über der Durchschnittsbelastung der Gesamtbevölkerung und ist im Vergleich zu tolerierbaren stofflichen Belastungen durch Kanzerogene am Arbeitsplatz als hoch zu bewerten.

Medizinische Strahlenbelastung: Das Ausmaß der Strahlenexposition bei medizinischen Diagnostikmaßnahmen ist abhängig von Art und Zielgebiet der Untersuchung (Tab. **D-5.4**).

D-5.4 Ausmaß der Strahlenbelastung in Abhängigkeit von der Diagnostikmaßnahme und dem untersuchtem Körperbereich

Untersuchungsform und -bereich	effektive Dosis
Röntgen: Gliedmaßen, Zähne, Brustkorb	< 1 mSv
Röntgen: Wirbelsäule, Becken, Venen, Bauchraum **CT:** Kopf	1 – 5 mSv
Röntgen: Magen, Darm, Schlagadern **CT:** Brust- und Bauchraum	5 – 30 mSv

Elektromagnetische Felder und Mobilfunk

Epidemiologische Studien zum **Leukämierisiko bei Kindern** zeigen eine mögliche Gefahr bei Magnetfeldstärken in Wohnungen ab **0,4 µT**. Das Resultat ist statistisch nicht signifikant und eine biologisch-mechanistische Erklärung der Assoziation fehlt. Feldstärken dieser Höhe werden nur in 1 von 500 Wohnungen in Deutschland gemessen. Aus diesen Gründen wird geschätzt, dass der generelle Beitrag von Magnetfeldern für Leukämie bei Kindern höchstens im Bereich von 1 % liegt.

Zur noch umstrittenen Frage, ob die häufige und langjährige Nutzung von **Handys** am Ohr (z. B. 30 Minuten pro Tag über 10 Jahre) das Risiko eines Hirntumors erhöht, mehren sich kritische Hinweise. Für **Vieltelefonierer** wird deshalb mit folgenden Tipps zur Vorsicht geraten:

- Das **Festnetztelefon** nutzen, wenn dies möglich ist.
- Telefonate per Handy **möglichst kurz** halten.
- **Nicht bei schlechtem Empfang**, z. B. aus Autos ohne Außenantenne, telefonieren.
- Handys mit **niedrigem SAR-Wert** (spezifische Absorptionsrate) kaufen.
- **Head-Sets** nutzen, damit der Kopf möglichst weit von der Antenne entfernt ist.
- **SMS-Möglichkeiten** ausschöpfen.

5.1.8 Unerwünschte Therapieeffekte

Strahlentherapie: Mit der o. g. Information zur ionisierenden Strahlung kann es nicht überraschen, dass **strahlentherapeutische** und **nuklearmedizinische Behandlungen** mit dem Risiko einer (Zweit-)Krebsentwicklung verbunden sind, was wegen der Vorteile gegenüber einem Verzicht auf solche Maßnahmen im Allgemeinen aber akzeptiert wird.

Zytostatika und Immunsuppressiva: Von den zugelassenen rezeptpflichtigen Medikamenten geht von **zytotoxisch wirkenden Zytostatika** (Chlorambucil, Cyclophosphamid, Etoposid-Cisplatin-Bleomycin, Melphalan, MOPP, Threosulfan, s. S. 656) und **Immunsuppressiva** (Azathioprin, Ciclosporin, s. S. 182) ein Krebsrisiko aus. Dies kann sich nach vielen Jahren z. B. als Leukämie manifestieren. Im Sinne einer Nutzen-Risiko-Abwägung wird dies im Allgemeinen akzeptiert (Gleiches gilt für die medizinische Diagnostik mittels Röntgenstrahlung und nuklearmedizinische Anwendungen, s. S. 788). Das auf Onkologiestationen früher noch oft ausgeübte gefährliche Anmischen von Zytostatika zur Herstellung von Infusionen sollte heute der Vergangenheit angehören.

Hormonagonisten und -antagonisten: Stoffe mit agonistischer oder antagonistischer Wirkung auf hormonell gesteuerte Funktionen (s. S. 352) sind auch im Zusammenhang mit Krebsrisiken im Gespräch. Orale Kontrazeption mit **Östrogen/Gestagen** erhöht das Risiko von Brustkrebs geringfügig, erniedrigt andererseits das Risiko für Endometrium- und Ovarialkarzinome. Unter dem Strich überwiegt bezüglich der Krebsmortalität die positive Seite. Hormone bei Wechseljahrbeschwerden sind risikosteigernd und auch Phytohormone können nicht als sicher bezeichnet werden. Antiöstrogene wie **Tamoxifen** erhöhen das Risiko der Entstehung eines Endometriumkarzinoms, sodass Patientinnen, die im Rahmen einer Brustkrebsbehandlung Tamoxifen erhalten, regelmäßig untersucht werden müssen. Von den anderen zur Brustkrebstherapie eingesetzten Mitteln, die sich auf den Hormonspiegel auswirken, geht nach bisherigem Kenntnisstand kein Krebsrisiko aus. Für die Antihormon-Medikamente, die bei Männern gegen Prostatakrebs eingesetzt werden, ist nach bisheriger Datenlage nicht bekannt, dass sie andere Tumorformen fördern könnten.

PUVA-Behandlung: Die PUVA-Therapie (8-Methoxypsoralen plus UVA-Bestrahlung, z. B. bei Psoriasis) wird in Gruppe 1 der IARC-Listen (s. S. 780) geführt. Das kanzerogene Risiko ist abhängig von der Häufigkeit der Anwendungen. Alternative Therapieansätze sind zu prüfen.

Phytopharmaka: Traditionell angewendete Phytopharmaka sind meist nur ungenügend auf gentoxische oder krebsfördernde Inhaltsstoffe geprüft. Problematische Beispiele sind die Pflanzengattungen **Senna** (Anthranoide), **Euphorbia** (Phorbolester), **Aristolochia** (Aristolochiasäuren) und **Senecio** (Pyrrolizidinalkaloide).

5.1.9 Chronische Infekte

Laut Tab. **D-5.2** (s. S. 782) werden Infektionen bezüglich der durch sie verursachten Krebsmortalität mit einem relativ hohen Anteil von bis **10 %** ausgewiesen, die derzeitige Datenlage lässt jedoch noch keine gesicherte Aussage zu.

Viren

Viren können auf verschiedene Art zur Krebsentstehung beitragen:
- Durch Integration des viralen Genoms in das Genom der Wirtszelle wird genomische Instabilität erzeugt, was zu **Änderungen in der Expression von Tumorsuppressorgenen** führen kann.
- Infektion von Zellen durch Viren kann die Zellteilung stimulieren und den Zelltod verhindern, sodass sich die zur malignen Transformation notwendigen **genetischen oder epigenetischen Veränderungen akkumulieren** können.

- Schwächung des Immunsystems (z. B. durch HIV, s. u.) kann die **Erkennung und Abwehr von Krebsvorstufen mindern**.

Für einen belegten Zusammenhang zwischen chronischer Infektion durch Viren und Krebs gibt es einige Beispiele:
- Dass **humane Papillomviren** (HPV) für Gebärmutterhalskrebs verantwortlich sind, ist klar belegt. Eine entsprechende Impfung ist zu empfehlen.
- **Hepatitis-B-Viren** (HBV) tragen bei chronischem Verlauf zu Leberkrebs bei und wirken synergistisch mit der Aufnahme von Aflatoxin-Mykotoxinen.
- Das **humane Immundefizienzvirus** (HIV) ist für die Immunschwäche AIDS verantwortlich. Bei AIDS-Patienten besteht, vermutlich aufgrund des geschwächten Immunsystems, ein erhöhtes Risiko für Burkitt-Lymphome (ein B-Zell-Non-Hodgkin-Lymphom) und Kaposi-Sarkome.
- Das **Epstein-Barr-Virus** (EBV, ein Vertreter der Herpesviren) wird im Zusammenhang nicht nur mit B-Zell-Lymphomen, sondern auch mit dem nasopharyngealen Karzinom genannt.
- Für andere Herpesviren, die z. B. für Lippenbläschen (Herpes-simplex-Virus, HSV) und Gürtelrose (Varizella-Zoster-Virus, VZV) verantwortlich sind, ist kein Zusammenhang mit Krebs gezeigt.

Beispiele für Krebs durch virale Infektionen:
- **Humane Papillomviren:** Gebärmutterhalskrebs
- **Hepatitis-B-Viren:** Leberkrebs
- **Humanes Immundefizienzvirus** bzw. AIDS-Patienten: Burkitt-Lymphome, Kaposi-Sarkome
- **Epstein-Barr-Virus:** B-Zell-Lymphome, nasopharyngeales Karzinom

- Für andere Herpesviren ist kein Zusammenhang mit Krebs nachgewiesen.

Bakterien

Bei bakteriellen Infekten ist die Assoziation mit Krebserkrankungen weit weniger ausgeprägt als bei solchen durch Viren, da Bakterien nicht in den genetischen Apparat der Körperzellen eingreifen.

▶ **Klinischer Bezug.** Beispielsweise ist bei der Infektion durch **Helicobacter pylori** die chronische Entzündung der Magenschleimhaut der Risikofaktor für Magenkrebs, nicht das Bakterium selbst.

Bakterien

Bei bakteriellen Infekten ist der Zusammenhang mit Krebserkrankungen nur wenig ausgeprägt.

▶ **Klinischer Bezug.**

5.1.10 Sexualverhalten und Fortpflanzung

Veränderungen im Zusammenhang mit **Geschlechtsverkehr, Schwangerschaft und Stillen** beeinflussen das Krebsrisiko. Der genaue Beitrag ist allerdings unsicher und die Vermeidbarkeit nur teilweise gegeben.

Im Zusammenhang mit dem **Zervixkarzinom nach HPV-Infektion** ist das Infektionsrisiko abhängig von der Anzahl Geschlechtspartner. Eine Impfung kann heute weitgehenden Schutz gewähren (s. o.).

Schwangerschaft und Stillen vermindern das Risiko von **Brustkrebs**, da Brustgewebe in diesen Phasen weiterdifferenziert und damit weniger leicht maligne entartet.

▶ **Merke.** Je **früher** nach der Pubertät die erste Schwangerschaft eintritt, desto **niedriger** die Brustkrebsinzidenz.

Dies weist darauf hin, dass die Phase zwischen Brustwachstum und Enddifferenzierung zur Laktation ein **Zeitfenster höherer Empfindlichkeit** zur Krebsentwicklung darstellt.

5.1.10 Sexualverhalten und Fortpflanzung

Geschlechtsverkehr, Schwangerschaft und Stillen beeinflussen das Krebsrisiko.

Beim **Zervixkarzinom nach HPV-Infektion** hängt das Risiko von der Zahl der Geschlechtspartner ab.

Schwangerschaft und Stillen senken das Risiko für **Brustkrebs**.

▶ **Merke.**

Ein **Zeitfenster höherer Empfindlichkeit** für Krebs liegt zwischen Brustwachstum und Laktation.

5.1.11 Genetische Krebsrisikofaktoren

Familiäre Häufung von Krebserkrankungen ist allgemein bekannt und von betroffenen Risikopersonen gefürchtet.

▶ **Exkurs.** **Krebs in der Familie**
Eine Studie zum Vergleich von ein- und zweieiigen Zwillingspaaren in Skandinavien ergab, dass das Risiko für Prostatakrebs zu 42 % auf vererbte Faktoren zurückgeführt werden kann, zu 35 % für kolorektale Tumore und zu 27 % für Brustkrebs. Die Analyse ergab auch für Leukämie sowie Tumoren von Magen, Lunge, Pankreas, Ovar und Blase einen Hinweis auf genetische Prädisposition, bei der erwähnten Studie allerdings ohne statistische Signifikanz.

Die meisten Raucher weisen gerne auf Beispiele von Menschen hin, die trotz jahrzehntelangen Rauchens nicht an Krebs erkrankt sind. Raucher, die wegen Lungenkrebs mit 40 aus dem Leben scheiden müssen, werden „ausgeblendet". Solche Bei-

5.1.11 Genetische Krebsrisikofaktoren

Es gibt **familiäre Häufungen** von Krebserkrankungen.

▶ **Exkurs.**

Es existieren **genetisch bedingte Unterschiede in der Empfindlichkeit** für Krebserkrankungen (s. S. 720 bzw. Abb. **D-2.5**). Die

Fragezeichen in Abb. **D-5.3** kennzeichnen individuelle Unterschiede.

spiele sind die Folge **genetisch bedingter Unterschiede in der Empfindlichkeit**. Im Kapitel D-2 wurde bereits auf individuelle Unterschiede im Prozess der Kanzerogenese hingewiesen (s. S. 720 bzw. Abb. **D-2.5**). Abb. **D-5.3** zeigt in den Boxen mit Fragezeichen, wo überall Mensch-zu-Mensch-Unterschiede dazu beitragen, dass der eine früher, der andere erst später an Krebs erkrankt.

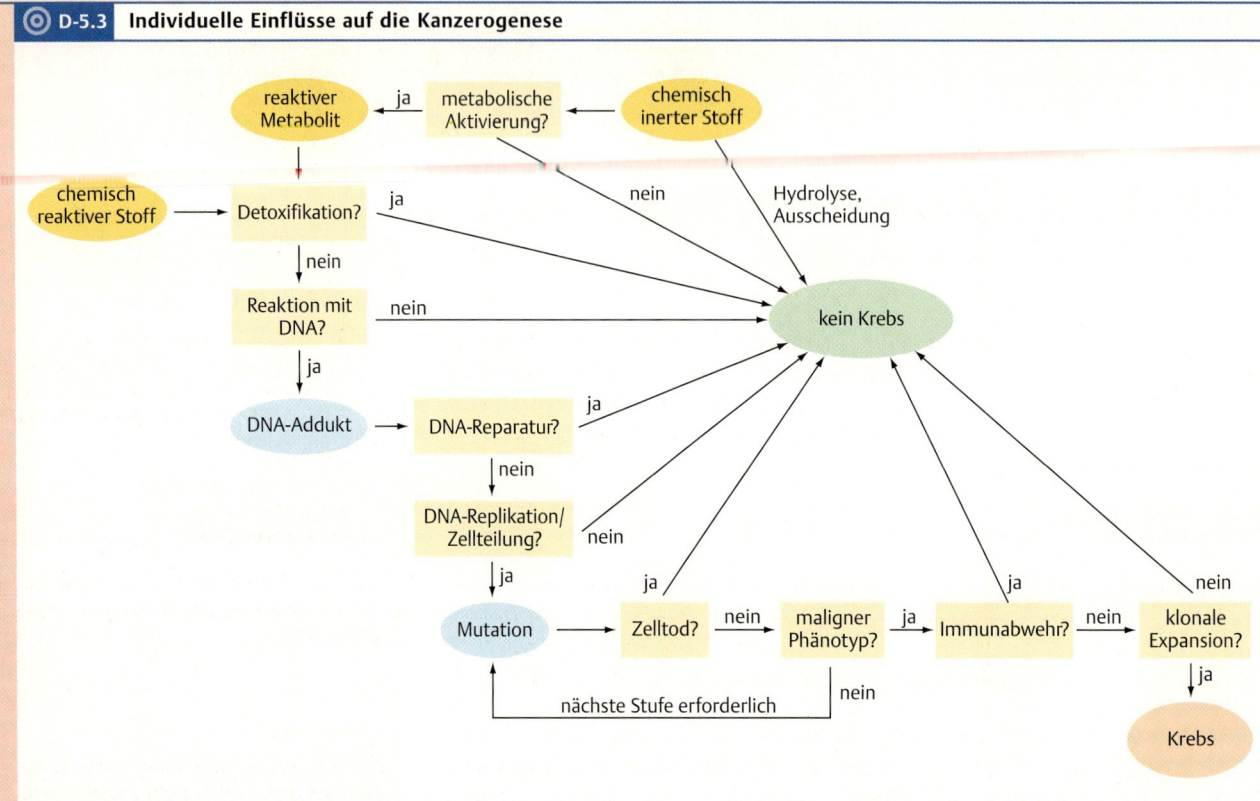

D-5.3 Individuelle Einflüsse auf die Kanzerogenese

Faktoren, die den Prozess der Kanzerogenese durch ein gentoxisches Agens individuell beeinflussen, sind gelb hinterlegt.

Krebsgene

Keimbahnmutationen in Tumorsuppressorgenen: Die höchste Penetranz haben Keimbahnmutationen in Tumorsuppressorgenen (Abb. **D-5.3**). Das individuelle Krebsrisiko ist stark erhöht und die Manifestation erfolgt oft bereits in jungen Jahren.

▶ Klinischer Bezug.

Krebsgene

Keimbahnmutationen in Tumorsuppressorgenen: Die höchste Penetranz (d. h. Wahrscheinlichkeit zur Entwicklung des Phänotyps) haben Keimbahnmutationen in Tumorsuppressorgenen. Durch sie wird die Anzahl notwendiger somatischer Mutationen oder epigenetischer Veränderungen reduziert (in Abb. **D-5.3** dargestellt durch den Kreislauf „nächste Stufen"). Das individuelle Krebsrisiko ist stark erhöht und manifestiert sich oft bereits in jungen Jahren. Etwa 5–10 % der Krebserkrankungen beruhen auf solchen Veränderungen.

▶ **Klinischer Bezug.** Beispiele für durch Keimbahnmutationen in Tumorsuppressorgenen entscheidend vermittelte Krebserkrankungen sind das **Retinoblastom** (Tumoren der Netzhaut, Abb. **D-5.4a**), das **Li-Fraumeni-Syndrom** (verschiedene Zielorgane), die **multiple endokrine Neoplasie Typ 1** (MEN 1 bzw. Wermer-Syndrom; Tumoren in Nebenschilddrüsen, Hypophyse und Inselzellen im Pankreas), das **Von-Hippel-Lindau-Syndrom** (Angiome in Auge und ZNS) sowie die **familiäre adenomatöse Polyposis** (FAP bzw. Polyposis coli; multiple Polypen im Dickdarm mit hoher Wahrscheinlichkeit der Entwicklung eines Karzinoms).

Keimbahnmutationen in Genen der DNA-Reparatur: Diese haben ebenfalls hohe Penetranz. Beispiele sind BRCA-Mutationen beim Mammakarzinom.

Keimbahnmutationen in Genen der DNA-Reparatur: Diese haben ebenfalls hohe Penetranz, da sie genetische Instabilität verursachen und damit die Bildung somatischer Mutationen beschleunigen. Beispiele sind Mutationen der BRCA1- und BRCA2-Gene als Risikofaktoren des Mammakarzinoms.

D-5.4 Klinische Befunde bei familiären Krebserkrankungen durch Tumorsuppressorgen-Mutationen

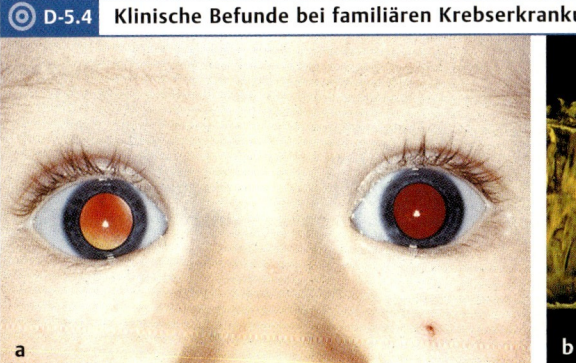
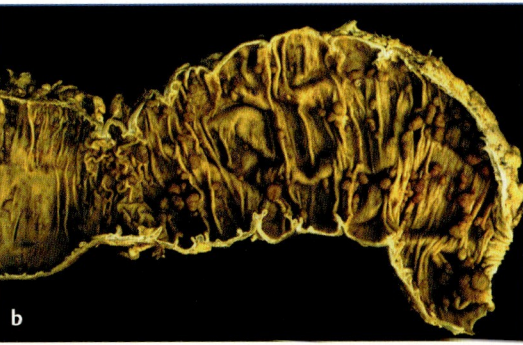

a **Retinoblastom:** Typische Leukokorie (→ weißliches Aufleuchten) der Pupille des rechten Auges (aus Lang, Augenheilkunde, Thieme, 2008)
b **Familiäre adenomatöse Polyposis (FAP):** Multiple Adenome im gesamten Kolon (aus Krams et al., Kurzlehrbuch Pathologie, Thieme, 2010).

Krebsempfindlichkeitsfaktoren

Gene, die den Prozess der Kanzerogenese im Bereich der metabolischen Aktivierung oder Detoxifizierung, der DNA-Replikation und Zellteilung oder der Immunreaktion beeinflussen (Abb. **D-5.3**), können als **„Krebsempfindlichkeitsgen"** interpretiert werden. Sie beeinflussen das Geschehen erst im Zusammenspiel mit **weiteren Faktoren** der Mutagenese oder Krebsförderung.

5.1.12 Krebsrisiko und Vermeidbarkeit

Im Kapitel D-2 wurde auf den **spontanen Prozess der Kanzerogenese** bereits hingewiesen und die **unvermeidlichen exogenen Risikofaktoren** näher beschrieben (s. S. 723). Das Individuum kann durch eine **gesunde Lebensführung** Krebserkrankungen zwar nicht vollständig vermeiden, aber es kann dadurch die Geschwindigkeit des Prozesses reduzieren und die Manifestation von Krebs ggf. so weit ins hohe Alter verschieben, bis eine andere Krankheit als Todesursache greift.

Es ist offensichtlich, dass die beiden bedeutendsten Risikofaktoren Rauchen und Fehlernährung vermieden werden könnten, doch kommt auch klar heraus, dass eine Reihe von Risikofaktoren in Tab. **D-5.2** (s. S. 782) – auch aus dem Bereich Ernährung – nur schwierig oder überhaupt nicht durch das individuelle Verhalten beeinflusst werden können.

Empfehlungen zur Krebsprävention

Die wichtigsten Tipps zur Krebsprävention seien zum Schluss noch einmal zusammengefasst:

- **Nicht rauchen und Alkoholkonsum begrenzen:**
  - täglich höchstens 2 dl Wein oder 5 dl Bier (Frauen etwa die Hälfte)
- **Ernährung:**
  - durch Kalorienbegrenzung BMI von 22 – 23 anstreben
  - Übergewicht (BMI > 25) vermeiden
  - Lebensmittel pflanzlichen Ursprungs bevorzugen
  - rotes Fleisch und Fleischprodukte begrenzen
  - mit Zucker gesüßte Getränke meiden (soll auch für Kinder gelten!)
- **Verhalten:**
  - körperliche Aktivität in den Alltag einbauen (Spaziergang, Treppen steigen)
  - bei jedem Umgang mit Chemikalien Kontakt und Einatmen vermeiden
  - alle Möglichkeiten der medizinischen Vorsorge nutzen
- **Haut:**
  - Sonnenbrand vermeiden; Schutz primär durch Hut und Kleidung
  - im Sommer 2 h vor und nach Sonnenhöchststand kein Sonnenbad
  - Sonnenschutzmittel dem Hauttyp und der Strahlungsintensität anpassen

5.2 Neurotoxische Belastungen

Chronische Belastungen durch neurotoxische Stoffe können sich als **Enzephalopathien** oder **Neuropathien** manifestieren (siehe auch S. 718). Letztere sind häufiger und können nach dem **zellulären Angriffspunkt** unterschieden werden (Tab. D-5.5). Die genannten Unterschiede in der Symptomatik erlauben allein aber umgekehrt keinen Rückschluss auf den Gefahrstoff. Dazu ist bei den Metallen **Biomonitoring** angezeigt, bei den organischen Gefahrstoffen eine **Expositionsanamnese**.

D-5.5 Postulierte zelluläre Angriffspunkte neurotoxischer Gefahrstoffe

Zielstruktur	Stoffe	frühe Symptomatik
neuronaler Zellkörper	▪ Methylquecksilber (s. S. 796) ▪ Aluminium	▪ s. Tab. D-5.6 ▪ muskuläre und kognitive Defizite
Axon	▪ Thallium[1] ▪ Acrylamid (Kunststoffmonomer) ▪ n-Hexan (Lösungsmittel) ▪ Tri-o-Kresylphosphat (Schmierstoff)[2]	▪ sensorische Störungen, v. a. in den Extremitäten, später auch motorisch
Myelin	Organozinn-Verbindungen	Gedächtnisstörungen
vaskuläres Endothel[3]	Blei (s. S. 795)	kognitive Defizite
Sinneszellen		
▪ **Sehzellen, Sehnerv**	Ameisensäure bei Methanolvergiftung (s. S. 761)	Sehstörungen/Blindheit
▪ **Haarzellen (Innenohr)**	Aminoglykosidantibiotika (s. S. 578)	Hörstörungen/Taubheit

[1] früher Einsatz als Rattengift; [2] führte als missbräuchlicher Ersatz von Speiseöl zu mehreren Katastrophen; [3] kann neben Neuropathien auch Enzephalopathien verursachen.

5.3 Metallverbindungen

Neben der Kanzerogenität von **Arsen, Beryllium, Cadmium, Chrom und Nickel** (s. S. 785) sind bei Umweltbelastungen durch **Arsen, Blei, Cadmium und Quecksilber** weitere toxische Effekte zu beachten. Biomonitoringstudien („Umweltsurvey") zu Belastungen in Blut und Urin des Umweltbundesamtes (UBA) zeigen außer bei Arsen rückläufige Belastungen (http://www.umweltbundesamt.de → Gesundheit und Umwelthygiene → Gesundheitsbezogene Umweltbeobachtungen → Umwelt-Survey Erwachsene 1998).

Als gemeinsamer toxischer Wirkmechanismus der Metallverbindungen gilt – mit unterschiedlicher Spezifität bezüglich des betroffenen Proteins – die **Interaktion mit Thiolgruppen** (s. S. 712). Als Folgeprodukte beim Proteinabbau entstehen im Falle chronischer Blei- und Quecksilberintoxikationen **unlösliche schwarze Sulfide**, die bei sehr hohen Belastungen am Arbeitsplatz als blau-graue Säume am Zahnfleischrand beobachtet wurden (Abb. D-5.5).

D-5.5 Bleisaum

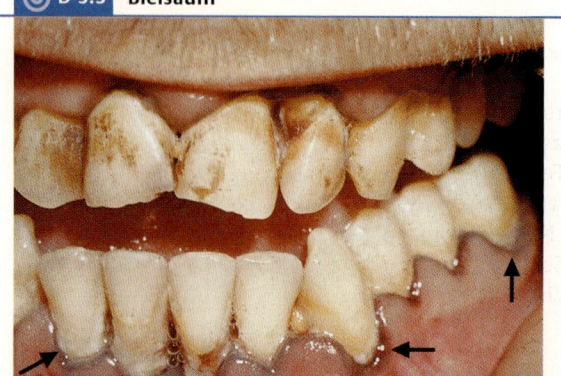

Die Blauverfärbung (Pfeile) beruht auf einer Bleisulfidausscheidung am Zahnfleischrand. Aufgrund der verschärften Arbeitsschutzbestimmungen wird diese Erscheinung kaum mehr beobachtet (aus Schwenzer, Ehrenfeld; Chirurgische Grundlagen, Thieme, 2008).

5.3.1 Arsen

Seit dem Wegfall von Arsenverbindungen als Pestizide und Antiinfektiva beschränken sich akute Vergiftungen mit diesem Metall auf **Belastungen am Arbeitsplatz**.
Die **Belastung aus der Umwelt** ist lokal stark unterschiedlich und primär vom Gehalt im Grund- und Trinkwasser abhängig. In verschiedenen asiatischen Ländern ist die Kontamination von Trinkwasser ein großflächiges Problem, mit Konzentrationen von mehreren Hundert µg Arsenat (Verbindungen der Arsensäure H_3AsO_4) pro Liter. Die WHO empfiehlt einen Grenzwert von 10 µg/l. In Kenntnis der durchschnittlichen Belastung in Deutschland aus dem o. g. Umweltsurvey des UBA von 1998 (4 µl) ist der jeweilige Gehalt in Grund- und Trinkwasser über die Zeit zu verfolgen.
Charakteristisch bei chronischer Belastung ist die **Hyperpigmentierung der Haut** („black foot disease"). Verschiedene Metaboliten (Reduktion zum dreiwertigen Zustand, Methylierungen) tragen zu einem **komplexen Toxizitätsprofil** bei. Dieses umfasst gastrointestinale Störungen, Leber- und Nierenversagen, Herz-Kreislauf-Probleme, sensomotorische Polyneuropathie sowie Krebs in verschiedenen Organen (mit gesicherten Daten für Haut, Harnblase und Lunge).

5.3.2 Blei

Die früher hohe Bleibelastung ist rückläufig, insbesondere seit das stark neurotoxische **Tetraäthylblei** als Benzinzusatz in der EU verboten ist. Diese Organobleiverbindung ist gut hirngängig und bewirkt im ZNS **Erregungszustände und Krämpfe**. Als Spätfolgen wurden **Lähmungen und Parkinsonismus** beschrieben. Blei-Ionen gelangen noch aus **alten, bleihaltigen Leitungen** ins Trinkwasser. Eine weitere mögliche Quelle sind **exotische Töpferwaren** mit alter Bleiglasur, wenn diese für saure Getränke verwendet werden. In Nahrungsmitteln findet sich teilweise ein hoher Gehalt in **Pilzen**.
Die orale Bioverfügbarkeit von Blei-Ionen ist niedrig, aufgenommene Ionen akkumulieren in einer ersten Phase in **Erythrozyten** (→ Anämie bzw. Biomarker bei Belastung: δ-**Aminolävulinsäure**-Ausscheidung im Urin, s. S. 702). Danach erfolgen eine Umverteilung in andere Kompartimente sowie eine Einlagerung in den Knochen (als Bleiphosphat anstelle von Kalziumphosphat).
Neurotoxizität ist besonders in der Phase der Hirnentwicklung ein Problem: Bereits bei Konzentrationen ab 100 µg/l Blut von Schwangeren wird eine **Reduktion der Intelligenzleistung** bei deren Kindern postuliert. Dies begründet auch die niedrigeren HBM-I-Werte bei Frauen im gebärfähigen Alter (100 anstelle von 150 µg/l Blut). Für die früher **klassischen Symptome** einer schweren Bleivergiftung, wie Bleisaum am Zahnfleischrand (schwarzes Bleisulfid, Abb. **D-5.5**), basophile Tüpfelung der Erythrozyten, Bleilähmung der Hand (N. radialis), Bleiblässe und Bleikolik, sind Belastungen notwendig, die heute auch am Arbeitsplatz – geschweige denn im Umweltbereich – nicht mehr erreicht werden (um 1000 µg/l Blut).

5.3.3 Cadmium

Die Belastung durch Cadmium erfolgt hauptsächlich über die **Nahrung** (Leber, Pilze, Muscheln, Schalentiere) und den **Zigarettenrauch**. Die orale Bioverfügbarkeit von Cadmium-Ionen liegt bei 5%. Cadmium akkumuliert in Leber und Niere. In diesen Organen induziert Cadmium die Synthese von Metallothionein, einem Protein mit hohem Cysteingehalt. Dieses bindet die Cadmium-Ionen, was zur Akkumulation führt.
Wichtige Zielorgane für chronische Toxizität sind neben der **Niere** (tubuläre Nephropathie → Anurie) auch das **ZNS** und die **Knochen**. Bei hohen Belastungen durch den Verzehr von Reis aus Feldern, die 1955 in Japan mit cadmiumhaltigen Industrieabwässern kontaminiert waren, wurden Störungen des Kalziumstoffwechsels und Einschränkungen der Nierenfunktion nachgewiesen. Die Patienten litten an Lumbalgien und anderen Schmerzsymptomen (Itai-Itai-Byo = Schmerzkrankheit), pathologische Knochenbrüche waren häufig.

5.3.4 Quecksilber

Die Bioverfügbarkeit ändert sich mit der **chemischen Form** (Tab. **D-5.6** bzw. s. S. 706): Hoch ist sie bei **„Quecksilberdampf"** oder **quecksilberorganischen Verbindungen**, metallische Tröpfchen werden praktisch unverändert ausgeschieden. Hg^{2+} bildet einen grauen Zahnfleischrandsaum.

5.3.4 Quecksilber

Die Bioverfügbarkeit von Quecksilber ist stark von seiner **chemischen Form** abhängig Tab. **D-5.6** bzw. s. S. 706). Gute Diffusion durch Zellmembranen erreichen das gasförmige Hg^0 („Quecksilberdampf") sowie **quecksilberorganische Verbindungen**. Das zweiwertige Ion Hg^{2+} hat eine niedrige Bioverfügbarkeit, Tröpfchen von metallischem Quecksilber werden praktisch unverändert ausgeschieden. Hg^{2+} bildet mit Thiolen das schwarze, unlösliche und abbauresistente Sulfid, das bei sehr hohen Belastungen als grauer Saum am Zahnfleischrand sichtbar wurde.

D-5.6 Wichtige Eckpunkte zur Toxikologie von Quecksilber

Form und Aufnahme	Hg-Metall (oral)	Hg^0-Gas (inhalativ)	Hg^+ und Hg^{2+} (oral)	CH_3Hg^+ und $(CH_3)_2Hg$ (oral; evtl. inhalativ)
Quelle	zerbrochene Hg-Thermometer	Amalgamfüllungen, zerbrochene Hg-Thermometer	Nahrung, Amalgamfüllungen	Nahrung
Bioverfügbarkeit	sehr niedrig	hoch	niedrig	hoch
Akkumulation	nicht zutreffend		Niere	ZNS
Zielorgan für Toxizität	geringe Toxizität	ZNS	gastroenteral Niere	ZNS
Symptomatik			Anurie	Gesichtsfeldeinengung, Störungen der Sensorik, Koordination und Sprache, Handtremor[1]

[1] Die Symptomatik durch Methylquecksilber basiert auf den Erkenntnissen aus der Minamata-Katastrophe (s. Text).

Mikroorganismen können Quecksilbersalze mit organischen Resten koppeln, insbesondere über **Biomethylierung**. Die **Neurotoxizität** entsteht v. a. durch **Methylquecksilber**.

Mikroorganismen sind in der Lage, Salze von Quecksilber (und auch Arsen) mit organischen Resten zu koppeln. Der Mechanismus der **Biomethylierung** steht dabei im Vordergrund, Methylcobalamin wird als Methylgruppendonor postuliert. Für die **Neurotoxizität** von Quecksilberverbindungen ist das Reaktionsprodukt **Methylquecksilber** (H_3C-Hg^+) hauptverantwortlich. Dieses ist sowohl wasserlöslich als auch genügend lipophil für eine gute Diffusion durch Membranen, hat deshalb eine hohe Bioverfügbarkeit und gelangt auch ins ZNS.

Die häufigste Quelle für Methylquecksilber aus der Nahrungskette sind **Fische** und **Meeresfrüchte**.

Die wichtigste Quelle für Methylquecksilber aus der Nahrungskette sind **Fische** und **Meeresfrüchte**. In den 50er-Jahren erkrankten in Japan Tausende von Menschen nach Verzehr von Fischen aus einem See bei der Bucht von Minamata in Japan, nachdem Industrieabwässer eingeleitet worden waren.

Die zweithäufigste Quelle sind **Amalgamfüllungen**. Für eine messbare Belastung sind viele Füllungen notwendig. Die systemische Aufnahme erfolgt hauptsächlich als Hg-Gas über die Lunge.

Amalgamfüllungen (50% Quecksilber, 35% Silber, 13% Zinn, 2% Kupfer) sind neben der nahrungsbedingten Aufnahme die zweitwichtigste Quelle chronischer Belastungen durch Quecksilber. Für einen wesentlichen Beitrag an der Gesamtbelastung sind jedoch mehrere Füllungen notwendig. Sie geben laufend geringste Mengen von Quecksilberatomen an die Luft in der Mundhöhle ab. Diese gelangen über die Atmung in die Lunge und verteilen sich schnell im gesamten Körper, durch Oxidation entstehen Quecksilberionen.

▶ **Kritisch betrachtet.**

▶ **Kritisch betrachtet.** Schreckgespenst Amalgamfüllungen

Im Umfeld des Autors wurden einem Patienten in 4 Behandlungen, verteilt über einen Monat, 14 meist mehrflächige Amalgamfüllungen durch Keramik oder Polymer ersetzt. Die Quecksilberkonzentrationen im Urin (als Bezugsgröße dient Kreatinin) zeigten dabei folgenden Verlauf:

- vor den Behandlungen: 0,83 µg Hg/g Kreatinin
- nach 2 von 4 Behandlungen: 1,02 µg Hg/g Kreatinin
- 2 Monate nach der letzten Behandlung: 0,75 µg Hg/g Kreatinin.

Eine weitere Abnahme war – bei niedrigem Fischkonsum – zu erwarten.
Dies bedeutet, dass selbst die sehr hohe Zahl großer Amalgamfüllungen im Vergleich zur Belastung in der Bevölkerung (Median: 0,3 µg Hg/g Kreatinin; Perzentile 95: 2,0 µg Hg/g Kreatinin) nur eine geringe Verschiebung verursacht hat. Eine toxikologische Indikation war für diese Maßnahme nicht gegeben.

5.3.5 Behandlungsoptionen bei Metallvergiftungen

Für **akute** Metallvergiftungen stehen mit **DMPS** (1. Wahl für Quecksilber und Arsen) und **DMSA** (1. Wahl für Blei) zwei verträgliche und oral einsetzbare Antidota zur Verfügung (s. Tab. **D-3.10**, S. 741). **CaNa$_2$-EDTA** (für Blei und andere Schwermetalle) ist wegen der Bildung toxischer Komplexe und der Notwendigkeit einer parenteralen Applikation weniger günstig. Die Komplexbildung ist auf Metallionen beschränkt, neutrale Organometallverbindungen werden nicht erfasst.

Bei **chronischen** Belastungen aus der Umwelt ist der Einsatz dieser Stoffe jedoch **nicht** zu rechtfertigen, da weder Indikation und Applikation noch Sicherheit (Mobilisation und Umverteilung in kritische Organe) und klinischer Nutzen ausreichend dokumentiert sind. Bei Überschreitung des HBM-1-Wertes sind **Identifikation und Elimination der Quelle** entscheidend, in der Folge sinken die Biomonitoringwerte auch ohne weitere Behandlung.

5.4 „Umweltkrankheiten"

Unter dem Begriff „Umweltkrankheiten" werden Krankheitsbilder zusammengefasst, die auf **Belastungen der Industriegesellschaft** zurückgeführt werden. Unter Namen wie **„chronisches Müdigkeitssyndrom"** (chronic fatigue syndrome, CFS), **„multiple Chemikaliensensibilität"** (multiple chemical sensitivity, MCS) oder **„Gebäudekrankheit"** (sick building syndrome, SBS) werden Syndrome mit teilweise überlappenden Symptomen beschrieben (Tab. **D-5.7**).

Obwohl eine Kausalität zwischen Belastung und Symptom bislang nicht gezeigt werden konnte, muss akzeptiert werden, dass die Betroffenen erheblich leiden. Umweltbedingungen, psychische und soziale Faktoren scheinen auf komplexe Weise zusammenzuwirken. Bei chronischem Verlauf kann eine **Rehabilitation** in entsprechend ausgestatteten, klinisch und wissenschaftlich kompetenten Kliniken notwendig werden.

D-5.7 Charakteristika von „Umweltkrankheiten"

Kriterium	chronisches Müdigkeitssyndrom (CFS)	multiple Chemikaliensensibilität (MCS)	Gebäudekrankheit (SBS)
Häufigkeit	• ca. 1 auf 20 000 Einwohner • Frauen häufiger als Männer	• unbekannt • Frauen häufiger als Männer	seltener als CFS
Symptome	• Gedächtnis- oder Konzentrationsstörungen • Schmerzen an Kopf, Hals, Gelenken oder Muskeln • lange Schlafdauer ohne Erholungswert • Verstärkung der Beschwerden durch körperliche und geistige Belastung	• allgemeines Unwohlsein • Verdauungsbeschwerden • Atem- und Herzbeschwerden • Augenbrennen • Benommenheit, Schwindel • Denk- und Konzentrationsstörungen • Reizbarkeit	• Haut- und Augentrockenheit • Augenbrennen, Schleimhautreizungen • Kopfschmerzen • Müdigkeit • Infektanfälligkeit • Konzentrationsstörungen
Belastungen	vielerlei Vermutungen, die sich im Labor meist nicht bestätigen lassen: • Störungen des Immunsystems oder der Hormonregulation • Virusinfektionen • Amalgamfüllungen	Überempfindlichkeit für geringste Konzentrationen unterschiedlichster Chemikalien, z. B.: • Lösungsmittel • Pestizide • Reinigungsmittel • Kosmetika	• Störungen der Belüftung, Befeuchtung, Raumtemperatur • Staubbelastung • gestörtes Betriebsklima
Therapieansätze und allgemeine Maßnahmen	psychologische Beratung	• Luftanalysen und/oder Humanbiomonitoring bei spezifischem Verdacht • keine allgemeinen „Entgiftungen" des Körpers!	• Behebung der Störungen • Betriebsklima verbessern

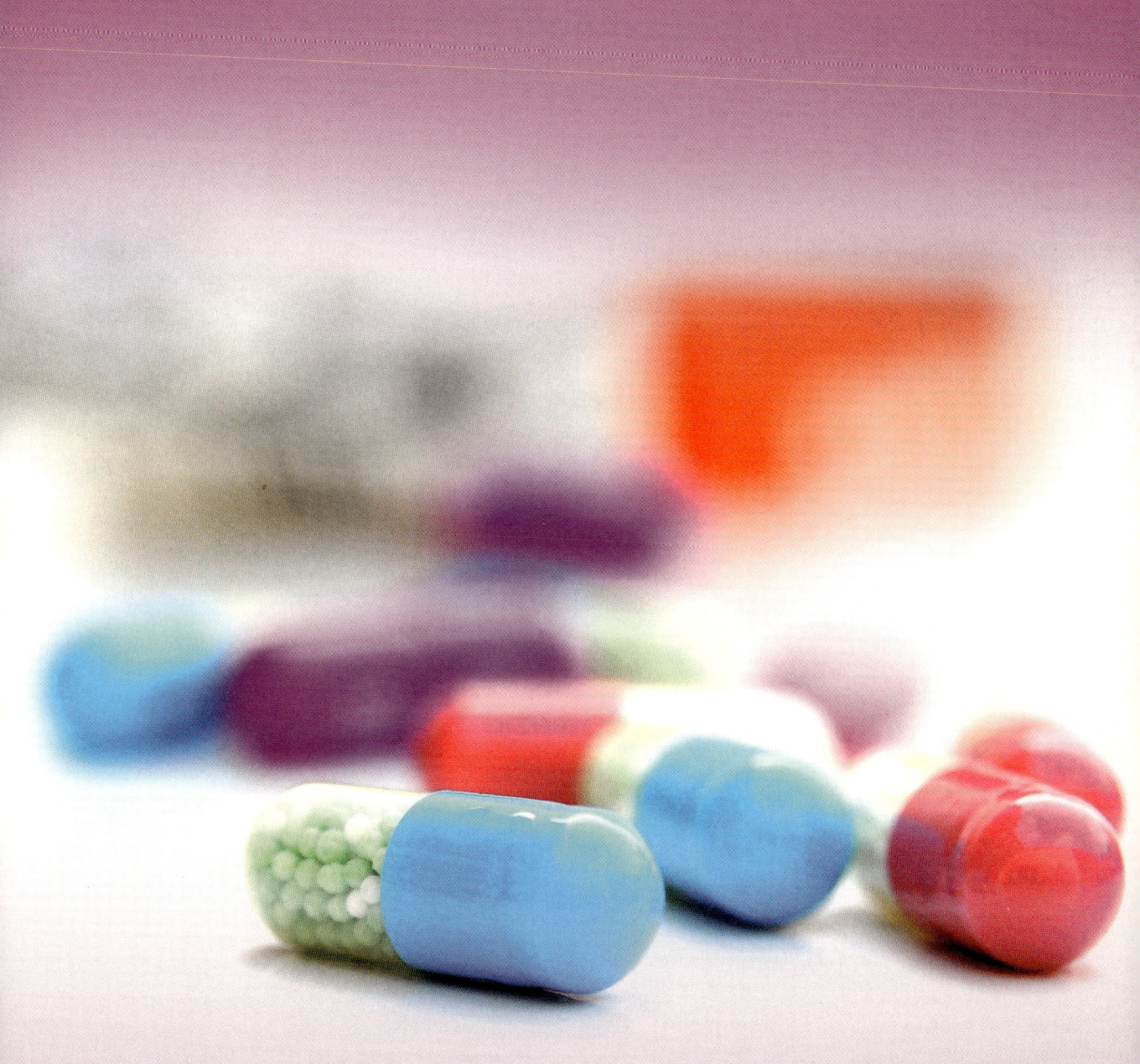

E Anhang

Handelsnamen und Wirkstoffe häufig verwendeter Arzneimittel

Handelsnamen/ **Wirkstoffe**	Wirkstoffe/ Handelsnamen	Substanz-/ Indikationsgruppe
Aarane	Cromoglicinsäure + Reproterol	Antiallergikum + β-Mimetikum
Abacavir	Ziagen	Virostatikum
Abciximab	ReoPro	Thrombozytenaggregations-Hemmer
Abilify	Aripiprazol	Neuroleptikum
Acarbose	Glucobay	orales Antidiabetikum (Glukosidasehemmer)
ACC	Acetylcystein	Mukolytikum
Accupro	Quinapril	ACE-Hemmer
Accuzide	Quinapril + Hydrochlorothiazid	ACE-Hemmer + Thiaziddiuretikum
Acemetacin	Rantudil	Antirheumatikum
Acemuc	Acetylcystein	Mukolytikum
Acenorm	Captopril	ACE-Hemmer
Acerbon	Lisinopril	ACE-Hemmer
Acercomp	Lisinopril + Hydrochlorothiazid	ACE-Hemmer + Thiaziddiuretikum
Acesal	Acetylsalicylsäure	Analgetikum (NSAID)
Acetabs	Acetylcystein	Mukolytikum
Acetalgin	Paracetamol	Analgetikum
Acetazolamid	Diamox	Carboanhydrasehemmer (Ophthalmikum)
Acetylcystein	Acemuc, Fluimucil, ACC, NAC	Mukolytikum
β-Acetyldigoxin	Digotab, Novodigal, Stillacor	Digitalisglykosid
Acetylo	Acetylsalicylsäure	Analgetikum (NSAID)
Acetylsalicylsäure	Aspirin, Colfarit	Analgetikum (NSAID), Thrombozytenaggregations-Hemmer
Acetyst	Acetylcystein	Mukolytikum
Acic Hexal	Aciclovir	Virostatikum
Aciclovir	Acic Hexal, Zovirax	Virostatikum
Acifugan	Allopurinol + Benzbromaron	Gichtmittel
Actilyse	Alteplase	Fibrinolytikum
Actiq	Fentanyl	Analgetikum (hochpotentes Opioid)
Actonel	Risedronsäure	Bisphosphonat
Actos	Pioglitazon	Antidiabetikum (Insulinsensitizer)
Actosolv	Urokinase	Fibrinolytikum
Adalat	Nifedipin	Kalziumantagonist
Adcirca	Tadalafil	Phosphodiesterase-5-Hemmer
Adefovir	Hepsera	Virostatikum
Adelphan-Esidrix	Reserpin + Dihydralazin + Hydrochlorothiazid	Antihypertonikakombination
Adenosin	Adrekar	Antiarrhythmikum
Adocor	Captopril	ACE-Hemmer
Adrekar	Adenosin	Antiarrhythmikum
Adrenalin = Epinephrin	Suprarenin	α- u. β-Sympathomimetikum
Adriblastin	Doxorubicin	Zytostatikum
Adumbran	Oxazepam	Benzodiazepin
Adversuten	Prazosin	Antihypertonikum (α₁-Blocker)
Aequamen	Betahistin	Antivertiginosum (Histaminikum)
Aerobin	Theophyllin	Broncholytikum

Handelsnamen/ **Wirkstoffe**	Wirkstoffe/ Handelsnamen	Substanz-/ Indikationsgruppe
Aerodur	Terbutalin	Broncholytikum (β₂-Sympathomimetikum)
aeromax	Salmeterol	Broncholytikum (β₂-Sympathomimetikum)
Afonilum	Theophyllin	Broncholytikum
Agaroletten	Bisacodyl	Laxans
Agarol	Paraffin + Phenolphthalein	Laxans
Agenerase	APV = Amprenavir	Virostatikum
Aggrenox	Dipyridamol + ASS	Koronarmittel + Thrombozytenaggr.-Hemmer
Agiolax	Plantago-Samenextrakt u. a.	Laxans
Agit depot	Dihydroergotamin	Antihypotonikum
Agomelatin	Thymanax, Valdoxan	Antidepressivum
Agopton	Lansoprazol	Protonenpumpenhemmer
Aggrastat	Tirofiban	Thrombozytenaggregationshemmer
Ajmalin	Gilurytmal	Klasse-I-Antiarrhythmikum
Akineton	Biperiden	Parkinsonmittel (Anticholinergikum)
Albendazol	Eskazole	Anthelminthikum
Aldactone	Spironolacton	Diuretikum (Aldosteron-Antagonist)
Alemtuzumab	Mab Campath	antineoplastischer monoklonaler Antikörper
Alendronsäure	Alendron beta, Fosamax	Bisphosphonat
Alexan	Cytarabin	Zytostatikum
Alfacalcidol	Bondiol, Doss, Eins Alpha	Vitamin D
Alfuzosin	Urion, UroXatral	Prostatamittel (Alphablocker)
Algesalona E	Etofenamat	Antirheumatikum
Aliskiren	Rasilez	Antihypertensivum (Reninhemmer)
Alizaprid	Vergentan	Antiemetikum
Alkeran	Melphalan	Zytostatikum
Allergocrom	Cromoglicinsäure	Antiallergikum (bei Heuschnupfen)
Allergodil	Azelastin	Antiallergikum (bei Heuschnupfen)
Allergopos	Antazolin + Tetryzolin	Antiallergikum (bei Konjunktivitis)
Allergospasmin	Cromoglicinsäure + Reproterol	Antiallergikum + β-Mimetikum
allo von ct	Allopurinol	Gichtmittel
Allo. comp.-ratioph.	Allopurinol + Benzbromaron	Gichtmittel
Allomaron	Allopurinol + Benzbromaron	Gichtmittel
Allopurinol	Urtias, Zyloric	Gichtmittel
Allvoran	Diclofenac	Antirheumatikum (NSAID)
almag von ct	Aluminiumhydroxid + Magnesiumtrisilicat	Antazidum
Almirid	Dihydroergocryptin	Parkinsonmittel (Dopaminagonist)
Almogran	Almotriptan	Migränemittel
Almotriptan	Almogran	Migränemittel
Alna	Tamsulosin	Prostatamittel (Alphablocker)
Aloprostadil	Prostavasin	Prostaglandin
Alpha-Depressan	Urapidil	Antihypertonikum

Handelsnamen/ Wirkstoffe	Wirkstoffe/ Handelsnamen	Substanz-/ Indikationsgruppe
Alprazolam	Tafil, Xanax	Benzodiazepin
Alteplase	Actilyse	Fibrinolytikum
Altramet	Cimetidin	H$_2$-Rezeptor-Antagonist
Alupent	Orciprenalin	Antiarrhythmikum
Alvesco	Ciclesonid	topisches Glukokortikoid
Amagesan	Amoxicillin	Breitbandpenicillin
Amalium	Flunarizin	Kalziumantagonist
Amantadin	PK-Merz, Viregyt	Parkinson-/Grippemittel
Amaryl	Glimepirid	orales Antidiabetikum (Sulfonylharnstoff)
Ambril	Ambroxol	Mukolytikum
Ambrodoxy	Doxycyclin + Ambroxol	Antibiotikum (Tetrazyklin) + Mukolytikum
Ambrohexal	Ambroxol	Mukolytikum
Ambrolös	Ambroxol	Mukolytikum
Ambroxol	Bronchopront, Mucosolvan	Mukolytikum
Amciderm	Amcinonid	glukokortikoidhaltiges Dermatikum
Amdox Puren	Doxycyclin + Ambroxol	Antibiotikum (Tetrazyklin) + Mukolytikum
Amikacin	Biklin	Aminoglykosidantibiotikum
Amiloretik	Amilorid + Hydrochlorothiazid	Diuretikakombination (kaliumsparend)
Amilorid comp.	Amilorid + Hydrochlorothiazid	Diuretikakombination (kaliumsparend)
Amindan	Selegilin	Parkinsonmittel (MAO-Hemmer)
Amineurin	Amitriptylin	Antidepressivum (trizyklisch)
ε-Aminocapronsäure		Antifibrinolytikum
Aminophyllin	Theophyllin	Broncholytikum
Amiodaron	Cordarex	Antiarrhythmikum
Amitriptylin	Equilibrin, Saroten	Antidepressivum (trizyklisch)
Amixx	Amantadin	Parkinsonmittel
Amlodipin	Norvasc	Kalziumantagonist (Nifedipintyp)
Amorolfin	Loceryl	Antimykotikum
amoxi von ct	Amoxicillin	Breitbandpenicillin
Amoxicillin	Amoxypen	Breitbandpenicillin
Amoxihexal	Amoxicillin	Breitbandpenicillin
Amoxillat	Amoxicillin	Breitbandpenicillin
Amoxi-Tablinen	Amoxicillin	Breitbandpenicillin
Amoxi-Wolff	Amoxicillin	Breitbandpenicillin
Amoxypen	Amoxicillin	Breitbandpenicillin
Ampho-Moronal	Amphotericin	Antimykotikum
Amphotericin	Ampho-Moronal	Antimykotikum
Ampicillin	Binotal	Breitbandpenicillin
Amprenavir	Agenerase	Virostatikum
Anaesthesin	Benzocain	Lokalanästhetikum
Anafranil	Clomipramin	Antidepressivum (trizyklisch)
Analgin	Metamizol	Analgetikum
Anastrozol	Arimidex, Anastrozol AL	Antiöstrogen (Aromatasehemmer)
Anco	Ibuprofen	Antirheumatikum (NSAID)
Ancotil	Flucytosin	Antimykotikum
Andante	Bunazosin	Antihypertonikum (α$_1$-Blocker)
Andolor	Tilidin + Naloxon	Analgetikum (niederpotentes Opioid)
Androcur	Cyproteronacetat	Antiandrogen
Anemet	Dolasetron	Antiemetikum (5-HT$_3$-Antagonist)
Anexate	Flumazenil	Benzodiazepinantagonist
Angionorm	Dihydroergotamin	Antihypotonikum
Antagonil	Nicardipin	Kalziumantagonist (Nifedipintyp)
Antidol	Acetylsalicylsäure	Analgetikum (NSAID)
Antifungol	Clotrimazol	Antimykotikum
Antiparkin	Selegilin	Parkinsonmittel (MAO-Hemmer)
Antithrombin III	Atenativ, Kybernin	Blutgerinnungspräparat
Antochin	Chloroquin	Antimalariamittel
Antra	Omeprazol	Protonenpumpenhemmer
Anvitoff	Tranexamsäure	Antifibrinolytikum
Anxiolit	Oxazepam	Benzodiazepin
Aponal	Doxepin	Antidepressivum (trizyklisch)
Aprical	Nifedipin	Kalziumantagonist
Aprovel	Irbesartan	AT$_1$-Antagonist
Aprotinin	Beriplast, Tissucol	Antifibrinolytikum
Apsomol	Salbutamol	Broncholytikum (β$_2$Sympathomimetikum)
Aquaphor	Xipamid	Thiaziddiuretikum
Aquareduct	Spironolacton	Diuretikum (Aldosteron-Antagonist)
Aquaretic	Amilorid + Hydrochlorothiazid	Diuretikakombination (kaliumsparend)
Arava	Leflunomid	Rheuma-Basistherapeutikum
Arcasin	Phenoxymethylpenicillin	Oralpenicillin
Arcoxia	Etoricoxib	Antirheumatikum (COX-2-Hemmer)
Ardeytropin	L-Tryptophan	Antidepressivum
Arelix	Piretanid	Schleifendiuretikum
Arelix ACE	Piretanid + Ramipril	Schleifendiuretikum + ACE-Hemmer
Aripiprazol	Abilify	Neuroleptikum
Aricept	Donepezil	Nootropikum (Cholinesterasehemmer)
Arilin	Metronidazol	Antibiotikum
Arlevert	Cinnarizin + Dimenhydrinat	Antivertiginosum
Aromasin	Exemestan	Antiöstrogen
Arteopic	Carteolol	β-Rezeptor-Antagonist (bei Glaukom)
Arterenol	Norepinephrin (Noradrenalin)	α-Sympathomimetikum
Arthotec	Diclofenac + Misoprostol	Antirheumatikum + Prostaglandinderivat
arthrex	Diclofenac	Antirheumatikum (NSAID)
Arubendol	Terbutalin	Broncholytikum (β$_2$Sympathomimetikum)
Arutimol	Timolol	β-Rezeptor-Antagonist (bei Glaukom)
Asacolitin	Mesalazin	Magen-Darm-Mittel (z. B. bei Morbus Crohn)
Asasantin	Dipyridamol + Acetylsalicylsäure	Koronarmittel + Thrombozytenaggr.-Hemmer
AscoTop	Zolmitriptan	Migränemittel
Asparaginase	Asparaginase medoc	Zytostatikum
Aspirin	Acetylsalicylsäure	Analgetikum, Thrombozytenaggr.-Hemmer
Aspisol	Lysin-Acetylsalicylsäure	Analgetikum, Thrombozytenaggr.-Hemmer
ASS	Acetylsalicylsäure	Analgetikum, Thrombozytenaggr.-Hemmer
Astonin	Fludrocortison	Mineralokortikoid
A.T. 10	Dihydrotachysterol	Vitamin-D-Derivat

Handelsnamen/*Wirkstoffe*	Wirkstoffe/*Handelsnamen*	Substanz-/Indikationsgruppe
Atacand	Candesartan	AT$_1$-Antagonist
Atacand Plus	Candesartan + Hydrochlorothiazid	AT$_1$-Antagonist + Thiaziddiuretikum
Atarax	Hydroxyzin	Antiallergikum
Atazanavir	*Reyataz*	Virostatikum
Atehexal	Atenolol	β-Rezeptor-Antagonist
Atehexal comp.	Atenolol + Chlortalidon	β-Rezeptor-Antagonist + Thiaziddiuretikum
atemur	Fluticason	topisches Glukokortikoid
Atenativ	Antithrombin III	Blutgerinnungspräparat
Atendol	Atenolol	β-Rezeptor-Antagonist
Ateno-Isis	Atenolol	β-Rezeptor-Antagonist
Atenolol	*duratenol, Tenormin*	β-Rezeptor-Antagonist
Atenolol comp	Atenolol + Chlortalidon	β-Rezeptor-Antagonist + Thiaziddiuretikum
atereal	Atenolol	β-Rezeptor-Antagonist
Atorvastatin	*Sortis*	Lipidsenker (CSE-Hemmer)
Atosil	Promethazin	Neuroleptikum (Phenothiazin)
Atovaquon	*Wellvone*	Antimalariamittel
Atropin		Anticholinergikum
Atrovent	Ipratropiumbromid	Broncholytikum (Anticholinergikum)
Augmentan	Amoxicillin + Clavulansäure	Breitbandantibiotikum
Auranofin	*Ridaura*	Rheuma-Basistherapeutikum (Goldpräparat)
Aureomycin	Chlortetracyclin	Antibiotikum
Aurorix	Moclobemid	Antidepressivum (MAO-Hemmer)
Auxiloson	Dexamethason	topisches Glukokortikoid
Avalox	Moxifloxacin	Antibiotikum (Gyrasehemmer)
Avamigran N	Ergotamintartrat + Propyphenazon	Migränemittel
Avodart	Dutasterid	Urologikum (z. B. bei Prostatahyperplasie)
Avonex	Interferon-β-1 a	Virostatikum
Axura	Memantine	Nootropikum
Azactam	Aztreonam	Antibiotikum (Monobactam)
Azafalk	Azathioprin	Immunsuppressivum
Azathioprin	*Azafalk, Imurek, Zytrim*	Immunsuppressivum
Azithromycin	*Zithromax*	Makrolidantibiotikum
Aztreonam	*Azactam*	Antibiotikum (Monobactam)
Azubronchin	Acetylcystein	Mukolytikum
Azucimet	Cimetidin	H$_2$-Rezeptor-Antagonist
Azudoxat	Doxycyclin	Antibiotikum (Tetrazyklin)
Azudoxat comp.	Doxycyclin + Ambroxol	Antibiotikum (Tetrazyklin) + Mukolytikum
Azufibrat	Bezafibrat	Lipidsenker
Azuglucon	Glibenclamid	orales Antidiabetikum (Sulfonylharnstoff)
Azulfidine	Sulfasalazin	Sulfonamid (z. B. bei Colitis, Morbus Crohn) /Rheuma-Basistherapeutikum
Azumetop	Metoprolol	β-Rezeptor-Antagonist
Azupamil	Verapamil	Kalziumantagonist
Azupentat	Pentoxifyllin	Durchblutungsmittel
Azur comp.	Paracetamol + Coffein + Codein	Analgetikum
Azutrimazol	Clotrimazol	Antimykotikum
Baclofen	*Lioresal*	Muskelrelaxans (z. B. bei MS)
Bactoreduct	Trimethoprim + Sulfamethoxazol	Sulfonamidantibiotikum
Bactrim	Trimethoprim + Sulfamethoxazol	Sulfonamidantibiotikum
Baldrianextrakt	*Sedacur, Valdispert*	pflanzliches Sedativum
Balkis	Xylometazolin	Sympathomimetikum
Bambec	Bambuterol	Broncholytikum (β$_2$Sympathomimetikum)
Barazan	Norfloxacin	Antibiotikum (Gyrasehemmer)
Basodexan	Harnstoff	Dermatikum
Baycillin	Propicillin	Oralpenicillin
Baycuten	Clotrimazol + Dexamethason	Antimykotikum + Glukokortikoid
Baymycard	Nisoldipin	Kalziumantagonist (Nifedipintyp)
Bayotensin	Nitrendipin	Kalziumantagonist (Nifedipintyp)
Beclomet Easyh.	Beclometason	topisches Glukokortikoid
Beclometason	*Junik, Ventolair*	topisches Glukokortikoid
Becloturmant	Beclometason	topisches Glukokortikoid
Beconase	Beclometason	topisches Glukokortikoid
Belnif	Metoprolol + Nifedipin	β-Rezeptor-Antagonist + Kalziumantagonist
Beloc	Metoprolol	β-Rezeptor-Antagonist
Beloc-Zok	Metoprolol (retardiert)	β-Rezeptor-Antagonist
Beloc-Zok comp	Metoprolol + Hydrochlorothiazid	β-Rezeptor-Antagonist + Thiaziddiuretikum
Benadryl N	Diphenhydramin	Antihistaminikum
Benalapril	Enalapril	ACE-Hemmer
Benazepril	*Cibacen*	ACE-Hemmer
Bendigon N	Mefrusid + Reserpin	Antihypertonikakombination
Benfofen	Diclofenac	Antirheumatikum (NSAID)
ben-u-ron	Paracetamol	Analgetikum
Benzbromaron	*Narcaricin*	Gichtmittel
Bepanthen	Dexpanthenol	Wundbehandlungs-/Magen-Darm-Mittel
Berberil N	Tetryzolin	Sympathomimetikum
Beriate	Blutgerinnungsfaktor VIII	Blutgerinnungspräparat
Beriglobin	Immunglobuline	Impfstoff
Berinert	C 1-INH-Konzentrat	Enzymhemmer
Berinin	Blutgerinnungsfaktor IX	Blutgerinnungspräparat
Beriplex	Prothrombin-Komplex (Faktoren II, VII, IX, X)	Blutgerinnungspräparat
Berlicort	Triamcinolon	Glukokortikoid
Berlocid	Trimethoprim + Sulfamethoxazol	Sulfonamidantibiotikum
Berlosin	Metamizol	Analgetikum
Berodual	Ipratropiumbromid + Fenoterol	Broncholytikakombination
Berotec	Fenoterol	Broncholytikum (β$_2$Sympathomimetikum)
Betadermic	Betamethason	glukokortikoidhaltiges Dermatikum
Betadorm	Diphenhydramin	Hypnotikum (Antihistaminikum)
Betaferon	Interferon-β-1 b	Virostatikum
Betahistin	*Aequamen, Vasomotal*	Antivertiginosum
Betamann	Metipranolol	β-Rezeptor-Antagonist (bei Glaukom)
Betamethason	*Betnelan, Diprosone*	Glukokortikoid
Betapressin	Penbutolol	β-Rezeptor-Antagonist

Handelsnamen/ Wirkstoffe	Wirkstoffe/ Handelsnamen	Substanz-/ Indikationsgruppe
Betarelix	Penbutolol + Piretanid	β-Rezeptor-Antagonist + Schleifendiuretikum
Beta-Tablinen	Propranolol	β-Rezeptor-Antagonist
Betathiazid	Propranolol + Hydrochlorothiazid + Triamteren	β-Rezeptor-Antagonist + Diuretikakombination
Betavert	Betahistin	Antivertiginosum (Histaminikum)
Betaxolol	*Kerlone*	β-Rezeptor-Antagonist
Bethathiazid A	Propranolol + Hydrochlorothiazid	β-Rezeptor Antagonist + Thiaziddiuretikum
Betnelan	Betamethason	Glukokortikoid
Betnesol-V	Betamethason	glukokortikoidhaltiges Lokaltherapeutikum
Betoptima	Betaxolol	β-Rezeptor-Antagonist (bei Glaukom)
Bevacizumab	*Avastin*	antineoplastischer monoklonaler Antikörper
Bezacur	Bezafibrat	Lipidsenker
Bezafibrat	*Azufibrat, Cedur*	Lipidsenker
Beza-Lande	Bezafibrat	Lipidsenker
Bezalip	Bezafibrat	Lipidsenker
Biaxin HP	Clarithromycin	Makrolidantibiotikum
bicaNorm	Natriumhydrogencarbonat	Azidosetherapeutikum
Biciron	Tramazolin	Sympathomimetikum
Bidocef	Cephadroxil	Cephalosporin (Gruppe 1)
Bifiteral	Lactulose	Laxans
Bifonazol	*Bifomyk, Mycospor*	Antimykotikum
Bikalm	Zolpidem	Hypnotikum (Imidazopyridin)
Biklin	Amikacin	Aminoglykosidantibiotikum
Binotal	Ampicillin	Breitbandpenicillin
Biofanal	Nystatin	Antimykotikum
Biofenac	Aceclofenac	Antirheumatikum (NSAID)
Biomagnesin	Magnesium	Mineralstoffpräparat
Biperiden	*Akineton, Norakin*	Parkinsonmittel (Anticholinergikum)
Bisacodyl	*Agaroletten, Prepacol*	Laxans
Bisobloc	Bisoprolol	β-Rezeptor-Antagonist
Bisolvon	Bromhexin	Mukolytikum
Bisolvon NAC	Acetylcystein	Mukolytikum
Bisolvonat	Bromhexin + Erythromycin	Mukolytikum + Antibiotikum
Bisomerck	Bisoprolol	β-Rezeptor-Antagonist
Bisoprolol	*Bisobloc, Concor*	β-Rezeptor-Antagonist
Blemaren	Citrat + N⁺-Citrat + K⁺-hydrogencarbonat	Urologikum (bei Harnsäuresteinen)
BLEO-cell	Bleomycin	Zytostatikum
Bleomycin	*BLEO-cell*	Zytostatikum
Blephamide	Sulfacetamid + Prednisolon	Sulfonamid + Glukokortikoid
Blocotenol	Atenolol	β-Rezeptor-Antagonist
Blopress	Candesartan	AT_1-Antagonist
Blopress Plus	Candesartan + Hydrochlorothiazid	AT_1-Antagonist + Thiaziddiuretikum
Bondiol	Alfacalcidol	Vitamin D
Bondronat	Ibandronsäure	Bisphosphonat
Bonviva	Ibandronsäure	Bisphosphonat
Bornaprin	*Sormodren*	Parkinsonmittel (Anticholinergikum)
Borocarpin	Pilocarpin	Cholinergikum (bei Glaukom)
Bortezomib	*VELCADE*	antineoplast. Proteasomenhemmer
Bosentan	Tracleer	Endothelin-Antagonist
Bresben	Atenolol + Nifedipin	Antihypertonikakombination
Brevibloc	Esmolol	β-Rezeptor-Antagonist
Brexidol	Piroxicam	Antirheumatikum (NSAID)
Bricanyl	Terbutalin	Broncholytikum ($β_2$Sympathomimetikum)
Brilique	Ticagrelor	Thrombozytenaggregationshemmer
Briserin N	Clopamid + Reserpin	Antihypertonikakombination
Brivudin	*Zostex*	Virostatikum
Bromazanil	Bromazepam	Benzodiazepin
Bromazep	Bromazepam	Benzodiazepin
Bromazepam	*durazanil, Lexotanil, Normoc*	Benzodiazepin
Bromhexin	*Bisolvon, Lubrirhin*	Mukolytikum
Bromocriptin	*Kirim, Pravidel*	Prolaktinhemmer, Parkinsonmittel
Bromuc	Acetylcystein	Mukolytikum
Bronchicum Codein	Codeinphosphat	Antitussivum
Broncho Spray	Salbutamol	β-Mimetikum
Bronchodurat N	Eucalyptusöl + Levomenthol	Mukolytikum
Broncho-Euphyllin	Theophyllin + Ambroxol	Broncholytikum + Mukolytikum
Bronchoforton	Eucalyptusöl u. a.	Mukolytikum
Bronchopront	Ambroxol	Mukolytikum
Bronchoretard	Theophyllin	Broncholytikum
Bronchospasmin	Reproterol	Antiallergikum + β-Mimetikum
Brotizolam	*Lendormin*	Benzodiazepin
Brufen	Ibuprofen	Analgetikum (NSAID)
BS-ratiopharm	Butylscopolamin	Spasmolytikum
Budenofalk	Budesonid	topisches Glukokortikoid
Budepur	Budesonid	topisches Glukokortikoid
Budesonid	*Entocort, Pulmicort*	topisches Glukokortikoid
Budipin	*Parkinsan*	Parkinsonmittel
Bufedil	Buflomedil	Durchblutungsmittel
Buflomedil	*Bufedil, Defluina*	Durchblutungsmittel
Bunazosin	*Andante*	Antihypertonikum ($α_1$-Blocker)
Buprenorphin	*Subutex, Temgesic, Norspan, Transtec*	Analgetikum (hochpotentes Opioid)
Buronil	Melperon	Neuroleptikum (Butyrophenon)
Buscopan	Butylscopolamin	Spasmolytikum
Buscopan plus	Butylscopolamin + Paracetamol	Spasmolytikum
Buserelin	*Profact*	GnRH-Agonist
Busulfan	*Myleran*	Zytostatikum
Butylscopolamin	*BS-ratiopharm, Buscopan, Spasmovern*	Spasmolytikum
Byetta	Exenatid	Antidiabetikum (Inkretinmimetikum)
Bykomycin	Neomycin	Aminoglykosidantibiotikum
Cabaseril	Cabergolin	Parkinsonmittel (Dopaminagonist)
Cabergolin	*Cabaseril, Dostinex*	Parkinsonmittel (Dopaminagonist)
Calciparin	unfraktioniertes Heparin	Antikoagulans
Calcipotriol	*Daivonex, Psorcutan*	Psoriasismittel
Calcitonin	*Calsynar, Cibacalcin, Karil*	Peptidhormon der Schilddrüse
Calcitriol	*Decostriol, Osteotriol, Rocaltrol*	Vitamin D_3

Handelsnamen/Wirkstoffe	Wirkstoffe/Handelsnamen	Substanz-/Indikationsgruppe	Handelsnamen/Wirkstoffe	Wirkstoffe/Handelsnamen	Substanz-/Indikationsgruppe
Calciumfolinat	Leucovorin	Antidot gegen Folsäureantagonisten	Ceftazidim	Fortum	Cephalosporin (Gruppe 3)
Calcium-Sandoz	Calciumgluconat	Kalziumpräparat	Ceftibuten	Keimax	Cephalosporin (Gruppe 3)
Campto	Irinotecan	Zytostatikum	Ceftriaxon	Rocephin	Cephalosporin (Gruppe 3)
Cancidas	Caspofungin	Antimykotikum	Cefuroxim	Elobact, Zinacef, Zinnat	Cephalosporin (Gruppe 2)
Candesartan	Atacand, Blopress	AT$_1$-Antagonist	Celebrex	Celecoxib	Antirheumatikum (COX-2-Hemmer)
Candio-Hermal	Nystatin	Antimykotikum			
Canesten	Clotrimazol	Antimykotikum	Celecoxib	Celebrex	Antirheumatikum (COX-2-Hemmer)
Capozide	Captopril + Hydrochlorothiazid	ACE-Hemmer + Thiaziddiuretikum			
			Celestamine	Betamethason + Dexchlorpheniramin	Glukokortikoid + Antihistaminikum
Capros	Morphinsulfat	Analgetikum (hochpotentes Opioid)	Celestamine N	Betamethason	Glukokortikoid
			Celestan-V	Betamethason	Glukokortikoid
Capsaicin	Qutenza	Neuropathiepräparat (Schmerzmittel)	Celestone	Betamethason	Glukokortikoid
			Celiprolol	Selectol	β-Rezeptor-Antagonist
Captin	Paracetamol	Analgetikum	Cenipress	Enalapril + Nitrendipin	ACE-Hemmer + Kalziumantagonist
Capto-(Hersteller)	Captopril	ACE-Hemmer			
Captoflux	Captopril	ACE-Hemmer	Cephoral	Cefixim	Cephalosporin (Gruppe 3)
Captogamma	Captopril	ACE-Hemmer	Ceporexin	Cefalexin	Cephalosporin (Gruppe 1)
Captohexal	Captopril	ACE-Hemmer	Cerebroforte	Piracetam	Nootropikum
Captohexal comp.	Captopril + Hydrochlorothiazid	ACE-Hemmer + Thiaziddiuretikum	Cerson	Flumetason	Glukokortikoid
			Cerucal	Metoclopramid	Antiemetikum, Motilitätstherapeutikum
Captopress	Captopril	ACE-Hemmer			
Captopril	Acenorm, Lopirin, tensobon	ACE-Hemmer	Cesol	Praziquantel	Anthelminthikum
			Cetirizin	Zyrtec	Antihistaminikum
captoreal	Captopril	ACE-Hemmer	Cetuximab	Erbitux	antineoplastischer monoklonaler Antikörper
Capval	Noscapin	Antitussivum			
Carbamazepin	Tegretal, Timonil	Antiepileptikum	Chenodeoxycholsäure	Chenofalk	Gallenwegstherapeutikum
Carbimazol	Neo-Thyreostat	Thyreostatikum			
Carboplat	Carboplatin	Zytostatikum	Chenofalk	Chenodeoxycholsäure	Gallenwegstherapeutikum
Carboplatin	Carboplat	Zytostatikum			
Carbostesin	Bupivacain	Lokalanästhetikum/Neuraltherapeutikum	Chibro-Timoptol	Timolol	β-Rezeptor-Antagonist (bei Glaukom)
Cardio-Longoral	Kalium, Magnesium	Elektrolytkombination	Chibroxin	Norfloxacin	Antibiotikum (Gyrasehemmer)
Cardioprotect	Verapamil	Kalziumantagonist	Chinidin-Duriles	Chinidin	Klasse-I-Antiarrhythmikum
Cardopal	Losartan	AT$_1$-Antagonist	Chinidin	Chinidin-Duriles	Klasse-I-Antiarrhythmikum
Cardular	Doxazosin	Antihypertonikum (α$_1$-Blocker)	Chinin	Chininum dihydrochloricum	Malariamittel
Carmen	Lercanidipin	Kalziumantagonist (Nifedipintyp)			
			Chinosol	Chinolinol	Hautantiseptikum
Carmubris	Carmustin	Zytostatikum	Chloralhydrat	Chloraldurat	Hypnotikum/Sedativum
Carmustin	Carmubris	Zytostatikum	Chlorambucil	Leukeran	Zytostatikum
Carteolol	Arteopic, Endak	β-Rezeptor-Antagonist	Chlordiazepoxid	Librium, Limbatril, Multum, Radepur	Benzodiazepin
Carvedilol	Dilatrend, Querto	β-Rezeptor-Antagonist			
Casodex	Bicalutamid	Antiandrogen	Chlorhexamed	Chlorhexidin	Mund- und Rachenantiseptikum
Caspofungin	Cancidas	Antimykotikum			
Catapresan	Clonidin	Antihypertonikum (zentrales Sympatholytikum)	Chlormadinon	Gestafortin	Gestagen
			Chloroquin	Antochin, Resochin	Antimalariamittel
Catumaxomab	Removab	antineoplast. Tyrosinkinasehemmer	Chlorphenoxamin	Rodavan, Systral	Antihistaminikum
			Chlorpromazin	Propaphenin	Neuroleptikum (Phenothiazin)
Ceclor	Cefaclor	Cephalosporin (Gruppe 1)	Chlorprothixen	Truxal	Neuroleptikum (Thioxanthen)
Cedocard	Isosorbiddinitrat	Koronarmittel	Chlortetracyclin	Aureomycin	Antibiotikum
Cedur	Bezafibrat	Lipidsenker	Chol Spasmoletten	Hymecromon	Spasmolytikum
Cedrox	Cefadroxil	Cephalosporin (Gruppe 1)			
Cefaclor	Ceclor, Kefspor	Cephalosporin (Gruppe 1)	Cholestagel	Colesevelam	Lipidsenker
Cefadroxil	Cedrox	Cephalosporin (Gruppe 1)	Cholspasmin forte	Hymecromon	Spasmolytikum
Cefalexin	Ceporexin, Oracef	Cephalosporin (Gruppe 1)	Cholspasminase N	Amylase + Proteasen	Enzympräparat
Cefamandol	Mandokef	Cephalosporin (Gruppe 2)	Cialis	Tadalafil	Phosphodiesterase-5-Hemmer
Cefazolin	Elzogram	Cephalosporin (Gruppe 1)	Ciatyl-Z	Zuclopenthixol	Neuroleptikum (Thioxanthen)
Cefepim	Maxipime	Cephalosporin (Gruppe 3)	Cibacalcin	Calcitonin	Peptidhormon aus der Schilddrüse
Cefixim	Cephoral, Suprax	Cephalosporin (Gruppe 3)			
Cefotaxim	Claforan	Cephalosporin (Gruppe 3)	Cibacen	Benazepril	ACE-Hemmer
Cefotiam	Spizef	Cephalosporin (Gruppe 2)	Cibadrex	Benazepril + Hydrochlorothiazid	ACE-Hemmer + Thiaziddiuretikum
Cefpodoxim	Orelox, Podomexef	Cephalosporin (Gruppe 3)			

Handelsnamen/*Wirkstoffe*	Wirkstoffe/*Handelsnamen*	Substanz-/Indikationsgruppe
Ciclesonid	*Alvesco*	topisches Glukokortikoid
Ciclopirox	*Batrafen*	Antimykotikum
Cicloral	Ciclosporin	Immunsuppressivum
Ciclosporin	*Cicloral, Sandimmun*	Immunsuppressivum
Cidofovir	*Vistide*	Virostatikum
Cilest	Ethinylestradiol + Norgestimat	Kontrazeptivum
Cilex	Citalopram	Antidepressivum (Serotonin-Wiederaufn.-Hemmer)
Cimehexal	Cimetidin	H$_2$-Rezeptor Antagonist
Cimet	Cimetidin	H$_2$-Rezeptor-Antagonist
Cimetidin	*Azucimet, Tagamet*	H$_2$-Rezeptor-Antagonist
CimLich	Cimetidin	H$_2$-Rezeptor-Antagonist
Cinacalcet	*Mimpara*	Calcimimeticum zur Behandlung des sekundären Hyperparathyreoidismus
Cinnarizin	*Arlevert, Cinnacet*	Antihistaminikum
Cipralex	Escitalopram	Antidepressivum (Serotonin-Wiederaufn.-Hemmer)
Cipramil	Citalopram	Antidepressivum (Serotonin-Wiederaufn.-Hemmer)
Ciprobay	Ciprofloxacin	Antibiotikum (Gyrasehemmer)
Ciprofloxacin	*Ciprobay, Ciproxin*	Antibiotikum (Gyrasehemmer)
Ciproxin	Ciprofloxacin	Antibiotikum (Gyrasehemmer)
Circadin	Melatonin	leichtes Schlafmittel
Circanol	Dihydroergotoxin	Nootropikum
Circupon	Etilefrin	Sympathomimetikum
Cisatracuriumbesilat	*Nimbex*	Muskelrelaxans
Cisday	Nifedipin	Kalziumantagonist
Cisordinol	Clopenthixol	Neuroleptikum (Thioxanthen)
Cisplatin	*Platinex*	Zytostatikum
Citalopram	*Cilex, Cipramil, Citadura, Sepram, Serital*	Antidepressivum (Serotonin-Wiederaufn.-Hemmer)
Citadura	Citalopram	Antidepressivum (Serotonin-Wiederaufn.-Hemmer)
Cladribin	*Leustatin, LITAK*	Zytostatikum (Antimetabolit)
Claforan	Cefotaxim	Cephalosporin (Gruppe 3)
Clarithromycin	*Cyllind, Klacid*	Makrolidantibiotikum
Claudicat	Pentoxifyllin	Durchblutungsmittel
Claversal	Mesalazin	Magen-Darm-Mittel (z. B. bei Morbus Crohn)
Clavigrenin	Dihydroergotamin	Migränemittel
Clemastin	*Tavegil*	Antihistaminikum
Clexane	Enoxaparin	Antikoagulans (fraktioniertes Heparin)
Clindamycin	*Clinda-saar, Sobelin*	Antibiotikum
Clinofem	Medroxyprogesteron	Gestagen
Clin-Sanorania	Clindamycin	Antibiotikum
Clobazam	*Frisium*	Benzodiazepin
Clobetasol	*Dermoxinale*	Glukokortikoid
Clocortolon	*Kaban, Kabanimat*	Glukokortikoid
Clodronsäure	*Bonefos, Ostac*	Bisphosphonat
Clomethiazol	*Distraneurin*	Hypnotikum, Antikonvulsivum
Clomipramin	*Anafranil*	Antidepressivum (trizyklisch)
Clonazepam	*Rivotril*	Antiepileptikum
Clonidin	*Catapresan*	Antihypertonikum (zentrales Sympatholytikum)
Clont	Metronidazol	Antibiotikum (Nitroimidazol)
Clopidogrel	*Iscover, Plavix*	Thrombozytenaggregationshemmer
Clotrimazol	*Canesten, Fungizid*	Antimykotikum
Clozapin	*Leponex*	atypisches Neuroleptikum
CoAprovel	Irbesartan + Hydrochlorothiazid	AT$_1$-Antagonist + Thiaziddiuretikum
Codeinphosphat	*Tricodein, Tussoretard*	Antitussivum
Codeinum phosph.	Codeinphosphat	Antitussivum
Codicaps	Codein + Chlorphenamin	Antitussivum + Antihistaminikum
Codicaps mono	Codein	Antitussivum
Codicompren	Codeinphosphat	Antitussivum
CoDiovan	Valsartan + Hydrochlorothiazid	AT$_1$-Antagonist + Thiaziddiuretikum
Codipront mono	Codein	Antitussivum
Coleb	Isosorbidmononitrat	Koronarmittel
Colecalciferol	*Dekristol, D-Tracetten, Vigantoletten*	Vitamin D$_3$
Colesevelam	*Cholestagel*	Lipidsenker
Colestyramin	*Quantalan*	Lipidsenker (Anionenaustauscher)
Colimune	Cromoglicinsäure	Antiallergikum
Colfarit	Acetylsalicylsäure	Thrombozytenaggregationshemmer
Collomack	Salicylsäure + Milchsäure + Polidocanol	Keratolytikum
Combivir	Lamivudin + Zidovudin	Virostatikakombination
Competact	Pioglitazon + Metformin	orale Antidiabetikakombination
Complamin	Xantinolnicotinat	Nootropikum
Comtess	Entacapon	Parkinsonmittel (COMT-Hemmer)
Conceplan M	Ethinylestradiol + Norethisteron	Kontrazeptivum
Concor	Bisoprolol	β-Rezeptor-Antagonist
Concor plus	Bisoprolol + Hydrochlorothiazid	β-Rezeptor-Antagonist + Thiaziddiuretikum
Conpin	Isosorbitmononitrat	Koronarmittel
Contraneural	Ibuprofen	Analgetikum (NSAID)
Contraneural forte	Paracetamol + Codeinphosphat	Analgetikakombination
Convulex	Valproinsäure	Antiepileptikum
Copaxone	Glatiramer	Medikament zur MS-Therapie
Copyrkal N	Propyphenazon + Coffein	Analgetikum
cor tensobon	Captopril	ACE-Hemmer
Coramedan	Digitoxin	Digitalisglykosid
Corangin	Isosorbidmononitrat	Koronarmittel
Corangin Nitrokps.	Glyceroltrinitrat	Koronarmittel
Cordanum	Talinolol	β-Rezeptor-Antagonist
Cordarex	Amiodaron	Antiarrhythmikum
Cordes Beta	Betamethason	Glukokortikoid
Cordicant	Nifedipin	Kalziumantagonist
Coric	Lisinopril	ACE-Hemmer
Coric plus	Lisinopril + Hydrochlorothiazid	ACE-Hemmer + Thiaziddiuretikum
Corifeo	Lercanidipin	Kalziumantagonist (Nifedipintyp)
Corindolan	Mepindolol	β-Rezeptor-Antagonist
Corinfar	Nifedipin	Kalziumantagonist
Corneregel	Dexpanthenol	Wundbehandlungsmittel
Coronorm	Captopril	ACE-Hemmer
Corotrend	Nifedipin	Kalziumantagonist
Corotrop	Milrinon	Phosphodiesterase-3-Hemmer

Handelsnamen/Wirkstoffe	Wirkstoffe/Handelsnamen	Substanz-/Indikationsgruppe	Handelsnamen/Wirkstoffe	Wirkstoffe/Handelsnamen	Substanz-/Indikationsgruppe
Corsodyl	Chlorhexidin	Mund- und Rachenantiseptikum	Daraprim	Pyrimethamin	Antibiotikum
CorSotalol	Sotalol	β-Rezeptor-Antagonist	Darob	Sotalol	β-Rezeptor-Antagonist
Cortidexason	Dexamethason	glukokortikoidhaltiges Dermatikum	Dasatinib	SPRYCEL	antineoplast. Tyrosinkinasehemmer
Corto-Tavegil	Clemastin + Dexamethason	Antihistaminikum + Glukokortikoid	Daunoblastin	Daunorubicin	Zytostatikum
Corvaton	Molsidomin	Koronarmittel	Daunorubicin	Daunoblastin	Zytostatikum
Cossar	Losartan	AT₁-Antagonist	Daxas	Roflumilast	Phosphodiesterase-4-Hemmer
Cotazym	Pankreatin (Lipase + Amylase + Proteasen)	Enzympräparat	DCCK	Dihydroergotoxin	Nootropikum, Migränemittel
			DDAVP	Desmopressin	Antidiuretisches Hormon
cotrim forte	Trimethoprim + Sulfamethoxazol	Sulfonamidantibiotikum	Decadron	Dexamethason	Glukokortikoid
Cotrim-(Hersteller)	Trimethoprim + Sulfamethoxazol	Sulfonamidantibiotikum	Decaprednil	Prednisolon	Glukokortikoid
Cotrimox-Wolff	Trimethoprim + Sulfamethoxazol	Sulfonamidantibiotikum	Decentan	Perphenazin	Neuroleptikum (Phenothiazin)
			Decoderm	Fluprednen	glukokortikoidhaltiges Dermatikum
Coversum	Perindopril	ACE-Hemmer	Decoderm tri	Fluprednen + Miconazol	Glukokortikoid + Antimykotikum
Cranoc	Fluvastatin	Lipidsenker (CSE-Hemmer)	Decortilen	Prednyliden	Glukokortikoid
Crino-Kaban N	Clocortolon + Salicylsäure	glukokortikoidhaltiges Dermatikum	Decortin	Prednison	Glukokortikoid
Cripar	Dihydroergocryptin	Parkinsonmittel (Dopaminagonist)	Decortin H	Prednisolon	Glukokortikoid
			Decostriol	Calcitriol	Vitamin D
Crixivan	Indinavir	Virostatikum	Deferasirox	Exjade	Eisenchelatbildner
Cromo-(Hersteller)	Cromoglicinsäure	Antiallergikum	Deferoxamin	Desferal	Eisenchelatbildner
Cromoglicin	Cromoglicinsäure	Antiallergikum	Defluina peri	Buflomedil	Durchblutungsmittel
Cromoglicinsäure	Allergocrom, Vividrin	Antiallergikum	Degarelix	Firmagon	GnRH-Antagonist
Crotamitex	Crotamiton	antiparasitäres Mittel	dehydro sanol tri	Bemetizid + Triamteren	Diuretikakombination (kaliumsparend)
Curatoderm	Tacalcitol	Antipsoriatikum	Delavirdin	Rescriptor	Virostatikum
cutistad	Clotrimazol	Antimykotikum	Delix	Ramipril	ACE-Hemmer
Cyanocobalamin	Cytobion, Neurotrat	Vitamin B₁₂	Delix plus	Ramipril + Hydrochlorothiazid	ACE-Hemmer + Thiaziddiuretikum
Cyclo-Menorette	Estradiol + Estriol + Levonorgestrel	Gynäkologikum (z. B. bei klimakt. Beschwerden)	Delmuno	Felodipin + Ramipril	Kalziumantagonist + ACE-Hemmer
Cyclo-Östrogynal	Estradiol + Estriol + Levonorgestrel	Gynäkologikum (z. B. bei klimakt. Beschwerden)	Deltacortil	Prednison	Glukokortikoid
Cyclophosphamid	Endoxan	Immunsuppressivum/Zytostatikum	Demetrin	Prazepam	Benzodiazepin
			Denan	Simvastatin	Lipidsenker (CSE-Hemmer)
Cyclo-Progynova	Estradiol + Norgestrel	Gynäkologikum (z. B. bei klimakt. Beschwerden)	Dendrid	Idoxuridin	Virostatikum
Cyclosa	Ethinylestradiol + Desogestrel	Gynäkologikum (z. B. bei Zyklusstörungen)	Deponit	Glyceroltrinitrat	Koronarmittel
			Deprenyl	Selegilin	Parkinsonmittel (MAO-Hemmer)
Cyclosporin	Siehe Ciclosporin	Immunsuppressivum	Depressan	Dihydralazin	Antihypertonikum (Vasodilatator)
Cyklokapron	Tranexamsäure	Antifibrinolytikum	Deprilept	Maprotilin	Antidepressivum
Cyllind	Clarithromycin	Makrolidantibiotikum	Depronal	Dextropropoxyphen	Analgetikum
Cymbalta	Duloxetin	Antidepressivum (Serotonin-Wiederaufn.-Hemmer)	Dequonal	Benzalkoniumchlorid + Dequaliniumchlorid	Antiseptikum (Mund und Rachen)
Cymeven	Ganciclovir	Virostatikum	Dermatop	Prednicarbat	Glukokortikoid
Cynt	Moxonidin	Antihypertonikum (zentrales Sympatholytikum)	Dermoxin	Clobetasol	glukokortikoidhaltiges Dermatikum
Cyral	Primidon	Antiepileptikum	Desferal	Deferoxamin	Eisenchelatbildner
Cytarabin	Alexan	Zytostatikum	Desitin	Zinkoxid	Wundbehandlungsmittel
Cytobion	Cyanocobalamin	Vitamin B₁₂	Desmopressin	Minirin	Antidiuretisches Hormon
Dabigatran	Pradaxa	direkter Thrombininhibitor	DET MS	Dihydroergotamin	Antihypotonikum, Migränemittel
Dacarbazin	DTIC	Zytostatikum			
Dafiro	Amlodipin + Valsartan	Kalziumantagonist (Nifedipintyp) + AT₁-Antagonist	Detrusitol	Tolterodin	Urologikum (Anticholinergikum)
Dafiro HCT	Amlodipin + Valsartan + HCT	Kalziumantagonist (Nifedipintyp) + AT₁-Antagonist + Thiaziddiuretikum	Dexa Biciron	Dexamethason + Tramazolin	Glukokortikoid + Sympathomimetikum
			Dexa Polyspectran	Dexamethason + Polymycin + Neomycin	Glukokortikoid + Antibiotika
Daktar	Miconalzol	Antimykotikum			
Dalacin	Clindamycin	Antibiotikum	Dexa-Allvoran	Dexamethason	Glukokortikoid
Dalmadorm	Flurazepam	Hypnotikum (Benzodiazepin)	Dexabene	Dexamethason	Glukokortikoid
Dapotum	Fluphenazin	Neuroleptikum (Phenothiazin)	Dexa-Gentamicin	Dexamethason	Glukokortikoid

Handelsnamen/ **Wirkstoffe**	Wirkstoffe/ Handelsnamen	Substanz-/ Indikationsgruppe	Handelsnamen/ **Wirkstoffe**	Wirkstoffe/ Handelsnamen	Substanz-/ Indikationsgruppe
Dexamethason	Fortecortin, Lipotalon	Glukokortikoid	**Dihydrotachysterol**	A.T. 10, Tachystin	Vitamin-D-Derivat
Dexa-ratiopharm	Dexamethason	Glukokortikoid	Dilanacin	Digoxin	Digitalisglykosid
Dexa-Rhinospray	Dexamethason + Tramazolin	Glukokortikoid + Sympathomimetikum	Dilatrend	Carvedilol	β-Rezeptor-Antagonist
Dexa-Siozwo N	Dexamethason + Naphazolin + Pfefferminzöl	Glukokortikoid + Sympathomimetikum	Diligan	Meclozin + Hydroxyzin	Antiemetikum (Antihistaminika)
Dexpanthenol	Bepanthen	Wundbehandlungs-/Magen-Darm-Mittel	Dil-Sanorania	Diltiazem	Kalziumkanalblocker
Dextromethorphan	Neo Tussan, tuss Hustenstiller, Wick Formel 44	Antitussivum	Diltahexal	Diltiazem	Kalziumkanalblocker
			dilti	Diltiazem	Kalziumkanalblocker
DHC Mundipharma	Dihydrocodein	Analgetikum (niederpotentes Opioid)	**Diltiazem**	Diltahexal, Dilzem,	Kalziumkanalblocker
			Diltiuc	Diltiazem	Kalziumkanalblocker
DHE-(Hersteller)	Dihydroergotamin	Antihypotonikum	Dilzem	Diltiazem	Kalziumkanalblocker
Diabenyl-Rhinex	Diphenhydramin + Naphazolin	Antihistaminikum + Sympathomimetikum	Dilzicardin	Diltiazem	Kalziumkanalblocker
Diamox	Acetazolamid	Thiaziddiuretikum	**Dimenhydrinat**	Emedyl, Vomex A	Antiemetikum (Antihistaminikum)
Diane	Cyproteronacetat + Ethinylestradiol	Antiandrogen + Östrogen	Diovan	Valsartan	AT$_1$-Antagonist
Diaphal	Furosemid + Amilorid	Diuretikakombination (kaliumsparend)	**Diphenhydramin**	Emesan, Betadorm	Antiemetikum, Hypnotikum (Antihistaminikum)
Diastabol	Miglitol	Antidiabetikum (Glukosidasehemmer)	Diphos	Etidronsäure	Bisphosphonat
			Dipidolor	Piritramid	Analgetikum (hochpotentes Opioid)
Diazepam	Faustan, Valium	Benzodiazepin	Dipiperon	Pipamperon	Neuroleptikum (Butyrophenon)
Dibenzyran	Phenoxybenzamin	Urologikum (α-Rezeptor-Antagonist)	Diprogenta	Betamethason + Gentamicin	Glukokortikoid + Antibiotikum
Diblocin	Doxazosin	Antihypertonikum (α$_1$-Rezeptor-Antagonist)	Diprosalic	Betamethason + Salicylsäure	glukokortikoidhaltiges Dermatikum
Dibontrin	Diphenhydramin	Antihistaminikum	Diprosis	Betamethason	glukokortikoidhaltiges Dermatikum
Diclac	Diclofenac	Antirheumatikum (NSAID)			
Diclo-(Hersteller)	Diclofenac	Antirheumatikum (NSAID)	Diprosone	Betamethason	glukokortikoidhaltiges Dermatikum
Diclofenac	Allvoran, Voltaren	Antirheumatikum (NSAID)	Disoprivan	Propofol	Narkosemittel
Diclophlogont	Diclofenac	Antirheumatikum (NSAID)	Dispatenol	Dexpanthenol + Polyvinylalkohol	Ophthalmikum (Wundbehandlungsmittel)
Didanosin (DDI)	Videx	Virostatikum	Dispatim	Timolol	β-Rezeptor-Antagonist (bei Glaukom)
Didronel	Etidronsäure	Bisphosphonat			
Didronel-Kit	Etidronsäure (weiße Tbl.) + Calcium (blaue Tbl.)	Bisphosphonat + Kalzium	Distraneurin	Clomethiazol	Hypnotikum, Antikonvulsivum
			Ditec	Fenoterol + Cromoglicinsäure	β-Mimetikum + Antiallergikum
Diflucan	Fluconazol	Antimykotikum	Dithro	Dithranol	Antipsoriatikum
Digacin	Digoxin	Digitalisglykosid	DIU Venostasin	Triamteren + Hydrochlorothiazid	Diuretikakombination (kaliumsparend)
Digicor	Digitoxin	Digitalisglykosid			
Digimed	Digitoxin	Digitalisglykosid	diucomb	Bemetizid + Triamteren	Diuretikakombination (kaliumsparend)
Digimerck	Digitoxin	Digitalisglykosid			
Digitoxin	Digimerck, Tardigal	Digitalisglykosid	Diuretikum verla	Triamteren + Hydrochlorothiazid	Diuretikakombination (kaliumsparend)
Dignokonstant	Nifedipin	Kalziumantagonist			
Dignoretik	Amilorid + Hydrochlorothiazid	Diuretikakombination (kaliumsparend)	Diursan	Hydrochlorothiazid + Amilorid	Diuretikakombination (kaliumsparend)
Digostada	β-Acetyldigoxin	Digitalisglykosid	Diutensat	Triamteren + Hydrochlorothiazid	Diuretikakombination (kaliumsparend)
Digotab	β-Acetyldigoxin	Digitalisglykosid			
digox	β-Acetyldigoxin	Digitalisglykosid	Diutensat comp.	Triamteren + Hydrochlorothiazid + Propranolol	Antihypertonikakombination
Digoxin	Digacin, Lanicor	Digitalisglykosid			
Dihydergot	Dihydroergotamin	Antihypertonikum	DNCG-(Hersteller)	Cromoglicinsäure	Antiallergikum
Dihydergot plus	Dihydroergotamin + Etilefrin	Antihypertonikakombination	Dobendan	Cetylpyridiniumchlorid	Desinfizienz (Mund und Rachen)
Dihydralazin	Depressan, Nepresol	Antihypertonikum	**Dobutamin**	Dobutrex	β$_1$-Sympathomimetikum
Dihydrocodein	Paracodin, Remedacen	Analgetikum (niederpotentes Opioid)	Dobutrex	Dobutamin	β$_1$-Sympathomimetikum
Dihydroergocryptin	Almirid, Cripar	Parkinsonmittel (Dopaminagonist)	**Docetaxel**	Taxotere	Zytostatikum
			Dociteren	Propranolol + Hydrochlorothiazid + Triamteren	β-Blocker + Diuretikakombination
Dihydroergotamin	Agit depot, Dihydergot	Antihypotonikum			
Dihydroergotoxin	Circanol, ergoplus, Hydergin	Nootropikum	Dociton	Propranolol	β-Rezeptor-Antagonist
			Dogmatil	Sulpirid	Neuroleptikum (Dopaminantagonist)

Handelsnamen/**Wirkstoffe**	Wirkstoffe/Handelsnamen	Substanz-/Indikationsgruppe	Handelsnamen/**Wirkstoffe**	Wirkstoffe/Handelsnamen	Substanz-/Indikationsgruppe
Dolantin	Pethidin	Analgetikum (hochpotentes Opioid)	Duphalac	Lactulose	Laxans
Dolasetron	Anemet	Antiemetikum (5-HT$_3$-Antagonist)	Duphaston	Dydrogesteron	Gestagen
			durabronchal	Acetylcystein	Mukolytikum
Dolgit	Ibuprofen	Analgetikum (NSAID)	duracroman	Cromoglicinsäure	Antiallergikum
Dolgit-Diclo	Diclofenac	Antirheumatikum (NSAID)	durafenat	Fenofibrat	Lipidsenker
Dolo Arthrosenex	Hydroxyethylsalicylat	Antirheumatikum	duraglucon	Glibenclamid	orales Antidiabetikum (Sulfonylharnstoff)
Dolo Mobilat	Diethylaminsalicylat	Antirheumatikum			
Dolo-Dobendan	Cetylpyridiniumchlorid + Benzocain	Desinfizienz + Lokalanästhetikum	duralopid	Loperamid	Antidiarrhoikum
			duramucal	Ambroxol	Mukolytikum
dolomo TN	Acetylsalicylsäure + Paracetamol + Coffein/Codein	Analgetikakombination	duranifin	Nifedipin	Kalziumantagonist
			duranifin Sali	Nifedipin + Mefrusid	Kalziumantagonist + Thiaziddiuretikum
Doloreduct	Paracetamol	Analgetikum	duranitrat	Isosorbiddinitrat	Koronarmittel
Dolviran N	Acetylsalicylsäure + Codeinphosphat	Analgetikakombination	durapenicillin	Phenoxymethylpenicillin	Oralpenicillin
Dominal	Prothipendyl	Neuroleptikum	durapental	Pentoxifyllin	Durchblutungsmittel
Domperidon	Motilium	Motilitätstherapeutikum	durapindol	Pindolol	β-Rezeptor-Antagonist
Dona 200-S	Glucosamin	Antirheumatikum (bei Gonarthrose)	duraprednisolon	Prednisolon	Glukokortikoid
			durasoptin	Verapamil	Kalziumantagonist
Donepezil	Aricept	Nootropikum (Cholinesterasehemmer)	duraspiron	Spironolacton	Diuretikum (Aldosteron-Antagonist)
Dontisolon D	Prednisolon	Glukokortikoid	duratenol	Atenolol	β-Rezeptor-Antagonist
Dopamin		Sympathomimetikum	duratenol comp	Atenolol + Chlortalidon	β-Rezeptor-Antagonist + Thiaziddiuretikum
Dopegyt	Methyldopa	Antihypertonikum			
Dopergin	Lisurid	Parkinsonmittel (Dopaminagonist)	duravolten	Diclofenac	Antirheumatikum (NSAID)
			durazanil	Bromazepam	Benzodiazepin
Dopram	Doxapram	Buprenorphinantagonist	Durogesic	Fentanyl	Analgetikum (hochpotentes Opioid)
Doreperol N	Hexetidin	Antiseptikum (Mund- und Rachen)			
			Dusodril	Naftidrofuryl	Durchblutungsmittel
Dorithricin	Tyrothricin + Benzocain	Antibiotikum + Lokalanästhetikum	Duspatal	Mebeverin	Spasmolytikum
			Dynacil	Fosinopril	ACE-Hemmer
Dormicum	Midazolam	Benzodiazepin	Dynorm	Cilazapril	ACE-Hemmer
Doryl	Carbachol	Cholinergikum	Dysmenalgit	Naproxen	Analgetikum
Doss	Alfacalcidol	Vitamin D	Dysurgal N	Atropinsulfat	Muskarinrezeptor-Antagonist
Doxam	Doxycyclin	Antibiotikum (Tetrazyklin)	Dytide H	Triamteren + Hydrochlorothiazid	Diuretikakombination (kaliumsparend)
Doxapram	Dopram	Buprenorphinantagonist			
Doxazosin	Cardular, Diblocin	Antihypertonikum (α$_1$-Blocker)	Eatan N	Nitrazepam	Benzodiazepin
Doxepin	Aponal, Sinquan	Antidepressivum (trizyklisch)	Ebixa	Memantine	Nootropikum
Doximucol	Doxycyclin + Ambroxol	Antibiotikum (Tetrazyklin) + Mukolytikum	Ebrantil	Urapidil	Antihypertonikum (α$_1$-Blocker)
			Ecolicin	Erythromycin + Colistin	Antibiotikakombination
Doxorubicin	Adriblastin	Zytostatikum			
doxy comp. von ct	Doxycyclin + Ambroxol	Antibiotikum (Tetrazyklin) + Mukolytikum	**Econazol**	Epi-Pevaryl, Gyno-Pevaril	Antimykotikum
			Ecural	Mometason	glukokortikoidhaltiges Dermatikum
Doxy-(Hersteller)	Doxycyclin	Antibiotikum (Tetrazyklin)			
Doxybiocin	Doxycyclin	Antibiotikum (Tetrazyklin)	Edronax	Reboxetin	Antidepressivum
Doxycyclin	Supracyclin, Vibramycin	Antibiotikum (Tetrazyklin)	Efektolol	Propranolol	β-Rezeptor-Antagonist
			Efemolin	Fluorometholon + Tetryzolin	Glukokortikoid + Sympathomimetikum
Doxyhexal	Doxycyclin	Antibiotikum (Tetrazyklin)			
Dramamine	Dimenhydrinat	Antiemetikum (Antihistaminikum)	Eferox	Levothyroxin	Schilddrüsenhormon
			Effekton	Diclofenac	Antirheumatikum (NSAID)
Dridase	Oxybutynin	Urologikum (Anticholinergikum)	Efflumidex	Fluorometholon	Glukokortikoid
			Effortil	Etilefrin	Antihypotonikum
Dronedaron	Multaq	Antiarrhythmikum	Effortil plus	Etilefrin + Dihydroergotamin	Antihypotonikakombination
DTIC	Dacarbazin	Zytostatikum			
Dulcolax	Bisacodyl	Laxans	Efient	Prasugrel	Thrombozytenaggregationshemmer
Duloxetin	Cymbalta, Yentreve	Antidepressivum (Serotonin-Wiederaufn.-Hemmer), Mittel gegen Stressinkontinenz), Koanalgetikum			
			Eins Alpha	Alfacalcidol	Vitamin D
			Elacur hot	Propylnicotinat	Antirheumatikum
			Elacutan	Harnstoff	Dermatikum
Duofilm	Salicylsäure + Milchsäure	Warzenmittel	Elantan	Isosorbidmononitrat	Koronarmittel
			Elbrol	Propranolol	β-Rezeptor-Antagonist
DuoPlavin	ASS + Clopidogrel	Thrombozytenaggregationshemmer	Elcrit	Clozapin	atypisches Neuroleptikum

Handelsnamen/ Wirkstoffe	Wirkstoffe/ Handelsnamen	Substanz-/ Indikationsgruppe
Eldisine	Vindesin	Zytostatikum
Ellatun	Tramazolin	Sympathomimetikum
Elmetacin	Indometacin	Antirheumatikum (NSAID)
Elobact	Cefuroxim	Cephalosporin (Gruppe 2)
Elotrans	Glucose + NaCl + Na-Citrat + KCl	Mineralstoffpräparat
Eltroxin	Levothyroxin	Schilddrüsenhormon
Elzogram	Cefazolin	Cephalosporin (Gruppe 1)
Emedyl	Dimenhydrinat	Antiemetikum (Antihistaminikum)
Emend	Aprepitant	Antiemetikum
Emesan	Diphenhydramin	Antiemetikum (Antihistaminikum)
Emtricitabin	Emtriva	Virostatikum
Emtriva	Emtricitabin (ETC)	Virostatikum
Enalapril	Pres, Xanef	ACE-Hemmer
Enantone	Leuprorelin	GnRH-Agonist
Encephabol	Pyritinol	Nootropikum
Endak	Carteolol	β-Rezeptor-Antagonist
Endoxan	Cyclophosphamid	Immunsuppressivum/Zytostatikum
Eneas	Enalapril + Nitrendipin	ACE-Hemmer + Kalziumantagonist
Enelbin-Paste N	Zinkoxid + Salicylsäure + Al.-Silikate	Antiphlogistikum
Enelbin-Salbe N	Salicylsäure + Heparin	Antiphlogistikum, Venenmittel
Enelfa	Paracetamol	Analgetikum
Enfuvirtid	Fuzeon	Virostatikum
Enoxacin	Enoxor	Antibiotikum (Gyrasehemmer)
Enoxaparin	Clexane	Antikoagulans (fraktioniertes Heparin)
Enoximon	Perfan	Phosphodiesterase-3-Hemmer
Enoxor	Enoxacin	Antibiotikum (Gyrasehemmer)
Entacapon	Comtess	Parkinsonmittel (COMT-Hemmer)
Entocort	Budesonid	topisches Glukokortikoid
Enzynorm	Pepsin + Salzsäure	Magen-Darm-Mittel
Epanutin	Phenytoin	Antiarrhythmikum
Epanutin	Phenytoin	Antiepileptikum
Epaq	Salbutamol	Broncholytikum (β$_2$Sympathomimetikum)
Epicordin	Captopril	ACE-Hemmer
Epinephrin = Adrenalin	Suprarenin	α- u. β-Sympathomimetikum
Epi-Pevaryl	Econazol + Zinkoxid	Antimykotikum
Epipevisone	Econazol + Triamcinolon	Antimykotikum + Glukokortikoid
Epirubicin	Farmorubicin	Zytostatikum
Epivir	Lamivudin	Virostatikum
Eplerenon	Inspra	selektiver Aldosteronantagonist
Eprosartan	Teveten	AT$_1$-Antagonist
Epsilon-Aminocapronsäure		Antifibrinolytikum
Equilibrin	Amitriptylin	Antidepressivum (trizyklisch)
Eremfat	Rifampicin	Tuberkulostatikum
Ergenyl	Valproinsäure	Antiepileptikum
ergo sanol	Ergotamintartrat + Ethenzamid	Migränemittel
ergo sanol spezial	Ergotamintartrat	Migränemittel
Ergocalm	Lormetazepam	Benzodiazepin
Ergo-Kranit	Ergotamintartrat + Propyphenazon + Paracetamol	Migränemittel
Ergo-Lonarid	Dihydroergotamintartrat	Migränemittel
Ergomed	Dihydroergotoxin	Nootropikum
Ergont	Dihydroergotamin	Antihypotonikum
Ergotamintartrat	ergo sanol spezial, Migrexa	Migränemittel
Ergotartrat	Ergotamintartrat	Migränemittel
Erlotinib	Tarceva	antineoplast. Tyrosinkinasehemmer
Ertapenem	Invanz	Antibiotikum (Carbapenem)
Ery Diolan	Erythromycin	Makrolidantibiotikum
Erycytol	Cyanocobalamin	Vitamin B$_{12}$-Präparat
Eryfer 100	Eisen(II)-sulfat	Antianämikum
Eryhexal	Erythromycin	Makrolidantibiotikum
Erypo	Erythropoetin	Blutbildungshormon
Erythrocin	Erythromycin	Makrolidantibiotikum
Erythromycin	Erythrocin, Monomycin	Makrolidantibiotikum
Erythropoetin	Erypo, NeoRecormon	Blutbildungshormon
Esbericum	Johanniskrautextrakt	pflanzliches Psychopharmakum
Escor	Nilvadipin	Kalziumantagonist (Nifedipintyp)
Esidrix	Hydrochlorothiazid	Thiaziddiuretikum
Eskazole	Albendazol	Anthelminthikum
Eslicarbazepin	Exalief; Zebinix	Antiepileptikum
Esmolol	Brevibloc	β-Rezeptor-Antagonist
Esomeprazol	Nexium mups	Protonenpumpenhemmer
Esparil	Captopril	ACE-Hemmer
Esprenit	Ibuprofen	Analgetikum (NSAID)
Estramustin	Estrazyt	Zytostatikum
Estraderm TTS	Estradiol	Östrogen
Estrazyt	Estramustin	Zytostatikum
Estriol	Estriol	Östrogen
Ethambutol	Myambutol	Tuberkulostatikum
Etidronsäure	Didronel, Diphos	Bisphosphonat
Etilefrin	Effortil, Eti-Puren	Antihypotonikum
Eti-Puren	Etilefrin	Antihypotonikum
Etofenamat	Algesalona E, Rheumon	Antirheumatikum
Etofibrat	Lipo-Merz	Lipidsenker
Etomidat	Hypnomidate	Narkosemittel
Etoposid	Vepesid	Zytostatikum
Etoricoxib	Arcoxia	Antirheumatikum (COX-2-Hemmer)
Eufibron	Propyphenazon	Analgetikum
Eufimenth N	Cineol + Fichtennadelöl + Menthol	Mukolytikum
Eugalac	Lactulose	Laxans
Euglucon	Glibenclamid	orales Antidiabetikum (Sulfonylharnstoff)
Eucreas	Vildagliptin + Metformin	orale Antidiabetikakombination
Eunerpan	Melperon	Neuroleptikum (Butyrophenon)
Euphyllin	Theophyllin	Broncholytikum
Euphylong	Theophyllin	Broncholytikum
Euplix	Paroxetin	Antidepressivum (Serotonin-Wiederaufn.-Hemmer)
Euraxil	Crotamiton	antiparasitäres Mittel

Handelsnamen/Wirkstoffe	Wirkstoffe/Handelsnamen	Substanz-/Indikationsgruppe
Eusaprim	Trimethoprim + Sulfamethoxazol	Antibiotikum
Eusovit	α-Tocopherol	Vitamin E
Euspirax	Theophyllin	Broncholytikum
Euthyrox	Levothyroxin	Schilddrüsenhormon
Exalief	Eslicarbazepin	Antiepileptikum
Efavirenz (EFV)	*Stocrin, Sustiva*	Virostatikum
Evista	Raloxifen	Östrogenrezeptor-Modulator
Exelon	Rivastigmin	Nootropikum (Cholinesterasehemmer)
Exenatid	*Byetta*	Antidiabetikum (Inkretinmimetikum)
Exforge	Amlodipin + Valsartan	Kalziumantagonist (Nifedipintyp) + AT$_1$-Antagonist
Exforge HCT	Amlodipin + Valsartan + HCT	Kalziumantagonist (Nifedipintyp) + AT$_1$-Antagonist + Thiaziddiuretikum
Exjade	Deferasirox	Eisenchelatbildner
Expit	Ambroxol	Mukolytikum
Ezetimib	*Ezetrol*	Lipidsenker (Azetidinon)
Ezetrol	Ezetimib	Lipidsenker (Azetidinon)
Faktu	Policresulen + Cinchocain	Hämorrhoidenmittel
Falicard	Verapamil	Kalziumantagonist
Falithrom	Phenprocoumon	Antikoagulans
Famciclovir	*Famvir*	Virostatikum
Famotidin	*Pepdul*	H$_2$-Rezeptor-Antagonist
Famvir	Famciclovir	Virostatikum
Farmorubicin	Epirubicin	Zytostatikum
Fasax	Piroxicam	Antirheumatikum (NSAID)
Fastjekt	Epinephrin	α- u. β-Sympathomimetikum
Faustan	Diazepam	Benzodiazepin
Favistan	Thiamazol	Thyreostatikum
Felodipin	*Modip, Munobal*	Kalziumantagonist (Nifedipintyp)
Femigoa	Levonorgestrel + Ethinylestradiol	Kontrazeptivum
Femovan	Gestoden + Ethinylestradiol	Kontrazeptivum
Fempress	Moexipril	ACE-Hemmer
Femranette	Levonorgestrel + Ethinylestradiol	Kontrazeptivum
Fenint	α-Liponsäure	Neuropathiepräparat
Fenistil	Dimetindenmaleat	Antiallergikum (Antihistaminikum)
Fenofibrat	*durafenat, Lipanthyl*	Lipidsenker
Fenoterol	*Berotec*	Broncholytikum (β$_2$Sympathomimetikum)
Fentanyl	*Durogesic, als Nasenspray Instanyl, PecFent*	Analgetikum (hochpotentes Opioid)
Ferrlecit 2	Eisen(II)-succinat	Antianämikum
ferro sanol	Eisen(II)-glycin-sulfat	Antianämikum
Ferro-Folsan	Eisen(II)-sulfat + Folsäure	Antianämikum
Ferroglukonat	Eisen(II)-gluconat	Antianämikum
Fevarin	Fluvoxamin	Antidepressivum (Serotonin-Wiederaufn.-Hemmer)
Fexofenadin	*Telfast*	Antihistaminikum
Fiblaferon	Interferon-β	Virostatikum
Fibrolan	Desoxyribonuclease + Plasmin	Wundbehandlungsmittel
Ficortil	Hydrocortison	Glukokortikoid
Findol	Tilidin + Naloxon	Analgetikum (niederpotentes Opioid)
Finlepsin	Carbamazepin	Antiepileptikum
Flagyl	Metronidazol	Antibiotikum (Nitroimidazol)
Flammazine	Sulfadiazin	Wundbehandlungsmittel
Flavoxat	*Spasuret*	Spasmolytikum
Flecainid	*Tambocor*	Antiarrhythmikum
Floxal	Ofloxacin	Antibiotikum (Gyrasehemmer)
Floxapen	Flucloxacillin	Antibiotikum (Staphylokokken-Penicillin)
Fluanxol	Flupentixol	Neuroleptikum (Thioxanthen)
Flucloxacillin	*Staphylex*	Antibiotikum (Staphylokokken-Penicillin)
Fluconazol	*Diflucan*	Antimykotikum
Fluctin	Fluoxetin, *Fungata*	Antidepressivum (Serotonin-Wiederaufn.-Hemmer)
Flucytosin	*Ancotil*	Antimykotikum
Fludarabin	*Bendarabin*	Zytostatikum (Antimetabolit)
Fludrocortison	*Astonin*	Mineralokortikoid
Fluimucil	Acetylcystein	Mukolytikum
Flumazenil	*Anexate*	Benzodiazepinantagonist
Flumetason	*Cerson, Locacorten*	Glukokortikoid
Flunarizin	*Flunavert, Sibelium*	Kalziumantagonist
Flunisolid	*Syntaris*	topisches Glukokortikoid
Flunitrazepam	*Flunimerck, Fluninoc, Rohypnol*	Benzodiazepin
Fluocinolon	*Jellin*	Glukokortikoid
Fluocortin	*Lenen, Vaspit*	Glukokortikoid
Fluocortolon	*Ultralan*	Glukokortikoid
Fluorometholon	*Efflumidex, Fluoropos, Isopto-Flucon*	Glukokortikoid
5-Fluorouracil (5-FU)	5-FU HEXAL	Zytostatikum (Antimetabolit)
Fluor-Vigantoletten	Colecalciferol + Natriumfluorid	Vitamin D$_3$-Fluoridkombination
Fluoxetin	*Fluctin*	Antidepressivum (Serotonin-Wiederaufn.-Hemmer)
Flupentixol	*Fluanxol*	Neuroleptikum (Thioxanthen)
Fluphenazin	*Dapotum*	Neuroleptikum (Phenothiazin)
Fluphenazin	*Dapotum, Lyogen, Omca*	Neuroleptikum (Phenothiazin)
Flupirtin	*Katadolon, Trancopal*	zentralwirksames Analgetikum
Flupredniden	*Decoderm*	Glukokortikoid
Flurazepam	*Dalmadorm, Staurodorm*	Benzodiazepin
Fluspirilen	*Fluspi, Imap*	Neuroleptikum (Butyrophenon)
Fluticason	*Flutide*	topisches Glukokortikoid
Flutide	Fluticason	topisches Glukokortikoid
Fluvastatin	*Cranoc, Locol*	Lipidsenker (CSE-Hemmer)
Fluvoxamin	*Fevarin*	Antidepressivum (Serotonin-Wiederaufn.-Hemmer)
Foligan	Allopurinol	Gichtmittel
Folsan	Folsäure	Antianämikum
Fondril	Bisoprolol	β-Rezeptor-Antagonist
Fondril HCT	Bisoprolol + Hydrochlorothiazid	β-Rezeptor-Antagonist + Thiaziddiuretikum
Foradil	Formoterol	Broncholytikum (β$_2$Sympathomimetikum)
Forlax	Macrogol	Laxans
Formoterol	*Foradil, Oxis*	Broncholytikum (β$_2$Sympathomimetikum)
Fortecortin	Dexamethason	Glukokortikoid

Handelsnamen/ Wirkstoffe	Wirkstoffe/ Handelsnamen	Substanz-/ Indikationsgruppe
Fortum	Ceftazidim	Cephalosporin (Gruppe 3)
Fosamax	Alendronsäure	Bisphosphonat
Fosamprenavir	*Telzir*	Virostatikum
Fosaprepitant	*Ivemend*	Antiemetikum
Foscavir	Foscarnet	Virostatikum
Foscarnet	*Foscavir, Triapten*	Virostatikum
Fosfomycin	*Infectofos, Monuril*	Antibiotikum
Fosinopril	*Dynacil, Fosinorm*	ACE-Hemmer
Fosinorm	Fosinopril	ACE-Hemmer
Fragmin	Dalteparin	Antikoagulans (fraktioniertes Heparin)
Fraxiparin	Nadroparin	Antikoagulans (fraktioniertes Heparin)
frenopect	Ambroxol	Mukolytikum
Frisium	Clobazam	Benzodiazepin
Frubiase Br. Calcium	Calciumgluconat	Kalziumpräparat
Frubiase Calcium forte	Calciumgluconat + Calciumlactat + Ergocalciferol	Kalziumpräparat + Vitamin D_2
Frubienzym	Lysozym + Cetylpyridiniumchlorid	Antiseptikum (Mund- und Rachen)
Fucidine	Fusidinsäure + Natriumsalz	Steroid-Antibiotikum
Fucidine plus	Fusidinsäure + Natriumsalz+ Hydrocortison	Steroid-Antibiotikum + Glukokortikoid
Fucithalmic	Fusidinsäure	Steroid-Antibiotikum
Fugerel	Flutamid	Antiandrogen
Fulvestrant	*Faslodex*	Antiöstrogen
Fungata	Fluconazol	Antimykotikum
Fungizid	Clotrimazol	Antimykotikum
Furacin-Sol	Nitrofurazon	Wundbehandlungsmittel
Furadantin	Nitrofurantoin	Antibiotikum
Furanthril	Furosemid	Schleifendiuretikum
furo von ct	Furosemid	Schleifendiuretikum
Furo-(Hersteller)	Furosemid	Schleifendiuretikum
Furobeta	Furosemid	Schleifendiuretikum
Furorese	Furosemid	Schleifendiuretikum
Furosemid	*Lasix, Ödemase*	Schleifendiuretikum
Fusafungin	*Locabiosol*	Antibiotikum
Fusid	Furosemid	Schleifendiuretikum
Fusidinsäure	*Fucidine*	Steroid-Antibiotikum
Fuzeon	Enfuvirtid (T-20)	Virostatikum
Gabapentin	*Neurontin*	Antiepileptikum, Neuropathiemittel
Gabitril	Tiagabin	Antiepileptikum
Galantamin	*Reminyl*	Nootropikum (Cholinesterasehemmer)
Gallopamil	*Procorum*	Kalziumantagonist (Verapamiltyp)
Galvus	Vildagliptin	orales Antidiabetikum (DPP4-Hemmer)
Ganciclovir	*Cymeven*	Virostatikum
Garamycin	Gentamicin	Aminoglykosidantibiotikum
Gastroloc	Omeprazol	Protonenpumpenhemmer
Gastronerton	Metoclopramid	Motilitätstherapeutikum
Gastrosil	Metoclopramid	Motilitätstherapeutikum
Gastrotranquil	Metoclopramid	Motilitätstherapeutikum
Gastrozepin	Pirenzepin	Anticholinergikum
Gatinar	Lactulose	Laxans
Gaviscon	Alginsäure + Natriumsalz + Aluminiumhydroxid	Antazidum
Gelomyrtol	Myrtol	Mukolytikum
Gelonida	Paracetamol + Codeinphosphat	Analgetikakombination
Gelonida NA	Acetylsalicylsäure + Paracetamol + Codeinphosphat	Analgetikakombination
Gelusil/Lac	Aluminium-Magnesium-silicathydrat	Antazidum
Gemcitabin	*Gemzar*	Zytostatikum
Gemfibrozil	*Gevilon*	Lipidsenker
Gemzar	Gemcitabin	Zytostatikum
Gentamicin	*Refobacin*	Aminoglykosidantibiotikum
Gentamytrex	Gentamicin	Antibiotikum
Gernebcin	Tobramycin	Aminoglykosidantibiotikum
Gestamestrol	Chlormadinonacetat + Mestranol	Gestagen + Östrogen
Gevilon	Gemfibrozil	Lipidsenker
Gilurytmal	Ajmalin	Klasse-I-Antiarrhythmikum
Gingium	Ginkgo biloba-Extrakt	Nootropikum
Ginkgo biloba	*Rökan, Tebonin*	Nootropikum
Ginkgo-(Hersteller)	Ginkgo biloba-Extrakt	Nootropikum
Ginkobil	Ginkgo biloba-Extrakt	Nootropikum
Ginkodilat	Ginkgo biloba-Extrakt	Nootropikum
Ginkopur	Ginkgo biloba-Extrakt	Nootropikum
Gityl	Bromazepam	Benzodiazepin
Gladem	Sertralin	Antidepressivum (Serotonin-Wiederaufn.-Hemmer)
Gladixol	β-Acetyldigoxin	Digitalisglykosid
Glianimon	Benperidol	Neuroleptikum (Butyrophenon)
Glibenclamid	*duraglucon, Euglucon*	orales Antidiabetikum (Sulfonylharnstoff)
Glibenhexal	Glibenclamid	orales Antidiabetikum (Sulfonylharnstoff)
Gliben-Puren	Glibenclamid	orales Antidiabetikum (Sulfonylharnstoff)
Glimepirid	*Amaryl*	orales Antidiabetikum (Sulfonylharnstoff)
Glimidstada	Glibenclamid	orales Antidiabetikum (Sulfonylharnstoff)
Gliquidon	*Glurenorm*	orales Antidiabetikum (Sulfonylharnstoff)
Glivec	Imatinib	antineoplast. Tyrosinkinasehemmer
Glucobay	Acarbose	orales Antidiabetikum (Glukosidasehemmer)
Glucophage	Metformin	orales Antidiabetikum (Biguanid)
Glukoreduct	Glibenclamid	orales Antidiabetikum (Sulfonylharnstoff)
Glukovital	Glibenclamid	orales Antidiabetikum (Sulfonylharnstoff)
Glurenorm	Gliquidon	orales Antidiabetikum (Sulfonylharnstoff)
Glycerol	*Glycilax, Milax*	Laxans
Glyceroltrinitrat	*Nitro Mack, Nitrolingual*	Koronarmittel
Glycilax	Glycerol	Laxans

Handelsnamen/ Wirkstoffe	Wirkstoffe/ Handelsnamen	Substanz-/ Indikationsgruppe	Handelsnamen/ Wirkstoffe	Wirkstoffe/ Handelsnamen	Substanz-/ Indikationsgruppe
Godamed	Acetylsalicylsäure + Glycin	Thrombozytenaggregationshemmer	Hydrocortison	Remederm, Systral Hydrocort.	Glukokortikoid
Goldgeist forte	Pyrethrumextrakt + Piperonyl + Chlorocresol u. a.	Entlausungsmittel	Hydrodexan	Hydrocortison + Harnstoff	glukokortikoidhaltiges Dermatikum
Gopten	Trandolapril	ACE-Hemmer	Hydromorphon	Palladon, Dilaudid	Analgetikum (hochpotentes Opioid)
Goserelin	Zoladex	LHRH-Agonist	Hydrotrix	Furosemid + Triamteren	Diuretikakombination (kaliumsparend)
Granocyte	Lenograstim	G-CSF	Hydroxo 5000	Hydroxycobalamin	Vitamin B_{12}
Gravistat	Levonorgestrel + Ethinylestradiol	Kontrazeptivum	Hydroxycarbamid	Litalir	Zytostatikum
Grüncef	Cephadroxil	Cephalosporin (Gruppe 1)	Hydroxychloroquin	Plaquenil, Quensyl	Malariamittel, Antiphlogistikum
Guar	Guar Verlan, Lejguar	Antidiabetikum	Hymecromon	Cholspasmin, Chol Spasmoletten	Spasmolytikum
Gutron	Midodrin	Antihypotonikum	Hyperforat	Johanniskrautextrakt	pflanzliches Psychopharmakum
Guttaplast	Salicylsäure	Keratolytikum	Hyperimerck	Johanniskrautextrakt	pflanzliches Psychopharmakum
Gyno-Daktar	Miconazol	Antimykotikum	Hypnomidate	Etomidat	Narkosemittel
Gynodian Depot	Estradiol	Östrogen (z. B. bei klimakt. Beschwerden)	Hypnorex	Lithium	Antidepressivum
Gynoflor	Estriol + Lactobacillus-acidophilus-Kulturlyophilisat	Gynäkologikum (z. B. bei Fluor)	Ibandronsäure	Bondronat, Bonviva	Bisphosphonat
Gyno-Pevaril	Econazol	Antimykotikum	Ibritumomab-Tiuxeta ^{20}Y	Zevalin	antineoplast. monoklon. Antik. (radioaktiv)
H_2-Blocker-ratiopharm	Cimetidin	H_2-Rezeptor-Antagonist	Ibufug	Ibuprofen	Analgetikum (NSAID)
Haemate	Blutgerinnungsfaktor VIII + vWF	Blutgerinnungspräparat	Ibuhexal	Ibuprofen	Analgetikum (NSAID)
Haemiton compositum	Clonidin + Triamteren + Hydrochlorothiazid	Antihypertonikakombination	Ibuphlogont	Ibuprofen	Analgetikum (NSAID)
			ibuprof von ct	Ibuprofen	Analgetikum (NSAID)
Haemoprotect	Eisen(II)-sulfat	Antianämikum	Ibuprofen	Tabalon	Analgetikum (NSAID)
Halcion	Triazolam	Benzodiazepin	Ibutad	Ibuprofen	Analgetikum (NSAID)
Haldol	Haloperidol	Neuroleptikum (Butyrophenon)	Ibutrop	Ibuprofen	Analgetikum (NSAID)
Halfan	Halofantrin	Malariamittel	Icandra	Vildagliptin + Metformin	orale Antidiabetikakombination
Haloperidol	Haldol, Sigaperidol	Neuroleptikum (Butyrophenon)	Ichtolan	Ammoniumbituminosulfonat	Antiseptikum
Hämatopan F	Eisen(II)-sulfat + Folsäure	Antianämikum	Ichthoseptal	Chloramphenicol + Natriumbituminosulfonat	Antibiotikum + Antiseptikum
Hametum	verschiedene Extrakte	Wundbehandlungsmittel	IDU Röhm	Idoxuridin	Virostatikum
Heitrin	Terazosin	Antihypertonikum (α_1-Blocker)	Ifosfamid	Holoxan	Zytostatikum
Helixor	Mistelextrakt	pflanzliches Zytostatikum	Ilosone	Erythromycin	Makrolidantibiotikum
Helmex	Pyrantel	Anthelminthikum	Imap	Fluspirilen	Neuroleptikum (Butyrophenon)
Hepa-Merz	Ornithinaspartat	Lebertherapeutikum	Imatinib	Glivec	antineoplast. Tyrosinkinasehemmer
Hepaplus	Heparin	Antikoagulans	Imbun	Ibuprofen	Analgetikum (NSAID)
Heparin		Antikoagulans	Imeson	Nitrazepam	Benzodiazepin
Hepathromb	Heparin	Antikoagulans	Imidin	Xylometazolin	Sympathomimetikum
Hepsera	Adefovir	Virostatikum	Imigran	Sumatriptan	Migränemittel
Herphonal	Trimipramin	Antidepressivum (trizyklisch)	Imipenem	Zienam	Antibiotikum (Carbapenem)
Hexetidin	Hexetidin	Antiseptikum (Mund und Rachen)	Imipramin	Pryleugan, Tofranil	Antidepressivum (trizyklisch)
Hirudoid	Heparinoid	Venentherapeutikum	Imodium	Loperamid	Antidiarrhoikum
Hisfedin	Terfenadin	Antiallergikum (Antihistaminikum)	Imperan	Metoclopramid	Motilitätstherapeutikum
Holoxan	Ifosfamid	Zytostatikum	Imurek	Azathioprin	Immunsuppressivum
Hopfenextrakt	Hovaletten, Lactidorm	pflanzliches Sedativum	Indacaterol	Onbrez	langwirksames β_2-Mimetikum
hot Thermo	Hydroxyethylsalicylat + Benzylnicotinat	Antirheumatikum	Indapamid	Natrilix, Sicco	Diuretikum
			Inderal	Propranolol	β-Rezeptor-Antagonist
Hovaletten	Hopfenextrakt	pflanzliches Sedativum	Indinavir	Crixivan	Virostatikum
Humatin	Paromomycin	Antibiotikum	Indo Top	Indometacin	Antirheumatikum (NSAID)
Hydergin	Dihydroergotoxin	Nootropikum	Indo-CT	Indometacin	Antirheumatikum (NSAID)
Hydrochlorothiazid	Esidrix	Thiaziddiuretikum	Indobloc	Propranolol	β-Rezeptor-Antagonist
Hydrocort	Hydrocortison	glukokortikoidhaltiges Dermatikum	Inegy	Ezetimid + Simvastatin	Lipidsenkerkombination

Handelsnamen/ Wirkstoffe	Wirkstoffe/ Handelsnamen	Substanz-/ Indikationsgruppe
InfectoBicillin	Phenoxymethylpenicillin	Oralpenicillin
Infectocillin	Phenoxymethylpenicillin	Oralpenicillin
Infectofos	Fosfomycin	Antibiotikum
Infectomycin	Erythromycin	Makrolidantibiotikum
Inflanefran	Prednisolon	Glukokortikoid
Infliximab	*Remicade*	Antikörper gegen Tumornekrosefaktor
innohep	Tinzaparin	Antikoagulans (fraktioniertes Heparin)
Insidon	Opipramol	Antidepressivum
Inspra	Eplerenon	selektiver Aldosteronantagonist
Instanyl	Fentanyl	Analgetikum (hochpotentes Opioid)
Insulin		Antidiabetikum
Intal	Cromoglicinsäure	Antiallergikum
Interferone		Virostatikum
Intralipid	Fettemulsion	Infusionslösung
Intron A	Interferon-α-2 b	Virostatikum
Invanz	Ertapenem	Antibiotikum (Carbapenem)
Invirase	Saquinavir	Virostatikum
Inzolen	Spurenelemente	Infusionslösung
Ipratropiumbromid	*Atrovent, Itrop*	Antiarrhythmikum/Broncholytikum (Anticholinergikum)
Irbesartan	*Aprovel, Karvea*	AT$_1$-Antagonist
Irenat	Perchlorat	Thyreostatikum
Irinotecan	*Campto*	Zytostatikum
IS 5 mono	Isosorbidmononitrat	Koronarmittel
Iscador	Mistelextrakt	pflanzliches Zytostatikum
Iscover	Clopidogrel	Thrombozytenaggregationshemmer
ISDN-(Hersteller)	Isosorbiddinitrat	Koronarmittel
Isicom	Levodopa + Carbidopa	Parkinsonmittel
ISMN-(Hersteller)	Isosorbidmononitrat	Koronarmittel
Ismo	Isosorbidmononitrat	Koronarmittel
Iso Mack	Isosorbiddinitrat	Koronarmittel
Isocillin	Phenoxymethylpenicillin	Oralpenicillin
Isoconazol	*Travogen*	Antimykotikum
Isoglaucon	Clonidin	Glaukommittel
Isoket	Isosorbiddinitrat	Koronarmittel
Isomonit	Isosorbidmononitrat	Koronarmittel
Isoniazid	*Isozid, Tebesium*	Tuberkulostatikum
Isoptin	Verapamil	Kalziumantagonist
Isoptin RR plus	Verapamil + Hydrochlorothiazid	Kalziumantagonist + Thiaziddiuretikum
Isopto-Max	Dexamethason + Neomycin + Polymyxin-B	Glukokortikoid + Antibiotika
Iso-Puren	Isosorbidmononitrat	Koronarmittel
Isordil	Isosorbiddinitrat	Koronarmittel
Isosorbiddinitrat	*duranitrat, Isoket*	Koronarmittel
Isosorbidmononitrat	*Corangin, Mono Mack*	Koronarmittel
isostenase	Isosorbiddinitrat	Koronarmittel
Isozid	Isoniazid	Tuberkulostatikum
Isradipin	*Lomir, Vascal*	Kalziumantagonist (Nifedipintyp)
Itraconazol	*Sempera, Siros*	Antimykotikum
Itrop	Ipratropiumbromid	Antiarrhythmikum (Anticholinergikum)
Ivabradin	*Procoralan*	Hemmstoff des Schrittmacherstroms
Ivel	Baldrian- + Hopfenextrakt	pflanzliches Sedativum
Ivemend	Fosaprepitant	Antiemetikum
Jalra	Vildagliptin	orales Antidiabetikum (DPP4-Hemmer)
Janumet	Sitagliptin + Metformin	orale Antidiabetikakombination
Januvia	Sitagliptin	orales Antidiabetikum (DPP4-Hemmer)
Jarsin	Johanniskrautextrakt	pflanzliches Psychopharmakum
Jellin	Fluocinolon	Glukokortikoid
Jellin polyvalent	Fluocinolon + Neomycin + Nystatin	Glukokortikoid + Antibiotikum + Antimykotikum
Jellin-Neomycin	Fluocinolon + Neomycin	Glukokortikoid + Antibiotikum
Jenacard	Isosorbiddinitrat	Koronarmittel
Jodetten	Kaliumjodid	Jodpräparat
Jodthyrox	Levothyroxin + Kaliumjodid	Schilddrüsenhormon + Jod
Junik	Beclometason	topisches Glukokortikoid
Juvental	Atenolol	β-Rezeptor-Antagonist
Kabanimat	Clocortolon	Glukokortikoid
KadeFungin	Clotrimazol	Antimykotikum
Kaletra	Lopinavir + Ritonavir	Virostatikakombination
Kalinor-Brause	Kaliumcitrat + Kaliumhydrogencarbonat	Kaliumpräparat
Kalitrans	Kaliumhydrogencarbonat	Kaliumpräparat
Kalma	L-Tryptophan	Antidepressivum
Kanamytrex	Kanamycin	Antibiotikum
Kaomycin	Neomycin	Aminoglykosidantibiotikum
Kaoprompt	Kaolin + Pektin	Antidiarrhoikum
Karil	Calcitonin	Peptidhormon der Schilddrüse
Karvea	Irbesartan	AT$_1$-Antagonist
Karvezide	Irbesartan + Hydrochlorothiazid	AT$_1$-Antagonist + Thiaziddiuretikum
Katadolon	Flupirtin	zentralwirksames Analgetikum
Kaveri forte	Ginko-biloba-Extrakt	Nootropikum
Kefspor	Cefaclor	Cephalosporin (Gruppe 1)
Keimax	Ceftibuten	Cephalosporin (Gruppe 3)
Keltican N	Uridin + Cytidin	Neuropathiepräparat
Kepinol	Trimethoprim + Sulfamethoxazol	Antibiotikum
Keppra	Levetiracetam	Antiepileptikum
Kerlone	Betaxolol	β-Rezeptor-Antagonist
Ketamin	*Ketanest*	Narkosemittel
Ketanest	Ketamin	Narkosemittel
Ketek	Telithromycin	Antibiotikum (Ketolid)
Ketoconazol	*Nizoral, Terzolin*	Antimykotikum
Ketof	Ketotifen	Antiallergikum
Ketoprofen	*Alrheumun, Gabrilen, Orudis*	Antirheumatikum
Ketotifen	*Astifat, Ketof, Zaditen, Zatofug*	Antiallergikum
Kinzal	Telmisartan	AT$_1$-Antagonist
Kinzal komb	Telmisartan + Hydrochlorothiazid	AT$_1$-Antagonist + Thiaziddiuretikum

Handelsnamen/Wirkstoffe	Wirkstoffe/Handelsnamen	Substanz-/Indikationsgruppe	Handelsnamen/Wirkstoffe	Wirkstoffe/Handelsnamen	Substanz-/Indikationsgruppe
Kirim	Bromocriptin	Parkinsonmittel, Prolactinhemmer	Levanxol	Temazepam	Benzodiazepin
Kivexa	Abacavir + Lamivudin	Virostatikakombination	**Levetiracetam**	*Keppra*	Antiepileptikum
Klacid	Clarithromycin	Makrolidantibiotikum	Levitra	Vardenafil	Phosphodiesterase-5-Hemmer
Klimonorm	Estradiol + Levonorgestrel	Östrogen + Gestagen	**Levocabastin**	*Levophta, Livocab*	Antihistaminkum
			Levocarb	Levodopa + Carbidopa	Parkinsonmittel
Kliogest	Estradiol + Norethisteronacetat	Östrogen + Gestagen	**Levocetirizin**	*Xusal*	Antiallergikum (Antihistaminikum)
Kompensan	Aluminium-natrium-carbonat-dihydroxid	Antazidum	**Levodopa + Benserazid**	*Madopar*	Parkinsonmittel
Kompensan-S	Aluminium-Natrium-Carbonat-Dihydroxid + Dimeticon	Antazidum + Mittel gegen Blähungen	**Levodopa + Carbidopa**	*Isicom*	Parkinsonmittel
			Levofloxacin	*Tavanic*	Antibiotikum (Gyrasehemmer)
Konakion	Phytomenadion	Vitamin K	**Levomepromazin**	*Neurocil*	Neuroleptikum (Phenothiazin)
Konjunktival Thilo	Naphazolin	Sympathomimetikum	**Levothyroxin**	*Euthyrox, Thevier*	Schilddrüsenhormon
Kratofin simplex	Paracetamol	Analgetikum	Lexotanil	Bromazepam	Benzodiazepin
Kreon	Pankreatin (Lipase + Amylase + Proteasen)	Enzympräparat	Librium	Chlordiazepoxid	Benzodiazepin
			Lidocain	*Xylocain*	Antiarrhythmikum/Lokalanästhetikum
Kybernin	Antithrombin III	Blutgerinnungspräparat	Limbatril	Amitriptylin + Chlordiazepoxid	Antidepressivum (trizyklisch) + Benzodiazepin
Kytta-Sedativum	Baldrianwurzel- + Hopfenextrakt u. a.	Sedativum			
			Lindoxyl	Ambroxol	Mukolytikum
Laceran	Harnstoff	Dermatikum	**Linezolid**	*Zyvoxid*	Antibiotikum (Oxazolidinon)
Lacrimal	Polyvinylalkohol	Filmbildner	Liniplant	Eucalyptusöl + Cajeputöl	Mukolytikakombination
Lactocur	Lactulose	Laxans, Lebertherapeutikum			
Lactuflor	Lactulose	Laxans, Lebertherapeutikum	Linoladiol N	Estradiol	Östrogen
Lactulose	*Bifiteral, Eugalac*	Laxans, Lebertherapeutikum	Linoladiol-H N	Estradiol + Prednisolon	Östrogen + Glukokortikoid
Laif	Johanniskrautextrakt	Psychopharmakum	Linola-sept	Clioquinol	Antiseptikum
Lamictal	Lamotrigin	Antiepileptikum	Lioresal	Baclofen	Muskelrelaxans
Lamisil	Terbinafin	Antimykotikum	Lipanthyl	Fenofibrat	Lipidsenker
Lamivudin	*Epivir, Zeffix*	Virostatikum	Lipidil	Fenofibrat	Lipidsenker
Lamotrigin	*Lamictal*	Antiepileptikum	Lipo-Merz	Etofibrat	Lipidsenker
Lanicor	Digoxin	Digitalisglykosid	Lipotalon	Dexamethason	Glukokortikoid
Lanitop	Metildigoxin	Digitalisglykosid	Lipovenös	Fettemulsion	Infusionslösung
Lanoxin	Digoxin	Digitalisglykosid	Liprevil	Pravastatin	Lipidsenker (CSE-Hemmer)
Lansoprazol	*Agopton*	Protonenpumpenhemmer	Liquemin	unfraktioniertes Heparin	Antikoagulans
Lantarel	Methotrexat	Immunsuppressivum/Basistherapeutikum			
			Liquifilm	Polyvinylalkohol	Filmbildner
Lapatinib	*Tyverb*	antineoplast. Tyrosinkinasehemmer	**Liraglutid**	*Victoza*	Antidiabetikum (Inkretinmimetikum)
Lariam	Mefloquin	Malariamittel	Lisihexal	Lisinopril	ACE-Hemmer
Lasix	Furosemid	Schleifendiuretikum	Lisino	Loratadin	Antihistaminkum
Laxoberal	Natriumpicosulfat	Laxans	**Lisinopril**	*Acerbon, Coric, Lisihexal*	ACE-Hemmer
Laxofalk	Macrogol	Laxans			
Ledercort	Triamcinolon	Glukokortikoid	Liskantin	Primidon	Antiepileptikum
Lederderm	Minocyclin	Antibiotikum (Tetrazyklin)	**Lisurid**	*Dopergin*	Parkinsonmittel (Dopaminagonist)
Lederlind	Nystatin	Antimykotikum			
Lefax	Simethicon	Karminativum (Mittel gegen Blähungen)	Litalir	Hydroxycarbamid	Zytostatikum
			Lithium	*Hypnorex, Quilonum*	Antidepressivum
Legalon	Silymarin	Lebertherapeutikum	Livocab	Levocabastin	Antihistaminkum
Lenalidomid	*REVLIMID*	antineoplast. Mittel	Locabiosol	Fusafungin	Antibiotikum
Lendormin	Brotizolam	Benzodiazepin	Locacorten-Vioform	Flumetason	Glukokortikoid
Lenoxin	Digoxin	Digitalisglykosid			
Lepirudin	*Refludan*	Antikoagulans	Loceryl	Amorolfin	Antimykotikum
Leponex	Clozapin	atypisches Neuroleptikum	Locol	Fluvastatin	Lipidsenker (CSE-Hemmer)
Lercanidipin	*Carmen, Corifeo*	Kalziumantagonist (Nifedipintyp)	Loftan	Salbutamol	Broncholytikum (β2Sympathomimetikum)
Letrozol	*Femara*	Antiöstrogen (Aromatasehemmer)	Loftyl	Buflomedil	Durchblutungsmittel
			Lomir	Isradipin	Kalziumantagonist (Nifedipintyp)
Leukeran	Chlorambucil	Zytostatikum			
Leucomax	Molgramostim	GM-CSF	**Lomustin**	*Cecenu*	Zytostatikum (alkylierend)
Leucovorin	Calciumfolinat	Antidot gegen Folsäureantagonisten	Lonarid	Paracetamol	Analgetikum

Handelsnamen/ Wirkstoffe	Wirkstoffe/ Handelsnamen	Substanz-/ Indikationsgruppe
Lonolox	Minoxidil	Antihypertonikum (Vasodilatator)
Lopalind	Loperamid	Antidiarrhoikum
Lopedium	Loperamid	Antidiarrhoikum
Loperamid	Imodium, Lopalind	Antidiarrhoikum
Lopirin	Captopril	ACE-Hemmer
Lopresor	Metoprolol	β-Rezeptor-Antagonist
Loramet	Lormetazepam	Benzodiazepin
Loratadin	Lisino	Antihistaminikum
Lorazepam	Tavor, Tolid	Benzodiazepin
Loretam	Lormetazepam	Benzodiazepin
Lormetazepam	Ergocalm, Loretam, Noctamid	Benzodiazepin
Lorzaar	Losartan	AT_1-Antagonist
Lorzaar plus	Losartan + Hydrochlorothiazid	AT_1-Antagonist + Thiaziddiuretikum
Losartan	Cardopal, Lorzaar	AT_1-Antagonist
Löscalcon	Calciumcarbonat	Kalziumpräparat
Lösferron	Eisen(II)-gluconat	Antianämikum
Lotricomp	Betamethason + Clotrimazol	Glukokortikoid + Antimykotikum
Lovastatin	Mevinacor	Lipidsenker (CSE-Hemmer)
Lovelle	Desogestrel + Ethinylestradiol	Kontrazeptivum
L-Polamidon	Levomethadon	zentral wirkendes Analgetikum
L-Thyroxin	Levothyroxin	Schilddrüsenhormon
Luctor	Naftidrofuryl	Durchblutungsmittel
Ludiomil	Maprotilin	Antidepressivum
Luminaletten	Phenobarbital	Antiepileptikum
Luvased	Baldrian- + Hopfenextrakt	pflanzliches Sedativum
Lyogen	Fluphenazin	Neuroleptikum (Phenothiazin)
Lyrica	Pregabalin	Antiepileptikum, Neuropathiemittel
Maalox 70	Magnesiumhydroxid + Aluminiumhydroxid	Antazidum
Maaloxan	Magnesiumhydroxid + Aluminiumhydroxid	Antazidum
Macrogol	Forlax, Klean-Prep, Laxofalk, Movicol	Laxans
Madopar	Levodopa + Benserazid	Parkinsonmittel
Magaldrat	Gastrimagal, Glysan, Marax, Riopan	Antazidum
Magnerot	Magnesium	Magnesiumpräparat
Magnesiocard	Magnesium	Magnesiumpräparat
Magnetrans forte	Magnesium	Magnesiumpräparat
Makatussin	Eucalyptusöl + Menthol	Mukolytikakombination
Manidipin	Manyper	Kalziumantagonist (Nifedipintyp)
Maninil	Glibenclamid	orales Antidiabetikum (Sulfonylharnstoff)
Manyper	Manidipin	Kalziumantagonist (Nifedipintyp)
Maprotilin	Deprilept, Ludiomil	Antidepressivum
Marax	Magaldrat	Antazidum
Marcumar	Phenprocoumon	Antikoagulans
Marvelon	Desogestrel + Ethinylestradiol	Kontrazeptivum
Maxipime	Cefepim	Cephalosporin (Gruppe 3)

Handelsnamen/ Wirkstoffe	Wirkstoffe/ Handelsnamen	Substanz-/ Indikationsgruppe
MCP-(Hersteller)	Metoclopramid	Motilitätstherapeutikum
Mebendazol	Vermox	Anthelminthikum
Mebeverin	Duspatal, Mebemerck	Spasmolytikum
Meclocin	Postadoxin, Postafen	Antihistaminikum
Medazepam	Rudotel	Benzodiazepin
Mediabet	Metformin	orales Antidiabetikum (Biguanid)
Meditonsin H	homöopathische Mischung	Grippemittel
Medivitan	Vitamin-B_{12} + Vitamin B_6 + Folsäure u. a.	Vitaminkombination
Medivitan N Neuro	Vitamin-B_1 + Vitamin B_6	Vitaminkombination
Medral	Methylprednisolon	Glukokortikoid
Mefloquin	Lariam	Malariamittel
Megacillin	Phenoxymethylpenicillin	Oralpenicillin
Megalac	Aluminiumhydroxid + Magnesiumhydroxid	Antazidum
Melleril	Thioridazin	Neuroleptikum (Phenothiazin)
Meloxicam	Mobec	Antirheumatikum
Melperon	Buronil, Eunerpan	Neuroleptikum (Butyrophenon)
Melphalan	Alkeran	Zytostatikum
Melrosum	Thymianfluidextrakt	Antitussivum
Melrosum Codein	Codeinphosphat	Antitussivum
Memantine	Axura, Ebixa	Nootropikum
Mercaptopurin	Puri-Nethol	Zytostatikum
Meresa	Sulpirid	Neuroleptikum (Dopaminantagonist)
Meronem	Meropenem	Antibiotikum (Carbapenem)
Meropenem	Meronem	Antibiotikum (Carbapenem)
Mesalazin	Claversal, Pentasa, Salofalk	Magen-Darm-Mittel (C. ulcerosa, Morbus Crohn)
Mescorit	Metformin	orales Antidiabetikum (Biguanid)
Mesna	Uromitexan	Uroprotektivum bei Zytostatikatherapie
Metalyse	Tenecteplase	Fibrinolytikum
Metamizol	Novalgin, Novaminsulfon	Analgetikum
Meteosan	Dimeticon	Karminativum (Mittel gegen Blähungen)
Meteozym	Pankreatin + Simethicon	Enzympräparat
Metfogamma	Metformin	orales Antidiabetikum (Biguanid)
Metformin	Glucophage, Mediabet	orales Antidiabetikum (Biguanid)
Methergin	Methylergometrin	Uterusmittel (wehenfördernd, blutungsstillend)
Methizol	Thiamazol	Thyreostatikum
Methocarbamol	Ortoton	Muskelrelaxans
Methotrexat	Lantarel	Immunsuppressivum/Zytostatikum
Methyldigoxin	Lanitop	Digitalisglykosid
Methyldopa	Dopegyt, Presinol	Antihypertonikum
Methylphenidat	Ritalin	Psychoanaleptikum
Methylprednisolon	Medral, Urbason	Glukokortikoid
Metildigoxin	Lanitop	Digitalisglykosid
Metoclopramid	Gastrosil, Paspertin	Motilitätstherapeutikum

Handelsnamen/ **Wirkstoffe**	Wirkstoffe/ Handelsnamen	Substanz-/ Indikationsgruppe	Handelsnamen/ **Wirkstoffe**	Wirkstoffe/ Handelsnamen	Substanz-/ Indikationsgruppe
Metodura	Metoprolol	β-Rezeptor-Antagonist	**Mirtazapin**	Mirtagamma, Remergil	Antidepressivum
Metodura comp	Metoprolol + Hydrochlorothiazid	β-Rezeptor-Antagonist + Thiaziddiuretikum	**Mitomycin**		Zytostatikum
Metohexal	Metoprolol	β-Rezeptor-Antagonist	Mitosyl	Zinkoxid	Wundbehandlungsmittel
Metohexal comp	Metoprolol + Hydrochlorothiazid	β-Rezeptor-Antagonist + Thiaziddiuretikum	**Mitoxantron**	Novantron	Zytostatikum
Meto-Isis	Metoprolol	β-Rezeptor-Antagonist	Mivacron	Mivacuriumchlorid	Muskelrelaxans
Metoprolol	Beloc, Prelis	β-Rezeptor-Antagonist	**Mivacuriumchlorid**	Mivacron	Muskelrelaxans
Meto-Puren	Metoprolol	β-Rezeptor-Antagonist	**Mizolastin**	Mizollen, Zolim	Antihistaminikum
Meto-Tablinen	Metoprolol	β-Rezeptor-Antagonist	Mizollen	Mizolastin	Antihistaminikum
meto-thiazid	Metoprolol + Hydrochlorothiazid	β-Rezeptor-Antagonist + Thiaziddiuretikum	Möbec	Meloxicam	Antirheumatikum
Metronidazol	Clont, Flagyl	Antibiotikum (Nitroimidazol)	Mobilat	Nebennierenextrakt + Salicylsäure u. a.	Antirheumatikum
Mevalotin	Pravastatin	Lipidsenker (CSE-Hemmer)	Mobloc	Metoprolol + Felodipin	β-Rezeptor-Antagonist + Kalziumkanalblocker
Mevinacor	Lovastatin	Lipidsenker (CSE-Hemmer)	Moclix	Moclobemid	Antidepressivum (MAO-Hemmer)
Mezlocillin	Mezlocillin Carinopharm	Antibiotikum (Breitspektrumpenicillin)	**Moclobemid**	Aurorix, Moclix	Antidepressivum (MAO-Hemmer)
Mezym forte	Pankreatin (Amylase + Lipase + Proteasen)	Enzympräparat	Modigraf	Tacrolimus	Immunsuppressivum
Mianserin	Tolvin	Antidepressivum	Modip	Felodipin	Kalziumantagonist (Nifedipintyp)
Mibrox	Ambroxol	Mukolytikum	**Moexipril**	Fempress	ACE-Hemmer
Micardis	Telmisartan	AT₁-Antagonist	Mogadan	Nitrazepam	Benzodiazepin
Miconalzol	Daktar	Antimykotikum	Molevac	Pyrvinium	Anthelminthikum
Micristin	Acetylsalicylsäure	Thrombozytenaggregationshemmer	**Molsidomin**	Corvaton, Molsiket	Koronarmittel
Microgynon	Levonorgestrel + Ethinylestradiol	Kontrazeptivum	MolsiHEXAL	Molsidomin	Koronarmittel
Mictonorm	Propiverin	Urologikum (Anticholinergikum)	molsiket	Molsidomin	Koronarmittel
Midazolam	Dormicum	Benzodiazepin	**Mometason**	Ecural	Glukokortikoid
Midodrin	Gutron	Antihypotonikum	Mono Embolex	Certoparin	Antikoagulans (fraktioniertes Heparin)
Miglitol	Diastabol	Antidiabetikum (Glukosidasehemmer)	Mono Mack	Isosorbidmononitrat	Koronarmittel
Migraene-Neuridal	Paracetamol + Metoclopramid	Migränemittel	Mono Praecimed	Paracetamol	Analgetikum
Migräflux	Dimenhydrinat + Paracetamol + Codeinphosphat	Migränemittel	Mono Wolff	Isosorbidmononitrat	Koronarmittel
			Monoclair	Isosorbidmononitrat	Koronarmittel
Migralave N	Buclizin + Paracetamol	Migränemittel	Monoflam	Diclofenac	Antirheumatikum (NSAID)
			Monolong	Isosorbidmononitrat	Koronarmittel
Migräne-Kranit	Phenazon	Migränemittel	Monomycin	Erythromycin	Makrolidantibiotikum
Migräne-Kranit N	Ethaverin + Propyphenazon + Paracetamol	Migränemittel	Monostenase	Isosorbidmononitrat	Koronarmittel
			Montelukast	Singulair	Antiasthmatikum (Leukotrienantagonist)
Migränerton	Paracetamol + Metoclopramid	Migränemittel	Moronal	Nystatin	Antimykotikum
Milgamma	Benfotiamin (Vitamin B₁-Derivat) + Vitamin B₆	Vitaminkombination	**Morphinsulfat**	MSR/MST/Continus Mundipharma, Capros, Sevredol	Analgetikum (hochpotentes Opioid)
			Motilium	Domperidon	Motilitätstherapeutikum
Milgamma N	Vitamin B₁ + Vitamin B₆ + Vitamin B₁₂	Vitaminkombination	Movergan	Selegilin	Parkinsonmittel (MAO-Hemmer)
Milrinon	Corotrop	Phosphodiesterase-3-Hemmer	Movicol	Macrogol	Laxans
Milurit	Allopurinol	Gichtmittel	**Moxonidin**	Cynt, Physiotens	Antihypertonikum (zentrales Sympatholytikum)
Mimpara	Cinacalcet	Calcimimeticum zur Behandlung des sekundären Hyperparathyreoidismus	MSR/MST/Continus Mundipharma	Morphinsulfat	Analgetikum (hochpotentes Opioid)
			Muciteran	Acetylcystein	Mukolytikum
Minirin	Desmopressin	Antidiuretisches Hormon	Muco Panoral	Bromhexin + Cephaclor	Mukolytikum + Cephalosporin (Gruppe 1)
Minisiston	Ethinylestradiol + Levonorgestrel	Kontrazeptivum	Muco Sanigen	Acetylcystein	Mukolytikum
			Muco Tablinen	Ambroxol	Mukolytikum
Minocin	Minocyclin	Antibiotikum (Tetrazyklin)	Muco-Aspecton	Ambroxol	Mukolytikum
Minocyclin	Klinomycin, Minocin	Antibiotikum (Tetrazyklin)	Mucobroxol	Ambroxol	Mukolytikum
Minoxidil	Lonolox	Antihypertonikum (Vasodilatator)	Mucocedyl	Acetylcystein	Mukolytikum
Minulet	Gestoden + Ethinylestradiol	Kontrazeptivum	Mucofalk	indische Flohsamenschalen	Laxans

Handelsnamen/**Wirkstoffe** | Wirkstoffe/Handelsnamen | Substanz-/Indikationsgruppe.

Handelsnamen/*Wirkstoffe*	Wirkstoffe/*Handelsnamen*	Substanz-/Indikationsgruppe
Mucomyst	Acetylcystein	Mukolytikum
Mucophlogat	Ambroxol	Mukolytikum
Mucosolvan	Ambroxol	Mukolytikum
Mucotectan	Ambroxol + Doxycyclin	Mukolytikum + Antibiotikum (Tetrazyklin)
Mucret	Acetylcystein	Mukolytikum
Multaq	Dronedaron	Antiarrhythmikum
Mundil	Captopril	ACE-Hemmer
Munobal	Felodipin	Kalziumantagonist (Nifedipintyp)
Mupirocin	*Turixin*	Lokal-Antibiotikum
Musaril	Tetrazepam	Muskelrelaxans (Benzodiazepin)
Mutaflor	E. coli Stamm Nissle	Magen-Darm-Mittel
Myambutol	Ethambutol	Tuberkulostatikum
Mycofug	Clotrimazol	Antimykotikum
Mycospor	Bifonazol	Antimykotikum
Mycosporin	Bifonazol	Antimykotikum
Mycostatin	Nystatin	Antimykotikum
Mydocalm	Tolperison	Muskelrelaxans
Myko Cordes	Clotrimazol	Antimykotikum
Mykontral	Tioconazol	Antimykotikum
Mykundex	Nystatin	Antimykotikum
Mylepsinum	Primidon	Antiepileptikum
Myleran	Busulfan	Zytostatikum
Myogit	Diclofenac	Antirheumatikum (NSAID)
Mysoline	Primidon	Antiepileptikum
NAC-(Hersteller)	Acetylcystein	Mukolytikum
Nacom	Levodopa + Carbidopa	Parkinsonmittel
Naftidrofuryl	*Artocoron, Dusodril*	Durchblutungsmittel
Naftilong	Naftidrofurylhydrogenoxalat	Durchblutungsmittel
Naloxon	*Narcanti*	Opioidantidot
Naprosyn	Naproxen	Analgetikum
Naproxen	*Apranax, Dysmenalgit, Proxen*	Analgetikum
Narcanti	Naloxon	Opioidantidot
Narcaricin	Benzbromaron	Gichtmittel
Nasan	Xylometazolin	Sympathomimetikum
Nasivin	Oxymetazolin	Sympathomimetikum
Nateglinid	*Starlix*	Antidiabetikum (prandialer Glukoseregulator)
Natrilix	Indapamid	Diuretikum
Natriumaurothiomalat	*Tauredon*	Antirheumatikum (Goldpräparat)
Natriumhydrogencarbonat	*bicaNorm, Nephrotrans*	Azidosetherapeutikum
Natriumpicosulfat	*Laxoberal*	Laxans
Natulan	Procarbazin	Zytostatikum
Nebacetin	Neomycin	Aminoglykosidantibiotikum
Nebilet	Nebivolol	β-Rezeptor-Antagonist
Nedocromil	*Halamid, Irtan, Tilade*	Antiallergikum
Nedolon P	Paracetamol + Codeinphosphat	Analgetikakombination
Nelfinavir	*Viracept*	Virostatikum
Neobiphyllin	Proxyphyllin + Diprophyllin + Theophyllin	Broncholytikum
Neo-Eunomin	Chlormadinon + Estradiol	Gestagen + Östrogen
Neogama	Sulpirid	Neuroleptikum (Dopaminantagonist)
Neo-Gilurytmal	Prajmaliumbitartrat	Klasse-I-Antiarrhythmikum
Neomycin	*Bykomycin*	Aminoglykosidantibiotikum
NeoRecormon	Erythropoetin	Blutbildungshormon
Neostigmin	*Prostigmin*	Cholinesterase-Hemmstoff
Neo-Thyreostat	Carbimazol	Thyreostatikum
Neotri	Xipamid + Triamteren	Diuretikakombination (kaliumsparend)
Nephral	Triamteren + Hydrochlorothiazid	Diuretikakombination (kaliumsparend)
Nephrotrans	Natriumhydrogencarbonat	Azidosetherapeutikum
Nepresol	Dihydralazin	Antihypertonikum
Nerisona	Diflucortolon	Glukokortikoid
Nervendragees rat.	verschiedene pflanzliche Extrakte	Hypnotikum/Sedativum
Netilmicin	*Certomycin*	Aminoglykosidantibiotikum
Neupogen	Filgrastim	G-CSF
Neuralgin	Acetylsalicylsäure + Paracetamol + Coffein	Analgetikakombination
Neurobion	Vitamin B_1 + Vitamin B_6 + Vitamin B_{12}	Vitaminkombination
Neurocil	Levomepromazin	Neuroleptikum (Phenothiazin)
Neurofenac	Diclofenac + Vitamin B_1 + Vitamin B_6 + Vitamin B_{12}	Antirheumatikum (NSAID) + Vitaminkombination
Neuro-Lichtenstein	Vitamin B_1 + Vitamin B_6 + Vitamin B_{12}	Vitaminkombination
Neurontin	Gabapentin	Antiepileptikum, Neuropathiemittel
Neuroplant forte	Johanniskrautextrakt	Psychopharmakum
Neuro-ratiopharm	Vitamin B_1 + Vitamin B_6 + Vitamin B_{12}	Vitaminkombination
Neurotrat	Cyanocobalamin	Vitamin B_{12}
Neurotrat forte	Vitamin B_1 + Vitamin B_6 + Vitamin B_{12}	Vitaminkombination
Nevirapin	*Viramene*	Virostatikum
Nexium mups	Esomeprazol	Protonenpumpenhemmer
Niaspan	Nikotinsäure	Lipidsenker
Nicardipin	*Antagonil*	Kalziumantagonist (Nifedipintyp)
Nicergolin	*Circo-Maren, Nicerium, Sermion*	Nootropikum
Niclosamid	*Yomesan*	Anthelminthikum
Nikotinsäure	*Niaspan*	Lipidsenker
Nife-(Hersteller)	Nifedipin	Kalziumantagonist
Nifeclair	Nifedipin	Kalziumantagonist
Nifedipat	Nifedipin	Kalziumantagonist
Nifedipin	*Adalat, Pidilat*	Kalziumantagonist
Nifehexal	Nifedipin	Kalziumantagonist
Nifelat	Nifedipin	Kalziumantagonist
Nifical	Nifedipin	Kalziumantagonist
Nif-Ten	Atenolol + Nifedipin	β-Rezeptor-Antagonist + Kalziumantagonist
Nilotinib	*Tasigna*	antineoplast. Tyrosinkinasehemmer
Nilvadipin	*Escor, Nivadil*	Kalziumantagonist (Nifedipintyp)
Nimbex	Cisatracuriumbesilat	Muskelrelaxans
Nimodipin	*Nimotop*	Kalziumantagonist (Nootropikum)
Nimotop	Nimodipin	Kalziumantagonist (Nootropikum)
Nimvastid	Rivastigmin	Nootropikum (Cholinesterasehemmer)

Handelsnamen/ *Wirkstoffe*	Wirkstoffe/ *Handelsnamen*	Substanz-/ Indikationsgruppe	Handelsnamen/ *Wirkstoffe*	Wirkstoffe/ *Handelsnamen*	Substanz-/ Indikationsgruppe
Nipolept	Zotepin	atypisches Neuroleptikum	Novoprotect	Amitriptylin	Antidepressivum (trizyklisch)
Nisoldipin	*Baymycard*	Kalziumantagonist (Nifedipintyp)	Novothyral	Levothyroxin + Liothyronin	Schilddrüsenhormone
Nitrangin comp.	Glyceroltrinitrat + Baldrian	Koronarmittel	Nutriflex	Glukose-Aminosäuren-Mischlösung	Infusionslösung
Nitrangin forte	Glyceroltrinitrat	Koronarmittel	Nystalocal	Nystatin + Chlorhexidin + Dexamethason	Antimykotikum + Antiseptikum + Glukokortikoid
Nitrangin Isis	Glyceroltrinitrat	Koronarmittel			
Nitrazepam	*Dormalon, Eatan N, Mogadan, Novanox*	Benzodiazepin	*Nystatin*	*Candio-Hermal, Moronal*	Antimykotikum
Nitrendepat	Nitrendipin	Kalziumantagonist (Nifedipintyp)	Obsidan	Propranolol	β-Rezeptor-Antagonist
			Obsilazin	Propranolol + Dihydralazin	Antihypertonikakombination
Nitrendipin	*Bayotensin*	Kalziumantagonist (Nifedipintyp)	*Octreotid*	*Sandostatin*	Somatostatin-Analogon
Nitrepress	Nitrendipin	Kalziumantagonist (Nifedipintyp)	Ocuflur	Flurbiprofen	Antiphlogistikum
			Oculosan N	Zinksulfat + Naphazolin	Wundbehandlungsmittel + Sympathomimetikum
Nitro Mack	Glyceroltrinitrat	Koronarmittel	Oculotect	Vitamin A	Vitaminpräparat (lokale Anwendung)
Nitroacut	Glyceroltrinitrat	Koronarmittel			
Nitroderm TTS	Glyceroltrinitrat	Koronarmittel	Ödemase	Furosemid	Schleifendiuretikum
Nitrofurantoin	*Cystit, Furadantin, Nifurantin, Uro-Tablinen*	Antibiotikum	Oestrofeminal	Östrogene	Gynäkologikum
			Ofloxacin	*Floxal, Tarivid*	Antibiotikum (Gyrasehemmer)
Nitroglycerin	*Nitrangin, Nitro Mack*	Koronarmittel	*Olanzapin*	*Zyprexa p. o., Zypadhera i. m.*	atypisches Neuroleptikum
Nitroglyn	Glyceroltrinitrat	Koronarmittel			
Nitrolent	Glyceroltrinitrat	Koronarmittel	Olicard	Isosorbidmononitrat	Koronarmittel
Nitrolingual	Glyceroltrinitrat	Koronarmittel	*Olmesartan*	*Olmetec, Votum*	AT$_1$-Antagonist
Nitroprussid-Natrium	*Nipruss*	Antihypertonikum	Olmetec	Olmesartan	AT$_1$-Antagonist
Nitrosorbon	Isosorbiddinitrat	Koronarmittel	Olynth	Xylometazolin	Sympathomimetikum
Nivadil	Nilvadipin	Kalziumantagonist (Nifedipintyp)	Omacor	Omega-3-Säurenethylester	Lipidsenker
Nizoral	Ketoconazol	Antimykotikum	Omep	Omeprazol	Protonenpumpenhemmer
Noctamid	Lormetazepam	Benzodiazepin	*Omeprazol*	*Antra, Gastroloc*	Protonenpumpenhemmer
Noctazepam	Oxazepam	Benzodiazepin	Omnic	Tamsulosin	Prostatamittel (Alphablocker)
Nolvadex	Tamoxifen	Antiöstrogen	Omniflora N	Lactobacillus gasseri + Bifidobacterium longum	Magen-Darm-Mittel
Nootrop	Piracetam	Nootropikum			
Noradrenalin = Norepinephrin	*Arterenol*	α-Sympathomimetikum	Omnisept	Lactobacillus acidophilus	Magen-Darm-Mittel
Nordazepam	*Tranxilium*	Benzodiazepin	Onbrez	Indacaterol	langwirksames β$_2$-Mimetikum
Norfloxacin	*Barazan*	Antibiotikum (Gyrasehemmer)			
Norkotral-Tema	Temazepam	Benzodiazepin	Onglyza	Saxagliptin	orales Antidiabetikum (DPP4-Hemmer)
Normabrain	Piracetam	Nootropikum			
Normalip pro	Fenofibrat	Lipidsenker	*Ondansetron*		Antiemetikum (5-HT$_3$-Antagonist)
Normison	Temazepam	Benzodiazepin			
Normoc	Bromazepam	Benzodiazepin	Ophtalmin	Oxedrin + Naphazolin + Antazolin	Sympathomimetika + Antihistaminikum
Normoglaucon	Pilocarpin + Metipranolol	Cholinergikum + β-Blocker			
			Opipramol	*Insidon*	Antidepressivum
Noroxin	Norfloxacin	Antibiotikum (Gyrasehemmer)	Optalidon	Ibuprofen	Analgetikum (NSAID)
Norspan	Buprenorphin	Analgetikum (hochpotentes Opioid)	Optalidon N	Propyphenazon + Coffein	Analgetikum
Norvasc	Amlodipin	Kalziumantagonist (Nifedipintyp)	Optalidon spec. NOC	Dihydroergotamin + Propyphenazon	Migränemittel
Norvir	Ritonavir	Virostatikum	Opticrom	Cromoglicinsäure	Antiallergikum
Noscalin	Noscapin	Antitussivum	Optipect Kodein	Codein	Antitussivum
Noscapin	*Capval*	Antitussivum	Opturem	Ibuprofen	Analgetikum (NSAID)
Novalgin	Metamizol	Analgetikum	Oracef	Cefalexin	Cephalosporin (Gruppe 1)
Novaminsulfon	Metamizol	Analgetikum	*Orciprenalin*	*Alupent*	Antiarrhythmikum
Novanox	Nitrazepam	Benzodiazepin	Orelox	Cefpodoxim	Cephalosporin (Gruppe 3)
Novantron	Mitoxantron	Zytostatikum	Orfiril	Valproinsäure	Antiepileptikum
Noviform	Bibrocathol	Antiseptikum	Orgametril	Lynestrenol	Gynäkologikum (Gestagen)
Novocain	Procain	Lokalanästhetikum/Neuraltherapeutikum	Orphol	Dihydroergotoxin	Nootropikum
			Ortoton	Methocarbamol	Muskelrelaxans
Novodigal	β-Acetyldigoxin	Digitalisglykosid	*Oseltamivir*	*Tamiflu*	Virostatikum bei Influenza
NovoNorm	Repaglinid	Antidiabetikum (prandialer Glukoseregulator)	Osnervan	Procyclidin	Parkinsonmittel (Anticholinergikum)

Handelsnamen/ **Wirkstoffe**	Wirkstoffe/ *Handelsnamen*	Substanz-/ Indikationsgruppe	Handelsnamen/ **Wirkstoffe**	Wirkstoffe/ *Handelsnamen*	Substanz-/ Indikationsgruppe
Ospur D$_3$	*Vitamin D$_3$*	Vitamin-D-Präparat	Paracodin	*Dihydrocodein*	Antitussivum (niederpotentes Opioid)
Ossofortin	*Calciumcarbonat + Colecalciferol*	Kalziumpräparat + Vitamin D$_3$	Pariet	*Rabeprazol*	Protonenpumpenhemmer
Ostac	*Clodronsäure*	Bisphosphonat	Parkinsan	*Budipin*	Parkinsonmittel
Osteoplus	*Calciumcarbonat + Colecalciferol*	Kalziumpräparat + Vitamin D$_3$	Parkopan	*Trihexyphenidyl*	Parkinsonmittel (Anticholinergikum)
Osteotriol	*Calcitriol*	Vitamin D	Parkotil	*Pergolid*	Parkinsonmittel (Dopaminagonist)
Osyrol	*Spironolacton*	Diuretikum (Aldosteron-Antagonist)	**Paromomycin**	*Humatin*	Antibiotikum
Osyrol-Lasix	*Spironolacton + Furosemid*	Diuretikakombination (mit Aldosteronantagonist)	Paroxat	*Paroxetin*	Antidepressivum (Serotonin-Wiederaufn.-Hemmer)
Otalgan	*Phenazon + Procain + Glycerol*	Analgetikum + Lokalanästhetikum	**Paroxetin**	*Aroxetin, Euplix, Oxet, Paroxat, Seroxat, Taxonis*	Antidepressivum (Serotonin Wiederaufn.-Hemmer)
Otobacid N	*Dexamethason + Cinchocain + Butandiol*	Glukokortikoid + Lokalanästhetikum	Partusisten	*Fenoterol*	Sympathomimetikum (Wehenhemmer)
Otriven	*Xylometazolin*	Sympathomimetikum	Paspertin	*Metoclopramid*	Motilitätstherapeutikum
Ovestin	*Estriol*	Östrogen	**Pazopanib**	*Votrient*	antineoplast. Tyrosinkinasehemmer
Oviol	*Ethinylestradiol*	Kontrazeptivum	PecFent	*Fentanyl*	Analgetikum (hochpotentes Opioid)
oxa von ct	*Oxazepam*	Benzodiazepin			
Oxaceprol	*AHP 200*	Antirheumatikum	**Pemetrexed**	*ALIMTA*	Zytostatikum (Antimetabolit)
Oxaliplatin	*ELOXATIN*	Zytostatikum (alkylierend)	PenHexal	*Phenoxymethylpenicillin*	Oralpenicillin
Oxazepam	*Adumbran, Noctazepam*	Benzodiazepin	Penicillat	*Phenoxymethylpenicillin*	Oralpenicillin
Oxcarbazepin	*Timox, Trileptal*	Antiepileptikum			
Oxet	*Paroxetin*	Antidepressivum (Serotonin-Wiederaufn.-Hemmer)	**Penicillin G**		Antibiotikum (Benzylpenicillin)
			Penicillin V		Antibiotikum (Oralpenicillin)
Oxis	*Formoterol*	Broncholytikum (β$_2$Sympathomimetikum)	Pentacarinat	*Pentamidin*	Antibiotikum
			Pentasa	*Mesalazin*	Magen-Darm-Mittel (C. ulcerosa, Morbus Crohn)
Oxprenolol	*Trasicor*	β-Rezeptor-Antagonist			
Oxybutin Holsten	*Oxybutynin*	Urologikum (Anticholinergikum)	Pento-Puren	*Pentoxifyllin*	Durchblutungsmittel
			Pentostatin	*NIPENT*	Zytostatikum (Antimetabolit)
Oxybutynin	*Dridase, Ryol, Spasyt*	Urologikum (Anticholinergikum)	**Pentoxifyllin**	*Claudicat, Trental*	Durchblutungsmittel
			Pepcidine	*Famotidin*	H$_2$-Rezeptor-Antagonist
Oxygesic	*Oxycodon*	Analgetikum (Opioid)	Pepdul	*Famotidin*	H$_2$-Rezeptor-Antagonist
Paclitaxel	*Taxol*	Zytostatikum	Perazin	*Taxilan*	Neuroleptikum (Phenothiazin)
Paediathrocin	*Erythromycin*	Makrolidantibiotikum	Perenterol	*Saccharomyces boulardii*	Antidiarrhoikum
Palladon	*Hydromorphon*	Analgetikum (hochpotentes Opioid)			
			Perfan	*Enoximon*	Phosphodiesterase-3-Hemmer
Paludrine	*Proguanil*	Malariamittel	**Pergolid**	*Parkotil*	Parkinsonmittel (Dopaminagonist)
Pramipexol	*Sifrol*	Parkinsonmittel			
Panadol	*Paracetamol*	Analgetikum	**Perindopril**	*Coversum*	ACE-Hemmer
Pangrol	*Pankreatin (Lipase + Amylase + Proteasen)*	Enzympräparat	**Perphenazin**	*Decentan*	Neuroleptikum (Phenothiazin)
			Pertenso	*Propranolol + Hydralazin + Bendroflumethiazid*	β-Blocker + Vasodilatator + Thiaziddiuretikum
Panitumumab	*Vectibix*	antineoplastischer monoklonaler Antikörper			
Pankreatan	*Pankreatin (Lipase + Amylase + Proteasen)*	Enzympräparat	**Pethidin**	*Dolantin*	Analgetikum (hochpotentes Opioid)
			Petinimid	*Ethosuximid*	Antiepileptikum
Panoral	*Cephaclor*	Cephalosporin (Gruppe 1)	**Phenazon**	*Dentigoa, Migräne-Kranit*	Migränemittel
Pantederm	*Zinkoxid + Dexpanthenol*	Wundbehandlungsmittel			
Panthenol-*(Hersteller)*	*Dexpanthenol*	Wundbehandlungsmittel	Phenergan	*Promethazin*	Neuroleptikum (Phenothiazin)
			Phenhydan	*Phenytoin*	Antiepileptikum
Panthogenat	*Dexpanthenol*	Wundbehandlungsmittel	**Phenobarbital**	*Lepinal, Luminaletten*	Antiepileptikum
Pantoprazol	*Pantozol, Rifun*	Protonenpumpenhemmer	**Phenoxybenzamin**	*Dibenzyran*	Urologikum (α-Blocker)
Pantozol	*Pantoprazol*	Protonenpumpenhemmer	**Phenprocoumon**	*Falithrom, Marcumar*	Antikoagulans
Panzynorm N	*Pankreatin (Lipase + Amylase + Proteasen)*	Enzympräparat	**Phenytoin**	*Epanutin, Zentropil*	Antiepileptikum
			Phlebodril	*Mäusedornwurzelstockextrakt + Trimethylhesperidin*	Venentherapeutikum
Panzytrat	*Pankreatin (Lipase + Amylase + Proteasen)*	Enzympräparat			
			Phlogenzym	*Bromelaine + Trypsin + Rutosid*	Antiphlogistikum
Paracetamol	*ben-u-ron, Lonarid*	Analgetikum	Phosphalugel	*Aluminiumphosphat*	Antazidum

Handelsnamen/*Wirkstoffe*	Wirkstoffe/*Handelsnamen*	Substanz-/Indikationsgruppe	Handelsnamen/*Wirkstoffe*	Wirkstoffe/*Handelsnamen*	Substanz-/Indikationsgruppe
Physiotens	Moxonidin	Antihypertonikum (zentrales Sympatholytikum)	*Prazosin*	Adversuten	Antihypertonikum (α_1-Rezeptor-Antagonist)
Phytomenadion	Kanavit, Konakion	Vitamin K	*Prednicarbat*	Dermatop	Glukokortikoid
Pidilat	Nifedipin	Kalziumantagonist	Predni-H	Prednisolon	Glukokortikoid
Pilocarpin	(Handelsnamen: s. u.)	Ophthalmikum (bei Glaukom)	*Prednisolon*	Decortin H	Glukokortikoid
Pilocarpol	Pilocarpin	Ophthalmikum (bei Glaukom)	*Prednison*	Decortin	Glukokortikoid
Pilomann	Pilocarpin	Ophthalmikum (bei Glaukom)	*Pregabalin*	Lyrica	Antiepileptikum, Neuropathiemittel
Pinimenthol	Eucalyptusöl + Campher + Menthol	Mukolytikakombination	Prelis	Metoprolol	β-Rezeptor-Antagonist
Pioglitazon	Actos	Antidiabetikum (Insulinsensitizer)	Prepacol	Bisacodyl	Laxans
			Pres	Enalapril	ACE-Hemmer
Pipamperon	Dipiperon	Neuroleptikum (Butyrophenon)	Pres plus	Enalapril + Hydrochlorothiazid	ACE-Hemmer + Thiaziddiuretikum
Piperacillin	Piperacillin	Antibiotikum (Breitspektrumpenicillin)	Presinol	Methyldopa	Antihypertonikum
Piracebral	Piracetam	Nootropikum	Presomen	konjugierte Östrogene	Gynäkologikum (z. B. bei klimakt. Beschwerden)
Piracetam	Nootrop, Normabrain	Nootropikum	Prinil	Lisinopril	ACE-Hemmer
Pirenzepin	Gastrozepin, Ulcoprotect	Anticholinergikum	*Procarbazin*	Natulan	Zytostatikum
Piretanid	Arelix	Schleifendiuretikum	Procoralan	Ivabradin	Koronarmittel (If-Kanalhemmer)
Piritramid	Dipidolor	Analgetikum (hochpotentes Opioid)	Procorum	Gallopamil	Kalziumantagonist (Verapamiltyp)
Pirobeta	Piroxicam	Antirheumatikum (NSAID)	*Procyclidin*	Osnervan	Parkinsonmittel (Anticholinergikum)
Piroflam	Piroxicam	Antirheumatikum (NSAID)			
Piroxicam	Pirobeta, Piroflam	Antirheumatikum (NSAID)	Progastrit	Aluminiumhydroxid + Magnesiumhydroxid	Antazidum
PK-Merz	Amantadin	Parkinsonmittel			
Planum	Temazepam	Benzodiazepin	Progestogel	Progesteron	Gestagen
Plaquenil	Hydroxychloroquin	Malariamittel, Antiphlogistikum	*Proglumetacin*	Protaxon	Antirheumatikum
Plastufer	Eisen(II)-sulfat	Antianämikum	Prograf	Tacrolimus	Immunsuppressivum
Plastulen N	Eisen(II)-sulfat + Folsäure	Antianämikum	*Proguanil*	Paludrine	Malariamittel
			Progynova	Estradiolvalerat	Östrogen
Platinex	Cisplatin	Zytostatikum	Prolastin	α_1-Proteaseninhibitor	Substitutionspräparat
Plavix	Clopidogrel	Thrombozytenaggregationshemmer	*Promethazin*	Atosil, Sominex	Neuroleptikum (Phenothiazin)
P-Mega-Tablinen	Phenoxymethylpenicillin	Oralpenicillin	Propabloc	Propranolol	β-Blocker
			Propafenon	Rytmonorm	Antiarrhythmikum
Podomexef	Cefpodoxim	Cephalosporin (Gruppe 3)	Prophylux	Propranolol	β-Rezeptor-Antagonist
Polamidon	Levomethadon	zentral wirkendes Analgetikum	*Propicillin*	Baycillin	Antibiotikum (Oralpenicillin)
			Propiverin	Mictonorm	Urologikum (Anticholinergikum)
Polymyxin	Polyspectran	Antibiotikum			
Polyspectran	Polymyxin	Antibiotikum	*Propofol*	Disoprivan	Narkosemittel
Posilent	Cytidin	Ophthalmikum	propra-(Hersteller)	Propranolol	β-Rezeptor-Antagonist
Posorutin	Troxerutin	Ophthalmikum	*Propranolol*	Dociton, Indobloc	β-Rezeptor-Antagonist
Postadoxin	Meclocin	Antihistaminikum	Propranur	Propranolol	β-Rezeptor-Antagonist
Posterisan	E. coli-Bestandteile	Hämorrhoidenmittel	Propycil	Propylthiouracil	Thyreostatikum
Povidon-Iod	Betaisodonna	Desinfizienz	*Propylnicotinat*	Elacur hot, Nicodan	Antirheumatikum
Pradaxa	Dabigatran	direkter Thrombininhibitor	*Propylthiouracil*	Propycil, Thyreostat	Thyreostatikum
Praecicor	Verapamil	Kalziumantagonist	*Propyphenazon*	Demex, Eufibron, Isoprochin	Analgetikum
Prajmaliumbitartrat	Neo-Gilurytmal	Klasse-I-Antiarrhythmikum	Proscar	Finasterid	Urologikum (z. B. bei Prostatahyperplasie)
Pramino	Norgestimat + Ethinylestradiol	Kontrazeptivum	Prospan	Efeublättertrockenextrakt	Antitussivum
Prasugrel	Efient	Thrombozytenaggregationshemmer	Prostagutt forte	Sägepalmenfrüchte- + Brennesselwurzelextrakt	Urologikum (z. B. bei Prostatahyperplasie)
Pravasin	Pravastatin	Lipidsenker (CSE-Hemmer)			
Pravastatin	Liprevil, Pravasin	Lipidsenker (CSE-Hemmer)	Prostagutt mono	Sägepalmenfrüchteextrakt	Urologikum (z. B. bei Prostatahyperplasie)
Pravidel	Bromocriptin	Prolaktinhemmer, Parkinsonmittel	Prostavasin	Aloprostadil	Prostaglandin
Praxiten	Oxazepam	Benzodiazepin	Prostigmin	Neostigmin	Cholinesterasehemmer
Prazepam	Demetrin, Mono Demetrin	Benzodiazepin	Pro-Symbioflor	E. coli- + Enterococcus faecalis-Autolysat	Magen-Darm-Mittel
Praziquantel	Biltricide, Cesol, Cysticide	Anthelminthikum	Protagent	Polyvidon	Filmbildner
			Protaxon	Proglumetacin	Antirheumatikum

Handelsnamen/*Wirkstoffe*	Wirkstoffe/*Handelsnamen*	Substanz-/Indikationsgruppe
Prothazin	Promethazin	Neuroleptikum (Phenothiazin)
Prothipendyl	*Dominal*	Neuroleptikum
Prothrombin-Komplex	*Beriplex*	Blutgerinnungspräparat
Provas	Valsartan	AT_1-Antagonist
Provas comp	Valsartan + Hydrochlorothiazid	AT_1-Antagonist + Thiaziddiuretikum
Proxen	Naproxen	Antirheumatikum
Prucaloprid	*Resolor*	Prokinetikum (Laxans)
Pryleugan	Imipramin	Antidepressivum (trizyklisch)
Psoralon	Cignolin	Psoriasismittel
Psorcutan	Calcipotriol	Psoriasismittel
Psychotonin forte	Johanniskrautextrakt	Psychopharmakum
Pulmicort	Budesonid	topisches Glukokortikoid
Pulmicret	Acetylcystein	Mukolytikum
PulmiDur	Theophyllin	Broncholytikum
Puregon	Follitropin beta	Gonadotropin
Puri-Nethol	Mercaptopurin	Zytostatikum
PVP Jod-ratioph.	Polyvidon-Jod	Wundbehandlungsmittel
Pyrafat	Pyrazinamid	Tuberkulostatikum
Pyralvex	Rhabarberwurzelextrakt + Salicylsäure	Mund- und Rachentherapeutikum
Pyrantel	*Helmex*	Anthelminthikum
Pyrazinamid	*Pyrafat*	Tuberkulostatikum
Pyridoxin	*Hexobion, Lophakomp*	Vitamin B_6
Pyrimethamin	*Daraprim*	Antibiotikum
Pyritinol	*Encephabol, Ardeyceryl*	Nootropikum
Pyromed	Paracetamol	Analgetikum
Pyrvinium	*Molevac, Pyrcon*	Anthelminthikum
Quadropril	Spirapril	ACE-Hemmer
Quantalan	Colestyramin	Lipidsenker (Anionenaustauscher)
Quensyl	Hydroxychloroquin	Antimalariamittel/Rheuma-Basistherapeutikum
Querto	Carvedilol	β-Rezeptor-Antagonist
Quetiapin	*Seroquel*	atypisches Neuroleptikum
Quilonum	Lithium	Antidepressivum
Quinapril	*Accupro*	ACE-Hemmer
Qutenza	Capsaicin	topisches Schmerzmittel
Rabeprazol	*Pariet*	Protonenpumpenhemmer
Radenorm	Nitrazepam	Benzodiazepin
Radepur	Chlordiazepoxid	Benzodiazepin
Raloxifen	*Evista*	Östrogenrezeptor-Modulator
Ramipril	*Delix, Vesdil*	ACE-Hemmer
Raniberl	Ranitidin	H_2-Rezeptor-Antagonist
Ranitic	Ranitidin	H_2-Rezeptor-Antagonist
Ranitidin	*Sostril, Zantic*	H_2-Rezeptor-Antagonist
Rantudil	Acemetacin	Antirheumatikum
Rapilysin	Reteplase	Fibrinolytikum
Rasilez	Aliskiren	Antihypertensivum (Reninhemmer)
Rasilez HCT	Aliskiren + Hydrochlorothiazid	Antihypertensivum (Reninhemmer) + Thiaziddiuretikum
Rebetol	Ribavirin	Virostatikum
Rebif	Interferon-β-1 a	Virostatikum
Reboxetin	*Edronax, Solvex*	Antidepressivum
Rectodelt	Prednison	Glukokortikoid
Refludan	Lepirudin	Antikoagulans
Refobacin	Gentamicin	Aminoglykosidantibiotikum
Regepithel	Vitamin A + Vitamin B_1 + Calciumpantothenat	Ophthalmikum
Reyataz	Atazanavir (AZV)	Virostatikum
Rekawan	Kaliumchlorid	Kaliumpräparat
Relenza	Zanamivir	Virostatikum bei Influenza
Remedacen	Dihydrocodein	Antitussivum (niederpotentes Opioid)
Remergil	Mirtazapin	Antidepressivum
Remestan	Temazepam	Benzodiazepin
Remicade	Infliximab	Antikörper gegen Tumornekrosefaktor
Remid	Allopurinol	Gichtmittel
Remifemin	Rhiz. Cimicifugae-Extrakt	Gynäkologikum (z. B. bei klimakt. Beschwerden)
Reminyl	Galantamin	Nootropikum (Cholinesterasehemmer)
Renacor	Enalapril + Hydrochlorothiazid	ACE-Hemmer + Thiaziddiuretikum
Renagel	Sevelamer	Phosphatbinder
Rentibloc	Sotalol	β-Rezeptor-Antagonist
Rentylin	Pentoxifyllin	Durchblutungsmittel
Renvela	Sevelamer	Phosphatbinder
Repaglinid	*NovoNorm*	Antidiabetikum (prandialer Glukoseregulator)
Reparil	Aescin	Antiphlogistikum
ReoPro	Abciximab	Thrombozytenaggregationshemmer
Reproterol	*Bronchospasmin*	$β_2$Sympathomimetikum
ReQuip	Ropinirol	Parkinsonmittel (Dopaminagonist)
Rescriptor	Delavirdin	Virostatikum
Resochin	Chloroquin	Antimalariamittel/Rheuma-Basistherapeutikum
Resolor	Prucaloprid	Prokinetikum (Laxans)
Resonium	Polystyroldivinylbenzolsulfonsäure	Kationenaustauscher
Respicort	Budesonid	topisches Glukokortikoid
Revatio	Sildenafil	PDE-5-Hemmer
Reteplase	*Rapilysin*	Fibrinolytikum
Retrovir	Zidovudin (AZT)	Virostatikum
Revatio	Sildenafil	Phosphodiesterase-5-Hemmer
Rewodina	Diclofenac	Antirheumatikum (NSAID)
Rhefluin	Amilorid + Hydrochlorothiazid	Diuretikakombination (kaliumsparend)
Rheumon	Etofenamat	Antirheumatikum
Rhinex	Naphazolin	Sympathomimetikum
Rhinomer	Meerwasser	Rhinologikum
Rhinospray	Tramazolin	Sympathomimetikum
Rhinotussal	Dextromethorphan + Phenylpropanolamin u. a.	Antitussivum + Sympathomimetikum
Ribavirin	*Rebetol, Virazole*	Virostatikum
Rifa	Rifampicin	Tuberkulostatikum
Rifampicin	*Eremfat, Rifa*	Tuberkulostatikum
Rifaximin	*Xifaxan*	Antibiotikum (gegen Reisediarrhö)
Rifun	Pantoprazol	Protonenpumpenhemmer
Riopan Tbl.	Magaldrat	Antazidum
Risedronsäure	*Actonel*	Bisphosphonat
Risperdal	Risperidon	atypisches Neuroleptikum
Ritalin	Methylphenidat	Psychoanaleptikum
Ritonavir	*Norvir*	Virostatikum

Handelsnamen/*Wirkstoffe*	Wirkstoffe/*Handelsnamen*	Substanz-/Indikationsgruppe	Handelsnamen/*Wirkstoffe*	Wirkstoffe/*Handelsnamen*	Substanz-/Indikationsgruppe
Rituximab	Mab Thera	antineoplastischer monoklonaler Antikörper	**Selegilin**	Deprenyl, Movergan	Parkinsonmittel (MAO-Hemmer)
Rivanol	Ethacridinlactat	Antiseptikum	Selepark	Selegilin	Parkinsonmittel (MAO-Hemmer)
Rivastigmin	Exelon	Nootropikum (Cholinesterasehemmer)	Selipran	Pravastatin	Lipidsenker (CSE-Hemmer)
Rivotril	Clonazepam	Antiepileptikum	Sempera	Itraconazol	Antimykotikum
Roaccutan	Isotretinoin	Dermatikum (Retinoid)	Sepram	Citalopram	Antidepressivum (Serotonin-Wiederaufn.-Hemmer)
Rocaltrol	Calcitriol	Vitamin D	Serdolect	Sertindol	atypisches Neuroleptikum
Rocephin	Ceftriaxon	Cephalosporin (Gruppe 3)	Serevent	Salmeterol	Broncholytikum (β_2 Sympathomimetikum)
Rocornal	Trapidil	Koronarmittel			
Roferon	Interferon-α-2 a	Virostatikum			
Roflumilast	Daxus	Phosphodiesterase-4-Hemmer	Serital	Citalopram	Antidepressivum (Serotonin-Wiederaufn.-Hemmer)
Rohypnol	Flunitrazepam	Hypnotikum (Benzodiazepin)	Sermion	Nicergolin	Nootropikum
Rökan	Ginkgo-biloba-Extrakt	Nootropikum	Seroquel	Quetiapin	atypisches Neuroleptikum
Romilar Roche	Dextromethorphan	Antitussivum	Seroxat	Paroxetin	Antidepressivum (Serotonin-Wiederaufn.-Hemmer)
Ropinirol	ReQuip	Parkinsonmittel (Dopaminagonist)			
Rovamycine	Spiramycin	Makrolidantibiotikum	**Sertindol**	Serdolect	atypisches Neuroleptikum
Roxatidin	Roxit	H$_2$-Rezeptor-Antagonist	**Sertralin**	Gladem, Zoloft	Antidepressivum (Serotonin-Wiederaufn.-Hemmer)
Roxigrün	Roxithromycin	Makrolidantibiotikum	**Sevelamer**	Renage, Renvela	Phosphatbinder
Roxit	Roxatidin	H$_2$-Rezeptor-Antagonist	Sevredol	Morphinsulfat	Analgetikum (hochpotentes Opioid)
Roxithromycin	Roxigrün, Rulid	Makrolidantibiotikum			
r-PA	Rapilysin	Fibrinolytikum	Sibelium	Flunarizin	Kalziumantagonist
rt-PA	Actilyse	Fibrinolytikum	Siccaprotect	Dexpanthenol + Polyvinylalkohol	Ophthalmikum
Rudotel	Medazepam	Benzodiazepin			
Rulid	Roxithromycin	Makrolidantibiotikum	Sifrol	Pramipexol	Parkinsonmittel
Rytmonorm	Propafenon	Klasse-I-Antiarrhythmikum	Sigabloc	Atenolol + Chlortalidon	β-Blocker + Thiaziddiuretikum
Salazosulfapyridin	Azulfidine	Sulfonamid (z. B. bei Colitis, Morbus Crohn) /Rheuma-Basistherapeutikum	Sigabroxol	Ambroxol	Mukolytikum
			Sigacalm	Oxazepam	Benzodiazepin
Salbupur	Salbutamol	Broncholytikum (β_2 Sympathomimetikum)	Sigacap	Captopril	ACE-Hemmer
			Sigadoxin	Doxycyclin	Antibiotikum (Tetrazyklin)
Salbutamol	Broncho Spray, Sultanol	Broncholytikum (β_2 Sympathomimetikum)	Sigafenac	Diclofenac	Antirheumatikum (NSAID)
			Sigamuc	Doxycyclin + Ambroxol	Antibiotikum (Tetrazyklin) + Mukolytikum
Sali-Adalat	Nifedipin + Mefrusid	Kalziumantagonist + Thiaziddiuretikum			
Sali-Prent	Acebutolol + Mefrusid	β-Blocker + Thiaziddiuretikum	Sigaperidol	Haloperidol	Neuroleptikum (Butyrophenon)
Salmeterol	aeromax, Serevent	Broncholytikum (β_2 Sympathomimetikum)	Sigaprim	Trimethoprim + Sulfamethoxazol	Antibiotikum
Salofalk	Mesalazin	Magen-Darm-Mittel (z. B. bei Colitis ulcerosa)	Sigaprolol	Metoprolol	β-Rezeptor-Antagonist
			Sildenafil	Revatio	Phosphodiesterase-5-Hemmer
Sanasepton	Erythromycin	Makrolidantibiotikum	**Silodosin**	Silodyx, Urorec	Prostatamittel (Alphablocker)
Sanasthmax	Beclometason	topisches Glukokortikoid	Silodyx	Silodosin	Prostatamittel (Alphablocker)
Sanasthmyl	Beclometason	topisches Glukokortikoid	**Simvastatin**	Denan, Zocor	Lipidsenker (CSE-Hemmer)
Sandimmun	Ciclosporin	Immunsuppressivum	Singulair	Montelukast	Antiasthmatikum (Leukotrienantagonist)
Sandoglobulin		Immunglobuline			
Sandostatin	Octreotid	Somatostatin-Analogon	Sinquan	Doxepin	Antidepressivum (trizyklisch)
Sansanal	Captopril	ACE-Hemmer	Sinuforton	verschiedene pflanzliche Extrakte	Mukolytikakombination
Saquinavir	Invirase	Virostatikum			
Saroten	Amitriptylin	Antidepressivum (trizyklisch)	Sinupret	verschiedene pflanzliche Extrakte	Mukolytikakombination
Saxagliptin	Onglyza	orales Antidiabetikum (DPP4-Hemmer)	Siozwo N	Naphazolin	Sympathomimetikum
			Siran	Acetylcystein	Mukolytikum
Schmerz-Dolgit	Ibuprofen	Analgetikum (NSAID)	Sirdalud	Tizanidin	Muskelrelaxans
Sedacur	Baldrianwurzelextrakt	Sedativum		Itraconazol	Antimykotikum
			Sirtal	Carbamazepin	Antiepileptikum
Sedotussin	Pentoxyverin	Antitussivum	**Sitagliptin**	Januvia, Xelevia	orales Antidiabetikum (DPP4-Hemmer)
Sedotussin plus	Pentoxyverin + Chlorphenamin	Antitussivum + Antihistaminikum			
			Skid	Minocyclin	Antibiotikum (Tetrazyklin)
Sedovegan	Johanniskrautextrakt	Psychopharmakum	Sobelin	Clindamycin	Antibiotikum
Selectol	Celiprolol	β-Blocker	Solan M	Vitamin A	Ophthalmikum
Selegam	Selegilin	Parkinsonmittel (MAO-Hemmer)	Soledum	Cineol	Mukolytikum

Handelsnamen/ Wirkstoffe	Wirkstoffe/ Handelsnamen	Substanz-/ Indikationsgruppe	Handelsnamen/ Wirkstoffe	Wirkstoffe/ Handelsnamen	Substanz-/ Indikationsgruppe
Solgol	Nadolol	β-Rezeptor-Antagonist	Stillacor	β-Acetyldigoxin	Digitalisglykosid
Solifenacin	Vesikur	Urologikum (Anticholinergikum)	Stilnox	Zolpidem	Hypnotikum (Imidazopyridin)
Solosin	Theophyllin	Broncholytikum	Streptase	Streptokinase	Fibrinolytikum
Solu-Decortin H	Prednisolon	Glukokortikoid	Strepto-Fatol	Streptomycin	Tuberkulostatikum
Solugastril	Aluminiumhydroxid + Calciumcarbonat	Antazidum	Strepto-Hefa	Streptomycin	Tuberkulostatikum
			Streptokinase	Streptase	Fibrinolytikum
Solvex	Reboxetin	Antidepressivum	**Streptomycin**	Strepto-Hefa, Strepto-Fatol	Tuberkulostatikum
Sominex	Promethazin	Neuroleptikum (Phenothiazin)	Striaton	Levodopa + Carbidopa	Parkinsonmittel
Sonata	Zaleplon	Hypnotikum (Pyrazolopyrimidin)			
			Sucralfat	Ulcogant	Ulkusmittel
Sophtal-Pos N	Salicylsäure	Ophthalmikum	**Sulfasalazin**	Azulfidine	Sulfonamid (z. B. bei Colitis, Morbus Crohn) /Rheuma-Basistherapeutikum
Sorafenib	Nexavar	antineoplast. Tyrosinkinasehemmer			
Sormodren	Bornaprin	Parkinsonmittel (Anticholinergikum)	**Sulpirid**	Arminol, Dogmatil, Meresa, neogamma	Neuroleptikum (Dopaminantagonist)
Sortis	Atorvastatin	Lipidsenker (CSE-Hemmer)	Sultanol	Salbutamol	Broncholytikum (β2-Sympathomimetikum)
Sostril	Ranitidin	H2-Rezeptor-Antagonist			
Sotacor	Sotalol	β-Rezeptor-Antagonist	**Sumatriptan**	Imigran	Migränemittel
Sotahexal	Sotalol	β-Rezeptor-Antagonist	**Sunitinib**	Sutent	antineoplast. Tyrosinkinasehemmer
Sotalex	Sotalol	β-Rezeptor-Antagonist			
Sotalol	Rentibloc, Sotalex	β-Rezeptor-Antagonist	Supertendin	Dexamethason + Lidocain	Glukokortikoid + Lokalanästhetikum
Sotastad	Sotalol	β-Rezeptor-Antagonist			
Sovel	Norethisteron	Gestagen	Supracombin	Trimethoprim + Sulfamethoxazol	Antibiotikum
Soventol	Bamipin	Antihistaminikum			
Soventol Hydrocort.	Hydrocortison	Glukokortikoid	Supracyclin	Doxycyclin	Antibiotikum (Tetrazyklin)
			Suprarenin	Epinephrin	α- u. β-Sympathomimetikum
Spasmex	Trospiumchlorid	Spasmolytikum	Suprax	Cefixim	Cephalosporin (Gruppe 3)
Spasmo Gallo Sanol	Schöllkraut- + Gelbwurzextrakt	Gallenwegstherapeutikum	Surgam	Tiaprofensäure	Antirheumatikum
			Surmontil	Trimipramin	Antidepressivum (trizyklisch)
Spasmo-Cibalgin S	Propyphenazon + Drofenin	Analgetikum + Spasmolytikum	Sustiva	Efavirenz (EFV)	Virostatikum
			Sweatosan N	Salbeiextrakt	Antihidrotikum
Spasmolyt	Trospiumchlorid	Spasmolytikum	Symadal	Dimeticon	Hautschutzmittel
Spasmo-Mucosolvan	Clenbuterol + Ambroxol	Broncholytikum + Mukolytikum	Symbicort	Formoterol + Budesonid	β2Sympathomimetikum + Glukokortikoid
Spasmo-Nervogastrol	Butinolin + Calciumcarbonat + Bismutnitrat	Spasmolytikum + Antazida	Symbioflor 1	Enterococcus faecalis	Immuntherapeutikum
			Symbioflor 2	E. coli	Immuntherapeutikum
			Synacthen	ACTH	Hypophysenvorderlappenhormon
Spasmo-Solugastril	Butinolin + Aluminiumhydroxid + Calciumcarbonat	Spasmolytikum + Antazida	Synapause E	Estriol	Östrogen
			Syntaris	Flunisolid	Glukokortikoid
Spasmo-Urgenin TC	Trospiumchlorid	Spasmolytikum	Syntestan	Cloprednol	Glukokortikoid
			Systral	Chlorphenoxamin	Antihistaminikum
Spasuret	Flavoxat	Spasmolytikum	Tabalon	Ibuprofen	Analgetikum (NSAID)
Spersacarpin	Pilocarpin	Cholinergikum (bei Glaukom)	**Tacrolimus**	Modigraf, Prograf	Immunsuppressivum
Spiramycin	Rovamycine, Selectomycin	Makrolidantibiotikum	**Tadalafil**	Adcirca, Cialis	Phosphodiesterase-5-Hemmer
			Tafil	Alprazolam	Benzodiazepin
Spirapril	Quadropril	ACE-Hemmer	Tagamet	Cimetidin	H2-Rezeptor-Antagonist
Spiriva	Tiotropiumbromid	Broncholytikum (Anticholinergikum)	Tagonis	Paroxetin	Antidepressivum (Serotonin-Wiederaufn.-Hemmer)
Spiro comp.	Spironolacton + Furosemid	Aldosteron-Antagonist + Schleifendiuretikum	Talcid	Hydrotalcit	Antazidum
Spiro-D-Tablinen	Spironolacton + Furosemid	Aldosteron-Antagonist + Schleifendiuretikum	talvosilen	Paracetamol + Codeinphosphat	Analgetikakombination
Spironolacton	Aldactone, Osyrol	Aldosteron-Antagonist	Tambocor	Flecainid	Klasse-I-Antiarrhythmikum
Spondyvit	Vitamin E	Vitaminpräparat	Tamiflu	Oseltamivir	Virostatikum bei Influenza
Stangyl	Trimipramin	Antidepressivum (trizyklisch)	**Tamoxifen**	Nolvadex	Antiöstrogen
Staphylex	Flucloxacillin	Antibiotikum (Staphylokokken-Penicillin)	**Tamsulosin**	Alna, Omnic	Prostatamittel (Alphablocker)
			Tamuc	Acetylcystein	Mukolytikum
Starlix	Nateglinid	Antidiabetikum (prandialer Glukoseregulator)	Tannacomp	Tanninalbuminat + Ethacridinlactat	Antidiarrhoikum + Antiseptikum
Staurodorm	Flurazepam	Benzodiazepin	Tantum Verde	Benzydamin	Antiphlogistikum
Stavudin	Zerit	Virostatikum	Tapazole	Thiamazol	Thyreostatikum
Stiemycine	Erythromycin	Makrolidantibiotikum	Tardigal	Digitoxin	Digitalisglykosid

Handelsnamen/ Wirkstoffe	Wirkstoffe/ Handelsnamen	Substanz-/ Indikationsgruppe
Targin	Oxycodon + Naloxon	Analgetikum (Opioid)
Targocid	Teicoplanin	Glykopeptid-Antibiotikum
Tarivid	Ofloxacin	Antibiotikum (Gyrasehemmer)
Tarka	Verapamil + Trandolapril	Kalziumantagonist + ACE-Hemmer
Tauredon	Natriumaurothiomalat	Antirheumatikum (Goldpräparat)
Tavanic	Levofloxacin	Antibiotikum (Gyrasehemmer)
Tavegil	Clemastin	Antihistaminikum
Tavor	Lorazepam	Benzodiazepin
Taxilan	Perazin	Neuroleptikum (Phenothiazin)
Taxol	Paclitaxel	Zytostatikum
Taxotere	Docetaxel	Zytostatikum
Tazobac	Piperacillin + Tazobactam	Breitbandantibiotikum
Tebesium	Isoniazid + Pyridoxin	Tuberkulostatikum + Vitamin B_6
Tebonin	Ginkgo-biloba-Extrakt	Nootropikum
Tegretal	Carbamazepin	Antiepileptikum
Teicoplanin	Targocid	Glykopeptidantibiotikum
Teldane	Terfenadin	Antihistaminikum
Telfast	Fexofenadin	Antihistaminikum
Telithromycin	Ketek	Antibiotikum (Ketolid)
Telmisartan	Micardis, Kinzal	AT_1-Antagonist
Telzir	Fosamprenavir (F-APV)	Virostatikum
Temazepam	Planum, Remestan	Benzodiazepin
Temesta	Lorazepam	Benzodiazepin
Temgesic	Buprenorphin	Analgetikum (hochpotentes Opioid)
Temozolomid	TEMODAL	Zytostatikum (alkylierend)
Tempil	Ibuprofen	Analgetikum (NSAID)
Temsirolimus	Torisel	antineoplast. mTOR-Proteinkinasehemmer
Tenecteplase	Metalyse	Fibrinolytikum
Teneretic	Atenolol + Chlortalidon	β-Rezeptor-Antagonist + Thiaziddiuretikum
Tenofovir (TDF)	Viread	Virostatikum
Tenormin	Atenolol	β-Rezeptor-Antagonist
Tensiomin	Captopril	ACE-Hemmer
tensobon	Captopril	ACE-Hemmer
tensobon comp	Captopril + Hydrochlorothiazid	ACE-Hemmer + Thiaziddiuretikum
Tensostad	Captopril	ACE-Hemmer
Tepilta	Oxetacin + Aluminiumhydroxid + Magnesiumhydroxid	Anästhetikum + Antazidakombination
Terazosin	Heitrin	Antihypertonikum ($α_1$-Rezeptor-Antagonist)
Terbutalin	Aerodur, Bricanyl	Broncholytikum ($β_2$Sympathomimetikum)
Terfemundin	Terfenadin	Antihistaminikum
Terfenadin	Terfenadin	Antihistaminikum
Terfenadin	Hisfedin, Teldane, Vividrin	Antiallergikum (Antihistaminikum)
Terracortil	Hydrocortison + Oxytetracyclin + Polymyxin B	Glukokortikoid + Antibiotikakombination
Terzolin	Ketoconazol	Antimykotikum
Testoviron	Testosteron	Androgen
Tetra-Gelomyrtol	Myrtol + Oxytetracyclin	Mukolytikum + Antibiotikum (Tetrazyklin)
Tetrazepam	Mobiforton, Musaril, Myospasmal, Tepam	Muskelrelaxans (Benzodiazepin)
Teveten	Eprosartan	AT_1-Antagonist
Thalidomid	Thalidomide Celgene	antineoplast. Mittel
Theophyllin	Bronchoretard, Euphyllin	Broncholytikum
Thevier	Levothyroxin	Schilddrüsenhormon
Thiamazol	Favistan, Methizol	Thyreostatikum
Thiamin	Aneurin, Betabion	Vitamin B_1
Thilo-Tears	Carbomer + Mannitol	Tränenersatz
Thioctacid	α-Liponsäure	Neuropathiepräparat
Thiogamma	α-Liponsäure	Neuropathiepräparat
Thioguanin		Zytostatikum
Thiotepa	TEPADINA	Zytostatikum (alkylierend)
Thioridazin	Melleril, Melleretten	Neuroleptikum (Phenothiazin)
Thymanax	Agomelatin	Antidepressivum
Thomapyrin	Acetylsalicylsäure + Paracetamol + Coffein	Analgetikakombination
Thomasin	Etilefrin	Antihypotonikum
Thrombareduct	Heparin	Venentherapeutikum (Antikoagulans)
Thyreocomb	Levothyroxin + Kaliumjodid	Schilddrüsenhormon + Jodid
Thyreotom	Liothyronin + Levothyroxin	Schilddrüsenhormone
Thyrex	Levothyroxin	Schilddrüsenhormon
Tiapridal	Tiaprid	Antihyperkinetikum
Tiapridex	Tiaprid	Antihyperkinetikum
Tiaprofensäure	Surgam	Antirheumatikum
Ticagrelor	Brilique	Thrombozytenaggregationshemmer
Ticlopidin	Tiklyd	Thrombozytenaggregationshemmer
Tiklyd	Ticlopidin	Thrombozytenaggregationshemmer
Tilade	Nedocromil	Antiallergikum
Tilidin + Naloxon	Valoron	Analgetikum (niederpotentes Opioid)
Tiludronsäure	Skelid	Bisphosphonat
Timohexal	Timolol	β-Rezeptor-Antagonist
Timolol POS	Timolol	β-Rezeptor-Antagonist
Timomann	Timolol	β-Rezeptor-Antagonist
Timonil	Carbamazepin	Antiepileptikum
Tim-Ophtal	Timolol	β-Rezeptor-Antagonist
Timosine	Timolol	β-Rezeptor-Antagonist
Timox	Oxcarbazepin	Antiepileptikum
Timpilo	Timolol + Pilocarpin	β-Rezeptor-Antagonist + Muskarinrezeptor-Agonist
Tinzaparin	innohep	Antikoagulans (fraktioniertes Heparin)
Tiotropiumbromid	Spiriva	Broncholytikum (Muskarinrezeptor-Antagonist)
Tirofiban	Aggrastat	Thrombozytenaggregationshemmer
Titretta analgica	Propyphenazon	Analgetikum
Tizanidin	Sirdalud	Muskelrelaxans
Tobramycin	Gernebcin, TOBRA-cell	Aminoglykosidantibiotikum
Tocopherol	Eplonat, Eusovit, Optovit	Vitamin E
Tofranil	Imipramin	Antidepressivum (trizyklisch)
Tolid	Lorazepam	Benzodiazepin
Tolperison	Mydocalm	Muskelrelaxans
Tolterodin	Detrusitol	Urologikum (Anticholinergikum)

Handelsnamen und Wirkstoffe

Handelsnamen/*Wirkstoffe*	Wirkstoffe/*Handelsnamen*	Substanz-/Indikationsgruppe
Tolvin	Mianserin	Antidepressivum
Tonoftal	Tolnaftat	Antimykotikum
Tonoprotect	Atenolol	β-Rezeptor-Antagonist
Topamax	Topiramat	Antiepileptikum/Migräneprophylaktikum
Topiramat	*Topamax*	Antiepileptikum/Migräneprophylaktikum
Topotecan	HYCAMTIN	Zytostatikum (Topoisomerasehemmer)
Topsym	Fluocinonid	Glukokortikoid
Torasemid	*Torem, Unat*	Schleifendiuretikum
Torem	Torasemid	Schleifendiuretikum
Toremifen	*Fareston*	Antiöstrogen
Torrat	Metipranolol + Butizid	β-Rezeptor-Antagonist + Thiaziddiuretikum
Trachisan	Chlorhexidin + Tyrothricin + Lidocain	Antiseptikum + Antibiotikum + Lokalanästhet.
Tracleer	Bosentan	Endothelin-Antagonist
Trama-Dorsch	Tramadol	Analgetikum (niederpotentes Opioid)
Tramadol	*Tramal, Tramundin*	Analgetikum (niederpotentes Opioid)
Tramagit	Tramadol	Analgetikum (niederpotentes Opioid)
Tramal	Tramadol	Analgetikum (niederpotentes Opioid)
Tramundin	Tramadol	Analgetikum (niederpotentes Opioid)
Trandolapril	*Gopten, Udrik*	ACE-Hemmer
Tranexamsäure	*Cyklokapron, QUIXIL*	Antifibrinolytikum
Tranquase	Diazepam	Benzodiazepin
Transbronchin	Carbocistein	Mukolytikum
Transpulmin Balsam	Cineol + Levomenthol + Campher	Mukolytikakombination
Transtec PRO	Buprenorphin	Analgetikum (hochpotentes Opioid)
Tranxilium	Clorazepat	Benzodiazepin
Trapidil	*Rocornal*	Koronarmittel
Trasicor	Oxprenolol	β-Blocker
Trasitensin	Oxprenolol + Chlortalidon	β-Blocker + Thiaziddiuretikum
Trastuzumab	*Herceptin*	antineoplastischer monoklonaler Antikörper
traumanase	Bromelaine	Antiphlogistikum
Traumon	Etofenamat	Antirheumatikum
Travocort	Isoconazol	Antimykotikum
Tredalat	Acebutolol + Nifedipin	β-Blocker + Kalziumantagonist
Treloc	Metoprolol + Hydrochlorothiazid + Hydralazin	Antihypertonikakombination
Trental	Pentoxifyllin	Durchblutungsmittel
Trepress	Oxprenolol + Hydralazin + Chlortalidon	β-Blocker + Vasodilatator + Diuretikum
Trevilor	Venlafaxin	Antidepressivum (Serotonin-Wiederaufn.-Hemmer)
Triptorelin	*Salvacyl*	GnRH-Agonist
Tri.-Thiazid	Triamteren + Hydrochlorothiazid	Diuretikakombination (kaliumsparend)
Triamcinolon	*Berlicort, Volon A*	Glukokortikoid
Triamhexal	Triamcinolon	Glukokortikoid
Triampur comp.	Triamteren + Hydrochlorothiazid	Diuretikakombination (kaliumsparend)
Triamteren comp	Triamteren + Hydrochlorothiazid	Diuretikakombination (kaliumsparend)
Triapten	Foscarnet	Virostatikum
triazid von ct	Triamteren + Hydrochlorothiazid	Diuretikakombination (kaliumsparend)
Triazolam	*Halcion*	Benzodiazepin
Tridin	Natriumfluorophosphat + Calcium-Gluconat + -Citrat	Mineralstoffpräparat (gegen Osteoporose)
Trigastril	Aluminiumhydroxid + Magnesiumhydroxid u. a.	Antazidum
Trihexyphenidyl	*Parkopan*	Parkinsonmittel (Anticholinergikum)
Trilafon	Perphenazin	Neuroleptikum (Phenothiazin)
Trileptal	Oxcarbazepin	Antiepileptikum
Triludan	Terfenadin	Antihistaminikum
Trimipramin	*Herphonal, Stangyl*	Antidepressivum (trizyklisch)
Triniton	Dihydralazin + Hydrochlorothiazid + Reserpin	Antihypertonikakombination
Trinordiol	Levonorgestrel + Ethinylestradiol	Kontrazeptivum
TRI-Normin	Atenolol + Chlortalidon + Hydralazin	Antihypertonikakombination
Triquilar	Levonorgestrel + Ethinylestradiol	Kontrazeptivum
Trisequens	Estradiol + Norethisteronacetat	Östrogen + Gestagen
Trisiston	Levonorgestrel + Ethinylestradiol	Kontrazeptivum
TriStep	Levonorgestrel + Ethinylestradiol	Kontrazeptivum
Trizivir	Lamivudin + Zidovudin + Abacavir	Virostatikakombination
Trotosfamid	*Ixoten*	Zytostatikum (alkylierend)
Tromcardin forte	Kalium + Magnesium	Mineralstoffpräparat
Tromphyllin	Theophyllin	Broncholytikum
Trospiumchlorid	*Spasmex, Trospi*	Spasmolytikum
Truvada	Tenofovir + Emtricitabin	Virostatikakombination
Truxal	Chlorprothixen	Neuroleptikum (Thioxanthen)
Tryasol Codein	Codeinphosphat	Antitussivum
turfa	Triamteren + Hydrochlorothiazid	Diuretikakombination (kaliumsparend)
Turixin	Mupirocin	Lokal-Antibiotikum
Tussamag Codeinsaft	Codeinphosphat	Antitussivum
Tussidermil N	Eukalyptusöl	Mukolytikum
Tussipect Codein	Codeinphosphat	Antitussivum
Tussoretard SN	Codeinphosphat	Antitussivum
tuttozem N	Dexamethason	Glukokortikoid
Tyverb	Lapatinib	antineoplast. Tyrosinkinasehemmer
Udramil	Trandolapril + Verapamil	ACE-Hemmer + Kalziumantagonist
Udrik	Trandolapril	ACE-Hemmer
Ukidan	Urokinase	Fibrinolytikum
Ulcogant	Sucralfat	Ulkusmittel
Ultracorten	Prednisolon	Glukokortikoid
Ultracortenol	Prednisolon	Glukokortikoid
Ultralan	Fluocortolon	Glukokortikoid
Unacid	Ampicillin + Sulbactam	Breitbandantibiotikum
Unat	Torasemid	Schleifendiuretikum
Unimax	Felodipin + Ramipril	Kalziumantagonist + ACE-Hemmer

Handelsnamen/ Wirkstoffe	Wirkstoffe/ Handelsnamen	Substanz-/ Indikationsgruppe	Handelsnamen/ Wirkstoffe	Wirkstoffe/ Handelsnamen	Substanz-/ Indikationsgruppe
Uniphyllin	Theophyllin	Broncholytikum	Vepesid	Etoposid	Zytostatikum
Uralyt-U	Kalium-Natrium-Hydrogencitrat	Urologikum (zur Harnsteintherapie)	Vera-(Hersteller)	Verapamil	Kalziumkanalblocker
			Veradurat	Verapamil	Kalziumkanalblocker
Urapidil	Alpha-Depressan, Ebrantil	Antihypertonikum	Verahexal	Verapamil	Kalziumkanalblocker
			Veramex	Verapamil	Kalziumkanalblocker
Urbanyl	Clobazam	Benzodiazepin	Veranorm	Verapamil	Kalziumkanalblocker
Urbason	Methylprednisolon	Glukokortikoid	**Verapamil**	Azupamil, Isoptin	Kalziumkanalblocker
Urem	Ibuprofen	Analgetikum (NSAID)	Veratide	Verapamil + Hydrochlorothiazid + Triamteren	Kalziumkanalblocker + Diuretikakombination
Urion	Alfuzosin	Prostatamittel (Alphablocker)			
Uripurinol	Allopurinol	Gichtmittel			
Urokinase	Actosolv, Ukidan	Fibrinolytikum	Vergentan	Alizaprid	Antiemetikum
Uromitexan	Mesna	Uroprotektivum bei Zytostatikatherapie	Vermox	Mebendazol	Anthelminthikum
			Veroptinstada	Verapamil	Kalziumakanalblocker
Uro-Nabacetin	Neomycin	Aminoglykosidantibiotikum	Verospiron	Spironolacton	Aldosteron-Antagonist
Urorec	Silodosin	Prostatamittel (Alphablocker)	Verrucid	Salicylsäure	Dermatikum (Schälmittel)
Urosin	Allopurinol	Gichtmittel	Verrumal	Fluorouracil + Salicylsäure + Dimethylsulfoxid	Warzenmittel
UroXatral S	Alfuzosin	Urologikum (z. B. bei Prostatahyperplasie)			
Ursodeoxycholsäure	Ursofalk	Gallenwegstherapeutikum	vertigo-neogamma	Sulpirid	Neuroleptikum (Dopaminantagonist)
Ursofalk	Ursodeoxycholsäure	Gallenwegstherapeutikum	Vertigo-Vomex	Dimenhydrinat	Antiemetikum (Antihistaminikum)
Urtias	Allopurinol	Gichtmittel			
Uvalysat	Bärentraubenblätterextrakt	Urologikum	Vesdil	Ramipril	ACE-Hemmer
			Vesdil plus	Ramipril + Hydrochlorothiazid	ACE-Hemmer + Thiaziddiuretikum
Uzara	Uzarawurzelextrakt	Antidiarrhoikum			
Vagiflor	L. acidophilus-Kulturen	Gynäkologikum	Vesikur	Solifenacin	Urologikum (Anticholinergikum)
Vagimid	Metronidazol	Antibiotikum	Viagra	Sildenafil	PDE-5-Hemmer
Valaciclovir	Valtrex	Virostatikum	Viani	Salmeterol + Fluticason	β2Sympathomimetikum + Glukokortikoid
Valcyte	Valganciclovir	Virostatikum			
Valdispert	Baldrianwurzelextrakt	Sedativum	Vibramycin	Doxycyclin	Antibiotikum (Tetrazyklin)
			Vibravenös	Doxycyclin	Antibiotikum (Tetrazyklin)
Valeriana comp.	Diphenhydramin + verschiedene pflanzl. Extrakte	Sedativum	Victoza	Liraglutid	Antidiabetikum (Inkretinmimetikum)
Valette	Ethinylestradiol + Dienogest	Kontrazeptivum	Videx	Didanosin (DDI)	Virostatikum
			Vidisic	Polyacrylsäure + Sorbitol + Cetrimid	Tränenersatz
Valganciclovir	Valcyte	Virostatikum			
Valium	Diazepam	Benzodiazepin	Vigantoletten	Colecalciferol	Vitamin D3
Valoron N	Tilidin + Naloxon	Analgetikum (niederpotentes Opioid)	**Vildagliptin**	Galvus, Jalra, Xiliarx	orales Antidiabetikum (DPP4-Hemmer)
Valdoxan	Agomelatin	Antidepressivum	**Vinblastin**	Velbe	Zytostatikum
Valproinsäure	Convulex, Ergenyl	Antiepileptikum	**Vincristin**	Farmistin	Zytostatikum
Valsartan	Diovan, Provas	AT1-Antagonist	**Vindesin**	Eldisine	Zytostatikum
Valtrex	Valaciclovir	Virostatikum	**Vinpocetin**	Cavinton	Nootropikum
Vancomycin		Glykopeptid-Antibiotikum	Viracept	Nelfinavir	Virostatikum
Vardenafil	Levitra	Phosphodiesterase-5-Hemmer	Virazole	Ribavirin	Virostatikum
			Viramune	Nevirapin	Virostatikum
Varidase	Streptokinase + Streptodornase	Fibrinolytikum	Viread	Tenofovir (TDF)	Virostatikum
			Virudermin	Zinksulfat	Dermatikum
Vascal	Isradipin	Kalziumantagonist (Nifedipintyp)	Visadron	Phenylephrin	Sympathomimetikum
Vasomotal	Betahistin	Antivertiginosum	Vistagan	Levobunolol	β-Rezeptor-Antagonist
Vasorbate	Isosorbiddinitrat	Koronarmittel	Vistide	Cidofovir	Virostatikum
Vaspit	Fluocortin	Glukokortikoid	Vitadral	Vitamin A	Ophthalmikum
Velbe	Vinblastin	Zytostatikum	Vitaferro	Eisen(II)-sulfat	Antianämikum
Velmetia	Sitagliptin + Metformin	orale Antidiabetikakombination	Vitarubin	Cyanocobalamin	Vitamin B12-Präparat
			Vitenur	Acetylcystein	Mukolytikum
Venalitan	Heparin	Venentherapeutikum (Antikoagulans)	Vividrin	Cromoglicinsäure	Antiallergikum
			Vivinox	Diphenhydramin	Hypnotikum (Antihistaminikum)
Venalot-Depot	Cumarin + Troxerutin	Antikoagulans + Antihämorrhagikum	Volmac	Salbutamol	Broncholytikum (β2-Sympathomimetikum)
Venostasin Gel	Aescin + Heparin + Hydroxyethylsalicylat	Antikoagulans + Antiphlogistika			
			Volon A	Triamcinolon	Glukokortikoid
Ventolair	Beclometason	topisches Glukokortikoid			

Handelsnamen/ **Wirkstoffe**	Wirkstoffe/ *Handelsnamen*	Substanz-/ Indikationsgruppe	Handelsnamen/ **Wirkstoffe**	Wirkstoffe/ *Handelsnamen*	Substanz-/ Indikationsgruppe
Volon A Salbe	Triamcinolon	glukokortikoidhaltiges Dermatikum	Zebinix	Eslicarbazepin	Antikonvulsivum
Voltaren	Diclofenac	Antirheumatikum (NSAID)	Zeffix	Lamivudin	Virostatikum
Vomacur	Dimenhydrinat	Antiemetikum (Antihistaminikum)	Zeldox	Ziprasidon	atypisches Neuroleptikum
			Zentropil	Phenytoin	Antiepileptikum
Vomex A	Dimenhydrinat	Antiemetikum (Antihistaminikum)	Zerit	Stavudin (D 4 T)	Virostatikum
			Ziagen	Abacavir (ABC)	Virostatikum
Votrient	Pazopanib	antineoplast. Tyrosinkinasehemmer	**Zidovudin**	*Retrovir*	Virostatikum
			Zienam	Imipenem + Cilastin	Antibiotikum (Carbapenem)
Votum	Olmesartan	AT_1-Antagonist	Zinkorotat	Zinkorotat	Zinkpräparat
V-Tablopen	Phenoxymethylpenicillin	Oralpenicillin	Zinnat	Cefuroxim	Cephalosporin (Gruppe 2)
			Ziprasidon	*Zeldox*	atypisches Neuroleptikum
Wellvone	Atovaquon	Antiprotozoenmittel	Zithromax	Azithromycin	Makrolidantibiotikum
Xanax	Alprazolam	Benzodiazepin	Zocor	Simvastatin	Lipidsenker (CSE-Hemmer)
Xanef	Enalapril	ACE-Hemmer	Zofran	Ondansetron	Antiemetikum (5-HT_3-Antagonist)
Xanor	Alprazolam	Benzodiazepin			
Xantinolnicotinat	*Complamin*	Nootropikum	**Zoledronsäure**	*Zometa*	Bisphosphonat
Xelevia	Sitagliptin	orales Antidiabetikum (DPP4-Hemmer)	**Zolmitriptan**	*AscoTop*	Migränemittel
			Zoloft	Sertralin	Antidepressivum (Serotonin-Wiederaufn.-Hemmer)
Xenical	Orlistat	Abmagerungsmittel (Fettresorptionshemmer)	**Zolpidem**	*Stilnox*	Hypnotikum (Imidazopyridin)
Yentreve	Duloxetin	Mittel gegen Stressinkontinenz	Zomarist	Vildagliptin + Metformin	orale Antidiabetikakombination
Xifaxan	Rifaximin	Antibiotikum (gegen Reisediarrhö)	Zometa	Zoledronsäure	Bisphosphonat
			Zopiclon	*Ximovan*	Hypnotikum (Cyclopyrrolon)
Xiliarx	Vildagliptin	orales Antidiabetikum (DPP4-Hemmer)	Zoroxin	Norfloxacin	Antibiotikum (Gyrasehemmer)
			Zotepin	*Nipolept*	atypisches Neuroleptikum
Ximovan	Zopiclon	Hypnotikum (Cyclopyrrolon)	Zostex	Brivudin	Virostatikum
Xipamid	*Aquaphor*	Thiaziddiuretikum	Zovirax	Aciclovir	Virostatikum
Xusal	Levocetirizin	Antiallergikum (Antihistaminikum)	**Zuclopenthixol**	*Ciatyl-Z*	Neuroleptikum (Thioxanthen)
Xylocain	Lidocain	Antiarrhythmikum/Lokalanästhetikum	Zuk Hepagel	Heparin	Venetherapeutikum (Antikoagulans)
Yomesan	Niclosamid	Anthelminthikum	Zyban	Bupropion	Raucherentwöhnungsmittel
Yxin	Tetryzolin	Sympathomimetikum	Zyloric	Allopurinol	Gichtmittel
Zaditen	Ketotifen	Antiallergikum	Zyprexa	Olanzapin	atypisches Neuroleptikum
Zalcitabin	*Hivid*	Virostatikum	Zyrtec	Cetirizin	Antihistaminikum
Zaleplon	*Sonata*	Hypnotikum (Pyrazolopyrimidin)	Zytrim	Azathioprin	Immunsuppressivum
			Zyvoxid	Linezolid	Antibiotikum (Oxazolidinon)
Zanamivir	*Relenza*	Virostatikum	Zypadhera	Olanzapin	atypisches Neuroleptikum
Zantic	Ranitidin	H_2-Rezeptor-Antagonist			

Sachverzeichnis

Fette Seitenzahl: Bei mehreren Fundstellen kennzeichnet diese Angabe die Seite, auf der das Stichwort ausführlicher besprochen oder ein Überblick gegeben wird. Bei gleichwertigen Einträgen ist die Hervorhebung unterlassen.

A

A-Rezeptor = Adenosinrezeptor **349**, 477, 504
Abacavir 625
Abarelix 679
Abatacept 194
ABC-Regel 726
ABC-Transporter 39
Abciximab **456**, 494
Abgase 788
Abhängigkeit 344
- Opioide 230
- physische 345
- psychische 345
Abstoßungsreaktion, Prophylaxe
- Azathioprin 186
- Ciclosporin 189
- Tacrolimus 191
- Glukokortikoide 193
AC = Adenylatcyclase 530
Acamprosat 350
Acarbose 411
Acceptable daily Intake = ADI 696
ACE = Angiotensin-Konversionsenzym 155
ACE-Hemmstoffe 162
- Antihypertensiva 480
- Herzinsuffizienz 517, 519
- – chronische 164
- Hypertonie, arterielle 163
- Kaliumspiegel 165
- KHK-Prophylaxe 495
- Myokardinfarkt 494
- Nephroprotektion 164
- Reizhusten 164
Acemetacin 242
Acetazolamid 98, **468**
Acetylcholin = Ach 74, **94**, 542, 776
- Rezeptoren 7, **95**, 711
Acetylcholinesterase **95**, 711, 729
β-Acetyldigoxin 511
Acetylierer
- schneller 702
- langsamer 54
Acetylsalicylsäure = ASS 234, 242, **453**
- Analgetika-Asthma 245
- Blutungen 245
- Infarktprophylaxe 244
- KHK 244, 495
- Maximaldosis 243
- Migräne 243
- Myokardinfarkt/akutes Koronarsyndrom 493
- Polycythaemia vera 244
- Prävention von Kolonkarzinomen 245
- Reye-Syndrom 246
- Schlaganfall 244
- Thrombozytenaggregationshemmung 244
- Vergiftung 246, 749
Acetyltransferase 568
Ach = Acetylcholin 542
Aciclovir 614
Acrolein **184**, 664
Acrylamid 707, 794
Acrylverbindung 738
ACTH = Hormon, adrenokortikotropes = Corticotropin 357

Acylaminopenicilline 571
ADA = Adenosin-Deaminase 661
Adalimumab 207
- bei Morbus Crohn 563
Adaptation, physiologische 21
Addison-Erkrankung 374, 376
Adefovir 622
Adenohypophyse = Hypophysenvorderlappen = HVL 352
Adenosin **349**, 477, 498, **504**
Adenosin-3´,5´-monophosphat, zyklisches = cAMP 5
Adenosin-Deaminase = ADA 661
Adenylatcyclase = AC 5, 530
ADH = Hormon, antidiuretisches = Adiuretin = Vasopressin 154, **358**
ADH = Alkoholdehydrogenase 762
ADHS = Aufmerksamkeits-Defizit-Hyperaktivitäts-Störung 85
ADI-Wert (ADI = Acceptable daily Intake) 696
Adipositas 425, 784
Adiuretin = ADH = Vasopressin 154, **358**
ADP-Rezeptor-Antagonisten 454
Adrenalin **74**, 213
- Gefäßtonus 154
- Reanimation 81
- Synthese 75
- Wiederaufnahme 77
- Zusatz zu Lokalanästhetika 30, **80**, 142
Adrenalin-Umkehr 80
Adrenozeptoren 78
Adrenozeptor-Agonisten = Sympathomimetika, direkte 80
Adsorbens 733
Adsorption, virale 613
Aerosol 29
Affinität, Definition 10
Aflatoxin 784, **786**
Agomelatin 331, 340
Agonist 4, 711
- inverser 12
- partieller **12**, 17, 222
- voller 11, 222
Agranulozytose, Clozapin 323
AGW = Arbeitsplatzgrenzwert 694
AHA-Symptome 526
AI/II = Angiotensin I/II 155
Ajmalin 498
Akathisie 322
Akinesie, Parkinson-Syndrom 313
Akromegalie 356
Aktivität, intrinsische 11
- sympathomimetische = ISA 87
Aktivkohle 733, 741
Akute-Phase-Proteine, Immunabwehr 179
Albendazol 647
Albumin 32
Aldehyddehydrogenase 762
Aldehyde 766
Aldesleukin 206
Aldosteron 156, 369, **376**, 475
Aldosteronrezeptor-Antagonisten 377
- Herzinsuffizienz 518
- KHK-Prophylaxe 496
Alemtuzumab 675
Alendronat 432
Alfentanil 226, 229, **276**

Alfuzosin 86
Algen 711
Algentoxin 776
Aliskiren 167, 480
Alizaprid 557
Alkaloide 711, 770
Alkalose 736, 750
Alkohol 704, **761**
- Effekt, antioxidativer 783
- Entzugssyndrom 346
- Suchtstoff 346
- Wirkung, desinfizierende 761
Alkoholentzug 92
Alkoholkonsum 782, 793
Alkoholsyndrom, fetales 693, 719
Alkoholvergiftung 724, **730**
Alkylanzien 663
Alkylnitrite 759
Alkylphosphate 100
Alkylsulfonate 665
ALL = Leukämie, akute lymphatische 671
Allergie 716
- Glukokortikoide 193
- Lebensmittel 715
Allopurinol 427
Almasilat 546
Almotriptan 127
Alopezie, androgenetische 151
Alprazolam 279
- Panikstörung 332
Alprostadil 135
Alteplase 463, 495
Altersosteoporose 437
Aluminium 794
Alzheimer-Erkrankung 93, **102**, 313
- Pathogenese 314
Alzheimer-Neurofibrillen 314
Amalgamfüllung 796
Amantadin 309, 619
Amatoxine 773
Ambrisentan 175, 178
Ameisensäure 760, 794
Amfepramon 426
AMG = Arzneimittelgesetz 61
Amikacin 578
Amilorid 475
Amine
- aromatische 687
- – Hämoglobinbindung 701
- – Kanzerogenität 786
- – Metaboliten 707
- – Vergiftung 728
- biogene 778
- N-heterozyklische 785
γ-Aminobuttersäure siehe auch GABA 265
Aminoglykosid-Antibiotika 578, 794
Aminoglykosidase 568
δ-Aminolävulinsäure 702, 795
Aminopenicilline 571
Aminosalizylate 562
Amiodaron 498, 501
Amisulprid 319
Amitriptylin 257, **334**, 746
AML = Leukämie, akute myeloische 671
Amlodipin 492
Ammoniak 766
Amnesie 758

- retrograde (Benzodiazepine) 278
Amöbiasis 643
Amorolfin 609
Amoxicillin 573
AMPA-Rezeptor 264
Amphetamine 346, 347, 711, 791
- Schizophrenie-Symptome 316
- Suchtstoffe 347
- Tachyphylaxie 21
- Vergiftung 757
Amphotericin B 603, 645
Ampicillin 573
Amylnitrit 734, **741**, 759, 764
β-Amyloid 314
Anakinra 209
Analgesie, patientenkontrollierte = PCA 226, 255
Analgetika, antipyretische/saure 234, 241
Analgetika-Asthma 245, 523
Analgetika-Kombinationen 237
Analgetika-Kopfschmerz 238, 255
Analgetika-Nephropathie 237
Analgetika-Vergiftung 749
Analgosedierung 229
Analyse 697, 701
Anämie 439, 795
- chemotherapieassoziierte 448
- hämolytische 759
- perniziöse 759
- renale 447
Anandamid 347
Anaphylaxie 114
Anästhesie
- intravenöse regionale 143
- dissoziative 275
- total-intravenöse = TIVA 267, 274
Anästhetikum
- dissoziatives 758
- inhalatives 149
Anastrozol 392
Androgene 380
Androgenrezeptor-Antagonisten 382, 679
Angel Dust 348
Angina pectoris = AP 488
- NO-Donatoren 171
Angiotensin 155
Angiotensin-Konversionsenzym = ACE 155
Angststörungen 277, 333
Anidulafungin 607
Anionen-Transportprotein, organisches 1B1 = OATP1B1 419
Anionenaustauscher 735
Anophelesmücke 635
ANP = Peptid, atriales natriuretisches 158
Anstrengungsasthma siehe auch Asthma bronchiale 523
Antagonist 4, **12**, 711
- funktioneller 18
- kompetitiver 16
- nicht-kompetitiver 17
Antazida 546
- Arzneimittelinteraktionen 55
Anthelminthika 647
Anthrachinon-Derivate 551
Anthrachinon-Glykoside 712
Anthroposophie 69
Anti-Baby-Pille 394

Sachverzeichnis

- Wirkungsverlust durch Johanniskrautextrakte 52
Anti-Lymphozyten-Antikörper 201
Anti-RhD-Immunglobulin 201
Antiandrogene 679, 720
Antiarrhythmika **498**, 754
- β-Rezeptor-Antagonisten 501
- K$^+$-Kanalblocker 501
- Klasse I 143
- Klasse III = K$^+$-Kanalblocker 149
- Na$^+$-Kanalblocker 498
Antibiotika 566
- in der Schwangerschaft 569
- zytostatische 671
Antibiotikaprophylaxe 569
Anticraving-Substanzen 350
Antidepressiva 329
- als Schmerztherapeutika **250**, 258, 334
- Kombinationsintoxikation 730
- Suizidrisiko 336
- Therapieresistenz 341
- Vergiftung 728, 730, **746**
- Wirksamkeitsvergleich 341
Antidiabetika, orale 406
- Intoxikation 744
Antidiarrhoika 554
Antidot 740
- funktionelles 736
Antiemetika 556
- Serotoninrezeptor-Antagonisten 128
Antiepileptika siehe auch Antikonvulsiva 148, 289
Antifibrinolytika 465
Antigen
- karzinoembryonales = CEA 656
- prostata-spezifisches = PSA 656
Antihistaminika siehe auch Histaminrezeptor-Antagonisten 117
Antihistaminika-Intoxikation 730, 732, 741, **753**
Antihypertensiva 479
- ACE-Hemmstoffe 163
- Aliskiren 168
- AT$_1$-Rezeptor-Antagonisten 167
- Dihydralazin 176
- NO-Donatoren 171
Antikoagulanzien **457**, 769
Antikonvulsiva 143, 289
- als Schmerztherapeutika 251
- Ca^{2+}-Kanalblocker 148
- Hypersensitivitäts-Syndrom 293
- in der Schwangerschaft 300
- Teratogenität 293
- Vergiftung 751
Antikörper 203, 735
- monoklonale 195, 202, 209, **674**
- polyklonale 201
Antimalariamittel 634
Antimetabolite 659
Antimykotika 602
Antiöstrogene 678, 790
- Applikation 390
Antiparkinsonmittel 304
Antiphlogistika 533
- nichtsteroidale = NSAP 131, **234**, 241
Antipsychotika siehe auch Neuroleptika 128, 317
Antirheumatika, nichtsteroidale = NSAR 131, **234**, 241
Antiserum 735
Antisympathotonika 81, 91
Antithrombin 453, 457
Antituberkulotika 593
- in der Schwangerschaft 600
Antitussiva 233
Anwendungsbeobachtungen 63
Anxiolytika 277
AP = Angina pectoris 488
AP-1 = Aktivierungsprotein 1 372

APC = Protein C, aktiviertes 453
ApoE = Apolipoprotein E 416
Apolipoprotein E = ApoE 416
Apomorphin 306
Apoptose 653
Apparat, juxtaglomerulärer = JGA 155
Appetitzügler 85
Applikationsformen 26
Aprepitant 558
APZ = Zelle, antigenpräsentierende 180
Aquaporine 359
Äquivalenzdosis, Glukokortikoide 372
AR = Aldosteronrezeptor 376
Arachidonsäure-Metabolite = Eikosanoide 112, 130
Arbeitsplatzbelastung 686, 701, 786
- Arsen 795
Arbeitsplatzgrenzwert 694
Arbeitsstoff, krebserzeugender 695, 781
ARDS = Acute respiratory Distress Syndrome 760
Area postrema 32, 224
Area under the Curve = AUC 43
Areflexie 751
Argatroban 460
Aripiprazol 319
Aromatase 379
Aromatase-Hemmstoffe **392**, 678, 720
Arrhythmie, absolute 505
Arsen 699
- Kanzerogenität 784
Artemether 639
Arthritis urica 428
Arthritis, rheumatoide = RA 210
- Methotrexat 188
- Rituximab 202
- Therapie 184, 200, 202, **210**
Articain 139
Arzneimittelentwicklung 61
Arzneimittelexanthem 716
Arzneimittelgesetz = AMG 61
Arzneimittelinteraktionen 52
Arzneimittelrezepte 65
Arzneistoff 3, 23
- Elimination 702
- Proteinbindung 704
- Schwangerschaft 718
- Sicherheit, therapeutische 690
- Toxizität, akute 689
- Überdosierung 729
- Vergiftung 729
Asbest 787
Askariasis 649
Askariden 646
Asparaginase 673
Aspergillose, invasive 611
Aspiration 733, 738
ASS = Acetylsalicylsäure 235, **453**, 493
ASS-Resistenz 245
Asservierung 726
Asthma bronchiale 81, **523**
- Akuttherapie 538
- allergisches = extrinsisches 117, 137, 523
- analgetikainduziertes 137
- Asthmakontrolle, therapeutische 537
- belastungsinduziertes = Anstrengungsasthma 117, 137, 523
- Langzeittherapie 536
- nicht allergisches = intrinsisches 523
- Omalizumab 209
Asthmaanfall 538
AT$_1$-Rezeptoren 156
- Antagonisten = Sartane 166
- als Antihypertensiva 167, 480
- bei Herzinsuffizienz 167, 517, 519
- - KHK-Prophylaxe 495

- - Niereninsuffizienz, chronische 168
Ataraktika 277
Ataxie 730, 747
Atazanavir 627
Atemdepression 730, 746
- Äthanolvergiftung 755
- Benzodiazepine 282, 747
- Opioide 229, 276
Atemgeruch 727
Atemstimulation 771
Atemwegserkrankungen, obstruktive 523
Atenolol **88**, 483, 492
Äthanol 778, 783
Äthanolempfindlichkeit 702
Äthanolvergiftung 730, **736**, 755, 762
Äther, halogenierte 271
Äthylenglykol 736
- Vergiftung 742, 762
Atmung 727
Atmungskette, mitochondriale 713
Atomoxetin 85, 339
Atorvastatin 418
Atosiban 358
Atovaquon 639
Atracurium 106
Atropin **103**, 768
- Antagonisierung 737
- Dosierung 741
- Vergiftung 730
AUC = Area under the Curve 43
Aufmerksamkeits-Defizit-Hyperaktivitäts-Störung = ADHS 85
Augenentzündung 766
Augenschäden 763
Augentropfen 28
Ausscheidung = Exkretion 23, 38
- biliäre 42
- intestinale 42
- renale 39, 735
Ausschleusung, virale 613
Ausschlusskriterien 63
Auswärtstransporter 39, 41
Aut idem/simile 66
Autakoide 112
Automatie, kardiale
- abnorme 496
- getriggerte 496
Autophosphorylierung, Insulinrezeptor 8
Autoregulation, Koronardurchblutung 488
AV-Block 745, 753
AV-Knoten-Reentrytachykardien 504
Azathioprin **183**, 185, 213
- Abstoßungsreaktion 186
- Colitis ulcerosa 564
- Fallbeispiel 186
- Morbus Crohn 186, 563
- Pankreatitis 186
- TPMT-Polymorphismus 54
Azelastin 117
Azidose, metabolische 730, 745
Azithromycin 583
Azole **604**, 769
Aztreonam 577

B

B-Lymphozyten 180
Baclofen 267
Bakterien 791
- Zellwandaufbau 571
Bakterien-Lysat 203
Bakteriurie, asymptomatische 599
Ballaststoffe 784
Bambuterol 529
Bandwürmer = Zestoden 646
Barbiturate 273
- Phenobarbital 296

Barbituratvergiftung 730, 747
Bärlauch 771
Barrett-Ösophagus 549
Basedow-Erkrankung 367
Basiliximab 195
Basis-Bolus-Prinzip 412
Basistherapie, rheumatoide Arthritis 210
BCNU = Bis-Chlorethyl-Nitroso-Urea 666
BCR-ABL-Tyrosinkinase 676
Beclometason-Dipropionat 534
Belastung
- durch Gefahrenstoffe siehe auch Gefahrstoffbelastung 685
- kalorische 783
Belegzellen 541
Belohnungsbahn 262, 345
Benazepril 163
Benperidol 320
Benserazid 304
Benutzungsabhängigkeit = Use Dependence 141
- Antikonvulsiva 290
Benzbromaron 429
Benzinfraktion 760
Benzocain 139
Benzodiazepine 277
- Abhängigkeit 281
- Angststörungen 279
- Atemdepression 282
- Epilepsie 280
- Kombination mit Alkohol 283
- Prämedikation 280
- Schlafstörungen 280, 284
- Vergiftung **730**, 732, 742, 747
- Wirkungen, paradoxe 59, 282
Benzol 782
- Vergiftung 761
Benzothiazepine 144
Benzylpiperazin 757
Beobachtungsstudien 63
Bergamottin 55
Berliner Blau 742
Berufserkrankung 786
Beryllium 785
Betablockade 742
Betablocker siehe auch β-Rezeptor-Antagonisten 87
Betamethason 374
Betäubungsmittelrezept = BtM-Rezept 66
Betäubungsmittelverschreibungsverordnung = BtMVV 66, 230
Betaxolol 99
Bethanechol 98
Bevacizumab 675
- Makuladegeneration 65
Bezafibrat 422
BfArM = Bundesinstitut für Arzneimittel und Medizinprodukte 61
BGW = Grenzwert, biologischer 695
Bicalutamid 382, 679
Bicucullin 266
Bienengift 712, 773
Bifonazol 605
Biguanide 410
Bilharziose 651
Bilirubin, unkonjugiertes 58
Bimatoprost 99, 136
Bindung
- kovalente 705, 712
- nicht kovalente 704
Bioäquivalenz 44
Biologicals siehe Biologika
Biologika 195
- Therapiekosten 211
Biomarker 699
Biomethylierung 796
Biomonitoring 694, 794
Biotransformation 23, **35**, 706, 710
Bioverfügbarkeit = BV 43

Sachverzeichnis

Biperiden 103, **310**, 737, 741
Bipyridin-Derivat 768
Bis-Chlorethyl-Nitroso-Urea = BCNU 666
Bisacodyl 551
Bisoprolol **87**, 480, 492, 518
Bisphosphonate 34, 257, **432**
– als Schmerztherapeutika 251
Bittersalz 552
Bivalirudin 460
Black Foot Disease 795
Blasenstörung, neurogene 17
Blausäure 713, **763**, 766
Blei 699, 735, **794**
Bleiarsenat 764
Bleibelastung 702, 795
Bleichmittel 760
Bleiglasur 696, 795
Bleikolik 795
Bleilähmung 795
Bleisaum 794
Bleivergiftung 743, 794
Bleomycin 672
β-Blocker *siehe auch* β-Rezeptor-Antagonisten 87
Blut 439
Blut-Hirn-Schranke 31
Blut/Gas-Verteilungskoeffizient, Inhalationsnarkotika 270
Blutarmut 439
Blutbildung 439
Blutdruckabfall 728
Blutfette, Zielwerte bei KHK 495
Blutgerinnung 451
Blutschizonten 635
Blutstillung 451
BMI = Body-Mass-Index 425
BNP = Brain natriuretic Peptide 158
Body-Mass-Index = BMI **425**, 479, 785
Boostering, Ritonavir 628
Bortezomib 679
Bosentan 175, 178
Botulinustoxin 110, 776
γ-Butyrolacton 759
Bradford-Hill-Kriterien 686
Bradykardie 729, 753
Bradykinin 155
Brand 763, 767
Brechreflex 555
Breite, therapeutische 18
– Carbamazepin 295
– Digitalisglykoside 514
– Lithium 343
Brennstoffe 725
Brimonidin 99
Brinzolamid 99, 468
Brivudin 617
Bromazepam 281
Bromocriptin 306
Bronchialmuskulatur, überempfindliche 523
Bronchialschleimhaut
– Elektronenmikroskopie 526
– entzündete 523
Bronchitis, chronische 525
Bronchodilatatoren 528
Bronchopneumonie 598
Bronchospasmolyse 530
Bronchospasmus 728, 766, 768
Brotizolam 281, 284
Brucellose 587
Brustkrebs 779, 790
BtM = Betäubungsmittel 66
BtMVV = Betäubungsmittelverschreibungsverordnung 66, 230
Budesonid 374, 534
– Colitis ulcerosa 564
– Morbus Crohn 563
Budipin 309
Bundesinstitut für Arzneimittel und Medizinprodukte = BfArM 44, 61
Bupivacain 139

Buprenorphin **222**, 226, 229
– Antagonisierung 231
Bupropion 331, 339
– Raucherentwöhnung 350
Buserelin 353
Buspiron 126, 277
Busulfan 666
Butan 759
Butylscopolamin 256
Butyrophenon-Derivate 318
BV = Bioverfügbarkeit 43

C

C-Peptid 399
C-reaktives Protein = CRP 179
CA = Carboanhydrase 541
Ca^{2+}-Kanalblocker 143, 479
– als Antiarrhythmika 504
– bei KHK 491
– Indikationen 147
– Wirkung, kardiodepressive 492
Cabergolin 306
Cadmium 696, 785, **795**
Calcineurin-Inhibitor
– Ciclosporin 189
– Tacrolimus 191
Calcitonin gene-related Peptide = CGRP 215
CAMP = Adenosin-3′,5′-monophosphat, zyklisches 6
Candesartan 166
Candida-Intertrigo 610
Candidiasis
– oropharyngeale 535, 606, **611**
– systemische 611
– vulvovaginale 606, 611
Cannabinoide **346**, 711, 755
Canrenon 377
Capecitabin 662
Capsaicin 249, 258
Captopril 162
Carbachol 98
Carbamat-Insektizide 768
Carbamat-Vergiftung 729
Carbamazepin **293**, 735, 751
– bei Trigeminusneuralgie 257
Carbapeneme 576
Carbidopa 304
Carbimazol 366
Carboanhydrase = CA 541
– Hemmstoffe 468
Carboplatin 667
Carboxyhämoglobin 765
Carmustin 666
Carotinoide 783
Carvedilol 89, 480, **518**
Caspofungin 607
Catechol-O-Methyltransferase = COMT 77, 305
Cathepsin G 155
Catumaxomab 676
CCNU = Chlorethyl-Cyclohexyl-Nitroso-Urea 666
CD = Cluster of Differentiation 180
CD20-Oberflächenantigen (Rituximab) 202
CEA = Antigen, karzinoembryonales 656
Cefaclor 574
Cefadroxil 574
Cefalexin 574
Cefalosporine 573
Cefazolin 574
Cefepim 574
Cefixim 574
Cefotaxim 574
Cefpodoximproxetil 574
Ceftazidim 574
Ceftibuten 574
Ceftriaxon 574

Cefuroxim 574
Cefuroximaxetil 574
Ceiling-Effekt (Opioide) 222
Celecoxib 237, 246
Celiprolol 87, 89
Cerivastatin 421
Certoparin 459
Ceruletid 550
Cetirizin 117
Cetrorelix 354
Cetuximab 675
CGMP = Guanosinmonophosphat, zyklisches 158
CGRP = Calcitonin gene-related Peptide 215
Chagas-Krankheit 645
Cheese Reaction 338
Chelatbildung 743
Chelatoren 734
Chemikalienprüfung, toxikologische 687, 727
Chemikaliensensibilität, multiple 797
Chemotherapeutika
– antibakterielle 586, 589
– Potenzial, emetogenes 560
– unselektiv zytotoxische 656
Chinarestaurant-Syndrom 263
Chinidin 498
Chinin 635, 735
Chloracetaldehyd 664
– Neurotoxizität 184
Chloracetophenon 767
Chlorakne 717
Chloralhydrat 286
– Vergiftung 747
Chlorambucil 664
Chlordiazepoxid 281
Chlorethyl-Cyclohexyl-Nitroso-Urea = CCNU 666
Chlorgas 766
Chlormadinonacetat 386
Chloroform 761
Chloroquin 200, 637
Chlorphenoxycarbonsäure 768
Chlorpromazin 748
Chlorprothixen 320, 748
Chlortalidon 473
Cholecalciferol 431
Cholecystokininrezeptor CCK2 542
Choleratoxin 91
Cholesterin, Zielwerte bei KHK 495
Cholesterolresorptions-Hemmer 421
Cholesterolsynthese-Hemmer 418
Cholinesterase 35, **95**, 768
– Hemmstoffe **100**, 314, 729, 737, 768
Cholinozeptoren *siehe auch* Acetylcholinrezeptoren 95
Chorea Huntington 321
Chrom 785
Chronic Fatigue Syndrome = CFS 797
Chylomikronen 416
Chymase 155
Ciclesonid 533
Ciclopirox 609
Ciclosporin 189
– Wirkungsverlust 52
Cidofovir 618
Ciguatera-Infektion 777
Cilastatin 576
Cimetidin 121
Cinnarizin 753
Ciprofloxacin 587
Cisplatin 666
Citalopram 331, **336**, 746
Cladribin 662
Clarithromycin 583
Clavulansäure 577
Clearance 45
– beim alten Menschen 60
– nicht renale 46
– renale 46

Clindamycin 581
Clobazam 280
Clodronat 433
Clomethiazol 286
– beim Alkoholentzug 350
Clomifen 391
Clomipramin 331, 746
Clonazepam 280
Clonidin **92**, 99, 480
– beim Abhängigkeitssyndrom 350
Clopidogrel 454
– bei CYP2C19-Defekt 53
– KHK-Prophylaxe 495
– Myokardinfarkt/Koronarsyndrom, akutes 493
Closed-Loop-Systeme, Insulin 413
Clotrimazol 605
Clozapin 319, 748
– Agranulozytose 323
Cluster of Differentiation = CD 180
Cluster-Kopfschmerz 128
CMV = Cytomegalievirus 614
CNP = C-type natruretic Peptide 158
Cobalamin = Vitamin B_{12} 443
Codein **226**, 228, 233, 252, 750
– Prodrug 35
Colchicin 713, 770
Colestyramin **421**, 735, 741
Colitis ulcerosa 560
Comet-Assay 702
Compassionate Use 65
COMT = Catechol-O-Methyltransferase 77, 305
COMT-Hemmstoffe 307
– Kombination mit Levodopa = L-DOPA 308
Condylomata accuminata 203
Conn-Syndrom 378
Contergan 287
Controller 537
Coombs-Gell-Überempfindlichkeitsreaktionen 181
COPD = Lungenerkrankung, chronisch-obstruktive 524, **525**
CoQ_{10} = Ubiquinon 420
Cor pulmonale 526
Corticoliberin 354
Corticorelin 354
Corticotropin = ACTH 357
Corticotropin-Releasing-Hormon = CRH 354
Cotrimoxazol 586
Cotton-Wool-Herde 403
COX = Cyclooxygenase 130
COX-Hemmstoffe *siehe auch* Analgetika, antipyretische 136, 234
– selektive 234, 246
Coxibe *siehe* COX-Hemmstoffe
Crack 348, 756
Craving 231, 345
CRH = Corticotropin-Releasing-Hormon 354
Cromoglicat 115
Cromoglicinsäure 536
Cromone 536
Cross Linking, Alkylanzien 663
Cross-over-Design 63
CRP = Protein, C-reaktives 179
CSF = Faktor, koloniestimulierender 448
CSII = Insulininfusion, kontinuierliche subkutane 413
CTZ = Triggerzone, chemorezeptive 555
Cumarine **460**, 744, 769
Curare 106
Cushing-Syndrom 372
Cyanocobalamin 445
Cycloguanil 639
Cyclooxygenase = COX 130
Cyclopentolat 105
Cyclophosphamid **183**, 213, 664, 710

Sachverzeichnis

CYP-(Cytochrom-P₄₅₀-)Enzyme 36
CYP2D6, Polymorphismus 89
Cyproteronacetat 382, 386
Cystein 712
Cysteinyl-Leukotriene 132
Cytarabin 663
Cytochrom-c-Oxidase 713
Cytochrom-P₄₅₀-(CYP-)Enzyme 36
Cytomegalievirus = CMV 614

D

D₂-Rezeptoren 317
– Antagonisten 557
Dabigatran 460
Dacarbazin 668
Daclizumab 195
DAG = Diacylglycerol 6
Dalrymple-Zeichen 368
Dalteparin 459
Danaparoid 459
Dantrolen 106, **109**, 741
Dapson 735
Daptomycin 585
Darbepoetin alfa 447
Darifenacin 105
Darmatonie 730
Darmegel 646
Darmerkrankungen, chronisch-entzündliche 560
Darmkrebs 779, 783
Darmspülung, orthograde 734
Darreichungsform siehe auch Formulierung 23
Darunavir 627
Dasatinib 677
DAT = Dopamintransporter 348
Daunorubicin 671
DD = DOPA-Decarboxylase 305
DDT 690, 767
Deferoxamin 735, **741**, 764
Degarelix 679
Dehydroepiandrosteron = DHEA 369
Dejodierung 362
Dekontamination 732
Dekorporationsantidot 734
Delirium tremens
– α₂-Rezeptor-Agonisten 81
– Clomethiazol 286
Demenz 313
Depolarisationsblock 108
Depot-Neuroleptika 327
Depotpräparate 24
Depression 328
– Akuttherapie 340
– Langzeittherapie 342
Dermatomykosen 609
Dermatophyten 602
Desfluran 269
Desipramin 77
Desloratadin 117
Desmopressin 359
5'-Desoxyadenosylcobalamin 445
Detergenzien 716
Detoxifizierung 707
Dexamethason 374
Dexrazoxan 741
Dextromethorphan 233, 756
DHEA = Dehydroepiandrosteron 369
DHF = Dihydrofolat 446
DHS-System 602
DHT = Dihydrotestosteron 380
DI = Dosierungsintervall 45
Diabetes mellitus 399
– durch Glukokortikoide 376
– Wechselwirkungen, pharmakodynamische 22
Diacetylmorphin siehe auch Heroin 230
Diacylglycerol = DAG 6
Diarrhö **553**, 731

Diäthyläther 269
Diazepam 35, 60, **277**, 280, 747
Diazoxid 150, 401
Dichlormethan 761
Diclofenac 237, **242**, 247, 251
Didanosin 625
Dienogest 386
Diffusion, erleichterte 26
Digitalis-Antidot 752
Digitalisglykoside 511
– bei Herzinsuffizienz 519
Digitalisvergiftung 741, 752
Digitoxin 511
Digoxin 55, **511**, 689, 752
– Fallbeispiel 50
Dihydralazin **176**, 479, 484
Dihydrocodein 226, 252
Dihydroergotoxine 315
Dihydrofolat = DHF 446
Dihydrofolat-Reduktase-Hemmer 641
Dihydropteroat-Synthase-Hemmer 642
Dihydropyridine 144
Dihydropyrimidin-Dehydrogenase = DPD 662
Dihydrotestosteron = DHT 380
Dihydroxybergamottin 55
Dijodtyrosin = DIT 361
Diltiazem 144, 504
Dimenhydrinat 119, 753
Dimercaptopropansulfonat = DMPS 735, 742
Dimercaptosuccinat = DMSA 735, 742
Dimethoat 711
Dimethylaminophenol = DMPA 741
Dimethylnitrosamin 722
Dinoflagellaten 776
Dinoproston 135
Dioxine 689, 785
Dipeptidyl-Peptidase-4 = DPP-4 409
Diphenhydramin 117, 753
Diphyllobothrium latum 646
Dipyron 240
DIT = Dijodtyrosin 361
Dithiocarbamat 769
Diuretika 467
– als Antihypertensiva 479
– bei Herzinsuffizienz 517, 519
– kaliumsparende 475
– osmotische 477
DMPA = Dimethylaminophenol 741
DMPS = Dimercaptopropansulfonat 735, 742
DMSA = Dimercaptosuccinat 735, 742
DNA-Addukt **701**, 708
DNA-Reparatur 723, 792
DNA-Schaden **721**, 723, 788
Dobutamin 514, 516
– kardiogener Schock 81
Dolasetron 128
Domperidon 305, 557
Donepezil 314
DOPA-Decarboxylase = DD 262, 304
– Hemmstoffe 304
Dopamin 75, **355**, 516
– Abbau 263
– Parkinson-Syndrom 304
– Rezeptoren 75, 263
– Schock 81
– Synthese 262
– Vorkommen 261
– Wiederaufnahme-Hemmung 711
Dopamin-Hypothese, Schizophrenie 316
Dopaminersatz-Therapie 311
Dopaminmangel 302
Dopaminrezeptor
– Agonisten 306, 312
– Hochregulierung 21
– Subtypen 75, 263, 556
Dopamintransporter = DAT 348
Doping, EPO 448

Doppelblindstudie 63
Doripenem 576
Dorzolamid 99, 468
Dosieraerosol 527
Dosierung, äquieffektive 14
Dosierungsintervall = DI 45
Dosismaß 688
Dosis-Häufigkeits-Beziehung 13, **18**, 690
Down-Regulation 20
Doxazosin 86, 480
Doxepin 331
Doxorubicin 671
Doxycyclin 584
– Malariatherapie 639
Doxylamin 117
DPD = Dihydropyrimidin-Dehydrogenase 662
DPP-4 = Dipeptidyl-Peptidase-4 409
Dranginkontinenz 105
Drogenmissbrauch 732
Droperidol 557
Drospirenon 386
Drug Monitoring, therapeutisches 694
Duloxetin 331, 337
Dumping-Syndrom 355
Durchbruchblutung 395
Durchfall 553
Durchschlafstörungen 284
Düsen-Ultraschallvernebler 528
Dutasterid 382
Dydrogesteron 386
Dynamisierung, Homöopathie 68
Dynorphine 217
Dysfunktion, erektile 173
Dyskinesie, orolinguale 748
Dyskinesien
– Levodopa = L-DOPA 305
– Neuroleptika 322
Dyskrinie 524

E

EAPCCT = European Association of Poisons Centres and Clinical Toxicologists 732
Ebastin 117
EBV = Epstein-Barr-Virus 614
EC₅₀-Wert 15
Echinacea 203
Echinocandine 607
Echinokokkose 650
– alveoläre 650
– zystische 651
ECL-Zellen 542
Econazol 605
Ecstasy 348, 757
ECZ = Zelle, enterochromaffine 556
ED₅₀-Wert 15, 690
EE = Ethinylestradiol 394
EEG = Elektroenzephalografie 288
Efavirenz 626
Effektbiomonitoring 686, 701
Effektivität 14
– Antagonist 16
Effektorproteine 5
Efflux-Transporter 39, 41
– Überexpression 300
Eflornithin 645
EF_ren = renale Eliminationsfraktion 39, 54
Egel = Trematoden 646
EGF = Epidermal Growth Factor 653
EGFR = Wachstumsfaktor-Rezeptoren, humane epidermale 677
Eibe 770
Eikosanoide 130
Einschlafstörungen 284
Einschlusskriterien 63
Eintrittsinhibitoren 628
Einwärtstransporter 39

Eisen = Fe **440**, 713, 764
Eisenhut 770
Eisenintoxikation 764
Eisenmangelanämie 440
Elektroenzephalografie = EEG 288
Elektrolytlösungen
– kolloidale 450
– kristalloide 450
Elektrolytstörung 728, 745
Elektromagnetisches Feld 789
Eletriptan 127
Elimination 23, 35
– extrakorporelle 736
– präsystemische 23
Eliminationshalbwertszeit 694
Eliminationskinetik 48
EMEA = Europäische Arzneimittelagentur 64
Emetika 556
Emetin 556
Emission 697
EMT = Monoamintransporter, extraneuronaler 77
Emtricitabin 625
Enalapril 162, 480
– Prodrug 35
End-of-Dose-Akinese 312
Endocannabinoide 347
Endocrine disruption 719
Endometriose 385
Endorganschäden (Hypertonie, arterielle) 481
Endorphine 217
Endotheline = ET 160, 175
Endothelinrezeptor-Antagonisten 175
– Hypertonie, pulmonal-arterielle 178
Endplatte, motorische 7
Endstrombahn 153
Enfuvirtid 628
Enkephaline 217
eNOS = NO-Synthase, endotheliale 158
Enoxacin 588
Enoxaparin 459
Enoximon 514, 516
Entacapon 305, 307
Entamoeba histolytica 643
Entecavir 623
Enterobius vermicularis 646
Enterokokkenlücke 574
Entgiftung, beschleunigte 738
Entkalkungsmittel 760, 763
Entschäumer 760
Entwicklungsstörung 693, 718
Entzug
– kalter 232
– warmer 229
Entzündungsmediatoren 114
– Leukotriene 133
Entzündungsreaktion 716, 787
– chronische 723, 791
Enzephalopathie 718, 794
Enzym-Polymorphismus 691
Enzymaktivität 52, 55, 693
– toxische 714
– Restituierung 738
Enzymrezeptoren 7
Enzymstabilisierung 52
Epidemiologie 686
Epidermal Growth Factor = EGF 653
Epikutantest 716
Epilepsie 138, 287
– Behandlung 298
– Benzodiazepine 280
Epilepsiechirurgie 300
Eplerenon **377**, 475, 518
EPO = Erythropoetin 447
Epoetin 447
Epoxide 707
Eprosartan 166
Epstein-Barr-Virus = EBV 614, 791

Eptifibatid 456
ER = Östrogenrezeptor 388, 435
Eradikationstherapie 548
Ernährung ■■■
– antizipatorisches 559
– postoperatives 129, 559
– Zytostatika-induziertes 129, 559
Erdöldestillat 760
Ereignishäufigkeit 724
Ergoline 306
Ergotamintartrat 127
Erhaltungsdosis 49
– Amiodaron 502
– Digitalisglykoside 513
Erkrankungen
– myelodysplastische = MDS 677
– myeloproliferative = MPD 677
Erlotinib 677
Ernährung 782, 793
Erregungsleitungssytem 497
Erste Hilfe, Intoxikation 726
Erstickung 765
Erstlinien-Antihypertensiva 482
– Standarddosierungen 486
Ertapenem 576
Erythromycin 583
Erythropoese 439
Erythropoetin = EPO 447
Escitalopram 336
Esomeprazol 543
Essigsäure 730
Estradiol 380, 387, **435**
17β-Estradiol 431
Estradiolvalerat 388
Estriol 387
ET = Endotheline 160
Etanercept 207
Ethambutol 594, 596
Ethanol siehe Äthanol
Ethinylestradiol = EE 387, 394
Ethosuximid 148, 295
Ethylenimine 665
Etidronat 433
Etilefrin 81
Etofibrat 422
Etomidat 272, 274
Etonogestrel 386
Etoposid 669
Etoricoxib 246
Etravirin 626
Euler-Liljestrand-Reflex 526
Euphorie 756
Europäische Arzneimittelagentur = EMEA 64
Everolimus 196
Exemestan 392
Exenatid 409
Exkretion siehe auch Ausscheidung 23, 38
Exophthalmus 368
Exotoxin 712, 714
Exposition siehe auch Gefahrstoffexposition 699
Expositionsanamnese 794
Externa, pflanzliche 716
Extravasation 741
Exzitation 730
Ezetimib 421
Ezetimibglukuronid 421

F

F = Bioverfügbarkeit (Formelzeichen) 43
Fab-Antikörper 752
Fab-Fragment 735, 741
– IgE-Antikörper 114
Fadenwürmer 646
Faktor
– Granulozyten-koloniestimulierender = G-CSF 449
– koloniestimulierender = CSF 448
– Monozyten/Makrophagen-Kolonien-stimulierender = M-CSF 430
Fall-Kontroll-Studie 63
Fallbeispiel
– CYP2D6-Polymorphismus 53
– Dosisfindung bei Digoxin 50
– Karzinom, kolorektales 681
– Mammakarzinom 680
– TPMT-Polymorphismus 186
Famciclovir 617
Famotidin 121
Faszikulation 729
Fatigue-Syndrom 657
Fcε-Rezeptoren 114
Fc-Fragment 114
5-FdUMP = 5-Fluorodesoxyuridin-Monophosphat 662
Fe = Eisen 440
Febuxostat 427
Fehlernährung 784
Felbamat 298
Felypressin 142
Fenchel 786
Fenofibrat 422
Fenoterol 528
– Wehenhemmung 81
Fentanyl 226, 756
Fentanyl-Analoga 276
Fenton-Reaktion 708
Fermentationsprodukt 778
Ferrihämoglobin 713
Ferritin 441
Fett, Ernährung 785
Fettgewebe, Gefahrstoff-Akkumulation 710
Fettstoffwechselstörungen 415
FEV = Volumen, forciertes exspiratorisches 524
Fexofenadin 117
FH$_4$ = Tetrahydrofolsäure 586, 660
Fibrate 422, 495
Fibrinolyse 453
Fibrinolytika
– bei Koronarintervention 495
– direkte 463
– indirekte 464
Fieber, rheumatisches 214
Filgrastim 449
Filtration, glomeruläre 39
Finasterid 382
First Dose Effect 165
First-Pass-Effekt 23, 43
Fischbandwurm 646
Fischkonsum 796
Flagellaten 634
Flagellateninfektionen 644
Flecainid 498
Fleckentferner 760
Fliegenpilz 773
Flohsamen, indische 552
Floppy-Infant-Syndrom 283
Flucloxacillin 573
Fluconazol 606
Flucytosin 608
Fludarabin 662
Fludrocortison 376
Flumazenil **283**, 730, 737, 742
Flunarizin 255
Flunitrazepam **282**, 737

Fluoracetat 770
Fluorchinolone 587
Fluorid 430
5-Fluorodesoxyuridin-Monophosphat = 5-FdUMP 662
5-Fluorouracil = 5-FU 662
Fluorzitrat 770
Fluoxetin 331, 336
Flupentixol 320
Fluphenazin 320
Flupirtin 248
Flurazepam 281
Fluspirilen 320
Flusssäure-Vergiftung 742, 763
Flutamid 382, 679
Fluticason 534
Fluvastatin 410
Fluvoxamin 331, 336
Folinsäure 738
Folsäure 444
Folsäure-Analoga 660
Folsäuremangelanämie 445
Folsäuresynthese, bakterielle 586
Fomepizol 730, 737, 761
Fondaparinux 459
Formaldehyd 761, 766
Formoterol 528
Formulierung, medikamentöse 3, 23
– Resorptionsgeschwindigkeit 27
Fosamprenavir 627
Fosaprepitant 558
Foscarnet 618
Fosfomycin 579
Fosinopril 162
Fototherapie, Kernikterus 58
Framycetin 578
Frank-Starling-Mechansimus 509
Freiname, Arzneimittel 3
Fremdstoffmetabolismus 723
Frostschutzmittel 761
Frovatriptan 127
Fruchtschädigung 693, 719
Frühdyskinesien 322
FSH = Hormon, follikelstimulierendes 356
5-FU = 5-Fluorouracil 662
Fuchsbandwurm 650
Füllmittel 552
Fulvestrant 391
Fungizide 769
Furane 689
Furocumarin 717
Furosemid 470
Fusionsprotein, rekombinantes
– Abatacept 194
– Etanercept 207

G

G-CSF = Faktor, Granulozyten-koloniestimulierender 449
G-Protein, Aufbau 5
GABA = γ-Aminobuttersäure 7, **265**
GABA$_A$-Rezeptor 7, 266
– Benzodiazepine 278
– Etomidat 274
– Propofol 275
GABA$_B$-Rezeptor 267, 758
Gabapentin 148, 257, **295**
Gabelschwanzlarven, infektiöse 646
Galantamin 314
Gallopamil 146, 504
Gametozyten 635
Gammahydroxybutyrat 711
Gamogonie 641
Ganciclovir 617
Ganirelix 354
Gas, Wasserlöslichkeit 706
Gasbrand 712
Gastrin 542
– Produktion, übermäßige 544

Gastritis, Typ B 547
Gastroenteritis 776
Gasvergiftung 759, 765
GC = Guanylatcyclase 158
GCP-Richtlinien 61
Gebäudekrankheit 797
Gefahr 688, 696
Gefahrenpotenzial 688
Gefahrstoff 685, 699,
– Akkumulation 689, 710
– amphiphiler 706
– Angriffspunkt 711, 794
– Bedarfsgegenstand 696
– Bindung 701
– endokrin wirksamer 786
– gasförmiger 697
– gentoxischer 721, **786**
– hydrophiler 706
– immunsupprimierender 715
– Interaktion 702, 704
– Konzentrationsänderung 705
– krebserzeugender 695, **698**, 781
– lipophiler 706, 710
– neurotoxischer 794
– organischer, Komplexierung 735
– saurer 735
– Schwangerschaft 718
– sensibilisierender 716
– ubiquitärer 700
– unvermeidlicher 696
– Verbleib in der Umwelt 690
– Verdrängung 737
– Wirkungsmechanismus 704
Gefahrstoffaufnahme 706, 726
– Hemmung 737
Gefäßtonus, Regulation 154
Geißeltierchen 634
Gelatine 450
Gemcitabin 662
Gemeprost 135
Gemfibrozil 422
Generikum 3, 44
Genistein 388
Gentamicin 578
Gentoxizität 783
Gerinnungsfaktoren 452
Gestagene 383, 790
– Applikation 386
– Hormonersatztherapie 385
– Kontrazeption, hormonelle 385
Gestationsdiabetes 404
Gestoden 386
Gewebe-Plasminogen-Aktivator = t-PA 453
Gewebshormone 112
GH = Growth-Hormon 355
GHRH = Growth-Hormon-Releasing-Hormon 354
Giardiasis 645
Gicht 426
Giftinformationszentrum 725
Giftpilze 772
Giftschlange 774
Gingivahyperplasie
– Ciclosporin 190
– Phenytoin 297
Gingivostomatitis herpetica 614
Ginkgo-biloba-Präparate 315
GIST = Stromazelltumoren, gastrointestinale 676
GK = Glukokortikoide 369
GKR = Glukokortikoidrezeptor 372
Glaubersalz 552
Glaukom 92, **98**
– Behandlung mit Carboanhydrase-Hemmstoffen 468
Glibenclamid 401, 407
Gliclazid 407
Glimepirid 407
Glinide 152, 409
Gliptine 409
Gliquidon 407

Sachverzeichnis

Glitazone 410
Globulin, Kortikosteroid-bindendes = KBG 373
Glucosinolate 720
Glukagon 401, 738, 742
Glukokinase 400
- immunsuppressive Wirkung 192
- inhalative 533
- Nebenwirkungen 194
- Wirkungsmechanismus 192
Glukokortikoide = GK 369
- Abstoßungsreaktion 193
- Allergie 193, 213
- Colitis ulcerosa 564
- Cushing-Syndrom 372
- Hautatrophie 376
- Morbus Crohn 563
- Osteoporose 376
- Schmerztherapie 251
- Steroid-Myopathie 376
- Wirkungen 372
- - antiphlogistische 131, 372
- - diabetogene 376
- - hypertensive 373, 376
- - immunsuppressive 131, 372
- - ulzerogene 376
- - unerwünschte 375
Glukokortikoidrezeptor = GKR 372
Glukosetransporter = GLUT 400
α-Glukosidase-Hemmstoffe 411, 415
GLUT = Glukosetransporter 411
Glutamat 263, 778
- System, aufsteigendes noziezeptives 215
Glutamat-Decarboxylase 265
Glutamat-Hypothese, Schizophrenie 316
Glutathion 38, 239, 709
Glutathion-S-Transferase = GST 38
Glyceroltrinitrat = GTN 169, 256
- KHK 491
- Myokardinfarkt/akutes Koronarsyndrom 493
Glycin 267
Glycinrezeptor 267
- Etomidat 274
- Propofol 275
Glycyrrhizin 720
Glykole 761
Glykolvergiftung 730, 762
Glykopeptide 579, 581
α₁-Glykoprotein 32
Glykoprotein-IIb/IIIa-Antagonisten 456
- bei Koronarintervention 494
Glykoside 741
- zyaninbildende 777
GnRH = Gonadotropin-Releasing-Hormon 352, 679
Gombertz-Kinetik 655
Gonadoliberin 352
Gonadorelin 352, 679
Gonadotropin-Releasing-Hormon = GnRH 352, 679
Good Clinical Practice 61
Goserelin 353
Grand-Mal-Anfall 302
Granisetron 128
Granulozyten, neutrophile (Immunabwehr) 179
Grapefruitsaft, Enzymhemmung 55
Gray 788
Grenzwerte, Gefahrstoffe 694
Grillanzünder 760
Growth-Hormon = GH 355
Growth-Hormon-Releasing-Hormon = GHRH 354
GST = Glutathion-S-Transferase 38
GTN = Glyceroltrinitrat 169, 491
Guanosinmonophosphat, zyklisches = cGMP 158
Guanylatcyclase = GC 7, 154, 158

Gynäkomastie (Spironolacton) 378
Gyrase-Hemmer 587
Gyromitrin 773

H

H = Hämagglutinin 619
H^+-K^+-ATPase 541
H_1-Antihistaminika 117
- Vergiftung 753
H_1-Rezeptor-Antagonisten 558
H_2-Antihistaminika 121
H_2-Rezeptor-Antagonisten 545
HAART = Therapie, hochaktive antiretrovirale 632
Hahnemann, Samuel 68
Halbwertszeit = HWZ 44, 49
Halluzinogene 348, 730, 751, 758
- Amphetamine 757
- Benzodiazepin-Vergiftung 747
- Pilzvergiftung 773
Halogenkohlenwasserstoffe 787
Haloperidol 320, 748
Halothan 269
Halothanhepatitis 269
Hämagglutinin = H 619
Hämatemesis 754, 764
Hämodialyse 736
Hämoglobin 701, 713
Hämoglobingehalt, mittlerer zellulärer = MCH 440
Hämolyse 712
Hämoperfusion 736
Hämosiderin 441
Hämostase 451
Hanf 346
Hapten 182, 714
Harnblasenepithel, entzündetes 599
Harninkontinenz 729
Harnstoffderivat 769
Harnwegsinfektion 598
Haschisch 346, 756
Haushaltsprodukte, Vergiftung 724, 759
Haut
- Gefahrstoffbelastung 688, 715
- warme, trockene 730
Hautatrophie, Glukokortikoide 376
Hautmykosen 609
Hautkrebsentstehung 788
Hautwolf 610
HbA_{1C} 403, 701
HBM-Wert 700, 703
HBV = Hepatitis-B-Virus 621
HCl = Salzsäure 541
HCN-Kanal 80
HCV = Hepatitis-C-Virus 621
HDL = High Density Lipoproteins 417
Healthy Worker Effect 686
Hefepilze 602
Helicobacter pylori = HP 547, 791
Hemmhormone 354
Hemmkonzentration, minimale = MHK 567
Henderson-Hasselbalch-Gleichung 26
Heparansulfat 453
Heparin
- Myokardinfarkt/akutes Koronarsyndrom 493
- niedermolekulares = NMH 457
- unfraktioniertes = UFH 457
Heparinoide 459
Hepatitis 630
Hepatitis-B-Virus = HBV 621, 791
Hepatitis-C-Virus = HCV 621
Hepatotoxizität 708
- idiosynkratische 692
- Kokain 757
- Paracetamol 749
HER = Wachstumsfaktor-Rezeptoren, humane epidermale 675

Herbizide 735, 768
Herbstzeitlose 770
Heroin 226, 230
Heroinentzug 81
Herpes-simplex-Virus = HSV 614
Herunterregulierung 20
Herzglykoside 511
- als Antiarrhythmika 505
Herzinfarkt 164
Herzinsuffizienz 508
- akute 521
- chronische 164, 167, 518
- - β-Rezeptor-Antagonisten 90
- - Nervensystem, sympathisches 73
Herzkrankheit, koronare = KHK 171, 488
- Ca^{2+}-Kanalblocker 147
- NO-Donatoren 171
- Prophylaxe 495
- β-Rezeptor-Antagonisten 90
Herzrhythmusstörungen 138, 496
- β-Rezeptor-Antagonisten 90
- Ca^{2+}-Kanalblocker 147
- medikamentenbedingte 745
- - Neuroleptika 323, 728
- - Antidepressiva, trizyklische 335, 728
Herzschrittmacher 505, 519
Heuschnupfen 115, 118, 213
Hexachlorbenzol 769
Hexamere 399
HHL = Hypophysenhinterlappen 352
High Density Lipoproteins = HDL 417
Hirnödem 477
Hirnschrittmacher 313
Hirudin-Analoga 460
Histamin 18, 112, 542, 778
Histamin-Kopfschmerz 115
Histamin-Rezeptor 115
- Antagonisten 117
- Hochregulierung 21
- Subtyp H_1, Erbrechen 556
- Subtyp H_2 542
Hitzeprodukt 785
HIV = Immundefizienz-Virus, humanes 624
HIV-Infektion 632, 791
HIV-Lipodystrophiesyndrom 633
HIV-Protease-Hemmstoffe 626
HMG-CoA-Reduktase 418
Hochdrucksystem 153
Höhenkrankheit 468
Höhenstrahlung 789
Homöopathie 68
Hormon(e)
- adrenokortikotropes = ACTH 357
- antidiuretisches = ADH 358
- follikelstimulierendes = FSH 356
- hypophysäre 355
- hypothalamische 352
- Thyreoidea-stimulierendes = TSH 357
Hormon-Antagonisten 678, 790
Hormon-Agonisten 723, 790
Hormonbiosynthese, gestörte 720
Hormonersatztherapie, postmenopausale 393
Hormonspirale 398
Hörstörung 794
HP = Helicobacter pylori 547
HSV = Herpes-simplex-Virus 614
5-HT = 5-Hydroxytryptamin siehe auch Serotonin 122
5-HT-Rezeptor-Antagonisten 128, 558
5-HT$_{1A}$-Rezeptor-Agonisten, als Antihypertensiva 480
HTLV = T-Zell-Leukämie-Virus, humanes 625
Human-Biomonitoring-Wert 700
Humanalbumin 450
Humaninsulin 400, 404
Hundebandwurm 650

Hunter-Glossitis 445
Hustenstiller 233
HVA-Kanal 144
HVL = Hypophysenvorderlappen 352
HWZ = Halbwertszeit 44
Hyaluronidase 714
Hydrochlorothiazid 473
Hydrocodon 233
Hydrocortison = Kortisol 369
- Colitis ulcerosa 564
Hydromorphon 226, 252
Hydrotalcit 546
γ-Hydroxybuttersäure 758
Hydroxychloroquin 637
- Arthritis, rheumatoide 200, 211
Hydroxyharnstoff 673
Hydroxylradikal 708
Hydroxypyren 700
5-Hydroxytryptamin 122
Hyperaldosteronismus 376, 720
Hyperämie 716
Hyperammonämie 752
Hyperforin 52, 335
Hyperglykämie 403
Hypericin 52
Hyperimmunglobulin 204
Hyperkaliämie 712, 752
- durch COX-Hemmstoffe 237
Hyperkeratose 786
Hyperkrinie 524
Hypernatriämie 752
Hyperpigmentierung 795
Hyperplasie, regenerative 723
Hyperreagibilität, bronchiale 523
Hypersalivation, Neuroleptika 323
Hypersekretion 729, 741
Hyperthermie 730, 749
- Amphetamine 757
- maligne 109, 271
Hyperthyreose, immunogene 367
- Wechselwirkungen, pharmakodynamische 22
Hypertonie
- arterielle 92, 478
- - $α_2$-Rezeptor-Agonisten 81
- - β-Rezeptor-Antagonisten 89
- - Behandlungsschema 483
- - Ca^{2+}-Kanalblocker 147
- - durch Glukokortikoide 376
- - in der Schwangerschaft 487
- - Kombinationstherapie 485
- - Minoxidil 151
- - Nervensystem, sympathisches 73
- - Therapie 163, 167, 176
- - pulmonal-arterielle = PAH 177, 526
- - Endothelinrezeptor-Antagonisten 175, 178
- - PDE-5-Hemmstoffe 173, 178
- - Prostazyklin-Analoga 178
Hyperurikämie 426
Hyperventilation 749
Hypnotika 284
- Vergiftung 747
Hypnozoiten 635
Hypoglykämie 755
Hypokaliämie 735
Hypokalzämie 742
Hypomagnesiämie 743
Hypophysenhinterlappen = HHL 352, 358
Hypophysenvorderlappen = HVL 352
Hyporeflexie 747
Hyposensibilisierung 213
Hypothalamus 352
Hypothyreose 368
Hypoxidose, histotoxische 708

I

i.a. = intraarteriell 30
i. m. = intramuskulär 29
i. v. = intravenös 29
IARC-Liste 780, 787
Ibandronat 433
Ibotensäure 773
20Y-Ibritumomab-Tiuxetan 676
Ibuprofen **242**, 247, 251
IC_{50}-Wert 16
ID_{50}-Wert 16
Idoxuridin 618
IFN = Interferone 179
IFN-α, Hepatitis 623
Ifosfamid 664
IgE-Antikörper 114
IGFR = Insulin-like Growth Factor Receptor 653
IGT = Impaired Glucose Tolerance 404
IL = Interleukine 179
Iloprost 178
– Hypertonie, pulmonal-arterielle 135
– Thrombangiitis obliterans 135
Imidazole 605
Imipenem 576
Imipramin 331, 334
– Angststörung 333
– Panikstörung 332
Imiquimod 203
Immissionsgrenzwert 697
Immunabwehr
– humorale 181
– spezifische 180
– unspezifische 179
– zelluläre 181
Immundefizienz-Virus, humanes = HIV 624
Immunglobuline 203, 735
Immunisierung
– aktive 203
– passive 204
Immunreaktion 714
Immunschwäche 791
Immunstimulanzien 203
Immunsuppression 715
Immunsuppressiva **182**, 790
Immuntherapie, sublinguale = SLIT 213
Impaired Glucose Tolerance = IGT 404
Impfung 203
Impulsbildung, pathologische 496
In-vitro-Versuche 61
Inaktivierung, metabolische 706
Indacaterol 528
Indapamid 473
Indinavir 627
Indometacin 238, 242, 247
Infektion
– bakterielle 566, 775
– chronische 790
– virale 613
Infiltrationsanästhesie 142
Infliximab 206
– Colitis ulcerosa 564
– Morbus Crohn 563
Influenzaviren 618
Influx-Transporter 39, 41
Ingestion 688
INH = Isoniazid 593
Inhalation 688, 706
Inhalationsanästhetika 149
Inhalationsnarkotika 267, 269
Inhalationssysteme 527
Inhalationstrauma 767
Initialdosis 49
Injektion 706
Injektionsnarkotika 267, **272**
Inkretin-Analoga 409
Innenraumluft, Richtwert 697
iNOS = NO-Synthase, induzierbare 159
Inositol-1,4,5-trisphosphat = IP_3 6
INR = International Normalized Ratio 462
Insektenstich 715
Insektizid-Vergiftung 725, 729
Insomnie 283
Instabilität, autonome 731
Insulin **399**, 742
– inhalierbares 406
Insulin-like Growth Factor Receptor = IGFR 653
Insulininfusion, kontinuierliche subkutane = CSII 413
Insulinmangel
– absoluter 402
– relativer 403
Insulinresistenz 22
Insulinrezeptor 8, 401
Insulinsekretion 149
Integrase-Hemmstoffe 630
Interferon = IFN 179, 204
– IFN-α, Hepatitis 623
Interleukin = IL 179
International Normalized Ratio = INR 462
Interstitium 30
Interventionsstudie 63
Intoleranz 715
Intravasalraum 30
Intrazellulärraum 30
Intrinsic Factor 443
Iodvergiftung 743
Ionenaustauscher 733
Ionenbindung 734
Ionenfalle 33
Ionenkanal
– G-Protein-gesteuerter 138
– rezeptorgesteuerter 138
– Second-Messenger-gesteuerter 139
– spannungsabhängiger 138
Ionenkanal-Rezeptoren 7
Ionentransporter, ATP-abhängiger 712
Ionisationsgrad 26
IP_3 = Inositol-1,4,5-trisphosphat 6
Ipecac 733
Ipecacuanha-Sirup 556
Ipratropiumbromid 103, 529
Irbesartan 166, 480
Irinotecan 668
Irritation 716
ISDN = Isosorbiddinitrat 169, 491
ISMN = Isosorbid-5-mononitrat 169
Isocyanate 787
Isofluran 269
Isoniazid = INH 593
Isosorbid-5-mononitrat = ISMN 169, 492
Isosorbiddinitrat = ISDN 169
– KHK 491
Isoxazolylpenicilline 571
Itraconazol 606
IVIG = i. v.-Immunglobuline 204

J

JG-Zelle = juxtaglomeruläre Zelle 155
JGA = Apparat, juxtaglomerulärer 155
Jodaufnahme, gehemmte 720
Jodination 360
Jodisation 361
Jodmangelstruma 360
– euthyreote 367
Jodsalze 365
– Applikation 363
Johanniskraut-Extrakte 335
– Enzyminduktion 52, 55

K

K^+-Kanal 148
K^+-Kanalblocker 501
K.O.-Tropfen 282
Kainat-Rezeptor 264
Kaliumjodid 363
Kalzitonin 359, **432**, 434
Kalzitriol 431
Kalzium-Dinatrium-EDTA 735, 743
Kalzium-Paradoxon, Reninfreisetzung 157
Kalziumchlorid 744
Kalziumfluorid 734
Kalziumglukonat 742, 763
Kalziumhydroxid 763
Kalziumstoffwechsel, gestörter 795
Kampfstoffe 100, 729, 768
Kanamycin 578
Kandidose, submammäre 610
Kanzerogene 720, **779**
– Arbeitsplatz 786
– endogene 723
Kanzerogenese 720, 792
Kapazitätsgefäße 153
Kapsid 613
Kardiotoxizität 752
Kardioverter-Defibrillator, implantierbarer = ICD 505
Karzinom
– kolorektales, Fallbeispiel 681
– nasopharyngeales 791
Käse-Reaktion 338
Kassenrezept 66
Kastration, medikamentöse 353
Katecholamine 75
K_{ATP}-Kanal 149
Kausalität 686
KBG = Globulin, Kortikosteroid-bindendes 373
Kehlkopfkarzinom 787
Keimbahnmutation 792
Kernikterus 58
Ketamin 249, 272, **275**
– Analgetikum 249
– Schizophrenie-Symptome 316
– Suchtstoff 348
Ketaminvergiftung 758
Ketoconazol 605
Ketolide 581, **583**
Ketoprofen 242
KHK = Herzkrankheit, koronare 488
Kindesalter
– Besonderheiten, physiologische 57
Kinetosen 119, 555
Klassifikation
– Antiarrhythmika 498
– Asthma bronchiale 525
– COPD 527
Knochenmarksdepression 752
Knochenresorptions-Hemmer 432
Knochenstoffwechsel 430
Knollenblätterpilz 772
Knoten, warmer 361
Koagulopathie 770
Koanalgetika 250
Koffein 731, 772
– Suchtstoff 349
– Wirkung
– – diuretische 477
– – paradoxe 59
Kohle-Hämoperfusion 754
Kohlendioxid 713, 766
Kohlenhydratintoleranz 399
Kohlenmonoxid 713, 765
Kohlenwasserstoffe
– aliphatische, Vergiftung 760
– aromatische 761
– chlorierte 741, 767
– polyhalogenierte 717
Kohorten-Studie 63

Kokain 731, **756**
– Intoxikation 744, 756
– Suchtstoff 348
Koliken 171, 256
Kolitis, pseudomembranöse 582, 591
Kolloidallösung 450
Kombinationsintoxikation 730
Kombinationsnarkose 268
Kombinationstherapie
– antibakterielle 568
– Hepatitis B 631
– HIV-Infektion 632
Komplexbildner 735
Komplexbildungsreaktion 704
Konjugate, chemisch inerte 707
Konjunktivitis 707
Kontaktekzem, allergisches 716
Kontrazeption
– hormonelle 55, 394
– orale 394, 790
– transdermale 394
– vaginale 394
Konzentration, minimale
– effektive 51
– alveoläre = MAC-Wert 269
Konzentrations-Wirkungs-Kurve 11, 13
Konzentrations-Zeit-Integral 688
Konzentrations-Zeit-Kurve 50
Konzentrationsgrenzwert 696
Kopfschmerz 253
– medikamenteninduzierter 255
– Migräne 254
– Spannungskopfschmerz 253
Koronardurchblutung, Regulation 488
Koronarintervention, perkutane = PCI 457, 494
Koronarsyndrom, akutes 489
Körperfett 784
– Verteilung von Narkotika 34
Körpergewicht 688
Kortikoide 369
Kortikosteroide siehe auch Glukokortikoide 192
Kortisol 369
Kortison 369
Kosmetika 725
Kost, mediterrane 495
Kreatinin-Clearance 60
Krebserkrankungen 652, 779
– Risikofaktoren, genetische 791
Kreislauf, enterohepatischer 42, 735
Kretinismus 368
Krise
– akinetische, Parkinson-Syndrom 313
– thyreotoxische 368
Kristalloid-Lösung 450
Kryptokokkus-Meningitis 612
Kryptorchismus 353
Kugelfisch 777
Kumulation 45, 49
Kupfer 735
Kupfersulfat 769

L

L-DOPA siehe auch Levodopa 304
Lachgas = N_2O 269, **271**, 759
Lackzunge, glatte rote 445
Lactulose 552
LADA = Latent Autoimmune Diabetes of the Adult 399
Lakritze 377
β-Laktam-Antibiotika 570
β-Laktamase 568, 570
– Hemmstoffe 577
Lamblien 645
Lamivudin 621
Lamotrigin 296
Lampenöl 760

Sachverzeichnis

Landwirtschaft, Vergiftungen 767
Lanreotid 354
Lansoprazol 543
Lapatinib 677
Latanoprost 99, 136
Latent Autoimmune Diabetes of the Adult = LADA 399
Latexhandschuhe 715
Lauge 763
Laxanzien 551, 733
Laxanzienmissbrauch 553
LD$_{50}$ 688
LDL = Low Density Lipoproteins 417
LD$_{lo}$ = Lowest observed lethal Dose 688
Lebendimpfstoff 203
Lebensmittel
– bestrahlte 786
– Cadmiumbelastung 795
– fetthaltige 785
– glykosidhaltige 777
– Hautirritation 716
– Kontaktekzem 716
– Kontamination, bakterielle 775
– Referenzdosis 695
– verschimmelte 786
Lebensmittelallergie 715
Lebensmittelkontaminant 696
Lebensmittelunverträglichkeit 715
Lebensmittelvergiftung 712, 775
Lebensmittelzusatzstoff 786
Leberegel 646
Leberinsuffizienz, Wechselwirkungen 54
Leberschaden, Paracetamol 750
Leberversagen
– akutes 692, 708
– idiosynkratisches 752
Lecithin 315
Leflunomid 198
Leishmaniosen 645
Leitungsanästhesie
– Periduralanästhesie 142
– Spinalanästhesie 142
Lenalidomid 679
Lenograstim 449
Lepra 287
Letalität, toxinbedingte = LD$_{50}$ 688
Letrozol 392
Leuchtqualle 774
Leukämie 761, 789
– akute lymphatische = ALL 671
– akute myeloische = AML 671
Leukokorie 793
Leukopoese 448
Leukotrien-Rezeptor-Antagonisten 136, 535
Leukotrien-Shift 137, 241
Leukotriene 130, 132
Leukozytose 774
Leuprorelin 353
Levetirazetam 296
Levocetirizin 117
Levodopa = L-DOPA 304, 312
– Schizophrenie-Symptome 316
Levofloxacin 587
Levomepromazin 320
Levonorgestrel 386
Levonorgestrel-Analoga 383
Levothyroxin 359
LH = Luteinisierungshormon 356
Li-Fraumeni-Syndrom 792
Lidocain 258
– Antiarrhythmikum 498
– Lokalanästhetikum 139
Lincomycin 582
Lincosamide 582
Linezolid 592
Linksherzinsuffizienz 508
Linsidomin 171
Liothyronin 359
Lipide, Zielwerte bei KHK 495

Lipobay 421
Lipodystrophiesyndrom 633
Lipophilie, Resorption 25
Lipoproteinlipase = LPL 416
Lipoproteinstoffwechsel 416
5-Lipoxygenase = 5-LOX 132
Liquid Ecstasy 758
Liraglutid 409
Lisinopril 163, 480
Lisurid 306
Lithium 342
Lithium-Intoxikation 748
lmatinib 676
Loading Dose 50
LOAEL = Lowest observed adverse Effect Level 689
Lokalanästhetika 139
Lomustin 666
Loperamid 226, 228, **554**
Lopinavir 627
Loratadin 117
Lorazepam 280, 284, 747
Lormetazepam 281, 284
Losartan 166, 480
Lösungen
– kolloidale 450
– kristalloide 450
Lösungsmittel 704, 794
Lösungsmittel-Vergiftung 738, 759
Lösungsvermittler 762
Lovastatin 418
Low Density Lipoproteins = LDL 417
Lowest observed lethal Dose = LD$_{lo}$ 688
LPL = Lipoproteinlipase 416
LSD = Lysergsäurediethylamid 348
Luftreinhaltung 697
Luftschadstoff 766
Luftverschmutzung 788
Lumefantrin 639
Lumiracoxib 248
Lunge, stille 539
Lungenasbestose 787
Lungenegel 646
Lungenemphysem 526
Lungenerkrankung, chronisch-obstruktive = COPD 93, 524, **525**
– Akuttherapie 540
– Langzeittherapie 539
Lungenkrebs 779, 782
– Cadmiumbelastung 786
– Inzidenz 686
Lungenödem 750
– kardiales 171, 521
– therapieresistentes 769
– toxisches 749, 766
Lungenreifung, stimulierte 374
Lungentuberkulose 500
Lupus erythematodes, systemischer = SLE 212
LVA-Kanal 144
Lysergsäurediethylamid = LSD 348, 758

M

M-CSF = Faktor, Monozyten/Makrophagen-Kolonie-stimulierender 430
M$_1$-Rezeptor-Antagonisten 545
MAC-Wert = Konzentration, minimale alveoläre 269
Macrogol 552
Macula densa 470
Madenwürmer 646
Magaldrat 546
Magen-Darm-Ulzera (Glukokortikoide) 376
Magengel 546
Magenkrebs 780, 783
Magensaftsekretion 541

Magenschleimhaut, Eigenschutz 542
Magensonde 733
Magenspülung 734
Magnesium 743
Magnetfeldstärke 789
Maiglöckchen 770
Maintenance Dose 50
Makrolide 581, **583**
Makrophagen 179
Malaria 634
Malathion 711
Malignome 652
Mammakarzinom, Fallgeschichte 680
Mammalian Target of Rapamycin = mTOR 196
Manie 328, 342
Mannitol 98, 477
MAO = Monoaminoxidase 77, 308,
– Inhibitoren 338
Maprotilin 331
Maraviroc 629
Marihuana 346, 756
Markenname 3
Marker, zytogenetischer 702
Mastzellaktivierung 715
Mastzelle 114
Mastzellstabilisatoren 115, 536
Maturity-onset Diabetes of the Young = MODY 399
MCH = Hämoglobingehalt, mittlerer zellulärer 440
MCV = Volumen, mittleres zelluläres 440
MDR = Multi-Drug-Resistance-Transporter 32
MDR1-Transporter 39
MDS = Syndrome, myelodysplastische 677
Mebendazol 647
Medazepam 281
Mediatoren 112
Medikamentenvergiftung 724, 745
Medizin
– anthroposophische 69
– homöopathische 68
Medrogeston 386
Medroxyprogesteronacetat 386
Mefloquin 638
Melatonin 122, 286
Meloxicam 242, 247
Melperon 320
Melphalan 664
Memantin 18, 314
Meningitis-Umgebungsprophylaxe 590
Menstruationszyklus 395
Mepivacain 139
6-Mercaptopurin 185, 661
– TPMT-Polymorphismus 54
Meropenem 576
Merozoiten 635
Mesalazin 132, 199, 562
Meskalin 348
Mesna 185, 664
Mestranol 387, 390
Metaanalyse 63
Metabolisierung 23, 35
– langsame/schnelle **53**, 89
Metabolit 699
– elektrophiler 707
– reaktiver 704, 707
– wirksamer 35
Metall, Kanzerogenität 723
Metallion, Komplexbildung 734, 797
Metallverbindungen, toxische 696, 794
Metallvergiftung 764, 797
Metamizol 238, **240**
Metformin 407, **410**
Methadon 226, **229**, 750
Methämoglobin 713, 764
Methämoglobinämie 728

Methamphetamin 308, 347
Methanolvergiftung 761
Methimazol 366
Methohexital 272
Methotrexat = MTX 183, **187**, 660
– Arthritis, rheumatoide 188, 210
– Morbus Crohn 563
– Teratogenität 188
– Vergiftung 55
Methoxypsoralen 790
Methylbromid 738
Methylcellulose 552
Methylcobalamin 443
β-Methyldigoxin 511
α-Methyldopa 92, 480
– bei Schwangerschaftshypertonie 487
Methylenblau 743
Methylphenidat 83, 347
Methylprednisolon, Morbus Crohn 563
6α-Methylprednisolon 192, 374
Methylquecksilber 699, 796
Methylxanthine 529
Metoclopramid = MCP 127, 256, 550, **557**
– Arzneimittelinteraktionen 55
Metoprolol **87**, 255, 480, 492, 495, 518
– bei Schwangerschaftshypertonie 487
Metronidazol **591**, 644
Mezlocillin 573
MHC = Major Histocompatibility Complex 180
MHK = Hemmkonzentration, minimale 567
Mianserin 331, 338
Micafungin 607
Miconazol 605
Midazolam 276, 280
Midodrin 81
Mifepriston 387
Miglitol 411
Migräne 90, 127, **254**
Milrinon 514, 516
Miltefosin 645
Mineralokortikoide 376
Mineralokortikoidrezeptor-Antagonisten 377
Mineralstoffanalyse 699
Minipille 397
Minocyclin 584
Minoxidil **150**, 479, 484
– Alopezie, androgenetische 151
– Hypertonie, arterielle 151
Minus-Symptome 316
Miosis
– Ketaminvergiftung 758
– Opiatvergiftung 730, 750
Mirazidien 646
Mirtazapin 331, 338
Mischintoxikation 732
Mismatch 722
Misoprostol 546
– Schwangerschaft 136
– Ulzera, gastrointestinale 135
MIT = Monojodtyrosin 361
Mitosehemmer 669
Mivacurium 106
– Pseudocholinesterase 35
Mizolastin 117
MLCK = Myosin-Leichtkettenkinase 530
MNU = Mononatrium-Urat 426
Mobilfunk 789
Moclobemid 331, 338
MODY = Maturity-onset Diabetes of the Young 399
Molsidomin 169
Mometason 534
Monoamin-Hypothese 328

Monoaminoxidase = MAO 77, 308
Monoamintransporter
- extraneuronaler = EMT 77
- vesikulärer = VMAT 77, 123
Monobactame 576
Monojodtyrosin = MIT 361
Mononatrium-Urat = MNU 426
Monooxygenase 36, 707
Montelukast 136, 534
Morbus
- Addison 374, 376
- Alzheimer 93, 102, 313
- Basedow 367
- Binswanger 313
- Crohn 186, 560
- haemolyticus fetalis/neonatorum 201
- Parkinson 309
Morphin **220**, 226, 252
- Breite, therapeutische 19
- Myokardinfarkt/akutes Koronarsyndrom 493
Morphogenese, virale 613
Motilität, gastrointestinale 27, 550
Moxifloxacin 587
Moxonidin **92**, 480, 484
MPD = Erkrankungen, myeloproliferative 677
MPEG-Epoetin 448
MRP-Transporter 39, 41
MRSA = Staphylococcus aureus, Methicillin-resistenter 567
MTOR = Mammalian Target of Rapamycin 196
MTX = Methotrexat 187, 660
Müdigkeitssyndrom, chronisches 797
Mukoviszidose 138
Multi-Drug-Resistance-Transporter = MDR 32
Multikinase-Hemmer 676
Mundtrockenheit 730, 748
Mupirocin-Nasensalbe 568
Murein 571
Muromonab-CD3 202
Muscarin 711, 773
Muschelvergiftung 776
Muscimol 266
Muskarinrezeptor 95, 542
- Agonisten 99
- Antagonisten 103, 529
- - Parkinson-Syndrom 310, 312
- Erbrechen 556
Muskelhypertonie 754
Muskelhypotonie 747
Muskelkontraktion, schmerzhafte 774
Muskelrelaxanzien 106
- Narkose-Einleitung 268
Muskulatur, glatte
- Kontraktion 729
- Relaxation 154, 169
Mustererkennungsrezeptoren 179
Myasthenia gravis 93, 101
Mycobacterium tuberculosis 593
Mycophenolatmofetil 198, 213
Myelom, multiples 663, 679
- Thalidomid 287
Mykosen
- kutane 609
- mukokutane 610
- systemische 606, 611
Myokarddepression 751
Myokardinfarkt 164, 168
Myoklonus 731
Myosin-Leichtkettenkinase = MLCK 530

N

N = Neuraminidase 619
N-Acetylcystein **738**, 743
- Paracetamolvergiftung 38, 239, 749
N-Butylscopolamin 103
N-Hexan 760
N_2O = Lachgas 269
Na^+-Cl^--Symporter 473
Na^+-K^+-$2Cl^-$-Symporter 470
Na^+-Kanal
- spannungsgesteuerter 711
- epithelialer 475
Na^+-Kanalblocker 139
Na^+-Retention, postdiuretische 471
Na^+-Rückresorption
- Henle-Schleife 470
- Niere 466
- Tubulus
- - frühdistaler 473
- - proximaler 468
- - spätdistaler 475
NAC = N-Acetylcystein 239
Nachtschattengewächs 770, 777
$NaClO_4$ = Natriumperchlorat 366
Nadroparin 459
Nafarelin 353
Nagelmykose 609
Nagergift 777
Nahrungsmittelergänzung 783
Nahrungsmittelvergiftungen 712, 775
Naloxon **231**, 737, 743
Naltrexon 231, 737
- bei Alkoholabhängigkeit 350
Nanomaterial 690
Nanopartikel 706
Nanotechnologie 787
Naphthodianthron-Derivat 717
Naproxen 242, 247, 251
Naratriptan 127
Narkolepsie 85
Narkose 267
Narkotika 268
- inhalative 269
- injizierbare 272
Nasenspray, Indikation 28
NAT = Noradrenalintransporter 77
Natamycin 603, **604**
Nateglinid 409
Natrium, mercaptoethansulfonsaures = MESNA 664
Natrium-Jodid-Symporter = NIS 360
Natrium-Mycophenolat 198
Natriumcromoglicat 534, 536
Natriumfluorid 436
Natriumhydrogencarbonat 730, 735, 743
Natriumlaurylsulfat 716
Natriumperchlorat = $NaClO_4$ 366
Natriumpicosulfat 551
Natriumthiosulfat 738, **743**, 763
Naturheilmittel 68
n.b. = nicht bekannt
Nebennierenhormone 369
Nebenniereninsuffizienz 374
- primäre 376
Nebivolol 87, 89
Nedocromil 115, 536
Negativ-Symptome 316
Nekrose 712, 714
Nelfinavir 627
Nematoden 646
Neoplasie
- multiple, endokrine 792
- maligne 652
Neostigmin 100
Nephron, Aufbau 466
Nephropathie, tubuläre 795
Nervengift 729
Nervensystem
- autonomes/vegetatives 73, 732

- nitrerges 154
- parasympathisches 93
- sympathisches 73, 154
Nesselgift 774
Neuralgie, postzosterische 258
Neuraminidase = N 619
- Hemmstoffe 620
Neuroexzitation 777
Neurofibrillen 314
Neurohypophyse 352
Neurokininrezeptor, Erbrechen 556
Neuroleptika 128, 317
- Störungen, extrapyramidal-motorische 318, 321
Neuroleptika-Intoxikation 741, 748
Neuroleptikasyndrom 731
Neurone, dopaminerge 261
Neuronensystem
- absteigendes antinozizeptives 216
- aufsteigendes nozizeptives 215
- mesolimbisches/-kortikales 262
- nigrostriatales 261
- tuberoinfundibuläres 262
Neuropathie 761, 794
- periphere 718
Neurotoxizität 718, 794
- akute 710
Neurotransmitter 711
Nevirapin 626
NF-κB = Faktor, nukleärer κB 193, 372
NHL = Non-Hodgkin-Lymphom 671
Nicht-Ergoline 306
Nichtopioid-Analgetika 234
Nickel 785
Niclosamid 649
Niederdrucksystem 153
Niereninsuffizienz, chronische 164, 168
- Dosisanpassung, medikamentöse 54
Nierenschädigung 786
Nifedipin **144**, 492
Nifurtimox 645
Nikotin 771
- Suchtstoff 346
Nikotinrezeptoren 97
Nikotinsäure 423
Nikotinsubstitution 349
Nilotinib 677
NIS = Natrium-Jodid-Symporter 360
Nitrate, organische 169
Nitratkopfschmerz 171
Nitratpause 172, 492
Nitratsynkope 172
Nitrazepam 280
Nitreniumion 707
Nitroglycerin 169
Nitroimidazol 591
Nitropflaster 170
Nitroprussidnatrium 169
Nitrosoharnstoffe 666
Nitrosoverbindung 722, 785
- tabakspezifische 782
Nitrovasodilatatoren 169
NK-Zellen = Killerzellen, natürliche 180
NK_1-Rezeptor-Antagonisten 558
NMDA-Ionenkanal 758
NMDA-Rezeptor 264
- Antagonisten
- - Demenz 315
- - Memantin 315
- - Parkinson-Syndrom 309
- - Ketamin 275
- - Lachgas-Wirkung 271
NMH = Heparin, niedermolekulares 457
NNH = number needed to harm 64
NNT = number needed to treat 64
NO = Stickstoffmonoxid 112, 154, 453
NO-Bildung, endotheliale 159
NO-Donatoren 169

- KHK 171, 491
NO-Synthase = NOS 154
- endotheliale = eNOS 154, 158
- induzierbare = iNOS 154, 159
- neuronale = nNOS 154
NOAEL = No observed adverse Effect Level 689, 695
Nocardiose 587
Nocebo-Effekt 701
Non-Hodgkin-Lymphom = NHL 671
Nootropika 314
Noradrenalin 74, 154
- Schmerzhemmung, endogene 216
- Wirkung, überschießende 756
Noradrenalintransporter = NAT 77
Noradrenalin 300
Norethisteron 386
Norfloxacin 588
Normalinsulin 405
19-Nortestosteron-Analoga 383
Nortriptylin 331
NOS = NO-Synthase 154
Noscapin 233
Notfall, hypertensiver 171, 487
Notfallkontrazeptivum 387
Novaminsulfon 240
Noxe siehe auch Gefahrstoff 685
Nozizeptoren 215, 218
NP = Peptide, natriuretische 158
NPH-Insulin 405
NSAP = Antiphlogistika, nichtsteroidale 234, 241
NSAR = Antirheumatika, nichtsteroidale 234
NSRI = Noradrenalin- und Serotonin-Rückaufnahme-Inhibitoren 337
NSTEMI = non ST-segment-elevation myocardial infarction 489
NTS = Nucleus tractus solitarii 556
Nucleus tractus solitarii = NTS 556
Nukleokapsid 613
Number needed to harm = NNH 64
Number needed to treat = NNT 64
Nutzen-Risiko-Verhältnis, Wirksamkeitsprüfung 64
NYHA-Klassifikation (Herzinsuffizienz) 510
Nystagmus 748, 751
Nystatin 603, **604**

O

OA-Transporter 39, 41
OATP1B1 = Anionen-Transportprotein, organisches 1B1 419
Oberflächenanästhesie 142
Obidoxim 729, 743
Obstipation 550
- Opioide 229
Obstruktion, endobronchiale 524
OCT = Organic Cation Transporter 39, 41, 77
Octreotid 354, 744
Ödem, angioneurotisches 165
Odynophagie 611
Off-Dyskinesien 312
Off-Label-Use 64
Ofloxacin 587
Öl/Wasser-Verteilungskoeffizient (Narkotika) 268
Olanzapin 319
Oleander 770
Olmesartan 166
Olsalazin 132, 562
Omalizumab 209, 213
Omeprazol 541, 543
- bei CYP2C19-Defekt 53
- Prodrug 35
On-Dyskinesien 312
On-off-Fluktuationen 312
Ondansetron 128

Onkogen 654, 720
Onychomykosen 609
Oozyste, Malaria 635
OPG = Osteoprotegerin 431
Opiate siehe Opioide
Opioid-Hunger 231
Opioid-Rotation 257
Opioide 220, 258, 756
– Antagonisierung 737
– Atemdepression 229
– bei chronischen Schmerzen 226
– bei Herzinfarkt 225
– bei Lungenödem 229
– endogene 216, 220
– exogene 220
– Obstipation 229
– Suchtstoffe 348
– Toleranzentwicklung 230, 756
– Vergiftung 232, 728, **730**, 743, 750, 756
Opioidentzug 92
Opioidhunger 231, 345
Opioidpeptide 216
Opioidpflaster 256
Opioidrezeptoren 217
– Erbrechen 556
– Agonisten 221
– Antagonisten 231
Opioidsubstitution 349
Opium 220
Oralpenicilline 571
Orbitopathie, endokrine 368
Orciprenalin 81
Orellanin 773
Organe, zirkumventrikuläre 32
Organochlorverbindung 700
Organophosphate 768
– Vergiftung 702, 729
– Wirkungsmechanismus 711
Organotropie 709
Orlistat 425
Orphan Drugs 175
ORSA = Staphylococcus aureus, Oxacillin-resistenter 567
Oseltamivir 620
Osmodiuretika 477
Ösophagus-Achalasie 147
Osteomalazie 438
Osteoporose 436
– durch Glukokortikoide 376
Osteoporoseschmerzen 257
Osteoprotegerin = OPG 431
Östrogene **387**, 790
Östrogenrezeptor = ER 388, 435
– Antagonisten 391, 678
– Modulatoren, selektive 391
OTC-Arzneimittel 64
Ototoxizität, Furosemid 472
Oxacillin 573
Oxalactame 577
Oxaliplatin 667
Oxalsäure 762
Oxazepam 281, 284
Oxcarbazepin 296
Oxiconazol 605
Oxidation 707
Oxidationsmittel 760
Oxidative Burst 709
Oxim 738
Oxipurinol 427
Oxybutinin 103
Oxycodon 226, 252
Oxygenierung, hyperbare 765
Oxytozin 358
Oxyuren 646

P

P-Aminomethylbenzoesäure 465
P-Glykoprotein = P-Gp 39
– Blut-Hirn-Schranke 32
– Darm 42
– Niere 41
P-Gp = P-Glykoprotein 32
p. i. = per inhalationem 29, 524
p. o. = per os 26
Paclitaxel 671
PAH = Hypertonie, pulmonal-arterielle 177
PAIR-Verfahren 651
Palonosetron 129
Palytoxin 712
Pamidronat 433
Pancuronium 106
Panikstörungen 277
Pantoprazol 543
Papillomvirus, humanes 791
Paracetamol 237, **239**
– im Säuglingsalter 58
– Plasmakonzentration, toxische 738, 750
– Vergiftung 38, **239**, 749
Paraffine 760
Paraquat 769
Parasympathikus 93
Parasympatholytika siehe auch Muskarinrezeptor-Antagonisten 103
Parasympathomimetika 98, 729
Parathion = E605 100, 768
Parathormon = PTH 431, 436
Pärchenegel 646
Parecoxib 246
Parfüm 716
Parietalzellen 541
Parkinson-Syndrom 105, **302**
– Behandlung 311
– irreversibles 756
– Krise, akinetische 313
– medikamenteninduziertes 313
Parkinsonismus 322
Parkinsonoid 322
Paromomycin 578, 644
Paroxetin 331, 336
Partydroge 755
Passivrauchen 686, 782
Paul-Ehrlich-Institut = PEI 62
pAVK = Verschlusskrankheit, periphere arterielle 403
PBP = Proteine, Penicillin-bindende 571
PCA = Analgesie, patientenkontrollierte 226, 255
PCI = Koronarintervention, perkutane 457
PD_2-Wert 15
PDE = Phosphodiesterase 172, 530
PDE-5-Hemmstoffe 172
– Dysfunktion, erektile 173
– Hypertonie, pulmonal-arterielle 173, 178
PDE-3-Hemmstoffe 516
PDE-4-Hemmstoffe 536
Peak Exspiratory Flow = PEF 524
Pearl-Index 394
PEB = Plasmaeiweißbindung 32
PEF = Peak Exspiratory Flow 524
Pegfilgrastim 449
Pegvisomant 356
Peitschenwürmer 646
Pemetrexed 661
Penciclovir 617
Penetration, virale 613
Penicillamin 735
Penicilline 571
Pentachlorphenol = PCP 713, 770
Pentamidin 645
Pentetrazol 266

Pentostatin 661
Pentoxyverin 233
Peptide, natriuretische = NP 158, 475
Peptidhormone 112
per inhalationem = p. i. 524
Perazin 320
Pergamenthaut 376
Pergolid 306
Periduralanästhesie 142
Perindopril 163
Peroxidase 708
Peroxisome proliferator-activated receptor = PPAR
– Typ-α = PPARα 422
– Typ-γ = PPARγ 410
Peroxisomenstimulator 723
Peroxynitrit-Anion 159
Perphenazin 320, 557
Pertussistoxin 6
Pestizide 767
– chlorierte 710
– Kanzerogenität 785
– natürliche 786
– Spermatogenesestörung 719
Pethidin 226
Petit-Mal-Anfall 302
Pfefferspray 249
Pflanzen
– gentoxische 786
– giftige 713, **770**
– krebsfördernde 790
– photosensibilisierende 717
Pflanzenschutzmittel 695, 786
Pflaster, kontrazeptives 396
Pflaster-Formulierungen 29
PGE_2 = Prostaglandin E_2
– Entzündungsmediator 132
– Salzsäuresekretion 542
– Schmerzmediator 215
Phänomen der ersten Dosis, ACE-Hemmer 165
Phänotypisierung 703
Phäochromozytom 17, 78
– Phenoxybenzamin 86
Pharmakodynamik 4
Pharmakogenetik 53
Pharmakokinetik 23
Pharmakologie, Definition 3
Pharmakon siehe auch Arzneistoff 3
Pharmakon-Rezeptor-Interaktion 9
Pharmakon-Vorstufe = Prodrug 35
Pharmakoresistenz, Epilepsie 299
Pharmakotherapie, inhalative 527
Pharmakovigilanz 65
Phase-I-Reaktionen 36
Phase-II-Reaktionen 38
Phasen I–IV, Arzneimittelprüfung 62
Phasin 777
Phencyclidin 348
– Schizophrenie-Symptome 316
– Vergiftung 758
Phenobarbital **296**, 751
Phenole 773, 782
Phenothiazine 318, 748
Phenoxybenzamin 17, 86
Phenoxypenicilline 571
Phenprocoumon 460
Phentolamin 731, 744
β-Phenylethylamin 83
Phenytoin 297
Phenytoinvergiftung 751
Philadelphia-Chromosom 676
Phobien 277
Phosphatidylcholin 315
Phosphin 708, 769
Phosphodiesterase = PDE 516, 530
– gehemmte 772
– Isoformen 172
Phospholipase 712, 714
– Typ A_2 130
– Typ C = PLC 6
Phosphorsäureester, Vergiftung 743

Phosphorylierung, oxidative 713
Photoaktivierung 705, 723
Phototoxizität 717
Phthalat-Weichmacher 720, 723
Physostigmin 100, 737, 754
– als Antidot 310
Physostigmin-Salizylat 744
Phytomenadion 463, **737**, 744
Phytoöstrogene 720
Phytopharmaka **68**, 790
Phytotherapie 68
Picrotoxin 266
Pille 394
Pille danach 387, **398**
Pilocarpin 98
Pilze, Bleigehalt 795
Pilzinfektionen 602
Pilzvergiftung 730, 772
Pimecrolimus 192
Pimozid 320
Pindolol 87
Pinozytose 26
Pioglitazon 410, 415
Pipamperon 320
Piperacillin 573
Piracetam 315
Pirenzepin 103, 545
Piretanid 470
Piribedil 306
Piritramid 226
Piroxicam 242, 247
Pityriasis versicolor 606, **610**
PKA = Proteinkinase A 6, 530
PKB = Proteinkinase B 8
PKC = Proteinkinase C 6
Plaques, amyloide 314
Plasmaeiweißbindung 32
– Verteilungsvolumen 48
Plasmaersatzstoffe 450
Plasmakonzentration 694
Plasmaproteinbindung 32
Plasmauntersuchung 699
Plasmin 463
Plasminogen 453
Plasmodien 636
Platin-Verbindungen 666
Plazentarschranke 31, 56
PLC = Phospholipase C 6
Pleuramesotheliom 787
Plummern 365
Plus-Symptome 315
Pneumocystis-jiroveci-Pneumonie 587
Pneumonie 597
– atypische 597
– nosokomiale 598
Pneumothorax, Lachgas 272
Podagra 428
Polkissenzellen 155
Polyen-Makrolide 603
Polyethylenglykole 552
Polyethylenglykollösung 734
Polymorphismus
– enzymatischer 691
– genetischer 53, 702
Polyneuropathie 795
– diabetische 258
Polyposis, adenomatöse, familiäre 792
Polystyrolsulfonat 744
Polyurethanschaum 787
POMC = Proopiomelanocortin 217
Pooling, venöses 172
Poppers 759
Posaconazol 606
Positiv-Symptome 315
Posttransplantations-Diabetes 190
Potenz
– Agonist 14
– Antagonist 16
– Narkotika 268
– relative, Opioide 222

Potenzierung
- Definition 21
- Homöopathie 68
PPARα = Peroxisome Proliferator-activated Receptor-α 422
PPARγ = Peroxisome Proliferator-activated Receptor-γ 410
PPI = Protonenpumpen-Inhibitoren 543
PR = Progesteronrezeptor 383
Prajmalin 498
Prämedikation 268
Pramipexol 306
Prasugrel 454
Pravastatin 418
Prazepam 281
Praziquantel 647
Prazosin 90, 100
Prednisolon **192**, 213, 374
- Morbus Crohn 563
Pregabalin **148**, 298
Pregnenolon 379
Prilocain 139
Primaquin 639
Prinzmetal-Angina 90, 489
PRISCUS-Liste 60
Privatrezept 65
PRL = Prolaktin 356
Probenecid 429
Probenmaterial 699
Probiotikum 565
Procain 139
Procarbazin 667
Procyclidin 310
Prodrug = Pharmakon-Vorstufe 35
Progesteron 380
- Analoga 383
- Rezeptor = PR 383
- - Antagonist 386
Proguanil 639
Proinsulin 399
Prokinetika 550
Prolaktin = PRL 356
Prolaktinom 306
Prolaktinsekretion, gehemmte 262
Promethazin 117
Proopiomelanocortin = POMC 217
Propafenon 498
Propanolol 88
Propicillin 573
Propofol 267, 272, **274**
- Atemdepression 275
Propranolol 17, 255
Propylthiouracil 366
Prostaglandin = PG
- Analoga 99, 134
- Rezeptor, Subtyp EP₃ 542
Prostanoide 130
- Indikationen 134, 178
- PGE₂ 542
- Rezeptoren 132
Prostatahyperplasie, benigne 87
Prostatakrebs 779, 790
Prostazyklin 130
- Analoga (Hypertonie, pulmonal-arterielle) 178
Protease
- Hemmstoffe 626
- Toxizität 714
Protein
- immunogenes 714
- Penicillin-bindendes = PBP 571
- Restituierung 738
- rezeptorähnliches 9
Protein C, aktiviertes = APC 453
Protein-Addukt 701, 707
Proteinbindung
- kovalente 712
- nicht kovalente 704
Proteinkinase
- Typ A = PKA 6, 530

- Typ B = PKB 8
- Typ C = PKC 6
Proteinsynthese, bakterielle 714
Prothrombinzeit 462
Protionamid 594, **597**
Protirelin 354
Protonenpumpe 541
- Inhibitoren = PPI 236, 543
Protoonkogene 653
Protozoeninfektionen 591, 634
Provisional tolerable weekly Intake 696
Prucaloprid 550, 552
PSA = Antigen, prostata-spezifisches 656
Pseudoallergie 114, 715
Pseudocholinesterase 35
Pseudomelanosis coli 553
Pseudotumor cerebri 585
Psilocybin 348, 758
Psychose 758
Psychotomimetika 348
PTH = Parathormon 431
PTWI-Wert 696
Pulsoximetrie 728
Pulverinhalator 528
Pupille, dilatierte 747
Purin-Analoga 661
PUVA-Behandlung 717, 790
Pyelonephritis 599
Pyrantelembonat 649
Pyrazinamid 594, **596**
Pyrethroide 768
Pyridostigmin 100
Pyridoxin 738, 744
Pyrimethamin 641
Pyrimidin-Analoga 662
Pyrviniumhemiembonat 649

Q

QT-Verlängerung 748
Qualle 774
Quecksilber 796, **796**
Quecksilber-Vergiftung 742, 794
- akute 765
Quellmittel 552
Quetiapin 319
Quick-Wert 462
Quinapril 163
Quincke-Ödem 165

R

RA = Arthritis, rheumatoide 210
RAAS = Renin-Angiotensin-Aldosteron-System 155
Rabeprazol 543
Rachitis 438
Radikale, freie 705, 708
Radionuklide 742, 788
Radon 789
Raloxifen 391, 435
Raltegravir 630
Ramipril 163, 480
Ranibizumab, Makuladegeneration 65
Ranitidin 121
RANK = Receptor for Activation of nuclear Factor kappa B 430
Rapamycin 196
Rape Drug 758
Ras-Protein 8
Rasagilin 308
Rasburicase 430
Rattengift 770
Rauchen 780, 791
- Carboxyhämoglobin-Wert 765
Raucherentwöhnung 339
Rauchvergiftung **765**, 767
Raynaud-Syndrom 87

- Ca²⁺-Kanalblocker 147
Reabsorption, renale 466
REACH = Registration, Evaluation, Authorisation and Restriction of Chemicals 687
Reaktion
- allergische 778
- idiosynkratische 708
- kutane 715
- lokale 704
- Bienen-/Wespengift 773
- paradoxe, Benzodiazepine 282
Reanimation, kardiopulmonale 81
Rebound-Phänomen 21
Reboxetin 331, 339
Receptor for Activation of nuclear Factor kappa B = RANK 430
Rechtsherzinsuffizienz 508
Red-Man-Syndrom 582
Reduktase 568
5α-Reduktase-Hemmstoffe **382**, 720
Reentry-Phänomen 497
Referenzwert 700
Refluxösophagitis 549
Reinigungsmittel 759, 763
Reizblase 105
Reizgas 766
Reizleitung 711
Reizstoff 716
Reizung, lokale 704
Release-Inhibiting-Hormone 354
Releasing-Hormone 352
Reliever 536
Remifentanil 226, 229, **276**
Remodeling, kardiovaskuläres 157, 509
Renin-Angiotensin-Aldosteron-System = RAAS 155
- Aktivierung bei Herzinsuffizienz 509
- Gegenregulation 21
Renin-Inhibitor 168, 480
Repaglinid 409
Replikationszyklus, viraler 613
Research Drugs 755
Reserpin 77, **91**, 480
Resistenzentwicklung
- bakterielle 568
- Tumorzellen 655
Resorption, medikamentöse 23, 25
Restless-Legs-Syndrom, Behandlung 306
Retardpräparate 24
Reteplase 463
Retinoblastom 792
Retinopathie, diabetische 403
Retroviren 624
Reverse Tolerance 21
Reverse-Transkriptase-Hemmstoffe 626
Reye-Syndrom 237, 246
Rezeptor **4**, 217, 221
- Antagonisten 736
- G-Protein-gekoppelter 5
- intrazellulärer 9
- ionotroper 7
- muskarinischer 729, 737
- nikotinischer 737
- Tyrosinkinase-assoziierter 8
α-Rezeptor 78
- Agonisten 91, 99, **480**
- Antagonisten 85, 480
- Herunterregulierung 20
β-Rezeptor 78
- Herunterregulierung 20
- Hochregulierung 21
β-Rezeptor-Antagonisten **87**, 99, 754
- als Antihypertensiva 480
- arterielle Hypertonie 89
- bei Herzinsuffizienz 518
- bei KHK 491
- chronische Herzinsuffizienz 90

- Grundstruktur 88
- Herzrhythmusstörungen 90
- KHK-Prophylaxe 495
- koronare Herzkrankheit 90
- Myokardinfarkt/akutes Koronarsyndrom 493
- β₂-Rezeptor-Agonisten, Asthma bronchiale 81
- β₁-Selektivität 87, 480
- Vergiftung 753
- Vorhofflimmern 501
Rezeptor-Desensibilisierung 20
Rezeptoraktivität, konstitutive 12
Rezeptorbindung 710
Rezeptorreserve 15
RhD (Rhesus-D-)Antigen 201
Rhinokonjunktivitis, allergische 213
Rhizopoden 634
Ribavirin 622
Richtwerte, Innenraumluft 697
Rifampicin 595
- Enzyminduktion 52, 55
Rigidität, Serotoninsyndrom 731
Rimonabant 347
Rinderbandwurm 646
Risedronat 433
Risikocharakterisierung, toxikologische 688, 696
Risikofaktoren, kardiovaskuläre 481
Risikoreduktion, relative/absolute 64
Risikostufe, emetogene 559
Risperidon 319
Ritonavir 627
Rituximab 675
Rivaroxaban 459
Rivastigmin 100, 314
Rizatriptan 127
Rizinusöl 551
RNA-Synthese 713
Rodentizide 769
Rofecoxib 248
Roflumilast 534, 536
Rohypnol 282
Ropinirol 306
Ropivacain 139
Rosenthal-Effekt 63
Rostentferner 763
Rosuvastatin 418
Rotigotin 306
Roxithromycin 583
Rückkopplung
- hypothalamisch-hypophysäre 723
- tubuloglomeruläre 477
Rückresorption, renale 466
Rückstands-Höchstmengenverordnung 696
Rückwärtsversagen 508
Rundwürmer 646
Ryanodinrezeptor 109

S

S 3-Leitlinien 680
s. c. = subkutan 29
s. l. = sublingual 27
Saatgut, giftiges 770
Salbutamol 528
Salicylatvergiftung 735, **749**
Salmeterol 528
Salpetersäure 763
Saluretika 467
Salzsäure = HCl 541
Saponine 716
Saquinavir 627
Sarin 100
Sartane 166
Satansröhrling 772
Sättigungsdosis
- Amiodaron 502
- Digitalisglykoside 513
Sauerstoff 713, 738

Sauerstoffradikale 708, 766
Säuglingsalter
– Pharmakotherapie 58
– Kernikterus 58
Saugwürmer 646
Säuren 763
Säurefalle 544
Saxagliptin 409
Saxitoxin 711, 776
Schadstoff 685
Schaumbildung 738, 744
Schaumstabilisator 760
Schilddrüse 359
Schilddrüsenhormone 362
Schimmel 786
Schimmelbusch-Maske 267
Schimmelpilztoxin 776
Schistosomiasis 651
Schizogonie 641
Schizonten 635
Schizophrenie 315
– Akutbehandlung 326
– Langzeitbehandlung 327
Schlafentzug, Depression 340
Schlafkrankheit
– ostafrikanische 645
– westafrikanische 645
Schlafmohn 220
Schlafstörungen 283
– Benzodiazepine 280, 284
– H_1-Antihistaminika, sedierende 119
Schlaganfall, Prophylaxe 164, 168
Schlangengift 774
Schleifendiuretika 470
– Herzinsuffizienz 517
– Indikationen 472
Schleimhaut-Resorption 706
Schleimhautblutung 714
Schleimhautreizung 712
Schmerz 215
– bei Tumoren 256
– Formen 218
– neuropathischer 219, **257**
– postoperativer 255
– retrosternaler 708
– somatischer 218
– viszeraler 218
Schmerzhemmung, endogene 216
Schmerzmessung 251
Schmerzpflaster 227
Schmerzpumpe 226, 255
Schmerzskalen 251
Schmerzsyndrom
– neuropathisches 138
– chronisches 334
Schmerzsyndrome, neuropathische 293
Schmerztherapeutika, adjuvante 250
Schmierstoff 794
Schnupfen, Sympathomimetika 80
Schock
– anaphylaktischer 81, 115, 119, **213**
– kardiogener 81
– hämorrhagischer 450
– septischer 159
Schrittmacherpotenzial 496
Schüttellähmung 302
Schwangerschaft 791
– Antibiotika 569
– Antituberkulotika 600
– Gefahrstoffexposition 718
– Veränderungen, physiologische 56
– Wirkstoffe, unbedenkliche 56
Schwangerschaftserbrechen 559
Schwangerschaftshypertonie 487
Schwefelkalkbrühe 769
Schwefelkohlenstoff 718
Schwefelsäure 766
Schwefelwasserstoffgas 713
Schweinebandwurm 646
Schwellendosis, individuelle 692

Schwellkörper
– NO-Synthase 154
– Phosphodiesterase 5 172
Schweregradeinteilung
– Asthma bronchiale 525
– COPD 527
– Hypertonie, arterielle 478
Schwermetalle 697
Schwermetallvergiftung 742
Scombroidvergiftung 778
Scopolamin 103
Second Messenger 5
Sedativa-Vergiftung 730
Seeigel 775
Seekrankheit 119
Sehstörung 794
Sekretion, tubuläre 41
Sekretionshemmung 729
Selegilin 308
Sellerie 717
Senfölglykoside 777
Senium 60
Sensibilisierung 714, 787
– Definition 21
Serinkinasen 7
Serotonin 122
– Rezeptoren, 5-HT-Rezeptor 7, 123
– – Agonisten 126
– – Antagonisten 128
– Schmerzhemmung, endogene 216
Serotonin-Rückaufnahme-Inhibitoren, selektive = SSRI 336, 746
– chronische Schmerzsyndrome 334
– Depression 340
– Panikstörung 333
– Vergleich mit trizyklischen Antidepressiva 340
– Zwangsstörung 334
Serotonin-Turnover 758
Serotoninsyndrom 337, **731**
Serotonintransporter = SERT 39, 123
– Antidepressiva 336
SERT = Serotonintransporter 39, 123, 336
Sertaconazol 605
Sertralin 331, 336
Setrone 128
Sevofluran 269
Sexualhormone 379
Sexualhormonrezeptor 720
Sexualverhalten 791
Shampoo 725, 738
Sicherheit, therapeutische 690
Sick Building Syndrome 797
Sievert 788
Signatur 66
Sildenafil 173, 178
Silibinin 737, 744
Silogas 725, 766
Simethicon 738, 744
Simileprinzip 68
Simvastatin 418, 495
Sirolimus 196
– Stentbeschichtung 197
Sitagliptin 409
Sitaxentan 175, 178
Skorpionstich 773
SLE = Lupus erythematodes, systemischer 212
SLIT = Immuntherapie, sublinguale 213
Smileyskala 251
Sofortreaktion, allergische/anaphylaktische 114
Solanin 712, 777
Solifenacin 105
Somatoliberin 354
Somatorelin 354
Somatostatin = SST **354**, 542
Somatotropin 355
Somnolenz 747
Sonnenbrand 717

Sonnenschutzmittel 793
Soormykose, oropharyngeale 535
Sorafenib 678
Sorbitol 477
Sotalol 498, **501**, 503
Spacer 528
Spannungskopfschmerz 253
Spätdyskinesien 322
Speed 757
Spermatogenesestörung 719
Spielzeug, Gefahrstoffbelastung 696
Spinalanästhesie 142
Spindelgift 713
Spiramycin 643
Spirapril 163
Spironolacton **377**, 475, 518
– Herzinsuffizienz, chronische 378
– Hyperaldosteronismus 378
– Ödemen/Aszites 378
Spitzenumkehr-Tachykardie 496
Sporozoen 634
Sporozoiten 635
Sprosspilze 602
Spulwürmer 646
Spurenelemente 783
Sputumkonversion 600
SRS-Verbindungen = Slow-reacting Substances of Anaphylaxis 132
SSRI = Serotonin-Rückaufnahme-Inhibitoren, selektive 336
SST = Somatostatin 354
ST-Strecken-Senkung, muldenförmige 752
Stachelhäuter 775
Staphylococcus aureus
– Methicillin-resistenter = MRSA 567
– Oxacillin-resistenter = ORSA 567
Statine 418
– KHK-Prophylaxe 495
– OA-Transporter 42
Status
– asthmaticus 538
– epilepticus 301
Stavudin 625
Steal-Phänomen, koronares 488
Stechapfel 770
Steiner, Rudolf 69
Steinpilz 772
STEMI = ST-segment-elevation myocardial infarction 489
Stentimplantation 494
Steroid-Myopathie 376
Steroidabhängigkeit, Morbus Crohn 563
Steroide siehe auch Glukokortikoide 192
Steroidresistenz, Morbus Crohn 563
Stickgas 765, 767
Stickoxydul 269
Stickstoff-Lost-Derivate 664
Stickstoffmonoxid = NO 154, 453
Stickstoffoxid 766
Stillzeit 791
– Wirkstoffe, kontraindizierte 56
Stoffe, suchterzeugende 346
Stoffwechsel 399
Störung
– affektive 328
– bipolare 328, 342
– extrapyramidal-motorische 318, 321
Strahlenbelastung
– ionisierende 709
– medizinische 789
– umweltbedingte 788
Streptokinase 463
Streptomycin 578, **596**
Stress, oxidativer 708
Stressulkus-Prophylaxe 121
Stromazelltumoren, gastrointestinale = GIST 676
Strontium 34

Strychnin 267, 711
Studien
– epidemiologische 686
– klinische 63
– präklinische 61
Stuhlinkontinenz 729
Substantia nigra, Parkinson-Syndrom 302
Substanz P 215
Substitutionstherapie
– Abhängigkeitssyndrom 349
– Heroin 229
Subunit-Impfstoff 203
Succinylcholin 108
Suchtkrankheit siehe auch Abhängigkeit 230, 344
Suchtstoffe 346
Sufentanil 226, **276**
Suizid 725
Sulbactam 577
Sulfadiazin 642
Sulfamethoxazol 586
Sulfapyridin 199
Sulfasalazin 132, 562
– Arthritis, rheumatoide 211
– Aufbau 199
– Colitis ulcerosa 564
– Prodrug 35
Sulfide, schwarze 794
Sulfonylharnstoffe 152, 407
– K_{ATP}-Kanal 149
Sulpirid 320
Sulproston 135
Sultamicillin 573
Sumatriptan 127
Sunitinib 678
Superoxidanion 708
Supportivtherapie, Tumoren 658
Suramin 645
Suxamethonium 35, 108
Sympathikus 73
Sympathikusaktivierung 758
Sympathomimetika 757, 778
– direkte 80
– Herzinsuffizienz 516
– indirekte 83
β_2-Sympathomimetika, inhalative 528
Symptom
– parasympathisches 729
– produktives 315
– unspezifisches 701
Synapse 710
– dopaminerge 262
– GABAerge 265
– glutamaterge 264
Syndrom
– adrenogenitales 374
– anticholinerges 729
– cholinerges 729
– der Opiatvergiftung 730
– malignes neuroleptisches 322
– metabolisches 404
– sympathomimetisches 731
– toxisches 729
Synkope, vasovagale 81
System, transdermales therapeutisches = TTS 29

T

T_3 = Trijodthyronin 359
T_4 = Tetrajodthyronin 359
T-Lymphozyten 180
t-PA = Gewebe-Plasminogen-Aktivator 453
T-Zell-Leukämie-Virus, humanes = HTLV 625
t.d. = transdermal 29
Tabak 771
Tabakrauch 526
– Enzyminduktion 52

Sachverzeichnis

Tablettenintoxikation 734
Tabun 100
Tachyarrhythmia absoluta, Digitalisglykoside 514
Tachykardie 500
Tachyphylaxie 20
- Amphetamin 21
- Sympathomimetika, indirekte 84
Tacrolimus 191
Tadalafil 173
Taenia
- saginata 646
- solium 646
Tafluprost 99
Talkdown 758
Tamoxifen 391, 790
- Prodrug 35
Tamsulosin 86
Taubheitsgefühl 761
Taurin 267
Taxan-Diterpene 770
Taxane 671
Tazobactam 577
TBG = Thyroxin-bindendes Globulin 363
Tc-Zellen = T-Lymphozyten, zytotoxische 181
TD_{50} 689
TDI = Tolerable daily Intake 696
TDM = Drug-Monitoring, therapeutisches 694
TDP-Tachykardie = Torsade-de-pointes-Tachykardie 507
Tegafur 662
Teicoplanin 579
Telbivudin 623
Telithromycin 583
Telmisartan 166
Temazepam 281, 284
Temozolomid 668
Temsirolimus 679
Tenecteplase 463, 495
Tenofovir 622
Tenside 760
Teratogenese 693, 718
Terazosin 86
Terbinafin 608
Terbutalin 528
Terfenadin 117
Teriparatid 436
Terlipressin 359
Terpene 773
Testosteron 379
Tetanus 267
Tetanustoxin 267
Tetrachloräthylen 761
Tetrachlorodibenzodioxin = TCDD 690, 785
- Chlorakne 717,
Tetracosactid 357
Tetrahydrocannabinol = THC 346
Tetrahydrofolat = THF 446
Tetrahydrofolsäure = FH_4 586, 660
Tetrajodthyronin = T_4 359
Tetrazepam 281
Tetrazykline 581, **584**
- Einlagerung ins Knochengewebe 34
Tetrodotoxin 711, 777
TG = Thyreoglobulin 361
TGMP = Thioguanosin-Monophosphat 661
Th-Zelle = T-Helfer-Zelle 181
Thalidomid 287, **679**, 693
Thallium 742
Thallium(I)sulfat 764
THC = Tetrahydrocannabinol 346
Theobromin 772
Theophyllin 529, **531**, 731, 735
- Dosierung, altersabhängige 58
- Nebenwirkungen 532
Theophyllinvergiftung 754, 772

Therapie
- anthroposophische 69
- antiretrovirale hochaktive = HAART 632
- homöopathische 68
Therapiefreiheit 64
THF = Tetrahydrofolat 446
Thiamazol 366
Thiazid-Diuretika 473
- Herzinsuffizienz 517
Thiazolidindione 410
Thienopyridine 454
Thioamide 366
Thiocyanat 738
6-Thioguanin 661
Thioguanosin-Monophosphat = TGMP 661
Thioinosin-Monophosphat = TIMP 661
Thiolgruppe 712, 794
Thiopental 272
Thiopurin-S-Methyltransferase = TPMT **186**, 661
- Polymorphismus 54
Thioridazin 320
Thiosulfat, Cyanid-Entgiftung 171
Thiotepa 665
Thioxanthene 318
Thoraxstarre 756
Threoninkinasen 7
Thrombangiitis obliterans 135
Thrombin 452
Thrombolyse 495
Thrombolytika 463
Thrombomodulin 453
Thromboplastinzeit 462
Thromboxan A_2 130
Thrombozyten-Aktivierung 451
Thrombozytenaggregationshemmung **453**, 705
Thrombus
- roter 451
- weißer 451
Thymidindimerbildung 705
Thymoleptika siehe auch Antidepressiva 329
Thyreoglobulin = TG 361
Thyreoid-Peroxidase = TPO 361
Thyreostatika 366
- Applikation 363
Thyreotropin 357
Thyroliberin 354
Thyrotropin-Releasing-Hormon = TRH 354
Thyroxin-bindendes Globulin = TBG 363
Tiagabin 298
Tiaprofensäure 242
Tibolon 388, 390
Ticagrelor 454
Ticlopidin 454
Tiere, giftige 773
Tierversuche 61, 687
Tigecyclin 581, 585
Tilidin 226, 252
- Kombination mit Naloxon 232
Timolol 99
TIMP = Thioinosin-Monophosphat 661
Tinea 606
- superficialis 609
- unguium 609
Tinnitus 749
Tiotropiumbromid 103, 529
Tipranavir 627
Tirofiban 456, 494
Titration 737
TIVA = Anästhesie, total-intravenöse 267, 274
TLR = Toll-like-Rezeptor 179
TNF-α = Tumornekrosefaktor α 179
TNF-α-Antagonisten 206

- Arthritis, rheumatoide 211
Tobramycin 578
Tocilizumab 209
Todesfall 725, 780
Tolcapon 307
Tolerable daily intake = TDI 696
Toleranz
- erlernte 21
- pharmakodynamische 20
- pharmakokinetische 52
Toleranzentwicklung
- Abhängigkeitssyndrom 345
- Antihypertensiva 484
- NO-Donatoren 492
- Opioide 230
Toll-like-Rezeptor = TLR 179
Tolnium chlorid 738, 764
Tolterodin 105
Toluol 761
- Vergiftung 759
Topiramat 255, 297
Topoisomerase-Hemmer 668
Topotecan 668
Torasemid 470
Toremifen 391, 678
Torsade-de-pointes-Tachykardie = TDP-Tachykardie 497, 500
Torticollis 748
Totimpfstoff 203
TOX-BOX 732
Toxidrome 727, **729**, 732
Toxifizierung 707
Toxikokinetik 705
Toxin 685
- bakterielles 714, 777
- pflanzliches 714
- tierisches 714, 776
α-Toxin 712
Toxizitätsmechanismen
- akute 709
- von Gemischen 693
Toxizitätsprüfung 687
Toxoid-Impfstoff 203
Toxoplasmose 641
TPMT = Thiopurin-Methyltransferase 54, 183, **186**
TPO = Thyreoid-Peroxidase 361
Tramadol 226, 252, 731
Tränengas 767
Tranexamsäure 465
Tranquilizer 277
Transferasen, Phase-II-Reaktionen 38
Transferrin 440
Transkriptase, reverse 624
- Hemmstoffe 625
Transmitterkonzentration 710
Transportwege, pharmakologische
- aktive 26
- primär-aktive 39
- sekundär-aktive 39
- Übersicht 40
- vermittelte 26
Tranylcypromin 331, 338
Trastuzumab 675
Travoprost 99, 136
Trematoden 646
Treprostinil 135, 178
TRH = Thyrotropin-Releasing-Hormon 354
Tri-o-Kresylphosphat 794
Triamcinolonacetonid 374
Triamteren 475
Triazolam 281, **284**, 737
Triazole 606
Tributylzinn 715
Trichomoniasis 645
Trifluridin 618
Trigeminusneuralgie 257
- Carbamazepin 293
Triggerzone, chemorezeptive = CTZ 32, 555
Trihexyphenidyl 105, 310

Trijodthyronin = T_3 359
Trimethoprim 586
Trimipramin 331
- Fallbeispiel 53
Trinkwasser
- Arsenbelastung 786, 795
- Analyse 697
- Rohrleitung, bleihaltige 795
Triptane 127, 731
Trizyklika siehe auch Antidepressiva, trizyklische 334
Trockenpulverinhalator 528
Trofosfamid 664
Trospiumchlorid 103
Trypanosomiasis 645
TSH = Hormon, Thyreoidea stimulierendes 357
TTS = System, transdermales therapeutisches 29
Tuberkulose 599
Tuberkulostatika 593
Tubocurarin 106
Tumoren, maligne 652
Tumorlokalisation 780
Tumormarker 656
Tumornekrosefaktor α = TNFα 179
Tumorpromotion 723
Tumorschmerztherapie 256
Tumorsuppressorgenen 720, 790
Tumortherapeutika
- antineoplastische 653
- zielgerichtete 673
Typ-1-Diabetes 402
Typ-2-Diabetes 403
- Basistherapie 414
- Insulintherapie 414
- Kombinationstherapie 414
- Monotherapie 414
Typisierung, genetische 702
Tyramin 778
Tyrosinkinase 7
- Hemmstoffe 676
TZA = Antidepressiva, trizklische 334

U

U-PA = Urokinase 453
Übelkeit 555
Überempfindlichkeitsreaktionen, immunallergische 181
Überernährung, kalorische 784
Ubiquinon = CoQ_{10} 420
UD_{05}/ED_{95}-Quotient 690
UD_{50} 690
UFH = Heparin, unfraktioniertes 457
Ulipristal 387
Ulkus
- Helicobacter-pylori-assoziiertes 547
- NSAP-assoziiertes 549
Ultrafiltrat, Inhaltsstoffe 466
Umami 263
Umbau, kardiovaskulärer 157
- Herzinsuffizienz, chronische 509
Umverteilung, pharmakokinetische 30, 272
Umweltkrankheit 797
Umwelt(schad)stoffe 686, 700
Umweltsurvey 794
Uncoating, virales 613
Unkrautvernichtungsmittel 768
Up-Regulation 21
Uran 789
Urapidil **86**, 126, 480
Uratoxidase 430
Urease 548
Urethan 783
Urikostatika 427
Urikosurika 429
Urinalkalisierung 735, 743
Urinuntersuchung 699

Urokinase = u-PA 453, 463
Urtikaria 118
Use Dependence 141, 290
UV-Strahlung 788
UVA-Licht 717, 790

V

V-Rezeptoren = Vasopressin-Rezeptoren 155, 358
Vaginalring 396
Vakzination 203
Valaciclovir 614
Valdecoxib 248
Valganciclovir 617
Valproinsäure 298, 751
Valsartan 166, 480
Vancomycin 579
Vanillinmandelsäure, Phäochromozytom 78
Vanilloid-Rezeptor 249
Vardenafil 173
Vareniclin 351
Varicella-Zoster-Virus = VZV 614
Vascular endothelial Growth Factor = VEGF 653, 675
Vasodilatation 728
- Mechanismen 159
Vasodilatatoren 484
- Antihypertensiva 479
- Übersicht 160
Vasokonstriktoren 160
Vasopressin 154, 358
Vaughan-Williams-Klassifikation, Antiarrhythmika 498
VC = Vitalkapazität 527
Vecuronium 106
VEGF = Vascular endothelial Growth Factor 653, 675
Venlafaxin 331, **337**, 746
- Angststörung 333
Verabreichungsformen, medikamentöse 23
Verapamil **144**, 492, 504
Verätzung 760, 763
- gastrointestinale 747
Verbrennungsprodukt 785
Verdopplungszeit, tumoröse 654
Vergiftung 685
- akute 745
- - Drogen 755
- - Gase 765
- - Giftpilz 772
- - Haushaltsprodukt 759
- - Nahrungsmittel 775
- - Pestizide 767
- - Planzengiftstoff 770
- - Tierstich 773
- - Zigarettentabak 771
Vergiftungsbehandlung 724, 732, 738
Vermizide 647
Verschlusskrankheit, periphere arterielle = pAVK 403
Verschreibungspflicht 64
Versuche
- an Tieren 61

- in vitro 61
Verteilung, pharmakokinetische 23
Verteilungsgleichgewicht 49
Verteilungskoeffizient
- Inhalationsnarkotikum 270
- Octanol-Wasser 26
Verteilungsräume 30
Verteilungsvolumen 47
Very low Density Lipoproteins = VLDL 416
Vigabatrin 298
Vildagliptin 409
Vinca-Alkaloide 670, 713
Vinylchlorid 687, 761
Vipernbiss 773
Virilisierung, externe 381
Virusinfektion 613
- Krebsentstehung 790
Virustatika 614, 621
Vitalkapazität = VC 527
Vitamine 783
- Vitamin A 783
- Vitamin B_1 756
- Vitamin B_6 744
- Vitamin B_{12} = Cobalamin 443
- - Mangel-Anämie 443
- Vitamin E 783
- Vitamin K 461, 737, 744
Vitamin-D-Hormon 431
Vitellogenin 719
VLDL = Very low Density Lipoproteins 416
VMAT = Monoamintransporter, vesikulärer 77, 123
Vollmondgesicht 373
Volumen
- forciertes exspiratorisches = FEV 524
- mittleres zelluläres = MCV 440
Von-Hippel-Lindau-Syndrom 792
Von-Willebrand-Faktor = vWF 451
Vorhofflattern 505, 514
Vorhofflimmern = VHF 500
- β-Rezeptor-Antagonisten 501
- Ca^{2+}-Kanalblocker 504
- Herzglykoside 505
Voriconazol 606
Vorwärtsversagen, kardiales 508
VWF = von-Willebrand-Faktor 451
VZV = Varicella-Zoster-Virus 614

W

Wachstumsfaktor-Rezeptoren, humane epidermale 675
Wachstumsfraktion, tumoröse 654
Wachstumshormon 355
Wachstumsstörung 693, 718
Warfarin 460
Waschmittel 759
Wasserlöslichkeit, Gase 706
Wasserstoffperoxid 708, 760
Wechselgewebe 657
Wechselwirkungen, pharmakologische 54, 693

- Prinzipien 22
- zwischen Gefahrstoffen 704
Wehenhemmung 81
Weichmacher 786
Weizenkleie 552
Wermer-Syndrom 792
WHO-Lösung 6
WHO-Stufenschema 251, 256
Widerstandsgefäße 153
Wiesengräserdermatitis 717
Wimperlarven 646
Wimpertierchen 634
Windpocken 614
Wirkdauer, pharmakokinetische 51
Wirksamkeit
- Agonist 14
- Antagonist 16
- antipsychotische 319
Wirkspektrum, antibakterielles
- Aminoglykoside 581
- Cefalosporine 575
- Clindamycin 581
- Cotrimoxazol 589
- Fluorchinolone = Gyrase-Hemmer 589
- Fosfomycin 581
- Glykopeptide 581
- Linezolid 589
- Makrolide 581
- Metronidazol 589
- Penicilline 572
- Tetrazykline 581
- Tigecyclin 581
Wirkstärke
- Beeinflussung 693
- kanzerogene 689
- letale 690
- toxische 688
Wirkung
- agonistisch-toxische 736
- endokrine 696, 719
- eosinopenische 532
- erwünschte 690
- irreversible 718
- komplexe 711
- krebserzeugende 698
- lokale 688
- neurotoxische 710
- paradoxe 59
- toxische 688, 704
- - Organotropie 709
- unerwünschte 690
- variable 692
Wirkungsfluktuation, Antiparkinsonmittel 305, 312
Wirkungsmechanismus, toxischer 704, 718
Wundstarrkrampf 267
Wurmerkrankungen 646
Wurzelfüßler 634

X

Xanthinoxidase 36, 661
- Azathioprin-Metabolismus 186

Xantinolnicotinat 424
Xenon 269
Xenoöstrogene 720
Ximapid 473
Xylol 761

Y

Y-Kinase 8

Z

Zahnfleischverfärbung
- blaue 794
- graue 796
Zaleplon 284
Zanamivir 620
Zelldifferenzierung, gestörte 710
Zelle
- antigenpräsentierende = APZ 180
- enterochromaffine = ECZ 556
- enterochromaffin-ähnliche = ECL-Zellen 542
Zellmembranschädigung 712
Zellstoffwechsel, gestörter 713
Zellteilung 720
Zelltransformation, maligne 720, 790
Zellwandaufbau, bakterieller 571
Zellzyklus 653
Zerkarien 646
Zervixkarzinom 791
Zestoden 646
Zicotinid 250
Zidovudin 625
Zigarettenrauch **526**, 782
Ziliaten 634
Zinkphosphid 708, 769
Ziprasidon 319
Zitronensäurezyklus 713, 770
ZNS-Stimulanzien 731
Zoledronat 433
Zollinger-Ellison-Syndrom 544
Zolmitriptan 127
Zolpidem 284
Zonisamid 298
Zopiclon 284, 747
Zotepin 320
Zubereitungsform, medikamentöse 3
Zuclopenthixol 320
Zwangsstörung 334
Zyanid 763
- Entgiftung 734, 738, 741
Zystitis, hämorrhagische, Acrolein 185
Zystizerkose 646
Zytokin-Freisetzungssyndrom 202
Zytokine 179
Zytolyse 712
Zytostatika 653, **656**, 790
- alkylierende 663
- phasenspezifische 655
- phasenunspezifische 655
- Potenzial, emetogenes 560
Zytotoxizität 712